Holistic Integrative Oncology

整合肿瘤学

基础卷

治疗分册

总 主 编	樊代明
副总主编	郝希山　詹启敏　于金明　王红阳
	赫 捷　张岂凡　季加孚　李 强
	郭小毛　徐瑞华　朴浩哲　吴永忠
	王 瑛
分册主编	于金明　石汉平　姜文奇
分册副主编	（按姓氏笔画排序）
	马 飞　马 虎　王 平　王东浩　王国年
	史艳侠　朱为模　刘培峰　江 波　张万广
	张福君　杨吉利　邵志敏　陆箴琦　郑 健
	唐 域　唐丽丽　聂勇战　贾英杰　崔久嵬
	谢 恬　褚 倩　樊 卫

世界图书出版公司

西安 北京 上海 广州

图书在版编目（CIP）数据

整合肿瘤学. 基础卷：全三册 / 樊代明总主编. —西安：世界图书出版西安
有限公司，2021.6
　　ISBN 978-7-5192-8393-3

　　Ⅰ. ①整… Ⅱ. ①樊… Ⅲ. ①肿瘤学 Ⅳ. ① R73

中国版本图书馆 CIP 数据核字（2021）第 054443 号

内 容 简 介

"整合肿瘤学"丛书由中国抗癌协会组织各专业分会专家编写，是整合医学在肿瘤学领域应用的大型原创专著，包括基础卷三分册和临床卷三分册。

本册为基础卷的治疗分册。本书主要从整合医学的角度对肿瘤治疗进行阐述。全书共分22章，以肿瘤整合治疗理念和基本原理开篇，之后详细介绍了各种整合治疗手段的原理和最新进展，包括个体化治疗、外科治疗、放射治疗、化学治疗、分子靶向治疗、免疫治疗、基因治疗、微创介入治疗、中医药治疗、中西医整合治疗、核素内照射治疗、内分泌治疗、整合营养治疗、重症治疗、心理治疗、代谢调节治疗、运动治疗、肿瘤麻醉、肿瘤护理、康复与姑息治疗、肿瘤并发症治疗等内容。

本书可供肿瘤相关临床科室、辅助诊疗科室的医护人员借鉴，也可供相关医药卫生研究人员、管理人员及基层社区卫生人员阅读参考。

书　　名	整合肿瘤学·基础卷	
	ZHENGHE ZHONGLIUXUE JICHUJUAN	
总 主 编	樊代明	
分册主编	于金明　石汉平　姜文奇	
责任编辑	马可为　杨　菲　张　丹	
装帧设计	新纪元文化传播	
出版发行	世界图书出版西安有限公司	
地　　址	西安市锦业路 1 号都市之门 C 座	
邮　　编	710065	
电　　话	029-87214941　029-87233647（市场营销部）	
	029-87234767（总编室）	
网　　址	http://www.wpcxa.com	
邮　　箱	xast@wpcxa.com	
经　　销	新华书店	
印　　刷	西安雁展印务有限公司	
开　　本	889mm×1194mm　　1/16	
印　　张	126	
字　　数	3050 千字	
版　　次	2021 年 6 月第 1 版	
印　　次	2021 年 6 月第 1 次印刷	
国际书号	ISBN 978-7-5192-8393-3	
定　　价	1268.00 元（全三册）	

医学投稿　xastyx@163.com ‖ 029-87279745　029-87279675
☆如有印装错误，请寄回本公司更换☆

《整合肿瘤学》主编名单

总 主 编　樊代明

副总主编　郝希山　詹启敏　于金明　王红阳　赫　捷

　　　　　张岂凡　季加孚　李　强　郭小毛　徐瑞华

　　　　　朴浩哲　吴永忠　王　瑛

基础卷

基础分册主编

　　　詹启敏　应国光　曹广文

诊断分册主编

　　　王红阳　邢金良　王　哲

治疗分册主编

　　　于金明　石汉平　姜文奇

临床卷

头胸部肿瘤分册主编

　　　李　强　刘　巍　刘　红

腹部盆腔肿瘤分册主编

　　　季加孚　聂勇战　陈小兵

血液骨科及其他肿瘤分册主编

　　　徐瑞华　石远凯　崔久嵬

《整合肿瘤学·基础卷》编辑工作小组

组　长　薛春民

副组长　马可为　李文杰　任卫军

组　员　（按姓氏笔画排序）

马元怡　马可为　王少宁　李　娟　杨　莉

杨　菲　张　丹　岳姝婷　胡玉平

《治疗分册》编委会名单

主　编　于金明　石汉平　姜文奇

副主编　（按姓氏笔画排序）

马　飞　马　虎　王　平　王东浩　王国年　史艳侠　朱为模　刘培峰

江　波　张万广　张福君　杨吉利　邵志敏　陆箴琦　郑　健　唐　域

唐丽丽　聂勇战　贾英杰　崔久嵬　谢　恬　褚　倩　樊　卫

编　委　（按姓氏笔画排序）

丁乃清　南京大学医学院附属鼓楼医院

于金明　山东省肿瘤医院

上官诚芳　上海交通大学医学院附属瑞金医院

马　飞　中国医学科学院肿瘤医院

马　刚　中山大学肿瘤防治中心

马　虎　遵义医科大学第二附属医院

马　望　郑州大学第一附属医院

马胜林　杭州市肿瘤医院

马晓果　河北省肿瘤医院

孔　娜　杭州师范大学整合肿瘤学研究院，杭州师范大学附属医院

王　平　天津医科大学肿瘤医院

王　勇　珠海市人民医院

王　瑛　天津医科大学肿瘤医院

王　强　中国医学科学院肿瘤医院

王　震　广西医科大学第一附属医院

王　澜　河北医科大学第四医院

王凤华　中山大学肿瘤防治中心

王东浩　天津医科大学肿瘤医院

王立萍　哈尔滨医科大学附属肿瘤医院

王红阳　国家肝癌科学中心

王宏志　北京大学肿瘤医院

王国年　哈尔滨医科大学附属第四医院

王忠敏　上海交通大学医学院附属瑞金医院

王凯峰　上海交通大学医学院附属仁济医院

王佳蕾　复旦大学附属肿瘤医院

王建功　唐山市人民医院

王晓群　天津中医药大学第一附属医院

王祥旭　空军军医大学西京医院

王常松　哈尔滨医科大学附属肿瘤医院

王楠娅　吉林大学第一医院

王懿春　广州医科大学附属第三医院

尹　勇　山东省肿瘤医院

艾丽萍　空军军医大学西京医院

石　梅　空军军医大学西京医院

石汉平　首都医科大学附属北京世纪坛医院

龙　瀛　湖南省肿瘤医院／中南大学湘雅医学院附属肿瘤医院

叶　欣　山东第一医科大学第一附属医院

史艳侠　中山大学肿瘤防治中心

丛明华　中国医学科学院肿瘤医院

邢金良　空军军医大学西京医院

邢学忠　中国医学科学院肿瘤医院

邢唯杰　复旦大学护理学院

朴浩哲　辽宁省肿瘤医院

曲秀娟　中国医科大学附属第一医院

吕　建　临沂市肿瘤医院

朱　彪　复旦大学附属肿瘤医院

朱广迎　中日友好医院

朱为模　美国伊利诺伊大学

朱正飞　复旦大学附属肿瘤医院

朱君秋　复旦大学附属华东医院

朱津丽　天津中医药大学第一附属医院

庄成乐　上海市第十人民医院／同济大学附属第十人民医院

刘　玉　中山大学肿瘤防治中心

刘　明　哈尔滨医科大学附属第二医院

刘　波　山东省肿瘤医院

刘士新　吉林省肿瘤医院

刘小宇　海军军医大学基础医学部

刘西禹　复旦大学附属肿瘤医院

刘成新　山东省肿瘤医院

刘忠民　吉林大学第一医院

刘宝瑞　南京大学医学院附属鼓楼医院

刘凌翔　江苏省人民医院／南京医科大学第一附属医院

刘培峰　上海交通大学医学院附属仁济医院上海市肿瘤研究所

江　波　首都医科大学附属北京天坛医院

江一舟　复旦大学附属肿瘤医院

许红霞　陆军军医大学大坪医院

许湘华　湖南省肿瘤医院

孙　莉　中国医学科学院肿瘤医院深圳医院

李　宁　浙江大学医学院附属第四医院

李　迅　海口市人民医院

李　涛　四川省肿瘤医院

李　强　天津医科大学肿瘤医院

李　薇　吉林大学白求恩第一医院

李小江　天津中医药大学第一附属医院

李旭英　湖南省肿瘤医院

李来有　河北省肿瘤医院

李宝生　山东省肿瘤医院

李建彬　山东省肿瘤医院

李孟彬　空军军医大学西京医院

李晓敏　邢台市第一医院 / 邢台市肿瘤医院

李梓萌　北京大学肿瘤医院

李增宁　河北医科大学第一医院

杨　帆　复旦大学附属肿瘤医院

杨　志　北京大学肿瘤医院

杨　芳　南京大学医学院附属鼓楼医院

杨　晟　中国医学科学院肿瘤医院，国家癌症中心

杨　辉　郑州大学附属肿瘤医院

杨文峰　山东省肿瘤医院

杨吉利　吉林省肿瘤医院

杨佑琦　复旦大学附属肿瘤医院

杨武威　中国人民解放军总医院

杨佩颖　天津中医药大学第一附属医院

杨学文　空军军医大学西京医院

杨振鹏　首都医科大学附属北京世纪坛医院

肖书傲　空军军医大学西京医院

吴永忠　重庆大学附属肿瘤医院

吴启超　复旦大学附属肿瘤医院

邱振康　中山大学肿瘤防治中心

何　毅　北京大学肿瘤医院

何晶晶　中山大学肿瘤防治中心

何新荣　中山大学肿瘤防治中心

余　震　上海同济大学附属十院
邹大中　东南大学医学院附属江阴医院
汪　艳　北京大学肿瘤医院
沈　波　江苏省肿瘤医院
宋春花　郑州大学
张　俊　上海交通大学医学院附属瑞金医院
张　莉　湖北省肿瘤医院
张　培　天津医科大学肿瘤医院
张　瑶　天津中医药大学第一附属医院
张万广　华中科技大学同济医学院附属同济医院
张小田　北京大学肿瘤医院
张叶宁　北京大学肿瘤医院
张仕蓉　杭州市第一人民医院
张岂凡　哈尔滨医科大学附属肿瘤医院
张丽燕　北京大学肿瘤医院
张明月　哈尔滨医科大学附属肿瘤医院
张真发　天津医科大学肿瘤医院
张海佳　空军军医大学西京医院
张琳丽　华中科技大学同济医学院附属同济医院
张福君　中山大学肿瘤防治中心
陆宇晗　北京大学肿瘤医院，
陆箴琦　复旦大学附属肿瘤医院
陈　伟　中国医学科学院北京协和医院
陈　琳　华中科技大学同济医学院附属同济医院
陈　碧　杭州师范大学整合肿瘤学研究院，杭州师范大学附属医院
陈志军　江西省肿瘤医院
陈俊强　广西医科大学第一附属医院
陈晓锋　江苏省人民医院／南京医科大学第一附属医院
陈填烽　暨南大学
陈锦飞　南京市第一医院／南京医科大学附属南京医院
邵志敏　复旦大学附属肿瘤医院
范卫君　中山大学肿瘤防治中心
林少俊　福建省肿瘤医院
季加孚　北京大学肿瘤医院
周　洋　唐山市人民医院
周　晓　湖南省肿瘤医院／中南大学湘雅医学院附属肿瘤医院
周　峰　空军军医大学西京医院
周东民　河南省肿瘤医院／郑州大学附属肿瘤医院

庞　英　北京大学肿瘤医院
郑　振　辽宁省肿瘤医院
郑　晖　中国医学科学院肿瘤医院
郑　健　中山大学肿瘤防治中心
赵　洪　复旦大学附属华东医院
赵　静　天津医科大学肿瘤医院
赵江洪　湖南省肿瘤医院
赵林林　天津中医药大学第一附属医院
赵路军　天津医科大学肿瘤医院
郝希山　天津医科大学肿瘤医院
胡振杰　河北医科大学第四医院
胡鸿涛　河南省肿瘤医院 / 郑州大学附属肿瘤医院
胡超苏　复旦大学附属肿瘤医院
柳开忠　浙江省肿瘤医院
饶　洁　华中科技大学同济医学院附属同济医院
饶本强　首都医科大学附属北京世纪坛医院
姜文奇　中山大学肿瘤防治中心
姚庆华　浙江省肿瘤医院
贺　瑾　天津医科大学肿瘤医院
贺光明　四川省肿瘤医院
聂勇战　空军军医大学西京医院
贾　琳　吉林大学第一医院
贾平平　首都医科大学附属北京世纪坛医院
贾英杰　天津中医药大学第一附属医院
夏　冰　杭州市第一人民医院
夏云飞　中山大学肿瘤防治中心
顾玲俐　复旦大学附属肿瘤医院
徐　贤　江苏省人民医院 / 南京医科大学第一附属医院
徐　敏　山东省肿瘤医院
徐玉良　安徽省济民肿瘤医院
徐忠法　山东第一医科大学第三附属医院 / 山东省医学科学院
　　　　附属医院
徐瑞华　中山大学肿瘤防治中心
高先春　空军军医大学西京医院
郭小毛　复旦大学附属肿瘤医院
唐　域　辽宁省肿瘤医院
唐丽丽　北京大学肿瘤医院
黄　敏　中国科学院上海药物研究所

黄明光　　山西省肿瘤医院

黄敏娜　　天津中医药大学第一附属医院

盛小伍　　湖南省肿瘤医院／中南大学湘雅医学院附属肿瘤医院

崔久嵬　　吉林大学第一医院

崔克亮　　天津医科大学肿瘤医院

康　琳　　河北省肿瘤医院

康军仁　　中国医学科学院北京协和医院

章　真　　复旦大学附属肿瘤医院

梁军利　　河北医科大学第四医院／河北省肿瘤医院

梁晓龙　　北京大学第三医院

梁婷婷　　吉林大学第一医院

谌永毅　　湖南省肿瘤医院

隋新兵　　杭州师范大学整合肿瘤学研究院，杭州师范大学附属医院

董冰瑶　　空军军医大学西京医院

蒋继宗　　华中科技大学同济医学院附属同济医院

韩　春　　河北医科大学第四医院

覃惠英　　中山大学肿瘤防治中心

傅小龙　　上海市胸科医院／上海交通大学附属胸科医院

谢　恬　　杭州师范大学整合肿瘤学研究院，杭州师范大学附属医院

强万敏　　天津医科大学肿瘤医院

甄亚男　　山东第一医科大学第三附属医院／山东省医学科学院
　　　　　　附属医院

詹启敏　　北京大学

褚　倩　　华中科技大学同济医学院附属同济医院

赫　捷　　中国医学科学院肿瘤医院

熊冠泽　　四川省肿瘤医院

缪长虹　　复旦大学附属中山医院

缪明永　　海军军医大学基础医学部

樊　卫　　中山大学肿瘤防治中心

樊代明　　空军军医大学西京医院

黎　娜　　陆军军医大学大坪医院

黎海亮　　河南省肿瘤医院／郑州大学附属肿瘤医院

潘建基　　福建省肿瘤医院

魏　嘉　　南京大学医学院附属鼓楼医院

魏丽春　　空军军医大学西京医院

前　言

肿瘤已经成为威胁人类健康的第一杀手。回顾百年历程，肿瘤已经由不治之症逐渐转变为可防、可治的慢性疾病。手术、放疗、化疗、靶向治疗、免疫治疗等技术的出现带来了肿瘤整体治疗水平的大幅提升、临床结局的改善、生存时间的延长以及生活质量的提高。这既是科学技术整体发展的缩影，更是肿瘤早期诊断观念、整合治疗理念、先进治疗技术、综合管理水平等领域共同进步的结果。我们也应该看到，虽然我国的肿瘤治疗取得了长足进步，但是，与发达国家相比，就降低肿瘤的绝对死亡人数而言，我们依然任重而道远。

肿瘤是一种特殊疾病，不是单因素、单病因引起，而是多阶段、多因素所致；不是单器官、单组织病变，而是多器官、多系统疾病。肿瘤的影响不仅仅是肉体的，还是精神、心理的；不仅仅是患者个体的，还是整个家庭和社会的。肿瘤的这种复杂生物—心理—社会特征，决定了肿瘤治疗的有机整合模式，要求肿瘤治疗多学科协同、全方位联动，以期达到最佳的治疗效果。一把手术刀、一部放疗机、一瓶抗癌药的单打独斗方式既不符合肿瘤治疗的要求，也不能起到彻底的治疗作用。只有整合思路、整合资源，才有更好的治疗效果。以患者为中心，整合多学科力量开展多学科合作协同的诊疗模式是国际公认的肿瘤诊疗极佳模式。另一方面，肿瘤治疗的发展日新月异，以免疫治疗、靶向治疗、营养治疗、代谢调节治疗等为代表的新型治疗手段，大幅改善了肿瘤治疗的临床结局，提升了患者的生活质量，提高了卫生经济效益。《整合肿瘤学·基础卷》治疗分册就是基于肿瘤的多因性特点及整合治疗特征，力求反映最新治疗成果，组织多学科、多中心、多专家共同编写的这样一部力作。关切患者的关切（care patient's care）既是本书的编写初衷，也是本书贯穿始终的指导原则。

时光荏苒，《整合肿瘤学·基础卷》治疗分册历经两年的精心打磨，终于成稿。本书是樊代明院士任总主编的"整合肿瘤学"丛书的有机组成。本书主要从整合医学的角度对肿瘤治疗进行阐述。全书共分22章，以肿瘤整合治疗理念和基本原理开篇，之后详细介绍了各种整合治疗手段的原理和最新进展，包括个体化治疗、外科治疗、放射治疗、化学治疗、分子靶向治疗、免疫治疗、基因治疗、微创介入治疗、中医药治疗、中西医整合治疗、核素内照射治疗、内分泌治疗、整合营养治疗、重症治疗、心理治疗、代谢调节治疗、运动治疗、肿瘤麻醉、肿瘤护理、康复与姑息治疗、肿瘤并发症治疗等内容。本书基本涵盖了肿瘤整合治疗全部技术，并对整合肿瘤治疗的未来发展方向进行了展望，力争构建最全面的整合治疗知识体系，并试图帮助读者通过本书了解如何为肿瘤患者提供最系统的整合治疗解决方案。

本书是一本集全国肿瘤学专家之力联合打造的权威专著。编写团队全部是来自临床一线的顶级肿瘤学专家，他们不仅是整合肿瘤治疗理论的拥护者，更是整合肿瘤治疗实践的先行者；他们不仅有肿瘤治疗的丰富临床经验，还有肿瘤研究的扎实理论功底；他们不仅具有起死回生的精湛医术，更怀揣悲天怜人的菩萨心肠。仁爱于心，关切于行（love in heart, care in action）是他们的座右铭。本书作者就是这样的一群人：为患者爱着，为患者痛着，为患者乐着。本书凝聚的不仅仅是编委的心血和智慧，更有医者的仁爱和使命。

相信本书一定会成为广大肿瘤工作者的良师益友，同时也会进一步推动肿瘤治疗的进步和发展，使我们的肿瘤患者活得更久、活得更好！

本书是众专家共同努力的结果，是多单位集体智慧的结晶，更是樊代明院士整合思想的直接展现。它倾注了中国抗癌协会全体会员的真挚爱心，倾注了全国肿瘤学前辈、院士的殷切期望；它承载了亲人的理解与鼓励，承载了患者的呼唤与期盼；它蕴涵了中国抗癌协会全部编写专家教书育人的责任，蕴涵了世界图书出版公司全体编辑人员精益求精的担当。值此付之梨枣之际，一并表示衷心感谢。本书内容广泛，不足、遗漏乃至错误之处在所难免，恳请广大读者批评指正，以便再版更新。

肿瘤治疗，贵在整合、难在整合、赢在整合。以人为本，关注整体，探寻新知，让我们一起在整合医学之路上深耕、探索，共同赢得消灭肿瘤、护佑健康的攻坚战。

姜文奇　石汉平　于金明

目 录

第1章
肿瘤整合治疗

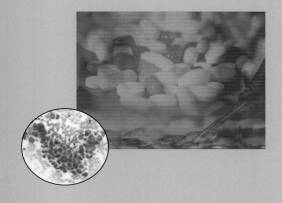

第1节　肿瘤诊疗技术

肿瘤是一种古老的疾病，研究人员在古埃及的木乃伊中就已发现了肿瘤存在的证据。追溯人类与肿瘤抗争的历史可以发现，随着人类对癌症分子机制认识层次的逐渐深入，肿瘤的诊断和治疗方法也在不断改进。肿瘤诊断从以X线和超声为主的宏观诊断转变为以分子标志物为主的微观诊断，肿瘤治疗也从以局部治疗为主的模式转变为整合治疗和个体化整合治疗的模式。对这些诊断和治疗方式按照患者不同的肿瘤类型和不同的肿瘤阶段，进行合理应用和组合，有效提高了患者的生存率。整合诊疗是目前恶性肿瘤诊疗的基本原则，体现了多学科充分的协作与补充，标志着肿瘤诊疗已进入以分子肿瘤专家组（molecular tumor board，MTB）诊断模式和多学科整合诊疗（multi-disciplinary treatment，MDT）模式为代表的全新发展时期。

目前肿瘤的诊断主要依赖于临床诊断、仪器诊断、实验室和病理诊断的整合。近年来，仪器诊断技术和实验室检测指标的发展在肿瘤的早期发现中起到了至关重要的作用，尤其是CT、MRI和PET技术的进展和一些肿瘤标志物在临床诊断中的应用，其中聚合酶链反应（polymerase chain reaction，PCR）技术及其他基因检测手段在临床诊断中的获批，标志着分子诊断已在临床诊疗的实践中得到了广泛应用。例如，乳腺癌患者的雌激素受体（estrogen receptor，ER）、孕激素受体（progesterone receptor，PR）和人类表皮生长因子受体2（human epidermal growth factor receptor 2，HER2）阳性与否对于整合治疗方案的制定具有指导意义。

肿瘤的治疗近几十年也取得了较大的进展。外科手术的日臻完善，腔镜手术和微创手术的推广，放射治疗（以下简称放疗）在设备和疗效方面的明显进步，化学治疗（以下简称化疗）药物种类和剂型的迅速发展，分子靶向治疗和免疫治疗的逐步应用，均为肿瘤患者带来了福音。相信未来肿瘤学以分子生物学最新进展为基本认识，以循证医学为基本原则，以新技术和新方法为基本手段，在保证治疗效果的同时，会进一步提高患者的生存质量。虽然以上治疗方法都各有优缺点，但随着基础医学和临床医学的不断发展，以及各种治疗方式的有机整合，肿瘤的多学科整合治疗和个体化整合治疗也必将更加成熟。

现代医学技术发展日新月异，亚专科模式在为患者带来专业诊治服务的同时，也出现了不停转诊、重复检查等弊端。多学科整合诊疗是由多学科资深专家以共同讨论的方式，为患者制定个性化整合诊疗方案的新型诊疗模式。由于肿瘤的复杂性，肿瘤的诊疗不是单一科室可以完成的，需要肿瘤外科、内科、放疗、介入科、影像、病理检验和基础医学等各学科共同参与，从而保证高质量的诊治建议和最佳的治疗计划，避免过度诊疗和误诊误治，使患者受益最大化。因此，MDT 整合诊治尤其适用于肿瘤患者。但 MDT 仍存在一些问题。与传统模式相比，MDT 的人均治疗所需要匹配的医疗资源和经济成本更高，一些医院 MDT 模式的实现存在困难。随着美国国立综合癌症网络（NCCN）新的 MDT 相关指南的发布，MDT 模式仍在不断发展与完善中。另外，随着通信技术的进步，国内多机构远程 MDT 和海内外专家联合 MDT 也为肿瘤患者的整合治疗带来了更多希望。

一、肿瘤诊断技术与整合治疗

肿瘤的诊断技术主要指临床医生对患者进行体格检查，结合既往病史及各项辅助检查对疾病进行诊断。随着医学研究对肿瘤发生发展分子机制的了解和检测技术的不断改善和进步，早期发现、早期诊断和早期治疗不再是一句口号。

（一）肿瘤影像诊断技术

1895 年，德国科学家伦琴发现 X 线可以用于人体检查，奠定了医学影像学的基础。时至今日，医学影像学已成为一个包含 X 线诊断学、CT、MRI、核医学、超声医学和介入影像学的综合学科，在肿瘤的早期发现、诊断、治疗和随访中起着举足轻重的作用。

CT 将原本二维的 X 线成像利用扇形 X 线光束针对某个器官断层扫描，形成三维图像。其检测方式简便、迅速且安全，可以得到不同层次组织断层的高质量图像。螺旋 CT 已经广泛应用于临床肿瘤的筛查和诊断，螺旋 CT 三维成像和螺旋 CT 血管造影，对临床医生术前了解肿瘤和血管的关系、制定最佳手术方案起到了重要作用。另外，CT 仿真内镜成像通过对消化道和呼吸道的扫描和图像重建，可发现类似纤维内镜所见的肿瘤造成的占位和梗阻；它对于纤维内镜无法到达的部位，如咽隐窝等部位的观察更加清晰。双能量 CT、能谱 CT 和 CT 造影剂的使用对于微小病变的发现、肿瘤准确的 TNM 分期，以及减少 CT 图像伪影具有绝对的优势。

MRI 是利用原子核在磁场内共振所产生信号经重建成像的一种成像技术，目前已广泛应用于临床，时间虽短，但已显示出它的优越性。MRI 在脑与脊髓肿瘤、纵隔肿瘤、腹部盆腔肿瘤、骨肿瘤、乳腺及颈部占位性病变的诊断中都有相当大的价值。此外，其在恶性肿瘤的早期显示、血管侵犯及肿瘤分期方面也优于 CT。MRI 的另一新技术是磁共振血管造影（magnetic resonance angiography，MRA），目前已应用于大、中血管病变的诊断，并在不断改善。MRA 无须穿刺血管和注入造影剂，有极佳的应用前景。MRI 也可行造影增强，由于其特殊的造影剂处于细胞外间隙内且无特殊靶器官分布，有利于鉴别肿瘤和非肿瘤的病变。除了目前对于组织器官显示的普通 MRI 技术之外，磁共振波谱分析（magnetic resonance spectroscopy，MRS）能够对组织化学组分的数据进行显示。基于对病变早期的生化代谢方面的改变捕捉灵敏，目前其在前列腺癌、乳腺癌和部分脑肿瘤中的诊断作用得到肯定。

以正电子发射计算机断层显像（PET/CT）为代表的核医学的出现为临床上在活体水平和细胞水平诊断和治疗肿瘤提供了有效的方法。目前使用最多的是肿瘤代谢型显影剂氟 [^{18}F]- 脱氧葡萄糖（^{18}F-FDG），其利用肿瘤和正常组织对于葡萄糖的摄入不同的原理进行成像。另外，不同示踪剂在前哨淋巴结的显影在乳腺癌、黑色素瘤和宫颈癌等肿瘤的手术方式的调整和改进方面起到了革新性作用。肿瘤放射免疫显像（RII）通过将放射性核素和针对特定靶点的单抗相互结合，在原发灶、转移灶和隐匿性病灶方面显示出明显优势。

二维超声在肿瘤诊断中较为常用，通过对病灶的形态结构和血液供应情况的了解可以鉴别肿瘤的良恶性。超声造影通过注射造影剂对于微血流灌注的情况进行成像，目前这种检测方式常用于肝、肾等器官的检查。弹性成像技术是应用组织相关生物力学特征成像的原理进行分析，在探头作用下，使病灶受到外力作用，通过对病灶的力学改变程度进行间接诊断，目前已在乳腺、肝脏等器官的检查中被广泛应用，原本的二维超声弹性成像技术逐渐被三维超声弹性成像技术赶超。目前临床超声检查也将三种技术整合使用，进一步提高了检查结果的准确性。

内镜按用途分为消化道、泌尿生殖道、呼吸道、体腔和头部器官内镜等，能够直接对病灶进行观察、取检和治疗。按其发展及成像构造可分为硬管式内镜、光学纤维（软管式）内镜和电子内镜。内镜逆行胰胆管造影（ERCP）现已经成为胰胆疾病重要的诊疗措施之一。近几年，第二代胶囊内镜已经上市，具有视角更宽、实时可视化和提醒能力、测量器更简便等优点，成像技术也融入了更加灵活的智能电子分光技术。随着图像对比度增强技术成功应用于胶囊内镜，一种新型图像增强胶囊内镜（IECE）也在临床中得到推广。内镜黏膜切除术（EMR）和内镜黏膜下剥离术（ESD）是目前诊治早期消化道肿瘤较为成熟的技术，而且仍在不断地发展和完善。共聚焦显微内镜技术已经可以实现光学病理诊断，可观察发生于胃肠道黏膜陷窝及绒毛的各种改变。共聚焦激光显微内镜（CLE）则可以不需要活检而在活体组织上提供直接的组织学观察。

（二）肿瘤实验室诊断技术

肿瘤实验室诊断一般是指肿瘤相关抗原或生物活性物质即肿瘤标志物的检测，但至今还未发现理想的特异性较高的标志物。目前临床上常用的肿瘤检测标志物包括：AFP、CEA、CA242、CA125、CA19-9、CA153、CA724、CA50、NSE、CYFRA21-1、PSA、SCCA、β_2MG 等。所涉及的技术主要包括双抗体夹心酶联免疫吸附试验、免疫放射分析法、微粒子酶免疫分析、电化学发光免疫分析、免疫组织化方法、酶联免疫吸附试验、免疫印迹技术、流式细胞术、蛋白质芯片、组织芯片、放射免疫分析技术、免疫电镜技术、凋亡细胞检测、生物质谱技术等。

（三）肿瘤病理学诊断技术

肿瘤病理学诊断是目前国际上公认的最可靠的诊断技术，指病灶组织的活检，主要包括 HE 染色、免疫组化技术、分子病理学技术及细胞学检查。分子病理学检测内容包括肿瘤基因（癌基因、抑癌基因 / 原癌基因），点突变，染色体重排（易位、倒转、过表达 / 新的杂合基因），基因扩增和缺失等。分子病理学检测可为肿瘤定性、分类、预后判断起到重要的帮助。采用的方法包括 PCR，滤膜杂交（斑点、印迹转移），原位杂交，荧光原位杂交，显微切割技术，比较基因组杂交，生物芯片（基因芯片、蛋白质芯片、组织芯片）等。细胞学检查技术近几年也有较大发展，伴随影像技术的进步，在超声、内镜等引导下的细胞穿刺技术已广泛应用于临床。细胞制片技术也发生了革命性的变化，如液基薄层细胞学技术、细胞学免疫组化、分子病理学技术等。

（四）肿瘤基因诊断技术

肿瘤基因诊断技术是通过对病灶组织 DNA 或者由肿瘤细胞衍生于体液中的 DNA 进行基因检测，从而获取肿瘤遗传学信息。致瘤性 DNA 病毒包括人类乳头瘤病毒（HPV）、乙型肝炎病毒（HBV）、EB 病毒（EBV）、人类疱疹病毒 8 型（HHV-8），致瘤性 RNA 病毒包括人类嗜 T 细胞病毒 -1（HTLV-1）、丙型肝炎病毒（HCV）。基因检测方法有：原位杂交技术、荧光原位杂交、原位 PCR 技术、Southern 杂交、Northern 杂交、比较基因组杂交等。

（五）MTB 诊断模式

随着各种新型肿瘤标志物检测技术的发现与发展，特别是二代测序技术（next generation sequencing，NGS）的快速进步，肿瘤诊断真正进入了分子诊断水平。通过整合高度复杂的现代诊断技术与临床资料，可以向医生提供肿瘤患者更加多元化、个体化的信息，进而与之匹配最佳的整合治疗方案。为了能更全面、系统、整合地分析患者的各类信息，MTB 诊断模式应运而生。MTB 是指由临床肿瘤专家、病理专家、分子生物学专家、生物信息学专家、遗传学专家及药理学专家等组成的专家团队，基于患者临床信息及肿瘤基因组变异信息进行解读和多学科讨论，为患者整合诊疗提供策略和解决方案。这是在 MDT 的基础上，联合遗传学家、生物信息学专家、分子病理专家等进行的一种新型多学科肿瘤专家的整合会诊模式。相信未来在 NGS 和 MTB 的普及下，精准的检测和全面的临床讨论将为肿瘤患者带来新的希望。

二、肿瘤治疗技术

随着科技进步和新技术的革新，肿瘤治疗从传统的手术、放疗和化疗逐步发展为肿瘤MDT整合治疗模式。随着内分泌药物、分子靶向药物、免疫治疗和以纳米技术为依托的靶向联合化疗药物新剂型的有效使用，丰富了以细胞毒性药物为主的治疗手段。近年来，迅速发展的介入治疗、生物治疗（包括细胞因子治疗、基因治疗和干细胞治疗等），以及姑息、康复、心理、中医药治疗等治疗方法，在改善患者预后和提高患者生活质量中发挥了重要作用。肿瘤MDT整合治疗模式下，需要多种治疗措施取长补短、综合使用，下面针对肿瘤MDT中外科手术、放疗、化疗、介入治疗、生物治疗和中医药治疗方法进行概述。

（一）外科手术治疗

约在公元前1600年，古埃及已有手术切除肿瘤的记载。外科手术是肿瘤治疗中最古老、最有效的治疗手段之一，尤其是针对局部病变的实体肿瘤，外科手术通常能达到根治效果。手术不仅能清除病灶，在肿瘤诊断和分期方面也发挥重要作用。肿瘤外科手术按功能主要可分为预防性手术、诊断性手术、探查性手术和治疗性手术。随着生物学、遗传学和免疫学等学科的发展，肿瘤外科治疗向外科细胞分子水平迈进，利用放射性核素或者近红外染料对肿瘤和已转移淋巴结等位置的准确定位和腔镜等辅助技术，使肿瘤逐渐转向了微创外科阶段。

（二）放　疗

放疗是肿瘤治疗的重要手段之一，最早可追溯到19世纪末伦琴发现X线。由于X线穿透能力的限制，早期放疗仅用于浅表肿瘤治疗，随着高能粒子加速器的问世，极大地促进了放疗的发展。根据照射粒子/光子的不同分为X线、γ射线、电子线、质子和重离子等。随着放射组学和人工智能（AI）在放疗领域研究的不断深入，以AI为基础的智能组学放疗（AI-omics radiotherapy）显示出巨大潜力，影像组学和AI整合自动将正常组织和肿瘤区分，通过虚拟现实（virtual reality，VR）和增强现实（augmented reality，AR）技术实现全息放疗靶区构建。

（三）化　疗

化疗是利用化学合成药物杀伤肿瘤细胞、抑制肿瘤细胞生长的一种治疗方法。化疗药物主要包括烷化剂、抗代谢类药物、植物碱类、抗肿瘤抗生素、激素类和铂类等。由于肿瘤细胞与正常细胞之间缺少根本性代谢差异，化疗药物在杀灭肿瘤细胞的同时会引起正常细胞损伤，出现不良反应。另外，化疗原发性和继发性耐药也是临床肿瘤化疗中面临的一大难题。为了解决以上问题，新的化疗药物的剂型应运而生，例如，脂质体阿霉素和靶向药物与化疗药物重新组合的新型药物等，整合用药也在多项临床研究提高化疗敏感性中显示出了明显的优势。除此之外，化疗的方式也从以前的术后根治性化疗转变为辅助化疗、新辅助化疗、姑息性化疗和研究性化疗的多种治疗模式。

（四）介入治疗

介入治疗是借助影像技术引导（超声、CT、血管造影等），将物理能量（射频、微波、超声等）或化学物质聚集到肿瘤部位灭杀肿瘤的一种治疗方法。肿瘤的血管介入治疗技术主要包括经导管动脉灌注化疗（transcatheter arterial infusion，TAI）和经导管动脉化疗栓塞术（transcatheter arterial chemoembolization，TACE）。TAI是指通过导管选择性将抗肿瘤药物直接注入肿瘤供血动脉的治疗方式。TACE是指通过导管技术将抗肿瘤药物和栓塞剂混合注入肿瘤供养动脉，即栓塞肿瘤组织末梢血管，同时药物在肿瘤区域缓慢释放，起到局部化疗作用。肿瘤的非血管介入技术主要指消融术，根据干预方式可分为射频消融术、超声消融术、冷冻消融术（氩氦靶向治疗术）和经皮无水乙醇注射术。

（五）生物治疗

生物治疗是指应用生物反应调节剂，包括所有能改变机体生物反应的生物制剂、化学制剂和生物技术方法等，通过免疫、基因表达和内分泌等生物调节系统或细胞信号转导通路及微环境变化，直接或间接抑制肿瘤发生发展。生物治疗根据作用机制主要分为免疫治疗、基因治疗、分子靶向治疗、内分泌治疗、诱导分化治疗及组织工程和干细胞治疗。

随着免疫检查点抑制剂的成功问世，免疫治疗无疑成为肿瘤治疗领域的当红明星。免疫治疗主要包括主动免疫（肿瘤疫苗）、被动免疫（单抗）和非特异性免疫调节剂治疗（细胞因子、CTLA-4阻断剂和PD-1/PD-L1抑制剂等）。免疫检查点是正常人维持免疫功能平衡的一种调控机制，以避免免疫过度应激，引发自身伤害。有些肿瘤细胞为逃避机体免疫杀伤，利用了此项机制，使机体免疫细胞无法识别肿瘤细胞，发挥抗肿瘤免疫功能，导致肿瘤的发生和发展。免疫检查点抑制剂PD-1/PDL-1单抗和CTLA-4单抗类药物，可以对抗肿瘤细胞的免疫逃逸，恢复人体对肿瘤的免疫清除功能。免疫检查点抑制剂的不良反应较化疗而言，相对较轻，但免疫相关性肾炎、肝炎或心肌炎等不良反应需要高度警惕。

（六）中医药治疗

中医学是祖国传统医学，是在数千年医疗实践中逐步形成并不断完善的独特医学理论体系。随着对病因、病机、治疗和预防等方面的不断认识，逐步形成了以"正虚邪实"为基本病机，以"虚""痰""毒""瘀"为基本病因，以"扶正培本"和"扶正祛邪"为基本治疗原则的成熟理论体系。扶正，即扶助正气，调动机体抗病能力、增强体质。祛邪，即通过"泻实"祛除邪气，达到邪去正复效果。肿瘤中医药治疗在提高机体免疫功能、促进术后恢复和减少化疗不良反应等方面发挥重要作用。

三、肿瘤诊疗一体化

肿瘤诊疗一体化将患者、MDT、医疗资源、信息整合、实时监测等情况进行汇总，在患者分层、个体化医疗、实时监测治疗过程和治疗效果方面及大数据平台建设方面展现了巨大潜力。

在技术整合方面，近年来纳米技术在医疗领域的深入探索为诊疗一体化提供了更多的可能性。比如纳米金造影剂作为一种有效的光声成像探针，除了提高成像质量，还实现了对肿瘤内部结构成像，极大减少了造影剂的用量。该造影剂在对肿瘤成像的同时可实现影像引导下的肿瘤光热治疗。诊疗一体化荧光探针、纳米探针具有良好的光稳定性、被动靶向能力和高分辨率，不仅可以实现癌症的精准诊断，而且可以选择性地在肿瘤组织中释放出抗肿瘤活性的大环铂化合物，从而实现肿瘤的诊疗一体化。除此之外还有二维材料硼纳米片、仿生纳米药物递送载体和近红外光等新型材料方面的研究进展能将多种诊断手段与多种治疗手段相整合，使肿瘤患者获得更好的诊治效果。

在资源整合方面，由多家医疗公司提出的针对中国肺癌患者的，包含肺癌五大血清肿瘤标志物联合检测、肿瘤免疫治疗领域的伴随诊断产品、权威的肺癌EGFR突变检测，以及肿瘤多学科整合的会诊平台，致力于借助创新的体外诊断产品整合，为广大肿瘤患者带来更为精准的个体化整合治疗选择，提升整合治疗效果。另外，一些医药公司布局了从肿瘤早期筛查、肿瘤辅助诊断到晚期同伴诊断、动态监测的肿瘤全病程诊断管理以及个性化肿瘤新药开发的肿瘤医疗全产业链。

肿瘤诊疗一体化整合不仅提供了极具价值的临床数据，还迅速搭建起一个覆盖从肿瘤诊断到新药开发的肿瘤"诊疗一体化"闭环，打破了"没有技术，没有方法，没有产品，没有药物，没有诊断方法"的困局。

（邢金良　聂勇战　艾丽萍　董冰瑶　周　峰　王祥旭）

第 2 节　肿瘤外科与微创治疗

外科，即通过手术的方式达到去除病变、矫正畸形、重建结构与功能的目的，是有创治疗。对于外科技术，笼统而言，其核心即清创、引流和重建三大目的，而实现这些目的的技术有多种，创伤大小不一，设备要求也不一样。肿瘤的切除也可理解为清创，即清除体内的异常组织。肿瘤的外科治疗是当前实体肿瘤整合治疗中的重要手段，甚至可以说是当前治疗恶性肿瘤的最有效手段。但外科手术的创伤不可避免会对肿瘤患者造成治疗风险，并导致患者康复的延迟或死亡，因此，如何在治疗、创伤和康复之间找到一种平衡是每个医务工作者最为关心的问题，也是医学研究与实践的热点领域。肿瘤外科是外科的一个分支，起源于外科的发展过程中，同时随着对肿瘤生物学特性、临床表现和预后认识的深入，以及外科创伤对机体内环境的影响，肿瘤外科治疗的理念也在不断演变。医学技术的进步和创新性医疗设备的产生，不仅使肿瘤诊断的精准性提高，也使部分早期肿瘤的传统外科治疗手段被微创治疗所取代。

一、外科学的建立与发展

外科的发展远远晚于医学的发展，最初没有外科医生，外科手术是由师徒相传的理发匠等手艺人来实施，更谈不上专业。随着对人体由局部解剖到系统解剖再到对机体整体的认识，外科发展也经历了由解剖学外科到生物学外科，再到关注获益与风险平衡的现代外科的发展历程，从业人员也经历了由民间到学院、技术工匠到专业医生的转变。

最早的外科可追溯到约公元前 5000 年，古人遗留的头骨出现过开颅手术，手术工具是锋利的石器。公元前 1000 多年，埃及医书描述了对脓肿、小肿瘤以及眼、耳和牙齿的手术。早期的外科手术因手术工具、麻醉、止血与输血，以及无菌与抗菌技术的限制，手术种类很少，成功率很低，而且死亡率极高。历史上就发生过 1 例 300% 死亡率的手术。在有麻醉以前，评价手术的好坏以速度为标准，时间越短越好，这样患者痛苦的时间就会更短、出血更少、感染概率更低。苏格兰医生 Robert Liston 以手术速度奇快闻名，1847 年他在一次手术表演中 25s 内完成了 1 例截肢手术，但因速度过快，却把助手的手指截断，患者和助手均因全身感染而死亡，术中 1 位旁观者因惊吓过度而当场死亡，这就是医学史上 300% 死亡率的手术。早期的外科手术是由皮匠、理发匠来实施，称不上医生。在法国，外科医生跟理发匠共组行业协会，因此外科手术者社会声望很低，在戏剧与小说里也多以双手血污和不断出错的形象登场，难以同内科医生相比。到 16 世纪以后西医外科才得到迅速发展，标志性的事件有：①人体解剖，意大利的外科医生维萨里（Vesalius，1514—1564 年）开创了人体解剖的历史，为外科手术打下了基础，以往人类的解剖知识来源于动物解剖。②止血术，法国的外科医生帕雷（Pare，1510—1590 年），被誉为"现代外科之父"。1552 年在一个伤员的下肢截肢术中，他首次采用鸦喙钳进行动脉结扎止血，效果良好，进而发明了止血钳、结扎止血的技术，取代了以往靠烧沸的油、烙铁等止血的残酷方法。③麻醉，1846 年美国牙科医生莫顿（Morton，1819—1868 年）首先采用乙醚作为全身麻醉剂，著名的美国外科医生沃伦（Warren，1778—1859 年）首次在无痛的状态下切除颈部的血管瘤。④消毒与灭菌术，1847 年，匈牙利医生塞梅尔韦斯（Semmelweis，1818—1865 年）最先提出在检查产妇前用含氯石灰（漂白粉）的水将手洗净，这一举措使他经手的产妇的死亡率从 10% 降至 1%。1867 年，英国医生李斯特（Lister，1827—1912 年）首先采用苯酚（石炭酸）液浸泡器械、湿敷伤口，还喷洒苯酚用于手术室的空气和手术台的消毒，截肢术的死亡率从 46% 降至 15%，开创了手术室无菌与消毒技术，使得当时术后感染被视为"常规感染"的状态得以终结，奠定了抗菌术的基本原则。1877 年，德国医生冯·伯格曼（von Bergmann）对开放性创口进行清洁和消毒后包扎，并指出不能将所有的伤口都视为感染伤口，而不让伤口被再次污染更为重要，进而建立了无菌术原则。正是由于以上"四大发明"，使外科步入了快速发展的时代，几乎所有的外科基本手术均在 17 世纪 80 年代开创。例如，Billroth 胃大部切除术、Whipple 胰十二指肠切除术、Miles 直肠癌切除术、Dixon 直肠癌切除术等，这些术式沿用至今。这一时期，外科医学在医界的地位开始上升。1731 年，法国国王颁发特许状，成立皇家外科学院。1745 年，英国伦敦外科行会分裂成两个行会，理发匠自组行会，1800 年，外科行会改组成外科医生学院。这时，外科医学才走向专业化，外科医生的培训也走出了学徒制，转为学院培养。

输血技术的发展和抗生素的发现，进一步推动了外科的发展，营养支持和重症监护技术的出现，使手术的范围不断突破原有禁区。由于外科技术的进步、外科研究实验室的建立、外科住院医生的规范培训、外科学会的成立及杂志的出现，进一步推动了外科技术的推广与传播，使外科从单纯的技术工匠发展到艺术的境界。仅 20 世纪就有 9 位外科医生获得诺贝尔奖，包括血管、心脏及器官移植的外科技术。由于工业革命的推动、计算机技术的飞速发展，近半个世纪，外科进入崭新时代。首先是光学纤维内镜的出现，继之腹腔镜的出现，推动外科手术由巨大创伤走向微创。微创手术已普及每个手术领域。进入 21 世纪，基于计算机控制技术、数字图像处理、微机电子系统、传感器技术等的发展，催生了外科机器人手术技术，使微创手术向精准手术延伸，并基于网络技术的进步向远程手术发展，进而改变了整个手术的传统模式。

二、肿瘤外科的发展与理念的演变

肿瘤外科的治疗目的是切除肿瘤，但是由于恶性肿瘤侵袭和转移的生物学特性，要求外科不仅要切除肿瘤，还要最大限度地降低肿瘤复发的风险，因此，大范围切除成为肿瘤外科治疗的基本原则之一。广泛、整块地脏器组织切除伴随而来的是对人体巨大的创伤和机体功能的损毁。尽管随着外科技术和围手术期管理技术的发展，对恶性肿瘤大范围地切除有一定的安全性保证，但广泛的切除手术不仅对患者造成极大的创伤和损害，远期的治疗效果也并未像期待的那样有明显的改善，因此，扩大的肿瘤切除手术对患者远期的生存和生活质量的提高是否能带来总体获益成为人们关注的焦点，这使肿瘤外科的治疗理念不断发展。

（一）单纯外科手术方法进行肿瘤切除

早在公元前 1600 年，古埃及已有外科手术治疗肿瘤的相关记载。但长期以来，外科医生对肿瘤的治疗也仅限于对四肢、乳房及其他体表肿瘤的简单切除，并未有进行脏器手术治疗肿瘤的先例。直到 1809 年的圣诞节，美国外科医生麦克道尔（Ephraim McDowel，1771—1830 年）在家中施行了开腹及卵巢肿瘤切除术，切除一个重达 22 磅的卵巢肿瘤，这是人类第一次成功地施行脏器肿瘤切除术，患者术后存活了 30 年。19 世纪中后叶，欧洲的外科医生西奥多·比尔罗斯（Theodor Billroth，1829—1894 年）成为开创肿瘤外科的先驱。1881 年，Billroth 成功地为一例胃癌患者进行了胃切除术，开创了胃癌外科手术的治疗方法，成功使外科手术成为治疗胃癌的首选方法，并一直持续了 100 多年。但当时只是关注于胃切除后患者能否存活和胃切除后的解剖关系的改变、对机体生理功能的影响等方面的研究均为空白，于是胃切除的安全性与消化道重建的合理性是当时临床研究的主要内容。最初的胃癌手术只是关注病灶以及直接浸润组织的切除，而对胃癌的淋巴结转移、血行转移和腹膜种植等并无认识，因此胃癌治疗的效果非常有限。1881 年，Billroth 做的第 1 例胃癌患者术后仅存活 4 个月。在没有建立完整的淋巴学说之前，肿瘤手术一直局限在"哪里有肿块就切哪里"的阶段，直到维萨里发现了淋巴系统并建立了癌症的淋巴学说，认为恶性肿瘤是一种涉及淋巴系统的疾病，恶性肿瘤细胞会随着淋巴循环转移到全身脏器而演变成全身性的疾病。

（二）广泛进行肿瘤病灶切除的肿瘤外科

1890 年，美国外科医生威廉·斯图尔特·哈尔斯特德（William Stewart Halsted，1852—1922 年）首先提出了乳腺癌"整块"切除的根治概念，认为由于乳腺癌有首先转移至腋部的倾向，因而行乳腺癌根治术时须将乳腺连同覆盖其上的皮肤、乳头、胸肌以及腋窝内容一并整块切除。他认为乳腺癌早期仅是局部区域性疾病，顺序地从局部病变向第一、第二站淋巴结发展，只有晚期才向全身扩散，因而认为锁骨上淋巴结受累时，应同时施行锁骨上淋巴清除术。他认为癌是"局部病损"，并不认为骨、肺、肝等转移是经血行转移所致。这一肿瘤外科原则被广泛接受，且应用于其他绝大多数实体瘤，成为广大肿瘤外科医生遵循的准则。乳腺癌手术也在此原则下发展成包括乳内动脉及锁骨上淋巴结的乳腺扩大根治术。美国外科医生乔治·克莱尔（George W. Crile，1864—1943 年）于 1906 年描述了颈部淋巴整块切除术，直至 20 世纪 50 年代，其仍作为治疗颈部原发肿瘤的典型颈部淋巴结清扫术。结肠癌虽然在 18 世纪末就已施行切除术，但当时并未做淋巴结的清扫，导致手术的预后不佳。直到 20 世纪 30 年代才建立典型的结肠癌区域淋巴结清除及一期吻合术，逐渐提高了患者术后的生存率。日本的胃癌发病率远高于欧美，所以日本的外科医生借鉴当时欧美对结肠癌淋巴结转移规律的认识，按照结肠上、旁淋巴结为第一站，中间淋巴结为第二站，主淋巴结为第三站的顺序对淋巴结转移程度进行分期。1944 年，日本的 Tajikani 提出胃癌也要系统性淋巴结清扫，并带领日本胃癌研究会针对胃癌的淋巴结转移规律与合理的清扫范围进行了深入的研究。日本学者就模仿肠癌淋巴结转移程度的分期方法，以分组标记的方式描述与胃癌转移相关的淋巴结，根据距离肿瘤病灶的远近将胃周围的淋巴结分为第一、二、三站，清除相应站别淋巴结的根治手术被称为 D1~D3 手术，当时有人把超出第三站淋巴结清扫的手术称为"D4"手术，可见当时对胃癌的手术切除追求

的是"越大越好"。经过几十年的探索，不断积累、总结经验，日本学者建立起完整的胃癌诊治理论体系，实现了胃癌治疗的第二次进步，将胃癌的外科治疗带入胃癌根治术阶段，即在胃切除的基础上对淋巴结转移进行积极清扫，进而形成了胃癌根治术的理论基础。这一阶段临床研究的主要内容是淋巴结转移的规律和合理的清扫范围。以单纯解剖学为基础的外科手术无疑为后来更加完善的治疗方案奠定了一定基础，但随着人们对病理、生理等微观细胞学的进一步研究，广泛的整块切除具有较高的术后并发症和死亡率，简单的肿瘤整块切除已经不再适用于所有的肿瘤患者，要因人而异地制定肿瘤的切除方案，因此，肿瘤外科逐渐进入其发展的第三阶段。

（三）适度的"根治术"

这一阶段的理念主要是对肿瘤组织周边的部分组织进行保留，让组织及个体的功能尚能维持一定的运转。随着对肿瘤发生、发展、浸润、转移机制的认识不断加深，以及放疗、化疗等学科的发展，使过去的观念有所转变。人们逐渐认识到肿瘤的治疗不仅不能单纯依靠扩大手术的范围来提高疗效，而且不少患者已经有临床转移灶的存在，不是单纯手术切除大部分组织所能奏效的。在胃癌的外科治疗中，日本学者基于多年临床病例的回顾研究，发现在早期胃癌中，根据癌的大体类型、大小、分化程度等特征就基本能够掌握淋巴结转移规律与范围，所以到了 20 世纪末，日本胃癌学会制定了《胃癌治疗指导方针》，对于早期胃癌在保证疗效的前提下进行相应的缩小手术，甚至内镜下局部切除，如内镜黏膜下剥离术（endoscopic submucosal dissection，ESD）。肿瘤外科医生认识到外科手术对晚期胃癌的治疗效果是有限的，开展 D3 或更大的手术，效果与 D2 手术相比并无优势，胃癌的手术效果并非与手术范围的无限扩大成正比，过大的根治手术并未给患者带来更好的远期生存，甚至由于过多的手术并发症影响患者近期的生存。因此，将胃癌手术归纳为早期胃癌的缩小手术、进展期胃癌的标准手术和部分晚期胃癌的扩大手术等，从而避免盲目扩大手术造成不必要的并发症、术后患者的生

活质量问题，以及对患者的精神、心理及组织功能方面的影响。所谓的"根治术"并不是一味地切除病灶，更重要的是要考虑到肿瘤患者的需求，在保证生存率的前提下尽可能保证患者的生活质量。随着经验的积累，现在肿瘤外科医生也逐渐发现即使单纯做更为广泛的肿瘤根治性切除术，也会因为淋巴结外的播散而导致手术的失败，而多学科的整合治疗效果要比单纯的手术治疗效果更佳，从而形成了各种较有保留的淋巴清扫术。20 世纪初，肿瘤外科医生认为为了防止结肠癌术后复发，至少要切除远侧 5cm 以上的直肠，直到 1939 年，有人注意到在手术后遗留的直肠远端很少有肿瘤局部复发，从而发现了直肠癌的低位前切除术。在后来的研究中又发现直肠癌主要向近侧发生淋巴结转移，而且沿肠壁浸润很少超过 2cm，从而使多数直肠癌患者可以安全地保留肛门，并且减少膀胱及性功能障碍的发生。至于在临床上无淋巴结增大的体征时，是否需要做区域淋巴结清扫，在当时仍有一定的争论。综上不难看出，肿瘤外科趋向于缩小手术范围，更注意保留功能及借助于多学科的整合治疗以提高疗效。

（四）外科微创治疗理念将肿瘤外科引入新的发展期

传统的开放手术切口长、创伤大、术后恢复慢、并发症多，为了克服这些缺陷，1992 年，库希里（Cushieri）等首次进行了胸腔镜切除食管，开腹游离制作管状胃并行颈部吻合术。此后卢基特赫（Lukitech）等在 1998 年报道联合使用胸腔镜和腹腔镜完成食管切除手术，大大降低了食管癌根治手术的创伤，减低了术后并发症的发生率。腹腔镜、胸腔镜、膀胱镜等微创手术的广泛开展使患者的创伤更小、恢复更快、切口也更美观。近年来，在循证医学背景下，微创手术在肿瘤治疗领域发展迅速，近些年的临床证据已充分证明了微创手术在治疗恶性肿瘤方面的安全性，尤其是分期较早的恶性肿瘤手术更推荐采取微创手术方式。多中心前瞻性临床试验表明，腹腔镜可使胃癌和结肠癌手术的创伤更小，患者的术后生活质量明显提高，而手术的并发症、肿瘤切除范围和长期生存率并不劣于开腹手术。过去外科界对

直肠癌腹腔镜手术的根治性和安全性一直存有争议，近年来，几个大的多中心前瞻性临床试验表明：腹腔镜直肠癌手术同样可以做到全直肠系膜切除（TME），与开腹手术相比，腹腔镜手术的根治度和术后并发症的发生率与常规开腹手术并无显著差异，而在某些研究中术中失血量和平均住院时间在腹腔镜组表现出了明显优势。从长期预后看，腹腔镜手术与开腹手术的术后 3 年与 5 年生存率均无显著差异。同样，肺癌的胸腔镜手术和妇科肿瘤的微创手术也都取得了令人满意的疗效。机器人辅助腹腔镜是近年兴起的全新手术方式，术者应用计算机程序操控的机器手臂，根据指令完成手术操作。目前广泛应用的达芬奇操作系统（da Vinci surgical system）已经能够完成多种复杂的肿瘤外科手术。除此之外，达芬奇系统还用于妇科肿瘤和前列腺癌手术。根据目前的文献，机器人辅助腹腔镜在治疗肿瘤方面表现出了一定的优势，是一种很有发展潜力的新兴治疗手段，然而其远期临床疗效还有待大量研究的验证，而且其高昂的成本费用也让这一技术的普及遇到很大困难。肿瘤外科微创技术的发展使部分患者的手术治疗更加简单，预后更加良好。由于微创技术对组织的损伤没有开放性手术大，对患者的恢复也极其有利，不仅能减轻患者的心理负担，而且对肿瘤组织的压迫以及接触减少，也大大降低了肿瘤直接种植转移的概率，有利于患者的预后，但对分期较晚，需要较大范围淋巴结清扫的病例，是否采用微创方式，还需进一步论证。

（五）以辅助及靶向治疗为主的转变治疗与外科手术相整合

近年来，肿瘤治疗效果的改善一方面得益于以循证医学为背景的外科治疗手段的进步，另一方面则要归功于术前和术后辅助治疗的蓬勃发展。新的药物和治疗方案的问世，以及靶向药物治疗的出现，使相当一部分不可切除的进展期肿瘤转变为可切除的病灶从而达到根治性手术切除。以结直肠癌为例，目前进展期结直肠癌的靶向治疗药物包括表皮生长因子受体（EGFR）单抗，如西妥昔单抗、帕尼单抗，以及血管内皮生长因子

（VEGF）单抗，如贝伐单抗等。这些靶向药物作用于癌细胞上的特定靶分子，通过抑制血管生成和肿瘤增殖发挥治疗肿瘤的作用。靶向药物治疗的出现使更多的转移性结直肠癌患者获益：肿瘤对治疗的反应率由传统化疗的 10% ~20% 提高到 60%，Ⅳ期肿瘤患者的术后 5 年生存率达 60%。靶向治疗药物已经成为治疗进展期结直肠癌的一线用药。除结直肠癌以外，靶向药物治疗的另一个范例是胃肠道间质瘤（GIST），以往恶性间质瘤单纯手术后疾病进展率高达 47%，且再次根治性切除极为困难。随着 CD117 的靶向药物伊马替尼、舒尼替尼和新近上市的索拉非尼的应用，很多进展期 GIST 重新获得了根治性手术切除的机会，从而显著提高了患者的长期生存率。但靶向药物治疗在使患者受益的同时，也带来一定的负面影响，例如，会增加吻合口瘘的发生率、费用很高等。肿瘤外科医生一方面应了解靶向药物治疗的优势和适应证，另一方面，还应了解并重视靶向药物的副作用，以免给患者带来不必要的痛苦。

（六）多学科整合诊治团队模式的兴起提高了肿瘤外科治疗的生存率

随着治疗手段的进步，当今的肿瘤治疗已经步入多学科整合治疗时代。尽管外科治疗在大多数实体肿瘤的治疗中仍然处于核心地位，但外科手术的作用毕竟有限，而由不同学科的专家组成的多学科整合治疗日益成为肿瘤治疗的主流模式。多学科整合治疗得益于综合评价患者的病情以及临床分期，从而制定个体化的整合治疗方案。经过整合的评价和讨论，相当一部分肿瘤患者需要进行术前的整合治疗，而不是直接盲目地手术，显著改善了临床预后。早期的结直肠癌是一种局限性疾病，单纯手术切除即可治愈。要针对每一个具体的患者采用较合适的治疗方法，治疗前的评估十分重要。良好的结直肠癌 MDT 整合诊疗团队应包括治疗前评估和施行治疗的专科医生，通常应包括病理科、影像科、消化内科、结直肠外科、肿瘤内科和放疗科的医生，当患者存在肝、肺器官转移并存在可切除的情况下，还需要肝胆外科或胸外科的医生共同参与评估和治疗。多学科整合治疗模式有助于提高进展期大肠癌的手术治愈率和远期生存率。现在，多学科整合诊治模式已经在很多学科得以推广，使复杂的恶性肿瘤的治疗逐渐向个体化整合治疗方向发展，肿瘤外科必然要整合到多学科的治疗中，其是否介入、何时介入、如何介入恶性肿瘤的治疗，会随着肿瘤相关学科和技术的发展逐渐建立完整的策略。

三、肿瘤与创伤

肿瘤与创伤密不可分，恶性肿瘤本身会产生一些细胞因子，会对机体产生生物性损伤。在肿瘤的治疗手段中，化疗容易导致化学性损伤，放疗和消融治疗容易导致物理性损伤，手术容易导致机械性损伤，等等，因此，在肿瘤的发生、发展及治疗过程中，创伤无处不在，重要的是创伤是否超出患者机体的生理极限。如果创伤在可耐受的生理极限以内，患者会向康复的方向发展，反之，患者病情会走向恶化。医生给予患者的医疗干预也仅限于消减损伤因素，尤其是控制单位时间内的损伤程度和增强修复因素，最终是由患者自身通过机体内在强大的调节机制达到平衡和稳定，完成康复。无论是疾病导致的损伤，还是医源性损伤，都会对机体多个系统造成影响，如神经、内分泌与代谢、免疫、循环、呼吸、消化系统，以及血液系统等，机体的每个细胞、组织和脏器都会受到波及，除生理方面以外，还有心理方面的影响。所有这些不利的因素导致的炎症不但会加重疾病的发展，而且也会影响治疗手段的实施及效果。

（一）慢性炎症可导致肿瘤的发生

慢性炎症是肿瘤干细胞转化为肿瘤的始动和持续促进因素，如巴雷特（Barrett）食管、慢性萎缩性胃炎、溃疡性结肠炎、慢性胆囊炎和肝炎。持续或低强度的炎症刺激使局部组织处于长期或过度的炎症反应中，损伤与修复周而复始地发生，炎症表现为"非可控性"。在肿瘤的发生过程中，肿瘤干细胞、基质细胞和炎症细胞等形成了复杂的调控网络，涉及基因、非编码 RNA、蛋白质和代谢小分子等众多"节点"，而且相互影响。在肿瘤的发生中，核转录因子 NF-κB 和转录激活因子 3（STAT3）路径最为重要。通过这些路径可以释放促炎因子和重要的介质，促进肿瘤增殖，维持炎症持续存在。NF-κB 的活化具有抑制凋亡，加速细胞周期进程，促血管生成和转移的作用；STAT3 路径可调控和参与多种肿瘤的信号转导通路，包括调控抗凋亡基因和细胞周期控制基因。这对细胞的恶性转化起到重要的作用。

（二）炎症导致免疫抑制、促进肿瘤免疫逃逸和转移

肿瘤细胞的存活与效应性 T 细胞和体液免疫反应的抑制有关。炎症反应能够激活骨髓来源的抑制性细胞（MDSC），其亦属于促炎细胞，可向特定部位聚集，促进血管形成，同时也具有免疫抑制作用。肿瘤细胞由于其未分化的特性，可逃避机体的免疫监视，同时，炎症反应状态下树突状细胞可募集和激活具有免疫抑制功能的调节性 T 细胞（Tregs），其在肿瘤组织中聚集而抑制免疫系统对肿瘤细胞的监视和杀伤作用。

"种子和土壤"学说认为，肿瘤"种子"能在肿瘤微环境（TME）"土壤"中存活并转移，依赖于各种因子与肿瘤细胞的相互作用。TME 由癌细胞和多种基质细胞、细胞因子、趋化因子等组成。基质细胞包括成纤维细胞、免疫细胞、内皮细胞、MDSC 等，细胞因子包括 TNF、VEGF、IL-1 等，趋化因子包括 CXCL12、CCL27、CCL21 等。这些细胞和因子产生并存在于肿瘤相关性炎症中，可以促进肿瘤的生长、血管形成、侵袭和转移。肿瘤本身可以通过旁分泌的促炎因子（IL-1β、IL-6、TNFα）和自分泌细胞因子促进自身表达趋化因子（包括 CXC 趋化因子家族）受体。肿瘤进展依赖于肿瘤相关性巨噬细胞（TAM），其可以通过分泌多种生长因子（如 VEGF 等）破坏基底膜，促进肿瘤生长和转移。肿瘤组织中 TAM 的分布决定了肿瘤的分期和侵袭能力。

（三）创伤炎症导致机体高分解代谢状态与免疫抑制

创伤应激情况下，如外科手术后，患者代谢状态呈高分解代谢和高合成代谢状态，前者占优势，因此，相对表现为分解状态，体内存储的大量能量、氨基酸、脂类被消耗，进而会导致免疫细胞的生成减少、功能减弱。因此，在创伤较大的肿瘤外科手术后，患者急性和慢性炎症阶段会持续较长时间，持续的相对高分解代谢会导致营养状态变差，甚至发生感染并发症，进而影响肿瘤的后续治疗。因此，在制定肿瘤患者治疗策略时，应充分考虑这一病理生理过程，合理制定适合患者自身条件的治疗策略，既保证疗效，又要采取相对微创的外科技术和治疗方法。

总之，确诊、治疗、创伤、炎症、康复，每个肿瘤患者在治疗过程中都要经历这几个阶段。尽管创伤和炎症在短期内对肿瘤细胞的生物学特性没有明显的影响，但合理地控制创伤和炎症，不仅有利于患者康复，而且也能保证患者顺利完成各种治疗。

四、肿瘤外科的微创策略

多年来，虽然全世界对癌症的研究付出了极大的努力，但收获仍然有限。如今，情况正在改变，由于我们逐渐认识到癌症不再是局部病变而是全身性的疾病，有多个内、外因素共同促进癌症的发生与发展，也就能够更好地理解癌症患者可能属于一个独特的群体，其治疗策略因患者而异。过去外科手术进行大面积切除病灶是癌症治疗的唯一选择，但在当前，多种治疗方法的出现使外科治疗只是可供选择的方法之一，而非必需。虽然手术切除仍然是实体肿瘤的最有效治疗手段，但随着诊断技术的发展，更多小的、早期的恶性肿瘤被发现，并通过各种微创技术和手段进行治疗（不同于以往依靠大范围切除的治疗），可获得同样的治疗效果，且创伤小、恢复快，脏器功能得以最大限度地保留。传统的肿瘤外科观念，从切除、根治到"超"根治正在接受拷问。21 世纪的主流观念是：使患者幸福地生活与维持生存同等重要。因而微创外科肿瘤治疗逐渐被推到了前台，并得到外科医生的认可。肿瘤外科涉及创伤与创伤反应、恶性肿瘤对创伤的反应、微创的方法对结果的影响。基于诊治技术的进步和肿瘤治疗方法的多样化，当前针对肿瘤的治疗采取多学

科整合治疗和微创策略，使患者拥有更满意的生存状态，肿瘤更少复发与转移。

过去狭义的微创治疗仅指腔镜下开展的各种外科手术，如胸腔镜、腹腔镜，现在广义的肿瘤微创治疗已延伸到包括经自然腔道的内镜切除、经血管内与血管外肿瘤消融在内的介入治疗等，正是这些诊疗技术的进步促进了肿瘤治疗策略的演变，而微创治疗理念始终贯穿其中。

（一）肿瘤外科手术中腔镜的应用

腔镜技术为外科医生带来的最大益处有两点，一是近距离观察病变与组织结构，二是对解剖结构有放大效应，能够更加精准地进行手术操作。就微创而言，就是切口小、美观，尤其对胸壁和腹壁的损伤大大减小，利于患者早期活动和术后的咳嗽动作，大大降低了传统手术的术后并发症。1901 年，俄罗斯妇科医生 Ott 首先介绍了在孕妇腹壁做一个小切口，将窥阴镜插入腹腔，以头镜反射光线观察腹腔情况，这种检查被称为"腹腔镜技术"，这便是腹腔镜技术的萌芽。随后气腹技术、冷光源、电子影像和光导纤维技术等的发展，大大促进了腹腔镜技术的进步。1987 年，法国里昂 Mouret 医生首次使用腹腔镜进行妇科手术的同时，利用腹腔镜切除了胆囊。1991 年我国云南曲靖荀祖武医生独立完成我国首例腹腔镜胆囊切除手术，其后我国腹腔镜技术不断推广，并在不同的领域逐渐拓展。1994 年，日本学者 Kitano 等首次报道了腹腔镜胃癌根治术，经过 20 余年临床的探索，加上理念更新和技术进步，腔镜手术在普外科、胸外科等已经广泛应用，而且腔镜技术已不仅用在体腔中，还可在颈部和腋窝等封闭的腔隙中应用。随着三维成像的 3D 腔镜、达芬奇机器人系统以及 4K 高清成像腔镜的应用，外科医生的手术操作更为精准，尤其在恶性肿瘤的整块大范围切除手术中，因为能够拥有更好的视野、对解剖有更精细的识别和稳定精细的手术操作，遵循人体解剖的膜结构层次，使手术安全性和有效性大大提高。近年来，医学分子影像技术的发展为外科手术提供了更为便利的手术导航，如荧光腹腔镜利用吲哚菁绿（ICG）激发产生近红外线的特性，可在手术中更清晰地显示深埋在脂肪组织中的淋巴管、淋巴结和血管，使手术能够更加精准。随着以后对肿瘤细胞特异性标志物的确定，将其与示踪物如 ICG 进行偶联，以后可能在术中对肿瘤组织进行病理级别的诊断，也能更精准地识别有肿瘤转移的淋巴结，使恶性肿瘤的手术不会像现在这样依照基于循证医学证据制定的手术切除范围进行盲目地大范围切除，而是基于分子影像诊断或导航技术在细胞水平进行精准地切除，使机体组织脏器有最大限度的保留。腔镜技术会逐渐成为肿瘤外科的主流手术方式，但仅在肿瘤外科手术基础上进行的手术技术的改进，只是外科医生在对肿瘤整块、大范围切除原则下，对最大限度减少创伤的一种技艺追求，而不是对恶性肿瘤整合治疗策略的革命性改变。

尽管腔镜技术是外科手术最典型的微创技术，但因其远离病灶，且需要对切除的组织进行操作，因此，对个人技术、团队协作以及设备有较高的要求。这些条件如果达不到肿瘤外科整块切除、无瘤操作的要求，外科医生应该果断地选择传统的手术方式，或腔镜辅助下的手术方式，不可因为微创或腔镜而弱化肿瘤外科的手术原则。

（二）经自然腔道内镜下的肿瘤治疗

随着内镜技术的迅猛发展，内镜下切除为胃黏膜下肿瘤和消化道早期肿瘤的治疗提供了不同的方案，根据对肿瘤侵及范围的精准判断，可选择内镜下黏膜切除术（EMR）、内镜黏膜下剥离术（ESD），还有黏膜下隧道术治疗黏膜下肿瘤。不同方法的选择，一方面依据循证医学证据证明，这一方法的治疗效果与肿瘤外科手术的效果相同，另一方面基于术前对肿瘤侵犯深度的准确辨别。2015 年，日本消化内镜学会发布了早期胃癌 ESD 和 EMR 指南，肉眼可见分化型黏膜内癌和直径小于 2cm 且无溃疡（瘢痕）性病灶的早期胃癌，可选择内镜下治疗。在年龄 ≥ 70 岁的早期胃癌患者中，行 ESD 治疗和外科手术治疗的总生存率相似。为保证内镜下治疗效果，术后对切除标本要进行严格的病理诊断，必须对其平面边缘和深部切缘做出准确的病理评估，同时诊断有无脉管、神经侵犯。如果有任何一个切缘有肿瘤残留或可疑残留，或脉管侵犯，甚至是未分化细胞类型，都应建议加做肿瘤的外科手术，以保证患者获得有效、稳妥的治疗。除早期胃癌，在食管、结直肠、膀胱、子宫等早期癌的治疗方法中，内镜下治疗已成为备选方法之一。在内镜下治疗未达到完整切除或有转移高危因素的情况下，可加做腔镜下或开放的外科手术，可采取缩小手术或标准根治手术。

（三）非血管性肿瘤消融术

内镜下切除适用于体内腔道表面的早期癌，对于实质脏器深部，或皮肤、体内腔道表面的、小的、基本无淋巴结转移风险的恶性肿瘤，可以根据不同患者的情况，应用非血管性肿瘤消融技术，达到对局限性肿瘤毁损杀灭的目的，缺点是不能获得完整的病变组织，无法对其毁损范围是否达到治疗标准进行病理学判断，但是其较外科手术大幅降低了患者的创伤，更好地保存了组织脏器的功能。对病例进行严格地筛选，可达到与外科手术相同的效果。对肿瘤进行毁损杀灭可应用不同的物理化学效应，如热效应疗法、冷冻疗法、纳米冷冻技术以及瘤体注射乙醇等。

经皮瘤内注射乙醇是最早和最简单的方法，具有安全、经济和可重复使用等优点。适用于肝癌直径小于 3cm，且结节数目不多的患者，可超声引导下经皮穿刺或术中直接注射。

热效应疗法是通过对肿瘤组织加热，使癌细胞生长受阻或死亡的方法，主要有射频消融术（RFT）和高功率聚焦超声治疗（HIFU）。RFT利用高频电流使电极周围组织中离子相互摩擦产生热量，从而使局部组织蛋白变性，细胞膜崩解，凝固性坏死以至碳化，达到肿瘤消融的目的。在肿瘤治疗中主要应用于原发性肝癌或转移性肝癌，对直径小于 3cm 的小肝癌，疗效甚至可与手术切除媲美，肝脏功能欠佳者也可施行。HIFU利用超声波穿透度深、指向性强、聚焦性好等特点，将体外发射的高强度超声波聚焦于肿瘤，产生瞬间高温，使癌细胞凝固性坏死。肿瘤细胞灭活后还存留于体内，相当于自体瘤苗，可激活机体产生各种细胞因子或树突状细胞（DC）等，提高机体免疫力。

在不同的条件下，冷冻可以保存组织，也可破坏组织。一般认为，快速冷冻、缓慢自然融解、反复冻融，以及阻断局部血供，能使冷冻区产生最大程度的凝固性坏死。冷冻治疗（LCT）包括液氮冷冻和超导氩氦刀。液氮冷冻通过应用液氮直接喷射或冷冻头治疗，局部温度可达 −180℃，具有降温快和操作方便等特点，广泛应用于皮肤、头颈、五官、直肠、宫颈、膀胱或前列腺等浅表或易于直接接触部位的肿瘤，疗效满意，但采用针形冷冻头插入治疗较深部肿瘤，如肝、肺、胰等进行冷冻治疗的疗效欠佳。超导氩氦刀是在CT、超声等引导下，将氩氦刀插入肿瘤组织，循环输入高压氩气（冷媒），刀尖部病变组织被急速降温到 −180℃ 以下，形成冰晶，又通过氦气急速加温，使之热融。这样快速冷冻，迅速变温，冷热逆转，使肿瘤细胞变性、崩解、坏死。该技术定位准确，在治疗过程中可实时监控，随时调整降温升温时间、靶区大小及形状等，达到适形治疗的要求，而且气体来源方便，刀头消毒后可反复使用，治疗成本较低，术后可立即评价疗效。纳米冷冻手术源于纳米科学的蓬勃发展，该技术是纳米科学与传统冷冻手术的整合。操作时以微创的方式将冷冻探针（俗称"冷刀"，头部可控制冷冻 − 复温 − 热融的过程）插入瘤组织内，冷冻时在探针周围瞬间形成一个冰球，操作过程中持续冷冻和热融使肿瘤细胞凋亡、肿瘤间质内产生代谢损伤，从而清除病灶。其基本原理是将特异性纳米颗粒溶液加载到靶组织周围，借助纳米溶液良好的热传导性能促进探针低温冷冻效果，改善传统冷冻治疗中的局限性，以高效的冷冻控制实现对肿瘤病灶的彻底损毁，提高手术疗效。目前冷冻手术清除肿瘤的机制包括：①冰晶机械性破坏学说；②低温导致微血管栓塞学说；③冷冻免疫效应学说；④细胞凋亡学说。

与传统冷冻手术相比，纳米冷冻手术具有更多的优势。首先冰晶形成和降温效果好，能显著提高冷冻杀伤效率，瞬时冰晶的形成（成核）是冷冻杀伤瘤细胞的重要因素。其次是提高对正常组织的保护作用，传统冷冻手术探针的冷量会对沿途正常组织产生冷冻损伤，而纳米冷冻手术的引入使杀伤率明显提升，从而缩短了操作时间，减少了手术创伤，尤其是冷冻过程中冷量对沿途和肿瘤周围正常组织的损伤。通过改善冷热衔接过程，提高冷冻适形化效果，对于形状结构复杂的肿瘤而言，冷冻探针所产生的冰球要完全覆盖甚至超越肿瘤组织边界，才能达到满意的疗效。它还具有清晰敏感的影像效果和分辨率，纳米图像增敏剂已被成功应用于影像观察和诊断之中，尤其是分子影像学，作为 MRI 的增敏剂，磁性氧化铁纳米颗粒已被成功应用于影像诊断技术。目前，不同纳米材料的图像增敏剂正在被研发，以期获得提高冷冻效果和高分辨率的双重效果，并在不同模型上冷冻成像，包括大血管、体外肿瘤以及体内不规则肿瘤模型上进行探索，并采用更精确的红外测温技术来评估冷冻和成像效果，使纳米冷冻和成像功能向数字化、清晰化和精确化迈进。它还符合"微创精准"的理念，更适用于儿童实体肿瘤的治疗。"微创精准"理念倡导正确理解微创，灵活运用精准技术，降低操作困难，减少副损伤及出血，缩短手术时间，消除心理影响，以期获取最佳的治疗效果。在实际操作中，注重对手术视野、途径和操作三个方面的准确把控，实现手术的精准和微创。

（四）磁共振导航微创技术

上述肿瘤局部治疗的关键在于肿瘤的定位，因此，适时、精准和清晰的影像学检查是肿瘤微创治疗的关键，如内镜、超声内镜、超声、CT 和 MRI。磁共振导航微创技术包括磁共振介入（interventional MRI，iMRI）和磁共振导引手术治疗，后者也称为"术中磁共振"。磁共振成像用于脑肿瘤诊治已有 20 多年的历史。iMRI 技术在脑肿瘤微创诊疗中广泛应用于脑肿瘤穿刺活检术，因其微创、安全，越来越受到临床医生的重视。术中虚拟针的存在使穿刺在实时监控下进行，可避免重要的血管、神经等结构的损伤，避免严重并发症的发生。由于脑内病变的影响，具有重要功能的解剖结构常发生变形和移位，功能皮层的定位与正常解剖结构的功能区分布有一定的差别，因此，在穿刺活检术时进行功能皮层的重新定位至关重要。iMRI 治疗中个性化确定皮质功能区与病变的关系，从而尽可能地避免穿刺路径通过脑功能活动区，结合 MR 波谱成像和磁共振顺磁性造影剂增强扫描，可明确辨认颅脑功能解剖区、肿瘤活跃区、坏死区及非强化区，从而获取准确的病理细胞学诊断。在准确定位的基础上，可对肿瘤进行激光治疗、冷冻治疗和射频消融治疗等，MR 导引介入技术将在现代医学领域中起重要作用，目前该领域最新的发展动态和成果之一是神经外科 MRI 引导手术（MRI-guided neurosurgical systems），并由此而产生了"MRI 手术室"（MRI operating theater）的概念。

随着社会的进步和技术的不断发展，相信肿瘤的微创治疗策略会越来越趋于完善。围绕微创治疗的发展，不仅会有肿瘤治疗理念的发展，还会有更多肿瘤精准定位、媲美于传统病理学诊断的即时分子影像学或代谢组学肿瘤诊断技术的出现和发展。

五、肿瘤的微创治疗方法

肿瘤的微创治疗不同于微创手术，微创手术是指在肿瘤手术治疗的前提下采取微创的方法，比如小切口手术、腔镜手术、经自然腔道腔镜或内镜手术、机器人手术等，原则是要通过不同的途径和工具完成肿瘤外科手术治疗要求达到的切除范围，而不能随意缩小手术范围。肿瘤的微创治疗是在肿瘤治疗的总体原则下选择微创的方式，其创伤要远远小于肿瘤手术治疗所导致的创伤，但要严格把握其适应证，要经过循证医学证明其治疗效果不劣于传统手术的效果。对于有外科手术禁忌证，或者行姑息性治疗的患者，肿瘤微创治疗可作为治疗选择之一。

（一）经皮肤途径的消融技术

在超声、CT 和 MRI 指导下，经皮肤穿刺到肿瘤组织中进行消融是经典的微创技术，分为化学消融、热能消融和非热能消融。

1. 化学消融

（1）乙醇消融术（ethanol ablation）。经皮无水乙醇注射（percutaneous ethanol injection，PEI）是 20 世纪 90 年代初期发明的，主要用于治疗肝癌。该技术通常在超声指引下用小口径的针头经皮穿刺到肿瘤部位注射无水乙醇。基本原理是无水乙醇对肿瘤组织细胞的脱水作用导致蛋白变性凝固坏死进而纤维化，以及对肿瘤内小血管的凝固变性、内皮细胞坏死、血小板凝聚导致栓塞使肿瘤缺血坏死。但是因为乙醇的扩散不均匀和穿透纤维膜困难等特点，很难控制其作用范围，所以不能保证肿瘤组织完全坏死，尤其当肿瘤周围存在肝癌小结节时，可导致初始治疗后5年局部复发率高达33%。

（2）乙酸消融术（acetic acid ablation）。50%乙酸溶液是除了无水乙醇外应用最广泛的化学试剂，在无菌环境下由蒸馏水稀释配置，可以较无水乙醇更大程度地浸润肿瘤的隔膜和包膜。所以比起乙醇，较少的乙酸和作用时间即可达到与乙醇相同的肿瘤杀伤效果。该技术费用低廉，操作简单，大部分患者在局部麻醉条件下就可以完成治疗，治疗后1年生存率可达到96%，但该技术使用条件严苛，会排除具有一定高风险的患者。

2. 热能消融术

（1）射频消融术（radiofrequency ablation，RFA）。RFA于1990年开发用于治疗肝癌，通过利用射频交流电使经皮放置的探头及其周围组织之间产生60~100℃的高温，数分钟后组织会完全凝固性坏死。因为RFA的作用特点可以在肿瘤周围至少获得0.5~1.0cm的手术切缘，因此，可以有效清除肿瘤周围的卫星结节，所以RFA术后肿瘤局部复发率明显低于PEI术后。RFA极容易烧伤皮肤，随着肿瘤体积的增加，RFA消融效果呈下降趋势。此外，RFA存在散热效应，即肿瘤离血管越近消融范围越小，RFA术后组织学发现血管周围有肿瘤细胞存活，这也是导致RFA治疗后局部复发率升高的原因之一。

（2）微波消融（microwave ablation，MWA）。20世纪70年代，微波消融术被用于肝切除的术中止血，后来才用于肝癌的消融治疗。基本原理是利用电磁波的能量震荡使细胞或是其他含有水的组织内的极性分子高速运动，互相摩擦产生热量，从而使癌细胞蛋白质变性凝固，最终破坏肿瘤组织。尽管MWA的作用原理似乎和RFA一样，都是通过产热来杀死肿瘤细胞，但由于MWA的频率（2400MHz）远远高于依射频的RFA（460kHz），所以它的散热效应对肿瘤杀伤效果的影响要明显小于RFA。此外，MWA皮肤灼伤的风险明显低于RFA，最重要的一点是集中放置的多个MWA探针（相距约1.5cm），可以协同作用形成更大的消融区域，从而治疗更大体积的肿瘤，效果要明显强于RFA。

（3）冷冻消融（cryoablation，CA）。CA是从20世纪60年代发展起来的低温手术发展演变而来，原理是通过利用Joule-Thomson效应产生-20℃至-40℃的极低温度导致组织细胞坏死从而杀伤肿瘤。与MWA和RFA相比，CA手术疼痛更小。CA的另一个优势是可以通过超声、CT或MRI直接实时看到正在扩大的消融区的影像，从而指导医生的操作。CA条件下无法凝结血管，所以出血风险更高，甚至引起休克。尽管风险高，但发生率仅为1%。CA主要用于肾和肺肿瘤等，肝脏肿瘤中利用较少。

3. 非热能消融术

不可逆电穿孔消融（irreversible electroporation，IRE）是一种新兴非热能消融技术，电极在肿瘤区域不会产生热量，但可以通过对细胞膜形成不可逆的穿孔，使细胞内外离子平衡紊乱，进而导致细胞死亡。IRE对血管、胆管及神经结构损伤极小，在治疗肝门部、前列腺及特殊疑难部位恶性肿瘤中展现出良好的应用前景，这项技术使这类患者有了安全有效的治疗选择，最大限度地减少了正常组织损伤，确保术后恢复。该技术是在2005年由生物医学工程师发明，是一种相对较新的消融技术，因此，缺乏大型临床对比试验和长期临床生存数据。需要进一步的研究来证实IRE的疗效。

（二）内镜技术

内镜能够顺着人体的生理腔道，深入到肿瘤所在位置进行手术，无需开刀，该技术已经在各个科室应用。

1. 消化系统

（1）内镜黏膜切除术（EMR）。用内镜注射针向扁平隆起性病变（早期胃肠癌、扁平腺瘤）和广基无蒂息肉病灶周围基底部注射10%的甘油溶液或透明质酸溶液，使黏膜层与固有层分离并向外突起，通过圈套器捕获并且切除病变的组织，因为黏膜下液垫的存在不会对肌肉层和标本造成过度的热损伤。EMR 的优点是手术时间短，并发症发生率较低。EMR 适应证是直径 <2cm 黏膜肿瘤，而针对较大的病变组织做不到整块切除，必须碎片化处理，所以无法通过组织病理学证实完全切除病变，这也就意味着复发率大大提升。

（2）内镜黏膜下剥离术（ESD）。由 EMR 发展而来，可对较大的病灶进行整块切除，方法是切开黏膜后在病灶下方进行剥离，可获得包含黏膜全层、黏膜肌层及大部分黏膜下层的整块标本。ESD 在技术上要比 EMR 复杂得多，因此手术时间也大大加长。ESD 获得了更高的整体切除率，但代价是更高的并发症发生率。

（3）内镜全层切除术（endoscopic full-thickness resection，EFTR）。传统的内镜切除术在一些特殊情况下很难发挥作用，例如，腺瘤切除术后再复发时原位有纤维化瘢痕或者位于特定解剖位置（例如靠近憩室或阑尾孔处）的腺瘤。在这些情况下，EFTR 可以行肠壁全层切除术并且安全有效关闭肠壁缺损处。

（4）内镜黏膜下肿瘤挖除术（endoscopic submucosal excavation，ESE）。相较于 EMR 和 ESD 通常用于胃肠道较浅层的肿瘤病变，ESE 常用于治疗固有肌层的黏膜下肿瘤（submucosal tumor，SMT）。2008 年，周平红等首次将 ESD 技术应用于治疗固有肌层间质瘤（GIST），将其命名 ESE。ESE 是 ESD 技术的延伸。操作方法是在内镜透明帽辅助下将肿瘤表面黏膜及黏膜下层切开，暴露瘤体后，再沿瘤体边缘切割分离，直至充分暴露整个瘤体并完整切除。

2. 泌尿系统

（1）经尿道膀胱肿瘤等离子电切术（transurethral plasmakinetic resection of bladder tumor，PKRBT）。它集全数字高清内镜和等离子电切技术于一体，通过先进的微型等离子刀便可汽化切除病变组织，无需手术，具有不开刀、无痛微创、低温汽化、全面的防护功能、人性化的冲洗系统等特点，达到了手术切割精细、不出血、手术完成时间短的最佳治疗效果。类似技术还有经尿道膀胱肿瘤电切术（transurethral resection of bladder tumor，TURBT）和经尿道钬激光膀胱肿瘤切除术（holmium laser resection of bladder tumor，HoLRBT）。

（2）输尿管镜下肿瘤处理：对于输尿管肿瘤处理要视情况而定。对于蒂比较明显的肿瘤可用钬激光切除，根部用电灼处理；对于无蒂或不明显肿瘤可直接用钬激光处理。手术时间不宜过长，一般控制在 30min 以内为佳。术后常规留置输尿管支架管。

3. 妇科系统

随着内镜技术的不断发展与完善，宫腔镜下电切术（transcervical resection of submucosal myoma，TCRM）已成为目前治疗子宫肌瘤的常用术式，它具有手术创伤小、术中出血量少、术后恢复快等优点，在达到切除子宫肌瘤的同时可保留子宫功能，且不会对卵巢造成影响，真正做到了微创治疗。

4. 耳鼻喉系统

（1）显微喉镜下 CO_2 激光手术。CO_2 激光是一种气体分子激光，很容易被组织中的水吸收，对含水越多的组织作用越强。通过调节 CO_2 激光的输出功率、光斑大小和时间，从而改变激光作用于组织的能量。CO_2 激光技术的应用对咽喉癌患者的治疗意义重大，与开放性手术相比，经口激光手术能避免过多切除未被肿瘤浸润的正常组织，最大限度地保留肌肉、喉咽黏膜及感觉神经，从而更好地保留器官功能。同时经口微创手术部分患者无需行气管切开，大大缩短了住院时间。

（2）鼻内镜手术。随着内镜设备及技术的不断提高，以及对鼻颅底解剖的认识逐渐深入，鼻内镜下进行复发性鼻咽癌的切除也在广泛开展研究。

（三）内镜超声技术

原先的消融技术只能通过经皮入路，治疗比较浅表的肿瘤，内镜超声技术的出现使得深部的解剖结构（如胰腺）的实时成像成为可能，探针也得以准确进入深部肿瘤组织。胰腺癌作为一种常见的恶性肿瘤，由于诊断的延迟性，只有 10% 的患者有资格接受根治性手术。大多数患者肿瘤包裹重要血管——肠系膜上血管、门静脉和（或）肝动脉而无法切除。这些患者的 1 年生存率不到 5%。

（1）内镜超声引导下的乙醇消融（endoscopic ultrasound-guided ethanol ablation，EUS-EA）。2006 年，该技术被首次报道，1 例胰岛素瘤患者症状明显且不适合手术治疗，通过内镜超声引导向直径为 13mm 的肿瘤注射了 8mL 95％的乙醇溶液，术后完全解决了胰岛素分泌过多的症状。现今 EUS-EA 已经广泛应用于消融肝癌、胃肠道间质瘤、肾上腺转移瘤、胰腺肿瘤等。

（2）内镜超声引导下射频消融（endoscopic ultrasound-guided radiofrequency ablation，EUS-RFA）。在 1999 年由 Goldberg 等人首次用于猪的胰腺模型中。已经证明该技术可以非常精确地定位消融区域，现在已经广泛应用于各种胰腺肿瘤的研究治疗。

（3）内镜超声引导下光动力疗法（endoscopic ultrasound-guided photodynamic therapy，PDT）。光动力疗法是一种无创的疗法，通过给患者注射光敏剂（photosensitizer，PS），经过一定时间，光敏剂特异性地聚集在肿瘤组织，然后利用特定波长的光源照射并激发光敏剂产生活性氧（reactive oxygen，ROS），导致肿瘤细胞的死亡（包括凋亡、坏死以及过度自噬等），以达到治疗的效果。该技术广泛应用于神经胶质细胞瘤、口腔癌、乳腺癌、前列腺癌和皮肤黑色素瘤。EUS 引导的 PDT 已经在肝尾状叶、胆管和胰腺的恶性肿瘤组织中展开治疗研究。

（4）内镜超声引导下近距离放疗（endoscopic ultrasound-guided radiotherapy，EUGB）。近距离放疗法已被用于各种癌症（前列腺癌、头颈癌、乳腺癌、肺癌、胆管癌、直肠癌、脑癌），与传统的体外束放疗法（external-beam radiotherapy，EBRT）相比，EUS 引导的近距离放疗对周围正常组织的放射毒性有限。使用碘（^{125}I）或钯（^{103}Pd）粒子植入肿瘤组织，两种都是低能量辐射（<30keV）粒子，放射风险最小，因此，患者在家庭成员的生活中不需要特殊防护。

（四）其　他

（1）经导管动脉栓塞（transcatheter arterial embolization，TAE）。通过放置人工栓塞剂来减少或阻断肿瘤血管，以阻断营养物质和氧气对肿瘤细胞的供应，达到抑制肿瘤细胞生长甚至肿瘤细胞死亡的目的。后来进一步发展出经导管动脉化疗栓塞（transcatheter arterial chemoembolization，TACE），该技术将栓塞治疗和局部化疗相整合。因为比起单独输注化疗药物，栓塞后因为局部缺血可以提升肿瘤内化疗药物浓度和药物作用时间。研究表明 TACE 可使患者的寿命进一步延长。为了避免在治疗较大肿瘤时出现较差结果，演变成联合疗法。目前最主要的治疗方式是先对肿瘤床进行 TACE，然后再用多个 MWA 探针热消融肝细胞癌。

（2）伽马刀。根据立体几何定向原理，伽马刀借助于 MR、CT 等影像检查方法，将颅内病变组织有选择性地确定为治疗靶点，使用安装在半球状金属屏蔽系统内的 ^{60}Co 产生的伽马射线对预选靶点进行一次性、连续、大剂量的聚焦照射，使之产生坏死，从而达到治疗疾病的目的。伽马刀立体定向治疗的中心剂量呈高梯度射线分布，照射靶点接受的剂量非常高，而边缘剂量突然降低，这种大的剂量反差确保靶点外正常机体组织受到的损伤降低到最少，因此，伽马刀是一种辅助或部分代替手术的微创治疗方法，它是一种既可实现治疗体积内高剂量辐射杀死瘤细胞使之明显坏死，又能最大限度地减少正常脑组织所受辐射量的安全、可靠的有效治疗手段。

（李孟彬　聂勇战　杨学文　肖书傲　张海佳　高先春）

第 3 节　肿瘤内科治疗

肿瘤内科治疗是基于药物和生物技术等手段对恶性肿瘤进行治疗的方式，主要包括细胞毒药物、内分泌药物、分子靶向药物、生物免疫药物等。内科肿瘤学是临床肿瘤学中发展最为迅猛的学科，尤其是近 30 年来，随着肿瘤分子生物学和遗传学研究的不断深入，肿瘤转化研究和临床研究的进步，以及各类新型抗肿瘤药物的研发问世，内科抗肿瘤的疗效得到了显著提高。肿瘤内科治疗已逐渐成为恶性肿瘤整合治疗中不可或缺的重要手段之一。

一、肿瘤内科治疗的各种手段

（一）肿瘤化疗

应用药物治疗肿瘤可以追溯到几千年以前，而近现代肿瘤化疗，作为一门较为系统的学科，却是从 20 世纪 40 年代逐渐发展形成的。近现代肿瘤化疗虽然只有 70 余年的历史，但经历了 4 个发展阶段，是临床肿瘤学中发展最为迅速的学科。1942 年，美国耶鲁大学的 Gilmen 和 Philips 首次使用氮芥治疗恶性淋巴瘤，并取得惊人的临床疗效，研究结果发表在 1946 年的 *Science* 杂志上，使人类认识到化疗药物可以有效地治疗肿瘤。该研究的发表，标志着近现代肿瘤化疗的开端。随后，临床评价抗肿瘤药物疗效和毒性的方法得以建立，单一药物对白血病、恶性淋巴瘤的治疗也取得了初步的临床疗效，而对实体肿瘤的治疗仍未有较好的效果。20 世纪 50 年代到 70 年代，随着医药工业和肿瘤实验治疗学的发展，人们对丰富的化学合成药物进行了抗肿瘤作用筛选，是肿瘤化疗的第二个发展阶段。在此期间，Arnold 和 Duschinsky 分别合成了环磷酰胺（cyclophosphamide，CTX）和 5- 氟尿嘧啶（5-fluorouracil，5-Fu）这两种广谱抗肿瘤药物，并在实体肿瘤取得了部分疗效。20 世纪 70 年代初，顺铂（cisplatin，c-DDP）和阿霉素（adriamycin，ADM）问世，标志着肿瘤化疗发展第三阶段的开始。肿瘤综合治疗的概念第一次进入人们的视野，多药联合化疗，以及肿瘤外科、放化疗、生物治疗的结合，使肿瘤治疗效果得到有效提高。睾丸生殖细胞肿瘤、滋养叶细胞肿瘤和儿童白血病等恶性肿瘤更是取得了根治性疗效，彻底改变了人们对化疗药物只是姑息性治疗手段的看法，认识到化疗也可以根治肿瘤。20 世纪 80 年代到 90 年代，肿瘤化疗进入快速发展时期，抑制微管蛋白解聚的紫杉类和拓扑异构酶 I 抑制剂喜树碱衍生物等作用机制新颖的几种抗肿瘤药物进入临床，突破了晚期非小细胞肺癌和晚期结直肠癌既往药物治疗效果不佳的瓶颈，也为晚期乳腺癌患者提供了更多的治疗选择。同时，人们对化疗的辅助治疗也有了更深刻的认识，5- 羟色胺 3（serotonin，5-HT$_3$）受体拮抗剂和重组人粒细胞集落刺激因子（recombinant human granulocyte colony-stimulating factor，rhG-CSF）的问世，使化疗引起的恶心、呕吐和粒细胞减少不良反应也得到有效控制，大幅提高了化疗的耐受性和依从性。医生对化疗的剂量也有了更科学的掌握，使治疗更加合理规范化。21 世纪之初到现在，是肿瘤化疗发展的第四阶段。人们已经意识到传统经验医学的弊端，逐步从经验医学向循证医学转变，多中心大规模的随机临床试验的开展以及荟萃分析，使肿瘤化疗方案的选择和实施建立在科学、客观的临床试验数据基础之上。同时，肿瘤耐药基因的研究、疗效预测指标和预后指标的研究为个体化整合化疗提供了依据，使最合适的患者接受最合适的治疗，肿瘤化疗疗效得到大幅度提高。越来越多的患者可以通过科学个体化的整合化疗方案，改善症状、提高生活质量，进一步延长生命甚至达到肿瘤治愈。

（二）内分泌治疗

一些肿瘤细胞的生长对激素有依赖性，治疗中可使用激素或抗激素类药物使肿瘤生长依赖的条件发生变化，从而达到控制肿瘤生长的目的，即内分泌治疗。目前适用内分泌治疗的肿瘤包括乳腺癌、前列腺癌、子宫内膜癌、卵巢癌、宫颈癌、睾丸癌、甲状腺癌等。

内分泌治疗是乳腺癌的重要治疗手段之一。早在 19 世纪末，就已经开始使用双侧卵巢切除来治疗绝经前晚期乳腺癌。内分泌治疗主要用于根治性治疗后预防复发转移以及不宜手术或放疗的晚期乳腺癌，尤其是雌激素受体明显阳性的患者。目前用于临床乳腺癌治疗的内分泌药物主要有雌激素受体调节剂、芳香化酶抑制剂等。20 世纪 70 年代，雌激素受体调节剂三苯氧胺的问世成为乳腺癌内分泌治疗的里程碑。20 世纪 90 年代第三代芳香化酶抑制剂阿那曲唑、来曲唑、依西美坦的问世又使乳腺癌的内分泌治疗迈入新时代。

前列腺癌是内分泌治疗广泛应用的另一重要癌种。绝大多数前列腺癌细胞需要在雄激素刺激下生长和增殖。抗雄激素类药物可与内源性雄激素竞争性结合靶器官受体，抑制双氢睾酮进入细胞核，从而阻断雄激素对癌细胞的促生长作用。临床实践证明，抗雄激素治疗可明显延长前列腺患者无病生存期和总生存期。对于前列腺癌伴广泛转移者，以雌激素治疗加双侧睾丸切除术的效果最好。

内分泌治疗在肿瘤的内科治疗中起重要作用，尤其对于激素依赖性肿瘤，内分泌治疗的效果有时优于放化疗。这就需要充分认识肿瘤的生物学特性和生长特点，合理运用各种治疗手段，才能有效抑制肿瘤生长，同时减轻肿瘤治疗带来的不良反应，提高肿瘤患者的生存质量。

（三）分子靶向治疗

分子靶向治疗是指通过干扰肿瘤发生发展过程涉及的特异性分子而阻断肿瘤生长和扩散的治疗手段。广义的分子包括参与肿瘤细胞分化、周期、凋亡、迁移、浸润、转移等多个生物学过程，从 DNA 到蛋白水平的任何亚细胞分子。与细胞毒类药物相比，靶向治疗药物选择性更强、毒性谱更窄、毒性程度更轻。在依据生物标志物选择的人群中，分子靶向治疗有望取得比细胞毒类药物更好的疗效。

分子靶向药物的蓬勃发展使肿瘤的内科治疗水平上了一个新的台阶。2001 年，酪氨酸激酶抑制剂伊马替尼在治疗费城染色体阳性的慢性髓系白血病中取得奇效。伊马替尼的成功在于能够特异性地靶向这类白血病赖以生存发展的重要靶点，即 bcr-abl 基因。EGFR 的酪氨酸激酶抑制剂吉非替尼、厄洛替尼和埃克替尼等在治疗 EGFR 敏感突变阳性的非小细胞肺癌中效果显著，已成为晚期非小细胞肺癌的主要治疗选择之一。靶向 HER2 的单抗——曲妥珠单抗不仅可改善晚期 HER2 阳性乳腺癌患者的疗效，还可以提高早期 HER2 阳性乳腺癌患者的生存率。针对 B 淋巴细胞表面 CD20 的单抗——利妥昔单抗可提高弥漫大 B 细胞淋巴瘤的治愈率。EGFR 的单抗西妥昔单抗在 K-RAS 基因突变阴性的晚期结直肠癌中取得了显著疗效。

分子靶向药物是针对靶点的治疗，即使是不同类型的肿瘤，只要存在相应的靶点，均有可能获益。例如，伊马替尼同时具有特异性抑制 c-Kit 激酶活性的作用，对于存在 c-Kit 基因突变的胃肠间质瘤的疗效可达 80% 以上。抗 EGFR 的单抗在部分头颈鳞癌、结直肠癌和非小细胞肺癌中均有效，因为 EGFR 在多数上皮来源的肿瘤中均有不同程度的表达。由此可见，靶向治疗充分体现了"异病同治、同病异治"的理论。

分子靶向治疗极大改变了对肿瘤的认识和治疗方式。然而，分子靶向治疗依然面临着许多难题。耐药是分子靶向治疗中最常面临的问题。大多数肿瘤的发生机制和调控系统是复合、多因素交叉的，仅用针对某一两个靶点的药物很难达到根治肿瘤的目的。因此，多种靶向药物的整合使用或许是靶向治疗探索的方向之一。此外，分子靶向药物依赖于明确的作用靶点，寻找有效的分子标志物对于分子靶向药物的应用至关重要。组学、蛋白组学、代谢组学等新兴学科的发展为分子靶向治疗提供了新的技术手段，将推动分子靶向治疗迈向新的境界。

（四） 免疫治疗

免疫系统与肿瘤之间的关系错综复杂，而抗肿瘤免疫治疗是在人们对免疫学理论的不断丰富以及肿瘤学、免疫学、分子生物学等相关学科的不断发展和交叉渗透中逐步形成的。19世纪，美国医生 William Coley 首次发现人体对感染的反应可能具有抗肿瘤作用，他用细菌菌液治疗部分肿瘤患者，并取得了一定疗效，这一临床应用标志着肿瘤免疫治疗的开始。然而，之后的一个世纪中，随着放疗、化疗等疗法的相继出现，加上免疫治疗的疗效不稳定，研究者对肿瘤免疫治疗为何发挥 / 不发挥作用的问题提出了质疑，肿瘤免疫治疗也渐渐淡出人们的视野。进入 21 世纪后，随着抗原递呈和免疫识别理论的建立、T 细胞活化双信号模式的阐明、树突状细胞（dendritic cell，DC）生物学研究的进展以及"肿瘤免疫编辑学说"的建立，肿瘤免疫治疗取得了显著的进步，已经成为继传统的手术治疗、放疗、化疗后又一重要的肿瘤治疗手段。迄今为止，肿瘤免疫治疗的三大领域主要包括免疫检查点抑制剂、肿瘤疫苗以及过继性细胞免疫治疗。

1. 免疫检查点抑制剂

T 淋巴细胞是抗肿瘤免疫应答中的主力军，而在 T 细胞激活后，细胞表面一些抑制性分子同样表达上调，导致 T 细胞功能障碍，不能有效发挥抗肿瘤作用。最早被发现的抑制性分子是 CTLA-4，后来又逐渐发现了 PD-1/PD-L1、TIM-3、LAG-3 以及 BTLA-4 等。针对这类免疫抑制性分子的抗体，被称为免疫检查点抑制剂。由于免疫检查点抑制剂不针对特定肿瘤抗原，也不针对特定人群，而且能够产生长期抗肿瘤活性的免疫反应，因此，围绕免疫检查点抑制剂的研究，成为迄今为止肿瘤免疫治疗最活跃的领域。自 2011 年 FDA 批准第一个免疫检查点抑制剂 CTLA-4 单抗——伊匹单抗（ipilimumab）用于治疗恶性黑色素瘤以来，截至目前，已有 6 个免疫检查点抑制剂相继被 FDA 批准用于肺癌、头颈部鳞癌、霍奇金淋巴瘤、肾癌等多种恶性肿瘤的治疗。

2. 肿瘤疫苗

与快速发展的免疫检查点抑制剂不同，肿瘤疫苗的研究还处于临床试验阶段。靶点的选择、佐剂及运载体系的选择以及如何克服免疫逃逸是目前肿瘤疫苗研究领域亟待解决的问题。其中，选择肿瘤疫苗靶点是肿瘤疫苗研究中最关键性的第一步。近 5 年来，随着高通量基因测序和大数据分析技术的兴起与应用，"新抗原"的概念逐渐兴起，由于新抗原是肿瘤独有的抗原，免疫原性强，特异性好，被认为是肿瘤疫苗的理想抗原，围绕新抗原疫苗的研究也层出不穷。2017 年，美德两国团队同时在世界顶级杂志 Nature 发表了新抗原疫苗治疗恶性黑色素瘤 I 期临床试验研究结果，发现通过接种新抗原疫苗，高复发风险的黑色素瘤患者可获长期肿瘤无复发生存；2019 年，这两个团队在 Nature 又报道了新抗原疫苗治疗脑胶质母细胞瘤的研究结果，同样取得了延迟肿瘤复发，延长生存期的效果。新抗原的发现，引领了肿瘤疫苗研究的新方向，新抗原疫苗也成为当今肿瘤免疫治疗研究的一大热点。

3. 过继性细胞免疫治疗

过继性细胞免疫治疗是一种被动的免疫治疗方式，通过将大量在体外扩增和激活的免疫细胞回输进患者体内而抑制肿瘤生长。传统的过继性细胞免疫治疗包括非特异性的淋巴因子激活的杀伤性细胞（LAK）、肿瘤浸润淋巴细胞（TIL）、细胞因子诱导的杀伤细胞（CIK）等。这几类细胞因特异性不强，体外扩增时间长，杀伤作用不够持久等因素渐渐淡出了历史舞台。近年来，通过细胞工程改造的 T 细胞逐渐成为过继性细胞免疫治疗领域的热点。细胞工程改造的 T 细胞根据其技术手段的不同主要分为两种：嵌合型抗原受体修饰的 T 细胞（CAR-T）和 T 细胞受体工程化 T 细胞（TCR-T）。这类细胞具有更强的肿瘤抗原结合力，且杀伤作用更加持久，逐渐发展成为抗肿瘤的强有力武器。靶向 CD19 的 CAR-T 在血液系统肿瘤中取得了高达 90% 的完全缓解率，基于其显著的临床试验结果，2017 年诺华和 Kite 制药的 CAR-T 药物 Kymriah、Yescarta 先后被美国 FDA 批准上市，开启了细胞治疗波澜壮阔的时代。相较于 CAR-T 在血液系统肿瘤中的惊人疗效，TCR-T 在实体肿瘤领域同样取得了令人鼓舞的成果。针对癌睾抗原 NY-ESO-1 的 TCR-T，在治疗滑膜肉瘤的临床试验中取得了 66% 的有效率，在治疗多发性骨髓瘤的临床试验中，70% 的患者达到完全或接近完全应答，平均无进展生存期达到了 19 个月。TCR-T 的独特优越性在于能靶向肿瘤特异性的胞内抗原，基于新抗原的肿瘤个体化 TCR-T 疗法引领着过继性细胞免疫治疗发展的方向。

与传统疗法不同，免疫治疗在部分患者中产生了持久的疗效，使肿瘤成为可以治愈的疾病，彻底改变了现代肿瘤学的概念。随着分子生物学、分子免疫学及其相关生物技术的快速发展，肿瘤免疫治疗的新方法、新思路、新途径不断涌现，其基础和临床研究均呈上升趋势。寻找个体化疗效预测靶点，克服 T 淋巴细胞免疫耐受，探索最佳整合治疗模式，减少治疗相关毒性等问题是目前免疫治疗研究中亟待解决的热点问题。

二、整合治疗

（一）肿瘤内科整合治疗

传统的肿瘤化疗，对多种肿瘤均有杀伤作用，但因其对正常器官也有毒性作用，常因各种副作用限制其疗效和应用。靶向治疗可以准确地识别与肿瘤细胞增殖和生存相关的重要靶点分子，然而，肿瘤调控系统是一个复杂的、多因素交叉的网络，且高度突变，多数单一靶向药物治疗疗效有限。近年来兴起的免疫治疗，特异性强，但受肿瘤负荷、肿瘤微环境以及机体的免疫状态等多因素影响，抗肿瘤能力有限。目前，越来越多的研究表明，单一疗法作用局限，而不同治疗方式的整合，可以互相增效，大大提高了肿瘤治愈的可能。

1. 化疗与免疫治疗的整合

传统观念认为化疗有骨髓抑制作用，可以抑制机体免疫应答。但近来发现，化疗对机体抗肿瘤免疫应答的影响还受药物的类型、剂量、给药方式等影响，许多化疗药物除了直接的细胞毒作用外，还具有调节免疫应答，通过诱导免疫原性的肿瘤细胞死亡从而增强抗肿瘤免疫反应的作用。如目前在过继性细胞回输前应用小剂量 CTX，可以选择性去除调节性 T 细胞（regulatory

T cell，Treg），抑制调节性 T 细胞的功能，增强效应 T 细胞抗肿瘤作用。吉西他滨可选择性抑制 MDSC 的功能，恢复 T 细胞的抗肿瘤免疫反应。一项研究表明，在肿瘤疫苗前联合吉西他滨化疗，能够增强疫苗的抗肿瘤疗效。派姆单抗（pembrolizumab）联合卡铂和培美曲塞更是被 FDA 批准用于非小细胞肺腺癌一线治疗。因此，化疗与免疫治疗整合具有增效作用，但如何选择联合药物、给药剂量以及先后顺序，以获得最佳整合治疗效果，仍在不断探索中。

2. 化疗与靶向治疗的整合

靶向治疗联合化疗也是近年来肿瘤整合治疗的一大突破。1997 年，第一个单抗利妥昔单抗（Rituxan）获批用于临床，通过与化疗整合，其对复发性和化疗耐药的非霍奇金淋巴瘤治疗的有效率从 48% 提高到 90% 以上。曲妥珠单抗是 HER2 抗体。在 HER2 过表达的晚期乳腺癌的治疗中，曲妥珠单抗与紫杉醇整合使用，使有效率和生存时间较单一靶向治疗提高 1 倍，被批准用于 HER2 阳性乳腺癌患者的整合治疗。而曲妥珠单抗与化疗的整合方案在 HER2 阳性晚期胃癌患者中的疗效也优于单纯化疗，其死亡风险降低 35%，中位总生存期延长 4.2 个月，现已获批用于 HER2 阳性转移性胃癌的一线治疗。西妥昔单抗是一种嵌合型 EGFR 抗体，与 FOLFIRI 化疗方案（亚叶酸、氟尿嘧啶和伊立替康）整合已被证明可有效延长 KRAS 野生型转移型结肠癌患者的无进展生存期，也已获批用于转移性结直肠癌患者的治疗。

抗血管生成药物可以阻断肿瘤血液供应，并且不产生肿瘤耐药，在联合化疗中十分有利。贝伐单抗联合化疗治疗结直肠癌和非小细胞肺癌，可以提高肿瘤治疗的客观疗效，延长生存期。我国研发的血管内皮抑制素（恩度）也已经获批用于肺癌化疗的联合用药。

3. 免疫治疗与靶向治疗的整合

早期关于治疗性抗体的作用机制研究主要集中于对肿瘤细胞生长信号通路的影响、抗体介导的 ADCC 作用以及补体依赖的细胞毒作用。近来，越来越多的研究表明，靶向治疗可以作为免疫治疗增敏剂，不仅可以诱导机体抗肿瘤免疫应答，还可以对肿瘤免疫微环境发挥调控作用。如 BRAF 抑制剂可增加 CD8$^+$T 细胞浸润到肿瘤组织并减少免疫抑制性细胞因子产生；BRAF 抑制剂与 PD-1 单抗联用，使 CD8$^+$T 细胞抗肿瘤活性增强。目前正在开展派姆单抗联合 BRAF 抑制剂和 MEK 抑制剂整合治疗恶性黑色素瘤的临床试验（NCT02130466）。奥拉帕尼（olaparib）是一种口服多聚合酶（PARP）抑制剂，已用于卵巢癌 BRCA1 和 BRCA2 突变患者的治疗。研究表明，该抑制剂可以增加 DNA 损伤频率，产生更高突变负荷，增强肿瘤细胞免疫原性。此外，PARP 抑制剂还可以通过增加腹膜 T 细胞数量发挥免疫调节作用。一项奥拉帕尼联合度伐利尤单抗（durvalumab）整合治疗妇科肿瘤的临床试验中，发现整合组疾病控制率为 83%。

在动物模型中抗血管生成剂可增强肿瘤中 T 细胞浸润并提高抗肿瘤活性；贝伐单抗（bevacizumab）可以减少结直肠癌中 Treg 细胞和 MDSC 细胞数量，而形成的缺氧环境可上调肿瘤细胞 PD-L1 的表达水平。这些提示抗血管生成剂与免疫检查点整合可产生协同抗肿瘤作用。有临床试验表明，贝伐单抗整合伊匹单抗可使黑色素瘤患者临床获益，贝伐单抗整合派姆单抗治疗卵巢癌和实体瘤脑转移的研究也正在进行中。随着获批的靶向药物和免疫治疗药物不断增多，以及两者整合应用机制的阐明，更多患者可从靶向治疗整合免疫治疗中获益。

（二）肿瘤内科与其他治疗手段的整合

肿瘤内科治疗已经从单纯的内科治疗手段向其他治疗方式参与的整合治疗模式发展。内科治疗联合手术或放疗的治疗模式下，多种肿瘤的治愈率大大提高，包括乳腺癌、结直肠癌、骨肉瘤、软组织肉瘤、非小细胞肺癌、视网膜母细胞瘤、神经母细胞瘤等。

1. 内科与手术治疗的整合

内科治疗可与手术有效整合。根治手术后的化疗、内分泌和靶向治疗等全身治疗称为辅助治疗。其特点在于通过手术治疗有效降低体内肿瘤负荷，从而降低肿瘤耐药细胞的发生率，提高术后放化疗的敏感性，达到提高肿瘤治愈率的目的。

乳腺癌术后辅助治疗大大提高了患者的生存率。研究显示，ER 阳性的乳腺癌患者术后辅助内分泌治疗可使 15 年无复发生存率提高 12%，15 年总生存率提高 9%。年龄 <50 岁的乳腺癌患者术后辅助化疗可使 15 年无复发生存率提高 12%，15 年总生存率提高 10%。结肠癌患者术后辅助化疗可使 5 年无病生存率提高 12%，5 年总生存率提高 7%。非小细胞肺癌术后辅助化疗可使死亡风险下降 12%~26%。

手术前的化疗、内分泌治疗和靶向治疗等全身治疗包含了新辅助治疗和转化治疗两种概念。接受新辅助治疗患者的肿瘤是可切除的，术前全身治疗的目的在于降低临床分期，提高手术切除率，减少手术对身体器官的损伤以及手术过程中肿瘤细胞播散。术前新辅助化疗还相当于体内药物敏感试验，可为术后进一步的辅助治疗药物的选择提供重要指导。乳腺癌术前新辅助化疗可取得与术后辅助化疗相当的生存率。骨肉瘤尽管可通过截肢局部切除，但多数学者均主张先行术前化疗，然后再手术，可明显提高治愈率。不能手术或已有转移的睾丸和卵巢肿瘤先行放化疗，然后再手术被证明可提高治愈率。术前化疗治疗非小细胞肺癌 5 年治愈率可达 44%。转化治疗与新辅助治疗主要的区别在于前者手术无法切除，接受转化治疗的主要目的在于通过术前化疗、放疗、靶向治疗、免疫治疗等手段，使原先无法切除的肿瘤转变为可以做到 R0 切除的程度。转化治疗大大提高了晚期胃癌患者的预后和生存质量。通过术前化疗显著缩小胃癌原发灶、控制远处转移灶，可将部分原来无法切除或不能根治性切除的肿瘤转化为根治性切除，使晚期胃癌患者预后得到明显改善。

2. 内科与放疗的整合

化疗联合放疗是最常见的整合治疗模式。化疗的主要目的在于减少肿瘤细胞和消灭可能或已经发生的远处转移，放疗主要目的在于控制局部病灶，故两者整合既可提高局部控制率，又能降低转移率。放化疗整合应用一般有三种基本方式：放疗前化疗、放化疗同步、放疗后化疗。在细胞动力学周期中，放疗主要对 G_2、M 及 G_1 后期肿瘤细胞有杀伤作用，对 S 期细胞无作用，而化疗的主要作用周期为 S 期，因此放疗能对化疗抵抗的肿瘤细胞起补充杀伤作用，二者整合具有协同和增敏作用。

分子靶向治疗可与放疗有效整合。有些分子靶向药物可通过影响肿瘤血管来提高放疗的疗效。针对 VEGF 和 VEGFR 的分子靶向药物如贝伐珠单抗可调节肿瘤内部血管网络的成熟度，降低肿瘤内部的组织间压力，进而改善乏氧状态，提高肿瘤的放射敏感性。而且，放疗可上调 VEGF 及其上游调节基因的表达水平，促进肿瘤血管反应性增生，所以针对 VEGF 和 VEGFR 的分子靶向药物可以抑制和阻断这一过程，进而提高疗效。因此，分子靶向治疗和放疗理论上具有整合增效的潜力。

免疫治疗与放疗也有较好的整合增效作用。研究发现，Ⅲ期肺癌患者同步进行放化疗之后加上免疫治疗可提高生存期。与从未放疗过的非小细胞肺癌患者相比，接受过放疗的患者使用 PD-1 治疗的效果更好，生存期翻倍。放疗使用的高能粒子射线使肿瘤细胞死亡，释放出大量肿瘤特异性抗原，这些抗原被抗原呈递细胞呈递给细胞毒 CD8$^+$T 细胞，然后细胞毒 CD8$^+$T 细胞去攻击远离放射野的肿瘤，局部放疗可以产生全身的免疫反应。而免疫治疗通过促进抗原呈递、减少肿瘤微环境中的免疫抑制因素而增强肿瘤特异性免疫效应，两者整合可进一步增强肿瘤特异性免疫效应。放疗与全身免疫系统之间的相互调节作用使两者整合具有广阔的应用前景。

三、小 结

肿瘤内科学是一门迅速发展的学科，经历 70 多年的发展，单纯肿瘤化疗已经可以使约 5% 的肿瘤达到治愈，而对于大多数肿瘤，单纯化疗治疗效果仍不乐观。内分泌药物和靶向药物的出现，将恶性肿瘤的药物治疗从非选择性向选择性方向转变，大幅提高了恶性肿瘤的治疗效果，但也存在可作用的特定人群小和耐药等问题。免疫治疗是近年来肿瘤研究的热点，在多种肿瘤中取得了前所未有的成功，但仍存在不能使大多数肿瘤患者临床获益的问题。随着对肿瘤本质认识的加深，多学科交叉整合以及循证医学理念的深入，人们逐渐认识到不同治疗手段的有机整合可以产生互相增效的作用。如何掌握和安排各种有效的治疗手段，提高疗效、治愈更多患者，是当下肿瘤内科医生面临的重要挑战。

（刘宝瑞　魏　嘉　丁乃清　杨　芳）

第 4 节　肿瘤的中西医整合治疗

一、中西医整合肿瘤学的基本概念

（一）中西医整合肿瘤学的定义

中西医整合肿瘤学是将中医和西医协调应用于肿瘤治疗领域的交叉学科，也是将中医和西医对于肿瘤的认知进行恰当整合后得以应用的实用性科学。中医学与西医学各自拥有自己的哲学基础及思想体系，它在实践中产生，在应用中发展，其定义也在不断完善。通过整合构建更全面、更系统、更合理、更符合自然规律、更适合人体健康维护和疾病诊断、治疗和预防的新的医学知识体系。

（二）中西医整合肿瘤学的核心理念

肿瘤治疗的基本原则就是调整阴阳，寒者热之，热者寒之，补其不足，泻其有余，阴阳平和之中庸之道才为中医之最高境界。以中医阴阳理论指导现代中西医整合治疗肿瘤，以患者体况的阴阳辨证来拟定个性化整合治疗方案，提高疗效，达到改善患者生活质量，延长生存期的目的。

中西医整合肿瘤学的核心是摸索和建立符合疾病发生发展的临床整合诊治方案，践行"中医与西医整合""医学与药学整合""基础与临床整合""研究与转化整合"的理念，从而创建完整的中西医整合肿瘤学医疗体系。

中西医整合不是各种中、西医疗法的拼接和堆积，也不是一种疗法失败了再换另一种疗法。临床工作者需要有充足的临床经验，并结合疾病的演变进程，把中医"扶正祛邪""消癥散结"的理论和方药与西医不同的治疗手段进行有机整合，在临床实践中给患者提出最适宜的整合诊疗方案，以期最大限度地改善肿瘤患者的生活质量，提高抗肿瘤治疗的疗效。中西医整合肿瘤学是传统医学观念的创新和革命，是医学发展历程中从专科化向整体化发展的新阶段。

（三）中西医整合肿瘤学的理论基础

早在公元前4世纪，古希腊医学之父希波克拉底的著作——《希波克拉底文集》问世，全书综合了当时古希腊医学之大成，树立了西方医学发展中的丰碑。而同一时代中国的《黄帝内经》也集合了中国医学的精髓，奠定了日后中医文化大为发展的基础，成为屹立于世界医学之林的灯塔。

西方医学的优势在于利用现代化的先进技术，研究细胞、分子、基因结构等微观现象，但是忽视了整体、宏观、相互调节与相互制约的理论基础。中西医整合是在辨证论治和细胞免疫、细胞因子、基因水平的基础上，对中医开展动态的实践及研究。

对中西医整合的认识，除自身的实践外，还依赖于科技水平的进步。将传统中医辨证论治的思想与方法用现代化的科学技术加以深入研究是阐明中医本质的有效途径，也是论述中西医整合肿瘤学的关键方法。用现代医学的方法，研究中医学理论和临床实践，探讨证候、方药的理论本质，阐明作用机制，将西医微观概念与中医宏观概念

相整合，是丰富及发展中西医整合的必要手段。

现阶段中西医整合肿瘤学的理论基础主要是将中医宏观证候、病机、理法方药与西医病理学、生理学、病原微生物学、生物学、生物化学、解剖学等有机整合，使中西医能够成为主观和客观指标相整合的一个整体，从而形成新的中西医整合肿瘤学理论体系。

二、中西医整合肿瘤学的发展简史

（一）中国独特的中医肿瘤文化

中医对肿瘤的记载，最早出现在殷墟的甲骨文上，当时称之为"瘤"，辨证施治规范则成熟于汉代《伤寒杂病论》，可见中医作为中国特色的医疗手段，自古在肿瘤治疗中占有重要地位。中医是实践医学，一直以最大限度地提高肿瘤患者的临床治愈率和生存率为己任，以尽量减轻患者的痛苦、改善症状、防止复发转移和提高患者生活质量为根本原则。

按照中医阴阳理论，具有不断生长、增殖特性的属阳，具有抑制生长、抑制增殖特性的属阴。因此，癌基因的属性为阳，抑癌基因为阴，生理情况下两者处于动态的阴阳平衡状态。肿瘤的出现是两者间阴阳失衡，细胞无限增殖的结果。中医学将人体看成一个统一完整的有机体，认为构成人体的各个组成部分之间在结构上不可分割，在功能上相互协调、互为补充，在病理上则相互影响。因而中医学在治疗上常常是将重点放在局部病变引起的整体病理变化上，通过全身调理来达到局部恢复的效果。

近年来，"带瘤生存"的理念越来越受到中西医肿瘤专家的认可。从阴阳平衡角度解读肿瘤患者的带瘤生存，中医认为肿瘤的发生、发展、转移和预后均与阴阳消长变化有密切关系，都是阴阳失衡的结果。肿瘤患者的肿瘤发生，肿瘤微环境、免疫紊乱是一种动态的在一定限度内的阴阳失衡状态，要实现肿瘤患者的带瘤生存，必须稳定瘤体、控制转移，治疗时需强调辨证论治以调整阴阳平衡，即恢复阴阳平衡状态。

阴阳作为一对相对概念，可描述自然界、人

体、器官等宏观范畴及细胞等微观范畴的一切事物。阴阳二者之间重在平衡，阴阳平衡则气血调和、人体健康；阴阳失衡则疾病出现。肿瘤的发生、发展、转移和预后都与阴阳消长变化有密切关系，从阴阳平衡视角解读带瘤生存有助于理解肿瘤治疗的动态性、整体性、辨证性。分辨带瘤生存患者的阴阳偏颇，恢复阴阳的动态平衡制约关系，可实现带瘤长期生存。

"带瘤生存"不仅反映了中医药治疗肿瘤的特色和优势，也为肿瘤治疗提供了新的思路与方法，是中医肿瘤理论的重要组成部分，将阴阳平衡理念运用到肿瘤早期预防和整个治疗病程中，有利于实现治未病的目标。

在临床治疗过程中，中医药的使用可以有效地改善患者的临床症状，提高其生存质量，并且延长患者的生存期。因此，中医药不应仅作为晚期肿瘤患者的最后选择，医者应积极提倡早期将中医药纳入肿瘤治疗的全过程，实现患者的带瘤生存，并且不断健全中医肿瘤带瘤生存的理论体系。例如，以"带瘤生存"为治疗目标的老年卵巢癌患者，中医可以更有效控制瘤体、减轻肿瘤占位的伴随症状，改善患者生活质量。

同时，中医理论指导下的饮食营养理念具有独特性，是植根于中国文化，基于长期临床实践发展起来的，同时很多中药具有药食同源的性质，可用于平时饮食，不但有助于改善患者营养状况，提高生存质量，还有利于调节患者免疫功能，改善预后。中医借鉴现代医学研究方法的优势进行深入探索，不断发展出适合自身特点的营养诊断和评价模式，从而促进中医特色食疗研究的理论阐释和推广应用。

中医是中国传统医学的瑰宝，是中国人民在长期的劳动实践及与疾病斗争的经验中不断累积、不断总结、逐渐形成的系统而具有特殊性的医学理论及诊治方法。证候作为中医对疾病某个阶段的高度总结，表现为一组有内在联系的症状和体征。中医辨证论治无疑就是在对证候的理解、判断的基础上给予有效治疗，这也正是中国传统医学的精华。肿瘤的病机发展始终贯穿着正邪相争的发病过程，中医扶正祛邪的目标旨在使正邪力量达到相对平衡，从而有效改善患者的临床症状，

提高其生活质量，最终实现患者带瘤生存。

（二）中西医理念的不断整合

樊代明院士提出，人体是一个系统性、复杂性的有机整体，整合医学不仅需要各学科学术和技术的有机整合，更需要中西医文化的有机整合，还需要中医学、西医学、民族医学等各类医学的全面整合。

现代医学认为肿瘤的发生与癌基因和抑癌基因间相互制约的平衡状态被打破密切相关。正常情况下，两者的活性受到精确调控，处于相互制约的平衡状态，共同调控人体细胞的生长、增殖、分化和凋亡。但在致病因素作用下，癌基因处于异常激活状态，抑癌基因处于异常失活状态，两者之间的平衡状态被打破，出现细胞无限增殖，最终导致肿瘤的发生。

中医认为当人体内部与自然、社会环境的稳态被打破，体内局部可发生变化，导致阴阳失衡、湿毒痰凝、气滞血瘀，从而形成病理产物癌瘤。恶性肿瘤患者临床表现的血液高凝状态与中医血瘀证的表现基本相似且呈现一定相关性，血液高凝状态越明显，血瘀程度越严重。肿瘤的增殖与转移常又伴有血瘀证的发生与发展，二者互为因果。表观遗传学认为，表观基因组对基因、环境、生活方式改变引起的癌症有调控作用，这与《黄帝内经》提出的人与自然及人体自身整体观的论述相互印证。

中西医整合的优势主要在于可对两种医学的实践经验及理论予以吸收并归纳，对生理学、分子生物学、生物化学及现代医学中解剖概念和中医整体观相整合，研究肿瘤发生与发展的全过程，并将理论知识和实践经验应用于肿瘤的诊疗过程中。临床医生充分运用西医知识，秉承着"整合、创新、实用"的理念，应用中医"整体观"理论指导辨证，参考临床指南及个人经验，将从中获得的真实、可靠且具有临床应用价值的最佳证据，用以指导临床决策，与患者共同参与制订整合治疗方案，解决具体的临床问题，以期让患者在提高生存质量的同时拥有尽可能长的相对稳定期。

孙燕院士提出，虽然中西医都是人类与疾病斗争经验的总结，但受中西方哲学思想影响，从

理论上整合难度较大，而从临床实践角度来看，中西医基本概念上存在互通和融合。临床不仅要关注肿瘤的局部控制，更要重视整体调理。实践证明，整体观指导下恶性肿瘤的中西医整合治疗是可行的，辨证与辨病相整合，传统医学理论与现代医疗实践相整合，都是行之有效的研究方法。在今后的中西医整合实践中应进一步加强对中医理论的探索与论证，以促进中西医在理论上的不断整合。

肿瘤患者中医辨证表现为正虚邪实明显，故历代医家主张扶正与祛邪相整合，调动机体自身抗癌能力祛除病邪是当前恶性肿瘤的最常用的中医治则。中医药与现代医学整合治疗肿瘤往往能起到事半功倍的效果。例如，放疗配合适当的中药，一方面可补气保阳，提高肿瘤对放疗的敏感度，另一方面也可调畅气血，缓解放疗带来的乏力、皮肤瘙痒、黏膜疼痛等副作用。中医的宏观调控与西医的微观治疗进行整合，可以减毒增效，可在一定程度上缓解恶心、呕吐等化疗后消化道反应。

中西医并重，服务于临床。临床试验证明很多扶正中药，包括黄芪、女贞子、枸杞、猪苓、灵芝、西洋参、人参和冬虫夏草等都具有调控细胞免疫功能的效应，能抑制肿瘤患者抑制性 T 细胞活性，从而使辅助性 T 细胞的活性得到恢复，进一步行辅助放化疗能提高远期生存率和患者的生活质量。

经络、针灸、四诊、辨证与治则等都是传统中医学中的独特理论或诊治方法，应用这些方法诊治疾病，研究其产生或作用机制，无疑将有利于用现代科学方法阐明中医的理论与学说，也有助于汲取两法之长形成新的整合诊治方法。健脾益气、滋阴补肾的治则用于中晚期恶性肿瘤的治疗，既可减轻放化疗的不良反应，又有增强免疫功能和抑制肿瘤细胞增殖的作用，从而延长带瘤生存时间及提高生存质量。活血化瘀的作用机制也得到较广泛的开发与应用，不但可以治疗多种缺血性疾病，下调高凝状态，抑制超强的自身免疫反应，还能在一定程度上改善或缓解某些病因不明的难治性疾病，为一些重大疾病的预防与治疗提出了新思路。通里攻下法在腹部外科疾病中

的应用及其作用机制的研究，已取得明显的进展。

临床工作者的探索经验充分表明，在医学道路上坚持中西医整合是正确的，不仅保留了中华民族文化与医学的特色，也符合未来整合医疗发展的趋势，会极大丰富中西医整合的理论和内涵。

目前中医西医整合治疗肿瘤的理念和评价方法逐渐趋同，为开展中西医整合干预肿瘤提供了良机。我们应当抓住宝贵时机，积极促进相应的理论、临床和基础研究，从更深层次认识肿瘤发病的机制，进而制定更为有效的整合防治方案，最终提高肿瘤患者的整体疗效。

三、中西医整合肿瘤学的应用及展望

（一）中西医整合肿瘤学的应用

中西医整合肿瘤学是一门新兴的学科，在医学理论和实践的发展过程中可以更多地汲取最具时代特色的观念、学说。整合医学不单强调人体是一个有机整体，同时也重视对机体内部各要素本质的研究，关注全局亦不忽略局部，真正做到"局部"与"整体"的统一。

西医在放化疗杀死肿瘤细胞的同时也会损伤正常细胞，使患者出现神经系统、血液系统、肾脏和肝脏等不良反应，如手足综合征、白细胞减少症和焦虑、失眠等。中医在减轻手术、放化疗等西医治疗后的不良事件，防治癌症复发转移，提升晚期癌症患者生命质量，延长患者生存期等方面有着独特优势。中医护理在常规护理的基础上联合运用中医特色技术，对改善肿瘤患者放化疗之后出现的副作用有较大的辅助治疗作用，可提高放化疗效果和生活质量。在肿瘤的治疗过程中，采用中西医整合疗法可改善临床症状，提高免疫功能，取长补短，提高疗效。

经过几代中西医整合工作者的不懈努力，肿瘤背景下的中西医整合研究取得了一些成果。由民间中医验方研制而成的生白合剂、三氧化二砷等已给肿瘤患者带来了福音。生白合剂为治疗脾肾阳虚的常用方剂，实验研究证明其具有显著的抑制肿瘤细胞生长，保护骨髓，再生白细胞，提升外周白细胞数量，提高全身免疫力，减轻放化

疗不良反应，增加食欲和改善营养等作用，已广泛用于癌症放化疗引起的白细胞减少。三氧化二砷注射液由民间中医验方研制而成，由中国团队阐明作用机制，开创了非化疗方案治愈急性早幼粒细胞白血病的先河，是东西方文化互相交融、中西医整合的完美范例。

周仲瑛教授认为，辨证用药有助于缓解主要痛苦，病位归经用药可以加强其针对性与脏腑亲和度。现代药理药效研究结果表明，诸多中药具有靶向抗肿瘤作用。因此，可在辨证的基础上，根据不同的脏器病位，结合现代药理的相关研究成果，选择相应的抗癌解毒归经中药，进行组方治疗。

中药提取物康莱特、榄香烯、白花蛇舌草等均在临床上取得较好的疗效。康莱特注射液是从薏米提取的植物性药物，对肺癌、肝癌等恶性肿瘤具有较好疗效，可有效减轻癌症相关恶病质、癌性疼痛以及癌症相关的其他症状。榄香烯是从姜科植物温莪术（温郁金）中提取的挥发油的有效成分，与放化疗并用可以增强肺癌、肝癌等多种恶性肿瘤的疗效，降低放化疗的不良反应，并可用于介入、腔内化疗及癌性胸腹水的治疗。白花蛇舌草主要通过调节机体免疫功能，抑制肿瘤组织血管及淋巴管生成，诱导肿瘤细胞凋亡，调控相关信号通路，抗氧化等途径发挥对肿瘤细胞的抑制作用。

在肿瘤疼痛方面，中西医结合应用效果较好。对轻度疼痛，临床上可利用中药副作用小的优势，以频谱干预经皮透入中药治疗癌症疼痛，辅助使用非甾体类药物；对中度疼痛，可以中西药物并重；而重度疼痛使用吗啡类药物为主，辅以中药增加疗效和预防不良反应的发生。癌性疼痛主要是指肿瘤细胞浸润、转移、扩散或压迫有关组织以及癌症治疗过程中产生的疼痛，是癌症患者常见的症状。三阶梯药物镇痛法在癌性疼痛的控制中效果显著，在临床中广泛应用，但该方法的不良反应多、成瘾性大、作用时间短等问题也很突出。中医学认为癌性疼痛的病机主要为邪气阻滞经脉、气血不通、血脉蜷缩、脉络虚涩，不能濡养经脉等多种因素相互影响、相互转化。因此，应用中医特色护理，包括中药足浴、中药贴敷、耳穴埋豆以及情志护理等，不仅能增强镇痛效果，降低西药的不良反应，而且单独长期应用具有安全可靠的优势。

在肿瘤营养方面，对于消化道恶性肿瘤患者而言，外科手术创伤引起的应激反应，加上术前存在不同程度的营养不良、术后机体代谢旺盛，是导致负氮平衡的独立危险因素，极大影响患者的营养状态。中医认为脾胃虚弱是此类患者术后营养不良的基本病机，与手术损伤营气、加重气血耗损有关，会导致气血运化乏力，脏腑功能不足。中西医整合治疗能有效改善消化道恶性肿瘤患者术后营养状态，对于提高免疫功能、控制炎症反应和减少并发症发生均具有积极作用，值得临床推广应用。

加拿大 Schipper 教授提出的"癌症的有效治疗并不需要肿瘤的绝对清除"，与中医"肿瘤是局部属实、整体属虚的慢性疾病"的理念不谋而合。现有的研究多以有效率、症状缓解率作为疗效指标，忽视了以生存期为代表的远期疗效在研究中的价值，中西医整合治疗肿瘤的临床疗效评价，既要注意局部病灶的变化，更要重视对疼痛、生活质量、饮食、睡眠、体质等临床受益指标的评估，还要强调以中位生存期为远期指标进行疗效观察。只有这样才能比较客观、公正地反映我国中西医整合治疗恶性肿瘤的实际水平。

中医注重整体观调治及个体化辨证论治，以维持全身气血阴阳的平衡，与西医治疗手段整合可协同抗癌，减轻不良反应，改善患者焦虑、抑郁状态。临床医生通过学科间交流，发挥中西医整合优势，真正做到"带瘤生存"。

（二）对中西医整合肿瘤学的展望

中医一直在探索"瘤"的形成、阴阳属性、致病机制及其临床治则，"正虚伏邪"为恶性肿瘤的病机特点，通过辨识患者体质，从而辨证用药，调理体质，改变瘤生长的"土壤"。

西医诊治肺癌的方式包括手术切除、放疗、化疗、靶向治疗、免疫治疗等，单纯西医治疗受不良反应和疗效不稳定等限制，存在一定的弊端。早期肿瘤术后患者，免疫功能常受到损害，容易引起肿瘤的复发与转移。经放疗后，患者较常出现放射性皮炎、肺炎、骨髓抑制等不良反应，影响患者的生存质量。患者因为癌症的全身反应及化疗药物的细胞毒性，常导致营养状况不良，治疗耐受性下降，不能很好地吸收、代谢化疗药物，影响了化疗疗效。

中医与西医采用两种不同的思维模式。中医学理论起源于中国古代哲学思想，浸润于中国古代传统文化，传承创新于历代医家的实践及经验总结；西医学重视微观论及循证思想，往往更加看重"临床指南"的指导，治疗时对患者的个体化区分不强，大多只看到疾病，而往往忽视了人体是一个有机的整体。临床工作者应该将患者视为一个有机的整体，从中医整体观及循证医学双重角度入手，进行疾病的诊治。

根据临床研究报道和临床应用经验，目前中医在肿瘤的治疗中还是处在辅助地位。但是由于中医治疗的特点和中医思维在改善患者生存质量方面的独特优势，应该使中医药贯穿肿瘤治疗的全过程，尤其在辅助化疗结束后的随访期。

现代医学引入中医学的思维方法，可以更加准确地判断疾病并且避免患者的个体差异造成疗效下降。中医学应增强中药复方的基础研究，用现代化方法提纯其有效成分，明确其治疗恶性肿瘤及提高免疫功能的作用靶点及机制，同时增加循证医学证据，使恶性肿瘤的中医药疗法被广大西医医生认同并接受。这些举措在一定程度上有助于中西医学科间的包容。

要使许多行之有效的中医、中西医整合方法和手段更好地用于恶性肿瘤的防治，必须系统、深入地观察和认识肿瘤的发生发展规律，开展中西医整合肿瘤学的基础研究及临床试验，构建中西医整合肿瘤学完整的知识框架体系。中西医整合治疗肿瘤是一种取长补短的整合治疗手段，今后应进一步探索中西医整合的规律，采用多学科、多途径进行系统的前瞻性临床研究，进一步找出切实有效防治肿瘤的中药组方和中西医整合治疗的最佳方案。

在临床研究中，应该加强中西医整合治疗肿瘤合理化、规范化方案的研究，按照国际诊疗方案和 GCP 要求设计 RCT 研究方案。同时，可以将生存质量评价量表引入治疗效果的整合评价体系中，更加全面地评估中西医整合诊治方案的临床应用价值，从而得出可靠的、规范的、实用的整合诊疗标准。

中医学需增加自身疗法的循证证据，西医学需增强对疾病的认识及患者的整体观念。中西并重，取长补短，相辅相成，优势互补，方能发挥整合优势，减轻患者因放化疗产生的不良反应，使其在生存期、生存质量方面得到改善，避免不必要的非正规治疗，从而减轻患者的医疗负担，使其获益最大化。

同时，中西医整合肿瘤学的发展对医学知识框架提出了新要求，对临床医生提出了新要求，要拥有较高的理论水平及专业知识和技能，要拥有批判性思维。医学研究非常活跃，现代临床医生应该终身学习，随时更新知识，跟踪肿瘤领域最新研究进展，才能保证为患者提供高质量的医疗服务。

最后，必须从卫生行业、社会、国家整体出发，统一中西医整合的思想，提高对中西医整合的认知，对中西医发展中面临的挑战给予高度重视，对中西医整合发展中的制约因素给予客观而公正的评价，传播中西医的独特魅力，发展中国医疗卫生事业，倡导中西医整合肿瘤学的医学文化，强力推进整合医学理论和实践，使其在肿瘤学发展中生根、开花、结果。

（谢恬　隋新兵　孔娜　陈碧）

参考文献

[1] 李秀山. 胃癌患者外科治疗的研究进展. 医学理论与实践, 2017, 30(4): 492-493, 497.

[2] 张一楠, 李鑫, 季加孚. 胃癌外科治疗进展. 腹部外科, 2017, 30(4): 237-240, 245.

[3] 刘涛. 腔镜手术在普外科的应用与发展趋势. 世界最新医学信息文摘, 2018, 18(60): 170.

[4] 吴满金. 腹腔镜手术用于胃癌患者治疗的研究进展. 医疗装备, 2019, 32(16): 182-183.

[5] 吕天石, 邹英华. 肝癌微创介入治疗进展. 中国临床新医学, 2020, 13(3): 211-215.

[6] 杜娟, 刘雪来. 纳米冷冻手术在肿瘤微创切除中的应用及研究进展. 发育医学电子杂志, 2020, 8(1): 81-85.

[7] 张伟, 朱元光, 张曦, 等. 微创手术器械的发展. 医疗装备, 2018, 31(17): 198-199.

[8] 赵建军，蔡建强，张业繁，等.不可逆电穿孔治疗肝脏恶性肿瘤的研究进展.医学研究杂志，2020，49(1)：1–4.

[9] 刘树鹏，秦子淋，陈继冰，等.不可逆电穿孔消融治疗前列腺癌进展.介入放射学杂志，2018，27(4)：386–389.

[10] Nishizawa T, Yahagi N. Endoscopic mucosal resection and endoscopic submucosal dissection: technique and new directions. Curr Opin Gastroenterol, 2017, 33(5): 315–319.

[11] Briedigkeit A, Sultanie O, Sido B, et al. Endoscopic mucosal resection of colorectal adenomas >20 mm: risk factors for recurrence. World J Gastrointest Endosc, 2016, 8(5): 276–281.

[12] 杨梦雪，文忠.激光微创手术在下咽癌中的应用研究进展.中国耳鼻咽喉颅底外科杂志，2019，25(3)：327–332.

[13] 刘全等.鼻内镜下鼻咽癌切除术的手术分型.山东大学耳鼻喉眼学报，2019，33(2)：39–45.

[14] Chen S. Combined radiofrequency ablation and ethanol injection versus repeat hepatectomy for elderly patients with recurrent hepatocellular carcinoma after initial hepatic surgery. Int J Hyperthermia, 2018, 34(7): 1029–1037.

[15] Hernandez-Ludena L, Consiglieri CF, Gornals JB. EUS-guided ethanol ablation therapy for gastric stromal tumors. Rev Esp Enferm Dig, 2018, 110(1): 69–70.

[16] 陈越，郑军，谭潇.光动力疗法在肿瘤治疗中的研究进展.实用医学杂志，2019，35(16)：2517–2521.

[17] Zhang R, Shen LJ, Zhao L, et al. Combined transarterial chemoembolization and microwave ablation versus transarterial chemoembolization in BCLC stage B hepatocellular carcinoma. Diagn Interv Radiol, 2018, 24(4): 219–224.

[18] 刘铁军，郑英杰.磁共振技术在伽马刀治疗脑胶质瘤中的应用进展.华夏医学，2015，28(5)：160–164.

[19] 井艳华，贾彦焘.论带瘤生存与中医阴阳平衡的关系.广州中医药大学学报，2019，36(10)：1655–1658.

[20] 苗蓓亮，孟翔.整合医学视域下的中西医整合之"道".医学争鸣，2020，11(1)：18–20.

[21] 井艳华，贾彦焘.论带瘤生存与中医阴阳平衡的关系.广州中医药大学学报，2019，36(10)：1655–1658.

[22] 庞莉，葛信国.浅析中医肿瘤学"带瘤生存"理念.中医杂志，2018，59(10)：842–844.

[23] 李冰雪，刘杰，林洪生，等.恶性淋巴瘤患者中西医结合饮食营养管理.中医杂志，2019，60(24)：2150–2153.

[24] 樊代明.历史长河中的医学发展（二）——医学文化的重塑.医学争鸣，2019，10(4)：1–11.

[25] 孙燕.中西医结合防治肿瘤——难忘的 70 载心路历程.中国中西医结合杂志，2019，39(8)：902–903.

[26] 孙燕，马军.临床肿瘤学中西医结合进展与展望.中国中西医结合杂志，2018，38 (8)：901–904.

[27] 田建辉.中西医融合提高肿瘤综合治疗疗效的思考.中国中西医结合杂志，2017，37(9)：1032–1033.

[28] 张冬妮，张秀丽，卢雯平."三辨"论治乳腺癌.世界中医药，2020，15(4)：617–622.

[29] 薛海燕，谢雅革.中医护理在肿瘤患者中的运用进展与思考.内蒙古中医药，2018，37(11)：114–116.

[30] 赵延华，赵智强，吴勉华，等.周仲瑛教授辨治恶性肿瘤的中西医学契合观.中国中西医结合杂志，2018，38(6)：748–749.

[31] 王骁，范焕芳，李德辉，等.白花蛇舌草的抗癌作用研究进展.中国药房，2019，30(10)：1428–1431.

[32] 卢艳琳，薛海燕.中医传统疗法在恶性肿瘤治疗中的应用.中医学报，2017，32 (4)：497–501.

[33] 张美蓉，靳俊琴.中医综合疗法对消化道恶性肿瘤患者术后营养状态的影响.中国民间疗法，2020，28(3)：50–52.

[34] 徐洋，秦琪，赵红，等.肿瘤微环境异质性的研究进展.实用肿瘤学杂志，2017，31 (3)：258–261.

第2章
肿瘤个体化整合治疗

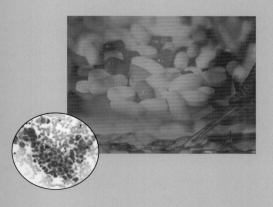

第 1 节　概　述

恶性肿瘤具有异质性特点，每个患者机体功能状态及对预期寿命、生活质量等的期望值不同，这就要求对肿瘤患者不能"一刀切"，必须对每一个肿瘤患者提供个体化整合治疗，即异病异治、同病异治。近年来，随着分子生物学的技术进步和个体化整合治疗理念深入人心，肿瘤的个体化整合治疗迅速兴起，成果显著。

一、肿瘤个体化整合治疗的由来

近半个世纪以来，恶性肿瘤的治疗一直是以肿瘤原发部位、病理类型、分化程度、侵犯范围、机体状态等常规指标作为依据，主要采取分期治疗原则。然而身体状态和病变特征完全相似的患者，对同一治疗方案的疗效及不良反应均存在着明显的个体差异。究其原因，肿瘤是高度异质性（heterogeneous）的疾病，即使相同类型和分期的肿瘤，无论在遗传学还是在表现形式上均有差异。当前的常规肿瘤评价标准无法体现这些属性的差异，故无法有针对性地实施整合治疗，严重影响疗效。

"个体化医学"一词最早见于 1956 年美国德州大学生化研究所所长 Williams 所著的《生化学个体性》一书，其大力提倡生物学个体性的个体化医学，但一直未引起足够重视，仅见于个别文献。1999 年，Langreth 和 Waldholz 在 *Oncologist* 杂志上提出的个体化医学，其意义是根据患者的遗传学背景，结合生物信息学和高端成像基础进行整合诊断，从而合理选择药物进行整合治疗。直到 2001 年，由于基因组学工作的巨大进步，人们才重新认识到个体化医学的重要性，从而为现代医学开启了一个完全以每一位患者为中心的个体化整合医学新时代。

近年来，由于分子靶向治疗药物的出现，生物学指导下的肿瘤个体化整合治疗模式取得了突破性进展。狭义的个体化治疗是在生物标志物指导下的治疗，通俗来讲就是通过检测肿瘤患者某种标志物状态，预测患者对特定药物的敏感性和不良反应，从而对每个患者选择最合适的药物和剂量进行治疗，主要是指靶向治疗。但随着现代科技的发展，学术界已认识到个体对治疗反应的不同不仅缘于机体本身的遗传改变，也缘于外界环境因素的影响，故产生了根据个体的遗传学特点，参考心理、社会因素的差异来优化治疗方案、提高疗效的观点。从此，肿瘤的个体化治疗概念已经延伸为多学科整合治疗协作组对肿瘤患者的生物—心理—社会因素综合情况进行整合判定，从而提供针对性较强的个体化整合治疗方案。

二、肿瘤个体化整合治疗的定义

（一）个体化整合治疗的定义

临床上常遇到同一种肿瘤、同一类病理类

型、同一分期、同一种治疗方法，但预后却不一样。究其原因，一是同类肿瘤异质性差异；二是患者的个体差异。不同的人患同一种病，由于基因特征和表达、机体状态和所处环境不同，治疗方法也应不同。即使同一个患者，在不同病期，治疗也应有差异。这种因人而异和因时而异的治疗，就是个体化治疗。因此，肿瘤个体化治疗可定义为：根据肿瘤在生物学上的不同特点、对不同药物的疗效差异、患者年龄、预期寿命、重要器官对治疗的耐受程度，患者期望的生活质量及个人经济状况综合考虑，在多学科整合治疗方案基础上的个体化整合治疗策略。

（二）对个体化整合治疗定义的认识

这一定义反映了个体化治疗对肿瘤异质性及个体差异认识的问题。一是从生物学角度出发，同一类型的肿瘤，其实在分子水平上存在许多差异，肿瘤的异质性决定了肿瘤的整合治疗需要个体化。二是从患者机体功能状态、心理社会因素出发，不同患者预期寿命、对治疗的耐受性、期望的生活质量、患者自身的愿望均有不同，考虑多种因素的整合治疗也需要个体化。制定个体化治疗方案时，不仅需要对肿瘤及其微环境在分子水平上进行分析，还应对患者进行综合评价，如患者的行为状态、日常生活能力、伴随疾病的情况等，还需要了解患者个人意愿。只有在充分把握这些差异的前提下才能真正从患者利益出发，在合适的时间给合适的患者施行合适的治疗，结合患者生物－社会－心理因素制定符合每一个患者最佳的个体化整合治疗方案。

三、整合医学指导下的个体化治疗

（一）整合医学的诞生背景

西方医学的发展经历了从无到有、从整体到部分的过程。自 17 世纪列文虎克发明显微镜以来，医学从宏观向微观迅猛发展，医学分科越来越细，直至现在分到三级乃至四级学科。医学的专业分化和专科细化引领医学不断向前快速推进，新技术、新知识随之不断涌现。但医学的专业化发展

在带来分工好处的同时，由于各个专业之间存在相对独立的框架体系，容易出现交流障碍甚至相互排斥。整合医学就是在这样的背景下应运而生并逐渐引起医学界的重视。整合医学通过降低专业间的协调成本以扩大分工的效益，追求整体均衡下的最优解。

（二）整合医学的定义

整合医学（holistic integrative medicine，HIM）是将医学各领域最先进的知识理论和临床各专科最有效的实践经验分别加以有机整合，并根据社会、环境、心理的现实进行修正、调整，使之成为更加符合、更加适合人体健康和疾病治疗的新的医学体系。整合医学的提出得到了医学界广泛的认可和提倡，是对现代医学知识和技术体系的凝练和升华。医学的服务对象是人，面对浩如烟海的医学专业知识，如何将其有机联系起来，从整体出发应用到每一个具体的患者身上，这就是整合医学的要义所在、目标所需。

（三）个体化治疗需在整合医学指导下进行

整体是个体的有机整合，而个体又孕育在整体之中。整合医学并不是简单的学科组合或专业叠加，是从人体生命的整体出发，把现有的知识和经验加以整合，把零散的各专业医学知识整合起来，形成新的医学知识体系。整合医学的奥妙之处就在于能够根据患者的整体情况，因时而异、因地而异、因人而异地选择出有效节点，个体化治疗与之不谋而合。在整合医学指导下的个体化整合治疗中，临床医生应该做到还独立器官为患者整体、还疾病症状为患者整体、躯体与心理并重，充分发挥专业分工的优势，针对患者的整体情况充分考虑各专业、各学科最先进的理论和意见，经过有效地整合后得出效益最大化的方案。广义来说，个体化整合治疗包括整体水平上的个体化治疗和分子水平上的个体化治疗。

四、个体化整合治疗团队的人员组成

整合医学指导下的肿瘤个体化整合治疗需要

多个学科的参与，是一个以患者为中心的多学科整合诊疗模式。它是由多个相关科室相互协作，为患者进行诊疗决策，通过集体讨论的形式来制定最佳治疗方案。这样一支专业肿瘤个体化整合治疗团队主要由以下三类人员组成。

（1）肿瘤专科医生：包括肿瘤外科医生、肿瘤内科医生和肿瘤放疗科医生等，他们是个体化治疗团队的主导成员。

（2）肿瘤治疗相关专业的医生：病理科医生、影像科医生在肿瘤的诊治方面起着重要作用。而遗传分析人员、基因检测人员、生物信息专科人才等在分子水平的个体化诊断方面则发挥着越来越重要的作用。除此之外，普通内科医生、康复科医生、心理科医生、整形科医生、疼痛科医生等专业人员在恢复功能、改善心情、提高患者生存质量方面具有重要的影响。

（3）非医学专业的健康服务人员：包括护士、社会工作者、药学家、营养学家等，这些人员都在不同程度上参与了恶性肿瘤的治疗，起到重要作用。

在个体化整合治疗团队中，这些人员并不是各自为政，或者简单的专业组合、叠加，各专业人才在整合团队中相互协作并且有统一的分工安排：要依据成员专业水平和组织领导能力来决定团队领导者，其他技术专科人才主要负责个体化整合诊治方案的实施，而其他健康服务人员专注于提升患者的体能状况，心理社会工作者关注患者心理健康状态等。

（王楠娅）

第 2 节　肿瘤多学科整合治疗

肿瘤的诊治往往是一个复杂而漫长的过程，需要涉及不同的专业领域。肿瘤多学科整合诊疗（MDT）模式源于 20 世纪 90 年代的美国，是指以患者为中心，以肿瘤外科、肿瘤内科、放疗科、影像科、介入科、病理科等多学科专业人员为依托，提供正确合理诊疗服务的一种整合诊疗模式。针对某一疾病，通过定期会议的形式，提出适合患者的最佳治疗方案，具体通过 MDT 病例讨论会的形式开展。MDT 有助于争取最佳的医疗决策，在欧美已成为肿瘤整合治疗的规范模式。2012 年，美国临床肿瘤学会的年会主题是"合作战胜癌症"，认为恶性肿瘤的多学科整合诊疗是永恒的主题。随着欧洲肿瘤外科学会主席格雷姆·J. 波斯顿将 MDT 概念引入我国，近些年，肿瘤多学科整合诊疗的理念在我国也得到了普遍的推广和应用。

一、MDT 团队的人员构成

组建肿瘤 MDT 整合治疗团队要求有业务水平娴熟的各种专业人才，这些人才的整合可以提供全面的诊断、治疗和康复建议。MDT 整合诊疗团队主要由四大类人员组成。

（一）首席专家

MDT 整合诊疗团队采取首席专家负责制。首席专家由 MDT 团队推选产生，主要负责 MDT 标准化工作流程的制定、实施以及监管，对 MDT 工作整体负责，及时解决 MDT 运行中的问题，以保证 MDT 工作效率和质量。

（二）执行组长

MDT 整合诊疗团队应根据实际需求，设置 1~2 名执行组长，主要负责 MDT 会议的组织和运行，并履行以下职责。

（1）确保需要讨论的病例都能及时进行讨论，必要时根据病情缓急，调整讨论优先次序。

（2）确保 MDT 整合诊疗所有成员都能围绕

主题进行充分讨论和发言。

（3）促进以循证医学为依据、以患者为中心的 MDT 决策形成。

（4）明确 MDT 诊疗决策落实人员，并在会议纪要中记录。

（三）讨论专家

讨论专家是 MDT 团队主体，成员相对固定，一般由副主任医师及以上职称人员担任，包括该病种诊疗相关的临床专科医生以及麻醉、医学检验、医学影像、病理、临床药学等专业技术人员，可分为"核心成员"和"扩展成员"。前者包括：诊断类（医学影像、病理等）和治疗类（外科、内科、放疗、介入等）。后者包括：麻醉、护理、心理、康复、临床药学、营养等。各专科不限于一位专家参与 MDT 团队。

（四）秘　书

MDT 团队设秘书，主要负责以下项目。

（1）追踪、筛选符合 MDT 条件的病例，经首席专家或执行组长同意，纳入 MDT 管理。

（2）收集患者资料，安排 MDT 会议。

（3）准备必要的设备设施。

（4）负责记录会议讨论内容及讨论结果。

（5）追踪 MDT 决策的落实情况和执行效果。

二、MDT 的实施要求

（1）MDT 团队讨论应在患者或授权委托人知情同意后进行。

（2）MDT 团队应制定 MDT 讨论标准，明确纳入标准以及讨论要求。

（3）MDT 团队应定期举行 MDT 讨论会议。MDT 讨论室大小和布局应适宜，配备投影设备和影像播放设备，支持联机 EMR、PACS、LIS 等系统。

（4）MDT 会议要求。

应根据需求定期或不定期地举行 MDT 病例讨论会，避免与核心成员临床工作时间冲突，拟讨论病例的主管医生须出席会议。

准备患者临床资料。包括完整的病史、检查检验资料、诊疗记录及患者或家属对诊疗的需求等，必要时可允许患者参与或进行床边诊查。各讨论专家应提前查阅相关资料，为讨论做好准备。对于需多次讨论的患者应当明确讨论时机。

会议应针对患者病情，结合患者临床资料以及患者或家属意见，充分讨论，保证产生以循证医学为依据和以患者为中心的 MDT 决策。同时，讨论内容及讨论结果应及时记录。

MDT 会议结束后，应及时形成 MDT 讨论意见单，MDT 执行组长签名，MDT 团队专家、主管医生与患方进行交流沟通并录入病历，确保讨论商定的诊疗决策能够付诸临床实践。

三、MDT 的质量管理与评价

（一）MDT 的影响因素

研究表明，并不是所有的 MDT 都做出了最佳的临床决策，也不是所有 MDT 的决策都被付诸临床实践。MDT 的质量与执行者的组织能力、讨论专家的专业水平、讨论专家的参与度、病历资料的完整性等密切相关。欧洲一组多中心数据表明，MDT 的有效率为 55%~100%，平均为 86.3%，执行率为 74%。Jalil 等认为，阻碍 MDT 决策形成的因素有临床资料不全、缺乏调查结果、关键成员缺席、与会专家的态度、成员关系、协作程度、讨论的公开性等，另外，还包括医疗体制和社会因素等，而优化这些因素可明显提高 MDT 的质量。

（二）MDT 的管理和评价

（1）MDT 团队应建立 MDT 随访制度。追踪随访患者治疗情况，确保检查和治疗能够及时进行。

（2）MDT 团队应建立 MDT 诊疗质量控制评估体系，明确本 MDT 的质控指标。定期从规范性、运行情况、治疗结果、卫生经济及社会效益等方面进行评估分析，不断促进工作质量持续改进。

（3）MDT 团队应建立 MDT 数据库，注重诊疗数据的收集和整理，总结和发现诊疗过程中的医学重大学术问题，积极进行临床探索和研究，推动学术发展。

（4）医院根据 MDT 病种主要质控指标和运行效益对 MDT 团队及 MDT 首席专家进行年度考核、MDT 首席专家任期考核。

四、MDT 与传统治疗模式的区别

在传统治疗模式中，肿瘤患者的治疗方案往往取决于首诊科室或接诊医生。如外科医生首先接诊，则优先考虑能否手术切除肿瘤，若无法切除再转至肿瘤内科化疗或放疗科放疗；如肿瘤内科医生首先接诊，则优先考虑能否使用化疗、分子靶向治疗或免疫治疗等药物治疗手段；如介入医生首先接诊，则首先考虑能否行肿瘤局部的介入治疗。在目前的医疗体制下，医院之间、科室之间的竞争很激烈，部分本应采用 MDT 肿瘤患者仅接受了单一治疗手段。在传统治疗模式中，患者被多次转诊，重复检查，可能因此延误病情，错过最佳治疗时机，而 MDT 很好地解决了这一问题。肿瘤患者一旦进入 MDT，他面对的就不仅仅是一位接诊医生，而是一个多学科整合诊疗专家团队，包含其所患疾病可能涉及的外科、内科、放疗科、影像科、病理科等多个科室的专家。专家团队共同制定合理、规范的整合治疗方案，可最大限度地减少患者的误诊误治。避免了传统治疗模式中，患者往往因多次转诊、反复检查引发对治疗方案的不信任。此外，除通过减少治疗等待时间节省费用外，也避免了因重复检查、重复治疗给患者家庭带来的经济负担。从医生角度来说，MDT 使多个专业的医学专家对具体病例进行会诊和讨论，可以促进不同学科间的交流和了解，保障最佳整合治疗方案的制定和实施。年轻医生通过参加 MDT 讨论，能够加快知识更新，取长补短，使自己业务水平不断提高，做到面对患者时诊断有依据，治疗有把握，从而提高医院整体医疗水平。

五、我国肿瘤 MDT 整合诊疗模式的现状

现阶段，我国肿瘤 MDT 的开展与国际水准尚存较大差距。目前一些大型医院已经建立了单病种首席专家负责制，但在普通的综合性医院组织 MDT 尚存在技术上的困难。由于医疗资源的有限性，即使在国内一线城市的肿瘤中心也是选择部分病例进入 MDT 程序。有的医院虽然制定了多学科整合会诊管理制度，但对于 MDT 的概念和要求理解不同，在会诊形式、工作程序等方面差异较大。出现上述情况最根本的原因在于缺乏一种有效的制度来保证 MDT 的开展和实施。为了使 MDT 理念在国内更广泛的推广，2015 年 5 月，中国医师协会外科医师分会多学科整合治疗专业委员会成立，并组织了各地区 MDT 活动。为进一步提高我国肿瘤规范化整合诊疗水平，保障患者医疗安全，2018 年国家卫生健康委颁发了《肿瘤多学科诊疗试点工作方案（2018—2020 年）》，在全国范围内开展肿瘤多学科诊疗试点工作，协助提高国内各级医院 MDT 协作和肿瘤诊疗水平，使众多患者从中受益。目前，国内多家肿瘤医院和综合医院肿瘤科已将 MDT 整合纳入临床常规诊疗工作，相信随着 MDT 诊疗活动的持续落地，将使越来越多的肿瘤患者提高治愈率，改善生活质量。

（蒋继宗　褚　倩）

第 3 节 肿瘤的个体化整合治疗

肿瘤的个体化治疗，即根据肿瘤在生物学上的不同特点，对不同药物的疗效差异，患者的年龄、预期寿命、对治疗的耐受程度、预期生活质量及个人经济状况综合考虑，在多学科整合治疗方案基础上制定的对患者"量体裁衣"的治疗策略，是整合医学思想的集中体现，是肿瘤治疗追求的最高目标。近年来，随着基因组测序技术的快速进步、生物信息与大数据的交叉应用、人工智能的逐步兴起和个体化医疗理念的深入人心，特别是在整合医学理念大力推动与指导下，个体化整合治疗迅速兴起，成为每个参与肿瘤整合诊治人员所要理解与掌握的重要内容。

一、个体化整合治疗的实施依据

（一）肿瘤的遗传学特征

相同分期、相同组织病理学类型的不同恶性肿瘤患者出现疗效与预后差异的根本原因在于肿瘤遗传学特征的异质性。肿瘤的遗传学特征可通过基因组学、蛋白组学、转录组学、代谢组学、药物代谢基因组学、分子影像学等检测技术来体现。肿瘤遗传学因素的差异是实施个体化整合治疗要考虑的重要依据。目前，能反映肿瘤的遗传学特征，可指导个体化整合治疗的因素主要有以下几个方面：

1. 肿瘤本身的遗传学特征

肿瘤的遗传学因素包括驱动基因的存在（如 EGFR 突变、ALK 突变等）、预测预后与预测疗效的分子标志物的状态、肿瘤代谢过程中出现的标志物（如不受控制的增殖、凋亡抑制、代谢改变、血管生成过程中代谢物质的异常）等。还包括肿瘤的表观遗传学特征（如 DNA 甲基化、乙酰化的状态、非编码 RNA 的调控等），均是个体化整合治疗的考虑内容，也可为个体化整合治疗提供依据。

2. 肿瘤微环境特征

包括肿瘤血管生成的状态（如血管生成素、成纤维细胞生长因子受体表达等），还有免疫微环境的改变，如 PD-L1 的表达、免疫细胞分布情况，以及具有重要意义的免疫检查点（如 PD-1/PD-L1、CTLA-4、IDO）。考虑肿瘤微环境的特点进行个体化整合治疗方案的优势在于：一方面，能够调节患者肿瘤微环境，增强机体抗肿瘤免疫反应，不良反应小，且可以与手术、化疗、放疗等疗法进行有机整合，提高临床获益率；另一方面，可重新激活免疫系统，恢复机体的免疫监视，维持免疫稳态。

3. 循环肿瘤标志物特征

传统的循环肿瘤标志物的检测通常依赖普通的血清生化检查。而个体化整合治疗时代，可以检测的外周循环中的标志物，除了上述之外，还包括循环肿瘤细胞（circulating tumor cell，CTC）、循环肿瘤 DNA（circulating tumor DNA，ctDNA）、循环肿瘤 RNA（circulating tumor RNA，ctRNA）和外泌体的检测，可更全面地了解和监测肿瘤的变化特征，对个体化整合治疗具有指导意义。

（二）患者机体功能状态

1. 机体功能状态是制定个体化整合治疗方案的重要依据

不同肿瘤患者的机体功能状态因其不同的生活环境、生活方式、疾病分期和伴发基础疾病等的不同而具有显著差异。在个体化治疗的过程中，患者自身的机体功能状态直接影响患者对治疗相关副作用的适应能力，继而对治疗剂量的选择、治疗方案的耐受性和患者对治疗的依从性有重要影响。所以体能状态评估是制定个体化整合治疗方案的重要依据。

2. 恢复机体功能状态是个体化整合治疗的重要内容和目标

多数肿瘤患者在疾病的折磨下机体功能状态

多有受损，部分患者因为抗肿瘤治疗相关的副作用，在一定时期内机体功能会受影响。因此应针对不同患者的机体功能状态制定不同的功能恢复方案，并设立恢复程度评估标准，通过日常活动、体育锻炼、营养支持、疼痛管理、加强日常护理等途径，保证在进行治疗的同时使患者机体功能状态得到恢复，从而达到增加获益率、减少治疗相关不良事件的发生率和改善预后的目的。这是实施个体化整合治疗的重要内容和目标。

（三）心理社会因素

1. 心理社会因素是整合医学模式的重要组成部分

现代医学模式经历了从经验医学到生物医学再到生物—心理—社会医学模式的变革。1977 年，由恩格尔提出的"生物—心理—社会"医学模式已经在整合的水平上将心理作用、社会作用同生物作用有机地整合起来，揭示了 3 种因素相互作用导致生物体变化的内在机制，也揭示了心理因素和社会因素对疾病发生发展和疾病治疗的重要影响。时至今日，医学模式已然发展到了整合医学模式阶段，强调将医学各领域最先进的知识理论和临床各专科最有效的实践经验分别加以有机整合，并根据社会、环境、心理的现实进行修正、调整，使之成为更加符合、更加适合人体健康和疾病治疗的新的医学体系，进一步提升了心理社会因素在整合医学模式中的重要地位。

2. 心理社会因素是个体化整合治疗的重要考量因素

在临床实践中，已有大量证据证实：焦虑、抑郁等不良心理事件对患者生存预后有明确的负面影响；经济因素亦与患者的治疗依从性具有较高的相关性；社会观念等因素使患者对疾病本身和治疗过程有不同程度的认知，进而影响治疗效果。因此，个体化整合治疗必须将心理、社会因素纳入治疗方案的考量因素当中。个体化整合治疗强调不能只看到"肿瘤"，而看不到"患者"。要认识到肿瘤的发生是遗传、环境、营养、免疫等多种因素综合影响的结果，因此，应该始终把患者作为治疗的"主体""整体"来看待。要真正做到采取每一项治疗措施都有目标、有根据，充分考虑治疗的不良反应给患者带来的痛苦及患

者在生理、心理、经济等各方面的承受能力，使患者最大程度受益。

二、个体化整合治疗开展的技术基础

分子生物学理论的逐步完善和检测技术的飞速发展，使我们已经能够从 DNA、RNA、蛋白质乃至代谢水平了解肿瘤的本质，为肿瘤的个体化整合治疗奠定了良好的基础。个体化整合治疗开展的前提和基础是个体化整合诊断。而肿瘤的个体化整合诊断在分子生物学理论与技术的逐步完善和检测技术的飞速发展下逐步成为现实，为肿瘤的个体化整合治疗铺平了道路。这主要体现在以下方面。

（一）病理诊断技术

现代肿瘤病理学研究从器官、细胞水平深入到亚细胞、蛋白表达及基因水平，使常规的病理形态学观察，发展到将形态结构改变与细胞遗传改变、分子变化结合起来进行研究，提高了人类对肿瘤发生、发展、分化、转移机制的认识，为分子靶向治疗提供重要依据，对个体化治疗起到重要的推动作用。作为肿瘤诊断的"金标准"和临床个体化诊断和治疗的基础，现代肿瘤病理学从只依靠光镜和电镜观察组织与细胞病变及免疫病理的传统病理学，已发展为使用包括一系列基因检测技术和荧光原位杂交（FISH）、比较基因杂交（CGH）、聚合酶链式反应（PCR）、定量 PCR（qPCR）进行辅助诊断的基因分子病理学。基于激光显微切割（LMD）结合质谱（MS）的蛋白质组学对传统的免疫组化技术进行了补充和完善，扩大了检测范围，提升了检测能力。且病理学亦可基于疾病病理表现而发现新的疾病诊断标志物，进而可以用于确定难以分型癌种的病理学亚型。

随着数字化技术的进步，数字化病理学（Digital Pathology）业已发展起来。数字化病理是对病理切片进行全切片数字化扫描，使病理切片数字化、网络化，实现对病理数据的永久储存、远程同步访问、形态学评估和分子标志物表达分析。数字化病理学包括切片扫描、数据管理、图像阅读分析和数据共享。由此衍生出数字病理信息学

（Digital Pathology Informatics）和数字图像分析（digital image analysis），提供了对同一组病理图像进行视觉形态学和形态计量学评估，以及图像的深度学习或卷积神经网络分析。数字化病理的出现对病理诊断、临床试验和研究具有划时代的变革意义，是病理学发展的重要方向。此外，数字化病理创造了对组织形态结构变化进行精准定量和重复分析的条件，再与组学研究结果结合，能为个体化整合诊断和治疗研究提供新的途径。

（二）影像学诊断技术

随着影像学技术及设备的发展，超声、CT、MR、PET 及 PET/CT/MR 等检查手段在各级医院普遍推广。多模态成像融合系统，即采用同一病灶在不同成像方式中的图像对比分析方法，通过互补和交叉验证来实现肿瘤的精确定位和定性诊断、肿瘤分期的判断、治疗方案的设计和术中实时监测等已成为临床常用的诊断途径。其不仅整合了解剖学、形态学和功能信息，还能检测细胞代谢和分子信息，在病灶显示、局部和（或）远处淋巴结转移、确定肿瘤的 TNM 分期和微创介入治疗中都起着重要作用。同时，分子生物学技术和医学影像学相互发展融合逐步形成了新兴的交叉领域——分子影像学。与一般的临床影像学相比，分子影像学可将基因表达、生物信号传导等复杂的过程变成直观的图像，使人们在分子水平上更好地了解肿瘤的机制和特征。依据分子影像学来确定手术效果（根治性或姑息性）、标定放疗靶区、明确治疗药物在体内分布情况，较传统影像学具有更高的准确性和特异性。

近年来，临床上对于肿瘤微环境的认识逐渐深入，利用非侵入性分子影像学技术监控肿瘤微环境的动态变化，即肿瘤微环境分子影像学，业已发展起来，可以利用影像学技术检测肿瘤乏氧、微环境 pH、细胞外基质（ECM）、新生血管、淋巴管与间质压和肿瘤间质细胞等肿瘤微环境预测或预后因子水平。

影像学亦与基因组学相整合，形成了影像基因组学（Radiogenomics）。影像基因组学旨在建立基因表达谱数据与影像学特征的关联，确定影像学特征与基因特征的相关性。虽然影像基因组学不能确定影像学特征与基因特征的因果关系，从图像的特征不能确定肿瘤特有的基因组学或蛋白组学特征，但成像特征与基因特征的相关性可以进一步提示临床是否需要进行特定的基因突变检测，还可以提示肿瘤活检部位，帮助理解组织病理学特征，对临床决策具有重要意义。随着高通量分析技术的成熟，出现了影像组学（Radiomics）的概念。影像组学指高通量、自动地从 CT、PET 或磁共振图像中分析大量定量的影像数据，从而提取出它们的特征。与传统影像学对医学图像进行单纯的视觉图像分析不同，影像组学数据包括一阶、二阶和高阶数据统计。这些数据与患者的其他数据相整合，经过复杂的生物信息学工具进行挖掘处理，可提供有关肿瘤病灶更多、更精确的信息，可能有助于提高肿瘤诊断和预后判断的准确性。

（三）基因检测技术

1. 第一代基因检测技术

第一代基因检测测序技术是利用 DNA 聚合酶和双脱氧链终止测定 DNA 核苷酸序列的方法，由英国剑桥分子生物学实验室的生物化学家 Fred Sanger 于 1977 年发明。自此，人类获得了窥探生命遗传差异本质的能力，并以此为开端步入基因组学时代。2000 年之后，随着靶向治疗时代的到来，针对某一个或数个基因的检测开始广泛应用。第一代测序技术为基础的基因检测广泛应用于临床诊断和药物选择。如通过检测非小细胞肺癌（non-small cell lung cancer, NSCLC）患者 *EGFR* 基因是否发生 19 外显子缺失（19del）突变或 *L858R* 突变可判断能否应用相应的靶向药物，如厄洛替尼、吉非替尼等；再如通过检测结直肠癌患者 *KRAS* 基因突变情况判断能否应用西妥昔单抗等。这些可称为以基因检测为基础的个体化整合治疗的范例。

2. 第二代测序技术

第一代测序成本高，通量低，随着对肿瘤分子机制的了解越来越深入，掌握越多的遗传信息越有利于个体化整合治疗的实施，而该方法的成本和效率问题难以满足个体化整合治疗的需求。随着第二代测序技术（next generation sequencing，NGS）的发展，高通量测序使基因检测成本进一步降低，能实现多基因平行测序，同时检测多种已知和未知的 DNA 变异类型，还可检测拷贝数变异和染色体重排，能够有效利用有限的组织标本，并且使检测灵敏度大幅提升。多基因检测已经广泛应用于乳腺癌、前列腺癌、NSCLC 等癌种的临床检测，对个体化分型、诊断和治疗均有重要意义。全外显子测序、全基因组测序及转录组测序的飞跃式发展，使医生可以更加全面系统的掌握肿瘤的遗传学特征，为个体化整合治疗提供更加详尽的信息。

应用 NGS 还可检测 CTC、ctDNA、ctRNA 及外泌体等循环肿瘤标志物，实现无创分子检测，避免因肿瘤异质性导致的检测误差，实现动态监测，通过对患者肿瘤的即时基因信息的收集，实现精准的个体化整合治疗。

三、个体化整合治疗的应用现状

（一）对患者预后的判断

通过对某些基因、标志物及循环肿瘤细胞、ctDNA、miRNA 等检测可以预测患者的预后。如乳腺癌患者 HER2 基因过表达预示预后较差；而非小细胞肺癌中的 EGFR 基因突变，一般提示预后较好等。

（二）预测药物治疗的疗效与副作用

通过对患者的个体化诊断，可指导治疗药物的选择。可实现对分子靶向药物疗效的预测（转移性结直肠癌患者在开始治疗前检测 KRAS 基因突变状态能指导西妥昔单抗的选择）、内分泌药物治疗选择 [如雌激素受体（estrogen receptor，ER）和孕激素受体（progesterone receptor，PR）在指导乳腺癌多学科整合治疗方案的制定上有极为重要的价值，有助于决定是否增加内分泌治疗]、化疗药物敏感性预测（如 RRM1 和 ERCC1 基因表达的检测对吉西他滨和铂类药物治疗的选择有一定指导意义）、免疫治疗反应率的预判（如 MSI 的状态、TMB 的水平、PD-L1 的表达状态等）、耐药后治疗的指导及不良反应的预防等。

（三）生物信息分析

生物信息分析主要包括单组学分析、多组学整合及与临床应用关联三个层面：①单组学分析首先是分子标志物筛选，其次是将分子标志物进行功能分析，最后是将分子标志物与样本最初的病理生理学问题对应起来，解决问题并提出结论。②随着精准医疗研究的进展，对于同样一批样本，多种组学数据的产出逐渐成为常规，各组学之间的整合成为生物信息学近年发展的主流方向。目前看来，从生物学逻辑按遗传信息流传递的方向逐层整合依然是最常见的，如基因组与转录组、表观组与基因表达（如 miRNA 与 mRNA）、转录组与蛋白质组，蛋白质组与代谢组等的整合分析。此外，近年来还开发了多种多组学整合的数学算法。多组学整合的主要目的是比较不同组学谱之间的异同。③在个体化整合治疗时代，大数据分析必须与临床应用场景对接，做出可能用于临床应用的关联分析。这样做的目的是：一方面找到能够对患者进行分层的、在不同组学证据下能够反复被证实的疾病分型特征或某种更加优越的分型方式，从而决定对患者进行随访治疗的力度；另一方面找到与某些药物作用的分子表现更为契合的分子分型特征，从而能将不同分子模式的患者与相应药物对接，实现已有的药物注释或提出可能的药物治疗靶点。

四、个体化整合治疗的展望与挑战

（一）对个体化整合治疗的展望

肿瘤的个体化整合治疗要求大量的综合数据，近年来，NGS、影像组学和数字化病理学的发展已经实现了这一要求，产生了海量医学数据，从医学数据中提取的大量遗传学、影像组学和病理学特征可以整合成一个包含临床信息在内的生物大数据库，使临床个体化整合诊疗也迈进了"大数据时代"。基于大数据进行的归纳总结更易发现肿瘤发生发展的普遍规律和病变机制，继而有利于选择治疗靶点，为从根本上治愈肿瘤提供可能。机器学习（machine learning）和人工智能（artificial intelligence，AI）也因此应运而生。AI

是工程学、智能机器和计算机程序的科学。机器学习是人工智能的一个部分，与传统的计算机编程不同，它可在经验中学习和改进，不要求编写代码来详细说明程序将采取的每一步操作。通过机器学习技术和 AI，可以实现对基因组学、影像组学和数字化病理学大数据库进行深度学习，从而发现病变之间所具有的普遍规律，有助于最大限度地整合已有的大数据，提高临床工作的运转效率，寻求个体化的整合诊治方案。提高 AI 效率的一个重要方法是增加训练数据量，随着数据学习量的增加和 AI 算法的发展，其"诊断"水平已与高年资医生不相上下，甚至在一些案例中曾纠正过临床医生的诊疗错误。虽然由于影像组学资源数字化的便利性，现阶段 AI 较多地应用于影像学领域，但在 NGS 驱动的基因组学技术变革和数字化病理学的迅猛发展下，未来 AI 将在分析各类基因、RNA、蛋白质的分子生物学功能及相互作用和病理学特异性标志物等方面大放异彩。这将极大地提升新型肿瘤标志物及治疗靶点开发、诊断与鉴别诊断、分期、疾病转归及预后判断能力。

此外，5G 技术的发展对于大数据和 AI 来说，如虎添翼。5G 技术以传输数据量大和传输无延迟所著称，全国已有多家医院利用 5G 技术实现了远程 3D 打印和远程手术。通过 5G 技术，海量医学数据得以快速便捷地上传和下载，利于最新研究成果的全球交流和共享；同时 5G 使云计算的能力突飞猛进，各研究机构无需花费重金建设自己的服务器便可利用云服务器进行数据学习和人工智能分析。

值得一提的是，个体化整合治疗的根本是以患者而非疾病或技术为中心，故医生在利用飞速发展的先进技术攻克疑难杂症的同时，仍应经常走到患者床头，经常和患者面对面交流，从患者的角度思考问题，而不能成为技术的"傀儡"，甚至被技术所取代。

（二）个体化整合治疗面临的挑战

1. 肿瘤细胞的异质性和动态进化

个体化整合治疗面临的首要挑战正是原发瘤内及其转移灶的遗传异质性、癌细胞的可塑性及因此表现出的表型及特征的动态变化和遗传进化。问题是覆盖多少靶点的个体化整合治疗才是真正有效的且实用的。

2. 对肿瘤生物学特性知之甚少

现有的遗传和基因组分析技术对于临床常规应用来说过于复杂，而相应的生物信息学及数据分析工具却不够精准，且需识别哪些遗传学异常是肿瘤生物学特性的驱动因子。此外，除了肿瘤细胞本身外，肿瘤微环境中免疫炎症反应在肿瘤进展中也扮演着关键角色，对如何精确进行靶向干预仍需深入探索。

3. 基因组大数据与不精确的临床信息间的匹配问题

临床医生对肿瘤基因组学知之甚少。在多宗大规模肿瘤基因组学测序研究中，仅仅有肿瘤类型及大小等最基本的临床数据可用。临床资料的准确性非常低，一些关键的临床信息，如诊断时的肿瘤分期、分级、组织类型、复发类型和存活时间等往往缺失。这需要肿瘤基因组学家与病理学、放射学及内科、外科和放疗等学科的专家之间广泛协作。需要增进这些学科的专家对个体化治疗整合应用的理解，并能主动参与。需要将基因组临床研究数据进行标准化并能与患者医疗记录进行互通。

4. 敏感药物少且有不明原因的耐药现象

靶向单个驱动基因异常的单一用药的疗效往往都是短暂的，临床治疗实践常常被快速出现的耐药现象所干扰。目前尚不知道需要同时或序贯靶向多少驱动基因才足以清除所有的癌细胞。不同药物的整合是提高疗效的手段之一，但同时也带来了新的临床挑战：具体需要应用这种整合疗法靶向哪些基因改变或信号通路，以及如何避免整合疗法对正常细胞的毒性叠加。此外，肿瘤微环境在药物敏感性和耐药中的作用仍有待探索。

5. 缺少用于精准诊疗的肿瘤标志物

随着肿瘤基因组学的发展，筛选和鉴定用于早期检测和诊断、分子分型和预后判定的肿瘤相关和（或）特异性的遗传改变（生物标志物）已成为可能。尽管已经发现了一些基因或分子标志物，但仅少数的肿瘤患者能从这些标志物的应用中获益。经过验证的遗传学和分子生物标志物的缺乏，大大限制了筛选出可能对靶向治疗敏感的肿瘤患者的能力。

6. 数据共享与隐私保护的平衡问题

个体化整合治疗过程中将所获得的海量数据用于诊断和治疗的同时，仍需将其与同行进行分享，从而构建大数据库，实现普惠。首先，由于政府、医疗机构、数据公司隔离严重。掌握数据的数据公司无权分享，掌握权力的政府很难获取并理解数据，收集数据的医疗机构无力处理数据，故应设立合理的信息共享机制，鼓励医疗机构、政府和数据公司紧密合作。

其次，由于个体化整合治疗的发展，个人的健康缺陷将一览无余，这亦是重要的个人隐私，如果非法泄露，后果不堪设想。因此，要注意对数据中具有识别意义的个人信息尽量进行模糊处理，同时对数据进行合理的加密和保护。这对研究人员的数据处理方法和数据库管理提出了新的挑战。

7. 法律和伦理学问题

从伦理学角度考虑，对个人遗传学信息的全面采集是否应该设置界限？如果应该，界限应该设置在何处？需要获取多少信息才足以分析和治愈肿瘤？从法律的角度考虑，现有法律是否包括个体化整合治疗隐私保护的相关条款？如果不包括，是否应该暂缓进行尚处于"灰色地带"的数据采集和分析行为？这些问题都亟待讨论和回答。

8. 经济学因素对个体化整合治疗的影响

不可否认的是，个体化整合治疗方案往往仍是昂贵的。能够承受相关花费并接受治疗的患者仍是少数，且仍常常面临"人财两空"的窘境。现阶段接受个体化整合治疗方案的患者仍需依赖医保政策和临床试验，而推广个体化整合治疗就要求政府和制药公司加大医疗投入，但实际执行时往往阻力重重。医疗费用短缺严重限制了能接受个体化治疗的患者人数，并常常导致治疗中途放弃的情况。

五、小　结

在整合医学时代的大背景下，各类技术、疗法、人文关怀的实践要点便再也不能被割裂开来，不能离开整体观与整合观，要把现有的医学体系加以整合，形成新的医学知识体系。体现在患者身上，即表现为既要尽量从广泛的角度认识疾病，又要尽量深挖疾病在各个方面的特征与细节，还要将其整合起来并根据心理社会因素一同作为一个整体进行整合治疗，形成"总—分—总"式的结构，方可真正以整合医学的理念对肿瘤患者进行个体化整合治疗。

（王楠娅）

参考文献

[1] 樊代明. 整合医学初探. 医学争鸣, 2012, 3(2): 3-12.
[2] 樊星, 杨志平, 樊代明. 整合医学再探. 医学与哲学(A), 2013, 34(3): 6-11, 27.
[3] 樊代明. 整合医学的内涵及外延. 医学与哲学(A), 2017, 38(1): 7-13.
[4] 樊代明. HIM, 医学发展新时代的必然方向. 医学争鸣, 2017, 8(1): 1-10.
[5] Fan DM. Holistic integrative medicine: toward a new era of medical advancement. Front Med, 2017, 11(1): 152-159.
[6] 王理伟, 王雷, 李宁. 临床肿瘤基因组学与肿瘤个体化治疗. 临床肿瘤学杂志, 2010, 6: 481-486.
[7] Janiaud P, Serghiou S, Ioannidis J. New clinical trial designs in the era of precision medicine: An overview of definitions, strengths, weaknesses, and current use in oncology. Cancer Treat Rev, 2019, 73: 20-30.
[8] Kaphingst KA, Peterson E, Zhao J, et al. Cancer communication research in the era of genomics and precision medicine: a scoping review. Genet Med, 2019, 21(8): 1691-1698.
[9] Song P, Wu Q, Huang Y. Multidisciplinary team and team oncology medicine research and development in China. Biosci Trends, 2010, 4(4): 151-160.
[10] Jalil R, Lamb B, Russ S, et al. The cancer multi-disciplinary team from the coordinators perspective: results from a national survey in the UK. BMC Health Serv Res, 2012, 12: 457.
[11] 陆明, 李佳艺, 季加孚, 等. 北京肿瘤医院消化系统肿瘤多学科专家组治疗模式的探索. 中国实用外科杂志, 2012, 32(1): 73-76.
[12] Guillem P, Bolla M, Courby S, et al. Multidisciplinary team meetings in cancerology: setting priorities for improvement. Bull Cancer, 2011, 98(9): 989-998.
[13] Strong S, Blencowe NS, Fox T, et al. The role of multi-disciplinary teams in decision-making for patients with recurrent malignant disease. Pautat Med, 2012, 26(7): 954-958.
[14] Lamb BW, Brown KF, Nagpal K, et al. Quality of care management decisions by multidisciplinary cancer teams: a systematic review. Ann Surg Oncol, 2011, 18(8): 2116-2125.

[15] Soukup T, Lamb BW, Arora S, et al. Successful strategies in implementing a multidisciplinary team working in the care of patients with cancer: an overview and synthesis of the available literature. J Multidiscip Healthc, 2018,11: 49−61.

[16] Rajpoot M, Sharma AK, Sharma A, et al. Understanding the microbiome: Emerging biomarkers for exploiting the microbiota for personalized medicine against cancer. Semin Cancer Biol, 2018, 52(Pt 1): 1−8.

[17] Janiaud P, Serghiou S, Ioannidis J. New clinical trial designs in the era of precision medicine: An overview of definitions, strengths, weaknesses, and current use in oncology. Cancer Treat Rev, 2019, 73: 20−30.

[18] Tillery R, McGrady ME. Do complementary and integrative medicine therapies reduce healthcare utilization among oncology patients? A systematic review of the literature and recommendations. Eur J Oncol Nurs, 2018, 36: 1−8.

[19] Shalom-Sharabi I, Samuels N, Lev E, et al. Impact of a complementary/integrative medicine program on the need for supportive cancer care-related medications. Support Care Cancer, 2017, 25(10): 3181−3190.

[20] Fan D. Holistic integrative medicine: toward a new era of medical advancement. Front Med, 2017, 11(1): 152−159.

第3章
外科治疗

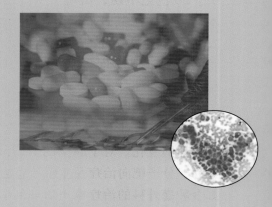

第 1 节 开放肿瘤外科手术

一、肿瘤外科的进展

早在 12 世纪 90 年代，犹太著名医学家 Maimonides 在其著作中便提出了手术切除肿瘤这一初期肿瘤外科概念。直到 1809 年，美国的 McDowell 医生成功为一名女性患者切除了重约 10.2kg 的巨大卵巢良性肿瘤，现代肿瘤外科手术治疗的序幕才真正被揭开。1846 年，麻省总医院的 Warren 教授首次利用乙醚麻醉为患者实施了颈部血管瘤手术；1867 年，英国维多利亚时代的著名医生 Joseph Lister 首次提倡施行手术器械及手术周边的消毒，麻醉及消毒技术的出现无疑开创了外科手术的新时代。1890 年，美国外科医生 Halsted 提出了著名的"肿瘤彻底切除 + 区域淋巴结清扫"——Halsted 理论，为现代肿瘤外科的手术规范奠定了基础，具有划时代意义。20 世纪中期，出现了所谓的"肿瘤超根治术"，但鉴于其过大过多的手术创伤和术后并发症，该术式逐渐被摒弃。经过近 200 年的发展，现在肿瘤外科已逐步形成了经典的手术方式和手术规范。

随着世界医疗卫生水平及人类健康意识的不断提升，恶性肿瘤的诊断和治疗模式正在发生日新月异的变化。对于肿瘤的治疗，手术、化疗、放疗、分子靶向治疗及生物治疗方案层出不穷。如今肿瘤外科的治疗也正从解剖学肿瘤根治逐步迈入了以手术为基础多种辅助治疗方案联合的多学科整合诊疗（MDT）模式，努力实现患者生存时间和生存质量的兼顾、争取达到患者根治与功能的统一。

二、肿瘤开放手术的地位

开放性肿瘤外科手术是相对于腔镜、机器人等微创技术而言的。在这些技术诞生前，所有手术都是开放性手术。当然，从广义的概念讲，开放性手术也可能是微创手术。因为微创不仅包括切口上的微创，也应该包括肿瘤切除的微创。

随着医学的飞速进步及其在诊断及治疗学上的不断突破，微创外科应运而生并得到迅猛发展。据报道，目前 50% 以上的外科手术都在微创技术下得以完成。目前大部分研究认为：开放手术患者各项围手术期指标（手术创伤、出血量、术后并发症、住院时间和术后满意度等）均劣于微创手术，但术后生存率及复发率却与微创手术相差无几。然而，2018 年，*The New England Journal of Medicine* 一篇回顾性研究却得出了大相径庭的结果：在早期宫颈癌患者中，与开放式腹部根治性子宫切除术相比，微创根治性子宫切除术的无病生存率和总生存率更低。当然，这个研究也有一定的局限性，不能就此否定微创外科在子宫切除术的应用。

尽管微创手术在围手术期患者管理上相对于开放手术的优势显而易见，但在更大规模、多中心的前瞻性对照研究得出结论之前，过于盲目地推崇微创技术在肿瘤外科的地位是不可取的，毕竟对于肿瘤患者，真正的远期生存获益更为重要。尤其对于一些复杂性的手术，开放性的手术入路更容易彻底切除肿瘤。

微创技术的进步及快速康复外科理念（enhanced recovery after surgery，ERAS）的推行为全球医疗事业及患者带来的福音有目共睹。肿瘤外科医生学习掌握腔镜及机器人辅助下微创外科的技术亦是大势所趋。然而，比起开放手术，微创技术的学习曲线似乎更加平缓、所需时间更长。对于资历稍浅的医生来讲，如果内镜操作的熟练度及精准度远远不够，可能会更大概率地导致术中意外的发生。此外，由于恶性肿瘤多与周围组织/器官致密粘连并常伴变异新生血管的特点或由于肿瘤体积的限制无法实现内镜下完整切除等情况，

术前充分评估后直接选择开放手术亦或因为术中出血等导致视野的丢失，急开放以获取更大的操作视野、降低手术的不确定性也屡见不鲜。

微创时代，鼓励尤其是青年外科医生一定要掌握好微创外科技术，但要提倡循序渐进。外科界有一个现象，就是不管难度多大的手术，都希望用微创的方式进行，在某些情况下，甚至会牺牲肿瘤学原则。但是，有些高难度的微创手术会大量增加手术时间，并且会增加手术创伤。所以开放手术有其适应证，微创手术也有其适应证，反对所有手术都做开放性手术，也反对所有手术都做微创手术。

因此，在不断学习内镜下维度的变换及各种机械臂的镜像操作的同时，熟练掌握常规及急诊开放手术的基本功是必不可少的。只有这样，才能做到每一台手术前都可运筹帷幄，每一次治疗都可以释然地走出手术室。

（张真发）

第 2 节　腔镜与机器人外科

几个世纪来，治疗肿瘤的主流手术方式是开放手术。为了获得理想的手术暴露区域和足够的切除范围，必须采用较大的手术切口，这样势必破坏机体正常胸腹壁组织结构的完整性，导致组织创伤大，对邻近器官的功能干扰严重，术后疼痛明显，恢复慢，住院时间延长，远期可能出现切口相关的并发症。同时，巨大的手术切口瘢痕不仅影响美观，而且可能对患者的心理造成不良影响。因此，在不影响疗效和安全性的前提下，尽可能减少手术创伤，保留完整生理功能，缩小手术瘢痕，一直是外科医生追求的目标。近 30 年来，腔镜手术和机器人手术设备、技术和术式的发展日趋成熟，微创观念深入人心，微创手术越来越多地应用于临床，某些术式已取代传统开放手术成为首选术式。

一、腔镜手术

腔镜手术是利用天然腔隙或人造腔隙，通过注入 CO_2 形成可供观察和手术操作的空间，置入摄像头，将手术部位的情况显示在屏幕上，并使用特定的器械通过穿刺孔进行手术。根据手术部位的不同，可分为腹腔镜、胸腔镜和腹膜后腔镜等。

（一）腹腔镜手术

腹腔镜是最早发展成熟的腔镜外科技术。1985 年，第 1 例腹腔镜胆囊切除术成功实施的报道在外科领域引起巨大反响，人们认识到腹腔镜技术的应用价值。随着腹腔镜胆囊切除成为胆囊结石治疗的标准术式，腹腔镜技术很快应用于诸

如胸外科、泌尿外科、妇产科等其他领域，引发了外科手术的革命性变化。

1. 腹腔镜手术的发展历程

古希腊的希波克拉底最早提出使用窥器检查直肠，但自然光源很难满足临床需求。直到 19 世纪初，奥地利的 Philip Bozzini 医生使用烛光作为光源，利用中空的管道观察患者尿道。随后尿道窥器、膀胱镜等陆续被设计出来。1879 年，托马斯·爱迪生发明了白炽灯，为腔镜器械提供了理想光源。Nitze 随后设计了使用白炽灯作为光源的膀胱镜。1901 年，法国人 Kelling 采用 Nitze 发明的膀胱镜首次在活的狗身上实施了胆囊切除术，并于 1902 年 1 月报道了此研究。这可能是历史上首例腹腔镜手术。1910 年，瑞典人 Jacobaus 和美国 Johns Hopkins 大学的 Bemheim 将腹腔镜真正应用于临床工作，其中 Jacobaus 报道了 100 余例使用腹腔镜或胸腔镜治疗诊断的病例，并首次应用"腹腔镜术"（laparoscopy）这一术语。德国的 Korbsch 医生热衷于腹腔镜的临床应用，并在 1927 年出版了世界首部腹腔镜和胸腔镜的教科书和图谱。

经过了腹腔镜技术的萌芽期，技术和设备的进步推动了腹腔镜临床应用的蓬勃发展。建立人工气腹的重要性逐渐被人们意识到。由于气腹的存在，使得穿刺器置入及操作更为安全和便利。20 世纪 20 年代，瑞士人 Zollikofer 研究认为与过滤的空气和 N_2 相比，CO_2 作为气腹的注入气体更为合适。1938 年，Johnson Veress 为保证腹腔穿刺的安全发明了弹簧充气针。CO_2 和弹簧气腹针至今仍是腹腔镜手术的常规组合。Kurt Semm 对现代腹腔镜外科起到巨大的推动作用。他在 1963 年发明了自动气腹机，1973 年发明了热传导系统并进行热凝固，发明了冲洗装置和电子重启系统，为更加复杂的手术操作发明了内径缝扎技术和设备。1980 年，Semm 开展了第一台腹腔镜阑尾切除术，但他的手术受到当时外科医生的诸多非议。1985 年，德国的 Erich Mühe 使用 Semm 的设备开展了世界上第一台腹腔镜胆囊切除术。无法获得良好的手术视野这一阻碍腹腔镜开展的最后障碍也很快随着电子科技的飞速发展而被清除。1986 年，电脑芯片被引入电视摄像机，腹腔镜图像被图像传感器采集并转换为电信号传输给图像处理器，使得图像可以投射到显示屏幕上。主刀、助手以及观摩者都可清楚地看到手术图像，有利于医生之间的配合，手术过程也可通过录像全程记录。这项技术的进步对腹腔镜技术的广泛应用无疑是巨大的推动。手术录像的传播使越来越多的外科医生认识到腹腔镜手术的巨大潜力，并纷纷投身于腹腔镜手术的探索和推广中。法国的 Mouret、Dubois 和 Jacques Perissat，美国的 Barry McKeman 与 Saye 先后完成腹腔镜胆囊切除及阑尾切除手术并大力推广该术式。尽管有阻力，但几年内腹腔镜胆囊切除术就被广大外科医生接受。备受鼓舞的外科医生很快将腹腔镜技术拓展到胃肠外科、泌尿外科、妇产科、胆道外科以及胰腺、肝脏外科等其他专科。腹腔镜的应用及普及是现代医学发展里程碑式的事件，标志着传统开放手术一家独大时代的结束，使微创理念深入人心，促进了外科器械的发展。高清腹腔镜、3D 腹腔镜、荧光腹腔镜和单孔腹腔镜技术应运而生。21 世纪必定是微创外科的世纪。

2. 腹腔镜在肿瘤诊断中的应用

尽管影像学技术的发展大大提高了肿瘤诊断的准确率，并为肿瘤的分期、分级提供了依据，但仍有部分患者仅凭影像学检查无法明确诊断，不得不进行诊断性手术探查，或术中探查与术前诊断并不相符，被迫终止手术。外科医生将腹腔镜与肿瘤学原理相结合，发展出诊断性腹腔镜检查技术，与常规影像学检查联合应用，增加了术前诊断的准确性，避免了不必要的开腹手术。

1）**适应证** 明确肿瘤诊断。某些腹部肿瘤，如恶性腹膜间皮瘤、腹膜转移癌等，即使出现较大包块，有时腹部超声和 CT 也难以发现。腹腔镜检查在直视下诊断疾病具有较大优势，在检查的同时可以行穿刺活检或切除活检。

明确肿瘤分期和可切除性的判断。术前诊断性腹腔镜探查能观察原发肿瘤的部位、范围、浸润程度、淋巴结转移情况、腹腔转移情况、腹水及邻近组织是否受侵犯，结合术中超声，可以发现被 CT 或 MRI 检查忽略的微小转移灶，对于术前准确分期有极大帮助。有报道显示，采用 TNM

分期系统对胃癌进行分期，腹腔镜检查分期的准确性为94%，灵敏度和特异性分别为84%和100%。对胃癌转移的术前评估，腹腔镜检查更优于超声和CT，三者对肝转移的敏感性分别为96%、37%和52%，对腹膜转移的敏感性分别为69%、23%和8%。对于可疑的淋巴结转移，可术中切除病灶，进行快速冰冻切片病理检查，以明确转移情况。除了腹腔内肿瘤，诊断性腹腔镜检查还可用于确定霍奇金淋巴瘤的分期。目前已有多个国家的诊疗指南推荐诊断性腹腔镜探查作为肿瘤分期的重要检查方式。另外，腹腔镜通过对肿瘤转移情况及侵犯周围重要脏器、血管程度的诊断性探查，可以评估肿瘤是否可行根治性切除术，特别适用于肝门部胆管癌和胰腺癌等毗邻重要血管、容易发生侵袭转移的恶性肿瘤，可避免不必要的剖腹手术。在检查的同时，也可以对无法行根治手术的患者实施姑息性手术，如胃-空肠吻合、胆囊-空肠吻合、结肠造口等术式。

2）禁忌证　目前哪些情况是腹腔镜检查的绝对禁忌还没有定论。严重的心肺系统疾病（冠心病、充血性心力衰竭、重度肺通气功能障碍）行腹腔镜检查可能比开腹检查有更大的危险，是手术的相对禁忌（表3-2-1）。因为气腹引起的腹内压升高会导致心排出量减少，肺扩张受限，心律失常发生率增高。穿刺处腹壁感染、严重的肠胀气和凝血功能障碍可能会导致严重的术中、术后并发症，因此也是相对禁忌。对于凝血功能轻度异常的患者，可以在术前输注新鲜冰冻血浆或血小板纠正出血倾向。腹部手术史不是诊断性腹腔镜检查的绝对禁忌，避开原手术切口部位，直视下小切口开腹置入穿刺器是比较安全的操作。在气腹建立的情况下，大多数腹腔粘连可以充分游离。

3）术中操作　腹腔镜检查中应首先全面观

表3-2-1　恶性肿瘤患者腹腔镜检查的禁忌证

严重的冠心病
严重的充血性心力衰竭
严重的肠胀气
凝血功能障碍
穿刺部位腹壁感染
影像学提示腹腔镜难以到达病变部位

察有无腹水，腹水的性状、需要抽取腹水进行细胞学检查和细菌培养。如腹腔内无腹水，可用500mL生理盐水行腹腔灌洗，灌洗液送细胞学检查。观察腹腔及盆腔、大网膜、肝脏表面是否有转移灶，转移灶应取活检送病理检查。探查原发病灶部位、大小、侵犯范围，必要时取活体组织检查。探查有无淋巴结转移，切取可疑淋巴结活检。对于可手术切除的病变一般不行活检，以避免肿瘤细胞播散，但对于怀疑转移灶或淋巴结转移的患者，应尽可能完整切除并进行活检。对于肝脏、肾脏等实质器官的深部病灶，可进行腹腔镜超声探查。

3. 治疗性腹腔镜手术

腹腔镜技术已经在各种肿瘤治疗中广泛应用，并且发展迅猛，日臻完善。从手术技术角度来讲，几乎所有的消化道肿瘤、泌尿系统肿瘤和子宫附件肿瘤均可采用腹腔镜手术切除，但是从肿瘤学角度讲，尚需要考虑患者的远期预后，目前还存在争议。

1）腹腔镜技术在大肠癌治疗中的应用　腹腔镜结直肠手术在全世界已广泛开展，是腹腔镜消化道外科中最成熟的手术方式之一。现有的临床研究表明腹腔镜结直肠手术的术中和术后并发症发生率与开腹手术无明显差异，而手术时间、术中出血等已与开腹手术相当甚至优于开腹手术。腹腔镜结直肠手术在操作技术上的可行性、安全性已得到证实。在治疗原则上，腹腔镜消化道肿瘤手术同样须遵循传统开腹手术的肿瘤根治原则，包括：①强调肿瘤及周围组织的整块切除（enblock resection）；②肿瘤操作的无接触原则（no touch principle）；③足够的切缘；④彻底的淋巴清扫。

直肠癌根治术有多种手术方式，但经典的术式仍然是经腹直肠前切除术（保肛）和腹会阴联合直肠癌根治术（非保肛）。直肠全系膜切除（TME）理念可显著降低直肠癌术后局部复发率，提高5年生存率。腹腔镜直肠癌根治术一样应遵循TME原则：①直视下在骶前间隙进行锐性分离；②保持盆筋膜脏层的完整性；③肿瘤远端直肠系膜全切除或不得<5cm，远端肠管切除至少距肿瘤2cm。腹腔镜TME具有以下优势：①对盆筋膜脏壁二层间隙的判断更为准确；②更清晰地显露腹

下神经丛,避免损伤;③不用牵拉挤压肿瘤,更符合无接触原则。

腹腔镜手术适合绝大多数结直肠癌。肿瘤直径 >6cm 和(或)向周围组织广泛浸润、腹部严重粘连、重度肥胖者、大肠癌的急症手术(如急性梗阻、穿孔等)和心肺功能不良者为相对手术禁忌。

腹腔镜大肠癌的手术种类主要有:①腹腔镜右半结肠切除术;②腹腔镜横结肠切除术;③腹腔镜左半结肠切除术;④腹腔镜乙状结肠切除术;⑤腹腔镜直肠前切除术(直肠癌保肛);⑥腹腔镜腹会阴联合切除术(直肠癌非保肛手术)。

手术切除范围等同于开腹手术。另外,要遵循无瘤原则:先在血管根部结扎静脉、动脉,同时清扫淋巴结,然后分离切除标本。术中操作轻柔,应用锐性分离,少用钝性分离,尽量做到不直接接触肿瘤以防止癌细胞扩散。

2)腹腔镜技术在胃癌治疗中的应用 有较高级别循证医学证据表明,腹腔镜手术治疗早期和局部进展期胃癌的远期疗效和开腹手术相同,但在手术创伤、输血量、术后恢复时间方面腹腔镜手术明显占优。因此,腹腔镜胃癌根治术已成为治疗早期胃癌和局部进展期胃癌的重要手段。在根治肿瘤的基础上,尽可能保留功能(特别是肛门括约肌功能)。

针对结直肠癌肝转移,如果原发灶及转移灶均能根治性切除,并能保留足够的残余肝脏体积,可以采取 I 期腹腔镜原发灶切除 + 肝转移癌切除,或是采取分期手术切除。

目前推荐的腹腔镜胃癌手术指征包括:①胃癌探查及分期;②胃癌肿瘤浸润深度 <T_{4a} 期,并可达到 D2 根治性切除术;③胃癌术前分期为 I、II、III 期;④晚期胃癌的短路手术。 临床探索性手术适应证包括:①胃癌术前评估肿瘤浸润深度为 T_{4a} 期,并可达到 D2 根治性切除术;②晚期胃癌姑息性胃切除术。手术禁忌证包括:①不能耐受气腹或无法建立气腹者;②腹腔内广泛粘连难以在腹腔镜下显露操作者。手术根治切除范围遵循开腹手术的原则。无淋巴结转移的早期胃癌行 D1 或 D1+ 胃切除术,早期胃癌伴区域淋巴结转移或局部进展期胃癌手术范围应包括切除 ≥ 2/3 胃和 D2 淋巴结清扫。

3)腹腔镜技术在肝脏肿瘤治疗中的应用 自 1991 年美国 Reich 等率先报道腹腔镜下肝脏良性肿瘤切除术以来,腹腔镜技术在肝脏疾病中的应用日渐广泛。切除范围从局部切除、楔形切除逐步发展为解剖性肝段切除、半肝切除及扩大半肝切除。适应证也从较小的良性肿瘤扩展为有症状或直径 >10cm 的肝海绵状血管瘤,有症状的局灶性结节增生、腺瘤、原发性肝癌、肝转移癌及其他少见的恶性肿瘤。禁忌证除与开腹肝切除术禁忌证相同外,还包括:不能耐受气腹者;腹腔内粘连,难以暴露、分离病灶者;病变紧贴或直接侵犯大血管者;病变紧贴第一、第二或第三肝门,影响暴露和分离者;肝门部被侵犯或病变本身需要行大范围的肝门部淋巴结清扫者。

由于腹腔镜手术的气腹可能导致肿瘤细胞腹壁穿刺孔转移及腹腔播散等问题,既往认为腹腔镜手术应是胆囊癌治疗的禁忌。但国内外已有很多学者尝试将腹腔镜手术应用于胆囊癌的治疗并且取得了良好效果。多数专家认为腹腔镜治疗中早期胆囊癌(T_2 以下分期)是安全、有效、切实可行的。术中应仔细操作避免胆囊破裂、胆汁外漏,使用标本袋取出标本可以有效防止播散转移。但胆囊癌 T_2 以上分期的腹腔镜治疗需要更多的临床研究验证其安全性和远期生存。肝门部胆管癌的腹腔镜治疗同样富有争议。由于肿瘤解剖位置特殊,且毗邻肝动脉、门静脉及尾状叶,往往需要行包含尾状叶切除的大范围肝切除联合肝门部淋巴结清扫,手术难度极大。而且肝门部胆管癌肿瘤往往浸润性生长,与正常组织界限不清,术中容易造成播散转移。国内外学者的小样本研究报道已显露出腹腔镜肝门部胆管癌根治性手术的安全性和可行性,以及可能存在的短期肿瘤学获益,但仍缺少和开腹手术相同的大样本前瞻性随机对照研究以及长期随访结果,包括患者长期生存率和肿瘤复发转移率。期待有更多的研究结果提供更先进的技术和肿瘤学疗效证据支持。

4)腹腔镜技术在胰腺癌治疗中的应用 1996 年,Cuschieri 等首次报道了腹腔镜远端胰腺切除术的成功,开创了腹腔镜技术应用于胰腺外科领域的先河。 随着微创技术的不断进步及手术器械的发展，腹腔镜胰体尾切除术（laparoscopic distal pancreatectomy，LDP）在临床中的应用正在不断扩展。与开腹手术相比，腹腔镜视野放大、清晰，更容易发现胰腺断面扩张的二、三级分支胰管并予以准确结扎或缝扎，从而降低了术后胰瘘、出血、腹腔感染等并发症发生率。目前多数学者认可 LDP 具有创伤小、康复快、并发症少等优点，是治疗胰体尾部病变安全、可行的术式。

胰十二指肠切除术是治疗胆总管下段癌、壶腹部癌和胰头癌的标准术式。相较开腹胰十二指肠切除术，腹腔镜的高分辨率无疑增加了术中解剖的精准性，利于淋巴结的清扫，并可紧贴相关血管进行暴露、分离，从而提高了 R0 切除率。然而由于胰腺解剖位置深在、毗邻血管关系复杂、手术技术要求高、术后并发症多等特点，使其在胰腺外科中的应用相对滞后。近年随着腹腔镜手术器械的改进及操作技术的不断发展，腹腔镜胰十二指肠切除术（laparoscopic pancreaticoduodenectomy，LPD）已逐渐成熟。目前在国内一些大的胰腺中心已得到越来越广泛的推广。虽然与开腹胰十二指肠切除术相比，LPD手术时间相对较长，但其在缩短术后住院时间、减轻术后疼痛、快速恢复胃肠功能方面的优势是公认的。相信随着外科医生手术经验的不断积累及腹腔镜设备的持续改进，LPD 会展现出更大的临床应用价值。

5）腹腔镜技术在妇科肿瘤治疗中的应用 1989 年，国外报道了世界上首例腹腔镜下全子宫切除术，腹腔镜手术在妇科领域逐渐普及。1992 年和 2006 年，国外分别报道了首例腹腔镜下和达芬奇外科手术系统辅助的腹腔镜下宫颈癌根治术。2001 年，我国实施了首例腹腔镜下宫颈癌根治术。与传统的开腹宫颈癌根治术相比，宫颈癌微创手术有着独特的优点，如腹壁创伤小、疼痛轻、视野清晰、出血量少、对肠道干扰少、术后感染率低等。这些优点使得宫颈癌微创手术在较短时间内被医生和患者广泛接受。在中国，尽管腹腔镜宫颈癌根治术在手术数量上甚至已超过传统的开腹宫颈癌根治术，但是 2018 年发生了转折。*The New England Journal of Medicine* 同期刊登了两篇关于比较开腹和微创宫颈癌根治术的研究报道。一项是多中心、前瞻性、随机对照临床试验（LACC），另一项是回顾性的流行病学研究。这两项研究比较了早期宫颈癌患者实施开腹和微创手术后的复发和生存结果，发现开腹手术组患者的预后显著优于微创手术组。*The New England Journal of Medicine* 发表的这两项独立研究的高级别循证医学证据已经改变了美国 MD 安德森癌症中心和国际上部分权威肿瘤中心对早期宫颈癌手术方式的选择，即不再推荐早期宫颈癌患者采用微创手术方式。美国国立综合癌症网络（NCCN）指南也很快根据这两项研究结果做出了更新指引：应告知患者这两项研究的结果，并且尊重患者的选择。这使得宫颈癌微创手术受到前所未有的质疑和挑战。我国的专家共识认为需重视上述研究成果，并开展更为全面的临床研究，获得更多高级别证据，同时不能一味抹杀腹腔镜手术治疗宫颈癌的价值。通过充分告知、严格把控宫颈癌微创手术的适应证、严格手术资质准入标准、强化无瘤原则等措施，保障微创手术的远期预后。

腹腔镜下子宫全切除＋双侧附件切除＋腹膜后淋巴清扫术是最早并广泛应用于早期子宫内膜癌的分期手术，其安全性和手术结局已被充分评估。最大的随机对照研究来自美国妇科肿瘤学组（GOG）的 LAP2 研究。结果显示，腹腔镜手术组患者的住院时间、中重度术后并发症发生率、切口美观性均显著好于开腹手术组；长期随访显示，两组患者的 5 年生存率均达到 89.90%，5 年复发率分别为 11.61%、13.68%。微创手术已成为治疗早期子宫内膜癌的标准术式。

在卵巢癌的治疗中，由于大多数患者诊断时已处于晚期，手术治疗多选择传统的开腹途径，腹腔镜在其中的应用一直存在争议，其应用远比子宫内膜癌和子宫颈癌进展缓慢。在 2015 年的 NCCN 指南中，也加入了对于卵巢癌腹腔镜手术的建议，认为有经验的肿瘤医生对于严格选择的早期卵巢癌患者，可以采用腹腔镜进行全面分期手术甚至肿瘤细胞减灭术。

（二）胸腔镜手术

胸腔有胸廓支撑，是一个固定的空间，小切口进入胸腔，气管插管单肺通气，使患侧肺塌陷，

无需注入 CO_2 就可造成人工气胸,为胸腔手术提供了操作空间。因此,胸腔镜手术不需要人工气腹机,无需密闭空间,其余操作与腹腔镜无异。20 世纪初,瑞典医生 Jacobeus 开创了胸腔镜手术,早期由于胸腔镜设备的局限性,它只能用于简单的疾病诊断和治疗。与腹腔镜相似,20 世纪八九十年代摄像系统的进步,腔镜下切割闭合系统等设备的出现推动胸腔镜迅速发展起来。目前广泛应用于各种胸腔疾病,包括胸膜、肺部、纵隔、心包疾病,以及胸外伤的诊断和手术治疗。胸腔镜肺叶切除、纵隔肿瘤切除、食管癌根治术等大型复杂手术已经成为常规。胸腔镜手术避免了开胸对胸廓完整性的破坏,手术创伤较小,对于降低患者痛苦和并发症发生率,促进患者快速康复有重要意义。

(三)腹膜后腔镜手术

腹膜后腔镜手术是指经腹膜后途经在腹腔镜下对位于腹膜后间隙的器官进行手术操作,主要针对肾脏、输尿管、肾上腺等腹膜后位器官,也有学者使用腹膜后腔镜技术切除特定部位的肝脏肿瘤、胰腺肿瘤。腹膜后腔镜手术最初由 Bartel 于 1969 年提出,经过数十年的发展,已经日趋成熟。其方法是于腰间作一个 1~2cm 的小切口,切开肌肉到达腹膜后间隙,手指钝性分离或以球囊扩张的方法扩张腹膜后间隙,充入 CO_2,形成腹膜后腔,以供手术操作。其余操作与腹腔镜类似。肾上腺肿瘤、肾脏和输尿管肿瘤均可通过腹膜后腹腔镜手术治疗,部分进展期肿瘤伴随肾静脉、下腔静脉癌栓的病例也可通过微创手术治疗。

二、机器人与肿瘤治疗

腹腔镜手术具有手术创伤小、痛感轻、术中出血少和患者恢复快等优点,因此,广泛应用于外科领域并被医生及患者青睐。但普通腹腔镜手术也存在一些缺点:缺乏力反馈,手部抖动会被器械放大,器械只能在固定角度范围内操作,无法多角度旋转,长时间手术操作易产生疲劳等。外科机器人具有操作精度高,灵活性强,重复性好

以及不受疲劳等人体生理影响的优点,对解决传统腹腔镜的缺点,提高手术质量及缩短手术时间都具有重要意义,能够有效拓展手术适应证,保证手术安全性,为微创外科的发展提供了新的舞台。

1985 年,美国加州放射医学中心将一台 Puma560 型工业机器人改进后用于脑外科取样中的辅助定位,标志着机器人技术在外科领域应用研究的开端。20 世纪 80 年代整形外科医生和兽医合作研发了 ROBODOC 机器人,并于 1991 年投入市场,用于臀部全髋关节置换术中精确铣削股骨。这是第 1 个得到 FDA 认证的可独立完成任务的外科手术机器人,将全关节置换手术从人工时代带入了机器人时代。

1994 年,美国 Computer motion 公司研发出首个获得 FDA 认证并用于临床外科手术的机器人系统 AESOP1000,该系统的显著特征是通过具有 6 个自由度的机械臂代替助手调整腹腔镜内视野,可获得稳定的腔内手术场景图像。随后的升级版本增加了语音识别系统,主刀通过声音实现对机器臂的控制。AESOP 系列外科手术机器人系统的应用,为微创手术提供了稳定的手术视野图像,降低了术中医护人员的工作强度,提高了微创手术操作的灵活性和准确性。严格意义上说,AESOP 是一个持镜系统而不是真正意义上能进行手术操作的外科手术机器人。

Computer motion 公司在 AESOP 系列手术机器人的基础上推出了具备更高手术精度的外科手术机器人系统 Zeus,除了与 AESOP 相似的机械持镜臂外,还增加了 2 条具有 7 自由度的手术机械臂,并集成在手术床上。Zeus 机器人将分别来自左、右两个摄像头的影像合成到单个显示器上,从而组成放大 5~10 倍的三维图像。主刀医生可通过主操作控制台控制机械手臂进行手术操作。Zeus 系统作为第一代真正意义上的主从遥控操作外科机器人系统。机器人有自身动力,由电脑控制,但是不能自主完成任务,而是要完全依靠医生的操控,医生是"主",机器人是"从"。与传统的腹腔镜和胸腔镜相比,Zeus 系统具有独特的优势:声控机械持镜臂可提供稳定的手术视野,并可根据主刀医生要求随时调整;7 个自由度机械臂可灵活转动,其功能更接近人手;可滤除医生

手部生理抖动，操作更加精准；操作台为手术者提供更为舒适的操作环境；通过网络可完成远程手术操作。2001年，美国纽约的主刀医生通过网络操控3800英里外的法国斯特拉斯堡的Zeus机器人为患者实施了外科手术。这是世界首例机器人远程操作外科手术。

目前更广为人知，应用最多的外科手术机器人是2001年美国Instuitive Surgical公司研制的达芬奇外科手术机器人系统。该系统由外科医生控制台、床旁机械臂系统和成像系统三部分组成。4条机械臂中有1条是持镜臂，3条是操作臂，均具有7个自由度。操作臂用来安装手术器械完成手术操作，持镜臂用于术中调整摄像头角度。与Zeus系统整合于手术床上不同，达芬奇系统全部4个机械臂均集成在一个移动平台上，结构更加紧凑、灵活，便于移动。手术中，主刀医生通过中控平台的脚踏开关实现3个辅助臂之间的操作切换，通过主操作手操控机械臂和镜头的运动控制。达芬奇外科手术机器人系统是目前最成功的外科机器人系统。它可以为医生提供接近传统开放性手术的运动控制、操作范围和组织处理能力，可以滤除术中医生手部生理抖动。其三维立体视野具有极强的景深感，同时高清摄像头将视野放大10倍，使医生获得比开放手术更为清晰的视野，在需要缝合等精细操作的手术中具有无与伦比的优势（表3-2-2）。达芬奇手术机器人的出现将许多难度大、复杂性高的手术引入腔镜手术中。目前，达芬奇机器人系统已经在普通外科、泌尿外科、心胸外科、妇产科等领域得到广泛应用。在普通外科的应用包括胆囊切除、阑尾切除、胃癌根治、结直肠癌根治、胰腺部分切除、胰十二指肠切除、肝切除、脾切除等，在泌尿外科的应用包括肾切除、肾上腺切除、膀胱切除、前列腺切除、输尿管、肾盂成形等，在心胸外科的应用包括肺叶切除、肺大疱切除、胸腺切除、纵隔肿瘤切除、食管癌根治、房间隔修补、瓣膜成形或置换、冠脉旁路移植术等，在妇产科的应用包括子宫切除、子宫肌瘤剜除、盆腔淋巴结清扫等。

表3-2-2 开放手术、传统腔镜手术与达芬奇机器人手术的比较

开放手术的特点	传统腔镜手术的缺点	达芬奇机器人手术的优点
自然的手眼协调	主刀医生被迫打破人类习惯的手眼协调，视觉范围和操作器械的手不在同一个方向	图像和控制手柄在一个方向，符合自然的手眼协调
主刀医生直接控制术野，但有些解剖结构和狭小空间在直视下很难观察到	主刀医生必须和控制腔镜的助手配合，才能看到自己想看到的视野，而且助手难以随心所欲地调整镜头	主刀医生可以随心所欲地调整镜头，看到想看的，还可以看到人眼难以直接观察到的地方
直视三维立体图像	手术视野的图像由习惯的三维立体变成二维平面，很难定位	真实的直视三维立体图像
有时器械达不到理想的精确度	器械没有关节，只有4个自由度，精确度差	EndoWrist仿真手腕器械具有7个自由度，可完全模拟人手的动作
用手指和手腕控制器械，直观、灵活	腔镜的手术器械操作起来很难做到和开放手术一样的精确和灵活	医生控制器械准确、直观和灵活，主刀医生自己就可以完成一个电视腔镜手术团队的全部工作
人手存在自然的颤抖	套管放大了器械的震颤	控制器会滤除颤抖，使器械比人手更稳定
直观地同向控制，医生手向左，器械就向左	套管逆转了器械的动作，医生反向操作器械；为了让器械向左，操作的手必须向右	器械完全模仿医生的动作，直观地同向控制

微创外科手术是外科发展的趋势，外科手术机器人为微创外科的发展提供了更为广阔的平台。它是人类利用高科技技术和临床手术相整合的最尖端形式，目前还在不断发展，以追求更少的手术创伤、更优异的操控性能与更高的安全性和稳定性，辅助医生或代替医生更有效率、更精确地完成手术。

（陈 琳 张万广）

第 3 节　快速康复外科

一、快速康复外科的定义

快速康复外科（fast track surgery，FTS）又称为加速康复外科（enhanced recovery after surgery，ERAS），以循证医学证据为基础，通过优化临床路径，在术前、术中及术后各阶段将外科学、麻醉学、护理学、营养学等多学科进行整合，以减少手术应激及并发症，加速患者康复的临床实践过程。

二、发展历程

丹麦的 Kehlet 教授在 1997 年首先提出 FTS 的概念，2001 年成立了加速康复外科研究小组，将 FTS 正式更名为 ERAS。ERAS 最早在结直肠外科领域成功应用，随后在 2005 年，ERAS 小组发表了第一个临床共识，即《结肠切除手术应用加速康复外科的专家共识》。随着 ERAS 的推广及在多学科领域的成功应用，ERAS 不断得到国际上的重视与认可。目前 ERAS 在欧美国家的结肠、直肠、胃、肝胆、食管、肺、泌尿等多个领域得到推广应用，并发布了多个专家共识及指南。

2007 年，黎介寿院士首次将 ERAS 概念引进中国。最早成功应用于结直肠癌及胃癌领域。随着学术交流的广泛开展，中国抗癌协会、中华医学会、中国医师协会等在全国范围内陆续成立了相应的 ERAS 专业委员并发表了各自领域的 ERAS 专家共识，最具代表的是在 2018 年由中华医学会外科分会及麻醉学分会共同发布的《加速康复外科中国专家共识及路径管理指南（2018 版）》，这些都标志着中国 ERAS 事业正在蓬勃发展。

ERAS 旨在降低患者的应激反应，加快生理功能恢复，减少术后并发症，缩短住院时间，同时不增加再次入院率。对于肿瘤患者来说，减少应激及术后并发症可直接或间接降低肿瘤的复发和转移率，住院时间的缩短为术后早期进行辅助化疗提供了必要条件。因此，ERAS 在肿瘤外科领域体现出更大的优势，较早地在多个学科整合诊治中成功实施并推广。

三、ERAS 的重要环节

如概念所示，ERAS 的多学科整合诊治贯穿于术前、术中及术后多个阶段，其中分为 3 个环节。

（一）术前准备

1. 宣教与访视

肿瘤患者往往更容易出现焦虑甚至抑郁。除了介绍病情、戒烟酒等常规的宣教外，医护人员要通过口头及书面形式告知患者及家属 ERAS 的实施流程与特点，尤其是围手术期进食水的要求，术后早期下床活动、疼痛评估等注意事项。充分让患者知晓自身在 ERAS 中不可替代的重要作用，缓解患者的焦虑及恐惧心理，减少应激的发生。

ERAS 强调了麻醉科医生在围手术期所起的作用及早期介入的重要性。麻醉科医生积极对患者进行风险评估，优化术前、术中、术后患者管理，维持重要器官功能，降低手术应激反应，最小化不良反应（如疼痛、恶心、呕吐等）。麻醉访视是 ERAS 中非常重要的组成部分，必要时应与外科访视共同完成。通过访视，全面掌握患者基础疾病及手术耐受情况。

常用的术前风险评估标准为美国麻醉医师协会（ASA）分级标准。推荐术前应用改良心脏风险指数（revised cardiac risk index，RCRI）来评价患者围手术期发生严重心脏并发症的风险。术前肺功能的测定及并发症风险的评估，有助于手术及麻醉类型的选择。严格戒烟，术前就开始进行的呼吸功能锻炼，术后有效咳嗽及时清除呼吸道分泌物，均有利于患者术后早期下床活动，减少肺部并发症的发生，加速术后康复，缩短住院时间。

肿瘤患者尤其应注意深静脉血栓风险的评估，《中国加速康复外科围术期管理专家共识（2016版）》推荐中、高危患者（Caprini 评分 ≥ 3 分）手术前 2~12h 开始预防性抗血栓治疗，并持续用药至出院或术后 2 周，但需要注意肿瘤患者恶性溃疡出血的风险。高危患者除药物治疗外，必要时应联合机械措施，如间歇性充气压缩泵或弹力袜等。肝胆胰腺肿瘤患者更应该全面评估患者肝功能储备情况。梗阻性黄疸患者的术前减黄治疗尚存争议，纳入 ERAS 路径时需审慎。

通过访视，术前全面评估患者手术及麻醉的风险及耐受性，完善必要的检查，针对并发症及可能的并发症制订相应治疗策略，把患者机体调整到最佳状态，初步确定患者是否可进入 ERAS 相关路径，必要时可采取 MDT 讨论决策。

2. 营养评估

患者的营养状况是 ERAS 能否成功实施的独立预后因素。围手术期营养不良会增加术后并发症的发生率、延长住院天数。有条件的单位，在 ERAS 实施过程中营养科的尽早介入十分必要。中华医学会肠外肠内营养学分会推荐营养风险筛查 2002（nutritional risk screening 2002，NRS2002）作为患者营养风险筛查的工具。当患者存在严重的营养风险，如体重指数（body mass index，BMI）<18.5kg/m^2，半年内体重下降 >10%，无肝肾功能异常但血清白蛋白 <30g/L 等，首选肠内营养支持治疗。当口服不能满足营养需要或合并消化道梗阻时可行肠外营养支持治疗，治疗一般 7~14d 为宜。

3. 肠道准备

机械性肠道准备并不能降低术后感染或吻合口漏的发生率，反而会增加患者的不适感，容易造成老年肿瘤患者电解质紊乱。只推荐应用于需术中肠镜定位或严重便秘的患者，选择性地应用于择期左半结肠及直肠前切除患者，注意需联合口服抗生素。而对包括择期右半结肠切除及腹会阴联合直肠切除的其他腹部手术者，不建议常规进行机械性肠道准备，根据病情仅需术前流质饮食或服用缓泻剂。

4. 术前禁饮食

术前禁饮食是 ERAS 里实施起来比较有挑战的项目。传统观点认为，应术前 10~12h 开始禁食，4h 禁水，胃肠手术禁饮食时间可能会更长。但并无循证医学的证据表明，长时间禁饮食可避免反流误吸的发生。研究表明，长时间禁饮食容易增加患者的负面情绪，使患者处于代谢的应激状态，导致胰岛素抵抗，不利于术后的快速康复。除胃肠道动力障碍、急诊手术等患者外，目前建议术前 6h 可进食淀粉类固体食物，术前 12h 饮用 800mL 12.5% 清亮碳水化合物饮品，术前 2h 饮用量 ≤ 400mL，可有效缓解患者术前的饥饿、口渴及焦虑，保持患者代谢水平，降低术后胰岛素抵抗和高血糖的发生率。

（二）术中操作

手术损伤除了可造成器官功能的改变以外，还会对神经、内分泌和代谢系统产生深远的影响。这些变化的特征体现在分解代谢激素分泌增加，合成代谢激素分泌减少或作用减弱，自主神经系统激活引起的高代谢和心功能增强，肺功能受损，疼痛，胃肠道反应，凝血纤维蛋白溶解系统的改变，肌肉组织分解和免疫系统抑制等。

1. 预防性抗生素的使用

择期腹部大手术预防性应用抗生素可降低术后感染的风险。抗菌药物临床应用指导原则明确了使用原则：①预防用药应同时包括针对需氧菌及厌氧菌；②应在切开皮肤前 0.5~1h 使用；③单一剂量与多剂量方案具有同样的效果，如果手术时间 >3h 或术中出血量 >1000mL，可在术中重复 1 次剂量。

2. 手术方式

用整合医学的思想来看，ERAS 并不等同于微创外科。与传统开放手术相比，腹腔镜手术及达芬奇机器人手术有明显的微创优势。腹盆腔内肿瘤标本的取出方式也由腹部较长的纵切口改进为下腹部小横切口，甚至从自然腔道（直肠、阴道）取出，进一步缩小或消除了腹壁的手术切口，患者手术创伤及术后疼痛明显减轻。总体而言，微创外科更符合 ERAS 的理念，但手术方式的选择需在保障手术质量的前提下根据患者的肿瘤情况及术者手术技术水平决定，开放手术同样也可以完成 ERAS，获得较好的临床预后。

3. 引流管的留置

诸如鼻胃管、导尿管、腹盆腔引流管等各种引流管会引起患者疼痛不适，明显增加术后心理负担，妨碍术后早期下床活动，所以要严格把握引流管留置的适应证。择期腹部手术不推荐常规放置鼻胃管减压，无鼻胃管可降低术后肺不张及肺炎的发生率。确实需要留置者，应在术中麻醉后进行，以减轻患者心理和生理应激反应，评估后可在术后 24h 内拔除。但患者合并幽门梗阻可能术前就需要置鼻胃管减压，术中发现胃壁组织水肿、吻合不满意或术后需要肠内营养者，鼻胃管留置时间需根据病情变化适当延长。

导尿管一般术后 24h 后应拔除，行经腹低位直肠前切除术的患者导尿管可留置 2d 左右。

腹部择期手术患者腹盆腔引流管的留置争议一直存在。《结直肠手术应用加速康复外科中国专家共识（2015 版）》不推荐结肠切除术后常规放置腹腔引流管。《加速康复外科中国专家共识及路径管理指南（2018 版）》亦不推荐结肠切除术后常规留置腹腔引流，但同时指出：结直肠手术可视腹腔及吻合口状况，选择性留置腹腔引流管，在术后排除吻合口漏、腹腔内出血、感染等并发症且肠功能恢复后，可尽早拔除，尤其直肠手术后，可根据术中情况选择盆腔引流管的种类和数量。

尽管无高级别证据支持胃切除后需常规留置腹腔引流管，但胃癌根治术后存在吻合口瘘、出血或淋巴漏风险，故主张在无漏、无感染的情况下早期拔除引流管。

除较复杂的肝脏手术外，一般也不推荐留置腹腔引流管。胰十二指肠切除术后胆漏等并发症发生率较高，建议术后常规留置腹腔引流管，目前有研究聚焦在 ERAS 理念指导下早期拔除引流管。

4. 麻醉管理

可采用全身麻醉、硬膜外阻滞或两者联合的麻醉方案，常选用的全身麻醉药物为丙泊酚、瑞芬太尼、舒芬太尼等短效镇静、短效阿片类镇痛药，

肌松药可考虑罗库溴铵、顺苯磺酸阿曲库铵等，保证患者术后能快速清醒，减少麻醉药物残留效应。术毕应用中长效局麻药进行伤口浸润镇痛已获得广泛的临床认可。

可采用脑电双频指数（bispectral index，BIS）和呼气末浓度（end tidal concentration，EATC）进行术中麻醉深度的监测，肌松监测则有助于避免肌松残余引起低氧血症。腹腔镜手术时，推荐测定动脉血气以指导通气参数的调整，精准检测二氧化碳分压，避免严重高碳酸血症的发生。

推荐应用目标导向液体治疗（goal-directed fluid therapy，GDFT）理念，保证重要脏器血液灌注的同时，严格控制液体入量，避免过度输液。通过优化循环容量，使患者的血容量和心血管功能相匹配，避免容量不足导致机体灌注不足和器官功能障碍，以及容量过负荷导致水钠潴留及心肺功能障碍。

肿瘤患者尤其老年肿瘤患者免疫力低下，对环境适应能力差，术中大量输液、腹腔冲洗等容易造成低体温，加重应激反应，增加出血及感染等风险，延长麻醉苏醒时间。因此，推荐术中常规监测体温并采取保温措施，包括应用暖风设备、保温毯及加温输注和灌注液体等，维持患者中心体温不低于 36℃。

关于血糖的理想控制目标，中华医学会麻醉学分会推荐术中和术后血糖控制在 7.8~10.0mmol/L。围手术期应该在不增加低血糖风险的前提下，尽量避免血糖过高。餐前血糖 ≤ 7.8mmol/L，进食期间血糖、餐后血糖以及随机血糖 ≤ 10.0mmol/L 较为合适。

（三）术后管理

1. 术后疼痛管理

疼痛是术后最常见的症状，容易使患者产生焦虑、恐惧甚至愤怒等负面情绪，加重应激反应，妨碍患者休息、饮食和下床活动，影响快速康复的进程。部分肿瘤患者术前就可能存在疼痛，因此，从术前宣教及访视开始，疼痛管理就应作为核心内容始终贯穿于 ERAS，由麻醉师、外科医生和护理人员共同参与，体现多学科整

合诊疗的优势。

要根据患者自身情况及手术种类制定合适的镇痛策略，ERAS 术后疼痛管理推荐采用多模式镇痛（multimodal analgesis，MMA）方案，以达到减少阿片类药物的用量及不良反应的目的。推荐低剂量阿片类药物（patient controlled analgesia，PCA）结合外周使用非甾体抗炎药（nonsteroidal anti-inflammatory drug，NSAID）的方案。对于胃肠功能不全的患者，尤其需要优化阿片类药物的选择及使用，避免影响胃肠功能的恢复。NSAID 药物使用时需注意其胃肠道反应等副作用。通过术后疼痛管理有效地控制运动痛，促进患者早期经口进食和下床活动。

2. 术后常见并发症

1）术后恶心呕吐（postoperative nausea and vomiting，PONV） 术后 PONV 的发生率为 25%~35%，为患者对医疗不满意和延迟出院的首要原因，因此，PONV 的预防是 ERAS 的重要部分。提倡贯穿围手术期的多模式预防和治疗，包括非药物途径及药物途径两种。非药物途径包括避免使用吸入性麻醉药物，减少阿片类药物的使用，术前尽可能缩短禁饮食时间，不留置或尽早拔除鼻胃管等。止吐药物大体包括类胆碱能、多巴胺能、5-羟色胺、组胺类药物及地塞米松类等。PONV 高危患者提倡应用 2 种或 2 种以上的药物联合防治策略。

2）术后肠麻痹 术后肠麻痹可延迟患者早期经口进食的时间，是术后延迟出院的另一重要因素，甚至决定了腹部手术患者住院时间的长短。目前尚无有效的防治药物，主要依靠综合措施来防治：MMA、减少阿片类药物使用、不留置或尽早拔除鼻胃管、保持围手术期液体平衡、尽量采用微创手术、早期经口进食和下床活动等。另外，口服缓泻剂、术后咀嚼口香糖、中医针灸等措施也可以尝试。

3）严重并发症 常见的严重并发症包括：术后出血、吻合口漏、胆漏、胰漏、肠梗阻、血栓和严重感染等，需要积极干预并及时控制在早期阶段。一旦出现严重并发症，应遵循"3S"原则，即采取积极措施维持患者基本生命体征稳定（sustention）、通过人工或药物的方法来支持患者的脏器功能（support）和补充机体缺乏的各种物质及营养素（supplement）。

3. 术后饮食

传统观念认为要等到肠道通气后才能恢复饮食，但并无高级别证据支持。早期恢复经口饮食，有利于保护肠黏膜屏障，可以促进术后胃肠功能恢复，缩短肠麻痹时间，并不会增加吻合口漏的风险。术后早期进食与恶心呕吐及肠麻痹存在辩证的关系。

直肠及盆腔手术患者，术后 4 h 即可开始经口饮食；结肠及胃切除术后患者，可在术后第 1 天开始清流质饮食，第 2 天可进行半流质饮食；胰腺手术患者，可在术后第 3~4 天逐渐恢复经口饮食。鼓励早期添加口服肠内营养剂，直至出院。饮食摄入量需根据患者的耐受情况逐步增加，当然还需要参考患者的意愿。其间需密切观察患者腹胀、腹泻、恶心、呕吐等情况，评估吻合口漏、肠梗阻及胃瘫等发生的风险。

4. 术后下床活动

术后早期下床活动可增加患者的自信心，有利于促进机体的合成代谢及胃肠蠕动恢复，减少肺部并发症及下肢静脉血栓形成，改善胰岛素抵抗等，也是 ERAS 成功与否的独立因素。当然尽早下床活动需要建立在充分术后镇痛、合理使用引流管的基础上。

应摒弃传统的术后去枕平卧 6 h 及早期需卧床休息的观念，患者术后清醒后即可半卧位或进行适量床上活动，由术后第 1 天在他人协助下下床活动逐渐过渡至独立活动。可以以活动时间或者步行距离为基准，制定目标明确的活动方案。如由每天在协助下活动 1~2h 增加至独立活动 4~6h，由每天在协助下步行 2 周期（25~50m）增加至独立步行 6 周期（50~100m）等。与术后早期恢复饮食的原则相似，活动量需根据患者的耐受情况及时调整，其间密切观察患者的不适。

5. 出院及随访

出院计划是围手术期非常重要的环节之一，医护人员在患者入院宣教时就应与患者及家属进行充分交流，以减少出院时的顾虑。需要特别强调的是，缩短患者住院时间是 ERAS 中的重要环节及指标，但并非终极目的，早期出院的同时必须保证不能增加再次入院率。出院标准与传统手术基本一致，基本标准为患者各项生命体征平稳，无需静脉输液治疗，恢复半流质饮食，口服镇痛药物可良好镇痛，伤口愈合良好，自由活动不受限，患者同意出院等。出院时医护人员应对患者的饮食、药物服用、造口护理、随访时间等注意事项给予指导。患者出院 1 周内可通过电话进行密切随访，出院 7~10d 应至门诊随诊，评估术后恢复情况，讨论进一步抗肿瘤治疗或随访方案等。一般而言，ERAS 的临床随访至少应持续至术后 1 个月。

四、问题及展望

近年来，微创技术的广泛应用、MDT 的推广、循证医学的发展等为 ERAS 成功实施与推广提供了必要的基础。ERAS 充分体现了整合医学的理念，顺利实施要求多学科通力合作，同时也需要医院管理层乃至政府层面的强有力支持。ERAS 实践过程要遵循循证医学证据，更要尊重患者的

客观事实，始终坚持以患者为中心的个体化原则，不可照搬指南及共识，不可简单、机械地理解和实施，也不可过度解读及实施。不可急功近利，要循序渐进并及时总结。《加速康复外科中国专家共识及路径管理指南（2018 版）》中指出建立评估及审查制度，及时对 ERAS 执行质量进行审查，将有利于 ERAS 的持续改进。推荐通过 3 个维度进行评估：① ERAS 对临床结局如住院时间、再入院率、并发症的影响；②功能恢复及患者的体验；③对 ERAS 方案的依从性（或变异性）。Kehlet 教授也指出，相对于随机对照临床试验，连续、大样本、详尽的多中心前瞻性研究，对 ERAS 可能更加有效。

尽管目前 ERAS 取得了诸多进展，但很多相关研究及应用仍处于起步阶段。ERAS 的相关研究需要回归到外科应激反应本质的研究，进一步了解及阐明术后并发症的发病机制。实现以最小创伤获得最快的康复、最佳的疗效，最终达到外科无痛、无风险的理想目标。

（甄亚男 徐忠法）

第 4 节 肿瘤整形外科

2018 年，Springer 出版社正式出版世界第一本英文版 *Oncoplastic Surgery* 专著，笔者将该学科定义为肿瘤整形外科学。它是肿瘤外科的一个分支（亦有整形专家认为是整形外科的一个分支），是一种融合肿瘤外科、整形外科、显微外科等的理论和技术，在肿瘤 MDT 的基础上，以有计划的肿瘤根治性切除加一期修复重建为特征的外科交叉和边缘学科。肿瘤整形外科的治疗包括肿瘤的切除和术后缺损的修复重建两个方面。在恶性肿瘤根治性手术方面，重视癌症的生物学特征和规律、重视癌症的综合治疗原则、重视无菌技术和无瘤技术、合理选择手术适应证均需完

全遵守肿瘤外科治疗原则。目前，外科手术切除仍是恶性肿瘤综合治疗的重要组成部分，部分肿瘤根治性切除术后，局部遗留大而深的复杂创面，存在皮肤、肌肉、骨、血管、神经、肌腱等组织缺损，有些创面的修复十分困难，头颈部、乳腺、胸腹壁、四肢、会阴部等对外形和功能要求较高的部位更是如此。这类创面必须借鉴整形外科技术、显微外科技术、血管外科技术、组织工程和再生医学等技术，使缺损部位的外观和功能得到较为满意的修复。肿瘤整形外科特别强调肿瘤的根治性切除和术后缺损同期完美修复相结合，修复手段的保障使肿瘤根治性手术更加彻底，从而

使得患者的生存期明显延长、生存质量进一步提高。使治疗后的肿瘤患者达到真正意义上的身心康复。

一、肿瘤整形外科的起源

肿瘤整形外科学需要在肿瘤外科与整形外科、显微外科等技术整合的基础上认真开展基础和临床研究，进一步完善理论和创新技术。对该学科产生的历史背景的回顾，我们认为应从追溯整形外科和显微外科的形成与发展开始。

（一）整形外科学的发展

整形外科学是现代外科学的一门分支学科，是研究防治人类创伤、疾病所致先天和后天缺损、畸形、功能障碍，满足美丽、社会需求、情感渴望和愉悦的医学科学。再造整形外科学使用外科、内科和相关医疗手段，对人体组织、器官缺损、畸形、疾病损害进行结构、功能、外形的修复和重建，使用上述手段对正常人体组织、器官进行结构、功能、外形的改造，以达到容颜、形体的美学塑造，被称为美容整形外科学。整形外科学成为一门外科专业的独立学科的历史并不太长。1914年，第一次世界大战造成无数头面器官缺损、躯体和四肢残缺的患者，医护人员在救治这些患者的过程中，积累了大量的修复与重建的实践经验，技术水平得到提升。很多关于整形外科技术的论文和专著相继问世，整形外科专业初步形成。其中，皮肤游离移植的应用和组织移植概念的确定是公认的整形外科诞生的标志。

（二）显微外科学的发展

在整形外科发展的轨迹中，一系列新技术、新理念、新学科的相继产生无疑进一步推动了学科的发展。20世纪60年代，显微外科技术应用于临床并迅速发展。1960年，Jacobson等报告在显微镜下吻合1.6~3.2mm直径小血管，使组织再植与移植成为可能，开启了世界皮瓣外科的研究。中国显微外科在世界显微外科发展史上做出了杰出的贡献。1960年，屠开元、王志先分别在世界上首次开展断肢再植动物实验；1963年，上海市第六人民医院陈中伟等成功实施世界首例断肢再植，陈中伟被誉为"世界断肢再植之父"；1979年，杨果凡发明的前臂桡动脉皮瓣是世界首例主干动脉皮瓣，被誉为"中国皮瓣"；1981年，王炜、鲁开化推动了逆行岛状皮瓣的研究。在我国显微外科的发展史中，以钟世镇院士为代表的解剖工作者，系统开展了显微解剖研究，极大地推动了皮瓣外科技术的发展。钟世镇院士主编出版了我国第一部《显微外科解剖学基础》专著，并最早提出"皮瓣供区血管类型"，是皮瓣外科的重要理论基础。1984年，中国人民解放军第一军医大学（现南方医科大学）徐达传、罗力生在世界上最早从解剖及临床两方面报道了股前外侧皮瓣，该皮瓣目前应用最广，被称为"万能皮瓣"；1988年，孙弘、侯春林、杨志明主编出版了我国第一部《带血管蒂皮瓣肌皮瓣转移术》专著，有力推动了我国带蒂皮瓣的发展；2005年，第一届全国穿支皮瓣研讨会在宁夏召开，此后定期召开至今，有力推动了我国穿支皮瓣的发展。2010年，上海交通大学医学院附属第九人民医院章一新在世界显微外科学会提出了重建显微外科的经济学概念，并提出了"KISS"皮瓣、"接力皮瓣""预扩张与预构皮瓣结合"等供区保护新理念。2013年，唐茂林、徐永清、张世民主编出版了我国第一部《穿支皮瓣的应用解剖与临床》学术专著。在我国皮瓣外科的发展中，"点""线""面"（顾玉东，1983年）"弧"（侯春林，1988年）的提出，已成为皮瓣选择和设计的指导原则，大大促进了我国整形外科技术和显微外科技术的进步。颅面外科应用开颅、移动眼眶框架、重新组合排列颅面骨结构及进行植骨固定等复杂手术矫治和重塑多种类型的严重颅面畸形，为患者提供了一个改头换面、重新塑形的面容再造的机会。20世纪60年代以来发展的皮肤扩张技术应用于全身多个部位，在增加皮瓣面积的同时也扩大了组织缺损修复的区域。20世纪90年代，组织工程学的出现和发展使体外培育人体某些组织或器官成为可能，从而改变了整形外科创伤修复与器官再造的传统概念与模式。基因治疗、移植免疫和数字化技术也不同程度地进入了整形外科领域，促进整形外科发展成为一个具有鲜明特色的学科。上述整形和修复重建的理论和技术的进步为肿瘤整形外科学的诞生打下了坚实的基础。

（三）肿瘤整形外科的产生

恶性肿瘤已经成为导致人类死亡的重要诱因，2018 年，全世界约有 960 万人死于恶性肿瘤。在中国，恶性肿瘤已经成为位居第 2 的致死原因。肿瘤整形外科学是肿瘤外科学、整形外科学和显微外科学等学科相互融合后，针对良恶性肿瘤术后缺损的修复和相关问题进一步深入研究的产物。肿瘤外科学用手术方法将肿瘤切除，对大多数早期和较早期实体肿瘤而言，手术仍然是首选的治疗方法。整形外科学的发展为肿瘤整形外科学提供了丰富的修复手段。传统肿瘤外科根治手术后给患者带来了毁容、组织与器官缺损及功能缺失的弊端，随着 5 年生存率的提高，患者渴望医生在肿瘤治疗过程中提供更完美的修复，这为肿瘤整形外科学产生提供了土壤。由于恶性肿瘤具有无限性生长以及多处转移的生物学特性，通过外科手术切除病灶的方法仍然是综合治疗模式的重要组成部分，可为患者自身免疫力的提高及机体康复创造了有利的条件，以期达到提高治愈率及延长生存期的目的。恶性肿瘤根治术的共同原则起源于 1890 年 Halsted 创立的典型乳腺癌根治术，主要包括：①手术中不切割亦不显露肿瘤组织；②将原发癌与所属区域淋巴结行连续整块切除。到 20 世纪 60 年代，人们开始重视复发的预防，同时手术中强调无瘤技术。此时，肿瘤外科有逐渐区别于普通外科、独立门户之势。随着相关学科的突飞猛进，肿瘤外科已从单纯讲究手术发展成为一门学术很强的专业。但是，对患者行根治性切除后，常常遗留大而深的创面，甚至可能伴随着血管、神经、肌腱的暴露，肿瘤治疗过程中伴随的放射治疗、药物化疗对上述创面的愈合会产生负面影响，这类患者的创面修复往往较为困难。尤其是口腔颌面部、胸壁乳腺和会阴部等对外形和功能要求较高的部位更是如此。这种创面用一般的外科方法是难以修复的，过去由于缺乏修复手段，部分患者肿瘤无法彻底切除干净，另一部分局部晚期恶性肿瘤患者放弃外科治疗。肿瘤整形外科能够提高恶性肿瘤的外科手术的根治率，从而提高患者的 5 年生存率。另一方面，肿瘤整形外科注重功能重建技术和整形美容技术在肿瘤外科的应用，使患者的术后缺损部位能获得较为满意的功能和外观恢复。这种躯体与功能的恢复对于减轻或消除患者的心理负担，增强患者战胜疾病的自信心有重要意义，从而提高了患者的生存质量。

二、肿瘤整形外科学的发展历程和现况

（一）国际肿瘤整形外科的探索

国际上肿瘤外科与整形外科手术结合可追溯到 18 世纪，最早记载的乳房重建手术是 1887 年由法国外科医生 Verneuil 医生开展的，他使用健侧的乳房组织移植到对侧，成功重建了患侧缺失的乳房。当乳腺癌的治疗发展到保乳时代，腺体的部分切除和保留乳头乳晕及皮肤的腺体切除术式开展后，如何恢复患侧乳房的自然外观成为肿瘤彻底切除之后的又一重要目标。德国的 Dieffenbach 等在切除头颈部恶性肿瘤后，利用局部组织移植对患者的面颊部和鼻子进行整形。20 世纪初，意大利的 Iginio Tansini 首先使用背阔肌皮瓣修复皮肤的缺损。1955 年，Owens 使用肌皮瓣转移修复头颈肿瘤切除术所致的面部毁损。20 世纪中叶以来，肿瘤外科医生越来越认识到整形再造外科学对肿瘤切除手术有着重要的作用，并不断进行各种形式的探索。Mcgregor 在 1963 年首次使用皮瓣一期修复口腔癌术后软组织的缺损。1964 年，学者与医疗工作者认为一期修复不仅对肿瘤患者是必要的，对外伤患者也是可行的，且将其列为口腔颌面部缺损的首选。1965 年，Bakamjian 从胸前区提取皮瓣（所谓带蒂胸大肌皮瓣）来修复口腔面部的缺损，带蒂胸大肌皮瓣成为口腔颌面部肿瘤切除术后缺损修复的常用皮瓣。1977 年，Bakamjian 和 Littlewood 等报道了使用颈部带蒂瓣修复口腔颌面部癌切除术后的软组织缺损。1996 年，Mcgregor 和 Reid 等报道了使用皮瓣即期修复面颊部鳞癌切除术后缺

损。20 世纪 70 年代，肌皮瓣和微血管化组织皮瓣的移植得到发展和成熟，成为肿瘤切除术后修复的主流。20 世纪 90 年代，德国医生 Werner Audrescht 提出 "oncoplastic surgery" 这个描述性词汇，用于描述肿瘤外科医生需要与整形外科医生联合手术，但是缺乏具体的定义与理论。在此之前，John M.Opitz 于 1978 年提出 "oncoplastic" 一词，用以描述在人体胚胎发育过程中的一种肿瘤样修复表现。目前，国外学界对于肿瘤整形外科学还没有权威释义。早期肿瘤外科与整形外科技术的联合应用均为临床经验探讨，多见于乳腺肿瘤外科与头颈肿瘤外科领域的报道。2009 年，美国出版了 *Oncoplastic Surgery of the Breast*，该专著对乳腺肿瘤的切除与修复提供了部分临床经验，但缺乏系统的理论研究与整体性阐述。美国 MD Anderson 癌症中心的整形外科中心已经成立 10 余年，2014 年，Valerae O. Lewis 正式担任肿瘤整形外科主任。目前，我们尚未发现国外有对肿瘤整形外科理论体系的完整报道。

（二）中国肿瘤整形外科的发展

在我国，整形外科与肿瘤外科技术的结合起步均相对较晚，运用皮瓣进行局部组织的缺损修复开始于 20 世纪 70 年代。1973 年，杨东岳首次将腹股沟皮瓣进行血管吻合，修复面颊部肿瘤切除术后的缺损。肿瘤整形外科的发展相对缓慢的原因较多，其中技术层面的限制是一个比较重要的影响因素。20 世纪 70 年代以前整形外科进行皮瓣移植，都需一个带蒂过程，这就需要经过多次带蒂移植手术和一定的肢体固定，患者住院时间长，痛苦亦多。这种传统转移移植方法限制了许多肿瘤根治性切除后一期整复的手术方案设计。长期以来，肿瘤患者慑于癌的后果，患者在肿瘤外科积极要求切除癌性病灶，后期又因切除后的畸形再次进入整形外科积极要求修复重建。这种肿瘤根治性手术和修复重建分期完成的治疗模式，使肿瘤外科医生和整形外科缺乏沟通，造成患者失去了许多效果最佳的一期整复机会。在没有组织瓣修复技术之前，许多局部晚期肿瘤患者由于根治手术之后组织缺损无法修复而放弃了手术治

疗的机会，即便是勉强开展根治性手术，由于局部组织缺损严重也会对患者造成严重的毁容与器官功能残缺。现在，由于整形外科提供了大量的组织修复技术，不但保证了根治手术的完成，提高了局部的切除率，而且通过组织修复技术，达到修复局部的组织缺损与重建局部功能的目的。为了高质量完成组织修复与功能重建，要求从事肿瘤整形外科医生同时具有扎实的美容外科知识与技能，在组织修复重建时要注意组织器官亚单位的修复、美容修复、组织再生与功能修复，以便大幅度提高患者手术后的生活质量。20 世纪 80 年代以来，在肿瘤切除范围上几乎已达到了患者身体所能承受的极限，在这样的背景下，怎样设计更为合理的外科治疗方案，在治疗疾病的同时提升患者的生活质量成为众多学者关注的问题。从 20 世纪 70 年代开始，随着显微外科技术的掌握，国内外的肿瘤外科学者不断地将显微学科技术和整形外科技术吸收到自己的专业来，开辟了肿瘤一期修复重建的新篇章，例如，张涤生等相继报道了应用胸大肌皮瓣、游离前臂皮瓣、背阔肌皮瓣、游离空肠代食管等一期修复重建头颈外科术后缺损的文章。20 世纪 80 年代，王弘仕报道了由肿瘤外科医生首先在临床应用舌骨下肌皮瓣一期修复舌和口底等获得成功。20 世纪 90 年代为了解决部分舌骨下肌皮瓣发生静脉回流障碍，周晓报道了保留变异静脉的舌骨下肌皮瓣和切断静脉再吻合的舌骨下肌皮瓣两种手术方法。李赞报道了胸肩峰动脉穿支皮瓣，此外，李赞教授团队近年发表了系列乳房再造总结性文章，结合中国实际国情和中国人体质特点介绍了适合中国女性再造乳房的系列方法，极大促进了中国乳房再造整形专业的发展，而且在乳腺肿瘤整形外科领域发表了全世界病例数量最大、随访时间较长的系列回顾性研究分析文章，证明乳腺肿瘤整形外科技术不仅可以恢复患者的外观功能和心理自信，而且可以在提高患者生存质量的同时有效延长生存期。可以说正是因为显微外科技术的不断成熟与发展，为肿瘤外科与整形外科的充分融合提供了必要的技术支持，为肿瘤外科治疗方案的革新及肿瘤整形外科的出现提供了保障，从而促进了整个学科的发展。

（三）肿瘤整形外科概念的提出

国内肿瘤整形外科理论体系的提出首次出现在《中国肿瘤》杂志 2001 年第 10 卷第 12 期《浅谈肿瘤整形外科形成的必要性》一文中。该文章提出了肿瘤整形外科学的概念，并简述了肿瘤整形外科产生的历史背景、名称、性质、范围、治疗原则及有待研究的问题。2013 年 2 月，周晓教授、曹谊林教授、胡炳强教授联合国内外相关领域专家出版了《肿瘤整形外科学》，这是一部系统阐述肿瘤整形外科学理论体系的中文专业论著。2013 年 5 月，周晓受邀在第十二次全国整形外科学术大会做的"中国肿瘤整形外科学的诞生"专题报告引起热烈反响，体现了肿瘤整形外科在中国整形外科学术界得到高度认可。2017 年 8 月，由周晓教授担任第一主编的 *Oncoplastic Surgery* 在全球发行，该书由 Springer 出版社和浙江科技出版社联合翻译出版。

（四）中国肿瘤整形外科学的发展和现状

经过数十年的发展，国内肿瘤整形专科取得了长足进步，不少综合性医院或实力较强的肿瘤专科医院已经开始培养自己的整形修复专业团队，较有代表性的如我国整形外科发源地之一的上海交通大学医学院附属第九人民医院，邱蔚六院士在 70 年代就注重整形外科技术在口腔颌面外科的应用，王炜教授完成了大量高难度的肿瘤整形手术。整形外科林晓曦教授成立了血管瘤外科，并成立了中华医学会整形外科学分会血管瘤学组。1991—1992 年，周晓教授从上海交通大学医学院附属第九人民医院进修回湖南后，积极从事肿瘤整形外科相关研究，开展肿瘤整形研究室的前期筹备工作。2003 年，湖南省肿瘤医院建立中国第一个肿瘤整形外科研究室。2007 年，湖南省肿瘤医院组建中国第一个肿瘤整形外科，每年开展上千台与肿瘤整形相关的手术，吸引了大批对肿瘤整形技术感兴趣的进修医生。2012 年，组织工程国家工程研究中心湖南分中心与湖南省肿瘤医院肿瘤整形外科研究室"联姻"落户长沙，同年 10 月，中华医学会整形外科分会肿瘤整形外科学组

成立。2013 年，湖南省肿瘤整形外科临床医疗技术研究中心获湖南省科技厅立项资助，同年 5 月，肿瘤整形外科学院士论坛在长沙举行。2012—2018 年，共举办四届全国肿瘤整形外科研讨会以及全国肿瘤整形外科学组年会。2004—2020 年，共举办十一届全国肿瘤整形外科学习班，培训来自全国各地知名医疗机构学员 500 余名，国内从事肿瘤整形外科的医师队伍也初具规模。另外，由邢新教授牵头的长海医院（现海军军医大学附属医院）整形外科较早成立了体表肿瘤整形中心，西京医院成立了体表肿瘤整形外科学组，天津肿瘤医院也成立了乳腺肿瘤整形外科，等等。与此同时，整形外科医生也高度关注与支持肿瘤整形外科的发展，如中国医学科学院整形外科医院、西京医院整形外科医院等成立了肿瘤整形外科治疗小组，这些医院积极开展了部分良性肿瘤的切除、修复以及肿瘤术后的二期修复工作，目前正在加强学习肿瘤的外科治疗、放疗、化疗的综合治疗。2016 年，由周晓教授牵头成立中国医疗保健国际交流促进会肿瘤整形外科与功能性外科分会。2017 年，中华医学会组织修复与再生分会头颈部组织修复与再生学组成立。2018 年，中国康复医学会修复重建外科专业委员会体表肿瘤整形外科学组成立。2019 年，中国抗癌协会肿瘤整形专业委员会成立，河南省、天津市等地区也相继成立了省级抗癌协会肿瘤整形外科专业委员会。中国是最早成立肿瘤整形外科学术团体的国家，肿瘤整形外科的理论得到了樊代明院士、付小兵院士、韩德民院士、于金明院士、王炜教授、曹谊林教授等权威专家的指导和帮助，并在全国范围内得到了同行的认可。

三、肿瘤整形外科的基本原则

（一）肿瘤整形外科的治疗范围

周晓等在国内外率先从整形外科学、显微外科学、美容整形学、组织工程学和循证医学等角度，详细论述肿瘤外科学与其他相关学科的关系，提出了肿瘤整形外科学的概念。并指出，肿瘤整形

外科的治疗范围主要是肿瘤切除后的皮肤、黏膜、肌肉、神经、骨骼及某些器官缺损的修复和重建。要求在制定手术方案时，充分考虑放射治疗、化学治疗、肿瘤复发、肿瘤种植、肿瘤转移及其他相关因素的影响，在保证肿瘤病灶彻底切除干净的基础上，解决肿瘤病灶切除后的组织、器官缺损的修复和功能重建问题。肿瘤整形外科涉及的解剖部位比较广泛，与临床各科室有着密切的联系。例如，修复头颈部的缺损与耳鼻咽喉头颈外科、口腔颌面外科、眼科、脑外科相交叉，修复乳腺、躯干、肢体的缺损与乳腺外科、胸外科、普外科、手外科、骨科相交叉，修复外生殖器的缺损与妇瘤科、妇科、泌尿外科相交叉。

（二）肿瘤整形外科的治疗原则

恶性肿瘤具有浸润性和转移性的生物学特性，大多数的恶性肿瘤不仅在局部出现浸润性生长，还出现癌灶周围淋巴结转移和远处转移。因此，肿瘤外科治疗除遵循外科学一般原则外，还应重视癌的生物特性和规律，重视癌的综合治疗原则，重视无菌技术和无瘤技术，肿瘤手术适应证的选择应完全遵守肿瘤外科原则。肿瘤整形外科在治疗上还包括肿瘤术后缺损的修复重建。在肿瘤根治术完成后，应用整形外科、显微外科技术来修复手术所造成的某些重要部位的缺损，力求恢复功能及外形。主要注意点包括：①依据不同肿瘤疾病的特点，选择适宜的病例实施外科治疗肿瘤外科治疗与病理诊断密切相关，病理学诊断能提供肿瘤组织学类型、组织学分级、原发部位和手术切缘是否安全等重要结果，它是医生治疗的最重要依据，即诊断和治疗的"金标准"。②最大限度地切除肿瘤组织，最大限度地保留器官和机体的正常功能。当两个原则发生矛盾时，后者应服从前者。需要强调的是术前的评估是相对的，大部分肿瘤外科手术要根据术中的探查情况确定具体术式，如肿瘤是否切干净是以术中快速病理切片回报切缘是否有肿瘤细胞作为依据。③充分认识外科治疗的局限性，遵循在肿瘤个体化基础上综合治疗的原则。我们仍然强调早期发现、早期诊断、早期治疗这一肿瘤治疗的一般原则，我

们也应当遵循不同肿瘤疾病的发展规律，充分掌握肿瘤外科治疗的适应证，既反对无原则地过度外科治疗，也不赞同过分消极保守的态度，使一些可能有手术机会的患者失去了手术治疗的机会。今天肿瘤外科治疗的目标不仅是使肿瘤患者获得更长的生存期，而且要有更好的生活质量。④遵循"无瘤"操作原则。医护人员在肿瘤诊治过程中，检查或操作不当可能造成肿瘤细胞播散。肿瘤外科既强调一般外科所要求的无菌原则，还要遵循"无瘤"操作原则。针对每一个需要接受肿瘤整形外科治疗的患者，要根据肿瘤外科的原则严格掌握手术适应证，并在术前制定一个完整的综合治疗计划，合理选择手术、放疗、化疗等措施，合理制定根治性手术的治疗方案，合理选择根治性手术后组织缺损的修复方案。⑤根据患者的遗传背景及肿瘤组织的分子生物学特征，进行精准治疗。

（三）肿瘤整形外科的诊断原则

正确的肿瘤诊断是肿瘤治疗，尤其是进行肿瘤整形外科手术的先决条件。肿瘤诊断是一个多学科的综合分析过程，主要依赖病理学诊断、肿瘤标志物分子诊断及影像学诊断。通过对病变的恶性程度及分期的诊断指导医生选用合理的治疗方案。肿瘤外科的肿瘤诊断及 TNM 分期由国际抗癌联盟提出，目前被广泛采用，肿瘤整形外科也采用该分期法。

1. 病理学诊断

病理学诊断主要包括细胞病理学诊断和组织病理学诊断。前者依据脱落细胞学或穿刺细胞学及外周血涂片检查，取材方便且易被接受，被临床广泛应用。后者是肿瘤组织经空芯针穿刺、钳取、切取或切除后，制成病理切片进行组织学检查而作出的诊断。另外，通过免疫组织化学检查，利用特异抗体与组织切片中的相关抗原结合，经过荧光素、过氧化物酶、金属离子等显色剂的处理，可使抗原－抗体结合物显现出来。该方法具有特异性强、敏感性高、定位准确、形态与功能相结合等优点，对提高肿瘤诊断准确率、判别组织来源、发现微小癌灶、正确分期及恶性程度判断等

有重要意义。在各种肿瘤诊断技术中，病理学诊断至今仍被称为"金标准"。尽管如此，病理诊断仍存在局限性。这主要与临床医生在标本获取、制片质量和阅片能力上存在偏差有关，因而病理学诊断常需结合临床表现、手术所见、肉眼变化等特征综合判断后作出。

2. 肿瘤标志物分子诊断

肿瘤标志物伴随肿瘤出现，由肿瘤细胞产生和分泌，反映了体内肿瘤的存在，具有敏感性高和特异性强的特点。它包括：①酶类肿瘤标志物，如前列腺特异性抗原（PSA）、基质金属蛋白酶（MMP）和碱性磷酸酶（ACP）等；②激素类肿瘤标志物，如人绒毛膜促性腺激素（HCG）等；③胚胎抗原类肿瘤标志物，如甲胎蛋白（AFP）和癌症抗原（CEA）等；④糖蛋白类肿瘤标志物，如 CA-125 等；⑤受体类肿瘤标志物，如表皮生长因子受体（EGFR）等。

3. 影像学诊断

影像学诊断是指通过某种方法形成人体组织或器官的影像而作出的诊断，影像学诊断在肿瘤早期发现、诊断和治疗中起着非常重要的作用。包括 X 线、CT、MRI、核医学、超声医学和介入放射学等学科，各学科检查互有优势和缺陷。超声检查属无创伤性检查技术，可重复观察，易操作，但缺乏特异性，MRI 对组织分辨率极佳，解剖结构和病变显示清楚，但对心脏起搏器或体内磁性物质的患者，不能检查。

4. 肿瘤分期

在明确病变性质以后，恶性肿瘤的分期有助于合理制定治疗方案，正确地评估疗效，判断预后，应在治疗开始前尽量完成临床分期诊断，TNM 分期法是肿瘤诊断的前提条件。T 是指原发肿瘤（tumor），N 是指区域淋巴结转移（lymph node），M 为远处转移（metastasis）。再根据癌灶大小及浸润深度等在字母后以 0~4 的数字表示肿瘤发展程度：1 代表小，4 代表大，0 为无，以此三项决定分期，临床无法判断肿瘤体积的则以 T_x 表示。肿瘤分期有临床分期（cTNM）及术后临床病理分期（pTNM），其具体标准由各专业会议协定。如甲状腺癌分期如下：Ⅰ 期为 $T_1N_0M_0$，Ⅱ 期为 T_2 或 $T_3N_0M_0$，Ⅲ 期为 $T_4N_0M_0$ 或任何 TN_1M_0，Ⅳ 期为任何 TNM_1。

肿瘤整形外科对缺损组织的修复和功能重建提出了更高的要求。当肿瘤根治手术造成患者皮肤组织、骨组织、肌肉组织、神经组织、脂肪组织等组织缺损时，应用显微外科、整形外科、数字化医学、组织工程等技术的修复手段，实现缺什么组织补什么组织，达到组织器官精准修复和功能重建的目标。

四、肿瘤整形外科常用修复技术

（一）穿支皮瓣在肿瘤整形外科的应用

在广大肿瘤外科医生熟练掌握经典皮瓣修复技术的基础上，穿支皮瓣的应用为肿瘤术后缺损的精准修复提供了基础。穿支皮瓣（perforator flap）是由穿支血管供血的皮瓣。穿支血管由深部血管发出，穿经肌肉、肌肉间隔或肌肉间隙后，由深筋膜穿出，供养浅筋膜组织和皮肤。穿支皮瓣的解剖最早由钟士镇等于 1982 年报道，是以肌间隔血管分支为血供的不带主干动脉的肌间隔皮瓣。1988 年，SS Kroll 和 L Rosenfield 首先提出了"穿支蒂瓣"（perforator-based flap）的概念。1989 年，L Koshima 和 Soeda 首先报道了以肌皮穿支血管为蒂的游离皮瓣，并提出了穿支皮瓣的概念。穿支皮瓣一经提出，因其修复外形满意，对供区损伤较小等优点在临床上得到了广泛应用和推广。

穿支皮瓣的理念和技术不断发展，使穿支皮瓣的形式日益丰富，其适用范围也更加广泛。穿支皮瓣更薄、更大，且可以同时修复各种复杂缺损，还可以重建皮瓣感觉及各种组织结构，对穿支皮瓣的供区损伤也可达到最小化。此外，为了满足不同的临床需要，还相应发展出血流桥接穿支皮瓣、联体穿支皮瓣、螺旋桨穿支皮瓣、神经营养血管穿支皮瓣、静脉营养血管穿支皮瓣和链式血管穿支皮瓣等，使得穿支皮瓣的修复效果更加满意。目前，肿瘤整形外科应用较广泛的还是股前外侧穿支皮瓣、腹壁下动脉穿支皮瓣和背阔肌皮瓣等经典组织瓣，随着整形外科和显微修复重建外科的不断发展，将会有更多的不同来源、不同形式的穿支皮瓣出现，以求更加灵活完美地完成肿瘤修复重建的目的。新兴的3D模拟技术、有限元分析技术、皮瓣导航技术、生物材料技术等的联合应用，使显微修复重建外科和肿瘤整形外科必将迎来持久而深远的发展。同时需要强调，皮瓣外科的核心理念从未改变，穿支皮瓣的概念和技术始终应遵从整形修复重建外科基础，以避免为了标新立异、炫耀手术技巧而造成患者不必要的损失，从而违背治疗原则和理念。

（二）体表肿瘤切除后的修复和美学再造

一些位于体表的肿瘤在手术切除后往往留下较为巨大的组织缺损，严重影响患者的外貌和器官功能，在对创面修复的同时，医生不仅要考虑到功能和外观的恢复，更要综合考虑肿瘤的后续治疗和术后患者的生存质量。近年来，随着医疗技术和人民生活水平的不断进步、发展，单纯切除治疗已经很难满足人们的要求，因此，如何在切除肿瘤的同时更合理、美观地进行修复重建越来越受到医患双方的关注。

体表肿瘤切除后在切口愈合过程中将不可避免的产生瘢痕，选择合适的切口可尽量减少瘢痕的形成，而达到满意的美学效果。身体同一部位的切口因设计的不同，术后的效果也有很大差异，其中影响最大的是伤口的张力，因此体表切口的设计应遵循下列原则：①切口的走向应顺皮纹或皱纹方向；②将切口尽量设计在隐蔽的地方，术后的瘢痕可被很好地隐藏，如乳房肿块的切除将切口选在乳房下皱襞、乳晕旁或腋窝，术后瘢痕较难被发现；③切口的形状对术后外观也有重要影响，一般将可拉拢缝合的切口设计成长梭形，这样可避免缝合时形成"猫耳"而影响外观；④避免形成跨越关节的直线切口。

缝合技术是关系到术后美学效果的另一个重要因素，精细的缝合和良好的组织对合可有效减少术后切口瘢痕的形成。根据进针方式不同缝合方法可分为单纯间断缝合、垂直褥式缝合、水平褥式缝合、皮下连续缝合、半包埋水平褥式缝合、连续缝合、皮钉缝合及切口胶等方式。

（三）皮肤软组织扩张术

皮肤软组织扩张术（skin soft tissue expansion）简称皮肤扩张术，通常是指将皮肤软组织扩张器植入正常皮肤软组织下，通过注射壶向扩张囊内注射液体而增加扩张器的容积，使其对表面皮肤软组织产生压力，通过扩张机制对局部的作用，使组织和表皮细胞的分裂增殖及细胞间隙拉大，从而增加皮肤面积，或通过皮肤外部的机械牵引使皮肤软组织扩张延伸，利用新增加的皮肤软组织进行组织修复和器官再造的一种方法。被称为"20世纪整形外科发展史上伟大的革命性创造和划时代、里程碑性的成果"。

头面部巨大良性肿瘤最好的治疗方法是切除，切除后遗留的缺损常采用皮片移植、皮瓣移植修复。游离皮片移植术后皮片回缩、色素沉着、后期瘢痕挛缩导致移位畸形、供区瘢痕及色沉等，因此游离皮片移植不是最理想的修复方法。在邻近皮瓣修复方法中，供区与受区皮肤色泽、质地接近，但是因皮瓣的长宽度比及移植距离受到明显限制，局部亦容易形成牵拉变形，往往达不到预期效果。头面部良性肿瘤边界清楚，生长缓慢，为医生提供了充足的时间进行修复准备，经过正常皮肤预扩张，可提供足够的皮肤软组织。在扩张期间，皮肤良性肿瘤面积和性质一般不会发生变化。按病灶所在部位、面积、形状，选择适合扩张器的大小及形状，二期手术时，能通过扩张所获得的额外皮瓣达到修复目的。因此，扩张皮瓣在体表巨大良性肿瘤切除修复中应用广泛。

（四）血管外科技术

血管修复重建要求操作精细、轻柔、准确、无损伤。手术操作失误，可能导致不同程度地出血、血栓形成、远端组织缺血坏死等严重后果，甚至危及患者生命。手术操作包括显露、分离、阻断、切开、缝合、吻合、移植等，为了使手术顺利完成，达到良好的手术效果，必须具备一套特殊的血管手术器械，包括各种尺寸、形状的无损伤血管钳、血管镊、剪刀、血管内膜剥离器、各种型号的无损伤缝针、血管缝线等。

成功的血管修复重建操作，尤其是在肿瘤外

科手术时的血管修复重建，必须依赖血管外科基础理论和操作技术、严谨的术前诊断、周密的术前准备和围手术期处理。良好的切口显露和组织分离，恰当选择血管重建方法，彻底止血，必要的抗凝治疗等都是血管重建技术的重要环节。

由于手术技术、手术器械以及血管移植、缝合材料的迅速发展，在 20 世纪 50 年代以后，血管修复重建技术得到了广泛应用，与外科其他领域的合作也更加紧密，尤其是近 10 年来在肿瘤外科领域，使一些曾经认为的手术禁区内病变的治疗获得了突破性的进展。同时，显微血管吻合外科技术的广泛应用，也进一步提高了原发灶根治性切除范围和患者的生活质量。血管修复重建技术，是每一位外科医生必备的基本技术。在任何一台手术当中，都会涉及血管的分离和处理，掌握血管外科处理的基本原则和技巧，可以减少很多不必要的并发症。对需要进行人造血管置换的患者，必须严格掌握手术适应证。中晚期恶性肿瘤局部侵犯大血管时，若能熟练掌握血管外科分离、修复、置换技术，外科医生可以更加彻底地根治肿瘤。

（五）生物材料与 3D 打印技术

3D 打印是通过具有三维制造能力的打印机实现快速成型的一种技术，属于增材制造的范畴。自 20 世纪 80 年代开始首先应用于航天、建筑、汽车模具制造，军事领域。自 20 世纪 90 年代开始应用于医学临床领域，以 CT、MRI、超声等医学影像的原始数据为基础，经过数字化软件设计，运用可黏合材料，通过增材制造法运用逐层叠加的方式来构造物理实体。在医学临床领域方面，其最大的优点是满足个性化设计需求。为病患个体提供个性化的诊断、治疗，特别是外科手术治疗方案，从而达到个性化和精准治疗的目的。3D 打印技术在肿瘤整形外科的应用范围主要包括：①在肿瘤整形外科临床教学中的应用；②辅助肿瘤切除；③辅助肿瘤切除术后整形修复；④打印植入物用于缺损修复；⑤联合术中导航系统或者混合现实技术有望实现数字化的术中实时导航；⑥结合生物材料和生物 3D 打印技术，用于术后缺损修复和功能重建，这是未来的发展方向。

生物材料（biomaterial）是指应用于人体体内，也包括间接与人体接触的材料，所以它是体内植入材料、医疗用材料和假肢用材料的总称，在临床医学上是非药物性的。国际标准化组织（ISO）1987 年对生物材料定义为：以医疗为目的，用于和活组织接触，以重建功能的无生命材料，包括那些具有生物相容性的或生物降解性的材料。2018 年 6 月 11 日至 12 日，在由国际生物材料科学与工程学会联合会主办的"第二次生物材料定义会"上，四川大学教授、中国工程院院士张兴栋建议的"组织诱导性生物材料"经大会投票通过后作为新定义列入了"生物材料定义"，这也是由我国科学家首次提出的生物材料定义。"组织诱导性生物材料"就是在人体内植入的无生命的人工材料，它能诱导生命组织器官再生，调动人体自身修复功能。目前，用于临床的生物材料种类繁多，根据材料的属性、功能、来源、使用部位、使用要求等不同的标准分类方法各异。较为常用的是按照生物材料的属性进行分类，包括医用金属材料、医用无机非金属材料、医院高分子生物材料、医用复合材料等。按照来源的不同，生物材料分为天然材料及人工合成材料两种。为了保证临床应用的安全性与有效性，我们对各种来源的生物材料提出了统一的要求：①生物相容性好；②合适的强度；③稳定性好。其他方面的要求还包括非磁性，便于加工、塑形，易于消毒、灭菌等。在肿瘤整形外科领域，新兴的生物材料在骨缺损修复中使用最多，在术后软骨及软组织缺损的修复中也较常用到。

颅颌面部肿瘤术后缺损常造成面部功能缺损及美观缺失，赝复体修复是最常用的修复手段之一。颌面赝复材料根据应用部位分为口腔赝复材料和颜面部赝复材料，前者要求具有良好的生物相容性和耐生物老化性，后者要求具有良好的美观仿真性能。根据材质分为软质和硬质，前者主要有丙烯酸酯类软塑料、聚氨酯弹性体和硅橡胶，后者主要有聚甲基丙烯酸甲酯。成功的颌面赝复取决于其材料的耐久性、生物相容性、弹性、质量、颜色、卫生、热导率、易用性和质地等因素。

（六）术后神经修复与功能重建

当恶性肿瘤侵犯重要周围神经造成损伤时，

许多患者没有进行神经修复，可能引起严重的相应神经功能障碍。以面神经为例，积极寻找修复方法可以一定程度恢复患者的神经功能。面神经（facial nerve）是第Ⅶ对脑神经，为混合性神经，其中大部分属运动神经纤维，小部分为感觉和副交感神经纤维构成的中间神经。面神经瘫痪（即面神经麻痹，简称面瘫）是指各种因素导致面神经功能受损，以至面部表情肌（面肌）自主运动功能丧失及面部肌肉因失去营养而萎缩畸形的病症群。

常见的与肿瘤相关的面瘫有如下几种：①因肿瘤直接侵蚀面神经引发面神经麻痹，如面神经瘤等。②因肿瘤生长压迫邻近的面神经所致面神经麻痹，如脑听神经瘤、中耳鳞状细胞癌、脑膜瘤、神经鞘瘤或其他恶性肿瘤。③因肿瘤手术切除的同时将面神经及面肌切除所致的面瘫，如面颊部恶性肿瘤切除术、外耳肿瘤切除术、乳突根治术、听神经瘤摘除术、腮腺肿瘤切除术及神经纤维瘤切除术等。④因手术操作意外，医源性损伤面神经所致面瘫，如颊部、腮腺、乳突手术等。根据面神经结构损伤的程度及神经损伤的解剖结构和损伤后的病理变化，Sunderland将面神经损伤分为五度，该分类法对面瘫的预后评估和手术时机的选择具有重要的指导意义。

· Ⅰ度：传导阻滞，神经纤维的连续性保持完整，无华勒变性。髓鞘损伤，损伤部位沿轴突的神经传导生理性中段，轴突没有断裂。通常在3~4周内自行恢复。

· Ⅱ度：轴突中断，但神经内膜管完整，损伤远端发生沃勒变性，近端一个或多个结间段发生变性，神经内膜管保持完整（Schwann细胞基地膜）为轴突再生提供了完好的解剖通道。可自行恢复，轴突以每天1~2mm速度向远端生长。

· Ⅲ度：轴突和内膜管断裂，但神经束膜保持完整。由于神经内膜管的破坏，导致结构紊乱。有自行恢复的可能性，但由于神经内膜瘢痕化，恢复常不完全。

· Ⅳ度：神经束遭到严重破坏或断裂，但神经干通过神经外膜组织保持连续。神经内瘢痕多，很少能自行恢复，需手术恢复。

· Ⅴ度：整个神经干完全断裂。伴有大量神经周围组织出血，瘢痕形成，只有手术修复才可能恢复。

目前，面瘫修复的方法较多，但每种修复方法都有各自的手术适应证，具体临床工作中，我们需要综合患者面瘫原因、发病时间、损伤部位及范围、严重程度、影像学检查及电生理检查结果等多个因素进行评估，并制定个体化且合理的治疗方案。常见修复早期面瘫的方法有面神经直接吻合术、神经移植桥接术、神经转位术、跨面神经移植术等。晚期面瘫患者由于面肌长期失神经支配，因失去神经营养因子及废用而发生肌萎缩，神经末端与肌肉之间的运动终板也发生退变或消失，发展为不可逆性面瘫。所以不能使用早期面瘫的修复手段来修复晚期面瘫。目前，修复晚期面瘫的手术方法常分为非动力性（筋膜悬吊、经皮缝线牵引）和动力性治疗（带蒂颞肌转位面瘫修复术、带神经血管蒂的游离肌肉植入术）两大类。

随着肿瘤整形外科基础和临床研究的深入，将显微外科、整形外科、组织工程等技术融合到肿瘤外科的治疗中，还存在着一个理论创新、技术创新的实践和探索过程。肿瘤整形外科必须完全符合肿瘤综合治疗的基本原则。目前所做工作是将现有显微外科、整形外科等成熟技术科学合理地应用到肿瘤外科中。今后应注意以下研究内容：①根据肿瘤术后骨或软骨缺损研发新的组织瓣，例如，预构的带血管蒂的组织工程骨瓣或软骨瓣；②放化疗对神经、人造血管移植的影响；③放化疗对干细胞和组织工程材料的影响；④脂肪移植技术在肿瘤整形外科的应用；⑤其他显微外科、整形外科技术、组织工程技术等在肿瘤整形外科的应用。

五、放化疗对肿瘤整形外科的影响

（一）术前放疗对肿瘤整形外科的影响

手术与放化疗的综合应用给恶性肿瘤患者带来了较前更满意的治疗效果。综合治疗既能根治早期肿瘤，又能保存功能和外形，还可增加中期肿瘤的根治机会，中晚期肿瘤能扩大手术切除率，复发性恶性肿瘤能争取更好的疗效。肿瘤的综合治疗需要肿瘤外科、放射治疗及化学治疗等多科协作完成。但是，肿瘤的综合治疗的理念给肿瘤临床医学专家带来了另一个课题：放射治疗所导致的不可避免的放射性损伤对外科手术后切口的组织愈合与肿瘤整形外科皮瓣及术后缺损的修复整形究竟带来什么样的影响？

放射性损伤伤口愈合与普通伤口愈合的主要区别如下。

（1）放射性损伤伤口愈合早期的炎症反应受到明显抑制，创面渗出减少，尤以白细胞渗出减少为甚，组织坏死增多，出血广泛。

（2）放射性损伤伤口肉芽组织生长成熟减慢。成纤维细胞受到严重损害，出现"放射性成纤维细胞"，伤口内胶原合成、分泌受到抑制，伤口收缩也受到影响。

（3）放射性损伤伤口上皮覆盖过程滞后，伤口愈合过程延迟。

术前放疗是指手术之前进行照射。一般而言，术前放疗的优点主要表现为，术前放疗可消灭亚临床病灶，即目前用影像等手段尚无法检测到的微小病变，同时使肿瘤缩小、粘连松解、增加手术切除率，使原来不适于手术或不能手术的患者能够手术，使手术范围缩小，较好地保存患者手术后的生理和生活能力。术前放射治疗可使瘤体周围的小血管和淋巴管闭塞，还可以降低肿瘤细胞的活力。可降低癌细胞的淋巴和血行转移机会，减少术中医源性播散的机会，从而提高治愈率。

对于根治性放疗后达到设计照射剂量后仍有肿瘤残留，密切随访观察 3 个月后仍未消失，或消退后又复发的患者，临床上采用局部切除或淋巴结清扫术予以挽救。目前临床上恶性肿瘤的放射根治量一般为 60~75Gy，在治疗肿瘤的同时，正常组织也因放射损伤而瘢痕化，毛细血管变性，伴有不同程度的组织坏死，此类损伤往往在放射治疗结束后数月甚至数年都不能完全恢复正常。在根治性放疗后的组织中进行手术，术后组织的愈合能力大大下降。因此，根治性放疗后的肿瘤整形外科手术治疗仍然存在争议。

（二）术后放疗对肿瘤整形外科的影响

术后放疗用于手术切除不彻底而残存病灶者，或按肿瘤发展规律有肿瘤存在的可能，或敏感性肿瘤与恶性程度高的肿瘤。在手术中对可疑残留区，应用金属夹子标记，便于术后定位放疗参考。术后放疗一般在手术后伤口愈合和身体恢复后进行。如果确定有术后残留病灶应予根治性放疗，可达到根治或控制肿瘤延缓复发的目的。术后放疗对于提高肿瘤整形外科术后局部控制率，尤其是防止手术切除安全边缘不足病例的复发具有重要的意义。

术后放疗的优势在于术后放疗不耽误手术时间。术后放疗可根据术中具体所见、手术切除情况、术后病理检查结果等，更精确地制定放疗的靶区，可根据术后手术范围内的肿瘤亚临床病灶，包括区域淋巴结的转移病灶决定照射靶区及剂量。术后放疗可比术前放疗给予更高的剂量，从而有效地控制肿瘤。

术后放疗的缺点是必须等待伤口愈合才能开始。由于手术改变了瘤床部位的血管分布，可能影响局部供血，导致残留病灶或瘤床亚临床病灶的乏氧细胞增多，进而影响放疗的疗效。

（三）化疗对肿瘤整形外科的影响

肿瘤的内科治疗包括化疗、靶向治疗、免疫检测点抑制剂治疗、内分泌治疗等诸多手段，是恶性肿瘤综合治疗中的重要组成部分。根治性手术切除是目前大多数肿瘤的重要治疗措施，然而手术切除在治愈肿瘤的同时，往往造成严重的功能缺陷或者外观缺损，极大地影响了患者的生活质量，因此，越来越多的肿瘤患者有术后修复重建的要求。与普通整形外科患者不同，接受肿瘤整形外科手术的患者往往在术前已经接受多程化疗，而且整形术后也多需要进行一定疗程的术后辅助化疗，部分患者尚需接受分子靶向药物、抗血管生成药物、内分泌药物及免疫检查点抑制剂等药物的综合治疗。肿瘤内科治疗对这些患者的皮瓣设计、皮瓣供区选择和皮瓣存活以及血运重建等方面均可能存在影响，但目前对此尚缺乏系统研究。

由于部分患者需要于术前、术后进行放化疗，有些患者是根治性放疗后的再手术治疗。面对这些患者时，肿瘤术后缺损的修复只是肿瘤综合治疗全程中的一个重要环节，我们需要全面考虑放化疗对患者全身情况和局部组织修复的影响，这就为肿瘤整形外科学提出了新的研究课题。

六、肿瘤整形外科学创立的意义

肿瘤整形外科学是一门新兴的交叉、边缘学科，该学科的出现能对现有肿瘤外科学与整形外科学发挥较好的补充和提升作用。符合近年来外科领域的精细化与专业化的发展趋势，也从一定程度上代表着肿瘤患者对于外科医生的期望与要求。

从人才培养与政策要求来看，培养兼具肿瘤外科与整形外科"双重技能"的临床医生是本学科在人才培养领域重点关注的方向。该类人才是肿瘤整形外科创立与发展的基础，对于"恶性肿瘤是整形外科的禁忌证"这一传统理念的突破有着积极的推动作用。这对传统整形外科医生在掌握肿瘤学诊疗理论和技术方面也提出了更高的要求，医生必须严格遵循恶性肿瘤治疗规范，目前中国大多数整形外科医生缺乏这方面的知识，同时也缺乏恶性肿瘤切除与修复的实践经验。整形外科医生从事肿瘤术后缺损修复工作时需要二次学习肿瘤专业知识，同时，合理运用整形外科、美容外科、显微外科等技术修复肿瘤术后缺损需要经过一个探索和创新的过程。理想的肿瘤整形外科医生应同时具备肿瘤外科执业医师资格与医疗美容主诊医师资格，符合国家对于医疗机构依法执业与专业技术人员持证上岗的政策要求。肿瘤整形外科医生依法执业的问题需要国家政策进行相应支持。

从学科发展来看，肿瘤整形外科是一门交叉和边缘学科。肿瘤整形外科是恶性肿瘤综合治疗的重要组成部分，由于肿瘤根治术范围的扩大和肿瘤术后"缺损什么组织修复什么组织"的精准修复需要，该学科需认真研究放化疗等其他治疗手段对皮肤、黏膜、骨、肌肉、神经等组织修复和再生的影响，对生物植入材料的影响，以及对组织工程和再生医学修复材料的影响。在注重肿瘤综合治疗的基础上，开展相关基础和临床研究，推动肿瘤外科、整形外科、显微外科、组织修复与再生等学科的进一步融合，并以此为基础促进肿瘤外科治疗的新理念、新方法、新体系的形成。

肿瘤整形外科学遵循整合医学的思想和原则，将肿瘤整形外科相关领域最先进的理论知识和临床各专科最有效的实践经验分别加以有机整合，研究更加适合肿瘤患者诊断、治疗、康复的新治疗模式，在充分尊重患者对生命尊严、生活质量需求的基础上最大限度地帮助患者对抗疾病。帮助肿瘤患者在完成治疗周期后以一个健全的心态融入社会，保持较高的生活质量。肿瘤整形外科学的形成与发展需要相关领域工作者的共同奋斗，体现着医疗工作者时刻保持对患者需求充分尊重的执业操守与工作态度，这是整个社会赋予我们的责任与义务。

（周晓　龙瀛　盛小伍）

参考文献

[1] Ramirez PT, Frumovitz M, Pareja R, et al. Minimally invasive versus abdominal radical hysterectomy for cervical Cancer. N Engl J Med, 2018, 379(20): 1895-1904.

[2] Chang K, Gokcal F, Kudsi OY. Robotic biliary surgery. Surg Clin North Am, 2020, 100(2): 283-302.

[3] Hemli JM, Patel NC. Robotic cardiac surgery. Surgical Clinics North America, 2020, 100(2): 219-236.

[4] Kim HH, Han SU, Kim MC, et al. Effect of laparoscopic distal gastrectomy vs open distal gastrectomy on long-term survival among patients with stage I gastric cancer: the KLASS-01 randomized clinical trial. JAMA Oncol, 2019, 5(4): 506-513.

[5] Lafaro KJ, Stewart C, Fong A, et al. Robotic liver resection. Surgical Clinics North America, 2020, 100(2): 265-281.

[6] Melamed A, Margul DJ, Chen L, et al. Survival after minimally invasive radical hysterectomy for early-stage cervical cancer. N Engl J Med, 2018, 379(20): 1905-1914.

[7] Ramirez PT, Frumovitz M, Pareja R, et al. Minimally invasive versus abdominal radical hysterectomy for cervical cancer. N Engl J Med, 2018, 379(20): 1895-1904.

[8] Rosemurgy AS, Ross S, Luberice K, et al. Robotic pancreatic surgery for solid, cystic, and mixed lesions. Surgical Clinics North America, 2020, 100(2): 303-336.

[9] Uppal S, Gehrig PA, Peng K, et al. Recurrence rates in patients with cervical cancer treated with abdominal versus minimally invasive radical hysterectomy: a multi-institutional retrospective review study. J Clin Oncol, 2020, 38(10): 1030-1040.

[10] Yu J, Huang C, Sun Y, et al. Effect of laparoscopic vs open distal castrectomy on 3-Year disease-free survival in patients with locally advanced gastric cancer: the CLASS-01 randomized clinical trial. JAMA, 2019, 32(20): 1983-1992.

[11] 中华医学会妇科肿瘤学分会. 宫颈癌微创手术的中国专家共识. 中国医学前沿杂志, 2019, 11(11): 27-29.

[12] 中华医学会外科学分会腹腔镜与内镜外科学组, 中华医学会外科学分会结直肠外科学组, 中国医生协会外科医生分会结直肠

外科医生委员会 , 等 . 腹腔镜结直肠癌根治术操作指南 (2018 版). 中华消化外科杂志 , 2018, 17(9): 877–885.

[13] 江志伟 . 加速康复外科学 . 北京 : 人民卫生出版社 , 2018.

[14] 中华医学会外科学分会 , 中华医学会麻醉学分会 . 加速康复外科中国专家共识及路径管理指南（2018 版）. 中国实用外科杂志 , 2018, 38(1): 1–20.

[15] 中国研究型医院学会机器人与腹腔镜外科专业委员会 . 胃癌胃切除手术加速康复外科专家共识 (2016 版). 中华消化外科杂志 , 2017, 16(1): 14–17.

[16] Wee IJY, Syn NL-X, Shabbir A, et al. Enhanced recovery versus conventional care in gastric cancer surgery: a meta-analysis of randomized and non-randomized controlled trials. Gastric Cancer, 2019, 22(3): 423–434.

[17] Visioni A, Shah R, Gabriel E, et al. Enhanced recovery after surgery for noncolorectal surgery: a systematic review and meta-analysis of major abdominal surgery. Ann Surg, 2017, 267(1): 1–9.

[18] Noba L, Rodgers S, Chandler C, et al. Enhanced recovery after surgery (ERAS) reduces hospital costs and improve clinical outcomes in liver surgery: a systematic review and meta-analysis. Gastrointest Surg, 2020, [Epub ahead of print]: 10.1007/s11605-019-04499-0.

[19] Weimann A, Braga M, Carli F, et al. ESPEN guideline: clinical nutrition in surgery. Clin Nutr, 2017, 36(3): 623–650.

[20] 中国 NOSES 联盟 , 中国医师协会结直肠肿瘤专业委员会 NOSES 专委会 . 结直肠肿瘤经自然腔道取标本手术专家共识（2019 版）. 中华结直肠疾病电子杂志 , 2019, 8(4): 336–342.

[21] Lovich-Sapola J, Smith C, Brandt C. Postoperative pain control. Surg Clin North Am, 2015, 95(2): 301–318.

[22] Makuuchi R, Sugisawa N, Kaji S, et al. Enhanced recovery after surgery for gastric cancer and an assessment of preoperative carbohydrate loading. Eur J Surg Oncol, 2017, 43(1): 210–217.

[23] Zhou X, Cao Y, Wang W. Oncoplastic surgery. Singapore: Springer Nature Singapore Pte Ltd, 2018: 1–64.

[24] 王炜 . 中国整形美容外科学 . 杭州 : 浙江科学技术出版社 , 2019.

[25] 候春林、顾玉东 . 皮瓣外科学 . 3 版 . 上海 : 上海科学技术出版社 , 2019.

[26] Zhang YX, Li Z, Grassetti L, et al. A new option with the pedicle thoracoacromial artery perforator flap for hypopharyngeal reconstructions. The Laryngoscope, 2016, 126(6): 1315–1320.

第 4 章
放射治疗

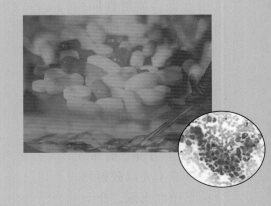

放疗主要利用放射线对肿瘤进行杀伤，是现阶段治疗肿瘤的重要手段，目前大约有 70% 的肿瘤患者在治疗肿瘤过程中需要放疗，约有 40% 的肿瘤可用放疗根治，放疗在肿瘤治疗中的作用也越来越突出。放疗疗效的提高与计算机技术、影像技术、治疗药物的发展等密切相关。近年来，各种新型肿瘤放疗药物的研发出现了很大进步，影像技术及计算机技术的发展也日新月异，放疗技术本身也发生了很大改变，恶性肿瘤的放疗面临着新的机遇与挑战。无论是早期肿瘤、中期可手术治疗的肿瘤、不可手术的局部晚期肿瘤，还是已经出现转移的晚期肿瘤患者，放疗都可起到延长患者生存期、提高患者生活质量的作用，许多肿瘤患者还可达到治愈的目的。但是，单纯的放疗疗效受到正常组织耐受量的限制及放疗技术的限制，疗效有限，还会产生明显的甚至致死性不良反应，而放疗与外科手术治疗、内科药物治疗、中医中药治疗等治疗手段的整合应用，可以提高肿瘤治疗疗效，降低肿瘤放疗的不良反应。

第 1 节　　放射物理及常用放疗设备

放疗从物理本质上讲就是利用放射线（α、β、γ、X 线、电子线、质子束及其他粒子束）产生的能量沉积对肿瘤组织细胞进行精准杀伤，同时尽可能保护正常组织的结构和功能，从而在无创情况下提高患者的生存时间，达到根治性治疗的目的。能量沉积的过程主要是通过 X（γ）线与物质的相互作用实现，射线和高能电子束等电离辐射进入人体组织后，通过和人体组织中的原子相互作用，传递电离辐射的部分或全部能量。人体组织吸收电离辐射后，会发生一系列物理、化学、生物学变化，最后导致组织的生物学损伤，从而达到杀灭肿瘤的目的。现在临床上常用的放射源主要集中在以下几个方面，放射性同位素、X 线治疗机和各类加速器。放射性同位素可以直接释放 α、β、γ 射线，既可以用在外照射，也可以用于近距离照射。近距离照射主要分为组织间插值照射和腔内照射。X 线治疗机和现有医用直线加速器产生 X 线，主要用于病患外照射。现在临床常用的其他的外照射的射束主要集中在电子束、质子束、中子束、负 π 介子束、其他重粒子束等。

本节主要以放射物理治疗设备为重点，从整合医学角度出发，介绍各种设备之间的联系和适应证，重点介绍各个设备的原理，总结现有放射物理设备的发展，并从转化医学的角度思考放射物理设备未来的趋势。

一、放疗辅助设备

普通模拟定位机是在肿瘤放疗中制定放疗计划的重要设备。一般在放疗之前需要进行放射部位的定位。模拟机主要目的是模拟在"C"型机架进行 X 线照射，将 X 线球管代替射线源进行照射，采用类似于治疗机、治疗床的运动功能和结构尺寸，用以解决普通 X 线诊断机做定位时射野设计较为困难的问题。模拟机的机架除能模拟治疗机的等中心旋转功能外，还能上下调节，以适应不同治疗机、不同源轴距的要求。模拟机床的运动方向和范围要与治疗机的治疗床完全一致，应符合 IEC 对治疗床的要求。模拟机主要功能可以归纳为：①靶区及重要器官的定位；②确定靶区（或重要器官）的运动范围；③治疗方案的选择（治疗前模拟）；④勾画辐射野和定位/摆位参考标记；⑤拍摄辐射野定位片或证实片；⑥检查辐射野挡块的形状及位置。这些功能的实施通过两个步骤来完成，可以为医生提供有关肿瘤和重要器官的影像信息，这些信息区别于常规诊断型 X 线机的影像信息，能直接为治疗计划设计所用，如射野方向观视（BEV），或正侧位 X 线片。模拟机除了上述功能外，还有测量靶区范围的功能。

CT 模拟定位机是借助复杂的计算机软件，将计划设计的照射野三维空间分布结果重叠在 CT 重建的患者解剖资料上，在相应的激光定位系统的辅助下，实现对治疗条件的虚拟模拟。现在的 CT 模拟定位机整合了部分影像系统、计划设计系统和传统 X 光模拟机的功能，已经整合成为现代放疗技术不可分割的一部分。从肿瘤的定位、治疗计划的设计、剂量分布的计算、到治疗计划的模拟和实施，CT 模拟定位机的应用贯穿了放疗的全过程。CT 模拟机是兼有常规 X 线模拟机和诊断 CT 双重功能的定位系统，通过 CT 扫描获得患者的定位参数来模拟治疗的机器。CT 模拟过程为借助复杂的计算机软件进行治疗计划的设计，将虚拟的照射野在三维空间分布的结果重叠在 CT 重建的解剖资料之上，并利用相应的激光定位系统在真实患者身体上标记射野，实现对治疗条件的虚拟模拟定位设计。

MR 模拟定位机相对于上述两种模拟定位机来讲，可以提供更好的组织对比度，可以更为清晰地看到肿瘤侵犯软组织的范围，在精准判断靶区方面有明显的优势。MR 模拟定位机是在 MR 扫描机的基础上，通过增加一套三维可移动激光定位灯和一套图像处理工作站而构成的虚拟模拟定位系统。MR 模拟定位机由大孔径 MR 扫描系统、定位激光灯、放疗摆位辅助装置、图像处理工作站和其他配套设备组成。放疗 MR 模拟定位机配套放疗专用的线圈，专用于模拟定位。与普通的 MR 线圈相比，放疗 MR 线圈的设计更注重摆位的重复性。

二、近距离放疗设备

近距离照射也称体内照射，是通过人体的自然腔道或组织间置入的方法，将核素放射源直接贴近病灶部位进行照射。其特点是对某些部位的病灶直接实施放疗，例如，食管癌、直肠癌、宫颈癌等。这种方法对周围组织损伤较少，治疗效果较好。近距离放疗设备从广义角度上说，就是放射源与治疗靶区距离为 5mm 至 5cm 以内的放疗，是相对于远距离治疗而言。人类利用放射性核素治疗恶性肿瘤，其历史应追溯到 1898 年居里夫妇发现"镭"（^{226}Ra）开始，所以近距离放疗的悠久历史并不亚于 1895 年伦琴发现"X 线"后放疗的发展历史。1899 年，首次体验镭照射的人是物理学家贝克勒尔，其在实验中皮肤被镭灼伤，引起经久不愈的溃疡，这可以说是人类首次近距离照射的开始；1903 年，哥柏加等首先用镭盐管直接贴近患者皮肤基底细胞癌表面来治疗，并取得了意想不到的疗效，这可能是人类近距离放疗的首创；1904 年，彭加特等人首先报道镭所致的副作用，注意到人类受放射性核素照射后的放射生物效应及损害的可能性；1905 年，他们进行了第 1 例镭针插植；1914 年，菲那收集了镭蜕变时释放的气体——氡，装入小型容器中，放置于瘤体做永久性植入，这可能是人体最原始的组织间的放疗；20 世纪 30 年代，Paterson 和 Parker 建立了镭插植规则以及剂量计算方法，使组织间插植照射技术成为有效的整合治疗手段之一。随着镭这种天然放射性核素的临床使用，人们对它的物理性能、生物效应不断探求，洞悉了核素副作用，认识到防护的必要性。长达半个世纪以来，尽管防护技术不断完善，但工作人员仍会受职业辐射所带来的放射性损害。例如，曾在全世界临床上广泛应用的镭疗技术，虽然可以用增厚的铅块做屏障，使用长柄工具较远距离操作，应用镭器输送机等专业的机械设备最大限度地加强对工作人员的保护，努力改善工作条件，但在上镭、下镭等技术操作过程中，镭疗时间的护理工作中，医护人员仍不可避免地受到来自放射源的直接或间接照射。暴露于放射源中的手、头、眼角膜……以致全身，所接受的剂量还是相当大的，往往超过法定的最大允许剂量（全身照射为每年 5rem 或 50mSv，手指照射为每年 75rem 或 750mSv）。尤其在第二次世界大战后，由于原子弹爆炸、氢弹试验、核子发电站或原子反应堆事故等所造成的严重后果，放射对人体损害，明显地妨碍着近距离放疗的发展。20 世纪 50 年代，超高压治疗设备迅速发展，它具有皮肤剂量低、深度剂量高、防护好等优点，也使近距离放疗的应用受到一定的限制。然而，镭疗在妇科肿瘤中优越的疗效，仍然为临床专家所肯定，所以，解决放射性核素应用在职业中防护的要求就越来越迫切。这就推动了"后装放射（rear loading radiation）"治疗技术的发展。

后装放疗是指在患者的治疗部位放置不带放射源的治疗容器，包括能与放射源传导管相连接的空的装源管、针或相应辅助器材 [又称施源器（applicator）]，可为单个或多个容器，然后在安全防护条件下或用遥控装置，在隔室将放射源通过放射源导管，送至并安放在患者体腔内空的导管内，进行放疗。由于放射源是后面才装进去的，故称之为"后装式"。事实上，早在 1903 年 Strebel 曾报道使用后装式的"雏形"，即将一根导管插入到肿瘤中，然后将镭送入进行治疗，那时只是为了临床的方便，而不具有近代后装治疗的概念。1953 年，Henschke 首先应用放射性金粒植入肿瘤内进行治疗，并描写了这一技术：先将带有假源的尼龙管植入治疗部位，待定位满意后，再将放射源（金粒）送入尼龙管中。在操作时，不论是手工还是机械传动都大大地减少，较好地防止了医护人员在放疗中的职业性放射，在解决防护问题上向前迈进了一大步。由于这种机制的面世，使腔内治疗产生了根本的变革，成为先进近距离放疗发展的重要基础。

三、外照射放疗设备

除了上一节提到的近距离照射设备，现在临床上肿瘤治疗较为常用的设备为外照射放疗设备。主要包括传统的 ^{60}Co 治疗机、医用直线加速器、粒子治疗等设备。

（一）^{60}Co 治疗机设备

1950 年加拿大人 H.E. Johns 发明了 ^{60}Co 远距离治疗机，极大地推动了放疗对高能光子射线的需求，并且在相当长的时期里使钴治疗机占据了放疗的重要地位。^{60}Co 治疗机是一种肿瘤的放疗大型医疗设备，了解其主要的结构和工作原理非常重要。

^{60}Co 治疗机一般由以下几部分构成：①一个密封的 ^{60}Co 放射源；②一个源容器及防护机头；③具有开关的遮线器装置；④具有定向射束的准直器；⑤支持机头的治疗机架，用以调整射束方向；⑥治疗床；⑦计时器及运动控制系统；⑧辐射安全及联锁系统。^{60}Co 治疗机的射线是 1.17MeV 和 1.33MeV 的 γ 射线，穿透能力强，深部治疗比 200kV 的 X 线强 15%。皮下反应轻，骨骼和软组织吸收剂量相等，旁向散射小，经济可靠，结构简单。其与一般的深部 X 线机相比，具有以下特性：①穿透能力较强；②可以有效保护皮肤，^{60}Co γ 射线的最大能量吸收在皮肤下 4~5mm，剂量建成区皮肤剂量较小；③骨和软组织有同等的吸收剂量；④旁向散射较小，^{60}Co γ 射线的次级散射主要是向前散射，射线几何射束之外的旁向散射比 X 线小很多；⑤经济可靠，结构简单，维护方便。

^{60}Co 治疗机为远距离放疗设备，根据 ^{60}Co 治疗机在治疗时的放射源的运动方式可以将 ^{60}Co 治疗机分为固定式和回转式两大类。固定式 ^{60}Co 治疗机通常也称为直立式治疗机，根据治疗的需要，它的机头可以上下运动。回转式 ^{60}Co 治疗机的治疗床为固定的，因此，照射距离的大小可以通过升、降治疗床进行调节。目前，治疗颅内病灶的 γ 射线立体定向放射外科治疗系统仍被广泛应用。

（二）医用电子直线加速器设备

几乎同时诞生的医用电子直线加速器，先后经过 5 次复杂的换代改进，迅速超越 ^{60}Co 治疗机而成为现代放疗中应用最广泛的放疗设备。由于直线加速器本身具有的结构紧凑、治疗效率高、可提供包括 X 线和电子线多种能量射线等特性，迅速占据了放疗市场。在电子直线加速器中，电子沿着波导管进行加速。加速产生的电子束可以直接用于治疗患者，也可以撞击钨靶产生 X 线治疗患者。钨靶吸收电子的能量，通过韧致辐射产生 X 线。射线通过钨门、多叶光栅等准直结构形成固定形状，从而进行肿瘤的精准放疗。

治疗机主要由机架、机架基座、治疗床和治疗控制台等组成。控制台等主要位于控制室内，用于控制设备的运转和出束。机架和治疗床可以向多个方向移动，使辐射束可以从指定方向投射到患者体内。

医用直线加速器的历史比较短，20世纪随着医用电子直线加速器的引入，迅速在世界广泛应用，几乎取代了其他外照射设备。医用直线加速器常用的X线的能量范围为4~18MV，大多数直线加速器有两种光子线能量，6MV和10MV比较常见。在X线产生的过程中，靶置于窄电子束前。电子束经过线靶时，通过韧致辐射将能量转换成X线。线靶通常由高Z值的材料制成。直线加速器非常复杂，有很多必需的子系统支持主要部件的工作。子系统有真空系统、水冷系统、绝缘气体系统。速调管、电子枪和加速波导管需要在高真空的条件下运行。高真空有两个作用：①阻止产生电弧的作用；②减少加速电子和空气分子之间的速度。循环水有两个目的：①降低重要部件的温度，例如，加速波导、微波功率源、X线靶及偏转磁铁；②使加速波导的温度保持在相对稳定的范围内。这是必须的，因为加速波导中，微波的传输特性对铜波导的尺寸非常敏感，铜波导的尺寸会受到金属温度的影响。水冷系统使用热交换器。内循环水使用的是闭合回路系统，用于直接降低加速器的问题。外循环冷却水可以直接取自来水，也可以来自带有"蒸发器"的冷却装置。医用加速器为了保证安全，一般装有联锁系统，在阻止或中止不安全状态时使用。同时，联锁系统也用于保护工作人员、患者和机器，确保患者和工作人员免受机械、电力和辐射的损害。机器联锁系统还可阻止机器在危险条件下运行。

对于现今医用直线加速器来讲，为了实现患者放疗，多叶光栅系统（MLC）是必不可少的工具。MLC可自动形成照射野的形状。照射野形成时需要用到一块模板，通过传动轮和推动杆的运动推动叶片移动，直到接触到模板并固定叶片。在MLC叶片两端增加了凹凸槽结构，可以减少相邻叶片间的漏射和透射。MLC叶片的驱动指令由计划系统生成。

除直线电子加速器外，电子感应加速器和电子回旋加速器等其他类型的加速器也用于电子线和X线的放疗。通过专门的加速器所产生的其他的粒子，如质子、中子、重离子和负π介子等也在当今被广泛应用于放疗。随着磁共振引导放疗的发展，磁共振加速器一体机的诞生，也终将精准放疗推向一个新时代。但是，因为价格和便捷性等原因，目前的放疗大部分工作还是由医用电子直线加速器和远距离⁶⁰Co治疗机来完成。

（三）TomoTherapy HD 螺旋断层放疗设备

Mackie等提出了放疗的一种新方法，即直线加速器机头和机架旋转，使患者通过类似于螺旋CT扫描的圆形孔。在这种断层放疗中，因射线束不断围绕患者的纵轴螺旋扫描，中间层面的配准问题被最小化。这种断层放疗机（TomoTherapy）被安装在类似CT的机架内，可以旋转一个大圈。同时，检查床缓慢地通过孔径，进而就形成了针对患者的螺旋扫描的射线束。该机器还配备了用于靶区定位和治疗计划诊断的CT扫描机。该设备能够进行CT诊断和兆伏级射线的输出。扇形束的调强由一个特殊设计的准直器产生：一个瞬时调强准直器，它包括一个狭长的带有一套有适当角度的多个叶片的开口。叶片在计算机控制下可以动态移动，通过进出该开口形成具有调强多叶准直器的调强束的一维分布，调强多叶准直器的断层放疗和螺旋放疗之间的主要区别为：对于前者，患者的治疗床是固定的机架，通过旋转来治疗每个体层；而对于后者，患者持续进入机架的圆孔。因此在螺旋放疗中射野配准的问题被最小化。放射源与探测器之间的距离是145cm，而放射源至轴的距离是85cm。视野的宽度决定了当投射到等中心位置时为40cm。

螺旋断层成像系统的一个重要的组件是成像系统。在环形机架上内置一个探测器，它是一个弧形氙气CT探测器，源自第三代CT扫描仪的标准阵列探测器，安装在加速器的对侧，用于采集MVCT数据。为进行成像，调节加速器使X线束的最高能量约为3.5MeV，平均能量约为1MeV。标准影像的矩阵大小为512px×512px，FOV直径为40cm，利用经过滤的逆向投影算法进行影像重建。因为螺旋断层治疗图像是由实际治疗中使用的相同的兆伏级 X 线束重建而来，所以其为 MVCT 影像。研究显示，比起诊断性 CT 影像，MVCT 影像的噪声水平比较高，且低对比分辨率较弱。然而，尽管影像质量比较差，但这些相对低剂量 MVCT 影像为验证患者在治疗时的位置提供了足够的对比度。此外，这些影像较少产生由于高原子序数物质，如手术金属夹、髋关节植入物或者牙齿填充物所致的伪影。因为康普顿效应在兆伏级 X 线能量范围中起主导作用，故 MVCT 值与成像材料的电子密度呈线性关系。

螺旋断层治疗机是一种适形调强放疗（IMRT）技术，它整合了直线加速器及螺旋 CT 扫描仪的特点：直线加速器（6MV X 线束）被安装在 CT 样机机臂上，且能实现 360° 旋转。臂架旋转同时，治疗床就缓慢平移，经过中央的口径，因此射线束相对于患者产生螺旋运动。气动多叶光栅可以提供所需要的射束强度调制。因为射线束围绕患者纵轴方向连续地螺旋运动，故使断层间匹配界线的问题最小化了。

（四）立体定向放疗设备

立体定向放疗是一种分次大剂量的精准照射技术，由瑞典神经外科专家 Lars Leksell 在 1951 年首次提出，即利用类似神经外科立体定位设备和三维定位图像，对欲治疗的病变进行精确定位，然后使用射线（X 线或 γ 射线）给予三维集束治疗，将射线准确聚焦于肿瘤靶区，以达到外科手术切除或治愈病变的目的。立体定向放疗的一个显著的特点是射束的高精度，其实现方式为：由一个专门的高精度立体定向装置通过三维成像、目标定位、头部固定、治疗设置等步骤完成。由于应用于脑部神经肿瘤和高剂量大分割的特点，立体定向放疗需要严格的质量保证，设备定位精度应严格保证在（0.2 ± 0.1）mm。

第一代 γ 刀是 1967 年问世，Lars Leksell 等将 179 个 ^{60}Co 源按照不同角度排列在半球面上，通过准直器将 179 束 γ 射线聚焦于靶点上，经照射后的靶点坏死组织边界清晰，仿若刀切，俗称"γ 刀"。第一台商用的 γ 刀设备由瑞典的 Elekta 公司于 1968 年推出。第三代 γ 刀具有 201 个沿半球源体环形排列的 ^{60}Co 放射源，采用了静态聚焦方法，利用准直器使 γ 射束聚集于半球源体的球心上，治疗时可一次性杀死病变组织，而对正常组织的照射很小，可达到手术治疗的效果。在第三代 γ 刀用于临床后，"X 刀"概念被学者提出，其主要原理是通过在医用加速器上安装不同直径的限束筒，经过在不同平面内的连续拉弧照射，将直线加速器产生的高能 X 线从空间三维方向上聚焦到肿瘤组织上，起到精准杀灭肿瘤细胞的作用。X 刀治疗是在 CT 图像引导下，系统精确地设计治疗计划，经定位系统准确定位后实施计划。通过上述步骤，肿瘤组织与正常组织之间形成了一个明显的剂量跌落区，从而可在肿瘤组织和正常组织边缘形成刀切样，所以，人们形象地将这种 X 线三维立体定向放疗称为"X 刀"。上述两种技术被统称为 X（γ）线立体定向放射手术（stereotactic radiosurgery，SRS），该技术的主要特征是小野三维集束单次大剂量照射。随着 SRS 技术在肿瘤治疗中的推广应用及放疗对定、摆位精度的要求，出现了它们的整合，被称为立体定向放疗（stereotactic radiotherapy，SRT）。

（五）射波刀放疗设备

射波刀又被称为机械手放射外科手术治疗系统，整合了多学科技术，例如，图像引导靶区定位、机器人照射执行、紧凑型 X 波段直线加速器、呼吸运动补偿等。射波刀的整体设计理念来自 Lars Leksell 提出的放射外科手术概念。首台射波刀于 20 世纪 90 年代安装于斯坦福大学医学中心，2001 年被允许用于全身治疗。射波刀的理念是将高能射线高精度地聚焦于肿瘤，高效杀灭肿瘤，以达到外科切除的效果。为了实现高效追踪的目的，主要采用 5 种追踪手段：6D 颅骨追踪、脊柱追踪、金标追踪、肺追踪和同步呼吸追踪。对于静态目标的追踪精度高于 1mm，动态目标的照射精度可达 1.5mm。射波刀大多数的治疗是非等中心的，但充当坐标系原点的参考点定义在治疗室内，机械臂和成像系统校准都使用这个治疗室中的参考点或几何等中心。在大多数治疗采用的非等中心照射技术中心，射束可从工作区中的任意点照射肿瘤组织。射波刀主要由目标定位系统、靶区追踪系统、操作控制系统、数据管理系统和计划系统整合组成。目标定位系统主要目的是利用X线成像系统提供有关治疗过程中治疗目标的位置信息。靶区追踪系统主要目的是用来追踪肿瘤靶区，但不需要外部的框架，通过匹配骨骼的特征，计算X线实时影像与参考DRR影像之间的位置偏差进行引导摆位。

（六）粒子治疗设备

正如前文所述光子放疗一样，粒子治疗也是通过粒子穿过物质的过程释放能量从而达到杀灭肿瘤的目的。比电子重的辐射统称为粒子，如质子和碳粒子（也称为重离子）；比氦更重的称为重粒子。目前以质子和重离子放疗为代表的粒子放疗已经成功地被应用于肿瘤的治疗，被称为"质子刀"或"重粒子刀"。

20世纪60年代，哈佛大学加速器实验室与麻省总医院合作开展了质子放疗。21世纪初，笔形束扫描开始代替传统散射质子放疗，并把影像引导技术引入到质子放疗系统中。质子重离子系统主要包括回旋或同步加速器、束流传输线、旋转或固定机架、治疗头、治疗床或治疗座椅、影像定位系统、安全控制系统，以及治疗计划系统、放疗信息系统、模拟定位系统等。回旋加速器通常提供单一固定能量，需采用基于降能器的能量选择系统，因而加速器室所需屏蔽墙厚度较大。运行时会产生较多放射性活化产物，放疗结束后需等待一定时间才能进入机房。

质子是带正电的氢粒子，其电荷量与电子相同，但是质量比电子大得多，约是电子的1836倍。质子和其他许多粒子一样，进入人体后由于电离作用能量逐渐损失，但是质子和其他粒子进入人体内的能量损失过程和剂量分布曲线有很大的不同。重离子放疗用的射线是碳离子，和质子用的射线不同。但是其能量曲线有这样的特点：缓慢上升一段后，急速到达峰值，后急速下降。这个剂量峰称作Bragg峰。对于很小的肿瘤，只要将Bragg峰对准它，那么肿瘤处就能接受到最大的剂量值。对于较大的肿瘤，可以通过调制质子能量使Bragg峰展宽达到和肿瘤厚度相当的水平再进行治疗。肿瘤前的正常细胞只受到相对较小的剂量值的放射，同样的治疗方式下受到的伤害低于^{60}Co和电子治疗水平，肿瘤后的正常细胞基本不受伤害。

粒子治疗主要适用于敏感器官的肿瘤，不可手术或用X线和电子线治疗难以达到局部控制的肿瘤。粒子治疗也适用于常规放疗可以缓解，但副作用大且难以全部消除和复发率高的肿瘤，如前列腺癌。粒子治疗还适用于儿童患者，儿童正处于组织发育期，一旦放疗受损，就会产生畸变、致残、发育停滞等严重后果。还有许多不规则形状的肿瘤，使用X线治疗费时费力的肿瘤，X线和电子线甚至质子也难以治疗的具有抗阻性、乏氧型肿瘤等也适用于质子治疗。

四、影像引导放疗设备

（一）影像引导放疗原理

图像引导放疗（IGRT）主要指的是患者在治疗的整个过程中或患者治疗前利用各种影像设备（超声、CT、表面成像、CBCT、MBCT）对肿瘤及周围正常组织进行监控，这种监控可以是实时监控也可以是短时离线监控，并根据当前监控到的危及器官的肿瘤位置调整投放计划，使得射野紧紧"跟随"靶区，做到精确射线导航。

从另一个方面可以说，IGRT是一种四维的放疗技术，因为其在原来的基础上引入了时间的概念，充分考虑了肿瘤组织和周围危及器官的位置的信息，将诸如呼吸运动、器官蠕动、摆位误差、靶区收缩等会影响剂量投送准确性和可靠性的因素都进行了引入，在患者治疗前和治疗中利用各种先进的影像设备对肿瘤及正常器官进行监控，并根据监控到的位置信息进行配准或者修改计划以更好地使其适应靶区的形状，使得整个系统的完整性得到了显著提高。

为了验证治疗过程中患者摆位位置是否正确，以往生产的加速器曾经直接利用加速管产生的低能的X线进行对应解剖位置的成像，但是由于胶片的冲洗需要时间，所以该功能仅能起到验证摆位的位置和记录作用，不能起到即时修正摆位的作用。

现在迅速发展的实时影像跟踪系统可以克服上述的缺点，可以在治疗前和治疗过程中更精确地观察器官的运动，通过上述系统的介入，可以在更大程度上减少由于摆位或器官的运动造成的肿瘤位置的变化带来放疗的误差，显著提高了放疗的精度。

放疗中如何消除器官的运动或者肿瘤收缩或增长带来的靶区的变化，始终是困扰精准放疗进步的一个重大难题。之所以需要重视上述问题，是现有的研究已经发现因为上述方面带来的误差已经远远大于摆位带来的误差。当然，现在已经有很多好的技术进一步去解决这些问题。解决呼吸运动带来的运动变化，目前常用的是门控系统和红外跟踪系统。IGRT 是在 3D 术前放化疗（CRT）基础上加入时间因素，充分考虑了解剖位置或器官在放疗中的运动和放疗分次间的摆位误差而做的运动位置调整。IGRT 引导的 4DCRT 涉及放疗过程中的所有步骤，包括患者 4DCT 图像获取、治疗计划、摆位验证和修正、计划修改、计划给予、治疗保证等各方面。其目的是减少了靶区不确定性因素，将放疗过程中器官 / 靶区随时间而运动的全部信息整合到放疗计划中，提高了放疗过程的精确性。

（二）影像引导放疗新技术及应用

正如上文阐述的那样，IGRT 技术作为精准放疗的有力工具得到了越来越快的发展，下面主要介绍当下流行的影像引导放疗技术及其在临床中的应用。

1. 电子射野影像系统（electronic portal imaging device，EPID）

这是较早的影像引导技术，主要是利用加速器自带的 MV 级的 X 线加上平板采集器对在床患者进行实时在线影像采集，可用较少的剂量获得较高的成像质量。主要优点是临床操作简单，成本低，体积小，分辨率高，灵敏度高，能量范围宽，相对来讲，也更容易实现。既可以离线校正验证射野的大小、形状、位置和患者摆位，也可直接测量射野内剂量，是一种简单实用的二维影像验证设备。

EPID 用于放疗摆位误差和靶区外放的校正，主要分为在线和离线两种方式：在线即在每次放疗前低剂量成像后立刻分析和校正摆位误差后实施治疗；离线是对配对图像进行再次分析，包括分析在线校正的准确性，统计分析摆位误差、靶区外放等。由于 EPID 具有可实时获取治疗时的射野图像以及对患者无额外照射的特点，近年来开始用于实时追踪靶区运动变化的研究。EPID 主要有植入基准标记和无基准标记软组织两种图像追踪方式。基准标记追踪对正常组织有一定损伤，是 MV 图像追踪的"金标准"；无基准标记追踪主要依据肿瘤和周边组织对比度差异，对正常组织无损伤。有文献报道，EPID 用于靶区追踪在模体内的误差小于 1mm，在人体内的误差小于 2mm。但它只能提供射野内的图像信息且分辨率受呼吸及其他组织叠加的影响。因此，研究主要集中在肺癌靶区的追踪，相关研究结果表明通过肿瘤的追踪和预测可以使靶区外放降低 21%，进而使周围正常组织的平均剂量降低 10.7%。此外，EPID 也为实时图像引导 IMRT 提供了可行性，Rottmann 等把动态多叶准直器和靶区作为一个功能单位，通过预测系统延迟时间的方法实施无基准标记肺癌立体定向放疗计划，其系统延迟时间为（230±11）ms。

虽然 EPID 具有各种优点，但缺点也较为突出。因为其采用 MV 级的射线进行图像的采集，所以必将显著降低图像的软组织分辨率，影响图像的质量，图像对应的靶区识别也适于依赖操作人员的主观判断。EPID 探测器虽有较高抗辐射的特性，但剂量学特性会受辐射影响，探测分辨率会随照射时间降低，使用时需做好探测器的质量控制。同时，由于人体生理运动、解剖结构和放疗实施过程复杂，影响图像获取和剂量准确性的因素众多，因此，准确性和可行性需要进行进一步的临床研究证实。其中，验证图像获取、存储读取、分析以及进一步的匹配反馈调整的整个过程时间仍较长，需要计算机技术和相关算法进一步发展，这也是目前研究的热点。另外，治疗中实时验证时，为保证安全性，只能获取射野内的图像，图像质量和探测范围也存在局限性。随着技术的发展，基于非晶硅平板探测器的 EPID 可以直接测量射野内剂量，是一种快速的二维剂量测量系统。用

EPID 系统进行剂量学验证的研究开始不断增多。EPID 技术逐渐兴起并应用于临床。未来 EPID 技术可能迎来快速的发展。

2. kV 级锥形束 CT（cone beam CT，CBCT）

关于 IGRT，提及最多的是 CBCT 引导技术，该技术也是应用最广的图像引导技术。它使用大面积非晶硅数字化 X 线探测板，机架旋转一周就能获取和重建一定体积范围内的 CT 图像。这个体积内的 CT 影像重建后的三维影像模型，可以与治疗计划的患者模型匹配比较，并自动计算出治疗床需要调节的参数。CBCT 本身具有体积小、重量轻、开放式架构的特点，可以被直接整合到直线加速器上。CBCT 的图像的分辨率很高，操作简单快捷，可以在几分钟内快速重建患者的三维结构，可以快速完成在线校正治疗位置。

当前 CBCT 扫描视野孔径只有 25cm，随着探测器的升级，其孔径已可达到 35cm。因 CBCT 图像体素是各向同性的，故其纵轴方向的空间分辨率与横轴方向的基本一致。Jaffray 等就 CBCT 图像信息的获取与重建进行了详细的描述。CBCT 通过直线加速器提供的治疗可用 MV 级的容积图像获得。这种图像投影是通过射线束与 EPID 相整合获得，与 kV 级的 CBCT 图像相比，其有以下特点：①无需对衰减系数进行从 kV 级到 MV 级的校正；②可减少高密度组织（金属髋关节或义齿等）造成的伪影；③图像数据无需进行电子密度转换，可直接用于治疗剂量的计算。

它的缺点是密度分辨率较低，尤其是低对比度密度分辨率与先进的临床诊断 CT 相比，还有一定差距。和其他的断层成像系统一样，CBCT 图像的获取受运动的影响较大。3D-CBCT 数据可以显示运动器官的模糊边缘。与传统 CT 图像一层一层扫描造成较大伪影的方法相比，运动可造成 CBCT 图像较模糊。在图像重建前可根据时间分辨数据，将获得的投影图像分割为多个时相 CBCT，形成所谓的 4D-CBCT。

3. CT 和直线加速器一体机

这种技术从实现层面上讲，就是一台直线加速器加一台诊断用多排 CT 共同完成患者的治疗，在治疗的间歇可以实时采集患者的诊断 CT 图像，可以快速获得患者的诊断级的 CT 影像，更加有利于肿瘤位置的诊断和实时调整放疗计划。这种成像技术的代表就是西门子 ONCOR 机器的图像引导解决方案。该方案就是诊断 CT 和直线加速器共用一个治疗室和一台治疗床，在做放疗的间歇可以通过导轨的形式将治疗床推动到诊断 CT 位置，进行患者扫描。有时患者并不需要移动体位，保证了治疗的精度和影像采集的可靠性，同时也大幅度提高了影像的空间分辨率和成像质量，但是其造价和运行不方便是制约其快速发展的一大问题，因此，没有进行广泛推广。

4. kV 级 X 线摄片和透视

这种成像技术把 kV 级 X 线摄片和透视设备与治疗设备整合在一起，在患者体内植入金球或者以患者骨性标记为配准标记。与 EPID MV 级射线摄野片相比，骨和空气对比度都高，软组织显像也非常清晰。

射波刀（cyber knife），又称"立体定位射波手术平台"，或称"网络刀"或"电脑刀"，是全球最新型的全身立体定位放射外科治疗设备。射波刀是由美国斯坦福大学在吸取了以往肿瘤治疗技术的基础上研制出的治疗肿瘤的全新技术，是医学史上唯一精准度在 1mm 以下、不需要钉子固定头架而能治疗颅内与全身肿瘤的放射外科设备，是治疗肿瘤领域的重大突破。

有些患者，肿瘤会随着呼吸运动而运动，此时，射波刀可利用巡航导弹卫星定位技术，追踪肿瘤在不同时间点的运动轨迹，然后下达指令使机械手随着肿瘤运动同时运动，确保照射时加速器始终对准肿瘤，最大限度地减少了正常组织的损伤。在外形上，射波刀最大的特点是拥有精密、灵活的机器人手臂。这个有 6 个射波刀自由度级的精密机器手臂，为治疗提供了最佳的空间拓展性及机动性。它有 1200 条从不同方位照射的光束，从而将照射剂量投放到全身各处的病灶上，真正实现从任意角度进行照射，既大大减少了肿瘤周围正常组织及重要器官的损伤，又有效减少了放射并发症的发生。

5. 磁共振引导的放疗设备

目前主要有瑞典公司 Elekta 研发的核磁加速

器和美国公司 ViewRay 研发的核磁伽马刀。MRI 图像拥有较好的软组织分辨能力，这是它优于 CT 的最基本特点，特别是在中枢神经系统方面，MRI 对脑内异常的检测较 CT 更加敏感。这种优势在头部极后区因射线硬化造成伪影较多的部位和 CT 难以区分边界的低级别胶质瘤成像方面更加明显。在这种情况下，临床医生通过图像配准技术将基于 CT 和 MRI 勾画的靶区进行分析和融合。多模态影像技术在腹盆部肿瘤的应用可以提高组织的对比度，更加准确地勾画出恶性肿瘤的范围。

MRI 成像过程中磁场的不均匀性、射频脉冲的空间分布、磁场梯度的快速变化等都会造成伪影的产生。磁场的不均匀性可造成被扫描物体的几何失真，产生枕形或桶形的扭曲，导致在图像长轴方向上产生轻微的差异。外来物体（如术后留置的银夹）亦可造成局部的几何失真。即使这些外来物质小到连普通的 X 线也无法发现，在 MRI 图像上造成的伪影主要表现为信号的缺失和空间的扭曲。在扫描过程中患者的移动可以造成图像上出现多个异常点。因此，用 MRI 进行模拟定位时，这方面的几何失真是必须考虑的。目前，活体内进行 MRI 图像信息校正的技术还不能实现，大部分都是采用模体进行校正的。与 CT 图像信息可以直接测量和几何体重建不同，因对钙组织不敏感，MRI 不能对骨骼的细节进行成像（这对有骨侵犯的肿瘤来说更加重要），同时运动造成的伪影也降低了图像质量，这也是制定 MRI 计划不容忽视的一个问题。

这种成像技术有高于 CT 数倍的软组织分辨能力，图像中软组织的对比度可以提高 1~3 个等级度，成像不会产生 CT 检测中的骨性伪影，不用造影剂就可得到很好的软组织对比度，而且还避免了造影剂可能引起的过敏反应，不会像 CT 那样产生对人体有损伤的电离辐射。MRI 不仅有形态学，还具备功能学，具有分子影像、影像诊断中很热门的磁共振弥散加权成像（DWI）、磁共振弥散张量成像（DTI）等功能，也可以与放疗相整合。

6. 超声引导放疗设备

这种成像技术是将无创三维超声成像技术与直线加速器相整合，通过采集靶区三维超声图像，辅助靶区的定位并减小分次治疗的摆位误差、分次治疗间的靶区移位和变形的技术。超声（US）对多种肿瘤的初步诊断和确诊是非常有用的，特别是对腹盆部肿瘤。US 在前列腺癌的成像中非常有用。经直肠超声可发现前列腺异常并可引导组织活检和放射性粒子的植入。US 在图像引导放疗中的作用，尤其是在前列腺三维适形放疗、每日位置验证中的效果已经得到了认可，可以通过 US 中肿瘤和周围累及器官的位置关系精确确定放疗位置。除了上述应用，US 在乳腺癌、前列腺癌、妇科肿瘤和膀胱癌中也具有非常大的优势。

7. 光学体表追踪放疗设备

除了现有的利用金标和影像进行图像引导的放疗设备以外，现在较为常见的还有光学定位和追踪系统。光学定位追踪系统具有快速简便、全程实时、无电离辐射等优势，使该技术在现阶段临床上得到了广泛应用。目前提供光学定位与追踪系统的厂家主要包括瑞典的 C-RAD 公司和英国的 VisionRT 公司。C-RAD 公司的 Catalyst 系统可以提供关于患者的姿势差异和位置差异，并在摆位时引导操作人员将患者调整至参考位置。姿势差异信息可以在显示器上呈现，或将信息直接投射到患者表面。对于位置差异，系统可以直接将治疗床的正确参数传至加速器，自动将治疗床调整至正确位置。治疗开始后，该系统全程实时追踪患者治疗过程中的运动，若运动超出设定阈值，则加速器停止出束。此外，上述系统还具有一定的门控放疗功能。

五、放疗验证设备

放疗验证与剂量测定是整个放疗质量保证体系的重要组成部分，作为一个医疗机构的放疗室或放疗中心，需要配备相应的放疗验证设备和放射剂量检测设备。现在常用的放疗验证分析设备有：热释光剂量计、胶片剂量仪、半导体剂量仪、EPID、三维水箱系统、指形电离室、二维和三维阵列探测器等。

热释光剂量计是利用热致发光原理记录累积

辐射剂量的一种器件。热释光剂量计是20世纪60年代发展起来的一种剂量计，它能长时间地储存电离辐射能。在受热升温时，能放出光辐射，这种特性成为热释光。基本验证原理是，将热释光材料按照需要制成大小不同的片状小块，放置在射野内及射野周围，经过射线照射后，再将设备剂量计移走测量其吸收剂量，从而间接分析被照射病灶的吸收剂量。胶片剂量仪由于空间分辨率高，获取图像方便，利于长期保存以及具有极高的性价比等优点，在调强的剂量验证中得到了广泛的应用。胶片与其他探测器相比，具有使用方便，空间分辨率高等特点。因此，胶片是验证放疗剂量分布不可缺少的工具。半导体剂量仪是新型的辐射剂量仪器，半导体剂量仪使用的探测器是一种特殊的PN型二极管。半导体理论P型晶体和N型晶体整合起来则在结合面（界面）两边的一个小区域里，即PN结区N型晶体一侧由于电子向P型晶体扩散而显正电，P型晶体一侧由于空穴向N型晶体扩散而显负电，受到电离辐射照射时，会产生新的载流子——电子和空穴。在电场作用下，它们很快分离并形成脉冲信号，半导体探测器称为"固体电离室"。近10年来，半导体探测器越来越被广泛用于患者治疗过程中的剂量监测。但是半导体探测器的另一个主要缺陷是高能辐射轰击硅晶体，会使晶格发生畸变，导致探头受损，灵敏度下降。近年来发展的EPID是为了解决治疗验证问题。EPID是目前最有发展的治疗验证设备，越来越多地应用于多功能治疗验证和剂量测量分析。三维水箱系统也称为三维水模辐射场测量分析系统。三维水箱测量系统是计算机控制的自动快速扫描系统，它主要由大水箱、精密步进电机、电离室、控制盒、计算机和相应软件组成，能对射线在水模中相对剂量分布进行快速自动扫描，并将结果数值化，自动算出射线的半高宽、半影、对称性、平坦度、最大剂量点深度等参数。因此，它不仅可以在医院放疗设备的日常质量保证和质量控制中使用，而且在医院放疗设备的新安装验收或大修后的检测和为治疗计划系统采集准备大量的物理数据时，将发挥更大的作用。指形电离室是当X线或γ射线照射电离室时，在电离室壁产生次级电子，次级电子进入电离室内的空气腔，使空气发生电离。正负离子在电场的作用下，分别向电离室收集极或电离室壁运动，到达收集极的离子电荷通过信号电缆送到测量系统，测量系统对离子电荷进行定量测量，并把它转换成吸收剂量显示出来。多维阵列电离室探测器，可以在加速器发射的X线照射时产生信号，经过前置放大器、前放控制器、数据采集控制器的数据传输及预处理，传送至计算机进行最终的数据处理。阵列电离室探测器系统包括探测器阵列和数据采集系统两部分，其中探测器阵列包含电离室探测单元，数据采集系统包含前置放大器、前放控制器、数据采集控制器和系统管理软件几个部分。作为前置放大器，该采集系统使用8片128路ASIC处理器，完成对1024路电离室探测器单元信号的同步放大和读取。电离室作为辐射测量的探测器，具有灵敏度高，线性范围大，可靠、稳定、工作寿命极长，承受恶劣环境条件能力强，能量响应特性较好等优点。数据处理系统能够将阵列电离室探测到的辐射信息转化为电信号并经过处理最终传输到客户端上显示为图像，实现了对放疗剂量验证时，探测器产生信号的在线测量、数据存储、离线分析等功能。

AAPM TG-142报告也详细规定了医用直线加速器日检、月检、年检的内容和相应的指标。这些指标为IMRT和非IMRT医用加速器设备提供了标准的指标规范。例如，每日检查门联锁和对讲视频系统的正常性，激光灯和光距尺准确与否。每月检测剂量输出稳定性是否低于2%，辐射野与光野是否保持一致，每年检测机械等中心是否满足2mm以内的标准等。上述标准均是出于对患者和环境安全的考虑，越是标准一致的检测结果，对于治疗精度的提升越显著。

（尹　勇）

第 2 节　放射生物学

放射生物学是研究放射线（电离辐射）对肿瘤组织和正常组织作用的学科，为放疗提供了理论基础。放射生物学为临床放疗中选择方案提供指导，有助于研发特殊的放疗新技术。临床放射生物学的方向是研究和探讨人类肿瘤及正常组织在放疗中的生物学问题，阐述放疗原理，探讨影响肿瘤及正常组织对放射线反应性的生物学因素，寻找减少放疗不良反应的办法和措施，进而提高肿瘤放疗疗效，减少正常组织损伤，改善生活质量。

一、电离辐射的生物效应

放射生物效应指在一定条件下，射线作用于生物机体，机体吸收辐射能量引发的各种变化。这一过程十分复杂，通常分为物理阶段、化学阶段和生物阶段，这些变化性质不同却又相互联系。首先是物理吸收过程（10^{-18}~10^{-12}s），其次是化学过程（10^{-13}~10^3s），最后是生物过程（数小时至数年）。

物理阶段主要是带电粒子和构成组织的细胞的原子之间的相互作用，是辐射对 DNA 的直接伤害。化学阶段是受损的原子和分子与其他细胞成分发生化学反应的时期。生物阶段是指大量分子结构被破坏引发酶反应，大部分细胞的 DNA 受到化学损伤后可成功修复，部分细胞功能受损不能修复导致死亡，其中一小部分正在分裂的细胞可以在死亡前进行一次或几次有丝分裂。通常，按照损伤能否修复以及修复程度将射线引起的损伤分为致死性损伤、亚致死性损伤（一定时间可修复）和潜在致死性损伤（适宜条件下可修复，否则不可逆）。

在肿瘤的放疗中，肿瘤的照射剂量受到很多方面的限制，例如，肿瘤的体积、正常组织的反应等。因此，临床上可以看到一个很宽的剂量范围，在这个范围中，放射反应的发生风险随剂量的增加从 0 增至 100%。剂量 - 效应关系就是研究放射剂量与放射生物效应结果及影响因素之间的关系。

二、正常组织及器官的放射反应

正常组织和细胞之间不是孤立存在的，它们形成复杂的结构，正常情况下细胞维持精确的平衡，使组织结构保持稳定。细胞损伤时不仅要考虑死亡细胞本身，还要考虑死亡细胞带来的连锁反应，这就需要了解组织的结构及动力学。

根据正常组织不同生物学特性及对电离辐射的不同反应性，也将正常组织分为早反应组织和晚反应组织两大类。早反应组织中细胞更新快，照射后损伤很快便会表现出来，α/β 值通常较高，损伤后以活跃的增殖维持细胞的数量，如黏膜上皮、骨髓等。晚反应组织中细胞群体更新很慢，损伤表现出来也较晚，α/β 值通常较低，如神经细胞。在临床放疗中，应根据组织生物学特性，考虑到分次剂量和总治疗时间不同对早反应组织和晚反应组织带来的效果不同。

早期放射反应通常发生于高度增殖活性的组织，在治疗期间或治疗后短期即可被观察到，由放射导致表层细胞丢失及细胞补充受损造成。应及时调整剂量，以免发生严重的放射性损伤。如果治疗结束时，存活的干细胞数量低于组织恢复所需水平，早期反应可能持续，会导致后果性晚期并发症。

晚期放射反应主要发生在器官的实质细胞、结缔组织、血管组织等，可潜伏数月甚至许多年后才发生明显的临床反应，早晚期放射反应分界线通常以放疗结束后第 90 天为界限，主要机制是实质细胞的耗竭。Travis 对晚期反应的定义是：晚期反应是实质细胞耗竭后无力再生而最终导致的纤维化。

随着生物技术的不断进步，对于晚期反应的发生机制也发生了变化。Rubin 等提出细胞因子级联效应，基本认识是：受照射后，由细胞因子和生长因子所介导的各个细胞群之间的相互作用，最终导致晚期放射损伤的形成。

正常组织的耐受性受照射体积所接受的剂量及照射所施物理参数的影响，考虑正常组织耐受性时，需要区分结构性组织耐受和功能性耐受。前者取决于细胞的放射敏感性以及在限定体积内使成熟细胞保持在临界水平以上的干细胞的活力。后者取决于作为一个整体的器官是否能继续行使功能。受照射体积对临床耐受性可能有决定性影响，而对组织敏感性影响不大。受照射后，只要小于照射的阈值体积，就不会出现功能损伤，超过阈值，则表现为不同程度的损伤反应。

三、分次放射生物学基础

著名的放射生物学家 Withers 指出，临床放疗医生在设计分次治疗方案时，应注意把握两个要点：生物学的合理性和处方剂量设定的科学性。因此，临床放疗医生必须掌握临床放射生物学中的"4Rs"概念，即细胞放射损伤的修复（repair of radiation damage）、周期内细胞时相的再分布（redistribution within the cell cycle）、氧效应及乏氧细胞的再氧合（the oxygen effect and reoxygenation）、再群体化（repopulation）。

（一）细胞放射损伤的修复

DNA 是射线对细胞起到杀灭作用的关键靶，由于细胞自身的修复功能，照射在 DNA 水平所致损伤的数量比最终死亡细胞数量大。一般将细胞的放射性损伤概括为 3 种类型：亚致死损伤（sublethal damage）、潜在致死损伤（potential lethal damage）和致死损伤（lethal damage）。

亚致死损伤是指受照射以后，细胞的部分靶而不是所有靶内所累积的电离事件，通常指 DNA 单链断裂，是一种可修复的放射损伤，亚致死损伤的修复会增加细胞存活率。

潜在致死损伤是指正常状态下应当在照射后死亡的细胞，若在照射后置于适当条件，由于损伤的修复又可以存活的现象。若得不到适宜的环境和条件，则将转化为不可逆的损伤，使细胞最终丧失分裂能力。

致死损伤是指受照射后，细胞完全丧失分裂繁殖能力，是一种不可修复、不可逆的损伤。

（二）周期内细胞时相的再分布

离体培养细胞实验表明，处于不同周期时相的细胞放射敏感性是不同的。总体倾向是，S 期的细胞，尤其是晚 S 期耐受性最好。G_2 和 M 期的细胞对放射最敏感。可能是由于 G_2 期细胞在分列前没有充足的时间修复放射损伤。

一般认为，分次放疗中存在处于相对放射抗拒时相的细胞向放射敏感时相移动的再分布现象，有助于提高射线对肿瘤细胞的杀伤效果。但如果没有进行有效的细胞周期内时相的再分布，则可能成为放射抗拒的原因之一。

（三）氧效应及乏氧细胞的再氧合

早期研究发现，细胞对电离辐射的效应强烈地依赖氧的存在，学界把氧在放射线对生物体相互作用中所起到的作用称为氧效应。由于血管灌注和氧弥散不良，肿瘤细胞间的氧合水平存在很大差异，导致肿瘤内乏氧细胞的空间异质性。肿瘤的乏氧存在于每个血管的周围，广泛存在于整个肿瘤，而不是局限于某些区域。此外，肿瘤乏氧还具有时间异质性，即乏痒的生物学后果同时受乏氧严重程度和乏氧时间的影响。随着时间推移和肿瘤细胞增殖，处于氧弥散不良区域的细胞得到的氧逐渐减少。

研究表明，直径 <1mm 的肿瘤是充分氧合的，超过这个大小就会出现乏氧。如果大剂量单次照射肿瘤，肿瘤内大多数对放射敏感的氧合好的细胞将被杀死，剩下的细胞是乏氧的，这时的乏氧分数接近 100%，然后逐渐下降并接近初始值，这个现象称为再氧合。

再氧合对临床放疗具有重要意义。如果没有再氧合发生，每次分次放射剂量照射后只能杀死极少数的乏氧细胞，乏氧细胞存活曲线将比氧合好的细胞存活曲线平坦。在疗程后期，乏氧细胞群体的效应将占主要地位。如果分次间有再氧合发生，则放射对初始乏氧细胞的杀灭将会增大，从而减少乏氧细胞的负面效应。目前，$2Gy \times 30$ 次分次放疗达到局部控制率的事实间接支持再氧合现象的存在。可以采用分次放疗的方法使乏氧细胞不断氧合并逐步被杀灭。

（四）再群体化

损伤之后，组织的干细胞在机体调节机制的作用下，增殖分化、恢复组织原来形态学的过程称为再群体化。再群体化效应可以被增殖层次的细胞缺失、非增殖性功能细胞层的缺失启动。照射或使用细胞毒性药物以后，可以启动肿瘤内存活的克隆源性细胞，使之比照射或用药前分裂更快，被称为加速再群体化（accelerated repopulation）。

受照射组织的群体化反应启动时间在不同组织之间有所不同。放疗期间存活的克隆源性细胞（clonogenic cell）的再群体化是造成早反应组织、晚反应组织及肿瘤之间效应差别的因素之一。在常规分割放疗期间，大部分早反应组织有一定程度的加速再群体化，而晚反应组织由于其生物学特性一般被认为疗程中不发生再群体化。如果疗程太长，疗程后期的分次剂量效应将由于肿瘤内存活的干细胞已被启动进入快速再群体化而受损害。因此，从生物学角度来看，根据情况对治疗方案进行时间 – 剂量的必要调整是可行的。

四、放射生物学的临床应用

根据上面的放射生物学的理论知识，学界设计了各种放疗分割方案，最常用的是常规分割治疗。通常常规分割照射单次剂量为 1.8~2Gy，每天 1 次，每次间隔 24h，每周连续照射 5d。一般根据肿瘤的类型和情况决定照射总剂量，疗程中没有特殊原因不中断治疗。另外，为了提高肿瘤放疗疗效或降低正常组织损伤，根据放射生物学的理论研究，还设计采用了以下多种分割治疗方案。

（1）超分割放疗。超分割放疗的基本原理是使用小于常规的分割剂量，提高后期反应组织的耐受剂量，在不增加后期反应组织损伤的基础上提高总剂量，使肿瘤受到更高生物效应剂量的照射。根据这一原理，只有肿瘤的 α/β 值大于周边及器官后期反应组织的 α/β 值时，才适合超分割放疗。超分割放疗还可以增加细胞周期再分布机会，降低对含氧细胞的依赖性，从而提高肿瘤的放射敏感性。

（2）加速超分割放疗。加速超分割放疗的基本原理是缩短总疗程以克服放疗中肿瘤细胞加速再增殖，同时降低分割剂量以保护后期反应组织。在分次间隔时间足够长的前提下，总疗程时间与后期放射损伤的关系不大，急性反应由于每周剂量增加而明显加重，因而成为这种分割方式的剂量限制性因素。

（3）后程加速超分割放疗。有资料显示肿瘤加速再增殖主要发生在后半疗程。因此，疗程前半段采用常规分割，后程缩野加速超分割照射，同时前半段常规放疗刺激正常早期反应组织加速增殖，有利于后程耐受加速放疗。

（夏云飞）

第3节　肿瘤放疗与外科治疗的整合

一、头颈部肿瘤放疗与外科的整合

头颈部鳞癌是第 7 位常见的恶性肿瘤，我国国家肿瘤登记中心统计了 2009—2011 年全国部分地区的肿瘤发病率，结果显示，唇、口腔和咽部（不包括鼻咽）肿瘤的发病率为 48.1/10 万，喉部肿瘤的发病率为 26.4/10 万。头颈部肿瘤通常包括鼻腔癌、鼻窦肿瘤、唾液腺肿瘤、口咽癌、下咽癌、鼻咽癌、喉癌、甲状腺癌等。吸烟、饮酒、病毒感染、机械刺激等是头颈部鳞癌的主要危险因素。

放疗与外科手术在头颈部恶性肿瘤治疗中发挥重要作用。早期头颈部肿瘤可采用放疗或手术治疗，在局部晚期肿瘤中可采用手术与放化疗整合的多学科整合治疗模式。头颈部肿瘤患者接受根治性治疗后仍存在一定比例的复发、转移。随着个体化整合治疗的开展，放疗与外科治疗的整合策略也在不断进步，旨在提升疗效、保留功能、改善生活质量。

（一）术后辅助放化疗

目前美国国立综合癌症网络（NCCN）推荐的术后放疗指征为：手术切缘阳性、淋巴结包膜外侵犯、原发肿瘤 pT_3 或 pT_4、淋巴结 N_2 或 N_3、原发口腔癌或口咽癌患者存在Ⅳ区或Ⅴ区淋巴结转移、神经受侵或脉管癌栓。研究发现，对于不存在上述高危因素的患者，单纯手术后的 5 年局部复发率仅为 10%，而对于有淋巴结包膜外侵犯或存在 2 个及以上危险因素的患者，尽管接受了手术和术后放疗，其 5 年局部复发率和生存率分别为 32% 和 42%。根据回顾性分析，辅助放疗可使复发的风险相对降低约 50%。然而，局部区域复发率仍高达 35%~60%，这促使研究者思考在术后放疗基础上增加化疗。两个具有里程碑意义的Ⅲ期多中心临床试验表明术后放化疗可改善生存。EORTC22931 试验入组标准：淋巴结包膜外侵犯、切缘阳性、临床分期为Ⅲ或Ⅳ期、原发口腔癌或口咽癌患者存在Ⅳ区或Ⅴ区淋巴结转移、神经受侵或伴脉管癌栓。研究纳入 334 例受试者，接受 66Gy 联合或不联合顺铂 $100mg/m^2$ 治疗 3 个周期。整合放化疗组的 5 年局部区域复发率显著低于单纯放疗组（18% vs 31%，P=0.007）。联合放化疗组的 5 年肿瘤无进展生存率和总生存率（OSR）显著优于单纯放疗组（47% vs 36%，P=0.04；53% vs 40%，P=0.02）。RTOG 随后进行了一项补充试验，即 RTOG9501，入组标准：有 2 个及以上的淋巴结转移、淋巴结包膜外侵犯和切缘阳性。459 例患者随机分为两组，均接受 60~66Gy，联合或不联合顺铂 $100mg/m^2$ 治疗 3 个周期。同期化疗改善了预计的 2 年局部控制率（82% vs 72%，P=0.01）和无病生存率（DFSR）（70% vs 60%，P=0.05）。两项试验中，化疗加重了急性毒性，但晚期效应的严重程度仍然相当。Bernier 等进一步分析两项试验提示辅助放疗的基础上联合化疗对手术边缘阳性或淋巴结包膜外侵犯的患者有显著的临床获益。因此，目前 NCCN 推荐的术后整合放化疗的指征为：术后切缘阳性和淋巴结包膜外侵犯。2012 年，Cooper 等报告了 RTOG 95-01 临床试验的长期随访结果，亚组分析显示：对于有淋巴结包膜外侵犯和切缘阳性的患者，联合放化疗组的 10 年局部区域失败率显著低于单纯放疗组（21.0% vs 33.1%，P=0.02）；联合放化疗组的 10 年 DFSR 和 OSR 均优于单纯放疗组（18.4% vs 12.3%，P=0.05；27.1% vs 19.6%，P=0.07）。为对切缘阳性和有淋巴结包膜外侵犯患者采用术后联合放化疗治疗进一步提供了循证医学证据。

NCCN 指南推荐放疗的开始时间应在手术后 6 周内。Huang 等通过对已发表的文献进行系统性分析后发现，术后超过 6 周接受放疗的头颈部鳞癌患者的 5 年局部复发率要显著高于术后 6 周内接受放疗的患者（OR 2.89，95%CI 1.60~5.21）。

Ang 等的研究发现，总治疗时间小于 11 周，总诊疗时间为 11~13 周和 > 13 周的患者 5 年局部控制率分别为 76%、62% 和 38%（$P=0.002$），5 年 OSR 分别为 48%、27% 和 25%（$P=0.03$）。上述研究结果提示，总治疗时间（从手术开始到放疗结束的总时间）也是影响头颈部鳞癌治疗疗效的重要预后因素，存在高危复发因素的头颈部鳞癌患者手术后应尽快开始接受术后放化疗，且放疗疗程不应无故中断或延长。

头颈部鳞癌术后放疗靶区的确定需要了解手术记录、切缘和皮瓣使用情况等，术后残留的原发病灶或淋巴结包膜外侵犯区域建议给予 66~70Gy，原发病灶及颈部淋巴结高危亚临床区域给予 60Gy，颈部淋巴结低危亚临床区域给予 50~55Gy 的照射。颈部淋巴结预防性照射的范围需根据肿瘤原发病灶的部位、侵犯范围（包括是否超越中线）和 TNM 分期及淋巴结转移的部位而定。

由于部分头颈部肿瘤接受根治性手术后会造成骨和软组织缺损，导致功能缺失和面部外形改变，部分患者需要接受皮瓣移植和假体植入手术。有研究显示，术后放疗对植入皮瓣的存活没有显著影响，但也有研究提示，放疗会导致游离皮瓣移植术野的并发症发生率上升和严重程度增加。因此，在放疗时应尽量减少移植皮瓣的照射。Bittermann 等通过对口腔癌患者在手术中放置钛夹标记出手术切缘边界，随后根据标记出的手术边界确定瘤床的放疗靶区，同时勾画出游离皮瓣以便在做放疗计划时减少其照射剂量。但目前仍缺乏临床研究数据证实这种靶区勾画方法的疗效及是否对局部控制率有影响。一部分头颈部鳞癌患者在接受根治性手术的同时施行了假体的植入。有研究显示，高剂量放疗瘤床可能会影响假体与骨组织的融合，增加假体临近骨组织放射性坏死的可能性。此外，从入射线角度来看，金属假体分别会增加和降低位于其前缘和后缘照射靶区的剂量，而照射剂量的不足可能导致肿瘤的复发。但现在应用的调强放疗技术所采用的从多个角度进行的多野照射弥补了这方面对剂量分布产生的不利效应。

（二）术前放疗

从已发表的数据来看，术前放疗与根治性手术相整合的生存率显示出良好结果。其中，对预后有显著影响的因素是术前放疗的组织病理学反应程度，即所谓的回归评分。Braun 等人初步描述了回归的分级。肿瘤对术前放疗的反应仍然是影响治疗效果最重要的预后因素。采用术前放疗的头颈部肿瘤，包括鼻腔鼻窦肿瘤，除分化差的病理类型外，喉癌、口腔、咽部肿瘤等，可考虑采用有计划的新辅助放疗以缩小肿瘤体积，提高完整切除率。放疗剂量 50~60Gy 时，可与外科医生沟通决定下一步治疗方案。术前放疗的优势是能够提高肿瘤切除率，减少手术操作造成的肿瘤种植。劣势在于可能增加手术的并发症，导致伤口愈合不佳或感染等。术前放疗或放化疗尚无充分的前瞻性随机研究证据，其地位仍值得探究。

（三）术中放疗

头颈部肿瘤治疗的主要挑战是预防或控制晚期疾病局部复发。照射后复发可通过手术、放疗、化疗来改善。但由于之前受照射组织对再程放疗的耐受有限，有研究报道头颈肿瘤患者接受再程照射后出现 21% 的黏膜坏死，8% 的放射性骨坏死，3% 的致命颈动脉破裂。术中放疗（IORT）可作为挽救性手术后辅助治疗的替代方案，以达到局部控制晚期或残余疾病的目的。20 世纪 60 年代，日本学者用 IORT 治疗胃肠道肿瘤，20 世纪 70 年代被美国和欧洲引进，用于腹部和妇科恶性肿瘤。IORT 可以减少总治疗时间，避免肿瘤细胞再增殖，并允许单次高剂量治疗。

作为优化局部控制的选择，IORT 的主要指征是复发风险高的患者，尤其是在有严重或微小残留疾病或复发疾病的情况下。照射剂量范围为 7.5~30Gy，中位照射剂量为 20Gy。在大多数的研究中，肿瘤细胞残留是患者预后不良的因素。当挽救手术的组织切缘由阴性变为显微镜下残留时，局部失败率增加，如果为 R2 切除则局部复发达到 100%。局部晚期患者，尤其是颈动脉受累的患者，并发症发生率可达 50%，在治疗后存在较高的脑血管事件和神经系统后遗症的风险。因此，目前从 IORT 中获益最大的是 R0 切除的人群。有残留病灶的患者，尽管局部区域失败率很高，但在次全切除术后增加 IORT 也可获得一些短期的疼痛缓解。14~20Gy 的 IORT 在大多数病例中是安全的，并发症发生率约为 20%。绝大多数为轻微并发症，如伤口裂开、愈合延迟。不常见的毒性包括运动感觉障碍、神经性疼痛、吞咽困难、口干、瘘管形成等。颈动脉闭塞或破裂等致命并发症很少发生，而且似乎与剂量 >20Gy 有关。目前很难得出关于 IORT 的明确结论。大多数研究样本量小，患者有不同程度的手术切除、混合分期、不同的辐射剂量和其他可能影响结果的因素。只有通过合理设计的随机临床试验，才能确定 IORT 的疗效和长期疗效。IORT 可能在头颈部肿瘤的多学科整合管理中发挥作用，但应用范围仍有限。

头颈部肿瘤放疗与外科的整合应用虽然取得了较好的疗效，但也面临着许多新的挑战。主要包括：①手术技巧、新技术及新药推动整合诊疗水平的提升，如 TORS、3D 打印、靶向治疗、免疫治疗等；②老年患者比例上升，往往合并其他脏器疾病，需要多学科整合诊治团队的支持；③患者对生活质量的要求提升，无论是外观还是功能。因此，整合肿瘤学的概念应运而生，整合肿瘤学是多种治疗模式的有机结合，符合现代医学专业分工后再进行资源整合共享的趋势。在多学科团队充分讨论的基础上，依据临床指南、文献、共识及专家的经验，结合患者意愿和身体情况，用整合医学的思路来拟定最佳整合治疗方案，以提升诊疗水平及改善患者生活质量。

二、乳腺癌放疗与外科的整合

乳腺癌是最能体现整合治疗理念的一种恶性肿瘤，其治疗的手段包括了手术、放疗、化疗、内分泌治疗、靶向治疗和免疫治疗等。乳腺癌的手术经历了从扩大到缩小的历程，治疗模式也经历了从单纯的解剖生物学模式向生物—心理—社会学模式的转变，经过不断的优化整合，形成了目前更具人性化的整合治疗模式。其中放疗与外科的整合突出体现在保乳手术（breast-conserving surgery，BCS）和前哨淋巴结活检（sentinel lymph node biopsy，SLNB）技术的开展和应用。

（一）保乳手术与术后放疗

从 1894 年 Halsted 首次报道乳腺癌根治术，到 1951 年 Auchincloss 提出保留胸大小肌的改良根治术，再到 20 世纪 80 年代之前的近 100 年的时间里，乳腺癌的外科治疗是以根治术/改良根治术为主，手术需要切除全部乳腺（根治术还需要切除胸大小肌），并对腋窝淋巴结进行清扫。这种方式与 19 世纪之前的原始局部切除阶段相比，明显提高了患者的生存，但乳腺的缺失给相当一部分的女性患者，特别是年轻的患者带来了生理和心理上难以弥补的创伤，甚至造成一些社会方面的影响。随着整合治疗的发展，特别是从 80 年代开始，全球大规模的临床试验结果陆续出炉，NSABPB-06 试验、EORTC-10801 试验均证实了早期乳腺癌采用保乳手术加术后放疗，具有可行性和良好的远期疗效，而且保乳治疗后的乳房美容优良率可以达到 52%~95%。这样既保留了乳房的形态美，又提高了患者的自信心。乳腺癌保乳手术方式有象限切除、区段切除和肿瘤扩大切除，其疗效相当，但由于腺体组织切除量少，肿瘤扩大切除术美容效果优于另外两种，已成为保乳手术的基本术式。

保乳手术得以实现的保障是放疗。放疗可以有效杀灭镜下的亚临床病灶，但对于肉眼可见的大体肿瘤，放疗难以控制，需要手术切除临床可见的病灶，这是两种治疗方式整合的理论基础。因此，手术切缘安全是保乳手术的基本要求，但安全手术切缘的定义一直存在争议。2014 年，外科肿瘤学会（SSO）和美国放射肿瘤学会（ASTRO）共同制定了乳腺癌手术切缘新指南，该指南是基于一项 28 162 例患者的荟萃分析，规定在多学科整合治疗时代，对于 I、II 期浸润性乳腺癌保乳手术，采用"切缘无肿瘤累及"作为安全手术切缘标准，认为更广泛的切缘没有意义，反而会导致切除过多的腺体组织，影响术后乳房的美容效果。NCCN 指南建议将切缘墨汁染色阴性作为浸润性乳腺癌阴性切缘的标准。

保乳术后放疗已经随着计算机技术的进步，从常规的二维切线野照射进展至目前适型调强放疗为主的三维放疗，不仅可以使照射靶区内的剂量分布更均匀，还可以实现全乳放疗并瘤床的同步补量照射，同时更好地保护了肺和心脏等危器官，研究证实调强放疗可以显著降低保乳患者皮肤急性放射反应发生率。对于早期的低危患者，还可以考虑部分乳腺的照射，进一步缩小放疗范围，缩短治疗时间，既方便又经济。部分乳腺照射既可以术前进行也可以术后进行，无论术前还是术后，都需要与外科手术密切配合。

靶区的确定是放疗的重要环节之一，很大程度上决定放疗的成败和不良反应。而乳腺肿瘤切除时术腔的处理方式会对放疗靶区的确定产生影响。保留自然术腔、纤维蛋白和血清的渗出，填充残腔形成血清肿体，有利于保持较好的乳房形态，也可以为后续的瘤床靶区定位提供借鉴。另外，在术腔周围放置金属夹标记，也有助于术后放疗瘤床靶区的确定，这已成为保乳手术的常规，是外科手术和放疗整合的结果。

目前，在放疗的保驾护航下，保乳手术已经成为早期乳腺癌的标准治疗模式，得到了临床医生和广大患者的认可。

（二） 前哨淋巴结活检与腋窝放疗

腋窝的处理是乳腺癌治疗不可缺少的重要部分。腋窝淋巴结清扫术（ALND）曾经是浸润性乳腺癌腋窝处理的标准治疗模式，其目的是清除腋窝转移的淋巴结，降低局部的复发风险，对确定分期、评估预后和指导术后辅助治疗也有重要意义。腋窝淋巴结清扫最常见的一个并发症就是因为手术创伤和瘢痕挛缩引起的上肢淋巴水肿。由于测评方式和诊断标准不同，文献报道的淋巴水肿发生率差异很大。淋巴水肿一旦发生难以根治，轻者影响美观，重者影响肢体功能，导致自理能力下降，给患者的生活和工作带来很多不便。

前哨淋巴结是乳腺癌癌细胞转移的第一站淋巴结。2004 年，Krag 首次报道了前哨淋巴结活检用于乳腺癌治疗的临床研究结果，引起了世界范围的广泛关注；2006 年，NCCN 指南对临床 I 期和 II 期的患者推荐使用前哨淋巴结活检；2010 年，NSABP B-32 临床研究结果公布，前哨淋巴结活检取代腋窝淋巴结清扫，成为临床腋窝淋巴结阴性患者的腋窝首选处理方式。即对于早期乳腺癌患者，前哨淋巴结活检阴性者，可以避免腋窝淋巴结清扫。而前哨淋巴结活检的淋巴水肿和神经血管损伤的发生率显著低于腋窝淋巴结清扫。

对于前哨淋巴结活检阳性的患者，以往建议进一步进行腋窝淋巴结清扫。部分术中冰冻切片阴性而术后石蜡切片显示为阳性的患者，也通常建议二次手术进行腋窝淋巴结的清扫。近年的研究发现，保乳术后前哨淋巴结活检显示 1~2 个淋巴结转移或者微转移的患者，做腋窝清扫和不做腋窝清扫的 DFSR 和 OSR 没有显著差异，因此认为这部分患者可以免除腋窝淋巴结的清扫。分析原因，其中很大一部分得益于这些保乳术后的患者要常规进行全乳放疗。另有研究证明，对于乳腺切除术后前哨淋巴结活检显示 1~2 个淋巴结转移者，后续进行腋窝放疗和腋窝淋巴结清扫术具有同样的治疗效果，但腋窝放疗的患者上肢淋巴水肿的发生率较腋窝淋巴结清扫者显著减少（11% vs 23%）。因此，目前对于前哨淋巴结活检显示 1~2 个淋巴结转移的患者，放疗可以作为腋窝处置的手段，替代腋窝淋巴结清扫术。根据手术方式的不同，可以选择全乳放疗或腋窝放疗。而对于前哨淋巴结 3 个或以上转移者，由于没有相关的循证医学证据，目前还是建议进行腋窝淋巴结清扫。另外，对于单纯的导管原位癌（DCIS）患者，在未获得浸润性乳腺癌证据时，不应行腋窝淋巴结清扫，但仍有小部分初诊为单纯 DCIS 的患者术后诊断为浸润性癌。因此，对于 DCIS 患者，可考虑行损伤较小前哨淋巴结活检，如果术后证实为浸润性癌，可参考浸润性癌进行腋窝处理，采用全乳放疗或腋窝放疗。这样即避免了过度治疗，也保证了安全。对于新辅助化疗后，前哨淋巴结活检的应用，目前还存在争议，需要更多临床研究资料的证实。

同时，乳腺放疗的靶区也做了一定的调整，对于肿瘤位置较高或风险相对较大的患者，放疗可采用高位的切线野照射，以便更好地纳入 L2 组和 L3 组的淋巴引流区，保证疗效。另外，前哨淋巴结活检的准确性与外科团队的经验密切相关，需要经过一定的学习曲线，并与病理科、核医学科等密切协作。

综上所述，目前乳腺癌的治疗已经进入精准化的整合治疗时代，外科手术在乳腺癌的整合治疗中仍然起着重要作用，而放疗与外科的整合，促进了手术方式从"大"到"小"的演变，在保证治疗效果的前提下，降低了相关的并发症，有利于保持患者最佳的身心状态，提高生活质量。当然，无论是手术还是放疗都属于局部治疗，乳腺癌总体生存率的提高还要依靠全身整合治疗的发展。

三、食管癌放疗与外科的整合

中国是世界上食管癌高发地区之一，其发病率和死亡率均居世界首位。中国食管癌世界标化死亡率为 23.4/10 万，占各种肿瘤死亡人数的 23.53%，仅次于胃癌，居第 2 位。估计我国每年有 16 万~20 万食管癌患者死亡。临床确诊时超过 70% 的患者为中晚期，预后不良。手术是食管癌的主要治疗手段之一，但局限性食管癌患者初诊时可行根治性手术治疗的仅占 30%~40%，且接受根治手术的患者 5 年 OSR 仅为 15%~20%。放疗为局限性食管癌的另一根治性治疗手段，但对该类患者行单一放疗，2 年生存率仅 10%。单一的局部治疗对局限性尤其是局部晚期食管癌的疗效有限。

治疗肿瘤的传统方法，如手术、化疗、放疗都比较重视局部病变。肿瘤是全身疾病的局部表现，所以在肿瘤治疗过程中应兼顾自身整体、局部肿瘤与治疗手段，以及三者的相互作用关系。肿瘤的发生发展机制、早期诊断和疗效的控制，都是受多方面因素制约的复杂过程，单一的、分裂的思维方式难以完全应对肿瘤的防治，这就需要整合医学的思维，将不同领域、不同学科进行系统整合。对食管癌而言，患者往往在早期就发

生区域淋巴结转移及远处脏器转移，而且在治疗后也易发生局部复发、区域性淋巴结转移与远处脏器转移。鉴于单一局部措施治疗后局部中晚期食管癌的预后不佳，易发生肿瘤复发及远处转移，因此，全球各肿瘤治疗研究机构对局部中晚期食管癌采取了以放化疗与手术结合的整合治疗模式，在此基础上进行了一系列临床研究，获得了较为肯定的结论。

（一）术前新辅助治疗

对局限性食管癌治疗采用以放化疗与手术结合的整合治疗模式，术前给予患者放化疗，理论上可降低肿瘤负荷与肿瘤分期，消灭微小转移灶，降低肿瘤细胞活性，减少手术播散的可能性，提高肿瘤局部控制率与治愈率。局限期食管癌可采用放化疗作为术前新辅助治疗的整合治疗模式。

1. 术前新辅助放疗

术前放疗可缩小肿瘤原发灶，有效抑制食管癌进展，减轻肿瘤对周围组织的浸润，同时可消灭食管周围潜在的微小转移病灶，降低局部复发率，从而使部分最初无法手术治疗的患者重新获得根治性手术的机会。对可能增加的手术并发症风险问题，有研究指出术前放疗患者肺部感染、乳糜胸、吻合口瘘、吻合口狭窄和心脏并发症等术后并发症较单纯手术患者无明显增加。但对于能否提高远期生存率还不明确，目前单纯术前放疗推荐级别不高。

2. 术前新辅助放化疗

新辅助放化疗主要包括序贯放化疗与同期放化疗。Nysaard 及 Le 的两项随机临床研究，比较了单纯根治性手术与序贯放化疗后继以根治性手术的疗效。结果显示术前序贯放化疗对入组患者的生存期及 3 年 OSR 的改善无明显益处。这可能受限于当时的放疗技术，随着放疗技术的提升，以精确定位、精确计划和精确治疗为核心的精确放疗得到了快速发展。目前广泛应用于食管癌放疗方式有三维适形放疗、调强适形放疗、图像引导调强放疗、容积弧形调强放疗以及螺旋断层调强放疗等。相对于常规放疗技术存在靶区漏照、剂量不足、正常组织受照射过大导致不良反应等

问题，以适形调强为主的放疗技术使放射靶区和剂量的精确度都有较大的提升，IGRT 和 VMAT 等技术的出现使放疗精度不仅局限于三维空间层面，对于随事件变化产生的放疗摆位误差或器官运动的偏差也可以进行修正。适形放疗射线能量一般采用 6~8MV X 线，以 4~5 射野为宜，前后野权重为主以减少肺受量，侧野避开脊髓；固定野调强建议采用 6MV X 线，一般设 5~7 个射野，尽量避开穿射两侧肩膀；旋转调强一般采用 6MV X 线，2 个弧等中心共面照射，为降低肺受量特别是低剂量照射体积，可以考虑用 2 个非全弧，即避免横向穿射肺组织；螺旋断层调强可以在靶区层面通过设置屏蔽角度的方式，避免射线从肺两侧横向穿射。食管癌放疗前影像引导包括二维和三维在线影像。建议前 3~5 次治疗前采集在线影像，后续每周采集一次。

放疗技术提高后，对 6 项随机临床研究分析荟萃结果显示术前新辅助放化疗能显著提高可手术切除食管癌患者的 3 年 OSR，且可降低患者的肿瘤分期。另外一项荟萃分析显示，术前新辅助放化疗可将不同组织学类型的可手术切除的食管癌患者的生存益处显著提高 19%，其中鳞癌可提高 16%，腺癌可提高 25%，可将患者 2 年总生存绝对值提高 13%。2015 年，CROSS 研究对临床上可切除的食管或食管胃交界部局部晚期癌患者（临床分期为 $T_1N_1M_0$ 或 $T_{2~3}N_{0~1}M_0$）进行以卡铂＋紫杉醇为基础的化疗，同时进行放疗（41.4Gy），然后手术，或单独手术。结果表明：新辅助化疗加手术组的中位总生存期为 48.6 个月，单纯手术组为 24.0 个月。鳞癌患者中位总生存期：新辅助治疗组为 81.6 个月，单纯手术组仅为 21.1 个月。傅剑华教授主持的一项多中心、随机、开放性的 III 期临床试验（NEOCRTEC5010），纳入的均为临床分期为 $T_{1~4}N_1M_0/T_4N_0M_0$ 可切除的胸段食管鳞癌患者。与单纯手术组相比，新辅助放化疗组的 R0 切除率更高，中位 OSR 更好（100.1 个月 vs 66.5 个月），无病生存期延长（100.1 个月 vs 41.7 个月）。

基于以上数据及研究成果，术前新辅助治疗局部晚期食管癌已得到越来越多的认可。目前，欧美对于食管腺癌的治疗，推荐采用术前化疗或CRT；对于食管鳞癌，则推荐采用 CRT。而日本基于 JCOG9907 的结果，推荐采用术前化疗并手术治疗 II ~ III 期食管鳞癌。针对我国食管鳞癌高发的实际情况，《中国食管癌放疗指南（2019 年版）》中提出如下建议：局部进展期可切除食管癌，手术仍是治疗基石。$cT_{1b~2}N+$ 或 $cT_{3~4b}N+/N_0$ 期患者，鳞癌与腺癌治疗原则不同。腺癌患者推荐新辅助放化疗，也可行新辅助化疗；拒绝手术或有手术禁忌者，建议行根治性同步放化疗。鳞癌患者推荐新辅助放化疗，颈段及拒绝手术者行根治性同步放化疗。该指南首次给出了不同分段的食管癌靶区勾画的具体建议。

而对于 I 期、II 期局限性食管鳞癌，EORTC 的随机临床研究对 282 例该类食管鳞癌随机分组后，分别给予单一根治切除或放化疗后继以手术切除。结果显示整合治疗组的患者手术切除率较高，无复发，生存期较长，但术后死亡率相对较高，两组病例的患者总生存期与 3 年生存率无显著差异。因此，对于早期食管癌，手术治疗仍然被许多外科专家认为是标准治疗方式。随着早期食管癌检查技术的发展及内镜超声检查的临床应用，提高了 T、N 分期的准确性，使早期食管癌诊断、分期前进了一大步，为内镜食管黏膜切除术或射频等治疗早期食管癌获得根治性效果打下坚实基础。应用内镜技术治疗早期食管癌的研究越来越多，并取得良好的效果。据报道，日本内镜下切除早期食管癌的比率已占整个早期食管癌手术的 60% 以上。对于 pTis~$T_{1a}N_0$ 期患者，推荐内镜黏膜切除术（EMR）或内镜黏膜下剥离术（ESD），也可行食管癌切除术，而内镜切除后辅以放疗可达到根治目的。$pT_{1b}N_0$ 期患者，推荐手术切除。$cT_{1b}~2N_0$ 期低危（病灶直径 <2cm，分化程度良好）的腺癌及非颈段的鳞癌患者，推荐食管癌切除术，此外推荐新辅助放化疗加手术治疗。I 期鳞癌也可行根治性同步放化疗。

穿透固有层的黏膜下癌是否适合 EMR，存在很大争议。多数学者认为，黏膜下癌应采用传统开胸手术并行淋巴结清扫，可取得良好效果。术前病灶范围及浸润深度的准确评估是治疗成败的关键，目前仍以内镜观察、活检联合超声内镜评估为主。食管内镜黏膜切除术的主要并发症是食管出血、穿孔、狭窄等。有关方法的不断改进，熟练掌握内镜技术可完整切除黏膜下病灶，对黏膜内癌者完全切除率可达 100%，治疗的预后与外科手术治疗的结果不相上下。而对于浸润黏膜全层或黏膜下层的癌灶，非完全切除是其治疗失败的主要原因。因此，治疗后应认真收回标本，评价切除的彻底性，必要时可应用此方式进行补救治疗，还应密切观察随访。

（二）术后辅助放疗

对于局部晚期食管癌手术治疗后，行术后放疗能降低复发率，提高生存率，但放疗仍为局部治疗，而食管癌为全身疾病，能否进一步提高治疗效果，有待进一步研究。目前，我国可手术食管癌患者初始治疗方式仍以手术治疗为主，放疗、化疗与手术治疗的整合治疗模式有望进一步改善可手术食管癌患者的生存状况。到目前为止，尚无大样本的随机对照临床研究提示食管鳞癌术后辅助治疗较单纯手术可显著延长患者生存期。多数研究结果表明，术后放疗或术后放化疗可显著改善局部晚期，尤其是淋巴结阳性患者的总生存，相关术后放化疗小样本的荟萃分析结果令人鼓舞，但其疗效、最佳放疗方案及化疗方案有待进一步随机分组研究予以证实。2019 年，NCCN 指南不推荐食管鳞癌根治术后做辅助治疗，但根据国际上大规模病例报道的复发率、前瞻性分层研究的结果和大规模病例的回顾性分析结果，对于淋巴结阳性和（或）Ⅲ期食管癌均有一致的结果，即术后放疗的生存率高于单一手术组，且放疗部位的复发率明显降低，推荐行术后放疗或放化疗。《中国食管癌放疗指南（2019 年版）》给出了术后辅助治疗的指征，供大家参考：R0 切除的鳞癌患者术后辅助治疗存在争议，需定期监测，而对于高危患者［淋巴结阳性和（或）Ⅲ期］，可考虑术后辅助放疗或放化疗。对于食管腺癌，接受过新辅助放化疗者，术后建议观察或术后化疗；未行新辅助治疗的，淋巴结阴性者均可考虑定期监测，部分高危 pT_2、pT_3、pT_{4a} 期可行以 5- 氟尿嘧啶（5-Fu）为基础的化放疗；淋巴结阳性者，建议行以 5-Fu 为基础的术后化疗或放化疗。对于 R1/R2 切除但未接受新辅助放化疗者推荐辅助同步放化疗，或序贯化放疗（适于不能耐受同步放化疗者），或辅助化疗。接受过新辅助放化疗的鳞癌患者推荐化疗、最佳支持治疗、对症处理或观察，腺癌患者推荐再手术或观察。

（三）总　结

局限期食管癌预后较差，仅 30%~40% 的确诊患者可以行根治性手术治疗。因此，手术、放化疗的整合治疗是改善局限性食管癌疗效的主要途径。基于Ⅲ期临床研究与荟萃分析的结果，建议局部中晚期食管癌患者考虑接受同期放化疗后行根治性手术。对于 T_{1a} 期以下的患者，推荐内镜下治疗，也可行食管癌切除术，而内镜切除后辅以放疗可达到根治目的。对术后病理检查发现伴有区域淋巴结转移者或对未完全切除或手术切缘发现残留肿瘤细胞者，应给予上述根治剂量的同期辅助放化疗。

四、肺癌放疗与外科的整合

Ⅰ期非小细胞肺癌（non-small cell lung cancer，NSCLC）术后一般不需要放疗，Ⅰ期小细胞肺癌术后需行化疗，放疗的应用也相对较少，而Ⅱ期以上的小细胞肺癌应以放化疗整合治疗为主，不考虑手术治疗。肺癌放疗与外科治疗的整合应用多是指Ⅱ/Ⅲ期可手术治疗的 NSCLC 的术前术后放疗。Ⅱ/Ⅲ期 NSCLC，特别是Ⅲ期是异质性显著的群体。依据 TNM 状态，该期患者可分为以下三种状态。可切除的：Ⅱ期或Ⅲ $AN_{0~1}$、部分单站纵隔淋巴结转移且淋巴结短径 <2cm 的 N_2 和部分 T_4（相同肺叶内存在卫星结节）N_1；不可切除的：部分Ⅲ A、Ⅲ B 和全部Ⅲ C，通常包括单站 N_2 纵隔淋巴结短径 ≥ 3cm 或多站以及多站淋巴结融合成团（CT 上淋巴结短径 ≥ 2cm）的 N_2 患者，侵犯食管、心脏、主动脉、肺静脉的 T_4 和全部 N_3 患者；潜在可切除的：部分Ⅲ A 和Ⅲ B，包括单站 N_2 纵隔淋巴结短径 <3cm 的Ⅲ A 期 NSCLC、潜在可切除的肺上沟瘤和潜在可切除的 T_3 或 T_4 中央型肿瘤。

可手术或潜在可切除的Ⅱ/Ⅲ期 NSCLC 的放疗与外科整合治疗如下。

1. 治疗总原则

（1）Ⅱ/Ⅲ期特别是Ⅲ期 NSCLC 推荐多学科整合治疗的策略和原则。需要有经验胸外科医生和肿瘤内科、肿瘤放疗科医生多学科讨论共同参与决策的过程。

（2）对于可切除的Ⅱ期 NSCLC（$T_{2b\sim3}N_0M_0$，$T_{1\sim2}N_1M_0$），在身体情况允许情况下，通常推荐根治性手术切除。对于不能耐受手术或拒绝手术者，根治性放化疗是一种可选择的替代治疗方案。对于可切除的Ⅲ期 NSCLC，包括部分ⅢA期和部分ⅢB期患者。Ⅲa 中 $T_{1\sim2}$，单站纵隔淋巴结转移且淋巴结短径 <2cm 的 N_2 和部分 T_4（相同肺叶内存在卫星结节）N_1。对于不能耐受手术或拒绝手术者，根治性放化疗是一种可选择的替代治疗方案。

（3）手术治疗原则：手术切除的要求是标准肺叶切除和同侧肺门及纵隔淋巴结清扫。

（4）新辅助治疗原则：尽管存在分歧，对于潜在可切除的ⅢA期（pN_2）患者，大多数建议手术前进行诱导化疗。新辅助放化疗在Ⅲ期 NSCLC 中的作用尚不明确，但在肺尖癌治疗中是标准。

（5）辅助治疗原则：淋巴结阳性（ⅡA、ⅢB和ⅢA期）NSCLC 患者接受辅助化疗是标准治疗策略，化疗方案为以铂类为基础的两药整合，疗程不宜超过 4 个周期。术后辅助放疗（PORT）对完全手术切除的ⅢA期 NSCLC 可能有益，但在完全切除的Ⅱ期 NSCLC 中价值并不明确。在临床实践中，患有早期 NSCLC 的患者应行肿瘤完全性手术切除，并经病理证实切缘阴性，但病理学检查偶然发现的 pN_2，应首先接受辅助化疗（由于已知的生存获益），随后可能在完成化疗后考虑用于 PORT（由于报道的局部控制获益）。对于有药物可及的驱动基因突变阳性患者，分子靶向药物在辅助治疗中的价值和地位仍处于临床研究阶段，目前并不作为临床常规推荐。对于局部复发高风险的Ⅱ/Ⅲ期 NSCLC 患者，术后放疗的参与时机尚未明确。若临床上认为患有早期 NSCLC 术后镜下癌残留或肉眼癌残留者，则放疗应提早开始，因为局部复发是该组患者最常见的失败原因。如果患者身体健康，应考虑在这种情况下放化疗。

2. 放疗适应证

术后放疗的指征：阳性手术切缘，病理确诊为 N_2 期（pN_2）的完全切除术后患者，不完全性切除和切除状态不确定者中大部分需要补充放疗等局部治疗。对于 T_3 或 T_4，个体差异性大，需要多学科参与评价术后放疗价值。

3. 放疗参与时机

新辅助放疗的放疗与手术的间隔时间为 3~5 周。ⅢA（N_2）期完全切除术后辅助放疗参与时机：PORT 与化疗的具体实施的顺序并没有明确的规定和研究证据，目前临床上推荐先化疗后放疗的序贯方式。

对于 NSCLC 术后具有高危局部复发风险的患者，术后辅助放疗与术后化疗相整合的方式（PORT 实施时间提前是否能够提高生存获益）仍需要进一步探索和验证。

4. 放疗前诊断及分期评估

术后辅助放疗前的分期评估（脑、肾上腺、肝、骨）：全身及胸部的检查主要评估肿瘤在完全性切除术后及辅助化疗后有无出现胸部复发或其他部位转移的情况，主要包括体格检查（两侧锁骨上有无浅表淋巴结肿大）、胸部 CT 增强、腹部超声（必要时行腹部 CT 增强），必要时行骨扫描、头颅 MRI、PET/CT 检查（选择性检查项目）以除外其他脏器的转移。

5. 放疗前内科状态评估

对于 NSCLC 放疗前内科状态评估，主要包括一般情况评估，以及放疗治疗期间或治疗后并发症风险评估，专门从事肺肿瘤学的临床肿瘤学家应在考虑一般情况和并发症的基础上，确定是否适合进行胸部放疗。完善的放疗前内科检查，主要包括患者一般情况的检查，包括血常规、尿常规、粪常规、肝肾功能、电解质、心电图、肺功能、必要时需要行心脏超声、24h 动态心电图检查（Holter）等以排除放疗的禁忌证，另外，还需要评估患者是否存在内科疾病以及影响正常组织器官放射性损伤的临床因素存在。

6. 放疗靶区

建议采用三维适形放疗技术（3D-CRT），必要时也可应用 IMRT，以避开心脏和降低正常肺组织的损伤。设备应为直线加速器，能量选择

6~10MV，采用等中心多野照射技术。

临床 N_2 新辅助放疗靶区 RTOG9309/INT0139 的放疗技术参数：放疗靶区主要包括原发灶、同侧肺门和隆突下淋巴引流区域以及 CT 上所显示的直径 >1cm 的淋巴结及附近纵隔淋巴引流区域。

1）肺尖癌新辅助放疗靶区　主要临床研究及靶区和放疗剂量见表 4-3-1。放疗靶区主要包括原发灶、同侧锁骨上区，不包括纵隔淋巴引流区域和肺门区域。

2）术后辅助放疗的靶区

（1）不完全性切除（R1）术后放疗靶区。在实际临床工作中，$pN_{0~1}$（R1 切除）NSCLC 患者的 PORT 照射野范围在不同医疗机构、不同医生之间存在着一定的差异。照射范围主要包括了镜下肿瘤残留区域，但是否需要包括同侧肺门区域及高危的纵隔淋巴结引流区域并未达成共识。

（2）完全性切除（R0）术后放疗靶区。建议基于解剖结构的纵隔淋巴引流区预防性放疗。纵隔淋巴结的分布非常弥散，需结合肺的淋巴引流基本规律（左侧肺淋巴主要向两侧上纵隔引流，右侧肺淋巴主要向同侧纵隔引流）、术中病理的淋巴结转移规律、术后局部区域失败表型等，合理设计 PORT 靶区范围。根据以上信息提出三维适形放疗条件下 PORT 的靶区勾画指引的建议：左侧 NSCLC 完全切除术后，PORT 靶区范围需要包括支气管残端、第 2R、2L、4R、4L、5、6、7

表 4-3-1　既往文献报道的肺尖癌放疗剂量参数

研究名称	病例数（例）	放疗靶区及剂量
SWOG9416（2007）	110	原发灶 + 同侧锁骨上区，不包括同侧肺门。DT：45Gy/25 次 /5 周
SWOGs0220（2014）	46	原发灶 + 同侧锁骨上区，不包括同侧肺门。DT：45Gy/25 次 /5 周
JCOG9806（2008）	76	原发灶 + 同侧锁骨上淋巴结 27Gy/15 次 /3 周，于首次化疗第 2 天开始 18Gy/10 次 /2 周，于第 2 次化疗第 2 天开始

DT：肿瘤吸收剂量

和 10~11L 组淋巴结（不包括第 1、3A、3P、8 和 9 组淋巴结）；右侧 NSCLC 完全切除术后，PORT 靶区范围需要包括支气管残端、第 2R、4R、7 和 10~11R 组淋巴结（不包括第 1、3A、3P、8、9、2L、4L、5、6 组淋巴结）。具体淋巴结分组参照 2009 年国际肺癌研究协会（IASLC）提出的纵隔淋巴结分组和分布标准。但需要指出的是这一靶区规范的合理性和有效性有待临床研究验证，目前 PORT 靶区勾画范围仍存在一定争议。左肺病例照射靶区是否应该包括 2R、4R 区，仍有不同的观点，临床也存在包括和不包括这两个区域的两种设野情况。对于右肺病灶，同样也存在类似争议。

7. 放疗剂量

（1）新辅助放疗：肺尖癌新辅助放疗推荐剂量，常规分割 40~45Gy，分割剂量 1.8~2.0Gy。

（2）术后辅助放疗：术后放疗推荐剂量为 50~54Gy，分割剂量 1.8~2.0Gy；淋巴结包膜外侵犯处或有镜下残留处为 54~60Gy，分割剂量 1.8~2.0Gy；肉眼可见残留病灶达 60~70Gy，分割剂量 2.0Gy，治疗时间为 6~7 周。

（3）调强适形放疗的剂量要求：依据 ICRU62 规定，99% PTV 体积接受 95% 处方剂量，95% PTV 体积接受 99% 处方剂量，热点不超过 107% 处方剂量。

8. 正常组织器官安全耐受剂量

对于接受胸部 3DCRT 的患者，正常组织危及器官主要包括双侧肺组织体积减去 GTV、心脏、脊髓，另外，必要时，也应该评估食管和臂丛神经的安全耐受剂量（表 4-3-2）。应对重要器官的剂量体积直方图（dose volume histogram，DVH）作出基本的评价，限制这些重要器官的剂量，将正常组织，包括肺、心脏和脊髓的毒性尽可能降至最低（表 4-3-3）。

术后辅助放疗患者的肺部对放疗的耐受性明显差于非手术者，因此，根据正常肺部放射耐受程度来确定放疗的剂量就显得特别重要，要注意肺的保护。

五、直肠癌放疗与外科的整合

直肠癌是常见的恶性肿瘤，随着生活习惯和

表 4-3-2　新辅助放疗（同步化疗期间）正常组织器官的安全耐受剂量

器官	NCCN 推荐剂量	参考耐受剂量限制
脊髓	最大剂量 ≤ 50Gy	最大剂量 ≤ 45Gy
正常肺（肺 -GTV）	V20 ≤ 35%，MLD ≤ 20Gy	V20 ≤ 28%~30%，V5 ≤ 55%~60% MLD ≤ 17Gy
心脏	V50 ≤ 25%，平均剂量 ≤ 20Gy	V30 ≤ 50%，平均剂量 ≤ 20Gy
食管	平均剂量 ≤ 34Gy，最大剂量 ≤ 105% 处方剂量， V60 ≤ 17%	
臂丛神经	最大剂量 ≤ 69Gy	

GTV：肿瘤总体积；Vxx：整个器官中接受 ≥ xxGy 的部分所占的百分比；肺 V20：双肺减去重合的 GTV 后，肺组织中接受放射剂量 ≥ 20Gy 的部分所占的百分比；MLD：全肺平均剂量

表 4-3-3　术后常规分割 3DCRT 的正常组织剂量体积限制

器官	NCCN 推荐剂量	肺叶切除	全肺切除
脊髓	最大剂量 ≤ 50Gy	最大剂量 ≤ 45Gy	最大剂量 ≤ 45Gy
正常肺（肺 -GTV）	V20 ≤ 35%，MLD ≤ 20Gy	V20 ≤ 20%~23%，V5 ≤ 45%， MLD ≤ 13Gy， 单侧肺 V20 ≤ 45%	V10<20%，V5<30% MLD<6.4Gy
心脏	V50 ≤ 25%，平均剂量 ≤ 26Gy		
食管	平均剂量 ≤ 34Gy，最大剂量 ≤ 105% 处方剂量，V60 ≤ 17%		
臂丛神经	最大剂量 ≤ 69Gy		

GTV：肿瘤总体积；Vxx：整个器官中接受 ≥ xxGy 的部分所占的百分比；肺 V20：双肺减去重合的 GTV 后，肺组织中接受放射剂量 ≥ 20Gy 的部分所占的百分比；MLD：全肺平均剂量

饮食结构的变化，结直肠癌的发病率在我国呈上升趋势。远端距离肛缘 ≤ 15cm 的肿瘤（通过硬质乙状结肠镜检查测量）定义为直肠肿瘤。直肠癌分为低位（肿瘤远端距肛缘 0~5cm）、中位（肿瘤远端距肛缘 5~10cm）或高位（肿瘤远端距肛缘 10~15cm）。直肠癌局部症状比全身症状明显，主要为大便习惯改变、大便性状改变、便中带血、肛门疼痛或肛门下坠等，如伴有排尿困难或会阴区疼痛，通常提示肿瘤已有明显外侵。

手术是直肠癌根治性治疗手段，但因直肠癌周围解剖结构的复杂性，其局部复发率较高。此外，直肠是非常特殊的器官，除了最大限度地根治肿瘤外，还应最大限度地保证脏器功能对患者的生活质量。因此，直肠癌的治疗应依据临床分期、肿瘤位于直肠的位置及 MRI 提示的复发危险度进行多学科整合的分层治疗，其中，放疗与外科的整合治疗尤为重要。

（一）直肠癌的分期及检查

准确的术前分期，是决定直肠癌患者采取何种模式的放疗与外科整合治疗的前提条件。直肠腔内超声推荐用于早期直肠癌的分期诊断，可以帮助判断原发肿瘤的浸润深度、直肠周围淋巴结有无转移。盆腔 MRI 应列为所有直肠癌患者分期检查手段，MRI 具有更高的分辨率，可清楚地显示盆腔内软组织和脏器的毗邻关系。盆腔高分辨率 MRI 是判定直肠系膜筋膜（MRF）是否受侵的最优检查，推荐应用盆腔高分辨率 MRI 判断肌壁外血管侵犯（EMVI）和盆腔淋巴结有无转移。术前 MRI 检查可确定 TME 手术是否可行，判断肿瘤分期，选择合理的术前治疗手段，以及新辅助放化疗后疗效判定和再分期。盆腔 CT 检查主要用于无法接受 MRI 检查的患者。PET/CT 不作为常规推荐。除肝转移以外的疑似转移病变，或怀疑直肠癌术后局部复发的患者，可选用 PET/CT

进一步诊断。

直肠指诊简单易行，一般可以发现距肛门8cm之内的直肠肿物，是早期发现直肠癌的关键手段之一。直肠指检时应注意：肿瘤下界距肛门口的距离，肿瘤的质地、大小、活动度，黏膜是否光滑，有无压痛及与周围组织的关系，退指后需观察指套上有无脓血和黏液。

所有疑似直肠癌的患者如无禁忌均推荐行结肠镜检查，如患者存在临床显性肠梗阻，原则上禁止行结肠镜检查，因为结肠镜检查前的肠道准备会加剧梗阻或穿孔。结肠镜检查可评估直肠肿物大小、距肛缘的距离、形态、局部浸润范围，发现肿物后进行活体组织检查，病理诊断为直肠癌诊断的金标准。明确病理学诊断的直肠癌患者，推荐进行多学科整合诊疗（MDT）讨论。研究提示直肠癌MDT可提高直肠癌术前分期的准确度，提高直肠癌手术切除率并降低CRM阳性率，促进患者接受规范化的整合治疗，对直肠癌肝转移治疗具有重要意义。

（二）直肠癌放疗与外科的整合治疗

任何分期的直肠癌，均需放疗与外科的整合治疗。$cT_{1\sim2}N_0M_0$ 期患者，推荐行直肠癌根治术。如根治术保留肛门括约肌有困难，肿瘤局部切除也可作为标准治疗。局部切除后如术后病理检查具有以下情况之一时，则需要行挽救性直肠癌根治术：包括肿瘤组织学分化差、脉管浸润、肿瘤浸润至黏膜下肌层外 1/3 或 pT_2。如患者拒绝行挽救性手术，应行放化疗。如患者保肛意愿强烈，也可先行同步放化疗，根据放化疗疗效推荐下一步处理。临床完全缓解（cCR）者可在严密随访机制下采用观察等待（W&W）策略。（目前对于cCR的国际公认标准：①肛门指诊原肿瘤区域正常，未触及肿瘤性肿块；②内镜下未见肿瘤性溃疡或结节，可发现白色、扁平的黏膜瘢痕，伴周围毛细血管扩张，黏膜活检未见癌细胞；③盆腔高分辨率MRI检查，T_2 加权像表现为黑的 T_2 信号而无中等强度的 T_2 信号，且无肿大的淋巴结征象，DW图像在 B800~1000 时无可视化信号，伴或不伴 ADC 图上无信号或低信号，肿瘤区域的肠管肠壁表现为均质、线性的信号。）ycT_1

者，应行经肛门局部切除术。ycT_2 者，需行直肠癌根治术。如 $cT_{1\sim2}N_0$ 期患者存在无法手术的医学因素，可行同步放化疗。Julio Garcia-Aguilar 等发表了 T_2N_0 低位直肠癌新辅助放化疗（nCRT）联合局部切除的前瞻性、多中心单臂 II 期研究（ACOSOGZ6041）结果，纳入了 T_2N_0 低位直肠腺癌 79 例，肿瘤最大径线 <4cm，肠壁受侵范围 <40%，肿瘤距离肛缘 <8cm，先给予新辅助放化疗，在 nCRT 结束后 4~8 周行局部切除后随访。研究结果显示 79 例患者中 2 例未行手术治疗，77 例取得病理学结果的患者中，ypT_0 或 ypT_{is} 患者达 38 例（49%）。术后中位随访 56 个月，3 年、5 年 DFSR 分别为 88.2% 和 79.3%，3 年、5 年 OSR 分别为 94.% 和 90.3%。72 例行局部切除的患者基线和术后 1 年肛门失禁严重指数量表（FISI）和 ACT-C 评分无显著差异。该研究结果提示对于 cT_2N_0 的直肠癌 nCRT 后行局部切除可以作为一种器官保留方法。

术前同步放化疗 + 手术 + 辅助化疗的整合治疗策略为中低位局部进展期直肠癌（II ~ III 期）的标准治疗策略，根据肿瘤位于直肠的位置，并结合 MRI 提示的复发危险度进行分层治疗推荐。①对于 MRF（-）、EMVI（-）的低位 $cT_{3a/b}$，或中高位 $cT_{3a/b}$ 且 $cN_{0\sim2}$ 的患者，首选直接行 TME 手术，对 TME 手术进行质量评估，根据术后病理决定是否行术后辅助治疗。如外科无把握做到高质量 TME 手术，推荐行 CRT 联合延迟手术或短程放疗（SCRT）联合即刻手术。② MRF（-）且满足以下任一条件：$cT_{3c/d}$、极低位病变、$cN_{1\sim2}$（癌结节）、EMVI（+），首选术前 CRT 联合延迟手术或 SCRT 联合即刻手术。③ cT_3 伴 MRF（+）、cT_4、肛提肌受侵、侧方淋巴结（+），首选术前 CRT 联合延迟手术或 SCRT 序贯新辅助化疗后延迟手术。④体弱及老年患者或不能耐受 CRT 的严重并发症患者，推荐 SCRT 后延迟手术。

术前放化疗与手术间隔时间对肿瘤降期有明显影响，但放化疗后到手术的最佳间隔时间仍未确立。法国里昂研究结果提示在术前放疗后 2 周行手术治疗的短间隔组与放疗结束后 6~8 周手术的长间隔组相比，病理学完全缓解（pCR）和少量肿瘤细胞残存比率明显降低（P=0.015），但两组的肛门括约肌保留率、术后并发症发生率无显著差异，2 年和 3 年的 OSR 及局部复发率两组亦无差异。2013 年，荷兰结直肠外科协作组报道了该中心接受术前 CRT 联合手术治疗的 1593 例直肠癌患者的回顾性研究，按照从 CRT 开始到手术的间隔期分为 4 组：<13 周组、13~14 周组、15~16 周组、>16 周组，分析结果显示 pCR 率随着新辅助 CRT 与手术间隔时间的延长而增加，从 CRT 开始到手术间隔 15~16 周，即 CRT 结束后 10~11 周达到最高峰。但法国的 GRECCAR-6 研究与前述研究的结果有差异，该研究入组 T_3~T_4 或 N（+）的中下段直肠癌 265 例，术前 CRT 后随机分为 7 周组和 11 周组，两组的 pCR 率和 TRG 分级两组均无统计学差异（$P=0.598$，$P=0.494$），但 11 周组总并发症发生率明显高于 7 周组（$P=0.04$）。目前长程同步放化疗结束后推荐间隔 5~12 周接受根治性手术，短程放疗联合即刻根治性手术在放疗完成后 1~2 周内手术。

对保肛意愿强烈的低位直肠癌患者，如新辅助放化疗反应良好，达 cCR，可在严密随访的保障下采用 W&W 策略。巴西学者 Habr-Gama 最早于 2004 年报道了 265 例低位直肠癌行 5-Fu 同步放化疗 8 周后评价，71 例（26.8%）达 cCR 者进行严密观察随访，未达 cCR 的 194 例行根治性手术后 pCR 为 8.3%。平均随访 57.3 个月，观察组 2 例（2.8%）肠腔内复发，3 例（4.2%）远处转移，5 年 OSR 和 DFSR 分别为 100% 和 92%，手术后 pCR 组 5 年 OSR 和 DFSR 为 88% 和 83%，两组无显著差异。该项研究结果的报道使 W&W 的策略得到广泛关注，此后学者们进行了多项相关研究。2018 年，*The Lancet* 发表了基于国际观察等待数据库（IWWD）中新辅助治疗后 cCR 的直肠癌患者 W&W 的长期结果。1009 例采用新辅助治疗并 W&W 的患者中 880 例评价为 cCR。中位随访 3.3 年，136 例（64%）采用 W&W 策略的患者第 1 年诊断为局部再生长，188 例（88%）采用 W&W 的患者第 2 年诊断局部再生长。97% 的局部再生长位于肠壁，11 例诊断区域淋巴结复发，其中 4 例同时存在肠壁再生长，2 年局部复发率为 25.2%，213 例局部复发患者中 148 例患者进行手术挽救治疗。880 例患者中 71 例（8%）诊断为远处转移，3 年远处转移率为 8.1%。这项大样本研究证实了直肠癌经新辅助治疗后 cCR 的患者采用 W&W 策略的安全性。多项研究亦提示，经新辅助放化疗后达 cCR 者成功实施 W&W 策略需放疗与外科的整合治疗，在严密随访过程中，发生肠腔内再生长或区域淋巴结转移，需及时给予手术挽救。

距肛缘 <12cm 的 $cT_{3\text{-}4}N_0$ 或任何 TN（+）直肠癌，如存在术前放化疗禁忌或其他原因未行术前放疗者，经腹切除后病理分期为 $pT_{3\text{-}4}N_0$ 或任何 $N_{1\text{-}2}$ 者，再次进行评估，如无综合治疗禁忌，推荐行辅助化疗及辅助放疗，术后辅助治疗建议及早开始，不迟于 8 周，术后辅助放疗开始时间建议不超过 12 周。

综上所述，从早期直肠癌到局部进展期直肠癌的治疗，均有放疗与外科的整合治疗贯穿其中，合理的多学科整合诊治是直肠癌患者良好预后的有力保障。

（杨佑琦　胡超苏　李建彬　徐敏　刘成新
李宝生　杨文峰　傅小龙　刘士新）

第 4 节　肿瘤放疗与内科治疗的整合

一、肿瘤放疗与化疗的整合

（一）头颈部肿瘤的放化疗整合治疗

头颈部肿瘤主要指发生在颅底到锁骨上部位的恶性肿瘤，主要包括鼻腔癌、鼻窦癌、口腔癌、鼻咽癌、口咽癌、喉癌和下咽癌等，90% 以上头颈部肿瘤的病理类型为鳞癌。头颈部鳞癌是一组异质性较大的恶性肿瘤。由于病变部位、肿瘤分期、病理类型、致病因素等不同，导致其治疗方法复杂多样。手术、放疗和化疗是头颈部鳞癌最主要的治疗手段，早期患者推荐手术治疗或单纯放疗，局部晚期患者推荐多种方式整合治疗，目前临床实践中广泛应用的是多学科整合诊疗。

1. 早期及局部晚期头颈部鳞癌的治疗

头颈部鳞癌分期常用 2018 年美国癌症联合会（AJCC）的第 8 版头颈部肿瘤 TNM 分期标准。口咽癌（包括舌癌、扁桃体癌、软腭癌、咽后壁癌等）的分期和预后与 HPV 状态密切相关，美国病理协会和美国国立综合癌症网络（NCCN）指南强烈推荐口咽癌常规进行 p16 免疫组化检测作为 HPV 的替代检测指标。局部晚期头颈部肿瘤常采用多学科整合治疗模式，采取根治性手术治疗，收集患者完整的病理信息，包括组织学分级、肿瘤大小、切缘情况、有无脉管癌栓和周围神经侵犯、淋巴结转移部位和数目以及包膜外侵犯等情况，以便指导后续的放化疗整合治疗。

1）早期头颈部鳞癌　早期头颈部鳞癌（Ⅰ期和Ⅱ期）占 30%~ 40%，原发肿瘤病灶相对较小且无淋巴结转移，单纯手术或放疗的单一治疗模式的总体疗效相似，70%~90% 得到较好的局部控制，并获得长期生存。NCCN 指南推荐适宜手术的患者，推荐首选手术治疗，也可行根治性放疗；不适宜手术患者，推荐行根治性放疗。近年来，微创手术、机器人手术或激光显微手术，在一定程度增加器官保留的概率。IMRT 提高治疗精确性，增加肿瘤控制率并降低正常组织损伤，与以往的常规放疗相比，提高了疗效并降低放疗并发症。IMRT 对于喉癌的喉保留方面有明显优势，而鼻窦癌则首选手术治疗。

2）局部晚期头颈部鳞癌　约超过 60% 的头颈部鳞癌就诊时即为中晚期，即Ⅲ或Ⅳ期，原发病灶较大，侵犯邻近结构或伴随区域淋巴结转移。局部晚期头颈部鳞癌的 5 年生存率小于 50%，而局部复发风险达 15%~40%。

NCCN 指南推荐，对于可手术切除的局部晚期唇癌、口腔癌、部分下咽癌（$T_{4a}N_{0\sim3}$ 期）、部分喉癌（$T_{4a}N_{0\sim3}$ 期声门癌、声门上癌）、筛窦、上颌窦癌优先推荐手术治疗，术后根据病理结果决定放化疗方案。手术切缘阴性且无淋巴结包膜外侵犯者采用单纯放疗；手术切缘阳性或淋巴结包膜外侵犯者采用术后放化疗。不可手术切除的唇癌和口腔癌患者可选择整合放化疗、器官功能保留的非手术治疗或诱导化疗，而不可切除的下咽癌推荐诱导化疗或整合放化疗。局部晚期口咽癌优先推荐根治性同步放化疗，也可以接受手术治疗（原发灶加单侧或双侧颈部淋巴结）。诱导化疗联合放疗或放化疗证据级别较低，不能耐受同步化疗的患者，尤其是生存获益不明确的高龄老年患者，则采用单纯放疗。

Pierre Blanchard 报道的荟萃分析（MACH-NC）纳入 19 248 例可切除或不可切除局部晚期头颈鳞癌患者，结果显示：与单纯放疗对比，整合放化疗的 5 年绝对生存获益率为 6.5%，总体死亡风险降低 17%（HR 0.83，95%CI 0.79~0.87；$P<0.001$）。诱导化疗和辅助化疗并无生存获益。RTOG 91-11 长期随访结果显示，与单纯放疗和诱导化疗对比，整合放化疗对于局部晚期喉癌的局部区域控制率（HR 0.78，95%CI 0.78~0.98；$P=0.03$）和保喉概率（HR 0.58，95%CI 0.37~0.89；

$P=0.005$）均显著提高。MACH-NC 亚组分析显示：喉癌患者整合放化疗的 5 年绝对获益率为 5.4%。因此，对于不可手术的局部晚期头颈癌，首选整合放化疗。

2. 复发和（或）转移性头颈部鳞癌的治疗

65% 头颈部鳞癌发生复发和（或）转移，复发转移性头颈部鳞癌目前无标准的治疗方案，疗效差。Ⅲ期临床试验 EXTREME 确立了西妥昔单抗可用于头颈部肿瘤复发或转移的一线标准治疗方案，与单纯化疗相比，西妥昔单抗联合化疗显著提高总生存时间（10.1 个月 vs 7.4 个月）和无进展生存期（5.6 个 vs 3.3 个月）。然而，贝伐珠单抗联合化疗没有得到类似结果。免疫检查点抑制剂在头颈部鳞癌中展现出不错的疗效，令人振奋的是 KEYNOTE-048 试验证实帕博利珠单抗联合顺铂和 5-Fu 可作为复发/转移性头颈鳞癌的一线整合治疗方案，其 1 年总生存率达 53%，显著优于西妥昔单抗联合顺铂和 5-Fu（44%）。KEYNOTE-048 试验也证实对于阳性联合分数（CPS）评分 >20 的头颈部鳞癌，帕博利珠单抗单药的疗效也显著优于西妥昔单抗联合顺铂和 5-Fu 的疗效（1 年 OSR：57% vs 45%）。因此，NCCN 指南推荐对于 CPS>20 的复发或转移性头颈部鳞癌，帕博利珠单抗单药也可作为一线方案；对于 CPS>1 的患者，帕博利珠单抗单药治疗也可以考虑。铂类化疗药治疗后进展的患者，单药帕博利珠单抗或者纳武利尤单抗可作为复发或转移性头颈鳞癌的二线治疗推荐方案。目前指南推荐，对于美国东部肿瘤协作组（ECOG）评分 0~1 分的复发或转移性头颈鳞癌予以姑息性系统治疗，ECOG 评分 ≥ 2 分则推荐最佳支持治疗。

3. 头颈部鳞癌的整合放化疗方案

1）根治性整合放化疗方案 大剂量顺铂同步化疗是根治性放化疗的标准治疗方案。但由于顺铂的毒性大，导致严重的化疗反应，患者耐受性差，影响了该方案的实施。有单中心Ⅲ期非劣效性试验对比顺铂单周方案（30mg/m²）和 3 周方案（100mg/m²）用于局部晚期头颈部肿瘤的疗效，结果显示单周方案并没有提高疗效，3 周方案患者 2 年局部区域控制率更高（58.5% vs 73.1%，$P=0.014$）。因此，目前仍推荐大剂量顺铂整合放

化疗方案为首选方案。

西妥昔单抗联合放疗整合治疗可显著提高放疗的敏感性和疗效（2B 类证据）。与单纯放疗对比，西妥昔单抗与放疗整合可使局部晚期头颈部肿瘤（口咽癌、下咽癌、喉癌）的 5 年生存率显著提高（45.6% vs 36.4%，$P=0.018$），中位生存期显著延长（49.0 个月 vs 29.3 个月）。然而，最新临床试验 RTOG1016 和 De-ESCALaTE HPV 均显示西妥昔单抗并不适用于 p16 阳性口咽癌患者。RTOG1016 比较了系统性治疗（西妥昔单抗 vs 顺铂）与放疗对局部晚期 HPV 阳性口咽癌患者的疗效：西妥昔单抗组 5 年 OSR（77.9% vs 84.6%，HR 1.45，$P=0.0163$）、5 年无进展生存率（67.3% vs 78.4%，HR 1.72，$P=0.0002$）均显著低于高剂量顺铂组，而 5 年局部复发率显著高于顺铂组（17.3% vs 9.9%，HR 2.05）。De-ESCALaTE HPV 试验也得出类似结果，与西妥昔单抗相比，顺铂 2 年 OSR（97.5% vs 89.4%，$P=0.0012$）、2 年复发率（6.0% vs 16.3%，$P=0.0007$）均存在显著优势。因此，顺铂与放疗整合依然是 HPV 阳性口咽癌的标准治疗方案。

总之，西妥昔单抗与放疗整合适用于 HPV 阴性局部晚期口咽癌、下咽癌和喉癌，HPV 阳性局部晚期口咽癌则采用顺铂与放疗整合疗法。

2）诱导化疗及后续辅助放化疗方案 目前诱导化疗联合同步放化疗存在争议。TAX324 和 TAX323/EORTC 24 971 临床试验奠定了 TPF 方案（多西他赛、顺铂、5-Fu）作为诱导化疗的一线治疗地位。Ⅲ期随机临床试验 TAX324 显示，与 PF 方案相比，TPF 方案的 5 年生存率提高 10%（52% vs 42%）。TAX323/EORTC 24 971 显示，与 PF 方案对比，TPF 方案的死亡风险降低 27%，无进展生存时间（11.0 个月 vs 8.2 个月，$P=0.007$）和总生存时间（18.4 个月 vs 14.5 个月，$P=0.007$）显著提高。诱导化疗也是喉癌患者保喉的重要治疗策略：诱导化疗后原发灶完全缓解或部分缓解（PR）的患者，后续推荐根治性放疗，而部分患者亦可接受根治性同步整合放化疗，原发灶未达到部分缓解（PR）的患者推荐手术治疗。

需要注意的是，诱导化疗的不良反应导致

20%~30% 患者无法完成后续的同步整合放化疗。考虑到 HPV 阳性的口咽癌患者更年轻，治疗效果及预后更佳，其生活质量受到越来越多的重视，需要研究减少不良反应的整合治疗方案。II 期临床试验 E1308 和 OPTIMA 试验显示，根据不同风险分层及对于诱导化疗的反应，选择性降低 HPV 阳性口咽癌的放疗剂量是可行的，不影响总体生存率。

（二）食管癌的放化疗整合治疗

食管癌确诊时中晚期患者居多，仅 20% 左右能行根治性切除，其余患者主要依靠手术、放疗、化疗为主的整合治疗。不同期别患者整合治疗策略差异较大。

1. 可手术食管癌的整合治疗

对于局部进展期（$cT_{1b\sim2}N+$ 或 $cT_{3\sim4a}N_0/N+$ 期）可切除食管癌，目前 NCCN 指南建议对鳞癌行新辅助放化疗（颈段食管癌建议行根治性放化疗）（1A 类证据），认为新辅助放化疗与手术的整合治疗模式较单纯手术有明显生存获益，而对于食管或食管胃交界腺癌则建议行新辅助放化疗（1A 类证据）或新辅助化疗，认为新辅助同步整合放化疗的长期生存是否优于新辅助化疗还不像鳞癌那样确切，但基本一致的观点是在化疗基础上加入放疗可提高局部区域控制率和根治性手术切除率。中国临床肿瘤学会（CSCO）食管癌诊疗指南亦做出相同推荐。

关于新辅助放化疗模式的建立，经典的试验为来自荷兰的 CROSS 研究，以此为基础的一系列临床研究奠定了新辅助同步放化疗在局部进展期可切除食管癌中的地位。CROSS 研究是一项前瞻性随机分组的多中心 III 期临床试验，入组患者 368 例（T_1N_1、$T_{2\sim3}N_{0\sim1}$ 期，75% 腺癌），分别接受了同步整合放化疗 + 手术或单纯手术治疗，放疗为三维适形技术，41.4Gy/23 次，化疗为紫杉醇 + 卡铂 5 周期方案。结果显示新辅助放化组 pCR 率为 29%（鳞癌 49%，腺癌 23%，$P=0.008$），两组的中位生存期分别为 49.4 个月和 24.0 个月，新辅助整合放化疗组总生存期明显占优势（$P=0.003$），亚组分析则显示鳞癌患者新辅助同步整合放化疗生存获益更加显著（81.6 个月 vs 21.1 个月），同步整合放化疗联合手术可使其死亡风险下降 58%（$P=0.007$）。随后中国的 NEOCRTEC5010 试验则进一步证实了局部进展期食管鳞癌新辅助整合放化疗的价值。

目前新辅助整合放化疗模式推荐的放疗剂量范围为 41.4~50.4Gy（NCCN）或 40~50Gy（CSCO），常规分割，单次 1.8~2.0Gy。关于术前放疗优选照射剂量仍存在些许争议，核心在于提高放疗剂量是否能带来更多临床获益。从多数研究结果看，提高术前放疗剂量似乎并未显著改善肿瘤降期率、pCR 率及长期生存状况，较低剂量照射更有利于降低围手术期死亡率，缩短手术前时间，减少并发症发生率，因此，术前放疗不必追求高剂量照射。

对于照射范围，目前国际上尚无专门针对新辅助放化疗的靶区规定，靶区需考虑后续手术切除时吻合口的位置，应尽量避免吻合口位于照射野内，以降低吻合口瘘的发生。目前推荐的新辅助整合化疗方案包括：紫杉醇 + 卡铂（1 类证据）、5-Fu + 奥沙利铂（1 类证据）、5-Fu + 顺铂（1 类证据）、伊立替康 + 顺铂（2B 类证据）及紫杉醇 +5-Fu（2B 类证据），可采取周期方案或每周方案与放疗同期给予。

关于新辅助整合放化疗模式，目前研究的热点和争议点是放化疗后 cCR 的患者，其后续治疗的选择问题以及新辅助疗效评价问题。能从新辅助治疗中获益的人群是 pCR 患者，这部分患者对放化疗敏感，通过放化疗即可获得良好疗效，因此有学者认为对其可免除手术，从而保留食管功能。一项包括了 4 项回顾性研究（648 例患者，620 例鳞癌，28 例腺癌）的荟萃分析显示新辅助整合放化疗后，cCR 患者后续采取手术治疗与根治性放化疗比较，5 年 DFSR 与 OSR 均相近，并非必须选择手术，当然这一结论可能更加适用于鳞癌患者。另外，如何利用现有检查手段对新辅助治疗疗效进行准确评价，有效筛选放化疗敏感人群也是治疗策略选择的关键问题。总体来讲，关于 cCR 后的应对策略问题，现有循证医学证据仍不充分，缺乏前瞻性、随机、对照、大样本的高级别证据进一步指导临床选择。

2. 不可切除食管癌的整合治疗

对于局部进展期（$cT_{1b\sim2}N+$ 或 $cT_{3\sim4b}N_0/N+$）

不可切除食管癌，无论鳞癌还是腺癌，均推荐根治性同步整合放化疗（1A 类证据），对不能耐受同步整合放化疗者，可考虑行序贯放化疗或根治性放疗（2A 类证据）。根治性同步整合放化疗的推荐证据主要源于 RTOG8501 试验，随后的一系列临床研究包括 INT0122、INT0123（RTOG9405），奠定了当前的同步整合放化疗推荐模式。其中 RTOG8501 的结果显示放化疗同步整合治疗较单纯放疗 5 年生存率明显提高，分别为 27% 和 0（$P<0.001$），中位生存时间分别为 14 个月和 9 个月，随后的 INT0123 试验显示，在同步整合放化疗基础上，将放疗剂量由 50Gy 提高到 64.8Gy，并未改善局部控制及生存获益。因此，NCCN 指南将 5-Fu 和顺铂化疗及 50~50.4Gy 的放疗作为局部晚期不可切除食管癌的标准治疗方案进行推荐。

但这一模式在亚洲，尤其是中国食管癌的治疗中却存在诸多争议。最大的争议在于放疗剂量问题，在 RTOG8501 及 INT0123 试验中存在有待商榷之处：RTOG8501 中放疗范围，前 30Gy 是自锁骨上区到食管胃交界，30Gy 后原发肿瘤上下放 5cm 范围加量 20Gy，INT0123 中的放疗范围是肿瘤上下各放 5cm，30Gy 的预防剂量是否能起到预防的作用？另外，这两项试验实际均为二维放疗的技术背景，不可避免存在实际照射剂量不精确的问题，这可能是提高剂量后，局部控制与生存未改善的原因之一。在当前的精确放疗技术背景下，将靶区剂量推至 60Gy 及以上，而危及器官受量控制在安全范围内临床完全可及。食管癌放疗 / 放化疗后，局部未控 / 复发仍是治疗失败的首要原因，那么至少对一部分患者，提高局部治疗强度可能会有更好的局部控制和总生存期。再者，亚洲食管癌病理类型以鳞癌为主（90%），在病理特点、生物学行为及预后转归方面均与腺癌有差异，因此治疗策略也不尽相同。近些年，随着一系列照射剂量相关研究结果的公布，越来越多的学者更倾向于食管鳞癌可从较高剂量照射中获益。韩春教授的一项基于 PSM 的探讨同步整合放化疗模式下高剂量（60Gy）放疗对比标准剂量（50.4~54Gy）放疗的回顾性分析显示，两组 10 年局控率分别为 52.0% 和 29.8%（$P=0.028$），两

组的 10 年 OSR 分别为 24.0% 和 13.3%（$P=0.001$），高剂量组明显占优，并且严重的不良反应并未明显增加。一项包括 18 项研究的 2846 例食管癌的荟萃分析显示，处方剂量 ≥ 60Gy 组与 <60Gy 组比较，生存获益显著（HR 0.78，95%CI 0.65~0.92；$P=0.004$），但结果内异质性明显。西方国家的研究中，高剂量照射并未体现生存优势，而亚洲国家食管癌给予高剂量照射则有生存获益（HR 0.75，95%CI 0.63~0.91；$P=0.003$）。但总体来讲，高剂量（60Gy）获益的证据多为亚洲鳞癌数据、回顾性分析，证据级别仍有待提高。目前日本食管癌指南推荐的根治性同步整合放化疗剂量为 ≥ 50Gy，CSCO 食管癌诊疗指南推荐根治性同步整合放化疗的剂量为 50~60Gy，根治性单纯放疗剂量为 60~70Gy，《中国食管癌放疗指南（2019年版）》亦做出相同剂量推荐。

关于照射范围，争议主要在于区域淋巴结的临床靶区（CTV-nd）。有两种观点：一为选择性淋巴结照射（ENI），即照射野根据原发灶部位，包括肿瘤可能浸润的区域及可能转移的淋巴结引流区；另一种为累及野照射（IFI），其照射野仅包括阳性淋巴结所在区域，对未累及的淋巴结区不进行预防性照射。目前 NCCN 指南与《中国食管癌诊疗规范（2018 版）》均推荐 ENI，但 NCCN 指南建议的选择性淋巴结区并非标准的 ENI 范围，更强调锁骨上和颈部、腹腔淋巴结照射，而未对纵隔淋巴结区的选择性照射进行界定，而食管癌诊疗规范关于 CTV-nd 的推荐可能更贴近于临床实际（若 5cm 以外还有淋巴结，可考虑累及野照射，即 ENI 与 IFI，还需考虑 GTV、GTV-nd 的实际累及范围）。《中国食管癌放疗指南（2019 年版）》认为对于靶区范围过大，或患者 PS 评分较差、病期较晚、心肺功能不能耐受者，可考虑行 IFI。根治性同步整合放化疗推荐的化疗方案与新辅助整合治疗方案基本相同，此外，顺铂 + 多西他赛或紫杉醇也被列入推荐方案。

3. 晚期食管癌患者的整合治疗

30% 食管癌在诊断时已发生远处转移，对这部分患者强调以系统性全身治疗为主的整合治疗。但对于进食梗阻症状明显、转移部位较为局限、

一般状况较好的患者仍然强调放疗的介入，认为积极的局部治疗有利于肿瘤的局部控制，可提高转移性食管癌的生存期。目前列入一线治疗Ⅰ级推荐的整合化疗方案包括氟尿嘧啶类（5-Fu 或卡培他滨或替吉奥）+ 顺铂（1A 类证据），氟尿嘧啶类 + 奥沙利铂（推荐腺癌，2A 类证据），紫杉醇或多西他赛 + 顺铂或奈达铂（2A 类证据），长春瑞滨 + 顺铂或奈达铂（2A 类证据）。HER2 阳性的腺癌，曲妥珠单抗联合 5-Fu + 顺铂亦为 1A 类证据。姑息性放疗的剂量一般根据治疗目的、照射范围而定。

（三）肺癌的放化疗整合治疗

1. 肺癌放化疗整合治疗的意义

肺癌放化疗整合治疗是指放疗和肿瘤药物联合治疗肿瘤的治疗方案，药物包括化疗药物、靶向药物、免疫药物等。放疗或放化疗整合治疗可以作为肺癌的单独根治手段，也可作为整合治疗的一部分。

肺癌包括非小细胞肺癌（NSCLC）和小细胞肺癌，前者约占 80%，后者约占 20%。规范分期是规范治疗的前提，没有规范的分期就没有规范的治疗，工作中常见的问题是由于多种原因造成的。分期检查时没有做脑磁共振增强扫描，会漏掉脑内小转移灶；把Ⅳ期肺癌误分到其他期，会影响治疗方案的制定和疗效。个体化是规范治疗原则前提下的个体化，不是没有原则的个体化。NSCLC 早期以局部侵犯为主，晚期以全身转移为主，小细胞肺癌比 NSCLC 更容易发生全身转移。1969 年，Fisher 提出肿瘤是全身疾病之后，人类对肿瘤的认识更加深入，治疗策略也由局部手术、扩大的局部手术逐步转变为化疗、放疗、手术等的整合治疗，关注点也由局部切除转变为 5 年生存率。

应当重点指出，肺癌患者分期检查十分重要，规范分期尤其强调脑磁共振增强扫描。规范治疗是目前医学技术条件下考虑综合疗效、不良反应、经费之后的最佳选择。决定治疗方案最重要的依据是 5 年生存率，而不仅仅是能否切掉肿瘤，有的肿瘤切掉后患者的生存期更短，那手术就没有必要。

现代放疗是借助电脑和高精度的机械把 X 线聚焦于需要照射的部位，尽量减少或避免重要结构（心、肺等）受照射或者把这些结构的受照剂量控制在允许范围内。

2. 肺癌放化疗整合治疗的适应证

1）NSCLC 的整合放化疗　NSCLC 主要是指鳞癌、腺癌、大细胞未分化癌等，大细胞未分化癌病例数少。

对于临床Ⅰ期 NSCLC，目前的指南建议首选手术。术后病理为 $T_{2a}N_0M_0$、$T_{2b}N_0M_0$，患者如果有高危因素（分化差、血管侵犯、楔形切除、侵犯脏层胸膜、肿瘤 >4cm、纵隔淋巴结状态不明，NCCN 指南：NSCLC 2020 V1），经多学科整合会诊认为患者为手术高风险、中风险，可选择立体定向放疗（SBRT，NCCN 指南 NSCLC 2020 V1）。

临床Ⅱ期 NSCLC 首选手术，根据术后病理选择整合治疗方案。术后病理有高危因素或 N_1 阳性、N_2 阳性应术后化疗，N_2 阳性建议化疗后放疗。

临床Ⅲ期，年龄小、体质好的患者，首选同步整合放化疗。放化疗后加免疫巩固治疗可明显提高 3 年生存率，正在成为Ⅲ期 NSCLC 整合治疗的新规范；年龄大、体质弱者首选序贯化放疗。年龄超过 70 岁的患者同步整合放化疗完成率低，治疗中 5 级不良反应发生率高，治疗后的 OSR 低。同步整合放化疗后疗效较好（单发纵隔淋巴结转移、原发灶和纵隔淋巴结均明显缩小）可采用手术治疗。术前新辅助免疫治疗、免疫联合化疗、免疫联合放疗是正在研究中的热点问题。

临床Ⅳ期有敏感基因突变的患者，首选靶向治疗，靶向治疗期间残留耐药病灶或寡病灶进展，继续口服原靶向药，同时采用精准放疗或其他局部治疗手段治疗进展的病灶。如多发病灶进展，基因检测有无 T790 突变。如有 T790 突变，换用第三代靶向药物，其间寡进展加用局部治疗；如无 T790 突变，改用化疗、免疫治疗、化疗联合免疫治疗。无敏感基因突变的患者可采用免疫治疗、化疗、免疫联合化疗。治疗后寡进展患者可加用局部精准放疗等局部治疗。

2）小细胞肺癌的整合放化疗　小细胞肺癌分为局限期、广泛期，对侧锁骨上转移的病变属于局限期。与 NSCLC 相比，小细胞肺癌主要特点是发展更快，对放化疗更敏感。20 世纪 60 年代的研究表明不能手术的局限期小细胞肺癌中位生存期仅 12 周，广泛期仅 5 周。144 例可手术小细胞肺癌随机分为手术组 71 例，放疗组 73 例，放疗组的 5 年生存率为 4%，手术组的 5 年生存率仅 1%，而且存活的 1 例并未手术，而是改做放疗。后来的临床研究中，将化疗 5 个周期后有效的患者（217 例）随机分为手术组和放疗组，结果生存率也不支持化疗有效的患者进行手术治疗。美国指南推荐 $T_{1-2}N_0M_0$ 周围性小细胞肺癌进行手术（NCCN 2020 V1），临床工作中这种患者很少。局限期小细胞肺癌首选同步放化疗，与第 1 个化疗周期开始放疗相比，第 3 周期化疗同步放疗的生存率相似，放射性肺炎等不良反应减少。同步整合放化疗后脑预防放疗能提高长期生存率。

CSCO 指南推荐广泛期小细胞肺癌化疗 4~6 个周期，完全缓解（CR）、部分缓解（PR）的患者加胸部放疗，同时推荐脑预防放疗。作为可选的整合方案是卡铂 + 依托泊苷 + 阿特珠单抗，多中心随机对照研究证明其能提高总生存期，现国内也已批准了阿特珠单抗联合化疗一线治疗广泛期小细胞肺癌。

3. 肺癌放化疗整合治疗的推荐方案

1）NSCLC　临床 I 期 NSCLC 的放疗，肿块位于周围，常采用单次剂量 12.5Gy，每天照射，共 4 次的精准放疗。对于中央型肺癌，肿块临近大气管、食管等，日本的剂量递增试验建议 60Gy/8 次，总治疗时间小于 14d，9 例患者中没有出现 3 级不良反应。超中央型肺癌治疗总原则是单次剂量应进一步降低，有的医生采用 4Gy，连续照射 15 次。中央型肺癌立体定向放疗与血管抑制剂（如贝伐单抗等）整合应用有严重并发症的风险，应当注意。

临床 III 期 NSCLC 同步放化疗时的整合放疗方案，多采用每天照射 2Gy，总剂量 60~66Gy 的方案。美国放射肿瘤协作组 0617 号随机对照研究结果显示 60Gy 组优于 74Gy 组。同步放化疗中的整合化疗方案，CSCO 2019 肺癌指南推荐方案均为 1 类证据方案，包括顺铂 + 依托泊苷（依托泊苷）、顺铂或卡铂 + 紫杉醇、顺铂 + 多西他赛、顺铂或卡铂 + 培美曲塞（非鳞癌）。

美国 NCCN 肺癌指南（2020 V1）推荐同步放化疗的整合化疗方案如下。

非鳞癌优先推荐：

卡铂 AUC 5，第 1 天，联合培美曲塞 500mg/m²，第 1 天，每 21d 重复 1 次，共 4 周期（或顺铂 75mg/m²，第 1 天，培美曲塞 500mg/m²，第 1 天，每 21d 重复 1 次，4 周期）。

紫杉醇 45~50mg/m²，卡铂 AUC 2，每周 1 次（或紫杉醇 200mg/m²，卡铂 AUC 6，每 4 周为 1 周期），同步放疗。

顺铂 50mg/m²，第 1、8、29、36 天，依托泊苷 50mg/m²，第 1~5 天和第 29~33 天。

鳞癌优先推荐：

顺铂 50mg/m²，第 1、8、29、36 天，依托泊苷 50mg/m²，第 1~5 天和第 29~33 天。

紫杉醇 45~50mg/m²，卡铂 AUC 2，每周 1 次（或紫杉醇 200mg/m²，卡铂 AUC 6，每 4 周为 1 周期），同步放疗。

同步整合放化疗后免疫治疗的主要药物是德瓦鲁单抗。临床 IV 期 NSCLC 主要采取先化疗后放疗的方案。

2）小细胞肺癌　NCCN 小细胞肺癌指南（2020 V1）优先推荐方案如下。

局限期小细胞肺癌同步放化疗时的整合放疗方案：1.5Gy/ 次，每天 2 次，总量 45Gy。

整合化疗方案：顺铂 75mg/m²，第 1 天，联合依托泊苷 100mg/m²，第 1~3 天（或顺铂 60mg/m²，第 1 天，依托泊苷 120mg/m²，第 1~3 天）。

其他推荐方案：顺铂 25mg/m²，依托泊苷 100mg/m²，第 1~3 天（或卡铂 AUC 5~6，第 1 天，依托泊苷 100 mg/m²，第 1~3 天）。

局限期小细胞肺癌同步整合放化疗达到 PR、CR 的患者做脑预防性放疗可以提高生存率，常用剂量分割模式为 25Gy/10 次。

广泛期小细胞肺癌优先推荐的整合化疗方案：卡铂 AUC 5，第 1 天，依托泊苷 100mg/m²，第 1~3 天，阿特珠单抗 1200mg，第 1 天，21d 为 1 周期，4 周期后使用阿特珠单抗 1200mg 维持，直到进展、症状加重、死亡。

其他推荐方案：卡铂 AUC 5~6 第 1 天，依托泊苷 100mg/m²，第 1~3 天；顺铂 75mg/m²，第 1 天，

依托泊苷 100mg/m², 第 1~3 天; 顺铂 80mg/m², 第 1 天, 依托泊苷 80mg/m², 第 1~3 天; 顺铂 25mg/m², 第 1~3 天, 依托泊苷 100mg/m², 第 1~3 天。

4. 肺癌放化疗整合治疗的并发症管控

肿瘤患者多数年龄大、血液呈高凝状态、容易合并心脑血管病, 在整合诊疗过程中要特别注意并发症的诊治。应高度关注血栓和肺栓塞问题, 以免患者突然发生病情变化、生命危险, 造成医患纠纷。放射性肺炎是肺癌放疗中常见的不良反应。治疗前应关注患者肺部有无纤维化, 有纤维化的患者容易出现放射性肺炎。放疗前内科治疗中的某些药物本身有肺损伤的不良反应, 如靶向药物导致肺损伤。吉西他滨容易诱导放射性肺炎, 患者的某些基因型也容易出现放射肺炎。放疗中不宜追求过高剂量。放疗中要防止感冒, 避免感冒诱发放射性肺炎。放疗后半年内一旦发热、憋气应及时联系原放疗医生, 判断是否是放射性肺炎, 如有应及时诊治。必要时按照规范使用类固醇激素, 甲泼尼龙 1~2mg/kg, 缓慢减量, 总疗程需要持续数周, 减量过快容易引起反跳。放射性肺损伤治疗过程中应严格检测体温、监测 C 反应蛋白等。使用激素过程中注意合并病毒性感染的诊治, 肺泡灌洗液化验有助于病毒性肺炎的诊断, 一旦确诊合并病毒性肺炎, 加用抗病毒药物可取得较好疗效。另可根据患者淋巴细胞情况防治卡氏肺孢子虫病。

5. 肺癌放化疗整合治疗后复发的诊治

肺癌放疗或整合放化疗后需要定期随访。放疗后往往会有局部纤维化, 局部纤维化需要和肺癌复发相鉴别, 仔细分析连续随访的 CT 数据非常重要, 必要时采用 PET/CT 进一步鉴别。

6. 小结

肺癌放疗是整合治疗中不可或缺的主要治疗手段, 治疗前分期检查和病情评估是规范治疗的前提, 肺癌治疗原则应以活得更长、更好为目标, 选择治疗方法应当以 5 年生存率为主要判断指标, 同步整合放化疗是局部晚期 NSCLC 和局限期小细胞肺癌的主要根治方法。放疗中选择合适的放疗剂量和范围, 避免放射性肺炎等并发症, 肺癌放疗与免疫治疗相整合是今后临床研究的重点方向。

（四）宫颈癌的放化疗整合治疗

1. 早期宫颈癌的整合治疗

早期宫颈癌的主要治疗方式是手术治疗, 但是, 具有复发危险因素的患者需要接受术后辅助放化疗。术后辅助治疗应根据术后复发危险因素做出决定。大肿瘤、深肌层侵犯、淋巴管血管间隙浸润（LVSI）是复发的独立预后因素。目前参考 Sedlis 标准进行术后辅助放疗。GOG92 研究中, 将患者根据复发风险进行分层, 随机观察或接受术后全盆腔放疗。与观察组相比, 接收盆腔放疗的患者复发率显著降低（15% vs 28%, P<0.008）, 但生存并无显著获益（HR 0.70, 95%CI 0.45~1.05; P=0.074）。术后复发的高危因素包括切缘阳性、宫旁侵犯以及淋巴结转移。该部分患者如不接受辅助放疗, 复发率可高达 40%, 死亡率可达 50%。推荐进行辅助放疗联合同步化疗的整合放化疗方案。GOG109 研究对具有高危因素的患者进行随机分组, 术后分别接受以顺铂为基础的同步整合放化疗和单纯放疗, 结果显示前者 4 年无进展生存率（80% vs 63%, HR 2.01, P=0.003）及 OSR（81% vs 71%, HR 1.96, P=0.007）均显著提高。该研究提示辅助放疗后继续接受 3~4 周期化疗的整合治疗方案可能对生存获益具有贡献。为验证辅助化疗对高危患者的意义, 进行中的 RTOG0724（NCT00980954）研究, 对阳性淋巴结、宫旁侵犯或同时具有两者的患者, 对比观察同期放化疗后是否辅助化疗能够进一步改善生存及局部控制。

早期宫颈癌术后盆腔放疗针对的是治疗部位的亚临床病灶。放射野需包括阴道断端下 3~4cm、宫旁组织和相应的淋巴结引流区。必要时放射野的上界还需要相应延伸。应用 CT 或 MRI 定位, 通过三维适形或调强放疗技术, 可以保护毗邻脏器, 如膀胱、小肠及直肠, 降低受高剂量照射的体积。必要时针对局部, 如术后病理显示切缘阳性、残端复发或未切除的淋巴结, 行局部加量照射。通常辅助盆腔放疗剂量推荐 45~50.4Gy, 25~28 次分割完成（单次分割 1.8Gy/d）。

影响早期宫颈癌术后放疗后生存的最重要因素包括 FIGO 分期、淋巴结状态、肿瘤体积、肿瘤侵犯宫颈间质的深度以及 LVSI。在子宫切除及盆腔淋巴结清扫术后，FIGO ⅠB 期淋巴结阴性患者 5 年生存率为 87%，而阳性患者仅为 73%。对于 LVSI 的预后价值，25 项研究中仅有 3 项显示是预后独立因素。淋巴结转移的数目，特别是 3 枚及以上阳性淋巴结具有更高的盆腔外转移率，OSR 更差。

2. 局部晚期宫颈癌的整合治疗

2018 FIGO 分期中的 ⅠB₃ 至 ⅣA 期宫颈癌为局部晚期宫颈癌（local advanced cervical cancer，LACC），放化同步整合治疗是 LACC 的标准治疗方案。

盆腔 MRI、超声、妇科检查联合评价肿瘤局部侵及范围，使用增强 CT（必要时进行 PET/CT）等影像检查判断肿瘤在盆腔、腹主动脉旁淋巴结以及远处转移范围对于精准分期、制定个体化整合治疗方案非常重要。三维适形、调强放疗成为宫颈癌盆腔或盆腔联合腹主动脉旁淋巴引流区外照射的标准治疗技术。临床中对病灶范围照射 50Gy/25 次，见肿大淋巴结可加量至 60~70Gy 以上。宫颈局部病灶可使用图像引导三维近距离照射，腔内联合组织间插植技术可提高靶区剂量覆盖率。严格限制危及器官 2cc（2cm³）体积受照射剂量，降低严重并发症的发生。

在 1999 年，多个随机对照临床研究结果奠定了同步整合放化疗为局部晚期宫颈癌的标准治疗方案的基础。与单纯放疗相比，以顺铂为基础的同步整合放化疗降低了远处转移率，提高了盆腔控制率、DFSR 及 OSR。在应用了 CT 图像引导的三维适形或调强外照射、CT/MRI 图像引导的近距离后装结合的整合放疗后，局部及区域性控制率明显提高至 90%，但远处转移率仍为 11%~20%。有盆腔淋巴结转移、肿瘤直径大、SCC 升高、2009 FIGO 分期 Ⅲ~ⅣA 期的患者远处转移概率更高，可以达到 40%。2008 年 JCO 发表荟萃分析显示单药顺铂同期化疗对早期宫颈癌更有意义，对于控制晚期患者微转移病灶力度不够，多项研究也发现单药顺铂同期化疗对于体积大的肿瘤及期别晚的肿瘤，局控率也需要进一步提高。血管生成抑制剂贝伐珠单抗是第一个成功用于复发性或晚期宫颈癌的分子靶向药物。但是，贝伐珠单抗在局部晚期宫颈癌中的应用，目前尚无随机对照临床研究报告。RTOG 0417 报告了单臂 Ⅱ 期临床研究结果，在 49 例 ⅠB~ⅢB 期宫颈癌的同期放化疗过程中增加贝伐单抗 10mg/kg，每 2 周用药 1 次，共使用 3 次。3 年的 OSR、DFSR、局部控制率分别为 81.3%、68.7%、76.8%。

3. 复发、转移宫颈癌的整合治疗

早期和局部晚期宫颈癌经整合治疗后，仍有 11%~64% 的患者出现复发、转移。复发性宫颈癌是指宫颈癌经根治性治疗达到临床治愈后，出现新的与治疗前病理类型相同的肿瘤，包括局部复发和区域复发。FIGO 分期（2018）将盆腔及腹主动脉旁以外的淋巴结、腹膜腔、内脏及骨病灶归纳为转移性宫颈癌。病灶数 ≤ 5 个也可认为是寡转移。复发、转移宫颈癌的治疗方式取决于复发的位置（宫颈或阴道残端、区域或远处转移），无病生存时间，病理类型及肿瘤生物学行为，患者的症状、体力情况评分，既往接受过的治疗也是治疗决策的重要参考依据。

既往有放疗史的复发、转移性宫颈癌的患者，同一部位通常不能再次放疗。放疗后中心复发且肿块 <2cm 者，可行单纯后装近距离治疗。放疗后 5 年以上复发患者，可考虑再次根治性放疗。来自韩国 Kim HJ 等的多中心回顾性研究，纳入了 125 例接受挽救性放疗的复发转移宫颈癌患者，其中 45 例为再程放疗，中位放疗剂量为 54Gy（范围 40~76Gy），51.1% 的患者采用了调强放疗技术，该组患者 5 年 OSR 为 66.5%。全组患者 2 级以上的晚期并发症发生率为 9.6%，无 4 级以上不良反应。有再程放疗史的患者膀胱阴道瘘或直肠阴道瘘发生率显著高于无放疗史患者（15.2% vs 2.5%，P=0.008）。区域复发性宫颈癌患者还可选择手术联合术中放疗（intraoperative radiotherapy，IORT），IORT 通常推荐剂量为 10~20Gy，经过术中放疗后，微小病变残留患者的 5 年 OSR 为 42%，大体肿瘤残留率则降至 11%。有报告将放射性粒子植入应用于复发性宫颈癌，根据 2017 年《CT 引导放射性 ¹²⁵I 粒子组织间永久植入治疗肿瘤专家共识》推荐，¹²⁵I 粒子植入治疗复发性宫颈癌的处方剂量为 130~150Gy（EQD2Gy）。

根治性同步整合放化疗是手术后盆腔复发以及部分放疗后野外复发患者的首选治疗方案。例如，孤立的腹主动脉旁淋巴结转移的宫颈癌患者，可从同步整合放化疗中获益，其预后明显好于其他远处脏器转移。因此，FIGO 分期（2018）将腹主动脉旁淋巴结转移改为 Ⅲ C$_2$ 期。手术后盆腔复发的患者，接受挽救性同步整合放化疗可以达到根治效果，放疗剂量一般为 60~70Gy，5 年无进展生存率及局部控制率分别达到 62.3%、79.5%。

联合化疗是复发、转移宫颈癌的一线推荐治疗方案。区域复发性宫颈癌，当肿瘤侵犯侧盆壁时，可行新辅助化疗，肿瘤体积缩小后再行手术治疗。初始诊断为ⅣB 期患者，在放疗或手术前，也建议先行新辅助化疗。复发转移性宫颈癌，如不能行根治性手术治疗或根治性放疗的患者可选择姑息性化疗。不同的化疗方案治疗复发性宫颈癌的缓解率为 10%~58%。化疗建议采用以铂类为基础的整合化疗方案。一线化疗方案为紫杉醇联合顺铂或卡铂，其他可选方案为拓扑替康、吉西他滨、长春瑞滨联合顺铂或卡铂。在 GOG240 研究中，紫杉醇联合顺铂或卡铂优于其他方案。在 2020 版 NCCN 指南中，一线方案已删除吉西他滨和长春瑞滨。二线治疗除上述药物外，还可考虑多西他赛、伊立替康、丝裂霉素、异环磷酰胺、5-Fu、培美曲塞等。

靶向治疗和免疫治疗的整合在宫颈癌中的应用逐渐受到重视。GOG240 研究奠定了贝伐珠单抗联合紫杉醇、顺铂或卡铂在复发转移性宫颈癌一线治疗的地位。二线治疗仍可考虑贝伐珠单抗整合化疗。KEYNOTE-028 研究和 KEYNOTE-158 研究均显示，帕博利珠单抗二线治疗晚期宫颈癌客观缓解率（ORR）为 14.3%，治疗有效的患者获益时间较长。2020 版 NCCN 指南推荐帕博利珠单抗用于 PD-L1 表达阳性或微卫星高度不稳定性（MSI-H）或错配修复缺陷（dMMR）的复发转移性宫颈癌的二线治疗。

二、肿瘤放疗与靶向治疗的整合

放疗在肿瘤整合治疗中发挥重要作用，65%~75% 的恶性肿瘤患者在病程的不同阶段需要接受放疗。NSCLC 占所有肺癌病例的 80%~85%，其中，约 64.3% 的 NSCLC 患者在病程的某一阶段需要接受放疗。因此，在 NSCLC 患者的治疗过程中，放疗发挥着不可替代的作用。随着精准医学及靶向治疗药物的进展，靶向治疗的疗效取得了越来越大的进步，放疗与靶向治疗的整合应用也越来越普遍，对放疗与靶向治疗整合应用的利与弊的综合考虑也就越来越重要。

（一）晚期肺癌放疗联合靶向治疗的时机与优势

1. 晚期肺癌靶向药物初始给药同时放疗

晚期肺癌常因肿瘤占位（上腔静脉压迫、气道梗阻）和（或）肿瘤转移（骨转移、脑转移）而引起水肿、胸闷、气急、骨痛、头晕及头痛等相关症状，极大地影响了患者的生活质量及治疗。在化疗时代，放疗的加入常能快速缓解这些症状，因而广泛用于临床。到了靶向治疗时代，由于靶向药物具有缓解率高、起效快的特点，是否需要放疗来缓解症状值得研究。Imai 等发现姑息放疗和靶向药物的缓解率分别为 64.7% 和 81.3%，但靶向药物较姑息放疗能更快地达到缓解，平均时间约为 3 周，比放疗提前 3 周左右。其他一些研究也发现靶向药物的平均症状缓解时间为 2~3 周。这些研究说明对于有明显症状的患者可以通过靶向药物来快速缓解症状。

是否可以在靶向药物治疗期间同时给予放疗，国内学者做过相关研究，401 例初诊的 EGFR 突变患者，在给予酪氨酸激酶抑制剂（TKI）的同时加用胸部放疗，最后研究纳入 10 例患者，总体中位 PFS 为 13 个月，放疗区域中位 PFS 为 20.5 个月，常见的 ≥ 3 级 AE 为放射性肺炎（20%）、皮疹（10%）。国外学者对 AIRO 肺癌研究组的病例分析显示，106 例接受 TKI 与 SBRT 同步整合放疗，中位总生存期为 23 个月，多因素分析显示接受了 SBRT 可能延长生存期。

对于初诊脑转移的患者，是否同步整合放疗也是困扰学界的问题。国外学者分析发现 TKI 同步颅脑整合放疗和单纯 TKI 治疗的颅内中位 PFS 分别为 17.7 个月和 11 个月，但总体生存期未见显著差异，分别为 28.1 个月和 24 个月。Magnuson 等回顾性分析了 351 例未接受靶向治疗新诊断的 EGFR 突变肺腺癌患者的治疗情况，发现先接受放疗（SRS/WBRT）再行 TKI 治疗的患者较先用 TKI 再接受 SRS/WBRT 的生存时间延长。实际上，脑转移的数目对于治疗的顺序也有影响。日本学者分析了 176 例肺癌脑转移患者，其中 1~4 处脑转移者先接受颅脑放疗能带来生存获益（35 个月 *vs* 23 个月），而对于 >5 处的脑转移者治疗顺序的改变并未影响总体生存（28 个月 *vs* 23 个月）。脑转移是肺癌最常见的转移部位之一，尤其是 *EGFR* 突变的肺腺癌患者更易发生脑转移。Shin 等分析了 314 例肺癌患者，发现 *EGFR* 突变者脑转移发生风险是野生型的 3.83 倍。不仅如此，在 TKI 治疗过程中大约 30% 的患者治疗失败是由于颅内进展。预防性脑放疗（PCI）的疗效已经在小细胞肺癌中得到验证，显著降低了颅内进展风险且延长了总生存期；而对于 NSCLC，既往研究显示 PCI 仅能降低颅内进展风险，却无法转化为生存优势。近期发表在 JCO 的一项研究发现 Ⅲ 期 NSCLC 患者加用 PCI 能够降低 77% 的有症状颅脑转移风险，但并未转化为生存获益。考虑到 *EGFR* 阳性患者具有高颅脑转移风险，马胜林团队设计了 PIONEER 研究，探索 PCI 在 *EGFR* 突变型 NSCLC 中的作用，目前研究正在招募中，期待后续结果的更新。无独有偶，2018 年，来自墨西哥的一项随机对照研究纳入 84 例 *EGFR/ALK* 突变的患者，随机接受 PCI 或者标准治疗，结果显示 PCI 组中位 PFS 为 36.5 个月，而对照组仅为 13.5 个月。PCI 组中位 OS 为 42.8 个月，而对照组仅为 25.9 个月。PCI 治疗不仅降低了颅内复发及进展的风险，也带来了生存获益。这一研究也提示，对于部分选定人群，在治疗初始联合颅脑 PCI 也许会带来生存的获益。

2. 晚期肺癌靶向药物治疗中加入放疗

TKI 治疗后基本上不可避免都会产生耐药，而对于 EGFR-TKI 来说，*T790M* 突变占到了获得性耐药的一半左右。实际上这种获得性耐药在 TKI 治疗初期甚至治疗前就已存在，经过长时间的 TKI 治疗，这一部分逐渐增殖为主要的细胞克隆从而产生了临床可见的肿瘤进展。基础研究表明尽管 *T790M* 突变使肿瘤细胞对于一代 TKI 产生了耐药，但 *T790M* 却增加了肿瘤细胞对放疗的敏感性，这提示放疗的早期干预也许可以延缓 / 减少 *T790M* 耐药的产生，同时放疗的参与也能减少

原发灶耐药克隆的早期播散。早在 2011 年 *Lung Cancer* 上的一项研究就对这个问题进行过探索，研究共纳入 25 例对 TKI 治疗有效的患者，接受放疗的早期干预，总体 ORR 达到 84.9%，中位 PFS 达到 16 个月。国内马胜林等 2020 年发表在 *Lung Cancer* 上的一项研究也显示，大约 41.25% 的患者接受 TKI 治疗后出现原位进展，而 TKI 治疗后肿瘤退缩在 2 个月时达到最大限度，这也提示局部放疗的早期参与对于这部分患者可能有益。

3. 晚期肺癌靶向药物治疗耐药后加入放疗

由于肿瘤的高度适应性及易突变特点，肺癌患者经过 TKI 治疗后大多会产生获得性耐药。国内吴一龙等根据临床耐药后进展情况分为快速进展、缓慢进展及局部进展。根据进展部位不同，可将 TKI 进展分为胸内进展、颅内进展和其他进展模式。不同的进展模式后续选择的治疗策略大不相同。对于局部进展的患者，国内 CSCO 指南推荐继续原 TKI 治疗，必要时加用局部治疗手段处理寡转移或寡进展病灶。Weickhardt 等研究发现对于寡进展或局部进展的患者，在继续使用 TKI 的基础上加用局部治疗手段延长了 6 个月的 PFS。2013 年 JTO 一项研究也发现相似结果，局部治疗的加入延长了 10 个月的 PFS。脑转移是 TKI 治疗过程中常见的进展，TKI 治疗后颅内进展发生率为 22%~33%，5 年脑转移累积发生率可达 60%。目前 TKI 脑转移的原因包括：① TKI 治疗使患者生存期延长；② *EGFR* 突变的肿瘤细胞脑转移潜能高；③肺腺癌脑转移的 *EGFR* 突变频率高；④血—脑屏障可能致使颅内药物浓度过低；⑤脑转移肿瘤细胞克隆内在 TKI 治疗抵抗等。由于 TKI 治疗后颅内进展的特殊原因，一方面放疗增加了血—脑屏障的通透性，增加了 TKI 入脑的浓度，另一方面放疗破坏了肿瘤的微环境，使脑转移病灶得以控制。

（二）局部晚期 NSCLC 放疗联合靶向治疗

NSCLC 约占肺癌的 80%，临床上超过 1/3 的 NSCLC 为不可手术的局部晚期 NSCLC。目前 NCCN 指南推荐对于不可手术的局部晚期 NSCLC 患者，如体力状态良好且预计生存期较长者，应

接受根治性同步整合化放疗。然而，RTOG9410、SWOG9019、LAMP 及 CALGB39801 等试验结果表明尽管 PC、EP 方案同步疗效优于序贯，但总体疗效均不尽如人意，同步组中位生存期徘徊在 17 个月左右。近年来，多项研究致力于通过提高放疗剂量和采用新一代同步化疗方案提高同步整合放化疗疗效，但均未取得满意结果，主要原因在于患者对同步整合放化疗耐受性差，总体完成率低，因此，选择一些能够提高放疗敏感性，同时不良反应较低的药物和放疗同步使用是目前的研究热点。近年来，随着肺癌驱动基因研究的逐步深入，肺癌靶向治疗取得了较大进展，针对表皮生长因子受体（epidermal growth factor receptor，EGFR）和由基因异位产生的促癌基因棘皮动物微管相关样蛋白 4（echinoderm microtubule associated protein like 4，EML-4）-间变性淋巴瘤激酶（anaplastic lymphoma kinase，ALK）融合基因以及抗血管生成等的靶向药物已广泛应用于晚期 NSCLC 的治疗中。随着对分子靶向药物影响放射生物学机制的进一步认识，越来越多的证据提示高效、低毒的靶向药物与放疗或放化疗整合应用是治疗局部晚期 NSCLC 的一种有希望的整合治疗模式。

临床前研究显示 EGFR-TKI 能够通过阻滞细胞周期、诱导凋亡、阻碍 DNA 损伤修复等机制提高放疗敏感性。然而，在同步整合放化疗的 I、II 期临床研究中靶向治疗并未显示出疗效的获益。2008 年，JTO 报道的一项 I 期临床研究将 34 例不可切除的 III 期 NSCLC 患者平均分为 A、B 两组，A 组接受厄洛替尼联合 EP 方案化疗同步胸部放疗，B 组则接受厄洛替尼联合 PC 方案化疗同步放疗的治疗方案，两组耐受性均良好，但中位生存期并不乐观（10.2 个月 vs 13.7 个月）。同年，JCO 报道了一项 III 期临床研究 SWOG S0023，该研究探索了 III B 期 NSCLC 患者在标准同步整合放化疗之后，以吉非替尼维持治疗的疗效，结果显示安慰剂与吉非替尼组的中位总生存期分别为 35 个月和 23 个月（P=0.013），吉非替尼巩固治疗导致患者生存期下降。该研究入组患者 EGFR 突变状态未明，由于总体人群中 EGFR 突变的患者仅约 1/3，疗效的提高可能不能显著影响总的生

存期，提示后续研究应根据突变情况选择入组人群。其后的一项 II 期临床研究 CALGB30106 入组 63 例 III 期 NSCLC 患者，行 PC 方案诱导化疗联合吉非替尼两周期治疗，然后根据患者一般情况分成预后好组和预后差组，预后好组继续采用 PC 方案化疗加吉非替尼同时联合放疗（66 Gy/33 次 /7 周），预后差组仅采用吉非替尼联合放疗，完成 7 周治疗后单用吉非替尼维持直至肿瘤进展或毒性不可耐受。结果显示，预后差组中位 OS（19.0 个月 vs 13.0 个月）和 PFS（13.4 个月 vs 9.2 个月）均优于预后好组，且超过试验预设的中位总生存期（13 个月）。该研究显示 III 期 NSCLC 在同步整合放化疗期间给予 EGFR-TKI 治疗较单纯放疗联合 EGFR-TKI，总生存期下降，阴性结果可能由于化疗联合靶向治疗不能增加疗效甚至有拮抗作用，TKI 使肿瘤细胞停止增殖、细胞周期停滞，从而可能减少了肿瘤细胞对细胞毒性药物的敏感性。基于此，有学者认为根据突变情况筛选入组患者，采用靶向治疗联合单纯放疗的整合治疗模式有可能带来生存获益。

基于上述结果，研究者尝试 TKI 联合单纯放疗治疗局部晚期 NSCLC，RTOG0972 研究入组 75 例未经选择的一般情况较差的 III 期 NSCLC 患者，接受化疗诱导后厄洛替尼同步整合放疗取得了可喜的结果：治疗后中位 PFS 和总生存期分别是 11 个月 vs 17 个月，1 年 OSR 为 57%，较试验预设的高 50%。此外，根据 EGFR 突变状态选择入组人群可能带来更好的生存获益。一项吉非替尼同步整合放疗治疗局晚期 EGFR 突变阳性 NSCLC 的小样本研究中，入组的 9 例患者有 2 例携带 19del，患者获得了 PR 且长期生存期达到 5 年以上。2011 年，Lung Cancer 报道了一项研究，对 25 例接受 EGFR-TKI 治疗有效的 III B 或 IV 期非鳞 NSCLC 患者给予多个病灶的放疗，结果显示总缓解率 84%，中位 PFS 16 个月，1 年 OSR 92.0%，2 年 OSR 82.5%，3 年 OSR 62.5%，提示放疗同步 TKI 的整合治疗在经 TKI 治疗有效的患者中疗效明显。2018 年，Radiother Oncol 一项纳入 1475 例 III B~ IV 期 NSCLC 的研究发现 TKI 治疗有效的患者联合放疗能够降低 38% 的死亡风险。2017 年，ASCO 会议上于金明院士牵头的"评估同步厄洛

替尼联合放疗对比同步依托泊苷/顺铂（EP）方案联合放疗用于伴有 *EGFR*19 或 21 外显子活化突变的不可切除Ⅲ期 NSCLCNSCLC 的疗效及安全性——RECEL 研究"的前瞻性、开放、随机对照、多中心Ⅱ期临床研究报道了初步结果：对于携带 *EGFR* 敏感突变的不可切除Ⅲ期 NSCLC 患者，厄洛替尼同步放疗（n=20）相比当前标准治疗方案（同步放化疗，n=21）显著延长患者的 PFS（27.86 个月 *vs* 6.41 个月，P<0.001），但这项研究存在样本量小、没有报告总生存时间的缺陷。上述研究证据进一步提示 EGFR-TKI 单纯同步放疗的治疗策略对含有敏感 *EGFR* 突变患者是有希望的，但仍需前瞻性、大样本研究加以证实。

此外，放疗同步整合 EGFR 单抗靶向药物也是研究方向之一，但结果并不理想。CALGB30407 研究为不可切除Ⅲ期 NSCLC 培美曲塞同步放疗及巩固化疗 ± 西妥昔单抗的Ⅱ期随机临床试验，结果显示两组的中位生存期分别为 22.3 个月和 18.7 个月，增加西妥昔单抗无更好疗效。RTOG0617 是一项局部晚期 NSCLC 同步放化疗与西妥昔单抗联合应用的Ⅲ期随机对照研究，结果表明，同步放化疗中加西妥昔单抗会影响患者的生存期。靶向药物联合放疗的问题仍有待进一步研究。

抗血管靶向治疗与放化疗相整合也是局部晚期 NSCLC 一种新的治疗模式探索。然而贝伐珠单抗联合放化疗治疗局部晚期 NSCLC 的多项研究因安全问题提前终止。国内一项前瞻性、多中心Ⅱ期临床研究（HELPER）评价了另一个抗血管靶向药恩度隔周持续静脉泵注联合 EP 方案，同步联合放疗治疗不可切除的Ⅲ期 NSCLC 的疗效和安全性，该研究共入组 73 例患者，中位 PFS 为 13.3 个月，OS 为 34.7 个月，3 级以上不良反应食管炎 13.4%，2 级以上肺炎 11.9%。恩度与同步放化疗整合不仅体现出疗效优势，且没有增加不良反应，但这是一项单臂、小样本研究，期待大样本随机对照研究加以证实。

抑制 Met/ALK/ROS1 的 ATP 竞争性的多靶点蛋白激酶抑制剂克唑替尼因具有给药方便、耐受性好、毒性低的优点，成为局部晚期 NSCLC 放疗同步药物的研究热点。临床前研究显示在携带 *EML4-ALK* 融合基因的 H3122 肺癌细胞中，联合

克唑替尼后肺癌细胞的放射敏感性提高 1.43 倍（P<0.000 1），克唑替尼与放疗的整合明显增强了 H3122 移植瘤模型的肿瘤抑制率，而在 *EML4-ALK* 融合基因缺如的 H460 细胞中，克唑替尼无明显增敏效应。机制研究表明克唑替尼主要通过抑制肿瘤细胞增殖、增加放疗后肿瘤细胞凋亡等起到放疗增敏作用。其后 Dai 等的基础研究再次证实了克唑替尼对于 *EML4-ALK* 融合基因阳性的 NSCLC 细胞株具有放疗增敏效应，为克唑替尼用于特定人群的放疗增敏提供了理论依据。

尽管放疗与靶向治疗的整合应用显示出一定优势，但目前放疗联合靶向治疗的应用模式，如联合时机（诱导、同步、巩固）、TKI 疗程（固定疗程还是直到疾病进展）以及突变类型的选择（常见敏感突变还是包括罕见敏感突变）等尚存在许多疑问，期待大样本、前瞻性研究为临床整合治疗模式的确立提供更多依据。

（三）TKI 与放疗整合后协同作用的临床前研究证据

有研究表明 *EGFR* 突变可能导致晚期 NSCLC，尤其是晚期肺腺癌的治疗模式发生了巨大转变。目前第一代（吉非替尼、厄洛替尼和埃克替尼）和第二代（阿法替尼）EGFR TKI 是晚期 *EGFR* 突变 NSCLC 患者的一线治疗标准。对于具有 *EGFR* 突变的患者，与随机试验中的化疗相比，TKI 治疗产生 75% 的高应答率，并改善了 9~13 个月的 PFS，而使用吉非替尼的野生型肺癌患者的 PFS 较传统化疗短。

据报道，NSCLC 细胞系的 *EGFR* 突变状态本身就与放射敏感性相关，Amit K. Das 等选取了 19 个 NSCLC 细胞系，包括 10 种 *EGFR* 野生型、9 种 *EGFR* 突变型（6 种为外显子 19 突变，3 种为外显子 21 L858R 缺失）。结果显示经射线照射后 *EGFR* 突变型细胞系，包括对吉非替尼继发耐药的 *T790M* 在内，均对放射线敏感，而野生型均表现出对射线的抗拒性。EGFR-TKI 作为有效的放射增敏剂，其在 NSCLC 中的放射增敏机制可能是：EGFR-TKI 联合照射可引起肿瘤细胞周期的阻滞和重新分布，降低 S 期细胞比例，从而起到放疗增敏效果；EGFR-TKI 诱导射线照射下细胞凋亡

增加；降低放射抗拒；抑制放射损伤的再修复；抗肿瘤血管生成；抑制分次照射中细胞加速再增殖，从而起到放疗增敏的效果。

吉非替尼是第一代可逆 EGFR 抑制剂，主要应用于 NSCLC 中 *EGFR*19 基因缺失和 *EGFR*21 基因突变的患者。Zhuang Hongqing 等研究了吉非替尼与放疗整合在不同治疗方案中的疗效，发现当吉非替尼在照射前给药时，可获得最佳的放射增敏效果。吉非替尼能够通过抑制细胞 DNA 修复能力来增强 NSCLC 细胞的放射反应，从而延长放射诱导的 DSB 的存在。Shinsuke hashida 等证明新型 Hsp90 抑制剂 NVP-AUY922（AUY）对 EGFR-TKI 产生抗性的 NSCLC 细胞系具有放射增敏作用，IR 与 AUY 的整合治疗可有效克服对 EGFR-TKI 的主要获得性耐药，例如，与 *T*790*M* 突变（吉非替尼耐药的亚系）或 *MET* 扩增相关的耐药性，而对与干细胞样性质相关的耐药性的影响却有限。

2005 年，Prakash Chinnaiyan 等报道当与放射线整合使用时，厄洛替尼可促进细胞 S 期比例进一步降低，增强细胞凋亡的诱导作用，抑制放射线照射后 EGFR 自磷酸化和 Rad51 表达，并促进放射敏感性的提高。另外，通过 cDNA 微阵列分析，确认了几个影响厄洛替尼放射增敏的基因，包括 *Egr*-1、*CXCL*1 和 *IL*-1*B*，这些结果表明厄洛替尼可在细胞周期停滞、细胞凋亡诱导、加速细胞重聚和 DNA 损伤修复等几个方面影响放射敏感性。

阿法替尼（afatinib，BIBW2992）是第二代 EGFR-TKI，能够不可逆地结合 EGFR 和 HER2。阿法替尼对 A549 细胞具有放射增敏作用，其机制可能与细胞周期 S 期细胞比例降低，并增加了放射线诱导的细胞凋亡有关。推测阿法替尼通过增加 Bax 和减少 Bcl-2 蛋白表达来促进放射线诱导的细胞凋亡。Zhang 等在吉非替尼耐药细胞株 PC-9-GR 细胞（携带获得性 *T*790*M* 突变），发现阿法替尼显著增加了 PC-9-GR 的放疗反应，而对原发 *T*790*M* 突变的 *H*1975 和 *EGFR* 野生型的 H460 细胞无明显作用。在 PC-9-GR 细胞中，阿法替尼阻断了 EGFR 和 ERK 的磷酸化，并造成放疗后 AKT 磷酸化延迟。阿法替尼也导致 PC-9-GR 细胞放疗后凋亡增加，抑制 DNA 损伤修复功能，并在移植瘤模型中增强了放疗的抑瘤效果。研究提示阿法替尼可能是携带获得性 *T*790*M* 突变 NSCLC 的一种有潜力的放疗增敏剂，也为以后临床应用阿法替尼联合放疗提供了理论支撑。

奥西替尼（osimertinib，AZD9291）是第三代 EGFR 酪氨酸激酶抑制剂，在具有 *EGFR* 致敏突变或 *T*790*M* 突变的患者中已被证明具有显著的临床益处。Wang Nannan 等在体内外研究奥西替尼与电离辐射（IR）结合的治疗效果，结果表明奥西替尼抑制放射后的细胞增殖和克隆存活，降低被辐照细胞中的 G_2/M 期阻滞，并可延迟 DNA 损伤修复。此外，奥西替尼单独或与 IR 联用可阻断 *EGFR*（Tyr1068 / Tyr1173），蛋白激酶 B 和细胞外信号调节激酶的磷酸化，并增强了 IR 在荷瘤裸鼠中的抗瘤活性。Wu 等发现 AZD9291 可以显著提高对包含继发性 *EGFR* 突变（*T*790*M*）的 PC-9-IR 细胞以及 H1975 细胞（具有 *EGFR* 外显子 20 *T*790*M* 突变）的杀伤作用，却对 PC-9 或 H460（二者均具是 *EGFR* 野生型）无效。AZD9291 还显著降低 EGFR、ERK、AKT 的磷酸化水平，通过延迟 DNA 损伤修复并诱导细胞凋亡来增加 PC-9-IR 细胞对放射的敏感性。AZD9291 与放疗联合可以增强对 PC-9-IR 异种移植瘤的生长抑制。以上研究都提示奥西替尼在 *EGFR T*790*M* 突变的肺癌细胞中具有作为放射增敏剂的治疗潜能，为奥西替尼与放疗整合治疗 *EGFR T*790*M* NSCLC 提供了理论依据。

肺癌脑转移的发生概率很高，脑转移是患者不良预后的一个重要原因。AZD3759 是专门针对携带 *EGFR* 突变、合并脑转移的晚期肺癌患者而开发的靶向药物。Xue Li 等研究表明 AZD3759 与放射线整合可增强 *EGFR* 突变 NSCLC 对脑肿瘤的抗肿瘤活性，他们验证了 AZD3759 的放射增敏作用的潜在机制，该机制与细胞增殖和存活的降低以及抑制 DNA 损伤修复有关。研究者评估了 AZD3759 结合放射线在体内外的作用，显示在 *EGFR* 突变细胞系 H3255 和 PC-9 中，AZD3759 增强了放射线对细胞增殖和细胞存活的抑制作用，而在 *EGFR* WT 细胞系 H2228 和 H226 中没有观察到这种效应。AZD3759 同时抑制了非同源末端连接（NHEJ）和同源重组（HR）DNA 双链断裂（DSB）修复途径，并废除了 G_2/M 检查点以抑制 DNA 损伤修复，并且只有辐射与相对较高浓度的 AZD3759 整合使用二者才具有协同作用。

三、肿瘤放疗与免疫治疗的整合

近年来，免疫治疗为恶性肿瘤治疗带来了革命性的突破。不同于其他肿瘤治疗手段，免疫治疗采取了一种全新的治疗策略：通过激活患者自身的抗瘤免疫反应，从而识别与清除体内的肿瘤细胞。然而，免疫治疗依然面临着响应率低等诸多挑战。免疫治疗需要与其他治疗方法整合，才能充分发挥治疗潜力。放疗与免疫治疗的整合备受关注。越来越多的临床前研究与临床研究证实放疗联合免疫治疗能发挥强强联合的效应。本文以放疗联合免疫治疗的作用机制为切入点，通过分析免疫治疗时代放疗的发展趋势，来探讨放疗联合免疫治疗的过去、现在与未来。

（一）放疗联合免疫治疗的作用机制

作为一种局部治疗手段，放疗在空间和时间上均能与全身系统性的免疫治疗形成很好的互补。放疗联合免疫治疗的协同机制包括以下几点。①放疗能诱导肿瘤原位疫苗效应，还能诱导肿瘤细胞 DNA 的损伤与免疫原性细胞死亡，促进释放肿瘤抗原、细胞因子和危险相关分子模式（DAMP），如高迁移率族蛋白（HMGB1）、钙网蛋白（CRT）和三磷酸腺苷（ATP），进而诱导树突状细胞（DC）成熟，促进 DC 对垂死肿瘤细胞的吞噬以及对肿瘤抗原的加工与呈递。迁移至引流淋巴结的 DC 将肿瘤抗原呈递给 T 细胞，T 细胞被激活，扩增为肿瘤特异性 T 细胞，归巢至照射野内与野外的病灶发挥抗肿瘤作用，产生"远端效应"。②放疗能激活 cGAS-STING 通路，死亡肿瘤细胞释放的 DNA 能够激活 DC 中的 cGAS-STING 通路，进而启动 I 型干扰素（IFN-I）表达，促进 DC 的交叉呈递。③放疗能重塑肿瘤微环境，放疗能刺激促炎细胞因子（如 TNF-α、IL-1β）以及趋化因子（如 CXCL16、CXCL10）的释放，上调肿瘤内皮细胞细胞黏附分子（ICAM-I）与血管细胞黏附分子（VCAM-I）的表达，促进效应 T 细胞在肿瘤微环境的浸润。放疗可以诱导主要组织相容性复合体 I 类分子（MHC-I）的表达上调，有利于 T 细胞识别肿瘤细胞。放疗能刺激肿瘤细胞提高死亡受体 Fas 以及 NKG2D 配体的表达，促进 T 细胞对肿瘤细胞的杀伤。此外，放疗能通过 IFN 上调肿瘤细胞 PD-L1 表达水平。一项转化性研究表明，接受新辅助同步整合放化疗的 NSCLC 患者肿瘤组织 PD-L1 表达以及浸润 CD8⁺ T 细胞密度均明显提高，这为放疗与抗 PD-1/PD-L1 巩固治疗之间的协同作用提供了病理学依据。

然而，放疗对于免疫治疗而言如同一把双刃剑。在提高抗瘤效应的同时，也会对正常组织包括免疫系统产生不良反应。一方面，接受免疫治疗的患者会发生免疫相关的不良事件（irAE）。而放疗在照射肿瘤组织的同时，也会造成周围正常组织的损伤以及非肿瘤特异性抗原的释放。活化的自身反应性 T 细胞聚集于正常组织，进而对正常组织产生不良反应。动物实验发现，与单独放疗或单独接受抗 PD-1 抗体相比，胸部放疗与抗 PD-1 抗体整合应用明显促进了 T 细胞在肺组织与心肌组织中的浸润，并显著降低了小鼠的生存率。在 PACIFIC 研究中，虽然 3 级或 4 级不良反应在德瓦鲁单抗组与安慰剂组之间相似，但整体而言，德瓦鲁单抗组的毒性反应要高于安慰剂组。另一方面，放疗在杀伤肿瘤细胞时，也会通过对淋巴结以及循环淋巴细胞的照射而对免疫系统造成损伤。淋巴细胞对放射线十分敏感。40%~70% 的患者在放疗过程中会发生不同程度的淋巴细胞减少。既往研究表明，放疗过程中淋巴细胞的减少程度与多种实体肿瘤患者的预后，包括放疗后肿瘤进展以及总生存期密切相关。此外，淋巴细胞在免疫治疗中也扮演关键角色。因而，放疗诱导的淋巴细胞减少在免疫治疗时代需要格外被关注。

（二）免疫治疗时代的肿瘤放疗

对于放疗而言，免疫治疗时代是一个机遇与挑战并存的时代。放疗联合免疫治疗的最终目的是提高疗效，同时减少不良反应，使患者从中获益最大。如何最大限度地减少放疗对周围正常组织的损伤，在增强放疗的免疫增敏作用的同时尽量削弱放疗诱导的免疫抑制，为免疫治疗提供一个最佳的机会之窗，是值得深入思考的问题。在免疫治疗时代，无论是放疗技术还是放疗分割方式与剂量的选择都有巨大的发展空间。

1. 放疗技术选择

降低不良反应是放疗技术发展的永恒追求。半个世纪以来，放疗实现了从常规二维放疗到以 3DCRT、IMRT、螺旋断层放疗（HT）为代表的精确放疗技术的飞跃。放疗技术的发展带来了肿瘤靶区更好的适形性以及对周围正常组织更好的保护。既往研究表明，精确放疗技术的应用显著降低了放疗不良反应，提高了患者的总生存率。放疗技术进步所带来的不良反应降低以及生存获益在免疫治疗时代仍然至关重要。值得注意的是，IMRT 相较于 3DCRT 增加了正常组织的低剂量受照体积。剂量学研究发现，与 3DCRT 相比，IMRT 的肺低剂量照射区 V5 明显增加。另一项剂量学研究表明，与固定野调强放疗（FF-IMRT）相比，HT 降低了肺组织高剂量受照体积（V20~V30），但也增加了肺低剂量区如 V5~V10。来自 MD Anderson 癌症中心的一项回顾性研究发现，双肺 V5~V10 与放疗期间淋巴细胞最低值显著相关，而双肺 V20、V60 与淋巴细胞最低值的相关性则依次减弱。该结果提示，放疗诱导的淋巴细胞减少与放疗中低剂量受照体积有相关性。放疗诱导的淋巴细胞减少症不但会削弱抗瘤免疫反应，且与肿瘤患者的不良预后密切相关。因而，在免疫治疗时代，精确的放疗技术，如 IMRT 和 HT 所带来的低剂量散射区的增加是一个值得关注的问题。

此外，粒子（质子重离子）放疗近年来迅猛发展。与光子放疗相比，质子放疗具有独特的放射物理学特性：质子能以极快的速度进入人体，当到达肿瘤组织后其能量突然爆发，使得靶区外剂量陡然跌落为零，形成"Bragg峰"。因而，质子放疗具有穿透性强、散射少、局部剂量高等优势，能在杀伤肿瘤组织的同时更好地保护周边正常组织。剂量学研究发现，与 IMRT 相比，质子放疗降低了重要脏器如心脏、肺的受照剂量，

并减少了肺低剂量照射体积（V5、V10）。因而，质子放疗的剂量学优势可以使其更好地保护淋巴细胞。在一项纳入了 480 例接受同步放化疗食管癌患者的回顾性研究中，倾向性评分匹配后 IMRT 组 4 级淋巴细胞减少症发生率显著高于质子治疗组，且 4 级淋巴细胞减少症的发生与较低的 OSR 相关。鉴于质子治疗具有降低正常组织损伤和更好地保护淋巴细胞的潜力，其在免疫治疗时代大有用武之地。此外，临床前数据表明，粒子放疗除了杀灭肿瘤细胞外，还能重塑肿瘤微环境，使肿瘤微环境中的免疫抑制情况得到逆转，从而与免疫治疗达到很好的协同作用。

随着粒子放疗技术的不断成熟，粒子放疗联合免疫治疗能否将理论优势转化为临床获益令人期待。

2. 放疗分割模式与剂量选择

既往研究提示，不同的放疗分割模式与剂量选择会对抗瘤免疫应答产生不同的影响。关于放疗最佳分割模式的临床前研究结果不尽相同。例如，在小鼠 B16 黑色素瘤模型中，15Gy 单次照射能促进引流淋巴结中肿瘤抗原的呈递与肿瘤微环境中 T 细胞的浸润，且效果要强于 5Gy×3 次的分割模式。而在另一项研究中，研究人员将 15Gy 分成 1、2、3、5 次照射小鼠 B16-OVA 黑色素瘤模型后发现，7.5Gy×2 次的分割模式对肿瘤生长的抑制作用最强。此外，7.5Gy×2 次或 5Gy×3 次组小鼠脾脏内浸润性 T 淋巴细胞增多，调节性 T 细胞（Treg）减少，而 15Gy 单次照射组浸润性 T 细胞与 Treg 均增多。Filatenkov 等发现 30Gy 单次照射小鼠结肠癌模型后，肿瘤组织中 $CD8^+T$ 细胞增多而骨髓来源的抑制性细胞（MDSC）明显减少，从而改善了肿瘤微环境中的免疫抑制。然而，放疗剂量并非越高越好。来自 Vanpouille-Box 团队的一项研究发现，超过 12~18Gy 的单次照射剂量可以通过激活 DNA 外切酶 Trex1 促进胞质内 DNA 的降解，进而降低死亡肿瘤细胞的免疫原性。因而，如何通过放疗分割方式与剂量的选择使放疗诱导的免疫刺激作用与免疫抑制作用达到最佳的平衡是免疫治疗时代一个值得思考的问题。目前认为，与常规分割放疗相比，大剂量分割放疗

在激发系统性免疫应答与诱导"远端效应"上有明显优势。

（三）小　结

放疗与免疫治疗相整合在临床前研究以及临床实践中均表现出巨大潜力。然而，免疫治疗整合放疗仍有诸多问题亟待解答，其中包括放疗技术的选择、最佳分割模式与剂量等。随着对免疫治疗与放疗之间相互作用机制更深入地了解及临床试验的广泛开展，免疫治疗＋放疗的整合治疗策略将会为更多患者带来希望。

（林少俊　潘建基　韩春　王澜　朱广迎　魏丽春　石梅　张仕蓉　夏冰　马胜林　朱正飞　章真　赵路军　王平）

第 5 节　整合医学在肿瘤放疗中的应用展望

随着现代医学技术的发展，不同学科的发展越来越深入，越来越精细，导致恶性肿瘤的治疗越来越复杂。人文关怀、社会支持等方面的发展为恶性肿瘤患者的治疗带来了巨大进步，各种常规治疗手段的不断进步也为恶性肿瘤的治疗提供了强有力的武器，极大地提高了肿瘤治疗疗效，减少了治疗不良反应。外科治疗的趋势越来越倾向于微创和功能保留，放疗的发展方向也朝着精准化方向不断迈进，肿瘤局部的放疗剂量越来越高，而肿瘤照射范围也越来越精准，周围正常组织的受照射剂量越来越低，肿瘤控制率逐步提高，而治疗相关不良反应越来越少。外科手术的微创化和功能保留除了需要外科技术的进步外，也需要放疗技术的进步及内科药物治疗技术的提高，以更好地消灭亚临床病灶，降低复发转移可能。放疗的精准和安全也需要与外科和内科治疗的密切配合，以便降低不良反应的同时，提高疗效。

随着计算机信息技术及影像技术的进步，新型放疗技术也越来越多地应用到临床。经过 100 多年的临床实践，人类对肿瘤的侵袭转移行为有了更多的了解，对放疗相关的放射物理及放射生物学的认识也更加深入，在更好地控制肿瘤及更好地保护正常组织，使其免受放射损伤方面也积累了大量经验。在此基础上，放疗与外科治疗的整合应用也得到了极大的推动，这方面的典型例子包括乳腺癌的保乳手术及术后放疗的整合应用、

直肠癌术前放化疗与手术的整合应用等。两者都是放疗与外科手术治疗完美整合的典范，前者包括乳腺癌保乳手术适应证的精准选择、放疗靶区的精准把握、放射性心脏损伤的重视及可靠控制，而后者也包括外科手术技巧的优化、不同分割放疗方案的适当应用。虽然外科手术和放疗技术都取得了非常大的进步，但若两者不能完美整合，单纯依靠任一方，各行其是，八仙过海，各显神通，则无法达到现在的水平。当然也只有两者的进步都到达了一定水平，才能为两者整合应用，在更好地控制肿瘤的同时降低不良反应，提高生活质量提供可靠保证。

自 20 世纪后半叶开始，肿瘤的内科治疗取得了突飞猛进的进步，利妥昔单抗的临床应用使淋巴瘤的治疗取得了巨大成功，曲妥珠单抗的成功应用又使乳腺癌的治疗取得了突破，伊马替尼的成功研发为靶向治疗开创了一个新的通道。肿瘤的内科治疗一步一步地迈进了个体化整合诊治时代，随后 EGFR、ALK 通路小分子 TKI 的成功研发将个体化靶向治疗的探索范围扩大到了所有实体肿瘤，取得了一个又一个的成功，使广泛转移晚期患者的中位生存期从数月提高到了 5 年以上。10 余年来，免疫治疗药物的成功研发及临床应用又为肿瘤的内科药物治疗打开了一扇大门，肿瘤内科治疗的疗效得到了一个又一个的成功，恶性肿瘤的总体疗效也取得了质的提升，许多原本需

要手术治疗或放疗的患者通过药物治疗也能达到非常好的疗效。内科治疗的成功也提出了一个新的问题，局部晚期恶性肿瘤的放疗是否还需要？由于靶向治疗的巨大成功，针对 *EGFR* 敏感突变肺癌脑转移患者开展的前瞻性研究，探索单纯内科靶向治疗能否取代放疗的应用。

越来越多的基础及临床研究发现，虽然内科药物治疗取得了巨大进步，在恶性肿瘤的治疗中也能取得非常好的结果，但单纯应用内科药物治疗，即使是靶向治疗药物和最新的免疫治疗药物，也都难以达到理想的长期控制效果。放疗与内科治疗整合应用，可使疗效进一步提高。内科治疗的成功为放疗的介入创造了更多的机会，由于有效的药物治疗成功地抑制了亚临床病灶的生长，局部治疗才能更好地提高患者的生活质量，延长患者的生存期。两者整合应用的最优模式还需要大量前瞻性临床研究去证实，现在已经开始了大量前瞻性临床研究来探索两者的最佳整合模式。相信不久的将来，在晚期肿瘤患者的治疗中，新型药物治疗与放疗的整合应用将会成为肿瘤整合治疗的常规方案。

除了晚期患者放疗需要与内科药物治疗整合应用，局部晚期及早期恶性肿瘤的放疗也需要与内科治疗整合。尤其是随着内科药物治疗的进步，各种新型靶向治疗及免疫治疗药物的成功研发，也为放疗与新型药物的整合应用创造了条件。既往同步放化疗在头颈部肿瘤、食管癌、肺癌、直肠癌及宫颈癌等的治疗中都有广泛应用，相信随着新型药物的推广使用，各种新型靶向药物及免疫治疗药物与放疗的整合应用也会得到越来越多的重视。新的药物与原有化疗药物存在许多质的不同，因而，两者整合应用的最佳模式也需要深入研究，包括两者整合的最佳时机、放疗的靶区和剂量分割模式、与放疗整合应用的最佳药物组合等。此外，两者整合应用的不良反应及影响因素也需要大量临床研究去确定。

手术治疗、放疗、内科药物治疗是恶性肿瘤治疗最为重要的三个方面，三者各有所长，各有所短。如何在恶性肿瘤的治疗中将三者合理整合，并结合中医学、人文医学等方面的进展，对患者的疾病、身体状态、个人心理因素、人文环境、社会支持等各方面因素进行整合考虑，从而制定最为合理的整合医学治疗模式，将是恶性肿瘤整合治疗的永恒话题。

（赵路军　王　平）

参考文献

[1] Eder-Czembirek C, Sulzbacher I, Fuereder T, et al. P16 positivity and regression grade predict survival after neoadjuvant radiotherapy of OSCC. Oral Dis, 2018, 24: 544–551.

[2] Veresezan O, Troussier I, Lacout A, et al. Adaptive radiation therapy in head and neck cancer for clinical practice: state of the art and practical challenges. Jpn J Radiol, 2017, 35: 43–52.

[3] Hong Yang, Hui Liu, Yuping Chen, et al. Neoadjuvant chemoradiotherapy followed by surgery versus surgery alone for locally advanced squamous cell carcinoma of the esophagus (NEOCRTEC5010): a phase III multicenter, randomized, open-label clinical trial. J Clin Oncol, 2018, 36(27): 2796–2803.

[4] 中国医师协会放射肿瘤治疗医师分会. 中国食管癌放疗指南 (2019 年版). 国际肿瘤学杂志, 2019, 46(7): 385–398.

[5] Fichera A. A historical perspective on rectal cancer treatment: from the prehistoric era to the future. Minerva Chir, 2018, 73(6): 525–527.

[6] Lefèvre JH, Mineur L. Does a longer waiting period after neoadjuvant radio-chemotherapy improve the oncological prognosis of rectal cancer?three years' follow-up results of the greccar-6 randomized multicenter trial. Ann Surg, 2019, 270(5): 747–754.

[7] Pan R, Zhu M, Yu C. Cancer incidence and mortality: a cohort study in China, 2008–2013. Int J Cancer, 2017, 141: 1315–1323.

[8] Argiris A, Li S, Savvides P, et al. Phase III randomized trial of chemotherapy with or without bevacizumab in patients with recurrent or metastatic head and neck cancer. J Clin Oncol, 2019, 37: 3266–3274.

[9] Burtness B, Harrington KJ, Greil R, et al. Pembrolizumab alone or with chemotherapy versus cetuximab with chemotherapy for recurrent or metastatic squamous cell carcinoma of the head and neck (KEYNOTE-048): a randomised, open-label, phase 3 study. Lancet, 2019, 394: 1915–1928.

[10] Cohen EEW, Soulières D, Le Tourneau C, et al. Pembrolizumab versus methotrexate, docetaxel, or cetuximab for recurrent or metastatic head-and-neck squamous cell carcinoma (KEYNOTE-040): a randomised, open-label, phase 3 study. Lancet, 2019, 393: 156–167.

[11] Noronha V, Joshi A, Patil VM, et al. Once-a-week versus once-every-3-weeks cisplatin chemoradiation for locally advanced head and neck cancer: a phase iii randomized noninferiority trial. J Clin Oncol, 2018, 36: 1064–1072.

[12] Gillison ML, Trotti AM, Harris J, et al. Radiotherapy plus cetuximab or cisplatin in human papillomavirus-positive oropharyngeal cancer (NRG Oncology RTOG 1016): a

randomized, multicentre, non-inferiority trial. Lancet, 2019, 393: 40–50.

[13] Mehanna H, Robinson M, Hartley A, et al. Radiotherapy plus cisplatin or cetuximab in low-risk human papillomavirus-positive oropharyngeal cancer (De-ESCALaTE HPV): an open-label randomised controlled phase 3 trial. Lancet, 2019, 393: 51–60.

[14] Seiwert TY, Foster CC, Blair EA, et al. OPTIMA: a phase Ⅱ dose and volume de-escalation trial for human papillomavirus-positive oropharyngeal cancer. Ann Oncol, 2019, 30: 297–302.

[15] Yang H, Liu H, Chen Y, et al. Neoadjuvant chemoradiotherapy followed by surgery versus surgery alone for locally advanced squamous cell carcinoma of the esophagus(neocrtec5010): a phase Ⅲ multicenter, randomized, open-label clinical trial. J Clin Oncol, 2018, 36(27): 2796–2803.

[16] Wang J, Qin J, Jing S, et al. Clinical complete response after chemoradiotherapy for carcinoma of thoracic esophagus: is esophagectomy always necessary? A systematic review and meta-analysis. Thorac Cancer, 2018, 9(12): 1638–1647.

[17] Ren X, Wang L, Han C, et al. Retrospective analysis of safety profile of high-dose concurrent chemoradiotherapy for patients with oesophageal squamous cell carcinoma. Radiother Oncol, 2018, 129(2): 293–299.

[18] Antonia SJ, Villegas A, Daniel D, et al. Overall survival with durvalumab after chemoradiotherapy in stage Ⅲ NSCLC. N Engl J Med, 2018, 379(24): 2342–2350.

[19] Horn L, Mansfield AS, Szczęsna A, et al. First-line atezolizumab plus chemotherapy in Extensive-Stage small-cell lung Cancer. N Engl J Med, 2018, 379(23): 2220–2229.

[20] Cohen PA, Jhingran A, Oaknin A, et al. Cervical cancer. Lancet, 2019, 393: 169–182.

[21] Zheng L, Wang Y, Xu Z, et al. Concurrent EGFR-TKI and thoracic radiotherapy as First-Line treatment for stage Ⅳ Non-Small cell lung cancer harboring EGFR active mutations. Oncologist, 2019, 24: 1031–1036.

[22] Borghetti P, Bonù ML, Giubbolini R, et al. Concomitant radiotherapy and TKI in metastatic EGFR- or ALK-mutated non-small cell lung cancer: a multicentric analysis on behalf of AIRO lung cancer study group. Radiol Med, 2019, 124: 662–670.

[23] He ZY, Li MF, Lin JH, et al. Comparing the efficacy of concurrent EGFR-TKI and whole-brain radiotherapy vs EGFR-TKI alone as a first-line therapy for advanced EGFR-mutated non-small-cell lung cancer with brain metastases: a retrospective cohort study. Cancer

Manag Res, 2019, 11: 2129–2138.

[24] Miyawaki E, Kenmotsu H, Mori K, et al. Optimal Sequence of Local and EGFR-TKI Therapy for EGFR-Mutant Non-Small Cell Lung Cancer With Brain Metastases Stratified by Number of Brain Metastases. Int J Radiat Oncol Biol Phys, 2019, 104: 604–613.

[25] De Ruysscher D, Dingemans AC, Praag J, et al. Prophylactic cranial irradiation versus observation in radically treated stage Ⅲ non-small-cell lung cancer: a Randomized Phase Ⅲ NVALT-11/DLCRG-02 Study. J Clin Oncol, 2018, 36: 2366–2377.

[26] Tang Y, Xia B, Xie R, et al. Timing in combination with radiotherapy and patterns of disease progression in non-small cell lung cancer treated with EGFR-TKI. Lung Cancer, 2020, 140: 65–70.

[27] Zhai Y, Ma H, Hui Z, et al. HELPER study: a phase Ⅱ trial of continuous infusion of endostar combined with concurrent etoposide plus cisplatin and radiotherapy for treatment of unresectable stage Ⅲ non-small-cell lung cancer. Radiother Oncol, 2019, 131: 27–34.

[28] Wang N, Wang L, Meng X, et al. Osimertinib (AZD9291) increases radiosensitivity in EGFR T790M nonsmall cell lung cancer. Oncol Rep , 2019, 41(1): 77–86.

[29] Wu S, Zhu L, Tu L, et al. AZD9291 increases sensitivity to radiation in PC-9-IR cells by delaying DNA damage repair after irradiation and inducing apoptosis. Radiat Res, 2018, 189(3): 283–291.

[30] Li X, Wang Y, Wang J, et al. Enhanced efficacy of AZD3759 and radiation on brain metastasis from EGFR mutant non-small cell lung cancer. Int J Cancer, 2018, 143(1): 212–224.

[31] Yoneda K, Kuwata T, Kanayama M, et al. Alteration in tumoural PD-L1 expression and stromal CD8-positive tumour-infiltrating lymphocytes after concurrent chemo-radiotherapy for non-small cell lung cancer. Br J Cancer, 2019, 121(6): 490–496.

[32] Du S, Zhou L, Alexander GS, et al. PD-1 Modulates radiation-induced cardiac toxicity through cytotoxic T lymphocytes. J Thorac Oncol, 2018, 13(4): 510–520.

[33] Ellsworth SG. Field size effects on the risk and severity of treatment-induced lymphopenia in patients undergoing radiation therapy for solid tumors. Adv Radiat Oncol, 2018, 3(4): 512–519.

[34] Liao Z, Lee JJ, Komaki R, et al, Bayesian adaptive randomization trial of passive scattering proton therapy and intensity-modulated photon radiotherapy for locally advanced non-small-cell lung Cancer. J Clin Oncol, 2018, 36(18): 1813–1822.

第 5 章
化学治疗

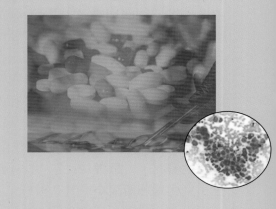

肿瘤的化学治疗（以下简称化疗）是肿瘤内科治疗的主要手段。恶性肿瘤的化疗始于 20 世纪 40 年代，自第一个化疗药物氮芥问世已经历经 80 余年的发展历程。初期的肿瘤内科发展历史可以说就是一部化疗药物的发展历史，癌症化疗药物的不断问世和应用是肿瘤内科发展的基石。近 20 年来，尽管靶向治疗和免疫治疗蓬勃发展，但肿瘤化疗依然是肿瘤内科治疗最重要的基础性治疗手段。

第 1 节　化疗的适应证

治疗适应证的把握，是肿瘤内科临床实践中至关重要的环节。化疗是现代肿瘤内科学发展最早的领域，其治疗水平逐步提高，适应证较为广泛。如今，化疗在恶性肿瘤的治疗中，仍有其独特地位。

一、化疗的目标

从医学的角度讲，化疗是为了控制疾病。理想的情况是，通过化疗能够治愈肿瘤，这是化疗的最高目标。对于淋巴瘤、生殖细胞肿瘤和部分血液肿瘤，化疗可以治愈相当一部分患者，包括晚期患者。对于局部晚期的一些实体瘤患者，化疗可以提高手术、放疗的治愈率。

另一方面，由于疾病的特点和医学发展水平的限制，大量的恶性肿瘤患者无法得到根治，这时比较现实的选择是姑息性治疗。已经出现远处转移的恶性肿瘤通常属于这种情况，如晚期肺癌、晚期乳腺癌和晚期消化道肿瘤等。化疗可使部分患者的症状减轻，或生存期延长。手术作用于局部，放疗着眼于区域，这两种手段对远处转移的肿瘤疗效甚微，因此对患者生存期的影响有限。相对而言，化疗在晚期患者的治疗中起关键作用。应用哪一种疗法，我们只有在全面了解患者病情的基础上，才能做出正确的判断，才能从医学角度明确对这例患者合理的治疗是根治还是姑息。

从患者角度讲，我们需要充分考虑患者的治疗目标，理解患者的治疗需求。尤其在疾病不可根治的情况下，患者是更注重生活质量的改善，还是更注重肿瘤缩小或生存期的延长？患者能承受多大的代价来换取疗效的提高？这些都是制定方案时需要考虑的因素。在确定了治疗目标以后，我们才能有的放矢地为患者制定治疗方案。

二、化疗的适应证

随着化疗治疗水平的提高，其适应证也在拓宽。最初，化疗用于淋巴造血系统肿瘤，取得了较好疗效。在多数实体瘤中，化疗首先用于晚期患者的姑息治疗。有些方案在晚期患者中显现出疗效后，被尝试用于术后、术前的治疗，或者与放疗联合使用，并在一定程度上提高了治疗效果。从此，化疗也成为早期、局部晚期实体瘤根治性治疗的一部分。化疗的适应证可以大致归纳为以下几个方面。

（一）根治性化疗

部分肿瘤对于化疗药物高度敏感，化疗可以使这部分患者获得根治。化疗在这些类型肿瘤的整合治疗中，占主要位置。这类肿瘤包括一些血液系统肿瘤、淋巴瘤、生殖细胞肿瘤和儿童肿瘤等。其中，治愈率 >30% 的病种主要有：滋养细胞肿瘤、睾丸生殖细胞肿瘤、霍奇金淋巴瘤、部分非霍奇金淋巴瘤、儿童急性淋巴细胞白血病、儿童神经母细胞瘤和 Wilms 瘤等。

根治性化疗通常需要足够的剂量强度，才能充分发挥作用。相应地，根治性化疗的急性不良反应往往比较严重，如骨髓毒性等。在根治性化疗期间，需要给予必要的支持治疗。并且，根治性化疗后的长期生存者可能出现远期毒性，如淋巴瘤患者治愈后发生的第二肿瘤等。因此，这类患者需要长期随访。

（二）姑息性化疗

对于药物治疗无法根治的部分晚期上皮或结缔组织来源的肿瘤，姑息性化疗可以改善生活质量或延长生存期，如晚期乳腺癌、肺癌、大肠癌、胃癌、头颈部肿瘤和部分肉瘤等。这是临床实践中，化疗应用非常广泛的一个领域。

姑息性化疗中，需要关注患者的耐受性，以及治疗对生活质量的影响。

（三）辅助化疗

辅助化疗是指在根治性手术和（或）放疗清除临床可见肿瘤后进行的化疗。其目的是在根治性局部/区域性治疗的基础上，进一步提高治愈率。根治性手术和（或）放疗后，仍有相当比例的患者出现复发/转移，而一旦出现复发/转移，采用全身化疗和多学科治疗也难以治愈。这是引入辅助化疗的临床需求所在。随着一些化疗方案在晚期实体瘤中疗效的提高，学界设想在根治性手术和（或）放疗后应用辅助化疗，以提高疗效。

肿瘤患者在根治性治疗后，仍出现复发/转移的根源在于，这些患者体内存在临床无法发现的微转移灶。因此，辅助化疗的目的是清除这些微转移灶。在理论上，相较于晚期患者的化疗，辅助化疗具有以下优势。①在局部/区域性治疗后，患者体内的肿瘤负荷已经降到了临床不可检测出的水平，远低于复发/转移时。根据指数杀灭原理，辅助化疗更易于根除患者体内肿瘤。②根据 Gompertzian 模型，微肿瘤的倍增时间明显短于可见肿瘤，因此术后微小残存病灶较晚期肿瘤对化疗更为敏感。③根据 Goldie-Coldman 模型，肿瘤负荷越大，越容易产生耐药性。反之，在肿瘤负荷较小时开始化疗，可以减少耐药性，从而提高根除肿瘤的概率。

事实上，临床研究已经证明，辅助化疗可以提高部分肿瘤的治愈率，包括乳腺癌、胃癌、结直肠癌、非小细胞肺癌、卵巢癌和骨肉瘤等。需要指出的是，部分患者通过单纯手术或放疗就能治愈，而辅助化疗会导致某些不良反应。因此，辅助化疗要选择手术/放疗后复发风险较高的患者进行。与复发风险相关的因素包括：解剖部位、肿瘤大小、淋巴结转移情况、原发肿瘤的病理学和生物学特征等。

（四）新辅助化疗

新辅助化疗是指根治性手术和（或）放疗前，作为初始治疗的化疗，也称为诱导化疗。新辅助化疗一般用于原发肿瘤较广泛，存在微转移灶的风险大，并且对化疗相对敏感的患者。

新辅助化疗的优势如下。①缩小原发肿瘤，从而可以采取更保守的手术或放疗方式，减少治疗损伤。②将治疗从根治性治疗后提前，有利于尽早控制原发肿瘤和潜在的微转移灶。③在新辅助化疗后，可以通过影像学和病理学评估病灶对化疗方案的敏感性。这样，新辅助治疗可以作为"体内药物敏感实验"，借此推测微转移灶的药物敏感情况，为后续的药物选择提供参考。④避免了治疗前手术或放疗对局部和区域血液循环的影响，使化疗药物能更好地分布和渗透到肿瘤中。并且，新辅助化疗时，肿瘤负荷也较晚期患者小，更易根除，不易耐药，肿瘤处于快速增长阶段，对化疗药物更敏感等。

另一方面，新辅助化疗也存在一些不足，包括以下两项。①如果治疗无效，患者可能在根治性化疗前出现局部病灶进展或远处转移，因而丧失接受根治性治疗的机会。②可能增加后续治疗的毒性。因此，在开始新辅助化疗前，需要预估肿瘤对治疗的敏感性和患者对治疗的耐受性，充分权衡治疗给患者带来的收益与风险。

新辅助化疗策略已广泛应用于局部晚期的乳腺癌、喉癌、非小细胞肺癌、食管癌、胃癌、膀胱癌、肛管癌和骨肉瘤。除了可提高部分局部晚期肿瘤的切除率，新辅助化疗还可以在不影响治愈率的前提下，提高乳腺癌、骨肉瘤和喉癌患者的器官保全率和生活质量。在一部分上述肿瘤中，将新辅助化疗与放疗同时或序贯使用，可以取得更好的疗效。

（五）同步化放疗

当联合使用化疗和放疗时，可以序贯给予，也可以同时进行。同步化放疗是指同时进行化疗和放疗。同步化放疗的目的在于：一方面通过化疗药物的增敏作用，提高放疗对肿瘤的局部控制效果；另一方面，发挥化疗的全身治疗作用，控制微转移灶，减少远处转移的发生率。有放疗增敏作用的药物包括 5- 氟尿嘧啶、顺铂、卡铂、吉西他滨、丝裂霉素、紫杉醇和替莫唑胺等。化疗药物通过不同机制发挥放疗增敏作用。例如，5- 氟尿嘧啶的放疗增敏作用可能与其对 S 期细胞的选择性细胞毒性相关，处于 S 期的细胞是对放疗抵抗的。再如，铂类可以导致肿瘤细胞 DNA 的链间交联和链内交联，以及蛋白质的交联。这一交联作用可以干扰放疗损伤后的肿瘤细胞修复，尤其是 DNA 双链的修复。临床研究表明，同步化放疗可以提高部分肿瘤的局部控制，在一些情况下还可以延长患者生存期。例如，5- 氟尿嘧啶联合放疗治疗食管癌、胃癌、胰腺癌、直肠癌和肛管癌，顺铂联合放疗用于头颈部鳞癌、非小细胞肺癌，替莫唑胺联合放疗用于高级别神经胶质瘤等。

联合使用放疗与化疗，在提高疗效的同时，会增加毒性反应。尤其是对纵隔区、大面积脊柱区、盆腔的放疗，可能造成骨髓功能储备的持久损伤，而影响后续的化疗。吉西他滨可能引起皮肤回忆反应，或增加放射性肺炎的概率。蒽环类药物和纵隔放疗的心脏毒性会叠加。因此，在序贯使用化疗和放疗时，要合理安排放疗和化疗的先后顺序，以减少治疗的毒性。在后续治疗时，要考虑到前期治疗给患者带来的毒性和潜在的耐受性下降，合理安排治疗的强度。

同步化放疗的毒性较序贯化放疗更大。开始这类治疗前，更需要充分权衡利弊，合理掌握适应证。在治疗期间，要关注治疗的支持措施，例如，必要时给予营养支持等。并且，出现药物不良反应时应及时处理。

三、掌握化疗适应证的原则与要点

1. 明确疾病的诊断是掌握化疗适应证的基础

合理的治疗是建立在准确全面诊断的基础上的。最重要的是在化疗开始前，恶性肿瘤的诊断必须经过病理学结果证实，除非肿瘤急证等少数情况例外。病理组织学是最理想的选择。当无法取得组织学标本时，细胞学结果在得到临床表现、影像学支持时，也可以作为诊断依据。值得注意的是，支气管镜刷片、宫颈细胞学、浆膜腔积液细胞学可能出现假阳性结果。在治疗开始前，要重视鉴别诊断，尤其是当临床表现、影像学检查结果与病理诊断不符时，更要进一步完善检查以明确诊断。如果无法取到病理结果，或病理结果不能证实为恶性肿瘤，而临床表现和影像学提示为恶性，治疗应该非常慎重，必要时提请 MDT 讨论。

病理学检查能够提供肿瘤病理类型、恶性程度、分化状况，以及生物标志物的结果，这些相关信息能进一步为治疗提供指导。比如，对于结肠癌术后患者，微卫星不稳定性（MSI）的检测有助于判断是否适合辅助化疗。

影像学检查有助于准确分期。病史（包括现病史、既往史、并发症、家族史等）、体格检查（包括体力状态评分、阳性体征等）、其他辅助检查结果也能为制定整合治疗方案提供重要的参考信息。例如，肝、肾功能检查结果可以用于评估患者对治疗的耐受性，*UGT*1*A*1 基因多态性的检测可以帮助预估伊立替康的毒性。

2. 全面分析，制定整合治疗策略

在充分评估患者病情的基础上，需要整合考虑疗效、耐受性、患者意愿等多方面的信息，为患者制订个体化的整合治疗策略。其中涉及患者需要接受哪些方式的治疗，是内科治疗，还是外科治疗或放疗？如果需要多学科整合治疗，各种治疗方式的时间顺序如何安排更佳？

肿瘤的治疗往往涉及多个学科，除内科外，还涉及病理科、影像科、外科、放疗科等。对于肿瘤患者的身体和心理问题，还需要护理团队和肿瘤心理学家参与到多学科整合治疗团队中来。处理患者的并发症，尤其是严重并发症，有时需要感染科、重症医学科等科室的协助。因此，对很多患者而言，MDT 团队是一种理想的模式。

通常肿瘤的原发部位、病理类型、分期、预后和发展趋向决定了治疗的大方向。早期和局部晚期的患者，常常以手术或放疗为主，有时须要多学科整合治疗，如辅助化疗、新辅助化疗。而已经有远处转移的患者，以内科治疗为主，化疗在其中占重要地位。对转移趋向明显的肿瘤（如小细胞肺癌），即使病变局限，化疗也是不可缺少的。在适应证部分中，我们已经举例说明了化疗的适用范围。关于不同恶性肿瘤具体的整合治疗策略的制定，请读者参阅本书中相关章节。

3. 权衡利弊，合理规划化疗

患者可能从治疗中获益，包括治愈、缩小肿瘤、减轻症状、提高生活质量或延长生存期。具体的获益会因病种、疾病阶段等因素的不同而有所不同，请读者参阅本书各论部分。

另一方面，治疗会给患者带来负面影响。首先是治疗相关的不良反应，尤其是对高龄患者、有重要脏器功能损害的患者、体力状态欠佳的患者，要特别注意治疗风险。其次，化疗会给患者带来一定经济负担。与靶向治疗、免疫治疗相比，多数化疗药的价格较为低廉。但也有一些化疗药物较为昂贵，尤其是一些新上市药物或改良剂型的药物。预防或治疗化疗不良反应的辅助性药物也会产生一定费用。这些药物包括预防呕吐的药物、重组人粒细胞集落刺激因子以及抗生素等。并且，治疗还会让患者和家属付出一定时间和精力成本、往返医院的交通费用，以及外地患者的住宿费用等。

在化疗开始前，需要合理规划，使患者从治疗中得到的益处大于不良后果。规划化疗时，需要关注一些问题，包括：何时开始治疗？采取多强烈的治疗？采用单药化疗还是联合化疗？是否需要提高剂量强度？化疗要持续多长时间？是否需要采取特定的治疗方式，如序贯化疗、交替化疗、维持化疗或巩固化疗？这些问题都需要结合患者的具体病情决定。

4. 与相关内科联合抗瘤，提高疗效

在临床上，化疗也经常与内分泌治疗、分子靶向治疗和免疫治疗联合，取得更好疗效，并且已经成为部分肿瘤的标准治疗方案。

糖皮质激素是较早应用的内分泌治疗药物。糖皮质激素类药物能够强烈诱导淋巴细胞的凋亡，并能提高淋巴细胞对其他药物所致凋亡的敏感性。

激素单药对淋巴瘤有效，但疗效不持久。而含激素的联合化疗方案，可以明显提高疗效。例如，CHOP 方案由 3 种化疗药（环磷酰胺、阿霉素、长春新碱）和泼尼松组成，是弥漫大 B 细胞淋巴瘤的经典治疗方案，可以治愈部分患者。化疗联合激素也常常用于淋巴瘤的解救治疗，如 DICE 方案中就包括地塞米松。又如，高剂量的地塞米松是多发性骨髓瘤整合治疗方案中重要的组成部分。但化疗与内分泌治疗的合理整合使用，必须得到临床研究数据的支持。例如，以往曾尝试过化疗和他莫昔芬或芳香化酶抑制剂整合使用，但并未提高疗效。因此，现在临床上也不使用这样的整合治疗方案。

分子靶向治疗的不良反应相对较轻，其作用机制与化疗不同，因而构成了联合使用化疗和分子靶向治疗的有利条件。贝伐珠单抗是一种抗血管生成的单抗，耐受性良好，但单药治疗肿瘤的缓解率很低。而贝伐珠单抗联合化疗的方案，在晚期非鳞癌非小细胞肺癌和晚期结直肠癌治疗中，疗效显著优于单纯化疗，已经成为标准治疗方案。又如，硼替佐米 / 环磷酰胺 / 地塞米松方案，是多发性骨髓瘤的推荐方案之一。

联合使用免疫治疗和化疗，也能在一定程度上提高疗效。白介素 –2 和干扰素联合顺铂、长春花碱和达卡巴嗪是治疗黑色素瘤的重要方案。利妥昔单抗联合化疗对多种 B 细胞淋巴瘤的疗效优于单纯化疗或单用利妥昔单抗，尤其能提高弥漫大 B 细胞淋巴瘤的治愈率。近年来，免疫检查点抑制剂类药物在多种肿瘤中都显示出一定的疗效，但缓解率较低。联合使用免疫检查点抑制剂和化疗药物，在晚期非小细胞肺癌等疾病中已经成为标准治疗方案。这是一个发展迅速的领域。

5. 把握适应证的变化，适时调整方案

化疗的适应证始终处于变化中，这主要是由于两个原因。

第一，医学在不断发展中，肿瘤领域的发展更是日新月异。随着新药开发的进展和新临床研究结果的揭晓，药政管理部门会批准新的适应证。另一方面，现有的药物适应证可能被撤回，旧观念可能被颠覆，现在的标准治疗可能被更新更好的方法所取代。因此，需要持续学习，不断更新

知识，追踪学术进展，在实践中应用新知识，积累经验和体会。

第二，患者的病情在治疗中会发生变化，主要包括以下几种情况。

（1）较大的局部肿瘤，可能在新辅助治疗后明显缩小，须要接受手术或放疗。这时，应与其他科室做好沟通与对接。

（2）患者的疾病由可治愈发展为不可治愈。例如，辅助治疗的患者可能在术后发生肿瘤远处转移，疾病变为不可治愈。这时，需要考虑为患者进行姑息治疗。

（3）晚期患者疾病出现进展，这时须要转为后线治疗，更换治疗方案。

（4）患者在病程中，耐受性明显下降。这时，要根据耐受性的情况调整治疗方案。例如，到疾病的后期，患者体力下降，可能只能接受单药化疗、口服化疗药、分子靶向治疗或免疫治疗。当晚期患者更适合分子靶向治疗药物、免疫治疗或内分泌治疗时，就不应固守化疗。当现有内科抗肿瘤治疗有效率已经很低，或患者不能耐受这些治疗时，需要将患者转为对症支持治疗，减少治疗对患者生活质量的影响，减轻肿瘤给患者带来的不适，让患者相对舒适而有尊严地度过余下的时光。

6. 超适应证用药须有依据，避免滥用

在肿瘤内科领域，超适应证用药是难以回避的现实问题，国内外皆然。药品说明上列出的适应证，并不能满足所有肿瘤患者的临床需求。由于各种原因，一些确实有效的治疗方案尚未得到药政管理部门的批准。这使超适应证用药存在一定合理性。

但是，抗肿瘤治疗的超适应证用药必须是在充分考虑到患者病情和相关依据的前提下，合理使用，而不能随意使用或滥用。推荐以下使用原则。

（1）超适应证用药的目的只能是为了患者的利益，使用时须没有其他更佳的替代药物或治疗方案，并且结合此患者的具体病情，能够合理预测患者使用此药的收益大于风险。

（2）须有合理的医学证据支持，例如，相同通用名药物在国外已经获批此适应证，或国内外指南、共识推荐此适应证，或荟萃分析结果、可靠性较高的临床研究结果支持此药物用于此适应证。

（3）须向患者和家属说明超适应证用药的理由、治疗方案、预期效果以及可能出现的风险，取得患者和家属的同意。

（4）注意规避医疗风险和法律风险。

四、与患者和家属沟通化疗适应证

与患者和家属的沟通，是掌握和应用化疗适应证的重要环节。建议在与患者和家属沟通化疗适应证时，注意以下几点。

（1）在沟通前，要明确患者的目标，并在全面分析患者病情的基础上，决定治疗是否对患者合适。这样制定出的治疗方案，才会符合患者的需求，沟通也会更加顺畅。

（2）要坦诚耐心地在相互信任的气氛中沟通。无论是近期确诊为肿瘤，还是肿瘤治疗过程中疾病进展，都会对患者造成巨大的心理压力。患者出现焦虑是正常的，而且这样的心理状态会影响患者的认知和理解能力。这时，沟通往往需要家属陪同，并且医生要给患者以抚慰和鼓励，让他们对治疗抱有信心和期望，从而积极配合治疗。

（3）充分沟通，清晰地向患者和家属说明推荐的方案，选择此方案的理由，以及他们关心的各方面信息，耐心地回答他们的问题。要考虑到患者和家属的文化教育背景，用他们能理解的语言来说明。

对于相对敏感的预后问题，要考虑到患者的承受能力，并且至少要向家属如实告知病情。用生存率而不是中位生存期来解释预后，对患者和家属造成的精神压力往往会小一些。对于疗效的说明须客观。必须要说明治疗计划的具体安排和相关注意事项。对治疗计划的了解会缓解患者和家属的不确定感和焦虑感。关于可能的风险，须着重解释常见的、明显影响患者生活质量的，以及少见但可能引起严重后果的不良反应，还要说明如何应对这些风险和不良反应。基础疾病对治疗可能造成的不良影响，也应给予说明。

经济问题也是患者和家属要考虑的方面，包括药品费用是否在医疗保险范围内，预期治疗时间的长短等。在超适应证用药时，尤其要说明选

择方案的理由、可能的其他选择、对疗效和风险的权衡等。要向家属说明应该如何照顾或调整患者的日常生活和饮食，需要如何观察和反馈不良反应。请家属安排好时间陪同患者完成各项检查。

（4）尊重患者的自主权与选择权。经过沟通后，患者在多数情况下会接受医生推荐的治疗方案，这时我们应按诊疗常规，请患者签署化疗同意书。如果患者对方案有疑虑，可以进一步解释，说明为何这样的治疗方案对患者来说可能是最优的，或考虑患者可能接受的其他治疗方案。患者可能希望医生推荐其他的治疗方案，这时我们需要思考符合患者意愿的备选治疗方案。如果患者希望找其他医生寻求第二个治疗意见，这也是完全正当的。患者有权利拒绝医生推荐的治疗方案，而不用担心医生对其不满，或拒绝继续给予治疗。

（杨 晟 郑 健）

第 2 节 化疗的禁忌证

化疗作为肿瘤整合治疗的重要组成部分，必须在有经验的医生指导下进行，治疗过程中需严格掌握化疗的禁忌证，对于不适宜化疗的患者应选择其他治疗方法，以避免机体受到损伤。另外，治疗中应根据病情变化和药物不良反应随时调整治疗用药及进行必要的处理。

一、化疗禁忌证

（1）对化疗药品或辅料过敏者。

（2）患者的重要器官，如心脏、肝脏、肾脏等有较严重的功能障碍或严重心血管疾病者，如用化疗会进一步造成损害。

（3）患者的骨髓造血功能抑制，表现为白细胞减少，例如，白细胞计数 $<3.5 \times 10^9/L$ 或血小板计数 $<50 \times 10^9/L$ 或有出血倾向者。

（4）年老，体衰，营养状况差，恶病质者或生存期 <2 个月者。

（5）有骨髓转移或曾广泛对骨髓照射而进行的放疗者。

（6）贫血、营养障碍及血浆蛋白低下者。

（7）先前放、化疗次数少，患者机体毒性反应大。

（8）机体有水痘、带状疱疹等严重感染性疾病。

（9）有栓塞性疾病史，如脑栓塞、肺栓塞、心肌梗死等。

（10）有严重活动性溃疡（胃肠道、皮肤等）及高热患者。

（11）曾接受过多程化疗或者放疗者。

（12）对于妊娠及哺乳期妇女来说，大多数化疗药物禁用，少数慎用。

（13）年老体衰或恶病质者。

（14）以往多程放疗或化疗而血象长期很低或有出血倾向者。

（15）肾上腺皮质功能不全者。

（16）有感染、发热及其他并发症的患者。

（17）有心肌病变的患者，应注意尽量不用阿霉素、柔红霉素及金属类抗癌药。

（18）患老年性慢性支气管炎的患者应禁用博莱霉素、平阳霉素。

（19）败血症。

二、化疗药物的特殊禁忌和注意事项

除了以上所列举的禁忌证外，有些化疗药物有其特殊禁忌。

（一）烷化剂

1. 环磷酰胺

（1）在室温中稳定，溶于水，但溶解度不大。

水溶液不稳定，故应在溶解后短期内应用。

（2）可由脱氢酶转变为羧磷酸酰胺而失活，或以丙醛形式排出，导致泌尿系统毒性，故应用时应鼓励患者多饮水，注意水化碱化。大剂量应用时应配合美司钠解毒。

2. 异环磷酰胺

（1）一般用盐水配伍，因代谢产物对泌尿系统有毒性，轻者可表现为血肌酐升高，高剂量可导致肾小管坏死，故必须用尿路保护剂美司钠解毒。

（2）用法及用量。美司钠可与异环磷酰胺的代谢产物结合，因而避免了膀胱炎的发生。其静脉注射排出较慢，所以每 4h 给药一次。其剂量是异环磷酰胺总剂量的 60%，于异环磷酰胺静脉滴注即刻以及第 4、8 小时静脉注射。

（3）神经毒性。肾功能不全和既往用过顺铂的患者可有神经毒性，是由于异环磷酰胺的代谢产物氯乙醛引起的。患者表现为昏睡、意识不清，常在药物治疗期间内或停药后短期内出现。故应尽量避免镇静、镇痛及麻醉药物同时应用。

（二）抗代谢药

1. 5-氟尿嘧啶

（1）一般用葡萄糖注射液配伍。

（2）由肝脏代谢分解，经肾脏及呼吸道排出，在治疗前后应监测肝肾功能；监测尿量，成人每天 1500mL 以上，以免蓄积毒性发生。

（3）5-氟尿嘧啶不能与奥沙利铂同时用，因为奥沙利铂与碱性溶液存在配伍禁忌，不能通过同一条静脉给药。

（4）服用 5-氟尿嘧啶期间不宜饮酒或同用阿司匹林类药物，以减少消化道出血的可能。

2. 吉西他滨

（1）一般用生理盐水溶解，已配置的溶液在室温下可稳定 24h。

（2）用 100mL 或 250mL 的溶液 30min 或 40min 滴完。延长药物滴注时间，增加用药频率可增加药物毒性。

（3）吉西他滨和顺铂联用时，应先用吉西他滨，再用顺铂。如果在顺铂后应用吉西他滨可能加重骨髓抑制。

（三）抗肿瘤抗生素

1. 平阳霉素

对鳞癌有较好疗效，且肺毒性较低。与博来霉素成分相近，引起化学性肺炎或肺纤维变的机会较小。

2. 阿霉素

（1）其代谢产物配氧糖基与心脏毒性有关。目前认为总剂量不宜超过 450mg/m²。

（2）辅酶 Q10、维生素 C、维生素 E 等可清除自由基，降低心脏毒性。

（3）防止外渗，外渗可致组织溃疡、坏死，最好中心静脉给药。化疗时应进行心脏监护，应告诉患者尿液可变成红色。

3. 表阿霉素

与阿霉素相似，但代谢产物配氧糖基产生少，心脏毒性小。

（四）抗微管药物

1. 长春新碱

肝功能异常时减量使用；2 岁以下儿童周围神经的髓鞘形成尚不健全，应慎用；有痛风史、肝功能损害、感染、白细胞减少、神经肌肉疾病、尿酸盐性肾结石病史、近期接受过放疗或化疗者慎用。

2. 长春地辛

肝肾功能不全者慎用，孕妇一般不宜使用。药物溶解后应在 6h 内使用。

（五）植物来源的抗肿瘤药及其衍生物

1. 长春新碱

（1）生理盐水或葡萄糖注射液配伍均可。

（2）仅用于静脉注射，渗出后可导致局部坏死；防止药物溅入眼睛；使用时要避光；注意观察有无便秘、腹胀等肠梗阻迹象。

（3）骨髓抑制和消化道反应较轻，而周围神经系统毒性大。局部注射有刺激作用，不能外漏。

2. 长春瑞滨

（1）主要用于非小细胞肺癌、乳腺癌、卵巢癌、淋巴瘤等。

（2）必须溶于生理盐水。于短时间内即

15~20min 内静脉滴注，用生理盐水 100mL + 激素 5mg 前后冲管。对静脉有刺激性，宜用中心静脉注入，避免外渗。也可用利多卡因 50mg 在 NVB 输注前后进行冲洗，减少血管刺激。

（3）骨髓抑制较明显，主要是白细胞减少，多在 7d 内恢复。神经毒性主要表现为腱反射减弱（约 25%）及便秘（17%~40%）。

3. 羟喜树碱

（1）作用机制为抑制 DNA 拓扑异构酶 I。

（2）一般用盐水配伍。应缓慢注射，滴速快可引起心律失常。用药期间应鼓励患者多饮水，减轻膀胱刺激性。

4. 紫杉醇

（1）对卵巢癌、乳腺癌、非小细胞肺癌有较好的疗效，对头颈癌、食管癌、胃癌等有效。

（2）生理盐水、葡萄糖注射液溶解均可。和顺铂联用时先用紫杉醇，可减轻骨髓抑制；与阿霉素联用时，先用阿霉素，后用紫杉醇，可降低黏膜炎发生率。紫杉醇滴完 3h 后用阿霉素，500mL 液体滴注时间不少于 3h。

（3）必须用玻璃瓶来配液，不能用塑料瓶和塑料管，否则紫杉醇有效成分会吸附在塑料瓶壁，降低效价。

（4）为预防过敏反应，在紫杉醇用药前 12h 和 6h 分别口服地塞米松 10mg，在静脉滴注前 30min 口服或肌肉注射苯海拉明 50mg，静脉注射 H_2 受体拮抗剂西咪替丁 300mg。给药期间，尤其输注开始的 15min 内应密切观察有无过敏反应。

5. 多西他赛

（1）体液潴留。治疗前需预服药物，包括糖皮质激素类，如地塞米松，在多西他赛注射前一天开始服用，每天 16mg，服用 4~5d。

（2）中性粒细胞减少。多西他赛治疗期间，如果发生严重的中性粒细胞减少（500/mm³ 并持续 7d 或 7d 以上），在下一个疗程中建议减低剂量。

（3）过敏反应。如果发生严重过敏反应，如血压下降超过 20mmHg（1mmHg ≈ 0.133kPa），支气管痉挛或全身皮疹、红斑，则需立即停止滴注并进行对症治疗。对已发生严重不良反应的患者不能再次应用多西他赛。

（4）外周神经毒性。如果反应严重，则建议在下一个疗程中减低剂量。

（5）皮肤反应。可出现肢端局限性红斑伴水肿、脱皮等。此类毒性可能导致治疗中断或停止治疗。

（6）肝功能损害。如果血清氨基转移酶超过正常值上限 1.5 倍，同时伴有碱性磷酸酶超过正常值上限 2.5 倍，存在毒性反应等严重不良反应的风险高，不应使用。

（7）孕妇慎用。

6. 白蛋白紫杉醇

（1）中性粒细胞减少是最重要的血液学毒性，与给药剂量相关，治疗前如患者外周血中性粒细胞计数低于 1.5×10^9/L，不应给予本药治疗。

（2）过敏反应表现为呼吸困难，皮肤潮红、低血压、胸痛、心律不齐、皮肤瘙痒、皮疹等。

（3）心血管系统不良反应表现为血压下降、心动过缓、严重心血管不良事件，包括胸痛、心脏骤停、室上性心动过速、水肿、血栓、肺血栓栓塞、肺梗死和高血压。

（4）呼吸系统不良反应表现为呼吸困难、咳嗽、气胸、间质性肺炎、肺纤维化、肺栓塞等。

（5）神经系统不良反应表现为感觉神经毒性、神经麻痹、声带麻痹、麻痹性肠梗阻、角膜炎、视力模糊和视神经永久性损伤。

（6）可出现肌肉痛、关节痛，皮疹、皮肤瘙痒等不良反应，还可出现胆红素、碱性磷酸酶或谷丙转氨酶升高以及肌酐升高。

（7）消化系统不良反应表现为恶心、呕吐、腹泻和口腔黏膜炎。

（8）罕见不良事件包括肠梗阻、肠穿孔、胰腺炎、缺血性结肠炎、小肠结肠炎。

7. 紫杉醇酯质体

（1）过敏反应。表现为潮红、皮疹、呼吸困难、低血压及心动过速，如发生严重过敏反应，应停药并进行治疗。

（2）骨髓抑制。为主要剂量限制性毒性，表现为中性粒细胞减少，血小板降低少见，一般发生在用药后 8~10d。

（3）神经毒性。最常见的是周围神经病变，表现为轻度麻木和感觉异常。

（4）心血管毒性。可有低血压和无症状的短暂心动过缓及四肢肌肉关节疼痛。

（5）胃肠道反应。表现为恶心、呕吐、腹泻和黏膜炎。

（6）肝脏毒性。表现为转氨酶升高。

（7）脱发。发生率为80%。

（8）局部反应。输注药物引起的静脉炎和药物外渗导致的局部炎症。

（六）其他抗肿瘤药物及辅助治疗药物

1.达卡巴嗪

（1）主要用于霍奇金病、黑色素瘤和软组织肉瘤。

（2）为减少对血管的刺激，可用5%葡萄糖注射液25mL稀释后快速静脉注射。联合用药时，每次200mg/m²，静脉点滴30~60min，连用5d，3周重复一次。

2.顺铂

一般用生理盐水500mL稀释，静脉滴注，需2h内滴完。必须根据顺铂的剂量进行水化利尿，记录出入量。

不良反应主要为消化道反应、肾脏毒性、骨髓抑制及听神经毒性。注意患者有无耳鸣，如耳鸣，应及时停药观察。

3.奥沙利铂

不与氯化物同用，在其使用前后应输注葡萄糖溶液。250~500mL 5%葡萄糖溶液静脉滴注2~6h。

严禁用冷水洗漱和进冷食，禁止与碱性溶液配伍输注，在配置药液及输注时应避免接触铝制品。

对大肠癌、卵巢癌有较好疗效，对胃癌、非霍奇金淋巴瘤、头颈部肿瘤有一定疗效。对5-氟尿嘧啶治疗无效的大肠癌患者及对铂类药物耐药者仍有效。

（七）内分泌治疗药物

1.他莫昔芬

深部静脉血栓史、肺栓塞史或正在进行抗凝治疗的患者、眼底疾病患者禁用。

2.依西美坦

处于绝经前内分泌状态的妇女禁用。

3.氟他胺片

可引起液体潴留，心脏病患者慎用。

4.醋酸甲地孕酮

高血压等心血管疾病、糖尿病、哮喘、癫痫、偏头痛、不明诊断的阴道出血、有血栓病史者、胆囊疾病、卟啉病、精神抑郁、子宫肌瘤慎用。

（沈波 郑健）

第3节 常用化疗药物

肿瘤治疗的方法很多，如手术、化疗、放疗、免疫治疗等，整合肿瘤学就是要把现有的诊断方法和治疗方法整合起来，因人制宜，因地制宜，因时制宜。

理想的肿瘤化疗药物分类是根据药物不同的作用机制来进行的，但是由于一部分抗癌药物是通过几种不同的途径来杀灭肿瘤细胞，还有一些药物的作用机制目前尚不完全明确，所以，本节仍按传统的方法将化疗药物分为以下几类（表5-3-1）。

一、常用化疗药物及作用机制

（一）烷化剂

烷化剂是最早用于肿瘤治疗的化疗药物。恶性肿瘤治疗的第一个化疗药物是氮芥，也是第一个烷化剂类药物。氮芥的故事始于1917年7月12日——德国人使用芥子气弹袭击敌军，刚开始只注意到会引起皮肤、眼睛及气管等部位起水疱，两年后，人们认识到芥子气能降低白细胞数量，破坏淋巴组织，耶鲁大学的药理学家 Louis Goodman 和 Alfred Gilman 随即对氮芥作为战争毒剂的潜能进行了秘密研究。1946 年战争结束后，Goodman 和 Gilman 公开发表了研究成果："氮芥能使癌变的淋巴细胞萎缩，表明其具有治疗淋巴瘤的作用，特别是治疗霍奇金病的潜能。"之后氮芥在淋巴造血肿瘤中取得了巨大的成功，开启了肿瘤药物治疗的新时代。

虽然烷化剂的结构各异，但都具有活泼的烷化基团，在生理条件下能形成正碳离子的亲电子基团，以攻击生物大分子中富电子位点的物质，最终与各种亲核基团包括生物学上有重要功能的氨基、咪唑、羧基、硫基和磷酸基等形成共价键。烷化剂的细胞毒作用主要通过直接与 DNA 分子内鸟嘌呤的 N7 位和腺嘌呤的 N3 形成联结，或在 DNA 和蛋白质之间形成交联，影响 DNA 的修复和转录，导致细胞结构破坏而死亡。

烷化剂根据其功能特点分为两类：一类是单功能烷化剂，如替莫唑胺（temozolomide），只能与单个碱基起作用形成单加合物；另一类为双功能烷化剂，如氮芥、环磷酰胺、异环磷酰胺、苯丁酸氮芥（CB1348）、美法仑（melphalan）等，能同时与 DNA 中两个不同的亲核位点反应。如果这两个位点在 DNA 双螺旋结构中的同一条链上，可产生一个链内交联，若两个受作用的碱基位于两条核苷酸链上，则会形成 DNA 的链间交联，链间交联可造成严重的复制叉堵塞。

烷化剂又可以根据其主要结构特征分为氮芥类（氮芥、环磷酰胺、异环磷酰胺、苯丁酸氮芥）、亚硝脲类（卡莫司汀、洛莫司汀）、磺酸酯类（白消安）、氮丙啶类（噻替哌、丝裂霉素）、氮甲基类（达卡巴嗪、丙卡巴肼、替莫唑胺）和铂类（金属类抗肿瘤药铂类与 DNA 双链形成义矛状的交叉联结发挥其细胞毒作用，因其作用与烷化剂相似，因此近年来也被归入烷化剂类）等，铂类主要包括顺铂、卡铂、奥沙利铂、奈达铂和乐铂等，卡铂、奥沙利铂和乐铂的肾毒性和胃肠道毒性均较顺铂轻。

烷化剂是较为广谱的抗肿瘤药物，对处于增殖期及非增殖期的肿瘤细胞均具有杀伤作用，且杀伤效应与剂量成线性相关，故成为癌症超大剂量化疗（high dose chemotherapy，HDC）的主要药物。

（二）抗代谢类药物

抗代谢类药物是指能与体内代谢物发生特异性结合，从而影响或拮抗代谢功能的药物，通常它们的化学结构与体内的核酸或蛋白质代谢物相似。抗代谢药物的作用机制主要有以下两种：①两者竞争同一酶系，影响酶与代谢物间的正常生化反应速率，从而减少或取消代谢物的生成；②以"伪"物质身份参与生化反应，生成无生物活性的产物，从而阻断某一代谢，致使该合成路径受阻，干扰核酸、蛋白质的生物合成和利用，导致肿瘤细胞的死亡。主要包括阻止叶酸辅酶形成、核苷酸聚合、嘌呤类核苷酸形成及嘧啶类核苷酸形成等。

氨甲蝶呤是叶酸的拮抗物，可抑制二氢叶酸还原酶，使四氢叶酸生成障碍，最终抑制 DNA 的合成。临床上在超大剂量氨甲蝶呤应用后 6~24h 内给予醛氢叶酸（CF）救援，可使肿瘤细胞，尤其是中枢神经系统内的肿瘤细胞受到较大杀伤而正常组织损害较少，这就是大剂量氨甲蝶呤 – 醛氢叶酸（HDMTX–CFR）疗法的原理。

5– 氟尿嘧啶在体内转化为两种活性物：氟尿三磷（FUTP）和氟去氧尿一磷（FdUMP）。FUTP 可与肿瘤细胞 RNA 结合并干扰其功能；FdUMP 可抑制胸苷酸合成酶（TS 酶），阻止脱氧尿苷酸（dUMP）向脱氧胸苷酸（dTMP）的转变，最终影响 DNA 的合成，是 5– 氟尿嘧啶的主要抗肿瘤机制。生理情况下，dUMP 与 TS 及体内提供的还原型叶酸（5，10-CH_2FH_4）形成三联复合物，然后产生 dTMP。当 5– 氟尿嘧啶输注后，FdUMP 取代 dUMP 与 TS、CH_2FH_4 形成三联复合物，抑制 TS 酶，从而阻止 dTMP 生成。生理状态下提供的 CH_2FH_4 少，抑制 TS 的作用弱，外源给予 CF 后，使 CH_2FH_4 量增多，三联结合牢固，抑制 TS 的作用加强，5– 氟尿嘧啶增效，这是临床上采用 CF 对 5– 氟尿嘧啶进行生化调节的机制。目前已有多种 5– 氟尿嘧啶和 CF 联合用药方案应用于结直肠癌、胃癌、胰腺癌等，如 Mayo 方案、Roswell Park 方案、ECF 方案、FOLFOX6 方案等。5– 氟尿嘧啶在体内通过二氢嘧啶脱氢酶（DPD 酶）

降解，5-氟尿嘧啶口服后会被胃肠道内 DPD 酶分解而降低生物利用度及其活性，解决这一问题的可行方法是开发 5-氟尿嘧啶前体药物或抑制 DPD 酶活性的药物。迄今为止已有数种 5-氟尿嘧啶的前体药物问世，包括优福定、替吉奥、卡培他滨（capetabine）等。优福定是喃氟啶（替加氟，FT207，5-氟尿嘧啶前体药）与尿嘧啶按 1:4 分子比的复方制剂。优福定口服后在肝脏内产生 5-氟尿嘧啶，然后释放入血。由于尿嘧啶与存在于肝脏和肿瘤组织中的 DPD 具有高度亲和性，从而抑制 DPD 活性，减少血中 5-氟尿嘧啶的降解，延长其作用时间而提高抗瘤活性。替吉奥是继优福定之后的复方制剂，由替加氟、吉美嘧啶（gimeracil，二羟基吡啶，CDHP）、奥替拉西（oteracil potassium，氧嗪酸钾，Oxo）组成。CDHP 是 DPD 酶特异性抑制剂，能够阻止 5-氟尿嘧啶不被降解，有助于延长血中和肿瘤组织中 5-氟尿嘧啶有效浓度，从而取得与 5-氟尿嘧啶持续静脉输注类似的疗效。Oxo 在胃肠组织中具有很高的分布浓度，能够选择性抑制乳清酸磷酸核糖转移酶，阻止胃肠道内 5-氟尿嘧啶的磷酸化，减少 5-氟尿嘧啶诱发的腹泻等胃肠道反应。卡培他滨是一种口服氟尿嘧啶制剂，它充分体现了体内各组织器官的代谢差异所发挥的肿瘤靶向作用：卡培他滨口服后在胃肠道内以原型吸收，然后首先在肝脏内经羧酸酯酶转化为 5-脱氧 5-氟胞嘧啶，继而在肝脏和肿瘤组织内经胞嘧啶脱氨酶作用转变为 5-脱氧 5-氟尿嘧啶，最后在肿瘤组织内经胸腺嘧啶磷酸化酶（TP 酶）转化为 5-氟尿嘧啶。由于 TP 酶在肿瘤组织中高表达，因此卡培他滨主要在肿瘤中转化为 5-氟尿嘧啶，可被认为是一种肿瘤靶向治疗药物。

培美曲塞（pemetrexed）是一种以吡咯嘧啶基团为核心的抗叶酸制剂，通过抑制胸苷酸合成酶、二氢叶酸还原酶和甘氨酰胺核苷酸甲酰转移酶的活性，破坏细胞内叶酸依赖性的正常代谢过程抑制细胞复制，从而抑制肿瘤生长。阿糖胞苷（cytosine arabinoside，Ara-C）在体内转化为阿糖胞三磷（Ara-CTP）才能发挥抗癌作用，过去一直认为 Ara-CTP 的抗癌机制是由于它竞争性抑制 DNA 多聚酶，近来发现 Ara-CTP 分子能够嵌入到 DNA 的核苷酸键内，其阻止 DNA 链的延长和引起链断裂的能力似乎对于发挥抗癌作用更重要。核苷类化合物吉西他滨（gemcitabine）是 Ara-C 的同类物，在细胞内受脱氧胞苷激酶催化，变成活化的二磷酸化物（dFdCDP）及三磷酸化物（dFdCTP），掺入细胞的 DNA 结构中，使 DNA 合成中断，进而诱导细胞的凋亡。dFdCDP 亦是核糖核酸还原酶的抑制底物，可阻止核糖核苷酸还原为脱氧核糖核苷酸，使脱氧核糖核苷酸减少，阻滞 DNA 的合成。

巯嘌呤（6-MP）和 6-硫鸟嘌呤（6-TG）能分别阻断次黄嘌呤转变为腺嘌呤核苷酸及鸟嘌呤核苷酸，从而阻断核酸的合成。三尖杉酯碱（harringtonine）能够抑制蛋白质合成的起步阶段，并使核糖核蛋白体分解。

（三）抗生素类药物

抗肿瘤抗生素是一类由微生物产生的具有抗肿瘤活性的化学物质。放线菌素 D（actinomycin D）是第一个被应用在临床上的抗肿瘤抗生素，用于治疗儿童肾母细胞瘤。抗肿瘤抗生素因其较强的抗瘤活性、较宽的抗瘤谱，以及丰富的来源等优点在抗瘤研究中扮演重要角色。

蒽环素（anthracycline）是抗肿瘤抗生素类药物中的一大类药物，包括阿霉素（adriamycin）、柔红霉素（daunomycin）、吡柔比星（pirarubicin）、脂质体阿霉素（doxorubicin liposome）、阿克拉霉素（aclacinomycin）、表柔比星（epirubicin）、去甲柔红霉素（idarubicin）、米托蒽醌（mitoxatrone）等。抗肿瘤抗生素的作用机制呈多样化，蒽环类抗生素与放线菌素 D 的作用机制相似，与 DNA 结合后，发生嵌入作用而抑制依赖于 DNA 的 RNA 合成，现发现其同时具有抑制拓扑异构酶 Ⅱ 的作用。博来霉素（bleomycin）的作用机制与烷化剂相似，通过直接损害 DNA 模板，使 DNA 单链断裂。

然而，在发现的诸多抗肿瘤抗生素中，只有少部分进入临床 Ⅱ 期，极少部分获批上市。阻碍抗肿瘤抗生素发展的主要原因有：①药物的非特异性带来的强不良反应，如蒽环类抗生素可引起心脏不良反应，博来霉素类可造成肺纤维化，大环内酯类可产生红细胞毒性等；②一些药物的强疏水性限制了其在体内的溶解、吸收；③由于抗肿瘤抗生素的结构特点，大部分药物在体内循环时间较短，且有效剂量范围窄，需要多次间隔给药；④肿瘤多药耐药性的产生。药物递送系统（drug delivery system，DDS）能够有效地提高药物的药理活性并减少不良反应。新型 DDS 的发展加快了新药上市的步伐，设计抗肿瘤抗生素的新型 DDS 以解决上述问题，充分发挥该类药物的药效，降低药物的不良反应，已成为研究热点之一。目前已上市的、进入临床研究的和处在基础研究阶段的抗肿瘤抗生素递送策略包括偶联物、脂质体、胶束、树状大分子、凝胶、无机纳米粒和微泡等。其中，脂质体阿霉素由于采用了聚乙烯甘醇外衣微球包裹的双层磷脂脂质体技术（stealth 聚合化技术），避免了药物的外漏和机体免疫系统的识别，保证了血浆中阿霉素长期稳定的低水平，从而减少了心脏毒性，提高了疗效。

（四）抗肿瘤植物药物

长春碱类药物是从植物长春花中分离得到具有抗癌活性的生物碱，包括长春新碱（vincristine）、长春碱（vinblastine）、长春酰胺（vindesine）、长春瑞滨（vinorelbine）等，其作用机制主要是通过与肿瘤细胞核的微管蛋白结合，阻止微管的聚合和形成，令细胞有丝分裂停止于中期，干扰细胞的增殖。长春氟宁（vinflunine）为第二代长春花碱化合物，在母体化合物结构上引入两个氟原子后与微管结合的活性更强。不同于长春碱类的药物，紫杉醇主要是通过抑制微管解聚使肿瘤细胞有丝分裂终止而使细胞死亡，是唯一能促进微管形成而抑制微管蛋白解聚的植物次生代谢产物。紫杉醇可依赖性地可逆地结合在微管下，诱导和促进微管蛋白的聚合，稳定微管，防止解聚，导致染色体断裂并抑制细胞复制和移动，从而阻止肿瘤细胞复制。多西紫杉醇（docetaxel，多西他赛，泰素帝）稳定微管的作用更强，对肿瘤敏感性更高，目前临床上更常用。紫杉醇酯质体（paclitaxel liposome，力扑素）因不含紫杉醇类常用的聚氧乙烯蓖麻油、无水酒精等助溶剂，预处理更方便，

激素用量更低，过敏反应、药物毒性均降低，药物半衰期更长。白蛋白紫杉醇（nanoparticle albumin-bound paclitaxel）是紫杉醇与人血白蛋白经高压震动技术制成的纳米微粒，可增加紫杉醇在肿瘤细胞的分布，提高局部药物浓度，过敏反应发生率更低。卡巴他赛（cabazitaxel）的作用与特点和多西他赛相似，对转移性前列腺癌疗效较佳。它们的作用机制恰与长春碱类相反，但其最终结果相同，令肿瘤细胞的有丝分裂停止。依沙匹隆（ixabepilone）是埃博霉素 B（epothilone B）半合成的衍生物，是一种类似紫杉醇微管蛋白聚合和抑制微管解聚活性的抗肿瘤药物。体外研究发现，由于体内的酯解酶使大环内酯开环而致紫杉醇失效，用内酰胺键代替内酯键的依沙匹隆对紫杉醇耐药的肿瘤仍有活性。优替德隆（utidelone，UTD1）是一种基因工程埃博霉素类似物，也是一类新型的非紫杉类抗微管蛋白聚合类抗肿瘤药物，其作用机制与紫杉醇类似。与紫杉醇相比，UTD1 有较高的水溶性和较低的浓度，可保持很高的抗肿瘤活性。艾日布林（eribulin）是深海中一种黑色海绵类生物的天然产物软海绵素 B（Halichondrin B）的合成衍生物，属于非紫杉类的微管抑制剂，可用于治疗接受过至少两种化疗方案的复发性转移性乳腺癌。

鬼臼毒素类的药物依托泊苷（etoposide，VP-16）和替尼泊苷（teniposide，VM-26）具有抑制拓扑异构酶Ⅱ（TopoⅡ）的作用，能够阻止 DNA 的复制。喜树碱类包括我国的羟喜树碱及国外的拓扑替康（topotecan）、伊立替康（irinotecan，CPT-11）等，通过抑制拓扑异构酶Ⅰ（TopoⅠ）的活性而阻止 DNA 的复制。上述拓扑异构酶抑制剂能使正常解离的 TopoⅠ/Ⅱ和 DNA 链的共价化合物保持稳定，随着可裂解复合物的形成，抑制了最初由 TopoⅠ/Ⅱ介导的 DNA 裂解和重新链接反应。S 期 DNA 复制时形成的复制叉（replication fork）与已断裂的 DNA 链冲突，造成不可逆的复制叉阻滞、双链 DNA 断裂和可逆的可解裂复合物转变为不可逆的复合物，从而导致细胞死亡。

（五）杂 类

天冬酰胺酶（L-asparaginase，L-asp）是一

种从肠道菌类中提取的酶。肿瘤细胞不能自己合成生长必需的氨基酸——天冬酰胺，而必须依赖宿主供给。天冬酰胺酶可使天冬酰胺水解为天冬氨酸和氨，使肿瘤细胞缺乏合成蛋白质必需的天冬酰胺，造成蛋白质合成受阻。该药主要用于急性淋巴细胞白血病和结外 NK/T 细胞淋巴瘤。培门冬酶（pegaspargase）为聚乙二醇（PEG）与天冬酰胺酶的共价结合物，它克服了天冬酰胺酶的免疫原性和严重过敏反应活性，其抗原性比天然 L- 天冬酰胺酶低，并具有更长的半衰期。

三氧化二砷（As_2O_3）俗称砒霜，对急性早幼粒细胞白血病细胞具有剂量依赖性诱导细胞凋亡和部分分化双重效应。全反式维甲酸（all trans retinoic acid，ATRA）是维生素 A 的衍生物，能选择性结合并激活维甲酸类受体，降解 PML-RAR α 融合蛋白，恢复野生型 RAR α 和 PML 基因功能，解除基因转录抑制，重新诱导肿瘤细胞分化，临床上采用 As_2O_3 联合 ATRA 治疗急性早幼粒细胞白血病。

（六）激素类药物

抗雌激素疗法是雌激素受体依赖型乳腺癌内分泌疗法的重要手段之一，这类药物可在肿瘤细胞水平与雌二醇竞争性结合雌激素受体，在细胞浆内形成与雌激素受体的配体 – 受体二聚体复合物，继而进入细胞核内，影响 DNA 和 mRNA 的合成，从而抑制癌细胞的增殖，达到治疗和控制乳腺癌的目的。同时，部分抗雌激素类药物也可以用于治疗卵巢癌和其他一些癌症的辅助治疗。

抗雌激素治疗主要通过干扰雌激素受体和减少雌激素来源发挥作用。雌激素受体拮抗剂包括抗雌激素类的他莫昔芬（tamoxifen），托瑞米芬（toremifen）和雌激素受体降解药氟维司群（fulvestront）。芳香化酶抑制剂（aromatase inhibitors，AI）可以通过抑制肾上腺、肝、脂肪以及乳腺癌组织中的芳香化酶，阻止其利用雄烯二酮及睾酮产生雌激素，从而降低血中雌激素水平，抑制雌激素依赖性癌细胞生长。AI 包括非甾体类的氨鲁米特（aminoglutethimide）、福美司坦（formestane）、来曲唑（letrozole）、阿那曲唑

（arimidex）和甾体类的依西美坦（exemestane）等，主要用于绝经后晚期乳腺癌患者的姑息治疗和乳腺癌根治术后的辅助治疗。甲羟孕酮主要通过使细胞内的雌激素受体（ER）不能更新，抵消雌激素促进肿瘤细胞生长的效应。甲地孕酮又名去氢甲孕酮、美可治和宜利治，是一种半合成孕激素衍生物，对于激素依赖型肿瘤有一定抑制作用。临床上主要用于治疗晚期进展期乳腺癌、子宫内膜癌等癌症，同时也可改善晚期肿瘤患者的食欲和恶病质。

抗雄激素药物是前列腺癌内分泌治疗的最重要手段。主要通过抑制雄激素的合成或通过与睾酮或双氢睾酮竞争性结合雄激素受体（androgen receptor，AR），进而拮抗雄激素受体的下游信号通路而达到促进前列腺癌细胞凋亡和抑制生长的作用。该类药物可以分为三大类。①雄激素受体拮抗剂，通过与雄激素竞争肿瘤部位的雄激素受体，阻滞细胞对雄激素的摄取，抑制雄激素与靶器官的结合。其与雄激素受体结合后形成的复合物可进入细胞核内与核蛋白结合，从而抑制肿瘤细胞的生长。根据 AR 拮抗剂的化学结构，可将其分为甾体类 AR 拮抗剂和非甾体类 AR 拮抗剂。甾体类 AR 拮抗剂的代表药物有醋酸环丙孕酮，非甾体类雄激素受体拮抗剂种类较多，如第一代非甾体类药物氟他胺（flutamide，氟他米特）、比卡鲁胺（bicalutamide）、尼鲁米特（nilutamide）以及第二代药物阿帕他胺（apalutamide）与恩杂鲁胺（enzalutamide）。因为非甾体类药物抗雄激素的活性较好，不存在甾体类药物的激素样副作用，所以在临床上更为常用。第一代的抗雄激素药物对雄激素受体的亲和力较弱。第二代药物和雄激素受体的亲和力是第一代抗雄激素药物的 7~10 倍。在临床上的疗效也明显优于第一代药物，因此在临床中已经成为最常用的药物。②减少外周雄激素生物合成的药物，阿比特龙（abiraterone）可抑制雄激素合成的关键酶 17α – 羟化酶 /C17，20- 裂解酶（CYP17），阻断来自睾丸、肾上腺和前列腺三种肿瘤组织来源的所有雄激素，从而达到抑制肿瘤进展的目的。③中枢调节类药物 LH-RH 拮抗剂 / 激动剂从中枢水平抑制雄激素的生物合成。

表 5-3-1 常用化疗药物的分类及主要适应证

类别	名称	主要作用机制	给药途径	主要剂量限制性毒性	其他毒性	主要用途	备注
烷化剂类	氮芥（HN_2）	是双β-氯乙胺类烷化剂的代表，可与嘌呤第7位氮共价结合，产生DNA链间或链内交联，使细胞由 G_1 期进入 S 期延迟	iv	骨髓抑制	恶心、呕吐、影响生殖功能	广谱，周期非特异性，用于治疗淋巴瘤、骨髓瘤	不宜局部使用及口服
	环磷酰胺（CTX）	进入人体内被肝脏或肿瘤细胞内的酶活化为磷酰胺氮芥，作用于 S 期，影响 DNA 合成，发挥细胞毒作用	iv, po	骨髓抑制	恶心、呕吐、脱发、出血性膀胱炎	广谱，周期非特异性，用于治疗淋巴瘤、骨髓瘤、小细胞肺癌等	不宜局部使用
	异环磷酰胺（IFO）	是细胞周期非特异性药物，作用机制类似于其他烷化剂，即与 DNA 链发生不可逆的交联，干扰 DNA 的合成	iv	骨髓抑制	出血性膀胱炎、恶心、呕吐、脱发	广谱，周期非特异性，用于治疗淋巴瘤、骨髓瘤、小细胞肺癌等	同时使用美司钠（每次剂量为 IFO 的30%，每天3次）+水化
	苯达莫司汀（bendamustin）	一种双功能基烷化剂，其带有的亲电烷基与富含电子的亲核部分形成共价键，导致链间 DNA 交联，双功能共价连接可通过几种途径导致细胞死亡	iv	骨髓抑制	恶心、呕吐	惰性非霍奇金淋巴瘤	
	卡莫司汀（carmustine）	使 DNA 和 RNA 烷基化，也可通过蛋白质中氨基酸的氨基甲酰化来抑制几种与关键酶促过程，从而产生抗肿瘤活性	iv	骨髓抑制	恶心、呕吐、肾毒性、肺毒性	脑瘤、多发性骨髓瘤、复发或难治性霍奇金淋巴瘤或非霍奇金淋巴瘤	
	白消安（busulfan）	进入人体后磺酸酯基团的环状结构打开，通过与细胞 DNA 内的鸟嘌呤起烷化作用而破坏 DNA 的结构与功能	po	骨髓抑制	色素沉着、闭经、肺纤维化	慢性粒细胞白血病及其他骨髓增生综合征	
	美法仑（melphalan）	为双功能烷化剂，细胞周期非特异性抗肿瘤药。美法仑可与 DNA 及 RNA 发生交叉联结，也可抑制蛋白质的合成	po	骨髓抑制	恶心、呕吐	睾丸精原细胞瘤、多发性骨髓瘤	
	顺铂（cisplatin, DDP）	第一代铂类抗肿瘤药物，属于金属配位剂，它与 DNA 配位结合生成交叉链，这种加合物由于改变了 DNA 的化学结构，从而影响细胞复制	iv	肾小管损害、听神经损害	恶心、呕吐、骨髓抑制	睾丸癌、卵巢癌、骨、头颈癌、肺癌、骨肉瘤	用药前、用药中需水化利尿以减轻肾毒性，特别用大剂量时

表 5-3-1（续表）

类别	名称	主要作用机制	给药途径	主要剂量限制性毒性	其他毒性	主要用途	备注
	卡铂（carboplatin, CBP）	第二代铂类抗肿瘤药物，作用机制与顺铂类似，但是肾毒性较顺铂弱	iv	骨髓抑制，血小板下降	恶心、呕吐、肾毒性	广谱，周期非特异性，似顺铂	肾毒性、呕吐比顺铂轻，用葡萄糖溶液配液，不能用生理盐水稀释
	奥沙利铂（oxaliplatin）	第三代铂类抗肿瘤药物，通过铂原子与DNA链上G共价结合，形成链内交链、链间交链及蛋白质交链，使DNA损伤，破坏DNA复制，造成肿瘤细胞凋亡	iv	外周感觉神经损害（感觉减退，遇冷径挛）	恶心、呕吐、骨髓抑制、过敏	结直肠癌，其他对顺铂耐药的癌症	避免冷饮和四肢接触冷水，总剂量应小于 $800\,mg/m^2$
	奈达铂（nedaplatin）	第三代铂类抗肿瘤药物，作用机制同顺铂，奈达铂的消化道反应和肾脏毒性比顺铂轻	iv	骨髓抑制	恶心、呕吐、食欲不振	肺癌、睾丸癌、食管癌、宫颈癌	
	双环铂（dicycloplatin）	是一类全新的超分子笼状化合物，可在人体内导向性地与异常DNA碱基络合，发挥治疗作用	iv	—	恶心、呕吐、血小板减少	非小细胞肺癌、前列腺癌	
	达卡巴嗪（dacarbazine DTIC）	是嘌呤合成的前体，可阻断嘌呤、核酸合成，抑制RNA和蛋白白质合成	iv	骨髓抑制	恶心、呕吐、流感样症状	恶心、黑色素瘤、软组织肿瘤	
	替莫唑胺（temozolomide）	在体内可自发且很快地降解产生活性代谢物MTIC，从而发挥抗肿瘤作用	po	骨髓抑制	恶心、呕吐、头痛、虚弱、乏力	脑瘤、恶性黑色素瘤	可透过血-脑屏障
抗代谢类药物	氨甲蝶呤（methotrexate, MTX）	主要通过对二氢叶酸还原酶的抑制而导致DNA的生物合成受到抑制，阻碍肿瘤细胞的生长与繁殖	po, iv	骨髓抑制、胃肠道黏膜炎症、肾功能损害	葡萄膜炎	急性白血病、鳞癌、绒癌、乳腺癌、淋巴瘤、白血病、头颈、肺癌、骨肉瘤	需监测血药浓度，用维生素 B_{12}、叶酸可减轻药黏膜炎症
	培美曲塞（pemetrexed）	结构上含有核心为吡咯嘧啶基团的抗叶酸剂，通过破坏细胞内叶酸依赖性的正常代谢过程，抑制细胞复制，从而抑制肿瘤的生长	iv	骨髓抑制	恶心、疲乏、呕吐	胸膜间皮瘤、非小细胞肺癌	培美曲塞治疗过程中必须补充叶酸和维生素 B_{12}

表 5-3-1（续表）

类别	名称	主要作用机制	给药途径	主要剂量限制性毒性	其他毒性	主要用途	备注
	巯嘌呤（6-MP）	抑制复杂的嘌呤间相互转变，还抑制辅酶 I（NAD+）的合成，并减少丁生物合成 DNA 所必需的脱氧鸟苷（dGTP）及脱氧腺苷三磷酸酯（dATP），从而抑制肿瘤细胞增殖，除能抑制细胞 DNA 的合成外，对 RNA 的合成亦有一定程度的抑制作用	po	骨髓抑制	恶心、呕吐、口腔炎、肝损害等	急性白血病	
	5-氟尿嘧啶（5-fluorouracil, 5-Fu）	在细胞内转化为有效的氟尿嘧啶脱氧核苷酸后，通过阻断脱氧尿苷酸受细胞内胸苷酸合成酶的影响转化为胸苷酸，从而干扰 DNA 的合成	iv, po	黏膜炎（口腔溃疡、腹泻）	骨髓抑制、呕吐、脱发、色素沉着、手足综合征	胃肠道腺癌、乳腺癌、绒癌、头颈部肿瘤、肝癌、卵巢癌	合用亚叶酸钙可使疗效、毒性增加
	卡培他滨（xeloda, 希罗达）	在肝脏被羧基酯酶转化为无活性的中间体 5'-脱氧-5'氟胞苷以后，经肝脏和肿瘤组织的作用转化为 5'-脱氧氟尿苷，最后在肿瘤组织内经胸苷磷酸化酶催化为 5-Fu 而起效	po	腹泻、手足综合征	口腔炎、乏力、骨髓抑制	乳腺癌、结直肠癌、胃癌、头颈部肿瘤	
	阿糖胞苷（cytarabin, Ara-c）	阿糖胞苷进入人体后经激酶磷酸化后转为阿糖胞苷三磷酸及阿糖胞苷二磷酸，前者抑制 DNA 聚合酶的合成，后者能抑制二磷酸胞苷转变为二磷酸脱氧胞苷，从而抑制细胞 DNA 聚合及合成	iv	骨髓抑制、胃肠道黏膜炎症	恶心、呕吐	急性白血病	亦可皮下注射及鞘内注射
	吉西他滨（gemcitabine, GEM）	作用机制和阿糖胞苷相同，其主要代谢物在细胞内掺入 DNA，和阿糖胞苷不同的是它还能抑制核苷酸还原酶，导致细胞内脱氧核苷三磷酸酯减少。另一个不同点是能抑制脱氧胞苷脱氨酶，减少细胞内代谢物的降解，具有自我增效的作用	iv	骨髓抑制（需注意血小板下降）	恶心、呕吐、过敏	非小细胞肺癌、胰腺癌、头颈部肿瘤、尿道癌	
	地西他滨（decitabin）	天然 2'-脱氧胞苷酸的腺苷类似物，抑制 DNA 甲基转移酶，减少 DNA 的甲基化，从而抑制肿瘤细胞增殖以及防止耐药的发生	iv	粒细胞减少	恶心、咳嗽	骨髓增生异常综合征、急性髓性白血病、慢性粒细胞白血病	

表 5-3-1（续表）

类别	名称	主要作用机制	给药途径	主要剂量限制性毒性	其他毒性	主要用途	备注
	氯法拉滨（clofarabine）	第二代嘌呤核苷类似物，能够干扰 DNA 复制，破坏线粒体膜的完整性，引起促调亡的线粒体蛋白、细胞色素 C 和调亡诱导因子的释放，导致细胞凋亡	iv	骨髓抑制	恶心呕吐、腹泻、皮肤瘙痒	曾接受过两种治疗后复发性或难治性的 1~21 岁复发或难治性急性淋巴细胞白血病细胞瘤	
	奈拉滨（nelarabine）	奈拉滨是脱氧鸟尿苷类似物 9-beta-D-ara-G 的前体，在一系列酶的作用下，转化为 ara-GTP，其在白血病胚细胞中蓄积到一定程度后嵌合入 DNA 中，从而抑制 DNA 的合成，最终导致细胞死亡	iv	神经毒性	贫血、血小板减少、中性粒细胞减少	至少两种治疗方案无效或治疗后复发的 T 细胞急性淋巴细胞白血病（T-ALL）和 T 细胞淋巴母细胞性淋巴瘤（T-LBL）	
	曲氟尿苷复方片（lonsurf）	新型口服抗代谢修复药物，由抗肿瘤核苷类似物三氟胸苷（FTD）和胸苷磷酸化酶抑制剂（TPI）组成。其中，FTD 可在 DNA 复制过程中取代胸腺嘧啶直接入 DNA 双链，导致 DNA 功能障碍，干扰癌细胞 DNA 的合成；TPI 则能够抑制与 FTD 分解相关的胸腺嘧啶磷酸化酶，减少 FTD 的降解，维持 FTD 的血药浓度	po	骨髓抑制	贫血、疲乏、恶心、食欲减退	先前已接受过氟尿嘧啶、奥沙利铂和伊立替康为基础的化疗，以及无法接受或曾经接受过抗 VEGF 生物制剂和（若 RAS 野生型）抗 EGFR 疗法制剂的转移性结直肠癌（mCRC）的患者；既往接受至少两种化疗方案（包括氟尿嘧啶、铂类或紫杉烷或伊立替康，如果适用，HER2/neu 靶向疗法）的转移性胃或胃食管交界腺癌或食管腺癌的成年患者	

表 5-3-1（续表）

类别	名称	主要作用机制	给药途径	主要剂量限制性毒性	其他毒性	主要用途	备注
	氟达拉滨（fludarabin）	为阿糖腺苷的氟化核苷酸类似物，可相对抵抗腺嘌呤脱氨基酶的脱氨基作用，在体内被快速地去磷酸化成为 2F-ara-A，后者可被细胞摄取，再被细胞内的脱氧磷酸化后成为有活性的三磷酸盐 2F-ara-ATP，该产物可以通过抑制核糖核酸还原酶、DNA 聚合酶，引物酶和连接酶的活性来抑制 DNA 的合成	iv	粒细胞减少，血小板减少	恶心、呕吐	非霍奇金淋巴瘤（惰性）	
抗肿瘤植物药	长春新碱（vincristine, VCR）	由夹竹桃科植物中提取的生物碱，通过阻滞微管蛋白的聚合和诱导微管解聚，从而使细胞分裂停止于有丝分裂中期	iv	末梢神经炎	便秘	急性淋巴细胞白血病、淋巴瘤	漏出血管外可致组织坏死
	长春花碱（vinblastine, VLB）	由夹竹桃科植物中提取的生物碱，通过阻滞微管蛋白的聚合和诱导微管解聚，从而使细胞分裂停止于有丝分裂中期	iv	粒细胞减少	末梢神经炎	霍奇金病、睾丸癌	漏出血管外可致组织坏死
	长春地辛（vindersin, VDS）	由夹竹桃科植物中提取的生物碱，通过阻滞微管蛋白的聚合和诱导微管解聚，从而使细胞分裂停止于有丝分裂中期	iv	骨髓抑制	末梢神经炎	急性白血病、淋巴瘤、肺癌、睾丸癌等	漏出血管外可致组织坏死
	长春瑞滨（navelbine, NVB）	由夹竹桃科植物中提取的生物碱，通过阻滞微管蛋白的聚合和诱导微管解聚，从而使细胞分裂停止于有丝分裂中期	iv, po	骨髓抑制	静脉炎	非小细胞肺癌、乳腺癌等	漏出血管外可致组织坏死
	紫杉醇（taxol）	从紫杉的树干、树皮或针叶中提取的有效成分，可以促进微管蛋白装配成微管，并抑制微管解聚，导致微管束的排列异常，使细胞失去正常功能而导致细胞死亡	iv	骨髓抑制	过敏反应（对本品或聚氧乙基蓖麻油配制的药物过敏者禁用）、脱发、肌肉酸痛、外周神经炎	广谱，可用于治疗卵巢癌、乳腺癌、非小细胞肺癌、头颈癌、膀胱癌	给药前常规用抗过敏药
	多西他赛（docetaxel, taxotere）	从紫杉的树干、树皮或针叶中提取的有效成分，可以促进微管蛋白装配成微管，并抑制微管解聚，导致微管束的排列异常，使细胞失去正常功能而导致细胞死亡	iv	中性粒细胞减少	过敏反应、脱发、水肿	乳腺癌、非小细胞肺部肿瘤	给药前常规用抗过敏药

表 5-3-1（续表）

类别	名称	主要作用机制	给药途径	主要剂量限制性毒性	其他毒性	主要用途	备注
	紫杉醇脂质体（paclitaxel liposome）	脂质体包裹的紫杉醇不需要溶媒（聚氧乙烯蓖麻油）便可溶解，副作用较小、作用机制同紫杉醇	iv	骨髓抑制	外周神经毒性	乳腺癌、非小细胞肺癌	
	白蛋白紫杉醇	利用纳米技术将紫杉醇与白蛋白结合，避免使用有毒助溶剂，能够减轻药物副作用，还能省去使用传统紫杉醇治疗前的预处理，主要抗肿瘤作用机制同紫杉醇	iv	骨髓抑制	外周神经毒性	乳腺癌、非小细胞肺癌	
	优替德隆（utidelone, UTD1）	是通过基因工程改造的埃坡霉素类似物，作用机制与紫杉醇相似，通过促进微管蛋白的聚合，诱导细胞凋亡	iv	骨髓抑制	外周神经毒性	转移性乳腺癌	
	卡巴他赛（cabazitaxel）	一种微管抑制剂，与微管蛋白结合并促进其组装成微管，同时抑制其分解，增加微管稳定性，抑制有丝分裂和间期细胞功能	iv	粒细胞减少性发热	恶心、呕吐、腹泻	转移性去势抵抗性前列腺癌	
	艾日布林（eribulin）	通过微管蛋白抗有丝分裂途径来阻断 G_2/M 期细胞回路，影响有丝分裂的纺锤体，最后有丝分裂过程被阻碍，细胞死亡	iv	中心粒细胞减少	脱发、低钙血症、恶心	脂肪肉瘤、转移性乳腺癌	
	伊立替康（irinotecan, CPT-11）	半合成水溶性喜树碱类衍生物，本品及其代谢物 SN38 为 DNA 拓扑异构酶 I 抑制剂，其与拓扑异构酶 I 及 DNA 形成的复合物能引起 DNA 单链断裂，阻止 DNA 复制及抑制 RNA 合成	iv	延迟性腹泻、中性粒细胞减少	脱发、低钙血症、恶心	结直肠癌、胃癌、小细胞肺癌	
	依托泊苷（etoposide, VP-16）	作用于 DNA 拓扑异构酶 II，形成药物 - 酶 - DNA 稳定的可逆性复合物，阻碍 DNA 修复	iv, po	骨髓抑制	脱发、恶心、呕吐	睾丸癌、小细胞肺癌、淋巴瘤	
	替尼泊苷（teniposide）	表鬼臼毒的半合成衍生物，其作用机制主要与抑制拓扑异构酶 II 从而导致 DNA 单链或双链断裂有关	iv	骨髓抑制	过敏反应、神经毒性	小细胞肺癌、急性淋巴细胞白血病	

表 5-3-1（续表）

类别	名称	主要作用机制	给药途径	主要剂量限制性毒性	其他毒性	主要用途	备注
抗生素类	阿霉素（adriamycin, ADM）	是从微生物培养液中提取的，具有抗肿瘤活性的化学物质，能嵌入人 DNA 和 DNA 的合成，对 RNA 的抑制作用最强，抗瘤谱较广，对多种肿瘤均有作用，对各种生长周期的肿瘤细胞都有杀灭作用	iv	骨髓抑制、心脏毒性	脱发、恶心、呕吐	淋巴瘤、乳腺癌、小细胞肺癌、软组织肉瘤、骨髓瘤	
	脂质体阿霉素（doxil）	由脂质体包裹，使药物利用率更高，副作用更少，主要抗肿瘤作用机制同阿霉素	iv	骨髓抑制	手足综合征、心脏毒性	卵巢癌、乳腺癌	心脏毒性比阿霉素明显减少
	表阿霉素（epirubicin）	为阿霉素的同分异构体，可直接嵌入人 DNA 的核碱对之间，干扰转录过程，阻止 mRNA 的形成，从而抑制 DNA 和 RNA 的合成。此外，对拓扑异构酶 II 也有抑制作用	iv	同上，心脏毒性较小	手足综合征、心脏毒性	卵巢癌、乳腺癌	毒性比阿霉素低，特别是心脏毒性
	柔红霉素（daunorubicin）	作用与阿霉素相同，嵌入人 DNA，可抑制 RNA 和 DNA 的合成，对 RNA 的影响明显，选择性地作用于嘌呤咬较苷	iv	同阿霉素	手足综合征、心脏毒性	急性白血病	
	吡柔比星（pirarubicin, THP）	直接嵌入 DNA 双链间，抑制 DNA 聚合酶，阻止核酸合成，在 G_2 期使细胞不能进行分裂，导致肿瘤细胞死亡	iv	同表阿霉素	手足综合征、心脏毒性、脱发较轻	同阿霉素	心脏毒性比阿霉素小，累积剂量应控制在 900~1000mg/m² 之内
	阿柔比星（aclarubicin）	阿柔比星是一种新蒽环类抗肿瘤抗生素，能抑制癌细胞的生物大分子合成，特别对 RNA 合成的抑制作用强	iv	—	心脏毒性	急性白血病、恶性淋巴瘤	
	米托蒽醌（mitoxantron）	一种蒽醌抗肿瘤新药，结构及抗肿瘤作用与阿霉素相近，因其无氨基糖结构，不产生自由基，且有抑制脂质过氧基化作用，故对心脏毒性较低。其作用机制表明，它可杀灭任何细胞周期的癌细胞	iv	骨髓抑制	心脏毒性	乳腺癌、恶性淋巴瘤、急性白血病	
	博来霉素（bleomycin, BLM）	本品二噻唑环嵌入 DNA 的 G-C 碱基对之间，同时末端三肽氨基酸的 DNA 磷酸基作用，使其解链，本品与铁的复合物可导致超氧氧或羟自由基生成，引起 DNA 链断裂	iv, im	肺纤维化	皮肤改变、发热、偶有过敏反应	头颈鳞癌、睾丸癌、淋巴瘤	

表 5-3-1（续表）

类别	名称	主要作用机制	给药途径	主要剂量限制性毒性	其他毒性	主要用途	备注
	丝裂霉素（mitomycin）	在细胞内通过还原酶活化后起作用，可使DNA解聚，同时拮抗RNA和蛋白质合成的复制。高浓度时对RNA和蛋白质合成有抑制作用	iv	骨髓抑制	恶心、呕吐、乏力、肌痛、脱发	消化道肿瘤	
	平阳霉素（pingyangmycin）	主要抑制胸腺嘧啶核苷掺入DNA，与DNA结合之破坏，它也能使DNA单链断裂，并释放出部分游离碱基，可能因此破坏DNA模板，阻止DNA复制	iv, im	—	发热、恶心、呕吐、色素沉着	头颈部鳞癌、恶性淋巴瘤	
	放线菌素D（dactinomycin, VYXEOS）	能抑制RNA的合成，作用于mRNA干扰细胞的转录过程	iv	—	恶心、呕吐、脱发、皮炎	肾母细胞瘤、横纹肌肉瘤	
	柔红霉素和阿霉素（固定摩尔比为1:5的脂质体制剂）	柔红霉素通过与DNA形成复合物，抑制拓扑异构酶II活性，抑制DNA聚合酶活性，影响基因表达和产生DNA损伤和产生的自由基来实现治疗作用。阿糖胞苷仅在细胞分裂的S期影响细胞，主要通过抑制DNA聚合酶起作用。	iv	—	出血、发热性中性粒细胞减少、皮疹、水肿	治疗初诊断的、治疗相关的、伴骨髓增生异常的急性髓细胞性白血病（t-AML）	
激素类药	他莫昔芬（tamoxifen）	为合成的抗雌激素药物，结构类似雌激素，能与雌二醇竞争雌激素受体。与雌激素受体形成稳定的复合物，并转运入核内，阻止染色体基因转录，从而使癌细胞生长和发育受到抑制	po	高钙血症	皮疹、恶心、呕吐、月经不规则、阴道痒、分泌物	乳腺癌	辅助治疗不超过5年，否则可能致子宫内膜癌
	托瑞米芬（toremifen）	本品与雌激素受体结合，可产生雌激素样或抗雌激素作用，或同时产生两种作用，在人体主要表现为抗雌激素作用，与雌激素竞争性地与乳腺癌细胞质内雌激素受体结合，阻止雌激素诱导导致的癌细胞DNA的合成及增殖	po	高钙血症	皮疹、恶心、呕吐、月经不规则、阴道痒、分泌物	乳腺癌	致癌作用少见
	氟维司群（fulvestrant）	是雌激素受体下调剂类抗乳腺癌治疗药物。本品可以与雌激素受体（ER）竞争性结合，亲和力与雌二醇相似。本品还可阻滞雌激素受体，抑制雌激素的结合，并激发受体发生形态改变，降低ER浓度而损害肿瘤细胞，使肿瘤细胞的生长最小化	im	胃肠道反应、咽炎	头痛、潮红	雌激素受体阳性乳腺癌的二线治疗	

表 5-3-1（续表）

类别	名称	主要作用机制	给药途径	主要剂量限制性毒性	其他毒性	主要用途	备注
	氨鲁米特（aminoglutethimide）	在外周组织中，它能通过阻断芳香化酶而抑制雌激素的生成，从而减少雌激素对乳腺瘤的促进生长作用，起到抑制肿瘤生长的效果	po	一	恶心、呕吐、腹胀、共济失调、眩晕	绝经后妇女的乳腺癌	绝大部分已被新型芳香化酶抑制剂取代
	来曲唑（femara, letrozole）	新一代芳香化酶抑制剂，为人工合成的苯三唑类衍生物，通过抑制芳香化酶，使雌激素水平下降，从而消除雌激素对肿瘤生长的刺激作用	po	一	皮疹、痒、水肿、吐泻、头痛、发热	绝经后妇女的乳腺癌	第三代芳香化酶抑制剂，孕妇禁用
	阿那曲唑	一种强效、选择性非甾体类芳香化酶抑制剂，可抑制绝经后患者肾上腺中生成的雄烯二酮转化为雌酮，从而明显地降低血浆雌激素水平，产生抑制乳腺肿瘤生长的作用	po	一	皮肤潮红、阴道干涩、乏力、忧郁	绝经后妇女的乳腺癌	第三代芳香化酶抑制剂，孕妇禁用
	福美司坦 formestane	与氨鲁米特属同类药，对 I 型芳香酶具有更强的选择性抑制作用，通过留存体核与酶二酮竞争活性部位，产生自杀抑制作用，使芳香酶永远失活	im	局部疼痛	面红、无力、恶心	绝经后妇女的乳腺癌	
	依西美坦（exemestane, aromasin）	第二代芳香酶抑制剂，它能不可逆地与芳香酶结合而使其灭活，从而阻止雌激素生物合成	po	一	恶心、口干、头痛、便秘、失眠、潮热	绝经后妇女的乳腺癌	孕妇、哺乳期妇女禁用
	戈舍瑞林（goserelin）	合成的促黄体生成素释放激素的类似物，长期使用可抑制垂体的促黄体生成激素的分泌，从而引起男性血清睾酮和女性血清雌二醇的下降，以达到药物去势的目的	sc	短暂骨痛增加	发热、性欲减退、皮疹、乳胀	晚期前列腺癌、乳腺癌	
	阿比特龙（abiraterone）	一种雄激素生物合成抑制剂，抑制 17α-羟化酶/C17' 20-裂解酶（CYP17），在睾丸、肾上腺和前列腺肿瘤组织中表达此酶，为雄激素生物合成所需	po	一	高血压、尿路感染、外周水肿	晚期前列腺癌	
	恩杂鲁胺（enzalutamide）	雄激素受体抑制剂，能够竞争性地抑制雄激素与受体结合	po		高血压、疲乏	晚期去势抵抗前列腺癌	

表 5-3-1（续表）

类别	名称	主要作用机制	给药途径	主要剂量限制性毒性	其他毒性	主要用途	备注
	阿帕鲁胺（apalutamide）	第二代高选择性雄激素受体拮抗剂，与雄激素受体的亲和力是第一代雄激素受体拮抗剂的 5 倍以上	po	—	高血压、疲乏、皮疹	非转移性去势抵抗性前列腺癌	
	比卡鲁胺（bicalutamide）	与雄激素竞争结合雄激素受体，阻断由肾上腺转化而来及睾丸及恶性前列腺组织的雄激素的作用，抑制正常的生长	po	乳房触痛、男性乳房女性化、潮红	腹泻、恶心	晚期前列腺癌	
	甲地孕酮（medroxyprogesterone）	是一种合成孕激素，通过负反馈抑制雌激素的生成，同时作用于雌激素受体，阻止其利用	po	—	体重增加、血栓性静脉炎、乳腺疼痛	绝经后晚期乳腺癌、子宫内膜癌	
	醋酸泼尼松（prednisone）	作用于肿瘤 S 及 G$_2$ 期，并对 G$_1$/S 边界有延缓作用	po	—	大剂量易引起糖尿病、消化道溃疡和类库欣综合征症状	急性白血病、恶性淋巴瘤、多发性骨髓瘤	
	地塞米松	抗炎、抗病毒以及抗过敏	iv, po	—	大剂量易引起糖尿病、消化道溃疡和类库欣综合征症状	急性白血病、恶性淋巴瘤、多发性骨髓瘤、止吐、缓解一些肿瘤并发症状	
杂类	天冬酰胺酶（L-asparaginase）	将血清中天冬酰胺水解为天冬氨酸和氨，使急性白血病等肿瘤细胞无法自身合成天冬酰胺，进而影响其蛋白质的合成，最终使肿瘤细胞的增长繁殖受到抑制	iv	过敏反应	恶心、呕吐、发热	急性白血病、淋巴瘤	给药前行皮内反应试验
	培门冬酶（pegaspargase）	为聚乙二醇（PEG）与天冬酰胺酶（Asparaginase）的共价结合物，某些肿瘤细胞本身不能合成 L-天冬酰胺，本品可进入肿瘤细胞，使肿瘤细胞得不到 L-天冬酰胺，进而影响其蛋白质的合成，最终使肿瘤细胞的增殖受到抑制	iv, im	过敏反应	恶心、呕吐、血栓形成	急性淋巴细胞白血病	有胰腺炎病史者、有明显出血史者禁用
	亚叶酸钙（calcium folinate）	亚叶酸钙是叶酸在体内的活化形式，可增加 5-氟尿嘧啶的抗肿瘤作用	iv	—	皮疹、荨麻疹	用于叶酸拮抗剂的解毒、结肠癌、直肠癌的辅助治疗	

表 5-3-1（续表）

类别	名称	主要作用机制	给药途径	主要剂量限制性毒性	其他毒性	主要用途	备注
生物调节剂	全反式维甲酸（all-trans retinoic acid）	诱导肿瘤细胞分化和凋亡，增加癌细胞对化疗药物的敏感性，增强免疫细胞对肿瘤细胞杀灭作用	po	—	皮肤黏膜干燥、脱屑、恶心、呕吐	急性早幼粒细胞白血病、骨髓异常增生	
	胸腺法新（thymalfasin）	通过刺激外周血液淋巴细胞丝裂原来促进T淋巴细胞的成熟，增加抗原或丝裂原激活后T细胞分泌的干扰素α、γ以及白介素-2、白介素-3等淋巴因子	H	—	红肿、皮疹	免疫系统功能受到抑制者	
	白介素-2（interleukin-2）	是具有多向性作用的细胞因子，主要促进淋巴细胞生长、增殖、分化	iv、im	发热、寒战、肌肉酸痛	恶心、呕吐、皮疹	可与放疗、化疗、手术及其他免疫制剂联合使用	使用本品从小剂量开始，逐渐增大剂量
辅助抗肿瘤药	培非司亭（pegfilgrastim）	一种集落刺激因子，通过与特定细胞表面受体结合而作用于造血细胞，从而刺激造血细胞增殖、分化，定型和终止细胞功能活化	iv、H	骨痛	肢体疼痛	用于接受骨髓抑制性抗癌药物治疗的非骨髓性恶性肿瘤患者	有引发毛细血管渗漏综合征的风险
	重组人白介素-11（recombinant human interleukin-11）	是基因重组技术生产的一种促血小板生长因子，可直接刺激骨髓造血干细胞和巨核细胞的增殖，诱导巨核细胞的成熟和分化，增加体内血小板的生成	H	—	水肿、头痛、发热、心悸、心动过速	用于实体瘤和白血病放、化疗后血小板减少症的预防和治疗及其他原因引起的血小板减少症的治疗	
	帕洛诺司琼 palonosetron	一种5-HT₃受体选择性拮抗剂，阻断该受体诱导或控制化疗药物通过该外周受体诱导的恶心、呕吐	iv	—	头痛、便秘、腹泻	预防高、中致吐化疗引起的恶心、呕吐	孕妇、哺乳期妇女禁用
	昂丹司琼（ondansetron）	一种5-HT₃受体选择性拮抗剂，阻断该受体诱导或控制化疗药物通过该外周受体诱导的恶心、呕吐	iv、im	—	腹泻、头痛、嗜睡	预防高、中致吐化疗引起的恶心、呕吐	
	多拉司琼（dolasetron）	一种5-HT₃受体选择性拮抗剂，阻断该受体诱导或控制化疗药物通过该外周受体诱导的恶心、呕吐	iv	—	腹泻、头痛、嗜睡	预防高、中致吐化疗引起的恶心、呕吐	

表5-3-1（续表）

类别	名称	主要作用机制	给药途径	主要剂量限制性毒性	其他毒性	主要用途	备注
	阿瑞匹坦 aprepitant	是P物质神经激肽1（NK1）受体的选择性高亲和力拮抗剂，能与中枢神经系统受体紧密结合，通过中枢机制强效预防因化疗而引起的恶心、呕吐	po	—	呃逆、肝损伤、消化不良、便秘	与其他止吐药联用，预防高致神经吐化疗的初次和重复治疗过程中出现的急性和延迟性恶心、呕吐	
	福沙匹坦（fosapitant）	是P物质神经激肽1（NK1）受体的选择性高亲和力拮抗剂，能与中枢神经系统NK1受体紧密结合，通过中枢机制强效预防因化疗而引起的恶心、呕吐	iv	—	厌食、疲乏、便秘、腹泻	与其他止吐药联用，预防高致神经吐化疗的初次和重复治疗过程中出现的急性和延迟性恶心、呕吐	
	罗拉匹坦（rolapitant）	是P物质神经激肽1（NK1）受体的选择性拮抗剂，能与中枢神经机制强效预防因化疗而引起的恶心、呕吐	po	—	呃逆、食欲减退	与其他止吐药联用，预防高致神经吐化疗的初次和重复治疗过程中出现的急性和延迟性恶心、呕吐	
	劳拉西泮（lorazepam）	短效苯二氮䓬类药物。该药通过调节γ-氨基丁酸A受体，提高γ-氨基丁酸对神经元兴奋性的抑制作用	po	中枢神经系统、呼吸系统抑制	镇静、眩晕	用于焦虑障碍、恶心、呕吐的治疗等	
	氯丙嗪（chlorpromazine）	阻断脑内多巴胺受体，抑制恶心、呕吐等作用	po, iv, im	—	迟发性不自主运动、白细胞减少症	精神分裂症、恶心、呕吐	
	奥氮平（olanzapine）	奥氮平属于非典型抗精神分裂药物，它不仅抑制多巴胺受体，同时还会与5-羟色胺（5-HT）受体结合，从而缓解精神分裂、恶心、呕吐等症状	po	—	嗜睡、体重增加	精神分裂症阳性症状和阴性症状的治疗、恶心、呕吐	
	甲氧氯普胺（metoclopramide）	通过阻滞多巴胺受体而作用于延髓催吐化学感应区，具有强大的中枢镇吐作用	po	—	昏睡、烦躁不安、疲乏	各种病因所致恶心、呕吐、嗳气、消化不良	不可用于因行放化疗而呕吐的乳腺癌患者

LH-RH 是由下丘脑分泌的肽类激素，与垂体的 LH-RH 受体结合生成和释放黄体生成素（LH）和促卵泡生成素（FSH）。LH-RH 拮抗剂 / 激动剂能够抑制 FSH 的生成和释放，降低体内雌二醇或睾酮的含量，从而达到治疗乳腺癌、子宫肌瘤、前列腺癌等肿瘤的目的，也可作为乳腺癌和前列腺癌的非手术去势治疗。促黄体激素释放素（LH-RH）类似物包括戈舍瑞林（goserelin）、利普安（lupron）、亮丙瑞林（eanatone）等。

二、细胞周期动力学与化疗药物

细胞周期系指亲代细胞有丝分裂的结束到 1 或 2 个子细胞有丝分裂结束之间的间隔。细胞经过一个周期所需要的时间称为细胞周期时间，包括 G_1、S、G_2、M 期。细胞处于不同周期，有着不同的生理活动。G_1 期为 DNA 合成前期，S 期为 DNA 合成期，G_2 期为 DNA 合成后期，M 期为细胞分裂期。通过 M 期，已复制的遗传物质被平均分配到两个子细胞中。另有一些细胞可暂时离开增殖周期，在某些因素的刺激下才重新进入细胞周期，这些细胞称为 G_0 期细胞（图 5-3-1）。G_0 期的细胞与 G_1 期细胞的区别是对正常启动 DNA 合成的信号无反应。处于 G_0 期的细胞继续合成 DNA 和蛋白质，还可以完成某一特殊细胞类型的分化功能。这些细胞可以作为储备细胞，一旦有合适的条件，即可重新进入增殖细胞群中并补充到组织中。

根据肿瘤细胞的分裂周期，可将化疗药物分为两大类：细胞周期特异性药物（cycle specific drugs）与细胞周期非特异性药物（cycle non-specific drugs）。细胞周期特异性药物对处于增殖周期的肿瘤细胞有明显的杀伤作用，可仅对增殖周期的某一时相有较强作用，也可同时对其他时相有作用。如 5- 氟尿嘧啶、氨甲蝶呤、6-MP、阿糖胞苷等主要阻碍 DNA 的生物合成，仅作用于 S 期，称为 S 期特异性药物。而长春碱、长春新碱、长春地辛、紫杉醇等主要损伤纺锤体，使丝状分裂停滞于分裂中期（M 期），故称 M 期特异性药物。细胞周期非特异性药物可直接破坏或损伤 DNA，对增殖周期及 G_0 期的肿瘤细胞均有杀伤作用。代表药物包括烷化剂、丙卡巴肼、顺铂、亚硝脲类

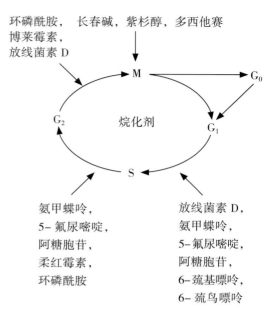

图 5-3-1　抗癌药物与细胞周期（Rajarshi N 等，2017）
G_0：静止期；G_1：DNA 合成前期；G_2：DNA 合成后期；S：DNA 合成期；M：分裂期

等（图 5-3-1）。细胞周期非特异性药物对肿瘤细胞的杀伤力一般较细胞周期特异性药物强，且随着药物浓度的升高，对肿瘤细胞的杀伤作用更明显，特别是此类药物对 G_0 期细胞亦有作用，故对增殖比率（generation fraction，GF）低的肿瘤也有作用，因此常常在实体瘤常规化疗和超大剂量化疗方案的组成中必不可少。而细胞周期特异性药物仅对某一时相的细胞有杀伤作用，故其对肿瘤杀伤力较弱，单独使用较难达到彻底的抗肿瘤效果。

（一）对数细胞杀伤理论

对数细胞杀伤理论（log-kill hypothesis）的提出是基于鼠 L1210 白血病细胞系的研究，是指不论目前肿瘤大小，抗肿瘤药物均成比例而非一定数量地杀灭肿瘤细胞，药物治疗效果由给药的剂量、治疗的次数和重复频率决定（图 5-3-2）。

（二）Norton-Simon 剂量密集学说（Gompertzian 模型）

然而，大多数实体瘤生长曲线并不符合 log-kill 假说，而符合 Gompertzian 模型，即肿瘤生长指数并非恒定，而是随着时间的延长呈指数下降。在细胞生长的初始阶段，处于增殖期的肿瘤细胞多，肿瘤细胞呈指数生长，倍增

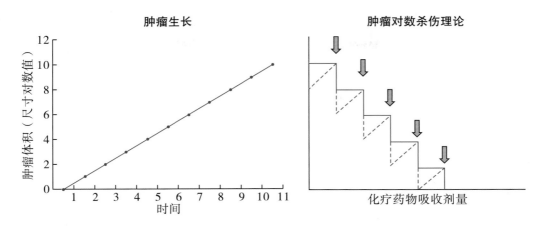

图 5-3-2　对数细胞杀伤理论曲线图（Schwab M 等，2017）

时间短。但肿瘤的生长指数达到高峰后，随着肿瘤体积增大，受到缺氧缺血、毒性代谢物积累及组织出血坏死等因素影响，生长指数不断下降、倍增时间延长，曲线趋于平坦。因而，肿瘤化疗药物的敏感性取决于化疗时肿瘤所处的生长曲线部位（图 5-3-3）。

　　在肿瘤早期，肿瘤负荷较小，生长指数较高，化疗药物反应性好。而在肿瘤晚期，肿瘤负荷大，生长指数低，化疗可杀伤的细胞较少。然而，临床上大多数肿瘤在诊断时已处于减速生长阶段。因而，Norton 和 Simon 根据人肿瘤细胞的 Gompertzian 曲线生长模型，提出剂量密集学说。剂量密集疗法是指每次用药剂量不变，但缩短用药间隔。这是因为在化疗间期初期，由于术后残留肿瘤细胞数较少，多数细胞处于增殖期，

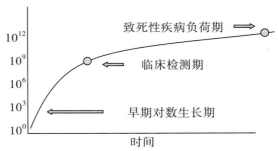

图 5-3-3　Gompertzian 生长曲线（Schwab M 等，2017）

生长速度快，对化疗敏感。当残存的细胞按照 Gompertzian 生长曲线积累时，生长速度变慢，对化疗不敏感的细胞逐渐增加。因此，延迟用药不利于有效地治疗。目前，剂量密集的方案广泛应用于乳腺癌的新辅助及辅助化疗中。

（史艳侠　徐玉良）

第 4 节　常用化疗方案

　　由于癌症病因的复杂性，患者机体状况的差异和不同肿瘤的异质性，肿瘤治疗的难点在于如何选择有效的对应药物，临床医生应根据患者的身心状况、肿瘤原发部位、病理类型、肿瘤分期、肿瘤分子生物学等方面，有计划地、合理地制订既经济又有效，又能最大限度改善患者生活质量

的化疗方案。

1. 头颈部肿瘤常用化疗方案

　　（1）局部晚期口腔癌常用化疗方案（表5-4-1）。

　　（2）局部晚期口咽癌常用化疗方案（表5-4-2）。

（3）局部晚期喉癌常用化疗方案（表5-4-3）。

（4）局部晚期下咽癌常用化疗方案（表5-4-4）。

（5）局部晚期鼻咽癌常用化疗方案（表5-4-5）。

（6）复发转移性头颈部鳞癌（非鼻咽癌）常用化学方案。①一线化疗方案（表5-4-6）；②二线或挽救治疗方案（表5-4-7）。

（7）复发转移性鼻咽癌一线化疗方案（表5-4-8）。

2. 食管癌常用化疗方案

（1）围手术期化疗方案。①常用围手术期化疗方案（表5-4-9）；②术前化疗方案（表5-4-10）；③术后化疗方案（表5-4-11）。

（2）复发化疗方案。①一线治疗方案（表5-4-12）；②二线及后续治疗方案（表5-4-13）。

3. 原发性肺癌常用化疗方案

（1）非小细胞肺癌常用一线化疗方案（表5-4-14）。

（2）非小细胞肺癌常用二线化疗方案（表5-4-15）。

（3）原发性肺癌常用化疗联合免疫治疗方案（表5-4-16）。

（4）小细胞肺癌常用化疗方案（表5-4-17）。

4. 乳腺癌常用化疗方案

（1）乳腺癌术前化疗常用方案（表5-4-18）。

（2）*HER*2阳性乳腺癌术前靶向治疗常用方案（表5-4-19）。

（3）乳腺癌化疗联合靶向治疗常用方案（表5-4-20）。

（4）乳腺癌辅助化疗常用方案（表5-4-21）。

（5）复发或转移性乳腺癌常用单药化疗方案（表5-4-22）。

（6）复发或转移性乳腺癌常用整合化疗方案（表5-4-23）。

（7）复发或转移性乳腺癌曲妥珠单抗联用方案（抗HER2一线治疗）（表5-4-24）。

（8）曲妥珠单抗治疗乳腺癌进展后的方案（抗HER2二线治疗）（表5-4-25）。

5. 胃癌常用化疗方案

详见表5-4-26。

6. 结直肠癌常用化疗方案

详见表5-4-27。

7. 胰腺癌常用化疗方案

（1）胰腺癌辅助化疗方案（表5-4-28）。

（2）胰腺癌新辅助化疗方案（表5-4-29）。

（3）胰腺癌一线化疗方案（表5-4-30）。

（4）胰腺癌二线化疗方案（表5-4-31）。

8. 淋巴瘤常用化疗方案

（1）弥漫性大B细胞淋巴瘤化疗方案。①一线治疗方案（表5-4-32）；②二线治疗方案（表5-4-33）。

（2）滤泡性淋巴瘤化疗方案（表5-4-34）。

（3）套细胞淋巴瘤化疗方案（表5-4-35）。

（4）边缘区淋巴瘤化疗方案（表5-4-36）。

（5）外周T细胞淋巴瘤化疗方案（表5-4-37）。

（6）结外NK/T细胞淋巴瘤（鼻型）化疗方案（表5-4-38）。

（7）伯基特淋巴瘤化疗方案（表5-4-39）。

（8）霍奇金淋巴瘤化疗方案（表5-4-40）。

（9）慢性淋巴细胞白血病化疗方案(表5-4-41)。

给药方式缩略语注释见表5-4-42。

表5-4-1　局部晚期口腔癌的化疗方案

方案	剂量和用法	用药时间	治疗周期
放疗联合顺铂			
顺铂	100mg/m²	每3周1次	连续3次
诱导化疗联合序贯放疗			
TPF诱导化疗方案			
多西他赛	75mg/m²	第1天	每3周重复，连续3个周期
顺铂	75mg/m²	第1天	每3周重复，连续3个周期
5-氟尿嘧啶	750mg/m²	第1~5天	每3周重复，连续3个周期

表 5-4-2 局部晚期口咽癌的化疗方案

方案	剂量和用法	用药时间	治疗周期
放疗联合顺铂			
顺铂	100mg/m^2	每 3 周 1 次	连续 3 次
诱导化疗联合序贯放疗			
TPF 诱导化疗方案			
多西他赛	75mg/m^2	第 1 天	每 3 周重复，连续 3~4 个周期
顺铂	75mg/m^2	第 1 天	每 3 周重复，连续 3~4 个周期
5- 氟尿嘧啶	750mg/m^2	第 1~5 天	每 3 周重复，连续 3~4 个周期

表 5-4-3 局部晚期喉癌的化疗方案

方案	剂量和用法	用药时间	治疗周期
放疗联合顺铂			
顺铂	100mg/m^2	每 3 周 1 次	连续 3 次
诱导化疗联合序贯单纯放疗或同期联合西妥昔单抗			
TPF 诱导化疗方案			
多西他赛	75mg/m^2	第 1 天	每 3 周重复，连续 3 个周期
顺铂	75mg/m^2	第 1 天	每 3 周重复，连续 3 个周期
5- 氟尿嘧啶	750mg/m^2	第 1~5 天	每 3 周重复，连续 3 个周期

表 5-4-4 局部晚期下咽癌的化疗方案

方案	剂量和用法	用药时间	治疗周期
放疗联合顺铂			
顺铂	100mg/m^2	每 3 周 1 次	连续 3 次
诱导化疗联合序贯单纯放疗或同期联合西妥昔单抗			
TPF 诱导化疗方案			
多西他赛	75mg/m^2	第 1 天	每 3 周重复，连续 3 个周期
顺铂	75mg/m^2	第 1 天	每 3 周重复，连续 3 个周期
5- 氟尿嘧啶	750mg/m^2	第 1~5 天	每 3 周重复，连续 3 个周期

表 5-4-5 局部晚期鼻咽癌的化疗方案

方案	剂量和用法	用药时间	治疗周期
放疗联合顺铂			
顺铂单次方案	100mg/m^2	每 3 周 1 次	连续 3 次
顺铂分次方案	25mg/m^2	第 1~4 天，每 3 周 1 次	连续 3 次
顺铂每周方案	40mg/m^2	每周 1 次	
放疗联合其他铂类（不适宜使用顺铂的患者）			
卡铂	100mg/m^2	每周 1 次	连续 6 次

表 5-4-5（续表）

方案	剂量和用法	用药时间	治疗周期
奈达铂	100mg/m²	每 3 周 1 次	连续 3 次
奥沙利铂	70mg/m²	每周 1 次	连续 6 次
诱导化疗继以同期放化疗			
TPF 诱导化疗方案			
多西他赛	60mg/m²	第 1 天	每 3 周重复，连续 3 个周期
顺铂	60mg/m²	第 1 天	每 3 周重复，连续 3 个周期
5- 氟尿嘧啶	600mg/m²	第 1~5 天	每 3 周重复，连续 3 个周期

表 5-4-6　常用复发转移性头颈部鳞癌（非鼻咽癌）的一线化疗方案

方案	剂量和用法	用药时间	治疗周期
顺铂 +5- 氟尿嘧啶	顺铂 100mg/m²	第 1 天	每 3 周重复，连续 4~6 个周期
	5- 氟尿嘧啶 1000mg/m²	第 1~4 天	每 3 周重复，连续 4~6 个周期
卡铂 +5- 氟尿嘧啶	卡铂 AUC 5	第 1 天	每 3 周重复，连续 4~6 个周期
	5- 氟尿嘧啶 1000mg/m²	第 1~4 天	每 3 周重复，连续 4~6 个周期
顺铂 + 紫杉醇	顺铂 75mg/m²	第 1 天	每 3 周重复，连续 4~6 个周期
	紫杉醇 175mg/m²	第 1 天	每 3 周重复，连续 4~6 个周期
卡铂 + 紫杉醇	卡铂 AUC 2.5	第 1 天，第 8 天	每 3 周重复，连续 4~6 个周期
	紫杉醇 100mg/m²	第 1 天，第 8 天	每 3 周重复，连续 4~6 个周期
顺铂 + 多西他赛	顺铂 75mg/m²	第 1 天	每 3 周重复，连续 4~6 个周期
	多西他赛 75mg/m²	第 1 天	每 3 周重复，连续 4~6 个周期

上述方案均可联合西妥昔单抗，用法为每周 1 次，400mg/m²（第 1 周），250mg/m²（后续每周，化疗结束后给予维持治疗，直至疾病进展或毒性不可耐受）

表 5-4-7　常用复发转移性头颈部鳞癌（非鼻咽癌）的二线或挽救治疗方案

方案	剂量和用法	用药时间	治疗周期
氨甲蝶呤	40mg/m²	第 1 天，第 8 天，第 15 天	每 3 周重复
多西他赛	35mg/m²	第 1 天，第 8 天，第 15 天	每 4 周重复
紫杉醇	80mg/m²	第 1 天，第 8 天，第 15 天	每 4 周重复

表 5-4-8　常用复发转移性鼻咽癌的一线化疗方案

方案	剂量和用法	用药时间	治疗周期
顺铂 + 吉西他滨	顺铂 80mg/m²	第 1 天	每 3 周重复，连续 4~6 个周期
	吉西他滨 1000mg/m²	第 1 天，第 8 天	每 3 周重复，连续 4~6 个周期
顺铂 +5- 氟尿嘧啶	顺铂 100mg/m²	第 1 天	每 3 周重复，连续 4~6 个周期
	5- 氟尿嘧啶 1000mg/m²	第 1~4 天	每 3 周重复，连续 4~6 个周期
卡铂 +5- 氟尿嘧啶	卡铂 AUC 5	第 1 天	每 3 周重复，连续 4~6 个周期
	5- 氟尿嘧啶 1000mg/m²	第 1~4 天	每 3 周重复，连续 4~6 个周期

表 5-4-8（续表）

方案	剂量和用法	用药时间	治疗周期
顺铂 + 多西他赛	顺铂 75mg/m²	第 1 天	每 3 周重复，连续 4~6 个周期
	多西他赛 75mg/m²	第 1 天	每 3 周重复，连续 4~6 个周期
顺铂 + 多西他赛	顺铂 70mg/m²	第 1 天	每 3 周重复，连续 4~6 个周期
	多西他赛 35mg/m²	第 1 天，第 8 天	每 3 周重复，连续 4~6 个周期
卡铂 + 紫杉醇	卡铂 AUC 5	第 1 天	每 3 周重复，连续 4~6 个周期
	紫杉醇 175mg/m²	第 1 天	每 3 周重复，连续 4~6 个周期
顺铂 + 卡培他滨	顺铂 80~100mg/m²	第 1 天	每 3 周重复，连续 4~6 个周期
	卡培他滨 1000mg/m²	第 1~14 天	每 3 周重复，连续 4~6 个周期

表 5-4-9 食管癌常用围手术期化疗方案

方案	剂量和用法	用药时间	治疗周期
氟尿嘧啶类 + 奥沙利铂方案			
（1）奥沙利铂	85mg/m²，iv	第 1 天	每 2 周重复
亚叶酸钙	400mg/m²，iv	第 1 天	每 2 周重复
5- 氟尿嘧啶	400mg/m²，iv，第 1 天，1200mg/m² civ，第 2~3 天（总量 2400mg/m²，46~48h）	第 1~3 天	每 2 周重复
（2）奥沙利铂	85mg/m²，iv	第 1 天	每 2 周重复
亚叶酸钙	200mg/m²，iv	第 1 天	每 2 周重复
5- 氟尿嘧啶	2600mg/m²，civ 24h	第 1 天	每 2 周重复
（3）卡培他滨	100mg/m² po，bid	第 1~14 天	每 3 周重复
奥沙利铂	130mg/m² iv	第 1 天	每 3 周重复
5- 氟尿嘧啶 + 亚叶酸钙 + 奥沙利铂 + 多西他赛（FLOT）方案			
5- 氟尿嘧啶	2600mg/m²，civ 24h	第 1 天	每 2 周重复，术前 4 个周期 + 术后 4 个周期，共 8 个周期
亚叶酸钙	200mg/m²，iv	第 1 天	每 2 周重复，术前 4 个周期 + 术后 4 个周期，共 8 个周期
奥沙利铂	85mg/m²，iv	第 1 天	每 2 周重复，术前 4 个周期 + 术后 4 个周期，共 8 个周期
多西他赛	50mg/m²，iv	第 1 天	每 2 周重复，术前 4 个周期 + 术后 4 个周期，共 8 个周期
5- 氟尿嘧啶 + 顺铂方案			
5- 氟尿嘧啶	1000mg/m²，civ 48h	第 1~2 天	每 2 周重复，术前 4~6 个周期 + 术后 4~6 个周期，共 12 个周期
顺铂	50mg/m²，iv	第 1 天	每 2 周重复，术前 4~6 个周期 + 术后 4~6 个周期，共 12 个周期
紫杉醇 + 顺铂方案			
紫杉醇	150mg/m²，iv	第 1 天	每 2 周重复
顺铂	50mg/m²，iv	第 1 天	每 2 周重复

表 5-4-10　食管癌术前化疗方案

方案	剂量和用法	用药时间	治疗周期
5-氟尿嘧啶 + 顺铂方案			
5-氟尿嘧啶	1000mg/m², civ 24h	第 1~4 天	每 3 周重复，术前 2 个周期
顺铂	80mg/m², iv	第 1 天	每 3 周重复，术前 2 个周期
紫杉醇 + 顺铂方案（仅对食管鳞癌）			
紫杉醇	150mg/m², iv	第 1 天	每 2 周重复
顺铂	50mg/m², iv	第 1 天	每 2 周重复

表 5-4-11　食管癌术后化疗方案

方案	剂量和用法	用药时间	治疗周期
卡培他滨 + 奥沙利铂方案（仅对食管胃交界部腺癌）			
卡培他滨	100mg/m², po, bid	第 1~14 天	每 3 周重复
奥沙利铂	130mg/m², iv	第 1 天	每 3 周重复
紫杉醇 + 顺铂方案（仅对食管鳞癌）			
紫杉醇	150mg/m², iv	第 1 天	每 2 周重复
顺铂	50mg/m², iv	第 1 天	每 2 周重复

表 5-4-12　复发性食管癌一线治疗方案

方案	剂量和用法	用药时间	治疗周期
氟尿嘧啶类 + 顺铂方案			
（1）顺铂	75~100mg/m², iv	第 1 天	每 4 周重复
5-氟尿嘧啶	750~1000mg/m², civ 24h	第 1~4 天	每 4 周重复
（2）顺铂	50mg/m², iv	第 1 天	每 2 周重复
亚叶酸钙	200mg/m², iv	第 1 天	每 2 周重复
5-氟尿嘧啶	2000mg/m², civ 24h	第 1 天	每 2 周重复
（3）顺铂	80mg/m², iv	第 1 天	每 3 周重复
卡培他滨	1000mg/m², po, bid	第 1~14 天	每 3 周重复
氟尿嘧啶类 + 奥沙利铂方案			
（1）奥沙利铂	85mg/m², iv	第 1 天	每 2 周重复
亚叶酸钙	400mg/m², iv	第 1 天	每 2 周重复
5-氟尿嘧啶	400mg/m², iv，第 1 天，然后 1200mg/m², civ 24h	第 1~2 天	每 2 周重复
（2）奥沙利铂	85mg/m², iv	第 1 天	每 2 周重复
亚叶酸钙	200mg/m², iv	第 1 天	每 2 周重复
5-氟尿嘧啶	2600mg/m², civ24h	第 1 天	每 2 周重复
（3）卡培他滨	1000mg/m², po, bid	第 1~14 天	每 3 周重复
奥沙利铂	130mg/m², iv	第 1 天	每 3 周重复
多西他赛 +5-氟尿嘧啶 / 亚叶酸钙			
（1）多西他赛	40mg/m², iv	第 1 天	每 2 周重复
亚叶酸钙	400mg/m², iv	第 1 天	每 2 周重复

表 5-4-12（续表）

方案	剂量和用法	用药时间	治疗周期
5- 氟尿嘧啶	400mg/m², iv, 第 1 天, 然后 1000mg/m², civ24h, 第 1~2 天	第 1~2 天	每 2 周重复
顺铂	40mg/m², iv	第 3 天	每 2 周重复
（2）多西他赛	50mg/m², iv	第 1 天	每 2 周重复
奥沙利铂	85mg/m², iv	第 1 天	每 2 周重复
5- 氟尿嘧啶	1200mg/m², civ 24h	第 1~2 天	每 2 周重复
（3）多西他赛	75mg/m², iv	第 1 天	每 3 周重复
卡铂	AUC6, iv	第 2 天	每 3 周重复
5- 氟尿嘧啶	1200mg/m², civ 24h	第 1~3 天	每 3 周重复
紫杉醇 + 顺铂 / 卡铂方案			
（1）紫杉醇	175mg/m², iv	第 1 天	每 3 周重复
顺铂	75mg/m², iv	第 2 天	每 3 周重复
（2）紫杉醇	90mg/m², iv	第 1 天	每 3 周重复
卡铂	AUC5, iv	第 1 天	每 3 周重复
（3）多西他赛	70~85mg/m², iv	第 1 天	每 3 周重复
顺铂	70~75mg/m², iv	第 1 天	每 3 周重复
5- 氟尿嘧啶单药			
（1）亚叶酸钙	400mg/m², iv	第 1 天	每 2 周重复
5- 氟尿嘧啶	400mg/m², iv, 第 1 天, 然后 1200mg/m², civ 24h, 第 1~2 天	第 1~2 天	每 2 周重复
（2）5- 氟尿嘧啶	800mg/m², civ 24h	第 1~5 天	每 4 周重复
（3）卡培他滨	1000~1250mg/m², po, bid	第 1~14 天	每 3 周重复
紫杉类单药			
（1）多西他赛	75~100mg/m², iv	第 1 天	每 3 周重复
（2）紫杉醇	135~175mg/m², iv	第 1 天	每 3 周重复
（3）紫杉醇	80mg/m², iv	第 1 天, 第 8 天, 第 5 天, 第 22 天	每 4 周重复
5- 氟尿嘧啶 + 伊立替康方案			
（1）伊立替康	180mg/m², iv	第 1 天	每 2 周重复（仅限于腺癌）
亚叶酸钙	400mg/m², iv	第 1 天	每 2 周重复（仅限于腺癌）
5- 氟尿嘧啶	400mg/m², iv, 第 1 天, 然后 2000mg/m², civ 24h, 第 1~2 天	第 1~2 天	每 2 周重复（仅限于腺癌）
（2）伊立替康	80mg/m², iv	第 1 天	每 周重复, 连续 6 周后停止 2 周
亚叶酸钙	500mg/m², iv	第 1 天	每 周重复, 连续 6 周后停止 2 周
5- 氟尿嘧啶	2000mg/m², civ 24h	第 1 天	每 周重复, 连续 6 周后停止 2 周

表 5-4-12（续表）

方案	剂量和用法	用药时间	治疗周期
表柔比星 + 顺铂方案			
表柔比星	50mg/m^2, iv	第 1 天	每 3 周重复
顺铂	60mg/m^2, iv	第 1 天	每 3 周重复
5- 氟尿嘧啶	200mg/m^2, civ 24h	第 1~21 天	每 3 周重复
表柔比星 + 奥沙利铂 + 氟尿嘧啶类方案			
（1）表柔比星	50mg/m^2, iv	第 1 天	每 3 周重复
奥沙利铂	130mg/m^2, iv	第 1 天	每 3 周重复
5- 氟尿嘧啶	200mg/m^2, civ 24h	第 1~21 天	每 3 周重复
（2）表柔比星	50mg/m^2, iv	第 1 天	每 3 周重复
顺铂	60mg/m^2, iv	第 1 天	每 3 周重复
卡培他滨	625mg/m^2, po, bid	第 1~21 天	每 3 周重复
（3）表柔比星	50mg/m^2, iv	第 1 天	每 3 周重复
奥沙利铂	130mg/m^2, iv	第 1 天	每 3 周重复
卡培他滨	625mg/m^2, po, bid	第 1~21 天	每 3 周重复

表 5-4-13　复发性食管癌二线及后续治疗方案

方案	剂量和用法	用药时间	治疗周期
紫杉类单药			
（1）多西他赛	75~100mg/m^2, iv	第 1 天	每 3 周重复
（2）紫杉醇	175mg/m^2, iv	第 1 天	每 3 周重复
（3）紫杉醇	80mg/m^2, iv	第 1 天，第 8 天，第 15 天，第 22 天	每 4 周重复
（4）紫杉醇	80mg/m^2, iv	第 1 天，第 8 天，第 15 天	每 4 周重复
（5）伊立替康	150~180mg/m^2, iv	第 1 天	每 2 周重复
（6）伊立替康	125mg/m^2, iv	第 1 天，第 8 天	每 3 周重复
5- 氟尿嘧啶 + 伊立替康			
伊立替康	180mg/m^2, iv	第 1 天	每 2 周重复
亚叶酸钙	400mg/m^2, iv	第 1 天	每 2 周重复
5- 氟尿嘧啶	400mg/m^2, iv, 第 1 天，然后 1200mg/m^2, civ 24h, 第 1~2 天	第 1~2 天	每 2 周重复
伊立替康 + 替吉奥			
伊立替康	160mg/m^2, iv	第 1 天	每 2 周重复
替吉奥	40~60mg, po, bid	第 1~10 天	每 2 周重复
伊立替康 + 顺铂			
伊立替康	65mg/m^2, iv	第 1 天，第 8 天	每 3 周重复
顺铂	25~30mg/m^2, iv	第 1 天，第 8 天	每 3 周重复
多西他赛 + 伊立替康			
多西他赛	35mg/m^2, iv	第 1 天，第 8 天	每 3 周重复
伊立替康	50mg/m^2, iv	第 1 天，第 8 天	每 3 周重复

表 5-4-14　非小细胞肺癌常用一线化疗方案

方案	治疗药物	剂量和用法	用药时间	治疗周期
NP 方案	长春瑞滨	25mg/m²	第 1 天，第 8 天	每 3 周重复，连续 4~6 个周期
	顺铂	75mg/m²	第 1 天	每 3 周重复，连续 4~6 个周期
TP 方案	紫杉醇	135~175mg/m²	第 1 天	每 3 周重复，连续 4~6 个周期
	顺铂或卡铂			
	顺铂	75mg/m²	第 1 天	每 3 周重复，连续 4~6 个周期
	卡铂	AUC5~6	第 1 天	每 3 周重复，连续 4~6 个周期
GP 方案	吉西他滨	1000~1250mg/m²	第 1 天，第 8 天	每 3 周重复，连续 4~6 个周期
	顺铂或卡铂			
	顺铂	75mg/m²	第 1 天	每 3 周重复，连续 4~6 个周期
	卡铂	AUC5~6	第 1 天	每 3 周重复，连续 4~6 个周期
DP 方案	多西他赛	75mg/m² 或 60mg/m²	第 1 天	每 3 周重复，连续 4~6 个周期
	顺铂或卡铂			
	顺铂	75mg/m²	第 1 天	每 3 周重复，连续 4~6 个周期
	卡铂	AUC5~6	第 1 天	每 3 周重复，连续 4~6 个周期
AP 方案	培美曲塞	500mg/m²	第 1 天	每 3 周重复，连续 4~6 个周期
	顺铂或卡铂			
	顺铂	75mg/m²	第 1 天	每 3 周重复，连续 4~6 个周期
	卡铂	AUC5~6	第 1 天	每 3 周重复，连续 4~6 个周期
LP 方案	紫杉醇酯质体	135~175mg/m²	第 1 天	每 3 周重复，连续 4~6 个周期
	顺铂或卡铂			
	顺铂	75mg/m²	第 1 天	每 3 周重复，连续 4~6 个周期
	卡铂	AUC5~6	第 1 天	每 3 周重复，连续 4~6 个周期

表 5-4-15　非小细胞肺癌常用二线化疗方案

方案	剂量和用法	用药时间	治疗周期
多西他赛	60~75mg/m²	第 1 天	每 3 周重复
培美曲塞	500mg/m²	第 1 天	每 3 周重复

表 5-4-16　原发性肺癌常用化疗与免疫治疗联合用药方案

方案	剂量和用法	用药时间	治疗周期
纳武利尤单抗单药	3mg/kg	第 1 天	每 2 周重复
博利珠单抗单药	200mg	第 1 天	每 3 周重复
atezolizumab 单药	1200mg	第 1 天	每 3 周重复
帕博利珠单抗 + 化疗			
帕博利珠单抗	200mg	第 1 天	每 3 周重复
卡铂	AUC 5	第 1 天	每 3 周重复
培美曲塞	500mg/m²	第 1 天	每 3 周重复

表 5-4-16（续表）

方案	剂量和用法	用药时间	治疗周期
atezolizumab 四药联合			
atezolizumab	1200mg	第 1 天	每 3 周重复
贝伐珠单抗	15mg/kg	第 1 天	每 3 周重复
卡铂	AUC 6	第 1 天	每 3 周重复
紫杉醇	175mg/m²	第 1 天	每 3 周重复

表 5-4-17　小细胞肺癌常用化疗方案

方案	剂量和用法	用药时间	治疗周期
EP			
依托泊苷	100mg/m²	第 1~3 天	每 3 周重复，连续 4~6 个周期
顺铂	75~80mg/m²	第 1 天	每 3 周重复，连续 4~6 个周期
EC			
依托泊苷	100mg/m²	第 1~3 天	每 3 周重复，连续 4~6 个周期
卡铂	AUC5~6	第 1 天	每 3 周重复，连续 4~6 个周期
IP			
伊立替康	60mg/m²	第 1 天，第 8 天，第 15 天	每 4 周重复，连续 4~6 个周期
顺铂	60mg/m²	第 1 天	每 4 周重复，连续 4~6 个周期
IP			
伊立替康	65mg/m²	第 1 天，第 8 天	每 3 周重复，连续 4~6 个周期
顺铂	30mg/m²	第 1 天，第 8 天	每 3 周重复，连续 4~6 个周期
IC			
伊立替康	50mg/m²	第 1 天，第 8 天，第 15 天	每 4 周重复，连续 4~6 个周期
卡铂	AUC5	第 1 天	每 3 周重复，连续 4~6 个周期
EL			
依托泊苷	100mg/m²	第 1~3 天	每 3 周重复，连续 4~6 个周期，每 3 周重复
洛铂	30mg/m²	第 1 天	每 3 周重复，连续 4~6 个周期，每 3 周重复
拓扑替康	1.5mg/m²，po，2.3mg/m²，ivdrip	第 1~5 天	每 3 周重复，连续 4~6 个周期，每 3 周重复

表 5-4-18　乳腺癌术前化疗常用方案

方案	剂量和用法	用药时间	治疗周期
AC（蒽环类联合环磷酰胺）-T（序贯紫杉醇类）			
阿霉素 + 环磷酰胺序贯多西他赛			
阿霉素	60mg/m²	第 1 天	每 3 周重复，连续 4 个周期
环磷酰胺	600mg/m²	第 1 天	每 3 周重复，连续 4 个周期
序贯			
多西他赛	80~100mg/m²	第 1 天	每 3 周重复，连续 4 个周期
表柔比星 + 环磷酰胺序贯多西他赛			
表柔比星	90mg/m²	第 1 天	每 3 周重复，连续 4 个周期

表 5-4-18（续表）

方案	剂量和用法	用药时间	治疗周期
环磷酰胺	600mg/m²	第 1 天	每 3 周重复，连续 4 个周期
序贯			
多西他赛	80~100mg/m²	第 1 天	每 3 周重复，连续 4 个周期
阿霉素 + 环磷酰胺序贯周疗紫杉醇类			
阿霉素	60mg/m²	第 1 天	每 3 周重复，连续 4 个周期
环磷酰胺	600mg/m²	第 1 天	每 3 周重复，连续 4 个周期
序贯			
紫杉醇	80mg/m²	第 1 天	每周重复，连续 4 个周期
表柔比星 + 环磷酰胺序贯周疗紫杉醇类			
表柔比星	90mg/m²	第 1 天	每 3 周重复，连续 4 个周期
环磷酰胺	600mg/m²	第 1 天	每 3 周重复，连续 4 个周期
序贯			
紫杉醇	80mg/m²	第 1 天	每周重复，连续 4 个周期
AT（蒽环联合紫杉醇）			
阿霉素联合紫杉醇			
阿霉素	60mg/m²	第 1 天	每 3 周重复，连续 4 个周期
多西他赛	75mg/m²	第 1 天	每 3 周重复，连续 4 个周期
表柔比星联合多西他赛			
表柔比星	75mg/m²	第 1 天	每 3 周重复，连续 4 个周期
多西他赛	75mg/m²	第 1 天	每 3 周重复，连续 4 个周期
TAC			
多西他赛	75mg/m²	第 1 天	每 3 周重复，连续 6 个周期
阿霉素	50mg/m²	第 1 天	每 3 周重复，连续 6 个周期
环磷酰胺	500mg/m²	第 1 天	每 3 周重复，连续 6 个周期
AT-NP（蒽环联合紫杉醇序贯铂类）			
阿霉素 + 多西他赛序贯长春瑞滨 + 顺铂			
阿霉素	60mg/m²	第 1 天	每 3 周重复，连续 4 个周期
多西他赛	75mg/m²	第 1 天	每 3 周重复，连续 4 个周期
序贯			
长春瑞滨	25mg/m²	第 1 天，第 8 天	每 3 周重复，连续 4 个周期
联合顺铂	75mg/m²	第 1~3 天	每 3 周重复，连续 4 个周期
表柔比星 + 多西他赛序贯长春瑞滨 + 顺铂			
表柔比星	75mg/m²	第 1 天	每 3 周重复，连续 4 个周期
多西他赛	75mg/m²	第 1 天	每 3 周重复，连续 4 个周期
序贯			
长春瑞滨	25mg/m²	第 1 天，第 8 天	每 3 周重复，连续 4 个周期
联合顺铂	75mg/m²	第 1~3 天	每 3 周重复，连续 4 个周期

表 5-4-19　HER2 阳性乳腺癌术前靶向治疗常用方案

方案	剂量和用法	用药时间	治疗周期
AC-TH			
阿霉素	60mg/m²	第 1 天	每 3 周重复，连续 4 个周期
环磷酰胺	600mg/m²	第 1 天	每 3 周重复，连续 4 个周期
序贯			
紫杉醇	80mg/m²	第 1 天	每周重复，连续 12 个周期
曲妥珠单抗	首剂 4mg/kg，之后 2mg/kg	第 1 天	每周重复，连续 12 个周期
TCbH			
多西他赛	75mg/m²	第 1 天	每 3 周重复，连续 6 个周期
卡铂	AUC 6	第 1 天	每 3 周重复，连续 6 个周期
曲妥珠单抗	首剂 4mg/kg，之后 2mg/kg	第 1 天	每周重复，完成 1 年
	首剂 8mg/kg，之后 6mg/kg	第 1 天	每 3 周重复，完成 1 年
TH+P			
多西他赛	75mg/m²，如果耐受，提高至 100mg/m²	第 1 天	每 3 周重复
曲妥珠单抗	首剂 8mg/kg，之后 6mg/kg	第 1 天	每 3 周重复
帕妥珠单抗	首剂 840mg，之后 420mg	第 1 天	每 3 周重复

表 5-4-20　乳腺癌化疗联合靶向治疗常用方案

方案	剂量和用法	用药时间	治疗周期
AC（蒽环类联合环磷酰胺）-TH（紫杉类联合曲妥珠单抗）			
阿霉素 + 环磷酰胺序贯紫杉醇 + 曲妥珠单抗			
阿霉素	60mg/m²	第 1 天	每 3 周重复，连续 4 个周期
环磷酰胺	600mg/m²	第 1 天	每 3 周重复，连续 4 个周期
序贯			
紫杉醇	175mg/m²	第 1 天	每 3 周重复，连续 4 个周期
	或 80mg/m²	第 1 天	每周重复，连续 12 个周期
曲妥珠单抗	首剂 4mg/kg，之后 2mg/kg	第 1 天	每周重复，完成 1 年
	首剂 8mg/kg，之后 6mg/kg	第 1 天	每 3 周重复，完成 1 年
阿霉素 + 环磷酰胺序贯多西他赛 + 曲妥珠单抗			
阿霉素	60mg/m²	第 1 天	每 3 周重复，连续 4 个周期
环磷酰胺	600mg/m²	第 1 天	每 3 周重复，连续 4 个周期
序贯			
多西他赛	80~100mg/m²	第 1 天	每 3 周重复，连续 4 个周期
曲妥珠单抗	首剂 4mg/kg，之后 2mg/kg	第 1 天	每周重复，完成 1 年
	首剂 8mg/kg，之后 6mg/kg	第 1 天	每 3 周重复，完成 1 年
表柔比星 + 环磷酰胺序贯紫杉醇类 + 曲妥珠单抗			
表柔比星	90mg/m²	第 1 天	每 3 周重复，连续 4 个周期

表 5-4-20（续表）

方案	剂量和用法	用药时间	治疗周期
环磷酰胺	600mg/m²	第 1 天	每 3 周重复，连续 4 个周期
序贯			
紫杉醇	80mg/m²	第 1 天	每周重复，连续 12 个周期
曲妥珠单抗	首剂 4mg/kg，之后 2mg/kg	第 1 天	每周重复，完成 1 年
	首剂 8mg/kg，之后 6mg/kg	第 1 天	每 3 周重复，完成 1 年
表柔比星 + 环磷酰胺序贯多西他赛 + 曲妥珠单抗			
表柔比星	90mg/m²	第 1 天	每 3 周重复，连续 4 个周期
环磷酰胺	600mg/m²	第 1 天	每 3 周重复，连续 4 个周期
序贯			
多西他赛	80~100mg/m²	第 1 天	每 3 周重复，连续 4 个周期
曲妥珠单抗	首剂 4mg/kg，之后 2mg/kg	第 1 天	每周重复，完成 1 年
	首剂 8mg/kg，之后 6mg/kg	第 1 天	每 3 周重复，完成 1 年
密集阿霉素 + 环磷酰胺序贯密集紫杉醇类 + 曲妥珠单抗			
阿霉素	60mg/m²	第 1 天	每 2 周重复，连续 4 个周期
环磷酰胺	600mg/m²	第 1 天	每 2 周重复，连续 4 个周期
序贯			
紫杉醇	175mg/m²	第 1 天	每 2 周重复，连续 4 个周期
曲妥珠单抗	首剂 4mg/kg，之后 2mg/kg	第 1 天	每周重复，完成 1 年
	首剂 8mg/kg，之后 6mg/kg	第 1 天	每 3 周重复，完成 1 年
TCbH			
多西他赛	75mg/m²	第 1 天	每 3 周重复，连续 6 个周期
卡铂	AUC 6	第 1 天	每 3 周重复，连续 6 个周期
曲妥珠单抗	首剂 4mg/kg，之后 2mg/kg	第 1 天	每周重复，完成 1 年
	首剂 8mg/kg，之后 6mg/kg	第 1 天	每 3 周重复，完成 1 年
AC-TH+P			
阿霉素	60mg/m²	第 1 天	每 3 周重复，连续 4 个周期
环磷酰胺	600mg/m²	第 1 天	每 3 周重复，连续 4 个周期
序贯			
紫杉醇	80mg/m²	第 1 天，第 8 天，第 15 天	每 3 周重复，连续 4 个周期
曲妥珠单抗	首剂 4mg/kg，之后 2mg/kg	第 1 天	每周重复，完成 1 年
	首剂 8mg/kg，之后 6mg/kg	第 1 天	每 3 周重复，完成 1 年
帕妥珠单抗	首剂 840mg，之后 420mg	第 1 天	每 3 周重复，完成 1 年
TC+H			
多西他赛	75mg/m²	第 1 天	每 3 周重复，连续 4 个周期
环磷酰胺	600mg/m²	第 1 天	每 3 周重复，连续 4 个周期
曲妥珠单抗	首剂 4mg/kg，之后 2mg/kg	第 1 天	每周重复，完成 1 年
	首剂 8mg/kg，之后 6mg/kg	第 1 天	每 3 周重复，完成 1 年

表 5-4-20（续表）

方案	剂量和用法	用药时间	治疗周期
TH（周疗紫杉醇 + 曲妥珠单抗）			
紫杉醇	80mg/m²	第 1 天	每周重复，连续 12 个周期
曲妥珠单抗	首剂 4mg/kg，之后 2mg/kg	第 1 天	每周重复，完成 1 年
	首剂 8mg/kg，之后 6mg/kg	第 1 天	每 3 周重复，完成 1 年

表 5-4-21　乳腺癌辅助化疗常用方案

方案	剂量和用法	用药时间	治疗周期
AC（蒽环类联合环磷酰胺）–T（紫杉醇类）			
阿霉素 + 环磷酰胺序贯多西他赛			
阿霉素	60mg/m²	第 1 天	每 3 周重复，连续 4 个周期
环磷酰胺	600mg/m²	第 1 天	每 3 周重复，连续 4 个周期
序贯			
多西他赛	80~100mg/m²	第 1 天	每 3 周重复，连续 4 个周期
表柔比星 + 环磷酰胺序贯多西他赛			
表柔比星	90mg/m²	第 1 天	每 3 周重复，连续 4 个周期
环磷酰胺	600mg/m²	第 1 天	每 3 周重复，连续 4 个周期
序贯			
多西他赛	80~100mg/m²	第 1 天	每 3 周重复，连续 4 个周期
阿霉素 + 环磷酰胺序贯紫杉醇类			
阿霉素	60mg/m²	第 1 天	每 3 周重复，连续 4 个周期
环磷酰胺	600mg/m²	第 1 天	每 3 周重复，连续 4 个周期
序贯			
紫杉醇	80mg/m²	第 1 天	每周重复，连续 12 个周期
表柔比星 + 环磷酰胺序贯紫杉类			
表柔比星	90mg/m²	第 1 天	每 3 周重复，连续 4 个周期
环磷酰胺	600mg/m²	第 1 天	每 3 周重复，连续 4 个周期
序贯			
紫杉醇	80mg/m²	第 1 天	每周重复，连续 12 个周期
密集型表柔比星 + 环磷酰胺序贯密集型紫杉醇类			
表柔比星	90mg/m²	第 1 天	每 2 周重复，连续 4 个周期
环磷酰胺	600mg/m²	第 1 天	每 2 周重复，连续 4 个周期
序贯			
紫杉醇	175mg/m²	第 1 天	每 2 周重复，连续 4 个周期
密集型阿霉素 + 环磷酰胺序贯密集型紫杉醇类			
阿霉素	60mg/m²	第 1 天	每 2 周重复，连续 4 个周期
环磷酰胺	600mg/m²	第 1 天	每 2 周重复，连续 4 个周期

表 5-4-21（续表）

方案	剂量和用法	用药时间	治疗周期
序贯			
紫杉醇	$175mg/m^2$	第 1 天	每 2 周重复，连续 4 个周期
AC			
阿霉素 + 环磷酰胺			
阿霉素	$60mg/m^2$	第 1 天	每 3 周重复，连续 4 个周期
环磷酰胺	$600mg/m^2$	第 1 天	每 3 周重复，连续 4 个周期
表柔比星 + 环磷酰胺			
表柔比星	$90mg/m^2$	第 1 天	每 3 周重复，连续 4 个周期
环磷酰胺	$600mg/m^2$	第 1 天	每 3 周重复，连续 4 个周期
TC			
多西他赛	$75mg/m^2$	第 1 天	每 3 周重复，连续 4 个周期
环磷酰胺	$600mg/m^2$	第 1 天	每 3 周重复，连续 4 个周期
TAC			
多西他赛	$75mg/m^2$	第 1 天	每 3 周重复，连续 6 个周期
阿霉素	$50mg/m^2$	第 1 天	每 3 周重复，连续 6 个周期
环磷酰胺	$500mg/m^2$	第 1 天	每 3 周重复，连续 6 个周期
FEC-T			
氟尿嘧啶	$500mg/m^2$	第 1 天	每 3 周重复，连续 3 个周期
表柔比星	$100mg/m^2$	第 1 天	每 3 周重复，连续 3 个周期
环磷酰胺	$500mg/m^2$	第 1 天	每 3 周重复，连续 3 个周期
序贯			
多西他赛	$80\sim100mg/m^2$	第 1 天	每 3 周重复，连续 3 个周期
FAC			
5- 氟尿嘧啶	$500mg/m^2$	第 1 天，第 8 天	每 3 周重复，连续 3 个周期
阿霉素	$50mg/m^2$	第 1 天	每 3 周重复，连续 3 个周期
环磷酰胺	$500mg/m^2$	第 1 天	每 3 周重复，连续 3 个周期

表 5-4-22　复发或转移性乳腺癌常用单药化疗方案

方案	剂量和用法	用药时间	治疗周期
紫杉醇	$175mg/m^2$	第 1 天	每 3 周重复
	或 $80mg/m^2$	第 1 天	每周重复
多西他赛	$75mg/m^2$	第 1 天	每 3 周重复
白蛋白结合型紫杉醇	$260mg/m^2$	第 1 天	每 3 周重复
	或 $100\sim150mg/m^2$	第 1 天，第 8 天，第 15 天	每 4 周重复
卡培他滨	$1000mg/m^2$，bid	第 1~14 天	每 3 周重复
吉西他滨	$1000mg/m^2$	第 1 天	每周重复
长春瑞滨	$25mg/m^2$	第 1 天	每周重复
表柔比星	$60\sim90mg/m^2$	第 1 天	每 3 周重复
阿霉素	$50mg/m^2$	第 1 天	每 3 周重复
阿霉素脂质体	$20\sim30mg/m^2$	第 1 天	每 3 周重复

表 5-4-23 复发或转移性乳腺癌常用整合化疗方案

方案	剂量和用法	用药时间	治疗周期
TX			
多西他赛	75mg/m^2	第 1 天	每 3 周重复
卡培他滨	1000mg/m^2，bid	第 1~14 天	每 3 周重复
NX			
长春瑞滨	25mg/m^2	第 1 天，第 8 天	每 3 周重复
卡培他滨	1000mg/m^2，bid	第 1~14 天	每 3 周重复
NP			
长春瑞滨	25mg/m^2	第 1 天，第 8 天	每 3 周重复
顺铂	75mg/m^2	第 1~3 天	每 3 周重复
GP			
吉西他滨	1000mg/m^2	第 1 天，第 8 天	每 3 周重复
顺铂	75mg/m^2	第 1~3 天	每 3 周重复
GP			
吉西他滨	1000mg/m^2	第 1 天，第 8 天	每 3 周重复
卡铂	AUC 2	第 1 天，第 8 天	每 3 周重复
X+ 贝伐珠单抗			
贝伐珠单抗	10mg/kg	第 1 天	每 3 周重复
卡培他滨	1000mg/m^2，bid	第 1~14 天	每 3 周重复

表 5-4-24 复发或转移性乳腺癌曲妥珠单抗联用方案（抗 HER2 一线治疗）

方案	剂量和用法	用药时间	治疗周期
TH			
紫杉醇联合曲妥珠单抗			
紫杉醇	175mg/m^2	第 1 天	每 3 周重复
	80mg/m^2	第 1 天	每周重复
曲妥珠单抗	首剂 4mg/kg，之后 2mg/kg	第 1 天	每周重复
	或首剂 8mg/kg，之后 6mg/kg	第 1 天	每 3 周重复
多西他赛联合曲妥珠单抗			
多西他赛	75mg/m^2	第 1 天	每 3 周重复
曲妥珠单抗	首剂 4mg/kg，之后 2mg/kg	第 1 天	每周重复
	或首剂 8mg/kg，之后 6mg/kg	第 1 天	每 3 周重复
NH			
长春瑞滨	25mg/m^2	第 1 天	每周重复
曲妥珠单抗	首剂 4mg/kg，之后 2mg/kg	第 1 天	每周重复
	或首剂 8mg/kg，之后 6mg/kg	第 1 天	每 3 周重复
XH			
卡培他滨	1000mg/m^2，bid	第 1~14 天	每 3 周重复
曲妥珠单抗	首剂 4mg/kg，之后 2mg/kg	第 1 天	每周重复
	或首剂 8mg/kg，之后 6mg/kg	第 1 天	每 3 周重复

表 5-4-24（续表）

方案	剂量和用法	用药时间	治疗周期
TXH			
多西他赛	75mg/m²	第 1 天	每 3 周重复
卡培他滨	1000mg/m²，bid	第 1~14 天	
曲妥珠单抗	首剂 4mg/kg，之后 2mg/kg	第 1 天	每周重复
	或首剂 8mg/kg，之后 6mg/kg	第 1 天	每 3 周重复
TCbH（三周方案）			
卡铂	AUC 6	第 1 天	每 3 周重复
紫杉醇	175mg/m²	第 1 天	
曲妥珠单抗	首剂 4mg/kg，之后 2mg/kg	第 1 天	每周重复
	或 8mg/kg，之后 6mg/kg	第 1 天	每 3 周重复
TCbH（单周方案）			
卡铂	AUC 2	第 1 天	每周重复
紫杉醇	80mg/m²	第 1 天	
曲妥珠单抗	首剂 4mg/kg，之后 2mg/kg	第 1 天	每周重复
	或 8mg/kg，之后 6mg/kg	第 1 天	
TH+P			
帕妥珠单抗	首剂 840mg，之后 420mg	第 1 天	每 3 周重复
多西他赛	75mg/m²	第 1 天	
或紫杉醇	175mg/m²	第 1 天	
曲妥珠单抗	首剂 4mg/kg，之后 2mg/kg	第 1 天	每周重复
	或首剂 8mg/kg，之后 6mg/kg	第 1 天	每 3 周重复

表 5-4-25　曲妥珠单抗治疗乳腺癌进展后的方案（抗 HER2 二线治疗）

方案	剂量和用法	用药时间	治疗周期
拉帕替尼 + 卡培他滨			
拉帕替尼	1250mg	每天	每天
卡培他滨	1000mg/m²，bid	第 1~14 天	每 3 周重复
吡咯替尼 + 卡培他滨			
吡咯替尼	400mg	每天	每天
卡培他滨	1000mg/m²，bid	第 1~14 天	每 3 周重复
拉帕替尼 + 曲妥珠单抗			
拉帕替尼	1250mg	每天	每天
曲妥珠单抗	首剂 4mg/kg，之后 2mg/kg	第 1 天	每周重复
	或首剂 8mg/kg，之后 6mg/kg	第 1 天	每 3 周重复
T-DM1			
T-DM1	3.6mg/kg	第 1 天	每 3 周重复

表 5-4-26　胃癌常用化疗方案

方案	药物	剂量和用法	用药时间	治疗周期
顺铂 + 氟尿嘧啶类				
PF 方案	顺铂	$75\sim100mg/m^2$，ivdrip	第 1 天	每 3 周重复
	5- 氟尿嘧啶	$750\sim1000mg/m^2$，civ 24h	第 1~4 天	每 3 周重复
	顺铂	$50mg/m^2$，ivdrip	第 1 天	每 2 周重复
	亚叶酸钙	$200mg/m^2$，ivdrip	第 1 天	每 2 周重复
	5- 氟尿嘧啶	$2000mg/m^2$，civ 24h	第 1 天	每 2 周重复
XP 方案	顺铂	$80mg/m^2$，ivdrip	第 1 天	每 3 周重复
	卡培他滨	$1000mg/m^2$，po，bid	第 1~14 天	每 3 周重复
SP 方案	顺铂	$60\sim80mg/m^2$，ivdrip	第 1 天	每 3 周重复
	替吉奥	$40\sim60mg$，po，bid	第 1~14 天	每 3 周重复
奥沙利铂 + 氟尿嘧啶类				
奥沙利铂 + 氟尿嘧啶 / 亚叶酸钙	奥沙利铂	$85mg/m^2$，ivdrip	第 1 天	每 2 周重复
	亚叶酸钙	$400mg/m^2$，ivdrip	第 1 天	每 2 周重复
	5- 氟尿嘧啶	$400mg/m^2$，iv，第 1 天，然后 $2400\sim3600mg/（m^2\cdot d）$，civ 46h	第 1~3 天	每 2 周重复
XELOX	奥沙利铂	$130mg/m^2$，ivdrip	第 1 天	每 3 周重复
	卡培他滨	$1000mg/m^2$，po，bid	第 1~14 天	每 3 周重复
SOX	奥沙利铂	$130mg/m^2$，ivdrip	第 1 天	每 3 周重复
	替吉奥	$40mg$，po，bid	第 1~14 天	每 3 周重复
ECE	表阿霉素	$50mg/m^2$，iv	第 1 天	每 3 周重复
	顺铂	$60mg/m^2$，ivdrip	第 1 天	每 3 周重复
	5- 氟尿嘧啶	$200mg/（m^2\cdot d）$，civ 24h	第 1~21 天	每 3 周重复
EOX	表阿霉素	$50mg/m^2$，iv	第 1 天	每 3 周重复
	奥沙利铂	$130mg/m^2$，ivdrip	第 1 天	每 3 周重复
	卡培他滨	$625mg/m^2$，po，bid	第 1~14 天	每 3 周重复
DCF	多西他赛	$75mg/m^2$，ivdrip	第 1 天	每 3 周重复
	顺铂	$75mg/m^2$，ivdrip	第 1 天	每 3 周重复
	5- 氟尿嘧啶	$1000mg/m^2/d$，civ 24h	第 1~5 天	每 3 周重复
mDCF	多西他赛	$60mg/m^2$，ivdrip	第 1 天	每 3 周重复
	顺铂	$60mg/m^2$，ivdrip	第 1 天	每 3 周重复
	5- 氟尿嘧啶	$600mg/m^2/d$，civ 24h	第 1~5 天	每 3 周重复
FLOT	多西他赛	$50mg/m^2$，ivdrip	第 1 天	每 2 周重复
	奥沙利铂	$85mg/m^2$，ivdrip	第 1 天	每 2 周重复
	四氢叶酸	$200mg/m^2$，ivdrip	第 1 天	每 2 周重复
	5- 氟尿嘧啶	$2600mg/m^2$，civ 46h		每 2 周重复

表 5-4-26（续表）

方案	药物	剂量和用法	用药时间	治疗周期
单药方案				
替吉奥（S-1）单药	替吉奥	按照体表面积给药 BSA：<1.25m^2，40mg，po，bid BSA：≥ 1.25m^2 且 <1.5m^2，50mg，po，bid BSA：≥ 1.5m^2 60mg，po，bid	连续给药 2 周，休息 1 周，或连续给药 3 周，休息 2 周	
多西他赛单药	多西他赛	75~100mg/m^2，ivdrip	第 1 天	每 3 周重复
紫杉醇单药	紫杉醇	80mg/m^2，ivdrip	第 1 天，第 8 天，第 15 天	每 4 周重复
	紫杉醇	135~175mg/m^2，ivdrip	第 1 天	每 3 周重复
伊立替康单药	伊立替康	150~180mg/m^2，ivdrip	第 1 天	每 2 周重复
	伊立替康	125mg/m^2，ivdrip	第 1 天，第 8 天	每 3 周重复

表 5-4-27 结直肠癌常用化疗方案

方案	剂量和用法	用药时间	治疗周期
mFOLFOX6			
奥沙利铂	85mg/m^2，iv 2h	第 1 天	每 2 周重复
亚叶酸钙	400mg/m^2，iv 2h	第 1 天	每 2 周重复
5- 氟尿嘧啶	400mg/m^2，iv，第 1 天，然后 1200mg/（m^2·d）civ（总量 2400mg/m^2，输注 46~48h）	第 1~3 天	每 2 周重复
mFOLFOX6+ 贝伐珠单抗			
奥沙利铂	85mg/m^2，iv 2h	第 1 天	每 2 周重复
亚叶酸钙	400mg/m^2，iv 2h	第 1 天	每 2 周重复
5- 氟尿嘧啶	400mg/m^2，iv，第 1 天，然后 1200mg/（m^2·d）civ（总量 2400mg/m^2，输注 46~48h ）	第 1~3 天	每 2 周重复
贝伐珠单抗	5mg/kg，iv	第 1 天	每 2 周重复
mFOLFOX6+ 西妥昔单抗			
奥沙利铂	85mg/m^2，iv 2h	第 1 天	每周或每 2 周重复
亚叶酸钙	400mg/m^2，iv 2h	第 1 天	每周或每 2 周重复
5- 氟尿嘧啶	400mg/m^2，iv，第 1 天，然后 1200mg/（m^2·d）civ（总量 2400mg/m^2，输注 46~48h ）	第 1~3 天	每周或每 2 周重复
西妥昔单抗	400mg/m^2 iv，第一次静脉输注大于 2h，然后 250mg/m^2 iv，输注超过 60min	第 1 天	每周重复
	或 500mg/m^2 iv，输注超过 2h	第 1 天	每 2 周重复
CapeOx			
奥沙利铂	130mg/m^2，iv 大于 2h	第 1 天	每 3 周重复
卡培他滨	每次 1000mg/m^2，po，bid	第 1~14天，休 7d	每 3 周重复

表 5-4-27（续表）

方案	剂量和用法	用药时间	治疗周期
CapeOx+ 贝伐珠单抗			
奥沙利铂	130mg/m², iv 大于 2h	第 1 天	每 3 周重复
卡培他滨	每次 1000mg/m², po, bid	第 1~14 天，休 7d	每 3 周重复
贝伐珠单抗	7.5mg/kg, iv	第 1 天	每 3 周重复
FOLFIRI			
伊立替康	180mg/m², iv, 大于 30~90min	第 1 天	每 2 周重复
亚叶酸钙	400mg/m², iv 2h, 配合伊立替康注射时间	第 1 天	每 2 周重复
5- 氟尿嘧啶	400mg/m², iv, 第 1 天, 然后 1200mg/（m²·d）civ（总量 2400mg/m², 输注 46~48h）	第 1~3 天	每 2 周重复
FOLFIR+ 贝伐珠单抗			
伊立替康	180mg/m², iv 大于 30~90min	第 1 天	每 2 周重复
亚叶酸钙	400mg/m², iv 2h, 配合伊立替康注射时间, 1200mg/（m²·d）civ（总量 2400mg/m², 输注 46~48h）	第 1~3 天	每 2 周重复
5- 氟尿嘧啶	400mg/m², iv, 第 1 天, 然后 1200mg/（m²·d）civ（总量 2400mg/m², 输注 46~48h）	第 1~3 天	每 2 周重复
贝伐珠单抗	5mg/kg, iv	第 1 天	每 2 周重复
FOLFIRI+ 西妥昔单抗			
伊立替康	180mg/m², iv 大于 30~90min	第 1 天	每 2 周重复
亚叶酸钙	400mg/m², iv 2h, 配合伊立替康注射时间	第 1 天	每 2 周重复
5- 氟尿嘧啶	400mg/m², iv, 第 1 天, 然后 1200mg/（m²·d）civ（总量 2400mg/m², 输注 46~48h）	第 1~3 天	每 2 周重复
西妥昔单抗	400mg/m², iv, 第 1 次静注大于 2h, 然后 250mg/m² iv, 注射超过 60min, 每周重复 1 次 或 500mg/m², iv, 第 1 天, 注射超过 2h, 每 2 周重复 1 次	第 1 天	每周或每 2 周重复
CapIRI			
伊立替康	180mg/m², iv 大于 30~90min	第 1 天	每 2 周重复
卡培他滨	每次 1000mg/m², po, bid	第 1~7 天	每 2 周重复
CapIRI+ 贝伐珠单抗			
伊立替康	180mg/m², iv 大于 30~90min	第 1 天	每 2 周重复
卡培他滨	每次 1000mg/m², po, bid	第 1~7 天	每 2 周重复
贝伐珠单抗	5mg/kg, iv	第 1 天	每 2 周重复
mXELIRI			
伊立替康	200mg/m², iv 大于 30~90min	第 1 天	每 3 周重复
卡培他滨	每次 800mg/m², po, did	第 1~14 天	每 3 周重复
mXELIRI+ 贝伐珠单抗			
伊立替康	200mg/m², iv 大于 30~90min 对于 *UGT1A1**28 和 *6 为纯合变异型或双杂合变异型，伊立替康推荐剂量为 150mg/m²	第 1 天	每 3 周重复

表 5-4-27（续表）

方案	剂量和用法	用药时间	治疗周期
卡培他滨	每次 800mg/m², po, bid	第 1~14 天	每 3 周重复
贝伐珠单抗	7.5mg/kg, iv	第 1 天	每 3 周重复
卡培他滨	每次 1250mg/m², po, bid	第 1~14 天	每 3 周重复
卡培他滨 + 贝伐珠单抗			
卡培他滨	每次 1250mg/m², po, bid	第 1~14 天	每 3 周重复
贝伐珠单抗	7.5mg/kg, iv	第 1 天	每 3 周重复
简化的双周氟尿嘧啶输注 / 亚叶酸钙方案（sLV5FU2）			
亚叶酸钙	400mg/m², iv 2h	第 1 天	每 2 周重复
5- 氟尿嘧啶	400mg/m², iv, 然后 1200mg/m²/（m²·d）civ（总量 2400mg/m², 输注 46~48h）	第 1~3 天	每 2 周重复
FOLFOXIRI+ 贝伐珠单抗			
伊立替康	165mg/m², iv	第 1 天	每 2 周重复
奥沙利铂	85mg/m², iv	第 1 天	每 2 周重复
亚叶酸钙	400mg/m², iv	第 1 天	每 2 周重复
5- 氟尿嘧啶	1600mg/（m²·d）civ（总量 3200mg/m², 输注 48h）	第 1~2 天	每 2 周重复
贝伐珠单抗	5mg/kg, iv	第 1 天	每 2 周重复
伊立替康			
伊立替康	125mg/m², iv 30~90min	第 1 天, 第 8 天	每 3 周重复
伊立替康	300~350mg/m², iv 30~90min	第 1 天	每 3 周重复
西妥昔单抗 + 伊立替康			
西妥昔单抗	首次剂量 400mg/m² 输注, 然后 250mg/m² 每周 1 次或 500mg/m², 每 2 周 1 次	每周或每 2 周 1 次	
伊立替康	300~350mg/m², iv, 每 3 周重复, 或 180mg/m², iv, 每 2 周重复, 或 125mg/m², iv, 第 1、8 天, 每 3 周重复	每 2 周或每 3 周 1 次	
同期放化疗给药方案			
（1）放疗			5 周
卡培他滨	825mg/m², po, bid	每周 5 天	5 周
（2）放疗			5 周
5- 氟尿嘧啶	225mg/（m²·d）, 放疗期间持续静脉滴注	每周 5 天	5 周
术后辅助化疗方案			
5- 氟尿嘧啶为基础的单药方案			
卡培他滨	每次 1250mg/m², po, bid	第 1~14 天	每 3 周重复, 连续 8 个周期
简化的双周 5- 氟尿嘧啶输注 / 亚叶酸钙方案（sLV5FU2）			
亚叶酸钙	400mg/m², iv 2h	第 1 天	每 2 周重复, 连续 12 个周期

表 5-4-27（续表）

方案	剂量和用法	用药时间	治疗周期
5- 氟尿嘧啶	400mg/m², iv，然后 1200mg/（m²·d）civ（总量 2400mg/m²，输注 46~48h）	第 1~3 天	每 2 周重复，连续 12 个周期
CapeOx（又称 XELOX）			
奥沙利铂	130mg/m², iv 2h	第 1 天	每 3 周重复，连续 8 个周期
卡培他滨	每次 1000mg/m²，po，bid	第 1~14 天	每 2 周重复

表 5-4-28　胰腺癌辅助化疗方案

方案	剂量和用法	用药时间	治疗周期
GEM 单药方案			
GEM	1000mg/m²，iv 超过 30min	第 1 天	每周重复，连续 7 个周期，休 1 周，此后每周重复，连续 3 个周期，休 1 周，给药至 6 个月
可调整 GEM 单药方案			
GEM	1000mg/m²，iv 超过 30min	第 1 天，第 8 天	每 3 周重复，给药至 6 个月
替吉奥单药方案			
替吉奥	80mg/d，po	第 1~28 天	每 6 周重复，给药至 6 个月
可调整替吉奥单药方案			
替吉奥	60~120mg/d，po	第 1~14 天	每 3 周重复，给药至 6 个月
5- 氟尿嘧啶单药方案			
5- 氟尿嘧啶	425mg/m²，iv	第 1~5 天	每 4 周重复，连续 6 个周期
亚叶酸钙	20mg/m²，iv	第 1~5 天	每 4 周重复，连续 6 个周期
可调整 5- 氟尿嘧啶单药方案			
亚叶酸钙	400mg/m²，iv，2h	第 1 天	每 2 周重复，给药至 6 个月
5- 氟尿嘧啶	400mg/m² 静脉滴注，第 1 天，然后 2400mg/m²，civ 46h	第 1~5 天	每 2 周重复，给药至 6 个月
GEM 联合 CAP 方案			
GEM	1000mg/m²，iv 超过 30min	第 1 天，第 8 天，第 15 天	每 4 周重复，连续 6 个周期
CAP	1660mg/（m²·d），po	第 1~21 天	每 4 周重复，连续 6 个周期
可调整 GEM 联合 CAP 方案			
GEM	1000mg/m²，iv 超过 30min	第 1 天，第 8 天	每 3 周重复，连续 6-8 个周期
卡培他滨	825~1000mg/m²，po，bid	第 1~14 天	每 3 周重复，连续 6-8 个周期
mFOLFIRINOX 方案			
奥沙利铂	85mg/m²，iv，2h	第 1 天	每 2 周重复，连续 24 个周期
伊立替康	150mg/m²，iv 大于 30~90min	第 1 天	每 2 周重复，连续 24 个周期
亚叶酸钙	400mg/m²，iv，2h	第 1 天	每 2 周重复，连续 24 个周期
5- 氟尿嘧啶	2400mg/m²，civ 46h		每 2 周重复；连续 24 个周期

表 5-4-29 胰腺癌新辅助化疗方案

方案	剂量和用法	用药时间	治疗周期
FOLFIRINOX 方案			
奥沙利铂	$85mg/m^2$，iv 2h	第 1 天	每 2 周重复
伊立替康	$180mg/m^2$，iv 大于 30~90min	第 1 天	每 2 周重复
亚叶酸钙	$400mg/m^2$，iv 2h	第 1 天	每 2 周重复
5- 氟尿嘧啶	$400mg/m^2$ 静脉滴注，第 1 天，然后 $2400mg/m^2$，civ 46h	第 1~3 天	每 2 周重复
可调整 FOLFIRINOX 方案			
奥沙利铂	$68mg/m^2$，iv 2h	第 1 天	每 2 周重复
伊立替康	$135mg/m^2$，iv 大于 30~90min	第 1 天	每 2 周重复
亚叶酸钙	$400mg/m^2$，iv，2h	第 1 天	每 2 周重复
5- 氟尿嘧啶	$2400mg/m^2$，civ 46h	第 1~2 天	每 2 周重复
GEM+ 白蛋白结合型紫杉醇方案			
白蛋白结合型紫杉醇	$125mg/m^2$，iv	第 1 天，第 8 天	每 3 周重复
GEM	$1000mg/m^2$，iv 超过 30min	第 1 天，第 8 天	每 3 周重复
GEM 联合替吉奥方案			
GEM	$1000mg/m^2$，iv 超过 30min	第 1 天，第 8 天	每 3 周重复
替吉奥	60~100mg/d，po，bid	第 1~14 天	每 3 周重复
可调整 GEM 联合替吉奥方案			
GEM	$1000mg/m^2$，iv 超过 30min	第 1 天，第 8 天	每 3 周重复
替吉奥	40~60mg/d，po，bid	第 1~14 天	每 3 周重复
GEM 为基础的新辅助放化疗方案			
GEM	$1000mg/m^2$，iv 超过 30min	第 1 天，第 8 天，第 15 天	每 4 周重复
	或 $1000mg/m^2$，iv 超过 30min	第 1 天，第 8 天	每 3 周重复

表 5-4-30 胰腺癌一线化疗方案

方案	剂量和用法	用药时间	治疗周期
GEM+ 白蛋白结合型紫杉醇方案			
白蛋白结合型紫杉醇	$125mg/m^2$，iv	第 1 天，第 8 天，第 15 天	每 4 周重复
GEM	$1000mg/m^2$，iv 超过 30min	第 1 天，第 8 天，第 15 天	每 4 周重复
可调整 GEM+ 白蛋白结合型紫杉醇方案			
白蛋白结合型紫杉醇	$125mg/m^2$，iv	第 1 天，第 8 天	每 3 周重复 1 次
GEM	$1000mg/m^2$，iv 超过 30min	第 1 天，第 8 天	每 3 周重复 1 次
FOLFIRINOX 方案			
奥沙利铂	$85mg/m^2$，iv 2h	第 1 天	每 2 周重复
伊立替康	$180mg/m^2$，iv 大于 30~90min	第 1 天	每 2 周重复
亚叶酸钙	$400mg/m^2$，iv 2h	第 1 天	每 2 周重复

表 5-4-30（续表）

方案	剂量和用法	用药时间	治疗周期
5-氟尿嘧啶	400mg/m² 静脉滴注，第 1 天，然后 2400mg/m²，civ 46h	第 1~3 天	每 2 周重复
GEM 联合替吉			
GEM	1000mg/m²，iv 超过 30min	第 1 天，第 8 天	每 3 周重复
替吉奥	60~100mg/d，po，bid	第 1~14 天	每 3 周重复
可调整 GEM 联合替吉奥方案			
GEM	1000mg/m²，iv 超过 30min	第 1 天，第 8 天	每 3 周重复
替吉奥	40~60mg/d，po，bid	第 1~14 天	每 3 周重复
GEM 联合厄洛替尼方案			
GEM	1000mg/m²，iv 超过 30min	第 1 天	每周重复，连续 7 个周期，休 1 周，此后每周重复，连续 3 个周期，休 1 周
厄洛替尼	100mg 或 150mg，po	每日	
可调整 GEM 联合厄洛替尼方案			
GEM	1000mg/m²，iv 超过 30min	第 1 天，第 8 天	每 3 周重复
厄洛替尼	100mg，po	每日	每 3 周重复
GEM 联合尼妥珠单抗方案			
GEM	1000mg/m²，iv 超过 30min	第 1 天，第 8 天，第 15 天	每 4 周重复
尼妥珠单抗	400mg，iv 30min	每周 1 次	每 4 周重复
可调整 GEM 联合尼妥珠单抗方案			
GEM	1000mg/m²，iv 超过 30min	第 1 天，第 8 天	每 3 周重复
尼妥珠单抗	400mg，iv 30min	每周 1 次	每 3 周重复
GEM 联合 CAP 方案			
GEM	1000mg/m²，iv 超过 30min	第 1 天，第 8 天，第 15 天	每 4 周重复
CAP	1660mg/（m²·d），po	第 1~21 天	每 4 周重复
可调整 GEM 联合 CAP 方案			
GEM	1000mg/m²，iv 超过 30min	第 1 天，第 8 天	每 3 周重复
卡培他滨	825~1000mg/（m²·d），po，bid	第 1~14 天	每 3 周重复
GEM 单药方案			
GEM	1000mg/m²，iv 超过 30min	第 1 天	每周重复、连续 7 个周期，休 1 周，此后每周重复、连续 3 个周期，休 1 周
可调整 GEM 单药方案			
GEM	1000mg/m²，iv 超过 30min	第 1 天，第 8 天	每 3 周重复
替吉奥单药方案			
替吉奥	80mg/d，po	第 1~28 天	每 6 周重复
可调整替吉奥单药方案			
替吉奥	40~60mg/d，po，bid	第 1~14 天	每 3 周重复

表 5-4-31 胰腺癌二线化疗方案

方案	剂量和用法	用药时间	治疗周期
纳米脂质体伊立替康 +5- 氟尿嘧啶 / 亚叶酸钙方案			
纳米脂质体伊立替康	80mg/m², iv 超过 90min	第 1 天	每 2 周重复
亚叶酸钙	400mg/m², iv 超过 30min	第 1 天	每 2 周重复
5- 氟尿嘧啶	2400mg/m², civ 46h	第 1~2 天	每 2 周重复

表 5-4-32 弥漫性大 B 细胞淋巴瘤一线治疗方案

方案	剂量和用法	用药时间	治疗周期
R-CHOP 方案			
利妥昔单抗	375mg/m²	第 1 天	每 3 周重复
环磷酰胺	750mg/m²	第 2 天	每 3 周重复
阿霉素	40~50mg/m²	第 2 天	每 3 周重复
长春新碱	1.4mg/m²，最大剂量 2mg	第 2 天	每 3 周重复
泼尼松	100mg	第 2~6 天	每 3 周重复
R-CHOEP 方案			
利妥昔单抗	375mg/m²	第 1 天	每 3 周重复
环磷酰胺	750mg/m²	第 2 天	每 3 周重复
长春新碱	1.4mg/m²	第 2 天	每 3 周重复
阿霉素	40~50mg/m²	第 2 天	每 3 周重复
依托泊苷	100mg/m²	第 2~4 天	每 3 周重复
泼尼松	100mg	第 2~6 天	每 3 周重复
R-DA-EPOCH 方案			
利妥昔单抗	375mg/m²	第 1 天	每 3 周重复
依托泊苷	50mg/（m²·d），96h 连续输注	第 2~5 天	每 3 周重复
长春新碱	0.4mg/（m²·d），96h 连续输注	第 2~5 天	每 3 周重复
阿霉素	10mg/（m²·d），96h 连续输注	第 2~5 天	每 3 周重复
环磷酰胺	750mg/m²	第 6 天	每 3 周重复
泼尼松	60mg/（m²·d）	第 2~6 天	每 3 周重复

表 5-4-33 弥漫性大 B 细胞淋巴瘤二线治疗方案

方案	剂量和用法	用药时间	治疗周期
R-DHAP 方案			
利妥昔单抗	375mg/m²	第 1 天	每 3 周重复
地塞米松	40mg/d	第 2~5 天	每 3 周重复
顺铂	100mg/m²，24h 连续输注	第 2 天	每 3 周重复
阿糖胞苷	2g/m²，q12h	第 3 天	每 3 周重复

表 5-4-33（续）

方案	剂量和用法	用药时间	治疗周期
R-ICE 方案			
利妥昔单抗	375mg/m²	第 1 天	每 3 周重复
异环磷酰胺	5g/m²，100% 剂量美司钠解救	第 3 天	每 3 周重复
卡铂	AUC 5，单次剂量 ≤ 800mg	第 3 天	每 3 周重复
依托泊苷	100mg/m²	第 2~4 天	每 3 周重复
R-GDP 方案			
利妥昔单抗	375mg/m²	第 1 天	每 3 周重复
吉西他滨	1000mg/m²	第 2 天，第 9 天	每 3 周重复
顺铂	75mg/m²	第 2 天	每 3 周重复
地塞米松	40mg/d	第 2~5 天	每 3 周重复
R-ESHAP 方案			
利妥昔单抗	375mg/m²	第 1 天	每 3 周重复
依托泊苷	60mg/m²	第 2~5 天	每 3 周重复
甲泼尼龙	500mg	第 2~5 天	每 3 周重复
顺铂	25mg/m²，96h 连续输注	第 2~5 天	每 3 周重复
阿糖胞苷	2g/m²	第 6 天	每 3 周重复
R-ESHAP 方案			
利妥昔单抗	375mg/m²	第 1 天	每 2 周重复
吉西他滨	1000mg/m²	第 2 天	每 2 周重复
奥沙利铂	100mg/m²	第 2 天	每 2 周重复
R-MINE 方案			
利妥昔单抗	375mg/m²	第 1 天	每 3 周重复
异环磷酰胺	1.33g/m²，100% 剂量美司钠解救	第 2~4 天	每 3 周重复
米托蒽醌	8mg/m²	第 2 天	每 3 周重复
依托泊苷	65mg/m²	第 2~4 天	每 3 周重复
R2 方案			
利妥昔单抗	375mg/m²	第 1 天	每 4 周重复
来那度胺	20~25mg	第 2~22 天	每 4 周重复

表 5-4-34　滤泡性淋巴瘤化疗方案

方案	剂量和用法	用药时间	治疗周期
R-CHOP 方案			
利妥昔单抗	375mg/m²	第 1 天	每 3 周重复
环磷酰胺	750mg/m²	第 2 天	每 3 周重复
阿霉素	50mg/m²	第 2 天	每 3 周重复
长春新碱	1.4mg/m²，最大剂量 2mg	第 2 天	每 3 周重复
泼尼松	100mg	第 2~6 天	每 3 周重复

表 5-4-34（续表）

方案	剂量和用法	用药时间	治疗周期
R-CVP 方案			
利妥昔单抗	375mg/m²	第 1 天	每 3 周重复
环磷酰胺	750mg/m²	第 2 天	每 3 周重复
长春新碱	1.4mg/m²	第 2 天	每 3 周重复
泼尼松	40mg	第 2~6 天	每 3 周重复
苯达莫司汀 + 利妥昔单抗方案			
利妥昔单抗	375mg/m²	第 1 天	每 4 周重复
苯达莫司汀	90mg/m²	第 2~3 天	每 4 周重复
来那度胺 + 利妥昔单抗方案			
利妥昔单抗	375mg/m²	第 1 天	每 4 周重复
来那度胺	20mg	第 2~22 天	每 4 周重复

表 5-4-35　套细胞淋巴瘤化疗方案

方案	剂量和用法	用药时间	治疗周期
R-CHOP 方案			
利妥昔单抗	375mg/m²	第 1 天	每 3 周重复
环磷酰胺	750mg/m²	第 2 天	每 3 周重复
阿霉素	50mg/m²	第 2 天	每 3 周重复
长春新碱	1.4mg/m²，最大剂量 2mg	第 2 天	每 3 周重复
泼尼松	40mg/m²	第 2~6 天	每 3 周重复
R-DHAP 方案			
利妥昔单抗	375mg/m²	第 1 天	每 3 周重复
地塞米松	40mg/d	第 2~5 天	每 3 周重复
顺铂	100mg/m²，24h 连续输注	第 2 天	每 3 周重复
阿糖胞苷	2g/m²，q12h	第 3 天	每 3 周重复
R- 大剂量 CHOP 方案			
利妥昔单抗	375mg/m²	第 1 天	每 3 周重复
环磷酰胺	120mg/m²	第 2 天	每 3 周重复
阿霉素	75mg/m²	第 2 天	每 3 周重复
长春新碱	2mg	第 2 天	每 3 周重复
泼尼松	100mg	第 2~6 天	每 3 周重复
R- 大剂量阿糖胞苷方案			
利妥昔单抗	375mg/m²	第 1 天	
阿糖胞苷	3g/m²，q12h，年龄大于 60 岁时，剂量调整为 2g/m²	第 2~3 天	

表 5-4-35（续表）

方案	剂量和用法	用药时间	治疗周期
R–HyperCAVD 方案			
A 方案			
利妥昔单抗	375mg/m²	第 1 天	
环磷酰胺	300mg/m²，q12h，iv 持续 2h 以上	第 2~4 天	
美司钠	600mg/（m²·d），环磷酰胺用药前 1h 至最后 1 次环磷酰胺用药后 12h		
阿霉素	16.6mg/（m²·d），连续输注 72h	第 5~7 天	
地塞米松	40mg/d	第 2~5 天，第 12~15 天	
长春新碱	1.4mg/m²，最大剂量 2mg	第 5 天，第 12 天	
B 方案			
利妥昔单抗	375mg/m²	第 1 天	
氨甲蝶呤	1g/m²	第 2 天	
阿糖胞苷	3g/m²，q12h	第 3~4 天	
R– 苯达莫司汀方案			
利妥昔单抗	375mg/m²	第 1 天	每 4 周重复
苯达莫司汀	90mg/m²	第 2~3 天	每 4 周重复
VR–CAP 方案			
硼替佐米	1.3mg/m²，最大剂量 2mg	第 1 天，第 4 天，第 8 天，第 11 天	每 3 周重复
利妥昔单抗	375mg/m²	第 1 天	每 3 周重复
环磷酰胺	750mg/m²	第 1 天	每 3 周重复
阿霉素	50mg/m²	第 1 天	每 3 周重复
泼尼松	100mg	第 1~5 天	每 3 周重复
来那度胺＋利妥昔单抗方案			
利妥昔单抗	375mg/m²	第 1 天	每 4 周重复
来那度胺	15~25mg	第 2~22 天	每 4 周重复

表 5-4-36　边缘区淋巴瘤化疗方案

方案	剂量和用法	用药时间	治疗周期
利妥昔单抗＋苯丁酸氮芥			
利妥昔单抗	375mg/m²	第 1 天，第 8 天，第 15 天，第 22 天（第 1~8 周）	连续服药 6 周，停药 2 周
苯丁酸氮芥	6mg/m²	第 1 天（第 9 周，第 13 周，第 17 周，第 21 周）	每 4 周重复，服药 2 周，停药 2 周
苯达莫司汀＋利妥昔单抗方案			
利妥昔单抗	375mg/m²	第 1 天	每 4 周重复
苯达莫司汀	90mg/m²	第 1~2 天	每 4 周重复
R–CHOP 方案			
利妥昔单抗	375mg/m²	第 1 天	每 3 周重复

表 5-4-36（续表）

方案	剂量和用法	用药时间	治疗周期
环磷酰胺	750mg/m²	第 1 天	每 3 周重复
长春新碱	1.4mg/m²，最大剂量 2mg	第 1 天	每 3 周重复
阿霉素	50mg/m²	第 1 天	每 3 周重复
强的松	100mg	第 1~5 天	每 3 周重复
R-CVP 方案			
利妥昔单抗	375mg/m²	第 1 天	每 3 周重复
环磷酰胺	750mg/m²	第 1 天	每 3 周重复
长春新碱	1.4mg/m²	第 1 天	每 3 周重复
强的松	100mg	第 1~5 天	每 3 周重复
利妥昔单抗 + 氟达拉滨方案			
利妥昔单抗	375mg/m²	第 1 天	每 4 周重复
氟达拉滨	25mg/m²	第 1~5 天	每 4 周重复

表 5-4-37 外周 T 细胞淋巴瘤化疗方案

方案	剂量和用法	用药时间	治疗周期
R-CHOP 方案			
环磷酰胺	750mg/m²	第 1 天	每 3 周重复
阿霉素	40~50mg/m²	第 1 天	每 3 周重复
长春新碱	1.4mg/m²，最大剂量 2mg	第 1 天	每 3 周重复
泼尼松	100mg	第 1~5 天	每 3 周重复
CHOEP 方案			
环磷酰胺	750mg/m²	第 1 天	每 3 周重复
长春新碱	1.4mg/m²，最大剂量 2mg	第 1 天	每 3 周重复
阿霉素	40~50mg/m²	第 1 天	每 3 周重复
依托泊苷	100mg/m²	第 1~3 天	每 3 周重复
泼尼松	100mg	第 1~5 天	每 3 周重复
DA-EPOCH 方案			
依托泊苷	50mg/（m²·d），96h 连续输注	第 1~4 天	每 3 周重复
长春新碱	0.4mg/（m²·d），96h 连续输注	第 1~4 天	每 3 周重复
阿霉素	10mg/（m²·d），96h 连续输注	第 1~4 天	每 3 周重复
环磷酰胺	750mg/m²	第 5 天	每 3 周重复
泼尼松	60mg/（m²·d）	第 1~5 天	每 3 周重复
HyperCAVD/MA 方案			
A 方案			
环磷酰胺	300mg/m²，q12h，iv 持续 2h 以上	第 1~3 天	
美司钠	600mg/（m²·d），环磷酰胺用药前 1h 至最后 1 次环磷酰胺后 12h		

表 5-4-37（续表）

方案	剂量和用法	用药时间	治疗周期
阿霉素	16.6mg/m²/d，连续输注 72h	第 4~6 天	
地塞米松	40mg/d	第 1~4 天，第 11~14 天	
长春新碱	1.4mg/m²，最大剂量 2mg	第 11 天	
B 方案			
氨甲蝶呤	1g/m²	第 1 天	
阿糖胞苷	3g/m²，q12h	第 2~3 天	
西达本胺方案			
西达本胺	30mg，po	每周 2 次	
吉西他滨方案			
吉西他滨	1200mg/m²	第 1 天，第 8 天，第 15 天	每 4 周重复
DHAP 方案			
地塞米松	40mg/d	第 1~4 天	每 3 周重复
顺铂	100mg/m²，24h 连续输注	第 1 天	每 3 周重复
阿糖胞苷	2g/m²，q12h	第 2 天	每 3 周重复
ESHAP 方案			
依托泊苷	60mg/m²	第 1~4 天	每 3 周重复
甲泼尼龙	500mg	第 1~4 天	每 3 周重复
顺铂	25mg/m²，96h 连续输注	第 1~4 天	每 3 周重复
阿糖胞苷	2g/m²	第 5 天	每 3 周重复
GDP 方案			
吉西他滨	1000mg/m²	第 1 天，第 8 天	每 3 周重复
顺铂	75mg/m²	第 1 天	每 3 周重复
地塞米松	40mg/d	第 1~4 天	每 3 周重复
GemOx 方案			
吉西他滨	1000mg/m²	第 1 天	每 2 周重复
奥沙利铂	100mg/m²	第 1 天	每 2 周重复
ICE 方案			
异环磷酰胺	5g/m²，100% 剂量美司钠解救，24h 连续输注	第 2 天	每 3 周重复
卡铂	AUC 5，单次剂量 ≤ 800mg	第 2 天	每 3 周重复
依托泊苷	100mg/m²	第 1~3 天	每 3 周重复
来那度胺方案			
来那度胺	25mg	第 1~21 天	每 4 周重复
硼替佐米方案			
硼替佐米	1.3mg/m²	第 1 天，第 4 天，第 8 天，第 11 天	每 3 周重复

表 5-4-38　结外 NK/T 细胞淋巴瘤（鼻型）化疗方案

方案	剂量和用法	用药时间	治疗周期
P-Gemox 方案			
培门冬酶	2500U/m²	第 1 天	每 3 周重复
吉西他滨	1250mg/m²	第 1 天	每 3 周重复
奥沙利铂	80mg/m²	第 1 天	每 3 周重复
COEP-L 方案			
环磷酰胺	750mg/m²	第 1 天	每 3 周重复
长春新碱	1.4mg/m²，最大剂量 2mg	第 1 天	每 3 周重复
依托泊苷	60mg/m²	第 1~3 天	每 3 周重复
泼尼松	100mg	第 1~5 天	每 3 周重复
培门冬酶	2500U/m²	第 2 天	每 3 周重复
LOP 方案			
培门冬酶	2500U/m²	第 1 天	每 2~3 周重复
长春新碱	1.4mg/m²，最大剂量 2mg		每 2~3 周重复
泼尼松	100mg	第 1~5 天	每 2~3 周重复
SMILE 方案			
氨甲蝶呤	2g/m²，连续输注 6h	第 1 天	每 4 周重复，第 6 天开始给予粒细胞集落刺激因子，直至白细胞计数 >5×10⁹/L
亚叶酸钙	15mg，4 次	第 2~4 天	每 4 周重复，第 6 天开始给予粒细胞集落刺激因子，直至白细胞计数 >5×10⁹/L
异环磷酰胺	1500mg/m²	第 2~4 天	每 4 周重复，第 6 天开始给予粒细胞集落刺激因子，直至白细胞计数 >5×10⁹/L
美司钠	300mg/m²，3 次	第 2~4 天	每 4 周重复，第 6 天开始给予粒细胞集落刺激因子，直至白细胞计数 >5×10⁹/L
地塞米松	40mg/d	第 2~4 天	每 4 周重复，第 6 天开始给予粒细胞集落刺激因子，直至白细胞计数 >5×10⁹/L
依托泊苷	100mg/m²	第 2~4 天	每 4 周重复，第 6 天开始给予粒细胞集落刺激因子，直至白细胞计数 >5×10⁹/L
左旋门冬酰胺酶	6000U/m²	第 8 天，第 10 天，第 12 天，第 14 天，第 16 天，第 18 天，第 20 天	每 4 周重复，第 6 天开始给予粒细胞集落刺激因子，直至白细胞计数 >5×10⁹/L
AspaMetDex 方案			
门冬酰胺酶	6000U/m²	第 2 天，第 4 天，第 6 天，第 8 天	每 3 周重复，年龄超过 70 岁时，氨甲蝶呤减量至 2g/m²，地塞米松减量至 20mg
氨甲蝶呤	3g/m²	第 1 天	
地塞米松	40mg/d	第 1~4 天	
P-Gemox 方案			
培门冬酶	2500U/m²	第 1 天	每 3 周重复
吉西他滨	1250mg/m²	第 1 天	每 3 周重复
奥沙利铂	80mg/m²	第 1 天	每 3 周重复

表 5-4-38（续表）

方案	剂量和用法	用药时间	治疗周期
DDGP 方案			
地塞米松	15mg/m²	第 1~5 天	每 3 周重复
顺铂	720mg/m²	第 1~4 天	每 3 周重复
吉西他滨	800mg/m²	第 1 天，第 8 天	每 3 周重复
培门冬酶	2500U/m²	第 1 天	每 3 周重复

表 5-4-39　伯基特淋巴瘤化疗方案

方案	剂量和用法	用药时间	治疗周期
CODOX-M 与 IVAC 交替方案 + 利妥昔单抗			
A 方案：CODOX-M 方案			
利妥昔单抗	375mg/m²	第 1 天	
环磷酰胺	800mg/m²，iv	第 2 天	
	200mg/m²，iv	第 3~6 天	
长春新碱	1.5mg/m²，最大剂量 2mg	第 2 天，第 9 天	
阿霉素	40mg/m²	第 2 天	
泼尼松	60mg/m²/d，po	第 2~8 天	
氨甲蝶呤	1200mg/m²，iv	第 11 天，1h 内	
	240mg/（m²·d），iv	第 11 天，第 2~24h	
阿糖胞苷	70mg，i.th	第 2 天，第 4 天	CNS 预防
氨甲蝶呤	12mg，i.th	第 16 天	
B 方案：IVAC 方案			
利妥昔单抗	375mg/m²	第 1 天	
异环磷酰胺	1500mg/m²，iv	第 2~6 天	
依托泊苷	60mg/m²，iv	第 2~6 天	
阿糖胞苷	2000mg/m²，q12h，iv	第 2~3 天（共 4 次）	
氨甲蝶呤	12mg，i.th	第 6 天	CNS 预防
HyperCAVD 方案 + 利妥昔单抗			
A 方案：第 1、3、5、7 疗程			
利妥昔单抗	375mg/m²	第 1 天	
环磷酰胺	300mg/m²，iv 3h，q12h	第 2~4 天	
长春新碱	1.5mg/m²，最大剂量 2mg	第 5 天，第 12 天	
阿霉素	50mg/m²，iv	第 5 天	
地塞米松	40mg，iv 或 po	第 2~5 天，第 12~16 天	
B 方案：第 2、4、6、8 疗程			
利妥昔单抗	375mg/m²	第 1 天	
氨甲蝶呤	1g/m²，iv，持续 24h	第 2 天	
阿糖胞苷	3g/m²，iv，q12h	第 2~3 天（共 4 次）	

方案	剂量和用法	用药时间	治疗周期
剂量调整的 EPOCH 方案 + 利妥昔单抗			
利妥昔单抗	375mg/m²	第 1 天	每 3 周重复，连续 6~8 个周期
长春新碱	0.4mg/m²，iv 持续 24h	第 2~5 天	每 3 周重复，连续 6~8 个周期
阿霉素	10mg/m²，iv 持续 24h	第 2~5 天	每 3 周重复，连续 6~8 个周期
依托泊苷	50mg/m²，iv 持续 24h	第 2~5 天	每 3 周重复，连续 6~8 个周期
环磷酰胺	750mg/m²，iv	第 6 天	每 3 周重复，连续 6~8 个周期
泼尼松	60mg/m²，po	第 2~6 天	每 3 周重复，连续 6~8 个周期

表 5-4-40　霍奇金淋巴瘤化疗方案

方案	剂量和用法	用药时间	治疗周期
ABVD 方案			
阿霉素	25mg/m²，iv	第 1 天，第 15 天	每 4 周重复
博来霉素	10mg/m²，iv	第 1 天，第 15 天	每 4 周重复
长春花碱	6mg/m²，iv	第 1 天，第 15 天	每 4 周重复
达卡巴嗪	375mg/m²，iv	第 1 天，第 15 天	每 4 周重复
增强剂量 BEACOPP 方案			
博来霉素	10mg/m²，iv	第 8 天	每 3 周重复
依托泊苷	200mg/m²	第 1~3 天	每 3 周重复
阿霉素	35mg/m²	第 1 天	每 3 周重复
环磷酰胺	1250mg/m²	第 1 天	每 3 周重复
长春新碱	1.4mg/m²，最大剂量 2mg	第 8 天	每 3 周重复
甲基苄肼	100mg/m²，po	第 1~7 天	每 3 周重复
泼尼松	60mg/m²，po	第 1~14 天	每 3 周重复

表 5-4-41　慢性淋巴细胞白血病化疗方案

方案	剂量和用法	用药时间	治疗周期
苯丁酸氮芥 + 利妥昔单抗方案			
苯丁酸氮芥	10mg/m²	第 1~7 天	每 4 周重复
利妥昔单抗	375mg/m²，第 1 周期，此后 500mg/m²		每 4 周重复
苯达莫司汀 ± 利妥昔单抗方案			
苯达莫司汀	90mg/m²	第 1~2 天	每 4 周重复
利妥昔单抗	375mg/m²，化疗前 1 天，第 1 周期，此后 500mg/m²		每 4 周重复
氟达拉滨 + 环磷酰胺 + 利妥昔单抗方案			
氟达拉滨	25mg/m²	第 1~3 天	每 4 周重复
环磷酰胺	250mg/m²	第 1~3 天	每 4 周重复
利妥昔单抗	375mg/m²，化疗前 1 天，第 1 周期，此后 500mg/m²		每 4 周重复
氟达拉滨 + 利妥昔单抗方案			
氟达拉滨	25mg/m²	第 1~5 天	每 4 周重复
利妥昔单抗	375mg/m²，每周 1 次，连用 4 周		每 4 周重复

表 5-4-42　给药方式缩略语注释

缩略语	注释
iv	静脉注射
civ	持续静脉输注
po	口服
bid	每日 2 次
ivdrip	静脉滴注
BSA	体表面积
i.th	鞘内注射
q12h	每 12 小时 1 次

（王佳蕾　李 迅）

第 5 节　化疗的不良反应及处理

目前临床使用的抗癌药物均有不同程度的不良反应。化疗药物对肿瘤细胞和正常细胞尚缺乏理想的选择作用，在杀伤肿瘤细胞的同时，对某些正常组织也有一定的损害。对于不良反应较大的化疗药物，这些损害甚至成为其使用时的剂量限制性毒性。

一、近期毒性

（一）骨髓抑制

骨髓抑制是肿瘤化疗最大的障碍。除甾体类激素、博来霉素和门冬酰胺酶外，大多数抗癌药物会有不同程度的骨髓抑制，可能引起不同程度的白细胞下降、血小板减少和贫血。蒽环类、氮芥、鬼臼毒素类、异长春花碱、长春碱、长春酰胺、达卡巴嗪、卡铂等可引起 Ⅲ 级以上的不良反应，亚硝脲类、丝裂霉素和丙卡巴肼等药物可导致严重的延迟性骨髓抑制。应用粒细胞集落刺激因子（G-CSF）和粒细胞单核细胞集落刺激因子（GM-CSF）能促进骨髓干细胞的分化、粒细胞的增殖以及促进成熟细胞向外周血释放，减轻化疗引起的粒细胞减少程度，缩短粒细胞减少的持续时间，防止因粒细胞减少而继发的感染。白介素 -11（IL-11）和血小板生成素（TPO）可用于化疗药物导致的血小板减少，严重的血小板减少可输注血小板。偶遇严重的贫血可输红细胞或应用促红细胞生成素（EPO）。

关于骨髓抑制的处理请参考以下国内共识：

·《中国肿瘤化疗相关贫血诊治专家共识（2019 年版）》，中国抗癌协会肿瘤临床化疗专业委员会等多个学术组织联合发布。

·《肿瘤化疗导致的中性粒细胞减少诊治专家共识（2019 年版）》，中国抗癌协会肿瘤临床化疗专业委员会等多个学术组织联合发布。

·《中国肿瘤化疗相关性血小板减少症专家诊疗共识（2019 版）》，中国抗癌协会肿瘤临床化疗专业委员会等多个学术组织联合发布。

（二）胃肠道反应

化疗所致的恶心、呕吐（CINV）是细胞毒化疗药物最常见的胃肠道反应。呕吐是一个由大脑控制的多步骤反射过程。化疗所致呕吐的受体分布在延脑极后区，在肠嗜铬细胞附近的迷走神经末端也发现了这些受体。传入神经将信号传到脑干，进行呕吐反射处理，再将传出信号传递到不同的器官和组织，诱导呕吐。目前研究发现，抗肿瘤药物可以通过外周途径和中枢途径 2 条通路引起呕吐反射。外周途径一般在给予抗肿瘤药物 24h 内发生呕吐，通常表现为急性呕吐（0~24h）。抗肿瘤药物诱导肠嗜铬细胞释放血清素，激活迷走神经的 5-HT$_3$ 受体，继而将信号传递到大脑。中枢途径主要位于大脑，一般在应用抗肿瘤药物 24h 之后发生呕吐，通常表现为药物诱导的延迟性呕吐（25~120h）。P 物质是中枢神经系统中激活神经激肽 -1（NK-1）的主要神经递质，与延迟性呕吐相关。5-HT$_3$ 受体与 NK-1 受体相互交联，当一个受体被配体激活时，另一个受体也会被激活，但其中机制尚不完全清楚。

根据 CINV 发生的时间可以将之分为 3 种类型：①急性呕吐，最常在化疗开始 1~2h 内出现，通常在 4~6h 达到高峰；②迟发性呕吐，化疗后 24h 之后出现；③预期性呕吐，发生于治疗前，是患者对既往化疗周期中已出现过明显恶心和呕吐的一种条件反射。在部分专家共识中暴发性 CINV 也被单独列出，特指在预防性处理之后仍然出现的呕吐，并且需要给予止吐药物"解救治疗"的恶心呕吐反应。顺铂、达卡巴嗪、放线菌素 D、伊立替康、氮芥类可引起明显的恶心呕吐，环磷酰胺、亚硝脲、蒽环类、异环磷酰胺、阿糖胞苷等的反应较次之，博来霉素、5- 氟尿嘧啶、长春碱和长春新碱等引起的 CINV 较轻。随着止吐药物的有效应用，接受致吐性抗肿瘤药物治疗的患者恶心发生率已高于呕吐。恶心和呕吐在发生机制上相互关联，但不尽相同。总体而言，年轻患者更易发生恶心，接受乳腺癌治疗的年轻女性较其他人群更易出现恶心。延迟性恶心较急性恶心更为常见，且程度更重，治疗更为困难（图 5-5-1）。防治 CINV 的药物包括以下主要类型（表 5-5-1）：①糖皮质激素（地塞米松）；② 5-HT$_3$ 受体拮抗剂（多拉司琼、昂丹司琼、托烷司琼、帕洛诺司琼）；③神经激肽 1 受体（NK-1R）拮抗剂（阿瑞匹坦、福沙匹坦），其可增强 5-HT$_3$ 受体拮抗剂的止吐作用；④复合型止吐药物奈妥匹坦帕洛诺司琼（NEPA）；⑤奥氮平，可阻断 5-

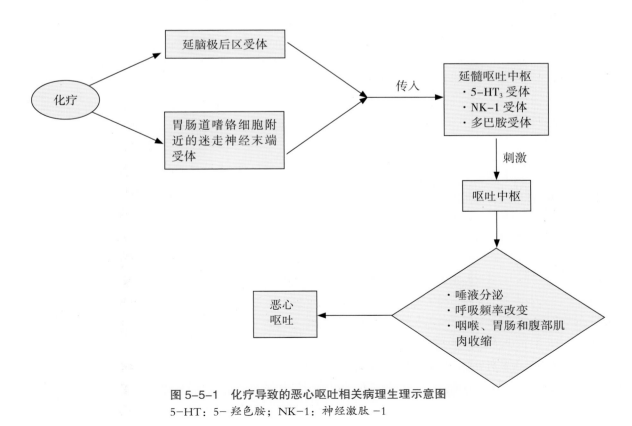

图 5-5-1　化疗导致的恶心呕吐相关病理生理示意图

5-HT：5- 羟色胺；NK-1：神经激肽 -1

羟色胺（5-HT$_2$）受体和多巴胺（D$_2$）受体的第二代抗精神病药，对预防急性和顺铂诱导的迟发性恶心呕吐可能尤其有用。对于高度致吐的化疗，建议联合使用不同作用机制的止吐药物，如联合使用 5-HT$_3$ 受体拮抗剂、地塞米松和 NK-1R 拮抗剂进行三联止吐治疗。通常每种预防性药物主要阻断一类受体，只有奥氮平能够作用于呕吐通路的多个受体。目前尚未发现诱发呕吐反应的共同通路，因此没有一种药物能够对不同类型的恶心呕吐实现完全阻断，需要联合治疗。关于 CINV 的国际及国内指南，请参考：

• *NCCN clinical practice guidelines in oncology: antiemesis*（2019 V1）。

•《肿瘤药物治疗相关恶心呕吐防治中国专家共识（2019 年版）》，中国抗癌协会肿瘤临床化疗专业委员会等多个学术组织联合发布。

化疗药物可影响增殖活跃的黏膜组织，容易引起口腔炎、唇损害、舌炎、食管炎和口腔溃疡。最常引起黏膜炎的药物包括博来霉素、阿糖胞苷、阿霉素、高剂量依托泊苷、5-氟尿嘧啶和氨甲蝶呤等。氨甲蝶呤和 5-氟尿嘧啶引起口腔炎的发生率和严重程度与药物剂量和用法有关。黏膜炎的治疗以局部对症治疗为主。

化疗药物还可以引起腹泻和便秘。常引起腹泻的化疗药包括氟尿嘧啶类药物、羟基脲、氨甲蝶呤、伊立替康、阿糖胞苷和放线菌素 D 等，其中氟尿嘧啶类药物（特别是 5-氟尿嘧啶和卡培他滨）和伊立替康引起的腹泻最常见。持续腹泻需要预防和治疗腹泻引起的并发症，必要时使用止泻药。伊立替康可引起急性腹泻和延迟性腹泻。急性腹泻多在使用伊立替康后第 1 个 24h 内出现，常伴有痉挛性腹痛、流汗、流泪、流涎、瞳孔缩小、视物模糊等症状，可称为急性胆碱能综合征。用药前 30min 应予以阿托品预防。迟发性腹泻是伊立替康最常见的不良反应，为剂量限制性毒性，严重时可致命，一般为用药后第 3~8 天发生，高峰时间为用药的第 5 天。迟发性腹泻发生机制与伊立替康活性代谢产物 SN38 在肠道内蓄积有关。迟发性腹泻时给予洛哌丁胺（易蒙停）治疗有效。严重腹泻时需静脉补液及静脉用抗生素治疗。伊立替康不良反应与 *UGT*1A1 基因多态性高度相关，因此该基因可作为检测不良反应的重要分子靶标。

长春碱类药可影响肠道的运动功能而产生便

表 5-5-1　止吐药物分类、主要机制和代表性药物

分类	主要机制	代表性药物
5-HT$_3$ 受体拮抗剂	通过阻断 5-HT 与 5-HT$_3$ 受体结合抑制呕吐	昂丹司琼、格拉司琼、雷莫司琼、多拉司琼、阿扎司琼、帕洛诺司琼
NK-1 受体拮抗剂	特异性阻断 NK-1 受体与 P 物质的结合	阿瑞匹坦、罗拉匹坦、奈妥匹坦、福沙匹坦
糖皮质激素	机制并不明确，涉及多方面	地塞米松、泼尼松、甲泼尼龙
非典型抗精神病药物	与 5-HT$_3$ 受体、5-HT$_6$ 受体、多巴胺受体和组胺 H$_1$ 受体等多种受体具有高亲和力，从而发挥止吐作用	奥氮平、米氮平
苯二氮䓬类药物	通过加强 γ-氨基丁酸（γ-aminobutyric acid，GABA）对 GABA 受体的作用，产生镇静、催眠、抗焦虑等作用	劳拉西泮、阿普唑仑
酚噻嗪类	主要阻断脑内多巴胺受体发挥抗组胺作用，大剂量时直接抑制催吐化学感受区，兼有镇静作用	氯丙嗪、苯海拉明
其他	抑制中枢催吐化学感受区的多巴胺受体	甲氧氯普胺
	阻断脑内多巴胺受体	氟哌啶醇
	多用于位置变化、运动所致恶心、呕吐发作	东莨菪碱
	由多种不同止吐药物制成的复合制剂	奈妥匹坦帕洛诺司琼胶囊

5-HT：5-羟色胺；NK-1：神经激肽-1

秘，严重时甚至可出现麻痹性肠梗阻。老年患者或用药剂量较大时更容易发生。因此在使用长春新碱时应注意给药剂量（一般每次最大给药剂量不超过 2mg），注意增加食物中的纤维含量和水分，并适当使用大便软化剂和轻泻药。

（三）心肺毒性

博来霉素、白消安、亚硝脲类和丝裂霉素等长期使用会引起肺纤维化。除丝裂霉素外，多与药物的使用剂量有关，应适当控制总剂量。应用类固醇皮质激素可对减轻肺毒性有一定帮助。

化疗药物诱发的心脏毒性包括心肌病、严重心律失常、心包炎、心肌缺血和心肌梗死等。蒽环类药可引起蓄积性心脏毒性。阿霉素单药使用的累积总剂量应不超过 550mg/m²，联合化疗多不超过 450mg/m²，过去接受过放疗的患者，阿霉素的总剂量不应超过 350mg/m²。化疗药物引起的心脏毒性可进行常规的对症治疗。应用铁螯合剂、右丙亚胺、维生素 E、辅酶 Q10 等有可能降低蒽环类药物的心脏毒性。其他药物如紫杉类药物、曲妥珠单抗也会产生心脏毒性。

（四）肝脏毒性

部分抗癌药物可引起肝脏损害，主要包括肝细胞性功能障碍、药物性肝炎、静脉闭塞性肝病和慢性肝纤维化。容易引起转氨酶异常的药物有门冬酰胺酶、阿糖胞苷、依托泊苷、硫唑嘌呤、6-羟基嘌呤、大剂量氨甲蝶呤等，其中天冬酰胺酶引起的肝脏功能异常最常见。达卡巴嗪、放线菌素 D 和大剂量环磷酰胺等可引起静脉闭塞性肝病，氨甲蝶呤可引起肝纤维化。化疗药物引起的肝脏毒性应按不同情况对症处理，特别注意化疗所致的潜在的病毒性肝炎的暴发，应用谷胱甘肽等有可能减轻肝脏毒性。

（五）肾和膀胱毒性

大剂量环磷酰胺、异环磷酰胺等可引起出血性膀胱炎，同时应用巯乙磺酸钠（美司钠）可预防出血性膀胱炎的发生。顺铂可损害近曲小管和远曲小管，大剂量使用时应水化。大剂量氨甲蝶呤从尿排泄可堵塞肾小管，必须同时水化和碱化

治疗，必要时可予利尿，以保证持续的尿液冲刷肾小管，避免药物在小管内沉积。对化疗高度敏感的肿瘤如淋巴瘤、神经母细胞瘤等进行化疗时，由于大量的肿瘤细胞崩解导致短时间内大量尿酸形成，导致尿酸性肾病，应用别嘌醇或非布司他等药物可预防尿酸性肾病的发生。丝裂霉素、亚硝脲类和异环磷酰胺等也有肾毒性的报告，使用时应注意。

（六）神经毒性

长春碱类药物可引起末梢神经病变，表现为跟腱反射消失、全反射消失、肢端对称性感觉异常、肌无力、垂足和肌萎缩。自主神经病变可引起便秘、麻痹性肠梗阻、阳痿、尿潴留和体位性低血压。颅神经病变包括视神经病变、复视，面瘫偶可发生。应停药同时对症治疗。铂类、紫杉类药物、氨甲蝶呤和 5- 氟尿嘧啶也偶可引起一些神经毒性，应用时应注意。

（七）过敏反应

很多抗癌药物可引起过敏反应，但最常见为天冬酰胺酶、紫杉类药物和博来霉素。天冬酰胺酶过敏反应的发生率约为 10%~20%，皮内试验可产生假阴性和假阳性结果，故每次应用时应做好预防措施，用药后应观察患者 1h。紫杉类药物亦可引起严重的过敏反应，甚至过敏性休克乃至死亡。紫杉类药物的过敏反应与其溶剂有关，在用紫杉类药物尤其是普通紫杉醇前给予糖皮质激素和抗组胺药可预防或减轻过敏反应发生，已成为常规的治疗前用药。使用博来霉素前应用糖皮质激素可预防其过敏反应。此外，利妥昔单抗、西妥昔单抗、贝伐单抗等生物制剂也会产生过敏反应。

（八）脱 发

多种化疗药物可影响毛囊中处于生长期的细胞，脱发是很多化疗药物的常见不良反应，是癌症化疗的一种暂时性且通常可逆的副作用，会给患者的心理和身体形象带来不良影响。蒽环类、烷化剂、鬼臼毒素类、长春碱类、紫杉类、5-氟尿嘧啶、氨甲蝶呤等均可引起不同程度的可逆性脱发，但某些分子靶向药（如西妥昔单抗）引起

的脱发可能难以逆转。对患者进行一定的心理辅导，有助于患者的整合治疗。为预防脱发，可在化疗时给患者带上冰帽，使头皮冷却，局部血管痉挛，延缓药物到达毛囊而减轻脱发。

（九）局部毒性

大多数化疗药刺激性大，如蒽环类、氮芥、长春碱类和丝裂霉素等可引起不同程度的血栓性静脉炎。一旦化疗药物外渗，可导致局部组织坏死。维生素 B_6 局部注射可减轻丝裂霉素外渗引起的组织损伤；长春碱类药物外渗，可通过局部注射透明质酸酶和热敷缓解；硫代硫酸钠可用作氮芥的解毒剂。药物外渗的预防措施最重要，应用中心静脉导管可避免此毒性。

二、远期毒性

化疗药除了产生近期毒性外，还可以引起远期毒性。随着肿瘤化疗疗效的提高，长期生存患者增多，远期毒性将更加受到关注。

（一）致癌作用

现已证实，很多抗癌药特别是烷化剂和亚硝脲类药物，有明显的致癌作用。在用此类药物治疗并获得长期生存的患者中，部分可能发生与化疗相关的第二种恶性肿瘤，主要是急性白血病。故在给患者，特别是儿童患者选择合理的治疗方案时，应充分考虑此种因素。

（二）不育和致畸

许多化疗药可影响生殖细胞的产生和内分泌功能，导致不孕、不育及致畸胎作用。环磷酰胺、苯丁酸氮芥、氮芥、丙卡巴肼和亚硝脲类药物可明显地减少睾丸生殖细胞的数量，导致男性不育。特别是联合化疗对精子的影响更显著，如治疗霍奇金淋巴瘤的 MOPP 方案可使近 80% 的患者发生性腺功能障碍，甚至是不可逆的。很多烷化剂也可使女性患者产生永久性卵巢功能障碍和闭经。要求保留生育功能的患者可在化疗前予精子或卵子冻存，以尽可能地保留生育功能。

（三）其　他

蒽环类药物可产生迟发性心脏毒性，在幼年或青少年期接受治疗的患者、纵隔或心前区接受放疗的患者或者老年患者，特别是有心脏病基础的患者容易发生。对于儿童急性淋巴细胞白血病（ALL）和非霍奇金淋巴瘤（NHL，特别是曾经接受中枢放疗者）长期生存者的观察发现，这类患者容易出现后期精神发育迟缓，如迟发性认知障碍、注意力障碍、短期记忆受损、学业成绩不佳等。

（史艳侠　吕　建　姜文奇）

参考文献

[1] Kim SB, Wildiers H, Krop IE, et al. Relationship between tumor biomarkers and efficacy in TH3RESA, a phase Ⅲ study of trastuzumab emtansine (T-DM1) vs treatment of physician's choice in previously treated HER2-positive advanced breast cancer. Int J Cancer, 2016, 139(10): 2336–2342.

[2] Kantarjian HM, DeAngelo DJ, Advani AS, et al. Hepatic adverse event profile of inotuzumab ozogamicin in adult patients with relapsed or refractory acute lymphoblastic leukaemia: results from the open-label, randomised, phase 3 INO-VATE study. Lancet Haematol, 2017, 4(8): e387–e398.

[3] Diéras V, Miles D, Verma S, et al. Trastuzumab emtansine versus capecitabine plus lapatinib in patients with previously treated HER2-positive advanced breast cancer (EMILIA): a descriptive analysis of final overall survival results from a randomised, open-label, phase 3 trial. Lancet Oncol, 2017, 18(6): 732–742.

[4] Jabbour EJ, DeAngelo DJ, Stelljes M, et al. Efficacy and safety analysis by age cohort of inotuzumab ozogamicin in patients with relapsed or refractory acute lymphoblastic leukemia enrolled in INO-VATE. Cancer, 2018, 124(8): 1722–1732.

[5] Wolenski FS, Xia CQ, Ma B, et al. CYP suppression in human hepatocytes by monomethyl auristatin E, the payload in brentuximab vedotin (Adcetris), is associated with microtubule disruption. Eur J Drug Metab Pharmacokinet, 2018, 43(3): 347–354.

[6] Ogitani Y, Aida T, Hagihara K, et al. DS-8201a, a novel HER2-targeting ADC with a novel DNA topoisomerase I inhibitor, demonstrates a promising antitumor efficacy with differentiation from T-DM1. Clin Cancer Res, 2016, 22(20): 5097–5108.

[7] Doi T, Shitara K, Naito Y, et al. Safety, pharmacokinetics, and antitumour activity of trastuzumab deruxtecan (DS-8201), a HER2-targeting antibody-drug conjugate, in patients with advanced breast and gastric or gastro-oesophageal tumours: a phase 1 dose-escalation study. Lancet Oncol, 2017, 18(11): 1512–1522.

[8] 中国抗癌协会肿瘤临床化疗专业委员会，中国抗癌协会肿瘤支持治疗专业委员会. 中国肿瘤化疗相关贫血诊治专家共识（2019年版）. 中国肿瘤临床, 2019, 46(17): 869–875.

[9] 中国抗癌协会肿瘤临床化疗专业委员会，中国抗癌协会肿瘤支持治疗专业委员会. 肿瘤化疗导致的中性粒细胞减少诊治专家共识 (2019 年版). 中国肿瘤临床, 2019, 46(17): 876–882.

[10] 中国抗癌协会肿瘤临床化疗专业委员会，中国抗癌协会肿瘤支持治疗专业委员会. 中国肿瘤化疗相关性血小板减少症专家诊疗共识 (2019 版). 中国肿瘤临床, 2019, 46(18): 923–929.

[11] Dan N, Setua S, Kashyap VK, et al. Antibody-drug conjugates for cancer therapy: chemistry to clinical implications. Pharmaceuticals (Basel), 2018, 11(2): 32.

[12] Amadori S, Suciu S, Selleslag D, et al. Gemtuzumab ozogamicin versus best supportive care in older patients with newly diagnosed acute myeloid leukemia unsuitable for intensive chemotherapy: results of the randomized phase Ⅲ EORTC-GIMEMA AML-19 trial. J Clin Oncol, 2016, 34(9): 972–979.

[13] 中国抗癌协会肿瘤临床化疗专业委员会，中国抗癌协会肿瘤支持治疗专业委员会. 肿瘤药物治疗相关恶心呕吐防治中国专家共识 (2019 年版). 中国医学前沿杂志 (电子版), 2019, 11(11): 16–26.

[14] Prince HM, Kim YH, Horwitz SM, et al. Brentuximab vedotin or physician's choice in CD30-positive cutaneous T-cell lymphoma (ALCANZA): an international, open-label, randomised, phase 3, multicentre trial. Lancet, 2017, 390(10094): 555–566.

[15] Connors JM, Jurczak W, Straus DJ, et al. Brentuximab vedotin with chemotherapy for stage Ⅲ or Ⅳ Hodgkin's lymphoma. N Engl J Med, 2018, 378(4): 331–344.

[16] Schmid P, Adams S, Rugo HS, et al. Atezolizumab and nab-paclitaxel in advanced triple-negative breast cancer. N Engl J Med, 2018, 379(22): 2108–2121.

[17] Sestak I, Buus R, Cuzick J, et al. Comparison of the performance of 6 prognostic signatures for estrogen receptor-positive breast cancer: A secondary analysis of a randomized clinical trial. JAMA Oncology, 2018, 4: 545–553.

[18] Sparano JA, Gray RJ, Makower DF, et al. Adjuvant chemotherapy guided by a 21-gene expression assay in breast cancer. N Engl J Med, 2018, 379: 111–121.

[19] Laenkholm AV, Jensen MB, Eriksen JO, et al. PAM50 risk of recurrence score predicts 10-year distant recurrence in a comprehensive Danish cohort of postmenopausal women allocated to 5 years of endocrine therapy for hormone receptor-positive early breast cancer. J Clin Oncol, 2018, 36: 735–740.

[20] Bast RC Jr, Croce CM, Hait WN, et al.Holland-Frei Cancer Medicine. 9th ed. Hoboken, New Jersey: John Wiley and Sons, 2017: 511–519.

第 6 章
分子靶向治疗

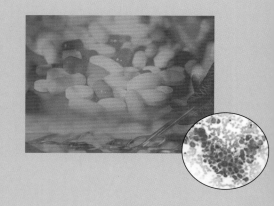

随着现代分子生物学技术的发展和基础医学从细胞、分子和基因水平对发病机制的逐步深入认识，癌症治疗观念也正在发生根本性的改变，即由经验科学向循证医学、由细胞攻击模式向靶向性治疗模式转变。分子靶向治疗具有特异性抗肿瘤作用，且毒性明显减小，已通过大量临床研究取得丰富的医学证据，在临床实践中取得了显著疗效，成为抗肿瘤治疗的新策略和许多肿瘤公认的标准治疗方案和规范。

分子靶向药物治疗是指在肿瘤分子生物学的基础上，针对已经明确的致癌位点、驱动基因或肿瘤生存微环境的关键调节因子，设计相应的治疗药物。药物进入体内特异地选择致癌位点并与之结合发生作用，诱发肿瘤细胞特异性死亡，也可引起机体抗肿瘤免疫反应，起到进一步杀伤肿瘤细胞的作用。癌症是一种全身性疾病，靶向治疗只针对已被揭示的分子或通路，但患者体内的异常分子和通路还存在于癌细胞之间、癌细胞与肿瘤微环境之间、癌组织与人体其他部位之间。癌细胞、癌组织和肿瘤微环境均具有不同程度的整体性，具有适应、代偿和变异能力以维持其自我存在和相对稳定。当靶向治疗干预局部时，整体必然启动自稳机制进行适应、代偿和变异而进化。因此，肿瘤靶向治疗需要从分子和信号通路走向整体，融入整体思维而导归整合医学。

当前对肿瘤自身进化、肿瘤异质性在时间上和空间上的转化等多维度和多方位的逐步认知，在癌基因、抑癌基因、细胞凋亡和血管生成等领域研究不断深入，大量以肿瘤的分子遗传学改变及其在肿瘤细胞水平的表达为靶点的抗肿瘤药物研发火热。单靶点认知层面不断深入带动了多靶点联合、免疫调节和放化疗的创新结合，基于分子标志物指导下的个体化整合治疗助推精准医疗发展。目前主要存在的问题包括如何应对单一分子靶向治疗手段疗效受限和难以根治肿瘤，如何为患者快速、准确、全面寻找合适的治疗靶点，如何筛选最有可能从某一靶向药物治疗中获益的目标人群，如何监测耐药发生和指导继发耐药后的靶向治疗，如何合理整合治疗等。本分论从整合医学角度，整合基础、临床、病理、分子诊断等相关学科，论述分子诊断技术检测和靶向药物应用现状及不良反应等，建立个体化精准的、多学科参与的肿瘤靶向整合诊治应用体系，提高肿瘤治疗水平。

第 1 节　靶向治疗适应证

国内外分子靶向药物研发层出不穷，成熟靶点更新迭代，在研靶点不断创新，越来越多的靶向药物批准上市进入临床。1997 年第一个大分子靶向药物利妥昔单抗上市，获批用于非霍奇金淋巴瘤（NHL）的治疗。2001 年第一个小分子 BCR-ABL 抑制剂伊马替尼上市，获批用于晚期费城染色体阳性的慢性粒细胞性白血病（CML）的治疗，肿瘤的治疗逐步进入了靶向治疗时代。目前美国 FDA 共批准靶向药物达百余种、适应证涵盖大部分常见癌症，包括单药、多靶点联合、或与化疗、免疫治疗、放疗、手术、介入治疗等不同治疗手段的整合，应用于不同肿瘤的不同治疗阶段，且部分涉及分子标志物筛选合适治疗患者富集获益人群。目前肿瘤靶向药物研发主要途径涉及促进肿瘤生长/存活的特异性细胞受体和信号转导、细胞周期调节、新生血管形成等。分类包括单抗和小分子单靶点或多靶点抑制剂两大类，前者可阻止信号分子和受体的结合，后者可抑制激酶的催化过程。

一、细胞膜分化相关抗原的靶向药

（一）抗 CD20 单抗

CD20（cluster of differentiation 20）是位于 B 淋巴细胞表面的一种跨膜磷蛋白。抗 CD20 的抗体可直接抑制 B 细胞生长并诱导其凋亡。以 CD20 为靶点的单抗药物可分为三代，第一代利妥昔单抗、替伊莫单抗，第二代奥法木单抗以及第三代阿妥珠单抗。

（1）利妥昔单抗（rituxima，美罗华）。与跨膜抗原 CD20 特异性结合的人鼠嵌合型单抗。适应证：①治疗非霍奇金淋巴瘤。包括单药治疗复发或耐药的 CD20 阳性的滤泡性 B 细胞淋巴瘤；与一线化疗药物联合治疗 CD20 阳性的滤泡性 B 细胞淋巴瘤初治患者，在部分或完全缓解后可以单药用于维持治疗；单药用于一线 CVP 方案（环磷酰胺、长春新碱、强的松）治疗后非进展状态的 CD20 阳性的滤泡性 B 细胞淋巴瘤患者；与 CHOP 方案（环磷酰胺、阿霉素、长春新碱、强的松）或其他蒽环类为基础的方案联合治疗 CD20 阳性弥漫大 B 细胞淋巴瘤。②联合氟达拉滨和环磷酰胺治疗慢性淋巴细胞白血病（CLL）。③治疗风湿免疫性疾病，包括类风湿关节炎、肉芽肿性多血管炎、寻常型天疱疮、显微镜下多血管炎。

（2）替伊莫单抗（ibritumomab tiuxetan，泽娃灵）。由利妥昔单抗和放射性核素钇 -90 的螯合物（硫西坦）组成，是一种靶向作用于 CD20，且能通过持续释放 β 射线激活免疫的新型药物。2002 年被 FDA 批准上市，现有适应证：①复发 / 难治 / 低分化或滤泡性 B 细胞 NHL。②早期未经治疗且对一线化疗有部分或完全反应的滤泡性 NHL。

（3）奥法木单抗（ofatumumab）。第二代人源化抗 CD20 单抗。被 FDA 批准联合苯丁酸氮芥治疗初治 CLL。联合氟达拉滨和环磷酰胺治疗复发性 CLL。用于氟达拉滨和阿仑单抗难治性 CLL。

（4）阿妥珠单抗（obinutuzumab，GA101）。经过 Fc 段修饰的人源糖基化 II 型抗 CD20 单抗。

2013 年被 FDA 批准联合苯丁酸氮芥作为初治 CLL 患者的治疗方案。而后被批准联合苯达莫司汀治疗对利妥昔单抗耐药或治疗后复发的滤泡细胞癌及早期未治疗的 II 期大体积、III 期或 IV 期滤泡性淋巴瘤的成年患者。

（二）抗 CD52 单抗

阿伦单抗（alemtuzumab）为人源化单抗，靶向作用于细胞表面标志 CD52。当肿瘤细胞表面与 T 和 B 淋巴细胞结合后，阿仑单抗可诱导抗体依赖性细胞坏死和补体介导的细胞溶解。目前美国 FDA 批准治疗 B 细胞性 CLL。

（三）抗 CD30 单抗

布妥昔单抗（brentuximab vedotin）：可特异性结合肿瘤细胞的 CD30 抗原，将偶联的抗微管化疗药单甲基奥瑞他汀（MMAE）精准输送至癌细胞内并将其杀死，被美国 FDA 批准用于治疗既往接受全身治疗的皮肤 T 细胞淋巴瘤患者，尤其用于治疗罹患原发性皮肤间变性大细胞淋巴瘤和表达 CD30 的蕈样肉芽肿（MF）的成人患者。

（四）抗 CD3 单抗

倍林妥莫双抗（blinatumomab，BLINCYTO）：为双特异性抗体药物，一端与 B 细胞表面表达的 CD19 抗原结合，另一端与 T 细胞表面的 CD3 受体结合，能将 T 细胞募集到癌细胞附近，促进杀伤癌细胞。2014 年 12 月获得 FDA 批准上市。适应证：①复发性或难治性急性 B 淋巴细胞白血病。②用于治疗在第一次或第二次达到完全缓解且微小残留病（MRD）≥ 0.1% 的急性 B 淋巴细胞白血病。

（五）抗 CD33 单抗

吉姆单抗 / 奥佐米星（gemtuzumab ozogamicin，Mylotarg）：是由人源化的 IgG4 抗 CD33 抗体和细胞毒药物刺孢霉素衍生物结合而成。适用于 60 岁以上，且不考虑其他细胞毒性化疗方案的 CD33 阳性的急性髓细胞性白血病（AML）患者首次复发的治疗。但其对一般状态不佳或器官功能不全患者的药物有效性及安全性尚不能确定。

二、EGFR 信号转导通路靶向药

表皮生长因子受体（EGFR）是人表皮生长因子受体（HER）家族成员之一，与肿瘤细胞的增殖、血管生成、肿瘤侵袭、转移及细胞凋亡的抑制有关。EGFR 在与配体上皮生长因子（EGF）结合后发生二聚作用，激活它位于细胞内的激酶通路，导致磷酸化级联反应的发生和下游信号通路的激活。EGFR 下游的信号转导通路主要包括三条：Ras/Raf/MEK/ERK-MAPK 通路，PI3K/Akt/mTOR 通路，JAK/STAT 通路。

（一）靶向 EGFR 药物

EGFR 分为三区：胞外配体结合区，跨膜区和胞内激酶区。目前，全球已上市靶向 EGFR 药物，根据结合位置的不同，主要分为两类：一类是作用于细胞外的单抗；另一类是作用于细胞内的小分子酪氨酸激酶抑制剂（EGFR-TKI）。

1. EGFR 单抗

（1）西妥昔单抗（cetuximab）。针对 EGFR 的人鼠嵌合型 IgG1 型单抗。适应证：①用于 KRAS/NRAS 野生型转移性结直肠癌的治疗，包括与 FOLFIRI 联合作为晚期结直肠癌的一线治疗，与伊利替康联合用于对伊利替康耐药的患者，单药用于奥沙利铂和伊利替康治疗失败的患者。②与放疗联合治疗局部或转移性晚期头颈鳞癌。与氟尿嘧啶、铂类联合治疗局部复发或转移的头颈鳞癌，用于以铂类为基础的化疗进展后复发或转移的头颈鳞癌。

（2）帕尼单抗（panitumumab）。一种全人源化 IgG2 型靶向作用于 EGFR 的单抗，主要用于 KRAS/NRAS 野生型转移性结直肠癌的一线、二线和后续治疗。

（3）尼妥珠单抗（nimotuzumab）。一种人源化 IgG1 同种型抗 EGFR 单抗，2008 年在我国被批准用于与放疗联合治疗 EGFR 表达阳性的 Ⅲ/Ⅳ 期鼻咽癌。在 FDA 和 EMA 被认定为胰腺癌孤儿药和胶质瘤孤儿药，但目前在美国和欧盟均未上市。

（4）耐昔妥珠单抗（necitumumab）。一种作用于 EGFR 的单抗。2015 年，美国 FDA 批准其与吉西他滨、顺铂联合作为转移性肺鳞癌的一线治疗。

2. EGFR-TKI

EGFR-TKI 已开发至第三代。第一代包括吉非替尼、厄洛替尼和埃克替尼等，它们可逆地与 EGFR 结合，并与三磷酸腺苷（ATP）竞争性抑制 EGFR 的激活。第二代为阿法替尼，特点是与 EGFR 不可逆结合。第三代以奥西替尼为代表，为靶向 EGFR 和针对 T790M 突变的不可逆、选择性抑制剂。

（1）吉非替尼（gefitinib）。被批准单药治疗 EGFR 突变的晚期或转移性 NSCLC。

（2）厄洛替尼（erlotinib）。适应证包括 EGFR 突变的晚期或转移的非小细胞肺癌，还可与吉西他滨联合作为无法切除或转移性胰腺癌患者的一线治疗方案。

（3）埃克替尼（icotinib）。我国自主研发的第一代 EGFR-TKI，被批准用于治疗 EGFR 突变的 NSCLC。

（4）阿法替尼（afatinib）。不可逆 ATP 竞争抑制剂，以共价键结合于 EGFR、HER2 和 HER4 的激酶结构域，2013 年被批准单药治疗 EGFR 突变的晚期或转移 NSCLC。

（5）达克替尼（dacomitinib）。2018 年 FDA 批准单药用于 EGFR 突变的晚期或转移性非小细胞肺癌（NSCLC）。

（6）奥希替尼（osimertinib）。可用于存在 EGFR 突变的转移性 NSCLC 的一线治疗；还可用于既往经 EGFR-TKI 治疗时或治疗后出现疾病进展，且经检测确认存在 EGFR T790M 突变的转移性 NSCLC。

（二）RAS/Braf/MEK/ERK 信号通路抑制剂

Ras/Raf/MEK/ERK 即有丝分裂原活化蛋白激酶（mitogen-activated proteinkinase，MAPK）通路是有丝分裂途径中最主要的下游细胞周期调控机制，位于 EGFR 下游，是 EGFR 信号转导的经典通路。

1. BRAF 抑制剂

维莫非尼（vemurafenib）的适应证包括：①用于治疗 BRAF V600E 突变阳性的无法手术

切除或转移性黑色素瘤；②用于 *BRAF V600E* 突变的罕见非朗格汉斯细胞组织细胞增生症（Erdheim-Chester disease）。2019 年，NCCN 指南指出 *BRAF V600E* 突变的转移性结直肠癌患者在标准治疗失败后，使用伊利替康、西妥昔单抗或帕尼单抗、维莫非尼（VIC 方案）能取得较好疗效。

达拉非尼（dabrafenib）的适应证均要求患者明确为 *BRAF* 突变，包括：①联合曲美替尼治疗不可切除或转移性黑色素瘤；②用于黑色素瘤患者的辅助治疗；③用于转移性 NSCLC 的治疗；④治疗局部晚期或转移性间变大细胞型甲状腺癌。

2. MEK 抑制剂

（1）曲美替尼（trametinib）。MEK1 及 MEK2 抑制剂，2013 年，美国 FDA 批准其单药或与达拉非尼联合用于伴有 *BRAF V600E* 或 *V600K* 突变的不可切除或转移性黑色素瘤。

（2）考比替尼（cobimetinib）。口服的小分子可逆性 MEK1/MEK2 抑制剂，用于联合维莫非尼治疗 *BRAF V600E* 或者 *BRAF V600E* 突变阳性无法手术切除或者转移的黑色素瘤。

（三）PI3K/Akt/mTOR 信号通路抑制剂

PI3K/AKT/mTOR 通路是 EGFR 下游细胞内重要的信号转导途径。磷脂酰肌醇 3- 激酶（PI3K）被激活后，在质膜上产生第二信使 PIP3，然后 PIP3 与细胞内含有 PH 结构域的信号蛋白 Akt 和 PDK1 结合，促使 PDK1 磷酸化 Akt 蛋白的 Ser308 导致 Akt 的活化。活化的 Akt 通过磷酸化作用激活 mTOR（哺乳动物雷帕霉素靶蛋白，mammalian target of rapamycin）信号通路，在许多调控通路信号传导中发挥重要作用，包括胰岛素信号、营养传感信号和有丝分裂信号。

1. PI3K 抑制剂

（1）伊德利塞（idelalisib）为靶向 P13K8 的激酶抑制剂。适应证：①由于其他并发症而考虑利妥昔单抗单药治疗的复发性 CLL 患者，可以选择联合伊德利塞治疗；②至少已经接受两次系统治疗而再次复发的滤泡性 B 细胞非霍奇金淋巴瘤；③复发的小细胞淋巴瘤。

（2）库潘尼西（copanlisib）。一种选择性的和 ATP 竞争性的泛 I 类 PI3K 抑制剂，被 FDA 加速批准用于经 2 种以上全身治疗后出现复发的滤泡性淋巴瘤成人患者的治疗。

（3）Alpelisib。一种 PI3Kα 特异性抑制剂，2019 年被美国 FDA 批准与氟维司群联合，用于 *HR* 阳性、*HER2* 阴性且合并 *PI3K* 突变的绝经后女性或男性乳腺癌的治疗。

2. mTOR 抑制剂

（1）依维莫司（everolimus）。mTOR 抑制剂的代表药物。2003 年于瑞典上市，主要用于预防肾移植和心脏移植术后的排斥反应。2010 年美国 FDA 批准用于肿瘤治疗，目前适应证包括：①与依西美坦联合给药治疗来曲唑或阿那曲唑治疗失败、激素受体阳性、*HER2* 阴性的晚期乳腺癌；②不可切除的胃肠道或肺部的局部晚期或转移性神经内分泌瘤；③既往舒尼替尼或者索拉菲尼治疗失败的晚期肾细胞癌；④室管膜下巨细胞星形细胞瘤；⑤无需立刻手术的肾错构瘤和结节性硬化症。

（2）坦罗莫司（temsirolimus）。一种 mTOR 特异型抑制剂，是西罗莫司 C42 位丙酸酯类衍生物。2007 年被批准作为治疗难治性晚期肾细胞癌一线用药。2009 年 8 月，被批准治疗成人复发性和（或）不应性的套细胞淋巴瘤。

（四）JAK/STAT 通路抑制剂

Janus 激酶 / 信号传导及转录激活因子（Janus-activated kinase /singal transducers and activators of transcriprion，JAK-STAT）是一条与细胞因子密切相关的细胞内信号传导通路，参与细胞的增殖、分化、凋亡以及免疫调节等许多重要的生物学过程。

（1）Cerdulatinib。一种口服 Syk/JAK 抑制剂，用于治疗外周 T 细胞淋巴瘤。

（2）Ruxolitinib。JAK1/JAK2 小分子激酶抑制剂。美国 FDA 批准用于治疗中 / 高危的骨髓纤维化和真性红细胞增多症。

（3）托法替尼（tofacitinib）。一种 JAK 抑制剂，可有效抑制 JAK1 和 JAK3 的活性，阻断多种炎性细胞因子的信号转导。2012 年 12 月获得 FDA 上市许可，用于风湿性关节炎的治疗。

三、抗人表皮生长因子受体2（HER2）药物

HER2 是 HER 家族成员之一，过度表达导致受体胞内区域酪氨酸激酶活性增强，促进肿瘤细胞的增殖和转移。抗 HER2 药物根据结合位置的不同分为两类，即作用于细胞外的单抗和细胞内的小分子酪氨酸激酶抑制剂。

（一）HER2 单抗

（1）曲妥珠单抗（trastuzumab）。一种人源化 IgG1 型单抗，和 HER2 受体的胞外域（ECD）特异性结合。适应证：① HER2 阳性的早期乳腺癌术后辅助治疗；②晚期或转移性 HER2 阳性乳腺癌的治疗；③ HER2 阳性的晚期转移性胃癌或胃食管交界部腺癌的一线治疗。

（2）帕妥珠单抗（pertuzumab）。一种人源化的 IgG1 型单抗，和曲妥珠单抗的不同之处在于其与 HER2 受体结合部位为 ECD 的 II 段亚区域，而曲妥珠单抗在 IV 段亚区域。适应证：①与赫赛汀和紫杉醇联合用于治疗 HER2 阳性、转移性且没有接受过 HER2 治疗或化疗的患者；②与赫赛汀和化疗联合的三联疗法作为 HER2 阳性、有高复发风险的早期乳腺癌患者的术后辅助治疗方案；③与赫赛汀和化疗联合的三联疗法作为 HER2 阳性、局部晚期、炎症性或早期乳腺癌患者的新辅助治疗方案。

（3）恩美曲妥珠单抗（Kadcyla，又称 T-DM1）。第一个获批的抗体-细胞毒性耦合药物，由曲妥珠单抗和强力微管抑制剂 DM1（美坦新）偶联而成。适应证：① HER2 阳性转移性乳腺癌患者，先前接受曲妥珠单抗和紫杉类药物单药或联合方案治疗的 HER2 阳性转移性乳腺癌患者；②作为接受紫杉醇联合曲妥珠单抗新辅助治疗后，存在浸润病灶的 HER2 阳性乳腺癌患者的辅助治疗。

（二）小分子酪氨酸激酶抑制剂

（1）拉帕替尼（lapatinib）。EGFR 和 HER2 双重酪氨酸激酶抑制剂，2007 年获得美国

FDA 批准与卡培他滨联合用于一线治疗失败后的 HER2 阳性晚期或转移性乳腺癌患者。

（2）吡咯替尼（pyrotinib）。我国自主研发的 EGFR/HER2 靶向小分子，适用于治疗 HER2 阳性、经蒽环类和紫杉类药物治疗失败且复发/转移后，既往未接受或接受过曲妥珠单抗的晚期或转移性乳腺癌患者。

（3）来那替尼（neratinib）。2017 年美国 FDA 批准的一种激酶抑制剂。适应证：①单药作为 HER2 阳性的早期乳腺癌患者使用曲妥珠单抗辅助治疗后的延长辅助治疗；②与卡培他滨联合用于已经接受过两种或两种以上以抗 HER2 为基础的方案治疗的晚期或转移性 HER2 阳性乳腺癌患者。

四、肿瘤血管生成靶向抑制剂

针对血管生成过程的信号转导各环节发生因子研发的抑制剂，可以不同程度地阻碍肿瘤血管新生，进而抑制实体肿瘤的生长。按照其药物类型可以分为单抗药物和小分子酪氨酸激酶抑制剂。

（一）抗 VEGFR 单抗

（1）贝伐珠单抗（bevacizumab）。美国 FDA 批准的第一个抑制肿瘤血管生成的药物，靶向于 VEGF-A 的一种人源化 IgG 单抗。适应证：①与以氟尿嘧啶为基础的化疗联合作为转移性结直肠癌的一线、二线治疗；可以与 FOLFOX 或 FOLFIRI 联合治疗作为含贝伐珠单抗治疗失败后的二线方案；不建议用于结直肠癌的辅助治疗。②与卡铂、紫杉醇联合作为不可切除、局部晚期、复发或转移性非鳞状 NSCLC 的一线治疗。③复发性脑胶质细胞瘤的治疗。④与干扰素联合用于转移性肾细胞癌。⑤与紫杉醇、铂类联合或与紫杉醇、拓扑替康联合用于复发或转移性宫颈癌。⑥治疗卵巢上皮细胞癌、输卵管癌或原发性腹膜癌。

（2）雷莫芦单抗（ramucirumab）。靶向于 VEGFR-2 的全人源化 IgG1 单抗，作用于 VEGFR-A、VEGFR-C 和 VEGFR-D 与 VEGFR-2。适应证：①单药或联合紫杉醇作为晚期胃癌的二线治疗；②联合多西他赛作为 NSCLC 的二线治疗；③与 FOLFIRI 联合用于转移性结直肠癌二线治疗。

（3）阿柏西普（ziv-afibercept）。一种全人源化的重组融合蛋白，充当 VEGF 可溶性受体，通过与 VEGF 结合并阻断其生物活性从而抑制新生血管产生。适应证：①联合 FOLRIRI 治疗奥沙利铂一线治疗失败的转移性结直肠癌；②治疗年龄相关性新生血管黄斑病变。

（4）康柏西普（conbercept）。作为 VEGF1 和 VEGF2 两个结合位点的重组融合蛋白，有效抑制新生血管生成。2013 年 NMPA 批准用于治疗风湿性年龄相关性新生血管黄斑病变。

（5）重组人血管内皮生长抑素（endostar，恩度）。我国学者自主研发创新的全世界第一个上市的血管内皮抑素，被 NMPA 批准联合长春瑞滨和顺铂用于初治或复治的 Ⅲ / Ⅳ NSCLC 患者。

（二）抗 VEGFR 小分子多靶点抑制剂

（1）索拉非尼（sorafenib）。全球首个新型多靶点抗肿瘤药物。适用证：①晚期肾细胞癌；②不能切除或转移性肝细胞癌；③局部复发或转移性、进展性对既往放射性碘治疗耐药的分化型甲状腺癌。

（2）舒尼替尼（sunitinib）。适应证包括无法手术切除的肾癌及高复发风险的肾癌辅助治疗，转移性胃肠道间质瘤二线治疗，不可切除或转移性分化良好的胰腺神经内分泌瘤。

（3）瑞戈非尼（regorafenib）。适应证包括经过索拉非尼治疗后出现进展的肝细胞癌，标准治疗失败的转移性结直肠癌，转移性胃肠道间质瘤三线治疗。

（4）仑伐替尼（lenvatinib）。适应证包括复发或转移的对放射性碘治疗不敏感的分化型甲状腺癌、不可切除的肝细胞癌一线治疗，与依维莫司联合治疗进展期肾细胞癌，与帕博利珠单抗联合治疗系统治疗失败后，无根治性手术切除和放疗可能的 MSS 或 dMMR 的子宫内膜癌患者。这种适应证是 FDA 根据肿瘤反应速度和反应的持久性进行加速批准的。该适应证的持续批准可能取决于进一步的研究结果。

（5）呋喹替尼（fruquintinib）。中国自主研制的喹唑啉类小分子血管生成抑制剂，用于标准治疗失败的转移性结直肠癌。

（6）安罗替尼（anlotinib）。适应证为 NSCLC 患者的三线治疗及用于腺泡状软组织肉瘤、透明细胞肉瘤以及既往至少接受过含蒽环类治疗后进展或复发的其他晚期软组织肉瘤的治疗。

（7）凡德他尼（vandetanib）。适用于不能切除的晚期甲状腺髓样癌。

（8）阿昔替尼（axitinib）。适用于先前一次系统治疗失败后的晚期肾细胞癌。

（9）帕唑帕尼（pazopanib）。适用于肾细胞癌和非初治的晚期软组织肉瘤，但脂肪细胞性软组织肉瘤和胃肠道间质瘤暂不推荐。

（10）阿帕替尼（apatinib）。适用于中国晚期胃癌患者的三线治疗。

五、ckit/BCR-ABL 酪氨酸激酶抑制剂

BCR/ABL 融合基因是一种抗细胞凋亡的基因，具有高度酪氨酸激酶活性，使细胞过度增殖而使细胞调控发生紊乱。BCR-ABL 抑制剂目前已开发至第三代，第一代代表药为伊马替尼，第二代为达沙替尼和尼洛替尼，第三代为博舒替尼和普纳替尼。

（1）伊马替尼（imatinib）。一种口服酪氨酸激酶抑制剂，其治疗靶点包括 BCR-ABL、c-KIT 和 PDGFRA。适应证：①作为转移性胃肠道间质瘤的一线治疗；②可切除胃肠道间质瘤患者的辅助治疗；③费城染色体阳性的 CML。

（2）尼洛替尼（nilotinib）。一种以氨基嘧啶为基础的伊马替尼的衍生物，能选择性抑制 P210 酪氨酸激酶的活性。适用于对既往治疗（包括伊马替尼）耐药或不耐药的费城染色体阳性的 CML 慢性期或加速期成人患者。

（3）达沙替尼（dasatinib）。适用于对包括甲磺酸伊马替尼在内的治疗方案耐药或不能耐受的 CML。

（4）博舒替尼（bosuyinib）。一种酪氨酸酶抑制剂，可抑制 CML 的 BCR-ABL 激酶和抑制 Src 族激酶包括 Src、Lyn 和 Hck，用于治疗对伊马替尼等耐药或无法耐受的慢性期、加速期或急变期费城染色体阳性 CML 患者。

（5）普纳替尼（ponatinib）。2012 年 12 月被 FDA 批准用于治疗成人 CML、费城染色体阳性 ALL，主要用于对达沙替尼或尼洛替尼治疗无效或不能耐受或不适合伊马替尼后续治疗的患者，以及 *T315I* 基因突变患者。该基因突变使患者对伊马替尼、达沙替尼或尼洛替尼产生耐药。

六、PDGFR 酪氨酸激酶抑制剂

PDGFR（血小板衍生生长因子受体）是血小板衍生生长因子（PDGF）家族成员的细胞表面酪氨酸激酶受体，PDGF 及其受体的高表达与肿瘤增殖转移相关。

奥拉单抗（olaratumab）为 PDGFRα 抑制剂，为美国 FDA 批准治疗软组织肉瘤的首个单抗药物。

七、间变性淋巴瘤激酶（ALK）抑制剂

间变性淋巴瘤激酶（anaplastic lymphoma kinase, ALK）因发现于间变性大细胞淋巴瘤而得名，是一种受体酪氨酸激酶，属于胰岛素受体超家族。*ALK* 基因的突变类型包括融合突变、点突变和扩增突变，其中融合突变是 *ALK* 最常见的突变。*ALK* 可与多种基因融合，融合的发生激活与细胞存活和增殖相关的信号通路，引起肿瘤发生。目前已有 4 个 ALK 抑制剂获批用于 NSCLC 治疗，分别为一代克唑替尼，二代色瑞替尼、艾乐替尼和布吉替尼。

（1）克唑替尼（crizotinib）。以 ALK、ROS1 和 ckit 酪氨酸激酶为作用靶点的口服小分子抑制剂，是美国 FDA 批准的第一个 ALK 抑制剂。临床适用于 ALK 阳性或 ROS1 阳性的局部晚期或转移性 NSCLC。

（2）塞瑞替尼（ceritinib）。通过抑制 ALK 和下游通路分子的磷酸化，继而阻碍 ALK 阳性癌细胞的增殖。主要用于对克唑替尼不耐受的 ALK 阳性转移性 NSCLC 二线治疗，其针对 ALK 的 *L1196M*、*G1269A* 和 *I1171T* 等突变有较好的临床疗效。

（3）艾乐替尼（alectinib）。我国自主研发的，适用于克唑替尼治疗后疾病进展或对克唑替尼不耐受的 ALK 阳性转移性 NSCLC 患者。

（4）布吉替尼（brigatinib）。用于治疗 ALK 阳性 NSCLC，且在克唑替尼治疗后病情进展或克唑替尼不耐受的患者。

八、c-MET 抑制剂

c-MET 是由 *c-MET* 原癌基因编码的蛋白产物，为肝细胞生长因子（HGF）受体，具有酪氨酸激酶活性，与多种癌基因产物和调节蛋白相关，参与细胞信号传导、细胞骨架重排的调控，是细胞增殖、分化和运动的重要因素。c-MET 信号通路的异常活化使细胞在肿瘤侵袭过程中对 HGF 的刺激更加敏感，进一步激活下游众多信号通路，如 PI3K/Akt 信号通路，Ras-MAPK 激酶级联效应和 STAT 通路信号，从而产生细胞增殖、迁移、血管生成等系列传导。c-MET 抑制剂代表药物有克唑替尼（c-MET 及 ALK 双重抑制剂）和卡博替尼。

卡博替尼（cabozantinib）主要以与前列腺癌增长与扩散有关的 MET 和 VEGFR-2 酪氨酸激酶为靶点，抑制肿瘤的转移和血管生成。适应证包括：①经索拉非尼治疗后的肝细胞癌；②晚期肾细胞癌。

九、PARP 抑制剂

聚腺苷酸二磷酸核糖基聚合酶（poly ADP-ribose polymerase, PARP），定位在细胞核内，是应激条件下 DNA 修复密切相关的一种酶，也是细胞凋亡核心成员半胱天冬酶（caspase）的切割底物。因此，在 DNA 损伤修复与细胞凋亡中发挥重要作用。PARP 抑制剂通过抑制肿瘤细胞 DNA 损伤修复、促进肿瘤细胞发生凋亡，从而增强放疗以及烷化剂和铂类药物化疗的疗效。已经获批上市的 PARP 抑制剂共有四种，包括奥拉帕利、芦卡帕利、尼拉帕利及他拉唑帕利。

（1）奥拉帕尼（olarparib）。适应证包括铂类化疗后达到 CR 或 PR 的复发性上皮性卵巢癌、输卵管癌或原发性腹膜癌的维持治疗，对一线铂类化疗达到 CR 或 PR 且 *BRCA* 突变的晚期上皮性卵巢癌、输卵管癌或原发性腹膜癌的维持治疗，还可用于治疗携带 *BRCA* 突变的 *HER2* 阴性转移性乳腺癌，至少三线化疗后复发的晚期卵巢癌患

者解救治疗，接受一线铂类化疗至少 16 周后病情无进展、携带 *BRCA* 胚系突变的转移性胰腺癌患者的维持治疗。

（2）卢卡帕尼（rucaprib）。被批准用于携带 *BRCA* 缺失突变的经过 2 个或以上疗程化疗的晚期卵巢癌。

（3）尼拉帕利（niraparib）。美国 FDA 批准的首个无需 *BRCA* 突变或其他生物标志物检测就可用于治疗的 PARP 抑制剂，用于复发性上皮性卵巢癌、输卵管癌或原发性腹膜癌成年患者的维持治疗。

（4）他拉唑帕利（talazoparib）。具有双重作用机制，不仅能阻断 PARP 酶的活性，还可将 PARP 酶束缚在 DNA 损伤位点，于 2018 年 10 月获美国 FDA 批准用于治疗乳腺癌。

十、组蛋白去乙酰化酶抑制剂

组蛋白去乙酰化酶（histone deacetylase，HDAC）是一类蛋白酶，对染色体的结构修饰和基因表达调控发挥重要作用。组蛋白去乙酰化酶抑制剂可通过提高染色质特定区域组蛋白乙酰化，从而调控细胞凋亡及分化相关蛋白的表达和稳定性，诱导细胞凋亡及分化。目前共有 6 种 HDAC 抑制剂（HDACI）被美国 FDA 批准上市，用于治疗各种血液学肿瘤和实体瘤。

（1）西达苯胺（chidamide）。组蛋白去乙酰化酶抑制剂，在中国批准用于既往至少接受过一次全身化疗后复发或难治的外周 T 细胞淋巴瘤患者。

（2）伏瑞司特（vorinostat）。美国 FDA 批准用于经两次全身治疗后出现进行性、持续性或复发性皮肤 T 细胞淋巴瘤（CTCL）的治疗。

（3）贝利司他（belinostat）。2014 年美国 FDA 加速批准用于复发或耐药的外周 T 细胞淋巴瘤（PTCL），但持续获批需要进一步确证研究。

（4）罗米地辛（romidepsin）。适用于至少经一次系统治疗后皮肤 T 细胞淋巴瘤（CTL）或外周 T 细胞淋巴瘤（PTCL）的成人患者。

（5）帕比司他（panobinostat）。美国 FDA 加速批准联合硼替佐米和地塞米松用于经过两次治疗（包括硼替佐米和免疫调节剂）的多发性骨髓瘤患者。

十一、蛋白酶体抑制剂

泛素-蛋白酶体系统是细胞内蛋白质降解的主要途径，主要包括底物蛋白质的多泛素化修饰和 26S 蛋白水解酶复合物对底物蛋白质的降解。蛋白酶体广泛分布于细胞质和细胞核中，26S 蛋白酶体是分子量为 2000 的多亚基复合物，约有 50 种蛋白质亚基组成，具有多种蛋白水解酶活性和泛素依赖性。目前三种蛋白酶体抑制剂得到美国 FDA 批准，包括硼替佐米、卡非佐米和伊沙佐米。

（1）硼替佐米（bortezomib）。可逆性蛋白酶体抑制剂，硼原子能结合 26S 蛋白酶体的催化位点，抑制其活性。适应证：①联合美法仑和泼尼松用于初治的且不适合大剂量化疗和骨髓移植的多发性骨髓瘤患者；②单药用于至少接受过一种或一种以上治疗后复发的多发性骨髓瘤患者；③联合利妥昔单抗、环磷酰胺、阿霉素和泼尼松用于不适合接受造血干细胞移植的套细胞淋巴瘤成年初治患者；④至少接受过一种治疗后复发或进展的套细胞淋巴瘤患者。

（2）卡非佐米（carfilzomib）。一种环氧酮蛋白酶体抑制剂，可选择性、不可逆性地结合 20S 蛋白酶体，抑制它的胰凝乳蛋白酶活性。美国 FDA 批准卡非佐米用于此前至少经过两个优先疗法，包括经硼替佐米和免疫调节剂治疗的多发性骨髓瘤患者的治疗。

（3）伊沙佐米（ixazomib）。首款可口服的蛋白酶体抑制剂，可选择性地结合蛋白酶体的 PSMB5 亚基，抑制它的活性。美国 FDA 批准伊沙佐米联合其他两种治疗药物用于经过某一种药物治疗的多发性骨髓瘤患者。

十二、CDK4/6 抑制剂

细胞周期蛋白依赖性激酶（cyclin dependent kinases，CDKs）在细胞周期的启动和各个时期的转换调节中发挥重要作用。CDK4/6 与细胞周期蛋白 D（cyclin D），可磷酸化视网膜母细胞瘤基因（Rb）继而释放转录因子 E2F，促进细胞周期相关基因的转录，使细胞进入 S 期。通过选择性抑制 CDK4/6，可恢复细胞周期控制，阻断肿瘤细胞增殖。

美国 FDA 已批准的 CDK4/6 抑制剂包括帕博西尼、瑞博西尼和 abemaciclib。

（1）帕博西尼（palbociclib）。被批准用于内分泌治疗失败的 HR 阳性、HER2 阴性的晚期乳腺癌，建议与芳香化酶抑制剂或与氟维司群联合。

（2）瑞博西尼（ribociclib）。联合一种芳香化酶抑制剂或氟维司群用于围绝经期或绝经后的 HR 阳性且 EGFR 阴性的晚期或转移性乳腺癌。

（3）abemaciclib。单药或联合一种芳香化酶抑制剂或联合氟维司群治疗围绝经期或绝经后的 HR 阳性且 EGFR 阴性的晚期或转移性乳腺癌。

十三、Hedghog 信号通路抑制剂

Hedghog（Hh）信号通路在胚胎发育、维持细胞增殖与凋亡动态平衡、组织损伤与修复以及多种恶性肿瘤的发生、发展中发挥重要作用。信号通路重要成员包括：Hh 信号分子、信号分子受体 Patched1（Ptc1）、GPCR 类膜蛋白 Smoothened（Smo）和转录因子 Gli 等。Hh 信号分子与其受体 Ptc1 结合，解除 Ptc1 对 Smo 的抑制，活化 Hh 信号通路，进而促使转录因子 Gli 调控目的基因转录及细胞正常生命活动。比如基底细胞癌由 Hh 通路异常上调导致，此疾病往往伴随 Patched 功能缺失或 smoothened 功能上调。

（1）维莫德吉（vismodegib）。第一个口服 Hh 通路抑制剂，结合并抑制 Hh 信号传导通路穿膜蛋白 Smoothened 蛋白。适用于术后或放疗后复发的局部晚期或转移性皮肤基底细胞癌。

（2）索尼得吉（sonidegib）。Hh 通路抑制剂，结合并抑制 smoothened 蛋白，用于手术或放疗后复发，以及不适合手术或放疗的晚期基底细胞癌。

十四、布鲁顿氏酪氨酸激酶（BTK）抑制剂

BTK 是 B 细胞受体（BCR）信号通路的关键酪氨酸激酶，BCR 信号通路的异常激活见于 CLL 及多种 B 细胞肿瘤。

依鲁替尼（ibrutinib）是一种小分子 BTK 抑制剂，与 BTK 活性位点上的半胱氨酸残基选择性地共价结合，不可逆地抑制 BTK 活性，从而有效阻止肿瘤从 B 细胞迁移至适宜肿瘤生长的淋巴组织，减少 B 细胞恶性增殖并诱导细胞凋亡。该药目前获得美国 FDA 突破性药物通道，适用于套细胞淋巴瘤、慢性淋巴细胞白血病、小淋巴细胞淋巴瘤、慢性移植物抗宿主病、Waldenstrom 巨球蛋白血症。此外，美国 FDA 加速批准该药用于边缘区淋巴细胞瘤，但该适应证仍需更多结果支持。

十五、神经营养因子受体酪氨酸激酶（NTRK）抑制剂

酪氨酸激酶受体（neurotrophin receptor kinase，NTRK）是神经营养因子受体酪氨酸激酶。原肌球蛋白受体激酶（TRK）家族包括 TRKA、TRKB 和 TRKC 三种蛋白，它们分别由 NTRK1、NTRK2 和 NTRK3 基因编码，这些蛋白通常在神经组织中表达。NTRK 基因与另一个不相关的基因融合，其中 NTRK 基因的 3′ 部分发生了包含催化酪氨酸激酶域，与相关基因 5′ 部分的内框融合，驱动基因表达，促进蛋白二聚体化等变化，这与 ALK 和 ROS1 基因融合的致癌原理类似。TRK 融合蛋白将处于持续活跃状态，引发永久性的信号级联反应（激活 PI3K、RAS/RAF/MEK 和 PLC-gamma 通路），驱动 TRK 融合肿瘤的扩散和生长。NTRK 基因融合是罕见基因事件，但存在于广泛类型肿瘤。

（1）拉罗替尼（larotrectinib）。一个口服的广泛选择性靶向 NTRK 蛋白家族的酪氨酸激酶抑制剂，被美国 FDA 批准用于治疗携带 NTRK 基因融合的不可手术切除或转移性实体肿瘤的成人和儿童患者。

（2）恩曲替尼（entrectinib）。一种口服、选择性酪氨酸激酶抑制剂，可穿越血—脑屏障，阻断 TRK A/B/C 和 ROS1 蛋白的激酶活性，导致携带 ROS1 或 NTRK 基因融合的癌细胞死亡。美国 FDA 还批准用于治疗 ROS1 阳性的非小细胞肺癌，以及具有神经营养性 NTRK 基因融合的儿童（12 岁以上）和成人患者。

十六、Bcl-2 抑制剂

Bcl-2 基因（即 B 细胞淋巴瘤 / 白血病 -2 基因）是一种癌基因，在哺乳动物细胞中调节线粒体外膜通透性。*Bcl-2* 基因与 Bax 形成二聚体以及自身二聚，在细胞凋亡的调控中发挥重要作用。由于在癌细胞中高度表达，Bcl-2 家族蛋白抑制剂可以选择性地在肿瘤细胞中发挥抗肿瘤作用。

· 维奈妥拉（venclexta）：一种可靶向 Bcl-2 蛋白的抑制剂，引发线粒体通透性的改变，导致细胞凋亡。其适应证为 CLL 或小细胞淋巴瘤，或者地西他滨或阿扎胞苷或小剂量的阿糖胞苷联合用于初诊的 75 岁或以上的 AML 患者，或者用于因为并发症不考虑强化诱导化疗的 AML 患者。

十七、其 他

（1）阿比特龙（abiraterone acetate）。是一种口服的 CYP17 抑制剂，2011 年获批上市，FDA 建议与甲泼尼龙联合用于对去势治疗抵抗的前列腺癌患者。

（2）地诺单抗（denosumab，商品名 Xgeva）。是靶向作用核因子 kB 受体活化因子配体（receptoracti-vator of NF-kB ligand）的单抗，能够特异性地抑制骨吸收。适应证：①预防多发性骨髓瘤或实体瘤出现骨转移的患者发生骨相关事件；②用于成人骨巨细胞瘤或骨骼发育成熟的青少年患者无法手术切除或切除后严重并发症的治疗；③对双膦酸盐治疗耐药的高钙血症患者。

（王凤华 唐 域）

第 2 节 靶点检测技术

恶性肿瘤的治疗已经日趋精准，精准的靶向治疗为肿瘤患者带来了显著生存获益。绝大多数靶向药物的使用需要在"靶"的指导下进行，因此"靶"的检测准确性就成为靶向治疗的前提条件。目前，"靶"的检测主要包括蛋白表达的检测，以及基因突变、融合和扩增等的检测。蛋白表达检测的主要方法是免疫组化法，基因检测的主要方法包括一代测序法、ARMS 法、NGS 法及 Beaming 法等。

一、蛋白检测

1. 免疫组化法技术原理

免疫组化（immunohistochemistry，IHC）分析是利用抗体和抗原之间结合的高度特异性，借助于组织化学方法，将抗原抗体结合的部位和强度显示出来，以其达到对组织或细胞中的相应抗原进行定性、定位或定量的方法。

2. 免疫组化法技术特点

IHC 作为蛋白表达的筛查工具，具有经济快捷的优点，尤其适用于大量样本的检测分析。与 DNA/RNA 检测方法相比，免疫组织化是一种基于形态学的分析方法且更易于操作。影响 IHC 结果的因素主要包括抗体的选择、检测前组织的固定、观察者解释方面的差别等，目前最受关注的 PD-L1 的表达检测，在不同抗体和不同检测平台上存在很大差异。

一个需要注意的问题是，不同蛋白发挥作用的区域不一样，所以在结果判读时，需要关注的区域也不同，如 HER2 主要在细胞膜发挥作用，而错配修复蛋白则主要关注细胞核中的表达。

3. 免疫组化法检测范围

IHC 在肿瘤诊断、预后和疗效预测方面有重要作用。许多与临床应用相关的蛋白据此被确定。例如，乳腺癌治疗前的 Lumina 分型的简单分型主要依据 4 个蛋白的表达，包括 ER、PR、HER2 和 Ki67。DNA 错配修复蛋白（hMLH-1、hMSH-2、hMSH-6、PMS2）已被用于指导结肠癌的治疗和遗传筛查。

二、基因检测

（一）一代测序

1. 原 理

一代测序也叫 Sanger 测序，核心原理是双脱氧链终止法，由于 ddNTP 不含羟基，其在 DNA 的合成过程中不能形成磷酸二酯键，因此可用来中断 DNA 合成反应，使 PCR 过程终止。在 4 个 DNA 合成反应体系中分别加入一定比例带有放射性同位素标记的 ddNTP（分为 ddATP、ddCTP、ddGTP 和 ddTTP），通过凝胶电泳和放射自显影后可根据电泳带的位置确定待测分子的 DNA 序列。

2. 技术特点

一代测序是 DNA 序列分析的经典方法，可检测已知和未知突变。由于该方法可直接读取 DNA 的序列，因此被认为是基因分型的金标准。

主要优点：测序长度较长，可发现新的变异位点，包括一些新的少见的突变形式及突变的确切类型，如点突变、片段缺失。

局限性：测序通量低，成本高，灵敏度低，突变等位基因需要超过 20% 才能检出。对样本中肿瘤细胞的含量和比例要求较高，一般要求肿瘤细胞含量不低于 50%。如果肿瘤细胞比例低于 50%，则假阴性出现的概率会显著增加。不适用于活检或细胞学样本。

3. 检测范围

由于通量低，灵敏度低，技术上非常复杂，大量使用有害化学物质，以及很难扩大规模，这一方法在临床中的应用受限，基本不再采用。

（二）扩增阻碍突变系统法

1. 原 理

扩增阻碍突变系统法（amplification refractory mutation system，ARMS）是 PCR 技术应用的发展，也称等位基因特性 PCR（allele-specific PCR，

AS-PCR）。本法通过设计两个 5′ 端引物，一个与正常 DNA 互补，一个与突变 DNA 互补，对于纯合性突变，分别加入这两种引物及 3′ 端引物进行两个平行 PCR，只有与突变 DNA 完全互补的引物才可延伸并得到 PCR 扩增产物。如果错配位于引物的 3′ 端则导致 PCR 不能延伸。

2. 技术特点

ARMS-PCR 是目前实验室常用的基因突变检测方法。

主要优点：ARMS-PCR 法检测特异性好，操作简便，快速，可实时检测，灵敏度达 1%。

局限性：只能检测已知的突变类型，不能发现一些新的、未知的突变。如果检测的突变位点或类型较多，则随着引物数目增加出现非特异性结合的概率也相应增加。当检测位点较多时，对 DNA 样本量的需求增加。

3. 检测范围

ARMS 法作为一种简便、快捷、高灵敏度的基因检测方法，主要用于对已知突变基因进行检测，现已广泛用于靶向分子，如 *EGFR*、*ALK*、*ROS1*、*KRAS*、*BRAF* 等基因的检测，在疾病的诊疗中起重要作用。

（三）Super-ARMS 法

1. 原 理

第二代 ARMS 检测技术 Super-ARMS 法是基于 ARMS 技术的升级革命，拥有全新的引物设计思路和最优化的体系配方，在引物基础上添加了成环结构，引物可通过自身结合形成双链，当引物与靶序列结合时，双链结合的部分被打开，从而跟靶序列进行结合，检测基因的突变。

2. 技术特点

修饰改造了引物序列、优化了扩增体系、引入了 BLOCK 技术、启用了全新酶系统，从而提高了拷贝模板的特异结合能力、提高了扩增效率、封闭了野生型干扰概率和降低了碱基错配概率。Super-ARMS 是基于 ARMS 技术的升级革命。

3. 检测范围

由于其能快速准确的检测血浆游离 DNA 中 0.2%~0.8% 的突变，具有高度选择性和敏感性，

使假阴性结果最小化，已被纳入液体活检临床专家共识。

（四）二代测序技术

1. 原理

二代测序技术（next generation sequencing，NGS）又称高通量测序技术，包含多种可一次性产生大量数字化基因序列的测序技术，是继Sanger测序的革命性进步。该方法采用平行测序理念，能够同时对上百万甚至数十亿个DNA分子进行测序，实现了大规模、高通量测序的目标。不同厂家的产品测序原理不同，主要分为边合成边测序（sequencing by synthesis，SBS）、基于"DNA簇"和"可逆性末端终结（reversible terminator）"大规模平行测序、4色荧光标记寡核苷酸的连续连接反应测序和半导体芯片测序。

2. 技术特点

高通量测序技术不仅可进行大规模基因组测序，还可用于基因表达分析、非编码小分子RNA鉴定、转录因子靶基因的筛选和DNA甲基化等相关研究。

主要优点：高通量测序技术具有高通量、成本低、时间快、灵敏度高的优势。与一代测序技术相比，在通量上实现了革命性的突破，对分子生物学研究领域及生命科学研究领域产生了划时代的影响。

局限性：检测灵敏度与测序深度相关，疾病表型和基因型的关系还有赖于生物信息的解读，目前NGS应用于肿瘤细胞突变检测的标准化和质量控尚未形成共识。

3. 检测范围

NGS技术近年来发展很快，应用日益广泛，应用范围包括：对未被测序过的生物基因组从头测序、单核苷酸多态性研究、转录组及表达谱分析、小分子RNA研究以及转录调控研究。目前，NGS技术在临床上主要用于寻找疾病的候选基因，可用于单基因病、复杂疾病（如糖尿病、肥胖症等），甚至癌症致病基因或易感基因的寻找。同时，该测序技术极大促进了胎儿游离DNA的实验室研究，促进了无创性产前基因诊断的发展。

（五）荧光原位杂交技术

1. 原理

荧光原位杂交（fluorescence in situ hybridization，FISH）技术是通过荧光标记的DNA探针与细胞核内的DNA靶序列杂交，并在荧光显微镜下观察分析其结果的一种分子细胞遗传学技术，它的基本原理是：如果被检测的染色体或DNA所在切片上的靶DNA与所用的核酸探针是同源互补的，二者经变性—退火—复性，即可形成靶DNA与核酸探针的杂交体。将核酸探针的某一种核苷酸标记报告分子，如生物素、地高辛，可利用该报告分子与荧光素标记的特异亲和素之间的免疫化学反应，经荧光检测体系在镜下对待测DNA进行定性、定量或相对定位分析。

2. 技术特点

FISH主要对基因缺失、基因融合和基因扩增进行检测。

主要优点：可多种荧光标记，显示DNA片段及基因之间的相对位置与方向，空间定位精确；灵敏、特异性好，可同时分析分裂期和间期的多个细胞，并进行定量；可以检测隐匿或微小的染色体畸变及复杂核型。

局限性：FISH检测对操作和判读技术要求较高。诊断医生必须经过严格的FISH操作和结果判读培训，只有经FISH操作经验丰富的医生判定的结果才具有可靠性。目前FISH检测的成本昂贵、通量低。

3. 检测范围

FISH的DNA检测已广泛应用于疾病的诊断和预后预测，以及预测各种肿瘤对治疗的反应。Path Vysion HER2 DNA探针试剂盒是FDA批准的用于预测乳腺癌患者的预后和赫赛汀（曲妥珠单抗）的治疗反应。Uro Vysion膀胱癌试剂盒是FDA批准的另一个FISH试剂，用于在血尿患者尿标本中检测3、7、17染色体的非整倍体性和9p21位点的缺失。

（六）银染原位杂交技术

1. 原理

银染原位杂交技术（silver in situ hybridization，

SISH）是通过新近的银沉淀技术，利用酶促反应促进银离子沉积，使金属直接凝固到靶位点，从而对基因拷贝数有更多准确的定量。其通过二硝基苯（DNP）B 标记的探针检测 CEP17，采用地高辛红染显色液进行染色。在光学显微镜下，*HER2* 基因在肿瘤细胞的细胞核中表现为黑色信号，CEP17 为红色信号。

2. 技术特点

可在普通光学显微镜下观察信号分布情况及肿瘤组织形态。

3. 检测范围

SISH 检测目前在我国已被国家药品监督管理局批准用于 *HER2* 基因状态评估，在 2013 版 ASCO/CAP 乳腺癌 HER2 检测指南中也被正式推荐为 *HER2* 基因状态的检测方法之一。

（七）微滴数字 PCR

1. 原 理

微滴数字 PCR（droplet digital PCR，ddPCR）是在传统的 PCR 扩增前对样本进行微滴化处理，即将含有核酸分子的反应体系分成万个纳升级的微滴，其中每个微滴或不含待检核酸靶分子，或者含有一个至数个待检测核酸靶分子。经 PCR 扩增后，对每个微滴的荧光信号进行逐一分析，有荧光信号的微滴判读为 1，没有荧光信号判读为 0，根据泊松分布原理及阳性微滴的个数与比例即可得出靶分子的起始拷贝数或浓度。

2. 技术特点

主要优点：灵敏度可达 0.000 1%~0.001%，高特异性，可检测复杂背景下的靶标序列；可高度耐受 PCR 反应抑制剂；不必依赖对照品或标准品，可对目标拷贝数直接进行精确的鉴定，分析微小的浓度差异；实验数据分析便捷，每个微滴的检测结果以阴性、阳性判读，数据分析自动化；可统计突变率，通过统计分析可得出靶点的突变率。

局限性：数字 PCR 仪通量较低，多个突变点时，需要多个相对应的 digital PCR 反应；数字 PCR 灵敏度高，对于 DNA 浓度大的样本处理没有优势，而且核酸浓度高时，每个微滴里面包含的拷贝数不符合泊松分布；数字 PCR 虽然不依赖标准曲线，但每次反应之间存在差异，短期内不能代替 qPCR，也不能代替其他金标准而作为首选方法。

3. 检测范围

数字 PCR 目前的应用包括：稀有等位基因检测、基因表达绝对定量、核酸标准品绝对定量、二代测序文库绝对定量等。主要用于稀有突变的检测（待测序列和背景核酸高度相似，例如：肿瘤突变检测、产前诊断、器官移植）。

（八）BEAMing 法

1. 原 理

BEAMing 法是由 Diehl 等提出的一种基于磁珠和微乳液的固相数字 PCR 技术，其灵敏度仅受限于 PCR 过程中引入的突变（此种情况在 PCR 中较常见），故其灵敏度比其他方法高，能够检测比例在 1∶10 000 以下的基因突变。

2. 技术特点

该技术仍不失为广泛应用于实验室定量 DNA 的理想方法，可用来检测和定量单核苷酸多态性（SNP）或突变等核酸序列变异及含有变异等位基因的磁珠能够被流体分离排序，因而可用于样品测序等序列分析。

3. 检测范围

由于敏感度高，BEAMing 法可用于检测含量较低的基因突变。

精准治疗，检测先行，我们必须充分了解每种检测方法的特点及适应证，将其更好地用于临床，才能最大可能地保证患者的利益。

（曲秀娟　唐　域）

第 3 节　常用靶向治疗药物

靶向治疗的研究成果日新月异，相应的药物也与日俱增。临床常用的靶向治疗药物，根据药物形式可分为单抗和小分子抑制剂，根据药物靶向的靶点和通路，则可分为肿瘤特异性抗原靶向药、信号转导通路靶向药、细胞周期抑制剂、表观遗传调控剂、凋亡诱导剂、抗血管生成剂等。

一、肿瘤特异性抗原靶向药

这一类靶向药物靶向的是仅表达于肿瘤细胞表面而不存在于正常细胞上的抗原，即肿瘤特异性抗原，通过抗体依赖细胞毒作用（ADCC）或补体依赖细胞毒作用（CDC）杀伤肿瘤细胞。该类靶向药物通常以单抗或抗体偶联类药物（ADC）为主，代表药物为靶向 B 细胞表面抗原 CD20 的利妥昔单抗（RITUXAN），是全球第一个上市的抗肿瘤单抗，开创了靶向治疗 B 细胞淋巴瘤的先河。在血液系统肿瘤中，类似的还有抗 CD30、CD33、CD38 及 CD52 等药物，但遗憾的是在实体瘤中却难以发现一个理想的靶点。

二、信号转导通路靶向药

细胞接受外界刺激后，通过胞内一系列生化反应将信号转导（signal transduction），最终引发细胞对外界反应。恶性肿瘤可持续性增殖分裂，这一过程已经不依赖外界生长因子的诱导，其信号转导通路已通过突变实现自激活及过度激活。因此，针对肿瘤中异常激活的信号转导通路可实现靶向治疗的目的。

（一）酪氨酸激酶通路

肿瘤细胞的酪氨酸激酶（tyrosine kinase）常因突变被激活，继而激活下游的信号传导通路，促进细胞增殖，抑制细胞凋亡，促使肿瘤发展，因此，酪氨酸激酶抑制剂（TKI）为肿瘤治疗的重要靶向药物。根据结构可将酪氨酸激酶分为受体酪氨酸激酶和非受体酪氨酸激酶两大类。

1. 受体酪氨酸激酶（receptor tyrosine kinase, RTK）

受体酪氨酸激酶一般位于胞膜，通过自磷酸化激活其酪氨酸激酶活性，例如，EGFR 家族、血管内皮细胞生长因子受体（VEGFR）、血小板生长因子受体（PDGFR）、成纤维细胞生长因子受体（FGFR）等。

许多实体肿瘤细胞中存在 *EGFR* 的高表达或异常表达，靶向 EGFR 的药物一直是临床应用的热点。靶向 EGFR 的单抗有西妥昔单抗（cetuximab）、帕尼单抗、耐昔妥珠单抗和尼妥珠单抗。西妥昔单抗是第一个靶向 EGFR 的单抗，能够阻止 EGFR 与其天然配体结合，抑制肿瘤的侵袭转移，用于治疗转移性结直肠癌和头颈癌。尼妥珠单抗是我国第一个自主研发的抗癌单抗，主要用于治疗 EGFR 表达阳性的鼻咽癌。另外一大类为抗 EGFR 的小分子 TKI（EGFR-TKI），是 NSCLC 的热门药物。第一代 EGFR-TKI 多为可逆的酪氨酸激酶抑制剂，代表药物有吉非替尼和厄洛替尼，用于 *EGFR* 基因突变阳性的 NSCLC 的治疗。第二代 EGFR-TKI 的靶点更广谱，且结合不可逆，代表药物有阿法替尼和达克替尼等。阿法替尼是首个不可逆 EGFR-TKI，作用于 EGFR、HER2 和 HER4。相较于前两代，第三代 EGFR-TKI 具有选择性更高且毒性更小的优势，能够针对 EGFR-TKI 常见的 *EGFR* 获得性 *T790M* 耐药性突变，代表药物如奥希替尼。

靶向 HER2 的药物在 HER2 阳性的乳腺癌治疗中疗效突出。曲妥珠单抗是第一个抗 HER2 的单抗药物，获批上市已 20 余年。该药通过与 HER2 的结合阻止其与配体的结合，从而阻断癌细胞的生长，此外还可介导 ADCC，直接杀伤肿瘤细胞。帕妥珠单抗是第一个被称作 "HER 二聚化抑制剂"的单抗，通过结合 HER2，阻滞了 HER2 与其他 HER 受体的杂二聚，从而减缓了肿瘤的生长。由曲妥珠单抗和细胞毒药物 emtansine 偶联形成的抗体偶联药物（ADC）T-DM1，具有靶向性和细胞毒杀伤双重作用。抗 HER2 的 TKI 类药物有拉帕替尼、来那替尼和吡咯替尼。来那替尼能广泛抑制 EGFR、HER2 和 HER4 受体及其相关的酪氨酸激酶，是首个获批在曲妥珠单抗辅助治疗 HER2 阳性乳腺癌后进行强化辅助治疗的药物。我国自主研发的吡咯替尼靶点与来那替尼相同，疗效更强，对晚期 HER2 阳性乳腺癌的治疗取得了不错的效果。

2. 非受体酪氨酸激酶

非受体酪氨酸激酶一般位于细胞内，与激活的受体结合后激活，包括 Abl、ALK、Src 和 JAK 等激酶。首个 TKI 伊马替尼正是非受体酪氨酸激酶，最初用于慢性髓系白血病的治疗，通过与腺苷三磷酸（ATP）竞争结合 BCR-Abl 融合蛋白，特异性阻断 BCR-Abl 蛋白的激酶活性，有效率高达 95%。*ALK* 基因融合性突变是 NSCLC 常见的驱动基因，与 EGFR 突变是互斥的驱动性突变。克唑替尼、塞瑞替尼和劳拉替尼可靶向 ALK 激酶活性，用于治疗 ALK 突变阳性的 NSCLC。

（二）丝氨酸－苏氨酸蛋白激酶通路

1. PI3K/Akt/mTOR 信号通路

磷脂酰肌醇 3-激酶（PI3K）/蛋白激酶 B（Akt）信号途径是一条经典的信号途径，PI3K 激活后活化 Akt，通过磷酸化多种酶、激酶和转录因子等下游因子，其中哺乳动物雷帕霉素靶蛋白（mammalian target of rapamycin，mTOR），是 PI3K/Akt 下游的一种重要的丝氨酸－苏氨酸蛋白激酶，可调节肿瘤细胞的增殖、存活和侵袭转移。PI3K/Akt/mTOR 信号通路是肿瘤治疗的关键靶标。

PI3K 作为上游分子，分为三大类（Ⅰ、Ⅱ、Ⅲ），其中 IA 类 PI3K 由催化亚基 PI3Kα、PI3Kβ 或 PI3Kσ 和调节亚基 p85 组成。PI3Kα 蛋白的编码基因 *PIK3CA* 可发生激活性突变或基因扩增，常见于乳腺癌、结直肠癌、胶质母细胞瘤、肝癌、胃癌等。2004 年，一篇发表在 *Science* 上的关于各种癌症中 *PIK3CA* 变异的报道打响了 PI3K 抑制剂开发的发令枪，选择性 PI3Kδ 抑制剂 idelalisib、泛 PI3K 抑制剂 copanlisib 和 PI3Kα 特异性抑制剂 alpelisib（BYL719）先后获批上市，分别用于治疗血液恶性肿瘤、淋巴瘤和携带 PIK3CA 突变的晚期转移性乳腺癌，但目前国内尚未上市。

mTOR 处于信号通路的关键位置，针对 mTOR 的抑制剂被广泛用于肿瘤的靶向治疗。mTOR 包含两个蛋白复合体，TORC1 和 TORC2。第一代 mTOR 抑制剂为雷帕霉素及其衍生物，主要的是抑制 m-TORC1，例如，用于治疗激素受体阳性乳腺癌的依维莫司，用于进展期肾细胞癌的替西罗莫司。但 mTOR 抑制剂单药的有效率非常低，可能会通过增强 AKT 的磷酸化活性产生耐药，联合用药可提高其有效率。第二代 mTOR 抑制剂可同时抑制 mTORC1 和 mTORC2，但相应的靶向药物尚未上市。

2. MAPK 信号通路

分裂素活化蛋白激酶（MAPK）是细胞内最重要的信号通路之一，主要由 RAS/RAF/MEK/ERK 等蛋白激酶组成，是一组能被细胞外信号激活的丝氨酸－苏氨酸蛋白激酶。

位于上游的 *BRAF* 基因在肿瘤中突变率约 8%，但在一些癌种富集明显，如毛细胞白血病（100%）、恶性黑色素瘤（50%）、甲状腺乳头状癌（45%）、结直肠癌（约 10%）和非小细胞肺癌（约 10%）等，主要为 *V600E* 突变。第一个 BRAF 抑制剂索拉非尼（sorafenib）是多激酶抑制剂，具有广谱的抗肿瘤及抗血管生成作用，适应证较广，用于晚期肝癌、肾癌的一线治疗。而靶向 BRAF V600E 的抑制剂如维莫非尼、达拉非尼，主要用于治疗恶性黑色素瘤。

理论上，MEK 抑制剂对于 *KRAS* 或 *BRAF* 突变驱动的恶性肿瘤均有疗效。曲美替尼是 MEK1 和 MEK2 的唯一抑制剂，用于携带 *BRAF V600E* 突变的晚期黑色素瘤、晚期 NSCLC 的治疗。

三、细胞周期抑制剂

细胞周期由一组周期蛋白依赖性激酶（CDK）调节，参与细胞周期调控的酶主要包括 CDK1、CDK2、CDK4 和 CDK6 等。通过抑制肿瘤细胞的

CDK，可有效阻止肿瘤细胞周期进程从而控制肿瘤细胞增殖，达到治疗肿瘤的目的。CDK 作为一类新的靶点，越来越受到研究者的重视，相应的靶向药主要集中在 CDK4、CDK6 两个比较成熟的靶点。尤其是 ER 阳性乳腺癌，CDK4/CDK6—cyclinD—Rb 是 ER 信号的关键下游通路。目前，CDK 抑制剂帕博西尼、瑞博西尼和 abemaciclib 已先后被 FDA 批准用于 ER 阳性、HER2 阴性乳腺癌的一线治疗。就目前的临床结果而言，CDK 抑制剂联合用药比单药更有前景。

四、表观遗传调控剂

肿瘤的发生与进展与许多基因的异常表达相关，组蛋白乙酰化是基因转录调控的基础，这一过程受到组蛋白乙酰转移酶（HAT）和组蛋白去乙酰化酶（HDAC）的共同调控。抑制 HDAC 活性可导致组蛋白高度乙酰化，通过染色质重构与基因转录调控（即表观遗传调控）实现其抗肿瘤作用。目前，HDAC 抑制剂伏瑞司特、贝利司他、罗米地辛和帕比司他已被美国 FDA 批准用于 T 细胞淋巴瘤和多发性骨髓瘤的治疗。值得关注的是，我国首个原创 HDAC 抑制剂西达本胺于 2015 年获批用于复发及难治性外周 T 细胞淋巴瘤的治疗，这代表着我国医药研发的历史性突破。

五、凋亡诱导剂

癌细胞具有避免细胞程序性死亡的特性，细胞凋亡诱导剂可以绕过这个特性从而导致癌细胞死亡。

（一）PARP 抑制剂

聚腺苷二磷酸核糖聚合酶（PARP）是一种 DNA 修复酶，参与 DNA 的修复过程。对于携带 BRCA1/BRCA2 缺陷或突变的肿瘤，PARP 抑制剂能抑制 DNA 单链损伤的修复过程，达到合成致死的目的。首个 PARP 抑制剂奥拉帕尼于 2014 年在美国上市，用于 BRCA 突变的乳腺癌、卵巢癌的治疗。

（二）Bcl-2 的抑制剂

抗凋亡蛋白 Bcl-2 是最早发现的抑制细胞死亡的调节蛋白之一。唯一获 FDA 批准的 VENCLEXTA 可靶向 Bcl-2 蛋白，引发线粒体通透性的改变，进而导致细胞凋亡，用于慢性淋巴细胞白血病的治疗。

六、抗血管生成

肿瘤生长超过一定大小后，必需的氧气和营养物质均由血液供应，依赖的正是肿瘤血管形成（tumor angiogenesis）的过程。通过靶向 VEGF/VEGFR 等的作用，阻断肿瘤新生血管的形成，可以阻止肿瘤生长和转移。抗血管生成药物是为数不多的靶向肿瘤微环境的药物之一，包括单抗（贝伐珠单抗、雷莫芦单抗、雷珠单抗等）和一些小分子多靶点激酶抑制剂（舒尼替尼、索拉非尼、帕唑帕尼等）。首款抗血管生成药物贝伐珠单抗可结合 VEGF，抑制其与 VEGF 受体结合，继而抑制其生物学作用，已被广泛用于结直肠癌、肺癌、卵巢癌等多种肿瘤的治疗。多靶点激酶抑制剂则是通过靶向 VEGFR、PDGFR、c-Kit 等受体，同时发挥抗肿瘤和抗血管生成的双重作用。

（刘西禹　江一舟　邵志敏　杨吉利）

第 4 节　靶向治疗不良反应的防治

　　尽管靶向药物相对于化疗存在特异性高、毒性低的优势，但由于靶器官外正常信号受阻以及潜在的脱靶效应，靶向药物仍存在一些特有的不良作用。常见的有皮肤毒性、腹泻、肝损伤、骨髓抑制、心脏毒性、高血压等。如何管理好靶向治疗导致的不良反应，提高患者的依从性，成为一个备受关注的问题。国内一系列专家共识陆续发布，涉及肺癌、乳腺癌、肾癌等，为临床医生的靶向用药安全管理提供了切实可行的参考。总的来说，患者的合理筛选、治疗方案的决策及密切监测可协助不良反应的预防。处理措施应根据美国国家癌症研究所（NCI）发布的常见不良反应术语评定标准（CTCAE）5.0 版本，对不良反应进行分级处理。

一、皮肤毒性

　　皮肤毒性是酪氨酸激酶抑制剂 TKI / 多靶点TKI（MTKI）（舒尼替尼、索拉非尼、拉帕替尼等）最常见的不良反应之一，发生率为 60%~80%，主要是由于 TKI 药物对 EGFR 的抑制导致细胞内信号转导通路的级联反应从而引起多种皮肤不良反应，如皮疹/痤疮样皮疹、皮肤干燥、瘙痒和甲沟炎，常见部位包括面颈部、肩背部、胸部等。通常发生在治疗早期，多数严重程度较低，因此管理皮肤不良反应的主要目标应以预防为主。预防措施包括：在治疗开始时，建议患者使用温水清洁，避免使用肥皂等刺激性清洗剂，并每天应用润肤霜。同时，减少阳光照射，借用物理防晒。

　　分级治疗方法如下。

　　（1）对于 1~2 级皮肤毒性，应避免使用致皮肤干燥的产品，注意皮肤保湿，减少摩擦，避免日晒，局部外用糖皮质激素软膏。若伴瘙痒，可口服或局部使用抗组胺药；若合并疼痛，可服用布洛芬，外用含 0.05% 氯倍他索软膏或 2% 利多卡因；若合并局部感染，需使用抗菌药。

　　（2）对于 3 级皮肤毒性，应按说明书调整靶向药物剂量，如病情无改善应暂停靶向药，待控制后再恢复用药，必要时请皮肤科医生会诊。若出现 4 级皮肤毒性，则立即终止治疗，余措施同 3 级。

二、腹　泻

　　吉非替尼、索拉非尼、拉帕替尼、吡咯替尼等 TKI/MTKI 类药物的应用期间发生腹泻的风险较高，发生率为 20%~95%，3 级以上腹泻发生率为 5%~25%。可能的机制是由于胃肠道黏膜细胞高表达 EGFR，靶向 EGFR 可影响肠黏膜生理功能。大部分腹泻为轻中度腹泻，发病早，持续时间短，给予合适的药物即可控制并减轻，因此不需减低剂量或中断治疗。

1. 腹泻的预防措施

　　（1）患者评估，了解大便情况、饮食用药情况，以评估 TKI 诱导腹泻的可能。

　　（2）饮食调节，推荐低脂低纤维饮食，少食多餐，多饮水，忌食咖啡、牛奶、酒、脂肪、辛辣刺激性食物等。

　　（3）去除诱因，如导泻剂、胃肠动力药物、大便软化剂等。

　　（4）药物预防，使用洛哌丁胺（易蒙停）进行腹泻的预防。

2. 腹泻的处理

　　（1）对于 1~2 级腹泻，采取密切观察、去除诱因、膳食调整、避免脱水的措施；应用洛哌丁胺、益生菌、思密达等止泻药可缓解腹泻症状，一般不用调整 TKI 剂量。

　　（2）3 级以上腹泻，需要入院治疗，并采集粪便样本进行镜检，积极补液，维持水、电解质及酸碱平衡，使用洛哌丁胺止泻，严重时可加用生长抑素，暂停使用 TKI 直到缓解至 1 级以下，以低剂量重启治疗。14d 后腹泻未缓解至 1 级以下者，应中断或终止治疗。

三、骨髓抑制

靶向治疗常见的骨髓抑制包括中性粒细胞减少症、血小板减少症和贫血。亚洲人群发生骨髓抑制的比例较欧美人群高。在诸多靶向药物中，舒尼替尼常常引起血液学毒性，中性粒细胞减少症发生率为68%，血小板减少症发生率为78%，其中3级以上发生率约20%。T-DM1最为常见的不良反应为血小板减少症，亚洲人群中的发生率53%~70%，3级以上发生率为30%~45%。PARP抑制剂和CDK4/CDK6抑制剂的血液学毒性也较为常见。因此，接受靶向治疗期间应密切监测血常规。

对于血小板减少症，在靶向给药期间，应规范血小板监测并密切观察出血情况，出现血小板减少及时按说明书减量或停药。出现2级及以上血小板计数减少时，应予常规升血小板治疗，如重组人血小板生成素（rhTPO）和（或）重组人白介素-11（rhIL-11）。血小板计数减少达3级及上时，应暂停使用靶向药。出现出血或血小板计数 $<10 \times 10^9/L$ 时应输注血小板。常规治疗效果不佳的，应尽早请血液科专科医生会诊，必要时给予针对性检查，明确可能的病因后给予对症处理。

中性粒细胞减少症多见于PARP抑制剂和CDK4/CDK6抑制剂，多发生于治疗初期，且较化疗引起的中性粒细胞减少恢复更快。因此，1~2级中性粒细胞减少无需减量，但需密切监测血常规；3~4级中性粒细胞减少建议中断给药、减少剂量或延迟给药；伴发热或感染的应停药，予粒细胞集落刺激因子G-CSF预防，并及时予以经验性抗生素治疗。

针对贫血不良反应，应根据贫血程度完善检查。若患者出现头晕、视物模糊、气促或其他贫血症状时，应予对症支持治疗，如补充维生素 B_{12}、铁剂和（或）叶酸。对于严重贫血可注射重组人促红细胞生成素或输注红细胞。

四、药物性肝损伤

药物性肝损伤（DILD）表现为谷丙转氨酶（ALT）和谷草转氨酶（AST）的升高。TKI/MTKI药物具肝毒性，国外报道其发生率为5%~55%，3级以上毒性发生率为0.4%~26.3%。有研究认为TKI肝毒性的产生与其通过肝脏酶系CYP450代谢产生的代谢产物有关。我国病毒性肝炎和脂肪肝人数较多，中药和保健品应用广泛，患者往往擅自服药，使药物性肝损伤情况更为严峻，因此，药物性肝损伤最为重要的治疗原则是排除肝炎病毒感染，及时停用可疑的肝损伤药物。

药物性肝损伤的预防措施：靶向治疗前检测HBV和肝功能，评估肝炎的严重程度，并在治疗期间密切监测病毒数量；治疗前预防应用拉米夫定、恩替卡韦等抗HBV药物，降低HBV再激活和急性肝炎的发生率。

治疗后需定期监测肝功能，根据肝酶或总胆红素水平（TBil）超过正常值上限（ULN）的倍数以及国际标准化比值（INR）进行分级治疗。

1. 停药标准

①ALT或AST高于3倍ULN，伴逐渐加重的疲劳、恶心、呕吐、右上腹疼痛或压痛等症状；②ALT或AST高于3倍ULN，且TBil高于2倍ULN或INR高于1.5；③ALT或AST高于5倍ULN，持续2周；④血清ALT或AST高于8倍ULN。

2. 保肝治疗

目前尚无证据支持联用2种或以上抗炎保肝药物。一般推荐重型患者选用N-乙酰半胱氨酸治疗。此外，我国国家药品监督管理局已批准异甘草酸镁用于急性DILD的治疗。

五、心脏毒性

心脏毒性是曲妥珠单抗最主要的不良反应，与蒽环类联用时应高度关注，主要表现为Q-T间期延长、心肌缺血\心肌梗死、左心室射血分数（LVEF）下降、心律不齐、充血性心力衰竭等。发生机制可能是由于曲妥珠单抗结合心肌细胞的HER2受体，从而阻断HER2通路，引起心肌细胞损害，导致可逆性、暂时性的心功能不全。预防措施包括三个方面。

（1）患者筛选。以下患者不推荐使用：有充血性心力衰竭病史，有未控制的高风险心律不齐，需要药物治疗的心绞痛，临床明显的瓣膜疾病，心电图证实的透壁性心肌梗死，以及控制不良的高血压。

（2）慎重联用。避免曲妥珠单抗和蒽环类药物联用，仅于早期新辅助化疗的初次治疗时谨慎联用。

（3）定期心功能检测。每次治疗前或间隔一次进行病史询问、体格检查，以及心电图、超声心动图、心功能等检查，治疗中每 3 个月复查 LVEF，治疗后 2 年内每 6 个月复测 LVEF。

对于治疗后出现心功能不全者，根据有无心力衰竭的症状进行分级处理。

（1）出现无症状性心功能障碍者，可继续抗 HER2 治疗，但需频繁监测 LVEF，如 LVEF 绝对值下降 ≥ 16% 或低于正常范围且下降 ≥ 10%，应暂停抗 HER2 治疗，并于 3~4 周内复查 LVEF 以决定是否继续抗 HER2 治疗。

（2）有症状的充血性心力衰竭患者应立即停药，请心内科会诊，按指南推荐的标准流程积极治疗，如应用血管紧张素转换酶抑制剂（ACEI）、血管紧张素 Ⅱ 受体拮抗剂（ARB）或 β 受体阻滞剂等。

六、手足综合征

手足综合征（hand-foot syndrome，HFS），即双侧肢端特别是掌跖的皮疹、红肿、过度角化，伴疼痛和感觉迟钝等症状，常发生于治疗开始后的前 3~8 周。接受 MTKI 药物，如舒尼替尼或索拉非尼治疗的患者有 30%~50% 的发生率，发生机制与 VEGF 信号受阻后皮肤修复障碍有关。虽然手足综合征仅局限于肢端，但往往给患者带来的痛苦不容忽视，甚至可导致治疗的中断或终止。预防措施包括：避免穿过紧的鞋子，避免反复揉搓手足，减少手足接触高温物体，以及局部应用适量保湿剂、润滑剂。

手足综合征分为 3 级。1 级表现为无痛性皮肤改变或炎症；2 级表现为伴疼痛的手足红斑或肿胀；3 级表现为溃疡性皮炎或皮肤改变伴疼痛，可影响日常生活。手足综合征的管理采用分级护理措施，具体方案如下。

（1）出现 1 级毒性，在预防措施的基础上遵医嘱使用抗真菌药物或抗生素。出现水疱或溃疡时，及时咨询皮肤科医生。持续关注手足变化，维持原靶向药物治疗剂量。

（2）出现 2 级毒性，采取 1 级措施，同时局部外用 0.05% 氯倍他索软膏或 2% 利多卡因缓解疼痛，必要时靶向药物减量。

（3）出现 3 级毒性，至少停药 1 周至恢复 1 级或正常水平，必要时请皮肤科会诊。重新用药时，剂量减为原来的一半。若副作用不再出现，再考虑逐步加量至标准剂量。

七、高血压

高血压是抗血管生成药物（如贝伐珠单抗、索拉非尼、舒尼替尼）共有的常见不良反应，国内报道发生率为 15%~40%，3 级以上患者的高血压发生率为 5%~14%，涉及的机制有血管内皮细胞 VEGF/VEGFR 信号通路受阻引起血管舒张和收缩失衡、微血管稀疏、氧化应激、肾损害等。预防和处理方法如下。

（1）患者教育。治疗前需告知患者血压升高风险、高血压基本知识，建议治疗前及治疗中定期监测血压，基线血压难以控制的高血压患者应避免使用。

（2）明确目标。参考高血压诊疗指南，根据患者年龄和基础疾病制定降压目标。一过性高血压可不予处理，对于年轻且无特殊疾病的患者，血压应控制在 140/90mmHg 以下，高危患者应控制在 130/80mmHg 以下，65 岁以上老年患者可适当放宽为收缩压低于 150mmHg 以内。

（3）合理用药。新发的高血压患者最好选用 ACEI 或 ARB 类药物，避免应用钙离子拮抗剂，以避免产生药物相互作用；对于血压稳定的高血压患者若发生血压升高现象，应考虑增加原有降压药剂量或加用另一种降压药，联合应用利尿剂时，警惕脱水及电解质紊乱。

（4）终止应用。对于口服降压药无法控制的高血压，应暂停用药，高血压治疗 1 个月仍未控制或出现高血压危象或高血压脑病，则需终止抗血管生成药物的使用。

八、蛋白尿

蛋白尿是 VEGFR 抑制剂另一个常见的不良反应。抑制 VEGFR 可破坏肾小球的滤过屏障，导致蛋白尿，多为可逆的无症状性蛋白尿，总发生率为 20%~40%。但肾癌中 3~4 级蛋白尿发生率较高，约 6.5%~7%。国内推荐的蛋白尿的预防和处理措施如下。①治疗期间密切监测尿蛋白（尿常规、24h 尿蛋白定量）。②若尿蛋白定量 ≤ 2g/24h，可按原剂量继续用药；若尿蛋白定量 > 2g/24h，应当暂停用药，直至尿蛋白定量 <2g/24h 后恢复治疗，或者减量、更改给药方案；若尿蛋白定量 > 2g/24h 且持续超过 3 个月，应永久停药。

九、出　血

由于抗血管生成药物对 VEGF/VEGFR 的抑制作用，会影响血小板的活化和血管内皮完整性，可导致出血的发生。许多接受索拉非尼或舒尼替尼治疗的患者可出现甲床出血、鼻衄或皮下出血，多数症状轻微，保守治疗即可缓解。但对于高危人群，例如，存在活动性胃溃疡或空洞型肺鳞癌的患者，出现胃肠道出血或肺出血 / 咯血可能是致死性的。相应的防治措施如下。①在开始治疗前评价潜在风险因素，鉴别出血高风险人群。②所有接受 VEGF 靶向药的患者均应监测凝血功能以尽早发现出血倾向，监测周期取决于药物的半衰期，单抗类药物应在治疗后 2~3 周开始，而小分子 MTKI 至少应在治疗后 1 周即开始。③治疗期间监测患者的中枢神经系统出血症状和体征，一旦出现颅内出血应中断治疗。④治疗过程中发生 1 级出血事件，不需调整抗血管生成药物剂量；发生 2 级出血事件，需暂停治疗；发生 3 级及以上出血事件，应永久停用抗血管生成药物。

十、血栓栓塞

血栓栓塞是肿瘤患者最常见的并发症之一，贝伐珠单抗的使用进一步增加了血栓栓塞的风险，包括静脉血栓栓塞（VTE）和动脉血栓栓塞（ATE）。相应的处理措施及用药调整方案根据有无 ATE 发生分为：治疗过程中出现任何级别的 ATE 事件，急性期应中止贝伐珠单抗治疗；对于出现 3 级及以上 VTE 的患者，在开始低分子量肝素（LMWH）治疗后，可恢复抗血管生成药物的使用；对于出现 4 级及以上 VTE 或抗凝治疗后复发性或难治性血栓栓塞的患者，应终止抗血管生成药物治疗。

十一、伤口延迟愈合

抗 VEGF 药物会导致伤口愈合的延迟，Scappaticci 等研究发现，贝伐珠单抗治疗组伤口愈合延迟的发生率为 13%，远高于对照组的 3.4%。因此，对于抗 VEGF 治疗的患者：①如需进行手术治疗，应在手术前、后终止抗 VEGF 治疗；②择期手术距离末次贝伐珠单抗的使用必须间隔至少 28d；③对于既往接受过或正在接受靶向治疗的患者，如需急诊手术，应多学科协作完成。

十二、口腔黏膜炎

口腔黏膜炎最常见于 mTOR 抑制剂，如在依维莫司治疗中，典型表现为黏膜萎缩、肿胀、红斑或边界清晰、被红晕环绕的灰色椭圆形口疮样溃疡，发生率约 56%。预防措施：①治疗开始前和治疗期间进行完整的牙科检查，定期进行口腔清洁护理，保持良好的口腔卫生习惯；②避免进食热、酸、辣、坚硬、脆等刺激性食物；③使用不含乙醇、过氧化物等漱口水。处理措施：①轻度口腔炎一般推荐进行局部支持性治疗，以无乙醇的漱口水或盐水含漱、冷敷为主；②中重度口腔炎可加用局部药物，如利多卡因等局部麻醉药、糖皮质激素、生长因子等，必要时结合全身用药（抗生素、抗真菌药、抗病毒药、镇痛药或其他药物）；③必要时应对靶向治疗进行调整，1 级口腔炎无需调整或暂停靶向治疗，2~3 级口腔炎可暂停靶向治疗，直到恢复至 ≤1 级，4 级口腔炎应终止靶向治疗。

十三、可逆性后脑白质病综合征

可逆性后脑白质病综合征（RPLS）是抗 VEGF 药物的一种少见但十分严重的不良反应，最早见于贝伐珠单抗的临床应用中，在舒尼替尼治疗中也有报道。临床表现各异，包括头痛、意识障碍、视觉障碍或癫痫发作等。影像学表现为脑白质区广泛的血管源性水肿，多位于枕叶或顶叶。处理原则为早期快速诊断，及时停药。一旦出现可逆性后脑白质病综合征，应立即停用抗

VEGF 药物，并予降压等对症治疗。一般及时处理后，临床症状可缓解，没有明显的神经系统后遗症。

十四、间质性肺炎

间质性肺炎是应用 mTOR 抑制剂、TKI 需特别关注的不良反应，表现为以肺间质为主要病变的非感染性肺间质病变。相关危险因素有男性、吸烟史、合并间质性肺炎、肺纤维化等，通常采用经验治疗。虽然发生率不高，但是一旦患者出现症状，就应考虑为间质性肺炎。即使症状轻微，也可能因病情发展迅速导致死亡。因此，一旦怀疑间质性肺炎发生时，应立即停用靶向药物，采取吸氧、全身应用激素、呼吸支持、限制输液等措施。

总之，大部分不良反应都是可控的，很多不良反应是暂时的，对患者宣教、准确监测、早期识别、分级处理、坚持治疗是使患者获益的关键。多学科整合诊治模式下采取整合防治措施可使靶向药物所致的不良反应最小化，避免不必要的减量或过早停药而中断有效治疗，从而提高患者的治疗依从性和生活质量。

（刘西禹　江一舟　邵志敏　杨吉利）

参考文献

[1] van Beurden-Tan CHY, Franken MG, Blommestein HM, et al. Systematic literature review and network meta-analysis of treatment outcomes in relapsed and/or refractory multiple myeloma. J Clin Oncol, 2017, 35(12): 1312–1319.

[2] Cavazzini F, Rigolin GM, Cuneo A. Ibrutinib and rituximab in Waldenström's macroglobulinemia. N Engl J Med, 2018, 379(20): 1974–1975.

[3] 李金铭. 高通量测序技术. 北京：科学出版社，2018: 3–20.

[4] Papadimitrakopoulou VA, Han JY, Ahn MJ, et al. Epidermal growth factor receptor mutation analysis in tissue and plasma from the AURA3 trial: osimertinib versus platinum-pemetrexed for T790M mutation-positive advanced non-small cell lung cancer. Cancer, 2020, 126(2): 373–380.

[5] Goutsouliak K, Veeraraghavan J, Sethunath V, et al. Towards personalized treatment for early stage HER2-positive breast cancer. Nat Rev Clin Oncol, 2020, 17(4): 233–250.

[6] Yuan M, Huang LL, Chen JH, et al. The emerging treatment landscape of targeted therapy in non-small-cell lung cancer. Signal Transduct Target Ther, 2019, 4: 61.

[7] Blair HA. Pyrotinib: First Global Approval. Drugs, 2018, 78(16): 1751–1755.

[8] Chinese society of clinical oncology, Expert committee on vesse targeted therapy, Expert committee on non-small cell lung cancer. Chinese expert consensus on antiangiogenic drugs for advanced non-small cell lung cancer (2019 edition). Zhongguo Fei Ai Za Zhi, 2019, 22: 401–412.

[9] Sachdev E, Tabatabai R, Roy V, et al. PARP inhibition in cancer: an update on clinical development. Target Oncol, 2019, 14: 657–679.

[10] Nur Husna SM, Tan HT, Mohamud R, et al. Inhibitors targeting CDK4/6, PARP and PI3K in breast cancer: a review. Ther Adv Med Oncol, 2018, 10: 1–21.

[11] O'Leary CG, Andelkovic V, Ladwa R, et al. Targeting BRAF mutations in non-small cell lung cancer. Transl Lung Cancer Res, 2019, 8: 1119–1124.

[12] Chinese Society of Lung Cancer CA-CA. EGFR-TKI ADR management Chinese Expert consensus. Zhongguo Fei Ai Za Zhi, 2019, 22: 57–81.

[13] 中华医学会肿瘤学分会乳腺肿瘤学组，中国乳腺癌靶向治疗药物安全性管理共识专家组. 中国乳腺癌靶向治疗药物安全性管理专家共识. 中国癌症杂志，2019, 29: 993–1006.

[14] 中国医促会泌尿健康促进分会，中国研究型医院学会泌尿外科学专业委员会. 肾癌靶向药物治疗安全共识. 现代泌尿外科杂志，2019, 24: 791–800.

[15] von Minckwitz G, Huang CS, Mano MS, et al. Trastuzumab emtansine for residual invasive HER2-positive breast cancer. N Engl J Med, 2019, 380: 617–628.

[16] Karczmarek-Borowska B, Salek-Zan A. Hepatotoxicity of molecular targeted therapy. Contemp Oncol (Pozn), 2015, 19: 87–92.

[17] Teng WC, Oh JW, New LS, et al. Mechanism-based inactivation of cytochrome P450 3A4 by lapatinib. Mol Pharmacol, 2010, 78: 693–703.

[18] 中华医学会肝病学分会药物性肝病学组. 药物性肝损伤诊治指南. 临床肝胆病杂志，2015, 31: 1752–1760.

[19] Mazzotta M, Krasniqi E, Barchiesi G, et al. Long-term safety and real-world effectiveness of trastuzumab in breast cancer. J Clin Med, 2019, 8(2): 254.

[20] Brandes AA, Bartolotti M, Tosoni A, et al. Practical management of bevacizumab-related toxicities in glioblastoma. Oncologist, 2015, 20: 166–175.

[21] Scappaticci FA, Fehrenbacher L, Cartwright T, et al. Surgical wound healing complications in metastatic colorectal cancer patients treated with bevacizumab. J Surg Oncol, 2005, 91: 173–180.

[22] Seiler S, Kosse J, Loibl S, et al. Adverse event management of oral mucositis in patients with breast cancer. Breast Care (Basel), 2014, 9: 232–237.

[23] Aapro M, Andre F, Blackwell K, et al. Adverse event management in patients with advanced cancer receiving oral everolimus: focus on breast cancer. Ann Oncol, 2014, 25: 763–773.

第 7 章
免疫治疗

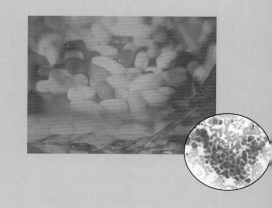

第 1 节　肿瘤的免疫治疗

肿瘤免疫学治疗的目的是激发或调动机体的免疫系统，增强肿瘤微环境抗肿瘤免疫力，从而控制和杀伤肿瘤细胞。近年来，基础理论研究的进展及临床研究的兴起，新药的出现及临床经验的积累，使免疫治疗效果不断提高，临床应用范围也不断扩大，尤其在靶向免疫和以 CAR-T 及 DC-CIK 为代表的细胞治疗方面取得突破性进展。免疫治疗与现代生物高科技技术结合，发展成为继手术、化疗和放疗之后的第四种肿瘤治疗模式——肿瘤生物学治疗模式。根据治疗所用的制剂，可分为分子免疫治疗、细胞治疗和免疫调节剂治疗，各种治疗方法有不同的适应证和禁忌证。

一、分子免疫治疗的适应证

自 2014 年美国 FDA 分别批准 2 个全人源化的 IgG4 型抗 PD-1 单抗药物帕博利珠单抗和纳武利尤单抗用于治疗黑色素瘤、非小细胞肺癌和经典霍奇金淋巴瘤等恶性肿瘤开始，单抗类分子免疫治疗在各种恶性肿瘤的研究中出现井喷现象。在难治性肺癌的治疗研究中，抗 PD-1 单抗取得了较化疗更好的疗效，并成为 PD-L1 高表达的转移性非小细胞肺癌的一线治疗药物，为非小细胞肺癌的治疗开辟了一片新天地。同时，基于免疫检查点的肿瘤免疫治疗在泌尿生殖系统肿瘤、结直肠癌和淋巴瘤等多种恶性肿瘤的治疗中也取得了突破性进展，其适应的肿瘤治疗谱也在不断扩展。目前已上市的分子免疫制剂的适应证不完全一致，随着全球化的深入及全球多中心临床研究的开展，未来此类药物在世界各国的适应证将趋于一致。

（1）帕博利珠单抗（pembrolizumab）是 PD-1 抑制剂。适应证：①治疗不可切除或转移性黑色素瘤患者。②联合培美曲塞和铂类药物化疗，作为无 *EGFR* 或 *ALK* 基因组突变的转移性非鳞状非小细胞肺癌的一线治疗；与卡铂、紫杉醇或紫杉醇白蛋白联合，作为转移性鳞状非小细胞肺癌的一线治疗。③用于治疗铂类化疗或铂类化疗后病情进展，或者至少经过一次系统性治疗的转移性 SCLC 患者。④与铂类和 5- 氟尿嘧啶联合应用于转移性或不可切除的复发性 HNSCC 患者的一线治疗。⑤用于成人和儿童顽固性慢性淋巴细胞白血病患者的治疗，或在 3 线或以上治疗后复发的患者。⑥用于成人和儿童顽固性原发性纵隔大 B 细胞淋巴瘤（PMBCL）患者的治疗，或在 2 线或以上治疗后复发的患者。⑦适用于局部进展期或转移性尿路上皮癌患者，不适合进行顺铂类化疗。⑧用于成人和儿童患者治疗不可切除或转移、微卫星不稳定性高（MSI-H）或错配修复缺陷（dMMR）的恶性肿瘤，治疗后已经进展并且没有满意的替代治疗选择的实体瘤，5- 氟尿嘧啶、奥沙利铂和伊立替康治疗后进展的结直肠癌。⑨ PD-L1［（CPS）≥ 10］的局部晚期或转移性胃癌复发患者、胃食管交界处腺癌患者，这些患者应接受过 2 种或以上包括氟嘧啶类或者铂类化疗以及适当的 HER2 靶向治疗后疾病进展。⑩病情进展的复发性局部晚期或转移性食管鳞状细胞癌。⑪用于治疗在化疗或化疗后病情进展的复发性或转移性宫颈癌患者。⑫用于以前曾接受索拉非尼治疗的 HCC 患者的治疗。⑬用于成人和儿童复发性局部晚期或转移性默克尔细胞癌的治疗。⑭联合阿西替尼作为晚期肾细胞癌的一线治疗。⑮与仑伐替尼联合，用于治疗非 MSI-H 或 dMMR 的晚期子宫内膜癌患者。

（2）纳武利尤单抗（nivolumab）为 PD-1 抑制剂。适应证：①无法切除或转移的黑色素瘤患者，单药治疗或与 ipilimumab 联合使用。②进行过完整的手术切除后有淋巴结转移的黑色素瘤或转移性疾病患者的辅助治疗。③铂类化疗或铂类化疗后病情进展的转移性非小细胞肺癌（NSCLC）患者。④在铂类化疗和至少一种其他疗法后进展的转移性小细胞肺癌患者。⑤已接受过抗血管生成治疗的晚期肾细胞癌患者。⑥复发或进展的成年霍奇金淋巴瘤患者。⑦铂类药物治疗期间或治疗后病情进展的头颈部复发或转移鳞状细胞癌患者。⑧局部进展或转移性尿路上皮癌患者含铂化疗期间或之后发生疾病进展的。⑨在 5- 氟尿嘧啶、奥沙利铂和伊立替康治疗后进展，表现为 MSI-H 或 dMMR 的转移性结直肠癌患者，单药治疗或与 ipilimumab 联合使用。⑩使用索拉非尼治疗后进展的肝癌患者，单药治疗或与 ipilimumab 联合使用。

（3）卡瑞利珠单抗为 PD-1 抑制剂。适应证：①用于至少经过二线系统化疗的复发或难治性经典霍奇金淋巴瘤患者的治疗。②既往接受过索拉非尼治疗和（或）含奥沙利铂系统化疗的晚期肝细胞癌患者的治疗。

（4）特瑞普利单抗为 PD-1 抑制剂，适用于既往接受全身系统治疗失败的不可切除或转移性黑色素瘤的治疗。

（5）信迪利单抗为 PD-1 抑制剂，适用于至少经过二线系统化疗的复发或难治性经典型霍奇金淋巴瘤的治疗。

（6）替雷利珠单抗为 PD-1 抑制剂，用于治疗至少经过二线系统化疗的复发或难治性经典型霍奇金淋巴瘤患者。

（7）cemiplimab 为 PD-1 抑制剂，作为单一疗法，用于治疗不适合进行根治性手术或根治性放疗的转移性或局部晚期皮肤鳞状细胞癌成人患者。

（8）度伐利尤单抗（duvalizumab）为 PD-L1 抑制剂，用于在接受铂类药物为基础的化疗同步放疗后未出现疾病进展的不可切除、Ⅲ期 NSCLC 患者的治疗，经治晚期膀胱癌患者的治疗，不可切除并在放化疗中无进展的 Ⅲ 期 NSCLC。

（9）阿替利珠单抗（atezolizumab）为 PD-L1 抑制剂。适应证：①联合化疗一线治疗广泛期小细胞肺癌。②单药用于既往接受过含铂化疗或被认为不适合顺铂治疗的局部或晚期转移性尿路上皮癌（UC）成人患者。③与化疗联合用于不携带 EGFR 或 ALK 突变基因的转移性 NSCLC 成人患者的一线治疗。④单药用于既往接受过化疗的局部晚期或转移性 NSCLC 成人患者。⑤联合化疗 [abraxane（白蛋白结合型紫杉醇），nab-paclitaxel] 作为一种初始疗法，用于治疗肿瘤表达 PD-L1（≥ 1%）的不可切除性局部晚期或转移性三阴性乳腺癌（TNBC）成人患者。

（10）avelumab 为 PD-L1 抑制剂，适用于 12 岁及以上转移性默克尔细胞癌（MCC）的成人和儿童患者，还可用于局部进展或转移性尿路上皮癌（UC）患者：含铂化疗期间或之后有疾病进展、新辅助治疗或含铂化疗辅助治疗 12 个月内有疾病进展。可联合阿西替尼一线治疗晚期肾细胞癌（RCC）患者。

二、细胞免疫治疗的适应证

适用于多种实体肿瘤，包括恶性黑色素瘤、前列腺癌、肾癌、膀胱癌、卵巢癌、结直肠癌、乳腺癌、宫颈癌、肺癌、喉癌、鼻咽癌、胰腺癌、肝癌、胃癌等实体瘤手术后防止复发，也可用于多发性骨髓瘤、B 淋巴瘤和白血病等血液系统恶性肿瘤的复发。大多数细胞免疫治疗还可用于上述肿瘤的进一步巩固治疗，达到延长生存期、提高生活质量和抑制肿瘤恶化的目的。无法进行手术、放疗及化疗的中晚期患者，放疗、化疗失败的患者，放疗或化疗后的综合治疗，骨髓移植后或化疗缓解后的白血病患者，癌性胸、腹腔积液患者也适用于细胞免疫治疗。

三、免疫调节剂治疗的适应证

该类药物对治疗免疫功能低下、某些继发性免疫缺陷病及恶性肿瘤，均有一定疗效。它们有的可以激活补体，有的可以促进巨噬细胞的活性，有的可以非特异性地增强 T、B 淋巴细胞反应，有的可诱导干扰素产生。据研究结果发现，免疫调节剂中的转移因子、胸腺素、干扰素、左旋咪唑、免疫核糖核酸等，对正常的免疫功能不产生影响，但可增强已经低下的免疫功能，调节免疫反应。

1. 丙种球蛋白

丙种球蛋白用于原发性免疫球蛋白缺乏症，如 X 连锁低免疫球蛋白血症，常见变异性免疫缺陷病，免疫球蛋白 G 亚型缺陷病等；继发性免疫球蛋白缺陷病，如重症感染、新生儿败血症等；自身免疫性疾病，如原发性血小板减少性紫癜、川崎病。

2. 干扰素

干扰素用于慢性乙型、丙型肝炎，带状疱疹，尖锐湿疣，多发性骨髓瘤，毛细胞白血病，慢性粒细胞白血病，肾细胞癌，与艾滋病有关的卡波西肉瘤，淋巴瘤及恶性黑色素瘤等。

3. 胸腺肽

胸腺肽用于治疗各种原发性或继发性 T 细胞缺陷病，某些自身免疫性疾病，各种细胞免疫功能低下的疾病及肿瘤的辅助治疗。包括各型重症肝炎、慢性活动性肝炎、慢性迁延性肝炎及肝硬化等，带状疱疹、生殖器疱疹、尖锐湿疣等，支气管炎、支气管哮喘、肺结核、预防上呼吸道感染等，各种恶性肿瘤前期及化疗、放疗联用，红斑狼疮、风湿性及类风湿性疾病、强直性脊柱炎、格林巴利综合征等，再生障碍性贫血、白血病、血小板减少症等，病毒性角膜炎、病毒性结膜炎、过敏性鼻炎等，老年性早衰、围绝经期综合征、多发性疖肿及面部皮肤痤疮等，银屑病、扁平苔藓、鳞状细胞癌及上皮角化症等，儿童先天性免疫缺陷症等。

4. 转移因子

转移因子用于病毒性或霉菌性细胞内感染（如带状疱疹、流行性乙型脑炎、白色念珠菌感染及病毒性心肌炎等），可作为恶性肿瘤辅助治疗剂（主要用于肺癌、鼻咽癌、乳腺癌、骨肉瘤及小儿骨肉瘤等），对免疫缺陷病（如湿疹、血小板减少、多次感染综合征及慢性皮肤黏膜真菌病）有较好的疗效。

5. 卡介菌多糖核酸

卡介菌多糖核酸用于慢性支气管炎、哮喘、感冒、慢性感染（如慢性肾炎）、过敏类疾病（如荨麻疹、过敏性皮炎）、免疫复合物疾病（如肾小球肾炎）、系统性红斑狼疮、风湿性关节炎、免疫功能缺陷、肿瘤、神经性皮炎、尖锐湿疣等。

6. 白介素

白介素用于肾细胞癌、黑色素瘤、乳腺癌、膀胱癌、肝癌、直肠癌、淋巴癌、肺癌等恶性肿瘤的治疗及癌性胸腹水的控制，也可用于淋巴因子激活的杀伤细胞的培养。用于手术、放疗及化疗后肿瘤患者的治疗，可增强机体免疫功能；用于先天或后天免疫缺陷症的治疗，提高患者细胞免疫功能和抗感染能力；可用于各种自身免疫病的治疗，如类风湿性关节炎、系统性红斑狼疮、干燥综合征等；对某些病毒性、杆菌性疾病、胞内寄生菌感染性疾病，如乙型肝炎、麻风病、肺结核、白色念珠菌感染等具有一定的治疗作用。

7. 左旋咪唑

左旋咪唑除对蛔虫、钩虫、蛲虫和粪类圆线虫病有较好疗效外，目前适用于肺癌、乳腺癌术后或急性白血病、恶化淋巴瘤化疗后的辅助治疗。

（马 虎）

第 2 节　肿瘤免疫治疗的禁忌证

肿瘤免疫治疗制剂的适用范围很广，但也有禁忌证，根据制剂及组分不同，其禁忌证各异。

一、分子免疫治疗的禁忌证

（1）严重的心血管疾病。

（2）患者存在任何活动性自身免疫性疾病或自身免疫病病史。

（3）接受过干细胞移植或器官移植的患者。

（4）怀孕或哺乳期妇女。

（5）有精神障碍的患者。

（6）处于活动期感染的患者。

（7）未经治疗的活动性肝炎患者。

（8）有间质性肺炎的患者。

（9）对说明书成分项下的活性成分和辅料过敏的患者。

（10）使用免疫治疗出现过 4 级以上不良反应者。

（11）器官衰竭患者。

二、细胞免疫治疗的禁忌证

（1）孕妇或哺乳期妇女是生物治疗的禁忌证。

（2）脏器移植者是生物治疗的禁忌证；

（3）严重自身免疫性疾病患者是细胞免疫治疗的禁忌证。

（4）不可控制的感染性疾病是细胞免疫治疗的禁忌证。

（5）对本治疗中所用生物制剂过敏者是细胞免疫治疗的禁忌证。

（6）T 细胞淋巴瘤是生物治疗的禁忌证。

（7）器官衰竭者，如心功能Ⅳ级以上、肝功能分级 C 级以上、肾衰竭及尿毒症、严重的呼吸衰竭、脑转移伴意识障碍者。

（8）IL-2 等生物制品过敏的患者。

（9）艾滋病患者。

（10）正在进行放疗及全身化疗的患者。

三、免疫调节剂治疗的禁忌证

1. 丙种球蛋白

对人免疫球蛋白过敏或有其他严重过敏史者，有抗 IgA 抗体的选择性 IgA 缺乏者。

2. 干扰素

已知对干扰素制品过敏者，有心绞痛、心肌梗死病史以及其他严重心血管病史者，有其他严重疾病不能耐受本品的副作用者，癫痫和其他中枢神经系统功能紊乱者。

3. 胸腺肽

皮内敏感试验阳性反应者禁用，对注射用胸腺肽过敏者禁用。

4. 转移因子

对转移因子过敏者禁用。

5. 卡介菌多糖核酸

患急性传染病（如麻疹、百日咳、肺炎等）、急性结膜炎、急性中耳炎及对本品有过敏史者暂不宜使用。

6. 白介素

对本品成分有过敏史的患者，高热、严重心脏病、低血压者，严重心肾功能不全者，肺功能异常或进行过器官移植者。重组人白介素 -2 既往用药史中出现过与之相关的毒性反应：①持续性室性心动过速；②未控制的心率失常；③胸痛并伴有心电图改变、心绞痛或心肌梗死；④心脏压塞；⑤肾衰竭需透析 72h 以上；⑥昏迷或中毒性精神病超过 48h；⑦顽固性或难治性癫痫；⑧肠局部缺血或穿孔；⑨消化道出血需外科手术；⑩孕妇慎用。

7. 左旋咪唑

肝肾功能不全、肝炎活动期、妊娠早期或原有血吸虫病患者禁用。

（马　虎）

第 3 节　　常用的免疫治疗药物

一、PD-1 单抗

PD-1 单抗两个标志性药物帕博利珠单抗和纳武利尤单抗在临床试验中取得可喜结果并成功上市，以 PD-1 单抗为代表的免疫治疗在多种实体肿瘤成功应用，开启了肿瘤治疗的新时代。

T 细胞表面表达 PD-1 受体，它与肿瘤细胞表面的配体 PD-L1、PD-L2 具有较高的亲和力，当 T 细胞靠近肿瘤细胞时，T 细胞表面的 PD-1 受体与肿瘤细胞表面的 PD-L1、PD-L2 结合，启动了相关信号通路，导致 T 细胞自杀性死亡，无法有效攻击肿瘤细胞。PD-1 单抗通过阻断 PD-1 受体与 PD-L1、PD-L2 的结合，解除了 PD-1 受体通路的免疫抑制，使 T 细胞能够更好地识别肿瘤细胞并杀伤肿瘤细胞。

（一）帕博利珠单抗（pembrolizumab）

1. 临床研究现状

帕博利珠单抗又称 K 药（Keytruda），由默沙东公司研发生产，2014 年 9 月 4 日由美国 FDA 批准上市。

默沙东公司最先从恶性黑色素瘤入手，在 KEYNOTE-002 研究中，540 例既往接受过 ipilimumab 治疗的晚期黑色素瘤患者分别接受帕博利珠单抗治疗和化疗，结果帕博利珠单抗较化疗显著延长了患者的无进展生存期（PFS），总生存期（OS）也有延长趋势。在另一个关于晚期恶性黑色素瘤的多中心临床研究 KEYNOTE-006 中，无论 PFS 还是 OS，帕博利珠单抗均优于 ipilimumab。这两个临床研究奠定了帕博利珠单抗免疫治疗在晚期恶性黑色素瘤的地位。2014 年 9 月 4 日，美国 FDA 批准了帕博利珠单抗用于治疗一线治疗失败的不可切除或转移性黑色素瘤。2018 年 7 月 20 日，国家药品监督管理局（NMPA）

正式批准帕博利珠单抗用于不可切除或转移性黑色素瘤的治疗。

在肺癌领域，帕博利珠单抗的疗效也被一路看好。KEYNOTE-024 研究中，对于 PD-L1 阳性表达率 >50% 的未经治疗的驱动基因阴性的Ⅳ期非小细胞肺癌患者，帕博利珠单抗与传统的含铂双药化疗相比，显著延长了 PFS 和 OS。KEYNOTE-042 研究将研究对象扩展到 PD-L1 阳性表达率 >1% 的未经治疗的驱动基因阴性的Ⅳ期非小细胞肺癌患者，结果显示无论 PD-L1 表达状态如何，患者均能从帕博利珠单抗免疫治疗中获益。在确定了单药疗效的基础上，KEYNOTE-189 研究和 KEYNOTE-407 研究开始探讨帕博利珠单抗联合化疗对肺腺癌和肺鳞癌的疗效。2019 年 3 月 28 日，NMPA 批准帕博利珠单抗用于联合培美曲塞和铂类化疗一线治疗驱动基因阴性的转移性非鳞非小细胞肺癌患者。2019 年 11 月 26 日，NMPA 批准帕博利珠单抗用于联合卡铂和紫杉醇化疗一线治疗转移性肺鳞癌患者。

在食管癌领域，帕博利珠单抗也进行了一系列积极的研究。在 KEYNOTE-028 和 KEYNOTE-180 研究中，帕博利珠单抗显示了食管癌的治疗前景，在此基础上进一步开展了头对头比较帕博利珠单抗与化疗二线治疗晚期或转移性食管癌的 KEYNOTE-181 研究。在 OS 方面，在 PD-L1 阳性的患者中，帕博利珠单抗组显著优于化疗组，死亡风险降低 31%。客观缓解率（ORR）方面，帕博利珠单抗组也显著优于化疗组。KEYNOTE-181 研究结果支持帕博利珠单抗作为 PD-L1 阳性转移性食管癌的新的二线标准治疗方案。

2. 已获批适应证

（1）经一线治疗失败的不可切除或转移性黑色素瘤的治疗。

（2）由 NMPA 批准的检测评估为 PD-L1 肿瘤比例分数（TPS）≥ 1% 的表皮生长因子受体

（EGFR）基因突变阴性和间变性淋巴瘤激酶（ALK）阴性的局部晚期或转移性非小细胞肺癌一线单药治疗。

（3）联合培美曲塞和铂类化疗适用于表皮生长因子受体（EGFR）基因突变阴性和间变性淋巴瘤激酶（ALK）阴性的转移性非鳞状非小细胞肺癌患者的一线治疗。

（4）联合卡铂和紫杉醇适用于转移性肺鳞癌患者的一线治疗。

3. 相关不良反应

帕博利珠单抗最常见的副作用是疲劳、咳嗽、恶心、皮肤瘙痒、皮疹、食欲下降、便秘、关节痛和腹泻。帕博利珠单抗还具有潜在的严重免疫介导的副作用，包括免疫相关性肺炎、免疫相关性结肠炎、免疫相关性肝炎、免疫相关性肾炎、免疫相关性内分泌疾病和免疫相关性皮肤不良反应等。

（二）纳武利尤单抗（nivolumab）

1. 临床研究现状

纳武利尤单抗又称 O 药（Opdivo），由百时美施贵宝公司研发生产，2014 年 12 月 22 日被美国 FDA 批准上市。

纳武利尤单抗最初也和帕博利珠单抗一样聚焦于恶性黑色素瘤，2014 年 12 月 22 日，美国 FDA 批准用于对其他药物无应答的无法切除或转移性恶性黑色素瘤的治疗。2016 年 1 月 23 日，美国 FDA 批准用于转移性黑色素瘤一线治疗。

在肺癌领域，纳武利尤单抗最初没有帕博利珠单抗那样一帆风顺，在 CheckMate-026 研究中，对于 PD-L1 阳性表达率 >1% 的未经治疗的驱动基因阴性的Ⅳ期非小细胞肺癌患者，纳武利尤单抗对比传统的含铂双药化疗，没有取得阳性的结果。但在随后的亚组分析中发现：肿瘤突变负荷（TMB）高的患者，纳武利尤单抗效果好且显著优于化疗。以中国人群为主的 CheckMate-078 临床研究显示纳武利尤单抗对比多西他赛，在含铂双药化疗后进展的Ⅲb/Ⅳ期非小细胞肺癌患者中表现了良好的疗效和安全性。2018 年 6 月 15 日，NMPA 批准纳武利尤单抗用于驱动基因阴性的局部晚期或转移性非小细胞肺癌的二线治疗。

CheckMate 141 是纳武利尤单抗用于铂类治疗失败后复发或转移性头颈部鳞癌的临床研究，纳入 361 例口腔、咽部或喉部的复发 / 转移性头颈部鳞癌患者，试验组采用纳武利尤单抗单药治疗，对照组采用氨甲蝶呤、多西他赛、西妥昔单抗化疗，结果试验提前达到了总生存获益。2019 年 10 月 8 日，NMPA 批准纳武利尤单抗用于含铂方案化疗后进展的 PD-L1 表达阳性的复发或转移性头颈部鳞癌患者。

ATRACTION-02 研究是纳武利尤单抗治疗三线或三线以上化疗后进展的晚期胃或胃食管结合部腺癌的亚洲多中心、双盲、随机、对照Ⅲ期临床研究。在 493 例入组患者中，纳武利尤单抗组与安慰剂组患者的中位 OS 分别为 5.26 个月和 4.14 个月，第 24 个月时总生存率为 10.6% 和 3.2%。纳武利尤单抗组患者的总生存显著优于安慰剂组。2020 年 3 月 11 日，NMPA 批准纳武利尤单抗用于晚期或复发性胃癌或胃食管连接部腺癌患者的三线及三线以上治疗。

2. 已获批适应证

（1）单药适用于治疗 EGFR 基因和 ALK 基因突变阴性、既往接受过含铂方案化疗后疾病进展或不可耐受的局部晚期或转移性非小细胞肺癌的成人患者。

（2）单药适用于治疗接受含铂类方案治疗期间或之后出现疾病进展且肿瘤 PD-L1 表达阳性的复发性或转移性头颈部鳞状细胞癌患者。

（3）可用于治疗既往接受过两种或两种以上全身性治疗方案的晚期或复发性胃或胃食管连接部腺癌患者。

3. 相关不良反应

纳武利尤单抗单药治疗的常见副作用为疲劳（30%）、皮疹（17%）、瘙痒（13%）、腹泻（13%）和恶心（12%）。大多数不良反应为轻至中度。

（三）卡瑞利珠单抗

1. 临床研究现状

PD-1 单一疗法在复发 / 难治性经典霍奇金淋巴瘤患者中有高达 65%~87% 的客观反应率，但是仅有 17%~29% 的患者可以获得完全缓解（CR）。

已经完成的Ⅱ期临床试验显示在临床上未接受过 PD-1 阻断的复发 / 难治性霍奇金淋巴瘤患者中，吉西他滨联合卡瑞利珠单抗的完全缓解率显著高于单独使用卡瑞利珠单抗。吉他滨联合卡瑞利珠单抗可逆转患有复发 / 难治性霍奇金淋巴瘤的患者对 PD-1 抑制剂的耐药性。研究结果显示，在中国复发或难治性经典霍奇金淋巴瘤患者中，卡瑞珠单抗表现出较高的反应率、持久的反应性和可控的安全性。

卡瑞利珠单抗开启了肝癌免疫治疗的新格局，多项临床研究相继开展。多项研究评估卡瑞利珠单抗联合阿帕替尼在晚期肝癌患者中一线用药、肝移植前降期 / 桥接肝癌患者及肝癌术后患者的治疗效果。除此之外，在卡瑞利珠单抗联合放疗用于合并门静脉癌栓晚期肝癌患者，卡瑞利珠单抗联合 FOLFOX4 方案，以及卡瑞利珠单抗联合 TACE 治疗中晚期肝癌的真实世界研究中均观察到良好的疗效。

2. 已获批适应证

（1）至少经过二线及系统化疗的复发或难治性经典型霍奇金淋巴瘤的治疗。

（2）既往接受过索拉非尼治疗和（或）含奥沙利铂化疗的晚期肝细胞癌患者。

3. 相关不良反应

常见的不良反应包括：反应性毛细血管增生症、贫血、发热、乏力、甲状腺功能减退症、蛋白尿、咳嗽、食欲下降。

（四）信迪利单抗

1. 临床研究现状

ORIENT-1 研究为一项在既往接受过至少二线系统治疗的复发或难治性经典型霍奇金淋巴瘤患者中开展的开放性、多中心、单臂、Ⅱ期临床试验，评估信迪利单抗单药的安全性和有效性。96 例患者接受信迪利单抗 200mg 静脉输注，每 3 周 1 次，直至疾病进展或出现不可耐受的毒性反应。研究发现，ORR 达 74%，其中有 24% 患者达到 CR。信迪利单抗安全性与其他抗 PD-1 单抗一致。

信迪利单抗在非小细胞肺癌、食管癌、肝癌等多种肿瘤的相关临床研究目前正在进行中。

2. 已获批适应证

适用于至少经过二线系统化疗的复发或难治性经典型霍奇金淋巴瘤的治疗。

3. 相关不良反应

最常见的治疗相关不良事件（TRAE）是发热（40.6%，39 例 /96 例），其中 92.3% 是 1 级或 2 级。最常见的 3 级或 4 级 TRAE 是发热（3.1%）和贫血（3.1%）。接受信迪利单抗治疗的患者可发生免疫相关不良反应，大多数免疫相关不良反应是可逆的，并且可通过中断信迪利单抗治疗、皮质类固醇治疗和（或）支持治疗来处理。

（五）特瑞普利单抗（toripalimab）

1. 临床研究现状

特瑞普利单抗联合化疗用于 EGFR-TKI 治疗失败的晚期或复发伴 EGFR 敏感突变 NSCLC 研究以口头汇报形式在 2019 年世界肺癌大会（WCLC 2019）发布，对于 EGFR-TKI 治疗失败的 EGFR 敏感突变的晚期或复发 NSCLC 患者，应用特瑞普利单抗联合卡铂和培美曲塞治疗具有良好的抗肿瘤疗效及可控的安全性，该治疗方案有望成为 EGFR 突变阳性且 EGFR-TKI 治疗失败后非小细胞肺癌（NSCLC）患者一项新的标准治疗选择。

2. 已获批适应证

特瑞普利单抗适用于既往接受全身系统治疗失败的不可切除或转移性黑色素瘤的治疗。

3. 相关不良反应

常见的不良反应为皮疹、皮肤色素脱失、瘙痒、贫血、乏力、甲状腺功能减退症、食欲下降、发热、咳嗽。

二、PD-L1 单抗

与 PD-1 单抗稍有不同的是肿瘤细胞表面的 PD-L1 能够与 T 细胞的 PD-1 受体和 B7.1 蛋白结合，PD-L1 单抗阻断了 PD-L1 与两者的结合。

（一）阿特珠单抗（atezolizumab）

1. 临床研究现状

阿特珠单抗是一种完全人源化的 IgG1 抗体，在肺癌中进行了一系列的临床研究，取得了不错的疗效。Ⅱ期（PORLAR 和 BIRCH）和Ⅲ期（OAK）临床研究证实阿特珠单抗联合多西紫杉醇在治疗铂类化疗期间或之后进展的转移性 NSCLC 患者时表现出显著的临床获益。许多Ⅰ～Ⅲ期临床试验正在进行中，以探究在晚期实体肿瘤和血液恶性肿瘤（包括黑色素瘤、前列腺癌、胰腺癌、膀胱癌、肾癌、结直肠癌、胃癌、卵巢癌和多发性骨髓瘤）中阿特珠单抗联合化疗的有效性和安全性。值得注意的是，阿特珠单抗只在一小部分患者中有效，一些最初有疗效的患者随后会表现出耐药性，进而疾病迅速进展，所以仍需进行新的探索，以防止或逆转耐药从而改善预后。

2. 已获批适应证

阿特珠单抗尚未在我国上市。目前美国 FDA 已获批的适应证有转移性尿道上皮癌、转移性 NSCLC、转移性非鳞 NSCLC、晚期膀胱癌、成人广泛期小细胞肺癌等，PD-L1 阳性的不能切除的局部晚期或转移性三阴性乳腺癌。

3. 相关不良反应

常见的不良反应包括疲乏（52%）、食欲减退（26%）、恶心（25%）、尿路感染（22%）、发热（21%）和便秘（21%）。此外应警惕免疫相关性肺炎、肝炎、结肠炎、内分泌疾病、感染、输注相关反应。

（二）德瓦鲁单抗（durvalumab）

1. 临床研究现状

德瓦鲁单抗是一种完全人源化的 IgG1-κ 单抗，治疗尿路上皮癌、肺癌、卵巢癌、食管癌、肾癌套细胞淋巴瘤、弥漫性大 B 细胞淋巴瘤和滤泡性淋巴瘤等的临床研究已广泛进行，其中在尿路上皮癌和肺癌的治疗中疗效较为确切。

一项多中心、多队列、开放的临床试验（NCT10693562）入组了 182 例局部晚期或转移性尿路上皮癌患者，这些患者在含铂化疗期间或之后出现疾病进展，新辅助或含铂化疗辅助治疗后 12 个月内有疾病进展，结果显示所有患者的 ORR 为 17%，在 PD-L1 高表达、低表达或阴性和无法评价的人群中 ORR 分别为 26%、4% 和 21%。

德瓦鲁单抗给广泛期小细胞肺癌（SCLC）患者一线治疗带来新的生存获益希望，CASPIAN 显示德瓦鲁单抗联合 EP 治疗较单纯 EP 治疗能显著延长中位生存期近 3 个月（13.0 个月 vs 10.3 个月）。安全性结果与既往研究一致。基于此研究结果，2020 年 NCCN SCLC 指南将德瓦鲁单抗联合卡铂或顺铂 / 依托泊苷列入一线治疗推荐。

2. 已获批适应证

（1）用于治疗局部晚期或转移性尿路上皮癌患者，在含铂化疗期间或之后有疾病进展，新辅助或含铂化疗辅助治疗后 12 个月内有疾病进展。

（2）用于不能切除的Ⅲ期非小细胞肺癌患者，其疾病在铂类化疗和放疗同时进行后没有进展。

3. 相关不良反应

多项临床试验表明德瓦鲁单抗单药或联合治疗安全性整体可控。常见的不良反应为疲劳、骨骼肌肉痛、便秘、食欲减退、恶心、外周水肿和泌尿道感染，应警惕免疫介导的肺炎、肝炎、结肠炎和输注相关反应。

三、CTLA-4 单抗（ipilimumab）

CTLA-4 是 T 细胞上的跨膜受体，与 CD80 或 CD86 结合，可下调免疫系统功能。CTLA-4 是一种白细胞分化抗原，与 CD28 分子共同享有 B7 分子配体，即 CTLA-4 与 CD28 均可与 B7 分子结合，但是，CTLA-4 与 B7 分子结合后会诱导 T 细胞无反应性，是 T 细胞活化时的负性调节蛋白。在正常情况下，T 细胞的激活依赖于第一信号（抗原 - 抗体复合物的形成）和第二信号（B7 介导的活化信号）双活化。CTLA-4 与 B7 结合将产生抑制性信号，并抑制 T 细胞活化，而 T 细胞介导的抗肿瘤免疫应答可发挥抗肿瘤作用。因此，CTLA-4 会影响人体的免疫系统，削弱其杀死癌细胞的能力。Ipilimumab 对 CTLA-4 的阻滞作用即是与 CTLA-4 结合，进而阻碍 CTLA-4 与配体的相互作用，从而增加 T 细胞的活化和增殖。

1. 临床研究现状

目前关于 ipilimumab 的临床试验主要应用于转移性肾细胞癌（NCT02231749）、晚期食管癌（NCT03143153）、进展性黑色素瘤、

DNA dMMR/MSI-H 转移性结直肠癌（mCRC）（NCT02060188）等晚期肿瘤，并观察到良好的疗效。

2. 已获批适应证

用于Ⅲ期黑色素瘤患者。

3. 相关不良反应

Ipilimumab 是 CTLA-4 抗体，其作用机制不同于细胞毒药物，不会加重细胞毒药物的不良反应，如骨髓抑制、脱发等，但其在抗肿瘤反应的同时会造成机体的病理损害，即免疫相关的不良反应。与其他单抗相似，ipilimumab 的变态反应主要为输液相关症状，表现为寒战和（或）发热、恶心、头痛、眩晕，严重者可出现低血压、血管神经性水肿、呼吸困难等。在使用 ipilimumab 前 30min 肌内注射苯海拉明可预防过敏反应的发生。

四、其他药物

（一）胸腺肽 α_1

胸腺肽 α_1 是从胸腺素组分 5（TF5）分离纯化得到的一种小分子生物活性多肽，由 28 个氨基酸组成，是由机体内的胸腺素原 α 酶解产生。注射用胸腺法新可穿过细胞膜进入细胞，与 Toll 样受体（TLR）相互作用。通过激动一种或多种 TLR，可增强对人类极其重要的抗病毒、抗菌和抗癌的固有免疫反应及适应性免疫反应。

1. 作用机制

（1）增强自然杀伤细胞活性：经典的 NK 效应细胞表达缺乏唾液酸基的 GM-1 表面抗原，在一个骨髓嵌体中进行的实验证明，胸腺肽 α_1 可以在体内影响骨髓原始细胞向有溶细胞效应的 NK 的成熟转化过程。

（2）提高肿瘤组织的免疫原性：MHC-Ⅰ型表面分子的表达丧失是大多数肿瘤的突出特征，因此，MHC-Ⅰ型表面分子的低表达与肿瘤抗原和共刺激分子的低表达有关联，这可能影响了免疫效应细胞对靶细胞的识别能力，成为肿瘤免疫治疗的限制。胸腺肽 α_1 可以引导多种不同分子的 MHC-Ⅰ型表面分子的表达，使其不易逃离免疫反应。

2. 临床应用及研究现状

研究发现，胸腺肽 α_1 治疗使肿瘤患者 T 细胞亚群比例有较好改善，此外，胸腺肽可使 T 淋巴细胞的成熟加速，成熟时间缩短，淋巴细胞表面受体的表达水平提高。髓系来源抑制细胞（MDSC）在肿瘤微环境中主要通过抑制 T 淋巴细胞功能活性参与肿瘤的免疫逃逸进而促进肿瘤进展。马望团队研究发现：持续的胸腺肽 α_1 给药能够促进 MDSC 的凋亡，并抑制 MDSC 向肿瘤部位的募集。因此，胸腺肽 α_1 可以通过调控 MDSC 来"解放"T 淋巴细胞功能活性，进而增强体内抗肿瘤免疫。

最初的临床研究是针对受黑素瘤和 NSCLC 影响的患者进行的。一项针对 20 位达卡巴嗪（DTIC）治疗后接受胸腺肽 α_1 加 IFN-α 的Ⅲ或Ⅳ期不可切除转移性黑色素瘤患者的研究显示，患者具有良好的耐受性，他们的中位生存时间和中位进展时间增加，总缓解率达 50%，15% 的受试者发现无病生存期超过 3 年。该研究还表明，添加胸腺肽 α_1 和 IFN-α 可以显著保护 DTIC 诱导的 NK 活性和 CD4$^+$ T 细胞数量减少（$P<0.001$）。Maio 等人随后进行了一项大型随机研究，总共涉及 488 例转移性黑色素瘤患者，以更好地评估在此类患者中胸腺肽 α_1 加 IFN-α 与 DTIC 联合使用的疗效和安全性。研究结果表明，联合化学免疫疗法方案可提高中位总生存期以及无进展生存期、肿瘤应答（$P<0.05$）和应答持续时间。作者的结论是，在没有其他毒性的情况下，用胸腺肽 α_1 增强内在免疫应答代表了转移性黑素瘤患者改善临床结局的重要进展。

在患有 NSCLC 的患者中，向顺铂/依托泊苷或异环磷酰胺化疗中添加胸腺肽 α_1 和 IFN-α 可以改善反应和免疫参数。化疗的毒性也有所降低，出现 3 级或 4 级骨髓抑制的受试者百分比大大降低（0 vs 50%）。

在患有肝癌（HCC）的患者中进一步研究了胸腺肽 α_1 与其他治疗方案之间的关系。程等评估了 57 例 HCC 患者的肿瘤切除或部分肝切除术后在 TACE 中添加胸腺肽 α_1 的情况，这些患者被随机分为不同的治疗组。添加胸腺肽 α_1 可以显著提高生存率（10 个月 *vs* 7 个月，*P*=0.002）和延迟肿瘤的复发时间（7 个月 *vs* 5 个月，*P*= 0.039）。

3. 适应证

本药物可作为免疫损害患者的疫苗增强剂，也可以用于慢性乙型肝炎患者。

4. 相关不良反应

该药物耐受性好，目前无明显不良反应，部分患者可能有注射部位不适。

（二）干扰素

干扰素（interferon，IFN）是一种多效性细胞因子，在癌症的发展和治疗中有悠久历史。近年来研究发现，IFN 能够通过调控肿瘤细胞增殖、抑制肿瘤转移及血管新生、激活抗肿瘤免疫反应发挥强大的抗肿瘤作用。

1. 作用机制

（1）干扰素调控肿瘤细胞增殖发挥抗肿瘤效应。IFN 能够在一定程度上延长肿瘤细胞周期，抑制肿瘤细胞增殖发挥抗肿瘤作用，且能够通过死亡受体介导的外源性途径以及线粒体介导的内源性途径诱导肿瘤细胞凋亡。

（2）调控肿瘤血管生成发挥抗肿瘤效应。IFN 能够抑制血管内皮生长因子（VEGF）、碱性成纤维细胞生长因子（bFGF）及基质金属蛋白酶（MMP）等血管生成因子的表达，抑制血管内皮细胞的生长并促进其凋亡，从而抑制肿瘤血管新生和转移。

（3）调控免疫系统发挥抗肿瘤作用。激发肿瘤患者受到抑制的免疫功能是肿瘤治疗的理想策略，IFN 可以调动机体免疫系统杀伤肿瘤细胞。IFN 能够上调巨噬细胞、DC 细胞、B 细胞、T 细胞等多种免疫细胞活性发挥抗肿瘤作用。

2. 临床应用及研究现状

基于 I 型干扰素的疗法显示出对血液癌症的强大功效，其中包括毛细胞白血病（HCL）和其他淋巴增生性和骨髓增生性肿瘤，例如，慢性粒细胞白血病（CML），至少部分是由于对肿瘤细胞的直接作用。与化疗方法相比，对 HCL 或 CML 患者采用 IFN 治疗显著提高了生存率。

在诸如黑色素瘤、肾细胞癌和卡波济肉瘤的实体恶性肿瘤中进行 IFN 疗法的试验取得了不同

的成功。使用 I 型和 II 型 IFN 的最大障碍之一是剂量限制的副作用，包括流感样症状（疲劳、发烧、头痛和肌肉疼痛），恶心，头晕，厌食和白细胞减少。然而，从对高危黑色素瘤患者（即患有 II b 或 III 期疾病的患者）进行大剂量 IFN 辅助治疗的试验中可以明显看出，这种治疗可延长无复发生存期和总体生存期，是一种有效的治疗方法。实际上，Kilbridge 等研究发现，在 107 例接受调查的黑色素瘤患者中，至少有一半愿意耐受 IFN 副作用以获得生存优势。

3. 适应证

恶性黑色素瘤的术后辅助治疗。

4. 相关不良反应

（1）一般症状。大部分患者有感冒样症状，如乏力、发热、寒战、食欲减退、肌痛、头痛、关节病和出汗等。

（2）胃肠道。约 2/3 癌症患者主诉厌食，约 1/2 患者主诉恶心和呕吐、味觉改变、口干、体重减轻等，腹泻和轻到中度腹痛少见。便秘、腹胀、肠蠕动增强、胃灼热等很少见、消化性溃疡复发及非威胁生命的胃肠道出血也有个别报道。

（3）肝功能改变。特别是表现为 谷丙转氨酶增高，也伴有碱性磷酸酶、乳酸脱氢酶以及胆红素增高，但一般不需要调整剂量。偶尔有导致肝炎的报道。对乙型肝炎患者来说，转氨酶的改变表明患者临床状况的改善。

（4）造血系统。1/3~1/2 患者发生短暂白细胞减少，但极少需要减低用药剂量。非骨髓抑制性患者中血小板减少较为少见。血红蛋白及血细胞比容偶有降低，骨髓抑制性患者中血小板减少及血红蛋白降低等也较为多见。严重造血系统之异常改变通常在停用干扰素 7~10d 后即可恢复。

（三）IL-2

IL-2（Interleukin-2）是一种主要由 T 细胞（特别是 CD4+T 细胞）受到抗原刺激后产生的具有多重效应的细胞因子。最初发现其具有刺激 T 细胞增殖的能力，因此也称为 T 细胞生长因子（TCGF）。随后发现 IL-2 可以诱导自然杀伤细胞（NK 细胞）的增殖，并增强其杀伤靶细胞的能力，还可诱导 B 细胞增殖和抗体的产生。IL-2 在

Th1 和 Th2 细胞分化过程中起到了促进作用，抑制了 Th17 与 Tfh 细胞的分化。同时具有诱导调节性 T 细胞（Treg 细胞）增殖的能力，抑制机体免疫。其广泛的作用与 JAK/STAT、PI3K/Akt/mTOR、MAPK/ERK 信号通路有关。

1. 作用机制

（1）高度控制 NK 细胞的活化和细胞溶解活性以及体内稳态和存活，在活化的 T 细胞和 NK 细胞中，它会导致穿孔素、颗粒酶和包括 IFN-γ 和 TNF-α 在内的细胞因子产生上调。

（2）促进幼稚 CD8$^+$ T 细胞分化为效应细胞和记忆效应细胞而发挥作用。

（3）诱导淋巴因子活化杀伤细胞（LAK 细胞）的增殖，维持 LAK 细胞长期生长。LAK 细胞具有广谱的抗肿瘤活性，在临床抗肿瘤治疗将 IL-2 和 LAK 细胞同时输入体内，这就是恶性肿瘤的过继免疫性治疗（AIT）的原理。

（4）刺激肿瘤浸润淋巴细胞（TIL）的增殖并增强其活性，TIL 也是一类抗肿瘤免疫细胞且临床前研究表明抗肿瘤作用较 LAK 细胞更强。

2. 适应证

用于肾细胞癌、黑色素瘤、乳腺癌、膀胱癌、肝癌、直肠癌、淋巴癌、肺癌等恶性肿瘤的治疗，用于癌性胸腹水的控制。

3. 相关不良反应

大多数临床治疗时需要系统性使用大剂量的 IL-2 才能达到治疗效果。这种高剂量应用会导致一些不良反应。可引起发热、恶心、呕吐、腹泻等一般症状，还可导致水盐代谢紊乱和肾、肝、心、肺等功能异常。最常见、最严重的是毛细血管渗漏综合征（VLS），可使患者不得不中止治疗。其他不良反应有：行为变化、认知障碍，低血压、心动过速、心律失常，中性粒细胞上升、淋巴及单核细胞下降，少尿、体液潴留、氮质血症，内分泌功能紊乱，血钙、血磷下降，维生素 C 缺乏。

（马 望）

第 4 节　免疫治疗疗效预测指标

近年来，免疫治疗作为一种新兴的肿瘤治疗手段已成为肿瘤治疗的焦点。以免疫检查点抑制剂如程序性死亡受体 1（PD-1）/程序性死亡配体 1（PD-L1）抑制剂、细胞毒性 T 淋巴细胞抗原 -4（CTLA-4）抑制剂为代表的免疫治疗在多种恶性实体瘤治疗中取得了重大突破。虽然免疫治疗的疗效显著，但接受免疫检查点抑制剂单药治疗的患者 ORR 仅有 10%~30%，甚至还有 9%~29% 的患者治疗后出现肿瘤"超进展"。因此，寻找有效的生物标志物，筛选免疫治疗获益人群，预测免疫治疗的疗效尤为重要。

一、PD-L1 的表达

PD-1/PD-L1 信号通路在抑制肿瘤的免疫监视中起至关重要的作用。在包括黑色素瘤、非小细胞肺、结直肠癌、卵巢癌和肾细胞癌在内的多个肿瘤可以通过表达 PD-L1 来实现免疫逃逸。PD-L1 表达阳性的患者免疫治疗的应答率为 36%~100%，而在 PD-L1 表达阴性的患者中应答率只有 0~17%。PD-L1 表达的检测也是采用最广泛的预测因子。KEYNOTE-001 试验发现，PD-L1 阳性表达率 ≥ 50% 的患者应用帕博利珠单抗治疗的 ORR 为 45.2%，而 PD-L1 阳性表达率 <1% 的患者的 ORR 仅有 10.7%。KEYNOTE-010 研究发现，PD-L1 表达阳性（阳性表达率 ≥ 1%）的 NSCLC 患者应用帕博利珠单抗的疗效优于化疗。KEYNOTE-024 Ⅲ 期临床试验结果表明，对于 PD-L1 阳性率 ≥ 50% 且无明确驱动基因 *EGFR* 和 *ALK* 突变的 NSCLC 患者一线应用帕博利珠单抗，

患者的 PFS（10.3 个月 *vs* 6.0 个月，*P*<0.001）和 ORR（44.8% *vs* 27.8%，*P*=0.001 1）均显著优于化疗，该试验最近更新的总生存期数据显示，帕博利珠单抗单药组中位总生存期达 30 个月，相对于化疗组（HR 0.49，95%CI 0.34~0.69）。因此，美国 FDA 批准 PD-L1 阳性率 ≥ 50% 的肺癌患者可选择帕博利珠单抗作为一线治疗。在 CheckMate057 研究中，通过对 PD-L1 表达的疗效分析结果显示，PD-L1 高表达的患者更能从纳武利尤单抗的治疗中获益，越高水平的 PD-L1 表达越有较好的 OS。

然而，临床上一部分 PD-L1 低表达的患者也能从免疫检查点抑制剂治疗中获益，所以，仅依靠 PD-L1 表达进行患者筛选是不够的。在 CheckMate017 研究中，肺鳞癌患者应用纳武利尤单抗治疗的疗效优于化疗，但是在 PD-L1 阳性患者和 PD-L1 阴性患者中观察到相似的 ORR，PD-L1 的表达水平并不能对预后进行预测。因此，PD-L1 作为免疫治疗疗效预测的标志物仍存在一些问题。首先，PD-L1 的表达存在异质性和动态性。肿瘤的原发灶和转移灶均可以表达 PD-L1，但二者的表达水平并不一致。同时肿瘤组织中 PD-L1 的表达水平还受既往治疗的影响，因此单个肿瘤部位、单一时间点的活检可能不能准确地反映 PD-L1 整体真实的表达情况。其次，PD-L1 的检测存在不一致性。不同的临床试验采用不同公司的检测平台及免疫组化的抗体，导致临床上对 PD-L1 表达的判断无统一性。最后，PD-L1 表达临界值的设定不一致，不同临床试验采用了不同的临界值，如 1%、5%、10%、50% 等，不同的临界值可能会导致不同的预测结果，同时也导致临床上无统一标准。

二、肿瘤突变负荷

肿瘤突变负荷（tumor mutational burden，TMB）是指每百万碱基中被检测出的体细胞基因编码错误、碱基替换、基因插入或缺失错误的总数。TMB 越高，肿瘤的基因突变越多，产生异常蛋白质或新抗原的概率越高，因此就有更大的可能性激活免疫系统，引起免疫系统抗肿瘤的反应。多项研究表明，TMB 水平与免疫检查点抑制剂疗效相关。在 CheckMate026 研究中，高 TMB 的患者应用纳武利尤单抗单抗的应答率（47% *vs* 28%）和 PFS（9.7 个月 *vs* 5.8 个月；HR 0.62，95%CI 0.38~1.00）均优于化疗，提示高 TMB 与免疫治疗疗效呈正相关。值得一提的是该研究还表明 TMB 的水平与 PD-L1 的表达无相关性，在纳武利尤单抗治疗组，TMB 高且 PD-L1 高表达（阳性率 >50%）的患者应答率为 75%，仅 TMB 高的患者应答率为 32%，仅 PD-L1 高表达的患者应答率为 34%，而两者均低表达的患者应答率为 16%，虽然该结果并无统计学差异，但是也提示了高 TMB 且 PD-L1 高表达的患者更能从免疫治疗中获益，两者联合比单独一种更能预测免疫治疗的疗效。在 CheckMate227 研究中，高 TMB（≥ 10mut/Mb）的患者应用纳武利尤单抗联合 ipilimumab 的 PFS 显著优于化疗，其中位 PFS 为 7.2 个月 *vs* 5.5 个月 [HR 0.58；97.5%CI（0.41，0.81）；*P*<0.001]。该研究表明 TMB 能够作为免疫治疗的生物学标志物进行患者的筛选。因此，在 2019.V1 版 NSCLC、NCCN 指南中，把 TMB 列为患者接受免疫治疗的推荐检测方法。一项纳入了 7033 例晚期癌症患者（包括应用免疫检查点抑制剂治疗的 1662 例患者和非免疫检查点抑制剂治疗的 5371 例患者），涉及 NSCLC、黑色素瘤、肾细胞癌、膀胱癌、头颈癌等 10 个癌种的大型研究显示，高 TMB 与接受免疫治疗后较好的 OS 相关，并且这种相关性在多个癌种中均存在。该研究还发现，对于预测免疫治疗疗效的 TMB 值，在不同癌种中是不同的，可能不存在适用于所有癌种的一个固定的 TMB 值。该研究对未接受免疫检查点抑制剂治疗的患者进行分析后发现，在未进行免疫检查点抑制剂治疗的患者中高 TMB 与较好的 OS 无相关性，进一步证实高 TMB 是免疫治疗的疗效的预测指标。然而在 2019 年世界卫生大会中，KEYNOTE-021 研究结果及 KEYNOTE-189 研究结果均表明，接受帕博利珠单抗联合化疗的 NSCLC 患者的 OS、PFS、ORR 均获益，但是 TMB 与帕博利珠单抗治疗 NSCLC 的疗效没有相关性。因此临床是否可以用 TMB 来预测免疫治疗的疗效还需更多的试验来证明。

TMB 作为免疫检查点抑制剂的疗效预测因子走向临床仍然面临一些问题。首先，临床上常用的 TMB 的检测方法为针对不同基因 Panel 的靶向二代测序技术（next generation sequencing，NGS），不同的检测平台，检测结果会存在差异。即便是 2017 年美国 FDA 批准的应用于基因检测的两款基于 NGS 的大 Panel 产品 FoundationOne CDx 和 MSK-IMPACT 也分别采用了不同的 TMB 计算方法。所以 TMB 的检测在临床上无法做到标准化。其次，由于不同检测平台对 TMB 计算方式不同，对 TMB 临界值的设定也会存在差异，导致临床上缺少一致性，同一肿瘤患者在不同平台检测可能得到不一样的结果。最后，不同的肿瘤类型之间 TMB 的水平差异较大，在不同癌种中无法确定一个固定的临界值来判断 TMB 的表达水平。

三、dMMR/MSI-H

错配修复通路在正常细胞和癌细胞的 DNA 复制和基因重组过程中识别和修复错配碱基起至关重要的作用。dMMR 是指存在于细胞中的高度保守的 DNA 修复基因功能缺陷，导致细胞无法正常修复错配的碱基，从而形成 MSI-H。dMMR 和随之而来的 MIS-H 导致肿瘤相关基因突变负荷的积累和新抗原的产生，从而刺激宿主的抗肿瘤免疫反应。一些临床研究已经证明 dMMR/MIS-H 与接受免疫检查点抑制剂治疗较好的预后显著相关。在 Checkmate142 研究中，74 例转移性 dMMR/MSI 结肠癌（colorectal cancer，CRC）患者应用纳武利尤单抗治疗后显示出较好的疗效。患者的 ORR 为 31.1%，其中 68.9% 的患者疾病控制超过 12 周，12 个月的无进展生存率和总生存率分别为 50% 和 73%。在中位随访 12 个月后，患者的中位疗效持续时间尚未达到。在 KEYNOTE-016 试验中入组的 41 例患者包括 11 例 dMMR CRC，21 例错配修复正常（mismatch repair proficient，pMMR）CRC 和 9 例 dMMR 其他肿瘤。结果显示，三组患者应用帕博利珠单抗治疗后免疫相关的客观缓解率分别为 40%、0%、71%，免疫相关的无进展生存率分别为 78%、11%、67%。dMMR 组的中位 PFS

和 OS 均尚未达到，而 pMMR CRC 组的 PFS 和 OS 则分别为 2.2 个月（HR 0.103，$P<0.001$）和 5.0 个月（HR 0.216，$P=0.02$）。2017 年 5 月，美国 FDA 加速批准帕博利珠单抗用于确定有 MSI-H 或 dMMR 的不可切除的或转移性实体肿瘤患者。这是 FDA 首次批准不以肿瘤部位为参考，而是依靠生物标志物来进行的治疗方案。可见 dMMR/MSI-H 作为免疫治疗疗效预测因子已得到了认可。但是除了在子宫内膜癌、CRC 和胃腺癌外，MSI-H 在其他实体瘤所占比例较低，因此临床获益的人群也受到了限制。

四、肿瘤浸润淋巴细胞

肿瘤浸润淋巴细胞（tumor infiltrating lymphocytes，TIL）是从肿瘤组织中分离出的浸润淋巴细胞。TIL 包括 T 细胞，少量 B 细胞、NK 细胞、巨噬细胞和树突状细胞等。一般认为以 CD8+ 细胞毒性 T 细胞和 CD4+ 辅助性 T 细胞为主的 T 细胞是主要的效应细胞。T 细胞穿过血管壁浸润到肿瘤微环境中是 T 细胞识别和杀伤肿瘤细胞的前提，也是免疫系统杀伤肿瘤细胞的必要步骤之一。TIL 是机体免疫系统发挥抗肿瘤免疫的效应细胞，TIL 的数量和功能状态能够反映机体的免疫状态。TIL 在抗肿瘤免疫反应中的作用也日益受到重视。多项研究表明，实体瘤组织内 TIL 数量的增加与更好的预后和更长的生存期有关，是预后良好的因素。一项利用免疫组织化学的试验，该试验通过检测 CD3、CD8、CD4、FOXP3、CD20、CD79 以及 IGKC 来判断肿瘤中免疫细胞的浸润，证明高水平的 T 淋巴细胞、B 淋巴细胞浸润与更好的 OS 相关（CD8 $P=0.004$；IGKC $P<0.001$），但淋巴细胞浸润作为预后标志物与 PD-L1 状态、吸烟史、病理类型有关。KEYNOTE-001 试验中，对晚期黑色素瘤患者应用帕博利珠单抗治疗前后的肿瘤标本进行检测，发现与帕博利珠单抗治疗无效的患者相比，应用帕博利珠单抗有效的患者的肿瘤边缘和肿瘤间质内有更高密度的 CD8+T 细胞浸润，且肿瘤间质内的 CD8+T 细胞的增殖与肿瘤消退有关。在 KEYNOTE-086 研究中，分析 TIL 水平与帕博利珠单抗治疗转移性三阴性乳腺癌疗效的相

关性发现，间质中 TIL 水平较高者与 PD-1 抑制剂治疗反应密切相关，该研究进一步证实了 TILs 的预测潜能。

研究显示，PD-L1 的表达与肿瘤微环境中的 TIL 存在有关，肿瘤细胞 PD-L1 的表达水平联合 TIL 有望能更有效地筛选出临床获益人群。根据肿瘤 PD-L1 状态和有无 TIL，可将肿瘤分为Ⅳ型。Ⅰ型是 PD-L1 阳性且 TIL 阳性，这种类型提示驱动适应性免疫抵抗。Ⅲ型为 PD-L1 阴性且 TIL 阴性，这种类型也被称为"免疫荒漠"。Ⅲ型为 PD-L1 阳性但 TIL 阴性，说明出现内在诱导。Ⅳ型为 PD-L 阴性但 TIL 阳性，提示其他抑制因子在促进免疫耐受中发挥了作用。恶性黑色素瘤可能是最适合这个分型的癌种。Ⅰ型肿瘤微环境在恶性黑色素瘤中约占 38%，且对免疫检查点抑制剂治疗有较好的应答，因为先前浸润在肿瘤内的 T 淋巴细胞的功能因为 PD-L1 的激活而受到抑制，因此阻断 PD-1/PD-L1 通路后，能够使先前存在的 TIL 发挥杀伤肿瘤的作用。该型是最可能从 PD-1/PD-L1 抑制剂单药获益的分型。Ⅱ型肿瘤微环境在恶性黑色素瘤中所占比例最高可达 41%，由于该型缺少免疫应答，因此免疫治疗的预后非常差，可能需要采用多种策略的整合治疗来诱发患者的免疫反应。Ⅲ型肿瘤微环境在恶性黑色素瘤中仅占 1%，但是在其他肿瘤中可能存在较高的比例，如 NSCLC。这可能由于 PD-L1 通过致癌信号通路组成性表达在癌细胞。该类型中，PD-L1 阳性不能单独作为抗 PD-1/PD-L1 治疗反应的预测因素，因为肿瘤中没有 TIL，阻断 PD-1/PD-L1 不太可能引起 T 淋巴细胞对肿瘤产生免疫应答。对于这种类型的肿瘤，将淋巴细胞招募到肿瘤中是产生免疫应答的重要环节。通过放疗诱导免疫原性细胞死亡，释放新抗原，诱导 T 淋巴细胞浸润，再应用 PD-1/PD-L1 抑制剂可能产生较好的疗效。Ⅳ型肿瘤微环境在恶性黑色素瘤中约占 30%，该类型中无 PD-L1 的表达，但是 TIL 仍不能发挥杀伤肿瘤细胞的作用，说明其他抑制通路可能占主导地位，这类患者可能适合接受针对其他非 PD-1/PD-L1 免疫检查点受体的治疗，不过该类型肿瘤的治疗方法仍在探索中，可能在不久的将来应用于临床。

五、γ 干扰素

γ 干扰素（interferon-γ，IFN-γ）主要通过自然杀伤细胞（natural killer cells，NK 细胞）、自然杀伤 T 细胞（natural killer T cells，NKT 细胞）以及活化的 T 细胞分泌的细胞因子，在免疫调节和抗肿瘤免疫过程中起关键作用。IFN-γ 能够诱导多种肿瘤细胞表面 PD-L1 蛋白的表达，IFN-γ 信号通路在抗肿瘤的适应性免疫应答方面具有重要意义。在一项阿特珠单抗治疗晚期黑色素瘤的Ⅰ期研究中发现，在有应答的患者中 IFN-γ 及 IFN-γ 诱导的基因（如 IDO1 和 CXCL9）的表达在治疗前是上调的，但这种相关性在 NSCLC 和肾癌患者中很弱。在一项关于德瓦鲁单抗的Ⅰ/Ⅱ期临床试验中检测了 100 个免疫激活的基因发现，基线 IFN-γ mRNA 的表达水平与应答率有极高的相关性。基线 IFN-γ mRNA 高表达的患者对德瓦鲁单抗治疗的应答率为 33%，低表达的患者仅有 8%。而 IFN-γ 和 PD-L1 表达双阳性的患者应答率最高为 46%。这些结果表明，IFN-γ 预测免疫检查点抑制剂疗效具有一定的作用，但其临床应用价值仍饱受争议，需要更多的研究加以证实。

六、癌基因突变

至今，尚无明确的证据表明特异的癌基因突变与免疫检查点抑制剂敏感性相关。但有报道表明一些癌基因信号通路的激活能够上调 PD-L1 的表达水平。在 NSCLC 中，表皮生长因子受体（epidermal growth factor receptor，EGFR）突变或间变性淋巴瘤激酶（anaplastic lymphoma kinase，ALK）融合会上调 PD-L1 的表达。在一项应用 atezolizumab 治疗晚期 NSCLC 的Ⅱ期临床试验中，PD-L1 阳性 EGFR 突变的患者的 ORR 为 31%，PD-L1 阳性 EGFR 野生型患者中 ORR 为 22%。值得注意的是，在 EGFR 突变的 NSCLC 患者中，PD-L1 的表达是罕见的，为 3%~5%。因此，目前 EGFR 突变或 ALK 融合的患者应用免疫检查点抑制剂的临床数据极少。免疫检查点与 EGFR 或

ALK 相互作用的机制仍需要更多证据去证明。在肺腺癌中，另外一个常见的驱动基因突变是鼠类肉瘤病毒癌基因（kirsten rat sarcoma viral oncogene，KRAS）突变。一项关于 NSCLC 不同 KRAS 状态患者应用 PD-1/PD-L1 试验的荟萃分析发现，在 KRAS 突变亚组中，应用 PD-1/PD-L1 抑制剂的患者较化疗的患者有较好的 OS。此外，该作者对比了 PD-1 抑制剂在不同亚组中的疗效，结果显示在 KRAS 突变亚组中，伴随 TP53 突变的患者较伴随 STK11/LKB1 突变的患者有更好的 ORR （59% vs 0%）和 PFS （23 周 vs 6 周，P=0.000 3），并且认为 STK11/LKB1 是肺癌患者抵抗 PD-L1 抑制剂治疗的主要突变基因。另一项研究也表明，肝癌患者中也存在对免疫治疗抵抗的基因突变。由于驱动基因决定了肿瘤靶点，而微环境的标志物仅代表了宿主应答的一个因素，二者是截然不同的生物标志物类型。然而，二者的相互作用共同定义了免疫环境，因此将驱动基因突变和微环境的标志物结合起来可能对免疫检查点抑制剂的疗效预测有更好的价值。

七、外周血标志物

与前文提到的肿瘤活检的组织相比，外周血标本更易获得，且异质性更低。因此，通过检测外周血中的标志物以了解治疗效果，是一种理想的预测途径。在一项纳入了 29 例接受 PD-1 抑制剂治疗的 NSCLC 患者的研究中，70% 的患者治疗第一或第二个周期后 Ki-67（+）、PD-1（+）、CD8$^+$T 细胞增加，增殖的 CD8$^+$T 细胞具有效应性表型（HLA-DR$^+$、CD38$^+$、Bcl-2 低），表达共刺激分子（CD28、CD27、ICOS）和高水平表达 PD-1/CTLA-4。这种激活 T 细胞可能是肿瘤特异性的应答细胞。在疾病进展的患者中，70% 的患者 PD-1（+）、CD8$^+$T 细胞反应延迟或缺失。而在临床受益的患者中，80% 的患者在开始治疗的 4 周内表现出 PD-1（+）、CD8$^+$ T 细胞增加。该结果表明，通过对外周血分析，可能为 NSCLC 患者对 PD-1 抑制剂治疗的疗效提供有价值的预测。研究发现，中性粒细胞和淋巴细胞的比例以及乳酸脱氢酶（lactate dehydrogenase，LDH）的水平

也与黑色素瘤患者对纳武利尤单抗的反应有关。中性粒细胞和淋巴细胞的比值高（>2.2）预示了较差的疗效（OR=4.16，P=0.002 6），与此同时，较高水平的 LDH 也与不良的预后存在相关的趋势（OR=2.53，P=0.081）。在 KEYNOTE-012 试验中，首次成功证实帕博利珠单抗单药在三阴性乳腺癌患者中的有效性，同时研究发现基线水平 LDH 高于 2 倍正常值上限的患者与疾病的快速进展有关，提示高 LDH 的三阴性乳腺癌患者可能并不能从帕博利珠单抗治疗中获益。该研究证明基线水平的 LDH 可能是免疫检查点抑制剂疗效的预测指标之一。一项应用 ipilimumab 治疗黑色素瘤患者的研究发现，早期嗜酸性粒细胞数目增加与较好的临床应答反应相关。与对 ipilimumab 治疗有应答的患者相比，无应答患者中性粒细胞和单核细胞数目增加。在一项应用帕博利珠单抗治疗 616 例黑色素瘤患者的研究中，研究者联合应用了血清标志物来进行疗效预测，发现高嗜酸性粒细胞相对计数、高淋巴细胞相对计数、低 LDH 水平和无软组织或肺外器官的转移是与有利的总生存相关的独立基线特征。四个因素都与良好的预后相关，ORR 为 58.3%，一年总生存率为 83.9%。还有研究发现，与基线时可检测到的循环肿瘤 DNA（circulating tumor DNA，ctDNA）丰度相比，治疗 8 周后不能检测到 ctDNA 的患者对免疫治疗有更明显而持久的应答，这对患者治疗的选择很有价值。同样，治疗开始后 PD-L1（+）循环肿瘤细胞（circulating tumor cell，CTC）的减少与抗肿瘤反应的增强有关。而基线时 PD-L1（+）CTC 丰度较高的患者往往对抗 PD-L1 治疗较为敏感。也有研究认为循环 microRNA 构建预测指标与 PD-L1 表达联合检测可预测免疫治疗的疗效。

以免疫检查点抑制剂为基础的免疫治疗已成为肿瘤治疗领域不可或缺的治疗方法，在多种实体瘤的治疗中均取得了较好的临床获益。但是如何筛选出从免疫治疗中获益的潜在人群从而实现肿瘤精准免疫治疗仍是临床上面临的重要问题。寻找免疫治疗疗效的预测指标是实现肿瘤精准免疫治疗的必要条件，虽然已经有一些标志物被发现，但单独某一种标志物并没有取得令人满意的效果，多个标志物整合应用可能发挥更大的作用，

最大程度筛选出临床潜在获益人群。与此同时，随着肿瘤免疫理论的不断丰富，检测技术的不断升级和完善，会为寻找新的免疫疗效预测指标带来希望。

（王建功　周　洋）

参考文献

[1] Champiat S, Dercle L, Ammari S, et al.Hyperprogressive disease is a new pattern of progression in cancer patients treated by anti-PD-1/PD-L1. Clin Cancer Res, 2017, 23(8): 1920–1928.

[2] Patel SP, Kurzrock R.PD-L1 Expression as a predictive biomarker in cancer immunotherapy. Molecular Cancer Therapeutics, 2015, 14(4): 847–856.

[3] Garon EB, Rizvi NA, Hui R, et al.Pembrolizumab for the treatment of non-small-cell lung cancer. N Engl J Med, 2015, 372(21): 2018–2028.

[4] Horn L, Spigel DR, Vokes EE, et al.Nivolumab versus docetaxel in previously treated patients with advanced non-small-cell lung cancer: two-year outcomes from two randomized, open-label, phase Ⅲ Trials (CheckMate 017 and CheckMate 057). J Clin Oncol, 2017, 35: 3924–3933.

[5] Brahmer J, Reckamp KL, Baas P, et al. Nivolumab versus docetaxel in advanced squamous-cell non-small-cell lung cancer.N Engl J Med, 2015, 373(2): 123–135.

[6] Carbone DP, Reck M, Paz-Ares L, et al.First-line nivolumab in stage Ⅳ or recurrent non-small-cell lung cancer. N Engl J Med, 2017, 376(25): 2415–2426.

[7] Hellmann MD, Ciuleanu TE, Pluzanski A, et al.Nivolumab plus ipilimumab in lung cancer with a high tumor mutational burden.N Engl J Med. 2018, 378(22): 2093–2104.

[8] 谭巧云，韩晓红，石远凯.肿瘤免疫检查点抑制剂疗效预测标志物及耐药机制的研究进展.中华医学杂志，2018, 98(48): 3917–3920.

[9] Overman MJ, Mcdermott R, Leach JL, et al.Nivolumab in patients with metastatic DNA mismatch repair-deficient or microsatellite instability-high colorectal cancer (CheckMate 142): an open-label, multicentre, phase 2 study. Lancet Oncol, 2017, 18(9): 1182–1191.

[10] Le DT, Uram JN, Wang H, et al.PD-1 blockade in tumors with mismatch-repair deficiency. N Engl J Med, 2015, 372(26): 2509–2520.

[11] Loi S, Adams S, Schmid P. Relationship between tumor infiltrating lymphocyte (TIL) levels and response to pembrolizumab (pembro) in metastatic triple-negative breast cancer (mTNBC): results from KEYNOTE-086. Ann Oncol, 2017(28): x440–x445.

[12] 刘丹丹，韩雷，于津浦.肿瘤免疫治疗疗效和预后相关生物标志物的研究进展.中国肿瘤生物治疗杂志，2019, 26(10): 1148–1155.

[13] Nishino M, Ramaiya NH, Hatabu H, et al.Monitoring immune-checkpoint blockade: response evaluation and biomarker development. Nat Rev Clin Oncol, 2017, 14(11): 655–668.

[14] Shukuya T, Carbone DP.Predictive markers for the efficacy of anti-PD-1/PD-L1 antibodies in lung cancer. J Thorac Oncol, 2016, 11(7): 976–988.

[15] Herbst RS, Soria JC, Kowanetz M, et al.Predictive correlates of response to the anti-PD-L1 antibody MPDL3280A in cancer patients. Nature, 2014, 515(7528): 563–567.

[16] Kamphorst AO, Pillai RN, Yang S, et al.Proliferation of PD-1+ CD8+T cells in peripheral blood after PD-1-targeted therapy in lung cancer patients. Proc Natl Acad Sci USA, 2017, 114(19): 4993–4998.

[17] Fujisawa Y, Yoshino K, Otsuka A, et al.Baseline neutrophil to lymphocyte ratio combined with serum lactate dehydrogenase level associated with outcome of nivolumab immunotherapy in a Japanese advanced melanoma population. Br J Dermatol, 2018, 179(1): 213–215.

[18] Nanda R, Chow LQ, Dees EC, et al.Pembrolizumab in patients with advanced triple-negative breast cancer: phase Ib KEYNOTE-012 study. J Clin Oncol, 2016, 34(21): 2460–2467.

[19] Gebhardt C, Sevko A, Jiang H, et al.Myeloid cells and related chronic inflammatory factors as novel predictive markers in melanoma treatment with ipilimumab. Clin Cancer Res, 2015, 21(24): 5453–5459.

[20] Weide B, Martens A, Hassel JC, et al.Baseline biomarkers for outcome of melanoma patients treated with pembrolizumab. Clin Cancer Res, 2016, 22: 5487–5496.

[21] Cabel L, Riva F, Servois V, et al.Circulating tumor DNA changes for early monitoring of anti-PD1 immunotherapy:a proof-of-concept study. Ann Oncol, 2017, 28(8): 1996–2001.

第8章
基因治疗

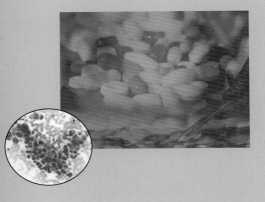

第 1 节　基因治疗的基础

基因治疗（gene therapy）是在 20 世纪 70 年代提出的一种针对遗传性疾病的治疗技术。它是利用外源基因定向地纠正或补偿有缺陷功能的基因，从而恢复细胞正常功能，达到治愈疾病的目的。癌症基因治疗是将核酸转移到肿瘤或正常细胞中，通过直接杀死细胞、免疫调节或纠正遗传错误以逆转恶性表型来消除或减轻肿瘤负荷。基因也可以掺入正常组织中以增强对常规癌症治疗的耐受力。肿瘤的发生涉及单个或多个基因的改变，往往与原癌基因、抑癌基因的突变累积有关。目前常用的基因治疗策略包括基因修复、基因置换、基因增补、基因失活等。

一、基因增补

基因增补是指将目的基因导入病变细胞或其他细胞，虽然缺陷基因仍然存在，但增加的目的基因的产物表达可以代偿缺陷基因的功能，是目前临床上主要采取的基因治疗方式，主要通过 DNA 和 mRNA 的导入促使治疗性蛋白的表达。

DNA 一般是指质粒，大多数质粒通过内吞作用和（或）直接穿过细胞膜进入细胞，此时它们必须穿过皮质肌动蛋白层（也许是通过基于肌动蛋白的运动）。一旦在细胞质中游离，质粒就会被细胞质中的许多 DNA 结合蛋白迅速结合，然后与其他蛋白结合形成大的蛋白 –DNA 复合物。与 DNA 结合的转录因子、细胞核质转运受体

（importin β）和其他蛋白相互作用，这些蛋白将复合物与动力蛋白（dynein）和驱动蛋白（kinesin）连接，从而沿着微管向核移动。在此过程中，DNA– 蛋白质复合物似乎是动态的，各种蛋白质在不同的时间进入和离开 DNA，也许介导了不同的过程。然后，以 importin β 序列依赖和 importin 依赖的方式介导穿过非分裂细胞中的核孔复合物（NPC）。或者以 importin 非依赖方式以及有丝分裂期间的任何 DNA 序列和相关的核膜溶解方式穿过 NPC（图 8-1-1），定位到细胞核的质粒 DNA 即会表达出相应的蛋白产物。

使用 mRNA 作为治疗手段目前还处于起步阶段，虽然通过递送 mRNA 来进行基因治疗的想法似乎很直接，但由于其免疫反应、不稳定性及运输障碍等原因，该治疗方式在临床试验上还没有得到充分的验证和发展，随着 mRNA 化学修饰手段及载体材料的发展，越来越多的研究者开始关注该领域。

二、基因失活

基因失活是指利用反义 RNA、核酶或核酸等抑制一些癌基因的表达，抑制肿瘤细胞的增殖，诱导肿瘤细胞的分化。用此技术还可封闭肿瘤细胞耐药基因的表达，增强化疗效果。基因失活的典型手段是 RNA 干扰。

RNA 干扰（RNAi）主要由小干扰 RNA（small

interfering RNA，siRNA）或 MicroRNA（miRNA）触发。miRNA 是一类内源基因编码的长度约为 22 个核苷酸的非编码单链 RNA 分子，而 siRNA 是一个长 20~25 个核苷酸的双链 RNA。

如图 8-1-2 所示，siRNA 的作用机制为：①siRNA 是由 RISC 加载复合物的切割子（蓝色）外源递送或内源产生；②Argonaut 2（AGO2，橙色）将 siRNA 解绕成单链形式；③单链 siRNA 激活 RISC，使其在 siRNA 及其互补 mRNA 序列之间形成碱基对；④互补 mRNA 裂解后，RISC-

siRNA 复合体从 mRNA 分离；⑤切割的 mRNA 序列被片段化以进行降解。随着靶 mRNA 序列的降解，细胞不能将序列翻译成蛋白质。

如图 8-1-3 所示：①miRNA 是由 RISC 加载复合物的切块机（蓝色）从 pre-miRNA 外源递送或内源产生；②由 Argonaut 2（AGO2，橙色）将 miRNA 解绕成单链形式；③单链 miRNA 激活 RISC，使其在"种子序列"的 siRNA 和互补 mRNA 序列之间形成碱基对；④在"种子序列"和补体 mRNA 之间的结合不完美时，不会发生切

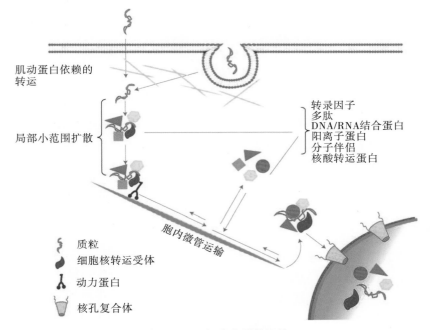

图 8-1-1 细胞内质粒运输

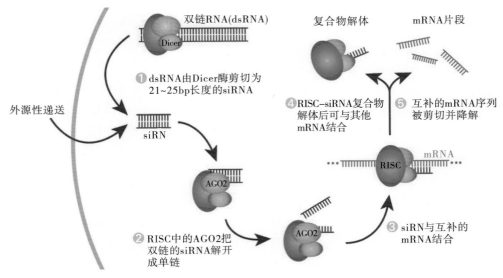

图 8-1-2 siRNA 介导的 RNA 干扰

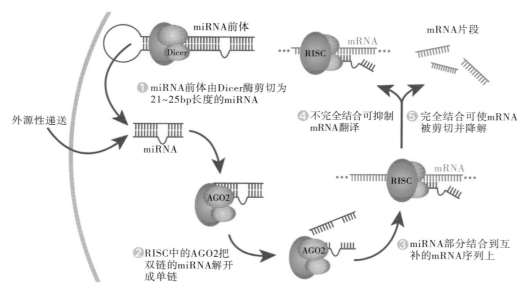

① miRNA前体由Dicer酶剪切为21~25bp长度的miRNA

② RISC中的AGO2把双链的miRNA解开成单链

③ miRNA部分结合到互补的mRNA序列上

④ 不完全结合可抑制mRNA翻译

⑤ 完全结合可使mRNA被剪切并降解

图 8-1-3　miRNA 介导的 RNA 干扰

割。相反，复合物保留在 mRNA 上，蛋白质翻译受阻；⑤通过"种子序列"和补体 mRNA 之间的完美结合，mRNA 序列被切割和片段化以进行降解。随着靶 mRNA 序列的降解，细胞不能将序列翻译成蛋白质。

三、基因修复

基因修复即定点修复基因的异常部分，主要的技术为基因编辑（gene editing）。基因编辑，又称基因组编辑（genome editing）或基因组工程（genome engineering），是一种新兴的比较精确的能对生物体基因组特定目标基因进行修饰的一种基因工程技术。基因编辑技术能够让人类对目标基因进行定点"编辑"，实现对特定 DNA 片段的修饰。基因编辑依赖于经过基因工程改造的核酸酶，也称"分子剪刀"，在基因组中特定位置产生位点特异性双链断裂（DSB），诱导生物体通过非同源末端连接（NHEJ）或同源重组（HR）来修复 DSB，因为这个修复过程容易出错，从而导致靶向突变。基因编辑的关键是在基因组内特定位点创建 DSB。常用的限制酶在切割 DNA 方面是有效的，但它们通常在多个位点进行识别和切割，特异性较差。为了克服这一问题并创建特定位点的 DSB，人们对 4 种不同类型的核酸酶（nucleases）进行了生物工程改造。它们分别是巨型核酸酶（meganuclease）、锌指核酸酶（ZFN）。转录激活样效应因子核酸酶

（TALEN）和成簇规律间隔短回文重复（CRISPR/Cas9）系统，其中 CRISPR-Cas 系统被科学界选为 2015 年度最佳突破。

CRISPR-Cas 防御机制遵循 3 个步骤（获取、RNA 处理和干扰）。在获取过程中，捕获具有原间隔子相邻基序（PAM）的外源 DNA，称为原间隔子（噬菌体 / 质粒来源），并整合为 CRISPR 基因座中相邻重复序列（R）之间的间隔子（S）。然后，外源 DNA 通过 3 种途径降解 I 型、II 型和 III 型。在 I 型（图 8-1-4，左）中，与多亚基（Cas6e / Cas6f）CASCADE 结合，加工 crRNA，并形成核糖核蛋白复合物。此后，解旋酶 / 核酸酶 Cas3 加入复合物，通过序列驱动的外源 DNA 降解在干扰阶段起作用。II 型（图 8-1-4，中）利用 Cas9 蛋白生成 crRNA 并靶向 / 降解外源 DNA。II 型主要通过单个向导 RNA（tracrRNA-sgRNA）起作用。III 型（图 8-1-4，右）通过 Cas6 起作用，Cas6 由复合物中的其他蛋白质（Csm 或 Cmr）辅助。III 型不需要 PAM 序列，因此它具有非特异性作用，在干扰阶段仍会降解外源 DNA。

四、基因置换

基因置换是指用正常的基因原位置换致病基因，使细胞内的 DNA 完全恢复正常。其理论上可行，但要在基因治疗中实现真正意义上的基因置换十分困难。

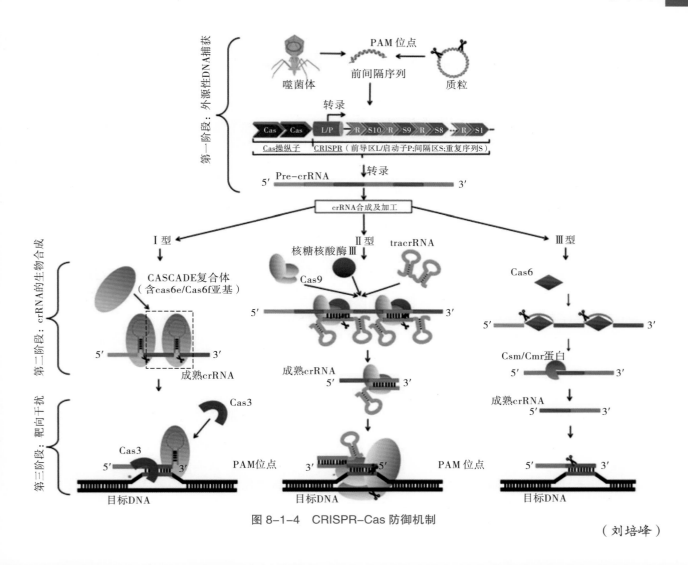

图 8-1-4 CRISPR-Cas 防御机制

（刘培峰）

第 2 节　治疗基因的导入和载体的应用

在基因治疗中，需人为将治疗基因导入人体细胞内，从而发挥疗效。治疗基因可以在体外导入靶细胞，然后将细胞扩增并回输体内；或将外源基因直接导入体内靶细胞。其中，除去显微注射、电穿孔等物理手段，可使用载体试剂携带并促进基因向靶细胞转移，载体主要分为两大类：病毒载体及非病毒载体。

一、病毒载体

病毒载体可将遗传物质带入细胞，利用病毒传送其基因组进入细胞进行感染的分子机制，可在体内外实现基因递送。目前常用的病毒载体主要包括逆转录病毒载体、慢病毒载体、腺病毒载体、腺相关病毒载体及其他具有特殊用途的病毒载体，通过质粒包装及相关技术可制备出携带治疗基因的载体病毒，可应用于基础研究、基因治疗或基因疫苗，与此同时，使用病毒载体所带来的风险也引起了研究者警惕。

1. 逆转录病毒与慢病毒载体

逆转录病毒是一种 RNA 病毒，在复制时需要在逆转录酶的作用下首先将 RNA 转变为 cDNA，再在 DNA 复制、转录、翻译等蛋白酶的作用下扩增。它的基因组有三个基因：gag-编码病毒的核心蛋白、pol- 编码逆转录酶、env- 编码病毒的包膜糖蛋白。逆转录病毒的 DNA 基因组整合在宿主染色体上的位点是随机的。逆转录病毒 DNA 的整合是复制病毒 RNA 的必经阶段。只有当受感染细胞处于分裂期间，逆转录病毒 DNA 基因组才能接触到宿主细胞的遗传物质。因此，逆转录病毒一般只能在分裂细胞内进行复制。

1）莫洛尼逆转录病毒载体 源自小鼠的莫洛尼逆转录病毒，又称莫洛尼小鼠白血病病毒（Moloney murine sarcoma virus），该逆转录病毒载体是第一个用于美国 FDA 审查的临床试验的载体。选择这些病毒是因为它们的病毒编码序列可以很容易地被治疗序列取代，并且通过包膜蛋白的假型化使载体可以进入非小鼠细胞。这些载体将治疗序列整合到宿主 DNA 中，对于需要对细胞进行永久基因修饰的遗传疾病而言是一种理想的治疗方式。

2）慢病毒载体 慢病毒（lentivirus）载体是以 HIV-1（人类免疫缺陷I型病毒）为基础发展起来的基因治疗载体。慢病毒虽然属于逆转录病毒科的一种，但其结构和基因组的复杂程度远超其他逆转录病毒，可包装较长的外源性基因片段，它对分裂细胞和非分裂细胞均具有感染能力。

目前，慢病毒载体系统在基因治疗中被广泛使用。研究者通过一系列修饰将 HIV 载体发展为把包装和生产所需的病毒序列与编码病毒蛋白的序列分开的形式，从而提高载体的安全性。第一代基于 HIV-1 的慢病毒载体将载体组分分成三个质粒：包装质粒、包膜质粒和载体质粒。包装质粒含有除包膜蛋白编码基因的全病毒基因组，使用 CMV 启动子进行表达，并用人胰岛素基因的 polyA 替代 3'- 长末端重复序列（LTR）作为加尾信号，删除包装信号或 LTR，来减少载体制剂中复制型感染性慢病毒（RCL）的产生。包膜质粒表达的蛋白与 HIV 的具有很强致病性的包膜蛋白不同，一般为水疱性口炎病毒（VSV）的糖蛋白 VSV-G，其可识别细胞表面普遍表达的一种低密度脂蛋白（LDL）受体，使慢病毒载体转导多种细胞，同时降低了慢病毒载体恢复成野生型病毒的可能。通过删掉包装质粒中 HIV 所有附属基因开发出第二代载体，不影响病毒的滴度和转染能力，同时增加了载体的安全性。而最新开发的第三代慢病毒载体系统由四个质粒组成，其进一步减少了 RCL 的产生并提高了生物安全性。

2. 腺病毒载体

腺病毒（adenovirus）是一种大分子量的双链无包膜 DNA 病毒，其作为载体可包装长外源性基因片段，通过柯萨奇 / 腺病毒受体（CAR）介导的内吞作用进入细胞内。病毒基因组进入细胞核后将进行一系列的复杂而有序的逐级放大的剪切和转录过程，一般的以病毒 DNA 开始复制为分界线，按转录时间的先后，将腺病毒基因大致区分为早期（E1~4）和晚期转录单位（L1~5）。腺病毒载体拥有高转导效率的同时，其基因不整合进入宿主细胞基因组中，仅瞬间表达，安全性高。

根据病毒基因的缺失情况，腺病毒载体大致分为 3 种类型：一般将 E1 或 E3 基因缺失的腺病毒载体称为第一代腺病毒载体，E1 区的缺失使病毒载体丧失复制增殖的能力，此型载体仍有引发机体产生较强的炎症反应和免疫反应的风险；E2A 或 E4 基因缺失的腺病毒载体被称为第二代腺病毒载体，虽然进一步减弱了免疫原性，但病毒制备困难，应用局限；第三代载体已缺失全部或大部分腺病毒基因，仅可保留反向重复序列（ITR）和包装信号序列，显著降低了免疫原性，使其更适合作为基因递送载体。与第一代和第二代相比，第三代载体容量更大，安全性更高。就目前而言，第一代腺病毒载体仍是科研和临床应用最为广泛的腺病毒载体，一般常用 Ad5 型腺病毒。

3. 腺相关病毒载体

腺相关病毒（AAV）是目前发现的一类结构最简单的单链 DNA 缺陷型病毒，可以感染多种细胞，需要辅助病毒（通常为腺病毒）参与复制。基因组主要编码 cap 和 rep 基因。cap 基因编码病毒衣壳蛋白，rep 基因参与病毒的复制和整合，且当 rep 基因产物存在时，病毒基因有整合 19 号染色体的倾向。而位于基因组两端的 ITR，对于病毒的复制和包装具有决定性作用。

重组 AAV（rAAV）是体内递送基因的主要平台。rAAV 与野生型 AAV 衣壳序列和结构相同。然而，rAAV 包装的基因删除了全部 AAV 蛋白编码序列并且添加治疗性基因表达盒，唯一的病毒来源序列是 ITR。完全去除病毒编码序列，在保证 rAAV 的包装能力最大化的同时，可以降低其免疫原性和细胞毒性。作为载体，其最佳装载为 5kb 以下的片段，因此需仔细设计其有效负载，不仅需要考虑治疗性序列，还要考虑基因表达所必需的调控元件。目前，通常采用经典的三质粒共转染法（helper-free AAV 包装系统）制备 AAV 载体。

AAV 载体具体的转导路径如图 8-2-1 所示，病毒被宿主细胞表面的糖基化受体识别并通过网格蛋白（clathrin）介导的内吞进入细胞内，随后脱壳并在细胞核内完成复制和转录。重组 AAV 类分为：单链 AAV（ssAAV）和双链 AAV（scAAV）。ssAAVs 包装为正有义（+）或反义（-）基因组。通过宿主细胞 DNA 聚合酶 ssAAV 的单链转化为双链 DNA 进行转录。scAAV 本身即是双链，可以立即进行转录。存在于 rAAV 基因组中的病毒 ITR 可以驱动分子间或分子内重组，形成可以持续存在的环化附加体基因，从而实现外源性基因的长期表达。

4. 使用病毒载体的障碍与挑战

免疫反应。载体及其外源性转基因产物激活并诱发免疫防御系统抵抗是目前基因治疗"致命弱点"。腺病毒载体是所有病毒载体组中最具免疫原性的。转导细胞表达的病毒基因产物或转基因产物可引起细胞毒性 T 淋巴细胞（CTL）应答，且病毒衣壳本身也可引发体液病毒中和抗体的作用以及剧烈的细胞因子介导的炎症反应。此外，进入的腺病毒衣壳组分可以通过主要组织相容性复合物（MHC）I 类途径使转导的细胞被体内现有的 CTL 识别。研究者通过去除所有病毒基因设计出空壳载体（gutted）或辅助病毒依赖型（helper-dependent）腺病毒载体，可以减弱针对表达转基因产物的转导细胞的 T 细胞应答。其他载体系统比腺病毒载体的炎症和免疫原性小。慢病毒载体和 AAV 载体似乎并没有诱导针对病毒蛋白的炎症反应或免疫反应，但其转基因产物仍有引起 T 细胞应答的可能性。

对亲本野生型病毒的体液免疫是影响所有病毒载体的另一个障碍。循环的病毒中和抗体可以

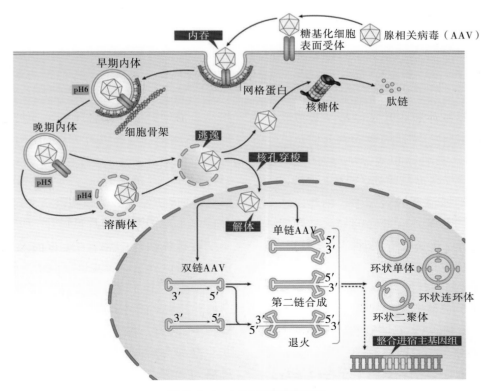

图 8-2-1　AAV 载体转导路径

阻止与病毒载体的有效转导病毒载体。通过改变病毒衣壳的血清型可以解决针对腺病毒和 AAV 载体的体液免疫反应，但分泌性治疗蛋白引起的抗体反应对于某些疾病的长期治疗而言，仍然有一些理论问题需要解决。

载体病毒的特异性。野生型病毒通过自然感染只能被局限在那些通过其特定播散路径可以到达的组织，而重组病毒载体可以通过一些手段人为规避这种限制，但在其全身性递送的过程中，载体病毒通常会被很多器官中不同类型的细胞摄取，其中大多是不期望发生的。即使是通过局部递送的方式，病毒载体也有可能泄漏和播散到其他组织，虽然使用组织特异性和（或）可调节性的启动子可使转基因表达被限制在特定的细胞类型中，甚至可以控制其打开或关闭，但载体颗粒本身的播散也可能具有危害，使用缺乏特异性的腺病毒载体具有诱发大规模全身性免疫应答甚至死亡的风险。

通常，引起有害免疫反应和其他毒性的风险与载体剂量密切相关。提高病毒载体感染特定细胞群的效率可以降低病毒载体的使用剂量，从而增加基因治疗的安全性。因此，修改载体衣壳以实现转基因靶向是载体开发的一个重要焦点。

改变病毒转导靶向性最简单的方式就是假型化，假型化是将一种病毒的结构蛋白结合到异源病毒的病毒颗粒中。例如，慢病毒作为 HIV 假型化的产物，其包膜表达的是 VSV 的蛋白。除了逆转录病毒，该技术同样也被用于制造一种嵌合腺病毒载体，往该载体 5 型腺病毒的衣壳中加入了 35 型的纤维蛋白。另外，位于 AAV 载体基因组两侧的 AAV2 末端反向重复序列（ITR）也被成功地交叉包装在其他血清型的衣壳中，创建一系列具有不同特异性的假型。假型化的局限性在于，假病毒的趋向性由亲本病毒中现有的特异性决定。第二种方法就是让载体衣壳靶向不同细胞群，将衣壳连接具有受体结合特性的分子适配器（通常为双特异性抗体）。该方法已被用于增强利用腺病毒、逆转录病毒和 AAV 载体对各种培养细胞的转导作用，但在模式动物的应有中效果有限，是否能用于临床试验还有待观察。第三种方法是病毒载体中加入靶向性配体的基因，对编码衣壳的

基因进行改造，消除正常的受体结合，并往衣壳结构中加入替代的靶向性配体。在一项研究中，利用纤维蛋白的基因突变，把柯萨奇腺病毒受体（CAR）结合模体替换为整合素结合模体，增加了载体向 CAR 缺陷细胞系的基因转导作用。而在另一项研究中，仅消除与 CAR 的结合就可改变腺病毒在大脑中的趋向性。在基因层面上，腺病毒载体比较容易通过改变其内化途径重新规划其趋向性，但对其他病毒载体而言比较困难。例如，逆转录病毒的受体结合会暴露病毒包膜中的膜融合区域，很难在不影响内化的情况下改变逆转录病毒的结合。AAV 衣壳也成功地进行了基因工程，但是，改造后的 AAV 载体效果不稳定，因为 AAV 衣壳不易容纳异源性的肽，而且修饰的载体颗粒在内化后往往不稳定或有缺陷，但随着对其衣壳结构的进一步研究，可能有助于在未来使用该方法。

此外，也有研究者使用新方法在基因层面上实现载体的靶向性，他们通过 DNA 洗牌和随机插入的方式产生病毒载体库，在相关选择系统作用下筛选出功能稳定的靶向病毒，这些强大技术很可能在未来被广泛应用，以克服目前载体工程的局限性。

插入突变。整合性病毒载体，主要是逆转录病毒，已经在临床试验中使用很多年，试图在造血细胞等增殖细胞中获得稳定的基因转移。普遍观点认为，逆转录病毒载体基因组随机整合到宿主染色质中，破坏细胞序列从而产生与癌症相关的风险，预计在每 1000 万次插入中就有 1 次。因为癌变通常需要多种基因损伤，尽管在体外基因转移过程中有超过 1000 万个细胞被逆转录病毒载体修饰，但诱发癌症的风险被认为是微不足道的。在许多不同的基因治疗试验中，成百上千用逆转录病毒载体治疗的患者中，从来没有观察到载体诱导的癌症，这一事实也印证了上述观点。

但是，也有越来越多独立研究的证据挑战在某些基因治疗中使用整合性逆转录病毒载体的风险。例如，在一项使用逆转录病毒对 X 连锁严重联合免疫缺陷病（X-linked SCID-XI syndrome）患者进行基因治疗的临床研究中，几例患者的 *LMO2* 癌基因附近都发现了病毒基因的插入，其

中有患者发展为白血病。另有研究对细胞中数百个 HIV 整合位点进行分析，与染色质的非编码区相比，HIV 更易整合到转录活性基因中，该研究表明逆转录病毒整合并不像先前所认为的那样随机，从而增加了对整合性逆转录病毒致癌风险的担忧。因此，也有研究者开始关注如何使现有的整合载体更安全或开发新的能够整合到位点的病毒载体系统。例如，噬菌体 C31 的位点特异性整合机制已被应用于非病毒传递途径，下一步将 C31 整合酶系统整合到病毒载体中也值得尝试。

最初被誉为最安全的基因治疗载体，rAAV 载体，其基因整合也受到了关注。有研究表明，rAAV 基因组与逆转录病毒基因组类似，都倾向于整合到宿主染色质的基因表达区域而不是非编码区，由于 rAAV 在体内的整合频率低，且大多数 rAAV 载体的应用以非增殖细胞为目标，因此与 rAAV 整合相关的风险将远低于逆转录病毒载体应用的风险。目前，关于 rAAV 载体基因整合的风险的研究仍在继续。

二、非病毒载体

非病毒载体是利用非病毒载体材料的物化性质来介导基因的转移。非病毒载体无传染性，无载体容量限制，材料来源广泛，化学结构可控，易于大量制备，是基因治疗中介导治疗基因导入的重要形式。

1. DNA 非病毒递送载体

虽然相关的临床试验很多，但 DNA 相关的疗法目前仍是一种严格的实验性方法。许多非病毒系统已被开发用于治疗性 DNA 递送，包括直接注射裸 DNA 或联合其他物理手段，如基因枪、电穿孔、流体动力输送、声孔效应和磁控等。这些技术通常不适用于人类的全身性基因递送，只能用在像小鼠这种小型动物身上。因此，一系列合成的递送载体被开发出来，包括脂质和脂质体，聚合物（线性和支化的聚合物、树状大分子以及多糖），聚合物囊泡（polymersomes），细胞渗透肽，及无机物纳米颗粒。

1）DNA 非病毒载体运输的障碍 全身性 DNA 递送进行基因治疗的其中一个挑战是治疗基因易被体液或细胞外间隙中的核酸内切酶降解。

质粒 DNA 通过静脉注射进小鼠体内，生物半衰期估计只有 10min。通过纳米颗粒包裹 DNA 可以保护其免受核酸内切酶的降解并延迟其在体内循环的时间。例如，阳离子脂质或中性脂质与 DNA 混合可以自动组装成脂质复合物或脂质体，DNA 被包裹进片状或倒六边形排列的脂质双分子层结构中。然而，在高盐环境中，带正电的复合物间的静电排斥减弱，因此在体液环境中容易出现胶体不稳定并聚集。纳米颗粒在血液中聚集的结果要么导致胶体不稳定，要么跟血液成分相互作用，这样会阻碍其在目标组织中的定位，容易被循环中的巨噬细胞快速清除，甚至导致肺毛细血管栓塞。在治疗性核酸的递送过程中，目标组织的选择性、细胞内化能力及内体逃逸能力都是所要面临的挑战，而且在所有的核酸治疗中普遍存在。

在 DNA 递送中需要特别注意的是，DNA 需要转入核内才具备触发转录机制的可能性。有研究者将编码胸腺嘧啶激酶的质粒 DNA 直接显微注射到胸腺嘧啶激酶缺陷细胞的细胞核中，能检测出其表达，而往胞质中注射同样的质粒 DNA 并没有检测到激酶活性。进一步观察发现，相对于快速分裂或经历核膜破裂的细胞，完整的细胞核静止或分裂缓慢的细胞难以进行有效转染，细胞核屏障的重要性也进一步凸显。此外，确定性和随机性动力学模型（deterministic and stochastic kinetic models）也都将细胞核的摄取视为一个重要的限速步骤。

载体的拆解也是 DNA 释放、基因表达的必要步骤，但其对基因递送的影响程度尚不清楚。对于脂质复合物，阳离子脂质与内体膜脂质的融合不仅可以促进内体逃逸，也可促进 DNA 释放。而对一些聚合物复合体，缓慢的载体解体可能是转染效率低下的原因。研究显示，脂质复合体源性的质粒，单位质粒的蛋白表达量是多聚复合物源性质粒的近 10 倍，这可能由多聚复合物在核内的不完全解离所致。

转基因的表达及目的蛋白的合成是实现功能所必需的。质粒易于构建和扩增，此外，它作为一种附加体，不整合进基因组，故与病毒载体相比，基因插入突变的风险减低。因此，质粒是非病毒载体递送 DNA 的重要形式。值得注意的是，在递送 DNA 进行治疗时，选择不同的增强子 - 启动子组合转基因表达的水平和持久性是有差异的，而 DNA 大小和拓扑结构也会影响基因的表达效率。为了促进转基因更长效地表达，许多转基因整合系统被开发，但由于转基因插入所造成的副作用，整合系统的安全性难以保证。

2）基于脂质的 DNA 载体 脂质的 DNA 载体在非病毒基因载体中应用最为广泛。阳离子脂质 DOTMA 是一种有效的转染材料，可以自发形成小的、均一的脂质体，可以有效包裹并把 DNA 递送到各种哺乳动物细胞系中。阳离子脂质通常包含 3 个结构组分，一个阳离子头部基团、一个疏水尾部和一个位于这两个结构域之间的连接基团。对这些阳离子脂质结构区域进行特殊修饰可获得新的载体材料，如 DOSPA、DOTAP、DMRIE 和 DC- 胆固醇。中性脂质，如膜融合性磷脂 DPOE 或膜组分胆固醇，作为一种"辅助脂质"被涵盖在脂质体制剂中，用于提高转染效率和纳米颗粒稳定性。目前，DOTAP- 胆固醇、GAP-DMORIE-DPyPE 和 GL67A-DOPE- DMPE-PEG 等脂质体制剂已在临床上应用。

3）聚合物 DNA 载体 阳离子聚合物也是一类非病毒 DNA 载体，由于其巨大的化学多样性和功能化潜力受到研究者的关注。早期的聚合物 DNA 载体有多聚 L- 赖氨酸（PLL）、聚乙烯亚胺（PEI）。

PLL 是一种赖氨酸聚合的多肽，20 世纪 60 年代发现其具有压缩 DNA 的能力，20 世纪 80 年代末的开创性研究表明，PLL 与唾液酸黏蛋白（asialoorosomucoid）结合具有肝脏靶向基因递送的潜力。一般来说，在没有溶酶体破坏剂（如氯喹）的情况下，PLL 转染活性很低，且具有相当明显的体外细胞毒性。但是，许多经修饰的 PLL 变体具有良好的基因递送能力，如亲水聚合物 PEG 覆盖的 PLL，其与血清组分的非特异性反应大大减小，循环时间也因此被延长，有研究证实 PEG 化 PLL 具有临床治疗的潜力。

PEI 和许多变体是基因递送聚合物中研究最多的材料。PEI 每 3 个位置就有 1 个氮原子，随着 pH 值的降低，PEI 具有相当高的电荷密度，因此认为有可能是其具有良好 DNA 压缩能力及内体

逃逸能力的原因。PEI 在 1995 年被首次证明其在体内外具有促进基因转染的能力。不久，有研究显示其转染能力及细胞毒性与其结构属性强相关，特别是其分子大小、线状或分支状。有研究者成功在小鼠身上实现瘤内的基因转染，以及在人身上使用 PEI-DNA 进行肿瘤局部的基因治疗。尽管如此，为了解决 PEI 具有较强细胞毒性的问题，对 PEI 一系列修饰后的变体进行了研究，如 PEG 和 PEI 的嵌段共聚物可以促进材料的稳定性和生物相容性，可降解性的二硫键交联 PEI 可以降低材料的细胞毒性，而烷基化的 PEI 可以提高材料效力。目前，一种 PEG-PEI- 胆固醇的脂质聚合物正处于临床研究中，通过递送质粒并促进细胞因子白介素 -12（IL-12）的表达，对卵巢癌和结直肠癌进行免疫治疗。

为了解决 PLL 和 PEI 相关的毒性及转染效率问题，还有很多其他类型用于 DNA 递送的聚合物材料在接受临床前的评估，包括聚甲基丙烯酸 N，N- 二甲基氨基乙酯（pDMAEMA）、聚 β 氨基酯及以各种碳水化合物为基础的聚合物和树状高分子等。

2. mRNA 非病毒递送载体

mRNA 在体内也具备表达治疗性蛋白的潜力，有望成为以 DNA 为基础的基因治疗的替代选项。尽管 mRNA 稳定性不如 DNA，但其具有更低的免疫原性，不会发生由基因组整合带来的突变，也不需要定位于细胞核内。

1）mRNA 非病毒运输的障碍 mRNA 分子量大、亲水性、带负电，不易穿过细胞膜，一般需要载体材料运输或化学修饰，治疗性 mRNA 才能到达目的细胞的细胞质从而发挥作用。理想的 mRNA 递送系统必须保护核酸不被核酸内切酶降解，避开免疫监测，不与蛋白或非目的细胞产生非特异性相互作用，避免肾脏的清除，可渗透进目的组织并促进其进入细胞。因此，研究者通过化学修饰、直接注射和使用纳米载体来克服这些障碍。

2）修饰 mRNA（modified mRNA） 未修饰的 mRNA 可以激活 TOLL 样受体（TLR）并刺激刺激酶水平的上升，从而产生细胞毒性。2- 硫代尿苷和 5- 甲基胞苷联合修饰 mRNA 可以降低通过模

式识别受体（如 TLR3、TLR7、TLR8 和 RARRES3）的免疫刺激，而包含假尿嘧啶核苷的 mRNA（Ψ mRNA）可以阻碍模式识别受体和 2', 5'-寡腺苷酸合成酶的激活。这些修饰可以稳定 mRNA 免受清除，最终促进其表达。

许多研究都在检验 mRNA 的治疗潜力。例如，有研究通过心肌内注射编码血管内皮生长因子 A（VEGF-A）的修饰 mRNA（modRNA）与 RNAimax 的复合物，减少心肌梗死小鼠的心肌梗死面积和凋亡细胞频率，控制组 180d 后生存率小于 20%，而注射 VEGF-A-modRNA 组 1 年后生存率可达 60%。此外，也有研究者通过经鼻给药使用 modRNA 技术治疗肺表面活性物质相关蛋白 B（PSPB）先天缺陷小鼠，未治疗的小鼠 5d 基本死亡，而反复雾化吸入编码 PSPB-modRNA 的治疗组小鼠 30d 内生存率大于 80%。

3）脂质纳米颗粒（LNP）封装 mRNA 脂质体作为一种经典的基因载体，其在 DNA 和 siRNA 递送的相关领域中得到深入的研究及发展，如今 LNP 已经成为 mRNA 递送最常用的载体之一，它可以保护 mRNA 不受核酸酶介导的降解并使其免受免疫系统的影响。例如，Translate Bio 公司的 MRTTM 平台，旗下用于治疗鸟氨酸氨甲酰基转移酶缺乏症的产品 MRT5201，涉及了一种将 mRNA 包装于脂质体中并进行递送的方法，且在临床试验中取得一定进展。

3. siRNA 非病毒递送载体及 miRNA 的递送

siRNA 与 miRNA 通过 RNAi 诱发基因沉默，选择合适的目的基因并利用 RNAi 机制抑制其表达，是基因治疗中一种有效的策略。

1）siRNA 体内递送的挑战 使用 siRNA 进行基因治疗所面临最大的挑战就是如何在生物体内实现有效递送，这与递送 mRNA 时所要面临的障碍类似，但除此之外，还需要将 siRNA 整合进 RNAi 机器中。

静脉注射的未修饰的 RNA 很容易被血清核酸内切酶降解、并激活固有免疫，改变 siRNA 链的化学结构可以降低其核酸酶敏感性和免疫原性，常见的化学修饰有：把核糖上的 2' 羟基置换成 -O-甲基或 2' 氟代基团、加入锁核酸（locked nucleic acid）或解锁核酸（unlocked nucleic acid）及使用

硫代磷酸酯键取代磷酸二酯键。仔细地加入这些化学修饰，谨慎地选择 siRNA 序列，可以让其免受核酸内切酶的降解、避免被固有免疫系统识别。另外，将 siRNA 包裹进纳米颗粒也是一种有效的保护方法。

递送系统与各种血清组分的相互作用将会影响其递送效果。一些系统依靠其与血清蛋白的相互作用，从而使其被靶细胞摄取。例如，一些 siRNA 共轭物和脂质体递送颗粒通过与血清脂蛋白相互作用，可以实现对肝细胞的靶向递送，但表面带大量正电荷的颗粒可能会发生聚集，此外，血清调理素可吸附标记纳米颗粒，促使其被巨噬细胞摄取，使其被清除出循环，难以到达目的组织。减少纳米颗粒与血清成分的非特异性相互作用并增加其循环时间是一种被广泛认可的策略，例如，使用亲水性聚合物（通常是 PEG）对其表面进行空间屏蔽。

从血液中清除 SIRNA 主要透过肾脏的过滤作用，由于裸 siRNA 可穿过肾小球滤过屏障，许多递送系统把 siRNA 包进大于 20nm 的颗粒中，可以避免其被肾脏清除，但是需要指出的是，有几个高效的递送系统如 Dynamic PolyConjugates（DPC）及一种三天线型 N-乙酰半乳糖胺（triantennary GalNAc）-siRNA 共轭物是小于这个值的，这可能是由于大部分纳米颗粒在首次通过肝脏时就完成了装载物的呈递。另外，一些运载 siRNA 的递送系统会与带负电荷的肾小球基底膜发生相互作用，破坏了维持纳米颗粒稳定性所必需的静电作用，从而导致 siRNA 被释出并进入尿液。而未被降解、吞噬或肾小球滤过消除的递送系统则可穿过内皮到达靶组织。这种情况最容易发生在内皮不连续的的组织中，例如，在肝脏组织和许多实体肿瘤中。肝窦内皮允许直径为 100~200nm 的颗粒退出血流，并被肝细胞和肝脏其他细胞摄取。在一些肿瘤中，其内部高渗透性的内皮组织和不良的淋巴引流可导致纳米颗粒的累积，这种现象被称为高通透性和滞留效应（EPRE）。

siRNA 递送纳米颗粒一般通过细胞内吞作用被细胞摄取。为了提高细胞进入效率，许多递送系统都加入了可以识别靶细胞受体的配体，以触

发受体介导的内吞作用。该配体-受体相互作用可因血清蛋白对递送载体的吸附作用而被阻碍。内吞的材料被包裹在膜包裹的内吞囊泡中，随着初级内体逐渐成熟为次级内体，其内部的 pH 值逐渐降低，在高酸性环境的作用下，一些载体材料具有破坏膜稳定性的作用，从而使 siRNA 从内体逃逸，进入细胞质。对许多递送系统，对其内体释放的确切机制了解不多，其确切的细胞内运输途径也不清楚。另外，有对脂质 siRNA 递送系统的研究表明，由于 70% 被细胞摄取的 siRNA 在胞内发生内吞再循环和胞吐作用，其呈递 siRNA 能力被极大地限制。所以，进一步了解内体释放和细胞内运输有利于 siRNA 递送系统的设计。

在胞浆中，siRNA 必须加载到 RNA 诱导沉默复合物（RISC）中以激活 RNAi 机制。具有不稳定杂化 5′ 末端的 siRNA 链首先加载到 RISC 中作为导向链，另一条链被切割，所以通常需要避免将载体材料共价附着在向导链的 5′ 端，这一端对于 RISC 加载是必不可少的。另外，必须选择确保 RISC 可以正确识别的 siRNA 序列和骨架修饰，从而避免 siRNA 与非目的 mRNA 的部分杂交而导致的脱靶性基因效应。

2）基于脂质的 siRNA 纳米颗粒　稳定性核酸-脂质颗粒（SNALP）制剂是一种处于临床评估的脂质 siRNA 载体。该制剂由 DNA 递送载体的方案改造而来，它可把核酸包裹进小于 200nm 的脂质纳米颗粒（LNP）中。2005 年，sNALP 制剂首次用于递送 siRNA，大多数 snalp 制剂可以有效地将核酸递送到肝细胞中，临床试验中所有的 snalp 靶向基因都是肝脏中疾病的相关靶点。一些 snalp 制剂向肝细胞递送 siRNA 需要载脂蛋白 e（APOE）参与，而且有趣的是，LNP-APOE 联合还与其 PKA 相关，碱性越强的碱性阳离子脂质（pka6.5 左右）epoe 依赖性越强。最近有研究显示，比起单个脂质组分的 PKA，LNP 的 PKA 是其在生物体内发挥活性的关键性因素。许多新型脂质组分构成的 LNP 制剂已被证实具备一系列的体内递送能力，理解其潜在机制将有助于了解决定 LNP 递送能力的材料属性。

3）基于聚合物的 siRNA 纳米颗粒　基于环糊精聚合物（cyclodextrin polymer，CDP）纳米颗粒是第一个进入癌症临床试验的靶向 siRNA 递送系统。环糊精传递系统在 1999 年首次引入质粒 DNA 递送系统，并在数年后对该系统重新优化用于递送 siRNA。由于 CDP 毒性低且带有大量阳离子电荷，其作为运载材料引起了学界的兴趣。在几种模式动物和 I 期临床试验中对 CDP-siRNA 递送系统进行了评估。有研究在小鼠模型中成功沉默癌症相关的基因靶点。此外，在犬、猴身上评估其临床转化能力，其中 CDP-siRNA 递送系统在每 0.6~1.2mg siRNA/kg（体重）范围内有效，其耐受性可达 27mg siRNA/kg（体重）。最后，在 I 期临床试验中，针对核糖核酸还原酶 M2（RRM2，一种实体瘤的治疗靶点）的以 CDP 为基础的 RNAi 递送系统也被证实具有临床治疗潜力。

4）共轭物 siRNA 递送系统　几个有前景的递送系统通过与 siRNA 轭物形成共价连接，从而获得真正意义上的单组分系统。临床上最先进的共轭平台是 DPC 和 GalNAc 共轭物。

DPC 系统通常包括膜破坏聚合物、保护性聚合物和靶向配体，其中保护性聚合物保证其循环中的稳定性，配体提供靶向性，在被细胞内吞后，其保护性聚合物和配体基团在内体中被释放，膜破坏聚合物发挥作用促进内体逃逸，从而使偶联的 siRNA 在胞浆中被释放。旨在治疗肝病的 DPC 使用 GalNAc 配体靶向肝细胞，该配体与唾液酸糖蛋白（asialoglycoprotein）受体结合。对小鼠进行静脉注射，第一代 DPC 以剂量依赖的方式有效地沉默内源性肝脏基因，包括载脂蛋白 B（ApoB），最终可产生预期的表型。由 Arrowhead 公司开发的新一代 DPC 在这个原始平台上扩展并提高性能。为了靶向肝脏以外的器官，该公司使用了不同的靶向配体，并且实现了 PEG 保护剂更稳定的附着来增加气循环时间。根据公司网站信息，最新一代 DPC，在使用 0.2mg/kg（体重）单次剂量后，可诱导非人类灵长类动物肝脏基因 99% 沉默，其效果持续了近 7 周。此外，靶向肝脏的新一代产品中，有一种表面覆盖 PBAVE 聚合物的 DPC，不通过共价连接结合 siRNA，而是通过与胆固醇修饰的 siRNA 联合注射发挥对肝脏的基因沉默作用。

siRNA-GalNAc 共轭物是 Alnylam 制药目前正在开发的一个先进的共轭递送平台，其中，一个经高度修饰的 siRNA 可稳定共价连接到为材料提供靶向性的多价态配体上。ALN-TTRsc、ALN-PCS、ALN-AT3 和 ALN-AS1 是该公司以 GalNAc 共轭物载体为基础设计的一系列产品，且根据动物实验及临床试验的评估，其具备良好基因沉默能力及治疗潜力。

5）体内 miRNA mimics 的递送　据报道，人类基因组有大于 1 000 个 miRNA，每个 miRNA 在一定条件下可能调节数百个基因，虽然其作为生物学标志已经进行了很多临床试验评估，但要在临床上使用有效的 miRNA 进行治疗仍然具有挑战性。

miRNA 的水平可以通过 miRNA 拮抗剂（Antagomirs）降低，这通常是一种锁核酸修饰的短的单链寡核苷酸。由于该核酸分子特定的大小、电荷和稳定性，内源性蛋白具备作为体内递送载体的潜力，并且在大剂量下，antagomir 可以在没有外源性运载工具的情况下实现体内递送。

引入合成 miRNA 或 miRNA 模拟物（miRNA mimics）恢复 miRNA 的水平，这种方法被称为 miRNA 替代治疗。与 siRNA 治疗类似，miRNA 替代治疗也需要递送载体。由于其结构、大小和电荷方面与 siRNA 相似，miRNA 的传递屏障可能与 siRNA 相同，因此，在临床试验中 siRNA 递送系统也可用于运载 miRNA。

（刘培峰）

参考文献

[1] Wang D, Tai PWL, Gao G.Adeno-associated virus vector as a platform for gene therapy delivery.Nat Rev Drug Discov, 2019, 18(5): 358–378.
[2] Waehler R, Russell SJ, Curiel DT.Engineering targeted viral vectors for gene therapy, Nat Rev Genet, 2007, 8(8): 573–587.
[3] Singh V, Braddick D, Dhar PK.Exploring the potential of genome editing CRISPR-Cas9 technology.Gene, 2017, 599: 1–18.
[4] Wang I-H, Burckhardt C, Yakimovich A, et al.Imaging, tracking and computational analyses of virus entry and egress with the cytoskeleton.Viruses, 2018, 10(4): 166.
[5] Berraondo P, Martini PGV, Avila MA, et al.Messenger RNA therapy for rare genetic metabolic diseases.Gut, 2019, 68(7): 1323–1330.
[6] Yin H, Kanasty RL, Eltoukhy AA, et al. Non-viral vectors for gene-based therapy.Nat Rev Genet, 2014, 15(8): 541–555.
[7] Thomas CE, Ehrhardt A, Kay MA.Progress and problems with the use of viral vectors for gene therapy.Nat Rev Genet, 2003, 4(5): 346–358.
[8] Kim B, Park J, Sailor MJ.Rekindling RNAi therapy: materials design requirements for in vivo siRNA delivery.Adv Mater, 2019, 31(49): 5–23.
[9] Kay MA.State-of-the-art gene-based therapies: the road ahead.Nat Rev Genet, 2011, 12(5): 316–328.
[10] Mingozzi F, High KA.Therapeutic in vivo gene transfer for genetic disease using AAV: progress and challenges.Nat Rev Genet, 2011, 12(5): 341–355.
[11] Kotterman MA, Chalberg TW, Schaffer DV. Viral vectors for gene therapy: translational and clinical outlook.Annu Rev Biomed Eng, 2015, 17(1): 63–89.

第 9 章
微创介入治疗

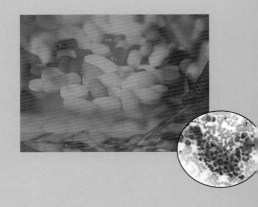

肿瘤微创介入是影像诊断学和临床诊疗学的整合，是在医学影像技术（X线、超声、CT、MRI及腔镜等）的引导下，利用导管、导丝、探针等器材和设备，通过血管等生理腔道或经皮穿刺途径，将物理能量、化学物质精准聚集到肿瘤部位来诊断和灭活肿瘤，或置入支架、引流管等器材来解决肿瘤相关并发症的一种治疗方法。肿瘤微创介入技术主要分为血管性和非血管性介入技术，具有微创、高效、安全、可重复性强等优势，已成为肿瘤治疗的重要方法之一。

微创介入治疗作为介入放射学中的一个重要组成部分，在肿瘤治疗领域中展现出强大的发展活力和广阔前景。从1886年Menetrier率先尝试对肺部肿块进行穿刺来获取诊断，到20世纪50年代后期以来，利用X线、CT、MRI等影像技术引导，穿刺活检技术在临床中得到广泛应用。1904年德国医生Dawbam把凡士林与蜡制作成栓子栓塞颈外动脉，帮助更好地完成肿瘤切除手术，是最早实践的肿瘤介入治疗。瑞典放射学家Seldinger在1953年创立了经皮血管穿刺技术并沿用至今，奠定了现代血管性介入治疗的基础。1979年日本介入放射学家Nakakuma等人通过导管将碘油与化疗药混合后注入肝癌供血动脉并栓塞肝动脉，极大地推动了肝癌介入治疗的发展。20世纪70年代末期介入治疗技术在国内开展，肿瘤微创介入治疗发展迅速，技术手段和方法不断进步，临床实践经验不断积累。20世纪80年代数字减影血管造影（DSA）技术的出现极大地促进了肿瘤介入治疗的发展。21世纪随着医用材料学的飞速发展，肿瘤微创介入器械和材料的进步更是突飞猛进，微导丝和微导管、载药微球、3D打印模板、VR引导技术等高新科技逐步应用到临床治疗中。至今，肿瘤微创介入治疗已具备较为完整的理论体系和治疗理念，手段丰富、技术成熟，包括经皮穿刺活检、经皮引流术、经导管灌注栓塞治疗、热消融、冷冻消融、不可逆性电穿孔、聚焦超声、放射性粒子组织间近距离治疗、腔内支架置入术等，形成了微创精准的学科特色，在各种实体肿瘤全程治疗中发挥重要作用，进而与靶向治疗、免疫生物治疗等系统治疗相整合，使广大肿瘤患者更多地获益。

第1节 血管性介入治疗技术

肿瘤的血管性介入治疗是采用Seldinger技术经皮穿刺动脉血管，在影像设备引导和血管造影下，利用导丝沿血管路径将导管选择或超选择性地插入肿瘤供血动脉，灌注抗癌药物以增加肿瘤局部药物浓度，或者注射栓塞剂、抗癌药物/放射性核素和栓塞剂的混合物栓塞供血动脉来阻断肿瘤供血、提高化疗药/放射性核素的局部作用，从而治疗肿瘤的一种技术方法。肿瘤的血管性介入治疗技术主要包括经导管动脉灌注化疗术、经导管动脉化疗栓塞术和钇-90（^{90}Y）微球放射栓塞。

一、经导管动脉灌注化疗术

经导管动脉灌注化疗术（transcatheter arterial infusion，TAI）指通过导管选择或超选择性地将抗肿瘤药物直接注入肿瘤供血动脉，以提高肿瘤组织的局部药物浓度，达到治疗肿瘤的目的。

（一）适应证

TAI目前在临床上可用于治疗肝癌、肺癌、盆腔肿瘤等全身部位的原发或继发性恶性实体肿瘤。

（二）并发症

并发症主要为化疗药物对灌注区域的局部刺激和全身毒副反应，以及导管对血管的刺激反应。

（1）血管狭窄及闭塞。由于长期留置导管刺激、化疗药物对血管壁的损害使局部动脉内膜增生，造成靶血管狭窄、闭塞，多发生在肝动脉、支气管动脉等。

（2）神经损伤。因术中使用高压注射器行血管造影或化疗药物直接损伤神经组织或刺激血管造成痉挛所致。可发生在脑动脉、支气管动脉及脊髓动脉化疗灌注过程中，如发生在脊髓动脉，表现为截瘫、运动障碍或节段性肢体感觉障碍；如发生在脑动脉，可损害视网膜，严重的会出现脑水肿甚至发生脑疝致死。

（3）化疗药物相关的不良反应。常见的不良反应包括消化道反应、骨髓抑制、肾脏毒性、心脏毒性等。其临床表现和反应程度与使用的化疗药物种类和剂量相关，也与患者本身对药物的耐受性因人而异有关。

（4）疗效评价。TAI 对于恶性肿瘤的疗效不仅与化疗药物的种类和剂量、灌注方法有关，也受肿瘤的部位、血供程度和组织学类型的影响。对富血供肿瘤的疗效明显优于乏血供肿瘤，对小细胞未分化癌的疗效优于鳞癌和腺癌。TAI 与放疗、热消融、靶向及免疫治疗等整合可显著提高疗效，有利于提高手术切除率，缓解肿瘤并发症，抑制肿瘤生长，具有更高的局部控制率。

二、经导管动脉化疗栓塞术

经导管动脉化疗栓塞术（transcatheter arterial chemoembolization，TACE）是利用导管通过血管造影确定肿瘤供血动脉，将栓塞剂或化疗药物与栓塞剂的混合物直接注射到肿瘤供血动脉中，一方面栓塞肿瘤末梢血管、阻断血供，另一方面药物可滞留在肿瘤中缓慢释放，从而抑制肿瘤生长并减轻全身毒副反应，发挥治疗肿瘤的作用。常用的栓塞剂包括碘化油、可吸收性明胶海绵、聚乙烯醇颗粒、栓塞微球、可载药栓塞微球等。

（一）适应证

适用于富血供实体肿瘤进行手术前辅助性栓

塞、姑息性治疗和相对根治性栓塞治疗，常用于治疗肝癌（图 9-1-1）、肾癌及盆腔肿瘤。

（二）并发症

并发症主要为栓塞反应及化疗药相关不良反应。

（1）组织缺血。主要与栓塞后血流动力学变化或栓塞材料选择不当或栓塞过度有关，如：当肝癌合并门静脉阻塞或显著性门脉高压症时，门静脉血流减少，栓塞主要肝动脉易导致肝梗死，严重时可引起急性肝衰竭。

（2）意外栓塞。主要发生于导管栓塞位置不当、栓塞剂的选择或释放不当等情况。其严重程度视栓塞的程度和具体器官而定，可发生在肺、胆囊、神经系统、胃肠道、脾、肢体远端等部位，严重者可致残甚至致死。

（3）栓塞后综合征。与肿瘤和组织缺血坏死有关，常发生在大部分 TAE/TACE 术后。可表现为发热、局部疼痛及伴随恶心、呕吐、腹胀、食欲下降等症状。

（4）脊髓损伤。罕见发生，是栓塞后的最严重并发症之一。常因选择性支气管动脉灌注化疗或栓塞时误栓塞脊髓供血动脉所致。

（5）感染。多由手术器材或手术场所消毒不严格或栓塞剂污染所致，此外栓塞后组织坏死也容易发生感染。

（6）化疗药物的不良反应（同灌注化疗）。

（三）疗效评价

良、恶性肿瘤行术前供血动脉栓塞既可以使肿瘤局部缺血坏死而缩小，争取外科手术切除的机会，还可以减少富血供肿瘤行外科治疗的术中出血。对于晚期恶性肿瘤行 TAE/TACE，可以使肿瘤发生局部坏死，是姑息性治疗的重要手段之一。由于栓塞剂的免疫原性，恶性肿瘤栓塞治疗后可提高机体免疫功能。

三、经导管动脉放射栓塞术

经导管动脉放射栓塞术（transcatheter arterial radioembolization，TARE）与 TACE 大致相同，主要是将载有放射性核素的树脂微球或玻璃微球

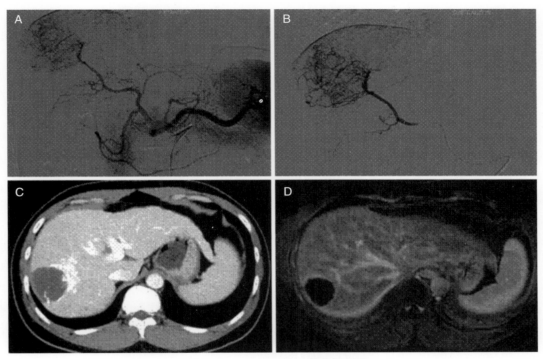

图 9-1-1　TACE 治疗原发性肝癌

腹腔干动脉造影可见肿瘤染色（A），微导管超选择肿瘤供血动脉造影（B），可载药栓塞微球、碘化油栓塞术后 1 个月复查 CT 可见肿瘤大部分活性消失（C），术后 2 个月复查 MRI 未见明显肿瘤活性（D）

等栓塞剂选择性注入肿瘤供血动脉内，微球在肿瘤血管床中滞留，实现局部放疗，是一种近距离内照射治疗，与此同时可以减少正常肝脏组织所受的辐射损伤。主要使用的放射性核素为钇 -90（^{90}Y），但是该方法目前国内尚未获得批准应用于临床，在国外 TARE 已广泛应用于肝恶性肿瘤的栓塞治疗。

（一）适应证

适用于不可手术切除的肝脏恶性肿瘤，包括原发性肝细胞肝癌、转移性肝癌、肝内胆管细胞癌等。

（二）并发症

常见的不良反应包括乏力、恶心、呕吐、腹痛、发热等，主要为肝外组织或器官的放射性损伤。

（1）急性放射性损伤。通常在治疗后 4 周内发生，包括放射性上消化道损伤、放射性胆囊炎、放射性胆管损伤、放射性肺炎、放射性胰腺炎及放射性皮炎等。

（2）慢性放射性损伤。指在治疗 4 周后发生的并发症，包括放射性肝病、放射性肺纤维化、幽门 / 十二指肠狭窄及梗阻、放射性骨髓抑制等。

（三）疗效评价

^{90}Y 栓塞微球具有半衰期短（64h），其衰变产生的 β 射线照射距离小、有效剂量高等特点，短期内肿瘤可因炎性反应体积略微增加，进而肿瘤坏死、缩小，通常在术后 3 个月通过影像学检查评价疗效。特别是对于不可手术切除的原发性肝细胞肝癌、肠癌肝转移等具有较好的疗效，与系统治疗整合时疗效更佳，部分患者可在肿瘤缩小后转变为手术切除或消融治疗。

（张福君　邱振康）

第2节　非血管性介入治疗技术

　　肿瘤的非血管性介入治疗是在医学影像设备如 DSA、CT、MRI 或超声导引下，通过非血管途径，治疗肿瘤或肿瘤相关并发症的技术。主要包括肿瘤消融术、放射性粒子植入术、穿刺引流术、管腔成形术和支架置入术等。

一、肿瘤消融术

　　肿瘤消融术是指在明确肿瘤的部位和性质后，在影像设备引导下，通过经皮穿刺技术或超声聚焦准确定位肿瘤，并利用物理或化学方法直接消融、灭活肿瘤组织，达到肿瘤精准治疗的方法。肿瘤消融分为物理消融和化学消融，物理消融主要包括射频消融、微波消融、冷冻消融、不可逆性电穿孔治疗、高强度聚焦超声治疗等，化学消融是指经皮穿刺至肿瘤内直接注射药物（乙醇、乙酸、化疗药物等），利用化学药物的蛋白凝固作用使肿瘤组织发生凝固坏死。

（一）射频消融术

　　射频消融术（radiofrequeney ablation，RFA）指在影像引导下，术者将射频发射针准确穿刺到位，通过射频针与发生器连接后发出 460kHz 的频率波，激发肿瘤组织细胞内离子振荡，离子间相互撞击摩擦产生热量，局部温度可达到 80~100℃，能高效快速地使组织脱水、凝固坏死，并在肿瘤组织与周围正常组织间形成 0.5~1.0cm 的凝固坏死区域，切断肿瘤血供，防止肿瘤转移。

（二）微波消融术

　　微波消融术（microwave ablation，MWA）指在影像技术引导下，将微波发射针经皮肤穿刺到位，通过微波电磁场作用，使肿瘤组织内的水分子、蛋白质分子等极性分子产生极高速振动，分子间相互碰撞、相互摩擦，在短时间内可产生 60~150℃的高温来灭活肿瘤细胞，如图 9-2-1 所示。微波消融后可激发人体产生相应的免疫反应，联合免疫治疗可增强疗效。

（三）不可逆性电穿孔治疗

　　不可逆性电穿孔（irreversible electroporation，IRE）是通过极其短而强力的电场使细胞膜上产生永久性纳米微孔，从而破坏细胞稳态，诱导细胞凋亡的一种治疗技术，主要用于肿瘤周围邻近的特殊组织或器官，需要保护的重要细胞外基质，血流，以及神经的肿瘤消融。

（四）高强度聚焦超声治疗

　　高强度聚焦超声（high-intensity focused ultrasound，HIFU）是一种无创性局部热消融技术，利用超声技术使超声波聚焦在局部肿瘤或病灶部位，利用超声波引起的振动使局部肿瘤组织内的温度达到 65~100℃，造成肿瘤组织凝固性坏死或不可逆性损伤，以达到灭活肿瘤的目的。高强度聚焦超声不仅对肝脏的良恶性肿瘤有较好的疗效，而且特别适用于子宫肌瘤的消融治疗。

（五）冷冻消融术

　　冷冻消融术（cryoablation）也称为氩氦靶向冷冻消融治疗（argon- helium targeted cryoablation therapy，CSA），是一种低温消融技术，利用液态氩在冷冻消融针内气化产生的急速制冷作用，将肿瘤组织温度降至 -170~-140℃后，再利用氦气急速加热处于超低温状态的病变组织，使之从 -140℃上升至 20~40℃，这样的冷热交替治疗，使肿瘤细胞发生变性、崩解及死亡，以达到灭活肿瘤的目的。最近研究发现冷冻消融治疗后可使肿瘤细胞抗原暴露，从而激活人体免疫反应，若联合免疫治疗如 PD-1 等可显著增强疗效。

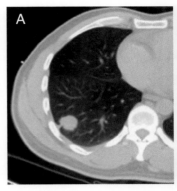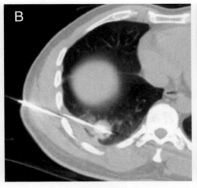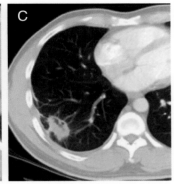

图 9-2-1　右肺转移瘤微波消融术

消融术前（A）、消融术中（B）及消融术后 1 个月（C）的 CT 扫描图像

（六）经皮无水乙醇注射术

经皮无水乙醇注射术（percutaneous ethanol injection，PEI）指将无水乙醇通过穿刺注射针穿刺直接注射到肿瘤组织内，利用无水乙醇渗透到肿瘤组织后迅速引起肿瘤细胞脱水、蛋白质变性及血小板聚集等变化，导致肿瘤组织坏死、小血管栓塞及纤维组织形成，从而灭活肿瘤。它是目前最主要的化学消融治疗方法。

1）适应证　肿瘤消融术适用于肝癌、肺癌、胰腺癌、肾癌、肾上腺癌、盆腔肿瘤、肢体肿瘤和脑瘤等多种病理类型的实体肿瘤，包括原发性肿瘤和继发性肿瘤，具有微创、高效、安全等优势。

2）并发症　肿瘤消融术导致的常见并发症有多种，轻者包括发热、疼痛、少量的器官内出血、少量的气胸、反应性胸腔积液、胆囊炎和皮肤灼伤等。严重者可出现因大血管损伤导致的腹腔内出血、张力性气胸、肺内大量出血、血胸、脓肿、胆管损伤、神经损伤、消化道穿孔、肝肾功能障碍和针道种植转移等。PEI 的治疗过程中还可能出现颈胸部烧灼感、轻度黄疸等，与乙醇的剂量有关，严重时可表现为意识不清、呼吸抑制和抽搐等。

3）疗效评价　经皮肿瘤消融术对肝、肺、肾、肾上腺和骨等原发性或转移性实体肿瘤均有很好的治疗效果。特别是 RFA、MWA 及 HIFU 在肝癌的治疗中，可达到几乎等同于手术切除的疗效，目前已作为小肝癌的一线根治性治疗方法。而对手术难以切除的、多处转移的中晚期恶性肿瘤，肿瘤消融术是一种较为有效的姑息治疗手段。

二、放射性粒子组织间植入近距离治疗

放射性粒子组织间植入近距离治疗（以下简称放射性粒子植入治疗）是指通过影像引导技术将含有放射性核素（如 ^{125}I、^{103}Pd 等）的粒子直接植入肿瘤靶体内或肿瘤周围，通过放射性核素持续照射对肿瘤细胞进行杀伤，达到治疗肿瘤的目的。放射性粒子治疗肿瘤需要满足三个基本条件：放射性粒子，三维治疗计划系统与质量验证系统（treatment planning system，TPS），粒子治疗的相关辅助设备（如粒子植入引导系统、粒子装载设备、消毒设备、粒子植入针和固定架等）。放射性粒子植入治疗经历近 20 年，现已发展出了粒子链、粒子支架以及 3D 打印模板引导粒子植入（图 9-2-2）等技术改进，拓展了粒子植入治疗的适用性，提高了粒子治疗的剂量治疗适形性，从而提高了粒子植入治疗的疗效。

（一）适应证

放射性粒子植入治疗适应的病种广泛，包括脑胶质瘤、脑转移瘤、鼻咽癌、口咽癌、舌癌、肺癌、胸膜间皮瘤、乳腺癌、胆管癌、肝癌、前列腺癌、妇科肿瘤、软组织肿瘤及骨肿瘤等。

（二）并发症

相较于肿瘤消融治疗，放射性粒子植入治疗的并发症较少且多较轻，主要包括出血、血肿、疼痛、气胸、感染、皮肤溃疡等，特殊情况下粒子植入后发生移位可造成非肿瘤组织放射损伤，

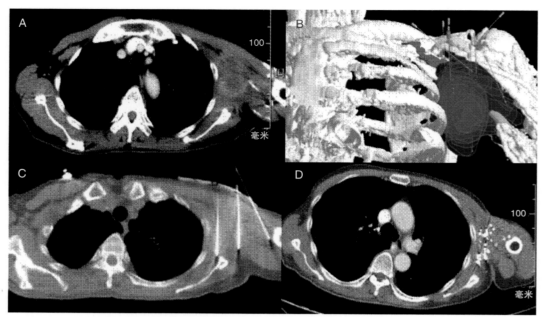

图 9-2-2　3D 打印模板引导粒子植入术治疗左侧腋窝转移腺癌

术前 CT 扫描图像（A），TPS 三维治疗计划系统与质量验证系统（B），术中粒子穿刺针植入（C）及术后 6 个月复查 CT
扫描图像（D）

局部粒子照射导致的大血管破裂是十分罕见的远期并发症，患者多合并动脉硬化等基础疾病或曾有过局部外放疗史。

（三）疗效评价

　　放射性粒子植入治疗恶性肿瘤具有较好的局部控制率，特别是对于难以通过消融技术治疗、邻近重要器官或大血管危险部位的肿瘤，具有显著的优势。因具有放射性的特性，其在适应证、禁忌证、规范化操作、辐射防护、疗效评价等方面需要严格把控。完善肿瘤的放射性粒子植入治疗这一微创治疗技术，将进一步提升肿瘤的整合治疗水平。

三、非血管管腔狭窄扩张成形术

　　当恶性肿瘤侵犯体内的消化道、气道、胆道、尿道等非血管管腔，导致管腔狭窄或阻塞时，可通过球囊成形术及内支架置入术对病变管腔进行重建，目的是缓解症状，改善生存质量，为肿瘤治疗争取机会。主要分为球囊成形术和支架成形术：球囊成形术即用球囊导管对狭窄或闭塞病变进行扩张，一般用于良性腔道狭窄的成形；支架成形术是指将金属支架或塑料支架置于狭窄的腔道处，通常用于恶性肿瘤引起的腔道狭窄或闭塞。图 9-2-3 为胆道支架植入术后的 DSA 图像。

（一）适应证

　　血管、胆管、气管或支气管、食管、胃肠道及输尿管的良性或恶性狭窄。

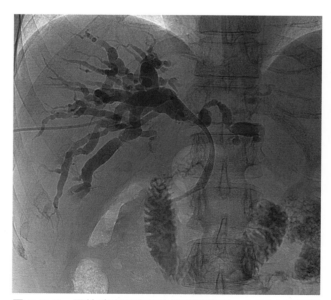

图 9-2-3　恶性肿瘤压迫导致梗阻性黄疸，在 DSA 引导下行经皮经肝胆道穿刺支架植入术，术后可见支架通畅，造影剂顺利通过狭窄部流入十二指肠

（二）并发症

前期常见的并发症主要有疼痛、胆管或泌尿系统的感染、胆汁瘘、气道喉头水肿、气管黏膜出血、反流性食管炎等，晚期并发症多为支架的移位和再狭窄或阻塞，胃肠道或输尿管穿孔等。

（三）疗效评价

对于气道、消化道、泌尿道等中空器官狭窄，应用扩张成形术可明显有效地缓解症状，提高患者的生活质量；对于胆道梗阻性黄疸患者，内镜逆行胰胆道造影术（ERCP）、经皮经胆道穿刺引流术（PTCD）作为重要治疗手段为抗肿瘤治疗争取机会，同时也能改善患者的生活质量。非血管管腔狭窄扩张成形术是肿瘤特别是晚期肿瘤的重要治疗手段之一。

四、经皮穿刺引流术

经皮穿刺引流术是指在影像设备的引导下，使用穿刺针、引流管等器材，对患者体内的管腔或器官组织内的病理性胆汁、胰液、尿液等体液或积液、血肿、脓肿淤积进行穿刺抽吸、引流，达到减压和治疗的目的。

（一）适应证

多用于全身各部位的脓肿、囊肿、浆膜腔积液、胆管或泌尿道梗阻、颅内血肿的穿刺引流。

（1）经皮经肝胆道穿刺引流术（percuteneous transhepatic cholangio drainage，PTCD）：由于恶性肿瘤（如胆管癌、胰头癌或肝门区转移瘤）阻塞或压迫胆管造成梗阻性黄疸，易引发继发性感染和肝功能衰竭。有效的胆管引流可使黄疸消退、肝功能恢复，为手术、放疗、化疗等抗肿瘤治疗创造条件。

（2）经皮经肾穿刺肾盂造瘘术（percutaneous transrenal pyelotomy，PTP）：由于盆腔肿瘤及输尿管肿瘤侵及尿道造成输尿管梗阻合并肾盂积水和肾功能损害，进而影响对肿瘤的放、化疗或手术治疗。其目的在于通过尿液引流保持良好的肾功能，使后续治疗得以进行，或作为姑息性治疗手段。

（二）并发症

穿刺部位疼痛、感染、邻近器官损伤；穿刺失败、出血等。

（三）疗效评价

经皮穿刺引流术是为了解决肿瘤导致的腔道阻塞，恢复相应器官的功能，而非针对肿瘤的治疗手段。通过经皮穿刺引流术还可以对抽出液进行细胞学、细菌学和生化检测，做出鉴别诊断和指导用药，对于延长患者的生存期、改善其生活质量具有重要的意义。

（张福君　邱振康）

第 3 节　恶性肿瘤的整合介入治疗

微创介入治疗作为肿瘤整合治疗的重要方法之一，在多种实体恶性肿瘤的各期治疗中均发挥着重要作用。肿瘤微创介入治疗不仅可以作为主要治疗方式使肿瘤获得较好的局部控制率，同时也可以在其他治疗过程中作为辅助治疗手段控制肿瘤、解决肿瘤相关并发症等。整合医学不仅是多种微创介入治疗手段的组合，更将外科手术、化疗、放疗、靶向治疗及生物免疫治疗等系统治疗整合起来，对肿瘤患者制订个体化、精准化、规范化的整合治疗方案，为患者获得根治、延长生存、提高生活质量带来曙光。

（一）医学与工程整合

新时代科学技术和材料学的飞速进步，让越来越多的肿瘤治疗手段得以实现。医学影像导引设备和技术对于肿瘤微创介入治疗至关重要，更清晰、更准确的影像设备可以更好地判断肿瘤的性质、大小、血供及周围组织结构等，为肿瘤治疗提供准确、详细的信息，实时监控下的影像成像技术和引导系统可以实现精准定位、精准治疗。新一代 DSA 设备减少了血管性介入术中 X 线的曝光剂量，不仅提高了图像清晰度，更减少了对介入医生的射线损伤；MRI 引导下的热消融可以实时监控肿瘤组织的坏死程度和范围，提高技术成功率，减少手术并发症；3D 打印模板引导技术与放射性粒子植入术完美整合，为特殊部位、巨块型肿瘤等提供了高效的 3D 打印模板，其应用缩短了手术时间，更满足了剂量学要求；利用人工智能技术创造出的机器人手臂可以更准确、快速地实现消融针定位，但需要结合实践进一步改进；导丝、导管、载药微球、消融针等手术器械和设备的研发，实现了肿瘤微创介入技术的突破。同时，新的临床需求也为医用材料学和工程学提供了发展方向。有效的医工整合可为肿瘤微创介入治疗实现新的技术要求，为患者带来更多获益。

（二）技术联合与学科整合

单一的治疗手段很难满足恶性肿瘤的治疗要求，各种微创介入技术与多学科协作的整合治疗模式可以达到优势互补、提高疗效的目的。原发性肝癌作为介入治疗的主要病种之一，充分地体现出技术联合与学科整合的优势，如在 TACE 治疗的基础上，利用碘化油的沉积标记出微小病灶，再对残存的肿瘤活性区进行 RFA 或 MWA 序贯治疗，比单一的 TACE 治疗更有效；对于门静脉癌栓的患者，国内学者创新性地将 ^{125}I 放射性粒子与裸支架整合，制作出兼并近距离放疗和开通闭塞管腔作用的放射性粒子支架；对于合并肝硬化门静脉高压症的患者，通过经颈静脉门体静脉分流术（TIPS）处理消化道出血、顽固性腹水等门脉高压症状，为 TACE 及热消融治疗肿瘤提供可能；少数患者在手术切除前先行 TAI 治疗，为缩小肿瘤体积，转变为根治性手术切除提供机会；微创介入与靶向药物及免疫治疗整合，可进一步提高晚期肝癌患者的客观缓解率，延长生存期。对于肠癌肝肺转移患者，当系统治疗满意时，可针对肝、肺多发转移灶整合热消融技术达到灭活或减瘤的目的，创伤小、可重复性强。技术联合与学科整合是目前恶性肿瘤重要的整合治疗策略之一，在合适的时机为患者提供恰当的整合治疗手段，可以获得更好的疗效。

（三）临床与基础整合

肿瘤微创介入治疗在临床上的应用离不开解剖学、分子生物学、基因组学及蛋白质组学等基础医学的支撑。基础医学的发展不仅可以解释肿瘤微创介入治疗过程的临床问题，更可以推动肿瘤微创介入治疗向着更深层次、更长远方向发展。在分子影像学的基础上，分子影像探针和分子对比剂研究的不断进步，不但可揭示细胞结构和组织的病理变化，经过改造的探针可同时载以治疗药物，起到实时监测与治疗相整合的双重作用；在基因和蛋白质层面，抑癌基因、反义基因及目的基因治疗等研究有望从疾病的源头着手达到治愈疾病的目的。

小结：在整合医学的发展之路上，肿瘤微创介入治疗与基础医学、高新科技以及其他学科的发展密不可分、相辅相成，将为恶性肿瘤的整合治疗增光添彩。

（张福君　邱振康　李 宁　梁晓龙　李晓敏）

第 4 节 肿瘤的消融治疗

近年来随着影像引导技术的发展和介入器材的革新，消融（ablation）治疗被广泛应用于肝脏、肺、肾脏等实体肿瘤的治疗中。消融治疗具有微创、安全、可操作性高、重复性好、术后恢复快等优点，无论作为根治性治疗还是姑息性治疗手段，消融治疗在肿瘤的综合治疗中都取得了良好的疗效。

一、主要消融方法

消融方式主要分为能量消融和化学消融。能量消融又分为热消融和非热消融，热消融包括射频消融（radiofrequency ablation, RFA）、微波消融（microwave ablation, MWA）、冷冻消融（cryoablation）、激光消融（laser ablation）、超声消融（ultrasound ablation），非热消融单指不可逆电穿孔（irreversible electroporation，IRE）。化学消融则以无水乙醇等作为常用消融剂。

1. 射频消融

RFA 是目前治疗实体瘤应用最广泛的消融技术，其原理是将射频电极穿刺入肿瘤组织中，在375~500kHz 的高频交变电流作用下，肿瘤组织内的离子相互摩擦、碰撞而产热的生物学效应，局部温度可达 60~120℃，当组织被加热至60℃以上时，可引起细胞凝固性坏死。RFA 消融体积取决于局部射频消融产生的热量传导与循环血液及细胞外液间的热对流。射频电极针分为单极和双极两种。

2. 微波消融

MWA 一般采用 915MHz 或 2450MHz 两种频率。在微波电磁场的作用下，肿瘤组织内的水分子、蛋白质分子等极性分子产生极高速振动，造成分子之间的相互碰撞、相互摩擦，在短时间内产生高达 60~150℃的高温，从而导致细胞凝固性坏死。与 RFA 相比具有不受电流传导影响、升温速度快、瘤内温度高、受组织炭化及热沉降效应影响小、单点消融范围大、消融时间短、无需接地负极板

等优点。MWA 是我国研发的消融技术，目前处于国际领先地位。

3. 冷冻消融

源于美国的氩－氦冷冻消融是目前较成熟的冷冻消融治疗技术。其原理是通过焦耳－汤姆孙（Joule-Thomson）效应，高压氩气可以使靶组织冷却至 –140℃，氦气可使靶组织从 –140℃迅速上升至 20~40℃，通过这种温度梯度的变化可以导致以下情况：①靶组织蛋白质变性；②细胞内外渗透压改变和"结冰"效应造成细胞裂解；③微血管栓塞引起组织缺血坏死等。但其无法行针道热消融，撤针后出血风险相对较高。目前我国已自主研发生产出以液氮作为冷媒，无水乙醇作为热媒的冷冻消融系统，消融结束可将探针周围温度升至 70℃实现针道热消融。

4. 激光消融

激光消融术是使用激光作为能量源，通过激光与组织的相互作用，将光能转化为热能的一种热消融技术。目前最常用的为波长 1064nm 的连续 Nd:YAG 激光，使用低能量光源（3~15W）作用 6~60min。激光对组织进行破坏的过程经历 5个阶段：首先利用激光的高温作用，使组织细胞的蛋白质变性；继而出现凝固性坏死；组织细胞液化；大量水分蒸发汽化；最后使组织碳化。整个过程中，细胞仅在瞬间完成变性－凝固－液化－气化－碳化的过程。其原理为：激光导入组织后，光子被组织生色基团吸收后瞬间即可产生高热、压强等生物效应使肿瘤组织变性、凝固、汽化甚至炭化，从而达到杀灭肿瘤的目的。

5. 不可逆电穿孔

不可逆电穿孔（IRE）也叫纳米刀，是一种新的软组织消融技术，利用超短的高压直电流（高达 3kV），在消融肿瘤组织内细胞的细胞膜上产生多个纳米级微孔，不可逆转地破坏细胞内外的平衡，诱导细胞凋亡并最终死亡。这种手段导致

细胞凋亡而不是其他基于热消融技术造成的细胞坏死。其治疗肿瘤的温度 <50℃，无热沉降效应，对于含胶原较多的组织结构，如血管和神经等不易产生损伤，因此可以弥补其他热消融方法组织选择性差的缺点，使上述危险部位的肿瘤消融治疗成为可能。纳米刀具有其独特的优势：①治疗时间较短（<5min）；②能够最大限度地保护消融区重要组织结构正常功能；③几乎不受热沉降效应的影响；④通过诱导细胞凋亡而非蛋白质变性坏死至肿瘤死亡利于术后恢复。因此纳米刀在临床和科研中受到越来越多的重视。

6. 化学消融

化学消融是在影像技术引导监控下经皮穿刺肿瘤，直接将化学消融剂注入肿瘤内，使肿瘤细胞及周围血管内皮细胞迅速脱水，蛋白质变性凝固，导致肿瘤组织坏死；另外，可使肿瘤组织中的血管壁内皮细胞变性、坏死，血栓形成，从而阻断肿瘤血供，导致肿瘤缺血坏死。目前化学消融剂主要为无水乙醇、醋酸、盐酸等蛋白凝固剂。

超声消融将在其他章节进行详述，本节不再介绍。

二、引导方式

经皮肿瘤消融是以影像设备引导的，包括 CT、MRI、超声等方式。

1. CT 引导

CT 的扫描速度快，图像分辨率高、定位准确、无应用死角和盲区；既适用于各种大小和部位的肿瘤，还能清晰地显示动脉化疗栓塞（transarterial chemoembolization，TACE）或者动脉栓塞（transarterial embolization，TAE）后病灶内碘化油沉积，有利于定位穿刺和判断消融边缘。多排螺旋 CT 的容积成像、多平面成像及三维成像等后重建技术更利于立体定位、适形布针。可根据病灶大小及位置设定扫描层厚，还可利用"窗技术"采用不同的窗宽、窗位可更清晰观察消融针、病灶及周围组织结构。

2. MRI 引导

磁共振的软组织分辨率高，有时可显示 CT 及超声（包括增强 CT 及超声造影）均无法显示的病灶；无电离辐射，可任意层面成像及热场成像，

其安全性和消融疗效的精确评价较其他引导方式有较大优势，但 MRI 引导消融时间长，各种器械均需要磁兼容，成本高，不易普及，且一些患者因金属植入物无法行磁共振引导消融。

3. 超声引导

价格低廉、简便易得，可实时引导穿刺，无电离辐射，临床应用广泛，可多角度多方位成像；存在应用死角和盲区，此外存在消融后的气泡伪影干扰，并且受操作者影响较大。应用融合成像技术可部分弥补单纯超声引导的不足。

三、肝脏肿瘤的消融

肝脏肿瘤可分为良性肝脏肿瘤和恶性肝脏肿瘤，恶性肝脏肿瘤又可分为原发性肝癌和肝脏转移瘤。原发性肝癌是目前我国第 4 位常见恶性肿瘤及第 3 位肿瘤致死病因，严重威胁我国人民的生命和健康。在过去的 20 年里，肝癌局部消融治疗发展迅速，已经成为肝脏肿瘤常用的治疗手段，特别是在小肝癌的治疗方面，消融疗效与手术切除相近，操作简便，安全性好，目前已得广泛的应用。

1. 适应证

1）**恶性肝脏肿瘤**

（1）根治性消融治疗

·原发性肝癌：单发肿瘤，直径 ≤ 5cm；多发肿瘤（数目 ≤ 3），最大直径 ≤ 3cm。

·肝脏转移瘤：原发病灶已得到有效控制，无肝外其他部位转移或肝外转移灶稳定，肝内病灶预期能完全消融。

（2）姑息性消融治疗

·原发性肝癌：无法完全消融、无消融治疗禁忌证，可单独应用消融治疗，也可联合其他疗法进行综合治疗。

·肝脏转移瘤：存在肝外其他部位转移时可在全身治疗的同时行肝内病灶消融。

2）**肝脏良性肿瘤** 肝血管瘤，直径 >5cm、有临床症状；或有破裂出血风险；或患者要求治疗。

2. 禁忌证

（1）弥漫性肿瘤。

（2）侵犯邻近空腔脏器。

（3）肝功能 Child-Pugh C 级。

（4）无法纠正的凝血功能障碍，有明显的出血倾向。

（5）合并活动性感染。

（6）顽固性大量腹水、恶病质。

（7）心、脑、肺、肾等重要器官衰竭。

（8）美国东部肿瘤协作组（Eastern Collaborative Oncology Group，ECOG）评分 > 2 分。

（9）意识障碍或不能配合治疗。

3. 引导方式

CT、MRI 和超声引导各有优势，均可使用。

4. 术前检查

包括但不限于上腹部 MRI 平扫 + 动态增强或上腹部 CT 平扫 + 多期增强，胸部 CT，超声心动图，心电图，肺功能，肝肾功能，凝血功能，电解质，AFP 等。

5. 麻醉方式

参照美国麻醉医师协会（American Society of Anesthesiologists, ASA）的病情分级标准进行麻醉前评估，病情分级 ≤ Ⅲ 级可进行消融治疗。

麻醉方案可选局部麻醉、静脉镇痛、静脉麻醉、硬膜外麻醉或气管麻醉等镇痛麻醉方式。热消融时推荐使用全身麻醉，可减少消融时造成的疼痛。

6. 操作流程

（1）体位选择。根据术前影像资料选择。

（2）呼吸屏气训练。局部麻醉时，需对患者进行呼吸屏气训练。

（3）确定皮肤穿刺点及穿刺路径。根据术前及术中影像所见确定皮肤穿刺点及穿刺路径，穿刺路径须避开大血管、胆管及其他重要脏器并尽量经过部分肝组织。

（4）麻醉。

（5）穿刺部位消毒、铺巾。

（6）穿刺消融。根据患者的肝功能、体能状况、耐受情况及肿瘤大小、数目、部位、与周围结构毗邻关系等制订消融策略，多发肿瘤及大肿瘤，如考虑患者不能耐受，可选择分次消融。肿瘤邻近重要器官、结构，术中须注意避免损伤，可人工辅助治疗腹水。根治性消融范围应超过肿瘤边缘至少 0.5cm。术中应注意消融针进入肿瘤但需调整位置时应原位消融后再调整。消融针需在肝实质内调整位置或需更换皮肤穿刺点重新穿刺，且均须充分消融针道后再行调整。

（7）撤针。确认消融完成后应充分消融针道，注意避免皮肤烫伤，撤针后再行影像检查观察有无出血、气胸等并发症。

（8）术中注意监测心率、血压和血氧饱和度，同时要观察患者的呼吸、疼痛等情况，必要时对症处理。

7. 术后处理

（1）术后用无菌纱布覆盖皮肤穿刺点，卧床 6h 以上、心电监护 12h，必要时可延长。

（2）全麻患者常规禁食水至胃肠道功能恢复。

（3）术后 3d 内复查血常规，肝肾功能、凝血功能等实验室检查。

（4）予以足量补液、保肝、对症治疗，必要时应用抗生素。

8. 并发症及处理

（1）疼痛。疼痛多为轻度，很少出现中度以上疼痛，患者多能耐受；中、重度疼痛在排除急腹症、出血等情况后应给予充分镇痛。

（2）消融后综合征。指消融后一过性的低热、乏力、全身不适、恶心、呕吐等表现，多呈自限性，其严重程度及持续时间多与消融体积大小呈正相关，但也存在个体差异；一般持续 2~7d，消融体积较大者可持续 2~3 周；必要时给予对症处理。

（3）胆心反射。手术操作或热能刺激胆系使迷走神经兴奋导致心率减慢、血压下降，严重者可致心肌缺血、心律失常，甚至心搏骤停等。应立即停止治疗并加强镇静、镇痛，必要时紧急予以相应处理。对肿瘤邻近胆系者，术前可应用药物降低迷走神经兴奋性。

（4）心包填塞。消融针等穿刺损伤心包。少量（<100mL）应密切观察，如有增多趋势应紧急行心包穿刺引流；中量以上（<100mL）心包积液应紧急行心包穿刺引流。

（5）胆汁瘤。消融体积较大时可形成胆汁瘤，继发细菌感染即为肝脓肿。无症状者可不予以处理，胆汁瘤持续增大或形成肝脓肿须穿刺置管引流；肝脓肿应在引流的同时依据药敏结果应用抗生素。

（6）肝衰竭积极保肝、营养支持治疗，及时处理并发症（抗感染、脓肿引流、止血、扩容、胆管引流等）。

（7）出血。少量出血可保守治疗；出血量大或保守治疗后出血量增加，需行动脉栓塞或开腹止血，同时予以扩容治疗。

（8）气胸。穿刺损伤，少量气胸可自行吸收；气胸量大需抽吸或胸腔闭式引流。

（9）胸腔积液。少量积液保守治疗，大量积液需抽吸或胸腔闭式引流。

（10）胆管和（或）胆囊损伤。轻微胆管扩张无需处理；中 – 重度梗阻性黄疸应置管引流或行胆道成形术；胆囊穿孔时须切除胆囊。

（11）肝动脉、门静脉/肝静脉瘘分流量小者无需治疗，分流量大者需封堵瘘口；

（12）胃肠道损伤。胃肠道穿孔者须胃肠减压、禁食水并及时手术治疗。

（13）种植转移。予以消融治疗；调针或撤针时须充分消融针道；穿刺时尽量减少穿刺次数。

（14）皮肤烫伤或冻伤。局部治疗。

9. 疗效评估

依据改良版后实体瘤疗效评价标准（modified response evaluation criteria in solid tumors，mRECIST），分为以下几种。①完全消融。术后首次影像学随访提示肿瘤消融区无活性肿瘤且消融边缘充分，消融区周边伴或不伴同心、匀称、光滑的环形强化带。②部分消融。术后首次影像学随访提示肿瘤消融区存在活性肿瘤。③局部肿瘤进展。原先判断定为完全消融的消融区内在之后任何一次影像学随访中均出现活性肿瘤。④新发肿瘤。术后任何一次影像学随访提示原消融区以外的肝实质内出现活性肿瘤。

四、肺部肿瘤消融治疗

肺癌发病率高、死亡率高，居世界之首，严重危害人们的生命健康。肺癌的治疗手段包括手术切除、放射治疗和化学治疗。根据疾病分期，可以单独或联合。目前手术仍是治愈肺癌的主要方法，研究显示，仅有不足 30% 的肺癌患者可接受外科手术切除。影像学引导肿瘤的各种消融技术在肺癌治疗中发挥着较大作用。消融治疗创伤小、安全性高及疗效确切，已获得医患双方的共同认可。

1. 适应证

1）根治性消融　根治性消融是指通过消融治疗，使局部肿瘤组织完全坏死，达到治愈效果。

（1）原发性周围型肺癌。①患者因心肺功能差或高龄不能耐受手术切除；②拒绝行手术切除；③原发性肺癌根治后复发的单发病灶；④单肺（各种原因导致一侧肺缺如）；⑤多发性的原发性肺癌，且双肺肿瘤数量 ≤ 3 个。肿瘤最大径 ≤ 3cm，且无其他部位的转移病灶。

（2）肺部转移瘤。原发病灶能够得到有效治疗，可进行肺转移瘤的消融治疗。单侧肺病灶数目 ≤ 3 个（双侧肺 ≤ 5 个），多发转移瘤的最大直径 ≤ 3cm，单侧单发转移瘤的最大直径 ≤ 5cm，且无其他部位的转移。对于双侧肺肿瘤，不建议双侧同时进行消融治疗。

2）姑息性消融　指通过消融治疗，最大限度地使肿瘤坏死，达到减轻肿瘤负荷、缓解症状和改善患者生活质量的目的。①原发性肺癌肿瘤最大径 >5cm 或单侧肺病灶数目 >3 个（双侧肺 >5 个），可以进行多针、多点或多次治疗，或与其他治疗方法联合应用；②周围型非小细胞肺癌放化疗或分子靶向药物治疗后肺部肿瘤进展或者复发；③周围型小细胞肺癌经过放化疗后肿瘤进展或者复发；④肿瘤侵犯肋骨或胸椎椎体引起的难治性疼痛，为镇痛对肿瘤局部骨侵犯处进行消融；⑤肺转移瘤数量和大小超过治愈性消融标准者。

2. 禁忌证

1）绝对禁忌证　有严重出血倾向、血小板计数 $<50 \times 10^9/L$ 和无法纠正的凝血功能障碍患者（凝血酶原时间 >18s，凝血酶原活动度 <40%）。抗凝治疗和（或）抗血小板药物在消融前停用未超过 5~7d。

2）相对禁忌证　①病灶周围感染性及放射性炎症控制不佳，穿刺部位皮肤感染、破溃；②严重的肺纤维化；③消融病灶同侧恶性胸腔积液控制不佳；④重要器官功能严重障碍者，严重贫血、脱水及营养代谢严重紊乱，无法在短期内纠正或改善，严重全身感染、高热（>38.5℃）；⑤有广泛肺外转移，预期生存 <3 个月者；⑥ ECOG 评分 >3 分；⑦植入心脏起搏器的患者不建议使用 RFA。

3. 引导方式

CT 是肺部肿瘤消融治疗最常用的影像引导技术，其次是 MR。对于用超声能观察到肿瘤全貌的靠近胸壁或与胸壁粘连的肿瘤，可以用超声引导。

4. 术前检查

包括但不限于胸部增强 CT、超声心动图、心电图、肺功能、肝肾功能、凝血功能、电解质、肿瘤标志物等。

5. 麻醉方式

参照 ASA 的病情分级标准进行麻醉前评估，病情分级 ≤ Ⅲ级可进行消融治疗。

可以采用全身麻醉或局部麻醉进行消融手术。对于儿童、术中不能配合、预计手术时间长、肿瘤贴近壁层胸膜可能引起剧痛的患者，建议全身麻醉。

6. 消融流程

术前检查完善排除禁忌证后，可制订消融计划，术中按照预定计划实施。

（1）体位选择。根据术前影像资料选择。

（2）呼吸屏气训练。局部麻醉时，需对患者进行呼吸屏气训练。

（3）确定皮肤穿刺点及穿刺路径。根据术前及术中影像所见确定皮肤穿刺点及穿刺路径，穿刺路径须避开大血管及重要脏器。

（4）麻醉。

（5）穿刺部位消毒、铺巾。

（6）消融。根据肿瘤的大小和部位可采用多种模式进行靶组织消融治疗：①单次单点完成消融治疗（如直径 ≤ 3cm）；②单次多点完成消融治疗（如直径 3~5cm）；③单次多点或多次多点完成消融治疗（如直径 >5cm 者或姑息消融）。根治性消融范围应超过肿瘤边缘至少 0.5cm。术中应注意消融针进入肿瘤但需调整位置时应原位消融后再调整。消融针调整位置或需更换皮肤穿刺点重新穿刺时，均须充分消融针道后再行调整。

（7）撤针。确认消融完成后应充分消融针道，注意避免皮肤烫伤，撤针后再行影像学检查观察有无出血、气胸等并发症。

（8）术中注意监测心率、血压和血氧饱和度，同时要观察患者的呼吸、疼痛、咳嗽、咯血等情况，必要时对症处理。

7. 术后处理

（1）术后无菌纱布覆盖皮肤穿刺点，卧床 6h 以上、心电监护 12h，必要时时间可延长。

（2）全麻患者常规禁食水至胃肠道功能恢复。

（3）予以补液、营养支持、吸氧等；

（4）24h 后复查胸部 CT 或 X 线片排除气胸。

8. 并发症

（1）疼痛。术后疼痛一般为轻度疼痛，可持续数天，也有人持续 1~2 周，很少出现中度以上的疼痛，可以用药物镇痛。

（2）消融后综合征。由于坏死物质的吸收和炎性因子的释放引起。主要症状为低热、乏力、全身不适、恶心、呕吐等，一般持续 3~5d，少部分可能会持续 2 周左右；对症处理即可，必要时给予非甾体类药物，或者同时加用适量短时应用的小剂量糖皮质激素治疗。

（3）胸膜反应。消融过程中刺激支配壁层胸膜的迷走神经，兴奋的迷走神经可使心率减慢、甚至心跳停止。出现这种情况要暂停消融，充分麻醉，并适当应用阿托品、镇静剂等药物。

（4）气胸。气胸是消融术中和术后最常见的并发症，大部分气胸是自限性的，不需要治疗即可自愈；气胸量大时可予以术中抽吸或者胸腔闭式引流。另外，需要注意迟发性气胸的发生，一般认为消融后 72h 后发生的气胸称为迟发性气胸。

（5）胸腔积液。少量气胸无需处理，可自行吸收，积液量大时需要穿刺或置管引流。

（6）出血。消融中出血可表现为咯血、血胸、失血性休克和急性呼吸衰竭，但主要表现为咯血和血胸。如果出现中等以上的咯血时应立即停止消融，同时静脉输注止血药。出现血胸主要是因为穿刺过程中损伤了胸廓内动脉、肋间动脉或其他动脉等。在穿刺过程中要避免穿刺到上述动脉，如果出现血胸要密切观察并积极保守治疗，保守治疗无效者，可行介入栓塞治疗或剖胸探查。

（7）感染。消融手术引起的肺部感染多因患者伴有基础的肺部疾患，肺部的感染和炎症会导致肺功能的急剧下降，甚至导致患者死亡。要根据痰液、血液或脓液培养的结果调整抗生素。如果发生肺部或胸腔脓肿可以置管引流并冲洗。

（8）空洞形成。空洞形成是肺部肿瘤热消融后的常见征象，可以视为术后的自然转归过程，但是也可能成为感染、出血等严重并发症的根源。大多术后 1~2 个月出现，2~4 个月后吸收。大部分空洞没有症状，仅需观察无需处理。如果出现发热，应考虑空洞感染、脓肿形成。

（9）冷休克。少见，主要因长时间低温冷冻消融后，患者体温降低，继而出现血压下降、心率加快、出汗等表现。应及时采用复温措施，提高患者的体温，并给予补液、多巴胺药物等升压措施纠正。

（10）其他。支气管胸膜瘘、急性呼吸窘迫综合征、非靶区热灼伤或冻伤、肋骨骨折、冷休克、血小板降低、肿瘤针道种植、神经损伤（臂丛、肋间神经、膈神经、喉返神经等）、肺栓塞、空气栓塞、心包填塞等。

9. 随访

术后前 3 个月，每个月复查 1 次胸部增强 CT。病灶稳定后每 3 个月复查胸部增强 CT 或 PET/CT 和肿瘤标志物。主要观察局部病灶是否完全消融、肺内有无新发病灶、肺外转移及并发症等。

10. CT 改变

（1）早期改变（1 周内）。消融区增大，病灶内蜂窝状低密度改变，周边包绕宽度大于 5mm 的环周或部分磨玻璃影（GGO）是治疗成功的表现。

（2）中期改变（1~3 个月内）。消融区增大，其周边由于炎症吸收可能出现环周清晰锐利的强化。

（3）后期改变（3 个月后）。与基线相比，消融区在 3 个月后保持稳定或稍大，6 个月后大小稳定或逐渐缩小，并可有多种演变模式（如纤维化、空洞形成、结节、肺不张、消失等），或组合出现。

11. 疗效评估

推荐使用 mRECIST 标准。分为完全消融、不完全消融和肿瘤局部进展。

（1）完全消融。CT 检查提示出现下列表现中的任何一项，如靶肿瘤消失，无强化的空洞、实性结节、肺不张和纤维化等。或者 PET/CT 检查提示靶肿瘤无核素浓聚或标准摄取值（SUV）正常。

（2）不完全消融。CT 检查提示靶肿瘤空洞形成不完全，有部分实性或液性成分，且强化 CT 扫描有强化；靶肿瘤部分纤维化仍存有部分实性成分，且实性部分强化 CT 扫描有强化；靶肿瘤呈实性结节，大小无变化或增大，且伴强化 CT 扫描有强化。PET/CT 检查提示靶肿瘤消融后仍有核素浓聚或 SUV 值仍高于正常。

（3）肿瘤局部进展。CT 检查提示靶肿瘤完全消融后，瘤周又出现散在、结节状、不规则偏心强化；PET/CT 检查提示消融后靶肿瘤无核素浓聚或 SUV 值正常后，又出现核素浓聚或 SUV 值高于正常。对局部肿瘤进展的患者需要进行二次消融或其他治疗。

五、肾上腺肿瘤消融治疗

肾上腺肿瘤包括原发性和转移性肿瘤两大类；根据有无内分泌功能又可分为非功能性肾上腺肿瘤和功能性肾上腺肿瘤。原发性肾上腺肿瘤大多发生于肾上腺皮质或髓质细胞，也可发生于肾上腺其他组织，如神经鞘瘤、神经纤维瘤、脂肪瘤、平滑肌瘤等，但很少见；同时肾上腺也是各种恶性肿瘤转移的好发部位之一。大多数的转移瘤临床上是无功能性肿瘤，极少数为功能性肿瘤。

原发性肾上腺肿瘤的治疗，目前临床上多采用手术切除的方法，包括开放性手术及腹腔镜手术切除。开放性手术和腹腔镜手术切除均有其局限性。目前人们对肾上腺转移瘤的手术切除仍然有一定的争议。另外，对于不能耐受手术或不愿意接受手术的患者，如采用传统的放化疗，往往临床受益有限。影像引导下的肾上腺肿瘤消融具有创伤小、安全性高及疗效确切等优点，在肾上腺肿瘤的局部治疗中日趋增多。

1. 适应证

1）良性肿瘤

（1）原发性无功能性肾上腺良性肿瘤，有手术指征但不能耐受手术或拒绝手术者，可以考虑消融治疗。

（2）对于不适合手术切除、术后复发或拒绝手术的原发性功能性肾上腺肿瘤患者，在内分泌科医生的指导下及麻醉科医生的严密监护下，可以进行消融治疗以改善症状。

2）恶性肿瘤

（1）根治性消融。通过消融治疗，使局部肿瘤组织完全灭活，有可能达到治愈效果。①原发性恶性肾上腺肿瘤。不能耐受或拒绝行手术切除；手术切除后复发或其他局部治疗复发；肿瘤最大径 ≤ 5cm，且无其他部位的转移或其他部位的转移可被控制。②肾上腺转移瘤。原发肿瘤控制好且预后较好的肾上腺转移瘤；转移瘤的最大直径 ≤ 5cm，且无其他部位的转移或其他部位的转移可被控制。

（2）姑息性消融。治疗的目的在于最大限度地减轻肿瘤负荷、缓解肿瘤引起的症状和改善患者的生活质量。

2. 禁忌证

（1）合并活动性感染且未有效控制的患者，穿刺部位皮肤感染、破溃。

（2）有高血压危象风险伴有严重心脑血管疾病的患者，且不能有效控制者。

（3）血小板 $<50 \times 10^9$/L 和凝血功能障碍且不能纠正者。

（4）重要器官功能严重障碍者，严重贫血、脱水及营养代谢严重紊乱，无法在短期内纠正或改善者，高热（>38.5℃）者。

（5）有广泛转移，预期生存期 <3 个月者。

（6）ECOG 评分 ≥ 3 分。

（7）心脏起搏器植入的患者不建议使用射频消融（双极射频消融除外）；对酒精过敏者禁用乙醇化学消融。

3. 引导方式

CT 在肾上腺消融引导中具有较大的优势，可作为首选的影像引导技术。MRI 和超声也可作为引导方式，但肾上腺位置较深，受肋骨、肺底气体影响，肾上腺在超声下有时显示不清。

4. 术前检查

包括但不限于胸部 CT、腹部增强 CT 或 MRI、超声心动图、心电图、肺功能、肝肾功能、凝血功能、电解质、肿瘤标志物等。对于一些功能性肾上腺肿瘤，术前应检测血、尿儿茶酚胺或肾上腺皮质激素水平，以及其他相关内分泌检查。

5. 麻醉方式

根据患者的状况、肿瘤的位置及特性（如有无内分泌功能）采用不同的麻醉方式。建议采用全身麻醉比较安全。

6. 消融流程

术前检查完善排除禁忌证后，可制订消融计划，术中按照预定计划实施。

（1）体位选择。绝大多数肾上腺肿瘤可以选择俯卧位经背部入路进行消融，患侧侧卧位经背部入路也是常用的进针体位之一。仰卧位经过肝脏穿刺右侧肾上腺也是一个可以选择的进针路线。

（2）呼吸屏气训练。局部麻醉时，需对患者进行呼吸屏气训练。

（3）确定皮肤穿刺点及穿刺路径。根据术前及术中影像所见确定皮肤穿刺点及穿刺路径，穿刺路径须避开大血管及重要脏器。

（4）麻醉。

（5）穿刺部位消毒、铺巾。

（6）消融。根据病灶的大小、位置及与邻近脏器的关系，设定消融时间和功率。所使用的消融参数（温度、功率、时间、循环等）根据不同的设备进行不同的选择。消融过程中注意观察患者的生命体征及临床反应，尤其是监测患者的血压、心率等的变化情况，术前约每 5min 监测一次血压，当消融开始后应缩短至每分钟 1 次或者直接动脉连续测压。若消融时患者出现不可控的血压骤升或高血压危象，应暂停消融，并对症处理。对于功能性肿瘤，可采取间断消融的方式，短时间消融（1~2min）后应中断消融，观察 5~10min，注意患者的血压、心率等的变化情况，如无异常改变再继续行消融治疗。消融完毕，观察消融区域是否完整覆盖整个瘤体；必要时行增强扫描或超声造影，以判断是否消融完全，若有肿瘤残留需要及时补充消融。对于功能性肿瘤，应根据患者的情况（血压、心率等）决定随时终止消融。

（7）撤针。确认消融完成后应充分消融针道，注意避免皮肤烫伤，撤针后再行影像学检查观察有无出血、气胸等并发症。

（8）术中注意监测心率、血压和血氧饱和度，同时要观察患者的呼吸、疼痛、咳嗽、咯血等情况，必要时对症处理。继续监测患者生命体征，尤其是血压，必要时给予降压、止血及镇痛等对症处理。

7. 术后处理

（1）术后无菌纱布覆盖皮肤穿刺点，卧床6h以上、心电监护12h，必要时可延长。

（2）继续监测患者生命体征，尤其是血压，必要时给予降压、止血及镇痛等对症处理。

（3）全麻患者常规禁食水至胃肠道功能恢复；

（4）予以补液、营养支持、吸氧等。

8. 不良反应及并发症

（1）疼痛。消融治疗后的疼痛主要取决于肿瘤的大小及消融的范围。主要表现为腹背部消融区域疼痛，但患者多能耐受，不能耐受者可给予镇痛治疗。

（2）消融后综合征。是由于坏死物质的吸收和炎性因子的释放引起。主要症状为低热、乏力、全身不适、恶心、呕吐等，一般持续3~5d，少部分可能会持续2周左右。对症处理即可，必要时给予非甾体类药物，或者同时加用适量短时应用小剂量糖皮质激素治疗。

（3）出血。穿刺引起腹膜后出血的原因包括损伤血管患者凝血较差，出血时，注意观察患者的血压、呼吸、脉搏等生命体征的变化，及时复查CT或者超声监测出血情况。对于内科处理不能止血者，可考虑介入栓塞或外科手术止血。

（4）胃肠道穿孔。对于肿瘤较大且邻近相应的空腔脏器如胃肠道。可疑穿孔的患者，术后禁食、禁水至少24h，给予抑酸、生长抑素治疗，同时补充营养支持治疗。

（5）气胸、血气胸。邻近膈顶的病灶，穿刺时可能经过部分胸腔或肺组织造成气胸，大部分气胸是自限性的，不需要治疗即可自愈，气胸量大时可予以术中抽吸或者胸腔闭式引流。

（6）急性高血压或高血压危象。消融中急性血压升高，收缩压超180mmHg或者舒张压超过120mmHg，被认为是急性高血压发作。可能是由于消融损伤或刺激了正常肾上腺组织，从而使大量儿茶酚胺释放入血循环中，导致心动过速、心律失常、心脏后负荷的快速增加，从而导致心肌缺血、舒张功能异常、心力衰竭和肺水肿。一旦发生高血压危象，首选应立即暂时停止消融治疗，及时静脉注射 α 和（或）β 受体阻滞剂。

（7）心血管意外。消融所产生的高温或低温刺激肾上腺邻近结构如肝包膜、后腹膜以及膈肌等组织可引起迷走神经反射，轻者出现出汗、心率减慢、心律不齐等症状。发生率很低。

（8）肾功能受损。由于单次消融体积大、大量的坏死物质吸收，导致肾功能损害，严重者可出现高尿酸、高钾血症、高钙低磷血症等肿瘤崩解综合征表现。对于较大肿瘤消融术后应给予水化及利尿等。

（9）泌尿道损伤。邻近输尿管上段的肿瘤，消融时容易导致输尿管的损伤。消融灶边缘应距输尿管15mm以上。最好采用冷冻消融，慎用热消融。

（10）肾上腺功能不全及肾上腺危象。多见于对侧肾上腺已外科切除或双侧肾上腺肿瘤同时消融术，出现严重脱水、血压降低、心率快、脉细弱、不明原因的低血糖、低钠血症，难以解释的呕吐等症状的患者，应考虑肾上腺危象。肾上腺危象为内科急症，应积极抢救，主要为静脉滴注糖皮质激素，补充生理盐水、葡萄糖。

（11）低温综合征。少见，主要因长时间低温冷冻消融后，患者体温降低，继而出现血压下降、心率加快、出汗等表现。应及时采用升温措施，并给予补液、多巴胺药物等升压措施纠正。术中采取温毯保暖也是防止低温综合征的一种措施。

（12）冷休克。冷冻治疗后出现的多器官功能衰竭、凝血机制障碍、弥散性血管内凝血等统称为"冷休克"，临床表现与内毒素休克相似但无败血症表现。"冷休克"的机制未明，可能是大范围冷冻后炎症细胞因子激活及释放入血，从而导致多器官损伤。发生时要抑制炎症反应，及时补充血小板及对症治疗。

9. 疗效评估

推荐使用mRECIST标准。分为完全消融、不完全消融和肿瘤局部进展。

（1）完全消融。CT或MRI随访，肿瘤消融区无异常强化灶，或PET/CT随访提示肿瘤消融区无异常放射性浓聚。

（2）不完全消融。CT 或 MRI 随访，肿瘤消融区可见异常强化灶，或 PET/CT 随访提示肿瘤消融区可见异常放射性浓聚。

（3）肿瘤局部进展。先前判定为肿瘤完全消融区内或其相连部位出现新发异常强化灶或异常放射性浓聚。

10. 随 访

（1）治疗结束后第 1、2、3 个月行增强 CT 或增强 MRI 检查。

（2）第 3 个月复查若无残余或复发，可间隔 3 个月行增强 CT 或 MRI 复查至 1 年。

（3）若仍无残余或复发则间隔 6 个月复查。

（4）肾上腺转移瘤要结合原发灶部位的相关检查。

（5）对于姑息消融的患者要观察其生存质量及临床症状的改善情况等。

六、肾脏肿瘤消融治疗

肾脏肿瘤是一种较为常见的泌尿系统肿瘤，包括肾细胞癌、肾盂癌、肾母细胞瘤、肾血管平滑肌脂肪瘤、转移性癌及嗜酸性细胞癌等，在泌尿系统肿瘤中，肾肿瘤仅次于膀胱肿瘤，位居第二位。肾肿瘤既往的治疗方式多以手术为主，近年来以消融为代表的微创治疗技术逐渐应用于肾脏良恶性的肿瘤治疗中，其优点包括损伤小、定位精准、疗效确切、术后恢复快等，尤其是冷冻消融，治疗肾脏肿瘤复发率低、并发症少。但肾脏及肾脏肿瘤具有其独特的解剖学和组织学特点，微创治疗同样存在较大风险。

1. 适应证

1）良性肿瘤

（1）根治性治疗。无法接受或者拒绝接受手术治疗，肿瘤位于肾脏皮质内直径 <5cm。

（2）姑息性治疗。肿瘤位于肾脏皮质内且直径 >5cm，以减轻肿瘤负荷、改善症状为目的。

2）恶性肿瘤

（1）根治性治疗。癌灶侵犯双侧肾脏或先天性单肾，无法接受或者拒绝接受手术治疗，肿瘤位于肾脏皮质内且直径 <5cm。

（2）姑息性治疗。肾癌病灶多发；肿瘤体积巨大，累及肾门结构或毗邻结构，需通过减轻肿瘤负荷配合其他治疗。

2. 禁忌证

（1）全身状况差、多器官衰竭、恶病质、严重贫血及营养代谢紊乱。

（2）无法纠正的严重凝血功能异常。

（3）术前评估无安全穿刺路径。

（4）病灶靠近肾门，预计冷冻消融后出现肾盂、输尿管损伤。

（5）合并活动性感染且未有效控制者，穿刺部位皮肤感染、破溃。

（6）ECOG 评分 ≥ 3 分。

（7）病灶已侵及周围脏器或多发转移，预计生存期短。

3. 引导方式

CT、超声和 MRI 各有优势，均可作为良好的引导方式。

4. 术前检查

包括但不限于胸部 CT、腹部增强 CT 或 MRI、超声心动图、心电图、肺功能、肝肾功能、凝血功能、电解质、肿瘤标志物等。

5. 麻醉方式

根据患者的状况、肿瘤的位置及特性和消融方式，采用不同的麻醉方式。建议采用全身麻醉比较安全。

6. 消融流程

术前检查完善排除禁忌证后，可制订消融计划，术中按照预定计划实施。

（1）体位选择。绝大多数肾肿瘤可以选择俯卧位经背部入路进行消融。

（2）呼吸屏气训练。局部麻醉时，需对患者进行呼吸屏气训练。

（3）确定皮肤穿刺点及穿刺路径。根据术前及术中影像所见确定皮肤穿刺点及穿刺路径，穿刺路径须避开大血管及重要脏器。

（4）麻醉。

（5）穿刺部位消毒、铺巾。

（6）消融。根据病灶大小、位置及与邻近脏器的关系，设定消融时间、功率。所使用的消融参数（温度、功率、时间、循环等）根据不同的设备进行不同的选择。根治性消融范围应超过肿瘤边缘至少 0.5cm。

（7）撤针。确认消融完成后应充分消融针道，注意避免皮肤烫伤或冻伤，撤针后再行影像检查观察有无出血、气胸等并发症。

（8）术中注意监测心率、血压和血氧饱和度，同时要观察患者的呼吸、疼痛、咳嗽、咯血等情况，必要时对症处理。

7. 术后处理

（1）术后无菌纱布覆盖皮肤穿刺点，卧床 6h 以上、心电监护 12h，必要时可延长。

（2）全麻患者常规禁食水至胃肠道功能恢复。

（3）予以补液、营养支持、吸氧等。

8. 不良反应及并发症

（1）出血。肾组织及肿瘤血供丰富，穿刺机械损伤血管及集合系统均易导致出血，临床症状表现为腰痛症状加重，出血量较大时可出现血压下降、失血性休克等症状。临床常规处理为应用止血药物（如血凝酶、垂体后叶素等）并监测血压及血常规，对于较大量出血可行介入治疗栓塞出血动脉。

（2）发热。术后发热可能由于肿瘤细胞坏死释放热原、出血吸收或局部感染所致，处理主要为监测体温变化和血常规检查，采取对症治疗，必要时药物降温，有感染证据时使用抗生素。

（3）疼痛和肌肉无力。主要为腰丛、肋下或生殖股神经损伤引起，或消融刺激脏器背膜。

（4）泌尿道损伤。肾肿瘤邻近肾盂结构时，穿刺或消融范围过大可损伤集合系统，可表现为输尿管穿孔，远期可发生输尿管狭窄伴感染、肾积水等症状。需要行肾造瘘术或输尿管支架置入术。

（5）肾功能受损。单次消融体积大、大量坏死物质吸收，或者消融损伤正常肾组织，导致肾功能损害。消融术后应给予水化及利尿等。

（6）冷休克。冷冻治疗后出现的多器官功能衰竭、凝血机制障碍、弥散性血管内凝血等统称为"冷休克"，临床表现与内毒素休克相似但无败血症表现。"冷休克"的机制未明，可能是大范围冷冻后炎症细胞因子激活及释放入血，从而导致多器官损伤。发生时要抑制炎症反应，及时补充血小板及对症治疗。

9. 疗效评估

同肾上腺肿瘤消融后评估。

七、乳腺肿瘤消融治疗

乳腺肿瘤分为良性肿瘤和恶性肿瘤，良性肿瘤以乳腺纤维腺瘤最为常见，恶性肿瘤以乳腺癌最常见。目前对纤维腺瘤和早期乳腺癌的治疗以手术和旋切为主。随着技术的发展，消融也广泛应用于乳腺良、恶性肿瘤。

1. 适应证

（1）根治性消融。病理诊断的单发乳腺良、恶性肿瘤，直径 <3cm，肿瘤至皮肤或胸大肌距离 >1cm，恶性肿瘤无远处转移，无广泛导管内癌，患者不适合或拒绝手术和旋切术。

（2）姑息性消融。以减轻肿瘤负荷为目的、缓解肿瘤引起的症状和改善患者生活质量的治疗。

2. 禁忌证

（1）无法纠正的严重出血倾向。

（2）乳腺内置假体。

（3）多发肿瘤或有广泛导管内癌。

（4）肿瘤至皮肤或胸大肌的距离 <1cm。

（5）有广泛转移，预期生存期 <3 个月。

3. 引导方式

超声在乳腺消融引导中具有较大的优势，目前应用最广泛。MRI 和超声也可作为引导方式。

4. 术前检查

病理诊断，乳腺超声、钼靶或 MRI，超声心动图，心电图，肝肾功能，凝血功能，电解质，肿瘤标志物等。

5. 麻醉方式

多使用局部麻醉方式，也可采用静脉麻醉，依据患者的情况及引导方式进行选择。

6. 消融流程

术前检查完善排除禁忌证后，可制订消融计划，注意避开经期。

（1）体位选择。多采用仰卧位。

（2）麻醉。

（3）穿刺部位消毒、铺巾。

（4）消融。且尽量避免选择乳房内上象限穿刺点，建议距离肿瘤边缘 2cm 以上；所使用的消融参数（温度、功率、时间、循环等）根据不同的设备进行不同的选择。根治性消融范围应超过肿瘤边缘至少 0.5cm。

（5）撤针。确认消融完成后撤针，注意避免皮肤烫伤或冻伤，撤针后再行影像学检查观察有无出血、气胸等并发症。

（6）术中注意监测心率、血压和血氧饱和度，同时要观察患者的呼吸、疼痛等情况，及时对症处理。

7. 并发症及处理

（1）疼痛。部分患者在治疗后出现穿刺点或消融部位疼痛，其中大部分患者可以耐受，可自行缓解，无需用药，个别疼痛严重的患者需对症治疗。

（2）消融区肿胀。消融后 2~3d，消融区局部可出现水肿，无需特殊处理，1 周内会自行消退。

（3）恶心。多为麻醉后反应，可对症治疗。

（4）血肿。给予局部加压包扎，若局部血肿无扩大，可不做特殊处理。对于术后活动出血经压迫无缓解者应及时切开止血，并清除血肿。

（5）发热。若体温超过 38.5℃，应注意消融区有无感染。一旦出现术后伤口红肿，则按照术后伤口感染常规手段进行处理，即给予抗感染、伤口换药，形成脓肿者予以切开引流。

（6）皮肤损伤。予以对症处理，严重损伤者予以植皮。

（7）气胸。穿刺过深导致，如出现气胸，按照气胸处理即可。

（8）脂肪液化。对于范围较小的脂肪液化，可先观察；范围较大的脂肪液化，可穿刺抽液。

8. 术后随访

消融效果评价：采用超声造影或增强 MRI 评价消融范围。以造影剂无灌注区为组织消融后坏死区。

八、甲状腺肿瘤消融治疗

甲状腺良性结节、甲状腺微小癌的发病率呈逐年上升趋势，手术仍然是甲状腺肿瘤，尤其是甲状腺癌的首选治疗方法。影像技术引导的热融治疗具有损伤小、恢复较快、重复性较好、美观效果更好且甲状腺功能保全更佳等特点，目前已经应用于部分甲状腺良性结节、部分低危甲状腺微小乳头状癌。

1. 适应证

1）甲状腺良性结节

（1）超声提示良性，细针穿刺活检细胞学病理 FNA-Bethesda 报告系统报告为 II 类，或术前组织学活检病理证实为良性结节。

（2）患者无儿童期放射治疗史。

（3）或拒绝手术治疗。

（4）同时需满足以下条件之一：①自主功能性结节引起甲状腺功能亢进症状；②患者存在与结节明显相关的自觉症状（如异物感、颈部不适或疼痛等），或影响美观，要求治疗；③手术后残余复发结节或结节体积明显增大。

2）甲状腺微小乳头状癌

（1）非病理学高危亚型。

（2）肿瘤直径 ≤ 5mm（对肿瘤四周均未接近包膜者可放宽至直径 ≤ 1cm），且结节距离内侧后包膜 >2mm。

（3）无甲状腺被膜受侵且无周围组织侵犯。

（4）癌灶不位于峡部。

（5）无多灶性甲状腺癌。

（6）无甲状腺癌家族史。

（7）无青少年或童年时期颈部放射暴露史。

（8）无淋巴结或远处转移证据。

（9）拒绝手术治疗。

2. 禁忌证

1）甲状腺良性结节

（1）巨大胸骨后甲状腺肿或大部分甲状腺结节位于胸骨后方。

（2）对侧声带功能障碍。

（3）严重凝血功能障碍。

（4）重要脏器功能障碍。

2）甲状腺微小乳头状癌

（1）颈部或远处发现转移。

（2）癌灶短期内进行性增大（6 个月内增大超过 3mm）。

（3）病理学高危亚型。

（4）对侧声带功能障碍。

（5）严重凝血功能障碍。

（6）重要脏器功能障碍。

3. 引导方式

推荐使用超声引导。

4. 术前检查

血常规、血型、尿常规、大便常规、凝血功能、传染病、肿瘤标志物、甲状腺功能 8 项、甲状旁腺激素、降钙素、生化全套、胸部 X 线、心电图、肺功能、喉镜、颈部增强 CT 或 MR、超声造影。

5. 麻醉方式

手术通常采用局部麻醉，根据患者的实际病情及实际疼痛耐受情况也可选择（或调整为）局部神经阻滞、静脉全身麻醉、针刺复合麻醉等。

6. 消融流程

（1）术前对病灶行多角度、多切面超声检查，明确病灶的位置及与周围组织的解剖关系。根据病灶大小和位置制订治疗方案。

（2）取仰卧位、颈部过伸后屈，常规消毒、铺巾，超声引导下用麻醉药局部麻醉皮肤穿刺点至甲状腺前缘外周包膜。

（3）根据病灶的位置，相应地在超声引导下以 2% 利多卡因或其稀释液在甲状腺前包膜与颈前肌群间隙进行局部浸润麻醉及隔离，随后以生理盐水或灭菌注射用水 10~20mL（或加入 0.5mg 肾上腺素混合液）在甲状腺外包膜与颈动脉间隙、甲状腺后包膜与食管间隙、甲状腺与甲状旁腺间隙及甲状腺后包膜与喉返神经穿行区域、转移性淋巴结与周围组织间隙分离，形成安全隔离区域，以保护颈动脉、食管、甲状旁腺及喉返神经等相邻脏器及组织免受损伤。

（4）穿刺避开颈部血管、气管、神经等重要结构。

（5）消融良性大体积病灶使用多点消融，恶性者需扩大消融以达到局部根治。

（6）所使用的消融参数（温度、功率、时间、循环等）根据不同的设备进行不同的选择。

（7）当实时超声显示病灶完全被热消融产生的强回声所覆盖时，应停止热消。

7. 并发症

（1）出血。少量出血可不予特殊处理或内科保守治疗；形成血肿时，通过局部压迫的方法控制出血，出血控制后，酌情加压包扎、冰敷防止再次出血，一般血肿会自行吸收。罕见情况如出血不能控制，影响呼吸时需及时手术减压处理。

（2）疼痛。大多数疼痛可耐受，必要时予以之痛治疗。

（3）喉返神经和喉上神经损伤。喉返神经损伤常引起同侧声带麻痹，有时单侧声带麻痹没有任何症状，但大多数单侧声带麻痹患者伴有声音的症状，从较轻的声音容易疲劳到比较严重的声音嘶哑。随时间的延续患者的症状逐渐减轻，绝大多数患者在 3~6 个月内恢复，可予以激素、神经营养药物等。双侧喉返神经损伤、呼吸问题可导致严重的上呼吸道梗阻，常常需要紧急气管切开或者紧急气管插管。喉上神经外支受损主要导致环甲肌麻痹，患侧声带张力减低，发声时可出现音调降低、音域变窄、嗓音低沉无力、最大发音时间缩短、无法高声言语或呼喊等音质改变。

8. 疗效评价

消融治疗后 3、6、12 个月随访行影像学检查观察治疗病灶坏死情况和病灶大小；甲状腺肿瘤患者随访时需检测甲状腺功能指标及相应标志物等。

（黎海亮 范卫君 叶 欣 王忠敏 胡鸿涛）

第5节　超声治疗

肿瘤的超声治疗是超声医学和肿瘤治疗学的整合。1983年在哥本哈根召开的世界介入性超声学术会议上正式确定介入性超声技术（interventional ultrasound）：在超声的监视或引导下，完成各种穿刺活检、X线造影以及抽吸、插管、注药治疗等操作。可见，介入超声只是将超声作为引导与监测手段参与肿瘤的治疗。自从20世纪末超声热疗设备问世，尤其是21世纪初高强度聚焦超声（high intensity focused ultrasound, HIFU）的迅猛发展，超声作为一种独特的肿瘤治疗手段引起了肿瘤治疗领域的高度关注，超声的应用也从以往单纯的诊断、引导拓展为一系列全新的肿瘤治疗技术，最终形成了一门崭新的学科——肿瘤超声治疗学。由此可见，广义的肿瘤超声治疗包括将超声作为主要治疗手段（如高强度聚焦超声、超声热疗），超声作为肿瘤治疗的主要引导监测手段（介入超声），以及超声技术作为主要的疗效评估手段（如超声造影、弹性成像等），而在现有的常规肿瘤治疗技术中，超声设备作为众多工具之一参与治疗，如手术中用的超声刀，严格意义上不归属于肿瘤的超声治疗范畴。

在肿瘤的诊疗过程中，超声波既可以是诊断、定位和监测技术，又可以是独立的治疗手段，类似于放射医学（放射线既可用于诊断，又可用于治疗，即放疗）。但和放射线相比，超声波更无创，且聚焦后能产生高温，导致热疗或消融效应。

超声波作为治疗手段，其方向性、穿透性、无损和能量可聚集等特点，对应了一系列的技术优势：体外治疗、微创或无创、适形治疗、实时监控、能量聚集、可重复治疗；而超声波作为诊断引导技术，实时图像采集、操作简便、全程监控和消融后的疗效评估是其独特的优势。

一、高强度聚焦超声治疗

HIFU是肿瘤超声治疗的代表性技术，是近十几年在我国本土诞生、壮大并逐渐走向世界的新型绿色肿瘤"微/无创"治疗手段。从20世纪末，我国的超声医学工程专家就致力于该方面的研究和应用，多年来取得了丰硕的成果。

HIFU技术是将体外发生的超声波聚焦于身体内的肿瘤组织或增生组织上，发生瞬间高温，通过机械效应、热效应和空化效应达到治疗疾病的目的。超声波波长短，易于聚焦，具有穿透性，因而将超声波聚焦后可在焦点处得到较高的能量密度，焦点处组织迅速升温，产生瞬间高温（≥65℃），试验证明只需0.25s就足以杀灭任何肿瘤细胞，肿瘤组织发生凝固性坏死，而靶区周围的正常组织由于不在焦点上，又有正常的散热功能而无损。HIFU系统能完全依照肿瘤组织的实际轮廓，采取点点叠加成线，线线排列成面，面面叠加成立体形的"蚕食方式"，并在实时监控下逐点烧灼肿瘤。

根据治疗能量以及产生的生物学效应，HIFU治疗可分为消融和非消融两种类型。聚焦超声消融（focused ultrasound ablation, FUA）也被称为超声消融（ultrasound ablation, UA），是目前唯一的非侵入性体外肿瘤消融治疗技术。目前，高强度聚焦超声技术已经广泛应用于肝癌、胰腺癌、腹膜后肿瘤、骨肉瘤、软组织肉瘤、子宫肌瘤等良恶性肿瘤的临床治疗，随着临床实践的逐步深入，适应证还在不断拓展。

（一）高强度聚焦超声治疗肝癌（消融性治疗）

根据NCCN、BCLC等原发性肝癌的国际诊疗指南与专家共识，以及我国卫生健康委员会颁布的《原发性肝癌诊疗规范（2019版）》等，局部消融技术与手术切除及肝脏移植被推荐为早期肝癌可治愈性治疗手段。对手术切除存在困难、术后复发、基础疾病多不适合手术或拒绝手术的早期肝癌患者，推荐采用消融治疗。对于中晚期肝癌，越来越多的研究认为，肝动脉化疗栓塞（transcatheter arterial chemoembolization，TACE）、消融技术、放疗等局部治疗方法，与分子靶向药物、生物免疫治疗等全身治疗方法相整合，能够取得更好的临床疗效。

消融治疗技术包括射频消融、微波消融、冷冻消融、聚焦超声消融（FUA）等物理消融以及无水乙酸等化学消融，其中FUA是目前唯一的非侵入性体外物理消融治疗技术，治疗肝癌的安全性和有效性也得到了越来越多循证医学证据的支持。由于其具有超声图像实时引导和监控，治疗焦点移动精确可控，输出能量可控可调，以及非侵入性操作等技术特点，FUA在治疗一些特殊部位的肝脏肿瘤（如紧邻大血管、胆囊、膈肌、胃肠道等）具有一定的技术优势，能够避免或减少穿刺性消融技术存在的出血、针道种植转移、重要组织脏器损伤等风险。

1. HIFU 治疗肝癌的适应证

1）完全性消融（complete ablation）治疗

（1）单发肿瘤，直径 ≤ 5cm。

（2）多发肿瘤，数量少于3个，最大直径≤ 3cm。

（3）肿瘤深面距体表≤设备最大焦距。

（4）机载超声能完全显示肿瘤。

（5）治疗超声焦点能安全到达肿瘤的边界。

2）姑息性消融（palliative ablation）治疗

（1）巨块型、结节型原发性肝癌，通过减少肿瘤负荷，减轻症状，为延长生存期提供条件。

（2）转移性肝癌。单发病灶直径 >5cm，或多发病灶，数量多于3个，最大直径 >3cm，通过减少肿瘤负荷有助于配合其他治疗，提高整体疗效。

2. HIFU 治疗肝癌的禁忌证

（1）弥漫性肝脏肿瘤，伴有恶病质、远处转移。

（2）预计生存期不超过3个月。

（3）不能耐受手术、麻醉。

（4）Child分级C级，经保肝治疗无明显改善。

（5）合并心、肺、肾、脑等主要器官严重疾病。

（6）血小板计数≤ 30×10^9/L，凝血酶原活动度≤ 40%。

（7）伴有未控制的感染。

（8）存在活动性消化道出血。

（9）机载超声无法完整显示治疗区域。

（10）声通道上的下腔静脉内有栓子。

（11）受肋骨、皮肤瘢痕等影响，无法建立良好的治疗声通道。

（12）皮肤条件无法保证治疗安全：局部放疗剂量 >45Gy；严重瘢痕，有超声衰减；局部皮肤破溃、感染；胶原结缔组织病。

（13）聚焦声场内有血管钙化、胆道结石等强反射界面。

3.FUA 治疗肝癌的操作方法和注意事项

（1）治疗体位。根据治疗肿瘤具体位置及声通道的条件选择治疗体位。

（2）麻醉方式。根据具体情况可选择全身麻醉、硬膜外麻醉或者镇静镇痛的非麻醉治疗。

（3）靶病灶的定位。机载超声结合术前超声、CT或MRI影像，进行治疗前的定位，确定肿瘤位置。

（4）制订消融治疗计划。确定靶病灶消融治疗范围，将治疗病灶分为若干个层面，一般5mm为一层，拟定FUA初始治疗参数和扫描方式，设定点–面–体的三维立体定向消融计划。

（5）治疗前超声造影。一般选用声诺维或其他超声造影剂实施术前肿瘤区的超声造影，进一步确定肿瘤范围，了解肿瘤血供特点。

（6）FUA治疗。一般选择病灶最大或较大层面作为起始治疗层面，通常选择点扫描方式，由深至浅逐点实施消融。术中根据治疗靶区及周围组织的超声图像变化，调整超声发射功率、辐照时间、辐照间隔时间等具体参数。

（7）停止治疗的标准。整个治疗区域出现稳定的、扩散性、团块状的灰度增加，可停止治疗。如果治疗后未出现整体灰度明显变化，可根据术后超声造影情况，判定停止治疗。如果术中患者出现不可耐受或严重不良反应倾向，需及时停止治疗。

4.FUA 治疗肝癌的注意事项

（1）消融时注意呼吸对治疗靶区的影响，谨防 FUA 焦点超出计划消融区。

（2）消融术中可出现体温升高的现象。若体温过高，可通过输入低温的液体，降低耦合循环水的温度，增加冷却时间。

（3）严密观察皮肤的变化。对实时超声监控经验不丰富的操作者，应将超声监控、触诊和肉眼观察相结合，及时判断皮肤的变化情况。

（4）须严密关注声通道上有无胆道内结石或血管壁钙化。必要时需调整投照方向或患者的体位，避免因声通道内结石或钙化灶的局部能量沉积导致正常组织损伤。

（5）注意保护超声通道上的正常组织结构。例如皮肤、肋骨、胸膜、含气的肠道等，必要时采取人工胸水、人工腹水、水囊推挤等辅助方法。

（6）保证治疗区域声通道上的皮肤完全置于脱气耦合循环水中，超声治疗时探头与皮肤之间无非必要性异物。

（7）控制 FUA 治疗时间和能量输入节奏，避免因治疗病灶范围过大、麻醉时间过长、能量强度过大引起的麻醉意外及增加严重并发症风险。

5.FUA 治疗肝癌的并发症及防治

主要并发症包括：发热、疼痛、皮肤损伤、无症状性胸腹水等。根据 SIR 并发症分类标准，超过 95% 的并发症为轻度，对于重度并发症，需严密监控，及时采取相应治疗。

（1）发热。部分患者可出现 38℃ 以下的低热，通常持续 1~3d，多为坏死组织吸收热，可嘱其多饮水或医学观察；超过 38℃ 的吸收热患者可给予退热对症处理或适当补液。持续高热患者需警惕继发感染，需进一步检查、判断及治疗。

（2）疼痛。治疗区疼痛可持续数小时或数天，多为局部组织消融或者热损伤后出现无菌性炎症所致，大多轻微。建议根据 SIR 疼痛分级标准进行判断，可采用 WHO 推荐的三阶梯镇痛方法进行处置。

（3）皮肤损伤。其原因是皮肤吸收了过多的超声能量。在治疗过程中严密进行监控，当出现皮肤损伤前的影像变化时，通过增加冷却时间或更换治疗区、控制治疗剂量来预防皮肤严重损伤。根据皮肤烧伤的分度标准进行相应的处置，主要原则为避免感染、改善血供、减轻炎症反应，必要时进行手术处理。

（4）肝功能损害。主要表现为转氨酶、胆红素一过性升高，一般均为轻度升高，可给予保肝、退黄治疗。严重的肝功能损害很罕见，需要进一步明确病因，积极治疗。

（5）肾功能损害。罕见，通常为消融后大量坏死组织在短期内入血，造成肾功能损伤或急性肾衰竭。建议控制消融范围，必要时术后及时给予水化、碱化尿液预防处置。术后需严密监测，一旦发生肾损伤，需专科诊治，必要时可给予透析治疗，大多预后较好。

（6）继发感染。可发生在 FUA 术后几天到 3 个月，主要表现为肝区疼痛持续进行性加重，伴或不伴持续发热，也有仅表现为原因不明的持续高热。实验室及影像学检查提示肝脏局限性感染或者肝脓肿形成。确诊后按照感染及肝脓肿治疗原则进行治疗，肝脓肿需行必要的穿刺引流或手术治疗。

（7）反应性胸腔积液，胸膜受到热损伤等刺激后出现反应性胸膜炎，表现为胸腔积液，一般为少到中量胸腔积液，大多不需特殊治疗，积液可自行吸收。如严重影响患者的呼吸功能和生活质量，可行胸腔穿刺引流或抽液治疗。

6.FUA 治疗肝癌的疗效评价

（1）局部消融疗效评价。治疗后 4 周左右检查肝脏平扫＋增强 MRI、CT，或者超声造影，通过肿瘤动脉期血供改变特点判断消融效果。对于治愈性消融，通常疗效评价标准包括：①完全消融（complete response，CR），影像学检查提示肿瘤病灶动脉期未见强化，提示肿瘤完全坏死。②不完全消融（incomplete response，ICR），影像学检查提示肿瘤病灶内局部动脉期有强化，提示有肿瘤残留。③局部肿瘤进展（local tumor progression），影像学检查提示在消融灶的边缘出现新的病灶，新病灶与消融灶相连。对未达到 CR 者，可再次消融治疗，2 次消融仍然不能达到完全消融者，建议选择其他治疗方法。对于姑息性消融，局部疗效可参照 2010 年 WHO 推荐的 mRECIST 标准进行疗效评价，包括完全消融（CR）、部分消融（PR）、疾病稳定（SD）和肿瘤进展（PD）。

（2）生存疗效评价。包括生活质量评分（生活质量评分表、症状改善评分表、癌痛视觉模拟量表评分等）及生存指标评价（包括总生存率、肿瘤特异性生存率、肿瘤进展时间、肿瘤无进展生存率等）。

7.FUA 治疗肝癌的循证医学研究现状

1）FUA 治疗早期肝癌　NgKK 等人报道了一组共 49 例无法手术切除的肝癌患者（平均直径 2.2cm），FUA 进行 1 次性单独治疗。近期结果显示完全消融率为 82.4%，统计分析显示直径 >3cm 是影响完全消融的显著因素。术后 1 年、3 年的总生存率分别为 87.7% 和 62.4%，肝功能 Child-Pugh 分级是影响预后的临床因素。就该项研究结果，Hutchinson L 在 *Nat Rev* 上发表评论认为，FUA 可以作为肝癌局部治疗的一种有效消融技术。

Cheung 等对 FUA 与 RFA 治疗小肝癌的疗效进行了比较性研究，其中 FUA 组纳入 47 例患者，肿瘤平均直径为 1.5cm，肝功能 Child-Pugh 为 B 级的患者占 34%。RFA 组纳入 59 例患者，肿瘤平均直径为 1.9cm，肝功能 Child-Pugh 为 B 级患者占 8.5%。两组患者基本情况的基线比较显示，FUA 组患者的肝功能分级情况更差一些（$P<0.05$）。研究结果显示，术后 1 年、3 年的 FUA 组总生存率分别为 97.4% 和 81.2%，RFA 组分别为 94.6%、79.8%（$P=0.53$）。术后 1 年、3 年 FUA 组的疾病无进展生存率分别为 63.6% 和 25.9%，RFA 组分别为 62.4% 和 34.1%（$P=0.683$）。研究结论是，即使肝功能 Child-Pugh B 级患者比例更高，FUA 治疗后的总生存率和肿瘤无进展生存率能够取得与 RFA 治疗相当的疗效。Chan 等比较了 FUA 与 RFA 治疗复发性肝癌的疗效，FUA 组和 RFA 组分别纳入研究患者 27 例和 76 例，肿瘤平均直径分别为 1.7cm 和 1.8cm（$P=0.28$），手术相关并发症发生率分别为 7.4%（$P=1.00$）。FUA 组出现了二级并发症，包括皮肤烧伤及胸

腔积液，未出现院内死亡。而 RFA 组中出现了 2 例死亡病例。FUA 组与 RFA 组患者的 1 年、2 年及 3 年的无病生存率分别为 37.0%、25.9%、18.5% 和 48.6%、32.1%、26.5%（$P=0.61$）；总生存率分别为 96.3%、81.5%、69.8% 和 92.1%、76.1%、64.2%（$P=0.19$）。上述研究结果提示，FUA 治疗小肝癌安全有效，疗效与 RFA 治疗相当。

2）FUA 联合 TACE 治疗中晚期肝癌　我国肝癌患者确诊时约 80% 已进入中晚期，对中晚期患者的治疗是临床面临的一个重要问题。消融治疗具有局部有效率高、创伤小等优势，在中晚期肝癌的整合治疗方案中具有重要的局部治疗作用，但消融效果往往受肿瘤大小和血供影响比较大。对于直径 5cm 以上以及富血供或伴有血管侵犯的肿瘤，联合 TACE 治疗被认为能够进一步提高局部疗效。杨武威等报道了 FUA 联合 TACE 治疗直径 10cm 以上大肝癌的临床疗效，局部消融疗效 CR 为 10.5%（1/19），PR 为 89.5%（17/19）；患者的中位生存时间为 16 个月（范围 8.0~69 个月），肿瘤中位进展时间为 5 个月（范围 2~34 个月）；1 年、2 年、3 年累积生存率分别为 63.2%、26.3% 和 15.8%。Jin 等应用 FUA 联合 TACE 治疗 73 例无法手术切除的中晚期肝癌患者，45.2% 的患者得到完全消融，中位生存期 12 个月，1 年、2 年、3 年的总生存率分为 49.1%、18.8% 和 8.4%。Li 等报道了 FUA 联合 TACE 与单独 TACE 治疗大肝癌（平均直径 9.38cm）的对照研究，局部疗效显示联合治疗组的 CR、PR 分别为 27.3% 和 45.5%，远高于单独 TACE 组的 8.9% 和 35.6%，$P<0.05$；生存疗效显示联合治疗组的 1 年、2 年、3 年、5 年的总生存率分别为 72.7%、50.0%、31.8% 和 11.4%；TACE 组则分别为 47.2%、16.7%、2.8% 和 0，两组比较有显著差异（$P<0.05$）。Liao 等学者对近年发表的 FUA 联合 TACE 对比 TACE 单独治疗肝癌的文献进行了荟萃分析，结果显示无论是在疾病控制率还是总生存率方面，联合组均明显优于单纯 TACE 治疗组。

3）FUA 治疗特殊部位肝癌　对于一些特殊部位的肝癌病灶（如紧邻大血管、胆管、胆囊、膈肌、胃肠道等），消融治疗可以发挥重要作用，

但经皮穿刺消融技术常会遇到穿刺损伤以及消融范围难控的风险与困扰。FUA 技术具有非侵入性、图像实时引导与监控、适形性强、焦点能量可控可调等特点，可以在这些特殊部位病灶的治疗中发挥独特的作用。Zhang 等报道了 FUA 治疗 39 例肝癌患者共 42 个紧邻血管的肿瘤，其中 21 个肿瘤达到完全消融，另外 21 个肿瘤的消融体积也均超过 50%，术后平均随访 23.8 个月，未发现治疗相关的血管、胆管损伤等并发症，显示出 FUA 治疗一些特殊部位病灶的安全性和有效性。

（二）高强度聚焦超声对恶性肿瘤的非消融性治疗

HIFU 的非消融性治疗，泛指在 HIFU 临床应用中，虽按照标准、规范的操作步骤和治疗参数操作，但靶区仍未能达到影像学上的消融标准。

1. 提出高强度聚焦超声非消融性效应的背景

HIFU 在临床应用中达不到影像学上的消融是普遍现象。超声束穿透组织过程中，会受到诸多因素的干扰，如骨组织的遮挡，胃肠道内容物或气体的折射和反射，超声波在不同组织中能量的吸收和衰减，以及体内各因素的影响，如组织特性（对声能的吸收率）以及靶区的位移，上述各种干扰因素在很大程度上是不可完全避免的，其综合作用结果就是使到达靶区的超声波能量明显衰减而无法达到有效的消融温度。而低温状态下即使大幅延长治疗时间，也不能达到高温的生物学效应。在临床实践中，活体组织由于存在血流所致的散热，在接受相同总能量的情况下，时间越短，靶区组织升温越明显，达到的峰值温度也越高；相反，如果在低功率状态下，即使累计治疗时间长，虽然输出的总能量较高，但靶区组织最终也不能达到消融的温度。

本节所讨论的 HIFU 非消融性治疗是特指在严格按照各设备的治疗参数和临床治疗流程的规范化操作的前提下，仍未能达到治疗靶区的影像学消融的特征，而不涉及在操作中特意降低治疗功率，减少击打次数，或减少脉冲发射的占空比等，从而人为地降低 HIFU 治疗所应有的疗效的情况。

HIFU 的非消融性治疗有确切的临床疗效。

HIFU 技术本属于肿瘤热消融治疗的范畴，要求整个靶区组织达到凝固性坏死（消融），但在靶区的升温效率上，其他的插入型消融技术（如射频消融、微波消融或激光消融等）可能更具优势。而 HIFU 由于缺乏能推广普及的无创测温技术和声通道上难以完全避免的干扰，其靶区的设计温度一般在 70 ℃左右，而在临床应用中，靶区还往往不能达到该理想温度。我国是体外 HIFU 技术的临床应用大国，在近 5 年内国内发表的有关 HIFU 治疗恶性肿瘤（已排除子宫肌瘤）的论文中，临床疗效的评估大多未明确提及靶区组织达到了完全消融（并提供确切的影像学证据），其疗效判定多集中于生活质量的提高（KPS 评分等）、疼痛缓解 [疼痛视觉模拟量表（VAS）评分]、血清肿瘤标志物水平的下降、生存期的延长、免疫功能的提升和实体瘤临床疗效评价标准（RECIST）下的肿瘤体积缩小等。可见已有的临床实践中，至少在一些特定的恶性肿瘤中确实较难达到肿瘤的完全消融，而除了 HIFU 的肿瘤热消融效应外，还客观存在着一系列非消融性的临床疗效，并能使广大肿瘤患者获益。

2. 高强度聚焦超声非消融性治疗的整合医学意义

在规范操作的前提下，不刻意追求直观的局部影像学消融（或坏死）证据。表现在当靶区的肿瘤组织无明显的影像学消融特征时，治疗医生并不主动大幅增加输出功率或增加单点治疗的时间，此举的最大意义在于保障了 HIFU 治疗的安全性。而在恶性肿瘤，尤其是中晚期恶性肿瘤的综合治疗中，局部治疗的彻底性只有其相对意义，且只是众多疗效相关因素中的一种，并不起决定性作用。因此，如何在局部治疗的有效性和安全性之间正确权衡，而不以牺牲治疗的安全性来换取其中单一因素的有限提升，始终是对从事肿瘤综合治疗的医生的挑战。

HIFU 的非消融性治疗的疗效体现在肿瘤患者的整体临床获益：除了肿瘤体积的控制或缩小外，KPS 评分、疼痛状态、相关的肿瘤标记物乃至免疫指标都在一定程度上得到了改善或缓解，并最终有益于肿瘤患者生存期的延长。

HIFU 治疗的反复进行。HIFU 的非消融性治疗在很大程度上保障了治疗的安全性，并且相应地降低了不良反应，从而使大多数患者更易于接受。由于在临床上接受 HIFU 治疗的大多为手术无法切除或不能耐受手术的中晚期肿瘤患者，对局部治疗的耐受性较差，因此同一病灶的 HIFU 治疗往往分多次（通常是 1~5 次）进行，一个病灶的覆盖性治疗即为 1 轮治疗，或视为一个疗程。治疗过程中一般无需麻醉，必要时应用镇痛剂。肿瘤患者在其后的生存期中往往接受了一轮以上的 HIFU 治疗，大多为每年 2~3 轮，最多者可达每年 4 轮以上。持续性的重复性局部治疗，在局部和整体疗效上均优于单次治疗。

HIFU 的非消融性治疗和其他肿瘤治疗手段的联合应用。HIFU 治疗虽为一种独立的局部治疗手段，但在肿瘤整合治疗的大趋势下，HIFU 和全身化疗、放疗、介入治疗乃至中医药治疗等整合应用，均体现出优于单一治疗的疗效。

3. 非消融性 HIFU 治疗是一种治疗模式，而不是治疗目的

1）不同于肿瘤热疗　肿瘤热疗（hyperthermia）是通过低温（41.5~42℃）加热肿瘤，导致肿瘤细胞膜结构的变化，生物大分子 DNA、RNA 和蛋白质去稳定，阻止癌细胞进入分裂期，诱导肿瘤细胞凋亡。显然，肿瘤热疗的机制是导致细胞凋亡，而不是坏死。虽然非消融性的 HIFU 治疗也是以热的形式治疗肿瘤，且没有达到肿瘤的完全消融，但它不应该与热疗技术相混淆。

2）不同病种的治疗模式　HIFU 治疗在不同位置的肿瘤中有不同的期望疗效。如子宫肌瘤、左叶肝脏肿瘤、一些骨肿瘤或软组织肿瘤，由于肿瘤上层的组织比较单一，对超声束的干扰较小，周围又无重要的脏器或者组织结构，因此这些位置的肿瘤在 HIFU 治疗中往往能够达到比较明确的影像学消融；而在胰腺癌、其他的腹膜后肿瘤或盆腹腔肿瘤的 HIFU 治疗中，由于靶区肿瘤组织周围有大量的胃或肠道组织，胃肠道组织极易遭受热损伤，且其中的气体还会使入射的超声波急剧衰减，同时影响肿瘤的显示，因此在这一类肿瘤的 HIFU 治疗中风险性和复杂性明显增加，这时 HIFU 治疗的消融性效应可能较难达到，如果刻意追求肿瘤外围区域的完全消融，则会伴随更大的风险。

3）HIFU 的消融性和非消融性治疗的关系　HIFU 治疗的消融性和非消融性效应在影像学上有明显区别，但有时在实际操作过程中还难以截然分开。首先无论是消融性还是非消融性的 HIFU 治疗，采用的流程和治疗参数基本一致。达到治疗参数，根据不同部位的肿瘤和肿瘤不同的生物学特性，可能达到完全消融，也可能难以达到完全消融，还可能靶区中的部分达到了消融而其余的大部分并没有。再者，有研究显示，前一次低功率的 HIFU 治疗后，下一次的 HIFU 治疗更易达到消融的疗效，即前一次的非消融性 HIFU 治疗为后一次的消融性 HIFU 治疗创造了条件。对采用多次治疗的非消融性 HIFU 治疗模式而言，每一次的 HIFU 治疗可以相互配合协同，并在一定程度上获得疗效叠加。

4. HIFU 非消融性治疗的疗效评价

1）影像学改变　HIFU 的非消融性治疗虽然不会表现出影像学上完全消融，但作为一种新型无创的肿瘤局部治疗手段，还是另有一些相关的影像学特征，如：靶区的局灶性坏死，部分可有液化表现。在随访中表现出肿瘤体积的缩小。

2）生活质量的改善　包括临床受益反应（CBR）、KPS 评分、VAS 评分的改善，有时疼痛经数周或数月的缓解后又加重，但经过再次治疗多数患者仍能缓解。

3）实验室指标的改善　包括相关的肿瘤标记物、循环肿瘤细胞（CTC）、免疫学指标：CD3$^+$T 细胞、CD4$^+$T 细胞、NK 细胞、LAK 细胞活性，白介素 -2 水平，TGF-α 含量等。

4）生存期的延长　虽然目前还缺乏大样本的长期观察，但仍有不少分组对照研究显示，常规的肿瘤治疗手段联合 HIFU 非消融性治疗能获得更长的生存期；在无对照组的病例报道中也显示出单独的 HIFU 治疗或者常规治疗联合 HIFU 治疗后，患者的生存期优于文献所报道该疾病的平均生存期水平。

5. 高强度聚焦超声（HIFU）非消融性治疗胰腺癌

胰腺癌是恶性程度最高的消化道肿瘤，被称

为"癌中之王"，中国国家癌症中心发布的最新数据显示，我国胰腺癌发病率目前已上升到恶性肿瘤的第 10 位，癌症相关死亡率位于第 6 位。大约 60% 的胰腺癌患者在确定诊断时已发生远处转移，所有胰腺癌患者中能够接受手术切除的仅为 15%。确诊后患者的 1 年生存率低于 25%，可手术切除者的 5 年生存率也不超过 5%，局部进展期和伴随转移的胰腺癌患者的中位生存时间分别为 6~10 个月和 3~6 个月，5 年生存率也几乎为 0。由此可见，作为胰腺癌首选治疗的手术，其疗效也不令人满意。虽然近年来放化疗及分子靶向治疗有一定进展，但对患者的生存率提高有限。目前，胰腺癌仍是预后最差的肿瘤之一。

对于 HIFU 治疗胰腺癌的优势，主要体现在以下几个方面：

胰腺癌解剖位置复杂，周边有重要的脏器血管，胰腺癌的浸润性生长使其容易侵犯周围的器官和血管，从而导致手术切除率低。而插入型消融治疗胰腺癌的风险大，极易误伤周边大血管、十二指肠及胆管。非侵入性的 HIFU 技术如采用非消融性治疗模式可以最大限度地降低严重不良反应的发生率。实验证明，适当降低 HIFU 功率有利于在确保动物模型人胰腺癌移植瘤治疗效果的前提下减少不良反应，具有更好的安全性。

胰腺为腹膜后器官，位置相对固定，胰腺癌的浸润性生长更易使肿瘤固定，从而使胰腺病灶随呼吸运动而位移的幅度较小或几乎没有，这样可确保靶区定位的精准性，从而确保疗效及安全性；胰腺癌多为乏血供肿瘤。血供差会影响化疗药物或靶向药物的局部浓度从而影响疗效。但另一方面，HIFU 治疗中的热量也不会被高速通过的血流迅速带走。高效的热累积作用可最大限度地灭活肿瘤。而胰腺周边的大血管如脾动静脉、肠系膜上动静脉，乃至腹主动脉和下腔静脉因血流丰富或管径粗，散热迅速而不受热损伤。

1）HIFU 治疗胰腺癌的适应证　具有符合实体瘤缓解评价标准（RECIST）的可测量胰腺占位性病灶，一般要求肿瘤直径 1cm 以上，直径 <1cm 的肿瘤在超声尤其是内置超声探头下难以看清轮廓，勾边不准确。

患者无手术机会，包括以下几种情况。

（1）肿瘤侵犯重要器官，如侵犯肠系膜上动脉，腹腔干等超过 180°，使肿瘤的 R0 手术切除几无可能。

（2）肿瘤发生远处转移而不适手术者（如远处转移，在有效治疗转移灶的同时，原发的胰腺病灶可进行 HIFU 治疗）。

（3）患者一般情况差，如高龄患者，合并症多，心肺功能障碍等，不能耐受手术治疗。

（4）对手术有顾虑，坚决拒绝手术者。

（5）胆管通畅，胆汁代谢功能正常：对于肿瘤压迫引起梗阻性黄疸者，可先行 PTCD 引流胆汁或者胆道内支架置入减黄治疗，并要求生化检查总胆红素 <1.5 倍正常上限值；谷草转氨酶（ALT）、谷丙转氨酶（AST）<2.5 倍正常上限值；血清肌酐（Cr）<1.5 倍正常上限值。

（6）预计生存期至少为 3 个月，对于预计生存期小于 3 个月，为缓解持续性上腹部及腰背疼痛者，可慎重选择本治疗。

（7）具有良好的超声入射通路，内置超声探头扫查下可见轮廓清楚的病灶。

（8）同期行化疗、放疗或者靶向治疗者，也可以接受 HIFU 治疗。

2）HIFU 治疗胰腺癌的禁忌证

（1）治疗区域的相关体表部位皮肤破溃、感染或局部放疗后皮肤硬结影响超声入射通路。

（2）患有严重心、肺疾病或其他重要脏器功能障碍，不能耐受治疗者。

（3）有不可控制的癫痫发作或因精神病丧失自控能力。

（4）CT 或 MRI 可见胰腺病灶，但超声扫描未见病灶者（多由于胃肠道严重胀气）。

（5）实验室生化指标严重异常者。在这种情况下，应首先积极纠正危机值，之后根据具体情况再考虑 HIFU 治疗。

（6）有严重的凝血功能障碍，出血风险较大的患者。

（7）剧烈腰背疼痛所致的屈曲位而不能平卧者。

（8）严重黄疸（总胆红素 >100mmol/L，结

合胆红素 / 总胆红素 > 60%）。

3）HIFU 治疗胰腺癌的并发症及防治 临床上 HIFU 非消融性治疗胰腺癌极少出现严重并发症。根据发生的时间可分为治疗后即发生的早期并发症和治疗后若干小时到几天才发生的延迟并发症，可能出现的并发症及防治对策如下：

（1）早期并发症

·局部皮肤发红：局部冰敷 15min 左右，红色消退即可。

·皮肤烫伤：根据烫伤分级标准分别予对症处理。

·治疗后疼痛加剧：一般给予即释型镇痛药对症处理即可，多数患者治疗后第二天自行缓解。

（2）延迟并发症

·乏力、纳差：给予对症营养支持治疗，部分患者因治疗时情绪紧张导致出现相应症状，需心理干预消除患者的紧张情绪。

·发热：轻度发热一般无需处理，可自行恢复，高热患者需进一步查明发热原因，根据患者的症状体征，必要时行相关检查进一步鉴别，排除胆道感染可能，如高热单纯由于 HIFU 治疗引起，予以对症降温处理即可，如胆道感染引起，需暂停后续 HIFU 治疗，并予抗感染治疗，感染控制后方可继续 HIFU 治疗。

·胰腺炎：部分患者治疗后可出现血尿淀粉酶一过性升高，一般无需特别处理，禁食至第二天多数可恢复，对于持续升高患者，需禁食，并予抗感染、抑制胰酶活性、减少胰酶分泌治疗。

·消化道穿孔：可在治疗后的 2~3d 内发生，很大一部分是十二指肠穿孔需外科手段干预。

·其他不可预测的并发症：根据出现的不同情况分别处理。

4）HIFU 治疗胰腺癌循证医学研究现状 近十几年来，HIFU 技术发展迅速，大量的临床报道证实了胰腺癌的 HIFU 非消融治疗的有效性及安全性：无论是单独使用 HIFU 或与其他手段联合治疗胰腺癌，均取得不错的临床疗效。Zhao 等人对 38 例接受 HIFU 治疗的中晚期胰腺癌患者进行了回顾性分析，其中 11 例患者接受低功率重复 HIFU 治疗，27 例患者接受高功率 HIFU 治疗，结果发现低功率组的中位生存期（10.3 个月）明显高于高功率组（6 个月），6 个月生存率及 1 年生存率均明显高于高功率组，低功率组的不良反应发生率低于高功率组，但差异无统计学意义。因此得出低功率重复 HIFU 治疗局部进展期胰腺癌可以使患者明显获益，并且与高功率相比具有更高的安全性。Marinova 等人单独使用 HIFU 对 50 例晚期胰腺癌进行治疗并随访，结果表明，HIFU 治疗晚期胰腺癌可以有效控制肿瘤的生长，并可以长期缓解患者的癌性疼痛，使患者生存获益。Li 等人采用胰腺导管腺癌小鼠模型进行试验，利用脉冲式 HIFU 对胰腺肿瘤进行局部空化，空化效应导致高度纤维化间质基质断裂，使阿霉素浓度增加 4.5 倍，结果证明，当 HIFU 治疗胰腺癌造成高强度和持续的空化时，可以有效地促进对胰腺肿瘤化疗的疗效。Li 等人使用 HIFU 联合放疗治疗局部晚期胰腺癌，结果表明 HIFU 联合放疗可以有效改善患者的症状，提高患者的生活质量，延长生存期，两者联合是治疗局部晚期胰腺癌安全有效的手段。Ning 等人对 689 例不可切除胰腺癌进行回顾性分析，结果表明 HIFU 与其他诸如化疗、放疗等手段的联合治疗可以延长患者的生存期，尤其是多次重复 HIFU 治疗可以增加患者的临床获益，而且不增加风险。综上所述，可以认为，HIFU 的非消融性治疗胰腺癌是一种有效、安全的手段，可以与多种治疗整合，从而延长患者的生存期，提高生活质量，且可通过多次重复治疗，在不增加不良反应的前提下，增加临床疗效。

二、超声热疗

用热治疗肿瘤有数千年的历史，最早可以追溯到公元前 5000 年。进入 20 世纪 70 年代，热疗在国外被用于临床肿瘤治疗，1985 年美国食品药品监督管理局（FDA）认证热疗为继手术、化疗、放疗、生物免疫治疗后出现的第 5 种肿瘤治疗方法。肿瘤热疗（hyperthermia）是用物理加热方式治疗肿瘤的一种方法，即将物理能量在组织中沉淀而产生热效应，使肿瘤组织温度上升到有效温度，并维持一段时间，使肿瘤细胞生长受到抑制与死亡，而又不损伤正常细胞的一种治疗方法。肿瘤组织内血管结构紊乱，且缺乏神经支配，有较多的血窦而缺乏完整的动静脉系统。受热后，在瘤内易形成热积累，瘤内温度往往高于正常组织，从而抑制肿瘤细胞的 DNA、RNA 及蛋白质合成，进而影响肿瘤细胞的增殖并导致肿瘤细胞死亡，而周围组织无损。热疗可增加局部的血流量，并能影响肿瘤细胞生物膜的状态和功能，破坏细胞膜的稳定性，使细胞膜的通透性增加，从而提高细胞内药物的浓度，达到促进化疗疗效的作用。热疗还可以改变肿瘤细胞的乏氧状态，降低乏氧细胞比例，提高放疗疗效。并通过增加热休克蛋白等免疫物质的表达，提高机体的抗肿瘤免疫功能，起到限制肿瘤细胞扩散的作用。根据不同温度的范围，热疗在临床上可分为超高温治疗（热消融；>60℃）、高温治疗（42~60℃）和亚高温治疗（也叫温热治疗；39.5~42℃）三类。临床上根据加热源不同又分为电磁波（微波和射频）、超声波、激光、红外、磁介导等。

超声波（ultrasound，US）是一种机械振动波，超声热疗所采用的频率范围是 1~5MHz。超声波穿过机体的浅层组织，使组织细胞的微粒振动，互相摩擦产热从而发挥热效应，此外超声波的空化效应也能增强对细胞的破坏作用。超声波的传播必须经过一定的介质，理论上超声对均一性组织有较强的穿透力，但由于人体不是均质的，各种组织间密度差异较大，因此超声波在人体内行进途中，会被组织吸收、反射、折射，从而减弱其能量向深层组织传递。这些特性决定了超声波不能对含空气的空腔脏器如肺脏、胃肠道等以及密度较大的骨、软骨组织加热。在临床中所涉及的热疗大多是指亚高温治疗，即温热治疗，和消融所能达到的 60℃甚至 100℃以上高温不同，温热治疗的标准温度设定在 39.5~42℃。

（一）超声热疗临床应用的原则

超声热疗属于温热治疗范畴，可以协同增敏放化疗，间接杀伤肿瘤细胞，提高抗肿瘤免疫，诱导肿瘤细胞凋亡。超声热疗临床应用的原则：通常情况下，热疗用于与化疗、放疗或生物治疗的整合治疗，而不作为单独的肿瘤治疗手段。作为单独治疗手段，一般用于无其他治疗方法适应证的姑息治疗或者非肿瘤的治疗。为防止热耐受的发生，通常每周治疗 2~3 次，每次治疗间隔 24~48h。

（二）超声热疗的适应证

超声热疗的适应证为浅表软组织恶性肿瘤（与表皮距离小于 10cm），表面皮肤正常，在通路上无空腔和骨组织遮挡。在放疗或化疗的基础上，辅助以热疗，可以明显提高肿瘤的治疗效果，降低放化疗副作用发生的概率及严重程度；对于预期生存期较短的晚期恶性肿瘤患者，可以通过超声热疗减轻疼痛等症状，改善生活质量。

（三）超声热疗的禁忌证

超声热疗治疗肿瘤，患者耐受好、痛苦小、创伤小、副作用小、安全性高，基本无禁忌证，但有以下情况的患者应谨慎选择：治疗部位有皮肤破损或活动性出血的患者；严重的凝血功能障碍患者；精神障碍患者；一般情况差，不能耐受治疗者；严重的心肺功能障碍患者。

（四）超声热疗的并发症及处理方法

超声热疗的并发症发生概率较低，依照以往的临床经验，超声热疗中可能出现的不良事件按发生率排序分别是疼痛、皮肤烫伤、感染、神经损伤、骨痛、发热等。对于超声热疗治疗中可能出现的并发症及处理方法如下。

（1）疼痛。超声加热过程中，疼痛是皮肤或肌肉组织对高温的正常反应，也可能由于热积聚刺激靶区的感觉神经或骨所致。治疗后的疼痛往往由于局部烫伤和组织水肿所致。出现这类情况可予对症治疗，局部涂抹镇痛凝胶或口服镇痛药。

（2）皮肤烫伤。多数由于加热元件与皮肤耦合接触不良，造成局部皮肤温度过高或冷却系统效果欠佳所致。一级烫伤者应保持皮肤清洁干燥，用烫伤软膏涂抹。二级烫伤者用无菌空针抽吸水泡，用烫伤软膏表面涂匀后，无菌纱布加压包扎，可根据情况给予适当抗菌素。对于三级烫伤，目前尚无文献报道该类情况发生。

（3）继发感染。局部皮肤因烫伤破溃后处置不当可继发感染，应局部换药，同时做分泌物或血液的细菌培养及药敏，鉴别出何种细菌后，给予抗生素治疗。

（4）神经损伤。对于治疗时能量波散射造成的神经组织受伤；可应用甲钴胺、神经生长因子营养神经，并配合镇痛治疗，一般5~7d可以缓解。

（5）骨痛。由于患者肿瘤部位所限，在安置超声肿瘤热疗仪时可能无法完全避开骨骼，使骨吸收超声能量造成骨烧伤性疼痛。可予镇痛等对症治疗。

（6）发热。考虑因治疗后肿瘤坏死组织吸收引起，一般不需处理可自行恢复。

超声热疗是一种有效的临床治疗手段。在治疗过程中，超声波部分能量被生物组织吸收转变为热能，使组织温度升高，通过加热使肿瘤的血流量增加，使肿瘤中心的乏氧细胞进一步氧合，改变乏氧细胞比例，从而提高放化疗的治疗效果，减轻毒副作用。目前超声热疗在临床上并没有广泛应用，但是超声热疗的优势已被转化为高强度聚焦超声治疗。不同强度超声的热效应研究将越来越得到医疗工作者的重视，了解超声对生物体的效应机制，将为深入研究超声热疗的生物学效应及临床应用提供新的证据和视角。

三、超声引导下甲状腺和乳腺的消融

由于超声在浅表器官检查方面的方便性与安全性，且具有较好的分辨率，目前被广泛应用于浅表器官肿瘤的消融治疗引导，特别是甲状腺、乳腺，主要有：①射频消融（radiofrequency ablation，RFA）；②微波消融（microwave ablation，MWA）；③激光消融（laser ablation，LA）；④高强度焦超声（high intensity focus ultrasound，HIFU）治疗等。

（一）甲状腺肿瘤的超声引导下消融

关于超声引导下甲状腺结节的热消融已有很多报道，开始关注甲状腺结节热消融的规范化问题，其中以韩国甲状腺放射学会（Korean Society of Thyroid Radiology，KSThR）所发表的《射频消融良性甲状腺结节和复发性甲状腺癌共识声明与建议》（简称韩国共识）和我国浙江省抗癌协会甲状腺肿瘤治疗专业委员会发表的《甲状腺良性结节、微小癌及颈部转移性淋巴结热消融治疗浙江省专家共识》较有广泛性。韩国共识于2012年发表，首先对甲状腺良性结节的射频消融（RFA）效果持肯定态度，认为只要选择合适的患者，并且由有一定年资和相关临床经验的医生进行操作，其可以达到与外科手术相同的效果。共识中对于甲状腺良性结节的消融指征进行了明确的规定，而且提出了对于甲状腺结节持续增大的患者，根据临床症状和体征也可以考虑行RFA。同时韩国共识也明确指出不推荐RFA用于滤泡性肿瘤或原发性甲状腺癌的治疗，因为在滤泡性肿瘤或原发性甲状腺癌中RFA没有治疗益处的证据。另外对于复发性甲状腺癌，首选手术治疗，其次选择放射性碘和甲状腺激素治疗。对于手术风险较高的患者和拒绝接受反复手术的患者可以选择RFA。浙江省抗癌协会甲状腺肿瘤治疗专业委员会共识由葛明华、徐栋等学者牵头，发表于2015年，在严格遵循医学伦理学和诊治原则前提下开展探讨性研究，积累循证医学证据，经多学科反复讨论最终达成共识。该共识提出了热消融治疗在甲状腺良性结节、甲状腺微小癌及颈部转移性淋巴结的适应证和禁忌证，尤其是并未完全否定热消融在甲状腺癌方面的治疗意义，但是严格规定了对于甲状腺微小癌的适应证与禁忌证。另外，该共识还对消融的术前准备、操作方法、疗效评价及注意事项等进行了详细阐述，对我国乃至世界的甲状腺热消融事业起到了积极的推动作用。

中国抗癌协会甲状腺肿瘤超声治疗专业委员会以浙江版为基础经多学科反复讨论和实践深入，由中国抗癌协会甲状腺癌专业委员会联合各委员会，多次组织相关专业的专家进行研讨，几经易稿，初步达成共识，再次强调本共识的目的是严格规范，加强管理。中国抗癌协会甲状腺癌专业委员明确提出热消融治疗甲状腺微小乳头状癌（PTMC）的适应证和禁忌证。进一步比较了专家共识中PTMC的积极监控与热消融指征可以发现，热消融的指征更为严格，尤其是肿瘤所在的位置，这主要是为了确保彻底消融治疗癌灶，避免癌细胞残留和复发。共识提出，没有足够的循证医学证据证明热消融对 PTMC 治疗的有效性，故不推荐将热消融治疗作为 PTMC 治疗的常规手段。甲状腺结节热消融治疗是一种体内原位灭活肿瘤以达到局部根治（热切除）的技术手段，因此其手术前的肿瘤学评估应作为治疗的前置条件。所有患者术前均需穿刺活检以获得满意的病理结果。

推荐采用细针穿刺抽吸活检（FNA）行细胞学检查，细胞病理学报告推荐采用 Bethesda 报告系统；也可应用粗针穿刺活检（CNB）行组织病理检查。良性结节是指 FNA Bethesda Ⅱ类，对于符合消融条件的恶性结节也需行 FNA 明确诊断，便于术前患者知情并做出选择。

甲状腺良性结节热消融对于中、小的良性结节治疗效果最佳，相关资料统计，使用热消融治疗无功能的良性甲状腺结节后体积可减少 93.4%，而复发率仅有 5%。对于自主性高功能甲状腺结节，外科手术和放射性碘治疗是标准的治疗方法，但对于身体条件不适宜外科手术，或不愿接受外科手术的患者，热消融治疗是有效的替代方案，可以显著减小结节体积，提高正常的甲状腺功能，其中上海瑞金医院詹维伟教授团队针对甲状腺结节热消融治疗做了大量的研究工作，提出了多项指导性建议；解放军总医院梁萍教授团队长期致力于甲状腺肿瘤的热消融治疗，成果斐然。

1. 适应证

需同时满足以下 1~3 条并满足第 4 条之一者：

（1）超声提示良性，细针穿刺活检细胞学病理 FNA-Bethesda 报告系统报告为Ⅱ类，或术前组织学活检病理证实为良性结节。

（2）患者无儿童期放疗史。

（3）患者充分知情情况下要求微创介入治疗，或拒绝手术及临床观察。

（4）同时需满足以下条件之一：自主功能性结节引起甲亢症状的；患者存在与结节明显相关的自觉症状（如异物感、颈部不适或疼痛等）或影响美观；要求治疗的；手术后残余复发结节，或结节体积明显增大。

2. 禁忌证

（1）巨大胸骨后甲状腺肿或大部分甲状腺结节位于胸骨后方（对无法耐受手术及麻醉者可考虑分次消融或姑息治疗）。

（2）对侧声带功能障碍。

（3）严重凝血功能障碍。

（4）重要器官功能障碍。

相比于手术，热消融治疗原发性甲状腺微小乳头状癌（PTMC）的优点在于可以避免手术及麻醉风险，避免瘢痕，且术后无须 TSH 抑制治疗，平均住院时间、费用、平均失血量、手术切口愈合时间都更少。另外，由于 PTMC 体积较小，其消融范围一般小于良性甲状腺结节，因此不良反应的发生率低于后者。

国内早期开展的甲状腺热消融主要针对良性结节，但随着技术的广泛应用和成熟，也有部分学者将热消融技术应用于甲状腺癌的治疗之中，但仍存在不少分歧，其中激光消融甲状腺结节得到了较为广泛的关注和应用。

3. 操作规范

（1）从消融方式来讲，"点射"式 MWA 相比"静止"式 LA 更精细。

（2）从消融能量来讲，RFA 和 MWA 使用的功率较高（30~50W），而 LA 使用的功率较低（3~5W），LA 对周边组织的影响相对较小。

（3）从消融的引导针来讲，RFA 或 MWA 引导针较粗（16~18G），而 LA 使用 21G 的引导针，操作灵活，消融区域范围较小，安全性更高。因此，热消融治疗（RFA、MWA、LA）的方式需根据具体病灶大小、病灶周围毗邻、消融能量的需求等情况综合评估。

4. 操作方法

（1）术前对病灶行多角度、多切面超声检查，明确病灶的位置及与周围组织的解剖关系。根据病灶大小、位置制订治疗方案和热消融模式、程序。

（2）取仰卧位、颈部过伸后屈，常规消毒、铺巾，超声引导下用麻醉药局部麻醉皮肤穿刺点至甲状腺前缘外周包膜。

（3）根据病灶的位置，相应地在超声引导下以 2% 利多卡因或其稀释液在甲状腺前包膜与颈前肌群间隙进行局部浸润麻醉及隔离，随后以生理盐水或灭菌注射用水 10~40mL（或加入 0.5mg 肾上腺素混合液）在甲状腺外包膜与颈动脉间隙、甲状腺后包膜与食管间隙、甲状腺与甲状旁腺间隙及甲状腺后包膜与喉返神经穿行区域、转移性淋巴结与周围组织间隙分离，形成安全隔离区域（可根据具体肿瘤的位置酌情掌握），以保护颈动脉、食管、甲状旁腺及喉返神经等相邻脏器及组织免受损伤。

（4）选取安全、较近的路径（穿刺路径应以峡部进针为主要路径，也可根据实际需要采取侧颈部进针的穿刺路径），在影像（推荐超声）引导下避开颈部血管、气管、神经等重要结构。

（5）消融良性大体积病灶推荐使用"移动消融技术"，将病灶分为多个小的消融单元，通过移动热源，逐个对单元进行热消融处理，需确保病灶于三维上能实现整体热消融。对于小体积病灶或恶性病灶则可使用"固定消融技术"，将热源固定于病灶中持续将其热消融，并酌情考虑多点消融，恶性者需扩大消融以达到局部根治。

（6）热消融（射频、微波、激光）功率输出一般需要由小至大逐步调节，具体功率输出范围及启停时间需根据具体热消融选择形式、病灶大小、病灶周围毗邻、设备厂家推荐值等情况酌情控制。

（7）当实时超声显示病灶完全被热消融产生的强回声所覆盖时，应停止热消融；有条件的可在消融后再次行增强影像学（推荐超声造影）检查评估热消融情况，以判断是否消融完全。

5. 热消融的操作技巧

（1）热消融治疗时释放的能量容易造成病灶周围组织的热损伤，因此针对热消融术并发的热损伤常会采用"液体隔离带法"，即以生理盐水将甲状腺包膜与周围组织间隙分离，形成安全隔离区域，能预防毗邻结构受热损伤。但这种方法也存在一定的局限性，与病灶的部位、范围及与毗邻周边有密切的关系，因此在热消融术前需要对病灶进行详细的检查，制订合理的治疗方案和消融的模式、程序，并在术前对风险进行评估，

有助于并发症的预防。

（2）对于大体积的病灶采用移动式消融（moving shot technique）的方式，可以确保病灶三维立体空间上的整体式热消融。自主性高功能的甲状腺结节，热消融的范围需要覆盖到整个结节及其周边区域。

移动消融比固定消融更灵活，可在一定程度上避免靶目标周围组织的损伤。但对于小体积的病灶可采用固定消融技术，将热源固定于病灶内进行消融。国外有学者认为应避免对具有恶性潜能的甲状腺肿瘤进行移动式热消融，可能会带来肿瘤针道转移的并发症。因此，对怀疑有恶性或恶性潜能的甲状腺病灶在热消融操作中，严格按照病灶的性质和范围选择适宜的热消融方式和流程，并于术后长期随访，进而根据随访结果制订进一步的治疗方案。

（3）消融范围对于热消融的疗效和预后至关重要，在消融即刻，病灶完全被热消融产生的强回声所覆盖，应停止消融进行观察，必要时结合增强影像学，如超声造影于术中进行消融情况评估，确保消融完全。

如有必要，消融后可再次行增强影像学检查，确保消融彻底。比如对于自主性高功能甲状腺结节，消融范围覆盖整个结节及周边区域，才能达到好的疗效，提高术后正常的甲状腺功能，通过增强影像学检查来确保消融的彻底性也是较为关键的环节。

6. 术后并发症

（1）疼痛是最为常见的并发症，仅有 5.5% 的患者在 RFA 治疗后需要镇痛剂镇痛超过 2d。此种现象主要是由于甲状腺结节靠近甲状腺腹侧被膜。

（2）声音改变，在热消融过程中，声音改变是较为严重的并发症之一，也较为常见。主要是由于喉返神经损伤引起的。

（3）甲状腺功能的变化，可能会引起少量甲状腺功能的改变，会导致短暂性的甲状腺功能亢进，但多数患者于消融后 1 个月甲状腺功能即可恢复正常。

（4）少部分患者出现血肿与皮肤损伤；由于

甲状腺的生理结构较为特殊，体积小，毗邻关系复杂，周围的重要血管脏器多。另有一些严重的并发症鲜见报道，如食管或气管损伤、臂丛神经损伤、迷走神经损伤、气管软骨坏死等。

7. 随访与疗效评估

（1）可在消融前、消融中、消融后分别进行病灶的影像学检查，推荐以超声影像学检查（超声造影更佳）作为消融术后即刻和消融术后随访疗效的主要评价指标。

（2）热消融治疗后 1 个月、3 个月、6 个月、12 个月随访，行影像学检查观察治疗病灶坏死情况和病灶大小，计算体积及结节缩小率。

（3）记录症状改善情况、相关并发症及其治疗、恢复情况。甲状腺肿瘤及其颈部转移性淋巴结热消融患者随访时需检测甲状腺功能指标及相应标志物等。

（4）有条件的医疗单位可考虑术后（一般在术后 1~3 个月以后的复查过程中）通过穿刺病理检查判断疗效的确切性。

（二）乳腺肿瘤超声引导下的消融

乳腺良性肿瘤在超声引导下热消融与甲状腺结节消融要求基本相似，但是由于乳腺具有自身特点，选择适应证略有不同，肿瘤消融治疗后容易液化且吸收较慢等，总体上乳腺良性肿瘤的热消融治疗较甲状腺肿瘤热消融治疗安全度高。

（杨武威　赵洪　朱君秋　邹大中　王勇）

参考文献

[1] 国家肿瘤微创治疗产业技术创新战略联盟专家委员会，中国医师协会介入医师分会消融治疗专家工作指导委员会，北京医师协会介入医师分会.影像引导肝脏肿瘤热消融治疗技术临床规范化应用专家共识.中华医学杂志，2017, 97(31): 2420–2424.

[2] Chen W, Zheng R, Baade PD, et al. Cancer statistics in China, 2015. CA Cancer J Clin, 2016, 66(2): 115–132.

[3] Healey TT, March BT, Baird G, et al. Microwave ablation for lungneoplasms: a retrospective analysis of long-term results. J Vasc Interv Radiol, 2017, 28(2): 206–211.

[4] Cazzato RL, Garnon J, Ramamurthy N, et al. Percutaneous image-guided cryoablation: current applications and results in the oncologic field. Med Oncol, 2016, 33(12): 140.

[5] Kim C, Hoang CD, Kesarwala AH. Role of local ablative therapy inpatients with oligometastatic and oligo progressive non-small-cell lung cancer. J Thorac Oncol, 2016, pii: S1556-0864(16)31175–3.

[6] Miller DA, Krasna MJ. Local therapy indications in the management of patients with oligometastatic non-small cell lung cancer. Surg Oncol Clin N Am, 2016, 25(3): 611–620.

[7] 魏颖恬，肖越勇，亚洲冷冻治疗学会.影像学引导肺癌冷冻消融治疗专家共识 2018 版.中国介入影像与治疗学，2018, 15(5): 259–263.

[8] 刘宝东，叶欣，范卫君，等.影像引导射频消融治疗肺部肿瘤专家共识(2018 年版).中国肺癌杂志，2018, 21(2): 76–88, 86.

[9] de Baère T, Aupérin A, Deschamps F. Radiofrequency ablation is a valid treatment option for lung metastases: experience in 566 patients with1, 037 metastases. Ann Oncol, 2015, 26(5): 987–991.

[10] Boyer MJ, Ricardi U, Ball D. Ablative approaches for pulmonarymetastases. Thorac Surg Clin, 2016, 26(1): 19–34.

[11] 中国医师协会介入医师分会肿瘤消融专业委员会，中国临床肿瘤学会肿瘤消融治疗专家委员会.影像引导下肾上腺肿瘤消融治疗专家共识(2019 版).中华医学杂志，2019, 99(15): 1123–1132.

[12] Kumar A, Kumar S, Katiyar VK, et al.Phase change heat transfer during cryosurgery of lung cancer using hyperbolic heat conductionmodel. Comput Biol Med, 2017, 84: 20–29,

[13] Breen DJ, King AJ, Patd N, et al.Image-guided cryoablation for sporadic renal cell carcinoma: Three-and 5-year outcomes in 220 patients with biopsy-proven renal cell carcinoma.Radiology, 2018, 289(2): 554–561.

[14] 亚洲冷冻治疗学会，张肖，肖越勇，李成利，中国医药教育协会介入微创治疗专业委员会.影像学引导肾癌冷冻消融专家共识 2019 版.中国介入影像与治疗学，2019, 16(2): 65–70.

[15] Yu J, Chen B, Zhang J, et al. Ultrasound guided percutaneous microwave ablation of benign breast lesions. Oncotarget, 2017, 8(45): 79376–79386.

[16] 超声引导微波（射频）消融治疗乳腺纤维腺瘤全国多中心研究协作组.超声引导微波（射频）消融治疗乳腺纤维腺瘤专家共识.中华乳腺病杂志（电子版），2018, 12(6): 321–323.

[17] 王晓丽，周毅.微波消融治疗乳腺癌的现状与争议.中国微创外科杂志，2018, 18(11): 1018–1022.

[18] Kim JH, Baek JH, Lim HK, et al. 2017 thyroid radio frequency ablation guideline: Korean society of thyroid radiology.Korean J Radiol, 2018, 19(4): 632–655.

[19] Garberoglio R, Aliberti C, Appetecchia M, et al. Radio frequency ablation for thyroid nodules: which indications?the first Italian opinion statement. J Ultrasound, 2015, 18(4): 423–430.

[20] Adam MA, Thomas S, Hyslop T, et al. Exploring the relationship between patient age and cancer-specific survivalin papillary thyroid cancer: rethinking current staging systems. J Clin Oncol, 2016, 34(36): 4415–4420.

[21] De Biase D, Gandolfi G, Ragazzi M, et al. TERT promoter mutations in papillary thyroid microcarcinomas. Thyroid, 2015, 25(9): 1013–1019.

[22] Wang LY, Ghossein R, Palmer FL, et al. Microscopic positive

margins in differentiated thyroid cancer is not an independent predictor of local failure. Thyroid, 2015, 25(9): 993–998.

[23] Castagna MG, Cantara S, Pacini F. Reappraisal of the indication for radioiodine thyroid ablation in differentiated thyroid cancer patients. J Endocrinol Invest, 2016, 10(39): 1087–1094.

[24] Ganly I, Nixon IJ, Wang LY, et al. Survival from differentiated thyroid cancer: what has age got to do with it? Thyroid, 2015, 25(10): 1106–1114.

[25] 中国医师协会甲状腺肿瘤消融治疗技术专家组，中国抗癌协会甲状腺癌专业委员会，中国医师协会介入医师分会超声介入专业委员会，等. 甲状腺良性结节、微小癌及颈部转移性淋巴结热消融治疗专家共识 (2018 版). 中国肿瘤 , 2018, 27(10): 768–773.

[26] Kim SJ, Myong JP, Suh H, et al. Optimal cutoff age for predicting mortality associated with differentiated thyroid cancer. PLoS One, 2015, 10(6): 0130848.

第10章
中医药治疗

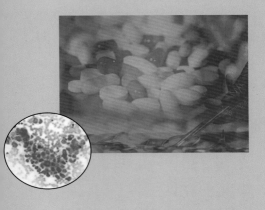

第1节　中医学对肿瘤的认识和研究进展

中医学对于肿瘤的认识历史悠久，从殷商到清末，中医肿瘤学术思想经历了从萌芽、形成、发展到成熟的历程。从新中国成立至今，在继承、发扬和总结前人的临床经验和理论知识的基础上，借助现代科学技术的发展及多学科、多领域的优势整合，中医肿瘤学体系不断完善，形成了中医肿瘤学科。中医药在肿瘤领域的研究逐渐走向现代化、规范化、精细化、国际化。中医药可全程参与肿瘤的治疗，并与现代肿瘤治疗手段紧密配合。随着整合医学的发展，我国的肿瘤治疗已经逐渐进入了中西医多学科整合治疗的新时代。

一、古代中医对肿瘤的认识

（一）中医肿瘤学术思想萌芽阶段

早在3500年前我国殷代的甲骨文中，已有了肿瘤的记载。2000年前的《周礼·天官》一书中，将医生分为"食医""疾医""疡医""兽医"，其中"疡医"所主治的"肿疡"范围，即包含现代医学的"肿瘤"。时至今日，日本、韩国因受我国传统医学的影响，将肿瘤仍称为"肿疡"。传统医学当时主张内治和外治相整合，其中内治"以五毒攻之，以五气养之，以五药疗之，以五味调之"。外治则以"祝药，劀杀之齐"。"祝"是用药外敷，"劀"是除去脓血，"杀"是用药蚀其恶肉，其中"祝""杀"也为后世治疗肿瘤

的常用之法。成书于公元100年左右的《说文解字》《尔雅》等书，也有类似肿瘤病的名称，例如"瘣"学。《诗经·小雅》中的"譬彼坏木，疾用无枝"，就有肿瘤的"肿"之意。又如"瘨"，《诗经·大雅》中有"胡宁瘨我以旱"，瘨是疾病的意思，被解释为腹胀。这些历史书籍的记载虽然极不完善，但是为肿瘤学科的形成奠定了基础，成为中医肿瘤学科的启蒙。

（二）中医肿瘤学术思想形成阶段

中医肿瘤学初步形成阶段主要经历了战国至秦汉这一历史时期，其中成书于此时期的中医经典巨著《黄帝内经》对于肿瘤类疾病的名称、病因、病理机制等，都有了基本的阐述和相当的认识，为中医肿瘤学科的形成奠定了理论基础。

1. 对肿瘤病名的记载

古代中医书中所记载的"昔瘤""肠覃""癥结""石瘕""息贲""噎膈""反胃"等病症的描述与如今某些肿瘤的临床表现类似。如《灵枢·邪气脏腑病形》篇谓："胃脘当心而痛……膈咽不通，食饮不下。"即与临床所见食管、胃、贲门肿瘤症状相似。《灵枢·水胀》篇记载："肠覃者……其始得之，大如鸡卵，稍以益大，至其成如怀子之状，久者离岁，推之则移，按之则坚。"而"肠覃"的临床表现类似于腹腔内某些肿瘤的症状。《素问·通评虚实论》提及噎食、膈证，如"膈

塞闭绝,上下不通"。《灵枢·邪气脏腑病形》谓:"膈中,食饮入而还出,后沃沫。"即相当于现代的食管癌、贲门癌。

《难经》记载"肺之积,名曰息贲,在右胁下,覆大如杯,久不已,令人洒淅寒热,喘咳,发肺痈。"《素问·奇病论》言其"病胁下满,气逆"的表现与现代肺癌颇为相似。

《灵枢·痈疽》记载:"发于足旁,名曰厉疽……急治之,去其黑者,不消辄益大,不治,百日死。发于足趾,名曰脱疽……"其发病部位及症状与现代的黑色素瘤一致。

2. 对病因学、症状学的认识

《黄帝内经》中对于肿瘤形成的病因论述与现代医学的认识有许多相似之处,如外界因素、饮食失调、情志因素致病及机体的正气对于肿瘤形成的影响等,《灵枢·百病始生》篇谓:"积之始生,得寒乃生,厥乃成积也。"《灵枢·九针论》篇中载:"四时八风之客于经络之中,为瘤病者也。"《素问·异法方宜论》中载:"美其食……其病皆肠痈。"《灵枢·百病始生》中记载:"内伤于忧怒,则气上逆,气上逆则六输不通,温气不行,凝血温里而不散,津液渗涩,著而不去,而积皆成矣。"又如《灵枢·刺节真邪》篇载:"虚邪之入身也深,寒与热相搏,久留而内着……邪气居其间而不反,发为筋瘤;……肠瘤……肉疽。""邪之所凑,其气必虚"等精辟的论述为后世研究肿瘤疾病的病理机制奠定了基础。《素问·玉机真脏论》中描述的"大骨枯槁,大肉陷下,胸中气满,喘息不便,内痛引肩颈,身热,脱肉破䐃,真脏见,十月之内死"类似于肺癌晚期的临床表现,并明确指出预后不良。

在此时期成书的《难经》继承和发展了《黄帝内经》的理论,对五脏之积的临床表现进行了归纳,可以认为是对某些内脏肿瘤临床表现的具体描述,如《难经·五十五难》记载:"肝之气,名曰肥气,在左胁下,如覆杯,有头足……;心之积,名为伏梁,起脐上,大如臂,上至心下,久不愈,令人烦心……;脾之积,名为痞气,在胃脘,覆大如盘,久不愈,令人四肢不收,发黄疸,饮食不为肌肤……;肺之积,名曰息贲,在右胁下,覆大如杯,久不已,令人洒淅寒热,喘咳,发为

肺痈……;肾之积,名贲豚,发于少腹,上至心下,若豚状……此五积之要法也。"与肝癌、胃癌、肺癌、胰腺癌等类似。

华佗在《中藏经·卷中·论痈疽疮肿》中记载:"夫痈疽疮肿之所作也,皆五脏六腑蓄毒不流则生,非独因荣卫雍塞而发者也。"明确地认识到肿瘤是人体脏腑功能失调,蓄毒不化所致。

东汉末年著名医家张仲景所著的《伤寒杂病论》和《金匮要略》从病机的角度对于具体的病症进一步进行了描述,如在《伤寒杂病论》中对于"胃反"的描述颇类似于胃癌之胃窦部、幽门部位梗阻的临床表现,即"脉弦者虚也,胃气无余,朝食暮吐,暮食朝吐,宿食不化,名曰胃反。"另外,张仲景还较明确指出了对于某些肿瘤和非肿瘤在临床上的不同表现和预后,在《金匮要略·五脏风寒积聚病脉证并治》中有明确的记载:"积者,脏病也,终不移;聚者,腑病也,发作有时,辗转痛移,为可治;谷气者胁下痛,按之则愈,复发为谷气。诸积大法,脉束细而附骨者,乃积也。""积"与"聚"类似于肿瘤,"聚"主要指类似于肠中燥屎或积气或良性肿瘤,其病在腑,"为可治";而"积"类似恶性肿瘤,其病在脏,难于治疗,预后则多不良。

3. 在肿瘤治疗中的运用

《黄帝内经》《难经》及两汉时期成书的《伤寒杂病论》《金匮要略》等中医经典著作的形成,标志着"整体观念"和"辨证论治"治疗理念的形成,对于包含肿瘤类疾病在内的诸多疾病的治疗提出了有序化的治疗原则。如要根据肿瘤的所属性质、症状特征,综合整体病态,辨别在气、在血,属虚、属实的不同,从而进行不同的处理。《素问·至真要大论》指出:"谨守病机,各司其属,有者求之,无者求之,盛者责之,虚者责之,必先五胜,疏其血气,令其条达,而致和平。"《素问·阴阳应象大论》提倡的"形不足者,温之以气,精不足者,补之以味"的原则,至今对于临床治疗肿瘤疾病都有重要的指导意义。《素问·移精变气论》篇记载:"古之治病,惟其移精变气,可祝由而已。"祝由是古代"毒药未兴,针石未起"时,对疾病求助于"神"的一种方法,用以改变患者的精神状态,类似于今

日的精神疗法。我国古代的祝由疗法，实际上也是以言语开导为主的心理疗法，对肿瘤治疗有一定的辅助治疗意义，可谓是现代的精神支持和疏导疗法的雏形。

《黄帝内经》还记载有辅助治疗作用的食疗，所谓"药以祛之，食以随之""大毒治病，十去其六，常毒治病，十去其七，小毒治病，十去其八，无毒治病，十去其九，谷肉果菜，食养尽之，无使过之，伤其正也。"另外，在《三国志·华佗传》中记载华佗用手术治疗"结积"的例子，其云："若病结积在内，针药所不能及，当须刳割者，便饮其麻沸散，须臾便如醉死，无所知，因破取，病若在肠中，便断肠湔洗，缝腹膏摩，四五日差，不痛，人亦不自寤，一月之间即复也。"说明华佗使用的刳割疗法，奠定了手术治疗肿瘤疾病的基础。

对某些肿瘤的治疗，张仲景在《伤寒杂病论》《金匮要略》开创性地提出了活血化瘀、软坚消积等治法，并且创制了桃仁承气汤、下瘀血汤、大黄䗪虫丸、桂枝茯苓丸、鳖甲煎丸、四乌鲗骨一藘茹丸等著名方剂。方中虫类药如蛴螬、䗪虫、水蛭、虻虫、鳖甲等，为血肉之质，具有缓攻搜剔、软坚走窜、破瘀行血、通络镇痛、搜风拔毒等功效，具有植物药不可比拟之势，堪为现代软坚散结、逐瘀法治疗肿瘤的先河。

（三）中医肿瘤学术思想发展阶段

1. 对肿瘤命名的新认识

唐代孙思邈所著的《千金方》，首次提出"五瘿七瘤"，所谓五瘿，即石瘿、气瘿、劳瘿、土瘿和忧瘿，其中石瘿与甲状腺癌相似。所谓七瘤，即肉瘤、骨瘤、脂瘤、石瘤、脓瘤、血瘤、息肉等。此外，《千金要方》中曰："妇人女子乳头生小浅热疮，痒搔之，黄汁出，浸淫为长，百种治疗不差者，动经年月名为妒乳。"其中的妒乳相当于现代的乳腺湿疹样癌。另外，南宋陈无择的《三因极一病症方论》中，在进行病因归纳的基础上，将瘿、瘤列为一门，还提出"五瘿六瘤"的分类。

有关"癌"字的首次记载，见于宋代的《卫济宝书》，该书第一次形象地应用了"嵒"，通"岩"，《说文》释为"山岩也"。用"嵒"形

容恶性肿瘤之形状如山岩一般，从"疒"，即成"癌"字，给恶性肿瘤一个特定的含义，并且还对"癌"的表现以及治疗进行了描述。

2. 对病因学、症状学的认识

晋代葛洪在《肘后备急方》中描述了"凡癥见之起，多以渐生，如有卒觉便牢大，自难治也。腹中癥有结者，便害饮食，转羸瘦"。他已经认识到肿瘤病的发生和发展有一定的渐进过程，类似于临床上所见恶性肿瘤患者的恶病质状态，预后不良。隋代巢元方所著的《诸病源候论》，分门别类列出积聚、噎膈等病候，对这类病证从病因病机的角度进行较为详尽地论述，如《诸病源候论·积聚候》中说："积聚者，由阴阳不和，脏腑虚弱，受于风邪，搏于脏腑之气所为也。"又如《诸病源候论·噎膈候》将噎膈按照病因分为气、忧、食、劳、思五噎和忧、恚、气、寒、热五膈。《妇人杂病诸候·石痈候》中提到："有下于乳者，其经虚，为风寒气客之，则血涩结成痈肿，而寒多热少者，则无大热，但结核如石。"《诸病源候论·癥瘕病诸候》说："癥者，由寒温失节，致脏腑之气虚弱，而食饮不消，聚结在内，染渐生长块段，盘劳不移动者……若积引岁月，人皆柴瘦，腹转大，遂致死。"又说："其病不动者，直名为癥。若病虽有结症而可推动者，名曰瘕。瘕者假也，谓虚假可动也。"对于"癥""瘕"的形成和临床特征都进行了深刻的描述，为认识此类疾病提供了理论基础。

首次有"癌"字记载的《卫济宝书》，在《卫济宝书·痈疽五发篇》中还对"癌"的病证表现及治疗进行了描述："一曰癌，二月瘭，三曰疽，四曰痼，五曰痈。"同时记载："癌疾初发，却无头绪，只是内热病，过一七或二七，忽然紫赤微肿，渐不疼痛，迤俪软熟紫赤色，只是不破。宜下大黄䗪散取之，然后服排脓，败毒托里，内补等散，破后用麝香膏贴之。"虽然"癌"的表现与现代的恶性肿瘤含义不尽相同，但很有可能包含身体浅表部位的恶性肿瘤。

3. 治疗学的充实发展

唐代孙思邈所著的《千金方》，告诫后世医家"凡肉瘤勿疗，疗则杀人，慎之，慎之"。此外，在《千金要方》和《千金翼方》中对乳腺肿

瘤、子宫肿瘤等疾病的临床表现都进行了详尽地论述，并且记载了诸多治疗肿瘤的方药，尤其擅长使用虫类药物，如僵蚕、全蝎、蜈蚣、蝉蜕等，为后世应用虫类药治疗肿瘤，提供了非常有价值的经验。唐太宗时期所编的《晋书》，其中曾载有用外科手术治疗眼科"大瘤疾"的病例，如《景书·景帝纪》篇中记载："初，景帝目有瘤疾，使医割之。"王焘的《外台秘要》已有千金灸治疗瘰疬的方法，并介绍了隔蒜灸适用于一切项上瘰疬，这应该是恶性肿瘤热疗的最早记载。

宋代杨士瀛所著的《仁斋直指方论》对癌的病证表现、病性描述为"毒根深藏"，这为后世以清热解毒法治疗此类疾病奠定了良好的基础，如《仁斋直指方论》记载："癌者，上高下深，岩穴之状，颗颗累垂，毒根深藏。"《圣济总录》中记载："瘤之为义，留滞而不去也。气血流行不失其常，则形体和平，无或余赘及郁结壅塞，则乘虚投隙，病所由生。"进一步提出肿瘤发生的内因是气血运行不畅，郁结壅滞形成肿瘤。

金元四大家学派之间的争鸣进一步促进了肿瘤学科的学术发展。如刘河间提出火热致病，他认为对于肿瘤疾病所出现的热证表现，采用清热解毒法治疗具有较为明显的疗效。张从正在《儒门事亲》中说："积之成之，或因暴怒悲喜思恐之气。"明确指出情志致病也是导致肿瘤发生的重要病因之一。朱丹溪则明确提出"痰"作为病因与肿瘤发生的相关性，在《丹溪心法》中说："凡人身上、中、下有块者，多是痰。""痰之为有物，随气升降，无处不到。"在治疗上采用理气、健脾法则，他说："善治痰者，不治痰而治气，气顺则一身之津液随气而顺矣。""治痰法，实脾土，燥脾湿，是其治本也。"李东垣提出"人以胃气为本"及"养正积自消"，注重"补脾胃"和"扶正固本"，这对于指导肿瘤疾病的治疗具有重大的意义，尤其对于现阶段重视患者生活质量、提高生存期起到了奠基的作用。泛言疾病的内因皆归咎于"脾胃气虚"，此乃驭繁就简之谓，对指导癌症的临床治疗具有重要意义。治癌之法，无非是一攻一补，寓补于攻，或寓攻于补，当视患者的胃气强弱而定。不过癌症患者多为老年，老年患者脾胃气虚者居多，加之此病为恶性消耗

疾病，岂可专攻损正？故治癌症当以"扶正固本"为要法。主要是扶助脾胃之气，此虽不是唯一的治则，但却是延缓病程的有效治疗手段，可起到"留人治病"的作用，能够为患者争取到更多的治疗时机，提高生存率。此阶段各个医家在不同方面都有创新，为中医肿瘤学提供了丰富的理论与实践经验。

（四）中医肿瘤学术思想成熟阶段

至明清时期，随着对肿瘤的病因病机认识的逐步深入，肿瘤疾病发生发展及预后更加明确，对患者症状体征观察、描述得更为详细，辨证更为准确，治疗方法更为丰富，中医对肿瘤的认识逐步进入成熟阶段。

明代张景岳云："壮人无积，虚人则有之。"此虽泛指一切积滞而言，但也包括肿瘤在内，虚者主要是指脾胃气虚。《景岳全书》曰："积聚之病，凡饮食、血气、风寒之属皆能致之。"明确总结了积聚的病因，提出八种治疗积聚的基本准则，并确定攻、消、散、补四法为基本治法。"治积之要，在知攻补之宜，而攻补之宜，当于孰缓孰急中辨之，凡积聚未久而元气未损者，治不宜缓，盖缓之则养成其势，反以难制，此所急在积，速攻可也。若积聚渐久，元气日虚，此而攻之，则积气本远，攻不易及，胃气切近，先受其伤，愈攻愈虚。"对攻法和补法治疗积聚作了较好的概括，指出治疗积聚的关键是掌握攻补法度，而掌握攻补的关键，取决于明辨疾病的缓急。景岳对妇人癥瘕亦颇有研究，明确了区别妇人癥瘕的方法，并对血癥、食癥、气瘕的病因、治法进行了详细论述。

申斗垣所著的《外科启玄》中有"癌发"的论述："初起时不寒热疼痛，紫黑色不破，里面先自黑烂，二十岁以后不慎房事，积热所生，四十岁以上，血亏气衰，厚味过多所生，十全一二，皮黑者难治必死。"对于癌发病的病因病机进行了描述。陈实功所著的《外科正宗》对乳腺癌的病名、病因、临床表现及预后等做了详尽描述："经络痞恚，聚结成核，初如豆大，渐若棋子，半年、一年、三年、五年，不痛不痒，渐长渐大，始生疼痛，痛则无解。日后肿如堆粟，

或如复碗，紫色气秽，渐渐溃烂，深者如岩记，凸者如泛莲，疼痛连心，出血则臭，其时五脏俱衰，遂成四大不救，名曰乳岩。凡犯此者，百人百必死。"再有对于病因则认为"忧郁伤肝，思虑伤脾，积想在心，所愿不得志者，致经络痞涩，聚结成核"。治疗上强调要"怡情悦性"，这些为该病的长期治疗提供了良好的思路。另外，陈实功对于茧唇的成因的论述与唇癌颇为相似："茧唇……因食煎炒，过食炙煿，又兼思虑暴急，痰随火行，留注于唇，初结似豆，渐大若蚕茧，突肿坚硬，甚则作痛。"

高秉钧在其所著的《疡科心得集》中不但列出"舌疳""失荣""乳岩""肾岩"四大绝症，而且还较为详细地描述了"肾岩翻花"（类似于现代医学的阴茎癌）的临床表现和预后，例如，"夫肾岩翻花者……初起马口之内，生肉一粒，如坚肉之状，坚硬而痒，即有脂水，延至一二年，或五年六载，时觉疼痛在心，玉茎渐渐肿胀，其马口之坚肉处，翻花若榴子样，此肾岩已成。渐至龟头破烂，凸出凹进，痛楚难忍，甚或鲜血流注，饮食不进，形神困惫，或血流至两三次，阴茎尽为烂去，如精液不能灌输即死。"

何梦瑶的《医碥》也认识到不良的饮食习惯是导致癌症发生的病因，指出"好热饮人，多患膈证""酒客多噎膈，好热酒尤多，以热伤津液，咽管干涩食不得入也"。历史文献都认为，不良饮食习惯如恣食膏粱厚味、辛辣炙煿之物等能促使肿瘤的发生。如明代张景岳在《类经》中记叙："寒与卫气相搏，衄血闭塞子门，若饮食过分，脾不及化为息积，寒热之毒，留于经脉……一曰结核，连续为瘰疬……胁肋下者为马刀。"《景岳全书》中有"脾肾不足及虚弱失调之人，多有积聚之病"的记载，这一观点对于后世扶正法治疗肿瘤起到了极大的推动作用。

李中梓《医宗必读》强调恶性肿瘤治疗必须注意分期立法，初中末三法不可不讲。唐容川在《血证论》中进一步指出积聚之证"此非凝痰，即是里血"。王清任在《医林改错》也强调"肚腹结块，必有形之血"，为后世活血化瘀治疗肿瘤提出理论依据。吴谦等编著的《医宗金鉴》中对于"失荣"证临床表现有确切描述，例如，"失荣证生

于耳之前及颈肩，其证初起，壮如痰核，推之不动，坚硬如石，皮色如常，日渐长大……日久难愈，形气渐衰，肌肉瘦消，愈溃愈硬，色现紫斑，瘤烂浸淫，渗流血水，疮口开大，胬肉高突，形似翻花瘤证。"清代医家王洪绪以反对手术、主张保守治疗而著名，其习用的"西黄丸"至今仍是肿瘤治疗的常选中成药。张锡纯著《医学衷中参西录》，其在"十四治膈食方"中提出用参赭培气汤治疗膈食证，并详细记载了食管癌与贲门癌的病因病机及理法方药，治疗中积极强调补中逐瘀的法则。

总的来说，历代对肿瘤病因病机的认识是从简到繁，从笼统到细致的发展过程。治疗上随着人们对病因病机认识的变化而变化。

二、现代中医肿瘤学科发展概况

中医药治疗肿瘤有 2000 多年的历史，历史的积淀为中医肿瘤学现代化的进步提供了前提条件。新中国成立以来，中医肿瘤学迅速发展，系统整理和总结了大量的古代医学文献，相继成立了各级各类中医肿瘤学术委员会和肿瘤科研机构，不断推出大量的专业书籍及学术期刊，开设了中医肿瘤学及中西医整合肿瘤学等课程，开展了大量中医药治疗恶性肿瘤的临床和基础研究，大规模筛选了抗癌中草药及复方。随着整合医学的发展，中西医参与的多学科整合诊疗模式逐渐成为肿瘤的最佳治疗策略。

（一）现代中医肿瘤学术思想的创新

肿瘤病因病机复杂，各家均有独特见解。随着现代中医对肿瘤认识的不断深入，医家提出了新的致病学说。并在整体观念和辨证论治的指导下，提出了以治病求本、扶正祛邪、调和阴阳、以平为期的整合治疗总则。

国医大师周仲瑛教授，首创"癌毒致病学说"新理论，认为癌毒是恶性肿瘤的病机关键，指出在恶性肿瘤发生发展过程中人体内产生了一种特殊的毒邪，即癌毒。且癌毒易与痰、瘀、湿等胶结、互为因果，导致恶性肿瘤的病机复杂。癌毒具有猛烈性、顽固性、流窜性、隐匿性、损正性等特点。癌毒留结是肿瘤发病之根，癌毒走注为肿瘤转移

之因，癌毒残留是肿瘤复发之源，癌毒伤正为肿瘤恶化之本。在治疗上，提出"消癌解毒、扶正祛邪"为治疗关键。

全国名老中医郁仁存教授首创肿瘤发病的"内虚学说""失衡学说"，认为肿瘤的发生发展虽然与感受外邪、饮食不节、情志失调等因素有关，而机体"内虚"才是关键因素。这里的"内虚"不单是指"虚损不足"，实质是人体内环境紊乱，气血、阴阳、脏腑功能失调。肿瘤治疗的根本原则就是平衡阴阳、扶正祛邪，使机体达到新的平衡状态。"内虚学说"指导下的"健脾补肾法"是最重要的扶正法则。他认为气虚血瘀证在肿瘤患者中普遍存在，并在国内最早提出用"益气活血法"治疗肿瘤。

全国名老中医刘嘉湘在肿瘤病因病机的认识上主张"因虚受邪说"，治疗上力倡"扶正法"。他抓住恶性肿瘤正虚这一本质，从"因虚致癌，扶正治癌"立论，对中医扶正法治疗肿瘤进行了系统深入的研究。认为"扶正是根本，祛邪是目的"，强调扶正法是中医治疗肿瘤的大法，主要作用在于调节机体的阴阳、气血和脏腑经络的生理功能，以充分调动机体内在的抗瘤能力。强调单纯采用所谓具有抗癌作用的中药攻邪杀瘤，可能对肿瘤局部病灶的缩小有一定作用，但肿瘤患者的生存期并没有因单纯攻邪而延长。刘嘉湘教授主张"扶正之中寓于祛邪""祛邪之中意在扶正"，扶正与祛邪相辅相成，不可偏废。

孙桂芝教授认为肿瘤产生因素盘根错节，痰是根，其热多寒少，早期以实证为主，中期虚实夹杂，晚期则以虚证为主。并从"六气化火说"提出"五脏六腑皆能化火生毒"的学说及"内生之邪郁滞化火说"。王永炎院士传承与创新地提出了癌症的"正气紊乱论""邪气盘踞论""血涌成壅成瘤论""非瘀血论""痰毒作祟论"，认为气乱、血涌成壅、痰结、毒踞是癌症共性的发病病机和基本的病理因素。

在整体观念和辨证论治的指导下，以治病求本、扶正祛邪、调和阴阳、以平为期为治疗总则，针对肿瘤发病因素，包括癌毒、正虚、血瘀、痰凝、气滞，确立了清热解毒、扶正固本、活血化瘀、化痰散结法、理气解郁法等一系列恶性肿瘤的治

疗大法。郁仁存总结了中医药治疗恶性肿瘤的方法。内治法包括理气消滞法、活血化瘀法、清热解毒法、消痰通络法、软坚散结法、祛湿逐水法、攻坚破积法、以毒攻毒法、健脾益气法、滋阴养血法、养阴润燥法、通肾助阳法，外治法有割切法、敷贴法、祛腐法、系瘤法、枯瘤法、针刺法和灸治法等。林洪生提出"固本清源"治疗恶性肿瘤的学术思想，"固本"即匡扶正气，以调节机体内环境平衡，"清源"则从源头上控制肿瘤，祛除"毒""瘀"等病理因素。贾英杰提出治疗恶性肿瘤注重正确处理整体与局部、扶正与祛邪、辨证与辨病、治标与治本、根治与姑息五大关系，发挥中医药的优势。

（二）肿瘤治疗理念的转变

1. 带瘤生存，重视生活质量的改善

中医药经常被狭隘地认为是对晚期肿瘤患者的临终关怀，只有现代医学方法治疗无效时才会考虑尝试中医药，低估了中医药治疗肿瘤的疗效，正是这种狭隘的思维在很长一段时间内禁锢了中医药在肿瘤领域的发展。近年，随着国家对中医治疗肿瘤事业的大力扶植，中医药在肿瘤治疗领域取得了举世瞩目的成就，大量临床研究已经证实中医药可以渗透到肿瘤治疗的各个环节，贯穿于肿瘤治疗的全过程。目前，我们已经逐步摒弃了只有在恶性肿瘤经过西医治疗失败或西医缺乏有效治疗手段的情况下才抱着试试看的态度选择中医药治疗的陈旧态度。有统计资料表明，我国只有极少数的癌症患者采用现代医学的肿瘤疗法，绝大多数患者选用中西医结合或中医药治疗。随着"带瘤生存""重视生活质量的改善"等肿瘤治疗理念的深入，破除了以往一味盲目追求消灭肿瘤、缩小瘤体而不顾及患者全身状况的极端治疗观念。中医认为肿瘤的病机为正虚邪实，治疗上以扶正抗癌为治疗大法，通过扶助人体正气，提高免疫功能，达到预防或延缓肿瘤复发转移，一定程度控制甚至缩小瘤体的目的。中医药治疗恶性肿瘤的优势在于提高生活质量而不在于消灭瘤体，大量的临床研究证实配合中医药治疗的肿瘤患者，临床症状明显改善，生活质量提高，生存期得到延长，这都归功于中医药治疗恶性肿瘤

"留人治病，与癌共存"的治疗观点。这也是现代医学对肿瘤疾病情况与患者机体状况达成的一种共识。

2. 注重个体化诊疗

整体观念、辨证论治、因时因地、因人治宜是传统中医的特色，更是中医个体化治疗的体现。近年，随着基因组学和蛋白质组学的发展，基因测序和分子靶向药物在全世界范围内的广泛应用，"量体裁衣"的精准医疗观念深入人心，肿瘤个体化整合诊疗时代已经到来，并成为国际认可的肿瘤治疗大趋势。研究发现同样的肿瘤和病理分型，因没有相同的治疗靶点，同一药物的疗效迥异。不同的肿瘤，因存在相同的治疗靶点，用相同的药物治疗，同样可收到较好疗效。中医辨证论治肿瘤时，相同的肿瘤，辨证分型不同，治疗方药不同；不同的肿瘤，辨证分型相同，可用相同的方药治疗。"证同治亦同""靶点相同治亦同"体现出西医的个体化诊疗与中医辨证论治高度相似，可见中西医治疗肿瘤在理念上日趋一致。西医治疗融入中医辨证论治思想，体现了同病异治、异病同治观念，将使其疗效有较大提高，同时也说明中医辨证论治的科学性和实用性。

（三）中医药治疗肿瘤的切入点及优势

随着整合医学的发展，我国肿瘤治疗已经逐渐进入了中西医多学科整合诊疗时代，单一的治疗方法将被摒弃。中医药不仅是肿瘤多学科整合治疗的重要组成部分，而且能与各种西医治疗手段有机的整合起来，参与到肿瘤整合治疗的全过程中。围绕西医治疗模式形成了中医整合治疗肿瘤的模式，中医药可介入肿瘤治疗的各个阶段：①治未病，高危人群（癌前病变或"无瘤"患者）的预防，此阶段主要以祛邪为主；②围手术期，以扶正为主，祛邪为辅；③辅助治疗期（配合放化疗、分子靶向药物），以扶正为主，起到减毒增效的作用；④随访期（巩固治疗与维持治疗），祛邪与扶正兼施；⑤姑息治疗期，不能从化放疗获益的晚期患者或者老年人、体力状态差的患者，可以单纯用中医药治疗，常以扶正为主，祛邪为辅，应个体化地权衡扶正与祛邪的比例。

围手术期：扶正培本，促进机体恢复。对于早期肿瘤，手术切除仍然是首选治疗手段。手术作为一种创伤性治疗，在切除局部肿瘤病灶的同时，耗伤气血，打破了机体"阴平阳秘"的平衡状态，使阴阳失衡，应"谨察阴阳所在而调之，以平为期"。肿瘤患者术后多表现为"正气亏虚"，正气亏虚不仅仅不利于患者体能状态的恢复，更是导致肿瘤的复发和转移的根源所在。中医药在治疗肿瘤术后患者时应掌握攻补法度，以扶正培本为大原则，根据术后患者气虚、气滞的病机，治疗以"补气""行气"为主，促进机体的恢复，减少术后并发症，调节机体内环境，降低腹部肿瘤术后肠梗阻的发生率。由于肿瘤是全身性疾病的局部表现，手术仅仅切除的是局部的病灶，对于隐匿病灶毫无作用，隐匿病灶在机体内能否被控制，取决于正气与邪气斗争的结果。正气强于邪气，则邪气被压制，癌毒得以束缚而不肆虐，病情稳定，减少肿瘤的复发转移。

辅助治疗期（放疗、化疗）：增效减毒。放疗、化疗目前仍然是现代医学治疗肿瘤最常用的手段，由于不良反应明显，往往导致放化疗不能按时足量完成，影响临床疗效。从20世纪80年代开始进行的有关中医药防治放疗、化疗不良反应的研究，有效地提高了中医药在肿瘤防治中的地位与作用。中医认为放射线是一种具有"火热"性质的毒邪，最易耗伤人体津液。放疗可劫夺照射部位之津液，使人体呈现热毒炽盛、气阴耗伤之证，导致放射性炎症的发生。中医治疗以益气养阴、清热解毒为主。中药制剂可以减少放射性炎症的发生，增加机体免疫功能，增加肿瘤细胞对放疗的敏感性，并能改善患者的生活质量，提高患者对放疗的耐受性。中医认为化疗为"药毒"，侵害机体，加重机体"虚""毒""瘀"，致使气血脏腑损伤，尤其是脾胃和肾精受损。常见不良反应有化疗后骨髓抑制、消化系统反应、肝肾功能损伤、周围神经毒性、脱发等。中医治疗以健脾和胃、益气养血活血为主。

随访期：扶正与祛邪兼施，预防复发转移。当代医学认为，完成手术和放化疗周期之后，即完成了整个治疗方案。但手术和放化疗却无法改变机体的内环境，更无法降低恶性肿瘤患者术后复发率和转移率。预防肿瘤复发转移是肿瘤治疗的重点和难点，因此，维持治疗和巩固治疗显得尤为重要。虽然目前对于维持治疗和巩固治疗的临床价值和治疗方案并未达成统一的认识，但由于其可能延缓肿瘤的复发，延长患者生存期，越来越受到重视。

姑息治疗期：扶正为主，提高患者生活质量。随着医学模式的转变，情志疗法、营养支持、疼痛控制、疲乏的缓解、生活质量的提高等越来越受到重视，姑息治疗在多学科整合治疗中的内容和适用范围在不断地拓展。近年，肿瘤发病率和死亡率的激增，使晚期肿瘤患者对肿瘤姑息治疗的需求明显增加，中医药可以配合各种西医姑息疗法，也可以单独使用，调查显示国内开展的肿瘤姑息治疗研究更多集中表现为"中医药治疗"单一方面。对于不能从放化疗获益的晚期患者、老年患者和体力状态（PS）差的患者，单纯中医药姑息治疗已经成为主要治疗手段，这也是我国在晚期肿瘤治疗领域的优势所在，是国际上任何一个国家都无法比拟和超越的。但要注意运用中医药主要以扶正为主，切勿使用"虎狼"之药。中医药在疏肝解郁、调畅情志和健脾和胃、开胃化食领域具有独特的优势，能显著改善患者的抑郁状态，增加患者食欲。

此外，中医药在配合其他西医疗法如靶向治疗、免疫治疗、介入治疗等领域，也取得了一定的成绩。随着整合医学的发展，中西医共同参与的多学科整合诊疗模式会成为肿瘤的最佳治疗策略。

（四）中医学对肿瘤的研究

1. 临床研究

实践证明，中医药在肿瘤治疗中有较好的作用，特别是中西医整合治疗可以明显提高疗效和延长患者的生存时间。目前，中医药在恶性肿瘤的治疗中主要应用在以下几个方面：中药配合放化疗、靶向治疗、免疫治疗的减毒增效作用；晚期肿瘤的中医中药治疗；肿瘤术后应用中药可以减少复发和转移；在围手术期和手术后、肿瘤康复、肿瘤预防等方面，中医药也发挥着不可或缺的作用。从 20 世纪五六十年代的临床经验总结、70 年代放化疗减毒增效、80 年代的延长晚期患者

生存期、90 年代的抗复发转移，到现阶段整合方案、诊疗规范、评价标准的制定，多学科多领域资源的整合和多中心大样本前瞻性临床研究的开展，使中医肿瘤的临床研究不断标准化、规范化、国际化。中医肿瘤的临床研究，一方面促进了中医在肿瘤治疗中的介入和应用；另一方面，缩小了中医肿瘤临床科研与现代医学肿瘤临床科研之间的差距。

中医肿瘤的研究已经从简单的临床研究逐步走向整体化、规范化的大规模临床研究。随着整合医学的发展，目前中西医整合治疗肿瘤并不是单纯的中医治疗加西医治疗，也不是一种治疗接一种治疗地试用，而是在分析了患者机体的整体情况、肿瘤病理的特点、中西医疗法各自的优势及不足之后，在中西医之间有计划、有步骤、有针对性地密切配合，取长补短，有机整合，协同治疗。中西医整合治疗的进展，为肿瘤整合治疗提供了更广阔的空间，取得了长足的进步和可喜的成就。主要体现在以下方面：①提高肿瘤患者生活质量的研究。大量临床研究显示中医药在改善肿瘤患者生活质量方面具有明显的优势和特色，开展中医药提高肿瘤患者生活质量的研究具有重要意义。②对放化疗、靶向治疗增效减毒的研究。放疗、化疗、靶向治疗是目前肿瘤临床治疗的主要手段，但由于其严重的不良反应，影响了临床的应用。中医药在减轻放化疗、靶向治疗不良反应方面具有明显的优势。大量临床资料表明中医药与肿瘤放化疗及靶向治疗整合应用，可以控制化疗后骨髓抑制、减轻消化系统反应、周围神经毒性、放射性炎症、皮疹等，提高放化疗完成率和临床疗效。③预防肿瘤转移与复发的研究。肿瘤转移与复发是临床肿瘤治疗失败的主要原因，中医药在预防肿瘤转移与复发方面具有潜在的优势。中医药用于肿瘤手术后的患者不但可以促进康复，更重要的是在一定程度上可以控制肿瘤术后复发、转移。④临床规范化和疗效标准化的研究。中医肿瘤临床规范化的建立是提高中医肿瘤临床整体水平的关键，也是中医肿瘤临床研究与国际接轨的关键。而中医肿瘤临床疗效标准的确立，将为中医肿瘤临床科研提供更可靠的基础。所以，开展中医肿瘤临床规范化和疗效标准化研究，对

提高中西医整合的肿瘤临床研究的整体水平具有重要意义。

2. 基础研究

在基础研究方面,随着现代医学技术的进步,越来越多的现代技术应用于中医药防治肿瘤机制的研究中。大量的基础实验结果表明,中药是通过多个环节发挥抑制恶性肿瘤的作用,这些环节包括多个方面:直接杀灭和抑制肿瘤细胞,诱导肿瘤细胞分化或凋亡,逆转多药耐药性,抑制新生肿瘤血管,以及抗微管作用,抑制拓扑异构酶和细胞端粒酶活性,干扰和拮抗促癌剂的作用,调整凝血机制,减轻血液高凝状态,调节神经内分泌功能,调控肿瘤干细胞功能,增强肿瘤免疫,重塑肿瘤微环境等。说明中医药是从多层面、多角度、多靶点来达到防治肿瘤的目的。

3. 制剂研究

半个世纪以来,我国已对 3000 余种中药和近 300 个复方进行抑瘤筛选,抗肿瘤中药制剂研究已取得了较大的进步,制剂种类涉及针剂、片剂、胶囊剂、丸剂、口服液、膏剂等多种剂型,品种日益增多,如康莱特注射液、消癌平注射液、西黄丸等。这些药物的研发,不仅推动了中医药在肿瘤研究领域的发展,而且对提高肿瘤临床疗效、改善患者生活质量、延长生存期、降低放化疗不良反应等均具有重要意义。

近年来,借助现代医学基础和临床研究的优势,中医肿瘤学进行了比较系统的规范和统一,如疾病的名称的规范和统一,诊断标准和疗效标准的统一,以及中医在改善临床症状,提高生活质量,延长生存期等治疗优势方面的评价标准。整合医学的发展使中西医肿瘤学科之间的相互渗透与整合成为必然,也会使中医肿瘤学更加完善并且富于时代特色。

（王晓群　贾英杰）

第 2 节　肿瘤的中医病因病机、诊断及辨证

肿瘤致病因素比较复杂,历代医家认识不一。参考历代中医文献和医家的学术思想,笔者认为肿瘤的发生、发展和变化,都是正邪关系变化的结果。综观古代文献资料,中医学对肿瘤病因的认识,归纳起来主要为外因与内因。近现代中医继承了古代重视"正气"在发病中意义的思想,在肿瘤的正邪关系中,提出"正气"的重要性。古人说:"邪之所凑,其气必虚。"近现代中医认为"正气",不但包含传统意义上的正气,而且还包括免疫功能和一切已知和未知的机体对有害因子的防御功能等。"邪气"既有化学致癌因子、病毒病因的含义,又有原有外感六淫、饮食、内伤七情等含义。癌病的发生,多由正气内虚、外感邪毒、内伤七情、饮食失调或宿有旧疾等因素致脏腑功能失调,气血津液运行失常,产生气郁、血瘀、痰凝、湿浊、毒聚等病理产物,蕴结于脏腑,相互搏结,日久渐积而成的一类恶性疾病。

一、病　因

（一）六淫之邪

在自然界里,风、寒、暑、湿、燥、火六种气候现象被称为六气。正常的六气不会致病。当气候变化异常,六气发生太过或不及,或非其时而有其气,或气候变化过于急骤,人体不能适应气候变化,这种情况下,六气就会成为致病因素,侵犯人体使人发病,称之为"六淫"。如《灵枢·九针论》曰:"四时八风客于经络之中,为瘤病者也。"即外邪客体或为肿瘤的病因病机。中医学用"六淫"学说概括外来致病因素的理论,在肿瘤的发病学上有一定的指导意义和实用价值。

六淫致病具有外感性、季节性、区域性、相

兼性等特点。人体被外邪所侵,影响脏腑功能,阻碍气血运行,导致气滞血瘀,痰湿凝聚,积久而成为肿瘤。六淫邪气可单独致病,外邪之中,多以寒邪导致肿瘤,《灵枢·百病始生》曰:"积之所生,得寒乃生,厥乃成积也。"邪气所客之地不同则发病不同,若客于肠外则发为"肠覃",客于子门则发为"石瘕"。同为寒邪,导致的病理过程亦不相同,寒主收引,可致气机不畅而成"厥",继而化积,也可致血液停滞而化积,还可致津液凝聚而为痰湿,发为"昔瘤"。《灵枢·刺节真邪》曰:"虚邪之人于身也,寒与热相搏,久留而内著……邪气居其间而不反,发为筋瘤……肠瘤……背瘤,以手按之坚。"说明虚邪、寒热等可以导致瘤的发生。《诸病源候论》曰:"恶核者,内里忽有核累累如梅李,小如豆粒……此风邪夹毒所成。"又云:"积聚者,阴阳不和,脏腑虚弱,受于风寒,搏于脏腑之气所为也。"《景岳全书》中也认为外感六淫为四时不正之气,侵袭人体,积久则成病,书中谓:"风寒外感之邪,亦能成积。"几种淫邪也可同时或合并其他因素共同致病。如《景岳全书》云:"不止饮食之滞,非寒未必成积,而风寒之邪,非食未必成形,故必以食遇寒,以寒遇食……而积斯成矣。"说明外感寒邪与内伤饮食相互搏结而成积病。

值得注意的是,古代外邪为六淫之邪,其中的外邪是不含有任何人为因素的。当今对外邪的理解就不应该局限在古代的六淫之邪的范围中,因为环境污染、噪声污染等都是外邪的延展,现代医学对肿瘤的诱因研究也证实了这一点。现代医学所谓化学、物理及病毒等致癌因素,属于外邪的延展,属六淫邪气或疫疠之气所包含的外来致癌物质。外感六淫之邪或工业废气、石棉、烟毒、放射性物质等邪毒之气入侵,由外入里,若正气不能抗邪,则邪毒久稽,脏腑气血阴阳失调,而致气郁、血瘀、痰浊或热毒等病变,久则可形成结块。

(二)七情内伤

"七情内伤"定义为情志相关的内伤病因,七情指喜、怒、忧、思、悲、恐、惊七种正常的情志活动,是人体对内外环境刺激的不同反应,属于正常思维和精神活动的范畴,与脏腑、气血有密切关系。七情太过或不及均可引起体内气血运行失常及脏腑功能失调,引起或促进包括恶性肿瘤在内的各种疾病的产生。张从正在《儒门事亲·卷三·五积六聚治同郁断》中明确指出"积之成也,或因暴怒、喜、悲、思、恐之气,或伤酸、苦、甘、辛、咸之食,或停温、凉、热、寒之饮,或受风、暑、燥、寒、火、湿之邪"。他将情志因素和饮食因素、六淫邪并列,作为积聚类疾病的病因。

《灵枢·百病始生》论述了积证形成的相关内容,并在最后指出:"卒然外中于寒,若内伤于忧怒,则气上逆,气上逆则六输不通,温气不行,凝血蕴裹而不散,津液涩渗,着而不去,而积皆成矣。"张介宾对此解释为"此言情志内伤而挟寒成积者也""此必情性乖戾者多有之也"。在这一思想指导下,后世医家多有发挥,认为某些肿瘤的发生和发展与精神因素、情志不遂有关。此类病因多导致噎膈与妇人癥瘕,如《黄帝内经》认为,噎膈是"暴忧之病"。朱震亨在《局方发挥》中对噎膈进行了论述,认为噎膈发病之初与饮食不谨、外受风雨、七情内伤等因素有关,这些因素可以导致人体气机运行不畅,久则郁而化热,热邪耗伤津液导致清浊不分而生此病,即"谓夫气之初病,其端甚微,或因些少饮食不谨,或外冒风雨,内伤七情,或食味过厚,偏助阳气,积成膈热,或资禀充实,表实无汗,或性急易怒,相火上炎,以致津液不行,清浊相干"。"乳岩"首次出现在《妇人大全良方》中,并且引用"此属肝脾郁怒,气血亏损,名曰乳岩,为难疗"来说明陈自明重视情志因素在乳岩发生发展中的作用。朱丹溪指出"忧志郁阊……厥阴之气不行,故窍不得通而汁不得出,以生乳癌"。他还提到患此病者以没有丈夫或失志于丈夫的女子较多,这比国外"寡居者多"的观念要早几百年。《外科正宗》亦曰:"忧郁伤肝,思虑伤脾,积想在心,所愿不得志者,致经络痞塞,聚结成核。"明确指出了情志因素,特别是忧思在"乳岩"发病中的重要地位。凡此种种,皆强调了情志因素的肿瘤发病观。诸如乳岩、噎膈、积聚、骨瘤、臌胀、黄疸、肠蕈、石瘕、咽喉菌等病的发生,均与情志失调有关。在七情所伤或其他因素引起脏腑亏虚、气血失调等内虚的情况下，致癌因素作为变化的条件，通过"内虚"，内外合邪，引起人体气虚血瘀，气滞血瘀，痰凝毒结，形成癌瘤。现代亦有学者研究发现忧郁、焦虑、失望和悲伤等不良情绪常常是癌瘤发生的前奏，社会心理的紧张刺激会降低或抑制机体的免疫能力，造成免疫能力下降而引起癌。以上说明，中医肿瘤学认为情志失调是肿瘤的一个重要病因。

（三）饮食失宜

饮食是人类生存和保持健康的必要条件。饮食不节、饮食不洁或者饮食偏嗜都可以累及脾胃，使脾胃损伤，受纳减退，健运失常，气机升降功能紊乱，湿浊内聚，或可化热，伤及气血，形成湿聚血瘀，促使癌肿的发生。《素问·生气通天论》说："高粱之变，足生大丁。"《严氏济生方·宿食门》认为："过食五味，鱼腥乳酪，强食生冷果菜，停蓄胃脘……久则积结为癥瘕。"《医碥·反胃噎膈》认为："酒客多噎膈，饮热酒者尤多，以热伤津液，咽管干涩，食不得入也。"《医学统旨》还指出："酒面炙煿，黏滑难化之物，滞于中宫，损伤脾胃，渐成痞满吞酸，甚则为噎膈、反胃。"《景岳全书·痢疾·论积垢》认为积之生成是"饮食之滞，留蓄于中，或结聚成块，或胀满硬痛，不化不行，有所阻隔者，乃为之积"。这些均说明过食膏粱厚味、生冷瓜果、热饮嗜酒，易影响脾胃功能，最终导致津伤气结痰滞，变生肿块。饮食过少（包括进食没有规律），摄入不足，气血生化乏源，久则气血亏虚，正气不足，脏腑失养，使外邪容易入侵，导致包括肿瘤在内的各种疾病发生。

饮食不节可引起胃肠道疾病及其他疾病的发生。常食腌制熏烤之物，易导致肝癌、胃癌等消化道肿瘤的发生。《金匮要略·禽兽鱼虫禁忌并治第二十四》曰："秽饭、馁肉、臭鱼，食之皆伤人……六畜自死，皆疫死则有毒，不可食之。"不注意饮食卫生，食用腐败霉变的食品，或常吃腌制熏烤之物，可导致毒邪损伤肌体肠胃，邪滞不化，久伏体内，而致恶变。以上论述都说明饮食偏嗜，过度饮酒，嗜食生冷、膏粱之品就会损

伤脾胃，蓄毒于体内，使气机不利，脉络不通，容易导致疾病发生，甚至引发肿瘤。

（四）体质与年龄

机体的整体健康状况和各脏腑功能，在肿瘤发病中有重要作用。不同的体质状况决定了疾病的易患性和倾向性。《中藏经·积聚癥瘕杂虫论第十八》曰："积聚癥瘕杂虫者，皆五脏六腑真气失，而邪气并遂乃生焉，久之不除也，或积，或聚，或癥，或瘕。"说明人们已认识到肿瘤的病因病机为正虚邪实。《诸病源候论·卷三·虚劳病诸候上》曰："虚劳之人，阴阳伤损，血气凝涩，不能宣通经络，故积聚于内也。"体现了对肿瘤病因正虚的认识。明代李中梓《医宗必读·积聚》曰："积之成者，正气不足，而后邪气踞之。"体质状况的好坏决定疾病的发生、发展与变化。后天供养不足、年老、体弱，或他病迁延、劳倦过度等原因均可导致气血不足、五脏虚弱、阴阳失调，有利于肿瘤的发生。先天禀赋不足或受之于父母的肿瘤先天易感体质，包括遗传易感基因与遗传易感性也是肿瘤高于他人发生的重要原因。流行病学调查资料显示，某些肿瘤的遗传背景或遗传倾向性是显而易见的，遗传性肿瘤、遗传性肿瘤综合征和易患肿瘤的遗传性综合征等报道为此作出佐证。

老龄化是癌症形成的另一个基本因素，癌症发病率随年龄增大而显著增高，极可能是由于生命历程中危险因素的积累。明代申斗垣《外科启玄·论癌发》曰："癌发四十岁以上，血亏气衰，厚味过多所生。"表明癌症的发病与年龄有关。到了清代，赵养葵在其《医贯》中更是明确提出了年龄与恶性肿瘤的关系，如噎膈病，"唯男子年高……少无噎膈"。

（五）正气亏虚

正气亏虚主要来自以下4方面：①先天禀赋不足，先天脏腑亏虚，即体质因素。大多肿瘤患者有家族史，或有某些遗传基因的突变、缺失。②后天外感六淫、饮食劳倦、七情内伤、房事不节等因素所致气血、津液、阴阳的亏虚。正如《千金翼方》所言："……不自爱惜，竭情尽意，邀

名射利，聚毒攻神，内伤骨髓，外败筋肉，血气将亡，经络便壅，皮里空疏，惟招蛊疾。"③年老体衰，血亏气衰，脏腑、阴阳失调，癌毒乘虚而入。④因病致虚，久病多虚证，癌瘤病势缠绵，癌毒不断耗伤正气，正气日渐虚衰，加之手术创伤，脏腑缺损，失血耗液，正气难复。正气具有抗邪、固摄能力。正气虚则邪毒淫溢，癌毒流散四方，形成播散转移，进一步耗伤正气。临床上常见正气不足与肿瘤的进展互为因果，交替促进，加重病情。所谓"冲风赴林，而枯木先摧"，正气虚之人易感外邪，人之一身"最虚之处，便是客邪之地"。

二、病 机

病机是指疾病发生、发展、变化及其结局的机制。中医肿瘤的病机，就是研究在病因作用于人体后，引起肿瘤发生、发展和变化的过程中，机体内所发生一系列变化的机制。历代医家均十分重视病机，但由于肿瘤的病因复杂，病种不同，临床表现多样，所以病机变化也非常复杂。至今尚未能提出一个系统、明确，并经临床验证为临床普遍接受的病机制论。综合临床观察，结合前人理论，肿瘤的病机大致有以下几方面。

（一）脏腑失调，正气亏虚

脏腑是指五脏六腑。五脏即心、肝、脾、肺、肾，六腑为胆、胃、小肠、大肠、膀胱、三焦。脏与腑存在功能上的区别，五脏具有化生和贮藏精气的作用，六腑具有受盛和传化水谷的作用，如《素问·五脏别论》说："所谓五脏者，藏精气而不泻也，故满而不能实。六腑者，传化物而不藏，故实而不能满也。"脏腑之间，通过经络的联系，互为表里，分属阴阳，共同协调地完成各项生理功能。若脏腑失调，则引起气血紊乱，或先天脏腑禀赋不足，皆为肿瘤发生的内在因素。中医学对此早有文献记载，如《难经·五十五难》记载："故积者，五脏所生；聚者，六腑所成也。"肯定了积聚的产生是因脏腑功能失调所致。《诸病源候论·积聚候》认为："积聚者，由阴阳不和，脏腑虚弱，受于风邪，搏于腑脏之气所为也。"

将积聚的产生归之于脏腑虚弱，阴阳不和，感受外邪，内外合邪所致。《医学入门》还指出："郁结伤脾，肌肉消薄，外邪搏而为肿曰肉瘤。"说明脾主肌肉，七情内伤，外邪搏结，内外合邪，脾脏受损不能运化精微、濡养肌肉，停痰留瘀，毒邪停聚，致生肉瘤。《疡科心得集·辨瘰疬瘿瘤论》关于瘿瘤的发病认为："夫人生瘿瘤之症，非阴阳正气所结肿，乃五脏瘀血浊气痰滞而成。"指出了五脏功能失调，导致瘀血浊气痰饮内生，毒邪凝滞，变生肿块，而为瘿瘤。《疡科心得集·辨肾岩翻花绝症论》在论述肾岩翻花病因病机时说："由其人肝肾素亏，或又郁虑忧思，相火内灼，水不涵木，肝经血燥……阴精消涸，火邪郁结。"将五脏亏虚，或七情内伤，使脏功能失调导致正气内伤，阴精枯涸，毒邪积聚，产生肿瘤描述得十分精当。脏腑失调在肿瘤的病机变化过程中，起着十分重要的作用。如心主火。七情内伤易致心火亢盛，毒热内结，痰火流注，发为茧唇。肺主气，主治节，通调水道。肺的功能失调，常见气机紊乱，水津停聚，而为臌胀，或阴虚水亏，发为噎膈。脾主肌肉，主运化，既为气血生化之源，又为生痰之源。脾的功能失调，易致气血生化亏乏，大肉下陷，多表现为肿瘤患者的恶病质，或痰湿内生，变生肿块，发为瘿瘤瘰疬。肝主疏泄、藏血。肝的功能失调，多为情志变化，七情内伤，气机紊乱，血不归肝，气滞血瘀，发为乳癖。肾藏精，内寓真阴真阳。肾的功能失调则相火内炽，阴津枯涸，发为噎膈，或气化功能失司，水湿泛滥，气滞血瘀，而为臌胀。脏腑功能之间密切相关，一脏有病，常他脏受累，终至正气亏虚，邪气亢盛。

人体正气亏虚，病邪亢盛，机体无力抵抗外邪，不能制止毒邪进展，机体不断受到病理性的损害，癌瘤便发生发展。同时，癌毒内蕴，损耗正气。癌瘤为有形之邪阻碍相应脏腑功能和人体气机的运行，产生痰、瘀、毒等病理产物，这些病理产物又影响人体脏腑功能和气机等，使正气更虚，如此恶性循环，致病深不治。因此，正虚学说应用于防癌及扶正培本，可调整脏腑功能，重建机体的阴阳平衡，对于治疗肿瘤，具有十分重要的意义。

（二）癌邪蕴结

中医学认为，"邪之凶险者谓之毒"。《诸病源候论·时气阴阳毒候》载："此谓阴阳二气偏虚，则受于毒。若病身重腰脊痛，烦闷，面赤斑出，咽喉痛，或下利狂走，此为阳毒。若身重背强，短气呕逆，唇青面黑，四肢逆冷，为阴毒。"毒可分为阳毒、阴毒。阳毒即热毒、火毒、风毒，阴毒即瘀毒、湿毒、水毒。癌瘤之"毒"可理解为诱发癌瘤生长的外毒和癌瘤长成后产生的危害机体的内毒——癌毒。癌毒是一种内生之毒邪，毒根深藏，易致瘀滞，易耗正气，易于扩散，癌毒淫溢，变证蜂起。

癌瘤的发生、发展与毒邪密切相关。人体正气亏虚，无力抗邪，毒邪内侵，蕴结体内，与内生之毒、瘀、痰互结，日久体内瘀结渐成。肿块的存在（或残留癌细胞的存在）及其浸润压迫等有形实邪阻滞气机，导致气血运行、津液输布不畅，血停为瘀，津聚为痰。同时，癌毒耗伤正气，气虚无力推动血行，血行迟缓，亦可致瘀。癌毒痰瘀互结，郁而化热，形成热毒，热毒伤阴，阴损及阳。此外，癌毒阻滞中焦，导致脾胃运化失司，无力运化水谷津液，可致湿浊内生，日久化生湿毒。再者，脾胃运化失健。正气亏虚，肿瘤失去控制，异常增生，大量掠夺人体气血津液以自养，导致脏腑功能衰弱，阴阳气血亏虚，则使正气更虚。并且虚、毒、瘀的内环境又有利于癌瘤的迅速生长、扩散及转移，从而形成恶性循环，进一步引起机体的功能紊乱。

为什么现代癌瘤的发生越来越多？因为"毒"（尤其是"癌毒"）是癌瘤发生、发展、变化的特异性因素，如果没有毒的存在，纵然存在其他再多的病理状态或诱促因素，也不会致癌。癌毒的特性是毒加热（火），故热或火是癌瘤易发的基础环境。现在全球气候不断趋暖，加之周围环境中的各种致癌物质是癌症易发的基础环境。由于化学品和物理辐射的影响，食谱的改变（已由过去的以清淡素食为主变为以荤辛厚味为主）等，导致体质由凉变热。这样，人机体内外环境皆热，癌瘤发生所需的毒、热也就具备了。癌毒一旦形成，阻滞体内，留而不去，导致脏腑、经络功能失调，诱生痰浊、瘀血等病理因素，会引起各种复杂证候。癌毒耗伤人体气血津液以自养，随着肿块增长，所需精微营养物质日渐增多，人体正常组织器官所需营养被掠夺殆尽，正气亏虚，愈发难以抵御制约癌毒，肿块则更嚣张跋扈，如此往复形成恶性循环。

（三）气滞血瘀

《素问·举痛论》曰："血气稽留不得行，故宿昔而积成矣"。气与血一阴一阳，相互生化，气行则血行，若气机失调，必然导致血瘀，或邪热入血，灼阴伤血，或痰湿阻滞，致使气血瘀滞，经络受阻，孔窍难通，积久则发为癌瘤。癌瘤形成后，阻碍经络通道，影响气血正常运行，会进一步加重气血瘀滞。久病体弱，气虚毒结亦可引起血瘀加重。此外，肿瘤患者接受手术、放疗或化疗后，也会出现血瘀证或使血瘀加重。而瘀滞状态又为癌毒的蓄积提供了条件。因此，气血瘀滞—癌瘤—气血瘀滞，形成恶性循环。瘀滞贯穿于癌瘤的全病程，是癌瘤的最主要病理变化。有学者观察了 12 448 例癌瘤患者舌象，发现暗红色和紫舌共占 53.44%，表明血液瘀滞是癌瘤的重要病机之一。此外，血瘀亦可引起癌瘤另一病机、病理产物"痰"的生成，自古有"痰瘀同源""痰瘀同病"之说。唐容川指出："须知痰水之壅由于瘀血使然，但去瘀血则痰水自消。"

现代医学研究发现，癌瘤患者均存在不同程度的外周微循环障碍（与癌瘤压迫附近组织、癌组织释放的活性产物及癌细胞脱落进入血液形成的微小血栓等因素有关）、血流变异常（即血液处于浓、黏、聚状态）和凝血机制异常，这些可视为癌瘤微观血瘀证的表现。临床可见到肿块固定不移、痛有定处、皮色青紫、面色黧黑、肌肤甲错、出血、舌青紫瘀斑瘀点、脉涩等血瘀证的表现。由此可见，血瘀既是癌瘤形成发展的重要病理机制，又是重要临床表征。气滞血瘀是形成癌肿的重要病理机制，临床上不同的肿瘤，不同的时期，有偏重于气滞和偏重于血瘀的不同。

由此可见，虚、毒、瘀贯穿于癌瘤病程的始末，三者相互并存、相互交织、相互影响、互为因果，"正气内虚，毒瘀并存"是癌瘤病机的关键所在。正气亏虚是癌瘤发生、发展的内在因素，毒（癌毒）是癌瘤发生、发展的特异性因素，而毒和瘀既是致病因素，又是病理产物。人体先有内虚（先天禀赋不足或后天失养），外之邪气、邪毒乘虚而入，内之饮食劳倦、情志内伤，而致机体阴阳失调、脏腑功能紊乱、经络气血津液运行失常，引起局部（最虚之处）气滞、血瘀、痰凝、湿聚等相互交结，化生毒邪蓄积于脏腑，留滞不去，郁结日久形成癥积、癌瘤。癌瘤为有形之邪，阻碍气血运行，耗伤气血津液，又进一步加重了血瘀、正虚、毒结，为癌瘤提供了适宜生长的环境，而癌瘤的迅速增长、扩散又使机体更虚，形成虚—毒—瘀—虚的恶性循环。此外，手术的创伤及放、化疗的毒性作为外因，催化着这一恶性循环。到放化疗末期则出现阴虚毒热，阴损及阳，阳虚阴竭，阴阳离决而死亡。

"正气内虚，毒瘀并存"的癌瘤病机观点的内涵是：癌瘤的发生、发展有着共同的病因病机，抓住关键病机，统筹兼顾，以扶正解毒祛瘀为大法，结合不同体质、不同部位、不同病种，有所侧重、有的放矢、随症加减用药，根据"不同病期、不同病理阶段"以"不同途径"多层次、多环节、多靶点给药，从而调整阴阳、气血、脏腑功能达到新的平衡，即"阴平阳秘，精神乃治"，正复邪去。

肿瘤患者在临床上症情复杂，变化多端，在疾病的发生发展过程中，每个患者的病情又不尽相同，即使是同一患者，在疾病的各个阶段，情况也在不断地变化，所以上述几种病理机制并不是孤立的或单纯的，常常是互相关联或复合存在。例如，一个患者一方面有正虚，脏腑功能失调或气虚血亏，同时又表现有热毒壅盛，有的气虚合并血瘀，有的气滞合并痰凝，大多数患者都表现为虚实夹杂证候，故必须根据中医理论进行辨证，"审证求因"，抓住每个患者的临床病机特点，根据患者的具体情况给予治疗，才能提高疗效。

三、诊 断

中医四诊是中医学诊断疾病的方法，通过望、问、闻、切四诊了解病情，收集疾病发生的症状、体征和其他情况，并运用整体辨证的理论和方法，以识别病证。在肿瘤诊断上，虽然必须以病理检查为依据，对肿瘤定位、定性、定型要结合现代医学的检查方法，但中医诊断是和治疗密切相关的，对判断患者的预后有很大帮助。正如《医宗金鉴·四诊心法要诀》所言："望以目察，闻以耳占，问以言审，切以指参，明斯诊道，识病根源，能合色脉，可以万全。"故临证中必须"四诊整合""中西医整合"考虑分析，根据患者主诉，有目的地收集临床资料，全面、系统地了解病情。

（一）望 诊

1. 望神

望诊是中医诊断疾病的重要方法之一。正如《丹溪心法》所言："欲知其内者，当以观于外；诊于外者，斯以知其内。盖有诸内，必形诸外。"望诊的内容一是观察患者的全身和局部的神、色、形、态。所谓审神气的存亡，可测生死；察色泽的善恶，形态的常变，可辨疾病的轻重浅深。

对于肿瘤患者而言，望神非常重要，初诊时，望之患者尚有"神"，病虽重，尚有治疗的机会；若望之神色已去，神已失，即便是中早期癌瘤，其治疗亦较困难。晚期肿瘤患者，缺乏信心，悲观失望，常可见神志淡漠，精神颓废，此时治"心"与治"神"同样重要，以激发患者的求生意愿。若病已至极晚期，循衣摸床，两手撮空，两目呆滞，是神气将绝的先兆，这时的治疗应非常谨慎，以免突发意外。

2. 望舌

舌为心之窍，但五脏都与舌有关。按部位来说，舌尖属心肺，舌中属脾胃，舌边属肝胆，舌根属肾。舌质可以反映脏腑气血的虚实，舌苔可反映邪气的深浅与胃气的存亡，以及消化功能状态和睡眠情况，舌下络脉则反映体内瘀血情况。舌诊是中医肿瘤诊断中的重要内容，肿瘤患者的舌象不仅与证候性质、疗效和预后有关，而且可以指导肿瘤临床分期，并可作为制定整合治疗方案的参考。

1）望舌质

（1）淡红舌。早期癌肿淡红舌与健康人淡红舌不同，常见舌质颜色晦暗，有瘀斑、裂纹、齿痕等改变。病理性淡红舌的形成多是精神抑郁，体质较虚，心火内炽的结果。

（2）红绛舌。舌质鲜红或绛红或舌光红无苔（镜面舌），是体内有热或阴虚生内热或津液大伤之象。多见于鼻咽癌、腮腺癌及头颈部肿瘤行局部放疗之后。胃肠道肿瘤手术后，有瘘管形成，大量消化液丢失时，亦可见镜面舌。有中度以上胸、腹腔积液者，也可出现镜面舌。此时，患者一方面胸闷或腹胀难受，另一方面口渴难耐，却不能饮水，否则腹胀更甚，这是津液化为湿浊内阻，失于输布，不能上承于口鼻之故。如果舌红而紫，有紫色斑块或斑点，是血热兼瘀的表现。

（3）青紫舌。中医认为青紫舌一般多为气血瘀滞之象。中、晚期恶性肿瘤患者舌质颜色多见青紫或紫暗，或伴有瘀斑、瘀点。舌紫而肿大，为湿毒攻心；紫而晦暗，多属瘀血蓄积，常见于肝癌。舌紫粗焦干，多是热毒；紫而暗淡滑润，多是虚寒见证。青紫舌在肺癌、肝癌、食管癌、卵巢癌患者中多见，在结肠癌患者中少见。此外，化疗反应严重者，舌质青紫亦明显。

（4）淡白舌。舌色淡白，舌质胖嫩，主虚寒证，为阳气虚弱，气血不足之象。淡白舌以白血病最为多见，也见于骨髓瘤或晚期肿瘤贫血之证。

（5）肝瘿线。在原发性肝癌中，舌的左右两侧边缘（肝胆区）呈紫或青色，或条纹状，或不规则形状的斑块黑点，界线分明，易于辨认，其变化与肝癌同进退，称为"肝瘿线"。虽然"肝瘿线"目前不能作为肝癌诊断的特异体征，但有助于肝硬化、慢性肝炎等的辨证及辅助诊断。

2）望舌体　某些癌症患者的舌体较胖，以胖大和裂纹舌多见。胖舌以白血病多见，裂纹舌以胃癌居首位。早期胃癌患者舌裂纹不多见，而中、晚期病例则多见裂纹，并随病情加重而裂纹随之加深。

（1）胖大舌。胖舌以白血病多见。舌胀大，舌胖而色淡多为脾肾气虚；舌胖而色深红，多是心脾热盛，如肿瘤发热多见此种舌象；舌胖而青紫色暗，多为中毒之征，尤其在应用大剂量化疗药物之后常呈此种舌象。

（2）齿痕舌。即舌边出现齿印，不论舌体胖瘦或见何种舌色，有齿痕者一般属虚证。如舌胖色淡有齿痕属脾气不足；体瘦舌红有齿痕属气血两虚。

（3）瘦薄舌。舌体瘦小而薄。色淡为气血两亏；色嫩红多为阴亏热盛；色绛而干为热极津涸，多见于肿瘤久病，邪热耗阴的患者。

（4）裂纹舌。舌面多裂纹系阴液亏损不能荣润舌面所致，以胃癌最多见。若舌质红绛而有裂纹，多系热盛津伤、阴精亏损，为肿瘤放疗后之严重反应；舌色淡白而有裂纹多属血虚不润。

（5）芒刺舌。舌生芒刺，是邪热内结之象，芒刺越大越多，热邪结实越重。舌尖芒刺多属心火亢盛，舌边芒刺多属肝胆火盛，舌中芒刺多属胃肠热盛。

3）望舌苔　舌苔主要反映胃肠道消化功能的状态和邪浊深浅。癌症患者以黄苔或黄腻苔为主。食管贲门癌患者多见黄厚和白厚苔。早期胃癌患者舌苔多白润而腻；中、晚期多见花薄苔或厚腻苔。肺癌患者舌苔多厚腻。早期原发性肝癌有时会出现光薄无苔的红舌。鼻咽癌、宫颈癌患者薄苔较多见，可能与放疗伤阴有关。

4）望舌下络脉　舌下络脉异常，主要是指舌脉主干长度超过舌尖与舌下肉阜连线的3/5，或主干明显隆起，呈圆柱状伴有弯曲，或外带小静脉扩张。颜色以青紫、紫红、淡红、淡蓝，或见出血点、瘀血点等为异常。癌症患者舌脉异常者明显多于正常人。

在肿瘤患者的望诊过程中，除了应掌握一般的规律之外，还要熟悉其特殊规律，即轻舌苔、重舌质。一般来说，临床上舌质反映机体脏腑器质性变化，而舌苔多反映其功能变化。舌质变化较慢，舌苔变化较快，但是二者相互影响。此外，连续动态地观察舌色，注重前后对比是舌诊观察的重要方法。在治疗肿瘤的过程中，患者舌质由紫色转向淡红或由晦暗转向明润，舌苔由厚转薄或由无苔转为薄白苔，提示疾病正在朝好的方向发展。如果相反，则应警惕肿瘤有无转移、扩散及出血等。

（二）闻　诊

　　闻诊包括听声音和嗅气味两个方面。听声音是指诊察患者的声音、语言、呼吸、咳嗽、呕吐、呃逆、嗳气、太息、肠鸣等各种声音，嗅气味是指嗅患者体内发出的各种气味以及分泌物、排泄物和病房的气味。肿瘤患者的闻诊要注意以下内容。

　　1）**声音嘶哑**　若声嘶渐起，逐日加重，一般抗炎治疗不能改善者，应予重视。这常常是肺癌或纵隔肿瘤侵犯，压迫喉返神经，引起声带麻痹所致。这一症状大多在肿瘤晚期出现，但也是部分患者首诊时的主诉之一。

　　2）**呼　吸**　呼吸的强弱、快慢、长短是观察的主要内容，其中喘息多见于肺癌和纵隔肿瘤。常见于晚期，也可为首诊时的主诉症状。

　　3）**咳　嗽**　咳嗽在肿瘤表现中常常是肺癌或肺内转移癌的主要症状之一。另外，肺癌、食管癌或乳腺癌患者放疗时常因热毒伤阴、阴虚肺燥，出现干咳、咳声嘶哑。

　　4）**呕　吐**　多见于食管癌、贲门癌、胃癌、脑瘤等。还常常见于放疗、化疗后出现的副作用。

　　5）**嗅肿瘤患者之气味**　要认真检查肿瘤患者的各种排泄物与分泌物，根据气味进行辨证分析。恶臭者多属实热证；略带腥味者多属虚寒证；大便色黑气味腥臭者多属上消化道出血；小便腥臭带血无痛者多属泌尿系肿瘤；咳吐浊痰，带有脓血，气味腥臭异常者，多为热毒炽盛，肺内蕴毒所致；肿瘤晚期破溃时，会出现腐臭难闻的气味，多属肿瘤溃烂合并感染所致。

（三）问　诊

　　早期的肿瘤患者，初发症状往往只是自觉症状而缺乏客观体征，这时问诊显得特别重要。问诊时要着重询问与中医辨证有关的内容，如患者恶寒、发热时的感觉，有汗无汗，疼痛的部位和性质，头身胸腹情况，以及睡眠、饮食、二便、经带等情况。因为这些内容可反映患者脏腑气血的变化和肿瘤发展情况，可判断证候的寒热虚实。

　　1）**发　热**　发热是恶性肿瘤最常见的症状之一。主要是因为肿瘤本身引起或阻塞性感染及晚期患者免疫功能低下而并发感染所致。发热可以是患者就诊时的首诊症状，对于长期发热，反复检查未查到病因，抗感染治疗效果不佳时，应考虑恶性肿瘤的可能性。恶性肿瘤发热属于内伤发热，临床辨证应予注意。

　　2）**疼　痛**　疼痛也是肿瘤患者最常见的症状之一。它既可以是早期患者的首发症状或主诉症状，也可以是中、晚期患者难以忍受的症状。作为首发症状或初诊症状常被忽略，因为此时的疼痛一般表现为间断性隐痛，直至逐渐加重，不易缓解时才引起注意而就诊，因此临床上需高度重视。晚期癌性疼痛一般由肿瘤直接浸润或压迫神经引起的，这类疼痛常是持续性剧痛，不易缓解，往往需吗啡类麻醉药镇痛。

　　3）**胸　闷**　胸闷是胸部恶性肿瘤的常见症状，有时是唯一症状。胸部肿瘤主要有纵隔肿瘤、肺癌、食管癌，还时常伴有气喘、咳嗽、疼痛等症状。右胁不适者肝癌多见，这种不适感的个体差异很大，主要有酸、麻、凉、热、胀等，有时难以用语言描述。

　　4）**脘腹痛**　上腹部是肝、胆、胃、脾等脏器所在的部位，包括部分小肠、结肠；下腹部则有肾、小肠、结肠、膀胱、女子胞宫等脏器，故脘腹疼痛胀满者多为脾胃失调。其中隐隐作痛，时作时止，喜温喜按者，属虚属寒；若痛而拒按，痞满，喜冷，便秘，则属实属热。腹中结，疼痛不离其部，推之不移的，属积；小腹疼痛、硬满拒按者为蓄血证（小便通利）或蓄水证（小便不利）；少腹肿物，状如怀子，按之则坚，推之则移，月经按时下，多为卵巢肿瘤；少腹痛还可因阳气不足，寒凝于内，或寒湿凝聚或郁毒内结而成肿块，应详查伴随症状加以鉴别。

　　5）**饮　食**　食欲不振是肿瘤患者的常见症状之一，尤以消化系统肿瘤多见。因此，对于不明原因逐渐加重的食欲不振，不能排除恶性肿瘤的可能。进食不利或有梗阻感常见于食管癌、贲门癌的首发症状，从其感觉异常的部位大体可判断病变位置。

　　6）**二　便**　间歇性无痛血尿是肾癌和膀胱癌

的常见症状之一，其中膀胱癌最常见，往往是首发症状。排尿困难则常常是前列腺癌的首发症状。大便色黑者应检查大便隐血，一般是上消化道出血所致，不排除胃癌、肠癌的可能；大便见鲜血如果能排除其他情况，如痔疮、息肉等，则应考虑直肠、乙状结肠肿瘤。此外，如发现大便已变细或沿其纵向有凹沟，或附有血液，应引起重视，及时检查是否患有肠癌。

7）**经带** 月经不规律的阴道出血，是妇科恶性肿瘤的常见症状之一，亦可为首发症状。带下异常是子宫内膜癌和宫颈癌的常见症状，有时是首发症状。子宫内膜癌初期可见少量白带，有时带血，晚期则成血色带下，常伴恶臭。宫颈癌初期白带量较大，一般无出血，常伴有异味。

（四）切 诊

1. 脉 诊

脉诊在肿瘤患者的辨证中具有重要意义，临床常见的有沉、细、弱、弦、浮、滑、数、促、结脉等。但肿瘤患者的脉象比较复杂，临诊必需四诊整合，才能作出中肯诊断。一般来说，脉证相应，为顺，表示邪实正盛，正气尚足以抗邪。若反见沉、细、弱为脉证相反，为逆，说明邪盛正衰，易致邪陷转移。又如肿瘤晚期，正气已衰，脉见沉、细、微、弱，为顺；若脉象反见浮、洪、数、实，则表示正衰而邪不退，均属逆证。一般肿瘤在未转移之早期，见有余之脉为邪毒正盛，当用攻毒为主；若见不足之脉为正虚邪陷，当扶正祛邪。肿瘤中晚期，见不足之脉为正气已虚，宜用补虚为主；若见有余之脉，为正气虚而毒气盛，则当清火化毒。因此，脉诊可以判断肿瘤患者邪正的盛衰，同时也可以为治疗和预后的判断提供依据。

2. 按 诊

如检查时触及肿块高低不平，坚硬如石，推之不移，表面与皮肤粘连，多属癌性肿块，常见于乳腺癌、失荣、石瘿等；右胁下肿块，刺痛拒按，按之表面凹凸不平，可见于肝癌、胆囊癌。脘部痞满，按之较硬而疼痛，可见于胃癌。腹部肿块推之不移，痛有定处，可见于肾癌、肠癌、卵巢癌等。

四、肿瘤的中医辨证

（一）八纲辨证

整体观和辨证论治是中医学的基本特点，而辨证是论治的依据，又是中医诊疗学的核心，所以肿瘤的中医诊断除需要四诊以外，还需要进行辨证，以确定整合疗法。中医学辨证方法有多种，其中最基本的方法是八纲辨证。八纲即阴阳、表里、寒热、虚实八类证候，是分析疾病共性的辨证方法，又是各种辨证的总纲。根据八纲辨证，可以分辨疾病病位的深浅、病邪的性质、邪正盛衰等，为临床诊疗提供依据。

1. 辨表里

表里是辨别病位内外深浅的一对纲领。表与里是相对的概念。表是指人体表浅的部分，如皮毛、肌肉、经络等；里是指人体内部较深的部位，如脏腑、骨髓等。一般而言，肿瘤疾病都为里证，但肿瘤患者常因免疫功能下降，机体抵抗力不足，易受外邪侵袭。

（1）表证。肿瘤合并感染（外邪）可出现表证。由于病邪性质不同，或人体正气差异，表证有表寒、表热、表虚、表实之分。如恶寒重发热轻，无汗，头痛，项背强痛，苔薄白，脉浮紧为表寒；如恶寒轻发热重，汗出，头痛，口渴，舌尖红，脉浮数为表热；如自汗，汗出恶风为表虚；无汗为表实。

（2）里证。肿瘤多为里证，寒热虚实常交错出现，极为复杂。辨证时有里寒、里热、里虚、里实及寒热错杂、虚实互见等，需细审明辨。一般而言，肿瘤伴有肢冷不温，恶寒喜暖，腹痛便溏，尿清长，苔白脉沉迟为里寒证；如壮热口渴，目赤唇红，躁扰不宁，尿黄赤，舌红苔黄，脉沉数为里热证；如气短懒言，纳呆倦怠，头昏心悸，舌胖苔白，脉沉弱为里虚证；如壮热气粗，大便秘结为里实证。

2. 辨寒热

寒热是辨别疾病性质的纲领。辨明寒热是指导临床应用寒凉药或温热药的依据。辨寒热主要根据患者口渴与否，二便情况，四肢冷热，舌脉等进行辨别。

（1）寒证。肿瘤寒证多为内伤久病，阳气耗伤，或素体阳虚，或年老肾虚之虚寒证。常表现为肢冷蜷卧，痰、涎、涕清稀，气短纳差，小便清长，大便溏泄，口淡，面色白，舌淡苔白而润，脉沉迟无力等。老年性消化道肿瘤（如胃癌、肠癌）出现气血耗损，甚至恶病质时，常表现为典型的虚寒证。

（2）热证。热证有实热证与虚热证之分。肿瘤实热证常由热毒内蕴，或湿热交杂，或瘀久化热等所引起，其临床表现因病情而异。虚热证常见于肿瘤后期，为久病阴津耗损，或放疗后热伤津液所致。临床以肺胃阴虚证或肝肾阴虚证多见。

（3）寒热错杂证。寒热错杂证既有热证证候，又有寒证证候。一般可见上热下寒、上寒下热、上下寒热错杂或表热里寒、表寒里热等。肿瘤病常表现为寒热错杂。

3. 辨虚实

虚实是辨别正气强弱和邪正盛衰的纲领。辨明虚实是临床采用补虚扶正或泻实祛邪治法的依据。辨虚实主要从患者的体质、病理、脉象、舌象等方面进行辨别。

（1）虚证。肿瘤中晚期，或老年肿瘤患者，或素体虚弱者，多为虚证表现。常表现为面色苍白或萎黄无华，精神萎靡，气弱懒言，食少便溏，自汗盗汗，舌淡嫩，脉虚无力等。通常因气虚、血虚、阴虚、阳虚之不同而临床症状各异。

（2）实证。肿瘤早、中期，或青壮年肿瘤患者，或体质较好者，常表现为实证证候。临床表现为高热，口渴，烦躁，便秘，腹痛痞满，舌质苍老，苔黄干燥，脉有力等。通常因气滞、血瘀、实热、寒凝等不同而出现不同的临床表现。

（3）虚实夹杂证。同一患者，同一时期，常常存在正虚与邪实两个方面的病变，即虚实夹杂。临床需注意辨别虚证夹实和实证夹虚之孰轻孰重。此外，还需注意虚实转化等变证情况。肿瘤属本虚标实，故临床上常表现为虚实夹杂，因虚致实等症状。

4. 辨阴阳

阴阳是八纲中的总纲。阴阳辨证是基本的辨证大法。正如《素问·阴阳应象大论》说："善诊者，察色按脉，先别阴阳。"临床将里证、寒证、虚证归属于阴证范围，将表证、热证、实证归属于阳证范围。

（1）阴虚证。阴虚证是指体内津液精血等阴液亏少，导致滋润、濡养等作用减退，具有虚证、热证的性质。阴虚生内热，阴虚证临床上常表现为形体消瘦，口燥咽干，潮热颧红，五心烦热，小便短黄，大便干结，舌红苔少，或无苔少津，脉细数。肿瘤在临床上常见的阴虚证型有肺阴虚、胃阴虚、肝阴虚证等，其临床表现常因肿瘤部位及各脏腑功能特异性而不同。

（2）阳虚证。阳虚证是指体内阳气亏损，机体失于温煦，推动、蒸腾、气化等作用减退所表现的虚寒证候，具有虚证、寒证的性质。阳虚生外寒，阳虚证临床上常表现畏寒肢冷，四肢不温，口淡不渴，蜷卧嗜睡，小便清长，大便溏薄，面色白，舌淡胖，苔白润，脉沉迟无力等症状。肿瘤临床上常见的阳虚证型有脾阳虚证、肾阳虚证及脾肾阳虚证等，而以脾肾阳虚证为常见。

（3）亡阴证。亡阴证是指体内阴液严重亏耗所表现的危重证候。肿瘤晚期恶病质患者在生命终末阶段常有亡阴证表现，随之阳气亦渐衰亡。临床以汗热咸而黏，如珠如油，虚烦躁扰，口渴欲饮，皮肤皱瘪，尿少面赤，唇舌干燥，脉细数等为特点。暴病亡阳常可逆转，肿瘤亡阴则不易逆转，但仍须及时救治，以期延长生存时间。

（4）亡阳证。亡阳证是指体内阳气极度衰竭的危重证候。肿瘤中晚期正虚邪盛，大汗，大失血，或部分患者化疗后正气亏损，若继发感染易出现亡阳证而危及生命。临床以冷汗淋漓，汗质稀淡，神情淡漠，肌肤不温，手足厥冷，呼吸气微，面色苍白，舌淡而润，脉微欲绝等为特点。亡阳证若救治及时，多可逆转，反之，则亡阳渐进，阴液亦随之消亡。

八纲辨证虽然每一纲均有其独特的内容，但它们是互相渗透，相互关联甚至可以相互转化的，临床必须把握阴阳这个总纲，才能有条不紊地准确辨证。

（二）肿瘤的病位诊断

在肿瘤的中医诊断中，还需要准确定位病变所在的脏腑，才能更好地针对性制定治疗方案。中医辨证时，虽有多种辨证方法，如上所述八纲辨证、气血津液辨证等，它们各自有不同特点，但在确定病位、病机时，无不与脏腑密切相关。故通过脏腑辨证，可以确定肿瘤发病的病位，脏腑辨证在临床诊治疾病时具有其他辨证方法无法替代的重要作用。

由于肿瘤疾病的复杂性及证候的多样性，决定了脏腑病辨证的内容极为丰富。

1. 肺病辨证

1）肺阴虚证　肺阴虚证是肺阴亏虚，虚热内生所表现的证候，常见于晚期肺癌、喉癌及支气管肿瘤患者。为邪热瘀毒蕴肺日久，耗伤肺阴；或头颈部肿瘤如鼻咽癌等放疗后，癌毒虽除，肺阴已伤。临床表现为干咳少痰，或痰少而黏不易咯出，口燥咽干，形体消瘦，午后潮热，五心烦热，或痰中带血，盗汗，气息短促，声音嘶哑，舌红少津，脉细数等。

2）痰热壅盛证　痰热壅盛证是指痰热互结，壅闭于肺，致使肺失宣降所表现的肺经实热证候，主要见于中晚期肺癌素体强壮者，或其他肿瘤并发肺部感染所致痰热内盛者。临床表现为咳嗽咯痰，痰稠色黄，胸部灼痛，发热口渴，气喘息粗，甚则鼻翼煽动，大便秘结，小便短赤，舌红苔黄，脉滑数等。

3）寒痰阻肺证　寒痰阻肺证是指寒邪与痰浊交阻，肺失宣肃所表现的证候，多见于肺癌患者脾气素虚，或肺癌久治不愈，损及肺脾而致脾肺两虚，水湿寒邪交阻于肺。临床表现为咳嗽痰多色白，易咯，胸闷胸痛，息促气短，纳少神疲，或哮喘痰鸣，形寒肢冷，舌质淡，苔白腻或白滑，脉濡缓或濡滑等。

4）饮停胸胁证　饮停胸胁证是指水饮停于胸胁之间，气机受阻所引起的证候，常见于中晚期肺癌之癌性胸水、心包积液、上腔静脉综合征患者。多因中阳素虚，气不化水，水停为饮，或癌毒浸润，肺失通调，水液运行输布障碍，流注胁间所致。临床表现为胸胁胀闷疼痛，咳唾痛甚，气息短促，或头面、胸部及上肢浮肿，舌苔白滑，脉沉弦等。

2. 脾胃病辨证

1）脾气虚弱证　脾气虚弱证是指脾气不足，运化失职所表现的虚弱证候，常见于各种肿瘤体虚者及肿瘤化疗、放疗、手术后。临床表现为腹胀纳差，食后胀甚，大便溏薄，肢体倦怠，少气懒言，形体消瘦，面色萎黄，舌淡苔白，脉缓弱等。

2）脾气下陷证　脾气下陷证是指由于脾气亏虚、升举无力而反下陷所表现的证候。多见于晚期胃癌、大肠癌、子宫癌等及癌性低热患者。临床表现为肛门重坠作胀，食后尤甚，或便意频频，肛门重坠，或久泻不止，甚或脱肛、子宫下垂，或长期低热，伴气短乏力，食少便溏，舌淡苔白，脉缓弱等。

3）脾胃湿热证　脾胃湿热证是指由湿热内盛，或停留于中焦或下注于胞中所表现的证候。多见于胃癌、肝癌、胰腺癌、胆囊癌及子宫癌等患者。临床表现为脘腹痞闷，呕恶纳呆，肢体困重，大便溏泄，小便短黄，或面目、肌肤发黄如橘色，或身热不扬，汗出而热不解，或带下色黄，量多腥臭，舌红苔黄腻，脉濡数或滑数等。

4）胃阴不足证　胃阴不足证是指由于胃之阴液不足，胃失濡润和降所表现的证候。多见于胃癌及放疗后或其他肿瘤晚期恶病质患者。临床表现为口燥咽干，饥不欲食，脘痛隐隐，干呕呃逆，大便干结，小便短少，舌红少津，脉细数等。

3. 肠病辨证

1）大肠湿热证　大肠湿热证是指湿热毒邪侵袭大肠所表现的证候。多见于大肠癌患者体质较强者。临床表现为腹痛拒按，或腹内肿块，部位固定，推之不移，大便夹有黏冻或便下鲜血，小便短赤，身热口渴，肛门灼热，舌红苔黄腻，脉滑数等。

2）大肠虚寒证　大肠虚寒是指大肠气弱、寒湿内盛及久病脾气虚弱、脾阳受损所表现的证候。此证可由大肠湿热日久致虚而成，多见于大肠癌晚期脾肾虚衰者。临床表现为腹痛隐隐，绵绵不休，大便溏泄和便秘交替出现，或便时艰涩、肛门下坠，四末欠温，神倦无力，小便清长，苔白，脉沉弱等。

4. 肝胆病辨证

1) **肝气郁结证**　肝气郁结证是指肝失疏泄，气机郁滞所表现的证候。多见于肝癌、食管癌、胃癌等消化道肿瘤及乳腺癌、卵巢癌等肿瘤早中期正盛邪实阶段。临床表现为胁肋或少腹胀痛、窜痛，纳呆，胸闷易怒，或乳房胀痛，月经不调甚则闭经，或咽部梗塞，或胁下有痞块，苔薄白，脉弦等。

2) **肝胆湿热证**　肝胆湿热证是指湿热毒邪蕴结于肝胆所表现出的证候。多见于肝癌、胆囊癌、胰腺癌及男女生殖系统肿瘤。临床表现为胁肋胀痛，或胁下有痞块，腹胀，口苦口干，大便不爽，小便短赤，或睾丸肿胀，或妇女带下黄臭，苔黄腻，脉弦数。

3) **肝火上炎证**　肝火上炎证是指肝胆火（毒）热内盛，上逆或横逆伤及血络的证候，又称肝火内盛。多见于白血病、肝癌等体质较盛者。临床表现为烦躁易怒，大便秘结，口干口苦，小便短赤，发热，吐血或便血，血色鲜红量多，舌红苔黄，脉弦数。

5. 肾和膀胱辨证

1) **膀胱湿热证**　膀胱湿热证是指湿热毒邪侵袭膀胱，以小便异常为主的证候。多见于膀胱癌、前列腺癌等泌尿生殖道肿瘤。临床表现为尿色鲜红，或伴有尿频、尿急、淋沥不尽或尿道灼痛，尿黄赤短少，口干苦，或伴身热，苔黄腻，脉数等。

2) **肾阳虚证**　肾阳虚证是指肾脏虚衰所出现的证候，临床表现腰膝酸软，畏寒肢冷，以下肢为甚，面色㿠白或黧黑，浮肿，舌淡胖，脉沉弱。

常见于各种肿瘤的晚期。

6. 脏腑兼证辨证

1) **肝肾阴虚证**　肝肾阴虚证是指肝肾阴液亏虚，阴不制阳，虚热内扰所表现的证候。多见于肝癌、肾癌、前列腺癌及妇科肿瘤等晚期患者。临床表现为五心烦热，盗汗，或头晕目眩，耳鸣健忘，口燥咽干，失眠多梦，胁痛，腰膝酸软，男子遗精，女子月经量少，舌红少苔，脉细而数等。

2) **脾肾阳虚证**　脾肾阳虚证是指脾肾阳气亏虚，温化失权所表现的证候。可见于胃肠癌、前列腺癌、肾癌等肿瘤晚期患者。临床表现为形寒肢冷，面色㿠白，腰膝或下腹冷痛，久泄久痢不止，或五更泄泻，完谷不化，或面浮身肿，甚则腹胀如鼓，舌质淡胖，苔白滑，脉沉迟无力等。

3) **脾胃虚寒证**　脾胃虚寒证是指中焦脾胃阳气失于温运而表现的虚寒证候。多见于消化系统肿瘤晚期。临床表现为腹胀纳少，腹痛隐隐，喜温喜按，或脘腹畏寒，四肢欠温，口淡不渴，大便溏薄，或下肢浮肿，小便短少，或妇女带下量多稀薄，舌质淡胖，苔白滑，脉濡缓或沉迟而弱等。

4) **心脾两虚证**　心脾两虚证是指心脾气血不足，机体失养所表现的虚弱证候。多见于血液系统肿瘤及其他各种肿瘤放疗、化疗、术后体虚者。临床表现为倦怠乏力，心悸怔忡，失眠多梦，头晕健忘，食少腹胀，便溏，面色萎黄，或见皮下瘀斑，女子月经量少色淡、淋沥不尽，舌质淡嫩，脉细等。

（赵林林　李小江）

第3节 肿瘤的中医药治疗原则

中医治疗肿瘤重在辨证论治，治病求本。在中医辨证论治体系中，治法从属于治则，其内容十分丰富。早在2000多年前的《黄帝内经》中就提出了治疗肿瘤的原则：虚者补之，劳者温之，结者散之，坚者削之。在中医理论的指导下，随着中西医整合研究的进展，中医肿瘤学初步形成了其整合的治则治法体系，而且在临床上必须通过对肿瘤患者的病因病机、病情病期、发展转归等进行整合分析和准确判断，才能正确地运用中医治则。不同的治疗原则既有其独立的临床指导意义，也常互相配合，协同运用。常用的中医肿瘤治疗原则有整合治疗、标本缓急、扶正祛邪、因人因时因地制宜、治未病等。

一、整体与局部相整合

整合医学中的"整合观念"与中医中的"整体观念"近似。中医学认为，人体是一个有机的整体，机体阴阳气血失衡体现在局部，则容易造成肿瘤的发生。肿瘤的发生、发展是一个多因素的复杂过程，与人体内环境密切相关。在肿瘤发生发展的过程中，局部与整体是对立统一的。局部病灶的存在使受侵的脏腑、器官、组织等受到了伤害，并逐渐影响到了全身，出现了全身各系统的功能失调；反之，全身整体状况的好坏又往往影响肿瘤的发展和转移及治疗的效果。从肿瘤生物学看，恶性肿瘤是一种全身性疾病的局部表现。早期多局限在局部，中晚期则应视为全身性疾患，并存在转移与扩散的特征。就肿瘤细胞而言，具有异质性。因此，局部与整体相结合的整合治疗是肿瘤治疗，尤其是实体肿瘤治疗的一个重要原则。可见，人体内环境与肿瘤是整体与局部的关系。

中医学在肿瘤全程治疗中也非常强调整体观念，认为在治疗癌灶的同时，还必须重视调整全身状况。对一个肿瘤患者，治疗前必须先评估患者的全身功能状况，了解患者精神状态，体质强弱，饮食好坏，各脏腑、气血的功能失调状态。同时，也要详细掌握肿瘤局部情况，如肿瘤大小、肿瘤的部位、肿瘤的性质，肿瘤浸润转移情况，以便考虑如何治疗肿瘤病灶，或有无可能根治病灶。当整体情况较好时，治疗则侧重于局部肿瘤的治疗。而晚期患者全身衰弱，或者肿瘤已经很大，或者已广泛转移时，则必须注重整体功能的调节，使局部攻邪与全身调补两法在临床中起到"相辅相成"的作用，达到"治病留人"的目的。如果只见局部，不见整体，一味滥用攻伐，不但不能控制肿瘤，反而加重病情，缩短生命。整合医学认为，在治疗过程中，需要全面、整体、系统地看待患者和疾病。二者的理念不谋而合，都强调对待疾病，不能单一地看某个症状，而要整合判定，全面、整体、系统地看待疾病的发病及其发展与转归。

二、辨证与辨病相整合

辨证论治，是中医学认识疾病与治疗疾病的主要方法，是中医学诊治疾病的特色和精华，也是中医学取得疗效的关键。辨证就是通过望、闻、问、切四诊方法所得到的症状、体征、舌苔、脉象，以中医学理论为指导，进行整理、归纳、分析，并根据临床常用的八纲辨证、气血辨证、脏腑辨证等，辨明肿瘤患者的病因病机、阴阳气血盛衰、经络脏腑虚实等，然后制定个体化的整合治疗方案。当然对于肿瘤而言，单纯的辨证是不够的，还必须结合辨病。所谓辨病，即除了辨清中医学的病名诊断外，还要结合现代医学各种诊断手段来明确病变部位、病理细胞类型、临床分期，确定疾病的诊断。这样通过辨证与辨病的整合，中西医明确诊断，病证合参，在临床治疗中以辨证论治为基础，同时结合辨病，选择有抗癌作用的中草药配合使用，不但能够调整机体的抗病能力，而且能够针对性抗肿瘤，从而提高中医学整合治疗癌症的临床疗效。

病证结合，多法并举，整合治疗。首先要重视对癌病的早期诊断，明确癌病的病情程度、病程分期及预后。熟知当前国内外中西医各种治疗手段和规范化治疗方案，及时制定个体化整合治疗方案。其次，癌症一般采取包括手术、放疗、化疗、生物靶向治疗、中医药治疗等在内的整合疗法，根据患者的具体情况选择不同的方法。中医药能提高整合治疗的疗效，对其他疗法有减毒增效的作用，并可改善症状，提高生存质量，延长生存期。第三，中医治疗肿瘤，在重视辨证论治的基础上，考虑癌毒致病的特殊性，既重视滋阴养血、益气温阳、"扶正即所以祛邪""养正积自除"，又重视癌毒的存在。理气、化痰、祛湿、活血、散结等解毒消癌法应贯穿癌病治疗的始终，祛邪与扶正整合，辨病与辨证整合，复法制方，有望达到尽快改善症状、控制或消除肿瘤的目的。

三、分清标本缓急，标本兼治

恶性肿瘤的病因病机总属本虚标实，如瘤块、瘀血、热毒等均为标实的病理特征，而乏力、消瘦等均为本虚之特征。随着病情进展或治疗阶段的不同，标本之间的主要矛盾与次要矛盾也在不断变化。从人体的抗癌能力和致癌因素来说，人体的抗癌能力是本，各种致癌因素是标；从致癌因素和症状而言，致癌因素是本，症状是标；从肿瘤的原发灶和转移灶来说，原发灶为本，转移灶为标。在肿瘤治疗过程中，消除内外致癌因素、扶正、控制和消除原发病灶等均属治本，针对恶性肿瘤的各种并发症和一些急症进行治疗均属治标。

在临床实际中应分清标本缓急，遵循"急则治其标，缓则治其本"的原则。若因肿瘤的进展，出现了危急并发症时，就必须先行治疗并发症，而后再行治疗肿瘤。如胃癌并发消化道大出血时，胃癌为本，消化道出血为标，消化道大出血已危及生命，治疗就应以治疗消化道出血为主，待其改善后，可再考虑抗癌治疗。若肿瘤患者病情比

较稳定、无危重紧急症状出现，就直接针对肿瘤本身治疗。

四、祛邪培本，分段论治

中医认为，肿瘤的发生和发展变化，是正气与邪气相互斗争的过程。正邪相争的胜负决定疾病的进展。扶正就是调动机体的抗病能力，提高机体的免疫功能，增强体质，达到防治疾病的目的。祛邪就是抑制、排除和消灭致病因子。因此，正确运用扶正与祛邪的原则，是肿瘤治疗取得疗效的关键。结合脏腑、八纲、气血津液等辨证方法，权衡病情轻重缓急，确定先攻后补、先补后攻或攻补兼施。肿瘤是一种全身性疾病的局部表现，与整体有着极其密切的关系，因此，肿瘤的治疗必须注意辨别阴阳气血的盛衰、脏腑经络的虚实及邪正双方力量的对比，从而确定治疗方法。根据病情的具体表现，或以扶正为主，或以祛邪为主，或先攻（祛邪）后补（扶正），或先补后攻，或攻补兼施，随机应变。扶正是为祛邪创造必要的条件，祛邪是为了达到保存正气的目的。

扶正与祛邪二者紧密联系、辨证统一。扶正治疗虽不能彻底治愈肿瘤，但可以提高人体免疫力，抑制癌细胞生长，促进病情稳定或好转，还可以为放疗、化疗、手术等治疗创造有利条件；而祛邪治疗可以改善患者症状，加速癌毒等有害物质的排除。治疗恶性肿瘤应"权衡邪正，活用攻补"。可根据肿瘤分期、机体状态及西医治疗手段等选择用药。

五、早诊早治，既病防变

未病先防是指在肿瘤未发生之前，针对可能会引发肿瘤的诸多因素，采取适当措施以阻断或延缓疾病的发生。未病先防的核心是通过各种方法增强体质，以实现正气存内、邪不可干，从而抵御肿瘤的发生。肿瘤与其他疾病一样，是正邪二气交争的结果，在正气不足，脏腑功能失调的情况下，易于发生肿瘤。《外源医案》指出："正气虚则成岩。"《医宗必读》曰："积之成者，正气不足，而后邪气踞之。"且由于脏腑生理功

能的紊乱，瘀血、痰湿等病理产物自生，形成了肿瘤发病的病理基础。早期诊治，疾病尚在初期，病位较浅，病情多轻，正气未衰，病较易治，因而传变较少。早期诊治的时机在于要掌握好不同疾病的发生、发展变化过程及其转变规律，病初即能及时作出正确的诊断，从而进行及时有效和彻底的治疗。如不及时诊治，病邪就有可能步步深入，使病情愈趋复杂、深重，治疗也就愈加困难。由于肿瘤早期可无症状，而肿瘤普查开展范围相对还小，很多患者就诊时已是晚期，失去治疗的大好时机，所以强调早诊早治。因此，在肿瘤尚未发生之前，应针对可能导致肿瘤的各种原因，如遗传因素、免疫因素、慢性疾病等内因，有毒致癌物侵袭等外因加以防范，即所谓的肿瘤一级预防，从而降低肿瘤的发生率。

对于已经患病的患者，重在及时治疗，按照疾病自身规律，如"肝病即当实脾"等法，最大限度地防止肿瘤继续扩散。肿瘤实际上是一种全身性疾病的局部表现，局部肿块切除了，但许多患者还是发生了转移，这说明肿瘤细胞并没有真正彻底清除，这是以后复发转移的基础。不同的肿瘤有各自的生物学特性，其复发及转移规律各不相同，如肠癌容易向肝、肺转移，肝癌容易向腹腔淋巴结、肺、肾上腺转移，乳腺癌容易向骨、肺、肝转移，肺癌容易发生肝转移、脑转移，了解这些规律，有助于从整体上把握诊治策略。

癌症早诊早治工作包含几个方面的重要因素：有效地筛查及早诊方案，使患者得以早期发现；有效的早期治疗措施，使患者经早诊早治后可长期存活，降低死亡率。中医学"治未病"理论，萌芽于《易经》，完善于《黄帝内经》，在历代医家的医学思想中不断得到丰富和发展，是中医理论最珍贵的思想之一。以"治未病"的思想指导中医防治肿瘤的工作，具有重要的价值，这与现在肿瘤的"三级预防"有相似之处，且更突出了天人合一、以人为本的整体观念，具有个体化整合诊疗的辨证优势。

六、动态辨证，把握节点

肿瘤病机复杂，病情多变，临证时要注意辨病与辨证相整合，抓住疾病不同阶段不同表现进行动态辨证施治。要运用中医的辨证方法认识疾病的本质，以及邪正双方是以正虚为主还是以邪实为主，做到扶正以祛邪，祛邪以安正地灵活运用。同时应当与辨病相整合，运用现代科学的理论和工具，做出准确的诊断。临床治疗尚需灵活运用"同病异治"与"异病同治"的原则。正确认识人体生理活动及恶性肿瘤疾病动态发展特点，注重把握其变化发展规律，动态辨证地分析和解决临证难题，是动态辨治恶性肿瘤的核心。动态辨治注重遣方调药的时效关系。一方面强调因时制宜，用时之机，选择合适的治疗时机，即"择时给药"；另一方面，则注重对遣方用药节点的把握。对于调养虚损而言，过早停止用药，可能导致治疗不彻底或前功尽弃；而对于攻逐邪实而言，则是"不必尽剂"，当"中病即止"。动态辨治，抓辨治节点不但需要随着恒动的生理病理变化抓应时之机，还需要体悟"屡攻屡补"之深刻内涵，抓治疗的节点，动态调整，守中有变，变中有守。

恶性肿瘤的发生、发展、转归是一个不断运动变化的病理过程。《素问·通评虚实论》曰："邪气盛则实，精气夺则虚。"邪正盛衰决定着恶性肿瘤疾病的进退变化，从其发病到正邪相争，彼此消长，到正胜邪退或正衰邪陷，均体现着动态的变化。正气衰弱，邪气充盛，则脏腑功能失调，气血阴阳失常，瘀、毒、痰等结聚，癌瘤自生，而邪居日久，耗精伤血，损及元气，则进一步使正气更虚，虚实夹杂。以正邪变化为动态辨治的首要着眼点，稳抓辨治节点：运脾助补，以调代补，先运再补，边运边补；攻补兼施，屡攻屡补，屡补屡攻，以平为期，灵活遣方调药施行动态攻补之治。

疾病的过程是由不断变化与相对稳定的阶段组成。疾病的不断变化可形成不同的转变、转归趋势，因此，必须用发展的观点、动态的观点进行观察和处理。疾病的相对稳定形成一定的阶段性。疾病的阶段性不仅反映出病情的轻重、病势的进退等特点，还能揭示出病机的变化，可作为更方易药的依据。因此，动态观察病情，分阶段论治，是中医治疗的原则之一。肿瘤初起，邪实正盛，应祛邪以消散之；病之中期，邪实正虚，以邪实为主，应着重祛邪以软化之；病至晚期，正气大虚，则应着重扶正，或攻补兼施。正如《医学心悟》所说："积聚癥瘕之症，有初中末之三法焉。当其邪气初客，所积未坚，则先消之而后和之。及其所积日久，气郁渐深，湿热相生，块因渐大，法从中治，当扶湿热之邪，削之软之，以抵于平。但邪气久客，正气必虚，须以补泻叠相为用。"由此可见，肿瘤演变的不同阶段，由于邪正的消长，其病机、证候特点各有不同，临床必须进行分段论治，掌握扶正与祛邪的主次、轻重，才能获得良好效果。

七、异病同治和同病异治

恶性肿瘤病种繁多，病情复杂。全身从上到下，由内而外，除爪甲、毛发外，无处不能形成肿瘤。虽然这些是不同的疾病，但有些有相同的病因病机。例如，无论肝癌或肺癌，都可以有气滞血瘀、毒热蕴结等病理变化，这就要用相同的方法治疗。又如，不同的肿瘤，在其发展过程中出现了同一性质的病理状态，如气阴两虚，便都可用益气养阴法治疗。同样，表现为痰湿蕴结的肺癌和恶性淋巴瘤都可用化痰利湿法来治疗。还有，许多肿瘤患者都可见到舌上瘀斑等血瘀证，自然可以用活血化瘀来治疗。毒热内结引起的多种肿瘤则可以用清热解毒抗癌法来治疗。这些就是中医的异病同治。相同的疾病，由于病因病机不同而采用不同的方法治疗，这就是同病异治。同一种肿瘤，甚至是同一个患者，在不同的阶段反映出疾病的性质不同，出现不同的证型，也要用不同的方法治疗。例如，肺癌患者有的表现为气阴两虚，有的表现为痰湿蕴结，其治疗法则就不同。食管上段癌患者多有火热，中段癌患者多为痰气交阻，下段癌患者常为痰湿蕴结，在治疗上也各不相同。在肿瘤的治疗中，不论是化疗、放疗，还是手术，均应根据辨证施治的理论，按不同的证型选择不同的治法。

应该指出，所谓的"异病同治"也只是在"异"的基础上出现的"同"。因不同的疾病虽然可出现相同的证，但这些相同的证也同样要受到各自不同疾病的基本病理病机所制约和影响。所谓"同病异治"也只能是在"同"的基础上出现"异"，

它们之间仍然有一定的共同性。因此，在肿瘤的临床上不仅要"异病同治""同病异治"，更重要的是要把握每种疾病自身的变化规律而采取不同的方药进行"异病异治"，抓住主要矛盾，才会进一步提高临床疗效。

八、中西医兼用的整合治疗

现代医学通过手术、放疗、化疗、靶向治疗、免疫治疗等手段治疗肿瘤，虽能消除局部病灶或使瘤体缩小，但同时不可避免地会给正常组织带来损伤，产生一系列不良反应，从而影响疗效和患者的生活质量。肿瘤的中医治疗原则是在继承中医治疗思想和经验的基础上，经过长期大量临床实践后逐步形成的，中医治疗能够增强机体的免疫功能，改善机体的内环境，中西医整合治疗肿瘤可起到取长补短、增效减毒提高疗效的目的。

中西医整合肿瘤学是一门在传统中医肿瘤学和现代临床与试验肿瘤学的基础上发展起来的新兴学科，至今已在肿瘤的基础和临床研究方面取得了长足进步，充分显示出其独特的优势和潜在的威力。近年来，采用中西医相整合的方式，治疗癌肿的适应情况更趋广泛。除可减轻西医治疗的不良反应外，常可明显提高远期生存率。从较深层次的角度看，应用西医治疗方式针对癌肿局部，而以中医辨证论治作整体调整，以最大限度地减少肿瘤负荷，防止复发和转移，最大限度地改善机体各方面的情况。两者整合，有可能较大幅度地改善肿瘤患者的总体生存率。

中西医整合治疗的出发点，是在充分预估中西医抗癌优缺点的基础上，有计划地将两者整合应用，发挥各自的优点，避免或减少不良反应，使患者得到更好的生存质量和更长的生存期。在中西医整合治疗肿瘤中要遵循局部与全身治疗相整合、多学科协同治疗相整合、祛邪与扶正治疗相整合的原则。

九、辨证论治，三因制宜

中医的"三因制宜"学说是中医的基本治则之一，即因时、因地、因人制宜，是指治疗疾病

要根据季节、地区以及人体的体质、性别、年龄等制订个体化的整合治疗方案。"三因制宜"学说强调了天、地、人的关系，充分体现了中医治病的整体观念和辨证论治在实际应用上的原则性和灵活性。

（一）因时制宜

"因时制宜"本意指根据不同季节气候特点来考虑治疗用药的原则。古人运用"因时制宜"指导治疗用药。《素问·六元正纪大论》曰："用寒远寒，用凉远凉，用温远温，用热远热，食宜同法。"在恶性肿瘤的治疗中，我们常使用清热解毒法，该法所用药物性味寒凉，在秋冬阴气旺盛之时使用应特别注意其用量，以免损伤人体阳气，影响脾胃运化功能。

"因时制宜"在现代中医肿瘤治疗中得到了继承和发展，中医肿瘤学运用"因时制宜"指导分期治疗。恶性肿瘤是一个全身属虚、局部属实的病变，扶正祛邪是其治疗原则之一，根据病期的不同应有所侧重。早期，邪气初起，正盛邪实，治疗以攻毒祛邪为主；中期肿瘤逐渐增大，病邪炽盛，伤气劫血耗精，邪正处于相持阶段，机体形神渐损，虚象已露，治疗宜攻补兼施；晚期，癌瘤盘根错节，邪毒侵袭嚣张，正气虚衰，不堪攻伐，治疗以扶正培本为主，寓攻于补。

（二）因地制宜

不同地区，由于地势高低、气候条件及生活习惯各异，人的生理活动和病变特点不尽相同，所以治疗用药应根据当地环境及生活习惯而有所变化。中医学认为，肿瘤乃邪毒深陷，非攻不克，而攻之法又有以毒攻毒、清热解毒、除痰散结、活血祛瘀之不同。所使用的药物中有部分药物性峻力猛，对肿瘤细胞有较强的抑制作用。但有毒之品若用之不当，易造成中毒。临床上应"因地制宜"以斟酌用药及药物的剂量。西北高原地区，气候寒冷，干燥少雨。民众长年在风寒环境中生活，多食鲜美酥酪骨肉和牛羊乳汁，体质壮实，耐受攻邪，治疗时可重用以毒攻毒，当然也需在药典规定的范围内使用。与中原人的壮实高大相比，岭南人多瘦小，不任攻伐。岭南地域气候影响人群体质，炎热而耗气，潮湿则碍脾，逐渐形成岭南人脾多虚弱、病多痰湿的体质特点。故治疗时宜重在健脾祛湿，有毒性峻力猛之品不可多用。

"因地制宜"在肿瘤防治中的作用还表现在指导肿瘤的筛查及预防。肿瘤"因地"不同而高发的现象非常突出。例如，鼻咽癌常见于广东、广西、福建、湖南一带，又称为"广东癌"，与当地居民喜吃咸鱼的习惯有关；口腔癌常见于湖南、海南等地，与当地居民嗜食槟榔有关；食管癌多发于河南、山西一带，与当地居民喜好热饮、热食、饮食、饮酒、泡菜等习惯有关；原发性肝癌常见于我国的东南沿海湿温地带，与黄曲霉毒素及肝炎病毒感染有关；大肠癌常见于经济发达地区，与当地居民的高脂肪、低纤维饮食有关；肺癌常见于环境污染严重的大中城市。如此种种，不胜枚举。根据肿瘤"因地"高发的现象，做到预防为主，未病先防，并且做好肿瘤的早期筛查诊断，将肿瘤对人体的伤害降到最低。

（三）因人制宜

因人制宜是指治疗疾病时不能孤立地看病症，必须看到人的整体和不同人的特点，根据患者年龄、性别、体质、生活习惯等不同特点来考虑治疗用药的原则。

不同年龄的患者因生理状况和气血盈亏不同，治疗用药应有区别。《瘟疫论·老少异治论》曰："凡年高之人，最忌剥削。设投承气，以一当十；设用参术，十不抵一。盖老年荣卫枯涩，几微之元气易耗而难复也。不比少年气血生机其捷，其气勃然，但得邪气一除，正气随复。所以老年慎泻，少年慎补，何况误用也。亦有年高禀厚，年少赋薄者，又当从权，勿以常论。"《素问·五常政大论》曰："能毒者以厚药，不胜毒者以薄药。"老年人生机减退，气血亏虚，又常合并其他内科疾病，肿瘤的症状往往不明显，发病时大多已属晚期，失去了根治的机会，其治疗目的在于减轻症状、延长生命，以期"带瘤生存"。药性峻猛有毒的攻邪药物应慎用，用量比青壮年要轻，治疗应"衰其大半而止"。若一味攻伐，反伤正气，使本来已经失调的脏腑功能进一步恶化。治疗应以扶正为主，多用健脾补肾、填精益髓、补养气血、益气生津之法。

男女各有其生理及病理特点。宋·齐仲甫《女科百问》云："男子以精为本，女子以血为源。"许叔微《普济本事方·妇人诸疾》也指出："男子以精为主，女子以血为主。"认为男性的生理特点主要是生精、排精，与肾有关，脏腑疾病和衰老的发生也多与肾精亏损有关，在治疗及养生上多保精补肾；而女性在生理上有经、带、胎、产、乳的特点，多涉及到血，与肝的关系密切，其疾病与衰老也多与此有关，在治疗及调养上多重补血、养肝疏肝。男科恶性肿瘤大多因肾气亏虚、痰湿蕴结下焦为患。治疗上常以补肾健脾或温肾养阴立法，再配以化痰散结、活血祛瘀之品。

体质是人群及人群中的个体在遗传因素、环境的影响下，于其生长、发育和衰老过程中形成的代谢、功能与结构上相对稳定的特殊状态。中医体质学说的研究由来已久，古代医家很早就认识到不同的人具有不同体质，不同体质决定对某种致病因子的易感性及其转变转归中的某种倾向性。随着遗传学和分子生物学的兴起，对体质与疾病相关性的研究已深入到基因水平。肿瘤的发生与遗传、环境因素有密切的关系，抗凋亡基因与抑凋亡基因表达的失衡是导致肿瘤发生的重要原因。体质类型不同，罹患肿瘤的可能性就会不同。肿瘤患者体质在总体上表现为虚中夹实。中医学认为，局部的肿瘤是全身脏腑气血阴阳失调的反映，而局部癌瘤对机体营养物质的大量摄取，又进一步加重了脏腑气血阴阳失调，从而使患者体质又呈现出某些偏盛失调。在治疗时，要考虑患者不同体质的特点，合理用药以调整阴阳平衡。如阳虚质患者应慎用清热解毒药。中医学认为，局部肿瘤因痰、瘀、毒结而成，癌毒炽盛，治疗上常需配合清热解毒的中药。因清热解毒类药物药性寒凉，易伤脾胃，损伤阳气，用药时间不宜过长，分量不宜过多。对于偏阳虚体质患者更应慎用，因此类药物用之不当，会进一步导致机体阴阳失衡，引起严重后果。

"三因制宜"学说指导肿瘤临床治疗，充分体现了中医整体观念和辨证论治在肿瘤临床中的运用，与现代医学中的个体化治疗不谋而合。"三因制宜"学说指导下的肿瘤治疗，体现了中医学在肿瘤治疗中的辨病与辨证的辨证统一。西医的个体化精准医疗与中医"三因制宜"的辨证论治的整合就构成了多学科整合诊疗的整合医学模式。

十、疏理三焦，调畅气机

肿瘤类疾病的发生与邪毒日久蓄积有关。中焦气机调畅是保持正常生理功能的关键，人体摄纳精气、排除浊气等有害物质均依赖中焦气机的调节。一方面，脾胃虚弱，失于运化，则气血精微生化乏源，导致人体虚弱，无力抗邪；另一方面，气机升降出入失调，有害物质不能排除，久而久之则酿生毒邪。毒邪深陷，日久入络，浊毒、瘀血裹结而酿生癌毒，形成癌瘤。《中藏经》曰："夫痈疽疮肿之所作也，皆五脏六腑蓄毒之不流则生矣。"可见肿瘤发病与毒邪蓄积有关，而脾胃虚弱，中焦气机升降出入失调是癌毒产生的根源，癌毒、瘀血是癌毒关键的病理产物，且能够反过来加重气机运行不畅，形成恶性循环引发癌瘤。

此外，肿瘤的发生有其特异性，一旦癌毒侵袭机体，无论患者正虚程度如何，均可表现为邪实为患，难以消除。本虚者气行无力，标实者为有形之邪，阻碍气道，两者相合则导致三焦气机失调。治疗的关键在于调畅三焦气机，既不可妄投峻补以免邪恋，亦不可妄下猛攻而致毒陷，并应注意补虚与攻邪之间的动态关系。三焦气机失调是癌毒形成的根源，应强调疏利三焦法在肿瘤治疗中的作用，以调代补，三焦通则内外左右上下皆通，通则受补。故畅达纵横之气，应以三焦通利为期，力在协调气、血、痰、瘀的关系，在治疗中寻求动态平衡。祛邪亦是扶正，即对于肿瘤早期患者，积之始成，正虚不甚，治当在调三焦的基础上以攻邪为主。《孟河费氏医案》亦言："扶正即所以祛邪，祛邪即所以扶正。"而肿瘤中晚期患者，患病日久，正气在与肿瘤的长久斗争中逐渐消磨，表现为虚实共存的状态，治疗时当虚实兼顾，以补虚为主或补调兼顾。

（朱津丽　杨佩颖）

第4节　肿瘤中医药治疗的常用方法

在运用整合医学治疗恶性肿瘤的理念中，中医药首次被西医认可，逐渐进入公众视野。以美国 MD Anderson 癌症中心为首的多家医院在过去的几十年中一直采用中医药疗法，如针灸治疗、中药汤剂、中国气功、中医按摩等，帮助控制化疗所致的恶心、疼痛和焦虑症状，改善患者生存质量。

中医学对肿瘤的治疗主要是依据中医的辨证进行，通过对四诊收集的资料及患者患病的季节气候、家庭生活情况等进行整合分析，判断目前疾病的证型，确定整合治疗法则，并施以对症用药治疗。古代医家根据对肿瘤的认识，创制出了许多有效方药。清代王惟德创制的犀黄丸、明代陈实功创制的蟾酥丸、吴谦创制的小金丸均为中医临床治疗肿瘤之名方。古代医家对肿瘤的认识与记载，为后世医家的临床研究奠定了一定的基础。中医药治疗肿瘤逐渐被更多患者认可。目前中医药治疗肿瘤常用方法主要包括中药汤剂、中医外治法及心理疗法等几种。

一、口服中药汤剂

通过中医辨证论治开具的中药汤剂是肿瘤患者最主要的中医药治疗方式。中药汤剂配伍灵活、作用靶点广泛。肿瘤发展后期，病机复杂，病情多变，中药可将补虚、攻邪等多种作用集于一方，中药还可以增强西药的疗效，起到不容忽视的治疗作用。中医理论特色在于辨证论治，其治疗可以贯穿肿瘤病情发展的全过程。中药汤剂作为治疗肿瘤的方式，其治疗作用可大致分为扶正培本、清热解毒、活血化瘀、软坚散结、化痰祛湿、以毒攻毒几大类。

（一）扶正培本

1. 理论依据

中医认为，肿瘤的形成及生长过程是机体内部邪正斗争消长的过程，肿瘤的形成是正气先虚，然后客邪留滞，引起一系列病变的结果。《黄帝内经》曰："正气存内，邪不可干""邪之所凑，其气必虚。"《医宗必读》云："积之由也，正气不足而后邪气踞之。"《外源医案》更明确指出，"正气虚则成岩"。使用扶正培本法治疗肿瘤类疾病，通过培补脏腑气血阴阳，可调整机体失衡状态，使机体内环境趋于平衡和稳定，恢复阴平阳秘的状态，增强机体体质和抗癌能力。

2. 临证应用

在恶性肿瘤的发生发展过程中可出现一系列正虚证候，尤其是手术、放化疗后及晚期恶病质状态的患者，如气虚、血虚、阴虚、阳虚及脏腑虚弱等。患者临床常表现为进行性消瘦、纳差、乏力懒言乃至恶病质的特点，并出现气血阴阳及脏腑偏虚的见症。扶正培本适用于以正气亏虚为主的肿瘤患者。目前肿瘤正虚及扶正培本治法已经成为肿瘤类疾病辨证和治疗的主流。历代医家对肿瘤类疾病的认识均尊崇正气亏虚的基本病理生理学说。扶正培本治则所属治法较多，包括益气健脾、滋阴补血、养阴生津、温肾壮阳等，目的皆在于增强机体抗病、防病及适应能力。

（1）益气健脾法。这是治疗气虚证的基本方法。正气强盛有赖于丰富的营养成分，正邪抗争要消耗阴精也需补充水谷精微，形质损伤的修复更要足够的物质，而癌症病变耗伤更需要大量补充营养物质。临床常用黄芪、党参、太子参、白术、茯苓、怀山药、甘草等药物。当气虚影响到肾气时，须用肉苁蓉、巴戟天、菟丝子、枸杞子等填精益髓药物配伍。在大剂量化疗时应用益气健脾和胃药，可减少化疗所致的胃肠道反应，减轻化疗对造血功能的损害。所以在肿瘤疾病过程中，尤其在正气亏损时，要注意扶正，健运脾气。

（2）滋阴补血法。适用于阴亏血虚证。恶性肿瘤患者或素体阴血亏虚，或热毒伤阴，或化疗后脾胃受损、气血化生不足，常有阴亏血虚的表现。临床常用熟地、当归、阿胶、白芍、制首乌、枸杞子、女贞子、红枣、花生衣、鸡血藤等药物改善症状，这些药物还有一定的抗癌功效。滋阴补血法通过增加人体阴血，调节阴阳平衡，改善晚期癌症患者阴血受损或暗耗所致的营养障碍、代谢紊乱甚至全身衰竭。

（3）养阴生津法。适用于阴虚内热之证。常用药物有生地、麦冬、北沙参、天冬、玄参、石斛、鳖甲、玉竹、黄精、天花粉、知母。这一类药物具有养阴清肺、养阴增液和滋补肝肾的作用。晚期癌症患者，尤其是在放化疗过程中或治疗后，往往出现阴津耗伤，表现为口干舌燥、舌红绛少津、盗汗等，应用此类药物可减轻症状。

（4）温肾壮阳法。适用于肾阳或脾肾不足证。肾为先天之本，肾中精气依赖脾胃化生的水谷精微的充养才能发挥效应，故临床上温阳法往往包括温脾肾之阳。常用药物有附子、肉桂、补骨脂、巴戟天。根据"阴阳互根"的理论，在运用温补肾阳的药物时，还要配伍益肾精的熟地、龟甲、山萸肉、菟丝子等。

3. 注意事项

扶正培本法绝不是一般的支持疗法，而在于增强人体"正气"的抗病能力。正确使用扶正培本法必须以辨证为依据，重点在健脾益肾，要根据患者年龄、性别、体质选择适宜的补益之法，要考虑补益药的药性偏颇，补气、补阳不能过于温燥而损伤阴津，补阴、养血不可过于滋腻而碍胃。肿瘤的发展是一渐进过程，扶正培本宜缓补而少用峻补，若临床辨证不当，妄投补剂，则变证横生，弊病百出。

（二）清热解毒

1. 理论依据

肿瘤作为正虚邪实之病，热毒病机在其发病中最为常见。热毒是肿瘤的主要病理因素之一。热邪如果不及时清除，久留体内，热灼津液，熬液成痰，瘀阻经脉，气血失畅，瘀血乃生，热、痰、瘀等互结，形成热毒，热毒阻塞脏腑经络则成肿瘤。古今文献中也多有肿瘤发生是由热（火）毒蕴结所致的论述。清热解毒法是根据《黄帝内经·素问·至真要大论》"温者清之""治热以寒"

之要旨。选用清热降火、清解泄毒的中药祛除病邪，可见本法主要针对"热毒"而设。

2. 临证应用

热毒蕴结是肿瘤的重要发病机制之一，清热解毒法主要适用于以邪热壅盛为主的肿瘤患者，是临床治疗肿瘤的主要治法之一。若癌毒兼夹热邪，应辨证选用清热解毒法；因肿瘤细胞多处于高代谢状态，内部往往会表现出"热"象，亦可应用清热解毒法。故历代医家在治疗恶性肿瘤时，每每不忘加入清热解毒之剂以荡涤热毒。患者常见的临床表现为发热、肿块增大、局部灼热疼痛、口渴、小便黄赤、便秘或黄疸、苔黄、舌质红绛、脉数等热性证候。

药理研究亦表明，清热解毒药可通过直接抑制肿瘤、诱导肿瘤细胞凋亡、调节机体免疫功能、抗炎、解毒、退热、阻断致癌和防突变、抗氧自由基、逆转肿瘤细胞的耐药性等多途径抗癌。常用的清热解毒药多为植物药，如白花蛇舌草、半边莲、半枝莲、漏芦、铁包金、蛇六谷、金银花等，性均寒凉。《中国药典》2010 版收载多种清热解毒的中药材，经文献检索，发现其中 40 余种已被报道具有抗肿瘤活性，除以上提到的药物外，还有重楼、连翘、板蓝根、鱼腥草、虎杖、垂盆草、射干、穿心莲、菊花、贯众、通关藤、蒲公英、锦灯笼、黄连等。

3. 注意事项

清热解毒药在治疗中起到祛除病因和调整机体抗病能力的双重作用。故在肿瘤治疗中重视清热解毒药的应用和突出清热解毒法也是防治肿瘤恶化发展的关键。同时，应用清热解毒法时应根据患者的热势轻重和体质的强弱投以适当的药量，时时顾护正气，因热邪虽易伤津劫液，但寒凉之药用之过早或过量，抑或恶邪不解，或损伤脾胃。只有在顾护"本虚"的基础上，才能攻"标实"之邪。

（三）活血化瘀

1. 理论依据

肿瘤归属于中医学"癥瘕""积聚""石瘕""岩""石疽"等范畴，从病因病机分析，古代不少医家认为血瘀是"癥瘕"形成的基础，如唐容川在《血证论》中明确指出："瘀血在经络脏腑之间，则结为癥瘕，瘕者或聚或散，气为血滞，则聚而成形。"《医林改错》明确指出："肚腹结块者，必有形之血。"现代医学从血液"黏""浓""凝""聚"的血液流变学角度揭示了恶性肿瘤患者容易产生血栓和微循环障碍的病理特征。《黄帝内经》记载的"血实宜决之""疏其血气、令其调达"，是中医活血化瘀法治疗血瘀的理论基础。中医学认为，恶性肿瘤患者的高凝状态与其血瘀状态及瘀血产物密切相关，病机多为痰浊、血瘀、热毒、寒凝诸邪互结。故活血化瘀法是治疗肿瘤的重要法则之一。

2. 临证应用

活血化瘀法治疗肿瘤的目的在于通经活络、化瘀散结、祛瘀生新。一般肿瘤患者常出现与瘀血相关的症状，如肌肤甲错、皮肤暗黑、舌质青紫，或有瘀斑、脉沉涩、肿块固定，痛有定处。肿瘤患者当出现以下症状时，可考虑有瘀血症的存在，并可考虑施以活血化瘀治疗：①有刺痛或绞痛的疼痛特点；②舌质紫暗、有瘀斑、舌下静脉增粗；③皮肤发黑、紫斑、皮肤粗糙或肌肤甲错；④脉象涩滞；⑤血液黏度、血小板凝聚状态、血浆纤维蛋白原、纤维蛋白降解产物测定出现异常。

肿瘤患者的血瘀证可分为气滞血瘀、寒凝血瘀、气虚血瘀、热毒血瘀等类型，同时还有复杂的正虚邪实的基本病机，因此必须准确辨证，选择合适的活血化瘀药。此外在选择活血化瘀中药时，要考虑患者的机体免疫力状况，对于体虚明显、抵抗力较差，或者贫血兼有血瘀的肿瘤患者，益气养血活血药作为首选。常用的活血化瘀药物有川芎、当归、丹参、莪术、三七、斑蝥、三棱、王不留行、穿山甲、水蛭、桃仁、红花、赤芍、延胡索、乳香、没药、鸡血藤、郁金、姜黄等。现代医学研究表明，活血化瘀中药治疗恶性肿瘤不仅可以通过改善血液流变学使血管正常化，起到疏通经络、活血镇痛、消肿抑瘤的作用，还能通过抑制肿瘤细胞的增殖促进其凋亡，抑制血管生成，提高免疫力等。部分活血化瘀药物能够直接抑制肿瘤细胞增殖，如莪术、三棱、水蛭、喜树、紫杉、乳香、赤芍、红花、丹参等，对瘤细胞有一定抑制作用。某些活血化瘀药物能改善血液流变性与凝固性，降低血液黏度，抗凝，抗血小板、促纤溶，抗血栓，从而发挥抗转移作用。另外，活血化瘀药可通过消除微循环障碍，调整肿瘤血液供应，对化疗、放疗有增效作用。

3. 注意事项

使用活血化瘀法应注意辨别病因，血瘀患者病因有因寒、因热、因气滞、因湿、因痰、因正虚之不同，其治疗方法也不相同，故使用活血化瘀法时注意"气为血帅"，在活血化瘀中佐入行气理气之品，以期"气行则血行"。但虚证又宜加入益气之品，以推动血液运行，因此又要辨明虚实。然血瘀证局部观之属实，但整体又多兼虚，故实者固可攻之，亦不可一味克伐，以免损伤气血。两虚者亦当补消并用，或以消为补，务使活血不伤正，补虚不留瘀。根据邪气的性质及脏腑功能失调之不同，辨别瘀血的寒热，参以温经散寒或清热凉血之法，切不可拘于"温则行之"而一味温热，亦不可拘泥于"遇寒则凝"而忌用寒凉。

（四）软坚散结

1. 理论依据

肿瘤发病包括正虚、癌毒、血瘀和痰凝，而痰凝郁结在肿瘤的病机中起重要作用。脾为生痰之源，肺为贮痰之器，肺主通调水道，脾主运化水湿。若肺脾失调，则水湿不化，津液瘀滞，化热为痰，痰邪停聚于脏腑、经络、组织之间而引起复杂的病理变化，从而出现多种复杂的临床症状。古代医籍有"诸般怪症，皆属于痰"之说。因而软坚散结法同活血化瘀、清热解毒一样都是中医攻伐肿瘤的常用治法，正所谓"坚者削之""结者散之"。

2. 临证应用

软坚散结是指用软坚散结中药治疗浊痰瘀血等结聚有形病证的方法。中医理论认为"软坚散结"药物能使肿块先"软化"，以后逐渐"消散"，多用于癥瘕、瘰疬、瘿瘤及各种积块等疾病的治疗，目前软坚散结法已被广泛用于临床治疗肿瘤，并取得了明显疗效。软坚散结法治疗的肿瘤患者常表现为肿块坚硬如石，形态各异，局部可伴随红肿热痛，因气、血、热、毒、痰、湿、寒等邪气各相结合而致，随气运行，无处不到，时聚时散，气滞痰凝，可导致结聚成块则为痰核、痰瘤、肿块等症，多见甲状腺癌、乳腺癌、肝癌、恶性淋巴瘤、腹腔肿瘤、软组织肿瘤、骨肿瘤患者局部肿块。

常用的药物有半夏、牡蛎、天南星、浙贝母、夏枯草、海藻、莪术等，可根据患者肿块的不同部位、不同的临床表现及药物的不同性味归经，灵活地选用此类药物。软坚散结法在临床辨证运用的过程中也形成了若干具体治法治则。如血瘀者，当活血化瘀、软坚散结，适用于因瘀血阻滞所致的结块类疾病，多选用三棱、莪术、丹参、红花等；气滞者，当疏肝理气、软坚散结，适用于因气机郁滞所致的结块类疾病，多选青皮、荔枝核、橘核等；痰凝者，适用于痰湿结聚所致的结块类疾病，痰热则清热化痰，寒凝则温化寒痰，痰湿则燥湿化湿，多选用浙贝母、半夏、瓜蒌、皂角刺、白芥子、海藻等；热盛者，当清热解毒、软坚散结，适用于热毒内盛所致的结块，多选夏枯草、连翘、玄参等；食滞者，当消食导滞、软坚散结，适用于饮食积滞所致的结块，多选鸡内金、阿魏等。

3. 注意事项

在使用散结软坚药时，当注重攻补兼施、寒热并用，必须根据患者不同的病因、不同的症状和兼症及个体差异等不同情况，恰当地选择应用，不能不辨证地用于肿核、肿块（肿瘤）等治疗。正如《医宗金鉴》中所言："凡治诸癥瘕，当先审其形气壮弱、病势缓急而治之，如其人虚弱，则气血衰弱，不任攻伐，病势虽盛，当先扶正气而后治其病；若形证俱实，方可先攻其病也。"

（五）化痰祛湿

1. 理论依据

从"痰"辨治肿瘤的理念，古已有之，如《灵枢·百病始生》中最早指出"津液涩渗，著而不去，而积成矣"。痰病名家、滋阴派大医朱丹溪在《丹溪心法》中也说"凡人身上中下有块者，多属痰""痰挟瘀血，遂成窠囊"。说明痰凝与肿块的形成确有关联。《杂病源流犀烛》中还指出："痰之为物，流动不测，故其为害，上至巅顶，下至涌泉，随气升降，周身内外皆到，五脏六腑俱有。"生动论述了"痰随气动、无处不到"的特点，与肿瘤的远处转移有一定相似性。痰是构成肿瘤组织的有形成分之一，其胶着黏腻之性是肿瘤之难以消散的重要原因。此外，湿毒为患，可浸润生疮，流脓或因肿瘤而出现浮肿、胸水和腹水等，因此，化痰祛湿法在临床辨治肿瘤过程中常用到，也是临床辨治肿瘤的一大治法。

2. 临证应用

痰湿既为病理产物，又为继发性致病因素。湿邪久积于体内均可能转化成痰湿，痰邪随气血流溢全身阻滞经络，成肿成核即可为瘤。如阻于颈项可成瘰疬痰核，或成瘿成瘤，停于乳房亦能成核，痰浊犯肺则咳嗽、气喘，湿痰阻于腋下形成痰核肿块，流溢四肢、皮肤、筋骨则可形成肿块久不溃散。湿痰和肿瘤的形成关系较为密切，可形成于全身各个部位，亦可成为不同种类的肿瘤。湿痰内停的肿瘤患者常见症状包括舌质淡，苔厚腻或滑腻，脉弦滑，咳嗽痰多，大便不爽，口淡或口黏，腹中沥沥有声，纳食不香等。

通过现代实验研究及药物筛选，进一步证明某些化痰、祛痰药物本身就有抗肿瘤作用，如化痰药半夏、天南星、皂角刺、瓜蒌、天花粉、昆布、黄药子等，清热燥湿药苦参、黄连、黄芩、黄柏等，利水渗湿药如白术、薏苡仁、茯苓、猪苓、竹叶、泽泻、木通、瞿麦、金钱草等，逐水药如芫花、大戟、半边莲、商陆、抽葫芦等。所以，结合中医辨证施治原则，合理地运用化痰祛湿药，能提高肿瘤的治疗效果。如脾不健运或肝气横逆致痰湿凝聚经络而生的痰核、瘰疬须用化痰散结法，如与理气药合用则称理气化痰法，与清热药或与有清热作用的化痰药合用称清热化痰法，与温热药或有温热作用的药物合用称温化寒痰法，与软坚散结药合用称化痰散结法。

3. 注意事项

化痰祛湿法虽为肿瘤防治的常用方法之一，但临床研究中有关单用化痰祛湿法治疗肿瘤的报道不多见。因而，化痰软坚散结法在临床应用中不是孤立的，而是在辨病与辨证中灵活运用。实际上，化痰与软坚散结、祛湿与健脾是密切相关的，许多化痰药有散结的功效。在扶正培本、理气活血、健脾益肾、滋阴清热、软坚散结等法中常蕴含化痰祛湿法。

（六）以毒攻毒

1. 理论依据

肿瘤乃痼恶之疾，癌毒深伏体内，具有自养、流注、伤正、残留等特性，速难祛除，且癌毒易致气滞血停，阻而为瘀，津液不畅，聚而为痰，伤津耗气，终致其虚，循环往复。癌毒的存在是恶性肿瘤形成的先决条件，首先具有"毒"的一般性质，即毒是机体日久蓄积形成的邪气，毒为邪之甚。而癌毒又有其自身的特性，它能导致恶性肿瘤的发生发展，故治疗肿瘤必须清除或者抑制体内的癌毒。若癌毒表现出猛烈和顽固之性，患者正气强盛，则非攻不克，临床上常用以毒攻毒法，借以毒攻毒药性峻力猛以攻顽除坚。

2. 临证应用

癌瘤之所成，郁结体内的"癌毒"是其重要原因。癌毒盘踞，掠夺气血津液以自养，肿瘤患者表现出各种症状。由于肿瘤的形成过程缓慢，且毒陷邪深，非攻不克，常规中药难以奏效，故常辨证选用一些有毒之品，借其峻猛之性，取开结拔毒之效，以达到攻克癌毒的目的，即所谓"以毒攻毒法"。现代药理研究表明，以毒攻毒中药可通过细胞毒作用抑制肿瘤细胞生长，诱导细胞凋亡、分化，调节及增强免疫功能。还可通过改善低氧微环境、抑制炎性微环境、抑制肿瘤血管生成等途径干预肿瘤微环境，发挥抗肿瘤效应。以毒攻毒法在临床上的应用往往是在患者体质尚好、尚耐攻伐的情况下采用较安全的剂量实施的。

临床多在整合治法中加入以毒攻毒药物或在病程的某个阶段使用。以毒攻毒药种类较多，有植物药、动物药及金石矿物类药等，均有毒性，药性寒热各异。临床上以虫类药使用居多，因其具有攻逐走窜、通经达络、搜风除毒之效，可引药力直达病所，攻解肿瘤之顽邪，所谓"辄仗蠕动之物，松透病根"，如斑蝥、蟾蜍、蛇毒、红娘子、全蝎、蜈蚣、守宫、土鳖虫、蜣螂、水蛭。另有金石矿物类药物，如雄黄、砒石、轻粉及本草植物类药物，如生半夏、生天南星、生附子、乌头、急性子、雪上一枝蒿、钩吻、藤黄、狼毒、马钱子、巴豆、干漆、洋金花、常山、独角莲、

芫花等。

3. 注意事项

以毒攻毒法应该与药物的不良反应相区别，通常量的无毒药物，有时用极大量也能变成有毒药物。如马兜铃，一般用10~15g，无任何不良反应，如加至30~45g，则可出现心律不齐。这里并不是以毒攻毒，而是中毒反应。另外，应掌握毒性药物的剂量和用药时间。毒性药物"善用治病，滥用致命"，以毒攻毒药有效剂量和中毒剂量很接近，使用时不能超过《药典》规定的限量，必须掌握有效剂量，并适可而止，且不可久用，防止毒性蓄积，即中医所谓将邪毒衰其大半之后，继之使用小毒或无毒药物以扶正祛邪，逐步消灭残余之癌细胞。

二、中医外治法治疗肿瘤

中医外治法历史悠久，是中医学治疗体系中一种独具特色的治疗方法。近年来，随着"以人为本""绿色疗法"等现代医疗理念的逐步深化，中医外治法以其安全、有效的特点越来越受到重视。中医外治法由来已久，内外妇儿皆有广泛的应用，尤其是外治法治疗肿瘤更是源远流长，早在《内经》中已有记载。《灵枢·痈疽》曰："发于腋下赤坚者，名曰米疽，治之以砭石，欲细而微，疏砭之，涂以豕膏。"后世吴师机在《理瀹骈文》中提出："外治之理，即内治之理，外治之药即内治之药，所异者法耳。"临证善用敷、熨、熏、搽等各种外治方法治疗多种疑难病证，尤其是癥瘕、痈疽等类似现代肿瘤的病证。中医外治法以其独特的优势，在肿瘤治疗与调护过程中发挥越来越大的作用，在直接杀灭瘤体，治疗癌性疼痛、恶性腹水、放化疗后不良反应及防治术后并发症等方面都有良好效果。

中医外治法的抗肿瘤机制包括两方面。一是经络传导。经络具有独特的生理功能，主要表现为沟通表里，运行气血，输送营养，维持体内脏腑、四肢百骸、皮肉筋骨的正常功能。在肿瘤治疗方面，经络的作用主要体现在3个方面：①引药达位，使外用药物循经到达病位；②激发经络穴位的神经-内分泌-免疫系统，起到间接免

疫吞噬、杀灭及诱导凋亡的作用；③沟通表里，由表及里，改善脏腑功能，调和阴阳，充分发挥正气的作用。二是通过皮肤、黏膜透入。中医外治法多采用药物进行敷、贴、涂、搽、熏、蒸、洗、浴等，部分药物通过皮肤腺体直达浅层肿瘤病灶，部分药物可经皮下毛细血管进入人体内循环系统，在血液、淋巴及其周围发挥抗肿瘤作用。

（一）贴敷法

1. 直接贴敷法

直接贴敷法通常采用新鲜生药，捣成泥状，外敷于肌表。常用外敷的生药有扶桑叶、仙人掌、芦荟、蒲公英、蟾蜍皮等。适用于防治静脉给药化疗过程中，化疗药物对局部组织和血管的强烈刺激而引起的局部持续性疼痛。

2. 膏药外敷法

膏药是中医外治法的一大特色，主要包括软膏剂和硬膏剂。临床根据病情辨证选药，制成膏剂后外敷于肌表特定部位，如肿瘤对应的体表、疼痛部位、穴位或者脏腑体表投影区域，应用范围较广，在肿瘤治疗的全过程皆可配合使用。

3. 散剂外敷法

散剂是将药物粉碎，混合均匀，制成粉末状制剂，与膏剂相比，制备更为简便，吸收更快，节省药材，而且便于使用和携带。其适用范围与膏剂类似，多用于癌性腹水、癌性疼痛、术后并发症等。有报道自拟"消臌散"（生草乌 50g，花椒目 30g，麻黄 30g，沉香 30g，枳实 30g，槟榔 30g，牵牛子 20g，甘遂 30g，大戟 30g，葶苈子 30g，冰片 10g，芒硝 300g 等，研末，冰片后入，芒硝用时放入）治疗癌性腹水，效果显著且无化疗不良反应。

（二）涂搽法

涂搽法主要针对酊剂而言，酊剂多为中药经过酒精或白酒泡制而成，直接涂搽于肌表，具有活血化瘀，舒经通络，行气散滞，利水消肿，镇静镇痛之功。尤其适用于各种癌性疼痛及化疗引起的静脉炎等。有研究显示，使用黄柏 15g、大黄 10g、苦参 10g、乳香 9g、没药 6g、冰片 6g，制成酊剂，湿敷治疗化疗性静脉炎，效果较优。

（三）熏洗法

熏洗法是用中药煎汤，用其热气进行熏蒸、淋洗和浸浴病患部位的方法。此法借助药力和热力的整合作用，可疏通腠理，流通气血，去腐生肌，减轻渗出，改善局部血供和全身功能，适用于术后并发症，癌性疼痛等。研究报道，有学者应用经验方抗癌洗剂（苦参 30g，黄柏 30g，五倍子 15g，地榆 30g，桃仁 15g，红花 15g，黄芪 30g，白芷 20g，葛根 20g）先熏洗，后坐浴，能有效对腹会阴联合直肠癌根治术后伤口愈合起到积极作用。亦有学者采用中药熏洗方：黄芪 40g，鸡血藤 20g，五加皮 20g，木瓜 20g，威灵仙 20g，葛根 20g，当归 20g，桃仁 20g，治疗化疗后周围神经病变，效果良好。

（四）灌肠法

灌肠法是将中药药液从肛门灌入或者点滴入肠道，以发挥药液在肠道内对肿瘤的直接抑制和杀灭作用，达到治疗肿瘤、缓解症状的一种方法。此法主要针对胃肠道肿瘤及其并发症。有研究显示，对于癌性肠梗阻在常规治疗的基础上，给予理气通腑方（生大黄 9g，枳实 30g，厚朴 30g，大腹皮 30g，青皮 10g，木香 10g，白芍 18g，龙葵 30g，土茯苓 30g）保留灌肠治疗，效果优于单纯基础治疗。此外，采用党参 20g，炙黄芪 30g，炒白术 15g，茯苓 20g，薏苡仁 30g，山药 15g，金银花 20g，土茯苓 30g，败酱草 30g，葛根 15g，生地榆 30g，生槐花 15g，乌梅 15g，生甘草 10g 为基本方加减，保留灌肠治疗宫颈癌慢性放射性直肠炎疗效确切。

（五）雾化吸入法

雾化吸入法是利用现代雾化技术将中药雾化后，通过口鼻吸入而达到治疗目的的一种方法。此种方法简便，吸入时口咽黏膜用药均匀，吸收面积较大，温度接近体温，药物易于进入黏膜表皮细胞，但是由于给药途径的特殊性，决定了其应用范围不是很广，临床常用于肺部及鼻咽部肿瘤。有研究显示，鼻咽癌放疗后所致急性口腔黏膜反应的患者给予养阴清肺汤雾化吸入，能有效缓解急性放射性口腔黏膜反应。

（六）穴位注射法

穴位注射是将药物注射入穴位内，通过经络腧穴的作用发挥穴位和药物的双重治疗作用。常用的中药注射液有黄芪注射液、当归注射液、丹参注射液、柴胡注射液、参附注射液等。临床亦有西药注射液，如地塞米松、丙酸睾酮、重组人粒细胞集落刺激因子、复合维生素 B 等注射液。适用于放化疗不良反应、癌性疼痛及肿瘤引起的顽固性呃逆等。研究证明，采用参附注射液穴位注射，取穴双侧足三里、三阴交，能在一定程度上防治化疗性骨髓抑制。

（七）针灸法

人体是一个有机的整体，联络脏腑、肢体，行气血、营阴阳而络全身，协调平衡和脏腑功能活动。《灵枢·官能》云："针所不为，灸之所宜。"针与灸在临床治疗中互为补充。国内外的研究均表明针灸在肿瘤的治疗及术后并发症、减轻癌痛、心理干预方面有巨大潜力。

1. 针刺法

针刺法能够疏通经络，祛痰散结，调和气血，改善气血运行，临床应用方便，无成瘾性和副作用。随着现代医学技术的发展，针刺疗法有了很大改进，诸如皮内针、电针等临床已经很常见。针刺法多用于癌性疼痛、癌性肠梗阻及化疗引起的骨髓抑制、恶心、呕吐等。有研究显示，针刺治疗癌性不全肠梗阻，在常规处理基础上加用针刺疗法，取合穴谷、天枢、气海、足三里、上巨虚，留针 30min，效果满意。亦有采用针刺疗法治疗大肠癌术后胃肠功能紊乱，总有效率高，且针刺组症状缓解情况明显好于对照组，疗效确定。

2. 艾灸法

艾灸能够通经活络，行气活血，祛湿逐寒，消肿散结，同时借其温热刺激达到改善微循环，提高机体免疫功能的目的。多适用于放化疗不良反应和改善晚期患者生活质量。有研究者采用艾条灸大椎、双合谷、三阴交等穴治疗化疗所致的白细胞减少。在常规放疗基础上加艾灸（取穴神阙、足三里、中脘），可以防治食管癌放疗后不良反应，减少放疗对血色素、血小板的损害。

（八）现代中药外治法

常用的现代中药外治法主要有中药离子导入法、超声药物导入法、中药介入法等。这些方法不仅发挥了中药、直流电、超声波的作用，而且使药物直接导入病灶部位，可增加局部药物浓度，增强疗效，具有用量少、疗效高、不良反应少、使用方便安全的特点，可以直接抑制和杀灭多种肿瘤。有研究采用中药制剂通过离子透入治疗仪，极片置于疼痛部位，治疗骨癌疼痛，效果显著。

肿瘤中医外治法种类繁多，而且各自适用范围有所不同，临床应该准确把握每一种外治法的作用特点和适应证，使其作用最大化，提高临床疗效。同时也应看到肿瘤中医外治法还存在许多问题，有许多地方都值得改进。一方面要整理历代文献和民间中医的经验，从旧知识中发现新智慧，从老经验中总结出新方法，不断丰富肿瘤中医外治方法，促进肿瘤中医外治药物的研发。另一方面要及时更新知识，密切关注现代医学技术的发展，将现代医学最先进的技术与中医药整合起来，不断改进剂型，创造出更加高效、更加实用的新方法，从而推进肿瘤中医外治向更好的方向发展。

三、中医心理疗法

癌症不仅是肉体上的问题，而且是整个人所发生的整体问题，任何癌症患者均应有一个合理、有效的治疗计划。心理治疗的基本目标是坚定生存信念和驱除焦虑、恐惧、抑郁、悲伤、绝望等情绪。中医对精神、情绪的研究早在《黄帝内经》中就有较为系统的记载，后世又进一步继承和发扬，形成了独特的中医认识体系。中医强调神是精神意识、感觉思维和运动的主司，是生命活动的根本，在生命之初就已生成，神的物质基础就是精。广义的神包括神、魂、魄、意、志和思、虑、智等内容，分别为心、肝、肺、脾、肾五脏所主藏。神与五脏又相互作用和影响，形成密不可分的统一体，由此形成"形神合一""神藏五脏""七情制约""得神者昌，失神者亡"等理论。

喜、怒、忧、思、悲、恐、惊七种情志的产生以脏腑功能活动为基础，脏腑功能活动失调可以引起情志异常，而异常的情志活动也会损伤脏腑功能，恰当的情志调节则可帮助脏腑功能恢复，达到祛邪疗疾的目的。从肿瘤发病看，情志因素确实起着重要作用，如内向不稳定型的性格，长期悲观忧郁、精神压抑等消极心理状态，都可能导致肿瘤的发生。《冯氏锦囊秘录》说："妇人有忧怒抑郁，朝夕积累，脾气消阻，肝气横逆，气血亏损，筋失荣养，郁滞与痰结成隐核……名曰乳岩。"《外科证治全生集》亦指出："乳岩是阴寒结痰，此因悲哀忧愁，患难惊恐所致。"历代医家均发现了情志因素在肿瘤发病中的重要作用。

心理治疗的形式和内容十分丰富，其中最基本的是心理支持疗法。通过劝导、解释、鼓励、安慰、暗示等方法，增强患者承受压力的能力。常用的还有行为疗法，即把各种心理病态和躯体症状均视为异常行为，通过自我调控异常行为，建立新的健康行为，以代替异常行为。这里既需要患者积极主动的配合，又需要采取恰当的行为治疗技术，并根据病情变化不断调整。

中医药在恶性肿瘤的整合治疗中具有重要作用，不仅是对其他治疗的补充，而且在不能运用西医治疗方法的方案中起主要治疗作用。在整合治疗中，中医药的使用需要贯穿整个治疗过程。如在手术后利用中医中药辅助治疗，有助于患者的身体快速恢复，提高自身的抗癌能力，减少肿瘤再复发和再转移，提高生存率。放疗期间运用中医中药可以减轻放射性的局部损伤，如炎症和纤维化等不良反应；化疗期间消化道反应和血象下降可以通过中医药治疗来改善。总之，在运用整合医学治疗恶性肿瘤时使用中医药治疗，能够提高治疗效果，控制肿瘤生长，改善患者生存质量。中医药治疗是整合医学治疗中的重要措施。

（张　瑶　黄敏娜）

参考文献

[1] 王晓群，贾英杰 . 中医药治疗恶性肿瘤的特色优势与思考 . 时珍国医国药，2016, 27(12):3072–3074.

[2] 裴晓华，彭艳梅 . 中医药治疗恶性肿瘤 70 年 . 中国肿瘤外科杂志，2019, 11(5):305–308.

[3] 池志恒 . 中医对恶性肿瘤病因病机认识的历史演进 . 南京：南京中医药大学，2018:1–57.

[4] 王潇，王晓群，李小江，等 . 贾英杰疏利三焦法辨治肺癌经验 . 上海中医药杂志，2018, 2(52):28–30.

[5] 陈倩倩，李小江，孔凡铭，等 . 贾英杰调气运中法治疗恶性肿瘤经验 . 中医杂志，2019, 5(60):373–376.

[6] 陈倩倩，李小江，孔凡铭，等 . 贾英杰论恶性肿瘤治疗中的五大关系 . 中医杂志，2019, 15(60):1273–1276.

[7] 吴时礼，徐振晔 . 近十年恶性肿瘤中医治则治法进展 . 中医文献杂志，2019, 15:69–72.

[8] 姚妹，贾英杰，于建春 . 论治恶性肿瘤的动态辨治 . 新中医，2018, 5(50):226–229.

[9] 田劭丹，陈信义 . 中医药治疗恶性肿瘤特色与优势 . 现代中医临床，2019, 26(2):8–17.

[10] 花宝金 . 中医药防治肿瘤概述及展望 . 北京中医药，2018, 37(12):1103–1106.

[11] 毕蕾，陈卫平 . 扶正培本法在肿瘤治疗中的应用初探 . 江苏中医药，2016, 48(9):68–69.

[12] 王晓群，贾英杰 . 中医药治疗恶性肿瘤的特色优势与思考 . 时珍国医国药，2016, 27(12):3072–3074.

[13] 王俊壹，程海波 . 清热解毒法与以毒攻毒法在肿瘤治疗中的应用 . 中华中医药杂志，2018, 33(8):3417–3419.

[14] 张诗航 . 清热解毒类中药的药理作用及临床应用 . 当代医药论丛，2018, 16(21):196–197.

[15] 王应天，林洪生 . 林洪生应用清热解毒类中药辨治肿瘤经验探讨 . 北京中医药，2019, 38(2):123–125.

[16] 侯超，林伟波，周岱翰 . 清热解毒法历代演进与解毒治癌十法 . 中华中医药杂志，2016, 31(11):4604–4606.

[17] 郑平菊，王瑞安 . 论活血化瘀治疗肿瘤策略的科学性 . 肿瘤防治研究，2013, 40(8):725–727.

[18] 朱怡陈，许学芬，李伟 . 活血化瘀法与肿瘤治疗研究进展 . 亚太传统医药，2019, 15(5):182–185.

[19] 杨淑华 . 中医活血化瘀在肿瘤治疗中的应用 . 世界最新医学信息文摘，2016, 16(25):172–174.

[20] 张琪琛，许雯 . 王玉生以软坚散结法治疗癌瘤 . 中医临床研究，2017, 9(3):113–114, 118.

[21] 雷新霞 . 软坚散结法临床运用的文献研究 . 北京：中国中医科学院，2018.

[22] 张震，杨柱，龙奉玺，等 . 以毒攻毒治法在肿瘤临床中的运用 . 中医杂志，2018, 59(1):26–28.

[23] 石文静，谭佳妮，沈卫星，等 . 清热解毒与以毒攻毒治法在肿瘤治疗中的比较研究 . 时珍国医国药，2017, 28(9):2184–2186.

[24] 田智萍，王开云，张鑫 . 中医以毒攻毒法治疗恶性肿瘤临床研究 . 亚太传统医药，2016, 12(5):103–104.

[25] 聂奔，付文胜，丁铌，等 . 中医外治法在恶性肿瘤治疗中的应用 . 中医杂志，2018, 59(7):621–624.

[26] 周英华 . 心理疗法及护理干预对恶性肿瘤患者的影响 . 继续医学教育，2019, 33(4):124–126.

[27] 冯璐，张琦，郝乔，等 . 中药联合心理疗法缓解焦虑症的治疗效果 . 中华中医药学刊，2017, 35(8):2170–2172.

第 11 章
中西医整合治疗

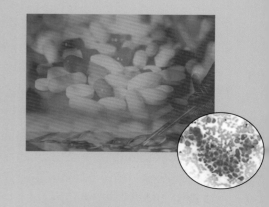

第 1 节　概　述

在目前的医学思维模式下，恶性肿瘤的诊治存在着过于专科化、碎片化的趋势。这为临床上肿瘤的研究及诊治带来了一定的弊端。主要表现在以下几个方面：①基于恶性肿瘤细胞系的研究目前难以代表临床的实际状态；②肿瘤的动物模型并非真正适合人体的实际环境模型；③基于严格设计基础的肿瘤临床试验无法代表真实世界的研究。因此，从整合角度出发，不能把肿瘤视为一个单一、简单的疾病，肿瘤是全身性疾病，单纯消灭癌灶不等于治愈了恶性肿瘤；临床诊治对象是患有恶性肿瘤的"人"，不能只关注癌症，而应关注人。这就需要运用基础临床整合、医学药学整合、中医西医整合、局部整体整合的思路对恶性肿瘤进行重新认识，以期发现恶性肿瘤诊治的新方法，新思路。从此角度上讲，中西医整合治疗肿瘤是今后一个重要的发展方向。

一、中西医整合肿瘤学的现状

1. 中西医整合肿瘤学理念的基础

随着肿瘤基础研究的进展，临床对肿瘤的治疗越来越强调个体化治疗。同一种肿瘤由于基因表达的不同，采用不同的治疗方法；不同的肿瘤因为具有相同的基因表达，而采用相同的治疗方法，即"同病异治"或"异病同治"。这一点尽管国内外没有明确提出来，但是在实际应用中已经体现了"整合"的理念。肺癌等恶性肿瘤有较

多此方面的进展，例如 TKI、抗血管生成等相关临床及基础研究。在肝癌的研究领域，也进行了这方面的探索，但结果并不令人满意，这就更加需要临床上从事基础及临床研究的专家们改变根本的思路。

2. 中西医整合肿瘤学理念的提出

早在 2014 年的 ASCO 会议上，就召开了以"整合肿瘤学：基于循证"为主题的教育会议。会议认为，整合肿瘤学反映了当前肿瘤治疗的一种新趋势，即在肿瘤治疗中加入补充性和附加性治疗，以降低治疗带来的毒性反应，或者提高疗效。但是仍有很多学者把"整合"归结为附加治疗的范畴，虽然有其重要的价值，但是作用有限。此外，由于整合肿瘤学常常采用一些尚未被科学试验证实或者缺乏循证医学结果的技术，因此，专家认为，基于循证医学基础上的中西医整合肿瘤学是今后的发展方向。

西方医学认为，整合医学属于"补充疗法"或"替代疗法"范畴，即运用"自然医学"的方法进行辅助治疗，是常规治疗的积极有效的补充。在美国大约有一半的肿瘤患者需要接受"补充或者替代治疗"，本文暂称之为"狭义的整合医学"。日本学者将整合医学定义为："以现代西医为基础，旨在通过将补充与替代医学与传统医学结合，以医学为主的多学科交叉，通过相应的诊治以进一步提高患者的生活质量"。目前国

内学者的观点是，整合医学是基于整体观的方法，将各个学科相关的理论知识和研究成果分别加以有机融合，并根据科学发展观的方法进行不断地自我更新，使之成为更加全面、科学、可实施的新的医学诊疗体系。

3. 中西医整合肿瘤学研究的发展

近年来，国际上对肿瘤整合的研究中，主要集中于强调"综合""多学科融合"等理念。同时结合一些传统的治疗，包括心理治疗、灵性关怀、中医针灸、印度瑜伽等等。这些综合措施的应用为肿瘤患者的治疗和康复提供了新的手段，同时也大大提高了肿瘤患者，特别是中晚期肿瘤患者的生存质量。例如，美国MD安德森癌症中心可以为肿瘤患者提供瑜伽课、冥想课、肿瘤按摩、针灸和音乐治疗，在最大限度上缓解癌症患者的疼痛，改善患者的生存质量。美国梅奥临床癌症中心则对肿瘤患者管理中的多学科团队合作模式进行了整合。这种整合不仅是多学科整合，还包括生理治疗、心灵安慰等方面的整合，身—心—灵的整合，以及临终关怀等。这些都为以下目标服务：第一，定义最好的实践；第二，保证医生能够有最前沿的治疗选择；第三，改善临床试验和整个梅奥的可及性；第四，加强医护人员和患者的教育机会。

实际上，由于我国传统中医药的研究不断深入，国际上对中西医整合治疗肿瘤已经开始进行大量研究，比如有国内外学者共同进行的 β 榄香烯联合分子靶向药物吉非替尼在肺癌细胞的侵袭转移中就取得了较好的疗效，Nguyen PA 等在乳腺癌的中药研究方面进行了有益的探索。此外，中医辅助治疗作为肺癌治疗的有益补充，可以显著提高治疗效果。荟萃分析发现，中药联合心理等相关辅助治疗，作为肿瘤综合治疗的有益整合，也提高了患者的生存质量。另有学者采用中医的"阴阳五行学说"结合人工智能技术对肿瘤的发生发展进行了研究，开创了肿瘤整合研究的新领域。

二、我国中西医整合肿瘤学的现状

我国的医学发展源远流长。长期以来，传统中医药在我国人民的疾病诊治中起着重要的作用，取得了卓越的成就。近代以来，随着西医进入中国，由于各自的理论基础和出发点不同，中医与西医展开了几次论战，直至今日仍有对中医和西医治疗持有不同意见者，但这并不妨碍中西医之间的有机整合。特别是近年来，随着我国基础研究的进步以及临床循证医学的发展，中西医整合在肿瘤治疗方面取得了较大的进步，得到了国内外专家的认可。并就此开始了整合治疗肿瘤方面的探讨。

1. 我国在中西医整合肿瘤预防方面的研究现状

在肿瘤预防方面，自《黄帝内经素问·四气调神大论篇》首次明确提出"治未病"这一概念并奠定了"治未病"的理论基础以来，历代医家从不同的角度发展并实践了"治未病"的理论。中医追求的"治未病"理论，即将疾病控制在预防阶段。这和西医"预防为主"的理念是一致的。整体而言，肿瘤整合预防观念已从原本单一治癌转向了"以防为主"及"以人为本"。大致就是未病先防、既病防变和病后康复三个方面。这与目前提倡的肿瘤"三级预防"理念是一致的。

2. 我国在中西医整合肿瘤治疗方面的现状

在肿瘤治疗方面，中西医整合有着更多的成就。对于晚期肿瘤，中医作为一个重要的辅助治疗手段，有着其独特的优势。在肝癌的研究中，补肾健脾方作为手术等综合治疗的有益补充，也取得了较好的疗效。"四君子汤"在肠癌患者调节免疫方面的研究，"黄芪扶正汤"在骨肉瘤方面的研究，肿瘤联合靶向药物、化疗在肺癌中的研究，中药衍生物的抗肿瘤研究等，都为临床上中西医整合治疗肿瘤提供了循证医学依据。

在传统中药中发现有效抗肿瘤成分，特别是近年来关于 β 榄香烯在抗肿瘤中的一系列研究，体现了"医学与药学整合、基础与临床整合、中医与西医整合"的理念。而中药成分与纳米材料的结合则为今后中西医整合肿瘤的研究提供了新的研究方向。近年来，在抗肿瘤中医药肿瘤的化学预防、中药治疗对 DNA 甲基化、组蛋白修饰和非编码 RNA 调节的影响、中药治疗调节肿瘤微环境和消除肿瘤干细胞的研究中取得的一系列成就，都为今后中西医整合治疗肿瘤打下了良好的基础。

国内的中西医整合肿瘤研究如火如荼，这是因为中西医整合在国内有着较好的发展土壤及传统的优势。比如，中医结合生物治疗，中医药结合健康教育在癌痛中的研究，以及中医药和数理研究的结合均体现了中西医整合肿瘤治疗的多领域、多学科、多手段的特点。特别是我国的屠呦呦教授发明的青蒿素，王振义、陈竺院士在白血病研究方面的巨大成就，均是中西医整合的巨大成就。

三、中西医整合肿瘤学发展中存在的瓶颈

中西医整合肿瘤学虽然从概念上是一种新的医学模式，但是，其医学及哲学基础并非近年来形成的。随着当前医学从生物医学模式向生物—心理—社会现代医学模式的转变，整合医学的重要性逐渐突出起来。中西医整合肿瘤学是目前医学领域的一个变革，是一种哲学观。在恶性肿瘤诊治的整合观建立方面，还有很长的路要走，还存在一些问题，主要表现在以下几个方面。

（1）目前整合医学尚未形成自身的理论体系，在肿瘤诊治上尚未达到有效的结合。目前的整合医学理念是在经过现代医学多年的发展，因其是在过于片面化、机械化的基础上提出来的。实际上，恶性肿瘤的治疗在西医或者中医都有自身的指南及理论体系，中西医整合肿瘤学仅仅还体现在理论探讨方面。

（2）整合医学的理念还有很多不同声音。由于理论体系不完善，难以有具有说服力的证据来佐证其先进性。

（3）中西医整合医学理念和恶性肿瘤的结合仍需要继续探讨。总之，中西医整合肿瘤学是在现有方法或内容基础上的医学知识整体化、系统化。中西医整合肿瘤学就是基于生物—心理—社会模式，将医学各领域最先进的知识理论和临床各专科最有效的实践经验分别加以有机整合，并根据社会、环境、心理的现实，以人体全身状况为根本进行修整、调整，使之成为更加符合、更加适合人体健康和疾病治疗的新的医学体系。其代表了未来医学发展的趋势和方向，在恶性肿瘤诊治过程中，我们应积极运用创新思维，构建更好的医学体系，为恶性肿瘤患者服务，为人类健康造福。

四、中西医整合肿瘤学的发展方向

尽管恶性肿瘤的治疗方法众多，但是严格意义上讲，具体的生物学特性以及恶性肿瘤患者的整体特征应是制订恶性肿瘤治疗方案的前提，也是影响这类患者预后的决定因素。

首先，应该根据患者的实际情况，联合多学科建立一个 MDT 团队，实现恶性肿瘤的多学科治疗。在我国，肿瘤 MDT 模式已形成共识，为尽快推广和普及该模式，应转变恶性肿瘤诊疗传统的"一对一"模式为"多对一"模式，真正以患者为中心，提高医疗质量和水平，最终达到改善恶性肿瘤患者预后及提高生存质量的目的。

其次，根据现有的临床指南和专家共识，已有各种诊疗分期和指南（如 TNM 分期、中国恶性肿瘤诊疗规范等）指导制订适合患者实际情况的个体化治疗方案，实现恶性肿瘤的个体化治疗。

樊代明院士提出："癌症是一种全身性疾病，是整体调节失常促发局部某种癌变关键分子事件（CAKME）的恶果。这种恶果又反作用于整体，形成恶性循环。"何裕民教授指出："促成癌症的发生，几乎都有着'同花顺'现象——是生活中一连串的因素，包括持续的压力、基因的变异、免疫的偏差、饮食的不当、代谢的失衡、神经内分泌功能的紊乱等，又加上环境污染、个人不良嗜好（抽烟酗酒）等，再遭遇某些小概率事件，诱发了'蝴蝶效应'，最后促成癌症发展。"因此，在恶性肿瘤的治疗中，单一的基因、靶点乃至免疫检查点，都无法最终解决肿瘤根治的问题，应该在现有的科学研究成果基础上进行基于整体观的综合治疗。

（王凯峰　谢怡　隋新兵）

第 2 节　中西医整合在胃癌中的应用

一、流行病学、病因学、筛查

胃癌是指起源于胃黏膜上皮细胞的恶性肿瘤，主要是腺癌。胃癌在中医学中属"胃反""反胃""噎膈""胃脘痛""癥瘕""积聚""伏梁"等范畴。如《素问·至真要大论》中记载："胃脘当心而痛，上支两胁，甚者呕吐，膈咽不通。"

胃癌曾经是世界上最常见的癌症（表 11-2-1），但目前其发病率在发达国家明显下降。这一趋势似乎与幽门螺杆菌感染的有效控制密切相

表 11-2-1　胃癌的流行病学、病因学、筛查

流行病学	· 胃癌是世界上常见的恶性肿瘤之一：发病率占所有恶性肿瘤的第 5 位，死亡率占所有恶性肿瘤的第 3 位；在我国胃癌的发病率和死亡率均占恶性肿瘤的第 2 位，仅次于肺癌； 胃癌的发病率男性高于女性，男女比例为（1.5~2.5）∶1，男性死亡率是女性的 1.8~2.3 倍。 · 胃癌的发生显示出明显的地理差异： 东亚地区的发病率最高； 而在北美和欧洲地区，胃癌为少见肿瘤之一，且发病率逐渐向近端胃转移，最长见于近端胃小弯一侧，如贲门和胃食管结合部； 日本和世界其他地区的胃癌仍以远端胃为主； 而近几十年，全球胃癌发病率迅速下降，而胃癌在我国仍然有较高的发病率和死亡率。而且我国人群中胃癌发病的年龄比西方年轻
病因学	· 胃癌的病因至今未完全阐明。 · 胃癌的高危因素包括幽门螺杆菌感染、吸烟、高盐饮食、肥胖等。 · 少数胃癌（1%~3%）与遗传性胃癌易感综合征有关。 *IL-1B* 基因（*IL-1B*-511 * T 携带者）和 *IL-1* 受体拮抗基因（*IL-1RN* * 2 / * 2）的多态性与胃癌发生风险增加有关； *IFNGR*1 基因编码 IFN-γ 受体的链 1。*IFNGR*1 的测序揭示了 56C → T，*H*318*P* 和 *L*450*P* 变体与高幽门螺杆菌抗体浓度之间的密切关联； 亚甲基四氢叶酸还原酶（MTHF）的多态性与胃癌有关，主要在东亚人。 · 尽管大多数胃癌是散发的，但大约 10% 的病例有家族聚集性。真正的遗传性（家族性）胃癌占全球胃癌负荷的 1%~3%，主要包括：遗传性弥漫性胃癌（HDGC）、胃腺癌和胃近端息肉病（GAPPS），以及家族性肠胃癌（FIGC）； 15%~50% 的常染色体显性遗传性弥漫型胃癌易感家族存在上皮钙黏素（E-cadherin）突变； 遗传咨询和对有高渗透性遗传性弥漫型胃癌家族史并携带胚系截断性上皮钙黏素突变的无症状年轻患者实施预防性胃切除术，可以有益。 · 常见的胃癌癌前病变包括：胃溃疡、胃息肉、慢性萎缩性胃炎、胃部分切除后的残胃、胃黏膜上皮异型增生。中医学认为本病的发生多因忧思恼怒，情志不遂或饮食不节，损伤脾胃，导致肝胃不和；或者正气不足，尤其是脾胃虚衰，加之情志、饮食失调，痰凝气滞，热毒血瘀交阻于胃，积聚成块而发病。病位在胃，涉及脾、肝、肾及肺，性质为本虚标实。其发病以脾胃虚弱为本，局部气滞、痰凝、食滞、血瘀、邪毒火郁为标。早期常为邪实入侵，标实之证渐次发生，兼杂互见，实证居多；后期气滞络阻，痰瘀相结，或邪毒积而化热，灼阴伤阳，以虚实夹杂或仅虚证为多
筛查	· 胃癌缺乏特异性的临床症状和体征，普查的依从性差且需要高昂的费用。 · 早期胃癌（early gastric carcinoma，EGC），除日本外，其他国家较少诊断和报道，常用于筛查胃癌的方法包括内镜，放射学检查，幽门螺杆菌血清学和血清胃蛋白酶原测试。 绝大多数（约 70%）患者首次诊断时已是中晚期，其中约 50% 的患者难以行根治性切除，5 年生存率低：Ⅲ期胃癌 5 年生存率为 1% ~ 18%，Ⅳ期胃癌 5 年生存率 <5%

关。而在我国，胃癌发现较迟，仍有较高的发病率和死亡率，预后差。在日本，人们可以进行早期胃癌的筛查，大部分新发病患者仅通过手术或内镜治疗就可以治愈。目前治疗胃癌主要采取以手术为主的综合治疗，中医药治疗在减轻症状、延长生存期、改善生活质量方面有较大优势，在胃癌的治疗中起重要作用。

二、分子生物学

详见表 11-2-2。

三、病理学分型

传统的胃癌病理分型主要依据大体及组织学形态和细胞生物学特性进行分型，包括 Borrmann 分型、WHO 分型、Laurren 分型以及 Goseki 分型，主要用于判断肿瘤起源及分化程度，但对肿瘤的进展、治疗和预后的指导意义有限（图 11-2-1）。而目前的研究表明，胃癌的生物学行为受到细胞内庞大的基因网络调控，因而对胃癌的诊断已不能仅局限于形态学的表现，而是应深入到胃癌的分子本质。只有从分子水平对胃癌的本质特征进行分类，才能更合理、精确地对肿瘤进行早期诊断和预后判断，并应用分子靶向药物对患者进行个体化的精准治疗。

从组织学分型到基因分型的转变，是在胃癌治疗上迈进的一大步（图 11-2-2）。在 2013 年，Lei 等分析了 248 例胃癌基因表达模式，将其分为 3 种亚型，即增殖型、代谢型和间质型。而在 2014 年，国际癌症基因组图谱（the cancer genome atlas，TCGA）对未经化疗的 295 例胃癌患者进行分析，基于体细胞拷贝数阵列分析、全外显子序列分析、DNA 甲基化程度阵列分析、mRNA 序列分析、microRNA 序列分析和反相蛋白阵列分析所得到的数据，提出将胃癌分为 4 个亚型，即 EB 病毒阳性型（EBV）、微卫星不稳定型（MSI）、基因组稳定型（genomically stable，GS）和染色体不稳定型（chromosomal instability，CIN）。

表 11-2-2　胃癌的分子生物学

分子生物学	描述
基因组不稳定性	·实体肿瘤发生染色体杂合性缺失而引起肿瘤抑癌基因失活的现象比较常见； ·微卫星不稳定性被认为是肿瘤发生最早期的变化之一，同时表明其与胃窦癌的位置和肠型分化有密切关系
癌基因与抑癌基因	在胃癌发生的不同阶段存在几种癌基因的过度表达，但没有任何一种癌基因已被一致证实出现于任何一个特定阶段： ·常见的癌基因有 *K-ras*、*c-met*、*EGFR*。 癌基因 *K-ras* 突变存在于浸润性癌、异型增生和肠上皮化生中，表明该突变在很早就参与了胃癌的发生； 癌基因 *c-met* 编码的肝细胞生长因子受体在 50% 的胃癌中有过度表达，并且显示出较差的预后； 癌基因 *C-erbB-2* 属于酪氨酸激酶家族受体，在 15% 的胃癌组织中过表达，已成为胃癌的预后因子。 ·在约 50% 的肠型胃癌中，被认为起抑癌基因作用的基因存在变化，包括 *p53*、*APC*、*TFF*。 *p53* 是一种重要的细胞周期调节因子，特别是在受损细胞必须渡过细胞周期停滞并进行修复（否则会发生凋亡）的情况下，*p53* 基因由于 LOH 或突变性失活而失去表达是胃癌中最常见的遗传改变，发生于超过 60% 的浸润性癌中； *APC* 基因突变在胃腺癌及发育异常的发病机制中起着重要作用；在幽门螺杆菌相关的异型增生和肠上皮化生中，也可发现这些突变；*APC* 突变可调节 Wnt/ 连环蛋白信号转导通路； TFF 蛋白是一类胃肠肽，参与对黏膜上皮的保护。*TFF*1 在正常情况下表达于胃十二指肠黏膜，*TFF*1 基因敲除的小鼠会发生多发性胃腺瘤和胃癌；在胃癌中，已观察到存在 *TFF*1 表达缺失
表观遗传学	·表观遗传学的改变（如基因启动子的 DNA 甲基化）可使某些基因的表达沉默，包括肠型胃癌中的 E 钙黏着蛋白基因 *CDH*1； ·至少某些资料表明，启动子甲基化的异常可能与幽门螺杆菌感染密切相关，甲基化程度越高，发展为浸润性癌的风险越大

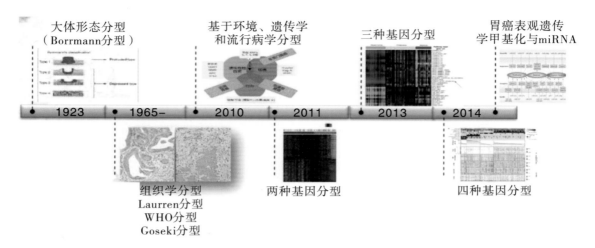

图 11-2-1　胃癌分型的发展史

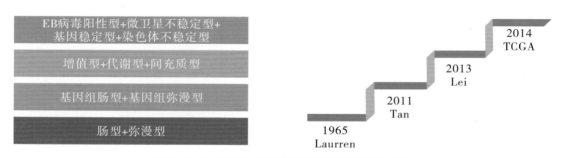

图 11-2-2　胃癌从组织学分型到基因分型的改变

四、临床表现

胃癌好发于胃窦小弯侧（约占50%），此部位还好发胃溃疡和穿孔，其次为贲门。胃癌早期多无明显自觉症状，随着疾病进一步发展，逐渐出现消化道及全身症状，但其表现又非胃癌所特有。上腹痛是最常见的症状，初起时可能仅为腹胀或隐痛，有时表现为节律性疼痛，给予相应治疗后症状也可暂时缓解。少数患者可出现恶心、呕吐、食欲减退，偶有呕血、黑便。中医临床多表现为脾胃虚弱，胃失通降，胃气上逆症状，如脘腹胀满或疼痛、纳差、呃逆、呕吐、反酸、嗳气等。而进展期胃癌除上述症状比较明显外，还可发生梗阻、上消化道出血及穿孔。但临床上有相当一部分患者没有明显的症状或出现症状的时间很短。因此，我们应重视患者的非特异性上消化道症状或者不明原因的贫血、消瘦、乏力，以免延误胃癌的诊治。

胃黏膜上皮癌变后首先在黏膜内蔓延扩散，黏膜肌层的屏障作用使黏膜内癌可以长期不向深层浸润。肿瘤突破黏膜肌层后可向外依次侵犯黏膜下层、浅肌层、深肌层、浆膜下层、浆膜层以及大小网膜、肝、胰腺、横结肠、脾等邻近脏器；当穿透浆膜后，癌细胞可形成转移性结节，由于重力作用，癌细胞容易种植到盆腔内，于直肠膀胱（子宫）陷凹形成种植结节。胃癌在胃壁内浸润时，可侵入血管、淋巴管，形成癌栓。胃壁各层均存在淋巴管网，特别是黏膜下层和浆膜下层最为丰富，沿淋巴道转移是胃癌的主要转移途径。一般按淋巴引流由近及远地发生淋巴结转移，但也存在"跳跃式"转移。而晚期胃癌常发生血行转移（表11-2-3）。

五、诊　断

胃癌的症状体征不典型，因此胃癌的早期诊断极为不易，因此胃癌的诊断不能忽视特殊检查包括胃镜，影像学检查如X线钡餐、B超、CT、

表 11-2-3　胃癌的临床表现

临床表现	描述
症状	
早期胃癌	·多无明显症状； ·上腹痛是最常见的症状，初起时可能仅为腹胀或隐痛，有时表现为节律性疼痛； 少数患者可出现恶心、呕吐、食欲减退，偶有呕血、黑便
进展期胃癌	·上述症状较早期胃癌明显，多数进展期胃癌伴有食欲减退、消瘦、乏力等全身症状，其中疼痛与体重减轻为最主要症状；也可发生梗阻、上消化道出血及穿孔； ·梗阻：若梗阻发生于贲门部，则可出现进食哽噎感，进而发展为吞咽困难及食物反流；若病灶位于胃窦或幽门部，则出现幽门梗阻症状，表现为食后饱胀、呕吐宿食及脱水； ·上消化道出血：多为贫血和大便隐血试验阳性，出血量较大时可有呕血和黑便；但需注意的是，发生上消化道出血不一定是肿瘤晚期，因为胃壁的黏膜下层具有丰富的动脉血供，浸润破坏黏膜下动脉即可发生大出血； ·穿孔：可出现弥漫性腹膜炎的相应症状； ·肝十二脂肠韧带、胰头后淋巴结转移或原发灶直接浸润压迫胆总管时，可发生梗阻性黄疸
体征	
早期胃癌	·多数患者无明显体征； ·部分患者可有上腹部轻度压痛
进展期胃癌	·上腹部包块：常见于较大的胃窦、胃体癌或转移淋巴结，可随呼吸上下移动； ·幽门梗阻：上腹部可见胃形，并可闻及振水声； ·穿孔：出现"腹膜炎"三联征：腹部压痛、反跳痛以及肌紧张； ·腹膜转移可出现腹水； ·胃癌经胸导管转移至左锁骨上淋巴结可触及左锁骨上淋巴结肿大（Virchow 结节）； ·肝转移可在肿大的肝脏中触及结节状肿块；脐周、下腹部、膀胱、子宫直肠陷凹触及包块或结节提示肿瘤腹、盆腔种植转移和卵巢转移
转移途径	
直接浸润	·胃黏膜上皮癌变后首先在黏膜内蔓延扩散，黏膜肌层的屏障作用使黏膜内癌可以长期不向深层浸润； ·肿瘤突破黏膜肌层后可向外依次侵犯黏膜下层、浅肌层、深肌层、浆膜下层、浆膜层以及大小网膜、肝、胰腺、横结肠、脾等邻近脏器； ·胃癌在胃壁内浸润时，可侵入血管、淋巴管，形成癌栓； ·胃癌在胃壁内的浸润扩散与肿瘤生长方式有关，一般呈弥漫浸润性生长的肿瘤在胃壁浸润范围较广泛，并可以向贲门侧或幽门侧浸润累及食管或十二指肠
淋巴结转移	·胃壁各层均存在淋巴管网，特别是黏膜下层和浆膜下层最为丰富，沿淋巴道扩散是胃癌的主要转移途径； ·一般按淋巴引流由近及远地发生淋巴结转移，腹周淋巴结→腹腔干及其分支周围→腹主动脉旁淋巴结→胸导管→静脉循环，但也存在"跳跃式"转移； ·淋巴结转移除与分期密切相关外，还与肿瘤的大体类型、组织学类型密切相关，Borrmann Ⅲ、Ⅳ型易发生淋巴结转移，低分化腺癌、黏液腺癌及印戒细胞癌淋巴结转移率较高
血行转移	·晚期胃癌常发生血行转移； ·肝转移最常见，其他常见的转移部位包括肺、胰腺、骨、肾、肾上腺、脑等； ·高分化乳头状腺癌、管状腺癌倾向于早期发生血行转移
种植转移	·当穿透浆膜后，癌细胞可自浆膜脱落并种植于腹膜、大小网膜或其他脏器表面，形成转移性结节； ·由于重力作用，癌细胞容易种植到盆腔内，于直肠膀胱（子宫）陷凹形成种植结节； ·种植于卵巢，称为 Krukenberg 瘤； ·分化较差的黏液腺癌、印戒细胞癌以及未分化癌较易发生种植转移； ·腹腔种植也是胃癌术后复发的最常见的类型，多表现为腹腔积液、癌性腹膜炎以及不全性肠梗阻

MRI、PET 以及诊断性腹腔镜探查以及腹腔灌洗液的作用（图 11-2-3，图 11-2-4）。内镜活检组织病理学诊断是胃癌确诊和治疗的依据。胸、腹、盆部 CT 检查是治疗前分期的基本手段，MRI、腹腔镜探查、PET 分别作为 CT 疑诊肝转移、腹膜转移及全身转移时的备选手段（表 11-2-4）。

表 11-2-4　胃癌的诊断

诊断	描述
实验室常规检查	·早期胃癌血常规多正常，中、晚期胃癌可有不同程度的贫血； 粪便隐血试验阳性率在早期胃癌中约 20%，中、晚期可达 80%
肿瘤标记物	·CEA、CA19-9 和 CA724 不是胃癌的特异性指标，但其与肿瘤分期和患者生存率有关；CA724 的敏感性与特异性高于 CEA 与 CA19-9；在胃癌筛查中没有明显的作用，但在可用于检测复发和远处转移； CA125：腹膜转移时通常升高
原发肿瘤的评估	
X 线	·X 线钡餐：是胃癌检测的一项重要手段，具有无创、价廉、高效的特性，可以鉴别胃的良恶性病变、病变部位及范围，用于胃癌诊断及指导手术范围； ·相较于单重对比造影，气钡双重造影有更高的敏感性，有利于产生清晰的胃黏膜影像，发现早期胃癌； 常见的征象有：局部黏膜隆起或凹陷、黏膜皱襞改变、局部充盈缺损（软组织肿块）、不规则龛影（溃疡）、蠕动异常及梗阻性改变
胃镜	·胃镜活检确诊胃癌的重要手段，单次活检对于诊断的敏感性约为 70%，而在溃疡边缘及基底部取 7 块活检诊断的敏感性可提高到 98%； ·早期胃癌的胃镜表现：浅表隆起或凹陷、边缘隆起且不规则，以及纠集的黏膜皱襞平顺地逐渐变细或皱襞呈杵状、突然中断或融合，与周围正常黏膜无明显分界； ·进展期胃癌的胃镜表现 Borrmann Ⅰ 型：肿瘤主要向腔内生长，隆起呈半球状或菜花状，表面呈结节或分叶状，常有充血、水肿、糜烂或溃疡形成，有时覆以污秽苔及分泌物，病灶边界清楚，组织较脆，触之易出血； Borrmann Ⅱ 型：表现为局限性溃疡，边缘呈不规则隆起，形成矮堤状或火山状，境界较清楚，周围浸润不明显；溃疡底部高低不平，可覆以污秽苔，组织脆，易出血； Borrmann Ⅲ 型：与Ⅱ型相似，但溃疡基底较大，边缘呈坡状，周围及深部浸润明显，黏膜僵硬；与周围组织分界欠清，胃腔变形更明显； Borrmann Ⅳ 型：癌组织在胃壁内呈弥漫浸润性生长，病变胃壁增厚变硬，黏膜变平，皱襞消失，蠕动减弱或消失；但此型胃癌活检假阴性率高，易误诊
超声胃镜	·超声胃镜对于鉴别肿瘤浸润深度以及胃周围淋巴结转移有明确的意义； ·典型的影响学特征：低回声、不规则的肿块，伴局部或全部胃壁结构模糊、中断、增厚、变薄或缺损； 胃周淋巴结转移：可见圆形均匀的低回声结构，边界清楚
转移的评估	
CT	·目前是胃癌术前分期的首选诊断； ·可显示胃壁的解剖分层，还可显示胃癌病变范围、浸润深度、淋巴结转移、腹腔和盆腔种植以及脏器转移； ·病变胃壁局限性不规则增厚，隆起型胃癌可表现为广基的分叶状软组织肿块突向胃腔，浸润型胃癌多表现为胃壁局限性或弥漫性增厚，溃疡性胃癌多表现为胃壁增厚伴溃疡形成； ·动脉期一般呈中度或显著强化，门静脉期病灶多呈持续强化，程度与动脉期相仿，少数肿瘤可较动脉期有相应的强化或减弱； ·累及邻近脏器及腹膜时，可有相应的影响学表现

表 11-2-4（续表）

诊断	描述
MRI	· MRI 在胃癌原发病灶、淋巴结转移、远处转移等的价值与 CT 类似，但在鉴别转移淋巴结和炎性肿大淋巴结上有更重大的意义； · 由于检查序列复杂、胃蠕动影响成像质量等，目前 MRI 仅仅作为 CT 的补充检查，主要用于造影剂过敏及肾功能不全的患者，或者是判断 CT 不能确定性质的肝脏病灶
PET	· 可直接测定组织的代谢功能变化，有助于判断病变良恶性，用于肿瘤定性诊断特异性高，但价格昂贵； · 可作为胃癌的术前分期、随访复发，对治疗的反应以及判断预后的检查手段
分子分型诊断	· 胃癌分子分型是分子靶向治疗的依据； · 胃癌经病理诊断为胃腺癌，可进行 HER2 检测

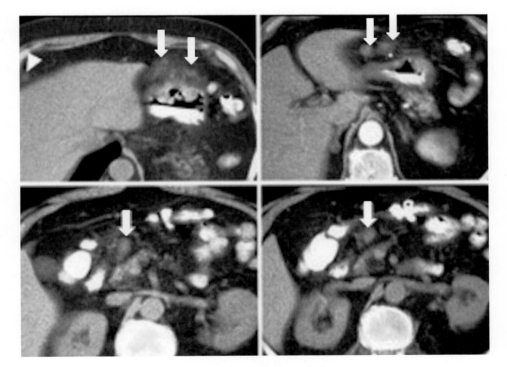

图 11-2-3　胃癌的 CT 征象

引自 Athanasios D. Gouliamos, John A. Andreou, Paris A. Kosmidis. Imaging in Clinical Oncology. Berlin: Springer, 2013

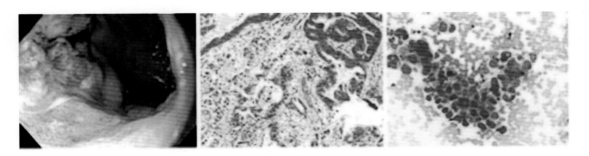

图 11-2-4　胃腺癌的内镜征象及其病理特征

引自 Ritu Nayar. Cytopathology in Oncology. Berlin: Springer, 2014

六、临床分期

目前国际上比较通用的胃癌分期系统有两种，包括国际抗癌联盟（International Union Against Cancer，UICC）/ 美国肿瘤联合会（AJCC）的 TNM 分期和日本胃癌研究会（Japanese Gastric Cancer Association，JGCA）的分期系统。这两个分期系统有相似之处，都依赖于原发肿瘤生长（T）、淋巴结受累的范围（N）及是否存在远处转移（M）。但这两者存在一些根本不同，最明显的区别在于对区域淋巴结扩散的分级，UICC/AJCC 的 TNM 分期系统以转移淋巴结的数目为基础，适用于术后分期及预后评估，而日本分期法则强调受累淋巴结的解剖位置，更适用于术前分期和指导手术治疗。目前，UICC/AJCC 的分期方法在世界范围内认可度更高。

2016 年 10 月，UICC/AJCC 颁布了第 8 版胃癌 TNM 分期系统（表 11-2-5，表 11-2-6，表 11-2-7，表 11-2-8）。该版本充分考虑现有的评估手段的局限性，并将其与预后数据进行了合理关联，更适用于治疗前评价与初始治疗决策，在病理分期的基础上，首次提出了临床分期与新辅助治疗后病理分期的概念。但是，第 8 版 TNM 分期系统的实际价值仍有待更广泛的临床验证。

而关于胃食管结合部（EGJ）癌的分期系统应选择食管癌标准还是胃癌标准的争议由来已久，第 8 版 UICC/AJCC 的 TNM 分期系统明确表明了适用范围：对于胃食管结合部癌，如果肿瘤侵及胃食管交界线且中心位于胃食管交界线以下 2cm 的范围内（即中心在近端胃内不足 2cm），分期应遵循食管癌分期；如果肿瘤中心位于胃食管交界线以下 2cm 以外的范围，则应遵循胃癌的 TNM 分期（即中心在近端胃内大于 2cm）；未侵及胃食管交界线的贲门癌分期应遵循胃癌的 TNM 分期（图 11-2-5）。

表 11-2-5　胃癌的 TNM 分期

原发肿瘤（T）		区域淋巴结（N）		远处转移（M）	
T_x	原发病灶无法评价	N_x	区域淋巴结无法评价		
T_{is}	原位癌	N_0	无区域淋巴结转移	M_0	无远传转移
T_1	肿瘤局限于胃黏膜或黏膜下层	N_1	1~2 个区域淋巴结转移	M_1	有远传转移
T_2	肿瘤浸润超过黏膜下层，但局限于固有肌层	N_2	3~6 个区域淋巴结转移		
T_3	肿瘤浸润超过固有肌层，但局限于黏膜下组织	N_3			
		N_{3a}	7~15 个区域淋巴结转移		
		N_{3b}	16 个以上区域淋巴结转移		
T_4	T_{4a}　肿瘤侵犯浆膜（脏腹膜）				
	T_{4b}　肿瘤侵犯胃邻近结构				

表 11-2-6　第 8 版 UICC/AJCC 胃癌病理 TNM 分期（cTNM）

分期	N_0	N_1	N_2	N_{3a}	N_{3b}	任何 N, M_1
T_{is}	0					Ⅳ
T_1	ⅠA	ⅠB	ⅡA	ⅡB	ⅢB	Ⅳ
T_2	ⅠB	ⅡA	ⅡB	ⅢA	ⅢB	Ⅳ
T_3	ⅡA	ⅡB	ⅢA	ⅢB	ⅢC	Ⅳ
T_{4a}	ⅡB	ⅢA	ⅢA	ⅢB	ⅢC	Ⅳ
T_{4b}	ⅢA	ⅢB	ⅢB	ⅢC	ⅢC	Ⅳ
任何 T, M_1	Ⅳ	Ⅳ	Ⅳ	Ⅳ	Ⅳ	Ⅳ

表 11-2-7　第 8 版 UICC/AJCC 胃癌新辅助治疗后病理 TNM 分期（ypTNM）

分期	N_0	N_1	N_2	N_3	任何 N, M_1
T_1	Ⅰ	Ⅰ	Ⅱ	Ⅱ	Ⅳ
T_2	Ⅰ	Ⅱ	Ⅱ	Ⅲ	Ⅳ
T_3	Ⅱ	Ⅱ	Ⅲ	Ⅲ	Ⅳ
T_{4a}	Ⅱ	Ⅲ	Ⅲ	Ⅲ	Ⅳ
T_{4b}	Ⅲ	Ⅲ	Ⅲ	Ⅲ	Ⅳ
任何 T, M_1	Ⅳ	Ⅳ	Ⅳ	Ⅳ	Ⅳ

表 11-2-8　第 8 版 UICC/AJCC 胃癌临床 TNM
分期（cTNM）

分期	N_0	N_1	N_2	N_3	任何 N，M_1
T_{is}	0				ⅣB
T_1	Ⅰ	ⅡA	ⅡA	ⅡA	ⅣB
T_2	Ⅰ	ⅡA	ⅡA	ⅡA	ⅣB
T_3	ⅡB	Ⅲ	Ⅲ	Ⅲ	ⅣB
T_{4a}	ⅡA	Ⅲ	Ⅲ	Ⅲ	ⅣB
T_{4b}	ⅣA	ⅣA	ⅣA	ⅣA	ⅣB
任何 T，M_1	ⅣB	ⅣB	ⅣB	ⅣB	ⅣB

七、治疗原则

胃癌早期治疗仍以手术为主，手术在早期可治愈的胃癌中仍发挥着重要作用。但胃癌总体的治疗模式已经发生了明显的改变：从一般的胃大部切除术转变为以清除淋巴结为目的的根治术，从单一的手术到围手术期治疗以及联合放化疗的综合治疗模式。而对于不可切除的晚期胃癌，应首先考虑化疗；姑息性手术应限于阻塞性或出血性肿瘤；目前，非治愈性手术没有生存益处的证据，可能会简单地降低患者的生活质量和化疗依从性。因此，充分的肿瘤分期分型等的评估以及多学科团队协作对于确定治疗策略至关重要。

目前，胃癌的分型由解剖学、病理学逐渐向基因学、分子学演变，同时治疗方案也不断修正、补充。随着对肿瘤基因组认识的不断加深，胃癌的个体化治疗也逐渐发挥越来越重要的作用。

对于可切除的早期胃癌，首选内镜治疗[内镜下黏膜切除术（EMR）/内镜黏膜下剥离术（ESD）]；而不适用于内镜的患者可以进行开腹手术或腹腔镜手术，若术后病理检查提示淋巴结阳性以及属于进展期胃癌的患者应进行术后化疗。

对于失去手术根治机会或者伴有复发、转移的患者，应考虑采用以全身药物治疗为主的综合治疗，如姑息手术、放疗、射频消融、腹腔灌注以及动脉介入栓塞灌注等局部治疗。但目前研究表明，局部治疗有助于延长生存期以及提高患者的生活质量。因此，在治疗过程中，需要强调多学科综合治疗。目前，胃癌药物治疗主要包括化学药物和分子靶向药物。HER2 是曲妥珠单抗治疗的明确疗效预测因素，而 HER2 阴性的晚期胃癌患者尚缺乏有效的分子靶向药物。目前，多项Ⅱ期临床研究显示曲妥珠单抗联合其他化疗方案有较好的疗效和安全性。而对于一线化疗进展后的 HER2 阳性晚期胃癌患者，二线治疗能否使用曲妥珠单抗，尚缺乏证据支持。而免疫治疗目前仍不成熟，在国外已有Ⅲ期临床研究数据支持。

而对于复发或者单一远处转移（如肝转移卵巢转移）的胃癌，可考虑进行局部处理，但目前尚缺乏大样本的前瞻性随机对照临床研究数据。因此仍按照复发转移性胃癌处理，也可参与 MDT 讨论下的个体化决策或鼓励参加临床研究。

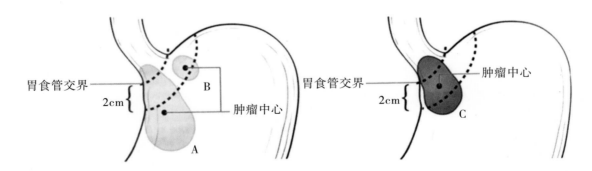

图 11-2-5　第 8 版 UICC/AJCC 的 TNM 分期系统关于胃食管结合部癌的分期系统
A. 肿瘤侵犯胃食管结合部但中心处于胃食管交界线以下 2cm 以外区域，按胃癌标准分期。B. 肿瘤中心位于胃食管交界线以下 2cm 以内，但未侵及胃食管交界线，按胃癌标准分期。C. 肿瘤侵犯胃食管交界线但中心处于胃食管交界以下 2cm 以内区域，按食管癌标准分期

八、治　疗

（一）内镜治疗

早期胃癌经内镜下治疗可获得高达 96%~99% 的 5 年生存率，且满足人们对生活质量的追求。目前常用的内镜治疗包括：内镜下黏膜切除术（endoscopic mucosal resection，EMR）和内镜黏膜下剥离术（endoscopic submucosal dissection，ESD），其可切除病灶在内的胃黏膜。相较于 ESD，EMR 受癌肿浸润深度及面积大小的限制（表 11-2-9）。

（二）手术治疗

目前胃癌的治疗方法还是手术为主，无论是早期胃癌还是进展期可切除胃癌，其标准根治术式均为胃大部切除术 +D2 淋巴结清扫术。一般范围为距离肿瘤边缘 6~8cm 行胃全切或大部切除，切除大小网膜和所属淋巴结，重建消化道。而对于已有广泛浸润、远处转移丧失了根治性手术机会的患者，可行姑息性手术改善患者症状。姑息性手术包括姑息性胃切除术、胃空肠吻合术、胃造瘘术、空肠造瘘术、穿孔修补术等。

（三）化　疗

早期胃癌的症状体征不典型，临床上确诊胃癌时大多已进入进展期，已不能行根治性手术切除术。而随着对胃癌研究的深入，综合治疗发挥着越来越重要的作用，且化疗作为综合治疗的不可或缺的因素。而化疗的多种形式，如辅助化疗、新辅助化疗、姑息化疗等都明确提高了患者的生存率和生存质量。因此，我们要针对不同的患者制定个体化的治疗方案。

（四）靶向治疗

胃癌在不同患者间的分子机制和生物学特性也是有差异的，即使在一个患者的肿瘤，也存在各种不同的生物学特性的肿瘤细胞。因此，胃癌常导致传统的治疗方式失败，而曲妥珠单抗的发现，为我们开启了治疗的新篇章。

胃癌患者的个体化治疗有着十分重要的作用。而分子靶向治疗是近年来新出现的治疗手段，随着对胃癌分子生物学机制研究的逐渐深入，靶向治疗也逐渐趋于成熟，逐步应用于临床。目前，靶向治疗的策略主要包括：HER2 单克隆抗体、表皮生长因子受体抑制剂、血管生成抑制剂、多靶点络氨酸激酶抑制剂、细胞周期蛋白依赖性激酶（CDK）、mTOR 抑制剂、c-Met 抑制剂、基质金属蛋白酶抑制剂、IGF-1R 抑制剂、HSP 90 抑制剂等（图 11-2-6）。经过多中心 III 期临床研究，曲妥珠单抗 + 化疗已经成为 HER2 阳性的进展期胃癌的一线标准治疗方案。

（五）中医药治疗

胃癌的中医药治疗应紧扣"本虚标实"的病机，以攻补兼施为宜。攻法取理气宽中、化痰祛瘀、降逆和胃，以达到通调气机、消除壅滞的目的。补法主要扶助胃气，促进正气恢复，通过补益脾胃，增补生化之源，提高机体的抗病能力，达到扶正祛邪的目的。

表 11-2-9　内镜治疗

内镜治疗	适应证
内镜下黏膜切除术（EMR）	·分化良好及中度分化的腺癌； ·黏膜内癌； ·肿瘤直径 ≤ 20mm； ·无溃疡或溃疡瘢痕
内镜黏膜下剥离术（ESD）	·肿瘤直径 ≤ 20mm，无合并溃疡的未分化型黏膜内癌； ·不论病灶大小，无合并溃疡的分化良好的黏膜内癌； ·肿瘤直径 ≤ 30mm，合并溃疡的分化良好的黏膜内癌； ·肿瘤直径 ≤ 30mm，无合并溃疡的黏膜下微浸润癌

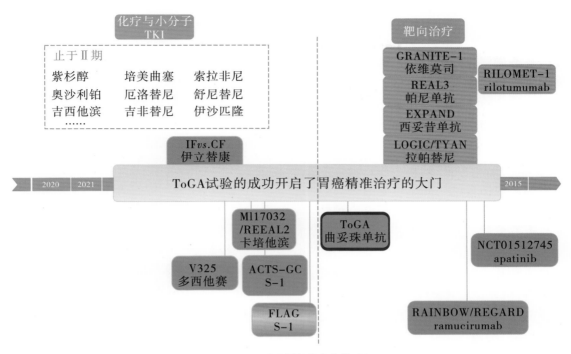

图 11-2-6 胃癌精准治疗的进展

结合临床实践，胃癌一般分为如下几个证型：肝胃不和证、脾胃虚寒证、痰湿凝滞证、胃热伤阴证、瘀血内阻证、气血两虚证。

1. 肝胃不和证

脾胃虚弱，肝气郁结，木克脾土，肝逆犯胃，胃失和降，症见情志抑郁，烦躁易怒，胃脘痞满，时时作痛，牵及两胁，嗳气频繁或进食发噎，苔薄白或薄黄，舌质红、脉弦。

治以疏肝和胃，降逆镇痛。方选柴胡疏肝散加减。方用柴胡、香附疏肝解郁理气；川芎活血以止胁痛；枳壳、陈皮理气和胃；白芍、甘草酸干化阴，揉肝缓急镇痛。若口苦口干，胃脘痞胀伴灼热感，属郁热不宣，去当归、柴胡、生姜，酌加吴茱萸、焦栀子、黄连、黄芩以清热消痞满；若便秘燥结，腑气不通者，酌加瓜蒌仁、郁李仁、火麻仁润燥通便；服药后大便仍不通畅者，去半夏、茯苓、生姜，加生大黄、芒硝（药汁内溶化、炖沸）以峻下通腑泄实；若嗳腐吞酸，矢气臭，胃内停食者，酌加山楂、神曲、连翘、莱菔子（打碎），消食化积除滞；若嗳气不舒，加木香、枳实；胸胁痛甚者，加佛手花、玫瑰花、香橼；日久肝郁化火，偏有热象者，可加黄连、吴茱萸、绞股蓝、川楝子；嘈杂似饥，口干欲饮者，为肝郁化火伤阴、阴虚火旺，而致胃阴耗伤，加玉女煎加玉竹、黄精、石斛。

2. 脾胃虚寒证

脾失健运、胃失和降，脾胃运化失职，症见胃脘隐痛，绵绵不断，喜按喜暖，食生冷痛剧，进热食则舒，时呕清水，大便溏薄，或朝食暮吐，暮食朝吐，面色发白无华，神疲肢凉，舌淡而胖，有齿痕，苔白滑润，脉弱、沉细或沉缓。

治以温中散寒、健脾和胃。方选理中汤合六君子汤加减。方用干姜温胃化饮；党参、白术补虚安中、健脾和胃；茯苓、陈皮健脾益气、利水渗湿；半夏燥湿化痰、降逆止呕、消痞散结；甘草调和诸药。若便溏泄泻，属脾肾阳虚，加山药、芡实、鸡内金、儿茶、补骨脂、制肉豆蔻温中止泻；若脘胀嗳气，呕恶，苔白厚腻，寒湿内盛，减人参量，酌加藿香、苍术、草果行气燥湿止泻；若食后腹胀者，加厚朴、莱菔子、白豆蔻、砂仁；若食后胃脘不适明显，加鸡内金、焦麦芽、焦山楂、焦六神曲；若虚寒明显者，加四逆汤、桂枝。

3. 痰湿凝滞证

肝气郁结，脾胃虚弱，气滞痰阻，痰气交阻，聚结于胃，症见脘膈痞闷胀痛，痛无定处，呕吐痰涎，进食发噎不利，口淡纳呆，大便时结时溏，或头晕目眩，舌质淡红或暗淡，苔白厚腻，舌体胖大齿痕，脉弦滑。

治以燥湿化痰，理气和中。方选二陈汤加减。方中半夏、茯苓燥湿化痰、健脾；生姜温中；陈皮行气燥湿，气顺湿除则痰饮自散；乌梅止吐。若气短、乏力，属脾虚痰湿，加黄芪、党参健脾扶正；呕恶频繁，为痰气上逆，加生姜、藿香行气除湿浊止呕。

4. 胃热伤阴证

热毒聚结，灼伤胃阴，症见胃脘嘈杂灼热，痞满吞酸，食后痛胀，口干喜冷饮，五心烦热，便结尿赤，舌苔黄糙或剥苔、无苔、舌质红绛，脉细数。

治以滋养胃阴，清热解毒。方选玉女煎加减。若呕吐恶心，唾吐痰涎，兼痰气上逆者，去知母，加法半夏、黄连降逆祛秽止呕；脘痛腹胀，气血不和者，加木香、大腹皮、延胡索行气活血除胀；便结，加生大黄泻下通便。

5. 瘀血内阻证

肝气郁滞或脾胃两虚，日久血行不畅，瘀阻于胃，纳化失司。症见脘痛剧烈或向后背放射，上腹肿块，肌肤甲错，眼眶呈暗黑，舌质暗紫或瘀斑，舌下脉络紫胀，脉弦涩。

治以活血化瘀。方用膈下逐瘀汤加减。方中当归、川芎、赤芍养血活血，祛瘀而不伤阴，川芎能行血中之气，增强逐瘀之力；丹皮清热凉血，与桃仁红花共奏活血化瘀之效；配香附、乌药、枳壳、元胡行气镇痛；白花蛇舌草、半边莲、连翘清热解毒。血瘀甚者，加莪术、牡丹皮、桃仁、红花，热毒甚者，加绞股蓝、山慈菇、金银花。

6. 气血两虚证

此期处于胃癌晚期，胃气大败。症见胃脘疼痛或食后胃胀，神疲乏力，面色无华，少气懒言，动则气促、自汗，消瘦贫血，舌苔薄白，舌质淡白，舌边有齿痕，脉沉细无力或虚大无力。

治以气血双补，健脾益肾。方选八珍汤加减。方中黄芪、党参、白术补气健脾，补血生津；当归、川芎、白芍活血补血，养血敛阴；茯苓、熟地健脾益肾。若阳虚甚者，加肉桂、干姜、肉苁蓉、菟丝子、附子；若气虚甚者，去党参，加人参、附子；若血虚甚者，加阿胶，阴虚甚者，加沙参、太子参、麦冬、石斛、黄精。

九、治疗进展

HER2 基因是表皮生长因子受体（epithelial growth factor receptor，EGFR）的一种，其扩增时能使 EGFR 过度表达，其配体与 HER2 受体结合后使 HER2 受体自身磷酸化并激活其酪氨酸激酶活性，最终促进细胞增殖。研究表明，胃癌 HER2 过表达阳性率为 7.3%~20.2%，中国胃癌患者 HER2 的阳性率约为 12%~13%。而 HER2 的过表达与肿瘤的侵袭、转移、化疗耐药及预后有明显的相关性。

TOGA 多中心随机对照临床研究显示，与标准化疗相比，曲妥珠单抗联合标准化疗，mOS 分别为 16.0 个月和 11.8 个月 [免疫组化方法（IHC）++/FISH+ 或 IHC+++]。经过多中心Ⅲ期临床研究，曲妥珠单抗 + 化疗已经成为 HER2 阳性进展期胃癌的一线标准治疗方案。而二线能否使用曲妥珠单抗，尚缺乏临床证据。

其他以 HER2 为靶点的靶向药物还有抗 HER2 单克隆抗体帕妥珠单抗、小分子络氨酸激酶抑制剂拉帕替尼、药物偶联抗 HER2 单克隆抗体 TDM-1 等。但目前这些药物仍缺乏大型临床试验数据的支持。多中心随机对照Ⅱ/Ⅲ期 GATSBY 显示，对于一线治疗失败的 HER2 阳性晚期胃癌患者，与单纯化疗组相比，TDM-1 不能使患者有更多生存获益。而Ⅲ期临床研究（JACOB 研究），帕妥珠单抗 + 曲妥珠单抗 + 标准治疗和安慰剂 + 曲妥珠单抗 + 标准化疗的对比结果，目前尚未明确。近来，一线治疗拉帕替尼联合 XELOX 对比单纯的 XELOX 化疗的 LOGiG 研究以及二线治疗的拉帕替尼联合紫杉醇对比单药紫杉醇的 TyTAN 研究表明，HER2 阳性的胃癌患者未能显著延长整体人群的 OS，不良反应增加。

EGFR 由 4 个成员组成，包括 HER1（EGFR/ErbB1）、HER2（Neu/ErbB2）、HER3（ErbB3）、HER4（ErbB4）。这些受体均属于Ⅰ型酪氨酸激酶受体基因家族。EGFR（HER1）是广泛分布于人体各组织细胞膜上的一种多功能糖蛋白，它的天然配体包括表皮生长因子（epidermal growth factor，EGF）和转化生长因子（transforming growth factor，TGF）-α 等，当配体与 EGFR 结

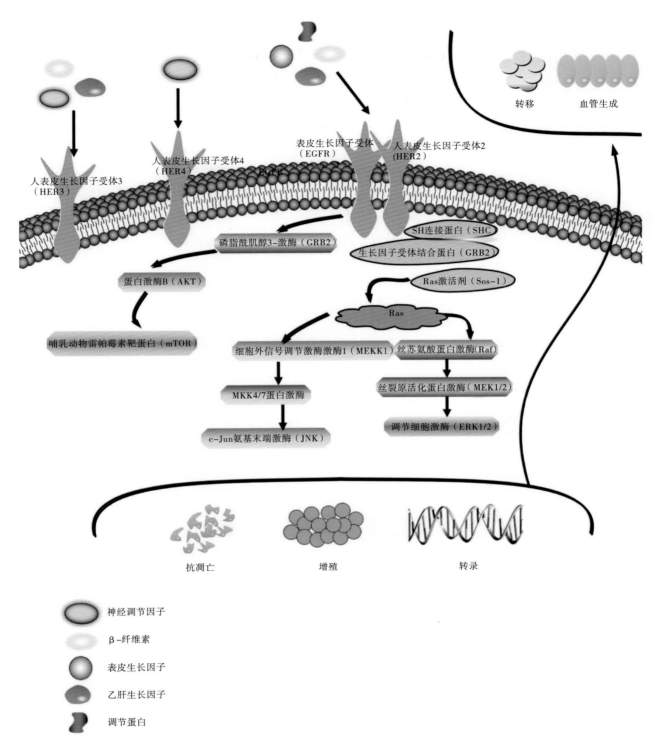

图 11-2-7　抗 EGFR 信号通路

合后形成二聚体后，通过受体酪氨酸激酶活化发生自身磷酸化，从而激活信号通路 Ras-Raf-MEK 以及 PI3K/Akt，促进肿瘤细胞增殖、浸润、转移以及肿瘤新生血管形成（图 11-2-7）。

在随机对照多中心Ⅲ期临床研究（EXPAND 试验）中，西妥昔单抗联合卡培他滨、顺铂的一线治疗，适用于进展期胃癌或胃食管交界部腺癌，期待在西妥昔单抗在治疗胃癌方面能有新的进展。而目前有多项西妥昔单抗联合标准化疗的Ⅱ期临床研究表明，西妥昔单抗联合伊立替康＋顺铂的治疗方案在可切除胃癌的术前新辅助治疗方面疗效尚可。帕尼单抗与 EGFR 具有高度亲和性，可同时阻断 EGF 和 TGF-α 与之结合，且半衰期更长。围手术期胃癌的 III 期随机临床研究（REAL-3 研究），帕尼单抗联合表柔比星、顺铂或卡培他滨的治疗效果正在研究中。

c-Met 原癌基因编码产物是肝细胞生长因子（hepatocyte growth factor，HGF）的受体，因此 HGF 的受体也称为 c-Met 受体。c-Met 属于酪氨酸激酶受体，广泛表达于多种人体正常组织，但在肿瘤组织中呈现出异常的高表达、突变或活性改变。当 HGF 与 c-Met 结合后，发生自身磷酸化，募集下游的 Gab-1、Grb-2、Shc 和 c-Cbl 等衔接蛋白，继而磷酸化活化相应的信号通路，从而调节肿瘤细胞的增殖、迁移和侵袭能力。此外，HGF/c-Met 信号通路还可以影响 β4-整联蛋白、CD44 和非激酶性结合分子的活化，与肿瘤细胞的侵袭能力和肿瘤组织血管形成密切相关。因此，c-Met 已成为抗肿瘤转移治疗的一个极有希望的新靶点。Foretinib 作为一种新型的 c-MET 和 VEGFR2 口服小分子抑制剂。低分化进展期胃癌多中心 II 期临床研究的中期结果显示该药有明显的不良反应，如肝功异常、乏力、静脉血栓形成等 III/IV 级不良反应，但其疗效尚不明确。

而肿瘤免疫治疗是目前的一种新型治疗策略，黑色素瘤免疫治疗的成功，使得免疫治疗在肿瘤领域的研究与应用提上日程。而由于胃癌的异质性强、各种治疗的有效率低，胃癌的免疫治疗一直是研究的热点和受关注的领域。而如何优化治疗方案、选择对免疫治疗敏感的人群，是十分重要的环节。而程序性细胞死亡 1 受体（PD-1）及其配体（PD-L1）在免疫治疗中扮演了不可或缺的角色。

机体免疫系统可以通过"免疫监视作用"来识别并清除恶性肿瘤，进而抑制肿瘤的发生发展。但免疫系统和肿瘤细胞之间的相互关系十分复杂：免疫系统既有抗肿瘤功能，又能协助肿瘤细胞从免疫监视中逃逸，主要分为 3 个主要的动态阶段，即免疫清除、免疫平衡、免疫逃逸。免疫检查点信号通路主要包括 CTLA-4 通路和 PD-1/PD-L1 通路，PD-1 是一个主要表达于活化 T 细胞的负面共刺激受体，与其配体 PD-L1 和 PD-L2 结合后抑制效应子 T 细胞功能，肿瘤细胞通过上调 PD-L1 表达达到免疫逃逸的目的。而 CTLA-4 能够阻断 B7/CTLA-4 通路，将导致肿瘤特异性 T 细胞的选择性激活增强。目前针对 CTLA-4 及 PD-1/PD-L 通路的多种靶向药物成功进入临床试验。部分药物（包括 ipilimumab、nivolumab 和 pembrolizumab）已被美国 FDA 批准上市，于黑色素瘤和非小细胞肺癌中取得相应的适应证。在胃癌领域目前也有多项临床研究正在开展或已完成。

Nivolumab 单药治疗与 nivolumab 联合 ipilimumab 在进展期或转移性胃癌的治疗研究中，不良事件的发病率无显著差异，但联合用药有望改善化疗耐受患者的治疗效果及总生存时间。在 KEYNOTE-059 中，pembrolizumab 对过度表达 PD-L1 的胃癌和 EGJ 腺癌患者，具有良好的治疗效果，可进一步推广应用。而 pembrolizumab 在治疗 PD-L1 阳性的晚期胃癌患者（KEYNOTE-012）中，具有良好的肿瘤缓解率，且其不良反应也明显优于标准二线化疗。

十、随　访

随访/监测在胃癌的综合治疗中有着十分重要的地位，可以及时发现肿瘤复发或第二原发胃癌，早期进行干预处理，提高患者的总生存期，改善生活质量；但如果患者身体状况不允许接受复发后的抗癌治疗，则不主张对患者进行常规肿瘤随访/监测。而胃镜随访有利于发现新生肿瘤或原发肿瘤复发，目前推荐术后 1 年内进行胃镜检查，每次胃镜检查需行病理活检；若发现高级别不典型增生或胃癌复发证据，则需在 1 年内复查。而其他影像学检查，MRI、PET/CT 推荐用于怀疑复发或 CEA 持续升高、腹部 CT 或超声为阴性时，目前尚未将 PET/CT 作为常规随访手段。

（隋新兵　谢　怡　王凯峰）

第 3 节　中西医整合在肝癌中的应用

一、概　述

（一）肝癌的流行趋势

中国是肝癌大国。2017 年 10 月 5 日，全球疾病负担研究肝癌协作组的一项研究，报道了 2015 年全球疾病负担研究中关于 1990—2015 年全球 195 个国家或地区的原发性肝癌发病、死亡和健康生命损失年数的结果。近 26 年间，肝癌（新发）病例增加了 75%。2015 年，全球范围内，肝癌新发约 85.4 万，死亡达 81.0 万。2018 年 2 月，国家癌症中心发布了最新一期的全国癌症统计数据，肝癌发病位居第 4 位，死亡高居第 2 位。

2018 年 2 月，国家癌症中心发布了最新一期的全国癌症统计数据，中国的癌症谱与发达国家明显不同。中国最普遍的 4 种癌症是肺癌、胃癌、肝癌、食道癌。这几种癌症占到了中国癌症诊断的 57%，而在美国只有 18%。

考虑到中国对世界癌症负担的重要性，特别是 4 种主要癌症（肺癌、肝癌、胃癌、食道癌）的诊治现状，我们必须采取适当的策略和政策来减少这些可预防的癌症（通过减少烟草的流行和与癌症相关的感染），这将对中国和世界的癌症负担有着重要的影响。

（二）目前肝癌诊疗临床医学模式中存在的不足

近年来,关于肝癌的诊治取得了较快的进展。在肝癌的基础研究方面，基因组学、蛋白组学、转录组学和代谢组学等组学的应用，以及分子生物学的进展，发现了与肝癌发生发展有关的重要分子及发病机制。同时在肿瘤微环境，包括免疫治疗方面的进展，为肝癌的发生发展提供了新的方法、思路及治疗药物，为肝癌的治疗带来了曙光。尽管发现了许多与肝癌发生发展密切相关的重要分子机制和关键分子，但肝癌的总体预后仍然很差，5 年生存率不足 5%。

肝癌的临床研究也取得了较快的发展。从索拉非尼的临床使用，到近年来免疫治疗，肝癌治疗的疗效及生存期得到了较快的提高。但是，始终有一个瓶颈无法克服，就是在肝癌的总生存期方面仍然无法取得突破性进展。同时，由于临床研究的数据大多数是在理想状态下采集的，使其与现实世界的真实数据存在着较大的差异。此外，基础研究的进展，并没有带来临床的转化。因此，在肝癌研究中引入整合理念，对于今后的肝癌临床及基础研究具有重要的意义。

现代医学思维模式下，肝癌的诊治也存在着过于细化、碎片化的趋势。而这样的趋势，也为临床上肝癌的研究及诊治带来了一定的弊端。主要表现在以下几个方面。

（1）基于肝癌细胞系的研究目前难以代表临床的实际状态。

（2）肝癌的动物模型并非真正适合人体的实际环境的模型。

（3）基于严格设计基础上的肝癌临床试验也无法代表真实世界的研究。

因此，从整合肿瘤学角度出发，我们不能把肝癌视为一个单一的、简单的疾病。肝癌是全身性疾病，单纯消灭癌灶不等于治愈了肝癌。临床诊治对象是患有肝细胞癌的"人"，而不是肝癌这个疾病本身。这就需要运用基础临床整合、医学药学整合、中医西医整合、局部整体整合的思路对肝癌进行新的再认识，以期发现肝癌诊治的新方法、新思路，为控制肝癌提供新的治疗方法。

（三）肝癌诊治的整合肿瘤学理念

随着对肿瘤基因研究的进展，临床对肿瘤的治疗越来越强调个体化治疗。同一种肿瘤由于基因表达的不同，采用不同的治疗方法；不同的肿瘤，因为具有相同的基因表达，而采用相同的治疗方法。这一点上，尽管国内外没有明确提出来，但是在实际应用中已经体现了"整合"的理念。这一点在其他肿瘤如肺癌等恶性肿瘤中有较多的进展，例如关于 TKI、抗血管生成等相关临床及基础研究。在肝癌的研究领域，也进行了这方面的探索，但结果并不令人满意，这就更加使临床上从事基础及临床研究的专家们需要从根本的思路上进行改变，整合医学的理念应运而生。

二、中西医整合在肝癌预防中的应用

肝癌是一个受多因素影响、多步骤发展的全身性疾病，涉及癌细胞、微环境和机体（包括遗传、免疫、代谢等）三方面的相互作用的复杂过程。由于肝癌的治疗特别是中晚期肝癌，目前治疗手段仍不多，因此加强肝癌的预防显得至关重要。在肝癌预防中，应采用整合思维，将肝癌发生的内因和外因有机结合，才能使肝癌的预防得到有效实施。

（一）肝癌预防的成效

我国在肝癌的预防上，一直是整合肿瘤理念的践行者。20 世纪 70 年代，根据我国肝癌的流行病学调查结果，提出了"改水、防霉、防肝炎"的肝癌预防 7 字方针，这在我国肝癌高发地区起到了实质性作用。《全国第三次死因回顾抽样调查报告》中指出，大多数原高发地区相应恶性肿瘤死亡率明显下降，其中就包括江苏海门、浙江嘉善、福建长乐地区的肝癌。2015 年发表于 CA-Cancer J Clin 的数据表明，不论是对于男性还是女性，在 10 种最普遍的癌症中，以时间趋势分析，从 2000 年到 2011 年肝癌发病率有下降趋势。尽管近半个世纪以来我国肝癌的防治工作取得了长足进步，但根据《中国肿瘤登记年报》的分析，肝癌的死亡率仍位列恶性肿瘤的第 2 位。我国肝癌患者占全球肝癌患者的一半以上，如能走出一条成功的肝癌防治之路，不仅造福中国人民，也将惠及全球。

（二）基于整合理念基础肝癌预防的实施

1. 整合肝癌预防的定义与范畴

肿瘤预防是指通过降低肿瘤的发病率来降低肿瘤的死亡率。基于整合理念的肝癌预防，即通过中西医整合的方法，采用多种手段进行肝癌的预防，将肝癌的发病率及死亡率降到最低。具体包括通过远离各种环境致癌风险因素，预防肿瘤发病相关的感染因素、改变不良生活方式、适当的运动、保持精神愉快以及针对极高危人群或者癌前病变采用一定的医疗干预手段来降低肿瘤的发病风险。

2. 整合肝癌的三级预防

世界卫生组织（WHO）认为 40% 以上的癌症是可以预防的。恶性肿瘤的发生是机体与外界环境因素长期相互作用的结果，因此肿瘤预防应该贯穿于日常生活中并长期坚持。肿瘤预防的目的是降低恶性肿瘤的发病率和死亡率，从而减少恶性肿瘤对国民健康、家庭的危害以及对国家医疗资源的消耗，减轻恶性肿瘤导致的家庭和社会的经济负担。恶性肿瘤的病因预防称为一级预防，通过筛查早期诊断肿瘤而提高肿瘤治疗效果称为二级预防。三级预防又称临床预防或康复性预防，是指以延长生存及提高生活质量为目的而进行积极综合治疗，并预防癌症复发和转移，防止并发症和后遗症。即对已经确诊的癌症患者进行积极的医学治疗，争取获得最佳疗效。即使是晚期患者，也可以帮助他们减轻痛苦，改善生活质量，延长生存期。具体见表 11-3-1。

（1）一级预防。也称病因预防。其目标是防止癌症的发生。其任务包括研究各种癌症病因和危险因素，针对化学、物理、生物等具体致癌、促癌因素和体内外致病条件，采取预防措施，并针对健康机体，采取加强环境保护、适宜饮食、适宜体育，以促进身心健康。对个人，这是 0 期，是重要的"防患于未然"时期。譬如，避免吸烟、合理的饮食结构、避免接触污染物等。

（2）二级预防。也称临床前期或亚临床期预防，也有人称为"三早"，即早发现、早诊断、早治疗。其目标是防止初发疾病的发展。其任务包括针对癌症症状出现以前的那些潜在或隐匿的疾病，采取"三早"措施，以阻止或减缓疾病的发展，尽早逆转到 0 期，恢复健康。

（3）三级预防。也称临床（期）预防或康复性预防。其目标是防止病情恶化，防止残疾。

表 11-3-1 癌症的预防

一级预防	也称病因预防。其目标是防止癌症的发生。其任务包括研究各种癌症病因和危险因素，针对化学、物理、生物等具体致癌、促癌因素和体内外致病条件，采取预防措施，并针对健康机体，采取加强环境保护、适宜饮食、适宜体育，以促进身心健康。对个人，这是 0 期，是重要的"防患于未然"时期。例如，避免吸烟、合理的饮食结构、避免接触污染物等
二级预防	也称临床前期或亚临床期预防，又称"三早"，即早发现、早诊断、早治疗。其目标是防止初发疾病的发展。其任务包括针对癌症症状出现以前的那些潜在或隐匿的疾患，采取"三早"措施。以阻止或减缓疾病的发展，尽早逆转到 0 期，恢复健康
三级预防	也称临床（期）预防或康复性预防。其目标是防止病情恶化，防止残疾。其任务是采取多学科综合诊断（MDD）和治疗（MDT），正确选择合理甚至最佳诊疗方案，以尽早消灭癌症，尽力恢复功能，促进康复，延年益寿，提高生活质量，甚至重返社会

其任务是采取多学科综合诊断（MDD）和治疗（MDT），正确选择合理甚至最佳诊疗方案，以尽早消灭癌症，尽力恢复功能，促进康复，延年益寿，提高生活质量，甚至重返社会。

1）肝癌的一级预防措施

（1）肝炎的防治。对于长期慢性 HBV 感染者，持续肝功能正常且 HBV DNA 阴性者，建议至少每 6 个月进行 HBV DNA、肝功能、甲胎蛋白（AFP）和超声检查。

对于肝功能正常但 HBV DNA 阳性者，建议每 3 个月检测 1 次 HBV DNA 和肝功能，每 6 个月进行 AFP 和超声显像检查；必要时应进行 CT/MRI、肝脏瞬时弹性成像或肝组织学检查。>40 岁的男性或 >50 岁的女性慢性乙型肝炎（CHB）患者以及有 HCC 家族史的 CHB 患者，是需要进行筛查的高危人群。

随着疫苗的接种，肝炎的发生率已得到了明显的控制，而肝病专家预测肝癌发生率在未来的 20 年里仍然会持续增长。因此，与肝癌相关的其他代谢性因素包括肥胖、糖尿病、高血压、NAFLD 等更应该引起人们的重视。尤其在我国，虽然代谢综合征与肝病的关系的研究已逐渐增多，但是代谢综合征与伴有 HBV 感染的肝癌患者的相关性研究还是很少。

（2）营养、饮食及生活方式。在肝癌的流行病学研究中，营养、饮食因素对于肝癌的发生发展也起了一定的作用。近年来，与营养、饮食有关的因素逐渐引起了临床医生的注意，这主要表现在代谢综合征等一系列综合征方面。

流行病学研究提示，糖尿病与肝癌发生率升高有关。早在 1997 年吴孟超院士就曾提出糖尿病增加肝硬化患者患肝癌的风险。最近 Polesel 在意大利地区进行的一项病例对照研究显示非 HBV 或 HCV 感染的肝癌患病率可达到 37%，为糖尿病作为肝癌的危险因素进一步提供了证据。在美国首次进行的大样本的肝癌与非肝癌的病例对照研究中报道，糖尿病使肝癌的风险增加了 3 倍，研究发现糖尿病与 HCV 的感染有相关性，糖尿病可以成为肝癌的一个独立危险因素。

代谢综合征是指人体的蛋白质、脂肪、碳水化合物等物质发生代谢紊乱的病理状态，是一组复杂的代谢紊乱综合征。代谢综合征病因尚未明确，目前认为是多基因和多种环境相互作用的结果，与遗传、免疫等均有密切关系。

中华医学会糖尿病学分会建议的诊断标准：

·超重和（或）肥胖。BMI ≥ 25kg/m^2。

·高血糖。空腹血糖（FPG）≥ 6.1mmol/L（110mg/dL）和（或）餐后 2h 血糖（2hPG）≥ 7.8mmol/L（140mg/dL），和（或）已确诊糖尿病并治疗者。

·高血压。收缩压/舒张压 ≥ 140/90mmHg，和（或）已确诊高血压并治疗者。

·血脂紊乱。空腹血甘油三酯 ≥ 1.7mmol/L（150mg/dL），和（或）空腹血 HDL-C<0.9mmol/L（35mg/dL）（男），<1.0mmol/L（39mg/dL）（女）。

具备以上 4 项中的 3 项或全部者可确诊为代谢综合征。

其具有以下特点：

·多种代谢紊乱集于一身，包括肥胖、高血糖、高血压、血脂异常、高血黏度、高尿酸和高胰岛素血症等，这些代谢紊乱是心、脑血管病变以及糖尿病的病理基础。可见糖尿病不是一个孤立的疾病，而是代谢综合征的组成部分之一。

·有共同的病理基础，目前多认为它们的共同原因就是肥胖尤其是中心性肥胖所造成的胰岛素抵抗和高胰岛素血症。

·可造成多种疾病发病概率升高，如高血压、冠心病、脑卒中、甚至某些癌症，包括与性激素有关的乳腺癌、子宫内膜癌、前列腺癌，以及消化系统的胰腺癌、肝胆癌、结肠癌等。

·有共同的预防及治疗措施，防治住一种代谢紊乱，也就有利于其他代谢紊乱的防治。

（3）非酒精性脂肪性肝病（NAFLD）。人们针对肝癌的危险因素进行了大量的流行病学研究，发现代谢综合征与肝癌有密切相关性，甚至可以成为独立的危险因素影响肝癌的发生、发展。非酒精性脂肪性肝病（NAFLD）是代谢综合征在肝脏的临床表现，最近大量文献报道NAFLD作为最常见的肝脏疾病之一，与肝癌的发生有密切相关性。

在美国，原发性肝细胞癌发病率的增加在很大程度上取决于丙型肝炎病毒（HCV）感染及丙型肝炎肝硬化的盛行，但同时与肥胖及2型糖尿病、NAFLD的流行呈正相关。

NAFLD指的是排除了酒精和其他明确的损肝因素所致的肝脏的脂肪沉积而引起的一系列临床病理综合征，过去通常认为NAFLD为一种可逆性疾病。但随着研究的不断深入，NAFLD的疾病谱已从单纯性脂肪肝、脂肪性肝炎、肝硬化发展到了原发性肝癌。在美国绝大多数的"隐源性"肝癌患者都伴有NAFLD，NAFLD被认为是代谢综合征的肝内表现。大约10%的NAFLD患者发展为NASH，8%~26%的NASH患者发展为肝硬化，NASH后肝硬化患者4%~27%发展为肝癌。

（4）心理学预防。流行病学与试验资料表明，营养不良、贫困增加肝癌发生的风险。世界上许多学者研究的结果表明：心理、社会因素造成的紧张刺激所引起的不良情绪，常常是引起一些癌症的重要因素。英国的一项职业调查表明，肝癌死亡率与社会经济地位呈负相关，肝癌高危

有关的职业，都是经济地位低下的雇员。繁重的劳动和生活压力可能成为肝癌发生发展的原因之一。鉴于我国在这方面研究较少，故仍需要循证医学依据加以证实。

中医学认为肝藏血，"静则血归于肝脏，动则流行于四肢"，故静卧休息，血液回归于肝脏，肝脏得到血液的充养，则有利于肝病的恢复。从现代解剖学形态上看，肝内部充满了腔隙（肝血窦），这与古人的认识不谋而合。

《黄帝内经》指出："百病皆生于气也"，情绪过激导致肝病加重者屡见不鲜。"怒则气上甚则呕血及飧泄"，肝硬化患者生暴气可引起呕吐，呕血和腹泻，这在慢性病中是常见的。还有的肝病患者生暴气之后导致肝功能异常，甚至引发肝坏死。

所以说，良好的精神状态对肝病患者来说非常重要。然而，现实社会中，这些似乎都过于理想化，我们人很难做到不生气。但无论怎样，肝病患者要尽量调整好心态，尽量保持轻松乐观心情，做到不过思、不过急、不过悲、不过忧。

2）肝癌的二级预防措施　二级预防，即"三早预防"。以"早期发现，早期诊断，早期治疗"为中心的二级预防主要目的是寻找"健康人"的早期小肝癌。在自然人群中作肝癌筛查，存在着"耗费与效益"的矛盾，因此如何选择筛查范围和对象成为二级预防的关键。

（1）肝硬化的筛查。基于我国《慢性乙型肝炎防治指南（2019年版）》对患者随访的要求及《原发性肝癌中国卫生部规范（2011）》对筛查危险人群的定义，参考欧美和日本等地区指南和学者的意见，我国在肝硬化筛查方面积累了很多经验和学术研究。

根据中医学理论和临床经验，肝纤维化和肝硬化属正虚血瘀证范畴，因此，对慢性乙型肝炎肝纤维化及早期肝硬化的治疗，多以益气养阴、活血化瘀为主，兼以养血柔肝或滋补肝肾。据报道，国内多家单位所拟定的多个抗肝纤维化中药方剂均有一定疗效。今后应根据循证医学原理，按照新药临床研究管理规范（GCP）进行大样本、随机、双盲临床试验，并重视肝组织学检查结果，以进一步验证各种中药方剂的抗肝纤维化疗效。

（2）肝癌的筛查

·超声检查。

·CT：常规使用 CT 平扫＋增强扫描，检出及诊断小肝癌能力总体略逊于 MRI。更多用于肝癌局部治疗的疗效评价，特别是经肝动脉化疗栓塞（TACE）后碘油沉积观察有优势。

·MRI：常规采用平扫＋增强扫描，系临床肝癌检出、诊断、疗效评价的常用影像技术（"快进快出"是肝癌 CT/MRI 扫描的诊断特点）。

·DSA：侵入性创伤性操作，多用于肝癌局部治疗或急性肝癌破裂出血治疗等。

·正电子发射计算机断层成像（PET/CT）：优势在于以下几点。①对肿瘤分期，可全面评价淋巴结转移及远处器官的转移；②再分期：可准确显示解剖结构发生变化后或解剖结构复杂部位的复发转移灶；③疗效评价更敏感、准确；④指导放疗生物靶区的勾画、穿刺活检部位；⑤评价肿瘤的恶性程度及预后。

·肝穿刺活检：①具有典型肝癌影像学特征的占位性病变、符合肝癌临床诊断标准的患者，通常不需要以诊断为目的的肝穿刺活检。②缺乏典型肝癌影像学特征的占位性病变，肝穿刺活检可获得病理诊断，意义重要。

（3）肝癌的血清学分子标记物。AFP 是当前诊断肝癌常用而重要的方法。诊断标准：AFP ≥ 400 μg/L，排除慢性/活动性肝炎、肝硬化、睾丸或卵巢胚胎源性肿瘤及妊娠等。约30%肝癌患者 AFP 水平正常，检测甲胎蛋白异质体，有助于提高诊断率。其他标记物有 α-L-岩皂苷酶、异常凝血酶原等。

（4）肝癌的病理学诊断。免疫组化检查：常用的肝细胞性标记物有 Hep Par-1、GPC-3、CD10、Arg-1 及 GS 等；常用的胆管细胞标记物有 CK7、CK19、MUC-1 等。

3）肝癌的三级预防措施 肝癌的三级预防措施主要核心内容是肝癌患者的临床康复以及肝癌复发转移的防治。根据中西医整合理念，肝癌的三级预防措施可以在中西医整合理念的基础上，标本兼治，既控制肝癌的原发病灶，包括肉眼可见的肿瘤，也要控制体内肉眼不可见的微转移，包括调节内环境，减少循环肿瘤细胞等。从而达到改善体内癌环境，在保证生活质量的前提下，真正实现防止复发转移。

（1）肝癌患者的康复。针对肝癌患者，如果评估肝癌属于早期，同时患者没有脉管癌栓，没有淋巴结的转移，也没有其他地方出现可疑病灶，手术切除的非常完整，术后定期随访，具体参考国家颁布的《肝癌诊疗规范》。如果肝癌患者病毒的 DNA 复制水平很高，病毒处于活动期，术后要辅以抗病毒治疗。此外，可以考虑予以必要的中医辅助治疗。

目前，随着中西医整合理念的不断深入，如何合理应用中医预防肝癌的复发，加速肝癌患者的康复是临床热点之一。中医预防肝癌复发、转移的理念是通过对机体的整体辨证、合理调理进行的。由于肝癌是一种全身性疾病，肝癌患者体内的内环境会形成适宜肿瘤生存、生长的癌环境。中医可以通过扶元固本，调节阴阳脏腑平衡等方式建立体内稳定内环境，改善免疫状态，从而预防肝癌复发。中医治疗既可以抑制肿瘤，控制复发与转移，又可以调理病患的体质、免疫功能，防治术后并发症，提高患者生存质量，延长生存时间。

（2）肝癌转移复发的防治。肝癌的复发和转移是一个复杂的过程。肝癌术后许多患者会出现复发、转移。对肝癌患者的尸体检查表明，肝外转移发生率达64%。根治性切除术后肝癌肝外复发的发生率为9.7%~25.8%。肝癌转移复发的防治是肝癌患者三级预防的重要内容。目前，肝癌综合治疗后复发的原因主要如下：

·肝内微小病变，手术无法察觉，手术后残留的癌细胞继续生长。

·肝癌细胞生物学性质比较差，容易发生复发和转移。

·局部晚期肝癌。

·肝癌患者自身免疫力改变，导致肿瘤复发。

·现有治疗方案的失败。

因此预防肝癌转移复发，需要从以下几个方面入手：

·肝癌转移复发的机制研究。

·抗病毒治疗。中国的肝癌患者90%都是乙型肝炎病毒携带者，虽然随着乙型肝炎疫苗的接种，这个比例有所下降，但是，对于特定的乙型肝炎感染患者，抗乙型肝炎病毒治疗可以降低肝癌的复发率，所以无论是手术还是介入，放疗，消融后都应该抗乙肝病毒治疗。

·定期复查。应该严格按照指南及诊疗规范的要求，进行定期复查。根据国家卫生和计划生育委员会（现国家卫生健康委员会）发布的2017版的《原发性肝癌诊疗规范》，随访内容不仅指手术切除后/移植后的随访，增加了完全消融后和系统治疗完全缓解后的随访。同时增加了肿瘤负荷评分（TBS），作为Ⅱ级推荐，TBS是总生存的独立危险因素。TBS每增加1分，患者的死亡风险增加6%。

·适度的康复运动可以增强机体的免疫功能。另外，应加强对症支持治疗，包括在晚期肝癌患者中的积极镇痛、纠正贫血、纠正低白蛋白血症、加强营养支持，控制合并糖尿病患者的血糖，处理腹水、黄疸、肝性脑病、消化道出血等伴随症状。

·对于晚期肝癌患者，应理解患者及家属的心态，采取积极的措施调整其相应的状态，把消极心理转化为积极心理，通过舒缓疗护让其享有安全感、舒适感而减少抑郁与焦虑。

三、肝癌的中西医整合治疗

（一）肝癌的临床表现及诊断

原发性肝癌常见中医基本证候（单证）包括实证与虚证两部分共8种基本证候。

实证包括气滞证、血瘀证、热证、湿证。虚证包括气虚证、血虚证、阴虚证、阳虚证。

1）实证

（1）气滞证。①胸胁脘腹胀满；②痛无定处；③情志抑郁或喜叹息；④嗳气或呃逆；⑤脉弦。

（2）血瘀证。①胁下积块；②疼痛固定不移；③面色晦暗或唇甲青紫；④肝掌或蜘蛛痣或青筋暴露；⑤舌质紫或见瘀斑、瘀点或舌下络脉曲张，脉涩。

（3）热证。①发热；②口渴或口苦或口臭；③大便干结或小便黄（赤）；④舌红或苔黄；⑤脉数。

（4）湿证。①腹水或胸腔积液或下肢水肿；

②身目黄染；③头身困重；④苔腻或滑；⑤脉滑。

2）虚证

（1）气虚证。①神疲乏力；②纳呆或食后脘腹胀满；③大便溏薄；④舌淡且胖或舌淡伴齿痕；⑤脉弱。

（2）血虚证。①面白无华或萎黄或唇甲色淡，头晕眼花；②心悸或少寐；③舌淡白；④脉细。

（3）阴虚证。①口干；②盗汗；③潮热或手足心热；④舌嫩红或少苔或裂纹或剥苔或无苔；⑤脉细且数。

（4）阳虚证。①畏寒肢冷；②小便清长；③夜尿频数。在气虚证基础上见任1项即可诊断阳虚证。

肝癌的诊断目前主要是以西医为主。中医可以作为在肝癌辅助治疗中的重要手段。在临床工作中，需要把西医和中医的优势充分发挥出来，各取所长，才能为肝癌下一步的治疗打下良好的基础。

（二）肝癌的治疗

1. 原发性肝癌的西医治疗

原发性肝癌对传统的放化疗均不敏感，手术是原发性肝癌治疗的主要手段。目前，随着临床研究的深入，免疫治疗、靶向治疗、抗血管生成治疗已经成为肝癌新的治疗手段，成为今后治疗的重要方向之一。目前肝癌的治疗主要分为手术治疗和非手术治疗。根据患者的机体状况，肿瘤的部位，侵犯范围以及肝功能情况，有计划地，合理地应用现有的治疗手段，以期最大幅度地根治，控制肿瘤和提高治愈率，改善患者的生活质量（图11-3-1）。

1）肝癌的手术治疗 肝癌的手术治疗包括肝切除和肝移植。其治疗原则为：①彻底性，完整切除肿瘤，切缘无残留肿瘤；②安全性，最大限度保留正常肝组织，降低手术死亡率及手术并发症发生率。在术前应对肝功能储备进行评价，通常采用Child-Pugh分级评价肝实质功能。其治疗目标：一为根治，二为延长生存期，三为减轻痛苦。

适应证：①患者的一般情况良好，无明显心、肺、肾等重要脏器器质性病变；②肝功能正常，

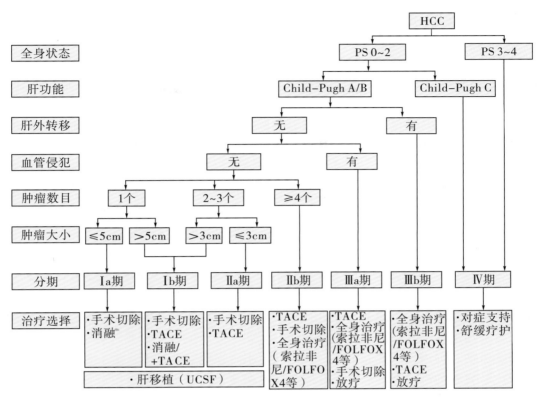

图 11-3-1　肝癌的治疗选择

或仅有轻度损害（Child-Pugh A 级）；或肝功能分级属 B 级，经短期护肝治疗后恢复到 A 级；或肝储备功能（如 ICGR15）基本在正常范围以内；③无明确肝外转移性肿瘤；④单发肝癌，表面较光滑，周围界限较清楚或有假包膜形成，受肿瘤破坏的肝组织 30%，但无瘤侧肝脏明显代偿性增大，达全肝组织的 50% 以上；⑤多发性肿瘤，结节 <3 个，且局限在肝脏的一段或一叶内。

对符合适应证的患者可行手术治疗，对于部位特殊或手术难度及风险较大的肝切除术（如肝中叶切除及临近重要血管的肿瘤）建议转上级医院治疗：①心肺功能差或合并其他重要器官系统严重疾病，不能耐受手术者；②肝硬化严重，Child-Pugh C 级；③存在肝外转移。

2）肝癌的非手术治疗　尽管手术是原发性肝癌首选治疗方法，然而仅约 20% 的患者适合手术，大部分患者在诊断时已属于中晚期，失去手术机会．因此采用非手术治疗方法能使相当一部分患者生活质量改善，生存期延长。

肝癌的介入治疗已经成为目前中晚期肝癌治疗的重要手段之一。肿瘤介入治疗是指在超声、CT 等设备的监视下，将抗肿瘤药物或栓塞剂经动脉导管注入，对肿瘤病变直接治疗的方法。

肝癌的血管性介入治疗是指经股动脉插管将抗癌药物或栓塞剂注入肝动脉的一种区域性局部化疗。它是目前非开腹手术治疗肝癌的首选方法，其疗效已得到肯定。肝癌的血管性介入治疗包括肝动脉栓塞剂治疗（TAE）、经肝动脉灌注化疗（TAI）、经肝动脉栓塞化疗（TACE）。

·肝动脉栓塞（TAE），是通过导管将栓塞剂选择性注入肿瘤血管和肿瘤供血动脉，阻断肿瘤供血，封闭肿瘤血管床，从而抑制肿瘤生长。常用的栓塞剂有吸收性明胶海绵、超液化碘油、海藻酸钠微球等。

·肝动脉灌注化疗（TAI），通常是经股动脉插管，在 X 线引导下，将导管置于供应癌肿的肝段动脉，通过灌注大剂量化疗药物，对肝癌治疗更为有效，其疗效远比静脉或口服给药好。

·选择性肝动脉化疗栓塞（TACE），就是经导管既给化疗药物，又给栓塞剂，通过两种途径消灭肿瘤。是临床上最常采用的治疗中晚期肝癌的方法，近期疗效颇为显著。该法可对肿瘤供养动脉栓塞，切断肿瘤的能量供应，使肿瘤缺血、缺氧而面临死亡。同时给予化疗药物，则对缺血、缺氧环境下的肿瘤细胞，打击更为有力。

常用灌注的抗癌药物：表柔比星、阿霉素、吡柔比星、丝裂霉素、氟尿嘧啶、顺铂、卡铂等。

常用栓塞剂：吸收性明胶海绵、硅藻胶、不锈钢圈、碘化油、无水酒精等。

治疗原则包括：①必须在具有数字减影血管造影机的医院进行；②必须严格掌握临床适应证；③必须强调治疗的规范化和个体化。

适用人群包括：①手术不能切除的中晚期原发性肝癌患者。②能手术切除，但由于其他原因（例如高龄，严重肝硬化等）不能或不愿进行手术的患者。对于上述患者，介入治疗可以作为非手术治疗的首选方法。国内临床经验证实，介入治疗对于包膜比较完整的巨块型肝癌、大肝癌最为有效。对于可切除肝癌，优先选择外科切除或介入治疗的影响因素包括 AFP 水平，肿瘤病灶包膜是否完整，边界是否清楚，门静脉有无癌栓。③可手术切除患者术后预防性治疗。

禁忌证包括：①肝功能严重障碍，属 Child-Pugh C 级；②凝血功能严重减退，且无法纠正；③门静脉高压伴逆向血流以及门静脉主干完全阻塞，侧支血管形成少者（若肝功基本正常可采用超选择导管技术对肿瘤靶血管进行分次栓塞）；④感染，如肝脓肿；⑤全身已发生广泛转移，估计治疗不能延长患者生存期；⑥全身情况衰竭者；⑦肿瘤占全肝 70% 或以上者（若肝功能基本正常可采用少量碘油分次栓塞）。

肝癌的非血管性介入治疗包括消融治疗与纳米刀治疗。

消融治疗主要包括射频消融、微波消融及无水酒精注射。消融的途径可经皮肤入路，也可在腹腔镜手术或开腹手术中应用。影像引导手段主要包括超声和 CT。可根据当地医院具体情况选择采用适当的消融方式。

适应证：肿瘤体积 ≤5cm，肿瘤数目少于 3 个；患者身体情况不能耐受手术或者是拒绝手术者；患者肿瘤无法手术切除需要姑息性治疗者，如大肝癌或者是中央型肝癌无法手术切除；严重肝硬化无法耐受手术的小肝癌患者。

禁忌证：①位于肝脏脏面，其中 1/3 以上外裸的肿瘤；②肝功能 Child-Pugh C 级，TNM IV 期；③肿瘤过大，需消融范围达 1/3 肝脏体积者；④近期有食管（胃底）静脉曲张破裂出血；⑤弥漫性肝癌，合并门静脉主干及二级分支或肝静脉癌栓；⑥主要脏器严重的功能衰竭；⑦活动性感染；⑧不可纠正的凝血功能障碍及血常规严重异常血液病；⑨顽固性大量腹水；⑩意识障碍或恶病质；⑪梗阻性黄疸。

不可逆电穿孔技术（Irreversible Electroporation，IRE），即纳米刀肿瘤治疗是目前全球较为新型的微创治疗技术之一。它同时结合 CT 导航技术、术中超声配合开展治疗，它将肿瘤微创治疗提升到了分子生物学水平。纳米刀肿瘤消融技术源于不可逆电穿孔技术，是一种非热能的新型肿瘤消融技术，通过应用高压短脉冲直流电穿透技术，改变跨膜电位以增加细胞膜通透性，从而导致细胞膜的脂质双层结构形成纳米级的不可逆电穿孔，能更精准地诱导消融区细胞凋亡，促进正常组织的再生与修复而对肿瘤进行完全的消融，且不会对消融区内的其他重要组织造成不可逆的损伤，适用于肝、肺、肾、胰腺、前列腺以及其他实体肿瘤，尤其对靠近肝门区、胆囊胆管、胰腺、输尿管、神经的肿瘤具有独特优势，其先进性、安全性和有效性已得到充分验证。该技术于 2010 年 3 月通过了欧盟的 CE 认证，2011 年 10 月获美国 FDA 批准应用于软组织肿瘤治疗临床应用，我国于 2015 年批准了该技术。

2011 年国外研究表明，肝细胞肝癌完全消融率达到 83%。2015 年一项 IRE 治疗肝细胞癌的前瞻性临床研究结果表明 5/6 的病灶达到完全消融。经皮 IRE 进行肝癌微创消融治疗，相比于传统的热消融术，不依赖温度消融，不破坏正常组织结构，仅通过破坏细胞膜完整性，诱导肿瘤细胞凋亡。无神经、血管结果损伤，扩大了消融术治疗肝癌的适应证，使那些因解剖位置而治疗受限的肝癌患者有了新的治疗希望。

3）肝癌的全身治疗 肝癌的全身治疗即系统治疗，它包括肝癌的系统化疗、靶向治疗、免疫治疗以及基础肝病的管理。截至目前，肝癌的系统化疗取得了一定的进展，特别是在中国开展的EACH 研究奠定了氟尿嘧啶类联合铂类药物在肝癌治疗中的地位，但是近年来，一直未有新的化疗手段出现。肝癌的靶向治疗目前进展较快，从经典索拉非尼为代表的 SHARP/ORIENTAL 研究，到乐伐替尼 REFLECT 研究，晚期肝癌患者的平均总生存期达到了 1 年以上，这些都为肝癌的治疗带来了新的希望。特别是肝癌的免疫联合治疗进展较快，未来免疫治疗在肿瘤治疗中将拥有良好的应用前景。而随着 PD-1/PD-L1、CAR-T 等个性化治疗方案的成熟，一系列基于免疫联合治疗试验的开展，个性化联合治疗方案将成为趋势，更多的晚期 HCC 患者将从 HCC 精准治疗中获益。

（1）肝癌的化疗。肝癌化疗有效率一般在20% 以下，因此近年来关于肝癌化疗的研究进展较慢。1975 年首次发现对肝癌有效的化疗药物。对于晚期肝癌患者，研究者首次报道单用阿霉素可获得临床反应。这项研究的结果不能被其他团队所重复，所以发表之后引发了大量争论。但阿霉素还是成了可接受的标准治疗，但是一致的意见还在于，肝癌还需要更有效的治疗方式。

2002 年化疗栓塞改善某些患者的生存。不同于其他器官多由一路血供供血，肝脏有两路血供。因为未知的原因，肿瘤仅仅在动脉下游（即肝动脉）出现，并借助动脉的血供来生长。医生们长期以来一直争论，是否临时阻止或栓塞这些动脉可以饿死肿瘤从而改善患者生存。2002 年的两项研究表明，反复（每 2~6 个月 1 次）向肝癌的供血动脉中注射化疗药物阿霉素和栓塞剂可以提高一部分患者的生存期。而这些患者的肿瘤本无法手术切除。然而，有些研究者还是对该方法存在争议，他们质疑该方法的整体影响。

尽管有各种治疗模式，不能切除肝细胞癌（UHCC）仍存在较差的自然病程，其治疗主要集中在化疗和化疗相关治疗，如肝动脉栓塞化疗（TACE）、肝动脉灌注化疗（HAI）、经皮注射化疗（PICT）和化学药物预防等。

2012 年，肝癌化疗技术在英国首次获得突破。一种将肿瘤患者的肝脏血供分隔出来再给予化疗的治疗技术首次在英国被应用。应用这一方法，能使肝脏接受高剂量的化疗药物而不影响身体的其余部分。各路媒体报道了南安普顿总医院的介入放射学家 BrianStedman 是如何对两名肝脏肿瘤播散患者实施了这种被称作经皮肝脏灌注化学浸润的治疗。该方法已经在美国、德国、意大利、爱尔兰和法国被使用。在今年早些时候发表的一项研究里，美国佛罗里达州 Tampa 的Moffitt 肿瘤中心的研究人员报道说，接受这一里程碑式治疗的患者的存活时间是接受其他最佳治疗的 5 倍。

（2）肝癌的靶向治疗。2002 年 肝癌的关键分子通路为治疗带来曙光。研究者发现了控制肝癌细胞生长和发生的遗传通路。这些发现提示，肝癌是多个信号通路被破坏的结果，肝癌因此在遗传学上具有异质性。这些研究解释了为什么过去的多年来发展基因打靶治疗如此具有挑战，但同时给研究者提供了许多潜在值得探索的治疗靶点。

2007 年第一个对肝癌有效的靶向药物索拉非尼问世。SHARP/ORIENTAL 临床研究发现，索拉非尼可以延长晚期不能切除肝癌患者的生存期。从而使索拉非尼成为第一个被证实有效的药物并迅速成为标准治疗方式，该药物在 2007 年被 FDA批准。

在瑞格菲尼的研究中，RESORCE 研究达到了主要终点，表明瑞戈非尼对于前期索拉非尼治疗进展后的 HCC 患者的 OS 改善有显著的统计学和临床意义；患者的死亡风险降低了 37%（HR 0.63，95%CI 0.50~0.79，$P<0.000\,1$）；mOS 10.6 个月 vs 7.8 个月；在预先定义的亚组都有生存获益。

在主要终点 OS 上，仑伐替尼疗效不劣于索拉非尼（13.6 月 vs 12.3 月）；在 PFS、TTP 和RR 方面均取得了具有统计学意义与临床意义的显著改善。在安全性方面，仑伐替尼与索拉非尼均与之前的报道结果一致。对于中国亚组患者，观察到更加显著的疗效：仑伐替尼相对于索拉非尼，PFS、TTP 和 RR 均有临床意义的显著改善；研究结果表明，仑伐替尼将是全球特别是中国晚期 HCC 患者可选择的一个新的治疗药物。

此外 CELESTIAL 卡博替尼显著改善既往系统治疗进展后的晚期肝癌患者的 OS；PFS 和 RR、DCR 也较安慰剂组显著延长和提高；安全性好，因治疗相关不良反应而引起的停药比率较低，卡博替尼为此类肝癌患者提供了一个新的治疗选择。

（3）肝癌的免疫治疗。肝脏是人体重要的免疫器官，在人体正常免疫功能的维持过程中发挥重要作用。目前肝癌的免疫治疗主要以 PD-1/PD-L1 和 CTLA-4 为靶点。在晚期 HCC 治疗中，肝癌免疫治疗药物如 nivolumab（OPDIVO）、pembrolizumab（KEYTRUDA）、camrelizumab（SHR-1210）等均具有相当疗效。

CheckMate-040 研究纳入 262 例晚期 HCC 患者（肝功能 Child-Pugh 评级为 A~B7），结果发现采用 nivolumab 的晚期 HCC 患者的中位无疾病进展期（mPFS）为 4.0 个月（范围 2.9~5.4），中位生存期（mOS）尚未达到研究终点，客观缓解率（ORR）达到 20%，疾病控制率（DCR）更是达到 64%。2017 年 9 月 23 日，美国 FDA 批准 nivolumab 作为二线用药，用于 sorafenib 治疗失败的 HCC 患者，标志着 HCC 治疗正式进入免疫时代。Keynote-224 是一项非随机多中心开放标签的 II 期临床试验，共纳入 104 例 sorafenib 治疗失败的晚期 HCC 患者，均具有良好的肝功能：Child-Pugh A 级。结果表明 pembrolizumab 治疗后患者的 mPFS 为 4.9 个月（范围 3.4~7.2 个月），mOS 为 12.9 个月（范围 9.7~15.5 个月）；同时 ORR 达到 17%，DCR 达到 62%[病情稳定（SD）患者占 46%]。国产 PD-1 单抗 camrelizumab（SHR-1210）在晚期 HCC 治疗中取得重要突破。该项研究纳入了 217 例晚期 HCC 患者，受试者入组时病情较其他 PD-1 药物临床试验患者更为严重：更多 BCLC 分期为 C 期的患者（占 94.9%）整体 ORR 达到了 13.8%，而 6 个月的 OS 为 74.7%，与 nivolumab、pembrolizumab 等疗效相当，且不良反应可耐受。上述提示其具有成为晚期 HCC 患者二线治疗用药的潜力。

晚期 HCC 联合治疗逐渐显现出其明显的优势。目前肝癌的联合治疗策略主要有两种：①两种免疫抑制剂联用如 durvalumab（PD-L1 抑制剂）联合 tremelimumab（CTLA-4 抑制剂）；②免疫治疗联合靶向药、化疗药，如 atezolizumab（PD-1 抑制剂）联合 bevacizumab（抗 VEGF 血管生成药）等。

4）肝癌的放疗　自 1956 年 Ariel 应用外照射治疗肝癌至今已 50 多年历史，放疗技术经历了全肝照射、局部照射、全肝移动条照射等不同的过程。20 世纪 90 年代以前，由于放疗的效果差，且对肝脏损伤也大，因此 HCC 患者较少进行放疗。90 年代中期之后，现代精确放疗技术的发展，出现了三维适形放疗（3DCRT）、调强适形放疗（IMRT）和立体定向放疗（SBRT）等技术。这些为放疗治疗肝癌提供了新的机会。国内、外学者已经陆续报告采用现代精确放疗技术治疗不能手术切除、经过选择的 HCC 患者，放疗后 3 年生存率可达 25%~30%。

肝癌放疗的适应证：①一般情况好，如 KPS ≥ 70 分，肝功能 Child-Pugh A 级，单个病灶，不适合手术或不愿接受手术的局限性肝癌；②手术后肿瘤残留；③肝细胞癌伴淋巴结转移；④肝癌远处转移尤其是骨转移的姑息治疗；⑤需要肝脏局部肿瘤处理，否则会产生严重的并发症，如肝门的梗阻，门静脉和肝静脉的瘤栓，可减轻患者的症状，改善生活质量。

在治疗技术上推荐采用三维适形或调强放疗技术，大分割照射，如每次 5Gy，每周照射 3 次，总剂量 50Gy，对肿瘤的杀灭效应强，但是对正常肝脏的放射损伤也大。

常规分割放射，如 2Gy，每天 1 次，每周照射 5 次，总剂量 50~62Gy，正常肝脏的耐受性好，对肿瘤也有明显的抑制。

目前，有些学者主张在实施放疗前先进行 2 次 TACE，间歇 3~6 周后，再重新评估是否需要进一步放疗。这种方案可能具有以下好处：①发现和治疗小的肝癌病灶；②肿瘤靶区的认定；③完成放疗计划实施前的验证；④推迟肝内的局部播散，延缓肝内播散的时间。

对于已有肝外转移的患者，建议采用系统治疗为主，包括分子靶向药物治疗、系统化疗（FOLFOX 4 方案或亚砷酸注射液）、生物治疗和中医药等；同时可以酌情采用姑息性放疗（控制骨转移疼痛）等。

5）肝移植　1996 年国外报道肝移植的进展使部分患者获得长期生存。尽管长期以来一直被质疑，研究者最终证实肝移植可以作为某些伴肝硬化的肝癌的有效治疗方式，85% 以上的患者可以在肝移植后生存至少 4 年。肝癌肝移植的选择标准基于肿瘤大小、肿瘤个数和其他因素。

关于肝癌肝移植适应证，国际上主要采用米兰（Milan）标准，还有美国加州大学旧金山分校（UCSF）标准和匹兹堡（Pittsburgh）改良 TNM 标准。

（1）米兰（Milan）标准。1996 年，由意大利 Mazzaferro 等提出。具体标准：单个肿瘤直径不超过 5cm；多发肿瘤数目 ≤ 3 个、最大直径 ≤ 3cm；不伴有血管及淋巴结的侵犯。1998 年，美国器官分配网（UNOS）开始采用 Milan 标准（加 MELD/PELD 评分，又称 UNOS 标准）作为筛选肝癌肝移植受体的主要依据，Milan 标准逐渐成为世界上应用最广泛的肝癌肝移植筛选标准。其优点是疗效肯定，5 年生存率 ≥ 75%，复发率 < 10%，仅需考虑肿瘤的大小和数量，便于临床操作。但是，Milan 标准过于严格，使许多有可能通过肝移植得到良好疗效的肝癌患者被拒之门外。由于供体的紧缺，原来符合 Milan 标准的肝癌患者很容易在等待供肝的过程中由于肿瘤生长超出标准而被剔除。其次，符合 Milan 标准的小肝癌行肝移植与肝切除相比，总体生存率无明显差异，只是前者的无瘤生存率明显高于后者，考虑到供体的缺乏和高昂的费用等因素，对于符合该标准的可耐受肝切除的肝癌是否直接行肝移植治疗广受争议，特别是在一些多发展中国家受到质疑。此外，Milan 标准很难适用于活体供肝肝移植以及中晚期肝癌降期后进行肝移植受体的筛选。

（2）加州大学旧金山分校（UCSF）标准。2001 年，由美国 Yao 等提出，在米兰标准的基础上对肝移植适应证进行了一定程度的扩大，包括：单个肿瘤直径不超过 6.5cm；多发肿瘤数目 ≤ 3 个、最大直径 ≤ 4.5cm、总的肿瘤直径 ≤ 8cm；不伴有血管及淋巴结的侵犯。UCSF 标准同样扩大了 Milan 标准的适应证范围，但又不明显降低术后生存率；因此，近年来，支持应用 UCSF 标准来筛选肝癌肝移植受体的文献有所增多，但也存在争议；比如该标准提出的淋巴结转移、肿瘤血管侵犯（特别是微血管侵犯）的情况在术前难以确诊。经专家组充分讨论，本指南倾向于推荐采用 UCSF 标准。

（3）匹兹堡（Pittsburgh）改良 TNM。2000 年，美国 Marsh 等提出，只将有大血管侵犯、淋巴结受累或远处转移这三者中出现任一项作为肝移植禁忌证，而不将肿瘤的大小、个数及分布作为排除的标准，由此显著扩大了肝癌肝移植的适用范围，并可能有近 50% 的患者可以获得长期生存，近年来，支持 UCSF 标准的研究报道越来越多。但是，该标准也存在明显的缺陷。比如，在术前很难对微血管或肝段分支血管侵犯情况作出准确评估，且许多有肝炎背景的肝癌患者，其肝门等处的淋巴结肿大可能是炎性的，需要行术中冰冻切片才能明确诊断。其次，由于肝脏供需矛盾的日益加深，虽然扩大了的肝癌肝移植指征可使一些中晚期肝癌患者个人可能由此受益，但其总体生存率却显著降低，并由此减少了可能获得长期生存的良性肝病患者获得供肝的机会。

（4）国内标准。现在我国尚无统一标准，已有多家单位和学者陆续提出了不同的标准，包括杭州标准、上海复旦标准、华西标准和三亚共识等。各家标准对于无大血管侵犯、淋巴结转移及肝外转移的要求都比较一致，但是对于肿瘤的大小和数目的要求不尽相同。上述国内的标准扩大了肝癌肝移植的适应证范围，可使更多的肝癌患者因肝移植手术受益，并未显著降低术后累计生存率和无瘤生存率，可能更加符合我国国情和患者的实际情况。但有待于规范的多中心协作研究以支持和证明，从而获得高级别的循证医学证据达到公认和统一。

全球各肝移植中心的研究结果都比较一致地肯定了肝移植治疗早期肝癌的良好疗效。5 年生存率在 75% 以上，复发率小于 10%。目前肝癌肝移植占我国每年开展肝移植的 30%~40%，比例较国外明显偏高。由于外周血中残存的微转移灶在手术过程和术后免疫抑制情况下转移加速等原因，术后肝癌复发是影响肝癌肝移植预后的主要因素。如何提高我国肝癌肝移植的整体疗效已成为我们必须面对的重要课题之一。

肝癌肝移植的标准进一步得以细化，从而指导临床医生选择最合适的患者接受肝移植。该标准基于肿瘤的大小、播散情况和肿瘤对既往治疗的反应。在一项研究中，90% 符合该标准的患者在移植术后可以生存 4 年以上或更长。

2. 原发性肝癌的中医治疗

中医治疗肝癌由于中药毒副作用小，安全绿色、疗效好，适合于长期使用，不仅适用于早、中、晚期的患者，即使是晚期有恶病质的患者也能起到延长生命、提高生活质量的作用。也可以用在手术前后，也能有很好的疗效，防止癌细胞扩散和转移，减少并发症，提高手术的成功率。用在放化疗后可以减少其毒性，提高患者的免疫力，帮助患者完成整个治疗过程，提高治愈率。中医治疗原发性肝癌的原则如下。

（1）健脾益气、疏肝理气、活血化瘀、清热解毒。

（2）软坚散结、和胃消导、补养肝肾。

（3）清肝利胆、补肾健脾、滋阴清热、益气养阴、利湿行水。

2017 年国家卫生和计划生育委员会（现国家卫生和健康委员会）《原发性肝癌诊疗规范（2017 年版）》强调辨证论治，体现中国特色。对于肝功能 Child-Pugh >7 分的患者，列出了 8 种现代中药，包括榄香烯、康莱特、华蟾素、消癌平、槐耳颗粒、肝复乐、金龙胶囊和艾迪注射液及其口服剂型等用于治疗肝癌，多年来在临床上已经广泛应用，已经积累了许多实践经验，具有一定的疗效和各自的特点，患者的依从性、安全性和耐受性均较好。2004 年亚砷酸注射液获得 NMPA 的批准用于治疗晚期肝癌，相关指南作为 2B 类证据推荐。

3. 肝癌的中西医整合治疗

中西医结合治疗要采取辨病与辨证相结合的原则，根据不同的病理类型、不同的西医治疗背景、不同的临床表现，对于接受手术、放疗、化疗、靶向治疗且具备治疗条件的肝癌患者，予以不同的中医药治疗。在不同治疗阶段，分别发挥增强体质、促进康复、协同增效、减轻不良反应、巩固疗效等作用。

（1）手术结合中医治疗。手术是早中期肝癌治疗的最有效的方法，但很多患者因肝功能储备情况不良或一般情况差而失去手术机会。围手术期患者会出现疼痛、肝功能异常等不良反应，在这一阶段运用中医药治疗可以发挥保肝、调整机体状态、减少不良反应出现的作用。

（2）化疗结合中医治疗。化疗结合中医治疗是指在化疗期间所联合的中医治疗，发挥提高化疗疗效（中医加载治疗）、防治化疗不良反应（中医防护治疗）的作用。

（3）放疗结合中医治疗。放疗结合中医治疗是指在放疗期间所联合的中医治疗，发挥放疗增敏、提高放疗疗效（中医加载治疗），防治放疗引起的不良反应（中医防护治疗）的作用。

生物靶向治疗结合中医治疗：生物靶向治疗结合中医治疗是指在生物靶向治疗期间所联合的中医治疗，发挥延缓疾病进展（中医加载治疗）、防治生物靶向治疗不良反应（中医防护治疗）的作用。强调 MDT 的模式作为肝癌治疗的重要手段，明确了肝癌整合治疗的学科构成，对肝癌的诊治不同阶段进行划分，体现 HCC 治疗领域的特点。这些均是肝癌整合治疗的重要内容之一。

总之，肝癌整合治疗的理念是，不同的患者和同一个患者不同的阶段，病情千变万化，不能死板地执行，所以我们强调个体化，根据患者的具体情况，随时去调整，原则性和灵活性相结合。

4. 肝癌的预后

一般术后复发率 40%~60%，因此术后需要配合化疗，才可能达到根治的目的。原发性肝癌早期不易被发现，因此 70% 的患者发现肝癌时已失去手术机会。目前非手术治疗 5 年存活为 20%。治疗方案的选择对预后有很大影响，单用抗癌药物疗效较差，采用联合或序贯方案治疗可望得到较好的疗效。对于失去术手机会的患者宜实行肝动脉化疗栓塞。如与放疗方法结合应用，3 年生存率可达 60%。−196℃ 液氮冷冻治疗，简便有效，应用于小肝癌，5 年生存率可达 50%。另外，肝移植术后应用环孢素 A 抑制免疫排斥反应，在无淋巴系统转移的患者，5 年生存率可达 60%，但有转移者仅为 15%。

（王凯峰　谢恬　隋新兵）

参考文献

[1] Rossi E, Noberasco C, Picchi M, et al. Complementary and integrative medicine to reduce adverse effects of anticancer therapy. J Altern Complement Med, 2018, 24(9–10):933–941.

[2] Renfro LA, Sargent DJ. Statistical controversies in clinical research: ba-

sket trials, umbrella trials, and other master protocols: a review and examples. Ann Oncol, 2017, 28(1):34–43.

[3] Soria JC, Ohe Y, Vansteenkiste J, et al, FLAURA Investigators. Osimertinib in Untreated EGFR-Mutated Advanced Non-Small-Cell Lung Cancer. N Engl J Med, 2018, 378(2):113–125.

[4] Zhang Y, Zheng D, Zhou T, et al. Androgen deprivation promotes neuroendocrine differentiation and angiogenesis through CREB-EZH2-TSP1 pathway in prostate cancers. Nat Commun, 2018, 9(1):4080.

[5] Wang S, Xiao Z, Hong Z, et al. FOXF1 promotes angiogenesis and accelerates bevacizumab resistance in colorectal cancer by transcriptionally activating VEGFA.Cancer Lett, 2018, 439:78–90.

[6] Cheng H, Ge X, Zhuo S, et al. β-Elemene synergizes with gefitinib to inhibit stem-like phenotypes and progression of lung cancer via down-regulating EZH2. Front Pharmacol, 2018,9:1413. doi: 10.3389/fphar.2018.01413. eCollection 2018.

[7] Nguyen PA, Yang HC, Xu R, et al. An automated technique to construct a knowledge base of traditional chinese herbal medicine for Cancers: An Exploratory Study for Breast Cancer. Stud Health Technol Inform, 2018,247:661–665.

[8] Liao YH, Li CI, Lin CC, et al. Traditional Chinese medicine as adjunctive therapy improves the long-term survival of lung cancer patients. J Cancer Res Clin Oncol, 2017,143(12):2425-2435. DOI: 10.1007/s00432-017-2491-6. Epub 2017 Aug 12.

[9] Liu J, Peng L, Huang W, et al. Balancing between aging and cancer: molecular genetics meets traditional Chinese medicine. J Cell Biochem, 2017 Sep,118(9):2581–2586.

[10] 王凯峰, 陈艺丹, 莫丽钦, 等. 中西医整合理念在肝癌诊治中的应用. 世界华人消化杂志, 2019, 27(7): 459–466.

[11] Wu R, Li XY, Wang WH, et al. Network pharmacology-based study on the mechanism of Bushen-Jianpi decoction in liver cancer treatment.Evid Based Complement Alternat Med, 2019, 19:3242989.

[12] Zhou JY, Chen M, Wu CE, et al. The modified Si-Jun-Zi Decoction attenuates colon cancer liver metastasis by increasing macrophage cells.BMC Complement Altern Med, 2019,19(1):86.

[13] Qin J, Wang W, Sha L, et al. Huangqi Fuzheng decoction exerts antitumor activity by inhibiting cell growth and inducing cell death in osteosarcoma.Biomed Pharmacother, 2019, 114:108854. DOI: 10.1016/j.biopha.2019.108854. [Epub ahead of print]

[14] Li CL, Hsia TC, Li CH, et al. Adjunctive traditional chinese medicine improves survival in patients with advanced lung adenocarcinoma treated with first-line epidermal growth factor receptor (EGFR) tyrosine kinase inhibitors (TKIs): a nationwide, population-based cohort study. Integr Cancer Ther, 2019,18:1534735419827079.

[15] Chen S, Zhang Z, Zhang X, et al. TCM therapies combined with chemotherapy for preventing recurrence and metastasis in postoperative II to IIIA NSCLC: A protocol for a systematic review and meta-analysis.Medicine (Baltimore), 2019, 98(9):e14724.

[16] Zhai B, Zhang N, Han X, et al. Molecular targets of β-elemene, a herbal extract used in traditional Chinese medicine, and its potential role in cancer therapy: A review.Biomed Pharmacother, 2019,114:108812.

[17] Ma Z, Fan Y, Wu Y, et al. Traditional Chinese medicine-combination therapies utilizing nanotechnology-based targeted delivery systems: a new strategy for antitumor treatment.Int J Nanomedicine, 2019,14:2029–2053.

[18] 侯宏理, 张永红, 马琳琳, 等. 中药联合重组人 II 型肿瘤坏死因子受体抗体融合蛋白治疗类风湿关节炎. 中医学报, 2019,4:834–838.

[19] 陈霞君, 董忠娟, 姚枝萍, 等. 中西医结合健康教育路径对癌痛患者疼痛控制与生活质量改善的影响. 浙江中医药大学学报, 2019,43(3):283–285+296.

[20] 陈舲, 李鑫, 韩慧, 等. 基于多元统计方法的终末期肿瘤证素特征探析. 时珍国医国药, 2019, 30(2):487–489.

[21] 中华人民共和国国家卫生和计划生育委员会. 原发性肝癌诊疗规范 (2017 年版). 临床肝胆病杂志, 2017, 33 (8):1419–1431.

[22] European Association for the Study of the Liver. EASL Clinical Practice Guidelines: Management of hepatocellular carcinoma. J Hepatol, 2018, 69(1):182-236.

[23] Siegel RL, Miller KD, Jemal A, Cancer Statistics, 2017. CA Cancer J Clin, 2017, 67: 7–30.

[24] RS van der Post. Hereditary diffuse gastric cancer: updated clinical guidelines with an emphasis on germline CDH1 mutation carriers. J Med Genet, 2015, 52, 361-374.

[25] Benson AB, D'Angelica MI, Abbott DE, et al. Guidelines Insights: Hepatobiliary Cancers, Version 2.2019. J Natl Compr Canc Netw, 2019 Apr 1,17(4):302-310. DOI: 10.6004/jnccn.2019.0019. PMID: 30959462.

[26] Gunsar F. Liver transplantation for hepatocellular carcinoma beyond the Milan criteria. Exp Clin Transplant, 2017, 15(Suppl 2):59–64. DOI: 10.6002/ect.TOND16.L16. PMID: 28302001.

[27] Mehta N, Guy J, Frenette CT, et al. Excellent Outcomes of Liver Transplantation Following Down-Staging of Hepatocellular Carcinoma to Within Milan Criteria: A Multicenter Study. Clin Gastroenterol Hepatol, 2018,16(6):955-964. DOI: 10.1016/j.cgh.2017.11.037. Epub 2017 Nov 23. PMID: 29175528; PMCID: PMC6053266.

[28] Vinayak R, Cruz RJ Jr, Ranganathan S, et al. Pediatric liver transplantation for hepatocellular cancer and rare liver malignancies: US multicenter and single-center experience (1981–2015). Liver Transpl, 2017,23(12):1577–1588. DOI: 10.1002/lt.24847. PMID: 28834194; PMCID: PMC5725660.

[29] Ling CQ, Fan J, Lin HS, et al; Chinese Integrative Therapy of Primary Liver Cancer Working Group. Clinical practice guidelines for the treatment of primary liver cancer with integrative traditional Chinese and Western medicine. J Integr Med, 2018,16(4):236–248. DOI: 10.1016/j.joim.2018.05.002. Epub 2018,17. PMID: 29891180.

第 12 章
核素内照射治疗

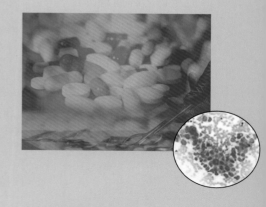

第 1 节　肿瘤核素内照射治疗基础

肿瘤核素内照射治疗是指利用放射性药物将放射性核素带入肿瘤组织，通过核射线对病灶的辐射损伤效应达到抑制或消灭肿瘤细胞的方法。它与射线从体外照射病灶的外照射治疗相比，无论治疗原理、治疗方法、临床评价方式等方面都有不同。

放射性药物浓聚于病灶后，依靠放射性核素发出的 β 粒子或 α 粒子、低能 γ 射线对病变组织进行连续照射，通过物理和化学的作用在局部产生电离辐射生物学效应，一方面直接破坏核酸、蛋白质等生物大分子的化学键，导致细胞分子结构和功能改变，造成细胞周期阻滞和细胞凋亡；另一方面通过对水分子的电离和激发在体内形成多种活泼的自由基，破坏多种生物分子的活性，导致病变组织细胞生物膜和血管壁通透性改变等，最终抑制或破坏肿瘤组织而达到治疗目的。由于放射性药物的肿瘤选择性，邻近受照正常组织吸收剂量低而损伤很小。放射性核素治疗具有无创、疗效好、方法简便、副作用小的优点，具有较高的临床应用价值。目前核素内照射治疗主要用于甲状腺癌、前列腺癌、神经内分泌瘤、淋巴瘤、骨转移瘤、肝癌的临床治疗等。

核素内照射治疗遵循辐射剂量学的剂量 – 效应关系的原理，即病灶内摄取放射性核素强度越大，病灶的吸收剂量越大，对病灶的破坏效应越明显，疗效越好；同时受机体组织的辐射敏感性影响，靶组织对射线越敏感，辐射损伤效应越大，治疗作用越显著。

核素内照射治疗属于连续照射，没有照射分割，辐射损伤与修复不同于外照射治疗，辐射受损组织修复更加困难。大多数放射性药物进入机体后参与组织的代谢，不可避免地受到人体代谢和免疫功能的影响，其剂量计算和辐射生物学效应远远比单纯的局部外放疗复杂，临床疗效的评估也更加麻烦。肿瘤核素内照射治疗有赖于放射性治疗药物，但作用机制与化疗药物不同，化疗依赖于药物的化学毒性；核素内照射治疗主要利用核射线的辐射损伤效应。

根据放射性核素的应用方式，将放射性核素内照射治疗分为以下几类：①放射性药物治疗，如碘 –131 治疗分化型甲状腺癌等；②放射性核素粒子植入（介入）治疗，如放射性粒子植入治疗前列腺癌，放射性微球介入治疗肝癌等；③核素敷贴治疗，如血管瘤的核素治疗等。

肿瘤核素内照射治疗有赖于放射性治疗药物。基于对放射性药物特别要求，临床应用的核素内照射治疗具有更高的特异性或靶向性。由于放射性药物既可以通过核素示踪显像进行肿瘤诊断，又能够进行肿瘤核素内照射治疗，使肿瘤治疗实现了可视化，动态观察治疗过程，准确评价疗效和毒副反应，判断患者的预后。

（樊　卫）

第2节　肿瘤核素内照射治疗药物与诊疗一体化

一、核素内照射治疗药物

（一）放射性碘药物

1. ^{131}I–NaI

治疗用 ^{131}I– 放射性碘（^{131}I–NaI）在 1941 年首次报道，1946 年应用于分化型甲状腺癌临床治疗。目前，^{131}I–NaI 已在世界范围内被广泛用于甲状腺功能亢进（甲亢）和分化型甲状腺癌的治疗。迄今为止，^{131}I–NaI 是治疗效果最佳的分子靶向药物。^{131}I–NaI 可有效根除转移到远处病灶的（包括骨和肺）分化型甲状腺癌（滤泡状或乳头状）。甲状腺切除术后，通常会给予 100~200mCi 剂量的 ^{131}I–NaI。

虽然辐射诱发癌症或遗传缺陷在理论上是可能的，但在过去 40 年还没有在临床的随访研究中得到验证。

2. ^{131}I– 间位碘代苄胍（^{131}I–MIBG）

^{131}I–MIBG 是胍乙啶的结构类似物，与甲基肾上腺素有相似性结构。^{131}I–MIBG 能够选择性地在细胞膜通过主动吸收机制被肾上腺能神经元、肾上腺髓质以及一些神经内分泌瘤细胞吸收。20 世纪 80 年代，Wieland 等研发的 ^{131}I– 间位碘代苄胍就已用于神经母细胞瘤的影像诊断和辅助治疗。

^{131}I–MIBG 显像已被美国 FDA 批准用于嗜铬细胞瘤诊断。随着高比活度 ^{131}I–MIBG 的开发，其商品名为 Azedra（iobenguane I–131）的 ^{131}I–MIBG 已于 2018 年 7 月 30 日被 FDA 批准用于治疗发生扩散、且无法手术切除的肾上腺肿瘤（嗜铬细胞瘤或副神经节瘤）的 12 岁以上患者。除此之外，^{131}I–MIBG 还可用于神经母细胞瘤及其他神经内分泌瘤的治疗。一般治疗给药剂量为 100~200mCi。

^{131}I–MIBG 主要的毒副反应包括白细胞减少症、嗜中性粒细胞减少症、血小板减少症、疲乏、贫血、恶心、头晕、高血压和呕吐。

3. 碘 –131 标记单克隆抗体药

目前，国内外批准的 ^{131}I 标记单抗治疗类药物并不多，^{131}I–CD20 单抗药（商品名 BEXXAR）于 2003 年被 FDA 批准用于复发难治的惰性 B 细胞淋巴瘤的二线治疗。Ⅰ/Ⅱ 期临床试验显示，^{131}I–CD20 药物治疗 HD、Ⅰ~Ⅱ 级滤泡性淋巴瘤，患者有临床反应率达 71%，不良反应可见一过性感染等。

CD20 抗原在 90% 的 B 淋巴细胞表面均有表达，很少或不会进入循环，且与抗体结合后不会内化。这样可以保证该药在病灶的长期滞留。与许多放射性金属的螯合物不同，^{131}I 标抗体的分解和代谢产物在一段时间内不会残留在细胞内（不论是肿瘤还是正常细胞）。通过微粒体酶的作用，^{131}I 极易与抗体分离形成 ^{131}I 单碘酪氨酸，经肾脏从尿液排出。这样，非特异性的 ^{131}I 化合物可从体内清除，继而减少药物的放射毒性。

（二）骨肿瘤治疗内照射治疗药物

1. ^{89}Sr–$SrCl_2$

^{89}Sr（Ⅲ）离子早在 1995 年就被美国 FDA 批准为临床常规药，其用于治疗骨转移瘤已超过 60 年。^{89}Sr（Ⅱ）是一类碱土金属，在体内骨组织中代谢与 Ca（Ⅱ）相似。但这两种离子仍有不同之处，在骨组织钙化的初始阶段，Sr（Ⅱ）与羟基磷灰石中的 Ca（Ⅱ）发生离子交换或部分交换，然后与 Ca（Ⅱ）一样，Sr（Ⅱ）从正常骨组织中重吸收入血液或者其他体液中。与其他只能在骨表面发挥作用的药物不同，Sr（Ⅱ）这一特性使骨内都含有 Sr（Ⅱ）并且发射微量的 β 粒子。将 ^{89}Sr–$SrCl_2$ 与 ^{85}Sr（Ⅱ）放射探针共同注射入体内，然后监测它在体内的吸收和药代动力学。^{85}Sr 是一类 γ 衰变的放射性同位素，可用于检测和显像。$^{85/89}Sr$（Ⅱ）在非软骨组织瘤（如前列腺癌、乳腺癌等）的患者体内最先被骨组织吸收，而且

在注射后 100d 内 $^{85/89}Sr(II)$ 的浓度基本保持不变。^{89}Sr 在骨转移瘤病变部位的优先摄取和长期滞留提高了治疗指数，为骨肿瘤治疗提供了切实有效的方法。$^{89}SrCl_2$ 注射液对骨肿瘤转移部位的治疗有效，临床结果表明 70%~80% 的患者在很大程度上得到疼痛缓解。

2. ^{153}Sm-EDTMP

^{153}Sm- 乙二胺四亚甲基膦酸盐（^{153}Sm-EDTMP）由 Goeckeler 等首次报道作为潜在放射性药物治疗骨癌病变。这个特定的放射性标记螯合物成为最有前途候选药物基于一系列的多齿膦酸和多齿羧酸配体构效关系的研究结果。在形成 ^{153}Sm- 氨基膦酸盐复合物的情况下，没有明显的 Ks 值和骨摄取值之间的关系（即注射剂量的百分比），^{153}Sm 和所有 ^{153}Sm- 氨基膦酸盐在大鼠中骨摄取均很高。这些结果表明，^{153}Sm- 氨基膦酸盐通过膦酸酯基氧原子与 ^{153}Sm 螯合物之间的交互作用最初吸收入骨的羟磷灰石中。由于氨基羧酸盐配体（未与金属螯合）没有表现出与骨的长期亲和力，螯合物中放射性金属元素与羟磷灰石中金属元素发生交换是 ^{153}Sm 沉积在骨组织中的主要定位机制。^{153}Sm-EDTMP 于 1997 年由美国 FDA 批准用于常规治疗骨转移引起的疼痛。多项临床试验证明通过静脉注射标准剂量 1mCi/kg，大约 70%~80% 患者疼痛能够显著缓解。与 ^{89}Sr-$SrCl_2$ 一样，毒性只限于骨髓抑制、血小板减少以及白细胞计数减少，大约第 4 周到达最低点，6 周后恢复至正常水平。

3. ^{32}P- 胶体药物

^{32}P-磷酸铬胶体是经 FDA 批准的放射性药品，用于治疗腹腔内肿瘤转移灶引起的恶性渗出液。这种药物不同于 ^{198}Au- 胶体金会发射不需要的高能 γ 射线对周围无关组织或人员产生照射，因此它取代了已被广泛使用的 ^{198}Au- 胶体金。在卵巢癌中，整个腹腔均有转移灶的风险，而 ^{32}P-磷酸铬胶体对其有治疗效果。它也可用于减少因多种肿瘤（卵巢、肾脏、乳腺、肺及胃肠肿瘤）播散引起的腹膜、胸膜以及心包的浆膜腔积液。使用 ^{32}P-磷胶体治疗时，非特异性定位和肿瘤摄取是其最大的缺点。在浆膜腔中，胶体是以最低或者均匀的浓度运送至肿瘤组织以及正常组织。

4. ^{223}Ra-$RaCl_2$

$^{223}RaCl_2$ 是一种 α 粒子辐射放射性治疗药物，^{223}Ra 离子模拟了钙离子，通过与骨骼中的羟基磷灰石形成复合物，从而选择性地靶向骨骼，尤其是骨转移区域。^{223}Ra 发射的高线性能量转移射线，能够在邻近肿瘤细胞中引发高频率的双链 DNA 断裂，从而产生强效的细胞毒效应。由于来自 ^{223}Ra 的 α 粒子范围小于 $100\mu m$（小于 10 个细胞直径），限制了其对周围正常组织的损伤。同时，其对肿瘤微环境（包括骨细胞和破骨细胞）的额外效应，也有助于体内的疗效。2013 年 5 月 15 日，$^{223}RaCl_2$（商品名 Xofigo）获批用于治疗晚期骨转移型去势抵抗前列腺癌。最常见不良反应（≥10%）是恶心、腹泻、呕吐和周围水肿，最常见实验室异常（≥10%）是贫血、淋巴细胞减少、白细胞减少、血小板减少和中性粒细胞减少。

（三）^{90}Y 核素内照射治疗药物

^{90}Y 是另一种重要的医用放射性核素，它具有合适的物理半衰期（T1/2= 64.2h），发射纯 β 粒子（β 衰变占比约99.99%），β 射线能量高（Emax: 2.28MeV，Eave: 0.93MeV），辐射范围小，在组织内最大射程可达 11.9mm，平均射程为 2.5mm，以细胞直径 $20\mu m$ 计算，可杀死 150~200 个细胞直径范围内的细胞，在 500~600 个细胞直径范围内有杀伤作用；能量在 8d 内释放达 87%，2 周内达 95%，有效放射持续 7 个半衰期，即 18d 左右，可使肿瘤在短期内接受较大剂量的辐照，保证治疗效果。与 ^{177}Lu 相比，^{90}Y 的射线能量更高，组织内射程更远，更适用于大体积肿瘤的治疗，可与 ^{177}Lu 形成极佳的互补。^{90}Y 不发射 γ 射线，无需对患者进行放射隔离，其衰变子体为 ^{90}Zr，稳定无毒。^{90}Y 主要为用于栓塞治疗的放射性 ^{90}Y 微球，是目前治疗原发性肝癌的有效手段，国外已有两种商品化的 ^{90}Y 微球产品，英国 BTG 公司的 ^{90}Y 玻璃微球 Therasphere 和澳大利亚 Sirtex 医疗公司的 ^{90}Y 树脂微球 Sir-Sphere，但目前尚未供应于中国市场。

美国 2002 年获批的 ^{90}Y 标记的 CD20 单抗 ^{90}Y-ibritumomab tiuxetan（商品名 Zevalin；中文名替伊莫单抗）作为 FDA 批准的第一个用于"免疫

放疗"的抗肿瘤药物，适应证为复发或难治性低度恶性的滤泡型或转化型B细胞非霍奇金淋巴瘤（NHL）。

尽管^{90}Y标记的化合物不能直接进行显像，但其化学特性可与双功能螯合剂DOTA进行稳定配位，^{90}Y和^{68}Ga具有相似的化学配位性质，因此将同一配体分别标记上^{68}Ga和^{90}Y即可实现对肿瘤的诊疗一体化。

（四）其他内照射治疗用放射性药物

除上述放射性药物外，还有多种放射性药物正处于临床前或临床研究中，如$^{64/67}$Cu偶合物，$^{186/188}$Re标记的生物分子，以及^{211}At、^{212}Bi（或^{213}Bi）等发射α粒子的核素标记的复合物等。在进行更好的优化后，这些药物有望进入临床应用。

二、肿瘤诊疗一体化

肿瘤核素诊疗一体化是指基于肿瘤同一靶点，利用一种或一对（不同放射性核素用同一种方法标记同一化合物）放射性药物既进行肿瘤诊断又进行肿瘤治疗的方法。它是一种针对特定靶点的分子靶向治疗，能实时动态显示药物分布，准确预估疗效和毒副作用。

目前临床能够实现的只有核素诊断和治疗整合化。临床开展的有：基于钠碘同向转运体（NIS）靶点进行^{131}I诊治分化型甲状腺癌（DTC）；基于前列腺特异性膜抗原（PSMA）靶点进行^{68}Ga/^{177}Lu-PSMA诊治前列腺癌；基于生长抑素受体靶点[^{68}Ga/^{177}Lu]-NOTA-TATE诊治神经内分泌瘤；基于CD20靶点[^{131}I]-BEXXAR诊治B细胞淋巴瘤和^{68}Ga/^{177}Lu-多肽-IP/EB治疗多种肿瘤等。

（一）^{68}Ga/^{177}Lu诊疗整合化药物

放射性^{68}Ga（t1/2：68 min；β+：1.9MeV）是正电子发射核素，具有易标记、半衰期较适中、可降低患者所接受的辐射剂量等优点。^{177}Lu具有合适的物理半衰期（6.7d），发射平均能量为133keV的β粒子，β射线能量合适，组织内平均射程为670μm，在小体积肿瘤中有较好的能量沉积，适合杀死肿瘤组织，同时又不会对周围健康组织造成明显副作用。另外，^{177}Lu发射能量为113keV（6.4%）和208keV（11.0%）的γ射线可以进行单光子发射计算机体层摄影（SPECT）显像，用于监测和指导治疗过程，是近年来广受关注的可用于肿瘤治疗的放射性核素。

1. SSTR2靶向诊疗整合化药物

2018年初，FDA批准^{177}Lu-DOTA-TATE（商品名Lutathera）用于治疗胃肠胰腺神经内分泌瘤（GEP-NET）。^{177}Lu-DOTA-TATE在国外已经进行20余年的研究并报道了大量临床数据。^{68}Ga/^{177}Lu-DOTATATE在SSTR2高表达的神经内分泌瘤的诊断与治疗中具有显著的临床效果。

2. PSMA靶向药物^{68}Ga/^{177}Lu-PSMA-617

PSMA是一种分子质量为100kDa的膜结合糖蛋白，该蛋白的表达程度与前列腺癌发展紧密相关，在前列腺癌及其转移灶细胞中特异性高表达，尤其在前列腺癌晚期PSMA呈高度表达，是前列腺癌的分子显像与靶向治疗的理想靶点。^{68}Ga-PSMA-617常用于前列腺癌特异性PET显像。^{177}Lu-PSMA成果也被用于前列腺癌的放射性受体靶向治疗，取得了较好的结果。^{68}Ga/^{177}Lu-PSMA-617在PSAM高表达的前列腺癌诊断与治疗中具有显著的临床效果。

3. 肿瘤靶向的其他诊疗一体化放射性药物

^{68}Ga/^{177}Lu-多肽-IP/EB：多肽靶向部分可包括NGR（CD13新生血管靶向）、GRPR（促胃酸激素释放肽）、RGD（整合素）等恶性肿瘤靶向结构。CD13（氨肽酶N）是一类被称为肿瘤细胞标记物的金属蛋白酶，不仅在肿瘤血管迅速增长的部分过度表达，同时在乳腺癌、肺癌、肝癌等恶性肿瘤细胞膜表面也高表达，在肿瘤侵袭转移及新生血管生成中发挥重要作用。特定的多肽结构NGR（由天门冬酸-甘氨酸-精氨酸组成的三肽）能与CD13特异性结合，达到靶向肿瘤新生血管的目的；而含精氨酸-甘氨酸-天冬氨酸（RGD）的三肽结构是特异性结合αvβ3整合素的基本氨基酸序列，其中5个氨基酸的环状RGD亲和力较高，多种含有此类序列结构的放射性标记多肽已被用于肿瘤血管生成显像及治疗药物研发。

另外，胃泌素释放肽受体（GRPr）在前列腺癌和早期肿瘤细胞中都过度表达，基于GRPr靶向的多肽放射性药物多以激动剂为靶向结构，近期研究表明 GRPr 靶向拮抗剂多肽在肿瘤 / 正常组织中靶比率及滞留时间等方面均优于激动剂。

（二）Tb-161 核素内照射治疗药物

另一种类似 ^{177}Lu 生物化学特性的新兴核素 ^{161}Tb 也具有适用于肿瘤治疗的前景，该核素在同样治疗效果的前提下释放低能量 β 粒子和低能量俄歇电子，导致细胞毒性范围短，对健康组织的附带损害最小，可用于 ^{177}Lu 配对和辅助使用，甚至在一定程度上代替 ^{177}Lu。

目前，^{161}Tb 核素尚无相关标记的放射性药物获批，也无正式的临床研究报道。据悉，在欧洲已有小规模的（Ⅰ期）^{161}Tb-DOTATATE 临床研究正在进行，显示有较 ^{177}Lu 更优的治疗效果。同理，将同一配体进行不同的放射性核素（^{68}Ga、^{161}Tb）标记也可实现肿瘤诊疗的一体化。

（杨 志）

第 3 节　核素内照射治疗的临床应用

一、^{131}I 在肿瘤治疗中的应用

（一）^{131}I 治疗分化型甲状腺癌

甲状腺乳头状癌、甲状腺滤泡癌合称为分化型甲状腺癌（DTC），约占全部甲状腺癌的 90% 以上。其肿瘤细胞与甲状腺滤泡上皮相似，具有主动摄取碘离子的功能。因此，应用 ^{131}I 可以进行 DTC 病灶的靶向内照射治疗，通过 SPECT 显像可以寻找 DTC 的复发、转移病灶，实现 ^{131}I 诊治 DTC 一体化，实时动态观察 ^{131}I 的分布，准确预估疗效和不良反应。

《甲状腺癌诊疗指南（2018 版）》明确 ^{131}I 治疗是术后有效清除残留甲状腺组织、转移灶的方法，是 DTC 全程治疗中的重要环节，并建议所有符合《ATA 指南（2015 版）》中高危复发风险的患者进行 ^{131}I 治疗。《2019 NCCN 指南（第 2 版）》强调 ^{131}I 对中高危患者的必要性。^{131}I 内照射治疗明显改善中高危 DTC 患者预后并延长生存期，若从便于通过监测血清 Tg 水平及 ^{131}I 核素显像后续随访的角度来看，低危 DTC 患者也可以选择 ^{131}I 治疗。^{131}I 治疗 DTC 的作用如下。

1. 降低术后复发转移风险

DTC 具有双侧、多灶、微小的特点，中高危

患者的术后复发率高达 30%~55%。与手术 +TSH 相比，手术 +^{131}I 治疗 +TSH 抑制治疗可以将 DTC 患者的复发率及肿瘤相关死亡率降低 1/2~2/3。

2. ^{131}I 治疗后的患者更容易达到临床治愈

低风险 DTC 患者初次 ^{131}I 治疗后完全缓解率高达 86%~91%，中、高危患者完全缓解率分别为 57%~63%、14%~16%。^{131}I 治疗双肺弥漫性转移患者有 20% 完全缓解的可能，死亡率也大幅降低。

3. 利于术后监测血清 Tg 进行随访

^{131}I 清除手术残留或无法切除的甲状腺组织，利于监测 TSH 抑制状态血清 Tg 进行随访。

4. 利于 ^{131}I 核素显像进行再分期

利用 DTC 肿瘤细胞摄取的 ^{131}I 进行 SPECT/CT 断层融合显像，特异性检出 DTC 术后患者复发、转移病灶，指导后续治疗和随访。

5. ^{131}I 治疗改善 DTC 患者预后

手术、^{131}I 以及 TSH 抑制治疗的联合应用可使 DTC 患者达到 95.8% 的 5 年生存率。及时、规范的 ^{131}I 治疗可以明显延长高危 DTC 患者生存时间。

（二）^{131}I 标记单抗的肿瘤放射免疫治疗

美国 FDA 批准的放射性药物 ^{131}I 托西莫单抗（^{131}I-tositumomab）可用于治疗 B 细胞淋巴瘤。

我国 NMPA 批准的两种放射性药物 ^{131}I 美妥昔单抗注射液（^{131}I-metuximab）和 ^{131}I 肿瘤细胞核人鼠嵌合单抗（^{131}I-chTNT-1/B）分别用于中晚期肝癌、肺癌的治疗。

1. ^{131}I-tositumomab 治疗 B 细胞淋巴瘤

血液系统恶性肿瘤对射线具有较高的敏感性，^{131}I-tositumomab 通过与恶性 B 细胞淋巴瘤细胞表面的 CD20 结合而发挥免疫治疗作用，目前在难治或复发性、低级别、滤泡型及转化型 NHL 中取得较为满意的效果。^{131}I-tositumomab 治疗复发性/难治性 B 细胞淋巴瘤的总反应率为 71%，完全缓解率为 34%，其中低度恶性和转化型淋巴瘤的总反应率为 83%。在初治滤泡型淋巴瘤患者中治疗总反应率为 95%，完全缓解率为 75%，且年复发率随时间逐渐降低，3 年后年复发率降低为 4.4%。主要不良反应是一过性 B 细胞减少和鼠源性免疫反应。

2. ^{131}I-metuximab 治疗原发性肝细胞肝癌

^{131}I-metuximab 可与 HAb18G/CD147 特异性结合，通过免疫阻断和 β 射线双重作用靶向杀伤肝癌细胞、抑制肝癌细胞的侵袭和转移。对治疗中晚期肝癌和预防肝癌根治性术后复发显示了良好的干预效果，尤其与 TACE 联合应用可作为肝癌患者一个新的治疗选择。

《CSCO 原发性肝癌诊疗指南（2018）》指出放射性核素免疫治疗联合 TACE 可用于治疗 Ⅰ~Ⅱ 期且不适合/拒绝外科切除、肝移植与消融治疗的肝癌患者。《中国肝癌肝移植临床实践指南（2018）》认为肝癌移植术后应用放射免疫治疗可为部分受者提供一定的生存获益。

肝动脉给予 ^{131}I-metuximab 可最大限度地保证抗体与抗原的结合，与 TACE 联合治疗 1 年生存率显著提高（79.47% vs 65.59%），疾病进展时间（TTP）显著改善（6.82 ± 1.28 个月 vs 4.7 ± 1.14 个月），且无严重不良反应发生，是中晚期肝癌患者一种新型、有效的治疗方法。肝癌移植术后接受 ^{131}I-metuximab 治疗的患者 1 年生存率显著提高（82.5% vs 61.9%），复发率显著降低（26.7% vs 57.1%）。且接受 ^{131}I-metuximab 治疗患者基础异常 AFP 水平下降较早，维持正常时间较长，提示预后较好。

3. ^{131}I-chTNT-1/B 治疗晚期肺癌

^{131}I-chTNT-1/B 可与肺癌肿瘤坏死区细胞核组蛋白特异性结合，利用 ^{131}I 发射的 β 射线对坏死区边缘的肿瘤活细胞进行杀伤，形成新的肿瘤坏死区，周而复始使肿瘤坏死区不断扩大，由内到外摧毁肿瘤达到治疗目的。由于 chTNT 无法进入正常细胞内，因此不会对正常组织产生损伤。

我国多中心临床研究显示 107 例晚期肺癌患者在放疗或放疗失败后接受 ^{131}I-chTNT-1/B 治疗，客观缓解率（ORR）为 34.6%，其中小细胞肺癌 ORR 为 50%，非小细胞肺癌 ORR 为 33%。

（三）^{131}I-MIBG 治疗嗜铬细胞瘤

嗜铬细胞瘤（pheochromocytoma）多发于肾上腺髓质，也可见于交感神经节、副神经节等肾上腺外嗜铬组织，可持续或间断地释放大量儿茶酚胺，引起持续性或阵发性高血压和多个器官功能及代谢紊乱，在应激情况下可诱发高血压危象，导致心脑血管意外等致死性并发症。

嗜铬细胞瘤细胞表面存在丰富的肾上腺素能受体，^{131}I- 间位碘代苄胍（^{131}I-metaiodobenzylguanidine，^{131}I-MIBG）能与肾上腺素能受体结合，利用 ^{131}I-MIBG 发出的 β 射线抑制和破坏肿瘤组织，达到治疗的目的。1983 年，Sisson 等首先用 ^{131}I-MIBG 治疗恶性嗜铬细胞瘤，临床应用取得可靠疗效。^{131}I-MIBG 治疗后，50% 以上的患者处于稳定或部分缓解。由此可见，对于恶性嗜铬细胞瘤患者，应用大剂量 ^{131}I-MIBG 进行治疗可有效控制肿瘤进展。^{131}I-MIBG 对恶性嗜铬细胞瘤治疗的同时，可降低儿茶酚胺的分泌，进而改善相关症状，包括高血压及头痛、心悸、大汗三联征等。部分患者治疗后症状改善，高血压药物用量减少或停用，大幅提高生活质量。

大部分患者仅见一过性白细胞减少，数周后恢复正常。无诱发白血病或继发性实体瘤证据。儿童患者骨髓抑制较为明显，尤以血小板为明显；接受化疗、骨髓移植或有弥漫性骨转移者需慎用。

^{131}I-MIBG 对嗜铬细胞瘤诊断的敏感性为 85% 以上，特异性大于 95%。国内外报告 ^{131}I-MIBG 对嗜铬细胞瘤诊断敏感性和特异性分别为

79%~91% 和 88%~99%。间碘苄胍（^{131}I-MIBG）肾上腺髓质显像在定位的诊断的基础上对肾上腺髓质病变进行定性诊断，全身显像还可发现肾上腺外的病变，为临床诊疗提供确切的诊断信息，可实现嗜铬细胞瘤的诊疗一体化。

目前国外有学者使用 Azedra（高比活度 ^{131}I-MIBG）治疗嗜铬细胞瘤，92% 患者获得疾病稳定或部分缓解，49% 的患者的高血压药物使用量减少 50% 以上。使用 Azedra 治疗嗜铬细胞瘤可减少单次治疗中儿茶酚胺类物质引入量，避免引起儿茶酚胺危象。

二、^{177}Lu 在肿瘤治疗中的应用

（一）^{177}Lu-PSMA 治疗前列腺癌

前列腺癌（prostate cancer，PCa）是老年男性最常见的恶性肿瘤之一，其发病率常年居于欧美国家男性恶性肿瘤前两位。中国前列腺癌发病率虽低于欧美，但近年来持续升高，且呈低龄化趋势。此外，由于早期前列腺癌无明显症状或受检测手段的限制，我国前列腺癌患者较大部分确诊时已届晚期，患者群中高危和进展期前列腺癌比较多，患者 5 年生存率明显低于欧美国家。前列腺癌正成为严重影响我国男性健康的恶性泌尿系肿瘤。

雄激素剥夺治疗（androgen deprivation therapy，ADT）是中晚期前列腺癌最主要的治疗方法，多数患者对 ADT 治疗初期有效，但经过 18~36 个月治疗后，将逐渐发展为去势抵抗性前列腺癌（castration-resistant prostate cancer，CRPC）。其中转移性去势抵抗性前列腺癌（metastatic castration-resistant prostate cancer，mCRPC）在雄激素阻断治疗下仍可发生转移扩散及疾病进展，是目前最为棘手的难治性前列腺癌。尽管美国 FDA 针对此类难治性癌症已经批准多种新药用于治疗，且欧美及我国也对此类患者制定了相应的诊治指南，但目前常用的化疗、放疗、内分泌治疗等多学科整合治疗方式适用范围较窄，多数患者最终还是因多药耐药（multidrug resistance，MDR）的出现，导致对药物敏感性降低，最终疾病进展不能得到有效控制，患者生存期通常不超过 20 个月。

"精确"分期和个体化整合诊疗是提高患者生存、改善患者预后的有效措施。随着分子影像技术的进步，前列腺癌个体化整合诊疗迎来了新希望。其中以前列腺特异性膜抗原（prostate-specific membrane antigen，PSMA）为靶点的特异性分子探针的诊疗研究近年来取得了重大突破，并迅速完成了临床转化。现有研究数据显示对于多药耐药的转移性前列腺癌患者，^{177}Lu-PSMA 治疗仍可使 70% 患者的 PSA 水平有效降低（治疗后 PSA 水平降低大于 30%），为难治性 mCRPC 患者带来了新希望。

目前常用的 ^{177}Lu-PSMA 治疗药物，如 ^{177}Lu-PSMA-617 和 ^{177}Lu-PSMA-I&T 等，可通过标记 PET/CT 显像类放射性核素（如 ^{68}Ga 或 ^{18}F），同时用于前列腺癌的诊断、分期、患者筛选及疗效评价，实现一种新型的"可视化一站式整合诊疗"模式，并将逐步形成一套完善的肿瘤整合诊治体系"肿瘤整合诊疗学（Theranostics in Oncology）"。

2015 年德国国家癌症研究中心首次报道 ^{177}Lu-PSMA 用于前列腺癌治疗，次年德国巴尔贝尔卡中央医院公布了 ^{177}Lu-PSMA 治疗前列腺癌的首项临床研究结果。过去 5 年内已报道的治疗病例已逾上千例。此后澳大利亚、中国的研究团队也相继发表了重要的研究成果，证实 ^{177}Lu-PSMA 对多药耐药 mCRPC 患者有效且安全。

目前 ^{177}Lu-PSMA 的 RLT 尚未被美国 FDA 或欧洲药监局批准正式用于临床，现有治疗是以临床试验形式（NCT03042312，NCT03042468，ACTRN12615000912583）或在地方法规监管下用于其他疗法治疗无效的患者。为进一步规范这一新兴治疗方法，提升 ^{177}Lu-PSMA 治疗前列腺癌的有效性及安全性，欧洲核医学会（European Association of Nuclear Medicine，EANM）组织本领域专家基于现有临床研究数据及专家共识于 2019 年 8 月发布 ^{177}Lu-PSMA 治疗指南。

1. ^{177}Lu-PSMA 治疗的适应证

根据目前所公布的临床试验数据，适于接受 ^{177}Lu-PSMA 治疗的前列腺癌患者一般要基于以下

几个基本条件：①转移性去势抵抗型前列腺癌患者经全部常规疗法失效或不适用其他疗法；②经PSMA-PET显像确认的PSMA阳性表达的肿瘤或转移性病灶患者（阳性病灶摄取水平需大于肝脏摄取水平），但对于存在FDG-PET阳性表达而PSMA-PET阴性表达病灶的患者应排除此疗法；③对于存在肝脏转移病灶PSMA表达阴性的患者应排除此治疗；④患者最终是否接受 177Lu-PSMA治疗需经过严格临床评估及影像检查分析，建议泌尿外科、肿瘤科、核医学科及放疗科多学科整合会诊，整合判断患者是否适合接受 177Lu-PSMA治疗。

2. 177Lu-PSMA 治疗的禁忌证

（1）预期寿命少于6个月（ECOG评分大约2分）；治疗主要目的为缓解疾病相关症状的情况需另行考虑。

（2）治疗场地不符合放射性核素治疗所需的医疗或辐射安全要求（参考当地国家法规）。

（3）不可纠正的尿路梗阻及肾盂积水；对于高危或已确诊的尿潴留患者，需行99mTc-MAG3或99mTc-DTPA肾动态检查作为基线检查。

（4）器官功能进行性恶化。血肌酐水平低于正常上限2倍或GFR小于30mL/（min·1.73m^2）；转氨酶水平低于正常上限5倍。

（5）骨髓抑制：白细胞计数低于 2.5×10^9/L，血小板计数低于 75×10^9/L。

（6）存在需放疗或手术等干预的病症，如脊髓压迫或不稳定骨折，建议患者处理完上述病症后再接受 177Lu-PSMA治疗。建议多学科会诊整合分析风险获益比，完成基线评估。

3. 177Lu-PSMA 治疗方案及评估

根据现有研究数据，177Lu-PSMA（177Lu-PSMA-617和 177Lu-PSMA-I&T）每次给药剂量范围为3.7~9.3GBq（100~250mCi）。大部分临床研究用的 177Lu-PSMA常用剂量为6~8.5GBq（160~230mCi）。每间隔6~8周1个疗程。根据患者治疗响应情况、预后及肾损伤风险可给予2~6个疗程。对于预期寿命大于1年的患者，肾脏累计吸收剂量不应超过40Gy。每次 177Lu-PSMA治疗后需进行PSA检查和影像学检查评估疗效，每2个周期治疗后可复查PSMA-PET评价疗效。

177Lu-PSMA治疗结束后每2~3周进行血常规检查，持续12周。根据PCWG3标准复查并解读治疗后PSA水平。每6~8周评估肝脏及肾脏功能。每次治疗前需进行常规体格检查。每次治疗后0~3d内需进行 177Lu-PSMA SPECT显像评估药物摄取情况。177Lu-PSMA的治疗及评估流程见图12-3-1。

4. 安全性

177Lu-PSMA放射性核素靶向治疗相对于化疗方案最大的优势之一在于其在临床实验中表现出的安全性。治疗过程中承受辐射剂量最高的器官是唾液腺，患者在治疗过程中常出现口腔干燥症状。尽管核素在肾脏具有较高剂量的浓聚，但临床实验尚未报道出现肾脏毒性，现有研究数据表

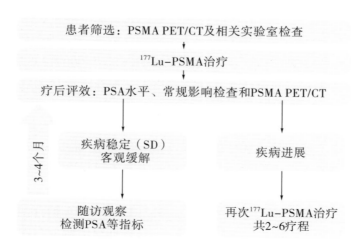

图 12-3-1　177Lu-PSMA 的治疗及评估流程图

明治疗并未导致肾脏不可逆损伤。^{177}Lu-PSMA 靶向治疗的重度血液毒性反应（3~4 级）偶有发生，目前研究报道的发生率小于 10%。疲劳与恶心常伴治疗过程发生，报道的最高比例分别达到 25% 和 10%。

5. 有效性

^{177}Lu-PSMA 治疗可使转移性去势抵抗型前列腺癌（mCRPC）患者获益，见图 12-3-2。一系列荟萃分析及观察性研究证实对于 mCRPC 患者，^{177}Lu-PSMA 治疗的生化响应率（PSA 下降 >30%）介于 30%~70%。尤其是对于多种治疗（如内分泌治疗、化疗等）失效 mCRPC 患者，^{177}Lu-PSMA 治疗的生化响应率（PSA 下降 >50%）仍可达 50% 以上。此外 ^{177}Lu-PSMA 治疗后影像评估的部分缓解率大于 30%。最近一项 II 期临床研究针对 mCRPC 患者采取 1~5 次 /6 周的治疗方式，在过去的 28 个月中患者的生存率高达 78.6%，中位无疾病进展生存期为 13.7 个月。结果显示，^{177}Lu-PSMA 治疗可使 33%~70% 的晚期 mCRPC 患者的转移性骨痛症状缓解，60% 患者的生活质量改善。然而对于存在内脏转移和碱性磷酸酶 ≥ 200U/L 的患者，^{177}Lu-PSMA 治疗预后不佳，应谨慎选择 ^{177}Lu-PSMA 治疗或联合新型内分泌治疗药物协同治疗。

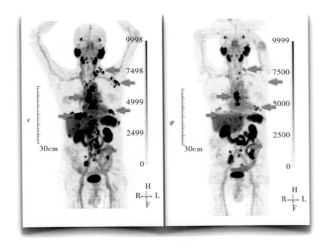

图 12-3-2　治疗前与 3 个疗程后的 PSMA-PET 显像

患者老年男性，83 岁，转移性去势抵抗型前列腺癌（肝转移、淋巴结转移、多发骨转移），PSA 水平 101.9ng/mL，经 3 个疗程 ^{177}Lu-PSMA 治疗。治疗后 PSA 水平下降至 41.8ng/mL，PSMA-PET 评效显示肝脏转移灶消失，多发淋巴结转移较前缩小且活性减低，多发骨转移病灶活性较前减低

综上，^{177}Lu-PSMA 作为一种新型的特异性前列腺癌治疗方法为转移性去势抵抗型前列腺癌患者带来新希望。现有一系列 II 期及 III 期临床结果显示 ^{177}Lu-PSMA 对多药耐药的前列腺癌效果良好，具有临床应用价值及研究潜力。但目前的临床研究终点多以 PSA 水平及影像缓解率为指标，^{177}Lu-PSMA 治疗能否为患者带来生存获益尚需更高级别的证据证实。但可以相信，^{177}Lu-PSMA 因其独特的可视化靶向诊疗整合优势会在未来的前列腺癌治疗中发挥更重要的作用。

（二）^{177}Lu-DOTATATE 治疗神经内分泌瘤

神经内分泌瘤（neuroendocrine neoplasm，NEN）是起源于肽能神经元和神经内分泌细胞，从表现为惰性、缓慢生长的低度恶性到高度侵袭性等明显恶性的一系列的异质性肿瘤。这些肿瘤具有某些共同的临床特征，通常具有不可预测的异常生物学行为，且通常延误至晚期才获诊断。根据不同分化程度，NEN 分为高分化神经内分泌瘤（NET）和低分化神经内分泌瘤（神经内分泌癌，NEC）。胃肠胰神经内分泌瘤（gastroenteropancreatic neuroendocrine neoplasm，GEP-NEN）是一类起源于胃肠道和胰腺的神经内分泌细胞的肿瘤，可分泌多种激素，引起相应的临床症状，约占神经内分泌瘤的 60%~70%。

NET 具有恶性潜能，且常发生肝脏和淋巴结转移，其次则可转移至骨骼、肺、脑和其他器官。分化好的神经内分泌瘤相对生长缓慢，预后较好。而分化差的神经内分泌癌，往往表现出与上皮来源肿瘤相似的恶性程度或侵袭性。国外曾有报道。一旦疾病发生转移，分化好的神经内分泌瘤中位生存期仅为 2.75 年，而分化差的神经内分泌瘤仅 0.75 年。

NET 治疗主要包括外科治疗、化疗、生物治疗和分子靶向治疗。手术是 NET 的主要治疗手段，凡可手术切除的，尽量手术切除，其中也包括对于转移性病灶的切除治疗。对于转移性的 NET，治疗方案还以其发生部位不同而稍有区别。对于转移性的胰腺 NET，以链佐星为主的化疗方案是过去 20 年来唯一的标准治疗方案。新的分子靶向治疗药物，舒尼替尼和依维莫司的Ⅲ期临床研究均证实其对晚期分化好的胰腺神经内分泌瘤（pNET）有效。生长抑素类药物（SSA）在晚期pNET的治疗中，主要是控制症状，其抗肿瘤作用尚待进一步证实。而对于消化道其他部分NET，目前唯一经循证医学证实的治疗方法是长效奥曲肽治疗。

分化差的胃肠胰神经内分泌瘤在临床实践中多参考小细胞肺癌的治疗方案。使用小细胞肺癌的一线化疗方案：即EP方案（依托泊苷联合顺铂），此方案对于高分化NEN患者的有效率低于10%，而治疗NEC的有效率可达41%~67%，中位PFS为8~9个月（Moertel等，1999）。因此，多个指南推荐EP方案用于进展期NEC的治疗。然而此方案在分化差的神经内分泌癌目前缺乏充足的循证医学证据。

生长抑素受体（somatostatin receptor，SSTR）是属G蛋白偶联型受体，广泛存在于人体内，生理机制是通过配体生长抑素（somatostatin，SS）与其特异性结合激活下游相关信号通路，抑制多种激素的分泌。利用放射性核素标记的生长抑素类似物与体内肿瘤的生长抑素受体结合发挥抗肿瘤治疗作用（peptide receptor radionuclide therapy，PRRT）。

PRRT最早应用于临床是在1984年，大剂量^{111}In-奥曲肽类似物治疗神经内分泌瘤，2000年，^{177}Lu-奥曲肽类似物用于治疗首例神经内分泌瘤，2018年3月，FDA批准^{177}Lu-DOTATATE用于胃肠胰神经内分泌瘤的治疗。

2017年发表于《新英格兰医学杂志》的Ⅲ期随机对照研究NETTER-1纳入229例转移性中肠NET患者，既往均接受过生长抑素类似物治疗，随机接受^{177}Lu-DOTATATE+SSA和SSA增量，结果显示20个月无进展存活率两组分别为65.2%和10.8%，有效率分别为18%和3%，试验组均显著优于SSA加量组，试验组主要不良反应为3/4级中性粒细胞减少（1%）、血小板减少（2%）和淋巴结细胞减少（9%）。目前PRRT已经成为ENET和NCCN神经内分泌瘤指南共识里重要的推荐治疗之一。

1.PRRT的适应证

①病理确诊的分化较好的神经内分泌瘤。②生长抑素受体显像阳性。③临床明确无法手术切除且疾病进展。④基线血常规和生化指标符合下列标准：血常规中血红蛋白（Hb）浓度 ≥ 90g/L，中性粒细胞绝对计数（ANC）≥ 1.5×10^9/L，血小板（PLT）计数 ≥ 100×10^9/L；生化检查中ALT、AST ≤ 2.5倍正常上限值，或 ≤ 5倍正常上限值（有肝转移者），ALP ≤ 2.5倍正常上限值，或 ≤ 5倍正常上限值（有肝或骨转移者），血清总胆红素 ≤ 1.5倍正常上限值，血清肌酐 ≤ 正常上限值。

2. PRRT治疗剂量与间隔

PRRT治疗时，需静脉滴注氨基酸溶液进行肾保护，液体总量为2L，注射^{177}Lu-DOTATATE前30min开始滴注，持续4h以上；为提高病灶的结合率，还需先注射奥曲肽。^{177}Lu-DOTATATE治疗神经内分泌瘤，剂量参考是200mCi，间隔8周，共4个周期。但尚需根据患者体重、肿瘤负荷和进展速度、骨髓功能、治疗目的等情况调整治疗剂量和间隔。建议每2个周期评效。

NET是一类高度异质性肿瘤，仍有很多问题未解，比如更换杀伤力更强的治疗核素（α核素），寻求亲和力更高的化合物如生长抑素受体拮抗剂，寻找更准确的疗效及预后指标以及疗效评价体系等。也有多项前瞻性临床研究探讨PRRT的治疗顺序、剂量选择以及整合治疗的问题。在这类复杂肿瘤的诊治中，核医学发挥了无可替代的作用，也开辟了诊治整合理念在其他类型肿瘤中的应用前景。

三、其他核素在肿瘤治疗中应用

（一）^{89}Sr在肿瘤治疗中的应用

骨骼是恶性肿瘤容易发生转移的部位，尤其是肺癌、乳腺癌和前列腺癌，其转移的发生率可达70.0% ~ 85.0%。转移性骨肿瘤常伴有顽固性骨痛、病理性骨折、骨髓抑制等骨相关不良事件，其中顽固性骨痛是晚期肿瘤患者治疗的临床难题。1942年，Pecher报道用^{89}SrCl$_2$治疗骨肿瘤以来，^{89}Sr治疗取得良好的临床效果。

《肺癌骨转移诊疗专家共识（2019 版）》指出：放射性核素治疗是肺癌骨转移的一种有效治疗手段，目前骨转移癌放射性核素治疗的常用药物是 ^{89}Sr。《氯化锶 [$^{89}SrCl_2$] 治疗转移性骨肿瘤专家共识（2017 年版）》疗效评价指出：^{89}Sr 治疗疼痛缓解率平均为 76%；疼痛完全缓解率平均为 32%；使用镇痛药降低率 71%~81%。^{89}Sr 治疗不同肿瘤骨转移的疗效无显著差异；疼痛缓解一般可持续 3~15 个月。经 ^{89}Sr 治疗后患者生活质量可获显著改善，行为能力评分可提高 20% 以上。对于一次 ^{89}Sr 治疗骨痛缓解欠佳的患者，可间隔 3 个月后再行治疗；重复治疗时疼痛缓解的时间有逐渐延长的效果。

^{89}Sr 主要用于治疗恶性肿瘤的骨转移，尤其是多发性骨转移，恰当的治疗方案可提高患者生活质量，延长生存期。^{89}Sr 治疗作用如下。

（1）缓解多发骨转移疼痛。^{89}Sr 可以不同程度缓解多种恶性肿瘤骨转移的骨痛，疼痛缓解维持时间平均 6 个月左右。5%~10% 的患者可出现短暂的疼痛加重现象，称为"反跳现象"或"骨痛闪烁"现象，出现反应者被认为预示有较好的疗效。

（2）对骨转移病灶有治疗作用。^{89}Sr 发射的 β 射线除了发挥镇痛的效果外，还能抑制转移病灶，使其缩小或消失。

^{89}Sr 治疗也可联合膦酸盐类药物治疗 ^{89}Sr 联合唑来膦酸或者班膦酸钠治疗骨转移，在疼痛缓解程度、病灶疗效上优于单纯 ^{89}Sr 治疗。^{89}Sr 治疗可联合 ^{125}I 粒子植入治疗和局部放疗，可明显改善生活质量、疼痛评分、病灶大小以及生存时间等。根据不同癌种的特点进行优化整合，形成个体化的、以 ^{89}Sr 为基础的整合治疗方案，使患者获得更大收益。

（二）^{90}Y 在肿瘤治疗中的应用

常见 ^{90}Y 放射性药物有：^{90}Y- 微球、^{90}Y-ibritumomab tiuxetan（Zevalin）及 ^{90}Y-DOTATOC/TATE，常用于肝脏恶性肿瘤、B 细胞性淋巴瘤及神经内分泌瘤等多种恶性肿瘤的研究与治疗。

1. 肝脏恶性肿瘤

^{90}Y- 微球栓塞治疗是指将 ^{90}Y- 微球经动脉导管选择性灌注肿瘤供血动脉，微球滞留于肿瘤血管中，通过阻塞肿瘤的营养血管，同时发射 β 射线杀伤肿瘤细胞。美国 FDA 分别于 1999 年和 2002 年通过了 ^{90}Y- 玻璃微球和 ^{90}Y- 树脂微球的临床应用。

治疗中晚期肝癌可改善预后 对中晚期患者可缓解症状，延长生存期。可用于原发肝癌术前辅助治疗，术前应用可减少肿瘤播散、转移；可缩小瘤体利于手术切除。

^{90}Y- 玻璃微球和 ^{90}Y- 树脂微球治疗的副作用较少，可重复进行。^{90}Y- 微球栓塞治疗由于射线对组织的破坏作用和微球对血流不同程度的阻塞作用，可能会出现乏力、厌食、恶心、低热及右上腹疼痛等不良反应，栓塞治疗有可能发生诱导性肝病以及肝外（如肺、胃肠道、胆囊等）放射性损伤。同时也可能会出现血清胆红素和转氨酶升高以及外周血淋巴细胞和血小板计数降低等。由于射程短，因此肝脏的正常组织及身体的其他器官受到的辐射损伤较小，治疗时产生的不良反应较轻且可以自愈。

2. 非霍奇金淋巴瘤

与实体瘤和其他肿瘤相比，淋巴瘤细胞对于放射性更为敏感。放射性免疫治疗时单抗刺激细胞溶解和诱导细胞凋亡，同时放射性同位素发出电离辐射产生自由基导致肿瘤细胞损伤，对 NHL 起到治疗作用。美国和欧洲先后于 2002 年、2003 年批准了 ^{90}Y-ibritumomab tiuxetan（Zevalin）的临床应用。多中心研究结果显示 Zevalin 治疗 74 例滤泡性淋巴瘤的客观反应率为 94.4%，客观缓解率为 58.3%。Zevalin 最常见的不良反应是血细胞减少，尤以血小板和中性粒细胞减少常见。

此外，Zevalin 的应用可能导致继发性恶性肿瘤，例如骨髓增生异常综合征和急性髓性白血病。但通常情况下，发生率较低，且由于患者在接受 Zevalin 治疗前通常已行其他治疗，因此是否系 Zevalin 所致尚待研究。

（三）^{223}Ra 在肿瘤治疗中的应用

2014 年，美国 FDA 批准氯化镭 [$^{223}RaCl_2$] 治疗有骨转移症状的去势抵抗性前列腺癌（CRPC）患者，开创了 α 粒子放射性药物用于临床的先河。

NCCN 前列腺癌临床实践指南（2019 版）中 ^{223}Ra 治疗是 I 类推荐。基于国际多中心临床试验结果，^{223}Ra 治疗具有如下作用。

1. 明显延长生存期

^{223}Ra 治疗 CRPC 可延长中位生存期和总生存期。

2. 延迟骨相关事件的发生

^{223}Ra 治疗延迟骨骼相关事件的发生，同时能够抑制 PSA 和骨特异的碱性磷酸酶升高，对骨疼痛缓解也有帮助。

3. 骨髓抑制及其他不良反应较少

与 ^{153}Sm、^{89}Sr 等不同，^{223}Ra 发射的 α 射线穿透能力弱、射程短，对周围正常骨髓组织影响小，骨髓毒性较低。3~4 级血液学毒性发生风险较低。

4. 总体生存质量提高

骨相关事件发生是前列腺癌患者急性发病／死亡的主要原因。^{223}Ra 治疗能减少骨相关事件的发生，改善患者的预后，提高了患者的生存质量。

应当将 ^{223}Ra 作为临床常规治疗手段的重要补充，对于晚期去势抵抗性前列腺癌的治疗，^{223}Ra 疗效显著。

（四）^{188}Re 在肿瘤治疗中的应用

^{188}Re 与 99mTc 同位于化学元素周期表 Ⅶ 主族，具有较好的理化特性，标记的放射性药物：^{188}Re-HEDP、^{188}Re- 碘化油等，分别治疗骨转移、肝细胞性肝癌。

1. ^{188}Re-HEDP 在骨转移疼痛治疗中的应用研究

^{188}Re-HEDP 应用于骨转移患者，HEDP 为亲骨的二磷酸盐化合物，具有较强的络合作用，可参与骨盐代谢，浓集于骨更新的部位，抑制肿瘤溶骨反应。^{188}Re-HEDP 同时具有 HEDP 修复抑制破坏和 ^{188}Re 杀伤癌细胞的双重作用，有别于 ^{89}Sr 治疗以成骨性为主的骨转移病灶。^{188}Re 还发射适

于 155keV 的 γ 射线，通过 ^{188}Re-HEDP 显像观察骨转移病灶摄取 ^{188}Re-HEDP 情况，评价治疗疗效。

2. ^{188}Re- 碘化油在肝细胞癌中的应用研究

^{188}Re 标记的碘化油是治疗肝细胞性肝癌的讨论热点，研究表明其治疗肝细胞性肝癌具有安全性和有效性，是一种有前景的治疗用放射性核素。但目前临床治疗方面缺少随机、双盲及与其他核素对比的大样本研究。

四、放射性粒子在肿瘤治疗中的应用

（一）概　述

放射性粒子治疗是近距离放疗的一种，从 1901 年 Pierre Curie 成功地研制出放射性粒子，并应用于临床治疗肿瘤至今已有 100 余年历史。粒子植入治疗是在 CT、超声等引导下将不同活度的放射性籽源植入到肿瘤组织当中，通过其持续不断发射的射线杀灭肿瘤细胞达到治疗作用。该治疗方式具有局部控制效果好、射线作用时间长、肿瘤接受剂量大、微创、副作用小、住院时间短等优点，已在多种肿瘤治疗中发挥作用。

（二）放射性粒子特征

放射性粒子分为短暂种植粒子和永久种植粒子两种，短暂种植粒子包括 ^{192}Ir、^{60}Co 和高活度 ^{125}I；永久种植粒子包括 ^{198}Au、^{103}Pd 和 ^{125}I。目前临床常用的是永久种植 ^{125}I 粒子（规格见图 12-3-3）。该粒子呈圆柱状，长 4.5mm、圆柱直径 0.8mm，^{125}I 物理半衰期约为 59.6d，衰变时可释放能量为 27.4~31.4KeV 特征 X 线及 35.5KeV 的 γ 射线，初始剂量率 8~10cGy/h，对铅的半值层为 0.025mm，

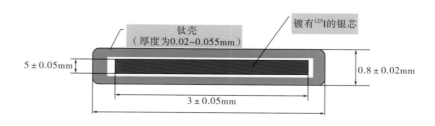

图 12-3-3　6711 型 ^{125}I 粒子籽源长轴方向切面

对肌肉的半值层为 1.7cm（表 12-3-1）。

（三）放射性粒子治疗基本原理

^{125}I 作用机制主要包括：①直接作用，射线作用于机体组织的蛋白质、核蛋白、染色体及酶等生物大分子，可引起碱基破坏或脱落、单链或双链断裂，氢键破坏、空间结构改变，使这些生物大分子的正常生理功能遭到破坏，致代谢障碍而发生生理效应；②间接作用，主要是由于射线冲击机体内的水分子，使水分子电离和激发所产生的 H、OH 自由基，化学性质极活泼，具有很强的氧化活性，对生物组织有高度毒性，可导致生物大分子的损伤和一系列的生理和生化紊乱，从而致组织生化损伤、细胞凋亡；③ ^{125}I 粒子辐射肿瘤细胞诱导炎症反应，可能导致外周血粒细胞增加，激活 $CD4^+$ 和 $CD8^+T$ 细胞亚群，有助于维持缓解和降低复发率。

（四）粒子治疗适应证与禁忌证

1. 适应证

（1）细胞学或病理学确诊的原发、复发或转移的恶性实体肿瘤。

（2）治疗后的残留灶。

2. 禁忌证

（1）恶病质，一般情况差，不能耐受粒子治疗者，或预计生存期小于 3 个月者。

（2）出血凝血功能严重障碍者。

（3）开放性感染病灶。

（4）孕妇及哺乳期妇女。

（五）放射性粒子治疗流程与方法

放射性粒子植入治疗是利用植入模板，在影像引导或直视下将放射性粒子根据剂量学原则植入病体内，进行连续照射，从而达到治疗目的的方法。放射性粒子治疗流程见图 12-3-4。

放射性粒子植入治疗常根据引导方法不同分为以下 4 类。

1. CT 引导下粒子植入治疗

CT 引导下粒子植入治疗是目前最常用的粒子治疗方法，具有解剖结构明确、TPS 制定及验证方便等优点，缺点就是患者要接受额外的辐射，有时血管、神经等与肿瘤组织分辨不清，易误伤。

2. 超声引导下的粒子植入治疗

超声引导下的粒子植入治疗由于可以实时观察穿刺针与周围组织关系、有效避开血管而广受重视；缺点是 TPS 计划不好制定，且往往只能用于表浅肿瘤组织的治疗。

3. 腔镜引导下的粒子支架及粒子链植入治疗

腔镜引导下的粒子支架及粒子链植入治疗在有些情况是 CT 或超声引导下无法进行的。优点是粒子治疗支架既可以起到保持食道、气道通畅，又可利用放射性粒子杀死肿瘤细胞，达到局部控制肿瘤，延长或避免肿瘤腔内生长堵塞支架的目的；缺点是剂量难以把控，并且对射线最敏感的

表 12-3-1　粒子永久种植治疗放射性核素的特征

放射性核素	物理半衰期（d）	射线能量（keV）	铅半价层（cm）	肌肉组织半价层（cm）
^{198}Au	2.7	410	10	4.5
^{103}Pd	16.8	20~23	0.008	1.6
^{125}I	59.6	27~35	0.025	1.7

入选病例 ⟶ 完成相关检查 ⟶ 鉴定知情同意书 ⟶ 制定TPS ⟶ 确定植入途径、离子剂量、数量、分布 ⟶ 订购粒子 ⟶ 验证粒子 ⟶ 装枪消毒 ⟶ 按TPS植入粒子 ⟶ 术中剂量优化 ⟶ 术后剂量验证 ⟶ 毒副反应观察及处理 ⟶ 疗效观察及随访

图 12-3-4　放射性粒子治疗流程

黏膜接受的剂量最大，易导致穿孔；另外对较大的肿瘤，因肿瘤组织难以接受致死剂量照射，治疗效果相对较差

4. 术中粒子植入治疗

优点包括可以直视下准确地将粒子植入到手术不能切除的残灶中，最大限度地降低肿瘤局部复发的同时，最大限度地保留了某些器官的功能，又将粒子的穿刺风险降到了最低；缺点是难以术前进行 TPS，术中也难以优化治疗剂量，只能根据经验估算粒子治疗剂量。

目前常用的植入模板有两种，即平面模板和 3D 打印模板，各具不同优缺点，多根据具体情况选择。

（六）临床应用

凡是粒子能够植入到的体内肿瘤都可以进行放射性粒子内照射治疗。但考虑到有创性、难以治疗彻底及操作可行性的问题，目前放射性粒子治疗不能作为肿瘤一线治疗方法，必须与手术、放疗、化疗、免疫治疗等方法一起整合考虑，协同治疗。前列腺癌的放射性粒子应用较多，我国临床应用范围较广泛，患者多处于治疗晚期，如术后残留灶、放疗后靶区的复发转移灶、化疗后残存病灶等。临床应用较多的有头颈部肿瘤、肺转移瘤、胰腺癌、前列腺癌、骨转移灶等。

（七）放射性粒子植入治疗的常见毒副反应

由于人体穿刺的创伤和核射线的持续照射，临床常见气胸、出血、针道种植、感染、放射性损伤及坏死。当粒子脱落移位时，可出现粒子存留部分的辐射损伤反应，如咳血、血尿、胃溃疡等。

（八）放射性粒子治疗存在的问题

与国外相比，我国放射性粒子治疗存在准入管理不到位，适应证过大，给予剂量不准，临床评价不清晰，放射性粒子废物处理不明等一系列问题。这些必将阻碍该项临床治疗技术的开展。需要共同努力，进一步改进。

（杨辉 杨志 陈志军）

参考文献

[1] Riad Salem, Andrew CG, Samdeep M,et al.Y90 radioembolization significantly prolongs time to progression compared with chemoembolization in patients with hepatocellular carcinoma. Gastroenterology,2016,151(6): 1155–1163.

[2] Hesham MH, Zakaly, Mostafa Y, et al. Comparative studies on the potential use of ^{177}Lu-based radiopharmaceuticals for the palliative therapy of bone metastases. International Journal of Radiation Biology, 2020,96(6):779–789.

[3] Becker KV, Chernysheva M, Barnhart TE, et al. A review of accelerator-produced Ga-68 with solid targets. Current Radiopharmaceuticals, 2020,9:152–159.

[4] 中华人民共和国国家卫生健康委员会. 甲状腺癌诊疗规范（2018年版）. 中华普通外科文献（电子版），2019,13(1):1–15.

[5] Haugen BR, Alexander EK, Bible KC, et al. 2015 American thyroid association management guidelines for adult patients with thyroid nodules and differentiated thyroid cancer: the American thyroid association guidelines task force on thyroid nodules and differentiated thyroid cancer. Thyroid,2016,26(1):1–133.

[6] Rahbar K, Ahmadzadehfar H, Kratochwil C, et al. German multicenter study investigating ^{177}Lu-PSMA-617 radioligand therapy in advanced prostate cancer patients. Journal of Nuclear Medicine,2017, 58 (1): 85–90.

[7] Dittmann H, Kaltenbach S, Weissinger M, et al. The Prognostic value of quantitative bone SPECT/CT before [223]Ra treatment in metastatic castration-resistant prostate cancer. Journal of Nuclear Medicine,2021,62 (1): 48–54.

[8] Xin Y, Guo D, Qi J, et al. Prospective clinical study of ^{125}I particle permanent implantation for prostate cancer. Open Journal of Urology, 2020, 10:52–59.

第13章
内分泌治疗

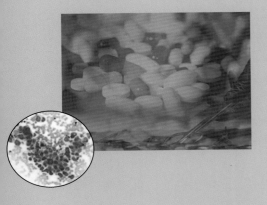

内分泌治疗（endocrine therapy）又称激素治疗（hormonal therapy），是指通过调节和改变机体内分泌环境及激素水平治疗肿瘤的方法。肿瘤的内分泌治疗可以追溯到 19 世纪末，1896 年 Beaton 报道 2 例晚期乳腺癌患者切除卵巢后症状缓解，1941 年 Huggins 和 Hodges 通过切除睾丸治疗前列腺癌取得了良好效果。经过一个多世纪的发展，内分泌疗法已经成为肿瘤整合治疗的重要组成部分，尤其对于一些激素依赖性肿瘤，疗效可与化疗的疗效相媲美。随着研究的不断深入，内分泌治疗机制逐渐明确，新的内分泌治疗药物不断涌现，同时内分泌治疗的耐受性好、毒性低，在肿瘤整合治疗中起着不可或缺的作用。同时也可用于治疗副肿瘤综合征、控制肿瘤伴随症状如恶病质、厌食等。

第 1 节　肿瘤内分泌治疗的作用机制

一、激素与肿瘤

激素（hormone）是由内分泌腺体或器官组织的内分泌细胞合成和分泌，以体液为媒介，在细胞之间递送调节信息的高效能生物活性物质。激素与靶细胞上的特异性受体结合后产生生物学效应。目前已证实有些肿瘤可表达激素受体，其生长和增殖受激素的影响，对内分泌存在依赖性，称为激素依赖性肿瘤。激素依赖性肿瘤主要发生于激素靶器官，如乳腺癌、子宫内膜癌、卵巢癌、宫颈癌、前列腺癌等；但在有些非激素靶器官，如部分胃癌、肝癌、大肠癌等肿瘤组织内也可检测到激素受体。

（一）激素的生理功能

激素受体根据靶细胞中受体存在的部位不同，可分为细胞膜受体和细胞内受体（包括细胞质和细胞核）。细胞膜受体是一类跨膜蛋白质分子，通常由与配体相互作用的细胞外域、将受体固定在细胞膜上的跨膜域和起传递信号作用的细胞内域三部分组成。配体与受体结合后，受体经过一系列的空间结构改变，膜内段与一些细胞内蛋白酶相互作用，相继通过细胞内不同的信号通路产生调节效应。与之结合的配体主要是一些亲水性的不能通过细胞膜的激素，如促甲状腺激素、促肾上腺皮质激素、卵泡刺激素、黄体生成素等。细胞内受体是指定位在细胞质或细胞核中的受体，包括类固醇激素受体、甲状腺激素受体等。类固醇激素穿过细胞膜进入细胞，与细胞内受体结合后进入细胞核，作用于 DNA 分子的激素反应元件，通过调节靶基因转录以及所表达的产物引起细胞生物效应，其发挥作用所需时间较长。

不同靶组织中受体的数量有巨大差别，是决定细胞对激素反应特殊性的主要因素。如促肾上腺皮质激素（ACTH）受体几乎完全存在于肾上腺皮质，而卵泡刺激素（FSH）受体只存在于性腺。相反，胰岛素和甲状腺素的受体分布广泛，表明所有组织在代谢过程中都需要这两种激素。雄激素受体存在于许多组织中，包括生殖器官、骨骼肌、肾脏、肝脏、脑、心肌、前列腺等部位。生理作用为维持生精作用、促进男性第二性征显现及性欲、促进蛋白质合成和骨生长等。雌激素受体（estrogen receptor，ER）位于子宫、乳腺、肝脏、中枢神经系统、心血管系统、骨骼等。雌激素的作用为促进卵巢、输卵管、子宫及阴道等靶器官的生长发育，并维持其正常功能；促进乳腺导管和结缔组织增生；促进第二性征发育；促进骨骼的生长和钙盐的沉积，降低血液胆固醇水平，保护血管内皮，促进体液向组织间隙转移；促进神经细胞的生长、分化与再生；促进神经胶质细胞的发育与突触的形成；促进乙酰胆碱、5- 羟色胺、多巴胺等神经递质的合成。ER 分为 ERα 和 ERβ，ER 的组织分布和表达量随性别及年龄的不同有所区别，在不同的组织中两种受体的含量及生物功能也不同。在乳腺的上皮细胞和间质细胞中均发现 ERα、ERβ 的表达。ERα 对乳腺发育和泌乳至关重要；ERβ 则更多地参与小叶腺泡的发育。孕激素主要作用于子宫内膜和子宫肌，以雌激素的作用为基础，主要作用为保障孕卵的着床和维持妊娠。在雌激素作用的基础上，孕激素进一步促进乳腺导管的分化，促进乳腺小叶和腺泡的发育，为分娩后泌乳做好准备。同时孕激素作用于下丘脑的体温调节中枢，使女性排卵前后基础体温呈双相变化。

（二）激素在肿瘤发生发展中的作用

肿瘤是在机体内、外各种致瘤因素作用下导致的细胞异常增殖而形成的新生物。这些致瘤因素就是治疗干预的潜在位点。导致细胞恶性转变的最初改变称为"启动因素"。启动因素可以是遗传的，也可能是通过机体与物理、化学或感染的致癌物接触而获得的。导致最初的某些细胞沿着致癌途径进展的那些影响因素称为"驱动因素"。驱动因素中就包括激素，如雌激素和乳腺癌及子宫内膜癌有关。同时激素也作为驱动因素使肿瘤生长、转移。因此可以通过干预影响癌症发生、发展、加速的驱动因素（在此为激素）来预防或控制肿瘤。

以雌激素与乳腺癌为例。"启动阶段"：雌激素通过与位于细胞核内的雌激素受体相结合，促进细胞增殖。在月经周期中，雌激素发生动态变化，使乳腺细胞周期性增殖，期间可能出现 DNA 损伤累积到一定阶段，可发生癌前病变，进一步恶变为肿瘤细胞。"驱动阶段"：雌激素不仅能够直接与雌激素受体结合，促进肿瘤细胞的生长，同时可以通过刺激基质细胞增殖为肿瘤细胞提供营养。

流行病学研究提示，初潮年龄提早 1 岁乳腺癌的风险就增加 25%，而 55 岁后自然绝经者乳腺癌的风险是 45 岁前人工停经者的 2 倍，其实质是暴露于卵巢分泌的激素环境的时间延长。同时

大量流行病学资料表明，应用雌孕激素替代治疗等导致的雌激素长期暴露会增加乳腺癌发生的机会。正常乳腺上皮细胞表达激素受体，其生长发育有赖于多种激素的协调作用。乳腺发生癌变后，部分癌细胞可以保留全部或部分激素受体，生长发育仍受激素环境影响，即为激素依赖性肿瘤，雌激素主要通过 ER 介导的基因转录促使乳腺癌细胞增殖。有研究显示应用他莫昔芬抗雌激素治疗可以降低乳腺癌发生率，起到预防乳腺癌的作用。

二、内分泌治疗的作用机制

肿瘤内分泌治疗属于全身治疗，是肿瘤整合治疗的重要组成部分，它通过改变机体内分泌环境达到治疗肿瘤的目的。激素主要通过与其受体结合来发挥生物学效应，肿瘤内分泌治疗机制主要包括两个重要环节：降低激素水平和阻断激素与受体的结合。

（一）降低激素水平

下丘脑、垂体、靶腺体分别合成和分泌不同功能的激素，彼此间相互调节，形成下丘脑—垂体—靶腺体轴，确保人体生理功能的正常发挥。下丘脑合成分泌促甲状腺激素释放激素、促性腺激素释放激素等下丘脑调节肽，这些下丘脑调节肽通过垂体门脉系统到达腺垂体，刺激或抑制垂体分泌促甲状腺激素和促性腺激素等，进而调节下游的靶腺体分泌激素。

1. 从中枢水平减少激素的产生

1）**药物去势** 促性腺激素释放激素（gonadotropin releasing hormone，GnRH）类似物包括促性腺激素释放激素激动剂（gonadotropin releasing hormone agonist，GnRH-a）和促性腺激素释放激素拮抗剂（gonadotropin releasing hormone antagonist，GnRH-ant）。GnRH-a 刺激垂体前叶细胞合成卵泡刺激素（follicle-sitmulating hormone，FSH）及黄体生成素（luteinizing hormone，LH）的效应较 GnRH 高 50~100 倍，其半衰期可达 5h 以上，与 GnRH 受体结合的稳定性高。重复给予大剂量的 GnRH-a，在首次给药后具有短暂刺激垂体细胞释放 LH 和 FSH 的作用，即"点火效

应"，使卵巢甾体激素短暂增加。GnRH-a 持续作用 10~15d 后，垂体中的 GnRH 受体被占满和耗尽，对 GnRH-a 不再敏感，FSH 和 LH 大幅下降，进一步抑制卵巢和睾丸对促性腺激素的反应，从而降低雌二醇和睾酮的生成。是乳腺癌和前列腺癌内分泌治疗中最常用的一类去势药物，停止使用后可恢复性腺功能，具有可逆、副作用小等优点，目前广泛用于乳腺癌和晚期前列腺癌的内分泌治疗中，常用的药物有戈舍瑞林、亮丙瑞林等。GnRH-ant 则是通过与 GnRH 竞争性结合 GnRH 受体而达到快速抑制内源性 GnRH 对垂体的兴奋作用，其作用基础是 GnRH-ant 与 GnRH 受体的亲和力较 GnRH 强，这种快速抑制表现为在数小时内即出现促性腺激素的释放减少。代表药物有西曲瑞克（cetrorelix）、地加瑞克（degarelix）等。虽然 GnRH-ant 无"点火效应"，但其因不良反应较大而限制了临床使用，目前主要用于晚期前列腺癌的内分泌治疗。

2）*通过负反馈机制减少激素的产生*　当外周组织中的雌/孕激素、雄激素增加时，反馈性抑制 GnRH 产生，进而减少外周性激素的合成和分泌。如孕激素和雌激素用于治疗晚期前列腺癌，雄激素用于治疗晚期乳腺癌等。甲状腺素在甲状腺癌的治疗中使用广泛，除了补充术后甲状腺素的分泌不足，也是由于能够反馈抑制促甲状腺素（TSH）的分泌，降低 TSH 对甲状腺组织的促生长作用，从而达到控制甲状腺癌的目的。

2. 从外周水平减少激素的产生

1）**手术去势**　手术去势是指通过手术的方法切除腺体而达到抑制腺体功能的一种内分泌治疗方法。主要用于乳腺癌和前列腺癌的治疗。去势后联合其他内分泌治疗可以进一步提高疗效。

2）**放疗去势**　放疗去势是指通过放射的方法破坏腺体，抑制腺体功能的一种内分泌治疗方法。主要用于卵巢去势，但由于所需时间较长，难于精确定位，容易造成卵巢功能阻断不完全以及对周围组织的放射损伤，目前较少使用。

3）*抑制雄激素向雌激素转化*　雄激素在外周组织中芳香化酶的作用下可以转变成雌激素。绝经后乳腺癌患者的卵巢功能已经衰退，雌激素主要来源于外周雄激素（主要来自肾上腺）的转化。

芳香化酶是芳香化过程中的关键酶。芳香化酶抑制剂（aromatase inhibitors，AI）能抑制芳香化酶活性，阻止雄激素向雌激素转化，降低雌激素水平，治疗乳腺癌。AI 通过抑制或灭活肾上腺、肝、脂肪等组织的芳香化酶，从而降低体内雌激素水平，可分为甾体类和非甾体类。甾体类 AI 结构上与芳香化酶的自然底物雄烯二酮相似，通过以共价键形式结合芳香化酶，不可逆地与芳香化酶的活性位点结合而使其失活；非甾体类 AI 在结构中含有杂原子（N 杂环），通过与细胞色素亚铁血红素中铁原子结合，与内源性底物竞争芳香化酶活性点，干扰甾体羟基化过程，可逆地抑制酶的活性。常用的芳香化酶抑制剂有非甾体类的阿那曲唑、来曲唑，以及甾体类的依西美坦，适用于绝经后和绝经前（与卵巢功能抑制联合）激素受体阳性的乳腺癌患者的辅助治疗以及晚期解救治疗。

4）*抑制雄激素的合成*　在雄激素的合成过程中，CYP17A1 同时具有 17α-羟化酶、17，20-裂解酶的活性，在类固醇性激素合成的途径中起关键作用，为雄激素生物合成的限速酶，在睾丸、肾上腺和前列腺肿瘤组织中表达较多。CYP17A1 催化两个顺序反应：①孕烯醇酮和黄体酮的 17-羟化（17α-羟化酶活性）；②催化 17-羟孕酮转化为雄烯二酮和 17-羟孕烯醇酮转化为脱氢表雄酮（DHEA）（17，20-裂解酶活性）。而 DHEA 和雄烯二酮是睾酮的前体。醋酸阿比特龙在体内被转化为阿比特龙，即 CYP17A1 抑制剂，通过抑制该酶的活性阻断睾丸、前列腺、肾上腺内雄激素的合成，从而达到控制前列腺癌的目的，临床上用于去势抵抗性前列腺癌的治疗。

（二）阻断激素与受体的结合

1. 选择性雌激素受体调节剂

选择性雌激素受体调节剂（selective estrogen receptor modulators，SERM）通过与雌激素竞争性结合 ER，阻断 ER 的转录活性区域（activation function，AF），使 ER 的 AF2 功能区不能结合雌激素反应元件（estrogen response element，ERE），进而阻断雌激素相关基因的表达，而 AF1 活性依然存在，所以有一定的类雌激素作用。SERM 是目前应用最为广泛的乳腺癌内分泌治疗药物，包括三苯乙烯类化合物，如他莫昔芬（tamoxifene）、托瑞米芬（toremifene）；苯并噻吩类化合物，如雷洛昔芬（raloxifene）；苯并吡喃类化合物；其他类化合物。他莫昔芬是最具代表性的内分泌治疗药物，在乳腺组织内表现为 ER 拮抗剂，而在骨组织、心血管系统和子宫细胞中表现为 ER 激动剂。托瑞米芬与他莫昔芬临床疗效及不良反应相似，不同之处是托瑞米芬可升高高密度脂蛋白，对骨组织和子宫内膜的雌激素样作用弱于他莫昔芬。雷洛昔芬（raloxifene）是新一代 SERM 的代表，属于苯并噻吩类化合物，在乳腺和子宫细胞中为 ER 拮抗剂，而在骨组织、心血管系统中为 ER 激动剂。雷洛昔芬并没有用于治疗乳腺癌，而主要用于防治女性绝经后骨质疏松。

2. 选择性雌激素受体下调剂

选择性雌激素受体下调剂（selective estrogen receptor degraders，SERD）氟维司群（fulvestrant）具有与雌激素高相似性的化学结构，与雌激素受体（estrogen receptor，ER）的亲和力达 89%，明显优于他莫昔芬（2.5%），现用于 ER 阳性晚期乳腺癌的解救治疗。氟维司群与 ER 结合后能够同时阻断 ER 的转录活性区域 AF1 和 AF2，阻止 ER 二聚体的形成，从而抑制 ER 激活转录。另外，氟维司群与 ER 的复合物不稳定，容易被降解，从而下调了 ER 表达。经芳香化酶抑制剂治疗后，编码 ER 的 *ESR*1 基因发生突变的概率升高，该突变位于 ER 受体蛋白的配体结合区，可导致 ER 非配体依赖的持续性激活，因此 *ESR*1 突变的肿瘤细胞即使在没有雌激素刺激的情况下依旧可以启动下游信号通路，促进肿瘤细胞的生长和增殖。此时，使用选择性雌激素受体下调剂氟维司群，对 *ESR*1 突变的乳腺癌患者仍存在抗肿瘤活性。

3. 雄激素受体拮抗剂

雄激素受体拮抗剂与雄激素受体（androgen receptor，AR）竞争性结合，抑制雄激素进入细胞核，阻断雄激素对前列腺癌的刺激作用。雄激素受体拮抗剂包括第一代的氟他胺（活性形式为羟基氟他胺，hydroxyflutamide）、尼鲁米特（nilutamide）、比卡鲁胺（bicalutamide），第二代的恩杂鲁胺（enzalutamide）等。单用此药，可以加速 LH 和 FSH 的生成，使血浆中睾酮水平升高，故常与 GnRH 类似物联合应用于前列腺癌的治疗。

三、内分泌耐药机制

内分泌治疗已成为激素依赖性肿瘤主要并且有效的治疗方式，然而内分泌治疗后耐药是影响后续肿瘤治疗的重要因素，解决内分泌治疗耐药问题的关键是揭示内分泌治疗耐药的机制以及研制新的内分泌治疗药物。

（一）乳腺癌内分泌耐药机制

1. ER 表达水平及功能改变

ER 存在 ERα 和 ERβ 两种亚型，其中 ERα 由 *ESR*1 基因编码，与乳腺癌的发生、发展密切相关，是乳腺癌内分泌治疗的重要靶点。当 ER 的表达水平下降或 *ER* 突变时，均可能导致内分泌治疗耐药。

1）ER 表达水平下降 15%~20% 内分泌耐药的患者可发生 ER 表达缺失，原因如下。①表观遗传学改变：ER 启动子区 CpG 岛异常甲基化，组蛋白去乙酰化，导致 ER 基因表达沉默。②缺氧：诱导蛋白酶依赖的 ER 降解，使 ER 表达水平下降。③其他信号通路激活：EGFR 或 HER2 过表达，MAPK、PI3K 信号通路的激活可抑制 *ER* 基因转录，引起 ER 表达缺失。

2）*ER* 基因突变 *ESR*1 基因突变类型包括扩增、易位和点突变，其中导致内分泌耐药的主要形式是点突变。①点突变：在未接受过治疗的原发性耐药患者中十分少见，仅为 3%，但在晚期乳腺癌患者尤其是曾接受过 AI 治疗的患者中 *ESR*1 突变比例高达 25%~39%。*ESR*1 基因突变位点集中在 ER 配体结合域，主要突变热点为 p.Tyr537Ser/Asn 和 p.Asp538Gly，*ESR*1 发生突变可导致乳腺癌的非激素依赖性生长，可能是继发性耐药的重要机制之一。②重排：近期 Hartmaier 等鉴定出 9 种 ESR1 融合蛋白，其中部分融合蛋白活性显著超过 ER，提示 *ESR*1 易位可能是继发性内分泌治疗耐药的原因。③扩增：1%~37% 的乳腺癌患者可检测到 *ESR*1 扩增，部分研究提示 *ESR*1 扩增与他莫昔芬耐药相关，但同时有研究提示 *ESR*1 扩增与内分泌耐药无关，因此 *ESR*1 扩增与内分泌耐药相关性目前存在争议。

2. 共调节因子改变

ER 蛋白结构中包括 N- 端转录活性区（AF1）、DNA 结合区（DNA binding domains，DBD）、铰链区以及包含转录活性区（AF2）的 C- 端配体结合区（ligand binding domains，LBD）。ER 复合体由数种共调节因子（共激活因子 / 共抑制因子）、转录因子及组蛋白修饰蛋白组成。当 ER 与配体结合后会由 3、5、12 螺旋及 AF2 形成疏水口袋结构，能够与共刺激因子相结合。而他莫昔芬与 ER 结合后，会导致 12 螺旋结构离开疏水口袋结构，引起与共抑制因子结合，发挥拮抗剂效应。

1）共调节因子表达异常　ER 共刺激因子乳腺癌扩增因子 1（AIB1）在超过 30% 的乳腺癌患者中高表达，当 AIB1 高表达时会增强他莫昔芬激动剂效应，与他莫昔芬耐药相关。而当 ER 核受体共抑制因子（NCoR）表达量减少时，同样会增强他莫昔芬激动剂作用，导致他莫昔芬耐药。

2）转录因子水平异常　ER 可以通过招募转录因子，如 AP-1、Sp1、C/EBPβ、CREB 等间接与 DNA 相结合，导致他莫昔芬的拮抗剂效应转为激动剂效应。因此，当上述转录因子表达水平升高时会发生内分泌治疗耐药。

3. ER 与信号传导通路交互作用

ER 信号通路受到其他细胞信号通路如 EFGR、HER2、胰岛素样生长因子 1 受体（insulin-like growth factor 1 receptor，IGF1R）、成纤维细胞生长因子受体 1（fibroblast growth factor receptor 1，FGFR1）、丝裂原活化蛋白激酶（mitogen-activated protein kinase，MAPK）等的调节。这些信号通路的激活可以与 ER 通路交互作用，进而导致机体对内分泌治疗耐药。

1）表皮生长因子受体　HER2 属于表皮生长因子受体家族，对于激素受体阳性且 HER2 阳性的患者，乳腺癌细胞同时存在两条信号传导通路的激活，且两条通路间存在交叉应答，共同促进肿瘤细胞的生长。HER2 活化后可使 ER 与其共调节因子的磷酸化水平与活性增强，从而削弱了内分泌治疗的效果。HER2 基因扩增也可降低 ER 的表达水平，甚至导致其表达缺失。此外，ER 也可

对多个信号通路产生一过性的刺激效应，可以直接或间接地激活 EGFR、HER2 以及 IGF1-R，这些生长因子又可通过其下游信号通路活化 ER 及其共调节因子，最终导致 ER 的基因组活性作用增强。

2）胰岛素样生长因子受体　IGF/IGFR 信号通路是细胞生长、生存及迁移的关键通路，IGF-1 和 IGF-2 通过与 IGF1R 结合，激活 PI3K/AKT/mTOR 和 Ras/Raf/MAPK 通路，从而参与细胞的增殖、分化、代谢和转移过程。IGF1R 与 ER 通路存在广泛的双向调节作用。研究发现雌激素能够诱导 IGF1R 及其下游信号分子胰岛素受体底物的表达，而 IGFIR 可以通过激活 mTOR/S6K 通路上调 ERa 的转录水平以及增加 ER 的磷酸化水平。同时 PI3K 途径可以被胰岛素受体底物激活，并导致 AKT/mTOR 激酶进一步磷酸化。IGF1R 及其下游通路的超活化与内分泌耐药相关，同时有研究显示 IGF1R 参与乳腺癌上皮间质转化的建立和维持，而乳腺癌上皮间质转化与内分泌治疗耐药相关。

3）成纤维细胞生长因子受体 1　FGFR 家族包括 5 个关键成员（FGFR1~5）。FGFR1 也被称为碱性成纤维细胞生长因子受体 1。FGFR 通路可以调节细胞增殖、生存、迁移以及分化。FGFR 基因的激活在乳腺导管原位癌浸润发生的过程中发挥重要作用，同时激素受体阳性乳腺癌中存在 FGFR1 扩增，而其扩增与高 Ki-67 指数、早期复发以及预后差相关。在临床前研究中发现，FGFR1 扩增会增强 PI3K、MAPK 信号通路的活化，同时有研究表明 FGFR1 扩增的雌激素受体阳性患者肿瘤更具有侵袭性并且可能导致肿瘤细胞产生内分泌耐药，是乳腺癌的不良预后因素。

4）丝裂原活化蛋白激酶通路　哺乳动物细胞中已鉴定出 4 条 MAPK 信号转导通路，其中 Raf/MEK/ERK（MAPK）信号通路的信号传送是通过其连续的磷酸化作用来实现的，将细胞表面的受体信号传导至细胞核转录因子，从而调节细胞增殖、增强细胞的抗凋亡能力。细胞外信号调节激酶（extracellular signal regulated kinase，ERK）与乳腺癌细胞的增殖关系密切，ERK 的异常激活导致乳腺癌细胞的增殖生长、凋亡抑制。在激素依

赖性乳腺癌中，活化的 MAPK 可使雌激素受体磷酸化，并能增强 ER 与共刺激因子的结合，减弱 ER 与共抑制因子的结合，从而增强转录活性。同时，雌激素能够刺激细胞内生长因子如 IGF1R 等的表达，而这些因子可使 MAPK 水平提高。

4. 非编码 RNA

非编码 RNA 包括微小 RNA（microRNA，miRNA）和长链非编码 RNA（long non-coding RNA）等。miRNA 通过翻译抑制或降解 mRNA 转录调控基因表达，参与细胞增殖、分化和凋亡等；lncRNA 参与细胞内蛋白质骨架、染色质循环及 mRNA 稳定性调节等。

1）miRNA　miRNA 是长度在 19~24 核苷酸的 RNA，研究发现 miRNA221 及 miRNA222 能够通过表观遗传学途径下调细胞周期抑制剂 p27 的表达，将对激素敏感的 MCF7 细胞系转变为对内分泌耐药。

2）lncRNA　lncRNA 是长度超过 200 核苷酸的 RNA，研究发现 lncRNA HOX 转录反义 RNA（HOTAIR）在他莫昔芬耐药的 ER 阳性乳腺癌中表达上调，并进一步导致他莫昔芬耐药。HOTAIR 能够影响多梳抑制复合物 2（polycomb repressor complex 2，PRC2）的功能，PRC2 可促进组蛋白 H3K27 三甲基化，进而抑制转录，导致分化受阻，并增加乳腺癌细胞的转移和侵袭。

（二）前列腺癌耐药机制

前列腺癌细胞的生存及演进依赖于雄激素，雄激素剥夺法是治疗前列腺癌的重要手段，但经过 18~24 个月后前列腺癌细胞逐渐产生内分泌耐药，疾病进入去势抵抗前列腺癌（castration-resistant prostate cancer，CRPC）阶段。

1. 雄激素受体相关通路的激活

前列腺癌进入 CRPC 阶段后，雄激素受体信号轴的持续激活依然是肿瘤存活与进展的重要通路。

1）雄激素合成的上调　睾酮主要来自睾丸，但其中 5%~10% 来自肾上腺。通常，药物或手术去势可以将血清睾酮水平降低 90% 以上；然而，前列腺组织中的雄激素浓度仍然足以激活 AR。ADT 后患者前列腺组织中的雄激素浓度显著低于血清雄激素。前列腺癌细胞可能通过多种途径合成雄激素，导致内分泌耐药。最近，利用尸检和组织活检研究来比较激素敏感和激素抵抗性肿瘤中的雄激素水平，发现 CRPC 患者肿瘤组织中持续产生大量雄激素。研究认为，前列腺组织内雄激素的持续产生可能是由肾上腺或肿瘤组织内转化生物活性弱的雄激素样雄烯二醇（AD）和脱氢表雄酮（DHEA）所致。

2）AR 基因改变　AR 基因扩增：AR 基因扩增是 CRPC 中最常见的基因突变。超过 80% 的 CRPC 患者中发生 AR mRNA 转录增多，但在未曾接受内分泌治疗的患者中极少发现 AR 基因扩增。由于 AR 基因扩增引起 AR 表达增多，导致 AR 对低水平雄激素敏感，出现内分泌耐药。

AR 基因突变：前列腺癌治疗初期的 AR 突变很少见，但在 CRPC 中，8%~25% 发生 AR 突变，并且大多数发生在 NTD 或 LBD 区域。近年来，大量研究报道 AR 突变位点，包括 T878A、H875Y / T、W742C、L702H 和 F877L。发生在铰链及 LBD 区域的突变将导致转录活性增强并且使配体特异性降低，导致内分泌耐药。

3）AR 剪切异变体　AR 剪切异变体（AR splice variants，AR-Vs）是 AR 被截去部分结构域后形成的，通常截去含有配体结合域的 C - 末端。AR-Vs 不需要与 AR 配体结合就可发挥类似于 AR 的功能，故在前列腺癌进展中扮演重要角色。ADT 治疗可诱导 AR-Vs 的表达，前列腺癌中常见的 AR-Vs 为 AR-V7 和 AR-V12，而 AR-V7 是新型内分泌治疗耐药的重要原因。

2. 神经内分泌转变

前列腺神经内分泌瘤对于各种治疗手段皆不敏感，且表明更高的恶性程度、侵袭性和不良预后。在对阿比特龙或恩杂鲁胺继发性耐药的 CRPC 患者中，约 25% 有神经内分泌的转变。神经内分泌化经典的生物学标志是神经特异性烯醇化酶（neuron-specific enolase，NSE）、突触素（synaptophysin，SYP）、嗜铬素 A（chromogranin A，CGA）和 CD56 等高表达。

3. 其他通路激活

许多信号通路都参与 CRPC 耐药机制，如表皮生长因子受体（epidermal growth factor receptor，

EGFR）、磷脂酰肌醇 3 激酶（phosphatidylinositol 3 kinase，PI3K）等信号通路，可能是由于这些基因可以与 AR 信号通路相互作用。

内分泌治疗是肿瘤整合治疗的重要组成部分，对于激素依赖性肿瘤，内分泌治疗在术后辅助治疗和晚期解救治疗中均发挥重要作用，是目前临床上常用且使患者生存获益的重要治疗手段。但随之而来的耐药问题带来巨大挑战，通过深入研究内分泌治疗及耐药机制，为解决耐药难题及提升药物疗效开拓全新思路，使内分泌治疗进一步改善肿瘤患者的预后和生存。

（崔久嵬　贾琳）

第 2 节　肿瘤内分泌治疗药物分类

一、选择性雌激素受体调节剂

（一）作用机制

雌激素是激素依赖的肿瘤细胞的生长刺激因子。选择性雌激素受体调节剂（SERM）可与雌激素竞争，与雌激素受体（ER）结合，产生抗雌激素作用，抑制由雌激素诱导的肿瘤细胞的 DNA 合成和分裂，其他抗肿瘤机制还包括改变肿瘤基因表达、分泌生长因子、诱导细胞凋亡以及影响细胞动力学周期。

（二）药　物

常用药物有他莫昔芬（TAM）、托瑞米芬等。

（三）适应证

1）他莫昔芬

（1）乳腺癌。激素受体阳性乳腺癌的辅助治疗，激素受体阳性转移性乳腺癌的治疗。

（2）卵巢癌。复发或转移性卵巢上皮癌或恶性性索间质瘤的治疗。

2）托瑞米芬　激素受体阳性转移性乳腺癌的治疗。

（四）用　法

（1）他莫昔芬。口服，每天 20mg。

（2）托瑞米芬。口服，每次 60mg，每天 1 次。

（五）不良反应

（1）他莫昔芬。潮红、阴道出血、阴道分泌物增加、恶心、呕吐、腹泻、头痛、头晕、抑郁等。

（2）托瑞米芬。潮红、阴道出血、阴道分泌物增加、乏力、恶心、皮疹、瘙痒、头晕、抑郁等。

二、芳香化酶抑制剂

（一）作用机制

绝经前妇女的雌激素主要由卵巢产生，而绝经后妇女体内雌激素主要来源为肾上腺分泌的雄激素在外周组织中芳香化酶的作用下转变为雌二醇，芳香化酶抑制剂（AI）能够选择性抑制芳香化酶，从而抑制雄激素转变为雌激素过程中的芳香化环节，降低血清雌二醇水平。与第一代和第二代 AI 相比，第三代 AI 对芳香化酶的选择性和抑制作用更强，安全性更高。

（二）药　物

（1）非甾体类。阿那曲唑、来曲唑。

（2）甾体类。依西美坦。

（三）适应证

（1）乳腺癌。绝经后激素受体阳性乳腺癌的新辅助或辅助治疗，绝经后激素受体阳性转移性乳腺癌的治疗。

（2）卵巢癌。复发或转移性卵巢上皮癌或恶性性索间质瘤的治疗。

（3）子宫肿瘤。复发或转移性子宫内膜癌或低级别子宫内膜间质肉瘤（ESS）的治疗，低级别ESS的辅助治疗。

（四）用　法

（1）阿那曲唑。口服，每次 1mg，每天 1 次。

（2）来曲唑。口服，每次 2.5mg，每天 1 次。

（3）依西美坦。口服，每次 25mg，每天 1 次。

（五）不良反应

（1）阿那曲唑。热潮红、关节痛、关节僵直、情绪异常、乏力、恶心、骨质疏松、骨折、高胆固醇血症、心血管事件等。

（2）来曲唑。热潮红、肌肉关节痛、恶心、骨质疏松、骨折、高胆固醇血症、心血管事件等。

（3）依西美坦。热潮红、关节痛、乏力、恶心等。

三、雌激素受体下调剂

（1）作用机制。雌激素受体下调剂为竞争性 ER 拮抗剂，能够结合、下调和降解 ER，阻断内源性雌激素与 ER 结合，从而阻断雌激素介导的基因转录，与 SERM 不同，雌激素受体下调剂本身没有任何部分激动作用（类雌激素样作用）。

（2）药物。氟维司群。

（3）适应证。抗雌激素治疗中或治疗后进展的绝经后激素受体阳性转移性乳腺癌的治疗。

（4）用法。肌内注射，每次 250mg，每月 1 次。

（5）不良反应。恶心、呕吐、便秘、腹泻、头痛、背痛、热潮红、咽炎等。

四、黄体生成素释放激素类似物

（一）作用机制

促黄体素释放激素（LHRH）是由下丘脑分泌的肽类激素，与垂体的 LHRH 受体结合，生成和释放卵泡刺激素（FSH）和黄体生成素（LH），从而刺激女性雌二醇和男性睾酮的产生。LHRH 类似物可竞争性结合 LHRH 受体，通过连续刺激导致受体吞噬、分解增多，受体数量减少，FSH 和 LH 的分泌减少，女性血清雌二醇和男性血清睾酮水平下降，即药物去势。

（二）药　物

常用药物有戈舍瑞林、亮丙瑞林等。

（三）适应证

（1）乳腺癌。激素治疗的绝经前或围绝经期激素受体阳性乳腺癌的治疗。

（2）卵巢癌。复发或转移性卵巢上皮癌或恶性性索间质瘤的治疗。

（3）子宫肿瘤。低级别子宫内膜间质肉瘤（ESS）的辅助治疗，复发或转移性低级别 ESS 的治疗。

（4）前列腺癌。激素治疗的前列腺癌。

（四）用　法

（1）戈舍瑞林。皮下注射，每次 3.6mg，每 28d 1 次。

（2）亮丙瑞林。皮下注射，每次 3.75mg，每 28d 1 次。

（五）不良反应

（1）戈舍瑞林。热潮红、性欲下降。

・男性：乳房肿胀及触痛、尿道梗阻等。

・女性：头痛、情绪异常、阴道干燥等。

（2）亮丙瑞林。性欲下降、血尿酸、血尿素氮升高。

・男性：睾丸萎缩、乳房女性化、夜尿、尿频等。

・女性：阴道不规则出血、阴道分泌物减少或增多、乳房肿胀或萎缩等。

五、孕激素

（一）作用机制

孕激素通过在下丘脑水平的反馈调节，抑制垂体促性腺激素的分泌，使 LHRH、FSH、LH 产生降低,从而减少女性雌二醇和男性睾酮的产生,此外孕激素还可作用于 ER,干扰其与雌激素的结合,还可通过阻断 5α – 还原酶来降低睾酮浓度以及封闭雄激素受体。

（二）药　物

常用药物有甲羟孕酮、甲地孕酮等。

（三）适应证

（1）乳腺癌。绝经后激素受体阳性转移性乳腺癌的治疗。

（2）卵巢癌。复发或转移性卵巢上皮癌或恶性性索间质瘤的治疗。

（3）子宫肿瘤。子宫内膜癌保留生育能力的治疗,复发或转移性子宫内膜癌或低级别 ESS 的治疗,低级别 ESS 的辅助治疗。

（4）前列腺癌。晚期前列腺癌的治疗。

（四）用　法

1）甲羟孕酮

（1）乳腺癌、卵巢癌。口服,每次 500mg,每日 1~2 次。

（2）子宫内膜癌。口服,每次 250~500mg,每日 1 次。

（3）前列腺癌。口服,每次 500mg,每天 1~2 次,3 个月后改为维持剂量:每次 500mg,每天 1 次。

2）甲地孕酮

（1）乳腺癌、卵巢癌。口服,每次 160mg,每日 1 次。

（2）子宫内膜癌。口服,每次 160~320mg,每日 1 次。

（3）前列腺癌。口服,每次 160mg,每天 1 次,3 个月后改为维持剂量:每次 40mg,每天 2 次。

（五）不良反应

（1）甲羟孕酮。水钠潴留、腹痛、头痛、情绪改变、凝血功能异常,女性乳房疼痛、溢乳、阴道出血、闭经、月经不调等。

（2）甲地孕酮。头晕、恶心、呕吐等。

六、雌激素

（1）作用机制。通过在下丘脑水平的反馈调节,抑制垂体促性腺激素的分泌,使 LHRH 和 LH 产生降低,从而使睾丸分泌睾酮下降。

（2）药物。己烯雌酚。

（3）适应证。去势抵抗性前列腺癌的治疗。

（4）用法。口服,每次 3mg,每天 1 次。

（5）不良反应。水肿、充血性心力衰竭、静脉炎、肺栓塞、男性乳房发育等。

七、抗雄激素药物

（一）作用机制

抗雄激素药物即雄激素受体阻滞剂,可与内源性雄激素竞争结合受体,在胞质内通过与雄激素受体结合,抑制雄激素进入细胞核,从而阻断雄激素对前列腺癌细胞的作用。

（二）药　物

一代药物有氟他胺、比卡鲁胺、尼鲁米特。二代药物有恩杂鲁胺。

（三）适应证

晚期前列腺癌的治疗。

（四）用　法

（1）氟他胺。口服,每次 250mg,每天 3 次。

（2）比卡鲁胺。口服,每次 150mg,每天 1 次。

（3）尼鲁米特。口服,每次 300mg,每天 1 次。

（4）恩杂鲁胺。口服,每次 160mg,每天 1 次。

（五）不良反应

（1）氟他胺。热潮红、男性乳房发育、腹泻等。

（2）比卡鲁胺。热潮红、男性乳腺增生、乳房触痛、腹泻、乏力、恶心、呕吐等。

（3）尼鲁米特。热潮红、性欲减退、恶心、呕吐、视力调节障碍、色觉障碍等。

（4）恩杂鲁胺。热潮红、乏力、腹泻、头痛、头晕、背痛等。

八、雄激素合成酶抑制剂

（一）作用机制

通过抑制雄激素合成酶来抑制性腺和肾上腺雄激素的合成，如酮康唑可抑制细胞色素氧化酶 CYP-11A 和 CYP-17A，阿比特龙可抑制 CYP17。

（二）药　物

一代药物有酮康唑。二代药物有阿比特龙。

（三）适应证

去势抵抗性前列腺癌的治疗。

（四）用　法

（1）酮康唑。口服，每次 800~1200mg，每天 1 次，可联合氢化可的松。

（2）阿比特龙。口服，每次 1000mg，每天 1 次，需联合泼尼松。

（五）不良反应

（1）酮康唑。血清转氨酶升高、恶心、呕吐、瘙痒、头痛、头晕等。

（2）阿比特龙。乏力、背部或关节不适、外周性水肿、腹泻、恶心、便秘等。

九、肾上腺酶合成抑制剂

（1）作用机制。可抑制肾上腺皮质生成雄激素、糖皮质激素和醛固酮，类似于肾上腺切除作用。

（2）药物。氨鲁米特。

（3）适应证。去势抵抗性前列腺癌的治疗。

（4）用法。口服，每次 250mg，每天 3~4 次，需联合氢化可的松。

（5）不良反应。嗜睡、困倦、头晕、皮疹、恶心、低血压等。

（马　飞）

第 3 节　内分泌治疗在肿瘤治疗中的应用

一、乳腺癌

内分泌治疗主要应用于激素受体阳性乳腺癌，激素受体包括雌激素受体（ER）和孕激素受体（PR），ER 和（或）PR 阳性的患者为激素受体阳性乳腺癌患者。

由于卵巢功能的判断对内分泌治疗方案的选择至关重要，因此在内分泌治疗前应了解患者的月经状态，判定患者的卵巢功能状态。绝经是指月经永久性停止，提示卵巢合成的雌激素持续性减少。满足以下任意一条者，都可认为达到绝经状态。

（1）双侧卵巢切除术后。

（2）年龄 ≥ 60 岁。

（3）年龄 < 60 岁，自然停经 ≥ 12 个月，在近 1 年未接受化疗、他莫昔芬（TAM）、托瑞米芬或卵巢去势的情况下，卵泡刺激素（FSH）和雌二醇水平在绝经后范围内。

（4）年龄 < 60 岁，正在服用 TAM 或托瑞米芬，连续两次测量 FSH 和雌二醇水平在绝经后范围内。

对于一些绝经前患者，为达到绝经状态，会采用卵巢功能抑制剂（OFS），主要包括手术去势、药物去势和放疗去势，由于卵巢切除手术的副作用以及对患者心理的影响，越来越多的患者选择药物去势，常用药物是促黄体素释放激素（LHRH）类似物戈舍瑞林和亮丙瑞林，其疗效较好，毒性较低。

（一）术后辅助内分泌治疗

当患者术后需要进行化疗和内分泌治疗时，

在化疗结束后再给予内分泌治疗比同时用药效果佳。

1. 绝经后

ATAC、M17、BIG 和 IES031 研究分别确立了阿那曲唑、来曲唑与依西美坦在乳腺癌辅助内分泌治疗中的作用和地位，第三代芳香化酶抑制剂（AI）已经成为绝经后乳腺癌辅助内分泌治疗的金标准，包括阿那曲唑、来曲唑、依西美坦，一般推荐初始使用，连续 5 年；对于 TAM 使用过程中绝经的患者，可以换用 AI，直至 5 年；对于 TAM 或 AI 辅助治疗 5 年后的高复发风险的绝经后患者，也可考虑 AI 的后续强化治疗。

2. 绝经前

TAM 是绝经前乳腺癌辅助内分泌治疗的主要药物。口服 TAM 5 年能显著提高患者的无病生存期和总生存期，能降低复发率和死亡率，并使对侧乳腺癌发生风险降低一半。口服 TAM 5 年优于 2 年，但口服 10 年不一定能增加疗效，反而可能增加子宫内膜癌的发生风险，因此对于低复发风险的绝经前患者，推荐 TAM 治疗 5 年。对于高复发风险的绝经前患者，OFS 能提高生存率，推荐用于下列绝经前患者：高复发风险组且化疗后未导致闭经的患者或中度复发风险组且不愿意接受辅助化疗的患者，与 TAM 或 AI 联合应用 5 年；对 TAM 有禁忌者。

（二）术前新辅助内分泌治疗

术前内分泌治疗的适宜人群：需要术前治疗而又无法适应化疗的、暂时不可手术或无须即刻手术的激素受体阳性患者。

1. 绝经后

推荐使用 AI，不适合 AI 的患者（如骨密度 T<-2.5）可考虑使用氟维司群。术前内分泌治疗一般应每 2 个月进行 1 次疗效评价，治疗有效且可耐受者，可持续治疗至 6 个月。

2. 绝经前

可选择 OFS 联合 AI，但对于绝经前患者术前内分泌治疗的临床研究结果尚有限，除临床研究外，目前原则上不推荐对绝经前患者采用术前内分泌治疗。

（三）晚期乳腺癌的内分泌治疗

一般而言，对于肿瘤进展缓慢且无内脏危象的激素受体阳性转移性乳腺癌（MBC）患者，可选择内分泌治疗。内分泌治疗起效慢，起效时间为 2~3 个月，但一旦有效，肿瘤的缓解期较长，因此如果肿瘤无明显进展，有必要至少服药 16 周后再评价疗效，内分泌治疗的疗效受肿瘤转移部位（如骨或软组织转移比内脏转移效果好）和激素受体情况等因素影响。

1. 绝经后

对于未经内分泌治疗或 TAM 治疗失败的绝经后 MBC 患者，晚期一线内分泌治疗推荐 AI 或氟维司群，根据 MONALEESA-2、PALOMA-1、PALOMA-3 和 MONARCH2 研究，AI 或氟维司群联合 CDK4/6 抑制剂（如 palbociclib、ribociclib、abemaciclib）相比于单药治疗都能显著提高患者无进展生存期（PFS），因此可作为晚期乳腺癌内分泌治疗的选择。

AI 治疗失败的患者，推荐使用氟维司群或氟维司群联合 CDK4/6 抑制剂；对于非甾体类 AI（阿那曲唑、来曲唑）治疗失败的患者，BOLERO-2 研究提示，使用甾体类 AI（依西美坦）联合 mTOR 抑制剂依维莫司较单独使用甾体类 AI 可显著提高 PFS，因而这一联合方案可作为非甾体类 AI 治疗失败后的选择。AI 治疗失败的患者的内分泌药物选择还包括 TAM、托瑞米芬、孕激素（甲羟孕酮或甲地孕酮），可结合患者综合情况合理选择使用。

2. 绝经前

可采取 OFS，主要包括手术去势和药物去势（戈舍瑞林或亮丙瑞林），随后遵循绝经后患者内分泌治疗方案。

二、卵巢癌

卵巢癌中仅卵巢上皮癌和恶性性索间质瘤考虑内分泌治疗，且多联合化疗，单纯内分泌治疗主要用于晚期肿瘤复发转移，无法耐受化疗或化疗无效的患者。有以下几种选择。

（1）选择性雌激素受体调节剂（SERM）。目前最常用的是 TAM，有效率为 0~17%，TAM

敏感性和雌激素受体状态无明显关系。

（2）AI。如阿那曲唑、来曲唑、依西美坦等。

（3）孕激素。甲羟孕酮或甲地孕酮可辅助化疗，也可作为化疗耐药后的姑息治疗。高表达孕激素受体（PR）的卵巢子宫内膜样腺癌进行高剂量孕激素治疗的疗效相对比其他类型好。

（4）LHRH 类似物。如戈舍瑞林、亮丙瑞林等。

三、子宫肿瘤

（一）子宫内膜癌

主要应用于早期子宫内膜癌需保留生育功能的年轻患者，以及复发或转移性子宫内膜癌患者。以大剂量、长疗程为好，4~6 周可显效，对肿瘤分化良好、PR 阳性者疗效好，对远处复发者疗效优于盆腔复发，需至少应用 1 年以上。

1. 保留生育能力的内分泌治疗

需进行持续以孕激素（甲羟孕酮、甲地孕酮）为基础的治疗，每 3~6 个月行子宫内膜取样（活检或扩宫刮宫术）来密切监控，约 50% 的患者出现长期完全缓解，但当患者患有乳腺癌、卒中、心肌梗死、肺栓塞、深静脉血栓等疾病时，需仔细考量以孕激素为基础的治疗。

2. 复发或转移性子宫内膜癌的内分泌治疗

目前仅低级别（G_1 或 G_2）子宫内膜样癌考虑内分泌治疗，且首选用于肿瘤体积小或生长缓慢的患者，有以下几种选择。

（1）SERM。目前最常用的是 TAM，不仅有抗雌激素作用，还可使 PR 水平上升，有利于孕激素治疗，因此孕激素受体水平低者可先用 TAM 使 PR 水平升高后，再用孕激素治疗，或两者同时应用，以提高疗效。

（2）孕激素。如甲羟孕酮、甲地孕酮等。

（3）AI。如阿那曲唑、来曲唑、依西美坦等。

（二）子宫肉瘤

低级别子宫内膜间质肉瘤（ESS）需考虑术后辅助内分泌治疗，以及复发或转移性低级别 ESS 的内分泌治疗，有以下几种选择。

（1）孕激素。甲羟孕酮、甲地孕酮。

（2）AI。阿那曲唑、来曲唑、依西美坦。

（3）LHRH 类似物。戈舍瑞林、亮丙瑞林。

四、前列腺癌

内分泌治疗是前列腺癌的重要治疗手段，对晚期前列腺癌，内分泌治疗是一线治疗方法，或者作为同步或辅助治疗，联合根治性手术或放疗，用于治疗局限性或局部晚期前列腺癌。

（一）雄激素剥夺治疗

雄激素剥夺治疗（ADT）的目的是抑制雄激素生成，降低体内的雄激素水平，去除雄激素对前列腺癌细胞生长的刺激作用，需使血清睾酮达到去势水平（<50ng/dL 或 1.7nmol/L）。ADT 包括手术去势（双侧睾丸切除术）、药物去势（LHRH 类似物），两者效果等同。

（1）手术去势。睾丸切除术可能比 LHRH 类似物更安全，将 1995—2009 年转移性前列腺癌接受睾丸切除术的 429 例男性与接受 LHRH 类似物治疗的 2866 例男性进行比较，发现睾丸切除术后发生骨折、外周动脉疾病和心脏相关并发症的风险低。

（2）药物去势。LHRH 类似物（戈舍瑞林、亮丙瑞林）。

（3）联合雄激素阻断。联合雄激素阻断（CAB）为去势治疗和抗雄激素药物联合应用，抗雄激素药物分为类固醇与非类固醇两类，前者为孕激素（甲羟孕酮、甲地孕酮），后者包括氟他胺、比卡鲁胺、尼鲁米特、恩杂鲁胺等。去势治疗降低睾丸分泌的睾酮，但患者血中仍有肾上腺来源的睾酮，通过抗雄激素药物可进一步降低前列腺癌细胞内的雄激素刺激。

ADT 主要适应证如下：

• 高风险或极高风险前列腺癌。高风险是指临床分期为 T_{3a} 或 Gleason 评分为 8~10/Gleason 4~5 级或前列腺特异性抗原（PSA）>20ng/mL，首选治疗方法是 2~3 年的新辅助或同步或辅助 ADT 联合放疗；极高风险是指临床分期为 T_{3b}~T_4 或 Gleason 5 级或活检超过 4 针 Gleason 评分为

8~10/Gleason 4~5级，应进行长期ADT联合放疗。RTOG9202、DART01/05 GICOR研究等临床试验数据分析显示，长期新辅助或辅助ADT治疗效果优于短期治疗。

· 转移性前列腺癌。ADT是转移性前列腺癌患者初始治疗的黄金标准。

· 去势初治疾病进展。去势初治指疾病进展时未接受ADT治疗，即使患者接受新辅助或同步或辅助ADT作为放疗的一部分，只要患者睾丸功能恢复，也可为去势初治，进展性去势初治患者选择ADT。

（二）去势抵抗性前列腺癌的内分泌治疗

几乎对一线内分泌治疗有反应的晚期前列腺癌都将逐渐发展为激素非依赖性前列腺癌，即去势抵抗性前列腺癌（CRPC），其定义为：睾酮达到去势水平后（＜50ng/dL或1.7nmol/L），至少出现下面情况中的一种。

（1）生化复发。间隔1周以上连续3次PSA上升，2次升高均在PSA低点50%以上，并且PSA＞2ng/mL。

（2）影像学进展。新发病灶的出现，包括骨扫描提示2处或以上的新发骨转移病灶，或者是应用RECIST标准评价的新发软组织病灶，单纯症状上进展不能够诊断为CRPC，需要进一步的评估。

CRPC患者应继续应用ADT治疗确保血睾酮维持在去势水平。

1. 转移风险低的无症状非转移性CRPC（M0 CRPC）

（1）对于接受CAB后进展的患者，抗雄激素应用应当中断，从而排除"抗雄激素撤药反应"。

（2）二线内分泌治疗。抗雄激素（对于初始接受手术或药物去势的患者）、抗雄激素撤退、酮康唑±氢化可的松、氨鲁米特、己烯雌酚（DES）或其他雌激素。

2. 转移风险高的无症状M0 CRPC

（1）建议使用阿帕鲁胺或恩杂鲁胺。

（2）在上述两种治疗策略临床实行困难时可以选择阿比特龙联合泼尼松。

3. 转移性CRPC

（1）无内脏转移。阿比特龙联合泼尼松或单用恩杂鲁胺是无症状、化疗初治的转移性CRPC患者的一线治疗，也可选择抗雄激素、抗雄激素撤退、酮康唑±氢化可的松、氨鲁米特、DES或其他雌激素。

（2）有内脏转移。对于不适合化疗或拒绝化疗的患者，阿比特龙联合泼尼松是一种合理的治疗方案。

（3）多西他赛治疗后进展。选择包括阿比特龙联合泼尼松、恩杂鲁胺。

（马 飞）

参考文献

[1] Szostakowska M, Trebinshka-Stryijewska A, Grzybowska EA, et al. Resistance to endocrine therapy in breast cancer: molecular mechanisms and future goals. Breast Cancer Res Treat, 2019, 173(3): 489–497.

[2] Vasileios Angelis, Stephen RD Johnston. Advances in endocrine-based therapies for estrogen receptor-positive metastatic breast cancer. Drugs, 2019, 79(17): 1849–1866.

[3] Harbeck N. Breast cancer. Nat Rev Dis Primers, 2019, 5(1): 66.

[4] Haque M, Desai V. Pathways to endocrine therapy resistance in breast cancer. Front Endocrinol (Lausanne), 2019, 10: 573.

[5] Huang Y, Jiang XH, Liang X, et al. Molecular and cellular mechanisms of castration resistant prostate cancer. Oncol Lett, 2018, 15(5): 6063–6076.

[6] Chandrasekar T, Yang JC, Gao AC, et al. Mechanisms of resistance in castration-resistant prostate cancer (CRPC). Transl Androl Urol, 2015, 4(3): 365–80.

[7] Fujita K, Nonomura N. Role of androgen receptor in prostate cancer: a review. World J Mens Health, 2019, 37(3): 288–295.

[8] Slamon DJ, Neven P, Chia S, et al. Phase Ⅲ randomized study of ribociclib and fulvestrant in hormone receptor-positive, human epidermal growth factor receptor 2-negative advanced breast cancer: MONALEESA-3. J Clin Oncol, 2018, 36(24):2465–2472.

[9] Sledge GW Jr, Toi M, Neven P, et al. MONARCH 2: abemaciclib in combination with fulvestrant in women with HR+/HER2- advanced breast cancer who had progressed while receiving endocrine therapy. J Clin Oncol, 2017, 35(25):2875–2884.

[10] Harbeck N, Gnant M. Breast cancer. Lancet, 2017, 389(10074): 1134–1150.

[11] Zurcher JP, Stravodimou A, Zaman K. Hormone therapy in invasive breast cancer: update 2016. Rev Med Suisse, 2016, 12(531):1580–1583.

[12] Gradishar WJ, Anderson BO, Balassanian R, et al. Breast cancer,

version 4.2017, NCCN clinical practice guidelines in oncology. J Natl Compr Canc Netw, 2018,16(3):310–320.

[13] Ferreira AR, Ribeiro J, Mayer A, et al. Use and effectiveness of adjuvant ovarian function suppression (OFS) in premenopausal women with early breast cancer. Ann Oncol, 2017, 28(suppl5): 16–21.

[14] Goss PE, Ingle JN, Pritchard KI, et al. Extending aromatase-inhibitor adjuvant therapy to 10 years. N Engl J Med, 2016, 375(3):209–219.

[15] George A, McLachlan J, Tunariu N, et al. The role of hormonal therapy in patients with relapsed high-grade ovarian carcinoma: a retrospective series of tamoxifen and letrozole. BMC Cancer, 2017,17(1):456.

[16] Langdon SP, Gourley C, Gabra H, et al. Endocrine therapy in epithelial ovarian cancer. Expert Rev Anticancer Ther, 2017, 17(2):109–117.

[17] Morgan RJ Jr, Armstrong DK, Alvarez RD, et al. Ovarian Cancer, Version 1.2016, NCCN Clinical Practice Guidelines in Oncology. J Natl Compr Canc Netw, 2016,14(9):1134–1163.

[18] Koh WJ, Abu-Rustum NR, Bean S, et al. Uterine Neoplasms, Version 1. 2018, NCCN clinical practice guidelines in oncology. J Natl Compr Canc Netw, 2018,16(2):170–199.

[19] Fizazi K, Tran N, Fein L, et al. Abiraterone plus prednisone in metastatic, castration-sensitive prostate cancer. N Engl J Med, 2017, 377(4):352–360.

[20] Kamba T, Kamoto T, Maruo S, et al. A phase III multicenter, randomized, controlled study of combined androgen blockade with versus without zoledronic acid in prostate cancer patients with metastatic bone disease: results of the ZAPCA trial. Int J Clin Oncol, 2017, 22(1):166–173.

[21] Cornford P, Bellmunt J, Bolla M, et al. EAU-ESTRO-SIOG guidelines on prostate cancer. Part II: treatment of relapsing, metastatic, and castration-resistant prostate cancer. Eur Urol, 2017, 71(4):630–642.

[22] Mohler JL, Antonarakis ES, Armstrong AJ, et al. Prostate cancer, Version 2.2019, NCCN clinical practice guidelines in oncology. J Natl Compr Canc Netw, 2019, 17(5):479–505.

[23] Ritch CR, Cookson MS. Advances in the management of castration resistant prostate cancer. BMJ, 2016, 355: 4405.

[24] 邵志敏, 罗扬, 徐兵河. 乳腺肿瘤学. 上海: 复旦大学出版社, 2016: 693.

[25] 秦晓健, 叶定伟. 前列腺癌精准内分泌治疗的全程管理. 中华泌尿外科杂志, 2017, 38:17–19.

第 14 章
整合营养治疗

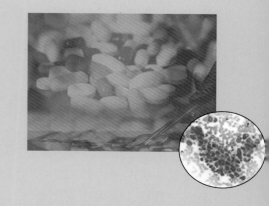

第 1 节　整合营养治疗——肿瘤的一线治疗

最新数据显示，2015 年我国新发恶性肿瘤约 392.9 万例，死亡约 233.8 万例，肿瘤患者整体 5 年生存率为 40.5%，是我国居民第一死亡原因。同期，美国肿瘤患者 5 年生存率为 67%，死亡率从 1991 年到 2016 年下降了 27%，平均每年下降 1.5%，而且发病率在持续下降，其中男性每年下降 2%，女性维持稳定，肿瘤是第二死亡原因。

人类健康有赖于四大基石或者说是四个处方：营养、运动（体力活动）、医疗及心理（情绪），其中营养位居第一。肿瘤患者的康复同样或者更加依靠上述四个处方。我国肿瘤患者 5 年生存率显著低于发达国家的原因是多方面的，其中一个重要原因是轻视营养治疗。我国肿瘤患者营养不良是一个未被正视的严重问题：肿瘤营养认知不足、知识缺乏，临床工作中长期轻视肿瘤患者的营养治疗。营养治疗在肿瘤整合治疗过程中成了短板，最终患者得不到最佳整合治疗。我国肿瘤营养治疗亟待解决的主要问题是确立营养治疗的医学地位，从而推动和发展我国肿瘤营养医学事业，整体提高我国肿瘤营养治疗水平。

一、我国肿瘤患者营养不良问题严重

我国常见的十大肿瘤依次为肺癌、胃癌、结直肠癌、肝癌、乳腺癌、食管癌、甲状腺癌、子宫颈癌、脑瘤及胰腺癌，主要十大肿瘤死因依次为肺癌、肝癌、胃癌、食管癌、结直肠癌、胰腺癌、乳腺癌、脑瘤、白血病及淋巴瘤，消化系统肿瘤占肿瘤发病的 57.2%、占肿瘤死亡的 56.9%。而消化系统肿瘤营养不良发病率显著高于非消化系统肿瘤。中国抗癌协会肿瘤营养专业委员会的最新研究报告指出，我国住院肿瘤患者中、重度营养不良发病率高达 58%，营养不良发病率最高的十大肿瘤依次为食管癌、胰腺癌、胃癌、脑瘤、结直肠癌、白血病、肝癌、肺癌、膀胱癌及卵巢癌。一方面，我国肿瘤患者营养不良发病率显著高于发达国家；另一方面，我国临床营养学科建设、肿瘤患者得到营养治疗的比例却明显落后于发达国家。我国三甲医院建立营养支持小组（nutrition support team，NST）的比例不到 5%，71% 的住院肿瘤患者没有得到任何形式的营养治疗，中、重度营养不良患者的营养治疗率仅为 43.9%，而且，得到营养治疗的患者中 59% 为不规范营养治疗，单独肠外营养占 91.7%，肠内营养联合肠外营养占 6.94%，单独肠内营养仅占 1.38%。我国 18 家医院肿瘤患者摄入量调查发现：34.0% 的患者能量摄入不足目标需要量的 60.0%；实际每日摄入能量仅达目标需要量的 65.3%；实际每日蛋白质摄入量仅达目标需要量的 74.4%。由上可见，我国肿瘤患者营养不良状况严重，且未建立规范化肿瘤营养治疗体系。

二、我国肿瘤患者对营养的认知严重滞后

我国肿瘤患者对营养治疗有积极的态度，但营养知识和行为较差，亟须进一步提高。肿瘤患者对营养认知误区颇多，最为主要的 4 个误区是忌口、偏食、饿死肿瘤、营养促进肿瘤生长。对内科肿瘤患者调查发现：99.6% 的患者存在膳食误区，认为患病后不可食用某类或全部富含蛋白质的食物；93.0% 未接受过规范的营养教育；90.0% 以上的患者服用灵芝孢子粉、海参、人参、冬虫夏草及其他类保健食品，而服用特医食品（Foods for Special Medical Purpose, FSMP）或肠内营养剂的患者不到 10%；82.0% 的患者会遇到膳食知识矛盾的困惑；70% 的患者对什么是正确的膳食存在疑问。肿瘤患者前 3 位营养知识来源是电视（56.5%）、医生（54.4%）、书籍（43.5%），后 3 位营养知识来源是杂志（25.5%）、营养师（10.2%）和其他（3.6%）。肿瘤患者营养知识获取渠道不当，医生尤其是营养师在肿瘤患者营养治疗中的角色不到位。与此同时，我国医学院校临床营养教育严重落后，医务人员营养知识严重不足，难以满足临床需要。对某校 800 名医学生调查发现，营养知信行总得分只有 57 分。对全国 138 家医院 3036 名医务人员调查发现，肿瘤营养知识及格率只有 35%、优秀率仅为 12%。上述调查提示，我国医务人员、医学生及肿瘤患者营养知识匮乏、认知不足，营养认知误区是我国肿瘤患者营养不良的第一原因。

三、营养不良的危害

世界卫生组织（WHO）2006 年报告：全世界全因死亡为 6200 万，其中 3600 万死于饥饿或微量营养素缺乏导致的疾病，提示营养不良相关性死亡占全因死亡的 58%。肿瘤患者是营养不良高发人群，国外报告 40%~80% 的肿瘤患者存在营养不良，50%~80% 的肿瘤患者存在恶病质，20% 的肿瘤患者直接死于营养不良，30% 的肿瘤患者直接死于恶病质。

营养不良的直接后果是体重丢失，体重丢失是营养不良的诊断条件。全球营养不良领导组织的（the global leadership initiative on malnutrition, GLIM）提出了一个新的营养不良诊断标准，包括 3 个表型标准（非自主体重丢失、低体重指数及肌肉减少）和 2 个病因标准（摄食减少或消化吸收障碍，炎症或疾病负担）。6 个月内体重丢失 >5%，或 6 个月以上体重丢失 >10% 是营养不良诊断的必要条件。Bosaeus 等观察了 297 例姑息治疗患者的体重变化，发现患者的体重变化差异非常大，范围为 -45%~14%，平均下降 10%±9.4%，43% 患者体重下降 >10%，24% 患者体重下降 5%~10%。肿瘤患者的体重下降与患者预后、临床结局密切相关，是生存期缩短的重要预测参数。Dewys 等发现，不同肿瘤患者体重下降的发生率在 31%~87%，与体重稳定者相比，体重下降者生存时间显著缩短、化疗反应率降低、体能状态评分减少。Andreyev 等报道体重下降的肿瘤患者尽管化疗的剂量更小，但其剂量相关性毒副反应更多、更重，化疗时间平均减少 1 个月（与体重无下降者相比，$P<0.01$）；体重下降与更短的无失败生存率（failure-free survival, FFS）、更短的总生存率（overall survival rate, OSR）、更差的反应率、更差的生活质量、更差的体力状态密切相关。

营养不良的另一个直接后果是肌肉减少，肌力下降，是肿瘤患者营养不良的特征，20%~70% 肿瘤患者存在肌肉减少。良性疾病导致的严重营养不良后期也可能存在肌肉减少，但无论减少严重程度还是发生率都显著低于恶性肿瘤。肿瘤相关性肌肉减少与年龄相关性肌肉减少也有显著不同，前者是由于炎症因子的作用导致的肌肉分解增加，是一种恶病质状态，后者是肌肉合成信号通路改变导致的肌肉合成减少，是一种生理过程。肿瘤患者同时存在上述 2 种原因导致的肌肉减少，15%~50% 是老化肌肉减少，25%~80% 是炎症肌肉减少，即恶病质，后者临床危害更大、治疗更加困难。肌肉减少不仅增加跌倒、骨折风险，而且增加抗肿瘤治疗并发症，升高放化疗毒副反应，降低放化疗完成率，升高放化疗中断率或延迟率，缩短生存时间。Schaap 等报道，26% 的肌肉减少者出现反复跌倒，12% 发生骨折，跌倒风险比肌肉正常者升高 20%。肌力下降（通过握力反映）与全因死亡、心血管死亡、非心血管死亡、肿瘤

风险呈显著负相关。老年患者、肿瘤患者入院时应常规评估肌力(握力)。最新研究报告,与肌肉正常者相比,进展期非小细胞肺癌(non-small-cell lung carcinoma,NSCLC)肌肉减少者无进展生存(progression-free survival,PFS)显著缩短(2.1个月 vs 6.8个月),对 PD-1 治疗反应率显著下降(9.1% vs 40.0%);手术切除 NSCLC 患者术后 5 年生存率更低(61% vs 91%)。

营养不良的第三个直接后果是资源消耗增加,医疗费用升高。美国 2009—2014 年每年与卒中、慢性阻塞性肺疾病(chronic obstructive pulmonary disease,COPD)、冠状动脉性心力衰竭(coronary heart failure)、乳腺癌、痴呆、骨骼肌疾病(musculoskeletal disorders)、抑郁及结直肠癌等疾病相关性营养不良(disease-associated malnutrition,DRM)的直接医疗费用为 155 亿美元,人均 48 美元。比 2009—2010 年的 104 亿美元、人均 32 美元有明显升高。2009 年欧洲 DRM 直接医疗费用为 310 亿欧元,人均约 45 美元。我国 DRM 的直接医疗费用未见报道,如果按照美国 2014 年的人均 48 美元计算,我国当年的 DRM 直接医疗费用为 672 亿美元。由于我国居民营养不良发病率高于美国,DRM 直接医疗费用可能高于 672 亿美元。上述文献报道的只是 DRM 的直接医疗费用,即治疗营养不良的直接医疗费用,没有包括间接医疗费用。如果加上间接医疗费用,DRM 的总负担将是惊人的数字。2009—2010 年美国上述 8 种疾病 DRM 的年均总负担为 1567 亿美元,人均 508 美元。

上述种种因素联合作用,使营养不良患者临床结局恶化,住院时间延长,生存时间缩短,资源消耗增加,医疗费用升高。

四、营养治疗的作用

营养治疗的作用不仅是改善营养状况,治疗营养不良,而且直接或间接杀伤肿瘤,提高临床效果,改善生活质量,延长生存时间,同时节约医疗费用。

营养治疗(nutrition therapy)是在营养支持(nutrition support)的基础上发展起来的,当营养支持不仅是补充营养素不足,而是被赋予治疗营养不良、调节代谢、调理免疫等使命时,营养支持则升华为营养治疗。肿瘤营养疗法(cancer nutrition therapy,CNT)是计划、实施、评价营养干预,以治疗肿瘤及其并发症或身体状况,从而改善肿瘤患者预后的过程。包括营养诊断(营养筛查、营养评估、综合评价三级诊断)、营养治疗、疗效评价(包括随访)3 个阶段。肿瘤营养疗法是肿瘤的基础治疗、一线疗法,是与手术、放疗、化疗、靶向治疗、免疫治疗等肿瘤基本治疗方法并重的另外一种治疗方法,应该贯穿于肿瘤治疗的全过程。

肿瘤患者由于肿瘤相关性胃肠病、抗肿瘤等多种因素对胃肠道功能的影响,临床上常常表现为"三不":即吃不下去、消化不良、吸收不全;与此同时,肿瘤患者液体摄入增加、固体食物摄入减少,使能量、蛋白质和微量营养素摄入不足。由此可见,单纯依靠日常饮食难以满足需求,迫切需要人工营养,口服肠内营养(oral enteral nutrition,ONS)管饲和肠外营养。高能量密度、小容量的 FSMP 口服,补充性肠外营养是肿瘤患者最为现实而有效的营养治疗方法。

食管癌是营养不良发生率最高的恶性肿瘤,Llop-Talaveron 等分析了食管癌手术患者 11 年人工营养的经验,发现营养治疗是提高术后生存率的第一要素。术后早期肠内营养可显著降低食管癌患者术后体重丢失、肺部并发症、吻合口漏,与肠外营养相比疗效更加显著。但是,食管癌术后联合使用肠内营养和肠外营养,与单纯肠内营养相比,可以更加充足地提供患者所需能量和蛋白质,更好地维持术后体重和去脂体重(fat-free mass,FFM),术后 3 个月的生活质量也更好。与普通营养剂相比,免疫调节营养(immune modulating nutrition,IMN)更加有效,显著降低消化道肿瘤术后感染性并发症,缩短住院时间;即使对营养状况良好的患者,IMN 也能显效。营养治疗不仅对手术患者有益,对放化疗患者、对不能手术的进展期患者也显示出良好疗效。放化疗患者接受营养治疗后可以显著提高放化疗耐受性,减轻毒副反应,提高生活质量;肿瘤恶病质患者接受 ONS 和(或)家庭肠外营养,可以显著改善患者能量平衡、增加身体脂肪量、提高最大运动能力,从而延长生存时间。Khosravi 等将一线化疗失败的进展期 NSCLC 患者分为营养支持治疗和二线化疗两组，发现两组患者 PFS 和 OS 差异无统计学意义，提示营养治疗与化疗等效。抗肿瘤治疗结束 3 个月后营养状况差的患者，肿瘤复发率更高、OSR 更低，提示肿瘤患者需要长期营养治疗。

营养治疗的经济学效果一直是全社会关心的问题，传统的观念长期错误地认为营养治疗会延长住院时间，会浪费社会财富。实际上，恰恰相反，营养治疗不但显著改善了临床结局，提高了患者生活质量，延长了患者生存时间，而且显著节约了医疗费用、缩短了住院时间。Philipson 等对 100 余万住院患者进行分析，发现 ONS 缩短了 21% 的住院时间，平均缩短 2.3d；节约了 21.6% 的医疗费用，事件成本（episode cost）减少 4734 美元；减少 6.7% 的早期（30d）再次入院率。Snider 等在一组 COPD 患者中有类似的发现，ONS 缩短 21.5% 的住院时间，缩短 1.9d；节约 12.5% 的医疗费用，节约 1570 美元；减少 13.1% 的 30d 再次入院可能性。荟萃分析报告，无论患者的医疗背景如何，无论营养状况如何，ONS 均显著减少了再次入院率，即使是营养状况良好的患者也从 ONS 中获益，老年患者获益更多。营养治疗的益处不仅体现在住院患者，对社区及护理院居民也有显著效果。Elia 等指出，ONS 改善了生活质量，降低了感染，减少了跌倒，减少了功能受限（functional limitations），延长了调整生命质量年（quality adjusted life years），减少了 16.5% 的住院，而且显著节约了医疗费用。ONS 使用 < 3 个月者，节约成本中位数为 9.2%；> 3 个月者，节约成本中位数为 5%。

综上，我国是一个肿瘤大国，肿瘤发病率仍在上升，恶性程度高、营养不良重的肿瘤占绝大多数。由于肿瘤发病谱、认知误区、抗肿瘤治疗等多种原因导致我国恶性肿瘤患者营养不良发生率高居不下，治疗率"低居不上"。在所有可能影响肿瘤患者生存时间的多种因素中，营养状况是一个独立影响因素，也是唯一一个有潜力可挖且成本低廉的重要因素。营养治疗的效益不仅是改善临床结局、提高生活质量，延长生存时间，而且节约医疗费用。加强营养管理、建设无饿医院是落实营养治疗的有效保障。要从时间、空间、内涵和外延四个维度强化整体营养治疗，将营养治疗时间由住院治疗期间（hospitalization，H）向家居期间（home stay，H）、宁养期间（hospice，H）延长，实施 3H 终身整合营养治疗；将营养治疗空间由医院（hospital，H）向社区（community，C）、家庭（home，H）延展，实施 HCH 分级整合营养治疗；将营养治疗内涵由关注身体（physical，P）向心理（psychological，P）、社会（social，S）及灵性（spiritual，S）延伸，实施 PPSS 全人整合营养治疗；将营养治疗外延由疾病治疗（treatment，T）向疾病预防（prevention，P）及疾病康复（rehabilitation，R）延扩，实施 PTR 全程整合营养治疗。最充分地发挥营养治疗在慢性病（包括肿瘤）一级预防、二级预防及三级预防中的核心作用，整体提高我国慢性病（包括肿瘤）防治水平。如果将我国肿瘤患者的营养治疗率由目前的 29% 提高到 50%，我国肿瘤患者 5 年生存率将至少提高 5 个百分点，肿瘤治疗整体费用将至少节约 5%。因此，营养治疗应该成为肿瘤患者的基本治疗，应该还营养治疗为一线治疗。

（石汉平）

第 2 节　整合肿瘤营养流行病学研究方法

一、概　述

　　整合肿瘤营养学（Holistic Integrative Onco-Nutrition）是应用营养学的理论与方法，进行肿瘤预防及治疗的一门新兴交叉学科。它以肿瘤为研究对象，以代谢和营养为研究内容，以肿瘤的营养预防、营养治疗为切入点，在事实、经验、医术这个层面来回实践，以降低肿瘤发病率、延长生存时间、提高生存质量为目的。

　　整合肿瘤营养流行病学（Holistic Oncological Nutritional Epidemiology）是流行病学的分支学科，是研究肿瘤营养在人群中的分布、影响因素及探讨营养不良预防措施的一门学科。实际上，肿瘤营养流行病学的主要任务是掌握肿瘤营养状况，探讨肿瘤营养不良的原因，预防肿瘤营养不良的发生以及评价肿瘤营养不良预防措施的效果。

　　整合肿瘤营养流行病学主要研究方法有描述性流行病学研究、分析性流行病学研究及实验性流行病学研究。

二、整合肿瘤营养描述性流行病学研究

　　流行病学描述性研究（descriptive study）又称描述流行病学（descriptive epidemiology），指利用已有的资料或对特殊调查的资料（包括实验室检查结果），按不同地区、不同时间及不同人群特征，把疾病或健康状况的分布情况真实地展现出来，找出某些因素与疾病或健康状况间的关系，提供病因线索。它既是流行病学研究工作的起点，也是其他流行病学研究方法的基础。

　　描述性流行病学研究特点：①对研究对象不施加干预措施：即在不改变研究对象的疾病状态、暴露状态及其周围环境（自然及社会环境）的条件下，观察疾病、健康状况及其影响因素的自然分布规律和影响因素。②没有设立特别的对照：在研究设计时不需要考虑设立特别的对照人群。描述性研究通常是将符合研究要求的研究对象进行普查（census）或抽样（sampling）调查，在分析数据时，根据研究对象的疾病及暴露特征，自然产生出疾病与非疾病、暴露与非暴露的对照，并进行互相比较。③研究的期限较短：描述性研究是刻画人群中疾病及健康状况分布情况的瞬间或一段时间的特征，研究的时间短，通常为一个时点、一天、一周或几周。④只能得出疾病的患病率：通过描述性研究一般不能获得疾病的发病率。因为研究的时间较短，在人群中观察到的是疾病的现症患者，正具有某种暴露特征的研究对象，很少观察到新发生的早期病例及新发生的暴露者，对慢性非传染性疾病尤其如此，所以不易得出发病率。⑤不能得出因果联系：因为在研究时暴露与疾病的发生是共存的，不能区别出因果关联的时间顺序，同时描述性研究没有设立有特别的对照，所以因果关联的论证强度较弱，从循证医学的角度来看，提供的证据强度较低，不能得出因果联系，只能提供病因线索。⑥容易实施，较短时间内即可获得疾病、危险因素分布的结果。

　　描述性研究主要包括病例报道（case report）、病例系列分析（case series analysis）、个案调查（case study）、横断面研究（现况调查，case-sectional study）、纵向研究（longitudinal study）、生态学研究（ecological study）等。

　　整合肿瘤营养流行病学涉及的描述性研究主要是横断面研究、纵向研究和生态学研究。无论有无暴露数据，描述性研究均可实施。纯描述性流行病学不需要收集暴露信息，只是按年份、出生年代、年龄、性别、疾病类型、地理范围等提供相关率的数据。生态学研究有暴露数据，从群体水平进行相关或回归分析。

（一）横断面研究

横断面研究是指在一个特定的时间点或期间内对一个特定人群某种疾病或健康状况进行的调查研究。

1. 概念

横断面研究（cross-sectional study）因为只能得到疾病的患病率，所以又称为患病率研究（prevalence study）。它是在特定的时间内研究特定范围内的人群中疾病或健康状况的分布，并描述有关变量（包括营养元素）与疾病或健康之关系的一种流行病学研究方法。这种研究方法能够了解人群中某种疾病，异常，生命事件（vital events）如出生、死亡的发生情况。

2. 目的

1）确定高危人群　描述疾病和健康状况在不同人群特征、不同地区和不同时间的分布情况，从而发现高危人群，为该病防治提供依据。确定高危人群是疾病预防中一项极其重要的措施，特别是慢性病的预防与控制，确定高危人群是早发现、早诊断、早治疗的首要步骤。

2）提供疾病致病因素的线索　任何一个病因未明的疾病，其病因的最终揭示无不始于描述性研究。也就是说，横断面研究的结果可以提供病因未明疾病的病因线索。通过描述疾病率在不同暴露因素状态上分布的差异、一致、趋同等现象，来进行逻辑推理（如求同法、求异法、类推法等），从而提出可能为该疾病的病因因素。在以此为目的的横断面研究中，常常通过回忆或查找历史资料来获得更多过去的暴露情况，以便有助于因果联系的推论。

3）评价防治措施效果　通过横断面研究，对某病采取干预措施前后的患病情况进行比较，从而为评价防治措施及其效果提供有价值的信息。

4）早发现、早诊断和早治疗　查出某一地区患某疾病的患者，从而达到早发现、早诊断和早治疗的目的。在现况调查中，普查的主要目的之一就是为了早期发现病例并给予及时的治疗。

5）提供资料　为疾病监测或其他流行病学研究提供资料，以补充常规资料（疾病报告、死亡报告等）的不足。

3. 在整合肿瘤营养学中的用途

横断面研究能揭示人群健康的当前状态，是流行病学研究的基础和出发点，也是公共卫生决策的立足点之一，在流行病学中占据重要地位。横断面研究既可用作"描述"目的来描述疾病及其相关因素（营养元素）在不同人群分布的差异，也可用作"分析"目的来检验病因假设。但在检验病因假设时，其论证强度很低，仅能提供病因线索。一般来讲，横断面研究较少用作研究疾病的病因，它只能说明观察到的某种差异的存在，而不能说明差异为什么存在，得不出因果联系。横断面研究不是要确定疾病的确切病因，只是产生关于病因的假设，指导进一步研究。

4. 分类

通常根据是否将所定义的目标人群（target population）中的研究对象进行全部调查或部分调查，将横断面研究分为普查（census）和抽样调查（sampling survey）。在实际工作中要根据研究的目的、研究课题的特点、经费、人力、物力及实施的难易程度决定是采用普查或抽样调查。

普查是指为了了解某疾病的患病率或健康状况，在一定时间内对一定范围人群中的每一位成员所作的调查或检查。这里强调的是"一定范围人群中的每一位成员"，他们可以是某个地区或某个单位的几个年龄组或从事某种职业的人群中的每一个人。一定时间意味着时间较短，可以是某一时点，也可以是几天或1~2周。时间太长，人群中疾病或健康状况会有所变动，影响普查的结果。

抽样调查是指只调查研究目标人群中一部分有代表性的个体即样本，根据调查结果估计出该人群某病的患病率、某特征或某数值变量的分布情况。在实际调查工作中，若不是为了早期发现和早期治疗患者，而只是要描述疾病的分布规律，就不需要开展普查，采用抽样调查的方法就可以解决问题。

要从某人群中抽取一个有代表性的样本，就必须遵循随机化原则和样本大小适当的原则。随机化原则是指整个研究人群中的每一个单位（可以是个人，也可以是个人的集合体如学校、连队、班级或居民委员会等）被选入样本的概率相等。

样本大小适当的原则是指样本应达到一定数量。样本含量过小过大都有其弊端：样本量过大，虽然会降低抽样误差，但同时会增加实际工作的困难，导致人力、物力和时间上的浪费；此外，过多观察对象的引入，可能会增加工作的难度，从而影响调查数据的质量。样本含量过小，抽样误差则会较大，所得研究指标不稳定，用以推断总体的精密度和准确度较差；此外，样本含量越小，检验功效亦越低，会使应有的差别不能显示出来，出现"假阴性"结果。如果样本抽取过程中遵循随机化的原则，样本含量大小适当，调查数据可靠，由此所获得的调查结果或推论出的结论就能在相当程度上代表整个研究人群。

抽样调查时如果要抽取到一个有代表性的样本，必须遵循随机和样本大小适当的原则，如何确定样本含量尤为重要。样本含量是在保证研究结论具有一定可靠性的前提下所需要的最小观察单位数。从它的估算方法上看，有三种途径：一种是经验法，即根据前人的研究结果总结的经验或者咨询同行专家而确定样本例数，该方法较为粗略，一般认为确定医学参考值范围最好在 100 例以上，肿瘤死亡率调查通常需要 10 万人以上，计量资料样本量可少些，计数资料样本量应大些。再一种是查表法，是根据已知的条件查样本例数估计表而确定样本含量，但该方法易受列表的限制。另一种计算法，即根据确定的条件代入专用公式计算而确定样本含量，此种方法便于掌握，也最为常用。

决定横断面研究样本大小的因素来自多方面，但主要影响因素如下。①预期的现患率，患病率越高，则样本含量就越小。②对调查结果精度的要求，即允许误差越大，所需样本量就越小。③第一类错误的概率 α，即检验水准，α 越小所需样本含量越多，对于相同的检验水准，双侧检验比单侧检验所需的样本含量更大，α 通常取 0.05 或 0.01。由于横断面研究的主要目的是估计总体参数（如总体均数或者总体率），样本含量估算的意义是在保证一定可靠性和精度的前提下所需的最小观察单位数，并不涉及大小，这一点有别于病例对照研究和队列研究。

（二）生态学研究

生态学研究（ecologic study）或称集合研究（aggregation study）是比较群体而不是个体的一种研究方法。该研究方法是在群体的水平上描述不同人群中某因素（营养元素）或某特征的暴露情况及某疾病的频率，分析某因素（营养元素）或特征与疾病的关系。采用这种研究方法的原因是在比较各个组别中缺乏个体至少两个或所有暴露变量及疾病变量的数据，但可从这些个体的集合体的单位即群体中获得这些数据。生态学研究在社会学领域中的应用已经超过了一个世纪，流行病学家在许多领域也引入了该研究方法。

1. 研究设计的类型

在生态学研究设计中，分析的单位是群体而不是个体。生态学研究可分为两个方面：测量暴露变量的方法和分组的方法。关于第一个方面，如果在研究中没有包括特别的暴露变量和感兴趣的暴露变量，原因是不知道所要研究的疾病的病因或危险因素（营养元素），企图通过生态学研究来得到病因的假设，这样的研究设计称为探索性（exploratory）生态学研究。如果包括了暴露变量，则称之为分析性（analytic）生态学研究。关于第二个特征（分组的方法）可将生态学研究分为多组比较设计（multi-group design），即按照不同地区分组比较、时间趋势设计（time-trend design）（即比较不同时间疾病发病率的趋势）和混合型设计（mixed design），即将地区和时间结合起来进行分析。

2. 主要用途

①提出与疾病的分布有关的病因假设，如通过生态学研究发现大肠癌在发达国家比发展中国家更常见，促使人们考虑饮食习惯或环境污染是否与大肠癌发病有关。②对一些已存在的疾病病因假设提供肯定或否定的佐证。③可用于评价干预实验或现场实验的效果：如在某人群中推广低钠盐摄入，然后比较推广低钠盐前后人群平均钠盐摄入水平的变化与人群平均血压值的变化趋势，以评价低钠盐干预的效果。④在疾病监测工作中应用生态趋势研究，以估计某疾病的趋势，有利于预防和控制疾病的发生。在 1959—1966 年，英

格兰和威尔士发现哮喘病死亡人数与支气管扩张剂的销售量具有同步增长的关系；于 1968 年停止支气管扩张剂在药店的无处方销售后，哮喘病死亡率明显下降。因此，制定禁止支气管扩张剂无处方销售依据就是生态学研究的结果。

3. 实施步骤

1）**提出假设，确定研究方法**　在广泛查阅文献、掌握资料的基础上，提出本次研究拟要探讨的问题，同时确定合适的设计类型。

2）**确定研究对象**　根据具体情况，选择适宜的人群作为观察对象。可以选择某个（些）行政区的全部人群，也可以只选择其中具有不同人口统计学特征的亚人群。确定研究人群时，必须考虑是否能收集到有关人群疾病或健康状况的频数或频率（发病率、死亡率等）及有关暴露的资料。

3）**以群体为单位进行以下数据的收集**　①疾病或健康状况数据的收集：如收集不同群体的年龄、性别等特征，监测疾病或健康状态，了解某病的发病、患病和死亡情况等；②在相应人群中研究因素的暴露情况：如相应人群某种生活方式的频率或暴露于某种环境因素的水平。这些资料可以从其他相应部门获得，如一个地区各种酒类消耗数据资料可从该地区酒类税款单中获得，社会经济状况可从人口普查中获得，气湿、空气质量数局可从当地环境检测部门获得。在时间趋势设计的研究中，还需长时间、系统地收集上述资料。

4）**数据分析**　对于探索性的研究常用的统计学方法，通过比较、分析即可达到研究目的。而对于分析性研究可用以下方法进行分析：①探索性研究数据的分析方法：比较不同地区疾病患病率（发病率）或数值变量均值的差异，并进行统计学检验；对于时间趋势数据，要应用正确的统计学方法检验其时间趋势。②分析性研究的数据分析方法：对于多组比较研究设计，可以将暴露因素水平的数值进行分组，然后比较其相应疾病的率或数值变量的均值，还可以将暴露因素水平的数值和其相应疾病的率或数值变量的均值做相关和回归分析；对于时间趋势设计，需要首先分别检验暴露因素和疾病率或数值变量均值的时间趋势，然后进行暴露因素和其相应疾病率或数值

变量均值的相关和回归分析；如果是混合型设计，则将多组比较设计和时间趋势设计的分析方法整合起来分析数据。

4. 优点

（1）生态学研究常可利用已有的常规资料进行研究，节省时间和经费，并很快即可得出结果。当要研究一种生物学测量指标与某种疾病的关系而需进行较长时间的前瞻性研究时，先应用生态学研究方法进行初步研究可缩小研究风险。如研究血清胆固醇水平与冠心病的关系，应用巢式病例 - 对照研究或队列研究需随访 10 年，应用生态学研究方法可快速得出初步结果，从而降低前瞻性研究的风险。

（2）生态学研究对病因未明疾病的病因学研究可提供病因线索供深入研究，这是生态学研究最显著的特点。

（3）当个体水平的累积暴露量不易测量时，利用生态学研究可以研究暴露与疾病的关系。如在研究市区空气污染与肺癌的关系时，很难准确估计每个个体吸入污染空气的量，此时可以应用生态学多组比较研究的方法来进行研究。

（4）当一个人群中个体暴露变异范围不够大，或变异范围处于危险性函数曲线相对平缓的部分，则在一个人群中（甚至在一个国家的人群范围内）某些暴露因素与疾病的关系难以检出，而在生态学水平研究多个暴露水平的不同人群就有可能发现这种暴露因素与疾病的关系。如西方国家不仅高脂肪饮食习惯互相近似，而且摄入量普遍都高。如果只在西方国家的人群中研究个体脂肪摄入量与冠心病的关系，将很难发现两者之间的关联。如果选择东方国家低脂肪饮食的民族进行对比研究，就有可能发现有意义的结果。

（5）生态学研究更适于对某人群干预措施的群体水平作出评价　如通过生态学研究发现人体内叶酸缺乏会导致胎儿神经管畸形，在怀孕人群中补充叶酸，胎儿神经管畸形发生率明显下降。

5. 局限性

（1）生态学谬误（ecological fallacy）亦称生态学偏倚（ecological bias），是指群体水平上生态学研究的相关结论推论到个体水平所产生的偏倚，这是生态学研究的最大缺点。由于生态学研

究的分析单位是由不同情况的个体"集合"而成的群组，以及存在混杂因素等原因，在一般情况下生态学谬误难以避免。因此，生态学上某疾病与某因素分布的一致性可能系两者间确有联系，也可能两者间毫无关系。

（2）由于缺乏暴露与疾病联合分布的资料，生态学研究不能在特定的个体中将暴露与疾病联系起来，即不能直接测量发病率。

（3）由于不能收集协变量资料，无法消除潜在的混杂偏倚对结果的影响。

（4）由于暴露水平不是个体实际的值而仅是一个暴露水平的平均值，当暴露因素与疾病之间存在着非线性关系时，生态学研究很难得出正确结论。

（5）人群中某些变量，特别是有关社会人口学和环境方面的变量，易于彼此相关，即存在多重共线性问题而影响暴露因素与疾病之间关系的正确分析。

（6）生态学研究难以确定两变量之间的因果联系。生态学研究分析的单位是群体而不是个体，暴露水平或疾病的测量准确性相对较低，况且暴露与疾病之间的先后顺序不易确定，故其研究结果不可作为因果关系的有力证据。

（7）由于一般是用第二手的常规资料，疾病或暴露水平测量的准确性也相对较低。

总之，生态学研究在一些疾病的流行病学研究中仍是一种很有价值的研究方法，但在对其结果进行解释时必须慎重。

（三）纵向研究

纵向研究（longitudinal study）又称随访研究（follow-up study），指通过定期随访，观察疾病、健康状况或某健康事件在一个人群中随着时间推移的动态变化情况。与横断面研究只调查一个特定时点或特定时期内人群暴露与疾病的分布不同，随访研究可以对研究对象进行连续观察。常见的纵向研究有连续横断面调查、疾病监测和出生队列分析。

1. 连续横断面调查

当研究人群和疾病的病程较为稳定时，对同一人群开展多次横断面研究，相邻两次患病率之

差与两次横断面调查之间的时间间隔之比就是该人群的发病率。在不同时间点对相同人群开展横断面调查与前瞻性队列研究中反复的暴露和结局测量非常相似。

2. 疾病监测

肿瘤营养流行病学的纵向研究常常基于肿瘤登记资料，从人群分布（年龄、性别、种族/民族、社会经济状况、职业）、时间分布（随时间变化而变化的疾病分布）和地区分布（疾病在洲、国家、地区、城乡等层面上的地理分布差异）3 个维度描述人群肿瘤发生或死亡的频率和模式，从而提供病因学假设。使用肿瘤登记资料进行描述时，需要注意登记系统的覆盖范围、不同登记系统的差别、肿瘤诊断标准的差异、人口的变化等。例如，我国 20 世纪 70~80 年代中期，食管鳞癌的诊断以 X 线钡餐为主，食管下段腺癌和贲门腺癌很难鉴别，尤其是对浸润性癌；直到 80 年代中期，胃镜的推广使用提高了鉴别诊断水平。此外，由于食管癌和贲门癌的临床表现、治疗原则相似，在很长一段时间内我国将贲门癌归入食管癌统计。直到 20 世纪 80 年代中期后，才依照国际疾病分类项目编码原则将贲门癌归入胃癌。因此，在分析食管癌或胃癌发病或死亡趋势时，需要考虑登记系统的这种变化以及 ICD 编码因素的影响。

3. 出生队列分析

同一时期出生的一组人群称为出生队列（birth cohort）。对其随访若干年，观察疾病发生或死亡情况。这种利用出生队列资料将疾病的年龄分布和时间分布整合起来描述的方法称为出生队列分析方法。该方法在评价疾病的年龄分布长期变化趋势及提供病因线索等方面具有重要意义。可以明确呈现致病因素与年龄的关系，有助于探明年龄、所处时代特点和暴露经历在疾病频率变化中的作用。出生队列分析可基于肿瘤监测数据，也可基于多次横断面调查数据，是基于这些数据开展的纵向研究

三、整合肿瘤营养分析性流行病学研究

分析性流行病学（analytical epidemiologic

studies）是针对所假设的病因或流行因素，进一步在所选择的人群中探索疾病发生的条件和规律，检验所提出的假说的一种方法。整合肿瘤营养分析性流行病学主要包括队列研究和病例对照研究。近年来，在经典的分析性流行病学研究设计基础上，衍生出了若干种新的研究方法，克服了经典方法本身的一些缺陷，成为现代流行病学方法的重要部分。

（一）队列研究

队列研究（cohort study）又称为定群研究、群组研究，是用于验证和确定病因假设的一种分析流行病学研究方法。与病例对照研究相比，可以更直接地验证病因假设，在说明研究因素与疾病的因果关系时，是病例对照研究所不能取代的。队列研究一般是对病例对照研究或描述性研究所提供的病因假设加以验证和深入研究，同时，也可为进一步进行实验性流行病学研究提供病因线索。

大多数情况下，队列研究用于研究一种暴露及其不同水平与发病风险或其他生物事件之间的关联性，即可以同时观察某一因素对一种或多种疾病或健康效应的影响，如疾病指标、健康指标、生物代谢指标、基因表达情况等。随着人类健康意识的增强和对健康的向往与追求，队列研究对健康指标或亚健康指标的关注日益增强。

目前，队列研究不仅在预防医学领域用于病因研究，它已作为一种方法学应用于诸多学科，如职业病与劳动卫生学、环境卫生学、临床医学、遗传学、分子生物学、肿瘤学及药物学等，在相关学科因素与结局之间关系的研究中发挥着越来越重要的作用。

1. 概念及基本原理

队列研究是将特定人群按照对某因素是否暴露分为暴露组和非暴露组人群或不同暴露水平的几组亚人群，对各组人群随访观察一定时期内各自某种（或某些）疾病的发生或死亡情况，通过两组或各组人群发病率或死亡率的比较，以检验该暴露因素与疾病之间有无因果关联及其关联强度的一种观察性研究方法。

队列（cohort）是指有共同经历或暴露于某因素或具备某特征的一组人群，可分为固定队列（fixed cohort）和动态人群（dynamic population）两种。前者指人群在某一固定时间或较短时间内进入队列，或者是指一相对稳定或相对大的人群，这种队列在随访观察的整个过程中不再加入或基本上不加入新的观察对象；后者指根据是否暴露于某因素而确定队列后，随时可以有新的观察对象进入队列。应注意，队列研究中的队列与出生队列研究中的队列不同，出生队列（birth cohort）是指特定时期内出生并按此出生时期确定的一组人群，虽然也可被认为是队列的一种特殊形式，但出生队列研究主要是利用特定时期内不同年龄人群疾病资料，分析比较不同时期出生人群的疾病发生或死亡情况，而队列研究则是了解研究对象暴露与否与疾病发生状况的关系。

队列研究中的研究对象包括暴露组和非暴露组（对照组）两组人群。前者指暴露于某研究因素的人群或处于不同暴露水平的人群，后者指未暴露于该因素的人群。所比较的两组人群均要求由未发生所研究疾病的个体组成，两组人群除了暴露条件有差别外，其他可能影响患病或死亡的重要因素应具有可比性（均衡性）。

队列研究的基本原理是将研究对象按是否暴露于某因素或具备某特征分为暴露组和非暴露组，随访一定时间，观察、记录两组人群疾病的发生情况，并比较其发病率或死亡率的差别，研究暴露因素与疾病之间的关系。如果暴露组的发病率或死亡率明显高于非暴露组，则可认为该暴露因素为疾病发生的可能病因；如果暴露组的发病率或死亡率明显低于非暴露组，则可认为该暴露因素为疾病发生的保护因素。

2. 队列研究的类型

队列研究依据研究对象进入队列时间及终止观察的时间不同，分为以下3种类型。

（1）前瞻性（prospective）队列研究。研究对象的分组根据研究开始时（现时）研究对象的暴露状况而定。此时，研究的结局还没有出现，还需要前瞻观察一段时间才能得到，称为即时性（concurrent）或前瞻性队列研究。优点：资料的偏倚较小，结果可信；缺点：观察的人群样本大，观察时间长、花费大，影响其可行性，特别是对于长潜伏期疾病进行前瞻性研究时，这种影响更加突出。

（2）历史性队列研究（historical cohort study）。历史性队列研究又称为回顾性队列研究（retrospective cohort study），是将研究起点定位于过去某个时点，依据当时的暴露状态进行研究对象的确定与分组，从已掌握的历史资料（疾病或死亡报告、病案记录、体格检查记录等）中获得研究的结局，通过两组研究结局发生率的比较，推断暴露因素与疾病等事件的相关关系。这种研究最大的优点是节省时间、人力和物力，出结果快，因而适宜于长诱导期和长潜伏期的疾病，也经常用于具有特殊暴露职业人群的研究。但此研究相对于前瞻性队列研究而言，资料的偏性较大，而且由于对影响暴露与结局的混杂因素难以控制，从而使研究结论的可信度受到影响。

（3）双向性（ambispective）队列研究。也称混合型队列研究，即在历史性队列研究之后，继续前瞻性观察一段时间，它将前瞻性队列研究与历史性队列研究整合起来，兼有二类的优点，一定程度上弥补了相互的不足。

3. 队列研究的设计实施

队列研究能证实暴露因素与疾病的因果联系，但实施起来较为复杂，难度较大，因而在实施前要周密考虑以下一些问题。

1）确定研究因素 常称为暴露因素或暴露变量，队列研究的暴露因素通常是在病例对照研究或描述性研究的基础上，将与疾病发生有因果联系可能性较大的因素作为暴露因素，以进一步证实其因果关系或提供进一步研究的可靠依据。例如，1956 年 Steward 等首次应用病例对照研究方法，发现死于白血病或其他恶性肿瘤儿童的母亲孕期腹部或骨盆 X 线暴露率高于对照组儿童的母亲，推测孕期暴露于诊断剂量的 X 线，其子女在 10 岁前癌症发病的风险将增高 2 倍左右。在此基础上，MacMahon 等为了证实孕期暴露于诊断剂量的 X 线与儿童肿瘤的因果关系，对 1947—1960 年在美国东北部 42 所城市产科医院中出生的 1 429 400 名活产儿作为观察对象进行了历史性队列研究，证实了这一联系的病因学关系。

在研究中要考虑如何选择、规定和测量暴露因素。暴露的测量应采用敏感、精确、简单和可靠的方法。暴露因素既可以是导致疾病事件增加的危险因素，也可以是降低疾病事件发生概率的保护因素，还可以是另一个暴露因素所产生的后果。例如，高血压是卒中的危险因素，但它同时也是高血脂、肥胖等因素产生的结果。暴露因素一旦确定以后，便应给予明确的定性或定量界定，即规定暴露的测量标准以及暴露的剂量水平，同时尚应考虑暴露的时间长短、是否连续暴露等问题。如 Doll 和 Hill 研究吸烟与肺癌关系时，不仅规定了是否吸烟的暴露标准，同时对吸烟的暴露量、开始吸烟年龄、吸烟持续时间、是否戒烟及戒烟年限等进行了随访观察。这样有利于探讨暴露因素的致病机制，判断暴露与结局之间有无剂量反应关系，增强对因果关系的判断依据。

2）确定研究结局 结局变量（outcome variable）也叫结果变量，简称为结局，指随访观察中将出现的预期结果事件，即研究者希望追踪观察的事件，是观察的自然终点，不是观察期的终止。既可是终极的结果（如发病或死亡），也可是中间结局（如分子或血清的变化）。除研究结局，可同时收集多种可能与暴露有关的结局。如 MacMahon 在孕期暴露于诊断剂量的 X 线与儿童肿瘤的关系研究中，癌症患儿死因的鉴定，由相关机构提供研究地区 1947—1967 年死于癌症儿童的名单，通过查阅各州的死亡证书，以核实其确切死因，以及确定其出生地；每一个死亡病例均通过出生证书确定其出生医院。因为产前 X 线暴露可能与儿童期许多死因有关，而并不仅与癌症死亡有关，因此，作者对其他死因儿童的母亲孕期 X 线暴露情况也进行了调查。

3）确定研究现场 除要求有足够数量的符合条件的研究对象，还要求当地领导重视，群众理解和支持。

4）确定研究人群 包括暴露组和对照组。

（1）暴露人群的选择。暴露人群即对研究因素有暴露的人群。①职业人群，研究某种可疑的职业暴露因素与疾病或健康关系的选择；另外，由于职业人群有关暴露与疾病的历史记录较为全面、真实，故常做历史性队列研究。②特殊暴露人群，研究某些罕见的特殊暴露的唯一选择，如选择原子弹爆炸的受害者，研究射线与白血病的关系。某些特殊暴露的危险一旦认识到了，大都采取防护措施以减少暴露，所以不宜用前瞻性队列研究，常用历史性队列研究。③社区人群，从某行政区域或自然地理区域内选择暴露于所研究因素的人群作为暴露组。通常有三种情况考虑用社区人群作为观察对象：所研究的暴露因素与疾病在人群中较常见；是为了观察一般人群的发病情况；为了观察环境因素与疾病或健康的关系。1948年美国Framingham著名的心血管病前瞻性研究就是选择了当地30~60岁居民作为研究对象。选择社区一般人群作为暴露组代表性好。但应保证以下条件：①该人群数量足够。②该人群比较稳定，便于观察。③当地医疗机构技术水平较高，领导支持，群众配合。肿瘤营养流行病学队列研究暴露人群按照暴露因素在人群中的暴露率选择合适的暴露人群。④有组织的人群团体。一般人群的特殊形式，如医学会会员，工会会员等。目的是利用他们的组织系统，便于有效地收集随访资料。职业和经历往往相同，可增加其可比性。

（2）对照人群的选择。基本要求是尽可能增加与暴露组的可比性，即对照人群除未暴露于所研究的因素外，其他各种影响因素或人群特征（年龄、性别、民族、职业、文化程度等）都应尽可能地与暴露组相同。①内对照。是指非暴露组（对照组）与暴露组来自同一人群，将没有暴露或暴露水平最低的人员作为对照的形式。如Doll和Hill进行吸烟与肺癌的研究时，即将男性医生中不吸烟者作为内对照。选择内对照具有可比性好、对照易选取、工作实施较容易等优点。②特设对照（外对照）。以特殊暴露人群为暴露组时，常需要在该人群之外选择对照，即暴露组与非暴露组来自不同的人群。如研究某职业暴露与疾病的关系时，常选择这种形式的对照。选择外对照时要特别注意与暴露组之间的均衡、可比性。③一般人群对照。将暴露人群与全人群的资料进行比较，即利用整个地区（如全国或某省、市、区县等）已有的发病、死亡等统计资料进行比较。这种对照的优点是对比资料容易得到，可节省大量的时间、人力和经费，但存在资料比较粗糙或缺少某些资料的缺点，有时由于与暴露组在人口特征方面的可比性差，或由于时间上的不一致等原因，会导致偏倚的产生。④多重对照。为了增强研究的科学性，使结果更加真实、可靠，可以选用多重对照。即同时设立两种或两种以上的对照组，以减少单一对照带来的偏性，如在设一个内对照或外对照的同时，可以再与一般人群进行比较。

5）确定样本大小　在确定样本含量时需同时考虑抽样方法、暴露组与对照组的比例。一般来说，非暴露组的样本含量不宜少于暴露组的含量；由于随访时间长，人员失访难免，故可根据预先估计的失访率扩大样本量。通常按10%来估计失访率，故可按计算出的样本量再加10%为实际样本量。

影响样本含量的几个因素：①一般人群中（对照人群）所研究疾病的发病率P0的水平，P0越接近0.5，样本量越大。②暴露组与对照组人群发病率之差（d=P1-P0），d值越大，样本量越小。③要求的显著性水平，即检验假设时的第一类错误（假阳性错误）α值。α值越小，样本量越大。α通常取0.05或0.01。④效力（power），又称把握度（1-β），β为检验假设时出现第Ⅱ类错误的概率，而1-β为检验假设时能够避免假阴性的能力。若要求效力（1-β）越大，即β值越小，则所需样本量越大。

6）基线资料的收集　收集每个研究对象在研究开始时的基本情况，包括待研究的暴露因素的暴露状况，疾病与健康状况，年龄、性别、职业、婚姻等个人状况，家庭环境、个人生活习惯及家族疾病史等。获取方式：①查阅医院、工厂、单位及个人健康保险的记录或档案；②访问研究对象或其他能够提供信息的人；③对研究对象进行体格检查和实验室检查；④环境调查与检测。

7）随访　是队列研究收集资料的主要形式。①随访方法包括对研究对象的直接面对面访问、电话访问、自填问卷、定期体检，环境与疾病的监测等资料的收集等，应根据随访内容、随访对象、投入研究人力、物力等条件来考虑。在整个随访过程中，随访方法应保持不变。②观察终点就是指研究对象出现了预期的结果，达到了这个观察终点，就不再对该研究对象继续随访。③观察的终止时间是指整个研究工作截止的时间，也即预期可以得到结果的时间。④随访的间隔与次数将视研究结局的变化速度、研究的人力、物力等条件而定。一般慢性病的随访间隔期定为 1~2 年。⑤随访者：随访调查员必须进行培训。研究者可参加随访，但最好不亲自参与。

8）**失访及其处理**　由于随访对象多、时间长，失访问题在所难免。应尽可能取得失访者结局的信息，或从失访者中抽取样本调查其结局。如果暴露组与未暴露组的失访率相似，失访者与未失访者的结局发生率也相似，则失访对研究结果的影响作用较小。如果有健全的生命统计制度和完善的社会福利制度，要检索队列中某一成员的死亡日期和死因，可以利用多种便利的信息来源，所以即使对失访者也有可能知道其结局。比较现实可行的方法是把失访者与未失访者的基线资料中的一些特征加以比较，如差别不大，则可假定结局发生率的差别可能也不大。否则，对选择偏倚可能产生的影响应有充分估计。

9）**质量控制**　①调查员的选择。调查员应有严谨作风和科学态度，品质诚实可靠。②调查员培训。严格的培训，掌握统一的方法和技巧，并要进行考核。③制定调查员手册。编一本调查员手册，内列全部操作程序，注意事项等。④监督。可以有以下措施，另一名调查员抽样重复调查；数值检查或逻辑检错；定期观察每个调查员工作；对不同调查员所收集的变量分布进行比较；对变量的时间趋势进行分析；在访谈时使用录音机录音等。

4. 数据分析

如果队列成员的随访时间相近，如统一随访了 5 年，那么可以比较两组的 5 年累计发病风险，计算危险度比和危险度差，分别估计暴露的相对和绝对效应。此种情况下，还可计算暴露组和非暴露组疾病的比值，采用比值比（odds ratio，OR）测量暴露与结局的关联。但是，在大多数情况下队列成员的随访时间不一致。在较长时间的随访期间，队列成员可能失访、死亡、发生所研究的疾病等，此时需要计算每位队列成员的随访时间。人时数通常定义为个体进入队列和离开队列的日期间隔。进入队列的时间一般以基线调查日期为准，离开队列的时间依以下事件的发生先

后为准，哪个先发生以哪个为准：①最后一次随访到的时间；②死亡日期；③发生（或确诊）感兴趣事件的日期；④最后随访日期。如果暴露确实与研究结局有关，那么在其他情况一致时，暴露组的平均随访时间会较非暴露组低。在这种情况下，需要计算人时发病率，即发病密度（incidence density，ID），进而计算率比或率。有时，队列成员在不同时间段的暴露状况会发生变化，如吸烟者戒烟。此时需要分段计算不同状态下的暴露人时数。

队列研究的数据分析主要是比较暴露组和非暴露组结局的发生率，即暴露组和非暴露组的相对危险度（relative risk，RR）和归因危险度（attributable risk，AR）。相对危险度通常包括了危险度比（risk ratio，RR）或率比（rate ratio，RR），归因危险度包括危险度差（risk difference，RD）或率差（rate difference，RD）。

5. 队列研究的优缺点

1）**优点**　①由于研究对象暴露资料的收集在结局发生之前，并且都是由研究者亲自观察所获，所以资料可靠，一般不存在回忆偏倚。②可以直接获得暴露组和对照组人群的发病或死亡率，可直接计算出 RR 和 AR 等反映疾病危险关联的指标，可以充分而直接地分析暴露的病因作用。③由于病因发生在前，疾病发生在后，因果现象发生的时间顺序上合理，加之偏倚较少，又可直接计算各项测量疾病危险关联的指标，故其检验病因假说的能力较强，一般可证实病因联系。④有助于了解人群疾病的自然史。有时还可能获得多种预期以外疾病的结局资料，分析一因与多种疾病的关系。⑤样本量大，结果比较稳定。

2）**缺点**　①不适于发病率很低的疾病的病因研究，因为在这种情况下需要的研究对象数量太大，一般难以达到。②由于随访时间较长，对象不易保持依从性，容易产生各种各样的失访偏倚。同时由于跨时太长，研究对象也容易从半途中了解到研究目的而改变他们的态度。③研究耗费的人力、物力、财力和时间较多，其组织与后勤工作亦相当艰巨。④由于消耗太大，故对研究设计的要求更严密，资料的收集和分析也增加了一定的难度，特别是暴露人年的计算较繁重。

⑤在随访过程中，未知变量引入人群，或人群中已知变量的变化等，都可使结局受到影响，使资料的收集和分析复杂化。

（二）病例对照研究

1. 概　念

病例对照研究（case-control study）是一种主要用于探索病因的流行病学方法。它是指以现在患有所研究疾病的患者为一组（称为病例组），以未患该病的人为另一组（称为对照组），调查他们过去对某个或某些可疑病因（即研究因子）的暴露有无和（或）暴露程度（剂量）；通过对两组暴露史的比较，推断研究因子作为病因的可能性：如果病例组有暴露史者或严重暴露者的比例在统计学上显著高于对照组，统计学检验若判为有意义，则可认为这种暴露与患病存在统计学联系，在估计各种偏倚对研究结果的影响之后，再借助病因推断技术，推断出危险因素，从而达到探索和检验病因假说的目的。

病例对照研究是迄今最常用的一种流行病学研究方法。也是识别罕见疾病危险因素的唯一实际可行的研究方法。虽然病例对照研究应用广泛，但因可能存在某些偏倚，使其应用受到一定限制。一般在病因研究中，病例对照研究只是为进一步进行队列研究奠定基础。但由病例对照研究所获得的信息常可为控制疾病需采取的措施提供依据。

病例对照研究（及其他类型的流行病学研究）中所谓的暴露（exposure）是指研究对象（病例或对照）具有某种疑为与患病与否可能有关的特征或曾受到某种疑为与患病与否可能有关的因子的影响。所谓特征（characteristic）可以是体质上的、生理上的，也可是心理精神上的；既可以是遗传性的也可以是获得性的；所谓因子（因素）既可以是外界的也可以是机体内在的；特征或因子既可以是致病性的，也可以是保护性的（使人免于患病的）。

具体用途可分为两个方面。①探索疾病的可疑危险因素：对于病因不明确的疾病，运用探索性病例对照研究，可以广泛筛选机体和环境因素中的可疑危险因素。②深入检验病因假设：对于通过现况调查提出的疾病病因假设，可以运用精心设计的检验性病例对照研究。

2. 类　型

1）病例与对照不匹配　在选取病例和对照时除了疾病的有无之外，没有其他任何限制与规定。此法一般应用于广泛探索某种疾病的病因或对完全未知疾病的研究。由于病例组与对照组没有任何限制，所以两组的均衡性及对偏倚的控制都比较弱，会影响结论的真实性。

2）病例与对照匹配　这是标准的病例对照研究方法。匹配（matching）或称为配比，是要求对照人群在某些因素或特征上与病例人群保持一致。其目的是排除匹配因素的干扰，增加两组可比性，从而更真实地说明研究因素与疾病的关系。

在病例对照研究中，匹配的作用主要有两个：首先是可以提高研究效率，其次是对混杂因素的控制。所以匹配的变量或特征必须是已知的混杂因子，或有充足的理由怀疑的混杂因子，否则不应作为匹配的条件。在匹配的同时增加了对照的选择难度。匹配项目过多，企图使病例与对照尽量一致，这时可能会丢失信息，反而降低了研究效率，这种情况称为匹配过度（over matching）。

病例对照研究中匹配的方式有两种：①频数匹配（frequency matching）：又称成组匹配。在选择对照组时，要求对照组中需配比因素的分布与病例组相同。如在病例组中男女比例为6：4，则对照组中男女比例也应为6：4。②个体匹配（individual matching）：以个体为单位进行匹配。病例与对照为1：1的匹配时，称为配对（pair matching）。病例与对照为1：R（R=1, 2, 3, 4······）匹配时，称配比，配比的 R 值不宜大于4。总的来说，匹配的因素多，可比性强，要控制的混杂因素也多。从统计学效率来看，超过1：4就难使统计效率再提高，故配比一般不超过1：4。匹配的因素过多，有两个弊病，其一，这种对照不易找，以同样的代价也许可以得到更多不匹配的对照，从而扩大样本含量，从这个意义上说，匹配又降低了研究效率；其二，容易发生"匹配过度（over matching）"，使某些间接联系的因素列入匹配，造成病例组与对照组之间的暴露率差异变小或消失。

3）**其他衍生类型** 随着流行病学学科的发展，流行病学研究方法的改进和提高，在传统病例对照研究的基础上又衍生了多种改进的病例对照研究方法，主要有：①巢式病例对照研究（nested case-control study）；②病例队列研究（case-cohort study）；③病例交叉研究（case-crossover design）；④单纯病例研究（case-only study）；⑤病例 – 时间 – 对照设计等。

3. 病例对照研究的实施

首先是明确研究目的，根据研究目的做好调查研究的设计，其中主要是选择对象，确定调查的内容和方法，设计好调查表。然后是访问对象，填写调查表。随后对调查得来的资料进行统计分析，对结果进行讨论，最后写出报告。

1）**明确研究目的** 在制定研究计划之前首先应该明确研究的目的。明确本研究是以探讨病因为目的还是以检验病因假设为目的。单纯为了检验某个病因假设的病例对照研究是比较少的，对于有明确病因假设的疾病，一般以检验病因假设为主，同时还可对其他可疑危险因素进行探讨。

2）**确定研究对象** 病例与对照选择是设计中的一个重要问题，其基本原则是病例足以代表总体人群中该病的患者，对照足以代表产生病例的人群总体。

（1）病例的选择。首先应对所研究疾病的诊断标准做出明确的规定，所选病例必须是患同一种疾病的患者，诊断标准、病例的年龄、性别、种族、职业等，选择时要有一个明确的规定，所有病例都应符合一定的定义。病例的诊断标准应该客观、具体、可操作性强，还应充分考虑诊断的灵敏性和特异性。保证入选的病例在所有患该病的患者中具有代表性（所有该病的患者都能被确认、诊断并收住院）。所有的病例应都有暴露的可能性。

· 病例内外部特征的限定。当明确了进行何种疾病的病例对照研究之后，所选择的病例必须是患同一种疾病的患者。而且患病部位、病理学类型、诊断标准都要有明确的规定，否则，病例中可能混入非患者或不同型别的患者，从而影响研究结果的真实性。

· 病例类型。有 3 类病例可供选择，即新发病例、现患病例和死亡病例。在选择病例时，应该根据研究目的进行选择。并尽可能选用新病例（incident case）。选用新病例的优点在于，新发病例由于刚刚发病，对疾病危险因素的记忆较清晰，有关暴露的回顾较可靠，提供的信息较准确，暴露环境也较均一，并可避免因影响临床预后的因素而引起选择偏倚，所以在病因研究中以选择新发病例为佳。用现患病例（prevalent case）的缺点是，现患病例除受影响发病的因素影响外，还受一些影响患者存活的因素影响，而且由于间隔时间较长，疾病的诊断方法、记录保存等都会改变，回忆错误的机会增加。另外，病后的暴露状态可能会改变，还有一些预后因素也可影响现患病例的生存。死亡病例的资料主要由家属提供，可靠性较差。所有的病例应都能合作。

· 病例的来源。主要有两种。一是医院的病例，来源于某一或若干所医院的门诊或住院部在一定时期内诊断的全部病例或随机样本。在医院中选择病例的优点是方便，易行，省经费；对于罕见病是唯一可行的方法。病例可以是门诊患者或住院患者，也可以是已经出院甚至死亡的患者。缺点是带有选择性，通常难以保证患者的代表性，容易产生选择偏倚，仅反映该机构的患者特点，而不是全人群该病的特点。另一来源是以地区为基础，某一特定时间内，通过普查、疾病统计或常规登记得到的病例，然后选择所有的病例或其中的一个随机样本作为研究对象，此时可以利用疾病监测资料或居民健康档案选择合格的病例，对于常见病也可组织专门的调查，从社区居民中发现该病的病例。优点是社区中往往存在各种病程的患者，所以在社区中选择病例能够保证病例的代表性，选择偏倚的发生比医院的病例要小，结论推及该人群的可信度较高。缺点是工作量比在医院中选择要大得多，较难进行，且要求有完善的疾病登记，否则，只能调查经过选择的一部分病例，不能代表全人群的情况。

（2）对照的选择。对照的选择更为复杂，关系到病例对照研究的成败。对照的定义取决于病例的定义，该定义应能除外病例。确定对照时采用的诊断标准应与病例的诊断标准相同。

·对照选择的原则。对照必须是不患所研究疾病的人。对照的选择往往比病例更为困难和复杂。一方面要保证对照的代表性，对照应来自受所研究疾病危险威胁的人群，即能代表产生病例的一般人群，也就是说对照应以无偏倚的方式选自这样的人群，他们如果发生了所研究的疾病，就可能被入选到病例之中。另一方面还必须使对照与病例具有良好的可比性，即除研究因素外，可能影响发病的其他因素在病例组与对照组要尽量保持均衡。而且，对照应经过与病例相同的诊断确定不患所研究的疾病。

·对照的类型。对照的类型主要有两种：匹配与不匹配。匹配可以提高研究的效率，在对罕见病的研究中，如果样本含量不足，只能以匹配的形式选择对照。当研究的目的是为了检验某个病因假设时，采用匹配的形式有助于控制混杂因素，保证对照与病例的可比性。但匹配又会增加对照选择的难度，所以如果研究目的仅仅是为了广泛地探索病因，而研究的疾病又非罕见病时，就可以采用不进行匹配的对照形式。

按匹配的方法可分为群体匹配和个体匹配两类：①群体匹配，也叫成组匹配（category matching），在选对照组时，使所要求匹配的因素在比例上与病例组中的一致；②个体匹配，从对象人群中选择一个或以上的对照配给每一个病例，使对照在规定的特征上与病例相同，一个病例配一个对照叫1：1配对，配两个以上的对照叫1：M配比。

·对照的来源。第一个来源是当病例是某一地区的全部或大部分病例时可以从该地区未患该病的人中选对照。其优点是研究结论推及总体的可靠性大。缺点是选择和调查时都较费事，且无应答率高。第二个来源是从医院的其他患者中选对照，即在选择病例的医院内选择其他病种的患者做对照，病种以愈复杂愈好。这样比较方便，且这种对照的应答率和信息的质量均较高。第三个来源是利用病例的配偶、同胞、亲戚、同事或邻居做对照，但要注意研究遗传因素为主的疾病时不宜选同胞、亲戚做对照，研究环境因素为主的疾病时，不宜选同事（工作环境）或邻居（居住环境）做对照。

如果同时选两种对照，即从一般人口中选择对照，又自住院患者中选择对照。如研究结果一致，则能增强评价的依据。如结果不一致，则需分析其原因，可能有偏倚。不同的选择方法各有优缺点，在医院中选择对照简便易行，最常使用。

3）确定研究因素 病例对照研究可以同时探讨疾病与多种危险因素暴露之间的联系，暴露因素的选择直接影响了研究的质量，应根据研究的目的慎重选择。对于一般的常见疾病，可以根据研究的目的使所研究的暴露因素尽可能详细、具体，但也不宜过多，能够满足研究目的即可。对于一些罕见病或新出现的疾病，病例对照研究的目的是广泛探索病因，因此，在保证调查工作质量的前提下，可以考虑多调查一些暴露因素。对每个所研究的暴露因素或变量均应有明确的定义，暴露因素的测量应该尽可能客观、能够定量。为了统计分析的方便，定性的暴露资料在收集时应尽可能量化。

4）获取暴露信息（暴露测量） 流行病学中的暴露包括机体在外环境中接触某些因素（化学、物理、生物学的），以及机体本身具有的特征（生物学、社会、心理等）。

收集暴露信息的方法包括：①面询、函询、电话询问、计算机辅助询问、自填问卷。可询问本人或其亲朋好友等代理人（proxy或surrogate）。②查阅各种登记、记录（出生、疾病、死亡，以及测量记录）。③测量各种指标，如机体和环境的测量，区域监测、个体采样器监测、生物监测；血清和组织库的利用等。④现场观察。现场观察是了解暴露情况必不可少的手段，如食物中毒或传染病暴发流行时的现场环境调查。上述各种方法都有各自的优缺点，如对暴露标准的解释、资料收集的监督、信息的详尽程度和客观性、是否方便等。在收集暴露资料时，质量控制非常重要，故在调查前应该对调查员进行培训和考核。对病例组和对照组的调查方式应该一致（标准化），保证暴露测量的准确性。

5）样本大小的估计 样本含量大小取决于如下因素：①人群中被研究因素的预期暴露率（exposure rate），其中病例组的暴露率（P1）、对照组暴露率（P0），可以通过查阅文献或预调查确定。②预期与该因素有关的相对危险度（RR）为暴露人群与非暴露人群中发病率或死亡率之比。在病例对照研究中一般不能直接计算出 RR 值，只能求其近似值：OR 的概念与计算公式在后面介绍。OR 同样可以通过查阅文献或预调查获得。③第一类错误概率 α（假阳性率），也是统计学上的显著性水平。④第二类错误（假阴性错误）的概率（β）。1-β 称为把握度，即指如果暴露与疾病确有联系，能得出差别有显著性意义的正确结论，即不发生假阴性错误的概率，也即能发现这种关系有多大把握。这 4 项数值确定之后，可用公式计算或从样本含量表中查得需要的病例和对照数。

6）**数据分析**　病例对照研究的目的就是通过对病例组和对照组之间各种可疑因素的暴露情况进行比较，从而判断哪种或哪些暴露因素与所研究疾病有联系，以及联系程度的大小。

（1）检验两组暴露有无差别。一般用四格表或行 × 列表资料的 χ^2 检验，比较病例组和对照组有暴露史的比例是否有显著性差异，以判定暴露因素与疾病有无统计学联系。

（2）估计暴露因素与疾病联系强度的大小。如果经假设检验病例组与对照组之间在暴露因素上的差异有统计学意义，需进一步估计联系强度的大小，常用指标有相对危险度（RR）和 OR。相对危险度，即暴露人群发病率或死亡率与非暴露人群的发病率或死亡率之比，它说明暴露者发病（或死亡）的风险是非暴露者的多少倍。尚需顾及抽样误差，因此，应该估计其 95%CI。

（3）混杂因素作用的估计与分层分析。在病例对照研究中，测定致病因素的效应时，还常受到研究因素以外的其他因素的干扰。一些既与疾病又与病因因素有联系的因素如年龄、性别、饮食习惯等可能作为混淆因素（混杂因素）影响结果。为控制混杂因素的作用，使研究因素的效应与混杂因素区分开，在调查设计时，常采取将观察对象限制在一定范围内或按混杂因素分层等手段。在资料分析时，常采用 Mantel-Haenszel 分层分析方法或 logistic 回归等多变量分析方法来控制混杂因素的作用，具体内容请参阅有关文献。

4. 病例对照研究常见偏倚及其控制

偏倚是指在流行病学研究中样本人群所测得的某变量值系统地偏离了目标人群中该变量的真实值，使得研究结果或推论结果与真实情况之间出现偏差，这是由于系统误差造成的。偏倚是事件发生的结果，可以发生于研究设计、实施和分析的各个阶段，它是影响研究结果真实性的重要问题，必须认识其来源及产生的原则，最大限度地减少偏倚的发生。

（1）选择偏倚。这是由于选择研究对象的方法有问题或缺点，导致入选者与未入选者的某些特征有系统差别而产生的误差。由于病例对照研究中常常未能随机抽样，故易产生选择偏倚。特别在医院选择病例与对照时更易产生偏倚。医院收治患者有不同的选择，同时，患者到哪个医院也有选择，不同病种也有不同的入院条件，这使研究的病例或对照不能代表有关人群。由于不同的进入率，使病例组与对照组缺乏可比性。诊断标准不明确，或标准不够详细，导致病例组内部构成不一致。

（2）信息偏倚。在调查时对两组的暴露史采取了不同的标准或收集手段可引起信息偏倚。观察者在调查或测量时收集的资料在两组间准确性不一致或者被调查者提供不准确的信息都会产生信息偏倚，例如吸烟者说他不吸烟等。

（3）混杂偏倚。是由于混杂因子所造成的偏倚。混杂因子是指既和研究的疾病有联系（即这个因子必须是一个危险因子），又和研究的暴露有联系的因子。年龄、性别和许多疾病与许多暴露都有联系，所以是最常见的混杂因子。

偏倚的控制：①加强医学设计，在选择对象时，尽可能采取随机抽样原则；进行检查或调查时尽可能采取盲法；调查的变量尽可能采取客观性强的指标。并注意研究对象的代表性。如果在医院选择病例，则尽可能多选几所医院进行。对无应答的对象，要设法补救并在分析时对无应答的影响作出特别分析。②控制混杂因子的作用。在研究设计阶段可采用限制和匹配的方法进行控制。在分析阶段可采用分层分析方法，标准化处理或应用多因素分析方法进行处理。

5. 病例对照研究的优缺点

病例对照研究有许多优点，它简便、易行；所需调查的样本数比队列研究少得多，所以特别适用于少见病的研究，有时也是唯一可行的研究方法；这种方法比较节省人力物力，省费用；病例对照研究在一次调查中可以同时调查多个因素；收集资料后可较快得到结果，效率高。适于研究药物不良反应，也适于研究一些新出现的疾病，能有效地识别其危险因素，有助于迅速进行公共卫生干预。

病例对照研究的缺点是明显的，调查暴露史经常是通过回忆得到的，其可靠程度往往不等，容易产生信息偏倚；病例常不能代表全部病例，对照常也不能代表其对象人群，因此也易产生选择偏倚。一般不能计算发病率，只能估计相对危险性，虽可为进一步研究提供线索，但难以确定暴露是否发生在疾病之先，不能证实某因素与某疾病的因果关系；不适用于研究罕见的暴露因素；且常难以找到适当的对照。

（三）杂交设计

将流行病学研究的两种基本设计相整合、重复使用一种基本研究设计或将基本研究设计与非观察性研究设计相整合，称为杂交设计。肿瘤流行病学研究中常用的杂交设计有巢式病例对照研究（nested case-control study）、病例队列研究（case-cohort study）和单纯病例研究（case-only study）。其中巢式病例-对照研究和病例队列研究必须基于设计良好的队列研究，适用于需要收集额外信息且费用较为昂贵时。如利用收集的生物标本进行实验检测、收集研究对象的详细疾病史或职业史等，常用于分子流行病学研究中。

1. 巢式病例对照研究

巢式病例对照研究是美国流行病学家 Mantel 于 1973 年以"综合式病例对照研究"的名称首次提出的一种研究设计，1982 年正式命名为巢式病例对照研究。巢式病例对照研究是将病例对照研究和队列研究整合起来形成的一种研究方法，设计原理：选择一个队列，收集基线资料，采集组织或体液等生物标本，随访到出现能满足病例对照研究样本量的病例数，将队列内所研究疾病的所有新发病例组成病例组，按病例进入队列的时间、疾病出现时间与性别、年龄等匹配条件，从同一队列选择 1 个或数个非病例做对照，抽取病例与对照的基线资料并检测收集的标本，按配对病例对照研究的分析方法进行资料的统计学分析和推论。巢式病例对照既适合固定队列研究，也适合动态队列研究。

巢式病例对照研究与病例对照研究相比，在设计上有一定优势：研究中的病例和对照都是从同一个队列中选取出来的，人群同质性好，具有可比性，可以较好地控制选择偏倚；巢式病例对照研究中暴露资料的搜集在疾病发生之前，因果推断的时间顺序明确，可以有效控制观察偏倚和回忆偏倚；巢式病例对照研究无需对队列内所有成员进行生物标本的检测，因此比队列研究更节省经济成本，具有省时省力的特点；巢式病例对照研究可以用于罕见病的研究，例如常用于职业流行病学研究等。

2. 病例队列研究

又称病例参比研究（case-base reference study），是一种队列研究与病例对照研究整合的设计形式。由 Prentice 于 1986 年提出。其基本原理：队列研究开始时，在队列中按一定比例随机选取一个有代表性的样本（亚队列）作为对照组，观察结束时，以队列中出现的所研究疾病的所有病例作为病例组，与抽出的随机对照组进行比较。

这种研究模式与巢式病例对照研究的不同之处在于：①对照是从基线队列中随机抽取，不与病例进行匹配；②对照在病例发生之前就已经选定，而巢式病例对照研究选择对照是在病例发生之后；③可同时研究几种疾病，不同疾病有不同病例组，但对照组是同一组随机样本。因此，与巢式病例对照研究相比，病例队列研究避免了研究不同疾病时抽取不同对照组，节约了检测暴露水平的成本。例如，基于一个 14 000 名受试者的队列，研究巨细胞病毒感染与某种肿瘤的关联。5 年随访期间，共有 221 例某种肿瘤病例发生。第一种做法是直接基于队列研究，解冻 14 000 名受试者的血清样品，检测巨细胞病毒滴度，将其分为（+）或（-）组（即暴露组与非暴露组），计算两组的发病率。另一种方法是采用病例队列研究设计，从队列中随机抽取 515 名队列成员作为对照组，以 221 例病例为病例组，此时只需解冻 736 例的血清样本进行检测，即可比较两组的暴露比，用于估计相对危险度（RR）。更为重要的是 515 例亚队列成员的检测结果还可用于研究巨细胞病毒感染与其他类型肿瘤的关联。

病例队列研究已广泛应用于肿瘤研究中。例如，基于 EPC 队列，Aleksandrova 等以观察到的 279 例结直肠癌为病例组，2500 例从队列中随机抽取的亚队列作为对照，发现循环网膜素（omentin）可作为预测结直肠癌风险的新生物标志物。

病例队列研究因果关系清楚、资料可靠及论证强度高，1 个随机对照组可以同时和几个病例组比较分析，省时省力省钱，非常适合开展分子流行病学研究。但是病例队列研究中，对照组并非是与各个病例组相匹配的对照组，混杂因素很可能在病例和对照组中分布不均衡，因此，混杂效应不可避免。此外，对照组成员在随访过程中也可能成为病例，增加了数据分析的难度。病例队列研究只能估计累计风险或风险比（risk ratio），而非发病率（incidence rate），因此病例队列研究只适合固定队列研究。

3. 单纯病例研究

单纯病例研究（case-only study）也称病例-病例研究（case-case study），由 Piegorseh 和 Begs 于 1994 年首先提出，其主要特点是仅用病例作为研究对象，主要用于评估基因环境交互作用。其方法是：确定某一患者群为研究对象，追溯每一成员的环境暴露资料，并采用分子生物学技术检测基因型，以具有某一基因型的患者作为病例组，其他基因型患者为对照，根据基因型和环境暴露情况，按病例对照研究的方式处理资料。应用单纯病例研究的前提条件是：在正常人群中，基因与环境暴露相互独立，且所研究的疾病为罕见病如肿瘤。如果所研究的疾病频率较高，基因型频率较低，基因主效应作用较大时，单纯病例研究将低估疾病遗传与环境交互作用的大小。因此，单纯病例研究特别适合罕见病的研究，一般所研究疾病患病率不超过 5%，且基因外显率不宜过大。当单纯病例研究的零假设完全成立，即在正常人群中基因型与环境暴露各自独立发生，且所研究疾病为罕见病时，单纯病例研究估计交互作用比病例对照研究更为精确，即可信区间更窄。

相比病例对照研究，单纯病例研究分析基因环境交互作用所需的样本量要小得多。

单纯病例研究的优点：①所需样本量小；②特别适合肿瘤及罕见慢性病的研究；③精确度高，在检测基因与环境交互作用时，可信区间更窄；④可避免由于选择对照而可能产生的选择偏倚；⑤节省人力、物力和时间，比较容易组织实施。单纯病例研究的缺点：①只可估计遗传与环境的相乘交互作用，无法计算二者各自的主效应；②不适用于基因外显率较高疾病的研究；③所研究疾病的患病率不宜超过 5%；④除了可出现病例对照研究的病例选择所引起的常见偏倚外，还存在不同亚人群暴露率和基因型频率不一致所引起的偏倚。值得注意的是，一旦单纯病例研究结果表明遗传与环境在疾病发生中存在交互作用，则需要进一步应用传统流行病学方法，如病例对照研究等加以证实，并估计遗传与环境暴露各自的主效应。

四、整合肿瘤营养实验性流行病学研究

实验性研究（experimental study）是整合肿瘤营养流行病学研究中的一个大类，是验证因果关系最强有力的研究设计。实验性研究设立不同的分组，每组对象施加不同的暴露，在尽可能减少与控制外部条件影响的情况下，观察确定所施加的暴露是否对结局发生有效应。其区别于非实验性研究的关键，在于研究对象的暴露状态由研究者决定。

（一）实验性研究的概念

实验性流行病学研究是将合适的研究对象，按随机分配原则，分为两组，即实验组和对照组，按照设计要求，人为地给实验组以某种因素、措施、新药或新的治疗方法等干预措施，对于对照

组，则不给予这些干预措施或只给予安慰剂（或常规措施）。然后随访观察一定的期限，在实验结束时比较两组的结局（outcome）发生率（发病率或死亡率，病死率或致残率等），据此评价干预因素对人群某疾病发病及其转归的影响。实验性流行病学研究要求实验组和对照组除实验因素外，其他方面的内外部特征均是可比的，也同样要求在整个实验过程中，两组均是可比的，包括对两组的处理（除干预因素外）、发现病例的方法及诊断标准等。由于实验性流行病学研究是精心设计的，组的划分是随机的，并在严格控制的现场实验条件下进行的，因此通过实验性流行病学研究验证的假设是可靠的。

根据上述，可将实验性流行病学研究的特征归纳如下：①流行学实验研究是前瞻性研究，即必须直接追踪随访研究对象，虽然对这些研究对象的观察不一定从同一天开始，但必须从一个确定的起点开始追踪。②实验性流行病学研究必须对实验对象施加一种或多种干预措施，作为干预措施可以是预防某种疾病的疫苗、阻断某疾病发生的某因素、治疗某病的药物或方法等。③研究对象要符合某实验要求的特定总体的代表人群，并在分组时采取严格的随机分配原则。④必须有平行的实验组和对照组，要求在实验开始时，两组在除干预措施以外的有关各方面均具有可比性，这样实验结果的差异才能归于干预因素的效应。

实验性流行病学研究多用于验证病因假设、评价预防措施和预防接种效果以及考核新药或新疗法的效果。

（二）实验性流行病学研究的主要类型

根据不同研究目的和研究对象的特点，通常把实验性流行病学研究分为现场试验、社区干预试验和临床试验三类。通常所说的实验性流行病学研究主要指现场试验和社区干预试验。而临床试验是实验性流行病学研究方法在临床研究中的应用与发展。

1. 现场试验

现场试验（field trial）是以尚未患某病的人群作为研究对象，按随机分配原则将研究对象分为实验组和对照组，实验组给予某种干预措施（要研究的因素），对照组不给予干预措施或给予安慰剂，接受处理或某种预防措施的基本单位是个人而不是亚人群。然后随访一定的期限，收集两组的研究结局及相关资料，比较两组的结局发生率，如发病率、死亡率和抗体阳性率等指标，从而评价干预措施的效果。现场试验主要用于疾病病因研究和疫苗预防效果的评价。

2. 社区干预试验

现场试验在进行实验对象分组时，强调以实验对象个体为单位进行随机分组，在给予干预措施时也强调针对每一个个体给予。这样做的目的是为了确保分组后两组的可比性以及确保绝大多数研究对象能够接受实验的干预措施。有些实验研究其现场情况或给予干预措施不适合以个体为单位来进行，而更适合于以社区或某一地理区域为单位来划分实验组和对照组，并按实验组的群体给予干预措施。如通过改水预防地方性氟中毒的实验研究，食盐加碘预防地方性甲状腺肿的实验研究，只适合于按社区进行分组及给予干预措施。如果参与的社区比较多，也需进行随机分组，不过分组的单位是社区或亚人群而不是个体。像这样的研究我们称之为社区干预试验（community intervention trial）。其实社区干预试验与上述的现场试验没有本质的区别，只是实验对象的分组及给予干预措施的方式不同而已。

3. 临床试验

临床试验（clinical trial）的主要目的是评价某一药物或某一治疗方法的治疗效果，其基本原理与前述现场试验基本相同，所不同的是临床试验的研究对象是已确诊患有某病的患者。在临床试验时，首先从具有临床症状的大量患者中选出合适的研究对象，然后将研究对象分为二个预后相类似的组（除给予的因素外，其他影响预后因素应相同），一组为实验组，另一组为对照组。实验组给予某种干预措施（新药或新疗法），对照组给予安慰剂或常规疗法。然后随访一定的期限，收集两组的临床过程及转归等资料，比较两组的结局指标，如病死率、致残、治愈率、好转率等指标，从而评价干预措施的效果。

随机对照试验（randomized controlled trial, RCT）是临床试验中应用最广的一种，也是提供证据最可靠的临床试验。常用于对某种药物或治疗方法的效果进行检验和评价。

在新药的研制和开发中，临床试验通常分为4期。

（1）Ⅰ期临床试验。主要指耐受性试验和药物代谢动力学试验。通过耐受性试验可确定药物的有效剂量和安全剂量。通过药代动力学试验，掌握药物在人体内的吸收、代谢、转化和排出的特点和规律。Ⅰ期临床试验多通过招募少数志愿者进行，一般试验对象数量不超过100例。

（2）Ⅱ期临床试验。在一小部分特定患者中，通过设立对照组进行药物的临床试验。通过Ⅱ期临床试验，进一步确定试验药物的有效性与安全性。Ⅱ期临床试验所需人数，通常在200人左右。

（3）Ⅲ期临床试验。Ⅲ期临床试验的目的是进一步评价药物的有效性、安全性及最佳剂量。采用随机对照试验的方法进行，必要时采用多中心随机对照试验。通常根据预期治疗效果、显著性水平和把握度来确定所需的试验人数，一般需要数百或数千人。

（4）Ⅳ期临床试验（上市后监测）。进一步观察疗效，监测副作用。通常指新药上市后所开展监测和药物流行病学研究，又叫上市后临床试验（post marketing clinical trial）。

4. 类试验

一个完全的流行病学实验必须具备上述四个基本特征，如果一项实验研究缺少一个或几个基本特征，这种实验研究叫类试验（quasi-trial）（又称半试验）。根据是否设立对照组可将类试验分为两类：①不设对照组的类试验：这种试验研究虽然没有设立对照组，但不等于没有对比工作，因为有比较才能有鉴别，只有通过对比才能取得研究指标的数据差异。这种类试验的对比是通过下列两种方式进行的：一是自身的前后对照，即同一受试对象在接受干预措施前后进行比较。例如观察某种药物降血压的效果，可比较高血压患者服用该药物前后的血压水平。二是与已知的不给干预措施的结果进行比较。例如已知我国携带HBsAg的母亲发生乙型肝炎病毒（HBV）母婴传播的概率平均为40%~50%，在现阶段欲观察乙型肝炎疫苗阻断母婴传播的效果，在不设对照组的情况下，其实验结果可与已知的结果40%~50%相比较。②设对照组的类试验：有些试验虽然设立了对照组，但研究对象的分组不是随机的。如在社区试验中，并不是总能获得随机对照，如果只能对整个居民区人群实行预防，随机分组就不可能进行，可选择具有可比性的另一社区人群作为对照组。如对某疫苗预防效果的评价，甲校为实验组注射某种疫苗，乙校为对照组不注射该种疫苗，进行试验，以观察两组血清学和流行病学观察指标的差异，最后对某疫苗的预防效果进行评价。类试验常用于研究对象范围大而实际情况不允许对研究对象作随机分组的情况。

（三）实验性研究设计原则

实验性研究设计的原则和方法通常包括设立对照、随机化、重复以及盲法。其最主要的目的，是在复杂的临床研究中，确保研究结果免受已知的或未知的非研究因素的干扰，使得研究的结果和结论真实可靠，并能经得起临床实践的检验。

1. 设立对照

1）对照的意义　临床研究通常要回答的问题是疗效的有或无、高或低，是否安全。要回答这些问题只有通过比较才能鉴别，因此设立对照（control）是临床研究中的一个重要原则，也是医学研究的一项基本要求。对照组（control group）除不接受被研究的某项疗法或干预措施外，其他方面的试验条件与观察指标和效应标准等，都应与试验组相同。设立对照组的目的是排除非试验因素干扰和影响，真实地评价药物疗效或措施效果，使结论真实可靠，更具有说服力。

2）对照的类型　根据研究的目的、要求以及疾病特点的不同，对照可有不同的内容和设立方法。

（1）根据对照的选择方法分类。

·随机对照（randomized control）。按随机化方法将研究对象分为试验组和对照组，用此方法设立的对照类型为随机对照。随机对照的优点是：首先从理论上讲可使试验组和对照组的研究对象除了研究因素以外的各因素（如人口学特征、临床特征、预后和其他因素）在两组间分布均衡；其次是能消除研究者或研究对象在分组上的主观因素，可以减少或消除选择偏倚和混杂偏倚。随机对照的缺点是：一项临床试验因有一半对象需要作为对照，因此需要较多的研究对象；而且对于有些药物或疾病还可能涉及医学伦理方面的争议。但须指出，并非所有的临床疗效评价都要用随机对照这种方法。如某些罕见病和致死性疾病都不宜用此方法来评价疗效。

·非随机对照（non-randomized control）。是未按照随机化方法选择的对照类型。如在协作科研中按不同医院或病房进行分组，即一所医院或病房作为对照组，仍然实行原有疗法，而另一所医院或病房作为试验组实施新疗法，经过一段时间后比较两组的疗效。这种设置对照的方法简便易行，也易为患者和医生所接受。非随机对照的主要缺点是难以保证试验组和对照组的均衡、可比性，可能使临床试验的结果产生偏倚。

（2）按对照的性质分类。

·安慰剂对照（placebo control）。即对照组给予安慰剂措施。安慰剂是指感官性状与试验药物相似但完全没有药理作用的类似物，通常用乳糖、淀粉、生理盐水等成分制成，不加任何有效成分，但外形、颜色、大小、味道与试验药物或制剂极为相近。设立安慰剂对照的目的主要是避免研究者和研究对象双方主观因素对试验结果的影响。必须强调，在所研究的疾病尚无有效的防治药物或使用安慰剂后对研究对象的病情无影响时才可以使用，否则，给予患者无疗效的安慰剂会存在医德方面的争议。

·标准对照（standard control）。又称有效对照，用公认的标准疗法或常规疗法做对照，是临床试验中最常用的对照形式。例如观察人参皂苷对患者心脏手术心肌缺血的保护作用，对照组可用已知的公认的有效药物。因此，标准对照适用于已知有肯定疗效的治疗方法的疾病。

·空白对照（blank control）。即对研究对象不给任何处理或干预措施的对照。目的是观察药物对有自愈倾向的疾病的真正效应。空白对照简单易行，但不给患者采用任何治疗措施亦存在医德方面的争议。

（3）按研究设计方案分类。

·自身对照（self control）。对照与试验为同一研究对象，如以患者用药前后的血压值做对比，这种对照不需要另设对照组，可节省样本量，并可避免个体差异所引起的误差，但有一定的局限性。例如对有短期自愈倾向（如感冒）或有周期性发作倾向的疾病，以及试验前后某些环境因素或自身因素发生了改变，并且会影响试验结果时，则不宜用自身对照。

·交叉设计对照（cross-over design control）。将整个设计分为两个阶段，先将研究对象随机分为试验组和对照组。试验的第一阶段试验组接受A处理，对照组接受B处理，观察两组的疗效。此阶段结束后，两组患者均停药一段时间进行洗脱。之后再进入试验的第二阶段，将两组接受的干预措施对调，试验组改为接受B处理，对照组接受A处理。这种设计不仅有试验组和对照组的组间对照，而且有同一研究组的自身前后对照，从而降低了两组的变异度，这种对照受各种干扰因素作用的影响很小，可以提高评价疗效的效率，同时也可用较少的样本完成实验。

·历史性对照（historical control）。以过去的研究结果作为对照。这是一种非随机、非同期的对照。如果某病在一段时间内自然病程、诊断方法、诊断标准和治疗水平比较稳定或变化不大，而且两组患者在临床特征、主要预后因素等保持均衡，采用此类型对照评价一种疗法的疗效仍具有其优越性。这种对照的资料可来自文献和医院病历资料。优点是：易为患者接受，也不会违背医德；节省经费和时间。缺点是：文献资料可能缺乏研究对象有关特征的记载，两组是否可比，难以判断；由于医学高速发展，诊断手段的改进，使一些轻型或不典型患者得到早期诊断，所以对比两组疗效上的差别并不完全反映不同疗法的差异。因此，对自然病程非常清楚，不治疗必死无疑的疾病用此类型对照较为合适。

2. 随机化

1）随机化的意义 随机化（randomization）是临床科研的重要方法和基本原则之一。在临床研究设计中，随机化的方法有两种形式。第一是随机抽样，指在目标人群中借助于随机抽样的方法，将研究对象从目标人群中抽取出来，使目标人群中的每一个个体都有同样的机会被选择作为研究对象。在临床试验中，由于人力、物力和财力以及时间的限制，不可能把全部的和各种类型的患者都纳入课题中进行研究，只能是按照设计的要求，选择一定数量的患者作为研究对象。为了避免选择性偏倚和混杂偏倚，同时又要使抽样的样本能反映出总体的代表性，减少误差，只有采用随机化的抽样方法，才能达到预期的目的；第二是随机分组，使每一个研究对象都有同等的机会进入试验组或对照组，接受相应的试验处理。这样，就能使组间的已知的或未知的影响因素达到基本平衡的水平。

实施随机化的原则，主要是为了防止对研究对象的选择或分组分配时人为的主观因素的干扰，包括来自研究者或研究对象两个方面的人为干扰。因此，随机化不是随意或随便。

2）随机化的方法 在使用随机方法之前，必须明确观察单位。观察单位可以是单个患者，也可以是某一特定的小群体，例如，一对夫妇、一个家庭、一个工作小组、一个病房、一个医院，乃至一个特定的地区等。常用的随机方法有以下几种。

（1）简单随机化（simple randomization）。又称完全随机化（complete randomization），如随机数字表法、掷硬币、抽签等方法。

随机数字表的方法：临床试验中应用很简便。随机数字中的全部数字无论从行、列或斜向等顺序都呈随机状态。具体方法是先将纳入试验的合格研究对象，依先后顺序编号；再从随机数字表中的任意行或列作为起点，得到一个随机数，依次取其表中的系列数字，与纳入的研究对象编号配对，并列出样本的随机分配表格。

还可以使用计算机软件、计算器进行随机分组。此办法简便，适用于大样本研究的随机分配。

简单随机分组的优点是简单易行，随时可用，无需专门工具。此法的缺点是要求在随机分组前抄录全部研究对象的名单并编号。如果研究对象数量大时，工作量相当大，有时甚至难以做到。但简单随机分组是理解和实施其他随机分组方法的基础。

（2）区组随机化（block randomization）。将研究对象分成例数相等的若干区组，在每个区组中再进行简单随机化分组。

区组随机分配法。在分区组时每个区组内人数不宜过多，人数愈多，组合愈复杂，造成随机分配的困难。这种方法能保证区组内和组间的病例数相等，如要临时停止试验，欲作结果分析，不会因为两组例数相差太大而导致偏倚。采用区组随机化较为方便，适合临床研究工作中患者分散就诊的特点，对大样本和小样本的分组研究都适用。

（3）分层随机化（stratified randomization）。是按研究对象的不同特征先进行分层，即将可能产生混杂作用的某些因素，通常包括年龄、性别、种族、文化程度、居住条件等分层，在每一层内再进行简单随机分组，使试验组和对照组的均衡性提高。

对分层因素的选择，有三条原则可供参考：第一，选择所研究疾病或其并发症的危险因素分层；第二，选择所研究疾病的预后有明显影响的因素分层；第三，必须遵守最小化的原则，即将分层因素控制到最低限度，否则将因分层过多，造成分层后随机分组过度分散的不利局面。

分层随机化分组可增加各组间的均衡性，提高实验效率。但在分组前也需要有一个完整的研究对象名单，所以分层随机分组在这一点上也具有简单随机分组同样的缺点。

（4）整群随机化（cluster randomization）。按社区或团体分配，即在一个组、一个病房、一个病区或一个医院为一个整体单位随机分组。这种方法比较方便，但必须保证各组资料的可比性。

整群随机化分组要求各群内变异和整个研究对象变异一样大，即抽到的人群能充分代表总体，各群组可变异越小越好。此法的优点是在实际工作中易为研究对象所接受，抽样和调查都比较方便，也可节约人力、物力，多用于大规模调查，缺点是抽样误差较大，分析工作量也大。

3. 重复

1）重复的意义 重复是保证研究结果可靠的又一重要手段。包括两个含义：一是指任何研究结果的可靠性应经得起重复；二是指样本量的大小和样本重复的数量。随机抽取样本，虽能在很大程度上抵消非研究因素所造成的偏差，但由于个体变异的原因及多种偶然因素的影响，一次研究结果难以保证数据的可靠性，需要一定的样本数，才能使研究结果真实、可靠。

2）**样本量的估算** 试验组和对照组的人数必须满足一定数量，试验观察期满时才能进行发病率（病死率、致残率、治愈率等）的比较和得出显著性检验的结果。为保证流行病学实验研究的质量，在设计时就应对研究所需的样本量加以估计，因为样本量过小会降低试验研究的把握度，影响对总体推断的精度；样本量过大，不仅导致人力、物力、财力和时间的浪费，而且给实验的质量控制带来更多困难。

影响样本量大小的主要因素：①干预因素实施前后研究人群中疾病的发生率。干预前人群的发病率越高，所需样本量越小；干预后效果越好，即发病率越低，所需样本量越小。反之就要大些。这些数据可以根据以往的研究结果或预试验的结果进行估计。②第一类（α）错误出现的概率，即出现假阳性错误的概率。α 水平由研究者自行确定，通常要求 α 等于 0.05，有时也可要求等于0.01，取 0.01 时，所需观察的人数比 0.05 时为多，即要求的显著性水平越高，所需样本量越大。③第二类（β）错误出现的概率，即出现假阴性错误的概率。β 水平也由研究者自行确定，一般常将 β 定为 0.2、0.1 或 0.05。1−β 称把握度，把握度定得越高，则所需样本量就越大。④单侧检验或双侧检验，单侧检验比双侧检验所需样本量小。如果肯定实验组的效果好于对照组或只检验实验组效果优于对照组时，就用单侧检验；当不能肯定实验组和对照组那一组效果好，即可能实验组优于对照组或对照组优于实验组时，用双侧检验。⑤研究对象分组数量。分组数量越多，则所需样本量越大。

4.盲 法

1）**盲法的意义** 在临床试验中，如果研究对象或研究者都不知道研究对象的分组，也不知道接受的是试验措施还是对照措施，这种试验的方法称为盲法试验（blind trial）。此外，盲法还用于对研究资料的分析与报告。盲法试验的目的，是为了有效地避免研究者或研究对象的测量性偏倚。

临床试验要求研究者对每一个研究对象都能作出准确可靠的评价。因此，医生必须根据接受

试验对象的客观反应，作出实事求是的记录和判断，而这种判断，又要避免双方主观因素的影响。如判断疼痛消失的程度时，医护人员可能暗示或启发试验组患者，使他们觉得似乎疼痛减轻了。患者有可能为了让医生满意，也会表示其病情好转，这就有意或无意地导致偏倚。在随机对照试验中，仍然存在着可能引起偏倚的一些因素。当采用盲法试验时，可以克服临床试验中这种潜在的、主观的、暗示性的各种偏倚，做到实事求是地报告结果。

2）**盲法的类型** 临床试验根据盲法程度可分为单盲、双盲、三盲。

（1）单盲（single blind）。指研究对象或研究者不知道试验组和对照组的分组情况，从而避免了研究对象或研究者主观因素造成的偏倚。但此法不能避免另一方主观因素带来的信息偏倚。

（2）双盲（double blind）。指研究对象和研究者均不知道分组情况，不知道研究对象接受哪一种干预措施。其优点是可以减少两者主观因素造成的信息偏倚对临床试验结果的影响。缺点是，此法设计较复杂，实施也较困难。还要有另外的监督员负责监督试验全过程，包括毒副反应的检查，以保证研究对象的安全。此外，在药品制作、采购、分发和观察疗效等方面要有一套严格制度并要切实遵守。

（3）三盲（triple blind）。指研究对象、研究者和资料分析者都不知道分组和处理情况。其优点是，可消除各方面的主观因素，使信息偏倚减到最低程度。但在执行过程中非常复杂困难，有时难以实现。此法虽有高度的科学性，但缺乏满意的可行性。

与上述盲法相对应的是非盲法，又称开放试验（open trial），即研究对象和研究者均知道试验组和对照组的分组情况，试验公开进行。这多适用于有客观指标的试验，例如，改变生活习惯（包括饮食、锻炼、吸烟等）的干预效果的观察。其优点是易于设计和实施，研究者了解分组情况，便于对研究对象及时做出处理，其主要缺点是容易产生偏倚。

以上从实验性研究科研设计的角度，重点介绍了对照、随机、重复与盲法的原则和方法，了

解和掌握了这些基本原则，对于如何做好研究的设计以及如何具体的抉择和采用实验性研究的设计方法都非常重要。

（四）数据分析

评价实验性研究效果的指标，应根据实验目的而选择。但基本原则是：①不但用定性指标，并尽可能用客观的定量指标。②确定方法有较高的真实性（信度）和可靠性（效度）。③要易于观察和测量，且易为受试者所接受。选用哪种评价指标，要结合事件的性质来决定。但无论选择哪一种评价指标，最重要的是要明确规定观察的起止时间和结局事件的判断标准。

根据实验资料的统计分析，结合实验研究整个过程，对实验结果做出整合评价。如实验对象选择是否合适，实验分组是否合理，干预措施的落实情况，失访情况，最终两组的可比性等，分析上述因素对结果可能造成的影响，结合统计分析的结果，对本次实验研究做出整合评价。

统计分析集指的是本次研究的受试者中，可以用来进行统计分析的受试者。用于统计的分析集需在试验方案的统计部分中明确定义，并在盲态审核时确认每位受试者所属的分析集。确定统计分析集通常有两个原则：

1. 意向性原则（intent to treatment，ITT）

通俗的就是说受试者有接受治疗的意愿，申办者和研究者也有给予治疗的意愿。意向治疗分析（intent-to-treat analysis）也叫实用试验或者项目效应分析。在随机对照试验中，将符合试验纳入标准的患者（试验对象）随机分配到试验组和对照组（常规治疗组），试验结束后，对两组结局发生率进行分析时，不管试验对象是否完成试验或者是否真正接受了治疗计划，他们都将保留在原组。意向治疗分析的目的是避免选择偏倚，使各组之间仍保持随机化时的可比状态。

在意向治疗分析中，试验开始时的随机化不仅决定治疗措施的分配，而且决定试验结束时的数据分析。

随机对照试验的基本目标是获得试验的效力（efficacy）和效应（effectiveness）。试验的效力反映的是在一种理想状态下的治疗效果，即参加

试验者真正接受并完成了该种治疗计划。试验效应则是指在一般的状态下，试验治疗的实际效果。由于各种原因，试验对象可能会不依从、停止治疗或接受另一组的治疗措施。意向治疗分析就是在不改变随机分组状态的情况下，评价试验治疗的实际效果。

如果试验中失访、不依从者很少，或者各组之间的失访和不依从者的比例相当，意向治疗分析可得到试验效力的有效信息。但比例不相当，意向治疗分析则不能完全评价试验的效力，如果试验的药物或治疗方法确实有效，意向治疗分析可能会低估药物或治疗方法的疗效，而依从者分析和治疗者分析将高估这种疗效。因此，在评价试验的效力时，可同时使用上述三种分析方法，以获得更全面的信息。

2. 符合方案原则（per-protocol，PP）

简单而言，就是申办者、研究者和受试者的一切行为完全按方案进行，最终受试者实际接受了方案确定的一切治疗，申办者和研究者实际获得了方案要求的一切资料。

1）全分析集（full analysis set，FAS）　基于意向性原则，则全部随机化（对于单组研究则是筛选合格）的受试者都应该纳入分析，称作FAS，有些方案将该集合的人群称为ITT人群。根据ITT原则，我们需要完整地随访所有随机化对象的研究结果。

FAS是从所有随机化的受试者中，以最少的和合理的方法剔除受试者后得出的。那么为什么要剔除部分受试者，剔除哪些受试者：ITT只是一个理论，随机化的受试者不一定使用研究药物，使用研究药物后也未必能够完整地进行所有随访，从这个角度出发，往往会对ITT原则进行修正（modified ITT），加上"至少使用一剂研究药物"和（或）"至少有一次用药后的疗效指标评价结果"，这样得到进行统计分析的全分析集（不同的方案有不同的剔除标准。举例"缺失主要评价指标的基线数据的病例将从FAS中剔除""对方案的依从性差""入组后没有任何随访数据"等）。

在选择全分析集进行统计分析时，对主要指标缺失值的估计，可以采用最接近的一次观察值

进行结转或者多重插补进行填补。这样的数据集经过统计分析得出结果，被认为可以尽可能接近上市后药物在实际使用患者中能取得的疗效。

2）符合方案集（per-protocol set，PPS）　基于符合方案原则，则全部随机化的受试者中，完全按方案设计进行研究的那一部分才能纳入分析，称作PPS。PP也只是一个理论上的原则，严格按照方案设计的受试者只占少数，大多数受试者都会有各种微小的方案违反（minor PV），所以一般研究中把没有重要方案违反（major PV/important PV）的受试者纳入PPS。这样的数据集经过统计分析得出结果，被认为可以尽可能接近按药品说明书使用的患者能取得的疗效。一般至少把下面几点作为重大的方案违反：不符合入选标准和（或）排除标准，但被随机入组；随机错误；主要疗效指标测量时间超出窗口；未服药或服药依从性差（<80% 或 >120%）；使用研究禁用药物。

《化学药物和生物制品临床试验的生物统计学技术指导原则》中的定义为：受试者的"符合方案集"（PPS）亦称为"可评价病例"样本。它是全分析集的一个子集，这些受试者对方案更具依从性，依从性包括以下一些考虑，如所接受的治疗、主要指标测量的可行性以及未对试验方案有大的违反等。将受试者排除在符合方案集之外的理由应在盲态审核时阐明，并在揭盲之前用文件写明。

3）安全性分析集（safety analysis set，SAF 或 SAS）　对于安全性分析，不使用意向性原则和符合方案原则，而是"暴露"（exposure）原则，即所有至少使用过一剂研究药物的受试者，都必须观察安全性指标，且这种观察将与实际使用药物而不是方案规定药物相联系。一般表述是随机化后至少使用过一剂研究药物的受试者。在一些研究中，随机化之前就开始使用研究药物，这种情况下，在确定 SAF 或 SAS 时，不加随机化的限制，因为按照"暴露"原则，这种观察将与实际使用药物而不是方案规定的随机化分配药物相联系。

（五）实验性流行病学研究的伦理学

实验性流行病学研究中，不论是进行病因试验、对预防措施效果进行评价还是进行临床试验，其实验的对象都是人。因此，实验研究者必须考虑实验研究中所涉及的医学伦理学问题。在实验性流行病学研究中，如果使用某种新药或新疗法、新的生物制剂进行试验，而这些新药、新疗法和新的生物制剂未经相关的基础医学实验、毒理学实验以及致突变、致畸形和致癌实验，这是不人道的，违反了医学伦理学的原则。1959—1961 年，在西欧一些国家先后发生的"反应停"事件及其引起的严重后果就是这方面的沉痛例子。随着经济的发展、社会的进步，人们对医学研究中的伦理学问题越来越重视，医学伦理学已不是单纯的医学职业道德问题了，现在已涉及生命伦理和健康伦理的广泛领域。

在实验性流行病学研究工作中，研究者必须遵循下列基本的伦理学原则：①知情同意原则。研究对象有权选择，并有权了解该研究对健康的危害性及可获得的结果，这就是知情同意（informed consent）。流行病学的研究对象必须对他们参与的研究所涉及的问题"知情"，并同意参与此项研究，研究者在进行研究之前，应要求研究对象签署知情同意书。②有益无害的原则。实验性流行病学研究不应给实验对象造成机体或心理上的伤害。实验性流行病学研究中所采用的干预因素（药物、疗法、生物制剂等）必须经过相关基础医学和毒理学研究证明安全无害且有益的情况下，才可考虑进行实验性流行病学研究。③公正的原则。实验性流行病学研究应该公平和公正，不损害研究对象、研究成员、合作者、资助者的尊严，不应在研究成果等利益方面发生冲突。只有当研究结果在医学上是可信赖的，并且有益于社会或有益于认识疾病的本质及增进人群的健康水平时，实验研究才值得去做。除此之外，任何一项流行病学研究在立项时，都应得到相应的医学伦理委员会的批准。

（宋春花）

第 3 节　膳食与肿瘤

一、谷物与肿瘤的关系

谷物是人类传统主食，是人类从食物中获取碳水化合物的主要来源。相比于精制谷物，全谷物含有更丰富的脂肪、维生素、矿物质、膳食纤维、多酚以及其他植物化学物，营养价值更高。近年来大量研究表明，谷物的摄入与肿瘤有着密切的联系。流行病学研究认为，全谷物中含有丰富的酚类化合物，具有清除自由基和抑制某些肿瘤细胞增殖等作用，其存在形式分为游离状态和结合状态，其中结合态的酚类化合物可能对人体结肠起到保健作用，经常食用未经精细加工的全谷物可有效降低癌症等慢性病的发病风险。

（1）谷物与胃癌。大量摄入全谷物可能降低胃癌的发病风险，相反，大量摄入精制谷物可能会增加胃癌的发病风险，危险程度与其摄入量呈正比关系。有结果显示，食用全谷物可使胃癌的发病风险降低 13%；食用精制谷物可使胃癌的发病风险增加 36%。全谷物中 B 族维生素含量丰富，尤其是叶酸，可参与维持 DNA 甲基化状态，抑制癌基因的表达，使慢性萎缩性胃炎的进展得以延缓，进而抑制癌变进程。

（2）谷物与结直肠癌。结直肠癌是最常见的恶性肿瘤之一，以高动物肉类尤其是红肉和脂肪蛋白的摄入量增多、谷物瓜果蔬菜纤维膳食减少为特点的"富贵饮食模式"，导致了我国结直肠癌发病率和死亡率的增加，同时过多食用精制谷物也被证明为结直肠癌的危险因素。世界癌症研究基金会的最新研究发现，每人每天摄入 90g 如糙米、全麦面包等全谷物食物，可以使结直肠癌的发病风险降低 17%。根据《中国居民膳食指南》2016 版的推荐，建议每人每天摄入 50~150g 的全谷物，以预防结直肠癌的发生。

（3）谷物与食管癌。近年来，多项研究表明，叶酸与食管癌的发生关系密切，低叶酸摄入与食管癌发病率的增加呈正相关。全谷物含有较为丰富的叶酸，精制谷物在加工过程中会损失大部分叶酸，因此建议多食用粗粮以替代精制谷物，预防食管癌的发生。

谷物是人们日常生活中必需的食物，精制谷物虽然在口感和口味上比粗粮更佳，但其失去了大量人类所必须的营养物质，同时粗粮等全谷物食物对预防肿瘤等慢性病起到很大作用，因此建议每日摄入充足的谷物食物，并以粗粮代替精制谷物。

二、豆类及豆制品与肿瘤的关系

豆类泛指所有能产生豆荚的豆科植物，一般分为大豆类和其他豆类。豆制品是由大豆或其他豆类作为原料制作的发酵或非发酵食品，如豆浆、豆酱、豆腐、豆腐干等，是膳食中优质蛋白的重要来源，对人类健康尤为重要。此外，研究发现大豆中一些化学成分与癌症的发生发展密切相关。

（一）豆类及豆制品与乳腺癌

以豆类为基础的膳食补充剂对于乳腺癌发展的潜在影响仍然存在争议。由于异黄酮与 $17-\beta$ 雌二醇的结构相似，它可以与雌激素受体结合，从而对已经转化的乳腺癌细胞产生增殖或抗增殖作用，而这取决于内源性雌激素浓度等因素。

（二）豆类及豆制品与其他癌症

研究显示豆类及豆制品膳食异黄酮的高摄入量能降低子宫内膜癌风险；也有研究发现中国人群膳食大豆食物摄入与全肿瘤死亡风险降低没有关联，但研究人群仅为上海人，因此仍需要进一步研究验证。

整合评价显示，豆类及豆制品对于乳腺癌、胃肠道癌症、前列腺癌、子宫内膜癌等有一定益处，但由于大豆异黄酮与雌激素的化学结构相似，膳食大豆食物或大豆异黄酮摄入与激素相关性肿瘤

（比如乳腺癌）的关系，需注意可能存在双向作用。但豆类及豆制品仍作为健康饮食选择。

三、蔬菜及水果与肿瘤的关系

蔬菜是指可以做菜、烹饪成为食品的一类植物或菌类，是人类膳食的重要组成部分。水果是指多汁且主要味觉为甜味和酸味，可食用的植物果实。水果不但含有丰富的营养，而且能够促进消化。蔬菜水果中含有丰富的膳食纤维、矿物质（钙、镁、钾、磷等元素）、维生素、多种植物化学物和生物酶等，是膳食中维生素 C 和 β 胡萝卜素的重要食物来源。这些物质形成了蔬菜水果良好的感官性状，增进食欲、促进消化，同时具有良好的健康效应。

很多研究证实，蔬菜水果的摄入，在抗癌方面有积极作用，一项关于蔬菜水果摄入量与癌症发病率的研究显示，在一些地区近 2% 的癌症可归因于水果和蔬菜摄入量不足。因此，提高蔬菜水果的消费水平可减少癌症负担并改善整体人口健康。美国癌症研究所和世界癌症研究基金会推出的第 3 版《饮食、营养、身体活动与癌症预防全球报告》提出的预防癌症的 10 项建议即包含摄入富含蔬菜、水果的膳食，WHO 提出预防癌症的膳食与保健建议中指出：坚持每天吃 400~800g 的各种蔬菜、水果，可使癌症的患病风险降低 20%，尤其是口腔癌、鼻咽癌、食管癌、胃癌、结直肠癌等。但大多数研究集中在个别癌症，此外在一项关于水果蔬菜消费情况与胰腺癌患病风险的荟萃分析显示，水果蔬菜的摄入与其发病率无显著相关性。蔬菜和水果能够降低一些癌症的发病率，但其机制需要进一步研究证实。同样，对于某些癌症，蔬菜和水果的作用在目前的研究水平还未被发现，因而更深层次的蔬菜和水果促癌与抗癌的作用需要继续探索。

四、肉类与肿瘤

肉类包括宰杀后的猪、牛、羊、驴、马等哺乳动物，鸡、鸭、鹅等禽类，以及鱼类等，对人类的营养起着重要作用。肿瘤成因尚未完全清晰，膳食中肉类可能在肿瘤的发生发展过程中起致病或保护效应，因此探讨肿瘤的防治，研究肉类摄入与肿瘤的关系具有重要意义。

流行病学和动物实验结果表明，膳食中蛋白含量较低时，可增加机体对致癌物的敏感性，易发生食管癌和胃癌，适当提高蛋白质摄入或补充某些氨基酸，有利于抑制肿瘤的发生。然而动物性蛋白质摄入过高又可引发结肠癌、乳腺癌和胰腺癌。肿瘤流行病学研究表明，脂肪的总摄入量与结肠癌、乳腺癌的发病率呈正相关，与胃癌呈负相关。高动物性脂肪与饱和脂肪水平饮食能够产生大量代谢活性产物，攻击 DNA 及蛋白质等生物大分子，增加肺、结直肠、乳腺、子宫内膜、前列腺等部位肿瘤的风险。有研究发现高水平的鱼类摄入降低结直肠癌的发生风险。摄入鱼类也可降低胃肠道癌症发病率。部分研究发现禽肉摄入可降低结直肠癌，其原因可能是相比于畜肉，禽肉血红素铁的含量较低。血红素铁可通过产生自由基、DNA 损伤和刺激上皮细胞增殖来诱导氧化应激。有研究发现高水平的红肉摄入和加工肉摄入是胃癌发生的致病危险因素，而白肉则是胃癌发病的保护因素。加工肉含有大量杂环胺和多环芳烃化学物，杂环胺和多环芳烃化学物已被证实对人体有致癌和致突变作用，因此应该控制加工肉的消费。

五、茶、咖啡、食用油、食用钠与肿瘤的关系

（一）茶与肿瘤的关系

茶具有抗肿瘤活性，近年来的研究显示，茶叶中一些成分对体内多种肿瘤均有一定的抑制作用。茶多酚是茶叶中含量最多的一类可溶性成分，具有多种保健功效和药理活性，其化学成分主要包括黄烷醇类（儿茶素）、花色苷类、黄酮类、黄酮醇类和酚酸类等，其中以儿茶素单体表没食子儿茶素没食子酸酯（EGCG）最为重要。EGCG 是茶多酚中含量最高、活性最强的单体成分。目前已有证据证明，EGCG 在细胞和动物实验及临床上均显现出一定的抑制肿瘤作用，特别是对乳腺癌、肺癌、肝癌、前列腺癌、膀胱癌等效果较

好。茶多酚具有体内抑制肿瘤效果，并且有研究表明茶多酚在较低浓度下（<5μmol/L）可以通过调控髓系抑制性细胞（MDSC）等关键免疫抑制细胞介导的免疫抑制，来阻滞肿瘤的免疫逃逸，从而间接地起到抗肿瘤作用。以往的调查结果亦显示，饮用一定量的茶（绿茶、红茶等）与降低恶性肿瘤发病风险存在正相关性。

（二）咖啡与肿瘤的关系

咖啡是用经过烘焙的咖啡豆所制作冲泡的饮料，是世界三大饮料之一。我国咖啡消费量每年增长幅度在 15%~20%。咖啡的主要成分除了脂肪、蛋白质、纤维、矿物质等，还包括多种生物活性成分，如咖啡因、绿原酸、葫芦巴碱、双萜类等。目前有较多的研究认为饮用咖啡可以降低患癌风险。有研究证明，东亚人群尤其是东亚女性摄入咖啡可降低恶性肿瘤死亡风险，恶性肿瘤死亡风险总体随咖啡摄入量的增加呈降低趋势。

（三）食用油与肿瘤的关系

食用油也称为"食油"，是指在制作食品过程中使用的动物或者植物油脂。常见的食用油包括大豆油、菜籽油、花生油、橄榄油、茶油等。有研究表明，茶油提取物体外对肿瘤细胞增殖有抑制作用，且茶油提取物中总酚和总黄酮等活性物质是茶油提取物抗肿瘤活性能力的主要成分。英国爱丁堡大学发布的一项研究提出，存在于橄榄油中的油酸有助于一种抑制脑癌细胞分子的产生，这或许能为预防此类癌症带来新思路。

（四）食用钠与肿瘤的关系

食盐是对人类生存最重要的物质之一，也是烹饪中最常用的调味料。有研究显示高盐摄入会使胃癌的风险增加 22%，长期高盐摄入会造成胃黏膜细胞高渗透压，导致胃黏膜直接损伤，从而发生广泛性的弥漫性充血、水肿、糜烂、溃疡等病理改变，使胃黏膜细胞发生癌变的风险增加，并且腌制等高盐食物中亚硝酸盐、多环芳烃等含量较高，容易诱发胃黏膜上皮细胞异型增生，增加胃部病变及发生胃癌的风险。有研究明确表明我国居民腌制饮食可以提高胃癌的发生风险。

（李增宁）

第 4 节　肿瘤细胞的营养代谢特点

一、概　述

肿瘤的生物学本质是一种代谢性疾病。临床研究证实恶性肿瘤患者营养不良的发生率高，后期常表现为恶病质。与正常细胞相比，肿瘤细胞的营养代谢发生了显著的变化，主要包括糖代谢、氨基酸代谢及脂质代谢在肿瘤中的异常改变。因此，本节围绕肿瘤细胞的不同营养物质代谢特点进行深入阐述，并总结肿瘤的营养代谢特点，为肿瘤营养代谢调节治疗提供依据。

二、不同营养物质的代谢特征

（一）糖代谢

糖代谢是机体生命活动的主要代谢途径。葡萄糖是细胞重要的碳源及能量来源物质，其主要以糖酵解途径及线粒体氧化磷酸化分解产生能量，并通过磷酸戊糖途径合成生物大分子原料及还原当量以支撑细胞的生长与增殖，该一系列的代谢途径是一个被精密调控的过程。

然而，肿瘤细胞可不受机体代谢系统的监管，从而改变细胞的增殖、衰老以及细胞周期阻滞等命运决定过程。研究证实，肿瘤细胞具有其独特的糖代谢特征，即高糖吸收、有氧糖酵解与高乳酸生成，为肿瘤生长提供了更加有利并能遏制正常细胞生长的微环境。

瓦博格效应（Warburg effect）是恶性肿瘤细胞供能的主要方式，表现为肿瘤细胞比正常细胞需较少的氧和较多的葡萄糖，且即使在氧供充足的条件下，恶性肿瘤细胞的糖酵解依然明显活跃，即有氧糖酵解。随着对肿瘤糖代谢研究的不断深入，逐渐认识到肿瘤细胞普遍利用异常活跃的有氧糖酵解为细胞供能，这种糖代谢的异常改变常使肿瘤细胞的葡萄糖摄取速率、乳酸产生速率显著上升，而氧消耗速率则显著下调。近年研究结果证实，乳酸作为能源底物直接参与三羧酸循环，帮助肿瘤细胞逃脱机体免疫损伤的功能，极大地促进了低氧条件下肿瘤细胞的生长、增殖与侵袭。此外，糖代谢关键酶、代谢重编程的驱动与调控及相关信号通路在肿瘤糖代谢过程中亦起着重要的作用。

葡萄糖转运蛋白（glucose transporters，GLUTS）作为一种糖代谢关键酶，是一类能够转运葡萄糖进入胞内的蛋白质，该家族中的GLUT1、GLUT3蛋白在多种实体肿瘤中过量表达。研究证实，钙离子、胰岛素及AMPK通路能促使GLUT4从细胞内膜转位至细胞膜实现外源葡萄糖的摄取，是实现肿瘤高速糖酵解的关键蛋白质。细胞摄取葡萄糖后经由己糖激酶（hexokinase，HK）催化磷酸化反应产生葡萄糖-6-磷酸，启动细胞糖酵解反应。肿瘤细胞中HK2保证线粒体优先供给该反应所需ATP并促进有氧糖酵解。此外，丙酮酸激酶促进催化糖酵解过程中丙酮酸的生成，是Warburg效应中的关键调节酶。其中以四聚体活性状态存在的PKM2通过诱导磷酸烯醇丙酮酸（phosphoenolpyruvate，PEP）生成为丙酮酸与ATP，在不同肿瘤细胞中均表现较高表达水平。而PKM2磷酸化二聚体形式能够调节ATP和PEP的细胞间浓度，灵活调控肿瘤细胞利用葡萄糖进行供能或者生物合成。

肿瘤糖代谢相关基因的异常表达是驱动肿瘤发生发展及参与肿瘤糖代谢重组调控的关键因素。

p53可通过磷酸戊糖途径限速酶抑制肿瘤细胞增殖并调控细胞凋亡与DNA修复过程。同时，肿瘤中p53蛋白可诱导糖酵解调控因子促进糖代谢向磷酸戊糖途径转变，从而降低胞内活性氧（ROS）水平以避免肿瘤细胞内凋亡通路的激活。在肿瘤微环境中，缺氧诱导因子（hypoxia-inducible factor，HIF）可通过调控HK、GLUTS等相关基因起到调控肿瘤细胞糖代谢重编程的作用。此外，转录因子SIX1可激活糖酵解基因转录从而实现对瓦博格效应的转录调控。与此同时，肿瘤糖代谢相关基因的异常表达直接影响了相关信号通路的表达。研究证实，PI3K/Akt通路、AMPK-mTOR通路通过增加肿瘤细胞对糖酵解的需求，调控肿瘤细胞代谢重编程，从而在肿瘤糖代谢过程中起重要作用。

（二）氨基酸 / 蛋白质代谢

氨基酸是细胞内仅次于葡萄糖的重要能量和营养来源，同时也是连接糖、脂质以及核苷酸的中间物质。在肿瘤细胞内，氨基酸/蛋白质代谢的特点主要表现为分解代谢大于合成代谢，主要表现为蛋白质合成减少和分解增加、蛋白转化率升高、氨基酸代谢异常和负氮平衡等。

在肿瘤细胞内，由于自身快速增殖，肿瘤细胞对能量的需求显著增加，而它们主要来源于TCA循环。为了满足增长的需求，肿瘤细胞常常通过利用氨基酸代谢（如谷氨酰胺分解）来维持TCA循环、提供生物合成前提等，从而促进肿瘤细胞的增殖及生长。因此，氨基酸作为细胞内重要能量和营养来源之一，在肿瘤细胞中除了必需氨基酸代谢异常，很多非必需氨基酸以及半必需氨基酸代谢同样存在异常改变，其中具有代表性的代谢改变包括谷氨酰胺和谷氨酸代谢、天冬氨酸和天冬酰胺代谢、丝氨酸代谢、甘氨酸代谢、精氨酸代谢及半胱氨酸代谢等。

谷氨酰胺是被机体摄取最多的氨基酸，主要参与一系列的生物反应，主要包括能量生成、大分子合成以及信号转导等，在肿瘤的发生发展中起重要作用。现研究表明，多数肿瘤细胞均需要外源性补给谷氨酰胺来维持其增殖及生长。此外，天冬氨酸与天冬酰胺属于非必需氨基酸，其穿透细胞膜的能力差，主要依赖于体内生物合成。研究证实，谷氨酸 / 谷氨酰胺和天冬氨酸的中间代谢产物（如 α- 酮戊二酸、烟酰胺腺嘌呤二核苷酸磷酸）可直接进入 TCA 循环，从而起到在糖缺乏的条件下对 TCA 循环的回补作用。丝氨酸属于非必需氨基酸，用于合成生物分子，如蛋白、脂质和核酸等，对维持肿瘤增殖和机体稳态有重要作用。研究表明丝氨酸主要来源于糖酵解，可产生甘氨酸及甲基，保证一碳循环的进行。同时，在肿瘤细胞中，发现其需要摄入大量丝氨酸来维持自身的生存，而缺乏外源丝氨酸和甘氨酸可抑制多种肿瘤细胞的增殖。此外，精氨酸和脯氨酸在代谢过程中可产生鸟氨酸，从而进入尿素循环，保证代谢废物转运出细胞外，从而维持机体内稳态，而机体的稳态与肿瘤细胞的增殖生长密切相关。大量研究表明丝氨酸、脯氨酸及苏氨酸等氨基酸在肿瘤组织内含量均明显增加。

因此，因肿瘤细胞增殖生长对能量物质需求的增加，氨基酸 / 蛋白质代谢分解速率明显高于合成速率，从而导致肿瘤细胞内氨基酸的表达量明显增加，从而保证肿瘤细胞的正常生长。

（三）脂质代谢

脂质合成也是肿瘤异常代谢的重要指标。脂质主要包括脂肪和类脂，脂肪即甘油三酯，是机体内能量供应和能量储存的能源物质；类脂主要包括磷脂、糖脂、胆固醇及其酯等，主要参与细胞的识别和信息的传递。甘油三酯、磷脂和糖脂均可由游离脂肪酸转化合成。多种脂类分子及其代谢中间物可参与细胞信号转导、炎症和血管调节等，并与细胞增殖、细胞黏附和运动等密切相关。因此，脂类代谢异常与肿瘤发生发展、侵袭和转移密切相关。肿瘤细胞脂类代谢异常主要表现为不受控制的脂肪酸从头合成及脂类合成增强，脂肪酸分解降低，为肿瘤细胞的增殖持续提供所需的构件分子。

肿瘤细胞快速增殖需要不断补充能量和合成构件大分子。为了满足这些需求，肿瘤细胞的脂代谢信号发生了显著改变，其中最重要的代谢特点表现为肿瘤细胞脂肪酸从头合成大大增强。乙

酰 CoA 作为脂肪酸从头合成的重要构件分子，其主要来源有两个途径：其一，主要来自 TCA 循环的柠檬酸，柠檬酸出线粒体进入胞质后在柠檬酸裂解酶催化下裂解为乙酰 CoA 和草酰乙酸。而柠檬酸有两个主要来源，分别是葡萄糖和谷氨酰胺，因此肿瘤细胞对于葡萄糖和谷氨酰胺消耗非常大，而且两者具有相互促进肿瘤细胞摄取的作用。其二，肿瘤细胞直接从胞外摄取乙酸并在乙酰 CoA 合成酶催化下生成乙酰 CoA。研究发现肿瘤患者血清乙酸水平明显低于健康对照者，在许多肿瘤细胞中参与脂肪酸和脂类（磷脂和胆固醇等）合成通路酶表达和活性显著升高，而肿瘤细胞癌基因激活 PI3K/Akt 信号通路，癌蛋白 ErbB2 和 HIF-1 等都可促进脂类合成酶的表达，如脂肪酸合成酶、ATP- 柠檬酸裂解酶，乙酰 CoA 羧化酶，3- 羟基 -3- 甲基戊二酸单酰辅酶 A 还原酶和单脂酰甘油脂酶等。

此外，肿瘤细胞脂肪酸从头合成通路是抗肿瘤的重要靶点，如关键酶 Fas 在许多肿瘤（乳腺癌，前列腺癌等）中高表达并与其预后差密切相关。因此，通过降低 Fas 的活性可显著抑制肿瘤细胞的增殖。此外，研究证实多饱和脂肪酸代谢和生物转化通路显著影响了肿瘤的发生发展。许多肿瘤细胞高表达 COX、LOX 和细胞色素 P450 等，这些酶可将 n-6 多不饱和脂肪酸转化为高活性类花生四烯酸分子，调节肿瘤细胞代谢、增殖和死亡。此外，n-3 多不饱和脂肪酸的代谢产物明显抑制肿瘤发生的相关信号通路。

在不同类型的肿瘤细胞中，脂质多数通过调节脂质代谢酶的表达改变肿瘤细胞能量代谢方式以及调节脂质分子信号转导改变肿瘤细胞的增殖、侵袭和转移。同时，脂质还可参与糖代谢、氧化应激等通路相互作用，导致肿瘤的营养代谢异常。

综上所述，肿瘤细胞的营养代谢特点主要表现为葡萄糖合成率的变化，糖异生、糖酵解增加，蛋白质合成减少，脂肪动员和氧化加速。因此，深入了解肿瘤细胞各大营养素的代谢特点，通过肿瘤营养代谢调节治疗联合阻断或调控多个代谢途径，从而更好地发挥抗肿瘤作用，提高治疗效果。

（姚庆华）

第5节　炎症与肿瘤整合治疗

一、概　述

19 世纪中叶，德国病理学家 Ruldolf Virchow 首次在肿瘤组织中发现了白细胞的存在，提出了"肿瘤起源于慢性炎症"的假设，此后的一百多年里，有关炎症与肿瘤关系的探讨从未间断，并取得了巨大的研究成果。早期有关炎症和肿瘤关系的研究主要聚焦在慢性炎症和肿瘤的发生上，大量流行病学证据表明，20%~25% 的肿瘤在发生前有明确的包括各种原因所致的炎症状态的存在，靶向炎症可显著降低肿瘤发生率和复发的风险。近年来，随着对肿瘤本质认识的加深，逐渐认识到以炎性细胞浸润和炎症因子分泌为主要表现的炎症反应本身，即肿瘤的重要生物学标志，即便没有前期炎症疾病的基础，各种因素导致的炎症贯穿于肿瘤发生、发展以及进展的全过程。各种炎性细胞及炎症介质作为肿瘤微环境的重要组成部分，通过精细调节微环境中各细胞组分的可塑性，密切地参与到肿瘤的发生发展中。肿瘤相关的炎症协助激活并改造机体针对肿瘤的免疫应答，促进肿瘤免疫逃逸的发生。深入认识肿瘤炎性微环境，探寻炎症、免疫以及肿瘤之间互相作用的关键靶点，可以为肿瘤的临床治疗提供新思路。

二、肿瘤相关炎症的来源

炎症反应的本质，是以防御为目的，以炎性细胞浸润和炎症介质为主要参与对象，以损伤、抗损伤和修复为统一整体的病理过程。在肿瘤患者体内，小至肿瘤微环境、大至机体的循环系统中都有炎症细胞和介质的参与，这种肿瘤相关炎症的诱发因素主要有三大来源：可以致肿瘤的炎症、肿瘤自身引发的炎症以及抗肿瘤治疗诱发的炎症。第一，在时间上先于肿瘤发生、具有致肿瘤作用的炎症，包括部分感染或自身免疫疾病引起的局部炎症，以及长时间暴露于环境中的致癌

物引起的系统性慢性炎症，此类炎症通常早于肿瘤的发生，且可通过诱导致癌性基因突变、基因组不稳定、血管生成等促进肿瘤的早期发生和发展。第二，肿瘤本身引发的炎症，其和肿瘤细胞相辅相成，参与肿瘤的进展。例如致癌基因和抑癌基因的突变，微环境中缺氧和异常代谢产物的累积都会激活炎症反应，后者反过来通过促进血管生成，诱导上皮间质转化等促进肿瘤的进展，同时还可诱导局部的肿瘤免疫逃逸。第三，肿瘤治疗过程中诱发的炎症，是一把双刃剑，坏死细胞诱发的强烈的炎症反应可以导致肿瘤耐药，同时大量肿瘤相关抗原的暴露也增加了抗原呈递，为免疫介导的肿瘤清除创造了条件。

（一）致肿瘤的炎症

某些炎症的存在，可以起到直接促进肿瘤发生发展的作用，在这种情况下，炎症的存在远远早于肿瘤的发生。此类炎症按照病因分类，主要包括感染、环境刺激或自身免疫疾病引起的炎症，某些代谢相关的系统性炎症也和肿瘤的发生存在关联。

（1）一些致病菌感染引发的慢性炎症是肿瘤发生的前提。例如，幽门螺杆菌和胃癌，人乳头状瘤病毒和宫颈癌，乙型肝炎病毒和肝细胞癌，等等。虽然已经被证实，这其中的一些致病菌本身或其编码的蛋白即具有恶性转化的作用，由病原菌持续存在引发的慢性炎症也被认为是必不可少的。

（2）环境（物理或化学）因素的存在，也可以诱发局部或者系统的慢性炎症，促进肿瘤的发生发展。例如石棉（化学）在肺部沉积导致的慢性炎症可以促进间皮瘤的发生，而长期留置尿管（物理）可能会增加膀胱肿瘤的风险。

（3）还有一类炎症因素来源于免疫系统紊乱导致的自身免疫疾病，如溃疡性结肠炎患者 20 年

和 30 年的结直肠癌变率分别为 7.2% 和 16.5%，远远高于正常人。有趣的是，此类患者患其他系统肿瘤的风险也有所增加，提示结肠部位的慢性炎症同时具有局部和系统的促肿瘤效应。

（4）同样具有系统性促肿瘤作用的还有代谢因素，如糖尿病、肥胖等导致的长期低水平的系统炎症，也会增加包括肝癌，胰腺癌，乳腺癌在内的许多肿瘤的发生风险。值得注意的是，并不是所有的慢性炎症都是"促肿瘤"的，例如银屑病甚至可以降低肿瘤的发生率；而某些情况下，炎症反应甚至可以起到抑制肿瘤的作用，例如在肿瘤免疫治疗的发展史上具有里程碑式意义的"Coley 毒素"，即是将各种灭活的细菌和毒素注射入肿瘤患者体内，通过诱导急性炎症实现促肿瘤消退的作用。有些学者据此提出是否可以将炎症按照急性和慢性区分，来评估其"致癌性"，现有的证据尚不足以支撑这样的结论。

（二）肿瘤引发的炎症

对于大多数的肿瘤，前期没有慢性炎症的基础。对这部分肿瘤，它的炎症来源是什么？肿瘤组织中浸润的炎症细胞和遍布的炎症因子又是被谁召集而来的？答案是，肿瘤本身就可以诱发局部甚至系统的炎症。最典型的是致癌基因的突变和抑癌基因的失活或表观遗传学改变可能直接激活 NF-β、STAT3 等在内的炎性信号通路，通过分泌细胞因子和趋化因子募集巨噬细胞、中性粒细胞到达肿瘤所在部位，增加炎性相关细胞因子的分泌，促进肿瘤炎性微环境的形成。例如，p53 蛋白作为基因组的守卫，可以竞争性地拮抗 NF-B 的转录活性，在 p53 突变的大肠癌中，丧失了拮抗的 NF-β 相关炎性基因过度表达，为肿瘤的进展提供了条件。再例如，DNA 错配修复基因的遗传学或表观遗传学改变可以增加基因组的不稳定性，由此导致新生抗原的产生和暴露可以诱发机体的炎症及免疫系统。除了肿瘤细胞本身，肿瘤微环境中的其他因素，如缺氧、营养物质的缺乏，细胞坏死等也可诱导炎症的发生。此外，近十年的研究发现，肿瘤所致生物屏障丧失引起的微生物或其代谢产物的异位，可以诱发肿瘤相关的系统性炎症，后者在肿瘤进展以及肿瘤免疫的调节中，也发挥着不可或缺的作用。需要明确的是，并非所有肿瘤相关的炎症都是促进肿瘤的，最终的结果取决于各种炎性细胞和因子作用的综合效应。

（三）肿瘤治疗诱发的炎症

抗肿瘤治疗可以引起强烈的肿瘤相关的炎症反应。化疗、放疗引起的肿瘤细胞和周围组织的大面积坏死可以在肿瘤局部诱导强烈的类似于"创伤修复"的炎症和免疫反应，坏死的细胞释放的损伤相关模式分子（DAMP）可以诱导 IL-1 等炎症刺激因子的产生，诱导促肿瘤炎性微环境的形成；同时，肿瘤相关新抗原的释放也可借机激活 T 细胞的抗肿瘤免疫，因此总体的效果是非常复杂的，取决于各类反应的总和，并且和肿瘤类型、放化疗方案，以及细胞的死亡方式（凋亡、自噬、坏死等）等关系密切。

（1）化疗引起的细胞坏死可以诱导周围的炎性细胞和成纤维细胞分泌各种生长因子和细胞因子（例如肿瘤坏死因子，IL-6 等），这些因子不仅可以募集更多的炎性细胞，而且能够诱导肿瘤细胞抗肿瘤死亡的信号，诱导耐药的产生，降低抗肿瘤治疗的有效性。

（2）在整体水平上，化疗药物引起的组织损伤，特别是小肠等生物屏障的破坏，会导致微生物及其代谢产物发生移位，诱导系统性炎症的产生。

（3）各种治疗引起的代谢异常，如恶病质，也是潜在的系统性炎症的来源。持续存在的系统性炎症，可以影响患者的生存期和生存质量。总体而言，抗肿瘤治疗引发的炎症是无法避免的，但却可以显著影响抗肿瘤治疗的效果和反应性，长期影响患者的生存和质量。

三、炎症在肿瘤发生、发展及转移等各阶段的作用

（一）肿瘤微环境

正常细胞处于一个相对稳定的内环境（稳态），按正常的程序进行增殖、分化、凋亡以及

相关因子的分泌和表达。肿瘤发生、发展的过程则不断打破这一平衡，肿瘤细胞无限增殖，需要不停地塑造一个适于肿瘤生长的外部微环境，即组织缺氧、酸中毒、间质高压形成、大量生长因子和蛋白水解酶的产生及免疫炎性反应等。肿瘤微环境（tumor microenvironment，TME），即肿瘤细胞生长的内环境，不仅包含肿瘤本身，还包括周围的成纤维细胞、免疫和炎性细胞，以及周围区域内的细胞间质、微血管以及浸润其中的细胞因子等。肿瘤通过 TME 减弱抗肿瘤免疫反应，维持增殖，逃避细胞凋亡以及保持炎性环境和血管生成等特征。将免疫监视功能从肿瘤清除转向肿瘤诱发是一个涉及多个信号通路的复杂过程，受周围组织中肿瘤细胞、免疫细胞和其他非肿瘤细胞如上皮细胞或肿瘤相关成纤维细胞（cancer associated fibroblast，CAF）表达的细胞因子的影响。肿瘤免疫监视的促肿瘤性免疫抑制过程依赖于募集 CAF、肿瘤相关巨噬细胞（tumor-associated macrophage，TAM）、肿瘤相关中性粒细胞（tumor-associated neutrophil，TAN）、骨髓源性抑制细胞（myeloid-derived suppressor cell，MDSC）、调节性 T 细胞（regulatory T cell，Treg）和改变 TME 中免疫细胞数量平衡的其他细胞。最终结果是增加炎症和血管生成，中性粒细胞表型从 N1 向 N2 的转换、巨噬细胞从 M1 向 M2 的转换和 T 细胞从 Th1 向 Th2 的转换，以及 CTL 与抗原提呈细胞（antigen-presenting cell，APC）的数量与活性的降低。成熟树突状细胞（dendritic cell，DC）数量的大幅度减少使更多单核细胞前体可用以支持不断增长的 TAM2 和 MDSC 细胞群。随后，这些免疫细胞间建立的细胞因子网络相互增强，且有助于在促肿瘤为主的 TME 中保持免疫细胞的数量。此外，转化生长因子 β（transforming growth factor-β，TGF-β）、血管内皮生长因子（vascular endothelial growth factor，VEGF）、HIF-1α、趋化因子和炎性细胞因子（TNF-α，IL-1β，IL-6，IL-10 等）都与肿瘤诱导的血管生成、炎症和免疫抑制相关。肿瘤微环境中的细胞和因子处于一种动态变化过程，反映出肿瘤微环境进化的本质，而其最终结局则是大量免疫抑制细胞以及大量炎性相关因子在肿瘤微环境中聚集，通过复杂的信号转导及网络交通，共同促进肿瘤免疫逃逸、肿瘤的生长和转移。炎症通过改变肿瘤组织内稳态，在构建适宜肿瘤生长的环境中发挥重要作用，不仅可以促进肿瘤的发生和发展，更参与肿瘤的增生、浸润、血管生成以及侵袭转移的各个病理过程。

（二）炎症与肿瘤的发生

1. 炎症浸润是细胞遗传学改变的主要原因

研究表明，复杂的炎症免疫反应可能引发上皮细胞突变的不断积累以及表观遗传学的变化：炎症反应可募集炎症细胞，如中性粒细胞及巨噬细胞等，产生大量的活性氮中间体（reactive nitrogen intermediates，RNI）以及活性氧簇（reactive oxygen species，ROS），导致 DNA 链断裂和碱基修饰，诱发点突变、染色体片段缺失或重排，上皮细胞恶性转化；炎症反应中促炎细胞因子分泌增加，如 IL-8、VEGF 等可直接或间接诱导上皮细胞增殖，为突变的上皮细胞不断积累提供条件，同时促炎症因子可进一步诱导炎症细胞的聚积，反复导致 DNA 氧化损伤；另外，炎症反应中巨噬细胞释放的迁移抑制因子（MIF）可以抑制 $p53$ 等抑癌基因的活性，$p53$ 的功能失活可促进细胞增殖、抑制细胞凋亡，并形成一个对 DNA 损伤缺乏反应的环境，增加潜在癌基因突变的机会；炎症细胞产生的 IL-6、TNF、IL-1 等细胞因子通过改变 DNA 成分和组蛋白修饰、miRNA 以及长链非编码 RNA，在表观遗传学水平调节癌基因表达和肿瘤抑制信号，这种表观遗传修饰被认为可以获得与抑癌基因失活突变和致癌基因激活突变相同的结果；许多情况下，干细胞被认为是肿瘤的"起源细胞"，慢性炎症引发的组织损伤可削弱屏障功能，使干细胞暴露于环境致癌物中，或使干细胞更接近可诱发基因突变的炎症环境中。

2. 炎症浸润是细胞恶性转化后扩增的必要条件

肿瘤发生早期，数量有限的肿瘤细胞尚未建立起支撑肿瘤形成的具有足够细胞因子以及基质成分的 TME，炎症反应在这一过程中起到重要作用：炎症反应中大量炎性细胞浸润，如中性粒细胞、巨噬细胞、树突细胞、嗜酸性粒细胞、肥大细胞、调节性 T 细胞等，在肿瘤及其支持性间质中形成了有益于肿瘤发生发展的炎症微环境。同时，炎症反应释放的细胞因子如 IL-6 可能会作用于促肿瘤发生的通路，特别是通过 NF-κB、STAT3 等信号转导通路，增加恶性细胞或克隆的生存率或者增殖成为肿瘤的可能。激活的 STAT3 的信号保护恶变的上皮细胞不受 CD8+、细胞毒性 T 细胞攻击，并通过 IFNγ 信号上调 T 细胞衰竭信号的表达，诱导转化上皮细胞表达程序性死亡受体 – 配体 1（PD-L1），可能是促进肿瘤细胞免疫逃逸的潜在机制。另外，具有相同基因改变的恶性细胞可能具有不同的生存和生长潜能，取决于所处的 TME，炎症的存在可以触发休眠的细胞生长，可能与细胞因子促进生存和提高增殖能力有关。

（三）炎症与肿瘤的发展

1. 炎性细胞在肿瘤微环境中的可塑性是决定肿瘤发展的重要因素

肿瘤细胞的生长被机体免疫及药物阻止时，肿瘤微环境内炎性细胞向促肿瘤环境极化，塑造成有利于肿瘤生长的微环境，其中最重要的是肿瘤相关巨噬细胞（TAM）和肿瘤相关粒细胞（TAN）。肿瘤相关巨噬细胞（TAM）是炎症反应过程中主要的细胞构成，是肿瘤微环境的主体。TAM 是一把"双刃剑"，在特定环境中表现出可塑性，既能作为 M1 型细胞，识别肿瘤抗原，吞噬或杀伤肿瘤细胞；又可被肿瘤微环境"驯化"为 M2 型细胞，引发免疫耐受，刺激肿瘤细胞的增殖和迁移能力，降解基底膜，促进肿瘤侵袭，并诱发血管新生。肿瘤相关粒细胞（TAN）与 TAM 类似，对肿瘤具有双重作用，可分为 N1 型和 N2 型。N1 型具有抗肿瘤活性，N2 型可促肿瘤生长、侵袭和转移。研究表明：N2 型 TAN 主要可通过氧化损伤，分泌粒细胞弹性蛋白酶、基质金属蛋白酶 9（MMP-9）以及细胞因子，增加精氨酸酶释放等因素，促进肿瘤的生长及转移。炎症、免疫细胞及肿瘤细胞均可产生转化生长因子 –β（TGF-β），它可诱导 TAN 向 N2 型中性粒细胞极化，上调精氨酸酶的表达，抑制中性粒细胞杀伤肿瘤细胞的效应，从而起到促进肿瘤生长及转移的作用。

2. 转录因子、炎症因子的网络调控为肿瘤发展提供条件支持

肿瘤微环境通过介导复杂的通路，如 NF-κB 以及 STAT3 等细胞信号通路诱导多种促炎细胞因子、趋化因子和血管生成因子的表达，促进血管生成、肿瘤生长。NF-κB 广泛表达于人体细胞中，参与细胞的增殖、衰老、癌变、炎症反应和免疫应答等病理生理过程，是重要的诱导性转录因子。炎症反应中，NF-κB 通过影响细胞因子、趋化因子、黏附分子、免疫受体、细胞周期相关蛋白、氧化应激相关酶、转录因子等一系列特异基因的表达影响肿瘤微环境的网络调控，影响免疫细胞募集和 TME 的重塑，是肿瘤发展的重要因素。细胞因子、趋化因子及调节剂，例如 IL-6、IL-1β、巨噬细胞集落刺激因子、前列腺素和环氧合酶 –2（COX-2）对于诱导和维持肿瘤炎症环境至关重要，而 STAT3 对这些因子的分泌起到关键作用。正常情况下，受体诱导的 STAT3 活化是一个紧密调控的瞬间过程，但是，与正常细胞中短暂激活相反，STAT 持续活化是肿瘤细胞得以生存的机制，它将炎症因子（如 IL-6、IL-11）与肿瘤联系起来，同时，作为一种免疫调节机制，STAT3 能干扰细胞因子的平衡，比如，使抗肿瘤的 IL-12（激活 NK 细胞和效应 T 细胞）转变为促肿瘤的 IL-23（激活 Treg 细胞）。某些炎性细胞因子如 TNF-α 能持续激活 NF-κB 调控炎症反应，如 IL-6、IL-17 等可触发 STAT3 信号传导增加肿瘤细胞的增殖速率，尤其是在体内存在缺氧、营养缺乏，或者生长因子产生环境缺乏、抗肿瘤免疫作用减弱等条件下。另外，其他很多炎性细胞因子均参与肿瘤生长调控，如 IL-10 能抑制抗原提呈 DC 对 T 细胞的诱导，削弱细胞毒性 T 细胞对肿瘤的杀伤作用。COX-2 削弱抗增殖因子 TGF-β 的功能促进肿瘤细胞增殖，抑制肿瘤环境中树突状细胞的免疫提呈功能而促进免疫逃逸的发生。

3. 代谢异常为肿瘤发展提供持续保障

炎症信号通过肿瘤微环境调节耗能，包括氨基酸代谢、氧化还原，从而改变基质细胞和肿瘤细胞的代谢环境。炎症细胞、肿瘤细胞能利用大量的葡萄糖，并通过糖酵解产生乳酸及 CO_2。乳

酸释放到细胞外造成肿瘤酸性微环境，已证明酸性环境对 T 细胞介导的抗肿瘤免疫应答及肿瘤浸润性髓细胞的活性有很大的影响，抑制了它们的 mTOR 活性、糖酵解能力和 IFN-γ 生产，使肿瘤得以进一步发展。另外，乳酸可以特异性上调 B 细胞淋巴瘤 2 基因（Bcl-2）表达，进而促进肿瘤细胞对葡萄糖饥饿的抵抗力，可以使毒性 T 细胞产生细胞因子及穿孔素能力减弱、细胞毒性能力降低，还可以使巨噬细胞向 M2 型转化，这些都是肿瘤细胞持续增殖的重要保证。吲哚胺 -2，3- 双加氧酶（IDO）是代谢通路中一种非常重要的酶，IDO 的活性导致了肿瘤微环境中色氨酸的减少以及犬尿氨酸数量的增加，犬尿氨酸主要与芳基碳氢化合物受体（AhR）结合，这个受体是免疫细胞的胞内可溶性受体，能够导致调节性 T 细胞的增殖，因此犬尿氨酸数量的增加会抑制效应 T 细胞的激活分化以及活性。而肿瘤细胞能够通过激活抗原递呈细胞 IDO 活性，从而实现免疫抑制或者免疫逃逸。健康人体内 IDO 的表达水平较低，当机体处于感染、炎症时，IDO 的表达明显增加，肿瘤细胞可以募集表达 IDO 的树突细胞进入肿瘤微环境，通过诱导肿瘤局部的免疫耐受及诱导肿瘤血管生成来促进肿瘤发展。

（四）炎症与肿瘤的生长、转移

虽然研究肿瘤发生和发展是证明炎症与肿瘤关键联系的第一步，然而，90% 以上的癌症死亡都是由转移造成的，因此，研究肿瘤转移中炎症相关机制显得尤为重要。肿瘤转移过程包括肿瘤细胞脱落并侵袭胞外基质进入血管并存活；肿瘤细胞穿出血管并定植、增殖形成转移灶。转移中的每一个阶段都需要肿瘤细胞与肿瘤微环境中的免疫细胞、基质、炎症成分之间的紧密联系和合作。

1. 细胞上皮 - 间质转型是肿瘤侵袭、转移的起始

肿瘤转移过程开始于癌细胞从上皮层向邻近组织的侵袭和获得细胞上皮 - 间质转型（epithelial-mesenchymal transition，EMT）表型，虽然这种从上皮细胞到"成纤维细胞"的转化可能经常是不完全的或部分的，但它使癌细胞移

动，并允许它们突破基底膜，侵入组织，到达淋巴管或血管进一步传播。这是肿瘤恶性演进过程中的关键机制。炎症反应中细胞因子、炎性细胞及相关信号通路均在不同程度上影响肿瘤侵袭、EMT 和细胞迁移。TAM 通过分泌炎症因子及金属蛋白酶促进 EMT 发生，其产生的 TNF-α 与受体 TNFR 结合后，通过 NF-κB 信号通路引起转录因子 Snail 上调，抑制钙黏附蛋白 E（E-cadherin）的表达，介导 EMT 发生，促进肿瘤的转移。TAM 分泌的 IL-6 与相应受体结合后，激活 STAT3 信号通路，使转录因子 Twist 表达上调，从而启动 EMT 过程。TAM 可分泌降解 ECM 的主要蛋白酶——基质金属蛋白酶（MMP），如 MMP-9、MMP-2 可破坏组织结构和基底膜，有利于肿瘤细胞生长、浸润、外渗、转移。CAF 可通过直接的细胞 - 细胞接触和分泌多种炎症调控因子增强肿瘤细胞的侵袭能力。肿瘤局部生长、侵袭和转移依赖细胞外基质（extracellular matrix，ECM）的降解，肿瘤与 CAF 之间的信号传递可能引起相邻 ECM 和基底膜的细胞类型的修改，导致基底膜破坏，有利于肿瘤细胞入侵循环系统。CAF 分泌 TGF-β 促进肿瘤细胞的上皮 - 间质转化，增加了肿瘤细胞的侵袭和转移能力；CAF 分泌并改变胞外基质，有助于 ECM 沉积和肿瘤间质扩张；CAF 可以表达促炎因子并介导肿瘤相关炎症，导致巨噬细胞浸润，新生血管形成和肿瘤生长；肿瘤细胞通过旁分泌机制激活邻近 CAF 的 NF-κB 和 HIF-1，导致 CAF 自噬；CAF 释放的成分随后为肿瘤细胞代谢提供营养，防止邻近上皮肿瘤细胞死亡。另外，炎性细胞因子 IL-11 通过招募可以分泌转化生长因子 -β（TGF-β）的成纤维细胞，参与肿瘤侵袭和免疫逃逸。还有，IL-11 可帮助髓细胞募集到肿瘤的侵袭边缘，产生基质金属蛋白酶（MMP）和其他相关酶类，通过重塑细胞外基质促进肿瘤迁移。

2. 血管及淋巴管生成为肿瘤侵袭、转移创造条件

肿瘤细胞穿透血管及淋巴管移行到远处器官形成转移，因此血管、淋巴管生成对于肿瘤侵袭、转移至关重要。炎症过程中产生的多种细胞因子可调控血管内皮细胞的激活和迁移及其增生、存

活和凋亡，从而在血管生成过程中发挥重要作用。环氧合酶 2（COX-2）是一种重要的炎症反应介质，在炎症反应过程中 COX-2 催化前列腺素 E2（PGE2）产生，上调血管内皮生长因子（VEGF）表达，促进血管及淋巴管生成，促进肿瘤侵袭、转移。M2 型 TAM 可分泌 VEGF，对肿瘤组织重塑及促血管形成发挥作用。肿瘤干细胞（CSC）被认为是肿瘤转移和耐药的关键，能在缺氧等微环境的诱导下向血管内皮细胞方向分化形成肿瘤血管参与肿瘤的养分供给。肿瘤组织中 CSC 的数量和比例并不恒定，各种炎性信号通过 NF-κB 和 STAT3 等相关通路，激发肿瘤细胞的干细胞潜能，增加 CSC 的比例，从而提高其侵袭力。HIF 通路调节癌细胞分泌 IL-6，对转移前微环境中的淋巴管进行改造，使其大量表达 CXCL12，从而募集 CXCR4+ 的癌细胞形成淋巴管转移。另外，由于肿瘤的转移、扩散通常经淋巴管或血流发生，因此血管内、外渗的过程至关重要。该过程主要通过各种黏附分子和整合素调节，以允许不同细胞与细胞间的相互作用、黏附和移动，而炎性细胞因子是整合素、选择素和黏附分子 [如血管细胞黏附分子 1（VCAM-1）和细胞间黏附分子 1（ICAM-1）] 的强诱导剂，因此在肿瘤转移中发挥重要作用。

四、肿瘤相关炎症与免疫

肿瘤相关的炎症反应作为肿瘤细胞的信使，通过各种炎性细胞和介质发挥功能，协助肿瘤微环境的塑造，在肿瘤发生、发展以及转移的各个过程中发挥促肿瘤作用。与此同时，作为固有免疫系统的组成部分，炎症对于调控机体的抗肿瘤免疫，特别是适应性免疫，也具有至关重要的作用。现有证据表明，肿瘤相关的炎症反应可以通过诱导免疫耐受、介导免疫抑制、加速免疫衰竭，从而促进肿瘤细胞免疫逃逸。找到并靶向诱骗免疫系统的"炎症帮凶"，在不影响炎症对免疫系统的激活作用的前提下，逆转微环境内的免疫耐受，是肿瘤免疫治疗的重要基础。

（一）生理状态下的炎症和免疫

炎症反应的参与者主要来源于固有免疫系统，它通常被认为是机体在抵抗损伤和感染时最原始的防御性反应，常常表现出"杀敌一千，自损八百"的态势；而由固有免疫系统激活的特异性免疫，则似乎显得更高级，不仅针对性强，反应强度高，而且对于入侵的病原体还可以产生记忆性。同时，固有免疫和适应性免疫并非是各自独立的，在适应性免疫应答的每个阶段（包括识别活化，增殖分化以及效应反应），都有固有免疫的参与，而炎症细胞和介质作为固有免疫的重要部分，在炎症反应的初期和终末期，密切参与到固有免疫和特异性免疫强度的调节和控制中，通过尽可能的精细调节以实现维持机体稳态的目的。例如，在炎症反应的早期，各种趋化因子和炎性介质可以募集血循环中的单核细胞和淋巴细胞到达炎症部位，促使前者分化成为巨噬细胞和树突状细胞，并通过细胞因子的调控上调 MHC 分子和共刺激分子的表达水平，增加免疫调节细胞因子的分泌，为 T 细胞活化创造条件。而在炎症反应的中后期，当损伤已初步得到控制后，机体会分泌抑制炎症的细胞因子，如 IL-10 和转化生长因子 TGF-β，通过终止具有潜在致损伤作用的炎症反应，增加具有负性调节作用的调节性 T 细胞（Treg）和 B 细胞（Breg）的生成，抑制特异性免疫的持续激活；同时诱导血管和成纤维细胞增生，促进组织修复和再生。因而，在炎症反应的不同时期，炎症可以分别具有诱导和抑制免疫系统的作用。

（二）肿瘤背景下的炎症和免疫

以上所示的过程是正常状态下的情况，更具体地讲，是急性炎症反应时炎症和免疫系统的协作。而在肿瘤中，肿瘤相关的炎症反应持续存在，更类似于慢性炎症状态；尽管炎症反应在初期可以通过帮助抗原提呈，增加具有抗肿瘤作用的效应 T 细胞的活化和增殖，但同时在肿瘤和炎症刺激的双重压力下，炎症作为重要的介质，亦可以帮助肿瘤，形成有利于肿瘤生长的免疫微环境。在肿瘤免疫领域里最广为接纳的学说——"肿瘤免疫编辑"——认为，免疫系统不仅可以识别和清除肿瘤，同时还具有促进肿瘤生长的作用。在肿瘤发生的早期，免疫系统可以通过免疫监视，识别并清除一部分具有免疫原性的肿瘤细胞，同时对其他的肿瘤细胞进行重塑，例如通过下调其免疫原性来使其逃避免疫系统的监视，即所谓的"免疫编辑"。而肿瘤微环境中的炎症细胞和炎性介质是这一过程的重要调节因子，它们在肿瘤的胁迫和诱导下，一步步瓦解机体的免疫系统，最终被编辑的肿瘤细胞恶性程度越来越高，对免疫攻击的抵抗力越来越强，直至彻底失控。需要注意的是，肿瘤免疫微环境中的细胞具有明显的可塑性，在不同的环境和代谢因素的影响下，细胞的表型和功能可以表现出巨大的差异，这也是炎症对抗肿瘤免疫发挥调节作用的功能基础。

（三）肿瘤相关炎症反应重塑抗肿瘤免疫

炎症对免疫系统的塑造是多方面的。它可以通过分泌具有免疫调节作用的细胞因子和趋化因子，直接影响具有细胞毒作用的 CD8+T 细胞的活化、增殖，调整 CD4+ 辅助 T 细胞的构成，以及具有免疫抑制作用的 IgA+ 的浆细胞的活化来影响针对肿瘤的特异性免疫；也可以通过诱导淋巴管和三级淋巴结构的生成，为免疫耐受和转移提供条件；此外，炎症对 NK 细胞，补体系统的激活也具有调节作用。

（1）炎症反应影响微环境中巨噬细胞和抗原提呈细胞。炎症反应可以通过影响抗原提呈细胞的功能，影响机体的抗肿瘤免疫。以肿瘤相关巨噬细胞（TAM）为例，在肿瘤发生早期，通过分泌 IL-1、TNF 以及 IL-6 等促炎性因子促进肿瘤生长，同时可以通过分泌血管内皮生长因子促进新生血管的生成，为肿瘤转移创造条件；而在肿瘤发展的后期，TAM 可以分泌具有免疫抑制作用的细胞因子削弱效应 T 细胞的杀伤功能；TAM 还可以分泌 TGF-β，诱导成纤维细胞的增生，后者对血循环中的免疫细胞形成空间上的阻隔，抑制免疫细胞对肿瘤实质的浸润，从而实现免疫逃逸的目的。有研究证明，对于此类淋巴细胞浸润少的所谓"冷肿瘤"，使用 PD-1 治疗的有效性欠佳。

（2）炎症因子调节 T 细胞免疫。肿瘤细胞和肿瘤组织中的髓系来源抑制细胞（MDSC）分泌

各种炎症因子和介质，后者可以通过调节 T 细胞功能，影响抗肿瘤免疫。IL-6 是最主要的促炎因子之一，它可以促进辅助 T 细胞的分化、调节其效应功能，同时对 CD8+ 的初始 T 细胞也有作用。IL-6 可以通过上调 IL-4 的分泌，促使辅助 T 细胞向抗肿瘤效能差的 Th2 分化，还可以通过诱导 SOCS1 抑制 IFN-γ 的分泌和 Th1 细胞分化，借此抑制 T 细胞免疫。

（3）炎症因子诱导免疫抑制的 B 细胞和浆细胞。炎症因子也参与到体液免疫的调节中。肿瘤微环境中的成纤维细胞可以通过分泌 CXCL13 和 CXCL12 诱导初始 B 细胞分化为免疫抑制的浆细胞（ISP）。慢性炎症环境中的 IgA+ 浆细胞可以抑制细胞毒性 T 细胞的激活，从而促进肿瘤的进展，削弱抗肿瘤治疗的效能。

（4）炎症诱导淋巴管生成。淋巴管是组织和血循环之间物质交换的重要桥梁，它负责外周组织、淋巴结以及血液中抗原和白细胞的转运，因此对于免疫反应的激活和调节至关重要。在肿瘤中，淋巴管不仅可以把肿瘤树突状细胞运送到附近的淋巴结，促进抗原呈递；也可以协助肿瘤细胞的扩散，起到促进肿瘤发展的过程。例如，炎症细胞分泌的 VEGF-C 和 VEGF-D 可以通过 VEGFR-2/3 调节淋巴管生成，为肿瘤转移创造条件。某些炎症因子，如 Th1 分泌的 IFN-γ，则具有抑制淋巴生成的作用，因而具有抑制转移、促进肿瘤消退的功能。

五、靶向炎症的抗肿瘤治疗策略

炎症与肿瘤发展之间的联系逐步被认知。炎症微环境是几乎所有肿瘤发生、发展的先决条件，包括那些在没有明显炎症的情况下出现的肿瘤。这种认知导致了抗炎概念的发展，以期用于治疗，甚至是预防肿瘤。目前，从炎症的角度探索抗肿瘤药物的开发和应用。相关机制主要包括以下几方面：①减少促进肿瘤进展的免疫细胞及炎性细胞，保留正性免疫应答相关的细胞并维持其效应功能；②选择性抑制促进肿瘤发生发展的细胞因子，而不影响抗肿瘤细胞因子的表达；③抑制与肿瘤细胞增殖、存活有关的炎症因子的信号转

导及基因转录；④减少抗肿瘤治疗后产生的炎症反应。

（一）炎症细胞浸润障碍

肿瘤微环境中有多种免疫细胞浸润，其中 CD8+ 或细胞毒性 T 淋巴细胞（CTL）发挥肿瘤杀伤功能，而调节性 T 细胞（Treg）减弱效应 T 细胞活性，诱发免疫抑制。通常 M1 型巨噬细胞分泌 Th1 细胞因子，发挥促炎和抗瘤作用，但 TME 中的肿瘤相关巨噬细胞（TAM）为 M2 型，通过分泌 Th2 细胞因子促进血管生成和肿瘤侵袭。另一种能够杀伤肿瘤的免疫细胞—自然杀伤（NK）细胞，通过释放颗粒酶和穿孔素或以其 Fc 段受体介导抗体依赖的细胞毒性作用杀伤靶细胞，但在 TME 中富集的 TGF-β 会抑制其杀伤活性。树突状细胞（DC）同样会受到 TME 中缺氧和炎症环境影响削弱其抗原提呈活性。而髓系来源抑制细胞（MDSC）作为 TME 中的免疫负调控因素，能够抑制 T 细胞激活和多种免疫细胞活性。不同肿瘤的基质细胞类型和富集程度往往决定了 TME 特性，进一步影响靶向性免疫治疗的应答机制。

1. Treg 细胞

Treg 细胞通过多种机制抑制 T 细胞的活化和增殖，导致肿瘤发生免疫逃逸。针对 Treg 细胞的肿瘤免疫疗法的最新进展表明：相对特异性表达于 Treg 细胞的某些分子是 Treg 功能调节的靶点，也是肿瘤免疫治疗的潜在靶点。这些分子包括 CTLA-4、GITR、CCR4、CCR8、PD-1、OX-40、LAG3、CD25 和 CD15 等。

（1）免疫检查点阻断可能具有消耗 Treg 的作用。目前最新的免疫疗法之一是抗 CTLA-4 抗体，也被称为免疫阻滞疗法。研究表明，CTLA-4 抗体可以增加肿瘤浸润性 CD8+ 和 CD4+T 细胞的活性，通过影响 Treg 细胞而增强抗肿瘤免疫反应；在 Fc 受体缺陷小鼠中，抗 CTLA-4 mAb 的抗肿瘤活性依赖于肿瘤组织中效应 Treg 细胞的耗竭过程，而不影响传统 T 细胞的再活化。目前已经上市的免疫检查点阻断剂 CTLA-4 抗体为伊匹单抗（ipilimumab），获批适应证包括黑色素瘤、肾细胞癌等。

（2）肿瘤微环境中 Treg 细胞的耗竭。为了选择性消耗肿瘤浸润性 Treg 细胞，同时保留对抑制自身免疫至关重要的其他 Treg 细胞，一种策略是特异性靶向效应性 Treg 细胞，使其高度活化、增殖，易通过细胞凋亡而死亡。Treg 细胞上特异性或选择性表达的表面分子可以成为良好的靶标。例如，CCR4 主要由效应性 Treg 细胞表达，而不由天然 Treg 细胞和 Th2 细胞表达。现有研究中，抗 CCR4 抗体已被证实可以有效地选择性消除效应 Treg 细胞并增加体内肿瘤抗原特异性 CD4+ 和 CD8+T 细胞的数量。

（3）针对 Treg 抑制性功能的激动性抗体。糖皮质激素样诱导的 TNF 受体（GITR）是由 Treg 细胞表达的另一种分子，可增强 T 细胞的增殖和肿瘤杀伤活性，同样可以作为 Treg 功能调节的靶标，用激动性 GITR 抗体可以消除 Treg 细胞介导的抑制功能并增强组织特异性调节性 T 细胞的效应功能以打破免疫自身耐受；GITR 的激动性抗体正在临床试验中，以测试其在黑素瘤和其他晚期实体瘤患者中的效力。此外，特异于其他 TNFR 的激动性抗体超家族分子，如 OX-40，也正在进行临床研究。

（4）小分子药物用于调节 Treg 耗竭及其功能。除抗体介导的 Treg 耗竭疗法外，研究证明，小分子药物可以有效靶向 Treg 细胞，环磷酰胺是传统化学疗法中经常使用的抗肿瘤药，由于环磷酰胺是一种干扰 DNA 复制的烷化剂，高剂量环磷酰胺严重影响所有 T 细胞，当长期低剂量使用时，该药物已被证明可选择性地减少高增殖的 Treg 细胞，包括肿瘤组织中的 Treg 细胞。因此低剂量节律性环磷酰胺联合其他免疫治疗药物具有良好的抗肿瘤效果与潜力。

2. 肿瘤相关巨噬细胞

基于 TAM 对肿瘤的作用，目前针对 TAM 的抗肿瘤策略包括抑制巨噬细胞的募集，直接清除巨噬细胞，中和巨噬细胞释放的因子以及逆转巨噬细胞表型等。

（1）趋化因子 CCL2 在巨噬细胞迁移到肿瘤低氧环境中起重要作用。宾达利（Bindarit）可抑制 CCL2 的表达，减少巨噬细胞的募集；巨噬细胞克隆刺激因子（CSF-1）调节 TAM 的浸润和功能，emactuzumab 是一种对 CSF-1R 具有极高活性的抗体，临床前试验表明能够有效地抑制 M2 类型的巨噬细胞，促进 T 细胞活性的增加。PLX-3397 是一种小分子 CSF-1R 的激酶抑制剂，在一类罕见的腱鞘巨细胞瘤的临床试验中 ORR 达到 52%，显示较好临床疗效。

（2）一旦促肿瘤的 TAM 进入肿瘤位点，直接杀伤 TAM 将会起到抗肿瘤作用，曲贝替定（trabectedin）是一类用于治疗软组织肉瘤及复发性卵巢癌的药物，对 NK 细胞和 TAM 具有较强毒性，通过肿瘤坏死因子相关凋亡诱导配体 - 受体激活外源性凋亡通路抑制 TAM，同时可抑制肿瘤细胞产生 CCL-2 和 IL-6，进一步抑制巨噬细胞募集。

（3）肿瘤相关巨噬细胞进入缺氧或坏死区域，可以分泌血管活性因子（如 VEGR、IL-8 和 PGE2 等）以及蛋白酶（如 MMP-9 和 μPA）诱导肿瘤血管生成，zoledronic acid（ZA）是一种 MMP-9 抑制剂，有证据表明 ZA 清除 TAM 是抑制 TAM 中 MMP-9 表达，同时可通过诱导 M2 型巨噬细胞转化 M1 型巨噬细胞。

（4）由于大量的 TAM 在肿瘤微环境聚集，可以通过增强其抗肿瘤活性，转变 M2 型巨噬细胞为 M1 型巨噬细胞进而发挥其抗肿瘤作用。CD40 是免疫系统中的一种关键免疫共刺激受体，在先天性免疫系统和适应性免疫系统机制的激活中起关键作用。激动剂型的 CD40 抗体能够有效地转化 M2 巨噬细胞成为 M1 类型的巨噬细胞，从而起到抑制肿瘤生长、转移的作用。CD40 抗体激动剂 CP-870893 与化疗药物联用，在胰腺癌临床试验中表现出不错的活性。一些其他方法如利用 TAM 作为转基因表达载体，DNA 疫苗靶向 TAM 来源的分子等方法目前也在研究中。

3. NK 细胞

目前，基于 NK 细胞的抗肿瘤治疗旨在提高和恢复 NK 细胞抗肿瘤活性，包括针对 NK 细胞激活型或抑制型受体的单抗（monoclonal antibody，mAb）、基于免疫因子相关疗法以及 NK 细胞过继性免疫疗法。

（1）杀伤细胞 Ig 样受体（KIR）是 NK 细胞表面激活性受体，阻断 KIR 信号转导可抑制 NK

细胞的抗肿瘤活性，也是抗肿瘤免疫疗法的一个治疗靶标。Lirilumab 和 IPH2101 是靶向阻断 KIR 的完全人源 IgG4 抗体，能抑制细胞表面 KIR 受体表达。在 B 细胞淋巴瘤中，lirilumab 与利妥昔单抗联用可以增强 NK 细胞活性，刺激利妥昔单抗的抗淋巴瘤免疫反应的潜在疗效。在 MM 中，IPH2101 联合来那度胺能有效增强 NK 细胞的抗白血病效果，并介导机体对来那度胺耐药肿瘤的排斥反应。

（2）NKG2A 是一种由 NK 细胞和能识别人类白细胞抗原 E（HLAE）的 T 细胞共同表达的抑制性受体。Monalizumab 是一种可以阻断 NKG2A 的 IgG4 的 mAb，与 PD-1/PD-L1 抑制剂联合可以促进效应 T 细胞的免疫应答，并增强 NK 细胞的抗体依赖的细胞介导的细胞毒性作用（ADCC）。

（3）细胞因子 IL-2 可以诱导及增强 NK 细胞的增殖和活力，提高其抗肿瘤活性，基于 IL-2 的免疫疗法已被批准用于治疗一小部分转移性 RCC、黑色素瘤以及 AML 患者。阿地白细胞介素是第一个用于肿瘤免疫疗法的重组人源 IL-2，适量给药可以提高转移性黑色素瘤患者和肾癌患者的疾病完全缓解率。

（4）NK 细胞过继性免疫疗法是细胞生物治疗方法之一，通过向肿瘤患者回输经体外诱导培养的 NK 细胞，使其在机体中发挥直接或间接杀伤肿瘤细胞的作用，从而达到治疗肿瘤的目的，主要包括自体 NK 细胞输注和同种异体 NK 细胞输注。

4. 骨髓来源的抑制细胞

MDSC 聚集于肿瘤及外周淋巴器官，成为肿瘤微环境的标志，通过抑制免疫反应，促进肿瘤发展。肿瘤的免疫治疗依赖于消除不同诱发因素介导的免疫抑制。目前有多种策略可以阻抑 MDSC 的免疫抑制，主要有 4 种。

（1）促进 MDSC 分化成熟。体内外研究表明，全反式维甲酸或其他维生素 A 的衍生物可以诱导 MDSC 分化为树突状细胞和巨噬细胞。维生素 D3 也能够促进 MDSC 分化，从而显著减少肿瘤患者体内 MDSC 的数量。

（2）减少 MDSC 聚集。①酪氨酸激酶抑制剂（TKI），MDSC 通过其受体即 c-kit 来促使

MDSC 积累，舒尼替尼是 c-kit 通路的抑制剂，可抑制受体酪氨酸激酶减少 MDSC 的聚集。②金属基质蛋白酶（MMP）的抑制剂。MDSC 聚集过程需要肿瘤细胞分泌的 MMP-9 发挥重要功能。研究表明：唑来膦酸可以抑制 MM-9 的活性从而减少 MDSC 在肿瘤基质中的聚集，减少 IL-10 分泌，促进 IFN-γ 分泌，减缓肿瘤生长速度。

（3）促进 DMSC 凋亡或坏死。吉西他滨是一种核苷类似物，通过诱导脾脏 MDSC 凋亡和坏死改善免疫功能；5-Fu 是另一种具有 MDSC 特异性细胞毒性的药物，能有效诱导 MDSC 消化，但其又可促进 IL-1β 的分泌和肿瘤血管生成，因此 5-Fu 联合 IL-1β 抑制剂可以作为一种有效手段，通过减少 MDSC 数量抑制肿瘤。

（4）抑制 MDSC 功能。① 5 型磷酸二酯酶（PDE5）抑制剂可通过抑制 MDSC 的功能增强内源性抗肿瘤免疫功能。研究表明，PDE5 抑制剂西地那非可以减少肿瘤内骨髓源性抑制细胞（MDSC）的抑制作用，增强肿瘤内 T 细胞的浸润和活化，抑制肿瘤生长，提高 T 细胞过继性治疗的抗肿瘤疗效。②环氧合酶 -2（COX-2）选择性抑制剂：前列腺素 E2（PGE2）是一个主要的炎症产物，它可以通过诱导血管生成和细胞凋亡来促进肿瘤生长，可以通过诱导 MDSC 来抑制抗肿瘤免疫。COX-2 对 PGE2 的合成是关键酶，使用特异性的药物阻断 COX-2 可以降低 PGE2 的含量，阻断 MDSC 的扩增并减少肿瘤血管的生成。例如非甾体抗炎药（NSAID）塞来昔布即可通过抑制 COX-2 的活性，抑制 PGE2，进而发挥抗肿瘤的作用。

5. B 淋巴细胞

B 淋巴细胞具有免疫调节功能，最新研究表明，B 细胞实际上是肿瘤免疫疗法的驱动力之一，可通过分泌 IL-10、TGF-β 等物质，表达负性免疫调节配体 PD-L1 等，最终抑制肿瘤相关免疫反应。同时 B 淋巴细胞还可通过招募炎性细胞、上调促血管形成基因等，直接促进肿瘤细胞的形成。因此，抑制 B 淋巴细胞或者减少其数量理论上就可以达到抗肿瘤的作用。CD20 的蛋白功能涉及调节 B 细胞活化和增殖，代表药物有利妥昔单抗，用于治疗 CD20 阳性的 III～IV 期滤泡性非霍奇金

淋巴瘤；BTK 激酶是 B 细胞信号通路的关键调节因子，对 B 细胞的发育、分化和信号转导起非常关键的作用。BTK 成为治疗 B 细胞肿瘤的重要靶点蛋白。依鲁替尼（ibrutinib）是 BTK 的不可逆抑制剂，已被批准用于难治性套细胞淋巴瘤、慢性淋巴细胞白血病等。

（二）炎症因子失衡与网络调控异常

（1）炎性细胞因子可通过直接作用于肿瘤、肿瘤基质和免疫细胞来发挥抑制肿瘤增殖和血管形成、抗凋亡、逆转免疫耐受和抑制肿瘤炎症的作用。主要包括促炎细胞因子和抗炎细胞因子。前者主要包括 TNF-α、IL-1、IL-6、IL-8 及 INF-γ 等，后者主要包括 IL-4，IL-10，TGF-β 等，其中大部分已经处于抗肿瘤治疗的基础研究或临床试验中。

TNF-α 主要由活化的巨噬细胞及淋巴细胞分泌，广泛参与炎症反应、自身免疫性疾病和肿瘤的发生、发展。目前认为高浓度 TNF-α 破坏肿瘤血管致细胞坏死。持续低剂量 TNF-α 则会促进血管生长，并通过多种机制促进肿瘤侵袭转移。英夫利昔单抗是与 TNF-α 具有高度亲和力的人鼠嵌合型单抗，阿达木单抗（adalimumab）是首个抗人肿瘤坏死因子（TNF）的人源化单抗，通过 ADCC 效应以及特异性溶解产生 TNF-α 的巨噬细胞及 T 细胞等发挥作用，目前临床主要用于风湿免疫性疾病，对于实体肿瘤的作用目前处于临床前阶段。

IL-6 可由 T 细胞、B 细胞、单核细胞、成纤维细胞及内皮细胞等多种炎性细胞产生，是典型的促炎细胞因子，具有强大的促进生长和抗凋亡的作用，介导的信号通路（如 JAK/STAT3 信号通路、ERK/NF-κB 信号通路）在肿瘤的发生、发展中起重要作用，IL-6 表达水平升高往往预示肿瘤预后不良；托珠单抗（tocilizumab）是一种重组人源化抗人白细胞介素 -6（IL-6）受体单抗，首先获批于青少年特发性关节炎的治疗，目前在口腔鳞状细胞癌模型中该药物可用于抑制肿瘤的生长和血管生成。司妥昔单抗（siltuximab）是一种 IL-6 拮抗剂，目前有 II 期临床研究用于难治性多发性骨髓瘤、前列腺癌和转移性肾细胞癌等。

IL-1 家族包括 IL-1α，IL-1β，IL-1Ra 等，目前研究较多的是 IL-1α，IL-1β。IL-1α 表达广泛，在上皮细胞、角化细胞、骨髓细胞及肿瘤细胞的表面均有表达，它可以通过活化血管内皮细胞，引起炎细胞的浸润，进而在肿瘤的慢性炎症中发挥促瘤作用，与肿瘤细胞的分化程度以及侵袭性相关。MABp1 是抗 IL-1α 的单抗，一项Ⅲ期临床试验显示，该药物能显著提高化疗耐药的晚期结直肠癌患者的存活期，同时具有更好的安全性和耐受性。IL-1β 主要由先天性免疫细胞在炎性损伤中表达，大量 IL-1β 引起局部炎症过度表达，促肿瘤转化，在晚期肿瘤中，通过与 VEGF 信号相互作用、促上皮细胞间质转化等机制促进肿瘤转移，IL-1β 受体拮抗剂阿那白滞素（anakinra）广泛用于治疗自身免疫性疾病和自身炎症反应，目前成功用于治疗多发性骨髓瘤，同时，Anakinra 对减少转移性肿瘤的炎症反应的辅助疗法正在临床研究中，包括 HER2 阴性乳腺癌及转移性结直肠癌等。

IL-10 是由单核细胞、淋巴细胞和肥大细胞产生的具有免疫抑制作用的细胞因子，是机体主要的抗炎因子，目前研究对肿瘤具有双向作用。它可通过抑制 APC 的抗原提呈功能、抑制 T 细胞或者和免疫应答、产生抑制因子等机制共同诱导肿瘤免疫逃逸，促进肿瘤进展、转移。同时还可抑制 Th 17 细胞、IL-23 等促进肿瘤发生、发展的炎症因子提高抗肿瘤作用。IL-10 可直接或间接活化 CD8⁺T 细胞，提高机体肿瘤杀伤效应。是肿瘤药物研发的靶点之一，目前相关研究均处于临床前期阶段。

TGF-β 主要由活化的 T 细胞和单核巨噬细胞产生，是诱导巨细胞 M2 型极化的重要因子，在肿瘤早期，TGF-β 可以抑制细胞增殖，诱导细胞凋亡及自噬。在肿瘤晚期，癌细胞将 TGF-β 收为己用，可通过 Smad 与非 Smad 信号通路诱导 EMT 发生，抑制 CTL、NK 细胞活性，招募 MDSC 等方式促进肿瘤侵袭、转移。TGF-β R1 抑制剂选择性化合物 GFH018 已经进入Ⅰ期临床研究阶段。研究显示，GFH018 对肝细胞癌、非小细胞肺癌和结直肠癌等癌症有良好的治疗效果。

IFN-γ 主要由活化 T 细胞、NK 细胞产生，在肿瘤免疫反应中扮演双重角色，一方面 IFN-γ 通过调节免疫应答、调节细胞周期、促进细胞凋亡、抑制血管生成等途径抑制肿瘤发生，促使肿瘤消亡；另一方面 IFN-γ 通过调节免疫微环境促进肿瘤细胞的免疫逃逸。有研究表明：IFN-γ 以一种剂量依赖方式激活不同信号通路来调控肿瘤细胞的干性和凋亡：高浓度可有效抑制肿瘤的发展，而低浓度则诱导细胞的干性形成从而促进肿瘤的进展和转移。一项研究显示，在信号通路 ELF5 蛋白水平较低的情况下，通过阻断干扰素-γ 信号的传导可以更好地靶向治疗三阴性乳腺癌（TNBC）。Gamifant 是一种 INF-γ 阻断抗体，于 2018 年 11 月底获美国 FDA 批准，用于难治性、复发性或进展性疾病或对常规 HLH 疗法不耐受的原发性噬血细胞性淋巴组织细胞增多症的儿童和成人患者。

（2）趋化因子能够与其配体特异性结合，进而引导细胞迁移的运动方向，通过对肿瘤细胞的趋化作用促进肿瘤细胞的侵袭和转移。根据氨基酸 N 端半胱氨酸残基的不同，趋化因子可分为 CXC、CC、CX3C 和 C 四型。趋化因子通过与其受体的结合，继之发生磷酸化反应激活细胞的生理学功能。其中 CXCR4、CCL2、CCL21、CXCL8、CXCL12 与肿瘤的关系最为密切。

趋化因子 CXCL12 与其特异性受体 CXCR4 相互作用构成一个与细胞信息传递、信息迁移密切关联的分子对，参与炎细胞浸润，细胞迁移等过程，并通过允许癌细胞逃避免疫监测且产生亲肿瘤微环境来促进肿瘤生长。LY2510924 是 CXCR4 的拮抗剂，有临床研究显示在晚期肿瘤患者中，LY2510924 能显著增加 CD34⁺造血干细胞动员，使 20% 患者保持疾病稳定状态。CXCR4 受体拮抗剂 X4P-001-IO 能够帮助恢复肿瘤微环境中的免疫状态，并有潜力增强免疫药物的抗肿瘤活性，目前正在多个实体瘤临床研究中进行评价，包括联合免疫治疗用于晚期肾细胞癌、黑色素瘤、多形性胶质母细胞瘤等。Tipifarnib，一种 CXCL12/CXCR4 通路抑制剂，已被证实能下调 CXCL12。目前用于胰腺癌、外周 T 细胞淋巴瘤和急性髓性白血病的临床试验有待数据公布。

CCL2 是一种炎性趋化因子，在多种类型肿瘤细胞和基质细胞中高表达，通过结合 CCR2 发挥多种生物学功能。CCL2-CCR2 轴参与肿瘤细胞生长存活、血管生成、肿瘤侵袭和转移的调控。可通过募集肿瘤相关巨噬细胞，激活肿瘤信号通路（PI3K/Akt 信号通路、Smad3 等），诱导肿瘤细胞发生 EMT 等方式促进肿瘤转移。首个靶向人 CCL2 的药物 carlumab，也称为 CNTO888，对 CCL2 具有高亲和力。临床前研究中，CNTO888 能显著抑制前列腺癌皮下移植瘤的生长。但在临床试验中，肿瘤患者对 CNTO888 耐受性好，但 CNTO888 不能持续有效抑制游离 CCL2，目前的试验手段无法达到具有临床治疗意义的目标，有待进一步研究。MLN1202 是一种对 CCR2 受体具有特异性的人源化 IgG1 抗体，在一项观察实体瘤骨转移患者疗效的 II 期临床试验中，给药后约 14% 的患者骨细胞代谢更新率降低，提示可能存在积极的疗效。

其他靶向趋化因子的相关研究在逐步进行中，研究报道 CCL20 腺病毒注射入不同的肿瘤模型较明显地抑制了肿瘤的生长并增加了肿瘤宿主特异性存活；重组 CCL21 向肿瘤内注射可诱导较强的抗肿瘤反应并且导致牙槽癌（LLC2）和 Lewis 肺癌完全消退。随着对趋化因子及受体的进一步相关机制的阐明，将为抑制肿瘤转移提供更多新的治疗思路。

（3）STAT 和 NF-κB 在炎症和血管生成中发挥重要作用，在炎性细胞中，激活这两条信号通路，可促进细胞因子、活性物质的释放，形成炎性微环境；在肿瘤细胞中，则可以促进其恶性增殖，增强黏附能力。因此也是靶向微环境治疗的理想靶标。目前针对 NF-κB 的肿瘤靶向治疗思路包括抑制 IκBa 蛋白（NF-κB 抑制蛋白）的磷酸化，避免其被泛素化降解；抑制 NF-κB 的 DNA 结合活性等。硼替佐米是一个强效且具有特异性的蛋白酶体抑制剂，可降低 IκBa 蛋白的蛋白体降解，从而降低 NF-κB 活性，达到抗肿瘤作用，已被批准用于多发性骨髓瘤的治疗。白叶藤苷是一种藤本植物中提取的生物碱，研究发现，可通过对 NF-κB 亚基上的半胱氨酸残基甲基化

而抑制其与 DNA 结合，从而对 NF-κB 起到抑制作用。虽然很多研究致力于开发控制 STAT3 激活的方法，但大多数聚焦于靶向上游的信号通路，鲁索替尼（ruxolitinib）是 STAT3 上游效应分子 JAK1 和 JAK2 的选择性抑制剂，体外模型中可显著降低炎症因子水平，消除肿瘤细胞。目前获批用于治疗骨髓纤维化。WP1066 是基于蜂胶中的一种天然活性成分研发的一种直接抑制 STAT3 活性的抗肿瘤药物，临床前试验中对多种肿瘤表现出活性，其中包括转移性黑色素瘤及胶质母细胞瘤等，期待早日进入临床研究阶段。

（三）肿瘤代谢调节

通过调节肿瘤代谢来改善肿瘤微环境的免疫抑制是当下热门的研究方向。吲哚胺 -2，3- 双加氧酶（indoleamine 2，3-dioxygenase，IDO）是微环境中的一类代谢酶，它可由 DC、MDSC 或肿瘤细胞共同产生。另外，研究表明 M2 型巨噬细胞也能分泌大量 IDO。IDO 可将微环境中色氨酸代谢为犬尿素。而该代谢对包括 $CD8^+$ T 细胞、NK 细胞在内的多种效应细胞具有细胞毒作用，并同时刺激未成熟 T 细胞向 Treg 分化。现有研究中，通过 IDO 抑制肿瘤代谢的免疫疗法取得了一些效果。目前，针对 IDO 的药物主要有两大类：①高效的 IDO 抑制剂，可直接抑制色氨酸的降解，例如药物 epacadostat 与抗 PD-1 抗体 pembrolizumab 的联合治疗已被证明具有临床效果，能够提高晚期癌症的客观缓解率和疾病控制率。②IDO 通路抑制剂，抑制色氨酸的降解，并逆转 IDO 介导的免疫抑制，如药物 indoximod 与 pembrolizumab 组成的联合疗法在晚期黑色素瘤的治疗中，完全缓解率提高 20%，推断 IDO 抑制剂与免疫检查点抑制剂具有潜在的协同作用。此外，IDO 抑制剂的成功试验，使得其他与肿瘤相关的异常代谢氨基酸也逐渐成了研究热点。谷氨酰胺酶抑制剂 CB-839 单独应用（NCT02861300）以及与 PD-1 抗体 nivolumab 整合应用于（NCT02771626）实体瘤治疗的临床试验均在招募中。肿瘤细胞代谢研究的重大突破为免疫疗法提供了新的选择。

缺氧和酸性微环境与肿瘤代谢的后果相关，

因此逆转缺氧与酸性微环境也成为抑制肿瘤的策略。乳酸可以特异性上调 B 细胞淋巴瘤 2 基因（B-cell lymphoma-2，Bcl-2）表达，进而促进肿瘤细胞对葡萄糖饥饿的抵抗力。在乳酸代谢异常的临床试验中，顺铂和依托泊苷联合 Bcl-2 抑制剂 AT-101 可以增强抗肿瘤作用。单羧酸转运蛋白抑制剂 AZD3965 可以抑制缺氧肿瘤细胞释放乳酸，并抑制其生长和生存，相关临床试验（NCT01791595）也正在招募。缺氧是肿瘤的基本微环境，可以刺激肿瘤细胞一系列基因产物的表达，诱导微血管生成。研究发现：瘤内缺氧主要通过缺氧诱导因子 -1（hypoxia-inducible factor-1，HIF-1）信号通路来产生后续的生物学反应，包括直接调控血管内皮生长因子（VEGF）的表达，并促进肿瘤生长。目前，HIF-1 的药物治疗包括阻断相关信号通路以及小分子 HIF-1 抑制剂两类。可溶性鸟苷酸环化酶抑制剂 YC-1 能够有效抑制 HIF-1 表达，且能抑制 VEGF 的表达，减弱血管化作用；苯甲酸类似物是一类新的 HIF-1 抑制剂，能够有效地抑制缺氧时人类肝癌 Hep3B 细胞中 HIF-1α 蛋白集聚和其靶基因的表达；在脑胶质细胞瘤中，一种新发现的小分子 HIF-1α 抑制剂 103D5R 可通过减少 HIF-1α 蛋白合成而抑制下游靶基因的表达。理论上，实体肿瘤中靶向缺氧应有明显优势，但迄今为止的临床试验并未观察到直接作用。在肿瘤复杂的生物学背景下需要更加准确地了解缺氧，如何利用多种药物从多方面进行肿瘤缺氧环境的干预，可能是未来的研究方向。

氧化应激是肿瘤发生、发展的关键因素之一，活性氧（ROS）被认为是导致氧化应激的主要因素。许多临床前研究已经证明抗氧化剂对肿瘤的疗效。例如，Mn-SOD 的过表达在体外和体内都可延缓前列腺癌细胞的生长；谷胱甘肽过氧化物酶的过度表达可减少小鼠胰腺癌的生长；Ⅱ期临床试验中，低剂量的 SOD 抑制剂（ATN-224）在复发性前列腺癌患者中表现出抗肿瘤活性。2- 甲氧基雌二醇是一种具有增加超氧化物自由基水平潜力的 SOD 抑制剂，在对临床试验转移性乳腺癌患者的研究中显示出良好的耐受性。白藜芦醇也是一种重要的抗氧化剂，它在体内和体外都能在肺、皮肤、乳腺和结肠肿瘤的实验模型中减缓肿瘤进展。由于大剂量口服白藜芦醇显示无毒性，使得白藜芦醇成为有前景的治疗肿瘤的抗氧化剂。具有氧化作用的抗癌剂不仅可以直接增加 ROS 产生，而且可以降低肿瘤细胞的抗氧化防御体系。

（四）肿瘤基质监管

肿瘤间质是肿瘤微环境的重要组分，在肿瘤进展和转移中起了关键作用。多种类型的间质细胞，如成纤维细胞及内皮细胞等均参与了肿瘤恶性进展的调控。肿瘤间质细胞可通过分泌多种细胞因子、组织因子、蛋白酶及细胞外间质等成分，调节肿瘤微环境，达到肿瘤细胞恶性进展的目的。大多数抗癌疗法特异性地靶向癌细胞，但肿瘤基质可促进癌细胞对这些疗法产生耐药。

（1）肿瘤相关成纤维细胞（CAF）。英文全文 CAF 是肿瘤微环境的主要基质细胞，不仅是肿瘤生长的"土壤"，更能通过释放蛋白水解酶、生长因子以及细胞因子等与肿瘤细胞及肿瘤间质中的其他细胞发生相互作用，促进肿瘤的发生、生长、侵袭及转移。以 CAF 为靶标的肿瘤治疗目前还处于试验阶段。一种策略是抑制由 CAF 表达的成纤维细胞活化蛋白（FAP）。在大多数肿瘤组织中，CAF 选择性表达成纤维细胞激活蛋白 -α（fibroblast activation protein alpha，FAP-α），其具有胶原酶活性，能改变胶原蛋白结构和降解纤连蛋白而促进微环境基质的重建，进而增强肿瘤细胞侵袭能力。在荷瘤小鼠体内，通过使用 FAP 酶抑制剂 talabostat 上调诱发抗肿瘤免疫反应的特异性趋化因子和细胞因子，可以达到抗肿瘤的目的。人类 FAP 抗体 sibrotuzumab 在小鼠模型中能表现出特异性和活性，在肿瘤的早期阶段可有效抑制肿瘤的生长。另一种策略是通过抑制转化生长因子 β（TGF-β）信号转导通路阻碍正常的间充质干细胞（MSC）和成纤维细胞转化成为 CAF。通过多种方式靶向 TGF-β 对致敏免疫检查点阻断的免疫治疗及恢复炎性 TME 有效，表明 TGF-β 可作为针对炎性 TME 的治疗靶点。

TGF-β 信号通路抑制剂包括：TGF-β 配体阱（ligand trap）、反义寡核苷酸和 TGF-βⅠ型受体激酶小分子抑制剂，对这些药物的临床试验评估正在进行中。

（2）肿瘤血管环境。在实体瘤中，血管生成是肿瘤最为重要的标志，参与肿瘤的发展、侵袭、转移等各个阶段。血管生成包括了内皮细胞增殖、成熟、迁移、血管形成等动态过程，这些环节被一系列促血管生成因子和抑血管生成因子所调节。关键的促血管生成因子包括 VEGF、血小板源生长因子（PDGF）、成纤维细胞生长因子-2（FGF-2）、血管生成素、IL-6 和 IL-8 等。在肿瘤微环境中针对内皮细胞（EC）的调控可能有效地破坏肿瘤血管，提高治疗的效果。许多制药公司依据 VEGF 特性，开发了 VEGF 靶向药物，其中包括针对 VEGFR 的酪氨酸激酶抑制。贝伐珠单抗是一种人源化 IgG1 型单抗，能与 VEGF 特异性结合，从而阻断 VEGF 与其在内皮细胞表面的受体结合，以抑制肿瘤血管生成，同时可促进血管正常化，消除肿瘤微环境的缺氧现象，并与 Th1 细胞相互作用，增强抗肿瘤免疫。该药批准的适应证为转移性结直肠癌、非鳞状非小细胞肺癌、宫颈癌、卵巢癌、转移性乳腺癌等。另外，一些小分子酪氨酸激酶抑制剂如索拉非尼、舒尼替尼、阿来替尼、阿帕替尼、安罗替尼等，这类药物可抑制与血管生成相关的诸多受体胞内结构域的酪氨酸激酶活性，包括 VEGFR、FGFR、PDGFR、Tie 受体、RET、c-MET 及 Eph 受体等，具有抑制肿瘤血管生成和抗肿瘤细胞生长和转移的作用。目前临床上适用于转移性肝癌、晚期非小细胞肺癌、转移性结直肠癌等多种肿瘤的治疗。

（五）免疫检查点阻断与 CAR-T

在肿瘤相关炎症持续的过程中，常继发抑制性调节分子表达异常，如细胞程序性死亡受体（PD-1）及其配体（PD-L1）、CTLA-4、BTLA、GAL-3、Siglec-9 和 FGL 等，这些分子构成被称为免疫检查点。正常情况下，这些分子主要参与维持 T 细胞功能稳态，但在肿瘤演进过程中可参与瘤细胞逃逸免疫反应。以 CTLA-4 抗体和 PD-1/PD-L1 抗体为代表的免疫检查点阻断剂，是近年来肿瘤免疫治疗领域取得的最瞩目的成就。PD-1 又称 CD279，主要存在于活化的 T 细胞、B 细胞以及骨髓细胞中，也可被抗原呈递细胞、髓系树突状细胞以及单核细胞诱导表达，其主要配体 PD-L1 又称 B7-H1、CD274。肿瘤中高表达的 PD-L1 能够与 T 细胞表面的 PD-1 结合，限制 T 细胞激活并诱发其耗竭状态从而导致肿瘤的免疫逃逸。因此对 PD-L1 阳性的肿瘤，应用 PD-1 或 PD-L1 单抗，纠正 TME 对 T 细胞的免疫抑制，能够使 T 细胞恢复正常激活状态。2014 年日本和美国已分别批准首款抗 PD-1 单抗药物 nivolumab 和 pembrolizumab 用于其他治疗无效的高级别转移性黑色素瘤。随着进一步研发，目前国内外已有多种抗 PD-1 及 PD-L1 药物上市，而且适应证范围也逐步扩大，在非小细胞肺癌、肝癌、肾癌、膀胱癌、胃癌、头颈癌等多种恶性肿瘤中也发现生存获益。CTLA-4 是表达在 Treg 上的免疫检查点分子，通过抗 CTLA-4 单抗清除 Treg 细胞，能够系统性解除机体对 CTL 的抑制，激活 T 细胞免疫应答，目前已经上市的免疫检查点阻断剂 CTLA-4 抗体为伊匹单抗（ipilimumab），获批适应证包括黑色素瘤、肾细胞癌等。

嵌合抗原受体 T 细胞（CAR-T）技术是将患者自身的 T 淋巴细胞在体外进行改造，然后回输体内杀伤肿瘤的过继疗法，CAR-T 技术通过在 T 细胞上直接嵌入与特定抗原结合的人工合成抗体，使 T 细胞能够识别细胞表面的抗原，并靶向杀伤表达该肿瘤抗原的细胞，体外实验中 CAR-T 细胞能够有效裂解肿瘤细胞，同时在急性淋巴细胞白血病中，CAR-T 治疗的完全应答率接近 90%，显示出持续的疾病缓解效果。2017 年 8 月，FDA 批准 kymriah 用于 B 系急性淋巴细胞白血病的治疗，使得发展了近 30 年的嵌合抗原受体-T 细胞疗法（chimeric antigen receptors，CAR-T）有了实质性进展。相比之下，由于实体瘤中 TME 及肿瘤抗原的复杂性，使得肿瘤中 CAR-T 细胞浸润受限，靶向肿瘤的杀伤能力减弱，所以 CAR-T 在实体瘤领域进展缓慢。目前的临床数据有靶向神经母细胞瘤 GD2 CARs（3/11 痊愈）、靶向肉瘤的 HER2 CARs（4/17 疾病稳定）

及靶向肺癌的 HER1 CARs（2/11 部分缓解），但尚未获批适应证。随着对免疫调节分子研究的进一步深入，将会有更多靶向不同调节分子，治疗不同类型肿瘤的药物走向临床应用。

　　针对炎症促瘤过程的一些关键环节，选择合适的靶点开发药物，对肿瘤的治疗具有重要意义。另外，如何将传统针对肿瘤本身的治疗与肿瘤微环境的抗炎治疗有机整合，发挥协同增效作用，将会是肿瘤治疗的新挑战。

（李　薇）

第 6 节　营养与肿瘤免疫

　　肿瘤患者常伴随营养不良与恶病质状态，加之手术、放疗、化疗等治疗措施往往会加重上述状态。营养物质代谢在肿瘤的发生发展、预防、治疗，乃至肿瘤患者的预后及生活质量中都发挥着重要作用。营养支持治疗不但能改善患者的营养状况，还能发挥调节机体的免疫及炎性反应的作用，因此肿瘤患者的营养问题不容忽视。受肿瘤本身的影响，使肿瘤患者的营养代谢从机体宏观上具有一定的特殊性。表现为静息能量代谢（resting energy expenditure，REE）增加，胰岛素抵抗和葡萄糖利用障碍，肌肉蛋白质合成减少和分解增加，外源性脂肪利用率降低以及内源性脂肪动员增加（表 14-6-1）。与此同时，肿瘤所处的微环境亦是肿瘤宿主的微观部分，微环境中肿瘤细胞对营养物质的代谢竞争、乳酸过剩，以及低氧都使患者的抗肿瘤免疫功能受到影响，进一步促进了疾病的进展。

一、肿瘤患者的代谢特点及对免疫功能的影响

　　肿瘤本身所致的代谢异常，使患者对营养物质的代谢发生了改变，造成的能量代谢异常、糖代谢异常、氨基酸/蛋白质代谢异常和脂代谢异常，会从多个环节抑制宿主的抗肿瘤免疫功能。

表 14-6-1　肿瘤宿主代谢特点

营养代谢	指标	特点
能量代谢	静息能量消耗	增加
糖代谢	葡萄糖利用率	降低
	胰岛素抵抗	增加
	Cori 循环	增加
	血浆乳酸水平	增加
蛋白质代谢	氮平衡	负平衡
	肌肉蛋白质合成	减少
	肌肉蛋白质分解	增加
脂肪代谢	内源性脂肪动员	增加
	外源性脂肪利用率	降低
	游离脂肪酸	升高

（一）能量代谢异常

REE 是指机体禁食 3~4h，安静休息状态下的能量消耗，约占总能量的 60%~70%。肿瘤患者耗能增加，使 REE 增加。尽管不同肿瘤患者的 REE 差异非常大，但其平均 REE 水平 >110%，提示肿瘤患者整体上处于高代谢状态。生理条件下，REE 升高会引起摄食量增多，以满足机体的能量需求。然而，对于肿瘤患者而言，REE 与摄食量之间的反馈调节机制丧失，导致其摄食量没有随着 REE 的升高而增加，或者没有增加到应有水平，从而造成巨大的能量差，进而导致营养不良。营养不良所致的细胞更新率和蛋白质合成率下降是引起宿主免疫功能缺陷的最重要因素，可表现为免疫预防功能异常、免疫稳定功能失调、免疫监视功能下降。

（二）糖代谢异常

主要表现为一定程度的胰岛素抵抗和葡萄糖利用障碍。约 30% 的肿瘤患者有血糖升高（空腹血糖 > 6.1mmol/L），30% 以上肿瘤患者的胰岛素敏感性和处理葡萄糖能力降低、糖耐量异常，肿瘤患者葡萄糖摄入诱导胰岛素分泌的幅度减少 40%~50%。同时，肿瘤患者的乳酸循环（Cori 循环）增强，生理情况下 Cori 循环仅占葡萄糖转化的 20%，而在肿瘤患者却可增加至 50%。葡萄糖在肿瘤细胞内酵解仅生成 2 分子 ATP 和 2 分子乳酸。乳酸通过 Cori 循环在肝内重新生成 1 分子葡萄糖时消耗 6 分子 ATP，从而每一次循环都有 4 个高能磷酸键的损失。这一循环过程的增强造成了 ATP 的大量丢失。在肿瘤患者中，Cori 循环的增加可造成每天 300kcal（1kcal ≈ 4.186 kJ）的能量流失，增加了患者的能量消耗。

肿瘤宿主的葡萄糖利用障碍通过多种途径影响宿主的免疫功能。例如，有研究表明，活化的 T 细胞需通过有氧糖酵解维持细胞生长、增殖和免疫效应功能，糖酵解代谢中间产物磷酸烯醇式丙酮酸（phosphenolpyruvate，PEP）可提高细胞内钙离子信号，促进活化 T 细胞核因子（nuclear factor of activated T cells，NFAT）的活化。由于肿瘤患者的葡萄糖利用率降低、消耗增加，T 细胞有氧糖酵解所需的葡萄糖受到竞争性限制，因缺乏代谢中间产物 PEP 的作用，T 细胞内钙离子信号降低，核 NFAT 活化减弱，从而不能实现抗肿瘤免疫的功能。另外，肿瘤宿主糖代谢异常可导致血浆乳酸水平增加，并严重抑制 T 细胞和 NK 细胞的功能与存活，是导致肿瘤免疫逃逸的重要原因。

（三）氨基酸／蛋白质代谢异常

主要表现为肌肉蛋白质合成减少和分解增加，蛋白转化率升高，低蛋白血症，氨基酸代谢谱异常和负氮平衡。恶病质患者的体重下降 30% 时，其骨骼肌蛋白丢失可高达 75%，且食物补充不能逆转肌肉消耗。同时，宿主炎症细胞会分泌多种细胞因子（如 IL-1、IL-6、IL-8 和 TNF-α 等）入血，诱发机体产生以防御为主的非特异性免疫反应，使肝蛋白合成增加，有些可增加 1000 倍以上，如 C 反应蛋白（CRP）。肿瘤患者的血清中 CRP 升高程度与体质量减轻程度、高代谢和厌食症的出现、疾病的复发和生存率的降低呈显著正相关。然而，非特异性免疫反应引发的 CRP 升高，意味着肝脏蛋白合成对氨基酸需求的增加。其中，谷氨酰胺和谷氨酸是 CRP 合成过程中所需量最大的氨基酸，在肿瘤患者膳食蛋白摄入不足时，即可导致宿主骨骼肌消耗，分解成氨基酸以供给肝脏合成蛋白，这进一步导致骨骼肌氨基酸储备的持续性消耗。

氨基酸对于免疫细胞的生物合成至关重要，包括蛋白质的合成和核苷酸的合成。此外，氨基酸还可以直接代谢产生免疫调节分子，如一氧化氮。谷氨酰胺、蛋氨酸、色氨酸、精氨酸、亮氨酸对宿主的免疫细胞，特别是淋巴细胞的营养代谢至关重要。肿瘤宿主由于肿瘤细胞的代谢消耗，以及非特异性免疫反应引发 CRP 合成对氨基酸的消耗可导致上述氨基酸缺乏，从而使免疫激活反应受损。谷氨酰胺缺乏可严重影响淋巴细胞和胸腺细胞的功能，上述两种细胞活化时对谷氨酰胺的消耗率甚至高于葡萄糖，丝裂原诱导 T 细胞的增殖及细胞因子的产生均要求有高浓度的谷氨酰胺。此外，氨基酸除了作为营养物质之外，某些氨基酸还是重要的信号分子，一些重要的免疫应答信号通路，如 mTORC1、CMYC、GCN2，对氨基酸水平变化非常敏感，肿瘤宿主氨基酸谱的变化同样可以导致免疫功能的异常。

（四）脂代谢异常

主要改变是血清游离脂肪酸升高，外源性脂肪利用率降低以及内源性脂肪动员增加。正常人群能量代谢主要依靠糖代谢供能，不动用脂肪分解，而肿瘤可产生一系列分解脂类的活性因子，包括炎症因子（如 TNF-α）、激素敏感脂肪酶（hormone sensitive lipase，HSL）、脂肪动员因子（lipid-mobilizing factor，LMF/ZAG）和糖皮质激素等，这些分子在肿瘤早期就存在，所以脂代谢异常是肿瘤早期改变之一，患者在体质量丢失前就已存在内源性脂肪动员，游离脂肪酸增加现象。正常情况下，体内调节脂肪代谢的酶有两种：即 HSL 和脂蛋白脂肪酶（lipoproteinlipase，LPL）。HSL 是脂肪细胞内使甘油三酯水解为甘油和游离脂肪酸的限速酶。Taylor 等研究表明，卵巢癌患者 HSL 的活性增强，为正常人的 2.3 倍，提示 HSL 可能是卵巢癌患者脂类代谢紊乱的主要原因。LPL 主要催化乳糜微粒和极低密度脂蛋白中的甘油三酯水解生成脂肪酸和单酰甘油。肿瘤患者体质量丢失程度与 LPL 活性下降程度呈正相关，如肺癌患者 LPL 活性下降，体质量丢失较明显；而乳腺癌患者 LPL 水平基本正常，体质量丢失相对于其他肿瘤最不明显。

肿瘤患者的血清游离脂肪酸升高，游离脂肪酸除了可以作为营养物质外，还可作为 G 蛋白偶联受体（G-protein coupled receptor，GPCR）的配体，许多免疫细胞包括巨噬细胞、中性粒细胞、T 细胞、树突状细胞已被证实表达游离脂肪酸的GPCR 受体。这些受体可根据脂肪酸的碳原子数分为短链、中链、长链脂肪酸受体。短链脂肪酸主要包括醋酸、丙酸、异丁酸、丁酸、异戊酸、戊酸。丁酸和丙酸可促进 Treg 细胞 FoxP3 位点的乙酰化作用，诱导 FoxP3 蛋白的表达。而 FoxP3 是 Treg 细胞发育和发挥免疫抑制功能的关键转录因子。

二、肿瘤微环境的代谢特点及对免疫功能的影响

肿瘤微环境是患者的微观组成部分，微环境中肿瘤细胞和免疫细胞的代谢相互影响。肿瘤微环境中的主要细胞成分包括肿瘤相关成纤维细胞（cancer-associated fibroblasts，CAF）、肿瘤相关巨噬细胞（tumor-associated macrophage，TAM）、肿瘤微血管及淋巴管、炎症细胞及免疫细胞等。肿瘤细胞选择有氧糖酵解供能，并释放乳酸作为代谢废物。另外，肿瘤细胞增殖需要大量消耗氧气，肿瘤血管分布畸形进一步导致肿瘤微环境中氧气供应不足。因此，肿瘤细胞的代谢导致的以低糖、低 pH、低氧为主要特点的肿瘤微环境，通过抑制抗肿瘤免疫效应细胞的功能，使肿瘤达到免疫逃逸和维持肿瘤增殖的目的。

（一）肿瘤微环境的代谢特点

1. 肿瘤细胞的代谢特点

生理条件下，正常细胞获取能量 90% 来自氧化磷酸化，10% 来自糖酵解，并且在有氧条件下糖酵解受到抑制，此即 Pasteur 效应。但是，肿瘤细胞获取能量的主要方式是在细胞质中进行的糖酵解途径，即使在氧气充足的情况下也优先进行糖酵解，消耗大量的葡萄糖和产生大量的乳酸，这种现象被称为有氧糖酵解（aerobic glycolysis），也就是 Warburg 效应。肿瘤细胞糖酵解能力是正常细胞 20~30 倍，糖酵解增强程度与肿瘤生长速度成正比，与分化程度成反比。同时肿瘤细胞有氧糖酵解活跃程度随细胞类型不同而异，且与肿瘤侵袭性生长密切相关。此外，肿瘤细胞糖异生和磷酸戊糖通路代谢也增强。

在蛋白质代谢异常方面，肿瘤细胞的蛋白质合成及分解代谢都增强，但合成代谢超过分解代谢，甚至可夺取正常细胞的蛋白质分解产物，合成肿瘤本身所需要的蛋白质，结果使机体处于严重消耗的恶病质状态。肿瘤细胞的分解代谢表现为蛋白质分解为氨基酸的过程增强，而氨基酸的分解代谢则减弱，可使氨基酸重新用于蛋白质合成，这可能与肿瘤生长旺盛有关。

在脂肪代谢异常方面，肿瘤细胞脂肪代谢改

变主要表现为内源性脂肪动员和脂肪氧化增加、合成减少、甘油三酯转化率增加、高甘油三酯血症和脂肪酸合成增加等。脂肪生成是肿瘤细胞的重要代谢特征之一。虽然脂肪酸的从头合成在胚胎生成过程中比较旺盛，但大多数成体细胞优先利用循环系统中的脂肪酸来合成功能性脂类。与此相反，无论循环中的脂肪酸是否充足，肿瘤细胞内源性脂肪酸合成都非常高。

2. 免疫细胞代谢重编程

处于"静息"状态的树突状细胞（dendritic cell，DC）、初始 T 细胞、记忆性 T 细胞（memory T cells，Tm）主要依赖脂肪酸氧化和部分糖酵解来满足细胞活动所需的能量。活化的免疫细胞与肿瘤细胞的 Warburg 效应相似，显著增加有氧糖酵解、磷酸戊糖途径和谷氨酰胺分解代谢，同时降低三羧酸循环、脂肪酸氧化或脂代谢，以适应细胞生长、增殖、分化等所需的大量蛋白质、脂

类以及 ATP 的需求（图 14-6-1），因此，活化的 T 细胞的代谢将"静息"状态下由线粒体主导的氧化磷酸化过程转变为以有氧糖酵解和谷氨酰胺分解代谢为主的代谢方式。但与肿瘤细胞触发该转变的机制不同，T 细胞是在适当的共刺激分子存在下 T 细胞（抗原）受体（T cell receptor，TCR）识别抗原启动，该能量产生方式的转变可以为 T 细胞增殖过程中新基因的表达和蛋白的生物合成快速地提供必需的原料和能量。

更有趣的是，抗肿瘤免疫细胞如细胞毒 T 细胞（cytotoxic T lymphocyte，CTL）、Teff、活化的 DC 以及 M1 型巨噬细胞的代谢与肿瘤细胞类似，即通过有氧糖酵解和谷氨酰胺分解途径获取能量和生物合成所需的原材料；而促进肿瘤进展的免疫抑制性细胞亚群，如 MDSC、TAM、Treg 等通常利用肿瘤代谢产物通过脂肪酸氧化或脂类氧化等途径获取能量，免疫细胞这些代谢上的改变即

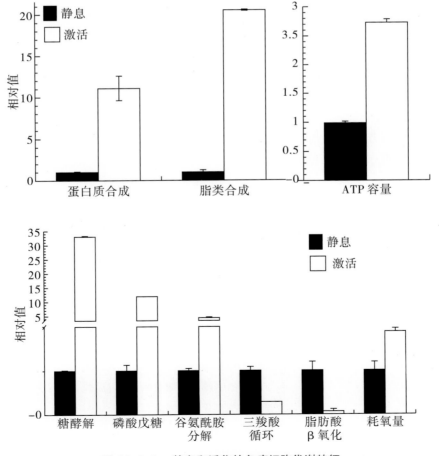

图 14-6-1 静息和活化的免疫细胞代谢特征

为代谢重编程（metabolic reprogramming），对肿瘤免疫逃逸具有重要意义，肿瘤微环境中不同免疫细胞亚群的代谢特征如表 14-6-2。

（二）肿瘤微环境对免疫功能的影响

1. 营养物质竞争

在实体肿瘤的微环境中，由于与肿瘤细胞进行营养物质的竞争，使得肿瘤浸润免疫细胞的功能受到抑制。免疫细胞不仅要与肿瘤细胞竞争营养物质，CAF 作为肿瘤微环境中的重要组成部分，能通过分泌多种生物信息与肿瘤微环境中各组成成分之间交互对话（cross-talk），从而影响肿瘤的发展。研究发现，CAF 同样存在代谢重编程，由于肿瘤细胞诱导和氧化应激导致 CAF"线粒体自噬"，CAF 通过糖酵解的方式配合肿瘤细胞的代谢。肿瘤细胞与微环境中 CAF 物质与能量代谢方式转换的相互适应，使肿瘤细胞的营养物质及能量来源直接依赖于 CAF，而不依赖于肿瘤微血管。肿瘤细胞及 CAF 消耗大量的葡萄糖和其他营养素，如谷氨酰胺，导致肿瘤微环境中的营养物质枯竭。此外，肿瘤细胞和促进肿瘤发展的免疫细胞，如骨髓源性抑制细胞（myeloid-derived suppressor cells，MDSC）可表达精氨酸酶和吲哚胺 -2，3- 双加氧酶（indoleamine 2，3-dioxygenase，IDO），而消耗精氨酸和色氨酸。此过程对免疫功能的影响主要表现在两方面：一是肿瘤细胞可表达的 IDO 是除肝脏外唯一可催化色氨酸沿犬尿

酸途径分解代谢的限速酶，从而导致色氨酸耗竭。T 淋巴细胞对色氨酸的缺乏极度敏感，可使其阻滞于细胞周期 G_1 期，同时色氨酸不足还可引起 mTOR 细胞通路失活，T 细胞糖酵解能力下降，阻止 T 细胞的增殖；二是肿瘤细胞消耗色氨酸后的代谢产物，如 3- 羟基喹啉酸，可诱导 T 细胞的凋亡。因此，肿瘤微环境中的免疫细胞因营养物质竞争性消耗导致能量失衡，从而影响其发挥抗肿瘤免疫功能。

由于肿瘤细胞既可利用糖酵解方式，又可利用 OXPHOS 方式供能，所以随着代谢方式的不同，特定肿瘤微环境中的营养物质消耗和对肿瘤浸润 T 细胞功能抑制的方式也不同（图 14-6-2）：当肿瘤细胞以糖酵解方式为主供能时，低糖、低 pH 的微环境限制了 T 细胞对葡萄糖的利用，还限制了 T 细胞因子的产生以及 T 细胞的增殖，从而抑制 T 细胞的功能；由于肿瘤细胞的起源和分化程度不同，并非所有肿瘤细胞都通过糖酵解功能，仍有相当比例的肿瘤细胞以 OXPHOS 作为产能途径。当肿瘤细胞以 OXPHOS 方式为主供能时，低氧、低脂肪酸、低氨基酸的微环境不仅限制了 T 细胞与氧气结合发生 OXPHOS 功能，还通过释放 ATP 和活性氧簇（reactive oxygen species，ROS）抑制 T 细胞线粒体的功能，从而导致 T 细胞杀伤肿瘤细胞的作用受抑制。所以，肿瘤细胞无论使用何种方式供能都可造成 T 细胞因微环境中营养代谢物质竞争性受限而使其功能受抑。即使当肿

表 14-6-2 免疫细胞亚群的代谢特征

免疫细胞	代谢特性
初始 T 细胞	脂肪酸氧化、部分糖酵解
活化 T 细胞	糖酵解、谷氨酰胺分解
效应 T 细胞	糖酵解
调节 T 细胞	脂肪酸氧化
记忆 T 细胞	脂肪酸氧化
活化树突状细胞	糖酵解
M1 型巨噬细胞	糖酵解、磷酸戊糖通路、谷氨酰胺、精氨酸代谢
M2 型巨噬细胞	脂肪酸氧化或脂氧化
肿瘤相关巨噬细胞	脂肪酸氧化或脂氧化
髓源抑制性细胞亚群	脂肪酸氧化或脂氧化

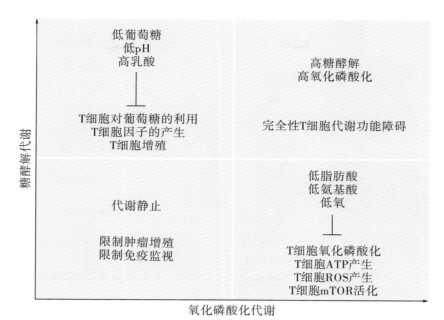

图 14-6-2　肿瘤微环境的能量代谢对 T 细胞功能的影响

ATP：腺苷三磷酸；ROS：活性氧簇；mTOR：哺乳动物雷帕霉素靶蛋白

瘤细胞处于静止期时，虽然对代谢营养物质需求量降低，由于肿瘤抗原表达水平高于阈值时才能引起 T 细胞应答，肿瘤细胞可通过使肿瘤抗原表达水平低于阈值而逃避免疫监视，T 细胞仍然不能有效发挥杀伤肿瘤的功能。

2. 乳酸过剩促进免疫逃逸

乳酸作为肿瘤细胞和 CAF 有氧酵解的代谢终产物，在肿瘤微环境中大量存在，不仅可以维持肿瘤的存活与增殖、促进肿瘤血管形成，还可通过影响多种免疫细胞功能，促进宿主肿瘤免疫逃逸及疾病进展（图 14-6-3）。细胞毒性 T 细胞糖酵解产生的乳酸可通过单羧酸转运体（monocarboxylate transporter，MCT）排出细胞，而肿瘤微环境中的高乳酸状态抑制这一过程，使细胞毒性 T 细胞产生细胞因子（如 IL-2、IL-6、IL-13、IFF-γ、TNF-β 等）、穿孔素及颗粒酶的能力下降 95%，细胞毒性功能下降 50%。微环境中乳酸过剩还可抑制单核 - 吞噬细胞的迁移能力，并使其释放的肿瘤坏死因子和 IL-6 减少。同时，在乳酸的作用下，巨噬细胞表型向 M2 型转化，使其抗原呈递功能受抑，从而促进免疫逃逸的发生。另外，乳酸对肿瘤细胞免疫逃逸的促进作用可能还涉及 NK 细胞。Husain 等研究发现，体外乳酸处理 NK 细胞可使其细胞分裂功能下降，并

伴有 NK 细胞穿孔素及颗粒酶的表达下调。而敲除乳酸脱氢酶的胰腺癌细胞株（Pan02）注入小鼠体内，形成的小鼠移植瘤 NK 细胞的分裂功能增强，并且可伴随对免疫有负调控作用的 MDSC 含量下降。

3. 低氧影响免疫细胞分化及功能

在肿瘤微环境中对氧气的竞争利用非常激烈，低氧是肿瘤微环境的典型特征。低氧能够影响树突状细胞表面的成熟标志、共刺激分子、趋化因子受体的表达及其活化 T 细胞的能力。另外，低氧虽然不会改变 NK 细胞表面的识别受体的表达，但会抑制杀伤细胞活化性受体 NKG2D 以及 NK 细胞内穿孔素和颗粒酶 B 的表达，这表明低氧能够减弱 NK 细胞的杀伤功能。但低氧如何影响 T 细胞功能，其机制目前仍不清楚。目前对于缺氧影响 T 细胞功能的理解，仍停留在缺氧敏感性基因，如脯氨酰羟化酶域蛋白（PHD）、Von Hippel-Lindau（VHL）、缺氧诱导因子 1α（HIF1α）的调控上。由于 MYC 上调和糖酵解重编程，HIF1α 在缺氧环境和活化的 T 细胞中都非常稳定。因此，很难通过体内 HIF1α 的抑制或过表达水平来解释 T 细胞对缺氧的反应。然而在体外实验中，缺氧的确降低了 T 细胞的增殖，并且对 T 细胞的存活能力有一定影响。对荷瘤小鼠给予吸氧

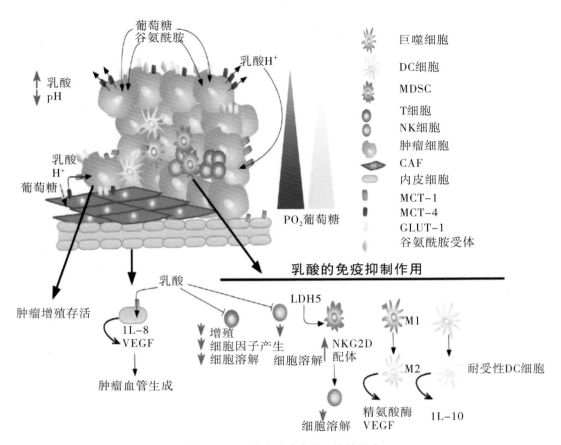

葡萄糖
谷氨酰胺

乳酸H⁺

↑乳酸
↓pH

乳酸
H⁺
葡萄糖

巨噬细胞
DC细胞
MDSC
T细胞
NK细胞
肿瘤细胞
CAF
内皮细胞
MCT-1
MCT-4
GLUT-1
谷氨酰胺受体

PO₂葡萄糖

肿瘤增殖存活

乳酸的免疫抑制作用

乳酸

1L-8
VEGF

↓增殖
↓细胞因子产生
↓细胞溶解

LDH5

细胞溶解

↑NKG2D
配体

M1

M2

耐受性DC细胞

肿瘤血管生成

↓细胞溶解

精氨酸酶
VEGF

1L-10

图 14-6-3　乳酸对肿瘤微环境的影响

治疗来降低肿瘤微环境中的缺氧程度，获得氧气后，可增强浸润 CD8⁺T 细胞的功能，增加促炎细胞因子的产生，减少小鼠的肿瘤负荷并延长生存期。所以，氧气是 T 细胞及肿瘤细胞发挥功能的重要影响因素。

　　肿瘤的进展和免疫细胞的活化均伴随能量代谢需求的显著增加，而有氧糖酵解旺盛是肿瘤细胞代谢的显著特点。肿瘤本身所致的代谢异常，使宿主对三大营养物质的代谢发生了改变，在肿瘤微环境中肿瘤细胞又通过对葡萄糖、氨基酸、氧气等营养物质的竞争，乳酸等代谢产物的释放等多个环节抑制了宿主的抗肿瘤免疫功能。肿瘤

微环境的抗肿瘤免疫细胞，如活化的 T 细胞、DC 细胞通过糖酵解供能，与肿瘤细胞产生代谢竞争；而免疫抑制性细胞亚群如 TAM、MDSC 及 Treg 则通过脂肪酸氧化/脂类氧化供能，与肿瘤细胞形成代谢共生关系。所以肿瘤微环境中的抗肿瘤免疫细胞"腹背受敌"，一方面受到来自肿瘤无限制生长造成的能量剥夺，另一方面受到免疫抑制性细胞亚群的攻击；此外，有氧糖酵解代谢产物（如乳酸等），也可抑制抗肿瘤免疫细胞的功能。因此，营养物质代谢在肿瘤免疫的多个方面都发挥了重要作用。

（崔久嵬）

第 7 节 营养诊断

没有营养诊断，就没有营养治疗。没有精准营养诊断，就没有精准营养治疗。尽管营养不良是与人类本身历史一样悠久的疾病，但遗憾的是，时至今日全世界仍然没有一个公认的通用定义、诊断方法与诊断标准，明显落后于其他疾病。营养不良定义经历的营养不足、营养不足＋营养过剩、宏量营养素不足 3 个阶段就是一个最好的例证。2015 年欧洲临床营养和代谢学会（ESPEN）发表专家共识，提出营养紊乱（nutrition disorder）的概念，并将其分为营养不良、微量营养素异常及营养过剩 3 类，实际上是把营养过剩、微量营养素异常从前期的营养不良定义中独立出来，将营养不良局限在能量及宏量营养素不足，即蛋白 - 能量营养不良（protein-energy malnutrition，PEM）。营养不良诊断标准的不确定性原因在于营养不良定义的不确定性，营养不良的这个最新定义使得营养不良的诊断变得清晰、简便。传统上营养不良的诊断为二级诊断，即营养筛查与营养评估。由于营养不良是一种全身性疾病，严重营养不良几乎影响所有的器官和系统，甚至心理、灵性及社会角色，传统的二级诊断难以评估营养不良的全部严重后果，而且营养不良的部分后果如心理障碍、月经停止、不孕不育、体毛增多、神经 / 精神异常已经超出了营养评估的定义与范畴，因而在营养评估后需要进一步的整合评价，即第三级诊断。肿瘤营养不良具有显著区别于良性疾病营养不良的特征，如代谢水平升高、心理 / 生理应激、慢性炎症、代谢紊乱、骨骼肌丢失，因而更加需要第三级诊断。2015 年中国抗癌协会肿瘤营养与支持治疗专业委员会提出了营养不良的三级诊断后，得到了学术界的热烈反应和高度认同，论文被广泛引用与讨论；ESPEN、ASPEN 也分别提出了类似于第三级诊断的构思，在营养筛查、营养评估后加上了第三步"延伸评估"（ESPEN）或"诊断"（美国临床营养和代谢学会，ESPEN）。

一、第一级诊断——营养筛查

营养筛查（nutritional screening），WHO 定义为采用简便的手段，在健康人群中发现有疾病而没有症状的患者；ESPEN 认为是一个在全部患者中，快速识别需要营养支持的患者的过程。营养筛查是营养诊断的第一步，也是最基本的一步，是所有入院患者都应该经历的过程。我国很多医院已将营养筛查量表嵌入 His 系统。

（一）营养筛查的内容

一般认为包括 3 个方面，即营养风险、营养不良风险及营养不良。但也有人认为营养筛查就是营养不良（风险）筛查。

（1）营养风险（nutrition risk）。Kondrup 等认为营养风险是现存的或潜在的、与营养因素相关的、导致患者出现不利临床结局的风险，而不是出现营养不良的风险；认为与营养不良风险（risk of malnutrition）是不同的概念。

（2）营养不良风险。美国营养和饮食学会（Academy of Nutrition and Dietetics，AND）及 ASPEN 认为营养风险筛查是识别与营养问题相关特点的过程，目的在于发现个体是否存在营养不足或营养不足风险。

（3）营养不良。直接筛查有无营养不良，通过筛查直接得出营养不良及其严重程度的判断。

（二）营养筛查常用方法

营养筛查方法非常多，常用量表法及计算法，酌情选用一种即可。

（1）营养风险筛查。ESPEN 及中华医学会临床营养和代谢学会（CSPEN）推荐采用营养风险筛查 2002（nutritional risk screening 2002，NRS 2002）筛查患者的营养风险。适用对象为一般成年住院患者。

（2）营养不良风险筛查。一般患者首选营养不良通用筛查工具（malnutriton universal screening tool，MUST）或营养不良筛查工具（malnutrition screening tool，MST），老年患者可首选简版微型营养评估（mini nutritional assessment-short form，MNA-SF），此外，还有多种营养风险计算法。

（3）营养不良筛查。多种方法中以理想体重及 BMI 较为常用，具体标准如下。①理想体重法：实际体重/理想体重在 90%~109% 为适宜，在 80%~89% 为轻度营养不良，在 70%~79% 为中度营养不良，在 60%~69% 为重度营养不良。② BMI 法：中国标准为 BMI<18.5kg/m² 为低体重（营养不良），BMI 介于 18.5~23.99kg/m² 为正常，BMI 介于 24~27.99kg/m² 为超重，BMI ≥ 28kg/m² 为肥胖。BMI 标准有种族、地区差异，欧美国家高于亚洲及非洲国家。

（三）适用对象、实施时机与实施人员

营养状况是患者的基本生命体征，所有患者都应该常规接受营养筛查。住院患者在入院后 24h 内由办理入院手续的护士实施，门诊患者则由接诊医务人员如医生、营养师、护士等实施。

（四）后续处理

对筛查阴性的患者，在一个治疗疗程结束后，再次进行筛查；对筛查阳性的患者，应该进行营养评估，同时制订营养治疗计划或进行营养教育。一般认为，营养风险的存在提示需要制订营养治疗计划，但并非立即实施营养治疗的适应证，是否需要以及如何实施营养治疗应做进一步的营养评估。我国目前已将营养筛查阳性列为肠外肠内营养制剂使用和医疗保险支付的前提条件。

二、第二级诊断——营养评估

根据 ESPEN 的营养评估（nutritional assessment）定义，我国对传统营养评估的边界进行了重新划定，将第二级诊断——营养评估——局限在直接的"营养"上，如膳食调查、人体学测量、能量需求等，使营养评估回归营养评估本身，将营养评估的目标锁定于发现有无营养不良并判断营养不良的严重程度，而将与营养直接或间接相关的机体状况评估如心理、精神、生活质量等超出营养评估定义的内容纳入第三级诊断——整合评价。

（一）营养评估的常用方法

包括营养评估量表、膳食调查、人体学测量及能量需求估算。营养评估量表非常多，临床上以主观整体评估（subjective global assessment，SGA）、患者主观整体评估（patient-generated subjective global assessment，PG-SGA）、微型营养评估（mini nutritional assessment，MNA）最为常用。最近，国际上又推出了一种新的营养评估方法——国际营养不良领导组倡议（Global Leadership Initiative on Malnutrition，GLIM）标准。对不同人群实施营养评估时应该选择不同的量表。

SGA 是一种通用营养评估工具，广泛适用于门诊及住院、不同疾病及不同年龄患者，其信度和效度已得到大量检验，是营养评估的金标准。

PG-SGA 是专门为肿瘤患者设计的营养评估首选方法，得到美国营养师协会等学会的大力推荐，目前已经成为我国卫生行业标准。可定量评估是它的最大亮点。

MNA 是专门为老年人开发的营养筛查与评估工具，第一步为营养筛查，第二步为营养评估。MNA 比 SGA 更适合于 65 岁以上老人，主要用于社区居民，也适用于住院患者及家庭照护患者。

GLIM 是美国、欧洲、亚洲及拉丁美洲临床营养和代谢学会牵头联合制定的一种通用型营养评估工具，评估内容（条目）较少，因而更加简便，其信度和效度正在接受多方面的验证。

膳食调查、人体学测量是经典的营养评估方法。膳食调查方法很多，以膳食调查软件及 24h 回顾法较为常用，通过膳食调查计算患者每天的能量和各营养素摄入，可以帮助了解患者营养不良的类型（能量缺乏型、蛋白质缺乏型及混合型）。膳食调查软件的开发使膳食调查变得更加容易、更加准确。

人体学测量包括身高、体重、BMI、非利手上臂中点周径、上臂肌肉周径、三头肌皮褶厚度、双小腿最大周径。

能量需求包括静息能量消耗（resting energy

expenditure，REE）、基础能量消耗（basal energy expenditure，BEE）、总能量消耗（total daily energy expenditure，TEE），REE 常用拇指法则或公式法计算，后者以 Harris-Benedict 方程式最为经典，目前推荐 Mifflin-St Jeor 公式。

（二）适用对象、实施时机与实施人员

对营养筛查阳性的患者，应该进行第二级诊断，即营养评估；对特殊患者如全部肿瘤患者、全部危重症患者及全部老年患者（≥ 65 岁），无论其第一级诊断（营养筛查）结果如何（即使为阴性），均应常规进行营养评估，因为营养筛查对这些人群有较高的假阴性。营养评估应该在患者入院后 48h 内由营养专业人员（营养护士、营养师或医生）完成。

（三）后续处理

通过营养评估将患者分为无营养不良、营养不良两类。无营养不良的患者无需营养干预。对营养不良的患者，应进行严重程度分级，实施进一步的整合评价，或者同时实施营养治疗，营养治疗应该遵循五阶梯治疗模式。无论有无营养不良，在原发病一个治疗疗程结束后，均应该再次进行营养评估。

三、第三级诊断——整合评价

为什么要提出第三级诊断——综合评价（integrative investigation）？因为传统的营养评估像一个箩筐，里面装了大量不属于营养评估范畴的东西，如心理、生活质量、月经等，不利于营养不良的进一步诊断。明确提出第三级诊断使业界不满足于营养不良的诊断结论，而要进一步了解营养不良的原因、类型与后果。在第二级诊断——营养评估——发现患者营养不良及其严重程度的基础上，通过病史、查体、实验室及器械检查对导致营养不良的原因（原发病）进行分析，从能量消耗水平、应激程度、炎症反应、代谢状况 4 个维度对营养不良的类型进行分析，从人体组成、体能、器官功能、心理状况、生活质量对营养不良的后果进行五层次分析，这些措施统称

为整合评价。

整合评价与营养评估的重要区别在于：①根据营养评估的定义与范畴，营养评估仅限于调查营养状况本身。而整合评价内容更广，需要调查应激程度、炎症反应、代谢水平、器官功能、人体组成、心理状况等营养相关情况；②营养评估主要明确有无营养不良及其严重程度，目的在于确立营养不良的诊断，确定患者是否有营养治疗的适应证、选择什么方法。整合评价重点在于了解营养不良对机体的影响，目的在于确定是否需要整合营养治疗及其方案。

（一）整合评价的内容

包括能耗水平、应激程度、炎症水平、代谢改变、免疫功能、器官功能、人体组成、精神/心理状况等方面。通过多维度分析，将营养不良的原因分为摄入减少、吸收障碍、需求增加、消耗增多 4 类。将营养不良的类型分为单纯性营养不良、复杂性营养不良两型，REE/BEE 比值、血糖、C 反应蛋白（C reactive protein，CRP）及乳酸任何一项升高为复杂性营养不良，全部正常为单纯性营养不良。从人体组成、身体活动能力、器官功能、心理状况、生活质量对营养不良的后果进行五层次分析（图 14-7-1），从而指导临床治疗。

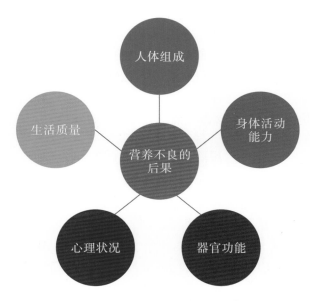

图 14-7-1　营养不良后果的五层次分析

（二）整合评价的方法

仍用临床疾病诊断的常用手段如病史询问、体格检查、实验室检查、器械检查，重点关注营养相关问题，增加体能与代谢评价。实施整合评价时，应该充分考虑病情特点、医院条件及患者经济能力，因地制宜、因人制宜、因病制宜，选择合适的个体化整合评价方案。

1. 病史询问

现病史及既往史采集与其他疾病的诊断一样，但重点关注营养相关病史，如摄食量变化，消化道症状及体重变化等。健康状况与营养状况密切相关，所以应该了解健康状况，常用卡氏体力状况（Karnofsky performance status，KPS）评分，重点询问能否进行正常活动、身体有无不适、生活能否自理。营养不良严重降低健康相关生活质量（health-related quality of life，HRQoL），HRQoL调查常用EQ-5D，肿瘤患者常用QLQ C30。同时计算质量调整生命年或残疾调整生命年。严重营养不良多有精神和心理影响，患者常常合并心理障碍，以抑郁多见，老年人可能表现为认知障碍。心理评估工具常用医院焦虑抑郁量表、患者健康问卷等。

2. 体格和体能检查

营养状况不仅影响身体组成与体型，还影响生理结构与功能，营养不良第三级诊断不仅要进行体格检查，还要进行体能测定。体格检查要特别注意肌肉、脂肪及水肿，采用SGA或PG-SGA进行营养评估时，可以获得上述资料。体能测定常用方法有平衡试验、4m定时行走试验、计时起坐试验、6min步行试验及爬楼试验等，实际工作中选择任何一种方法均可，起坐试验可较好地反映下肢功能，握力不能准确反映营养状况。

3. 实验室检查

实验室检查包括多个方面。基础血液学检查包括血常规、电解质、葡萄糖、微量元素等，血糖升高除糖尿病外常提示应激反应，淋巴细胞数量反映营养和免疫状况。

了解机体炎症水平常用TNFα、IL-1、IL-6、CRP、硫代巴比妥酸反应产物及超氧化物歧化酶等，上述参数升高提示炎症反应。比较研究发现，CRP升高比白蛋白降低对肿瘤患者预后的预测作用更大。

营养组合包括白蛋白、前白蛋白、转铁蛋白、视黄素结合蛋白等。根据CRP及白蛋白结果，可以获得格拉斯哥预后评分（Glasgow prognostic score，GPS）（表14-7-1）和改良格拉斯哥预后评分（modified Glasgow prognostic score，mGPS）（表14-7-2），2分提示预后不良，需要代谢调节和综合治疗。

激素水平检查包括皮质醇（糖皮质激素）、胰岛素、胰高血糖素、儿茶酚胺等，上述参数升高提示应激反应。

了解重要器官功能，包括肝功能、肾功能、血脂、肠黏膜屏障功能（二胺氧化酶、D-乳酸及细菌内毒素）等。

肿瘤及严重营养不良患者还应该常规了解代谢因子及产物，包括蛋白水解诱导因子、脂肪动员因子、游离脂肪酸，葡萄糖及乳酸，分别判断蛋白质、脂肪及葡萄糖的代谢情况。

4. 器械检查

重点围绕营养不良导致的人体成分及代谢功能改变开展检查。人体成分分析常用方法有生物电阻抗分析（bioelectrical impedance analysis，BIA）、双能X线、MRI、CT、B超。BIA操作简便，可以了解脂肪量、体脂百分比、非脂肪量、骨骼肌量、推定骨量、蛋白质量、水分量、水分率、细胞外液量、细胞内液量、基础代谢率、相

表 14-7-1　格拉斯哥预后评分

指标	分值
C反应蛋白（CRP）≤ 10mg/L	0
CRP>10mg/L	1
白蛋白 ≥ 35g/L	0
白蛋白 <35g/L	1
4项累积记分	X

表 14-7-2　改良格拉斯哥预后评分

指标	分值
C反应蛋白（CRP）≤ 10mg/L	0
CRP>10mg/L+ 白蛋白 ≥ 35g/L	1
CRP>10mg/L+ 白蛋白 <35g/L	2

位角、内脏脂肪等级、体型等。CT 第三腰椎肌肉面积测量是诊断肌肉减少症的金标准。实际工作中根据临床需要选择不同的方法。代谢水平测定具体方法有量热计直接测量法、代谢车间接测热法，将 REE/BEE 比值 <90%、90~110%、>110% 分别定义为低能量消耗（低代谢）、正常能量消耗（正常代谢）、高能量消耗（高代谢）。PET/CT 根据葡萄糖标准摄取值（standard uptake value，SUV），可以了解机体器官、组织及病灶的代谢水平。由于价格昂贵，其应用受到限制。部分分化良好的恶性肿瘤如甲状腺乳头状癌 SUV 可以不高。治疗后的 SUV 升高或下降提示细胞代谢活性增强或抑制。

（三）适用对象、实施时机与实施人员

原则上，所有营养不良患者都应该进行整合评价。但是，出于卫生经济学和成本–效益因素考虑，轻、中度营养不良患者可不常规进行整合评价，重度营养不良患者应该常规实施整合评价。一般而言，应该在入院后 72h 内由不同学科人员实施。

（四）后续处理

整合评价异常、GPS 2 分患者，要实施整合治疗，包括营养教育、人工营养、炎症抑制、代谢调节、体力活动、心理疏导甚至药物治疗等。此时，常规的营养补充力不从心，而免疫营养、代谢调节治疗、精准或靶向营养治疗恰逢其时。无论整合评价正常与否，在原发病一个治疗疗程结束后，均应该再次进行整合评价。

四、小 结

营养诊断应该遵循三级诊断原则，是一个由浅到深的连续过程，由简单到复杂的发展过程，是一个集成创新富有整合医学思维的营养不良诊断方法。营养筛查、营养评估与整合评价既相互区别又密切联系，三者构成营养不良临床诊断的一个有机系统。

ESPEN 2017 年发布肿瘤相关性营养不良防治指南，提出了 3 条重要原则：①无论患者的 BMI 及体重变化如何，在肿瘤治疗早期，常规筛查所有肿瘤患者是否存在营养风险。②扩展营养相关评估，包括厌食评价、人体成分分析、炎症指标、REE 和身体功能。③采用多模态个体化营养干预，包括增加营养摄入，降低炎症反应和高代谢应激，增加体力活动。第二条的拓展营养评估即是本文的第三级诊断，整合评价。

营养不良的三级诊断与营养不良的治疗密切相关。第一级诊断在于发现风险，处于早期，患者此时可能只需要营养教育，不需要人工营养；第二级诊断是发现营养不良，处于中期，患者此时可能只需要人工营养；第三级诊断是营养不良严重阶段，已经影响器官功能，此时常常需要整合治疗，而不仅仅是营养补充的问题。

中国抗癌协会肿瘤营养与支持治疗专业委员会提出的营养不良三级诊断为营养筛查—营养评估—整合评价，ASPEN 的三级营养诊断为营养筛查—营养评估—诊断，ESPEN 的三级诊断为营养筛查—营养评估—延续评估，通过比较不难发现，我国的营养不良三级诊断更加合理、更加明确。因此，我国不必妄自菲薄、照搬他人，而应相信自己可以在学习他人的基础上创新，乃至创造发明。

（石汉平）

第8节　氨基酸与肿瘤整合营养治疗

氨基酸作为构成蛋白质的单体，其共同特征为具有一个酸性的羧基（—COOH）和一个碱性的氨基（—NH$_2$），共同连接到一个碳原子上，而分子其余部分随氨基酸的不同而不同。自然界中有 20 种氨基酸，其中 8 种因人类无法自身合成足够数量的氨基酸碳骨架，必须从膳食中获得，因而称为必需氨基酸。研究表明，在肿瘤的代谢以及营养治疗中，氨基酸发挥了显著作用。

一、谷氨酰胺与肿瘤营养治疗

谷氨酰胺是人体内含量最高的自由氨基酸，是 DNA 合成调节剂、黏膜细胞重要的能源物质和众多免疫细胞的能量来源。谷氨酰胺在人体中为条件必需氨基酸，生理状态下人体可以由支链氨基酸产生足够的谷氨酰胺；但当创伤，应激和禁食等病理状态时，人体对谷氨酰胺的消耗量会超过合成量，需外源补充。谷氨酰胺参与损伤修复，维持肠黏膜功能，同时具有免疫营养调节作用。

谷氨酰胺的吸收主要有 2 种途径。肠腔蛋白质消化过程中生成大量谷氨酰胺，小肠黏膜细胞几乎将肠腔产生的全部谷氨酰胺吸收利用。骨骼肌细胞可以合成大量谷氨酰胺，并释放入血，满足机体在损伤修复及免疫调节方面的需求。人体细胞中谷氨酰胺的合成依赖两种酶：肾型谷氨酰胺酶（GLS）和肝型谷氨酰胺酶（GLS2）。肿瘤细胞过度激活 GLS，GLS2 主要作用于非肿瘤细胞。

肿瘤细胞异常代谢模式下谷氨酰胺的代谢具有如下特点：①吸收合成，肿瘤细胞可以通过分解蛋白质获得谷氨酰胺。癌基因 RAS 过度激活可以促进胞饮作用，肿瘤细胞清除胞外蛋白，降解为包括谷氨酰胺在内的氨基酸，为肿瘤细胞提供营养物质。②代谢与异常糖代谢条件下的供能，肿瘤细胞吸收大量葡萄糖，但大部分通过无氧糖酵解途径生成乳酸，不进入三羧酸（TCA）循环。

过度激活 PI3K、Akt、mTOR、KRAS 基因或 MYC 通路的肿瘤细胞，谷氨酰胺经谷氨酰胺酶催化生成谷氨酸，然后经谷氨酸酶（GLUD）或者转氨酶催化生成 α- 酮戊二酸。α- 酮戊二酸进入 TCA 循环，为肿瘤细胞供能。③核酸代谢，谷氨酰胺缺乏引起肿瘤细胞周期阻滞，不能通过 TCA 循环中间体如草酰乙酸进行核酸合成。谷氨酰胺依赖的 mTOR 信号可激活氨甲酰磷酸合成酶 2、天门冬氨酸转移酶和氨甲酰天冬氨酸脱水酶（CAD），催化谷氨酰胺衍生氮进入嘧啶前体合成。④脂质代谢，肿瘤细胞利用谷氨酰胺代谢产生的 α- 酮戊二酸，通过催化逆向生成乙酰 -CoA，用于脂质合成。⑤蛋白质代谢，肿瘤细胞谷氨酰胺缺乏会导致错误的蛋白质折叠和内质网应激反应。谷氨酰胺可以影响尿苷二磷酸乙酰葡糖胺（UDP-GlcNAc）的合成，UDP-GlcNAc 是 β -O- 乙酰转移酶（OGT）的底物，后者在内质网蛋白质折叠中发挥重要作用。谷氨酰胺和组氨酸 -tRNA 合成酶相结合会抑制丝氨酸苏氨酸激酶调节结构域活性，后者在应激反应中起重要作用。⑥肿瘤免疫营养调节，ROS（活性氧）可以诱导自噬，可被谷氨酰胺代谢产生的谷胱甘肽和 NADPH 抑制。肿瘤细胞可通过谷氨酰胺代谢途径产物控制 ROS 水平，防止高水平 ROS 导致染色体不稳定。谷氨酰胺控制活性氧最重要的途径是合成谷胱甘肽，也可以通过生成 NADPH，调节 ROS 的平衡。

二、蛋氨酸与肿瘤营养治疗

蛋氨酸（methionine，Met）又称甲硫氨酸，是人体必需氨基酸之一。蛋氨酸在腺苷转移酶（MAT）催化下与 ATP 反应生成 S- 腺苷蛋氨酸（SAM）。SAM 中的甲基是高度活化的，称活性甲基。SAM 转出甲基后形成 S- 腺苷同型半胱氨酸（SAH），SAH 水解后变为同型半胱氨酸（Hcy）。Hcy 可以接受 5- 甲基四氢叶酸（5- 甲基 THF）提供的甲基再生成蛋氨酸，从而形成一个循环过程，称为蛋氨酸循环（图 14-8-1）。虽然蛋氨酸循环可生成蛋氨酸，但体内不能合成 Hcy，只能由蛋氨酸转变而来，所以体内实际上不能合成蛋氨酸，必须由食物供给。除了蛋氨酸循环这一途径外正常细胞还可通过一条蛋氨酸补救途径（methionine salvage pathway）获取蛋氨酸维持正常生长。甲基化是指从活性甲基化合物（如 SAM）上将甲基催化转移到其他化合物的过程，可形成各种甲基化合物或对某些蛋白质或核酸等进行甲基化修饰，蛋氨酸正是人体内最重要的甲基供体。

早在 1959 年就有研究报道给大鼠缺乏蛋氨酸的饮食可以抑制其体内肿瘤的生长，这提示肿瘤细胞对蛋氨酸有较高的需求。事实上，肿瘤细胞正常生长所需的蛋氨酸浓度比普通细胞需要的高 100~1000 倍，而在同样的缺乏蛋氨酸的环境下培养普通细胞和肿瘤细胞，普通细胞可以正常生长而肿瘤细胞出现增殖抑制甚至死亡，这一现象被称为蛋氨酸依赖。蛋氨酸依赖已被证明是癌症中普遍存在的代谢异常。

关于肿瘤细胞蛋氨酸依赖的形成机制尚未完全阐明，有部分研究指出其可能与肿瘤细胞中蛋氨酸一般合成途径和蛋氨酸补救合成途径中的一

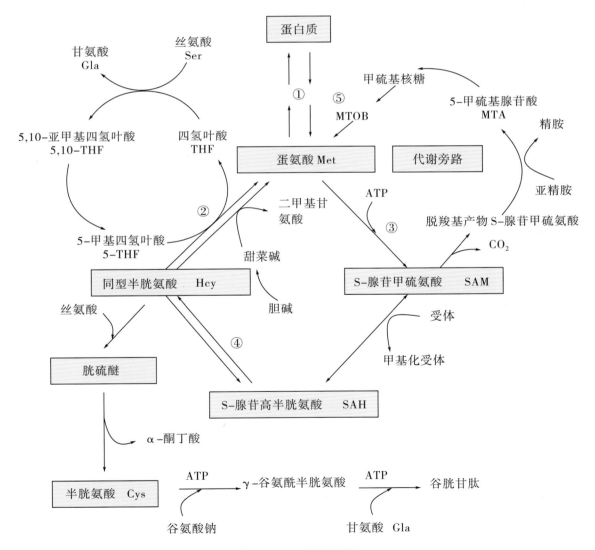

图 14-8-1 蛋氨酸循环
①介于游离蛋氨酸与蛋氨酸蛋白之间的平衡。②蛋氨酸合酶。③蛋氨酸腺苷三磷酸钴胺素腺苷转移酶。④腺苷高半胱氨酸酶。
⑤甲硫核糖磷酸盐

种或几种关键基因缺失、基因多态性、表观遗传学异常修饰有关。还有的研究者指出肿瘤细胞合成内源性蛋氨酸的能力正常，但肿瘤细胞内远超正常细胞水平的甲基化反应消耗了大量的活性甲基，造成对甲基供体蛋氨酸需求量明显增大，仅靠内源性合成的蛋氨酸不足以维持肿瘤细胞生存生长。

尽管形成机制尚存在争议，但蛋氨酸依赖作为癌症治疗的一个新兴靶点已经引起了广泛重视。证据显示减少人体对蛋氨酸的摄入或者降低人体内的蛋氨酸含量能够显著抑制肿瘤细胞的生长。日常膳食中的鱼肉、鸡肉中蛋氨酸含量较高，红肉和鸡蛋、牛奶次之，谷物、蔬菜、坚果、豆类中蛋氨酸含量较低，故以纯素饮食为主可以有效实现蛋氨酸限制，而膳食蛋氨酸限制已被证明为控制肿瘤生长的有效策略。蛋氨酸裂解酶制剂可在体内有效促进蛋氨酸的降解代谢，可以显著降低体内蛋氨酸水平，已在前期临床试验中显示出广谱、低毒、有明显抗肿瘤特异性等特点，是当前蛋氨酸限制研究的热点。蛋氨酸限制疗法配合补充同型半胱氨酸可以特异性地诱导肿瘤细胞停滞在细胞周期循环的 S/G_2 期并发生凋亡，半胱氨酸补充还可减轻机体低蛋氨酸带来的低体重、正常组织损伤等副作用。蛋氨酸限制配合相应细胞周期特异性的化疗药物能够发挥协同作用增强化疗药物的抗肿瘤作用。另外，因为肿瘤对蛋氨酸的需求异常高，临床已经开始把 $^{11}C-$ 蛋氨酸作为肿瘤示踪剂用于脑胶质瘤等恶性肿瘤的 PET/CT 检查并在应用中显示出独特的优势。

总之蛋氨酸依赖作为肿瘤细胞与正常细胞的重要差异之一，正在成为肿瘤预防、治疗的一个新突破口。蛋氨酸相关研究显示改善饮食结构对肿瘤患者可能是简单而有效的治疗措施之一。

三、精氨酸与肿瘤营养治疗

肿瘤细胞代谢方式与正常细胞存在显著差异，而这些差异也正是肿瘤治疗选择的潜在靶点。精氨酸参与多条信号通路及代谢途径，在肿瘤细胞代谢过程中具有重要作用。精氨酸是一种多功能氨基酸，是合成多种代谢物的主要代谢纽带，其中包括一氧化氮、多胺、脯氨酸、谷氨酰胺等，这些代谢物都是肿瘤细胞生存和增殖所必需的。因此精氨酸代谢途径可作为潜在的治疗靶点。

生理条件下，精氨酸可通过细胞内源性合成满足自身需求，无需从外源性食物中获得。研究发现，在部分肿瘤中存在精氨酸主要代谢酶——精氨酸琥珀酸合成酶（ASS）、鸟氨酸氨甲酰转移酶（OTC）——表达降低的现象。精氨酸代谢酶的表达异常会导致肿瘤细胞内精氨酸合成受阻，只能从细胞外摄取精氨酸才能满足自身的生长需求。故将这些肿瘤称之为精氨酸依赖性肿瘤，针对精氨酸缺失的研究成为治疗这类肿瘤的主要途径之一。相关研究表明，通过饮食限制精氨酸摄入只能降低血浆中总精氨酸水平的30%，故与此同时还需应用酶制剂促进精氨酸降解。理论上存在5种酶制剂可促进精氨酸降解，分别是精氨酸酶（ARG）、精氨酸脱亚胺酶（ADI）、一氧化氮合酶（NOS）、甘氨酸氨基转移酶（GAT）和精氨酸脱羧酶（ADC）。整合考虑精氨酸耗竭效率、稳定性、免疫原性、代谢产物的副作用等因素，针对精氨酸酶（ARG）和精氨酸脱亚胺酶进行的聚乙二醇化的研发，现已应用于临床。另有研究表明，尿素循环中的精氨酸琥珀酸合成酶（ASS1）和鸟氨酸氨甲酰转移酶（OTC）是精氨酸再生的两种必需酶，也被认为是精氨酸缺乏治疗的生物标志物。精氨酸琥珀酸合成酶（ASS1）在正常组织中的表达普遍较高，但在肿瘤中表达较低。因此 ASS1 表达缺失或低表达时，聚乙二醇化精氨酸脱亚胺酶（ADI-PEG20）和聚乙二醇化精氨酸酶（rharginase-PEG）对肿瘤的治疗非常敏感。聚乙二醇化精氨酸酶将精氨酸水解为鸟氨酸，与聚乙二醇化精氨酸脱亚胺酶（ADI-PEG20）相比，额外还需要 OCT 处理后重新生成精氨酸。因此聚乙二醇化精氨酸酶对 ASS1 或 OTC 表达异常的肿瘤具有一定的抗癌作用。虽然这两种酶的制剂在抗肿瘤方面都具有同等的良好效果，但由于作用方式不同，需要结合 ASS1 和 OCT 表达情况进一步选择何种药物。相关临床研究报道 ADI-PEG20 和 rharginase-PEG 与常规化疗药物联合应用在多种癌症治疗中都显示出协同作用，并在一定程度上增强了化疗药物的敏感性。

四、缬氨酸、亮氨酸与肿瘤营养治疗

营养不良是肿瘤患者的常见并发症，20%~80% 的恶性肿瘤患者存在不同程度的营养不良。随着疾病的进展，恶病质在癌症患者中更为常见，其中以胰腺癌、食管癌、胃癌、肝癌及肺癌的发生率最高。由于营养物质缺乏，蛋白质的消耗会影响酶的代谢活性和器官的正常生理功能，病死率显著升高，因此要高度重视恶性肿瘤患者的营养问题。

肠外营养是恶性肿瘤患者整合治疗的重要组成部分，氨基酸是营养治疗的三大宏量营养素之一，其质量和规范应用关系到患者营养治疗的安全性和有效性。尤其是肿瘤患者处于特殊病理、生理状态下，应该根据特殊人群的代谢特点，在合适的时机选择适宜的氨基酸制剂与剂量，才能起到氨基酸注射液应有的营养治疗作用，发挥纠正负氮平衡、修复组织损伤、合成蛋白质的作用。

平衡氨基酸的营养支持，在改变肿瘤患者营养状况的同时能促进肿瘤生长。因此，通过改变氨基酸成分或含量的"不平衡支链氨基酸"的抗癌疗法日益受到重视。基于某些氨基酸在肿瘤生长中具有特殊作用，人为改变氨基酸制剂谱，造成体内某种或某几种氨基酸含量过剩或减少、缺失以达到既能抑制肿瘤生长、又能改善营养状况的目的。

缬氨酸是一种必需的支链氨基酸（branched chain amino acid，BCAA），主要在肝外代谢，当患者处于术后应激状态时，高支链氨基酸比普通营养型氨基酸有更好的节氮效应，有抑制蛋白分解、促进蛋白质合成、纠正负氮平衡的作用。但缬氨酸是肿瘤组织代谢的一类重要基质，采用去缬氨酸不平衡氨基酸的肠外营养，具有抑制肿瘤细胞生长的作用。随着缬氨酸浓度的降低，培养的胃癌细胞蛋白质总量逐渐降低，说明作为必需氨基酸的缬氨酸供给不足，能在正常细胞耐受的情况下，造成肿瘤细胞蛋白合成延缓。

亮氨酸为肿瘤生长所必需，能调节机体蛋白质合成、促进正氮平衡、改善营养状况，提高机体对各种抗瘤治疗的耐受力。亮氨酸与缬氨酸具有类似的分子结构，二者在跨膜转运、细胞内代谢等多个方面相互竞争，增加亮氨酸，则肿瘤细胞对缬氨酸的摄取和利用进一步减少，去缬氨酸及增量亮氨酸的不平衡支链氨基酸溶液，有抑制肿瘤增殖的作用。研究表明亮氨酸能增强去缬氨酸的抑瘤效应，并且能改善患者的营养状况，从而延长生存时间。

针对不同类型的肿瘤制定相应的不平衡支链氨基酸，能更有效地抑制肿瘤生长，并改善机体营养。目前，不平衡支链氨基酸液配制的全胃肠外营养已应用于肿瘤的临床治疗，为肿瘤患者提供营养治疗及改善生存质量带来了新希望。

（刘 明）

第9节　脂肪酸与肿瘤整合营养治疗

脂肪酸（fatty acid，FA）是最简单的一种脂，由一端含有一个羧基的长脂肪族碳氢链构成，是许多更复杂脂质的组成成分。脂肪酸是人体所需营养素，具有重要的生物学功能。根据碳氢链的饱和度，脂肪酸可分为三类：饱和脂肪酸（saturated fatty acids，SFA），即碳氢链上没有不饱和键；单不饱和脂肪酸（monounsaturated fatty acids，MUFA），即碳氢链上有一个不饱和键；多不饱和脂肪酸（polyunsaturated fatty acids，PUFA），即碳氢链上有两个或两个以上不饱和键。本节主要介绍多不饱和脂肪酸 n-3、n-6 脂肪酸以及单不饱和脂肪酸 n-9 脂肪酸在肿瘤营养治疗中的作用。

一、多不饱和脂肪酸

多不饱和脂肪酸有多种，但对人体最为重要的是长链多不饱和脂肪酸。根据碳氢链上不饱和键的位置，长链多不饱和脂肪酸可分为两大家族：n-3 脂肪酸（n-3 PUFA）和 n-6 脂肪酸（n-6 PUFA）。

（一）n-3 脂肪酸

n-3 脂肪酸是长度为 18~24 碳、含有 3 个及以上不饱和双键的脂肪酸家族。因其第一个双键的位置在 3、4 两个碳原子之间而得名。其中亚麻酸是所有 n-3 脂肪酸的"母体"。哺乳动物细胞内无合成 n-3 脂肪酸的酶，因此其只能从食物中摄取，为人体必需脂肪酸。

1. n-3 脂肪酸的结构、来源与代谢

人体所需的 n-3 PUFA 主要从多脂的深海鱼油以及植物油等食物中获得。在人体正常生理活动中，发挥重要作用的 n-3 不饱和脂肪酸有以下 3 种类型：① α-亚麻酸（α-linolenic acid，ALA）。主要来源于植物油，如可食用种子、鼠尾草籽油、藻油、亚麻籽油、大麻油等。其中，

α-亚麻酸在紫苏籽油、亚麻籽油、沙棘籽油、大麻籽油、菜籽油和豆油中的含量分别为 64%、55%、32%、20%、10% 和 8%，核桃中含量也较高。②二十碳五烯酸（eicosapentaenoic acid，EPA）。冷水鱼类如野生鲑鱼含量较高，从鲭鱼、沙丁鱼、三文鱼、鲱鱼、蛋油、乌贼油和磷虾油中也可获得 EPA。③二十二碳六烯酸（docosahexaenoic acid，DHA）。主要存在于鱼类体内，而鱼体内含量最多的部分则是眼窝的脂肪，其次为鱼油。人体虽不能合成 n-3 PUFA，但体内的 n-3 PUFA 可以通过代谢转化，如可通过食物摄取的短链 ALA 经代谢转化为长链的 EPA 和 DHA。

2. n-3 脂肪酸的生理作用

早在 20 世纪 80 年代，欧洲及美国等一些学者就已发现富含 n-3 PUFA 的鱼类的摄入量和冠心病的死亡率之间呈负相关。后续很多研究也显示：n-3 PUFA 的摄入在心血管疾病、脂质代谢紊乱、动脉粥样硬化、高血压、糖尿病、血管性反应、肥胖、炎性疾病、神经精神障碍、肾脏疾病、骨质疏松、眼病及妊娠中都有明显的效益。因此越来越多的学者对 n-3 PUFA 的临床应用及效果产生浓厚兴趣。此外，n-3 PUFA 因抑制了白细胞介素与肿瘤坏死因子的产生而具有强大的抗炎效应。另有研究探讨了 n-3 PUFA 对重度脓毒血症患者炎性因子的变化及免疫功能的影响，结果显示，n-3 PUFA 可以改善重度炎症反应患者的免疫功能，缓解炎性反应，缩短在重症监护室的住院时间，但不能降低死亡率。

n-3 PUFA 在维持细胞内环境稳态方面也起至关重要的作用，并且饮食摄入量的调节和 PUFA 的新陈代谢可能影响细胞功能障碍，这些作用与癌症风险和发展相关。n-3 PUFA 的主要生理作用如下。①降血脂，主要通过减少脂肪的吸收，抑制体内脂肪酸的合成。②降血压，机制可能与前列环素 3 有关。③预防血栓形成，通过抑制血

小板、纤凝系统等作用，降低心肌梗死、卒中的发生。④ 抗炎、抗过敏作用，与白烯酸 5 作用有关。⑤ 抑制肿瘤细胞的形成及转移，可能与抑制肿瘤细胞的生化代谢过程，增加肿瘤细胞内活性氧的产生，从而使有氧代谢增加、线粒体酶活性下降，或抑制肿瘤细胞的基因表达等有关。⑥ 增强机体免疫功能，包括细胞免疫及体液免疫。目前认为，早期作用可能改变了免疫细胞膜的信息传递过程，而长期作用可能与免疫细胞膜的结构改变有关。⑦ 促进胰岛素的分泌，延缓其降糖效果，抑制并发症的发生。⑧ 其他，如保护视力、增强智力、抗心律失常等作用。因此，n-3 PUFA 在人体内发挥重要作用，其缺乏易引起机体功能障碍，如学习能力与视力下降、烦渴、反常视网膜电图等。

3. n-3 脂肪酸在肿瘤营养治疗中的作用

n-3 PUFA 通过调控肿瘤相关基因的表达，调节肿瘤细胞的增殖、侵袭与迁移，影响肿瘤血管的生成等影响肿瘤的发生与进展。n-3 PUFA 已被广泛应用于肿瘤的临床整合治疗。但关于 n-3 PUFA 在肿瘤免疫营养治疗中应用的大样本、前瞻性临床研究不多，且应用的具体制剂、剂量、疗程等，目前尚未见综合报道。

1）改善恶病质状况　肿瘤患者常伴有与疾病和治疗相关的营养不良，原因与厌食、胃肠道功能障碍、肿瘤消耗及放、化疗不良反应等有关。营养不良可促进恶病质的发生及进展。目前普遍认为恶病质是肿瘤患者能量和营养素摄入不足及代谢异常，肿瘤相关细胞因子的异常分泌等多因素共同作用的结果。肿瘤相关细胞因子主要包括肿瘤坏死因子 α（tumor necrosis factor-α，TNF-α）、脂肪动员因子（lipid mobilizing factors，LMFs）、干扰素 γ（interferon-γ，IFN-γ）、白细胞介素 6（interleukin-6，IL-6）、白细胞介素 1（interleukin -1，IL-1）等。临床研究证实，n-3 脂肪酸可明显纠正营养不良、改善恶病质并延长肿瘤患者生存期。

n-3 脂肪酸直接通过细胞因子影响机体代谢，主要的代谢途径为 NF-κB 途径。核因子 NF-κB 激活表达后可诱导许多炎症反应相关细胞因子的产生，如 IL-1、IL-6 和 TNF-α 等。这些细胞因子在许多肿瘤的发生、发展及由肿瘤引发的机体消耗中具有重要作用。n-3 脂肪酸在体内经环氧化酶（COX）和脂氧化酶（LOX）作用生成许多信号物质，抑制细胞膜 G 蛋白的表达以及蛋白激酶（PKC）的激活，阻断 NF-κB/IκB 复合物中 IκB 基团磷酸化，NF-κB 活化减少，核内转录因子 NF-κB 表达下降，从而降低体内 TNF-α、IL-1、IL-6 等细胞因子水平，进而减少肿瘤患者机体消耗。此外，n-3 脂肪酸中的 EPA 可通过下调蛋白动员因子（protein mobilizing factor，PMF）表达，抑制脂肪细胞 cAMP 升高，阻止脂肪动员因子（LMF）的作用。

2）免疫调节功能　肿瘤患者的营养支持不仅需要足量的能量供给，还需要维护机体的免疫功能。n-3 脂肪酸通过改善细胞免疫功能，调节细胞因子，优化体液免疫，从而有效地提高免疫功能，因此具有免疫营养特性。此外，n-3 脂肪酸还可以通过调节类花生酸的合成，调控基因表达、信号分子及转录因子，改变脂肪的脂肪酸组成及结构，影响各种炎性介质、细胞因子的合成及白细胞的活性，从而减少炎性介质的产生与释放，促进巨噬细胞的吞噬功能，具有抗炎以及改善机体免疫力的作用。2003 年，Wallace 等的双盲随机对照试验研究结果表明，n-3 脂肪酸可调节胃肠道肿瘤患者术后机体的免疫功能，增强免疫力。国内学者的临床对照试验结果表明，加用 n-3 鱼油脂肪乳能提升胃肠道肿瘤患者术前及术后免疫功能。

3）改善肿瘤患者的肝功能　肿瘤患者（尤其是术后患者）肝功能的维护是临床医生必须面对的一个重大问题。肝功能术后的早期恢复有助于改善肝脏血流灌注、提高杀菌能力及蛋白质的合成能力等，从而有利于患者的机体防御能力提升、促进术后伤口愈合、改善营养状态。研究发现，一些肿瘤（如胃肠道肿瘤）手术会损伤肝的代谢能力，导致术后总胆红素和转氨酶异常升高。临床研究结果表明，n-3 脂肪酸等 PUFA 可能通过以下途径改善肿瘤患者的肝功能：① 选择性地加快肝脏和回肠血流，加强肝营养物质的供给，加快肝功能恢复。② 激活体内抗氧化机制，使肝细胞迅速增殖，促进肝脏早期再生。③ 提高患者的肝脏灌注率，升高肝脏乳酸清除率。④减少肠道细菌易位、抑制炎症因子的释放、减轻内毒素对门静脉系统的破坏，尤其是减轻了对肝窦内皮细胞的损害。国内外研究结果表明，与传统营养治疗方法相比，术后应用 n-3 脂肪酸进行免疫营养治疗的肿瘤患者，其谷草转氨酶、谷丙转氨酶、乳酸脱氢酶等肝功能指标显著改善。

4）对肿瘤细胞的细胞毒作用　流行病学资料显示，经常食用富含 n-3 脂肪酸的深海鱼及其他海产品能显著降低人群恶性肿瘤发生的风险。国内外学者通过动物实验及体外实验证实了 n-3 脂肪酸具有明显的抗肿瘤作用，其可能的机制如下：①诱导肿瘤细胞凋亡。n-3 脂肪酸引发的脂质过氧化反应产生大量的活性氧产物可能是抑制 Bcl-2、Bcl-XL 表达从而促进细胞凋亡发生的原因。②调节肿瘤细胞脂质过氧化。外源性 n-3 脂肪酸易结合到肿瘤细胞的细胞膜上，通过酶途径如细胞来源的过氧化物酶，以及非酶途径如膜脂的自由基作用，产生过氧化物及活性基团，这些物质可以有效打击肿瘤细胞的细胞膜，致使胞内细胞器变质，线粒体脂膜破坏，多因素造成肿瘤细胞的损伤，最终导致肿瘤细胞死亡。③改变肿瘤细胞膜的脂肪酸构成。肿瘤细胞的胞膜存在磷脂构成发生改变以及结构脂肪酸失衡或缺乏。肿瘤患者体内可能存在 n-3 脂肪酸过度消耗或利用障碍，进而造成胞膜磷脂 n-3/n-6 比例降低，生物膜特性改变，从而影响肿瘤的发展及抗肿瘤药物的分布。给予外源性的 n-3 脂肪酸，n-3/n-6 比例升高可以增加肿瘤细胞膜的流动性，使化疗药物向胞内的扩散增加，形成药物的胞内聚集，增强肿瘤对化疗药的敏感性。另外，胞膜磷脂中 n-3/n-6 比例的增加会改变肿瘤生物膜特性，降低肿瘤的侵袭力，也会影响胞膜表面酶活性、离子通道和受体表达，使肿瘤细胞内的蛋白代谢、细胞周期调控和信号传导等过程受到干扰，进而对肿瘤细胞产生抑制或杀伤作用。④影响癌基因编码蛋白。RAS 癌基因编码蛋白定位于细胞浆膜，对肿瘤的发生发展具有促进作用。二十二碳六烯酸能有效降低 RAS 蛋白在肿瘤细胞的浆膜定位功能，抑制 RAS 蛋白活化，减少与 GTP 结合的 RAS 蛋白水平，部分阻断其下游 p42/44 ERK 依赖的细胞信号转导，有效降低肿瘤的诱发率。⑤抑制肿瘤新生血管形成。n-3 PUFA 能下调 VEGF、COX-2、PGE2、ERK-1/2 和 HIF-la 等的表达，从而影响新生血管形成。而新生血管是肿瘤生长、侵袭和转移的前提条件。

5）逆转多药耐药　研究发现，n-3 脂肪酸能有效逆转肿瘤化疗的多药耐药，其机制与增加氧化损伤、阻断细胞周期、抑制 NF-κB 途径、减少耐药基因活化及表达等有关。二十碳五烯酸还可作为 PPARγ 配基激活该途径。此外，PPARγ 还可调节下游与化疗耐药相关的多种机制，起到化疗增敏作用。

（二）n-6 脂肪酸

n-6 PUFA 自甲基端开始的第 1 个双键位于第 6、7 位碳原子之间，故而得名。其不能在人体内合成，需从食物中摄取，因此 n-6 PUFA 也是人体必需的脂肪酸。

1. n-6 脂肪酸的结构、来源与代谢

n-6 PUFA 家族中主要成员有亚油酸、花生四烯酸和 γ-亚麻酸。亚油酸是人体必需脂肪酸。必需脂肪酸多以脂肪形式存在于食物中，长期摄入不含脂肪的膳食易造成必需脂肪酸的缺乏。由于哺乳动物去饱和的能力有限，不能在 C-9 以外的碳原子上引入双键，而植物细胞没有此限制，因此亚油酸 12- 位上的双键在动物体内无法被引入，只有在植物细胞才可以被引入。因此亚油酸被称为是一种必需脂肪酸，必须从食物中获得，自身无法合成或合成很少。富含亚油酸的食物包括红花油、棉籽油、玉米油、胡桃、葵花籽油、大豆油、芝麻油、花生油等。在动物体内，亚油酸（18:2 n-6）首先被 Δ6-去饱和酶（限速酶）代谢为 γ-亚麻酸（18:3 n-6），然后 γ-亚麻酸被延伸为双同型-γ-亚麻酸（20:3 n-6）。双同型-γ-亚麻酸经去饱和便得到花生四烯酸（20:4 n-6），花生四烯酸又可进而转化为前列腺素和白三烯。其中 γ-亚麻酸（gamma-linolenic acid，GLA）作为亚油酸的衍生物，也是 n-6 PUFA 家族的成员之一，是顺 6、顺 9、顺 12-十八碳三烯酸。γ-亚麻酸在体内无法直接合成，必须从饮食中摄取。主要在少数植物油脂中存在，如月见草、微孔草、螺旋藻中均含有一定量的 γ-亚麻酸。大部分 n-6 脂肪酸在饮食中以亚油酸

（linoleic acids，LA）的形式被摄入，少部分以花生四烯酸（arachidonic acid，AA）的形式摄入体内。它的食物来源主要为鸡蛋，肉类，全谷物，燕麦，多不饱和植物油和坚果，以及大多数烤制食品等。多数情况下，饮食中所提供的 n-6 脂肪酸足以满足身体需要，无需额外补充。

n-6 PUFA 与 n-3 PUFA 经过相同的酶系统进行代谢产生不同的细胞因子，且二者之间不可相互转化。生理状态下，PUFA 是细胞膜磷脂的重要组成部分，磷脂酶 A2 可水解磷脂释放出溶血磷脂和脂肪酸，后续脂肪酸即进入代谢途径，加工转变为多种具有生物学活性的物质，发挥生物学功能。其重要的代谢途径包括以下三种：① 环氧化酶（cyclooxygenases，COX）途径：COX 可作用于 n-6 脂肪酸形成前列腺素和血栓烷素。②脂氧化酶（lipooxygenases，LOX）途径：LOX 可将 n-6 脂肪酸中的 AA 转化为脂氧素类和白三烯发挥生理功能。③细胞色素 P450 酶途径：该酶可同时催化 n-3 和 n-6 PUFA 转化为二十碳三烯酸。此外，P450 酶和其他酶类共同作用，参与合成 PUFA 的衍生物，生成具有生物活性的二十碳四烯酸。

2. n-6 脂肪酸的生理作用

亚油酸的主要生理功能为：①作为某些生理调节物质（如前列腺素）的前体物质。②维持机体细胞膜功能。亚油酸可使胆固醇酯化，降低血清和肝脏中的胆固醇水平，有预防糖尿病、抑制动脉血栓的形成、改善高血压、预防胆固醇造成的胆结石、动脉硬化等作用。但是，如果亚油酸摄取过多，会引起过敏、衰老等病症，还会抑制免疫功能。

花生四烯酸是半必需脂肪酸，在人体内只能少量合成。游离的花生四烯酸含量很少，在血液、肝脏、肌肉和其他器官系统中绝大多数结合在细胞膜磷脂的甘油第 2 位碳上，需要时经酶水解释放发挥作用。它在体内可转变成各种活性代谢产物，如前列腺素 E2（prostaglandin E2，PGE2）、前列腺环素（epoprostenol，PGI2）、血栓烷素 A2（thromboxane A2，TXA2）和白细胞三烯 C4（leukotrienes C4，LTC4）。花生四烯酸及其代谢产物具有多项重要生理功能，包括启动和维持炎症反应（如 T 细胞、单核细胞的激活，趋化性调节）、

调节血小板聚集、内皮黏附分子功能，调节排卵和分娩，以及肌肉力量等作用。此外这些生物活性物质对脂质蛋白的代谢、血液流变学、血管弹性、白细胞功能等也具有重要的调节作用，可调节免疫系统、保护肝细胞、促进消化功能、促进胎儿和婴儿正常发育。

γ-亚麻酸是机体生物膜的组成成分，在体内可转变为双同型 γ-亚麻酸（dihomo-γ-linolenic acid，DGLA），进一步代谢为前列腺素 H1（prostaglandin H1，PGH1）、前列腺素 E1（prostaglandin E1，PGE1）和血栓素 A1（thromboxane A1，TXA1）发挥生物学功能。PGE1 和 TXA1 均具有抗炎作用。TXA1 在体内主要发挥扩血管和抗血小板聚集的作用，并且能够调节或抑制 TXA2 的促炎效应。PGE1 的主要作用是调节免疫系统功能。除此之外，DGLA 无法代谢产生白三烯类物质，但可在体抑制 AA 代谢产生促炎作用的白三烯。因此，γ-亚麻酸具有多种营养保健作用，如抗心血管疾病、降血脂、降血糖、抗癌、美白和抗皮肤老化等。GLA 摄取过少、代谢酶的缺乏或摄取过量的饱和脂肪酸，都可能导致内源性 GLA 的缺乏，引起体内前列腺素的缺乏，从而导致多种疾病的发生。

3. n-6 脂肪酸在肿瘤营养治疗中的作用

饮食因素作为重要的环境因素在多种肿瘤的发生及死亡风险中具有重要作用。有研究表明，摄入以高比例 n-6 PUFA 和低比例 n-3 PUFA 为特点的西方化饮食，可影响肿瘤形成和转归。Maria 等对 PUFA 与肿瘤发生及进展风险等进行了前瞻性研究，结果显示：日常生活中 n-6 PUFA 摄入量高的女性发生乳腺癌的风险较 n-6 PUFA 摄入量低的女性高。

亚油酸与 n-3 脂肪酸中的亚麻酸均属于必需脂肪酸，其在细胞膜的组成、功能以及代谢等方面发挥重要作用。亚油酸的缺乏除引起以上功能异常外，还对生长发育、生殖系统、多脏器功能等产生严重影响，是营养支持治疗中不可或缺的重要组成部分。研究发现，除营养素补充作用外，亚油酸具有调节炎症和免疫系统的作用，因此被纳入肿瘤免疫营养治疗范畴。

n-6 脂肪酸的代谢产物花生四烯酸和各种二十烷类物质，如白三烯、血栓烷等均为生物活

性介质，具有促炎、调节免疫细胞因子分泌等功能，从而影响机体的免疫功能。此外还能调控各种癌基因和抑癌基因的表达，进而参与肿瘤的发生发展。PGE2 能够抑制免疫调节淋巴因子分泌、T 细胞和 B 细胞增殖以及 NK 细胞活性，发挥免疫抑制作用，促进肿瘤生长。此外，PGE2 的生理浓度对于合成 cAMP 和 cGMP 及调节 IL-2，IL-1 和 TNF-α 的作用十分重要。高浓度 PGE2 能够诱导 cAMP 形成，抑制丝裂原和抗原，激活淋巴细胞的增殖与迁移、巨噬细胞的抗原提呈能力和 NK 细胞的活性。

γ-亚麻酸作为亚油酸的衍生物，与花生四烯酸不同，在体内主要发挥抗炎和抗肿瘤作用。研究表明，γ-亚麻酸在体内首先被氧化，从而减轻了细胞脂质过氧化损害，因而具有明显的抗脂质过氧化作用。其代谢产物 PGE1 和 TXA1 可抑制中性粒细胞激活和氧自由基、超氧化物的产生，抑制细胞因子产生及黏附分子表达，调节 T 细胞和巨噬细胞的炎症细胞活素和免疫功能，因此具有明显的抗炎作用。γ-亚麻酸可抑制乳腺癌、肺癌、皮肤癌、子宫癌、卵巢癌、前列腺癌、胰腺癌、胃癌、结肠癌、胶质母细胞瘤和肝癌等细胞生长及侵袭迁移。有临床研究结果显示，脑内局部注射 γ-亚麻酸可抑制恶性神经胶质瘤的生长，但对正常脑组织无影响，进而延长患者的生存时间。在联合应用他莫昔芬治疗乳腺癌的研究中发现，联合应用组的疗效显著优于他莫昔芬单用组，且患者耐受良好。

二、单不饱和脂肪酸

单不饱和脂肪酸根据结构不同可以分为多种，而油酸（n-9 MUFA）是最常见的单不饱和脂肪酸，其在橄榄油中含量很高。n-9 MUFA 因其中的双键位于自 omega 端起第九个碳原子处而得名，可以被人体利用自身摄入的其他脂肪酸而合成，因此是条件必需脂肪酸。

（一）n-9 脂肪酸的结构、来源与代谢

n-9 MUFA 存在于各种食用脂肪及食用油中，获得其最好的来源之一是橄榄油，芝麻油和野鼠尾草籽油等植物油也是不错的来源选择。鳄梨、

澳洲坚果、山核桃等中也有一定含量。大多数情况下，人体产生的 n-9 脂肪酸难以满足自身需要，需要通过食物获取。有研究结果显示，n-9 脂肪酸在植物体内可代谢生成 9,10-二羟基硬脂酸（9,10- dihydroxystearic acid，DHSA）；在牛的胃内经细菌发酵生成羟基化硬脂酸。还有研究发现，人体内随着油酸摄入量的不断增多，血清中油酸和 DHSA 水平也不断升高，提示油酸在体内可代谢生成 DHSA，其机制尚不明确。

（二）n-9 脂肪酸的生理作用

研究发现，n-9 脂肪酸在预防心脑血管疾病和确保其他必需脂肪酸发挥其功能方面发挥重要作用。它可以降低胆固醇，促进免疫功能。而缺乏 n-9 脂肪酸则会导致皮疹、脱发和关节疼痛等，还可引起男性不育或女性流产。有研究结果显示，n-9 脂肪酸高消费地区（如地中海等地区）居民的血清胆固醇水平和心脏病发生率均相对较低。推测可能与单不饱和脂肪酸可预防低密度脂蛋白胆固醇的氧化，从而起到保护血管壁的作用；增强维生素 E 的作用，从而有效保护细胞免遭自由基的破坏；有效预防动脉脂肪积聚及动脉硬化，冲刷血管壁上的沉积物，加速血脂分解，降低胆固醇及甘油三酯水平，从而能有效控制高血压、高血脂症等有关。联合国粮油组织发布的《健康食用油标准》中要求：饱和脂肪酸应小于 10%，单不饱和脂肪酸（n-9 MUFA）应大于 75%，而山茶油、橄榄油、亚麻籽油、芥花籽油、葵花籽油、核桃油是最符合该标准的食用油。芥花籽油及葵花籽油中 n-9 脂肪酸含量尤其高，同时不含反式脂肪酸。近期，美国 FDA 批准了芥花籽油的健康认证资质，指出："有限但不确切的研究证据表明，每天食用 1 勺量（19g）的芥花籽油，可降低因其中所含的不饱和脂肪酸而罹患冠心病的风险"。还有研究表明，n-9 脂肪酸有促进胆囊收缩及小肠蠕动的作用，对预防便秘有一定作用，同时对胃蠕动的作用也较为缓和。

（三）n-9 脂肪酸在肿瘤营养治疗中的作用

2011 年的一篇荟萃分析结果显示：橄榄油可

降低乳腺癌、消化系统肿瘤等的发生风险。该研究共纳入 19 个病例对照研究，其中试验组（橄榄油食用最高组）13 800 例，对照组（橄榄油食用最低组）23 340 例，结果显示，与对照组相比，试验组癌症发生风险降低 34%（95%CI 25%~41%）。食用橄榄油与肿瘤发生率呈明显的负相关。

体内实验及细胞实验结果表明，橄榄油对肿瘤细胞的发生发展及演变具有化学防护作用。橄榄油中的某些成分可减少细胞氧化压力，降低 DNA 损伤，影响细胞增殖、凋亡，影响肿瘤细胞花生四烯酸的代谢，因此具有抗炎作用。然而，大多数实验都是观察性研究，需要更多的随机对照试验加以证实。虽然橄榄油中 n-9 MUFA 含量丰富，但橄榄油中还存在一些酚类生物活性物质，尽管这些成分只占橄榄油的 1% 左右，但其作用不能被忽视。

有研究通过比较分析发现，与对照组相比，富含 n-9 MUFA 饮食对肿瘤的发展具有抑制作用，n-9 MUFA 饮食组小鼠细胞有丝分裂率最低，凋亡发生率最高，生存时间最长。最终得出的结论是：食用富含 n-9 MUFA 脂肪酸的食物可减少肿瘤生长及转移，分析其中的机制，可能为：①抑制脂肪氧化酶（LOX）活性，减少像 12（S）-多聚不饱和花生四烯酸（HETE）及 15（S）-多聚不饱和花生四烯酸（HETE）这类花生酸原致癌基因的形成。②增加 12（S）-HHT 的合成，诱导凋亡。③减少促炎因子前列腺素 E2 的合成。另外，在 n-9 MUFA 喂养的动物模型中，抗凋亡因子 Bcl-2 家族中的 Bcl-2 和 Bcl-XL 的表达下调，促凋亡蛋白表达上调，肿瘤细胞核中出现染色质固缩等细胞凋亡现象。众所周知，肿瘤的生长、侵袭和转移需要新生的血管来获得营养物质，在肿瘤的治疗过程中，血管的改变是影响肿瘤大小能否被控制或缩小的关键因素。有研究发现，在小鼠乳腺癌模型中，化疗之前给予富含 n-9 MUFA 饲养，瘤体的血管密度较对照组要低 43%，完成化疗后血管密度降低更加明显。

目前大多数学者主要是对富含 n-9 MUFA 的食物（如橄榄油）进行研究，少有针对 n-9 MUFA 单个成分对肿瘤发生发展影响的研究。且对于使用橄榄油预防某些肿瘤的研究仍缺乏确切的证据。临床上 n-9 MUFA 尚未广泛应用于肿瘤的营养治疗。因此，今后需要更多前瞻性研究对 n-9 MUFA 抗肿瘤的作用与机制做进一步阐述。

三、肿瘤整合营养治疗中脂肪酸的应用

（一）n-3 多不饱和脂肪酸

α-亚麻酸是饮食中最主要的 n-3 多不饱和脂肪酸，其主要来源于植物油，如大豆油和菜籽油中含量较高。尽管人体可以通过摄取的 α-亚麻酸合成 EPA 与 DHA，但研究发现人体合成 EPA 与 DHA 的量非常有限，大部分仍需从食物中摄取。鱼和鱼油，尤其是鲜鱼和海鱼中 EPA 与 DHA 的含量丰富。目前指南推荐，α-亚麻酸应占机体功能的 0.75%，而 EPA 与 DHA 一起应占机体功能的 0.25%~0.5%。因此，α-亚麻酸推荐摄入量：男性 1.6g/d，女性 1.1g/d；EPA 与 DHA 的总摄入量不少于 650mg/d，且两者均不应少于 222mg/d。研究发现，n-3 多不饱和脂肪酸对人体有益，但摄入过量（>3g/d）会引起血糖异常等不良反应。因此，应控制摄入量在合理范围内。

（二）n-6 多不饱和脂肪酸

由于 n-6 多不饱和脂肪酸具有促炎及促进肿瘤发生发展的作用，因此建议限制 n-6 多不饱和脂肪酸的摄入量。最近研究指出，除摄入剂量外，n-6/n-3 多不饱和脂肪酸的摄入比例也会对炎症和肿瘤产生重要影响。目前推荐 n-6/n-3 多不饱和脂肪酸的适宜比例是（2~4）:1。

（三）n-9 单不饱和脂肪酸

目前有关 n-9 脂肪酸在肿瘤营养治疗中的研究主要是针对富含 n-9 脂肪酸食物（如橄榄油）的研究，而鲜有针对 n-9 脂肪酸单个成分的研究。橄榄油可预防某些肿瘤的发生缺乏确切证据，因此，在肿瘤营养治疗中尚无应用 n-9 脂肪酸的报道。

（陈俊强 王震）

第10节　维生素与肿瘤整合营养治疗

维生素是人体所必需的微量营养素，参与体内多种生化过程，包括能量代谢、糖代谢、脂代谢及氨基酸代谢等。近年来很多研究发现了维生素和肿瘤的发生、发展有着密切的关系，肿瘤可能造成患者维生素的缺乏，与疾病状态下的维生素摄入减少、维生素代谢异常等有关。患者体内维生素的缺乏或代谢异常，可能影响患者的预后及临床结局。治疗肿瘤患者的营养不良必须涵盖治疗维生素的营养不良。目前关于肿瘤患者维生素代谢异常的研究不多。目前认为肿瘤同时是一种代谢性疾病，通过调节肿瘤患者的营养素代谢，进而调节机体的整体代谢，甚至可能具有治疗肿瘤的作用。当下健康人群及肿瘤患者使用维生素补剂的越来越多，但肿瘤患者体内维生素代谢具体情况如何、是否应该补充维生素、补充何种维生素等关键问题，尽管近年来有一些研究进展，但仍然存在很多争议及疑问。

一、维生素C

维生素C也称为抗坏血酸，是一种水溶性维生素，可以在体内参与氧化还原反应，通过清除多余的自由基、脂质过氧化物和活性氧基团来保护细胞，近年国内外有较多研究证明维生素C在肿瘤防治方面有积极作用。

有研究证实，维生素C与化疗药物（如吉西他滨、埃罗替尼）的联合使用可降低药物的毒副作用，还可逆转肿瘤细胞对部分化疗药物的耐药性。肿瘤细胞即使在有氧环境也采用糖酵解的方式供能，即Wargurg效应，是肿瘤细胞能量代谢的基本特征之一。研究显示，维生素C治疗肿瘤的可能机制之一与其抑制肿瘤细胞的Wargurg效应有关。2015年，*Science*发表文章，小鼠腹腔注射高剂量氧化型维生素C 4g/（kg·d），显著抑制 *KRAS* 基因及 *BRAF* 基因突变的小鼠结肠癌移植瘤生长，该研究中维生素C杀肿瘤的靶标是甘油醛-3-磷酸脱氢酶（glyceraldehyde-3-phosphate dehydrogenase，GAPDH），后者是肿瘤细胞糖酵解中的一个重要代谢酶。2018年，徐瑞华等报道高剂量维生素C可以选择性杀死葡萄糖转运体1（glucose transporter type 1，GLUT1）高表达的胃癌细胞，并提高传统化疗药物奥沙利铂的敏感性，其机制与维生素C诱导肿瘤细胞氧化应激和DNA损伤相关。王红阳团队发现：高浓度的维生素C对肝癌干细胞的杀伤效果显著优于非干细胞，进一步探究机制发现维生素C进入细胞内的关键通道——维生素C转运体2（SVCT-2）不仅在肝癌干细胞中高表达，还促进干细胞自我更新。同时，研究者在来源于患者肿瘤组织的异种移植肿瘤动物模型中发现，维生素C对肝癌的疗效与其SVCT-2的表达水平呈正相关，并能显著降低肿瘤干细胞比例。研究者通过对613例肝癌切除术患者的回顾性研究表明，术后接受静脉滴注2g维生素C的患者，无病生存期（disease free survival，DFS）明显延长。2g维生素C在人体内所能达到的血药浓度被证实在体外对肝癌细胞有显著杀伤作用。另一项研究显示，维生素C可抑制血液干细胞从而抑制白血病发生。

维生素C在低剂量时是一种抗氧化剂，能有效地消除体内自由基。高剂量给药使血浆浓度达到1mmol/L以上时，维生素C成为一种促氧化剂，能在细胞外间隙生成维生素C自由基和过氧化氢，并能在肿瘤细胞中产生氧化降解反应，损害肿瘤细胞的活性，干扰肿瘤细胞周期，诱导肿瘤细胞凋亡。目前，高剂量维生素C治疗肿瘤已通过I期临床试验，该研究证实给予脑癌和肺癌患者注射日均推荐维生素C含量的800~1000倍具有安全性，并可提高标准抗肿瘤治疗的结果。艾奥瓦大学的研究人员还发现：改变癌细胞铁代谢的信号途径，可导致癌细胞对高剂量维生素C诱导细胞死亡的敏感性增加。一些临床研究表明，高剂量维生素 C 治疗可能对胰腺癌患者和其他晚期肿瘤患者具有临床益处。

虽然在不同的临床研究中，维生素 C 的使用剂量不同，但均需要使血浆维生素 C 的浓度达到药理浓度并延长其对肿瘤细胞的作用时间，从而杀伤肿瘤细胞并抑制肿瘤的转移及再增殖活性。临床上，静注给药方式才能使细胞外的微环境迅速达到有效药物浓度，并生成维生素 C 自由基和 H_2O_2。因此，尽管仍需进一步的临床试验证实，但静脉注射高浓度的维生素 C 有可能成为一种廉价、高效、低副作用的治疗方法，为肿瘤患者带来福音。

此外，有研究发现膳食维生素 C 补充剂的使用与改善乳腺癌患者预后相关。现有研究显示，维生素 C 用于治疗肿瘤均需高于传统的膳食补充剂剂量以及每日膳食推荐量（dietary reference intake，DRI）。我国维生素 C 的 DRI 是每日 100mg。而目前报道的维生素 C 治疗肿瘤剂量可高达 DRI 的 500~1000 倍。

食物中的维生素 C 主要来源于新鲜的蔬菜和水果。蔬菜中的辣椒、西红柿、黄瓜、菜花、苦瓜及各类深色蔬菜类，水果中的柑橘、草莓、西瓜、柠檬、刺梨、青枣、猕猴桃等含维生素 C 均十分丰富。能进食常规食物种类及食物量的肿瘤患者通常能满足维生素 C 的 DRI，但通过食物不可能获得药理剂量的维生素 C。因营养不良或各种原因不能进食的肿瘤患者，如给予部分肠内营养（enteral nutrition，EN）或全肠内营养（total enteral nutrition，TEN），均建议给予全营养的特殊医学用途配方食品（food for special medical purpose，FSMP），其中含有能满足 DRI 的维生素 C。需要给予肠外营养（parental nutrition，PN）时，建议全肠外营养（total parental nutrition，TPN）或补充性肠外营养（supplementary parental nutrition，SPN）的"全合一"配方中均常规添加复合水溶性维生素制剂。EN 的全营养配方或 PN 中添加复合水溶性维生素通常能满足患者维生素 C 的 DRI。但非全营养的 FSMP 以及未加复合水溶性维生素的肠外营养制剂，可能造成患者体内维生素 C 的缺乏，需要进行额外补充。

二、维生素 A 和 β 胡萝卜素（类胡萝卜素）

维生素 A 又称视黄醇，包括了具有视黄醇生物活性的一大类物质。动物体内具有视黄醇生物活性的维生素 A 包括视黄醇、视黄醛和视黄酸等。植物中的多种类胡萝卜素在体内可转化成维生素 A，称为维生素 A 原。自然界存在的类胡萝卜素多达 700 多种，可进入人体的目前认为有 100 多种，其中的 α 胡萝卜素、β 胡萝卜素、番茄红素、叶黄素、玉米黄素等的研究较多，尤其对 β 胡萝卜素的相关研究较多。β 胡萝卜素是一种强效抗氧化剂，也是单线态氧的猝灭剂，在体内可中和细胞内氧自由基，从而改善慢性疾病的发生和进程。维生素 A 在调节细胞生长和分化中起重要作用，大量研究认为维生素 A 是一种潜在的肿瘤化学预防因子，维生素 A 和 β 胡萝卜素与肿瘤发生及肿瘤患者的死亡密切相关。

20 世纪 70 年代的流行病学调查指出维生素 A 或 β 胡萝卜素的摄入量与肺癌、胃癌、食管癌、膀胱癌、结肠癌均呈负相关。我国华北地区食管癌的病因研究（林县研究）中进行了维生素 A 干预抑制亚硝胺致癌作用的实验，发现其对食管上皮增生、乳头瘤等肿瘤有抑制作用，其机制在于维生素 A 抑制了气管、支气管上皮的基底细胞增生，促进其保持良好的分化状态。

α - 生育酚 - β - 胡萝卜素预防肿瘤研究（Alpha-Tocopherol，Beta-Carotene Cancer Prevention，ATBC）是 1995 年在芬兰启动的一项大样本随机对照干预研究，分为 β 胡萝卜素 20mg 干预组，α 生育酚 50mg 干预组，β 胡萝卜素 20mg+α 生育酚 50mg 联合干预组，以及安慰剂对照组，干预 5~8 年，观察其对肺癌及其他肿瘤的预防作用。在 31 年间随访到 23 796 例死亡，其中 7692 例因肿瘤死亡；高效液相技术检测患者血清 β 胡萝卜素水平，在调整主要危险因素后，发现男性血清 β 胡萝卜素高水平与其低全因死亡有关，也与因肿瘤死亡的风险降低有关。

β 胡萝卜素和视黄醇有效性研究（β-Carotene and Retinol Efficacy Trial，CARET）是 1985—1996 年在美国开展的一项多中心随机对照、双盲干预研究，目的是研究胡萝卜素和视黄醇与严重吸烟者肺癌发生风险的相关性。干预组给予每天30mg β 胡萝卜素及 25 000U 的棕榈酸视黄酯，并对研究对象进行长期随访。结果发现富含 β 胡萝卜素和（或）维生素 A 的营养补充剂会增加吸烟者患肺癌的风险。

有研究表明，膳食中摄入维生素 A 可能有助于降低卵巢癌的发病率。在 Ⅱ～Ⅳ 期卵巢癌存活患者的一项平行随机对照研究中，一组给予低脂肪高纤维膳食（a low fat，high fiber diet，LFHF 组），一组在美国癌症研究所（national cancer institute，NCI）建议膳食的基础上给予水果蔬菜浓缩物胶囊（fruit and vegetable juice concentrates，FVJC 组），干预 6 个月，结果发现血清总类胡萝卜素水平，包括 α 及 β 胡萝卜素水平在两组均显著升高，但在 FVJC 组升高更多。LFHF 组血清 β 玉米黄素水平，膳食纤维、水果及蔬菜摄入量均增加。FVJC 组的血清白蛋白、叶黄素、玉米黄素、视黄醇以及棕榈酸视黄酯水平均升高。但两组 CA-125 抗原水平、体格测量指标以及生活质量评分没有变化。荟萃分析显示，维生素 A 摄入量和血液维生素 A 水平与宫颈癌患病风险呈负相关。视黄醇摄入量与宫颈癌风险呈弱负相关，而胡萝卜素和类胡萝卜素的摄入与宫颈癌风险呈强负相关；降低宫颈癌发病风险的作用主要来自胡萝卜素，而与血液视黄醇水平无显著相关性。

维生素 A 还可能是一种前列腺癌的化学预防剂。Schenk JM 等进行过一项巢式病例对照研究，比较 692 例前列腺癌和 844 例匹配对照，发现血清视黄醇高水平可降低进展性前列腺癌风险 42%，并与高级别前列腺癌（Gleason sum >7）呈强负相关。其他研究发现一种类胡萝卜素——番茄红素——可能是与维生素 A 降低前列腺癌风险最相关的因素。从 ATBC 研究中获得的 523 例前列腺癌病例及 523 例匹配对照，中位随访时间为 18 年，研究发现患者血清高 β 胡萝卜素水平与前列腺癌风险降低有关。

关于类胡萝卜素与乳腺癌发生风险的报道结果不一致。一项对队列研究进行的汇集分析（pooled analysis）发现蔬菜摄入量、水果摄入量、蔬菜加水果的总摄入量与乳腺癌发生风险无关；一项系统综述及荟萃分析发现，相对于膳食调查获得的类胡萝卜素摄入量，机体血清中的类胡萝卜素含量与降低乳腺癌发生风险的相关性更强。一项纵向研究表明，血清 α 及 β 胡萝卜素含量与绝经后女性乳腺癌发病风险下降有关；但另一项队列研究发现，作为水果和蔬菜摄入量生物标记物的血液含量与绝经后女性乳腺癌发病风险下降没有明显的相关性。尽管大量研究关注 β 胡萝卜素的健康效应，但是缺乏其与死亡的长期随访研究。最近，对来自美国护士健康研究人群进行了一项巢式病例对照研究，该研究随访 20 年的乳腺癌发病风险，结果发现，血清中高的 α 胡萝卜素及 β 胡萝卜素、番茄红素及总类胡萝卜素水平与 18%~28% 的乳腺癌发病风险降低显著相关，尤其与进展期乳腺癌及致死性乳腺癌相关性更显著。在女性健康队列（Women's Health Initiative Cohorts，WHIC）研究中也发现，血清中高 α 胡萝卜素及 β 胡萝卜素水平与乳腺癌低风险有关。因此，目前很难对类胡萝卜素与乳腺癌的相互关系做出结论。将来的研究需要进一步对研究人群分层，并进一步细化乳腺癌与具体的类胡萝卜素的关系。同时这些研究也提示，不同个体即使摄入同等量的富含类胡萝卜素的食物，其血清类胡萝卜素水平可能差异很大，进而导致不同的乳腺癌发病风险。

一项关于视黄醇剂量反应与结直肠癌患者生存率的研究发现，血清视黄醇水平较低的结直肠癌患者生存率更低，当血清视黄醇水平降至 2.4mol/L 时，生存率逐渐降低。

国内朱惠莲等调查了 877 例肝细胞肝癌（hepatocellular carcinoma，HCC）患者膳食中的血清维生素 A、视黄醇及 β 胡萝卜素水平，平均随访 796d，结果发现血清高水平组与低水平组相比其死亡风险下降。多因素分析结果显示高维生素 A 水平组全因死亡风险降低，HR 为 0.70（95%CI 0.53~0.94）；HCC 特因死亡风险也降低，HR 为 0.68（95%CI 0.50~0.92）；而高 β 胡萝卜素水平组全因死亡风险也降低，HR 为 0.72（95%CI

0.54~0.96），HCC 特因死亡风险降低，HR 为 0.69（95%CI 0.51~0.94）。

目前多数研究支持食用富含 β 胡萝卜素的蔬菜和水果，血液中高视黄醇和类胡萝卜素水平与癌症风险降低有关，但可能应避免高剂量的 β 胡萝卜素补充剂，特别是吸烟人群。

维生素 A 的最好食物来源是动物肝脏、奶类、蛋类、鱼肝油等，良好来源有绿叶蔬菜、水果以及其他黄色或橙色植物性食物中，如胡萝卜、南瓜、莴苣叶、韭菜、西蓝花等。

三、维生素 E

维生素 E 又称生育酚，含有 8 种结构类似物，包括 α - 生育酚、γ - 生育酚、δ - 生育酚、γ - 生育三烯醇和 δ - 生育三烯醇等。其中 α - 生育酚是人体中生育酚最主要的形式，来源于植物油、蔬菜、水果，坚果等。维生素 E 作为一种强抗氧化剂，是一种过氧自由基清除剂，能预防低密度脂蛋白胆固醇生成和脂质过氧化，除此以外，维生素 E 还有抗炎、调节基因表达、增强免疫功能、抑制细胞增殖及肿瘤血管生成的作用。

维生素 E 与肿瘤的相关性长期以来是学界的兴趣点，其抗肿瘤效果曾被寄予很大希望。但一直没能得到充分的证实，不同的临床有研究展示不一致的结果。

α 生育酚、β 胡萝卜素癌症预防研究（ATBC 研究）最初纳入来自芬兰西南部的 50~69 岁吸烟男性 29 133 例，随机分为 4 组：50mg α 生育酚口服组、20mg β 胡萝卜素口服组、50mg α 生育酚 +20mg β 胡萝卜素组以及安慰剂对照组。干预 5~8 年，研究过程中共发生 876 例新发肺癌，结果显示 α 生育酚干预并没有降低肺癌发生风险。近期研究者对该 ATBC 队列的 29 092 例进行了血液生化分析，在研究对象纳入本研究时用 HPLC 测量其基线 α 生育酚及 β 胡萝卜素水平，长达 30 年的随访中有 23 787 例研究对象死亡，其中因肿瘤死亡 7687 例。研究发现男性的高血清 α 生育酚水平与全因死亡下降有关，将血清 α 生育酚水平进行五分位（Q_1~Q_5），发现较高水平的 α 生育酚与低水平 α 生育酚相比（Q_2~Q_5：Q_1），

其 HR 值分别为 0.83、0.79、0.75、0.78，同时明显降低各疾病的死亡风险，包括因肿瘤死亡的风险。该研究发现在包括对不同吸烟程度、吸烟年限、饮酒状况、不同随访时间等亚群分析时，高的血清生育酚水平与低血清生育酚水平比较，全因死亡以及因疾病的死亡仍是降低的。欧洲老年与营养协同行动调查项目（Survey in Europe on Nutrition and the Elderly, a Concerted Action, SENECA）检测了 1168 例欧洲老年男性及女性基线 α 生育酚水平。所有调查对象随访 10 年，发生了 388 例死亡。该研究发现，血浆 α 生育酚水平与全因死亡以及疾病特异性死亡没有相关性。

有研究报道了膳食中摄取的维生素 E 摄入量与食管癌、胰腺癌发病的风险呈负相关，但也有研究报道未发现两者之间的负相关关系。因此，维生素 E 与肿瘤发病之间的联系仍需要更多的大规模随机对照研究和前瞻性研究来证实和支持。

维生素 E 含量丰富的食物有植物油、麦胚、坚果、豆类，蛋类、动物内脏、绿叶蔬菜等也含有一定量的维生素 E。全营养的 FSMP 中含有维生素 E，是否需要额外补充维生素 E，目前没有文献支持。全肠外营养（TPN）建议全合一配方中增加复方脂溶性维生素。

四、维生素 D

维生素 D 是人体必需的脂溶性维生素，属于类固醇衍生物，主要包括维生素 D_2 和维生素 D_3。皮肤中的 7- 脱氢胆固醇可被紫外线转化成维生素 D_3，植物中的麦角固醇在紫外线作用下转化生成维生素 D_2。维生素 D 除了可以调节人体的钙磷代谢平衡外，越来越多的研究发现其可能抑制肿瘤细胞增殖、诱导细胞分化、促进细胞凋亡、抗血管生成、抑制肿瘤细胞浸润与转移以及抑制炎症等方式来发挥抗肿瘤作用。维生素 D 缺乏可能与多种肿瘤的发生、发展相关，充足的维生素 D 水平可能降低多种肿瘤的发生率，并能改善某些肿瘤患者的生存率及预后。

关于维生素 D 与结直肠癌发病风险的研究发现，较高水平的维生素 D 摄入量和血清中高 25（OH）D_3 浓度是结直肠癌发病的保护因素；血

液中 25（OH）D_3 水平较高的结直肠癌患者，其预后也较好。临床检测显示，胃肠道肿瘤患者、重度营养不良患者 25（OH）D_3 水平往往低于正常值（30ng/mL）。

有研究分析表示，较高的膳食维生素 D 摄入量和血液中 25（OH）D_3 浓度对乳腺癌的发生以及乳腺癌患者的预后有较明显的保护作用。然而，关于维生素 D 与乳腺癌发生和预后的随机对照试验比较局限，需要更多的研究来分析两者之间的相关性。

维生素 D 与前列腺癌发病的研究中存在不同的研究结果，有研究表示并未发现膳食摄入和营养补充剂来源的维生素 D、血液中的 25（OH）D_3 和 1，25（OH）$_2D_3$ 浓度与前列腺癌发病之间有明显关联。有研究报道补充维生素 D 比安慰剂更能降低前列腺癌患者的病死率。但 Xu 等对 21 项研究进行了荟萃分析，纳入 11 941 例患者和 13 870 例对照，发现高 25（OH）D_3 水平使前列腺癌发病风险增加 17%。因此，目前仍需更多的研究和证据来明确两者间的关联。因而，超出 DRI 剂量的维生素 D 补充还需要更多的证据。

现有研究结果还显示，充足的维生素 D 水平与肺癌、胰腺癌等的发病率呈负相关，还能改善血液系统恶性肿瘤患者的预后。还有研究探讨了血清 25（OH）D_3 水平和膳食摄入或营养补充剂来源的维生素 D 与各型皮肤癌发病之间的关系，研究结果显示，膳食摄入或营养补充剂来源的维生素 D 与皮肤癌的发病并无明显关联，但关于血清 25（OH）D_3 水平与皮肤癌的关系仍需进一步研究。

动物性食物是天然维生素 D 的主要来源，如海水鱼和鱼卵、肝脏、蛋黄、奶油、乳酪和菌类等。同样建议在 TPN 中常规添加复合脂溶性维生素。

五、B 族维生素

研究显示，肿瘤患者可能存在多种 B 族维生素的缺乏。如胃癌患者血和组织中的叶酸及 B 族维生素降低。B 族维生素与多种恶性肿瘤的发生有关。如维生素 B_2 缺乏可诱发肝癌和食管癌；叶酸、维生素 B_{12} 与胃癌、肝癌、胰腺癌和结直肠癌等多种消化系肿瘤相关。由于一些 B 族维生素在消化道合成，如维生素 B_{12}，肿瘤可能造成这些 B 族维生素在消化道的合成、吸收和代谢改变。

抗肿瘤治疗过程可引起 B 族维生素代谢异常或需求量增加。大剂量化疗会引发口腔黏膜的损害，用 B 族维生素干预能提高患者机体抵抗力，促进溃疡创面修复愈合，减少局部刺激，从而发挥治疗口腔炎的效果。维生素 B_2 构成黄酶辅酶参与物质代谢以及细胞的正常生长，利于机体组织代谢和修复，特别是皮肤黏膜损伤后细胞的再生；维生素 B_{12} 是 DNA 在人体内生长和修复的推进器，在血液神经系统中有重要作用，促进黏膜的修复和再生。

维生素 B_1 对维持细胞正常代谢、生长和增殖十分重要，近年来研究发现不同剂量的维生素 B_1 对肿瘤具有双重作用，低中剂量促进肿瘤生长，高剂量补充则可抑制肿瘤细胞的生长和增殖并诱导其凋亡，但对正常细胞没有影响。

四氢叶酸是体内一碳代谢的载体，后者是核苷酸合成的重要原料。叶酸代谢异常影响 DNA 甲基化、合成与修复。一直以来，叶酸缺乏被认为是结肠癌发生及发展的原因之一。叶酸代谢过程中的多种酶具有基因多态性，如亚甲基四氢叶酸还原酶（methylene-tetrahydrofolate reductase，MTHFR）的基因多态性可能与结肠癌发病风险相关。荟萃分析显示，677TT 表型较 677CC 表型结肠癌风险下降（HR 0.88，95%CI 0.80~0.96），高叶酸摄入与低叶酸摄入比较，MTHFR 的 677 CC 及 677 TT 表型均降低结肠癌风险。有研究显示，高叶酸摄入量降低胰腺癌风险。亦有研究显示，过多摄入叶酸可能有害。天然叶酸（folate）为还原型叶酸，是四氢叶酸的衍生物，含有 1~6 个谷氨酸的侧链（蝶酰谷氨酸）；合成叶酸（folic acid）为氧化型单谷氨酸叶酸，营养补充剂以及食物强化剂中主要是氧化型叶酸，它在环境中比较稳定。

还有研究报道，补充叶酸、维生素 B_6 和维生素 B_{12} 与女性肺癌发生的风险无关。但另一项前瞻性的队列研究显示，维生素 B_1 和维生素 B_6 对中年妇女乳腺癌发生风险有潜在的保护作用。因此，B 族维生素与肿瘤发生风险的关系还需要进一步研究证实。

针对肿瘤无论是原发性或继发性的预防，专家都鼓励并建议所有患者尽可能从各种新鲜食物中获取足够的维生素，而不是通过使用膳食补充剂。如果患者存在进食困难和与治疗相关的不良反应，提供不超过 100%DRI 的复合维生素补充剂是安全的。

（黎 娜 许红霞）

第 11 节　矿物质与肿瘤整合营养治疗

一、概　述

矿物质（也叫无机盐）和维生素一样，是人体必需的元素，矿物质无法自身产生、合成，其中 25 种为人体营养必需的。钙、镁、钾、钠、磷、硫、氯 7 种元素含量较多，约占矿物质总量的 60%~80%，称为宏量元素。其他元素如铁、铜、碘、锌、锰、钼、钴、铬、锡、钒、硅、镍、氟、硒共 14 种，在机体内含量少于 0.005% 的被称为微量元素。无论宏量元素还是微量元素，均与恶性肿瘤密切相关。但矿物质与肿瘤发生、发展的关系还需继续探索。肿瘤的营养治疗中需要特别关注矿物质在肿瘤细胞代谢调节中的作用。

Azmawati Mohammed Nawi 等发现，结肠癌患者血清 Ca、Cu、Mg、Mn、Se、Si、Zn 含量较低，而 Co、S 含量较高。有转移者 Cd、Cr、Cu、Mg、Mn、Pb、Zn 含量升高，但 Se 升高不明显。在结肠癌组织标本中，各元素也与正常人的组织含量不同，尤其是 Cu、Se 和 Zn，但 B、Ca 含量无变化。组织标本中大部分微量元素，如 Cr、Fe、K、Mg、P、Rb、S 和 Si 含量均高于 Br。一项矿物质摄入对绝经后妇女患结肠癌风险的研究发现，可能按摄入量越高直肠癌风险越低来排序，可以把微量元素摄入排为钙、镁、锰、锌、硒、钾、碘，排序越前表示摄入较高该元素后直肠癌风险下降越低；而对铁、铜、磷和钠摄入量的排名则相反，以说明这四类元素摄入越多，直肠癌风险越高。

二、钙在肿瘤整合营养治疗中的作用

钙是人体中含量最多的无机元素，占成人体重的 1.5%~2.0%。约 99% 的钙集中在牙齿和骨骼，其余分布在软组织、细胞外液和血液中。血浆中钙离子是其活性形式，对维持体内细胞正常生理状态、调节机体生理功能发挥着重要作用。很多疾病发生、发展的重要部分都有钙的参与。其中，钙自身代谢变化以及钙引起的细胞内能量代谢、糖分解代谢异常等均与恶性肿瘤密切相关。并且很多证据证明癌症发病率与维生素 D 缺乏症之间存在联系，这表明补充维生素 D 可能改善癌症的发生率、预后和结局。

美国国立卫生研究院（NIH）-美国退休人员协会（AARP）研究了 36 965 例男性和 16 605 例女性癌症病例，发现钙的摄入量与男性的癌症发病率无关，但与女性的癌症发病率呈非线性关系：每天摄入钙 1300mg，可以降低癌症风险，但高于 1300mg 发病风险没有进一步降低风险。结肠癌的风险降低尤为明显。

钙的补充常通过乳制品，但目前认为乳制品中除钙、脂肪以外的部分和癌症发生发展无明显相关性。研究发现高钙摄入对乳腺癌风险有保护作用，而与乳制品摄入量无关。在中国人群中同样发现钙补充对乳腺癌有预防作用，但乳制品干重或乳制品蛋白质摄入量与乳腺癌风险之间没有显著相关性。2009 年一项荟萃分析了 26 335 例患者，发现牛奶摄入量与直肠癌风险无关，维生素D摄入与大肠癌风险降低无显著性关系，而较高的牛奶/奶制品摄入可降低患结肠癌的风险。乳制品可能含有钙和脂肪以外的成分，如胰岛素样生长因子 -1，这些成分可能会影响结肠癌的风险。2019 年艾奥瓦州妇女健康研究也支持钙和乳制品与结肠癌呈负相关，主要与远端结肠癌呈负相关，而乳制品的非钙、非脂肪成分可能与结肠癌无关。

（一）钙摄入水平与肿瘤发病率

钙摄入量与恶性肿瘤发病率呈负相关；高水平钙的摄入可以降低肿瘤发病率，最高可达 1300mg/d，再增加每日的钙摄入量就无法降低肿瘤发病率了。无论在男性或女性中，钙对消化道肿瘤发病率的影响都更明显。但是，钙摄入量与肿瘤发病率的关联度在肿瘤不同阶段或分期中无显著差异。最新的一项研究发现连续 3~5 年补充钙剂和或维生素 D_3 与结肠腺癌治疗后复发时间没有相关性。钙摄入量与恶性肿瘤发病率的影响可能和人种不同有关。2013 年一项研究发现，新加坡华人妇女的乳腺癌风险与钙摄入量（主要来自乳制品和补充剂）无相关性，与之前在西方人群中的研究结果相反。这种保护作用可能也和 BMI 有关，在 BMI 正常的人群中，每天补充 1200mg 钙可以降低患结肠腺瘤的风险，但在体重超重或肥胖的人群中无明显改变。

（二）钙对肿瘤发生发展机制的影响

钙本身可以通过多种机制影响肿瘤的发生、发展进程。

1. 钙与肿瘤发生

研究发现，钙补充可以通过提升 DNA 修复能力，降低乳腺癌发病率。在 1，2- 二甲肼（1，2-dimethylhydrazine，DMH）诱导的结肠癌小鼠模型中，钙可以显著降低 DMH 诱导的肿瘤产生，钙与 DMH 联合作用组中的肿瘤发病率比单独 DMH 组降低 50%。芯片分析结果发现在联合作用组中，S100a9、Defa20、Mmp10 等基因表达降低显著；相反，Per3、Tef、Rnf152 等基因则上调显著。功能分析发现 Wnt、细胞周期以及花生四烯

酸信号途径在联合作用组中下调显著。FoxM1 与 NF-κB 可能是其调节的核心转录因子。

参与钙信号通路促进癌症行为的钙通道主要是非电压激活的钙通道，属于 Trp 超家族（TRPC、TPRPV 和 TRPM 家族）和 Orai 家族。Trp 和 Orai 通道是许多信号级联的一部分，这些信号级联涉及细胞外配体从肿瘤环境中激活跨膜受体。TRPV 可以感知癌细胞物理和化学环境的变化，TRPM7 对胆固醇具有拉伸、活化和敏感作用。细胞膜钙通道激活和表达的变化影响与肿瘤发生相关的钙依赖信号过程。在大多数情况下，细胞膜钙通道表达和（或）活性的增加维持了钙通道的升高（构成性或细胞外信号的控制），促进了更高的细胞增殖和迁移。多种非电压作用的钙通道在同一癌症类型中表现出变化的表达和（或）活性，并与癌细胞行为有关的同一过程相互配合，或在肿瘤发生过程中参与不同的一系列事件。

2. 钙与肿瘤增殖

在结肠癌细胞中加入乳酸钙处理后，将导致 β-catenin 蛋白表达衰减，引起 c-Myc 和 cyclinD 表达降低，进而抑制肿瘤细胞异常增殖，钙调素（regucalcin，RGN）是前列腺癌中表达较低的钙结合蛋白，它与多个代谢途径的调节以及细胞增殖的抑制密切相关。外源性钙补充可以通过调节三甲基甘氨酸稳态，进而抑制结肠癌细胞的增殖。体内研究也证实，钙补充能显著抑制移植瘤动物模型中瘤体大小，例如：乳酸钙处理组的肿瘤瘤体增长被抑制可达 45%。补充乳酸钙可降低非小细胞肺癌细胞中 Src 和 α 微管蛋白的表达。Src 和 α 微管蛋白水解导致 EGFR 失稳。随着 EGFR 和 Src 转录共活化的减少，c-Myc 和 cyclinD 1 的表达水平也随之降低。乳酸钙诱导的 EGFR 失稳对克隆形成能力和肿瘤生长有明显的抑制作用。

一种长非编码 RNA（lncRNA），称作 CamK-A（钙依赖激酶激活的 lncRNA）。CamK-A 激活 Ca^{2+}/钙调素依赖性激酶 PNCK，进而磷酸化 IκBα 并激活钙依赖性核因子 κB（NF-κB）。这种调节导致肿瘤的微环境重塑，包括巨噬细胞的招募、血管生成和肿瘤的进展。CaMK-A 在多种肿瘤中高表达，并通过激活 Ca^{2+}

参与肿瘤微环境的重塑。人类患者源性异种移植（PDX）模型研究表明，靶向 CamK-A 可以显著抑制癌症的进展。

较为常见的钙调节子有钙调蛋白（calmodulin）、钙调磷酸酶（calcineurin）、蛋白激酶 C（proteinkinase C，PKC）等。钙离子结合到钙调蛋白，导致钙调磷酸酶的激活，后者将导致活化 T 细胞核因子（nuclear factor of activated T-cell，NFAT）去磷酸化及核转位，进而靶向调节下游靶基因，引起细胞异常增殖。

而在恶性黑色素瘤中，钙结合蛋白 S100B 可能通过下调抑癌蛋白 p53 而促进癌症的进展。

3. 钙与肿瘤细胞凋亡、自噬

细胞内钙离子的升高调节 p53 的活性以及随后编码 *PIG8*、*CD95*、*PIDD*、*TP53INP*、*RRM2B*、*Noxa*、*p21* 和 *PUMA* 的促凋亡基因的转录。CaLa 处理的大肠癌细胞 β-catenin 表达下降。通过 CaLa 补充钙有助于 β-catenin 降解的观点，并被假设为降低 CRC 的风险。乳酸钙盐（Cala）、5-吲哚磺酰胺（IS）和 α-氰基-4-羟基肉桂酸（CA）可通过乳酸内流诱导细胞内酸化，引起结肠癌细胞凋亡。

4. 钙与衰老

钙离子参与细胞衰老的一系列过程，包括细胞体积增加、膜电位变化、抑制端粒酶活性并参与线粒体-内质网相互作用。

5. 钙对免疫的调节作用

钙信号可能促进 T 细胞增殖和分化，促进 T 细胞介导的抗肿瘤免疫。

6. 钙对肿瘤代谢调节的作用

除了上述机制外，近年研究发现钙在肿瘤细胞的代谢调节中也发挥了重要作用。钙引起细胞内的能量代谢和糖分解代谢异常以及钙自身的代谢变化等均与恶性肿瘤密切相关。2012 年一项研究发现，一种高脂、低钙、低纤维等构成的新型西方饮食结构（new western-style diet，NWD）与结肠癌发病率升高密切相关。研究分为两组，即 NWD 喂养组以及 NWD+ 钙补充喂养组，结果发现，虽然与 NWD 喂养组相比，加钙组降低了能量消耗，同时增加了体内的脂肪储存，但却明显地预防或降低 NWD 诱导的多种促炎因子增加与炎症反应加重，从而降低了炎症相关的结肠癌发生率。

钙调素（regucalcin，RGN）是前列腺癌中表达较低的钙结合蛋白，它与多个代谢途径的调节以及细胞增殖的抑制密切相关。前列腺癌细胞的特征之一就是伴随有糖酵解代谢增强与增殖能力提高的代谢重编程。糖的消耗在 RGN 过表达转基因小鼠中显著降低，伴有葡萄糖转运体 3 和糖酵解酶磷酸果糖激酶表达的降低。同时，转基因小鼠还表现出更低的乳酸水平，这导致乳酸脱氢酶表达与活性的降低，提示 RGN 在抑制糖酵解中的重要作用，同时也提示在前列腺癌细胞中，RGN 表达降低导致细胞高糖酵解状态，进而导致细胞的快速增殖。

肿瘤患者体内，钙的代谢本身就可能发生改变，而且，肿瘤治疗后，钙的代谢与治疗前相比也有显著差异。在转移性乳腺癌进行长期二磷酸盐治疗的患者中，钙的代谢发生了显著变化。甲状旁腺素（parathyroid hormone，PTH）在转移性乳腺癌患者中显著升高。线性回归分析提示：在低血钙水平时，转移性乳腺癌患者组的 PTH 值相对较高；但随着血钙水平的增加，PTH 快速降低。在射线敏感与不敏感的肿瘤细胞中，钙的代谢也明显不同。在射线敏感的 RKO 人结肠癌细胞中，γ 射线照射后，明显增加了 Ca^{2+} 流入，射线激活 IP3 受体后，同样也使钙离子从内质网中流出。但对射线抵抗的 A549 肺癌细胞，γ 射线照射后却降低了细胞内的钙代谢。这提示 γ 射线照射 RKO 后，提高了细胞内的 Ca^{2+} 代谢，从而加速了细胞死亡。

7. 钙与肿瘤转移

钙离子浓度的改变还与肿瘤细胞上皮-细胞间充质转化（epithelial mesenchymal transition，EMT）密切关联。EMT 诱导子 EGF 处理 MDA-MB-468 乳腺癌细胞后，将导致细胞内钙离子浓度显著增加。钙信号的重建也同样在 TGF-β 诱导 MCF-7 乳腺癌细胞的 EMT 效应中发挥了重要作用。

诱发 EMT 的刺激会使人乳腺癌细胞中的细胞质钙水平瞬间升高。细胞内钙离子螯合对钙信号的衰减显著降低了表皮生长因子（EGF）和缺氧诱导的 EMT。细胞内钙离子螯合还抑制了 EGF 诱导的信号转导和转录激活因子 3（STAT3）的激活，同时保留了 Akt 和细胞外信号调节激酶 1/2（ERK1/2）磷酸化等其他信号转导途径。细胞内钙螯合几乎完全阻断了波形蛋白、Twist 和 N-cadherin 等多种 EMT 标记物的诱导，但 TRPM7 沉默对波形蛋白表达和 STAT3 磷酸化具有特异性。瞬时受体电位 melastatin 样 7（TRPM7）通道表达调节 EGF 诱导的 STAT3 磷酸化和 EMT 标记波形蛋白的表达。TRPM7 是乳腺癌细胞 EMT 的部分调节因子，其他钙离子通道也参与了钙依赖性 EMT 的诱导。因此，控制癌细胞 EMT 诱导的钙信号通路可能是预防转移的重要治疗策略。2019 年发现了一种新的钙介导的脂质调控的 EMT 途径，在 EMT 转录因子 Zeb1 和 Ca^{2+} 激活的 K^+ 通道 SK3 之间有一个正反馈环，这将导致 Ca^{2+} 进入和细胞迁移率放大。亚油酸（LA）和二十碳五烯酸（EPA）也是通过调节 Ca^{2+} 进入发挥抗癌作用，进而参与了 Zeb1 的调节和癌细胞的迁移。Ca^{2+} 通过 CACNA1H-T 型电压门控钙通道进入癌细胞，激活 CAMKII/p38 MAPK 信号，抑制 β-catenin/HMGA2 信号，从而抑制肿瘤干细胞的生长，研究发现，通过 CACNA1H 实现了乳腺癌转移的靶向生长抑制。

8. 钙敏感受体（CaSR）

钙敏感受体（calcium-sensing receptor，CaSR）是激素分泌、基因表达、炎症、增殖、分化和凋亡等多种过程的关键调节因子。在癌症中，CaSR 似乎具有自相矛盾的作用，并且取决于所涉及的组织，它能够预防或促进肿瘤的生长。在甲状旁腺或结肠等组织中，CaSR 抑制细胞增殖，诱导细胞终末分化。因此，受体的缺失，如结直肠或甲状旁腺肿瘤，具有恶性潜能，提示肿瘤抑制作用。较高的肿瘤 CaSR 表达与较低的结肠癌特异性死亡率相关。相反，在前列腺和乳腺肿瘤中，CaSR 的表达增加，似乎有利于骨转移，作为癌基因。细胞外的高钙水平可以通过激活 CaSR 促进乳腺癌细胞快速增殖，诱导其异常迁徙。钙可能增强 CaSR 的表达和功能，可能促进胃癌的发生。膳食钙摄入量与结肠癌风险之间成反比可能与 CpG 岛甲基化表型（CIMP）阴性或低表达和非微卫星不稳定性（non-microsatellite instability，non-MSI）高表达有关。

9. 钙作为第二信使

除了自身通过多种途径对肿瘤细胞产生效应外，钙还可以作为重要的第二信使，被激活后从而影响众多下游信号，导致促癌或抑癌两种截然相反的生物学效应。

一方面，多种药物或天然植物化合物通过调节钙相关信号途径，抑制恶性肿瘤增殖。例如：在肺癌细胞中，姜黄素以浓度依赖方式通过增加细胞内钙浓度水平，抑制细胞增殖，进而诱导细胞凋亡；在 Caco-2 人肠癌细胞中，葡萄籽提取物通过增加 ROS 与细胞内的钙浓度，进而促进细胞凋亡；白藜芦醇、槲皮素、EGCG 等毒性较低的天然产物在 MDA-MB-231 人乳腺癌细胞株中，激活 G 蛋白介导的钙依赖信号途径，进而抑制恶性肿瘤细胞的异常增殖；双氢青蒿素也通过增加细胞内钙浓度，发挥其诱导肺癌细胞凋亡的生理学效应。

但是，另一方面，肿瘤细胞的异常增殖能力也与胞内外钙浓度相关。钙离子在 NF-κB 活性调节中发挥重要作用。钙调蛋白、PKC 及 p21CIP1/Ras/PI3K/Akt 通路参与钙离子信号 NF-κB 活性的调节。

（三）钙与维生素 D

维生素 D 与钙的吸收息息相关。1954 年对芝加哥男性进行的一项为期 19 年的前瞻性研究发现，超过 3.75μg/d 的维生素 D 饮食摄入量可使结肠癌发病率降低 50%，而每日摄入大于或等于 1200mg 钙可使结肠癌发病率降低 75%。1980 年有人提出维生素 D 和钙可以降低结肠癌的风险。Garland 等的临床和实验室研究进一步证实了这些发现。2018 年的一项前瞻性队列研究发现，较高的维生素 D 浓度可降低乳腺癌风险，浓度 ≥ 60ng/mL 时比浓度 <20ng/mL 时的乳腺癌发病率更低。一项涉及非转移性乳腺癌的观察性研究表明，补充维生素 D 可以显著提高无病生存期（DFS），但不能提高总生存期（OS）。2009 年一项荟萃分析分析了 26 335 例患者，发现牛奶摄入量与直肠癌风险无关，维生素 D 摄入与结肠

癌风险降低无显著性关系，较高的牛奶/奶制品消费量可降低患结肠癌的风险，高钙摄入量则可降低罹患结肠癌的风险，高钙摄入对远端结肠癌、直肠癌和近端结肠肿瘤有较好的保护作用。但这种保护作用可能和人种不同有关。伊朗患者摄入维生素 D 可减少直肠肿瘤的危险，而钙与直肠癌无相关性。维生素 D_3 和钙在降低结肠癌风险方面有很强的生物学基础。在美国，低维生素 D 和低钙摄入量的人群结肠癌患病率很高。在大型随机对照试验中钙可减少腺瘤复发，这与钙降低结直肠肿瘤风险的观察文献是一致的。但维生素 D_3 和钙联合使用的结果通常比单独使用两种药剂的结果要弱。

Ca^{2+}/CaSR 与维生素 D 受体（VDR）激活有关的信号联系有：可靶向典型和非典型 Wnt 途径的下游效应器，以抑制结肠癌细胞的增殖和诱导分化；诱发 Ca^{2+} 流入乳腺癌细胞，从而激活促凋亡的细胞内信号传导。Ca^{2+} 与肿瘤发生发展的多种机制和途径都需要钙敏感受体（CaSR）介导。因此，Ca^{2+}/CaSR 信号传导的损伤可能导致肿瘤进展。维生素 D 和钙都是预防结肠恶性转化所必需的，并且它们的作用受到功能性 CaSR 的调节。

APC/β-catenin 通路异常是结肠癌发生过程中常见的早期事件。APC、β-catenin 和 E-cadherin 表达可作为结肠癌治疗靶点或癌前危险的生物标志物；维生素 D 单独或与钙结合，可以改变 APC、β-catenin 和 E-cadherin 的表达，降低结直肠肿瘤风险。

（四）钙摄入对不同肿瘤类型的影响

低钙可能导致前列腺癌、肺癌、肾癌、胃癌、卵巢癌、胰腺癌等肿瘤的发生、发展，其中对结肠癌与乳腺癌影响最大。

1. 钙摄入与乳腺癌

钙摄入量与乳腺癌风险之间呈负向剂量-反应关系。在小于等于 1200mg/d 的钙摄入量时，每增加 300mg/d 钙摄入量，总乳腺癌、绝经前乳腺癌和绝经后乳腺癌的风险分别下降 2%、8% 和 2%。

2017 年的一项荟萃分析发现，增加钙摄入量可能降低卵巢癌的发病风险。Lin 等发现，钙补充与绝经前乳腺癌风险呈负相关，其中对侵袭性乳腺癌作用更明显。不过，钙补充对绝经后女性乳腺癌发病却无明显效应。该结果在其他人群中也得到证实。Zhang 等在中国人群中同样发现钙补充可降低乳腺癌发病风险，但奶制品摄入则与乳腺癌发生没有明显关联。需要指出的是，不同研究对于钙摄入量的报道具有区别，例如：Hong 等报道 600mg/d 钙摄入就能明显降低乳腺癌发生，但是 Hidayat 等报道钙摄入量大于 800mg/d 时，预防乳腺癌的效果更佳。不过，也有报道，钙摄入与乳腺癌发病没有显著关联，这可能与不同人群等因素有关。

2. 钙摄入与结肠癌

Garland 等在 1985 年就报道了为期 19 年的前瞻性研究结果，明确低钙摄入是结肠癌的独立危险因素。他们进一步提出：将钙摄入量从 800mg/d 增加到 1400mg/d，结肠癌发病率将减少 70%。结肠癌的发病率与钙的摄入量成反比。Keum 等研究则发现，钙补充可降低结肠癌发病率，钙摄入每增加 300mg/d 就可降低 8% 结肠癌发病率，该研究提出钙摄入超过 1000mg/d 就可能具有预防效果。2014 年一项荟萃分析总结到，每天正常饮食中加入钙补充剂，使钙摄入量超过 1000mg，则可持续降低结肠癌发病风险。Huncharek 等的荟萃分析发现，不管是来自日常饮食还是钙剂补充，高钙摄入将对恶性肿瘤发生具有明显保护作用，并且对远端结肠和直肠的保护作用要强于近端结肠。

来自随机对照试验的证据表明，钙可以防止结肠癌复发，在 0~1366mg/d 的钙摄入量范围内，钙摄入量可继续降低腺瘤，特别是高危腺瘤的风险。2017 年一项荟萃分析表明，补钙有一定的预防腺瘤复发作用，但对晚期腺瘤无明显影响。

高钙摄入也能降低非转移性结肠癌患者的死亡率。2019 年另一项研究发现，诊断结肠癌后，较高的钙摄入量可能降低死亡风险。2014 年的一项队列研究发现，诊断结肠癌后摄入较高的钙和牛奶可降低非转移性结肠癌患者的死亡风险。

需要指出的是，钙摄入降低结肠癌风险的效

应可能很大程度依赖于维生素 D 摄入。2017 年的一项荟萃分析发现，血清维生素 D 与结肠癌风险之间存在着线性的剂量反应关系。因此，钙和维生素 D 共同增加摄入可能是更好的预防方案。维生素 D 和钙也许可作为结肠肿瘤的化学预防剂。

外源性钙补充可以通过调节三甲基甘氨酸稳态，进而抑制结肠癌细胞的增殖。高钙摄入对结肠癌有预防作用，与高水平 CpG 岛甲基化表型（CIMP）、高水平微卫星不稳定性（MSI）、*BRAF* 和 *PIK3CA* 突变呈负相关。此外，*BRAF* 突变与 *KRAS* 突变呈显著负相关。膳食钙摄入量与结肠癌风险之间成反比可能与 CIMP 阴性或低表达和非微卫星不稳定性（non-MSI）高表达有关。较高的肿瘤 CaSR 表达与较低的结肠癌特异性死亡率相关。

3. 钙摄入与前列腺癌

研究发现，前列腺癌组织中钙浓度显著低于前列腺正常组织（$P<0.001$），平均值分别为 657mg/kg 和 1431mg/kg。钙补充剂可降低前列腺癌风险，但大量摄入乳制品、牛奶、低脂牛奶、奶酪、总钙、膳食钙和乳钙可能增加前列腺癌的风险，乳制品种类和钙来源的不同结果表明，乳制品的其他成分而不是脂肪和钙可能增加前列腺癌的风险。

肿瘤钙敏感受体（CaSR）的表达与前列腺癌的致死性增加有关，尤其是在维生素 D 受体（VDR）低表达的肿瘤中。在前列腺癌中，一方面，雄激素阻断治疗（ADT）常导致骨质疏松；另一方面，大量晚期前列腺癌患者会出现骨性疾病，不仅会影响其重要的预后，还会导致严重的生活质量恶化。研究发现，80% 的患者骨质减少 / 骨质疏松与长期 ADT 有关，骨质疏松性骨折的发生率为 5%~20%。治疗的基础是减少危险因素，定期进行体育锻炼，补充钙和维生素 D，以及药物，如双膦酸盐或表生酸盐。目前，唑仑膦酸和诺苏马都被批准用于预防去势耐药前列腺癌（CPRC）患者的骨骼事件。虽然诺苏马似乎更有效，但它所致低钙血症和颌骨坏死的风险更高，因此每个患者都必须个体化选择补充钙剂。

4. 钙摄入与肺癌

2016 年一项荟萃研究表明，奶制品或钙的摄入与肺癌的风险没有统计学上的关联。但 2017 年一项队列研究表明，早期肺癌患者的诊断前膳食钙摄入量较低可能导致生存期短。补充乳酸钙可降低非小细胞肺癌细胞中 Src 和 α 微管蛋白的表达，钙诱导的 EGFR 失稳对克隆形成能力和肿瘤生长有明显的抑制作用，乳酸钙有望成为克服化疗耐药性新的抗非小细胞肺癌药物的候选药物。在肺癌细胞中，姜黄素以浓度依赖方式通过增加细胞内钙浓度水平，抑制细胞增殖，进而诱导细胞凋亡。双氢青蒿素也通过增加细胞内钙的浓度，发挥其诱导肺癌细胞凋亡的生理学效应。但对射线抵抗的 A549 肺癌细胞，γ 射线照射后却降低了细胞内的钙代谢。

（五）钙与多种抗癌药物的协同作用

乳酸钙可以介导 BGT-1 下调，破坏甜菜碱的稳定性而抑制蛋氨酸（Met）的合成，乳酸钙和氨甲蝶呤（MTX）联合治疗结肠癌可使疗效最大化。一项对比研究发现，5- 氟尿嘧啶（2.5μM）对未锚定的结肠癌细胞无抗肿瘤作用，但对支抗依赖性细胞增殖有明显抑制作用。相反，Cala（2.5mm）单独或与 5-Fu 合用，通过钙介导的 FAK 蛋白水解和抑制 Vimentin 等 EMT 标记物，对锚定和未锚定的 CRC 细胞均有抗肿瘤作用。

维持正常的细胞内钙浓度在大剂量紫杉醇诱导的乳腺癌细胞凋亡中也扮演了关键角色。顺铂可以产生过量的活性氧（ROS）和钙来杀死喉癌细胞。因此补钙是一种增强现有抗肿瘤药物如 5-Fu、顺铂、MTX、α- 氰基 -4- 羟基肉桂酸、紫杉醇等的效力，故为增强其临床疗效的一种方法。通过 cala 长期补充钙有助于破坏结直肠癌 CRC 细胞中甜菜碱的稳态，并被认为是降低 CRC 风险的机制。此外，它表明 cala 可能是一种潜在的结合剂，可用于治疗 CRC。2017 年一项研究发现，MTX 单独或 CaLa 治疗后甜菜碱转运体 1（BGT-1）有表达。证实了由于 Met 合成障碍而增强的抗肿瘤作用。在 Met 限制性培养基中，CRC 细胞活力下降，但在 Hcy 和甜菜碱处理后仍能维持，同时克服 Met 限制。剂量增加的 CaLa 治疗后 BGT-1 表达下调，而 MTX 治疗后 BGT-1 表达无明显影响。当结肠癌细胞活力降低时，CaLa 联合 MTX 诱导的 Met 合成减少。结果表明，CaLa 介导的 BGT-1 下调通过破坏甜菜碱的稳态抑制 Met 的合成。CaLa 通过抑制从头合成核苷酸的次级作用提高了 MTX 的抗肿瘤作用。MTX 与 CaLa 联合治疗能最大限度地提高结肠癌的疗效。1，5-氟尿嘧啶（2.5μM）对未锚定的结肠癌细胞无抗肿瘤作用，但对支抗依赖性细胞增殖有明显抑制作用。5-Fu（2.5μM）对未修饰的结肠癌细胞无抗肿瘤活性，但明显抑制锚定依赖细胞的增殖。相比之下，CaLa（2.5mM）单独或联合 5-Fu，通过钙介导 FAK 蛋白水解和抑制波形蛋白和 SNAIL 等 EMT 标记物，对锚定和未锚定的结肠癌细胞均具有抗肿瘤活性。因此补钙是提高 5-Fu 等现有抗肿瘤药物药效，增强其临床疗效的一种方法。通过整合处理，使 FAK 信号级联的蛋白水解通过钙的持续补充，导致 CRC 细胞的克隆原性进一步降低，与 5-Fu 单次治疗相比，整合治疗可显著提高体内抗肿瘤作用，包括肿瘤坏死，持续补钙能提高 5-Fu 对原发性 CRC 的治疗效果。

紫杉醇可诱导细胞外钙内流。这种细胞外钙的动员对随后细胞内钙的升高有不同的贡献，取决于钙的剂量。在正常细胞外钙条件下，大剂量紫杉醇可诱导细胞凋亡促进钙内流，而在无钙条件下则不发生。在没有细胞外钙的情况下，观察到一种"增强钙外排"机制，即大剂量紫杉醇可立即刺激钙外流，导致胞浆钙显著减少。在细胞外钙缺乏的情况下，大剂量紫杉醇对电容性钙通道和凋亡的刺激作用不能完全恢复。因此，正常的细胞外钙浓度对于大剂量紫杉醇诱导的细胞凋亡至关重要。而低剂量紫杉醇与胞外钙无相关性。因此，细胞外钙条件只影响大剂量紫杉醇诱导细胞凋亡的效果。

有研究表明，姜黄素对肺癌细胞生长有抑制作用，升高 [Ca^{2+}]i 水平，并呈浓度依赖性增加细胞凋亡。但 xestospongin C 能抑制细胞内 [Ca^{2+}]i 水平的升高和细胞凋亡，并能逆转姜黄素诱导的线粒体电位丧失。姜黄素可下调 Bcl-2 的表达，并以浓度依赖性的方式升高 IP3R 的磷酸化水平。然而，用 xestospongin C 治疗并没有逆转这种效应。

一项研究揭示了一种新机制，包括 ROS 的产生和细胞内 Ca^{2+} 的增加，最终导致癌细胞凋亡。意大利、巴利里和红地球葡萄籽提取物（GSE）对人结肠癌细胞（Caco-2）的生长抑制和诱导凋亡呈剂量依赖性。暴露于 GSE 后，Caco-2 细胞中 ROS 和胞内 Ca^{2+} 水平升高，同时 ERK 失活。用活性氧清除剂 N-乙酰半胱氨酸预处理可以逆转 GSE 诱导的细胞凋亡，促进 ERK 磷酸化。乙二醇四乙酸介导的细胞外钙离子内流抑制增强了这种作用。ROS 和 Ca^{2+} 内流抑制反过来又增加 ERK 磷酸化，从而几乎完全抑制 GSE 介导的细胞凋亡。

三、锌在肿瘤整合营养治疗中的作用

锌作为人体必需的营养素，其重要性一直得到临床与公共营养学界的认可。锌作为较强的电子接受体，与硫醇和胺电子供体的结合力很强。锌还具有快速的配体交换能力，这在金属酶的催化作用中具有重要意义。因此，所有与锌有关的结构作用、催化活性、调节功能等都与其理化性质有关。红色肉类、贝壳类产品、动物内脏等均是锌的主要食物来源。反之，上述食物摄入不足将导致锌的缺乏。锌缺乏通过修饰锌的稳态、转运体活性和调节功能对离子通道活性的影响，从而促进癌变和肿瘤发生。锌本身与肿瘤的关联，尤其是其对细胞内代谢关键酶的调节在肿瘤发生中的作用等均是近年来的研究热点。

（一）锌与肿瘤发生的关系

研究证实，锌与恶性肿瘤的发生发展关系密切。首先，在肿瘤患者中血清锌水平与正常对照组相比具有显著区别，例如：恶性口腔肿瘤患者血清锌水平明显高于对照组；前列腺癌患者血清锌浓度明显低于良性前列腺增生（BPH）患者和正常对照组，良性前列腺增生患者血清锌浓度明显高于正常对照组。与锌有关的各类因子在肿瘤患者中的表达也有变化，例如：锌指 E-盒结合同源因子 1（Zinc finger E-box-binding homeobox factor 1，ZEB1）是 EMT 的关键介导子之一，在上皮肿瘤恶性进程中发挥重要作用。在 238 例上皮卵巢癌患者中，78 例（32.8%）呈现 ZEB1 阳性表达，且与肿瘤进展期阳性关联，同时还与较差的 5 年生存期密切关联。

同时，肿瘤患者不同部位的锌水平可能也具有差异。例如：女性乳腺癌患者头发中锌的水平明显低于正常对照者，但是其血清锌水平却没有显著差异。锌摄入量与前列腺癌之间没有明显相关性。

其次，锌与肿瘤的进展程度及预后有密切相关。恶性肿瘤大小及其进展阶段与患者体内锌的状态有关，其相关性甚至高于患者的综合营养状态。有荟萃分析发现锌摄入水平与结肠癌发病率呈负相关，且为剂量依赖关系。随着乳腺癌分期升高，血清微量营养素浓度降低，单独手术对血清维生素 A 浓度有更大的负面影响。由于术前放疗、单纯手术和化疗联合手术的患者 β 胡萝卜素和维生素 A 缺乏的比例。较高锌、视黄醇和 β 胡萝卜素的浓度呈正相关，表明这些微量营养素之间存在协同作用。因此，补充锌对于乳腺癌患者是必要的。

第三，锌缺乏是肿瘤发生发展危险因素，也影响肿瘤患者的临床结局。锌（Zn）缺乏通过调节 microRNA（miRNA，miR）的表达影响食管癌的进展，是食管癌发生和发展的重要危险因素。肿瘤患者增加锌的摄入，则将改善患者诸多临床症状，例如：锌缺乏将导致肿瘤患者暴露于不良环境，使死亡率增加，锌摄入量会加大镉对美国老人致癌症死亡的风险。反之，较高的锌摄入则可以降低前列腺癌患者的死亡率。在头颈部肿瘤患者放疗后的口咽部感染并发症中，锌补充可以降低其感染率；在接受放化疗治疗的非小细胞肺癌患者中，锌补充可以预防放射性食管炎发生；

在结肠癌化疗患者中，锌补充则可以增加 SOD 活性以及维持维生素 E 的浓度。

（二）锌对肿瘤发生、发展的作用机制

研究发现，锌通过多种机制影响肿瘤发生发展。首先，锌在不同肿瘤中的水平不同，而且锌缺乏在不同肿瘤中的效应也有明显差异，例如：在前列腺癌细胞中，锌水平明显降低；但在乳腺癌细胞中，锌水平却显著上升；在结肠癌细胞培养中，低锌环境抑制肿瘤细胞增殖、导致其应激激活、增加细胞衰老和死亡；在胰腺癌细胞中，锌缺乏则通过调节抗增殖和增殖基因的比例，抑制其异常增殖。但是，锌缺乏也可以通过增强 NF-κB 依赖的 VEGF、IL-6 和 IL-8 等促肿瘤因子水平，促进前列腺癌细胞增殖。动物实验同样证实，饮食中缺锌导致明显炎症反应及 miR-223、miR-21 等表达失调，促进食管癌发生。

其次，锌补充可通过多种机制抑制肿瘤细胞增殖，促进其凋亡增加，见图 14-11-1。锌补充可通过上调 WIG-1 诱导食管鳞癌细胞株 EC109 的细胞周期阻滞、促使其发生凋亡。补充硫酸锌可以通过降低 Bcl-2 和 survivin 表达，增加 bax 表达，增强前列腺癌细胞凋亡。柠檬酸锌复合物通过增加 p21 和 p53 与 bax 表达，降低 Bcl-2 和 Bcl-xL 水平，抑制膀胱癌细胞增殖。硫化锌纳米颗粒则可以有效抑制乳腺癌干细胞迁徙与侵袭。另外，锌还可以通过增加氧化应激与诱导溶酶体膜渗透性作用，在他莫昔芬诱导的乳腺癌细胞自噬中发挥重要作用。锌以剂量依赖性的方式降低 A 549 细胞的活力，增加细胞的凋亡反应。锌以

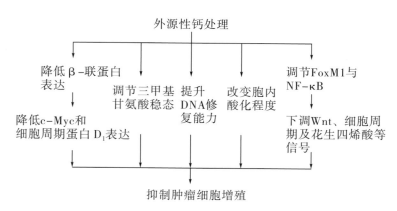

图 14-11-1　外源性锌补充对肿瘤细胞的部分作用机制示意图

剂量依赖性的方式降低非小细胞肺癌 A549 细胞的活力，增加细胞的凋亡反应。锌有抗 $p53$ 活性的作用，提高多紫杉醇对 $p53$ 野生型和 $p53$ 缺陷型癌细胞的杀伤作用。

第三，与锌作用关联的锌转运体、锌指蛋白等也与恶性肿瘤发生发展密切相关。但其在不同癌症类型，甚至在同一癌症类型中，在不同原因的压力下，其潜在的机制也不尽相同。

锌指蛋白 185 可作为结肠癌患者肝转移及其预后的独立因素；锌指蛋白 185 在胰腺导管癌患者中的表达是一种独立的、不利的预后因素，锌指蛋白 185 的数量和亚细胞定位与癌细胞在巢内的表达位置有关；ZNF185 与细胞骨架变化在 p53 介导的细胞遗传毒性反应中及其在上皮癌诊断中有重要意义；锌指蛋白 89 则可以有效预测食管鳞癌患者生存期；锌指蛋白 32（ZNF 32）可通过上调 GPER 的表达，诱导干细胞样亚群的扩增，增加耐药性，ERK 的激活也与此有关；ZNF 32 可以介导 GPER/ERK 信号，并赋予乳腺癌干细胞样的特性，这可能表明乳腺癌患者预后不良。锌结合蛋白 89（ZBP-89）与肿瘤的发生、复发和转移有关，ZBP-89 在多种肿瘤中的高表达与改善预后有关，ZBP-89 在癌周肝癌组织中的高表达与肝硬化的发生呈正相关，ZBP-89 高表达也是减少无进展生存时间的独立预后因素。ZBP-89 转录因子的编码基因，与结肠癌患者生存率降低相关。研究发现由 APC 突变引起的细胞内 β-catenin 蛋白的增加是通过 ZBP-89 介导的 CTNNB1 mRNA 的前馈诱导来维持。锌指蛋白 545 的 DNA 增强子区域高甲基化程度与胃癌不良预后密切相关；ZNF 545 在结肠癌中起抑癌作用，常被启动子甲基化所激活；ZNF 545 过表达可导致 CRC 细胞周期阻滞和凋亡，抑制细胞增殖，抑制体外集落形成和迁移，表明 ZNF 545 具有抑癌作用；此外，Wnt/β-catenin、磷脂酰肌醇 3 激酶 / 蛋白激酶 B（PI3K/AKT）和丝裂原活化蛋白激酶 / 细胞外信号调节激酶（MAPK/ERK）信号通路均参与了对结肠癌细胞 ZNF 545 的调控。锌指蛋白 X（ZFX）-连接在多种人类恶性肿瘤中经常表达增高，在维持胚胎干细胞自我更新中也起关键作用。高表达 ZFX 可以通过抑制 DUSP 5 的表达来促进 II 期和 III 期结肠癌患者的肿瘤生长，可以作为不良预后的预测因子。ZFX 同样促进胆囊癌细胞的恶性增殖，并作为有效的预后因素。ZFP 57 在乳腺癌中有较低的表达，而 ZFP 57 的过表达可能通过抑制 Wnt/β-catenin 途径而抑制乳腺癌细胞的增殖。含有锌指和 7A 的 BTB 结构域（ZBTB7A）在肿瘤发生中的作用具有上下依赖性，通过直接调控基因转录或与其他调节蛋白相互作用参与原癌或抑癌机制，ZBTB7A 表达降低与浸润性导管癌的侵袭性致癌行为有关。ZBTB7A 的表达可能是预测浸润性导管癌患者无复发生存新的预后指标。敲除锌转运体 ZIP5 表达，可明显抑制食管癌细胞增殖，降低其迁徙和侵袭。临床发现 ZBTB7A 和 ER α 常在乳腺癌中共同表达，而 ZBTB7A 的高表达与乳腺癌患者的整体和无复发生存率有关，ZBTB7A 可调控雌激素受体 α 在乳腺癌中的表达，并有可能成为乳腺癌内分泌治疗的表型。锌指蛋白 545 在雌激素阳性、孕激素受体阳性和 HER2 阴性的乳腺癌组织中表达明显降低，其机制可能与启动子甲基化有关。ZNF545 过表达则可以显著抑制乳腺癌细胞增殖，诱导其凋亡增加。但是，锌指蛋白 ZBTB20 则在非小细胞肺癌细胞中通过抑制 FoxO1 促进肿瘤细胞增殖。ZEB1 在体内、体外研究中也均被证实可以促进小细胞肺癌细胞侵袭和骨转移。

第四，除了直接对肿瘤细胞的生物学效应之外，锌在其他因素对肿瘤的效应中也发挥了重要作用。锌及其转运体介导了高糖诱导的乳腺癌细胞转移效应。

第五，锌可以改变化学药物对肿瘤细胞的药物敏感性。例如：锌通过提高 $p53$ 活性与抑制 NF-κB 活性，增强结肠癌细胞对化疗药物奥沙利铂和 5- 氟尿嘧啶的敏感性；在野生型 $p53$ 大肠癌细胞株中，低剂量阿霉素不会激活 $p53$ 活性，对细胞也没有显著作用，但与锌联合作用后，就能激活 $p53$ 活性，抑制细胞增殖，提示锌可能降低化疗药物剂量，降低其毒副作用；锌补充还可诱导非小细胞肺癌对多西他赛的敏感，增强其诱导凋亡和抗瘤效应；在前列腺癌中，锌可增加细胞对索拉非尼的敏感性，从而增强药物效应，相反，锌缺乏则降低了前列腺癌细胞对紫杉醇的有效性。

（三）锌对肿瘤代谢调节的作用

近年研究发现，锌元素可通过调节细胞代谢从而发挥对肿瘤细胞的生物学效应。细胞内的锌通过与锌金属酶的强力结合，从而抑制在细胞磷酸化中扮演重要角色的蛋白质酪氨酸磷酸酶（protein tyrosine phosphatase，PTP），进而调节胰岛素和瘦素受体在肿瘤发生中的作用。前列腺癌细胞线粒体中的高锌水平将导致柠檬酸代谢状态的明显变化，抑制柠檬酸氧化状态的增加，抑制 ATP 的产生增强，从而抑制肿瘤细胞增殖。ZnTM-2（3，4）-PyP4+ 作为光敏剂抑制肿瘤细胞增殖，其机制是通过抑制葡萄糖 -6- 磷酸脱氢酶、甘油醛 -3- 磷酸脱氢酶、乳酸脱氢酶、NADP 关联的异柠檬酸脱氢酶等活性，影响能量代谢，进而抑制肿瘤细胞增殖。在一些关键酶的功能调节中，锌指蛋白区域发挥了重要作用，例如：ZBTB7A 是抑制糖酵解发生的关键基因之一，其下游调节与肿瘤的代谢密切相关；ZBTB7A 锌指区域突变将导致整个蛋白的功能丧失，从而引起糖酵解增强，导致肿瘤细胞增殖。另外，锌对脂肪酸合成酶也有明显抑制作用，进而影响其在脂肪和肿瘤组织中的能量代谢功能。反之，在恶性肿瘤细胞中，多种原因也将导致锌元素自身在细胞内的代谢失调。一些药物（如莫特沙芬）在 A549 肺癌细胞和 PC3 前列腺癌细胞等恶性肿瘤细胞中显著增加锌转运体 1 表达，改变锌在肿瘤细胞中的代谢水平。同时，锌自身的代谢也受到多种因素影响，例如：拮抗催乳素受体可以通过改变细胞内锌的代谢与重定位，从而降低 MDA-MB-453 乳腺癌细胞的侵袭能力。

四、其他矿物质在肿瘤发生中的作用

除了上述提到的钙、锌元素外，其他多种矿物质在肿瘤的发生、发展中同样具有重要作用。研究发现，口腔癌患者血清锌、铜、铁蛋白水平明显高于正常人。而唾液腺良性肿瘤患者与正常人血清锌、铜、铁蛋白浓度无明显差别。乳腺癌远处转移患者血清铜水平显著升高，硒水平显著降低。其他微量元素在乳腺癌患者和对照组之间以及乳腺癌患者亚组之间均无显著性差异。

（一）镁

流行病学研究发现，土壤和水中镁的数量与胃癌发病率呈负相关。镁缺乏将明显增加癌基因易感性。镁缺乏导致细胞中色氨酸代谢异常，从而导致细胞呈现恶性肿瘤的代谢特点。2012 年一项研究发现，更高的镁摄入量可能降低大肠癌尤其是结肠癌的发病风险。

（二）硒、镍

人群研究发现指甲（不是血液）中硒浓度与前列腺癌发病率呈负相关。但是，指甲与血液中的硒浓度却均与恶性肿瘤进展风险密切相关。有研究发现硒可能对前列腺癌有保护作用的可能机制与雌激素有关。硒元素在各种肿瘤细胞中的代谢情况明显不同。癌组织和良性前列腺组织中硒含量差异无统计学意义（$P=0.347$），而癌组织中镍含量显著低于良性组织（$P<0.001$）。亚硒酸盐 H_2Se 能阻断 HMGB1 中的二硫键，促进其分泌。减少细胞外的 HMGB1 并通过抑制 Akt/mTOR 轴刺激细胞自噬。H_2Se 可靶向 HMGB1 蛋白并诱导细胞自噬，因此 H_2Se 亚硒酸盐在诱导 HepG2 细胞死亡过程中起关键作用。

（三）锰、钼

一项荟萃研究分析了亚洲人群肝癌患者的锰水平，发现肿瘤组织中 Mn 含量明显低于癌旁正常组织。针对韩国乳腺癌患者微量矿物质元素的一项研究发现，乳腺癌患者血清锰、钼含量显著高于对照组（$P<0.05$）。

（四）铜

研究发现，铜促进肿瘤血管生成。硫酸铜（$CuSO_4$）可激活 EGFR/ERK/c-fos 信号转导通路，诱导乳腺癌和肝癌细胞表达 HIF-1α、GPER 和 VEGF，其中 $CuSO_4$ 诱导的 VEGF 转录激活需要 HIF-1α 和 GPER。铜螯合剂 TEPA 和 ROS 清除剂 NAC 对上述刺激作用有一定的抑制作用。

（五）铁

血红素铁摄入量和血清铁水平可能与乳腺癌

的危险性呈正相关。在肿瘤患者中，铁的代谢也出现了明显缺陷，而且还将影响肿瘤细胞对药物的敏感性。例如：在 MCF-7 乳腺癌细胞中，铁代谢失调将导致肿瘤细胞对阿霉素和顺铂的耐药性增强，从而影响肿瘤的治疗效果。铁代谢与肿瘤生物学密切相关。铁促进氧自由基的产生，这可能导致铁诱导的细胞死亡或促进致突变和恶性转化。一旦转化，恶性细胞需要大量的铁来增殖。此外，铁对免疫系统有多种调节作用，从而影响免疫细胞对肿瘤的监视。恶性肿瘤背景下的慢性免疫激活改变了全身铁的稳态，并引导铁通量进入髓系细胞。虽然这种反应的目的是从肿瘤细胞中提取铁，但它可能会损害肿瘤相关巨噬细胞的效应功能，进而导致铁限制的红细胞生成和贫血的发展。

五、小　结

现有大量研究表明，无论在人群实验、动物研究或细胞水平等多个层面矿物质在恶性肿瘤发生、发展中都扮演了重要角色。而且，矿物质的水平还将影响肿瘤细胞对治疗药物、放疗、天然植物化合物等其他抗瘤因素的敏感性。近来引起关注的矿物质对肿瘤细胞代谢的调节，很可能是将来肿瘤营养学研究的下一个热点之一。基于肿瘤细胞的代谢特点，结合各种矿物质对各种代谢底物、代谢酶等的影响以及矿物质自身的代谢障碍，将为探明肿瘤发生、发展机制，寻找新的防治策略提供新思路。

（李　涛　陈填烽）

第 12 节　合生元与肿瘤整合营养治疗

一、益生菌与肿瘤整合营养治疗

（一）肠道菌群对宿主营养代谢的调控

肠道微生物通过从肠道中摄取营养物质来完成自身更新，并且排出不能利用的物质，参与宿主对营养物质的消化、吸收与代谢。肠道菌群获取营养物途径是食物在胃和小肠内被降解后通过胃肠道上皮细胞基顶膜转运载体进入胃肠壁内，再通过基底膜转运载体转出，进入血液循环供肠道和其他组织利用。肠道微生物调节很多重要的生理过程，例如保护，代谢，营养和免疫功能。结肠微生物（大肠埃希氏菌，拟杆菌，真细菌，短棒菌苗，梭菌，双歧杆菌）的主要代谢功能包括不可消化的碳水化合物（多糖，低聚糖和糖醇）的发酵，某些维生素（例如，维生素 B_{12}）的合成以及短链脂肪酸的合成（SCFA）。微生物氨基酸代谢途径可产生各种具有生物活性的小信号分子

和抗菌肽，来自肠道微生物的各种信号分子可以有效调节人体器官的重要功能。异种生物和药物的代谢能力是肠道菌群的另一个重要功能属性，它对包括腹泻、炎症和厌食症以及癌症在内的各种人类疾病产生深远的影响。肠道菌群的另一个显著特征是免疫功能，部分通过调节黏膜免疫来执行，这些免疫反应的影响扩展到人体的几乎所有部位。随着宿主营养代谢和肠道菌群关系研究的不断深入，以及肠道菌群基因组学的发展，发现肠道菌群主要通过参与宿主体内糖、蛋白质和脂肪等营养大分子物质的代谢，影响宿主对于营养物质的消化、代谢和吸收，进而调控宿主的营养水平、健康状况、免疫功能等。

1. 肠道菌群对宿主糖类代谢的影响

碳水化合物是人类宿主及其微生物的主要能源。肠道菌群最重要的代谢功能就是通过糖酵解途径、磷酸戊糖途径和糖类厌氧分解途径等进行糖类的代谢。由于碳代谢抑制现象，肠道微生物

能够利用葡萄糖从而产生乳酸，降低了宿主对能量的吸收和利用。乳酸的产生又能促进肠道蠕动，减少营养物质在小肠内留存的时间，提高营养物质的转运速度。人类缺乏酶来消化复杂的碳水化合物，包括膳食纤维、抗性淀粉、低聚糖和非淀粉多糖等，但微生物可编码消化这些碳水化合物所需的酶。通过发酵为微生物生长收集能量，并产生单糖和短链脂肪酸（SCFA）。SCFA能够调节宿主肠道菌群、改善肠道功能。乳酸菌胞外多糖在人体肠道内经过微生物的代谢产生有机酸，抑制肠道内的大肠埃希氏菌等有害菌的生长。在细胞外层，乳酸菌胞外多糖和含有肽链取代基的多糖可以形成一种多糖外层，这种多糖外层具有黏附性，可与肠道黏液层进行接触，进而对肠道起到黏附作用。肠道菌群还会影响GLP-1分泌的调节，从而可能影响葡萄糖代谢。

2. 肠道菌群对宿主蛋白质代谢的影响

肠道菌群有助于氨基酸的合成和维持循环氨基酸水平，它们可以提供支链氨基酸的来源，因为细菌细胞中它们的比例高于真核细胞。细菌可以从头合成蛋白质合成所需的全部20种氨基酸，肠道菌群有助于并影响人体吸收的氨基酸的组成和水平，食物必需氨基酸可不同程度地被肠道组织利用。这些必需氨基酸，除了用于合成肠黏膜蛋白质外，还能够通过不同途径在肠上皮细胞内代谢。它们参与肠道内氨基酸、谷胱甘肽和多胺等多种生物活性物质的合成，从而对维持肠道黏膜完整性和肠道功能都具有重要意义。不仅如此，含硫氨基酸的主要代谢产物谷胱甘肽还可以促进肠道屏障功能的恢复。

3. 肠道菌群对宿主脂肪代谢的影响

肠道菌群参与能量及脂类代谢，从而促进肝脏脂肪酸和甘油三酯的存储。肠道菌群通过上调胆固醇调节元件结合蛋白和碳水化合物反应元件结合蛋白mRNA的表达，诱导脂肪因子脂肪酸合成酶（FAS）、禁食诱导脂肪因子（FIAF）的产生，促进脂肪沉积，最终达到促进甘油三酯的沉积作用。肠道菌群在胆汁酸代谢中起主要作用，肝脏中产生的游离型胆汁酸与甘氨酸或牛磺酸结合形成胆汁酸盐，然后主动分泌到小肠中，到达回肠后，95%的胆汁酸盐经历了肝肠循环并

被转运回肝脏。400~600mg的胆汁酸盐进入大肠，它们被各种厌氧细菌转化为次级胆汁酸，主要是脱氧胆酸和去氧胆酸。当脂肪水平升高时，血液中总胆固醇的浓度升高，促使血液中高密度脂蛋白胆固醇的含量也增加，以调节血液中脂肪的代谢平衡。

4. 肠道菌群对宿主免疫系统的调控

源自肠道菌群的信号分子对于免疫系统的发育至关重要。肠道菌群在塑造人类固有免疫力和适应性免疫力以及维持人体免疫稳态方面不可或缺的作用。在肠道菌群与局部免疫细胞之间观察到的局部免疫串扰构成了引发黏膜免疫反应的第一线相互作用，这些相互作用不仅调节宿主的生理功能，而且对建立针对病原体的保护性反应起着关键作用。在致病性感染期间，肠道菌群会促进IgA的产生，IgA与黏膜表面的入侵微生物结合并中和毒素。肠道菌群可以激活抗原呈递细胞上的Toll样受体或Nod样受体，在维护肠道上皮细胞的稳态中发挥重要作用。此外，肠道微生物代谢产生的乳酸及短链脂肪酸能够降低肠道内的pH值，抑制了病原菌的入侵与发展，肠道微生物与宿主肠道免疫共同促进了肠道屏障的完整性。

（二）肠道菌群与肿瘤

人类微生物群是一个微生物库，定殖于身体的不同部位，包括胃肠道、口鼻咽腔、皮肤和泌尿生殖道。肠道菌群的变化影响化学物质在体内的分布，结肠癌人群与健康人群肠道微生物构成存在差异，出现明显的菌群失衡现象，包括结直肠癌在内的多种肿瘤的肠道菌群失衡主要是由于肠道内致病菌的优势所致。正常人和癌症患者的肠道菌群不同，后者的优势菌群是放线菌、环磷菌、梭杆菌和嗜血杆菌，这意味着饮食和环境在决定肠道菌群组成方面起重要作用。而且，肠道菌群不同的表现出对结直肠癌的易感性不同，特异性肠道细菌是慢性炎症、DNA损伤和产生生物活性致癌代谢产物的始作俑者和促进者，这些代谢产物是肿瘤发生的原因。

具核梭杆菌在结直肠癌患者肠道中大量存在，会促使从腺瘤到癌症的进展。这些具核梭杆菌产生毒力因子FadA和黏附分子，具有侵袭

性，促进炎症和原癌反应，刺激上皮细胞生长。这些分子还充当信号分子，上调几个关键途径和基因，包括 β 连环蛋白和 Wnt 途径，这些途径与促炎症和肿瘤的发展有关。进一步会上调炎症基因表达，包括 NF-κB、IL-6、IL-8 和 IL-18 的上调，以及抗肿瘤 T 细胞介导的适应性免疫的下调。

产肠毒素脆弱类杆菌是另一种潜在的人结直肠癌病原菌，其致病因子为脆弱毒素 B 或脆弱素。这种毒素激活 Wnt/β-catenin 和 NF-κB 信号通路，促进细胞增殖，并诱导炎症介质的产生，从而导致黏膜炎症和随后结直肠癌的发生。BFT 基因可能是结直肠癌发生的危险因素，尤其是在结直肠癌晚期。从结肠癌患者中分离出的大肠杆菌能够在肠道内持续存在，引起结肠炎症、上皮损伤和细胞增殖。具有聚酮合酶（PKS）基因的大肠杆菌产生大肠杆菌素，破坏 DNA 并促进结直肠癌发生。大肠杆菌 PKS 基因的缺失减少了 DNA 的损伤、肿瘤的发生和侵袭。某些粪肠球菌株也与结直肠癌和结肠炎相关，这些细菌在宿主细胞中产生胞外超氧物并破坏 DNA，导致细胞染色体不稳定，并通过 COX-2 触发巨噬细胞产生反式-4-羟基-2-壬醛，从而促进结直肠癌的发展。微生物失调是结直肠癌发生发展的一个重要决定因素，益生菌、粪便微生物移植和益生元对肠道微生物群与有益微生物的调节，对免疫系统与微生物群的相互作用有积极影响，有利于预防炎症和结直肠癌的发生（图 14-12-1）。

（三）益生菌对肿瘤的整合营养治疗

国际益生菌和益生元协会对益生菌经过详细讨论，将益生菌重新定义为"当给予足够量时，可使宿主获得健康益处的活微生物"。益生菌对健康的促进作用包括对肠道病原体的抗菌作用、调节免疫系统、降低血液胆固醇水平、减少结肠炎和炎症、预防结肠癌和调节患者能量代谢。

肿瘤患者肠道微生态失衡的主要表现是共生菌比例下降，因此直接补充共生菌（也被称为益生菌）或者促进共生菌生长的物质（也被称为益生元），可能有助于平衡肠道菌群和改善健康状况。目前最常用的益生菌是乳酸杆菌和双歧杆菌，主要的益生元类物质包括低聚半乳糖和蔗糖。已有的研究显示益生菌对急性感染性腹泻和抗生素相关的腹泻具有良好的治疗效果。腹泻是肿瘤患者化疗和放疗时最常见的毒副反应之一。腹泻不仅使患者感觉不适并影响生活质量，还可能减少患者对化疗和放疗的耐受性。严重腹泻可能导致化疗和放疗被迫停止或减量，患者还可能需要其他治疗手段来预防腹泻引发的疾病和死亡。化疗和放疗引起腹泻的原因之一是改变了肿瘤患者正常的肠道微生态，因此补充益生菌可能通过改善肠道微生态平衡从而减轻抗肿瘤治疗相关腹泻的发生。肿瘤患者进行腹腔大手术后合并各种感染仍然是影响病情的主要因素之一。术后感染的确切病理生理机制还不清楚，但腹部手术后肠道菌群易位到其他无菌组织可能造成脓毒症等术后感染。此外，肠道黏膜的机械损伤导致肠道屏障的破坏，小肠通透性的增加以及肠道菌群失调也是导致术后感染的主要原因。术前和术后使用益生菌能明显改善肠道菌群，降低小肠通透性，减少感染等并发症，提高生活质量，缩短术后住院和抗生素使用时间。

益生菌在维持人类健康方面的另一个应用是降低血液中的血清胆固醇水平。高含量的低密度脂蛋白胆固醇是高血压、高脂血症和冠心病的主要先兆，并且会引起动脉粥样硬化斑块的形成，与肿瘤的发生也密切相关。因此，将血清胆固醇水平维持在最佳范围，可能显著降低患上述疾病的概率。益生菌对胆固醇的影响主要体现在：①通过胆汁酸盐水解酶将胆汁酸酶促解偶联。益生菌通过解离胆汁酸盐来降低胆固醇水平。胆汁

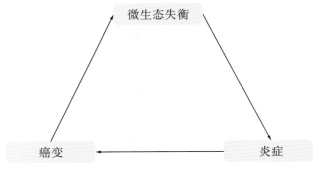

图 14-12-1　肠道微生态失衡、癌变和炎症的相互作用

酸盐的去共轭作用使其在肠中的溶解度和吸收性降低，导致它们在粪便中被清除。然后，胆固醇用于体内稳态反应中合成新的胆汁酸，从而降低血液中的血清胆固醇。②在小肠中结合胆固醇的能力，益生菌的胆固醇结合能力具有菌株特异性。③将胆固醇吸收并掺入益生菌的细胞膜中，从而降低血液中的胆固醇水平。④将胆固醇转化为香豆素醇。⑤降低 LDL 颗粒中胆固醇酯的浓度，富含三酰基甘油的 LDL 颗粒更易于水解和从血液中去除，而胆固醇酯的损失形成了较小且致密的 LDL 颗粒，与较大的 LDL 颗粒相比，从血液中的去除率更高。

益生菌在多种癌（包括结直肠癌、胃癌、肝癌、乳腺癌、膀胱癌、宫颈癌和髓样白血病）细胞中具有抗增殖或促凋亡活性。益生菌抗肿瘤作用的主要机制：①肠道菌群组成的改良。②肠道菌群代谢活性的变化。③肠腔内致癌物质的结合和降解。④产生具有抗癌活性的化合物，如短链脂肪酸和共轭亚油酸。⑤免疫调节。⑥肠屏障功能的改善。⑦宿主生理变化。⑧抑制癌细胞增殖和诱导凋亡。

1. 改良肠道菌群的组成

确切的肠道菌群组成及其与肿瘤发生发展的关系尚不清楚。然而，健康的肠道微生物群必须以有益细菌数量超过致病细菌的方式组成。否则，就会引发慢性炎症，并增加致癌化合物的产生，从而增加肿瘤发生的风险。经常食用益生菌可以改善肠道微生物群的定量和定性特征，例如，规律食用植物乳杆菌 CGMCC 1258、嗜酸乳杆菌 LA-11 和长双歧杆菌 BL-88 16d，能够增加结肠癌切除患者肠道菌群的多样性和丰度。在此情况下，这些患者的肠道微生物群组成与健康人相似。此外，益生菌能够以不同的方式减少病原菌的数量，包括对营养物质、生长因子和黏附受体的竞争，一些益生菌可以产生抗菌物质，如细菌素、抑菌素、过氧化氢和乳酸，这些物质可以抑制肠腔内病原菌的生长或消灭病原菌，肠道微生物群组成的改良直接关系到肿瘤发病风险的降低。

2. 肠道菌群代谢活性的变化

人类肠道中的一些细菌能够以饮食中的某些物质为原料产生致癌化合物，也可以从内源性产生的胆汁酸盐中产生致癌化合物。这是由于一些酶，如 β 葡萄糖苷酶、β 葡萄糖醛酸酶、硝酸还原酶、偶氮还原酶和 7-α-脱氢酶的存在，这些酶能将多环芳烃、杂环芳香胺和原代胆汁酸转化为活性致癌物，并合成苷元、酚类、甲酚、氨和 N-亚硝基化合物。这些代谢物具有细胞毒性和遗传毒性，可导致细胞异常生长和细胞中抗凋亡途径的激活，从而促进肿瘤的发展。通过调节这些酶的活性来改变微生物的代谢，是益生菌降低肿瘤发病风险的机制之一。这种改变肠道菌群代谢活性的作用主要与 β 葡萄糖醛酸酶和硝酸还原酶有关。在一些致病细菌中，如梭状芽孢杆菌、类杆菌、真细菌和大肠杆菌等，这些酶的更高活性，导致其负责合成致癌化合物。因此，规律食用益生菌可以减少肠道微生物群中的致病菌数量，改善肠道菌群代谢活性，从而减少肠道致癌化合物的产生。

3. 肠腔内致癌物质的结合和降解

益生菌菌株与诱变剂结合并发挥抗突变活性可能是由于其结构肽聚糖、多糖和分泌糖蛋白，益生菌菌株能够代谢和灭活致癌化合物，特别是 N-亚硝基化合物和杂环芳香胺。益生菌将原致癌物和致癌物生物转化为毒性较小的代谢物，从而有助于解毒。这种结合和降解能力高度依赖于所用菌株、微生物的活力、致癌化合物、益生菌剂量以及环境条件（如 pH 值、胆汁酸盐的存在和胃肠酶）。这种机制在体内的实际发生需要更多的试验和临床研究来阐明，因为在人体胃肠道中发现的情况可能逆转这一过程。

4. 产生具有抗癌活性的化合物，如短链脂肪酸和共轭亚油酸

益生菌能够产生具有抗癌活性的化合物，如短链脂肪酸和共轭亚油酸。由于各种化合物的性质不同，所以它们都具有特定的抗癌活性。

1）短链脂肪酸 短链脂肪酸（SCFA）是来自饮食和内源性来源（如黏液）的不易消化的碳水化合物的细菌发酵的最终产物。据估计，人体肠道每天产生 100~450mmol 的 SCFA，其中醋酸、丙酸和丁酸的近似摩尔比为 60∶25∶15。

丁酸是研究最多的 SCFA，因为它有助于调节肿瘤细胞增殖、分化和凋亡之间的平衡。健康人的粪便中丁酸的含量高于结直肠癌患者，此外，据估计，降低粪便中 $1\mu g/L$ 丁酸的浓度会增加 84.2% 的结直肠癌风险。丁酸盐产生菌属于梭状芽孢杆菌 IV 和 XIV a 的菌群，乳酸菌不产生丁酸盐，但某些种类的细菌，如埃哈利氏菌能够将乙酸盐和乳酸盐转化为丁酸盐。因此，丁酸盐的产生取决于肠道微生物群的组成、饮食、摄入碳水化合物的化学组成以及其他代谢物。

SCFA 通过抑制核转录因子 NF-κB 的激活，增强肿瘤细胞的免疫原性，调节凋亡相关蛋白的活性，如 Bcl-2、Bak 和 caspase3、7 等，具有减少炎性细胞因子产生的能力，提高抗氧化酶谷胱甘肽 S- 转移酶（GST）活性，抑制环氧化酶 COX-2 活性，刺激抗菌肽的产生，抑制组蛋白的脱乙酰化。这些效应导致参与控制细胞周期增殖、分化和凋亡的基因沉默或上调。此外，丁酸盐可以通过增加黏液分泌来改善肠道屏障，并可促进健康细胞的增殖，从而有助于预防肿瘤，因为 SCFA 是结肠形成细胞的主要能量底物。丁酸还刺激生长因子和抗炎细胞因子的产生，如 IL-10。

乙酸和丙酸还具有抗炎活性，因为它们能够抑制核转录因子 NF-κB 的激活，并调节促炎细胞因子的基因表达。丙酸还具有促进肿瘤细胞凋亡和抗增殖的作用。丙酸是继丁酸之后的第二种 SCFA，可以作为结肠细胞的能量来源。

SCFA 由组成肠道微生物群的细菌自然产生。然而，产生量可能不足以抑制大肠癌的发展。因此，食用益生菌可能有助于增加 SCFA 的日产量。临床上，益生菌也可以与益生元一起提供，后者可以通过充当肠道微生物群的底物来增加 SCFA 的产生。

2）共轭亚油酸 有些益生菌，如嗜酸乳杆菌、干酪乳杆菌、植物乳杆菌、费氏丙酸杆菌，以及存在于益生菌 VSL#3（干酪乳杆菌、植物乳杆菌、嗜酸乳杆菌、保加利亚乳杆菌亚种、婴儿乳杆菌、干酪乳杆菌、嗜热链球菌亚种）中的所有菌株，都能够从亚油酸中产生共轭亚油酸（CLA）。这种脂肪酸由细菌在回肠远端产生，可被肠腔中的结肠细胞吸收或与之相互作用，从而在局部发挥有益作用。

CLA 的抗增殖和促凋亡活性是由于其能够增加过氧化物酶体增殖物激活的 γ 受体的表达，而 γ 受体参与了脂质代谢、凋亡和免疫系统功能的调节。CLA 还影响凋亡过程中相关基因（caspase 3、caspase 9 和 Bcl-2 等）的表达以及细胞对细胞生长因子（胰岛素样生长因子等）的反应，由 VSL#3 菌株产生的 CLA 能够诱导肿瘤细胞的凋亡并降低其活性。此外，CLA 还可通过两种途径抑制结肠形成细胞中二十碳烯酸的产生。第一种途径是用共轭亚油酸取代细胞膜中的花生四烯酸，第二种是共轭亚油酸干扰环氧化酶和脂氧化酶的活性，这两种酶负责合成二十碳烯酸。CLA 的抗癌活性呈剂量依赖性。因此，食用能够促进脂肪酸生成的益生菌会促使 CLA 发挥抗癌作用。

5. 免疫调节

肠道微生物群对免疫系统的成熟和免疫耐受的发展至关重要，免疫耐受是调节免疫系统以保护宿主机体免受病原体侵害的一种机制，为免疫系统提供适量的益生菌和有利的微生物群是一种有益于宿主机体的免疫调节方法。肠道微生物及其代谢物在黏膜和系统水平上对先天免疫和适应性免疫的差异调节中起重要作用。结肠癌患者的炎症肠组织屏障功能受损，有助于细菌移位，并通过促炎性细胞因子诱导肿瘤微环境，这种免疫调节是通过存在于胃肠道的免疫细胞与益生菌或其代谢产物之间的相互作用而发生。代谢产物被免疫细胞和上皮细胞的受体识别，如 Toll 样和 NOD 样受体。在被识别后，免疫细胞和上皮细胞开始分泌有助于调节先天性和适应性免疫反应的细胞因子。

促炎细胞因子 IL-1β、IL-6、IL-8、IL-17、IL-12 和肿瘤坏死因子 -α（TNF-α）与肿瘤的发生发展有关。相反，抗炎细胞因子 IL-10 和转化生长因子 β 对肿瘤具有抑制作用。由于益生菌能增加抗炎细胞因子的产生，减少促炎细胞因子的产生，所以肿瘤细胞的增殖会被延迟。此外，益生菌可降低 COX-2 的表达，COX-2 是一种催化花生四烯酸产生前列腺素的酶，其刺激细胞增殖并且促进炎症发展。

另一个重要的免疫调节途径是增加免疫球蛋白A（IgA）的产生。由于对蛋白质分解的抵抗，这种免疫球蛋白作用于肠屏障，限制了肠腔内潜在致癌化合物与结肠细胞的接触。此外，IgA创造了一个抗炎的环境，因为它无法激活互补系统和促炎反应。

有些益生菌还可通过激活吞噬细胞来影响免疫反应，并有助于保持警惕状态，从而在癌细胞发育的早期阶段消除癌细胞。需要强调的是，益生菌的免疫调节活性取决于它们在胃肠道中的存活和持续性，以及使用的菌株、剂量和频率。此外，它们与宿主免疫系统的相互作用类型可以影响它们的免疫调节活性。因此，并不是所有的益生菌都能调节免疫系统并防止肿瘤的发生。

6. 肠屏障功能的改善

肠屏障的主要功能是保护身体免受物理和化学损伤，以及肠道内微生物入侵。这种屏障由一层上皮细胞（结肠细胞）、免疫细胞、杯状细胞、潘氏细胞、细胞连接蛋白、黏液层、IgA、pH、抗菌肽和肠道微生物组成。肠道微生物群可改变肠道屏障，使其或多或少具有渗透性。此外，有些益生菌能够降低肠道通透性，因为它们可以改变肠屏障的3个重要组成部分，例如结肠内pH值、细胞连接蛋白和粘蛋白的产生。

1）结肠内pH 与健康人相比，结直肠癌患者的结肠内pH值更高，可归因于这些人粪便中有机酸和SCFA含量较低。因此，结肠内pH值的降低与此类癌症的发病率降低有关。如前所述，这些酸可以由益生菌的代谢活性产生。因此，粪便pH值被用作益生菌存在和益生菌活性的间接标记。结肠内pH值较低的能抑制腐败和致病细菌的增殖，并能降低产生致癌化合物细菌的酶活性。除了降低结肠内的pH值外，乳酸和乙酸还能增加肠蠕动，阻碍致病菌与结肠细胞的黏附，从而缩短致癌化合物与肠黏膜接触的时间。

2）细胞连接蛋白 炎症和致癌过程会增加肠道通透性，主要因为它们改变了细胞连接蛋白的结构和表达，使结肠细胞相互黏附。这些蛋白质主要存在于结肠形成细胞之间的顶端区域，由跨膜蛋白的复合物形成，通过连接跨膜蛋白与结

肠形成细胞骨架结合，从而形成紧密连接。经常食用益生菌可以降低肠道通透性，因为它们可以改变细胞连接蛋白的分布。它减少了潜在的致癌和炎症化合物的吸收量，防止了对结肠细胞的损害，从而防止了肿瘤的发生。例如用益生菌混合物（植物乳杆菌CGMCC 1258、嗜酸乳杆菌LA-11和长双歧杆菌BL-88）治疗结肠癌能够降低肠道通透性。此外，益生菌治疗增加了细胞连接蛋白的数量，如claudin、occludin和JAM-1蛋白等，并改善了这些蛋白在结肠上皮中的分布，使其更加连续。

3）黏蛋白的产生 致癌过程会减少黏蛋白的产生，使其成分糖基化程度降低，增加了致癌化合物、肠道微生物群和结肠形成细胞之间的接触机会，可能有助于炎症的发展，从而导致肿瘤的发生。黏液形成的屏障是动态的，产生黏液的组成和数量受肠道微生物群组成的影响。因此，有些益生菌能够通过上调MUC基因（主要是MUC2）来增加杯状细胞产生的黏蛋白。益生菌增加黏蛋白产生的能力可能受到其他因素的影响，如免疫系统和饮食等。

7. 宿主生理变化

益生菌可能改变宿主的生理，从而有助于预防肿瘤的发生。益生菌能够改变一些参与细胞解毒过程的酶的活性，例如过氧化氢酶、超氧化物歧化酶和GST，从而减少自由基的产生并降低致癌物质的活性。自由基在细胞呼吸和炎症过程中由肠道菌群自然产生，肠道菌群产生的自由基具有重要意义，如果不加以控制，可能会产生致癌作用。益生菌处理的动物过氧化氢酶、超氧化物歧化酶和GST活性增加。GST是一种具有解毒活性的抗氧化酶，属于II期生物转化过程中的一类酶，它能灭活被人体吸收的致癌物化合物。益生菌能够通过丁酸的作用提高这种酶的活性，这种SCFA可以改变组蛋白乙酰化的状态，从而增加GST的表达。

益生菌能够改变宿主生理的另一种方法是多胺的作用，多胺是一种带正电荷的分子，能够与细胞中的蛋白质、磷脂、DNA和RNA结合。因此，多胺可以调节基因表达、细胞增殖和分化。多胺的生物合成、分解代谢、吸收和外排受到严格的

控制，然而，随着肿瘤的发展，这种控制逐渐消失，增加了细胞内的浓度。因此，多胺可以用作肿瘤细胞增殖的生物标记物。

8. 抑制肿瘤细胞增殖和诱导凋亡

肿瘤细胞增殖和凋亡的发生是决定肿瘤发展速度的重要因素，由于癌症发展过程中发生的变化，这些细胞的增殖超过了凋亡。因此，能够调节细胞增殖和凋亡的益生菌引起了极大的关注，因为与化疗和放疗不同，不会对邻近细胞造成损害，也不会引起炎症。益生菌可通过干扰信号传导途径的不同阶段抑制癌细胞增殖和诱导凋亡，如 COX-2 抑制，caspase-3 激活和线粒体膜电位极化，自噬性细胞死亡激活，炎症细胞失活，下调 NF-κB 和有丝分裂原激活蛋白激酶（MAPK）信号和分泌肠道代谢物等。

由于食用益生菌而导致的癌细胞凋亡率的增加归因于 SCFA，特别是丁酸盐。这种 SCFA 能够诱导表观遗传改变，使细胞周期停滞，并刺激促凋亡基因的表达。免疫调节是另一种可能的途径，通过食用益生菌，增加 TNF-α 的产生，诱导促凋亡活性。因此，益生菌可以通过免疫调节，增加 SCFA 的产生，增加参与调控凋亡过程的基因和蛋白质的表达，抑制肿瘤的发展。

（四）展　望

肠道菌群通过免疫应答和代谢反应在细胞癌变中发挥关键作用，并显著影响肿瘤治疗的疗效，肿瘤患者常因为各种原因导致肠道微生态失衡，加重疾病进展并影响多种抗肿瘤治疗的效果。预防和治疗肿瘤的营养干预措施，如食用益生菌，已成为管理肿瘤的可行方法，很少有报道显示益生菌口服补充剂会带来不良影响。靶向肿瘤患者肠道微生态的干预策略可能给恶性肿瘤的预防和治疗带来新希望。关于免疫受损个体和肠道通透性改变个体食用益生菌的情况是一个需要进一步研究的方面。益生菌发挥作用的机制具有应变特异性，应进一步研究确定与预防肿瘤有关的菌株。益生菌到达结肠前活性丧失是降低口服益生菌疗效的重要方面，开发和应用微胶囊等技术来保证益生菌菌株的生存能力，可以增强该菌株对大肠癌等肿瘤的预防作用。

二、益生元与肿瘤营养治疗

益生元最初于 1995 年由 Gibson 和 Roberfroid 定义为"一种不可消化的食品成分，通过选择性刺激结肠中一种或几种细菌的生长或活性，对宿主产生有益的影响，从而改善宿主健康"。益生元应具备 4 个条件：在上消化道它既不能被水解，也不能被吸收；只能选择性地对大肠内有益菌（双歧杆菌等）进行刺激生长繁殖或激活代谢功能作用；能够提高肠内有益于健康的优势菌群的构成和数量；能起到增强宿主机体健康的作用。最近益生元被定义为"一种不可消化的化合物，通过其在肠道中的微生物代谢，可以调节肠道菌群的组成或活性，从而对宿主产生有益的生理作用"。

（一）益生元种类及制备

益生元包括功能性低聚糖类（如低聚果糖、低聚木糖、低聚半乳糖、低聚异麦芽糖、大豆低聚糖、菊粉、水苏糖等）、微藻类（如螺旋藻、节旋藻等）、多糖（如云芝多糖，胡萝含氮多糖）、蛋白质水解物（如酪蛋白的水解物，α乳清蛋白，乳铁蛋白等）、一些天然植物（如蔬菜、中草药、野生植物等）的提取物、多元醇等。常见的益生元主要是功能性低聚糖类和微藻类。常见的低聚糖类益生元包括低聚果糖、低聚木糖、低聚半乳糖、低聚异麦芽糖、大豆低聚糖、菊粉、水苏糖等，它们的黏度和甜度较低，口感更佳，并且水溶性良好，受酸环境和热环境影响较弱，不易与矿物质结合，易于保存；微藻类益生元有节旋藻、螺旋藻等，在土壤、沼泽、淡水、温泉，甚至是高盐碱地湖泊等极端环境中均能生长。蛋白质含量丰富、易于被肠菌发酵，能为机体补充大量矿物质、微量元素、酶和天然色素，同时不含饱和脂肪酸，胆固醇含量也较低，在调节肿瘤脂质代谢紊乱方面具有优势（表 14-12-1，表 14-12-2）。

益生元可通过多种方法制备，包括从天然原料中提取、微生物酶水解、微生物酶转移反应、化学合成、酸水解或碱转化法等，当前工业生产中最为常用的制备方法为酶水解天然多糖和酶法催化合成，具体制备过程可分为 3 步：①对酶进

表 14-12-1　益生元种类及作用

种类	英文名称	作用
低聚糖	Oligosaccharide	改善机体微生态环境，促进双歧杆菌增值
多糖	Polysaccharide	抑制病毒吸附细胞，增强机体免疫力，调节代谢过程
植物中草药提取物	Plant extract of Chinese herbal medicine	调节机体代谢功能，增强机体免疫力
蛋白质水解物	Protein hydrolysate	生成蛋白酶，促进机体新陈代谢
多元醇	Polyol	增强骨质密度，促进钙吸收

表 14-12-2　不同类型益生元功能

种类	英文名称	作用
低聚果糖	Fructo oligosaccharides	促进体内双歧杆菌繁殖，改善肠道微生态
寡糖	Oligosaccharide	充当碳源或营养物质，促进双歧杆菌增殖
大豆低聚糖	Sbos	调节机体脂类代谢
低聚糖	Oligosaccharide	增强机体免疫功能，提升癌变细胞的免疫能力
魔芋甘露低聚糖	Konjac mannan oligosaccharide	增强机体免疫功能和巨噬细胞吞噬功能

行发酵；②采用酶法合成低聚糖；③通过分离精制得到益生元。酶法制备益生元有着多方面优点，不仅反应条件比较温和，而且产物均一性良好，同时对环境影响较小，生产成本低，可以进行大规模生产，得到越来越多人的认可和欢迎，是目前益生元制备的主要方法。

（二）益生元生理代谢功能

益生元不能为胃酸、酶类消化分解而被人体直接利用，但是益生菌能产生切断多聚糖或低聚糖末端苷键的酶，或产生水解聚合链中间各种糖苷键的酶，这样作用于益生元中糖苷键后就能被益生菌选择性地进行发酵，生成短链脂肪酸，发挥改善肠道微生态、促进矿物质吸收、调节脂质代谢、调节免疫系统等功能。

1. 改善肠道微生态

益生元到达结肠被微生物降解后，能够提供肠黏膜上皮细胞生长所需的原料和能量。细菌在肠道表面生长时，会自然在游离的生物膜上集结，益生元被食用后，可以选择性地被厌氧乳酸菌等有益菌群利用，产生丁酸等有机酸，丁酸的氧化物占机体产生的氧化物的 70%，是肠道能量的主要来源。益生元可以改变肠道微生物菌群的组成，促进有益菌群生长，改善肠道屏障并调节黏膜和

全身免疫反应，并且通过增加竞争压力来防止病原体定殖。益生元主要作用于双歧杆菌和乳杆菌（植物乳杆菌、副干酪乳杆菌、双歧杆菌），改善肠道微生态。乳酸菌和双歧菌在肠道内发酵益生元产生乳酸和乙酸，乳酸是肠道微生物活性的首要调控物质，在小肠内进一步代谢生成乙酸，细菌用来合成挥发性脂肪酸，肠道内的环境被酸化，抑制对酸敏感的病原菌。双歧杆菌能利用益生元分泌凝集素，该物质可结合肠黏膜上皮细胞产生的糖蛋白。这样双歧杆菌可和肠黏膜上皮细胞牢固结合，在与其他厌氧菌一起共同占据肠黏膜表面，形成一个生物学屏障，阻止致病菌及条件致病菌的定殖、入侵。此外，益生元可能通过降低结肠 pH 值，有机酸的浓度上升，通过细胞膜扩散到细胞，表现更高的抑菌能力，来抑制病原体（产气荚膜梭菌、大肠杆菌、空肠弯曲菌、肠杆菌、肠炎沙门氏菌、鼠伤寒沙门氏菌等）的生长。

2. 促进矿物质吸收

益生元进入肠道后，因发酵而生成有机酸，降低肠道内 pH 值，肠道 pH 值可提高矿物质的溶解度，并可抵消二价阳离子－植酸盐复合物的形成，有机酸可以刺激黏膜细胞增殖，从而在结肠黏膜上产生较大的吸收表面积，肠上皮细胞

主动运输和被动运输作用增强，从而促进肠道中钙、镁等矿物质的吸收。此外，与结肠发酵和 SCFA 形成相关的血流量增加，也会促进阳离子吸收。

3. 对脂质代谢的调节作用

益生元可能有助于降低血液和肝脏中甘油三酯的含量。益生元（低聚果糖）会降低肝脏中极低密度脂蛋白 – 甘油三酯的分泌，可能是通过抑制脂肪酸在肝脏中的从头合成过程来降低肝脏对极低密度脂蛋白的分泌，从而降低血清中甘油三酯的浓度，并且脂肪酸合成的关键酶（乙酰辅酶 A 羧化酶、脂肪酸合酶、苹果酸酶、ATP 柠檬酸裂合酶和葡萄糖 6- 磷酸脱氢酶等）活性显著降低。益生元对脂肪生成的调节通常与生理变化有关，例如通过基因转录增加而发生的葡萄糖诱导脂肪酶的产生。调节餐后胰岛素释放的激素介体（葡萄糖依赖性促胰岛素多肽和胰高血糖素样肽 1）与脂质代谢之间的关联可能是刺激脂肪组织和脂肪组织从头产生脂肪的原因。在降低血脂胆固醇水平方面，益生元发酵过程中产生的 SCFA 十分重要，它们可以调节胆固醇的合成，其中乙酸盐为刺激物，可以促进胆固醇的合成，丙酸酯为抑制剂会抑制胆固醇的合成。益生元可增加内源性底物（如胆汁酸）的排泄，这些底物与脂质代谢有关，这种作用主要归因于诸如 β–d– 葡聚糖等黏性纤维与胆盐混合胶束的相互作用，从而降低了胆固醇和胆汁酸的再吸收。

4. 免疫调节作用

益生元会增加结肠上皮中的某些共生细菌（双歧杆菌），因此它们是生长因子。这些细菌会竞争上皮细胞表面上存在的糖蛋白，可抑制病原体的黏附和侵袭。益生菌肠道菌群发酵的结果使 SCFA 浓度增加，这可能会引起肠道菌群的变化以及结肠 pH 值的改变，乳酸菌或细菌细胞壁或细胞质成分可直接与肠道中的免疫细胞相互作用并调节粘蛋白的产生。肠道菌群发酵代谢产物能与肠道相关淋巴组织相互作用，是肠道免疫系统的一部分。通过调节驻留细胞的功能（例如下调促炎性细胞因子的产生），益生菌的代谢产物可能会引起免疫系统的正调节。益生元还可以通过与细菌相互作用来激活先天防御反应，益生元还可通过清除 ROS（活性氧）直接对其进行免疫调节。

肠道相关的淋巴组织是人体免疫系统的最大组成部分，在大肠的防御功能中起核心作用。特定的细菌抗原结构（例如脂多糖，肽聚糖，多糖 A，脂蛋白酸，脂蛋白和微生物核酸）会不断触发免疫系统。这些结构可通过模式识别受体识别，并引发多种反应，这些反应对于维持肠道屏障完整性和宿主微生物体内平衡至关重要。益生元诱导免疫调节作用，包括粪便分泌免疫球蛋白 A 和粪便分泌免疫球蛋白 A 水平的升高。

5. 膳食纤维的特性

低聚糖类益生元具有可溶性膳食纤维的基本特性，如可降低粪便 pH 值，减少有毒代谢物，具有洁肠通便、排毒解毒的功能。人体摄入功能性低聚糖导致双歧杆菌的量增多，双歧杆菌发酵低聚糖产生大量醋酸和乳酸等短链脂肪酸，能加速肠腔蠕动、增加粪便体积和水分，并保持一定的渗透压，减轻便秘。除此之外，益生元还具有良好的耐消化性，不易被唾液、胰液、肠液中的酶类所分解，可以一直到达大肠，被肠道细菌代谢。

（三）益生元对肿瘤的整合营养治疗

1. 益生元对肿瘤的预防作用

益生元的解毒作用可以预防肿瘤的发生。细菌在结肠中发酵产生有毒的代谢产物，例如氨（肝毒素）、酚（癌激发剂），甲酚（癌激发剂）、吲哚（致癌物）、粪臭物（致癌物）等。结肠中还存在有毒的化合物，还有雌性激素（有致癌嫌疑或乳腺癌激发剂）及多种糖苷类及其他物质。

益生元可以通过提高机体免疫力降低肿瘤发生率。丁酸是结肠黏膜上皮细胞的能量来源，它也可能是癌发生的化学预防剂。丁酸可抑制 HT29 细胞的生长，并诱导属于谷胱甘肽的解毒酶 S- 转移酶家族（GST）或细胞分化的启动子。另一种丙酸对结肠癌细胞具有抗炎作用。根据上述机制，胃肠道中存在的益生元会影响胃肠道癌症的发生，从而发挥预防作用。

脂质代谢紊乱是肿瘤发生的重要因素之一，益生元可以通过降低血糖和调节血脂等代谢功能预防肿瘤的发生。高脂肪物质促进高胆酸分泌，过量的次胆酸和类固醇与结肠癌有关，食用功能性低聚糖可以有效防止结肠癌的发生。益生元被食用后基本不产生热量，而且难以被人体消化，所以一般不产生热量，可以用作低能量食品，能够最大限度地满足那些喜爱甜食又担心发胖人群的要求，合理服用益生元可以降低肥胖患者的 BMI，而肥胖是肿瘤发生的风险因素。因此，益生元预防肿瘤发生具有重要作用。

2. 益生元对肿瘤的治疗作用

如今，对益生元潜在的抗癌特性非常感兴趣。饮食中富含益生元，尤其是谷物纤维和全谷物可以降低结直肠癌发生风险。益生元通过其双歧作用和免疫调节作用，通过下调 COX-2，iNOS，NF-κB 和胃肠道谷胱甘肽过氧化物酶的表达水平而显示抗癌特性。益生元减少了管腔内有毒物质的运输时间，并稀释了有毒物质，从而减少了上皮细胞与有害产物的接触。另外，具有吸附能力的益生元可能会结合并去除结肠中潜在有害的化合物。可发酵的纤维和益生元尤其可以通过改变微生物群落的活性或组成而产生积极的影响。

肿瘤发生后微生物群组成发生了变化，并且有几个细菌组在肿瘤发生中起积极作用，这些结肠微生物群落可以产生许多潜在的致癌物，例如次级胆汁酸，但也可以产生保护性代谢产物。益生元发酵产生的 SCFA，尤其是丁酸，具有抗炎作用、抑制癌细胞的增殖、并选择性地诱导肿瘤细胞凋亡。

除了其直接作用外，SCFA 还通过降低 pH 值而影响肠道环境。肠道 pH 降低会抑制蛋白酶活性，从而影响蛋白质发酵。在低 pH 值下，氨是蛋白质发酵产生的致癌产物，它的吸收受到阻碍，因为氨离子的扩散性低于氨。益生元发酵和由此导致的 pH 降低也能影响胆汁酸代谢。此外，结肠中益生元发酵引起的酸化作用可能会降低细菌酶的活性，包括 7α-脱羟基酶，这与次级胆汁酸的形成有关。

除 7α-脱羟化酶外，其他细菌酶（例如硝基还原酶、偶氮还原酶、β 葡萄糖苷酶和 β 葡萄糖醛酸苷酶等）可将相对无害的化合物转化为有毒代谢产物，食用益生元可降低这些酶的活性。

由于不易消化的碳水化合物在结肠中的存在时间较长，它们可以抑制蛋白质的分解代谢，这也刺激了微生物的生长，进而导致细菌对含氮底物的净吸收更高。因此，肠道内补充益生元有望成为预防治疗肿瘤的常规方法。

（四）展　望

肿瘤患者尤其是经过手术、放化疗的肿瘤患者，体内肠道菌群严重失衡，免疫力下降。使用益生元可以促进体内的有益菌增殖，尤其是双歧杆菌，维持肠道微生态，提高免疫力。增殖双歧杆菌的方法很多，例如食用益生菌，但其中活菌的数量少，并且进入肠道后活性又大大降低，必须长期服用才会有明显效果。而食用益生元，不容易被消化，方便在食品中添加，选择性的增殖益生菌，服用量小，价格优惠，尤其适用于长期严重肠道菌群失调的肿瘤患者。益生元的另一个优势是其有益的质地形成特性（其主要应用包括糖和脂肪替代品），可用于生产低脂或低糖食品。这就是为什么在不久的将来可能会使用益生元的原因，因为它们的技术特性及双歧化特性将成为附加值，使生产者能够生产具有独特食品成分的新型功能性食品，而这些食品成分被消费者高度接受。

三、合生元与肿瘤整合营养治疗

（一）合生元组成

益生菌加益生元即为合生元，也称为益生合剂。在欧洲地区，合生元作为一种食品被人们所接受。越来越多研究表明，补充合生元也可作为预防和治疗 肿瘤发生的一种新方式。双生细菌或乳杆菌与低聚果糖的整合是最受欢迎的合生元产品。

（二）合生元的功能

1. 重建肠道菌群平衡

益生菌可以与益生元整合使用。益生元是不易消化的纤维，可刺激细菌生长，改善益生菌的功效。乳酸杆菌和双歧杆菌属的数量增加，维持肠道菌群的平衡，益生元对益生菌的刺激导致肠道代谢活性的调节，同时维持了肠道的生物结构，有益菌群的形成以及胃肠道中潜在病原体的抑制，重建肠内菌群平衡，修复肠道屏障功能。合生元能够治疗乙醇性胰腺炎引起的内毒素血症，抑制胰腺细菌易位。

2. 减少有害物质

合生元导致不良代谢物浓度降低，以及亚硝胺和致癌物质失活，它们的使用导致短链脂肪酸、酮、二硫化碳和乙酸甲酯的含量显著增加，能对宿主的健康产生积极影响。合生元能逆转乙醇造成的肝损害，肝功能的修复与内毒素的减少有关。

3. 改善便秘和腹泻症状

益生元和合生元可用于调节肠道菌群，对便秘症状患者具有潜在益处，它可降低肠道的 pH 值，增加粪便质量并引起渗透作用，从而导致结肠中水分增加，改善粪便频率，粪便稠度以及不完全排便的压力和感觉。合生元可以有效减少腐烂性物质（包括对甲酚，粪臭素和吲哚），并且双歧杆菌比率和短链脂肪酸含量均可增加。短链脂肪酸是微生物发酵的主要产物，通常用于改善肠道菌群的代谢活性。小剂量的合生元能够促进空肠乳糖酶的活性，在大剂量合生元作用下，乳糖酶、蔗糖酶、脂肪酶、异麦芽糖酶的活性均提高，可以改善肠道消化功能，防止腹泻发生。合生元甚至改善了一种潜在的副作用，即腹胀，表明合生元具有良好的耐受性和安全性。

4. 降低血氨，改善肝功能

合生元除了可以调节肝病患者的微生态紊乱外，产生的有机酸还能降低肠道的 pH 值，减少氨的吸收。合生元使粪便中乳酸菌的数目增加，同时血氨及内毒素水平下降，谷草转氨酶、胆红素、白蛋白及凝血酶原活性在治疗前后比较差异有统计学意义。

5. 调节免疫功能

合生元可以重建肠内益生菌的支配地位，可改变结肠上皮细胞中的细胞因子表达，并降低促炎细胞因子水平，抑制炎症因子对肠道的刺激。抗生素类药物虽然能够治疗炎性肠病，但不能阻止其复发，而合生元制剂可以预防静止或休眠状态的结肠炎复发。短链果聚糖通过 IL-10 / IL-12 比值可诱导抗炎平衡。此外，用 Toll 样受体 2（TLR2）构造刺激人胚肾细胞并激活这些细胞中的转录因子，例如 NF-κB 和激活蛋白 1（AP-1）取决于益生元的剂量和链长。

6. 调节脂质代谢

补充合生元对血清脂质分布和氧化应激水平有影响。合生元可显著降低 BMI 和血中甘油三酯、总胆固醇、低密度脂蛋白胆固醇、瘦素及磷脂的水平，增加短链脂肪酸的含量，血清总氧化应激水平显著降低。

7. 促进矿物质的吸收和维生素的合成

合生元可以影响矿物质的吸收、骨内矿物质的含量及骨质的结构，其作用机制与短链脂肪酸提高了矿物质的溶解性及钙结合蛋白的表达增加相关。合生元能够促进硫胺素和生物素的合成，并且核黄素和泛酸在结肠内被很好吸收。合生元可产生丙氨酸、缬氨酸、天冬氨酸和苏氨等氨基酸，还可产生维生素 B_1、维生素 B_2、维生素 B_6、维生素 B_{12}、烟酸和叶酸等，协助营养吸收，促进健康。

（三）合生元在肿瘤营养治疗中的应用

1. 抗肿瘤作用

益生菌与益生元协同作用，对肠道健康产生有益影响，是肿瘤的潜在治疗策略。浓缩的果寡糖、菊粉、鼠李糖乳酸杆菌和乳双歧杆菌组合而成的合生元，可通过调节肠道免疫系统来发挥抗肿瘤作用。乳酸杆菌和双歧杆菌与益生元（如低聚果糖和菊粉）合用可抵消肿瘤的进展，双歧杆菌、嗜酸乳杆菌、麦芽糊精和寡聚果糖的合生元混合物可增加 ZO-1，MUC2，TLR2 和 occludin 的表达，并降低 COX-2 和 TLR4 的表达，并影响抗原呈递细胞活性和 CD4$^+$T 细胞数量，从而在抑制肿瘤的发生中发挥作用。合生元能够调控肠道相关淋巴组织的免疫功能，增强自然杀伤细胞抑制肿瘤的活性，降低致炎因子表达。合生元还可以减少粪便中有毒水分，提高肠屏障的功能，防止肿瘤的发生。

2. 在腹部手术患者中的应用

合生元能够降低术后的感染并发症，预防患

者术后和类似干预措施中的细菌易位并降低医院感染的发生率，促进机体恢复。接受择期腹部手术的成年患者服用合生元降低了术后感染的风险，它对尿路感染和复合感染具有潜在的益处，没有增加不良事件的风险。胆管癌患者服用合生元也能够降低术后的感染率，调节术后应激引起的菌群失调。

（四）问题与展望

合生元在各种病理条件下表现出不同的作用，益生菌和益生元的剂量各异，以及合生元制剂中所含化合物的互补或协同作用，都是制定干预策略时要考虑的重要因素。使用合生元的缺点是难以预测每种成分的特异性以及所产生的作用机制。合理使用合生元制剂时，通常应考虑合用会增强个体反应，虽然假定两种单独的生物活性剂的整合可能比单独使用一种更有效，但也应考虑拮抗作用。只针对某些益生菌菌株，而对其他菌株没有影响。应通过使用相关且可复制的体外模型系统以及人类疾病的动物模型对潜在的益生元－益生菌相互作用进行深入分析。研究合生元时必须考虑的因素包括潜在的协同反应、拮抗反应、累加作用以及增强或掩盖不良作用。

四、中医药对肿瘤肠道菌群的调节作用

（一）中药维持肠道微生态

口服是中药的主要给药途径，因为它们的主要化学成分可以直接被人体的消化道吸收。在消化道，一部分化学成分或其代谢产物可被吸收到血液中，然后通过血液循环到达目标器官。但是，由于肠道中存在大量微生物，口服中药会影响肠道微生物的平衡。中药对肠道菌群有双向调节效应，既可以促进有益菌的增殖，又可以抑制有害菌的生长。中药化合物可以通过益生菌的繁殖来调节肠道微生态的动态平衡，中药化合物还可以通过改变代谢产物活性成分的结构，降解有毒成分。中药中有机酸类成分有 pH 缓冲剂的作用，能维持肠道 pH 的稳定，为益生菌的增殖提供适宜的生存环境。补益类中药可促进益生菌增殖，

其中所含多糖成分作用与益生元类似，促进有益细菌群落的生长。补中益气汤中含有苷类、糖类物质及多种微量元素，能增加乳酸杆菌、双歧杆菌、枯草芽孢杆菌的数量。清热解毒类中药多具有抑菌活性，可以改善肠道菌群组成，阻止致病菌及条件致病菌的定殖、入侵，从而改善肠道微环境。

（二）中药对肠道上皮细胞的影响

中药既可以通过调节肠道菌群代谢产物作用于肠道细胞，又可以直接作用于肠道细胞，影响多种肠道细胞的数量及功能。例如四君子汤可提高肠上皮细胞增殖及代谢水平，减少细胞凋亡率，大承气汤对肠上皮细胞有保护作用，可减少内毒素和肿瘤坏死因子的释放、减少肠组织的细胞凋亡。

（三）中药调节糖脂代谢

糖脂代谢异常的患者肠道细菌多样性和基因丰富度下降，肠道菌群失调可导致糖脂代谢紊乱，进而可能导致肿瘤的发生。微生物丰度低的人通常具有更多的促炎细菌，并且大多数人具有胰岛素抵抗，甘油三酸酯水平高，并且罹患肿瘤和代谢性疾病的风险更高。迄今为止，研究表明肠道菌群的结构失衡主要影响体内糖脂的代谢，其中包括短链脂肪酸（short-chain fatty acids，SCFA）、胆汁酸（bile acids，BA）、胆碱、氨基酸和其他代谢物。中医治疗可以调节肠道菌群结构及其代谢产物，减少炎症因子，纠正糖脂代谢紊乱。中药汤，中药单体或化合物可减少血液中的脂质和碳水化合物，对于糖脂代谢异常的患者，中医具有"多靶点治疗"的临床疗效优势。

1. 中药促进 SCFA 的产生

中药通过促进产生 SCFA 的细菌增殖来使 SCFA 的含量增高，进而调节糖脂代谢。例如黄连生物碱调节肠道菌群的结构以减轻血液中的高糖状态，其可能通过增加肠道 SCFA 的含量来帮助减轻炎症，参苓白术散增加了产生 SCFA 的细菌，包括双歧杆菌和厌氧菌。SCFA 可以为各种人体组织提供能量，以维持肠道上皮细胞功能，维持葡萄糖稳态和对胰岛素的敏感性，从而影响葡萄糖、脂质和胆固醇的代谢。

2. 中药促进 BA 的产生

中药成分可影响基因表达，调节肠道菌群的结构，从而调节肝脏和肠道中 BA 的转化。白藜芦醇显著增加了乳酸杆菌和双歧杆菌的丰度，并增加了肠道胆汁酸水解酶的活性，从而促进了肠道内 BA 的分解代谢，从而促进了粪便 BA 的外排。最终促进了肝脏中 BA 的合成。胡椒提取物通过调节肠和肝中的 BA 来减少脂质。它促进肠道蠕动，并增加回肠 FXR 基因表达，BA 水平和中性类固醇排泄。同时，它降低了肠道循环中的 BAs 反流，并通过降低肝脏 FXR 的表达而加速了胆固醇的分解。

3. 中药提高了 TMA/TMAO 水平

肠道菌群产生的酶可将饮食中的胆碱转化为三甲胺（trimethylamine，TMA），人类无法合成这些酶。三甲胺是胆碱向甜菜碱、甲胺、二甲胺（DMA）和三甲胺 N- 氧化物（trimethylamine N-oxide，TMAO）转化的中间体，其形成与肠道细菌的作用有关，三甲胺 N- 氧化物的产生会导致肿瘤的发生。醋和橄榄油的化合物（包含 3，3- 二甲基 -1- 丁醇）可以有效提高 SCFA 水平并阻断三甲胺 N- 氧化物的产生。白藜芦醇可以通过重塑肠道菌群来降低三甲胺水平，从而影响脂质代谢。

4. 中药对其他代谢产物的影响

许多中药成分会影响氨基酸代谢和 TCA 循环，并参与能量代谢。姜黄调节脂肪的产生和分解途径以降低血脂。姜黄素可使乙酸盐、亮氨酸、异亮氨酸、缬氨酸、丙氨酸和 TCA 循环中间体（例如柠檬酸盐、琥珀酸盐）的含量均升高。小檗碱参与了糖酵解和 TCA 循环、氨基酸代谢、维生素 B6 代谢和次级胆汁酸的生物合成。阿魏酸调节肠道菌群的组成，改变硬壁菌与拟杆菌的比例，并降低吲哚 -3- 乙酸水平。葛根七连汤可降低碳水化合物含量并调节肠道菌群。

（四）展　望

随着人类肠道菌群研究的不断深入，已将肠道菌群视为直接或间接治疗剂目标，利用中药对肠道菌群进行干预，进而调控肠道微生态和糖脂代谢，预防和治疗肿瘤，这将是疾病治疗的重要突破和研究方向。

（饶本强　杨振鹏）

第 13 节　肿瘤整合营养治疗的实施

整合营养治疗对于改善癌症患者的营养不良状况是有效的，可以干预或治疗肿瘤营养不良，增加抗肿瘤治疗的耐受性，控制抗肿瘤治疗的副反应和改善患者生活质量。

需要指出的是与单纯的营养不良治疗不同，营养支持只是肿瘤整合治疗的一部分，若其他治疗措施不及时，单一营养支持可能无效，而肿瘤恶病质的一个重要特点是单纯营养治疗可能无法逆转。

对癌症患者营养治疗的主要目的在于增加营养的摄入、预防或尽量减少营养失衡或缺乏的发生、防止体重减轻、维持充足的蛋白质储存以及体细胞质量。整合营养治疗的前提是需要保证肿瘤患者能量、蛋白质和微量营养素的摄入。考虑到肿瘤和抗肿瘤治疗本身会影响到患者的营养状态，所以肿瘤患者一经诊断后就应进行标准的临床营养诊疗。营养诊疗流程（nutrition care process，NCP）是为临床营养诊疗顺利实施而采用的标准化工作流程，旨在提高患者的个性化服务的标准化和质量，同时提高对于患者临床结局的可预测性。NCP 的建立并不是为了给每个患者提供具体的营养诊疗方案，而是为了给营养诊疗建立一个标准化流程。标准化营养整合诊疗流程有四步：营养筛查及评估、营养诊断、营养干预、营养监测和评价。

对于存在营养风险或不良的肿瘤患者，要尽早开始营养治疗。

对肿瘤的整合营养治疗包括：肠内营养（口服营养补充和管饲肠内营养）和肠外营养。营养治疗的类型将根据患者的一般情况、营养状况、肿瘤的类型和位置以及抗肿瘤治疗等来确定。

一、肿瘤整合肠内营养治疗的实施

整合肠内营养是一种采用口服或管饲等途径经胃肠道提供代谢需要的能量及营养基质的营养治疗方式。存在营养风险/不良的肿瘤患者，只要胃肠道有功能，应尽早开始肠内营养支持，接受肠内营养可以增加能量、蛋白和微量营养素摄入，改善厌食和乏力的状态，维持和改善营养状态，减少并发症。

肠功能障碍（衰竭、感染、手术后消化道麻痹）、完全性肠梗阻、无法经肠道给予营养（严重烧伤、多发创伤）、高流量的小肠瘘，是肠内营养的禁忌证。

肠内营养的营养物质经门静脉系统吸收输送至肝脏，有利于内脏（尤其是肝脏）的蛋白质合成及代谢调节；在同样热卡与氮量的条件下，应用肠内营养的患者其体重增长、氮潴留均优于全肠外营养，而且人体组成的改善也较明显。

长期持续应用全肠外营养会使小肠黏膜细胞和营养酶系的活性退化，而肠内营养可以改善和维持肠道黏膜细胞结构与功能的完整性，有防止肠道细菌移位的作用。肠内营养较价廉，对技术和设备的要求较低，使用简单，易于临床管理。

（一）肠内营养的途径

肠内营养的途径主要取决于患者胃肠道解剖的连续性、功能的完整性、肠内营养实施的预计时间、有无误吸可能等因素。根据途径不同可以将肠内营养分为口服营养补充和管饲营养支持。

1. 口服营养补充

只要胃肠道有功能，应尽早开始肠内营养。

口服营养补充是肠内营养的首选，尤其是当患者存在味觉改变、疼痛、食欲减退、恶心、易有饱腹感和抑郁时，应当强调经口进食的愉悦感。肠内营养化学成分明确，部分或无须消化即可，是最安全、经济、符合生理的治疗方式，经口营养补充可保证足够的能量和营养素供给，促进体质增加和防止营养不良的发生与发展。研究发现，经口营养补充可以增加鼻咽癌患者的能量和蛋白质摄入，改善化疗耐受性。ESPEN 指南也指出，肿瘤放疗期间，使用密切的饮食建议和经口营养素补充以增加饮食摄入、避免治疗相关性体重丢失和放疗中断。

2. 管饲肠内营养

如口服营养补充不能或持续不足，应考虑进行管饲营养支持。管饲的优点在于管饲可以保证营养液的均匀输注，充分发挥胃肠道的消化吸收功能。

常见的管饲途径有鼻饲管和经消化道造口。

（1）鼻饲管在临床中较为常见，主要用于短期患者（一般短于 4 周），优点是并发症少，价格低廉，容易放置。鼻饲管经鼻腔植入导管，管端可置于胃、十二指肠或空肠等处。根据其位置不同，分为鼻胃管、鼻十二指肠管和鼻空肠管。

·鼻胃管喂养适用于胃肠道连续性完整的患者，缺点是存在反流与误吸的风险。

·鼻十二指肠管或鼻空肠管是指导管尖端位于十二指肠或空肠，主要适用于胃或十二指肠连续性不完整（胃瘘、幽门不全性梗阻、十二指肠瘘、十二指肠不全性梗阻等）和胃或十二指肠动力障碍的患者。此法可一定程度上减少营养液的反流或误吸。

·经鼻放置导管可导致鼻咽部溃疡，鼻中隔坏死、鼻窦炎、耳炎、声嘶以及声带麻痹等并发症。聚氨酯或硅胶树脂制成的细芯导管比较光滑、柔软、富有弹性，可以增加患者舒适度、减少组织压迫坏死的风险，能保证鼻饲管的长期应用，尤其适于家庭肠内营养患者. 从鼻尖到耳垂再到剑突的距离即为喂养管到达胃部的长度，一般为 55cm，再进 30cm 则表示可能已进入十二指肠（但需予证实）。置管操作可以在患者床旁进行，也可在内镜或 X 线辅助下进行。床旁放置肠内营养管可以先放鼻胃管，然后让其自行蠕动进入小肠。

置管前给予胃动力药有一定帮助。导管位置可通过注射空气后听诊、抽取胃液或肠液、X线透视等方式加以确认。内镜或X线辅助下放置鼻肠管的成功率可达85%~95%。

（2）经消化道造口管饲肠内营养避免了鼻腔刺激，而且可用于胃肠减压、pH监测、给药等。适用于营养支持时间较长、消化道远端有梗阻而无法置管者，或不耐受鼻饲管者。消化道造口常见的有胃造口、经皮内镜下胃造口、空肠造口等。

· 胃造口可采取手术（剖腹探查术或腹腔镜手术）或非手术方式。

· 经皮胃镜下胃造口术无需全身麻醉，创伤小，术后可立即灌食，可置管数月至数年，满足长期喂养的需求。

· 空肠造口可以在开腹手术时实施，包括空肠穿刺插管造口或空肠切开插管造口。优点在于可减少反流与误吸，并可同时实行胃肠减压，因此尤其适用于十二指肠或胰腺疾病者，以及需要长期营养支持的患者。为充分利用小肠功能并减少腹泻，插管部位以距屈氏韧带15~20cm为宜。如患者经济条件允许，应尽量使用配套的穿刺设备。

肿瘤的类型和位置是决定何时开始管饲肠内营养的一个重要变量。例如：颈部或食管和胃部肿瘤所导致的梗阻可能是造成体重减轻的机械性原因，用喂养管经旁路绕过梗阻可以帮助患者在术前部分扭转营养不良的状态。短期营养治疗应当经鼻胃或鼻肠管给予，对于需要营养支持超过6周的患者，可以考虑经消化道造口，尤其是需要腹部肿瘤或消化道肿瘤手术时，术中建议放置空肠营养管，便于术后早期肠内营养。对于癌性梗阻的患者，可以考虑将喂养管置于梗阻远端。

（二）肠内营养的配方

肠内营养配方与普通食物相比，化学成分明确；营养全面，搭配合理；更加易于消化、稍加消化、无需消化即可吸收；无渣或残渣极少，粪便数量显著减少；不含乳糖，适用于乳糖不耐受者。

根据组分不同，肠内营养制剂分为要素型、非要素型、疾病特异型、组件型4类。

（1）要素型肠内营养制剂。主要是氨基酸或短肽类制剂，这两类制剂成分明确，无需消化即可直接吸收，不含残渣，适用于胃肠道消化和吸收功能部分受损的患者，但口感较差，更常用于管饲。

（2）非要素型肠内营养制剂。也叫整蛋白型肠内营养制剂，以整蛋白作为主要氮源，临床中较为常见，需要胃肠道部分或全部消化吸收，味道相对可口，渗透压接近等渗，口服与管饲均可，适用于胃肠道基本正常的患者。

（3）疾病特异型肠内营养制剂。非要素型肠内营养制剂从功能上又可分为糖尿病、肾功能不全、肿瘤、低蛋白血症、肝衰竭、创伤、肺病专用等类型，适用于不同疾病的患者进行营养支持。

肿瘤专用型肠内营养乳剂：是一种高脂肪、高能量、低碳水化合物含量的肠内全营养制剂，特别适用于癌症患者的代谢需要。其中所含n-3脂肪酸以及维生素A、维生素C和维生素E能够改善免疫功能、增强机体抵抗力。此外，内含膳食纤维有助于维持胃肠道功能。在体内消化吸收过程同正常食物类似。适用于癌症患者的肠内营养。

（4）组件型肠内营养制剂。仅以某种或某类营养素为主的肠内营养制剂，可以作为某些营养素缺乏的补充，满足患者的特殊需求。

目前，临床上可以选用的肠内营养配方很多，成分与营养价值差别很大，选择配方时主要考虑患者的胃肠道功能。根据患者的消化吸收能力，确定肠内营养配方中营养物质的化学组成形式。消化功能受损（如胰腺炎、腹部大手术后早期、胆道梗阻）或吸收功能障碍（广泛肠切除、炎症性肠病、放射性肠炎）者，需要简单、易吸收的配方，如短肽或氨基酸等要素型配方；如消化道功能完好，则可选择非要素型肠内营养配方。

对于大多数肿瘤患者，肠内营养的配方，原则上选择标准配方即可，增加n-3脂肪酸存在争议，尚无明确共识，而且研究发现进展期肿瘤患者中使用n-3脂肪酸并不会延长生存期。

针对补充给予鱼油胶囊和二十碳五烯酸（EPA）的研究证实，EPA可以通过减少肿瘤相关的体重减轻所引起的潜在的代谢异常来保持体重的稳定，所以也可选择肿瘤专用型肠内营养制剂，设计为高脂肪、高能量、低碳水化合物含量以适用于癌症患者的代谢需要。其中所含 n-3 脂肪酸以及维生素 A、维生素 C 和维生素 E 能够改善免疫功能、增强机体抵抗力。此外，内含膳食纤维有助于维持胃肠道功能，在体内消化吸收过程与正常食物类似，适用于癌症患者。

此外，将特殊的底物添加到某种制剂中的处理方法可以使效果得到改善。对标准肠内营养制剂的改进对于治疗特定类型的癌症是有效的，例如：放射性小肠炎通常会发展为严重的吸收不良，对于有这种并发症的患者，等张的或低聚的、低脂、低残渣的制剂会比标准制剂更易耐受。

为了减少发生倾倒综合征的风险，含有更多复合糖（糊精 - 麦芽糖复合剂、淀粉、葡萄糖聚合物）并减少了简单糖（葡萄糖、乳糖、蔗糖）含量的肠内营养制剂对于胃切除术患者会更有益。复合糖能够帮助降低制剂的重量克分子渗透压和喂养的不耐受程度。

在胰脏切除术后，必需考虑到胰岛素和消化酶的缺乏。在选择肠内营养制剂时，需要注意碳水化合物的来源。此外，脂肪吸收不良的存在还需要一种含中链甘油三酯的低脂制剂。

还要根据患者的营养状态及代谢状况确定营养需要量，高代谢患者应选择高热卡配方，需要限制水分摄入的患者应选择浓度较高的配方（如能量密度为 1.5kcal/mL）。

（三）肠内营养的实施

当管饲途径及管饲营养配方确定后，接着就要选择最合适的输注方式。这时需要一个多学科整合诊治团队参与，以保证所有的临床常规（如治疗、护理计划等）都被考虑到。同样重要的是，患者或监护人也应参与此项决定，特别是需要长期管饲的患者。

1. 管饲营养原则

（1）必须满足所有的营养需求（包括所有的微量营养素）。

（2）管饲系统必须能尽量减少被污染的机会（规范的操作、尽可能减少接口等）。

（3）要经喂养管注入药物，必须征得药师的许可（以避免喂养管堵塞和药物 - 营养素的相互作用）。

2. 管饲营养输注方式

（1）推注法（bolus）。将一定量的营养液在一定时间内用注射器（容量 >50mL）缓慢推注。推注的速度不能快于 30mL/min。此种方法多用于能够活动或不想连续使用喂养泵的患者。

（2）间歇滴注法（intermittent）。24h 循环滴注，但有间歇休息期。如，持续输注 3h，然后休息 2h；如此循环重复。这种方法可让患者有较大的活动度。

（3）夜间输注法（overnight）。患者晚上输注，白天不输。此法作为补充口服摄入不足是很有用的。但应避免给予过多的液体量。

（4）连续输注法（continuous）。不间断输注肠内营养，最长可达 24h。

最好能用肠内营养喂养泵，当然没有条件也可以采用重力滴注法，虽然不是很精确，但依然有效。肠内营养应该让胃肠道有一个逐步适应、耐受的过程，在肠内营养刚开始的 1~3d 内，采用低浓度、低剂量、低速度的喂养方式，而后，根据患者的耐受情况，无明显腹泻、腹胀等并发症，逐步增量。若能在 3~5d 内达到维持剂量，即说明胃肠道能完全耐受这种肠内营养。

3. 肠内营养需要考虑的因素

（1）速度。目前临床上多主张通过输液泵连续 12~24h 匀速输注肠内营养液，特别是危重病患者及空肠造口患者。也可以使用重力滴注的方法来匀速滴注肠内营养液。速度建议从 20mL/h 开始，根据耐受情况逐步增量，如果患者在输注肠内营养液过程中出现腹胀、恶心、腹泻等表现，应及时减慢输注速度或暂停输注。对于采用注射器推注的家庭肠内营养患者，建议缓慢推注，且单次推注总量控制在 200mL 以内。

（2）温度。输注肠内营养液的温度应保持在 37 度左右，过冷的肠内营养液可能引起患者腹泻。

（3）浓度。肠内营养初期应采用低浓度的肠内营养制剂，而后根据患者的耐受情况，选择合适浓度的配方。

（4）体位。对于长期卧床、吞咽功能不良、误吸风险高的肿瘤患者，口服或者管饲肠内营养时，应注意保持坐位、半坐位或者将床头抬高30°~45°的体位，以减少反流误吸的风险。

（5）导管冲洗。所有肠内营养导管均有可能堵管，含膳食纤维的混悬液制剂和乳剂型制剂同样容易发生堵管。因此在持续输注过程中，应每隔 4h 即用 20mL 温水脉冲式冲洗导管，在输注营养液的前后、不同药物输注前后也应予冲洗，尽量避免混用不同药物。营养液中的酸性物质可以引发蛋白质沉淀而导致堵管，若温水冲洗无效，则可采用活化的胰酶制剂、碳酸氢钠冲洗。

（6）其他注意事项。如记录出入量、一般情况、生命体征等，注意避免营养液污染，维持水电解质和酸碱平衡等。

（四）肠内营养治疗的并发症

肠内营养治疗的并发症通常由于不恰当的配方选择，和（或）使用的途径及速度不当引起，也可由本身疾病或治疗间接引起。尽管这些并发症可分为胃肠道反应性、机械性和代谢性等几种，当这些并发症出现时，区别有时可能并不明显，这就使得明确诊断其发生原因显得尤为重要。

1. 机械性并发症

1）**吸入** 肺部吸入是一个极其严重且可能危及生命的并发症，发生率为 1%~4%。症状包括呼吸困难、呼吸急促、喘息、心动过速、焦虑和发绀。发热在肠内喂养患者可能是由于少量配方液吸入后引起吸入性肺炎的晚期症状。引起吸入的危险因素包括：意识水平降低，恶心反射减低，神经损害，食管括约肌无力，胃肠反流，仰卧体位，使用大管径饲管，大量胃潴留等。

为了减少吸入的风险需要定期监测胃残留量且联合应用促胃肠动力药。鼻空肠饲食时伴发吸入性肺炎较少，因此在高危患者应优先考虑。这些患者的另一个处理准则是保证床头抬高，患者保持 45° 半卧位。

2）**饲管相关并发症** 饲管移位可导致出血，气管、肺实质损伤和胃肠道穿孔。通过选用经过培训的医务人员和充分置管后监测可减少这些并发症。

饲管的应用可以引起与饲管接触的咽、食管、胃和十二指肠的黏膜表面坏死、溃疡和脓肿。还可导致上下呼吸道并发症、加重食管静脉曲张、黏膜坏死、瘘和伤口感染。选用小径而质地柔软的饲管和精心护理有助于减少这些问题。当估计需长期饲食时，则应选择胃造口来替代鼻饲管。胃造口也可能出现并发症，渗漏提示导管已失去功能、感染或造口孔径不合适。已失去功能的导管应予调换，如果是感染则应抗感染治疗甚至最终拔除导管。

3）**导管阻塞** 导管阻塞是肠内营养过程中最常见并发症之一。大多数阻塞是继发于凝固或饲食后不及时冲洗所造成。且多见于应用完整蛋白和黏稠产品时。其他引起阻塞的原因是由于药物碎片、药物沉淀所致的堵塞和导管的扭曲。导管阻塞率与导管内径、护理质量、导管类型（空肠造瘘管与胃造瘘管），以及导管放置的持续时间有关。解决导管阻塞应先于拔除导管。有经验的护士可采用多种方法疏通饲管，如应用温水轻度压力冲洗和吸引交替的方法，以及应用胰酶和碳酸氢钠有助于"消化"沉淀物。

2. 胃肠道并发症

1）**腹泻** 腹泻可能是 EN 中最常见的并发症，根据定义的不同其发生率范围较广（2%~63%）。腹泻并不是 EN 本身固有的并发症，可以通过合理应用将其避免，如根据输注途径、患者耐受的速率选用恰当的配方。然而即便采用了这些预防措施，腹泻还是可能发生，经常发现可能是由于抗生素或致病菌群引起的。如果临床表现显著，应采取以下措施：回顾患者 EN 配方，排除与喂养无关的便秘和大便失禁。通过大便培养排除感染性腹泻。回顾患者用药情况，查找可引起腹泻的药物，特别时长期应用抗生素。

假如腹泻持续存在，则应考虑以下措施：减慢输注速率，改用含有可溶性膳食纤维的肠内营养配方，如果怀疑吸收功能受损，则换用低聚或单体配方等。

2）**恶心与呕吐** 近 20% 肠内营养患者发生恶心和呕吐。后者增加了吸入性肺炎的风险。多种原因可引起胃排空延迟，是导致呕吐最常见的原因。在清醒患者，危险信号包括腹部不适和（或）感觉腹胀。如果怀疑胃排空延迟，需考虑减少镇静剂使用、换用低脂配方、减慢输注速率和给予促胃肠动力药。

3）便秘 便秘是由卧床不活动、肠道动力降低、水摄入减少、粪便阻塞或缺乏膳食纤维引起。便秘应该明确与肠梗阻鉴别，肠道动力缺乏和脱水可导致粪便阻塞和腹胀。充分饮水和应用含不溶性纤维的配方常可以解决便秘问题。持续便秘可能需要使用软化剂或肠道蠕动刺激剂。

4）腹胀 腹胀是由于营养素吸收不良、过快输注冷的营养液、间歇输注营养液过量或推注过多的典型表现。改用部分水解制剂或降低输注速度有助于缓解营养素吸收不良的症状。冷藏的营养液在输注前均可加热至室温。由于间歇输注营养液过量或注射器推注导致的问题，应降低输注速度或改换饲食计划。

3. 导管相关并发症

肠内营养置管可能相关的并发症，见表14-13-1。应引起操作者的注意，并积极预防。

表 14-13-1 肠内营养途径并发症

途径	并发症
鼻-胃管	（1）鼻、咽及食管损伤
	（2）反流、吸入性肺炎
鼻-胃-肠管	（1）鼻、咽及食管损伤
	（2）倾倒综合征
	（3）腹胀、腹痛、腹泻或肠痉挛
	（4）导管移位
胃造瘘术	（1）反流、吸入性肺炎
	（2）造口出血、造口旁皮肤感染
	（3）导管堵塞、脱出
	（4）胃内容物漏出
空肠造瘘术	（1）导管堵塞或脱出，导管拔除困难
	（2）造口出血、造口旁皮肤感染
	（3）肠液外漏
	（4）倾倒综合征
	（5）肠痉挛或腹胀、腹痛、腹泻

表 14-13-2 常见肠内营养代谢并发症

类型	原因	处理方法
低钠血症	水分过多	更换配方，限制液体
高钠血症	液体摄入不足	增加自由水
脱水	腹泻，液体摄入不足	评估腹泻原因，增加自由水摄入
高血糖	能量摄入过量，胰岛素不足	评估能量摄入，调整胰岛素剂量
低钾血症	腹泻，再饲综合征	纠正钾缺乏，评估腹泻原因
高钾血症	钾摄入过量，肾功能不全	更换配方
低磷血症	再饲综合征	增加磷摄入，减少能量负荷
高磷血症	肾功能不全	更换配方

4. 代谢性并发症

除了发生率和严重程度较低外，肠内营养的代谢并发症与应用静脉营养时出现的并发症非常相似。严密监测有助于减少和预防这些问题，详见表 14-13-2。

（五）监 测

进行肠内营养时，可能出现导管相关性、感染性、胃肠道、代谢方面等的并发症，所以，应进行相关的监测，了解营养支持的效果和重要脏器功能状态，以便及时调整营养支持方案，应对和处理相关并发症。

（1）监测胃潴留。评价肠内营养支持安全性及有效性的一个重要指标是胃肠道有无潴留。胃内饲养开始应定时监测胃残液量，放置鼻胃管的危重病者胃底或胃体的允许潴留量应 ≤ 200mL，而胃肠造口管的允许潴留量应 ≤ 100mL。如发现残余量过多，说明胃的耐受性较差，应暂停输注数小时或者降低输注速度。

（2）监测出入量。特别是对于高龄、心功能和肾脏功能不好的患者。

（3）监测肝肾功能和钾、钠、氯等电解质水平。

（4）营养评估。

（5）导管的定期更换。

二、肿瘤肠外营养治疗的实施

肠外营养是经静脉途径供应患者所需要的营养要素，包括碳水化合物、脂肪乳剂、必需和非必需氨基酸、维生素、电解质及微量元素。目的是使患者在无法正常进食的状况下仍可以维持营养状况、体重增加和创伤愈合，幼儿可以继续生长、发育。肠外营养分为完全肠外营养和部分补充肠外营养。

（一）肠外营养的适应证

肠外营养适用于胃肠道功能障碍或衰竭的肿瘤患者，如肠功能障碍（衰竭、感染、手术后消化道麻痹）、完全性肠梗阻、无法经肠道给予营养（严重烧伤、多发创伤、重症胰腺炎等）、高流量的小肠瘘、严重营养不良，无法耐受肠内营养等。

年龄本身并非肠外营养支持的禁忌证。通过肠内营养支持达不到能量需求者，可采用肠外营养支持，以达到能量需求。摄入不足超过 7~10d，或禁食超过 3d，或不能经口进食或进行肠内营养支持的肿瘤患者，建议进行肠外营养支持。肠外营养是肿瘤患者的有效营养支持方式，但不如肠内营养或经口进食更加符合生理。

如果消化道功能不全而不能保证对营养物质的充分吸收时，或者无法给予足够的肠内营养治疗时，应当考虑肠外营养。对于因恶心、呕吐、梗阻或吸收不良而不能耐受对其胃肠道使用的患者，肠外营养是非常必要的。在放疗、化疗或其联合治疗过程中，如果患者存在营养不良、或者 1 周以上不能进食，或者不能进行肠内营养支持，建议使用肠外营养支持。可以根据肿瘤患者的进食或肠内营养情况，选择完全性肠外营养和补充性肠外营养。

（二）肠外营养的禁忌证

对于生命体征或血流动力学不稳定者，心血管功能或严重代谢紊乱需要控制者，需急诊手术、术前不可能实施营养支持者，不可治愈、无存活希望、临终患者，以及胃肠功能正常、适应肠内营养或 5d 内可恢复胃肠功能者，则不考虑肠外营养。

（三）肠外营养的输注途径

肠外营养输入途径主要是中心静脉和外周静脉。中心静脉管径粗、血流速度快、血流量丰富，输入液体可很快被血液稀释而不对血管壁有刺激，不易产生静脉炎和静脉血栓形成。对输注液体浓度和酸碱度限制小，能在单位时间内快速输入机体所需的大量液体，并可在 24h 内连续输注，故能最大限度地按机体需求以较大幅度调整输入液体量、浓度及速度，保证供给机体所需能量和各种营养素。经留置中心静脉双腔或三腔导管，还可随时采取血标本，同时推注、输注其他药物。对危重患者可监测其中心静脉压，以了解心血管功能和全身血容量，指导调整输液量和输液速度。

肠外营养输注途径包括：外周静脉导管、中心静脉导管、经外周静脉置入中心静脉导管和输液港等。

选择合适的肠外营养输注途径主要取决于预期使用肠外营养的时间、肠外营养液的渗透压、患者的血管条件、凝血状态、护理的环境以及原发疾病的性质等因素。对于短期内输液、渗透压较低者可以选择外周静脉途径；对于输液时间大于7~10d，渗透压较高者，建议选择中心静脉导管或经外周置入中心静脉导管（peripherally inserted central venous catheter，PICC）。

1. 外周静脉置管

外周静脉输液临床上最为常见，外周静脉是指浅表静脉，大多是上肢末梢静脉。能否忍受经外周静脉输注营养液，取决于液体的渗透压、pH和输注速度，也取决于置管部位和导管材料和直径。高渗溶液会刺激静脉，引起疼痛、静脉炎和血栓形成。外周静脉置管适用于短期肠外营养；营养液渗透压低于850mOsm/L；中心静脉置管禁忌或不可行者；存在导管感染或有脓毒症者。穿刺方法简便易行，可避免中心静脉置管操作相关、感染相关等并发症；缺点是输液渗透压不能过高，需反复穿刺，易发生静脉炎，不宜长期使用。

2. 中心静脉导管

临床上，如预期肠外营养时间超过7~10d；或营养液渗透压高于850mOsm/L，考虑放置中心静脉导管。根据选择置入静脉不同可分为颈内静脉导管、锁骨下静脉导管和股静脉导管等；根据留置时间可分为短期、长期或永久导管（国内少见）；根据管腔的数量可分为单腔、双腔或三腔导管等。常见的并发症有手术并发症，如气胸、血胸、血肿和感染并发症。

3. 经外周静脉置入中心静脉导管

PICC是从外周静脉置入中心静脉导管，由外周静脉（贵要静脉、肘正中静脉、头静脉）穿刺插入导管，沿血管走行最终到达上腔静脉下1/3和心房交界处。因此，可以将药物直接输注在血流速度快、血流量大的中心静脉，与其他深静脉置管技术相比，PICC放置更容易，并且操作相关并发症发生更少，导管放置后保留时间更长。对患者输液大于1周以上的需要长期肠外营养治疗者可作为输液治疗的首选途径，特别当患者及家属对其他深静脉穿刺有顾虑者。PICC需要每周定期维护，常见的并发症有导管异位、静脉炎、上肢静脉血栓形成和感染等。

4. 植入式静脉输液港

简称输液港，是一种新型输液管路技术，是完全植入人体内的闭合输液系统。该系统主要由供穿刺的注射座和静脉导管系统组成，可以用于输注肠外营养液。其优点是可减少反复静脉穿刺的痛苦和难度，同时可将各种药物直接输送到中心静脉处，防止刺激性药物对外周静脉的损伤；且该系统完全植入体内，降低了感染风险，患者生活质量较高。

（四）肠外营养的配方

标准的肠外营养液组成包括：葡萄糖、脂肪乳剂、复方氨基酸注射液、电解质、维生素、微量元素和矿物质等。碳水化合物、氨基酸、脂肪，是肠外营养支持的三大要素，如果长期禁食输液治疗的患者，无论体内缺乏哪一种营养底物均可影响代谢失衡，增加并发症。因此，在有疾病的情况下营养底物的补充应适量，过多或过少对人体均不利。

1. 碳水化合物

碳水化合物制剂是肠外营养治疗中的主要能量来源，以葡萄糖最常用，可提供经济的热能、补充体液。目前肠外营养支持中最多的碳水化合物是葡萄糖注射液（GS）、葡萄糖氯化钠注射液（GNS）、复方乳酸钠葡萄糖注射液（有高氯酸中毒时可考虑用此制剂）、复方乳酸钠山梨醇注射液、木糖醇注射液。葡萄糖的基础供给量为2~4g/kg体重，提供所需热量的50%~60%。葡萄糖的输注速度不应过快，以减少高血糖的发生。

2. 脂肪乳剂

脂肪乳剂是肠外营养治疗中的重要能量来源，同时，也在肠外营养治疗中提供必需脂肪酸。目前临床上较常用的有长链脂肪乳剂、中长链脂肪乳剂、结构脂肪乳剂、n-3鱼油脂肪乳剂等。

长链脂肪乳剂的输入可预防因必需脂肪酸缺乏所致的生化紊乱，纠正必需脂肪酸缺乏出现的问题，用于胃肠外营养补充能量及补充必需脂肪酸。当需要较长时间（7d 以上）静脉营养时，可为患者提供足够的必需脂肪酸以预防必需脂肪酸缺乏症。

中长链脂肪乳剂有氧化供能快、节氮效应显著、对肝功能影响小、较少影响免疫功能等特点，可分为物理混合和结构脂肪乳剂。结构化中长链甘油三酯脂肪乳剂是通过化学反应将中链及长链脂肪酸按各种随机结合类型和不同含量结合到甘油三酯的结构中形成的，其甘油三酯中中链及长链脂肪酸结合类型的随机多样化及不同甘油三酯分布的均匀性使其代谢效果优于物理混合型中 / 长链脂肪乳剂。适用于肝功能出现轻度异常者或需较长时间输入脂肪乳剂者。

n-3 脂肪酸有一定的调节免疫和炎症介质释放的功能，用于全身炎症反应综合征的危重患者。

脂肪乳的基础供给量为 1g/kg 体重，当血清甘油三酯水平高于 3mmol/L 时应慎用，休克未获纠正或氧供不足情况下不宜应用。而且需要注意，脂肪乳应该慢输，输注过快可能引起脂肪超载综合征，出现发热、寒战等表现。有鸡蛋等过敏史者慎用。

3. 氨基酸制剂

氨基酸的主要功能并不是提供能量，而是维持机体的结构和生理功能。不同生理病理情况下，人体对必需氨基酸的需求量有差别。由于肠外营养的输入途径及各种导管置入技术的不断发展，监护系统、输液装置的日益先进，氨基酸 / 蛋白质、脂肪、碳水化合物三大营养素的不同配方、不同浓度和不同剂型制剂都在不断地推出。复方氨基酸注射液中，含有的必需氨基酸（EAA）和非必需氨基酸（NEAA），共有 10 多种，有 3 种、6 种、9 种、14 种、15 种、17 种、18 种、20 种等；按含总氨基酸的浓度可分为 3%~12%。合适的必需氨基酸与非必需氨基酸的比例关系能保证氨基酸制剂中氨基酸有效的利用，达到既能满足营养需要又无明显临床副作用的目标，在疗效上表现出正氮平衡、肌力增加、体重增加和促进伤口愈合的作用。目前临床上较常用的有平衡型氨基酸、肝用氨基酸、肾用氨基酸、谷氨酰胺制剂等。

平衡型氨基酸应选择肝肾功能正常的患者，有营养不良或即将发生营养不良的患者，如消化道狭窄、梗阻、瘘，短肠综合征等，各种原因所致长时间频繁剧烈呕吐或难治性腹泻、吞咽困难以及围手术禁食期营养支持、欲维持营养状态及肌力等。

肝病适用型氨基酸：肝脏是机体分解及转变各种氨基酸最重要的器官。氨基酸代谢主要通过 3 种途径：转氨基或脱氨基作用、氨基酸碳链的氧化分解、脱羧基作用。除支链氨基酸外，几乎所有其他氨基酸均主要在肝内进行氧化分解。肝功能不良患者的营养支持较特殊，氨基酸制剂选择不当会加重肝昏迷。肝衰竭时，血中芳香氨基酸浓度升高，进入脑组织增多，是导致肝昏迷的重要原因。针对这些特点，出现了一些肝病适用型氨基酸制剂，如精氨酸、3AA、20AA 等，但用量偏大时仍可能加重肝昏迷。

肾病适用型复方氨基酸的药理作用如下：当慢性肾衰竭时，体内大多数必需氨基酸血浆浓度下降，而非必需氨基酸血浆浓度正常或升高。使必需氨基酸与血中的非必需氨基酸结合，减少尿素氮的生成。

创伤（应激）适用型复方氨基酸：支链氨基酸较高可能更适合应激状态下的代谢需求。用于大面积烧伤、创伤、大手术后及严重感染等应激状态下肌肉分解代谢亢进、消化系统功能障碍、营养恶化及免疫功能下降患者的营养支持。

谷氨酰胺是黏膜细胞和机体免疫细胞等快速生长细胞的主要能源，但其不能耐受高温高压的灭菌过程。而 N（2）-L- 丙氨酰 -L- 谷氨酰胺双肽可在体内分解为谷氨酰胺和丙氨酸的特性使经由肠外营养输液补充谷氨酰胺成为可能。双肽分解释放出的氨基酸作为营养物质各自储存在身体的相应部位并随机体的需要进行代谢。许多病症可出现体内谷氨酰胺的耗减，应用肠外营养支持时输注本品可阻遏这一情况的出现。国内外大量研究表明谷氨酰胺能保护黏膜屏障以减少细菌移位、免疫功能调节、改善临床结局、降低总医疗费用。为接受肠外营养的患者提供谷氨酰胺。用于弱化肠黏膜通透性的升高，保护肠道屏障功能，预防肠源性感染。

小儿型氨基酸：氨基酸在婴幼儿与成人体内有不同的代谢作用。使用普通的氨基酸输液，婴幼儿肝酶系统不健全，体内苯丙氨酸羟化酶的活性低，难以有效代谢成酪氨酸，易产生高苯丙氨酸血症及酪氨酸不足。蛋氨酸是半胱氨酸和牛磺酸的前体，牛磺酸能生成胱氨酸，对小儿神经系统发育有重要作用，但婴幼儿肝酶系统不健全使胱硫醚酶的活性低，蛋氨酸代谢不全，易产生高蛋氨酸血症、半胱氨酸和牛磺酸不足。组氨酸合成速度慢，易产生低组氨酸血症；甘氨酸含量高，会出现血氨过高。小儿未成熟的氨基酸代谢特点使酪氨酸和半胱氨酸成为不可缺少的氨基酸，因此小儿使用氨基酸输液应降低苯丙氨酸、蛋氨酸、甘氨酸的用量，增加半胱氨酸、酪氨酸、组氨酸用量，这样才能使血浆氨基酸谱保持正常。本品适应婴幼儿代谢的特点，满足了小儿营养需要。

一般情况下，氨基酸的需要量为 $0.8\sim1.2g/(kg\cdot d)$，提供总热量的 $12\%\sim20\%$。处于高分解代谢状态的严重营养不良的患者，在肝、肾功能许可的情况下，氨基酸的供给可提高到 $1.5g/(kg\cdot d)$。

4.电解质和微量营养素

电解质是维持人体水、电解质和酸碱平衡，保持内环境稳定，维护各种酶活性和神经、肌肉应激性以及正常营养代谢的一类重要物质。临床常用的制剂有10%氯化钠溶液、10%氯化钾溶液、10%葡萄糖酸钙溶液、25%硫酸镁溶液等。

维生素是肠外营养不可缺少的组分之一，有水溶性与脂溶性之分，主要维持人体正常代谢和生理功能。用于肠外营养的维生素多为复方制剂。

微量元素主要参与氧的贮存和电子传递，参与遗传和自由基的调节。人体中存在很多微量元素，但功能、作用比较明确的还很少，有的微量元素虽然已明确了功能，但需要量仍不清楚。现有的测定技术发展，有助于对微量元素的深入了解。许多微量元素是生长发育所必需的，例如组成酶成分。少量的微量元素就可通过影响酶的活性或激素水平，而作用于全身，因此，长期营养支持患者应常规补充微量元素。微量元素的每日需要量如下：铜0.3mg，碘0.12mg，锌2.9mg，锰0.7mg，铬0.02mg，硒0.118mg，铁1.0mg。临床上已研究了肠外营养患者锌的需要量，此种元素

是若干酶的必要成分，如果缺乏，可以发生皮炎。如有体液丢失时，需要增加锌的供给量。近年的研究观察到肠外营养支持中发生缺铬时，可引起糖尿病及神经病变，补充后可纠正。缺铬时也易发生感染。

营养不良患者要考虑多种维生素、微量元素和矿物质的缺乏，需要定期补充。肠外营养时可每天常规补充水溶性维生素，脂溶性维生素，微量元素各一支。对于长期肠外营养的患者尤其要注意补充多种维生素等微量营养素，避免出现温尼克脑病、低磷血症的并发症。且临床上肠外营养时应定时监测，及时补充和调整。

对于肿瘤患者，建议选择合理的配比，能量需求 $20\sim25kcal/(kg\cdot d)$，糖脂比为 $(1\sim2):1$ 为宜，氮量为 $0.12\sim0.15g/(kg\cdot d)$，可以补充特殊营养物质如：n-3脂肪乳剂，谷氨酰胺等。

对于癌性肠梗阻者，尤其要注意能量和配方的监测和调整，要注意电解质的补充；尤其是出现并发症需要长期肠外营养者，尤其要注意维生素和Mg、P等微量营养素的补充。

对于终末期患者，指南建议对于存在体重丢失或摄入减少的终末期患者接受辅助的肠外营养支持可能有益，适用于预期生存期大于2~3个月，单纯肠内营养支持不足，预计肠外营养改善营养状况或生活质量或患者希望肠外营养支持等情况。

而对于一些晚期癌症患者，如果存在吞咽障碍或慢性梗阻，预期生命超过2个月，未累及主要生命器官，也可以考虑家庭肠外营养。接受家庭肠外营养患者，平均生存期为3个月，其中25%~30%的患者生存时间超过6个月。如果剔除终末期患者，家庭TPN的肿瘤患者平均生存时间为5.1个月。一个评估家庭TPN肿瘤患者生存质量的研究显示，在去世前3个月时，他们的多项生存质量指标没有改变，但此后开始出现下降。因此，预期寿命在3个月以上的肿瘤患者，存在不同程度饮食障碍时，应当给予营养支持。

（五）肠外营养的实施

三十多年来，临床肠外营养的输注方法随着医疗技术的改进也不断地再发展。营养液的输注

方法也越来越规范化，但由于有些医务人员对如何输注营养液的方法、概念还不太清楚。因此，在近二十多年来的现实工作中见到不少不规范输注肠外营养液的现象。

目前临床上常见的方式有以下几种。

（1）单瓶输注。容易出现多种并发症，不提倡。自80年代中期到现在，一些大医院和基层医院中均有单瓶输入氨基酸或单瓶输入脂肪乳剂。当单瓶输注20%或30%的脂肪乳剂，输入速度较难控制，一旦输注过快，可造成患者一过性黄疸、转氨酶生高、发热、皮疹、呼吸系统障碍及免疫功能受到抑制等不良后果。另外，脂肪乳剂的氧化利用需要一定比例的碳水化合物，因此，也不宜单瓶输入。

氨基酸注射液单输本身是浪费，且输入过快对人体肝脏也可能有重要影响，如出现一过性转氨酶升高，皮肤黄染，血清尿素氮升高，特别是对肿瘤患者容易出现一过性脑病及重度外周静脉炎等。这些患者一旦出现并发症则住院时间将会延长，并增加住院费用。

（2）多瓶串输。多瓶营养液可通过"三通"或Y型输液接管混合串输。虽简便易行，但弊端多，不宜提倡。葡萄糖与氨基酸或脂肪乳剂串输，自20世纪80年代初开始使用，至今一直在延续应用此方法。串输将葡萄糖与氨基酸或脂肪乳剂，用15cm长的连接管串联上，然后，另外一瓶刺入连接到患者静脉穿刺针的管道。营养液在以前有过串输的经历，那时所有输液容器均是玻璃瓶装备，进气管在哪一瓶则哪一瓶的液体先输完，在输注中还要经常摇晃葡萄糖瓶，以便氨基酸混入糖内降低渗透压，增加利用度。但由于目前的葡萄糖为软包装，体外实验表明如果继续使用串输的方式就可能出现液体不均匀输入现象。如在没有混合配制的条件下氨基酸、脂肪乳剂、葡萄糖以不同的滴速分别用输液器输注，远端通过三通再入静脉内，属可接受的输注方式，为了更好地控制流速可用3个输液泵控制速度，3种液体要用不同的速度输入体内，这种操作工作量较大，管理上不方便。另外有可能出现严重的静脉炎。

（3）即用型商品化全合一输注。新型全营养液产品（两腔袋、三腔袋）可在常温下保存24个月，避免了医院内配制营养液的污染问题。能够更安全便捷用于不同营养需求患者经中心静脉或经周围静脉的肠外营养液输注。缺点是无法做到配方的个体化，应选择肝、肾功能正常者使用。

（4）全合一（All-in-One）输注。由培训后的护士（国外是药师操作）严格按照标准操作规程在层流房间，洁净台内无菌的条件下进行混合配置成"全合一"营养液。全营养液无菌混合技术是将所有肠外营养日需成分（葡萄糖、脂肪乳剂、氨基酸、电解质、维生素及微量元素）先混合在一个袋内，然后输注。

肠外营养液的配制顺序：①将磷酸盐加入氨基酸或高浓度葡萄糖中。②将其他电解质、微量元素加入葡萄糖液（或氨基酸）中，不能与磷酸盐加入同一稀释液中。电解质注射液也可加入0.9%氯化钠注射液或葡萄糖氯化钠注射液中。③用脂溶性维生素溶解水溶性维生素后加入脂肪乳剂中。如处方不含脂肪乳，可用5%葡萄糖溶液溶解并稀释水溶性维生素。复合维生素制剂（同时包含脂溶性和水溶性维生素），可用5%葡萄糖或脂肪乳溶解并稀释（不同制剂的配制操作需参照说明书）。④将氨基酸先加入一次性肠外营养输液袋（后文简称"三升袋"）内，后将葡萄糖、0.9%氯化钠、葡萄糖氯化钠等液体加入三升袋内混合。⑤将含钙盐的溶液加入三升袋内混合。⑥目视检查三升袋内有无浑浊、异物、变色以及沉淀生成。⑦完成上述操作后，将脂肪乳剂加入三升袋中。⑧应一次性不间断地完成配制操作，并不断轻摇三升袋，使其混合均匀。配制完毕后，尽可能排净袋中空气，悬挂以观察是否出现开裂、渗漏、沉淀、异物、变色等异常情况。⑨推荐配制完成的营养液配方用标签表明，包括总容量、成分、建议输注时间和有效期等。此法使肠外营养液输入更方便，而且各种营养素的同时输入对合成代谢更合理。所有营养液在输注时都应注意慢输，可避免发生不良后果，这样才能达到有效的支持或治疗目的。

对于肝肾功能正常的患者临床上进行肠外营养时，首先按照患者的体重或体表面积及病情需要调节总液体输入量：治疗药物的入量和肠外营养的入量。先把患者的总液体入量算出，如：生化指标正常者可按 40~60mL/（kg·d），包括所有治疗的液体，减去治疗的液体后剩余的则是肠外营养液体。其次，根据间接能量测定或拇指法则，评估患者能量需求，如生化指标正常者，根据各种对热量的不同需求，中心静脉可在 20~35 kcal/（kg·d），外周静脉可在 15~20kcal/（kg·d）（脂肪常占 30%~50%，葡萄糖常占 50%~70%）。生化指标正常的长期禁食者（假如 60kg 的体重患者）蛋白质的入量 40~70g/d[相当于氮入量 0.1~0.2g/（kg·d）]。最后，电解质、微量元素、维生素根据生理需要和病情需要调节，在需长期肠外营养的患者中尤其要注意。

同时要根据患者的生化指标结果和异常脏器功能耐受的营养量而制定配方。例如，对于心功能衰竭的老年患者，要限制液体总入量，输液速度不宜过快，补液浓度高，多需要深静脉途径。对于肝功能衰竭的患者，氨基酸应选用肝用氨基酸，脂肪乳最好选择中 / 长链脂肪乳剂。对于肾功能衰竭的患者，要限制入量，应使用中 / 长链脂肪乳剂、肾用氨基酸，限蛋白入量，限镁、限磷。

（六）肠外营养的并发症

了解肠外营养并发症的危害有助于提高肠外营养治疗的安全性。

1. 导管相关并发症

常用的静脉通路是经锁骨下静脉、颈内静脉置入的中心静脉导管和经肘前静脉置入的 PICC。并发症主要与导管相关，发生率为 0.15~0.49/1000 导管日。一般分为操作相关并发症和完全肠外营养进行中的远期并发症。

操作相关并发症的发生与置管操作和穿刺部位有关。常见并发症如心律失常、气胸、血胸、动脉置管、导管异位等在锁骨下静脉和颈内静脉穿刺时的发生率为 1%~4%；经肘前静脉置入 PICC 时气胸发生率很低，但导管异位的发生率较高。

置管相关并发症一般都可通过临床检查和胸部 X 线片明确诊断。多数并发症很容易处理，但有些严重并发症可能需要外科处理，如大量气胸、血胸、不能控制的出血等。罕见并发症包括臂丛神经损伤、大量气栓、导管意外割断而形成的导

管栓塞、心包填塞等。

完全肠外营养进行中的远期并发症：静脉血栓、导管堵塞和断裂等

静脉血栓形成是一种常见的并发症，常见于锁骨下静脉和上肢静脉。严重血栓栓塞可导致患者死亡。血栓形成的原因包括导管造成静脉壁内皮损伤、血容量降低时中心静脉血流减少以及置管感染等。

导管阻塞常因输液过慢致血液返入导管内可发生凝血而或药物、无机盐沉淀堵塞导管。可试用溶栓药、碳酸氢钠、盐酸或氢氧化钠冲洗，必要时更换导管。

导管折断或破裂少见，若发生在静脉外，将会有液体或血液漏出至组织或经皮肤孔漏出应立即更换导管。导管栓子极罕见，一旦形成，心、肺导管栓塞可导致心律失常和感染，死亡率高达 39.5%，需介入或手术取栓。

感染是经中心静脉完全肠外营养最严重的并发症之一。主要来源于导管，亦称导管相关或导管来源的感染。由于精细的护理及严格无菌操作，感染发生率已下降到 3%~5%。

发生原因可有以下方面：①穿刺与置管过程中的无菌技术的失误；②营养液配制过程中的污染；③利用完全肠外营养输液系统作多种用途，如用作输血、加药、监测中心静脉压等用途时易导致感染；④导管感染，为进行完全肠外营养发生感染的最常见原因；⑤长期静脉输注不含 GLN 的溶液，肠黏膜屏障损害，导致肠源性感染和败血症的发生。

感染发生时引起突然高热，血培养阳性者可确诊。导管出口处检查正常并不能排除感染的存在。大多数导管相关感染由革兰氏阳性菌引起，但也可因革兰氏阴性菌或真菌引起。应注意有败血症发生甚至休克发生时可无突然发热的表现，尤其是革兰阴性杆菌感染时。

预防导管相关感染最重要的措施是在置管、药液准备、给药和导管护理时严格遵守无菌原则，一般不主张预防性使用抗生素，没有感染证据时也不必定期更换导管。

多数局部感染患者应拔除导管，并送导管尖端、导管出口渗液和经导管抽出的血样作培养。

发生导管相关性脓毒症的患者必需拔除导管送培养，并给予广谱抗生素。解决肠源性败血症，最重要的是促使胃肠道尽快恢复功能。可以部分地转为肠道内营养或在静脉营养液内增加谷氨酰胺以增强肠道的黏膜屏障功能。

2. 代谢性并发症

1）糖代谢异常 完全肠外营养都会伴随高浓度葡萄糖的静脉输注，而患者往往因原发疾病、糖尿病、应激状态下糖耐受性差、抗胰岛素激素的分泌等而产生一定程度的胰岛素抵抗。这些因素作用的结果是使患者易于出现高血糖。原来耐受完全肠外营养很好，突然发生高糖血症则提示可能出现脓毒症，应积极寻找感染灶。高糖血症引起的高渗、非酮性昏迷与糖尿病昏迷相似，是完全肠外营养最危险的单一并发症。此种并发症最易发生于隐性糖尿病、脓毒症、胰腺疾病、外科大手术或创伤后。最近的研究还发现，完全肠外营养引起的血糖升高与心脏并发症、感染、脓毒症、急性肾功能衰竭和死亡的风险增加有关。治疗包括立即停止完全肠外营养，严密监测血糖、尿糖值及电解质浓度，采用相应电解质液扩容并少量注射胰岛素以防止血糖下降过速带来的危险。

低血糖是严重的并发症。常见于完全肠外营养后突然停止输高糖溶液时常会产生一种反跳性低血糖症；或胰岛素使用不合理造成。因此建议葡糖糖输注速率不应超过每分钟 4mg/kg。对于血糖控制欠佳的糖尿病患者接受肠外营养时，推荐使用胰岛素泵控制血糖 8~10mmol/L，避免血糖波动。

2）脂肪代谢异常 常见为高脂血症和必需脂肪酸缺乏。完全肠外营养引发高脂血症主要是由于给予的脂肪量过多、过快，超过机体清除脂质的能力所致。严重高甘油三酯血症有诱发急性胰腺炎的危险。偶尔也可导致脂肪超载综合征，出现发热、急性胃肠道溃疡、微循环内泥状物形成，若继续加重，则有血小板聚积、溶血或自家免疫性贫血等。但脂肪供能的好处是可降低呼吸熵、减少 CO_2 的产生，这对呼吸衰竭患者有利。一般脂肪乳剂量 1~2g/（kg·d）可满足热量需求，也是安全的。

3）氨基酸代谢异常 过量的输入氨基酸后，若不能及时供应足够的热量则氨基酸作为能量而分解产生氮质血症。在早期接受肠外营养的患者中，因水解蛋白含有游离氨，特别对于肝、肾功能不全或早产儿，氮质血症是较常见并发症。现输入结晶氨基酸后高血氨的发生率比较小。结晶氨基酸溶液中缺乏精氨酸，可能会导致尿素合成障碍引起血氨升高。输入的氨基酸大都为氯化物或盐酸化合物，液体中也常加入氯化钾、氯化钠，所以容易输入过多的氯化物而产生高氯性代谢性酸中毒。

4）水、电解质紊乱 体液容量、渗透压及电解质的平衡是物质代谢和器官功能正常进行的基本保证。肠外营养时水及电解质的需要量应根据患者疾病过程、体液及电解质状况、肾功能等因素而定，由于每日体液及电解质的丢失量不同，细胞内、外液之间水及电解质不断处于交换状态，因而，肠外营养的容量和成分每日也有所不同。

肠外营养患者在估算水及电解质需要量时，重要的是应考虑其他途径的液体和电解质的摄入量，如处理不当，可导致体液和电解质平衡失调。表现为容量失调、低钠血症、高钠血症、低钾血症、高钾血症、低磷血症、低钙和低镁血症等。其中钾、磷和镁与蛋白质合成和能量代谢密切相关，肠外营养时常造成血浆钾、磷及镁浓度迅速下降。其原因是静脉输注葡萄糖后，血浆胰岛素水平升高，促使钾、磷、镁和葡萄糖进入骨骼肌和肝脏进行相关的合成代谢。因此，肠外营养时应注意及时补充上述各种电解质。

5）维生素和微量元素缺乏 与患者原已存在一种或多种必需营养素缺乏和术后完全肠外营养治疗期间对营养物质的需求增加而摄入不足有关。如电解质缺乏，包括钾、镁、磷、钙缺乏。维生素和微量元素缺乏，包括锌、铜、硒和维生素 B_1、维生素 C、维生素 E 等。维生素和微量元素的严重缺乏会引起具有典型症状和生化检查异常的临床综合征。目前完全肠外营养治疗所推荐的大部分维生素和微量元素补充量已经包括由于疾病而增加的需要量，凡长期行肠外营养治疗的患者，应每天补充维生素和微量元素，以避免温尼克脑病、低镁血症或低磷血症等。

3.脏器功能损害

1）肝胆并发症　肠外营养引起的肝胆并发症主要包括肝脏脂肪变性、肝脏胆汁淤积和胆石症、胆囊炎等，晚期可发展为肝硬化和肝衰竭。

长期完全肠外营养，有些患者可有肝酶、胆红素升高，肝活检可有脂肪浸润，超声检查可显示肝脏结构改变。肝脏脂肪变性的发生可能主要由于过度饲食特别是葡萄糖过量和缺乏必需氨基酸等原因引起。多数患者停止完全肠外营养后恢复正常，降低热卡摄入可减少此并发症的发生。对于需要长期完全肠外营养且已有肝脏损害的患者，可改用富支链氨基酸的液体。成人长时期家庭内完全肠外营养治疗的慢性肝功能障碍的发生率约为 15%，其发生机制尚不明确。研究显示，无氮源补充的高碳水化合物热量供应或氮：非蛋白热量在 1：150 以上，达到 1：200 或更高时，可有糖原异生、肝细胞脂肪沉着，而致肝功障碍。因此，在应用完全肠外营养治疗中，注意氮与非蛋白热量之比。

肝脏胆汁淤积在儿童和新生儿较为多见，特别是长期接受完全肠外营养治疗的患者，是完全肠外营养的严重并发症，可出现黄疸、肝酶升高，严重者发展为肝硬化和肝衰竭。肝脏胆汁淤积原因众多，如：牛磺酸对婴儿是必需氨基酸，因婴儿体内脱硫醚酶活性低，不能产生足够牛磺酸，故不含牛磺酸的肠外营养液可影响胆酸形成致肝功能异常；长期肠外营养由于肠内缺乏食物刺激，缺乏缩胆囊素等肠道激素致胆囊及 oddi 括约肌等功能异常，导致淤胆及易发胆囊结石。

2）肠道结构和功能损害　长期肠外营养时由于胃肠道长时间缺乏食物刺激，导致肠黏膜上皮绒毛萎缩、变稀，皱褶变平，肠壁变薄，肠道激素分泌及肠道动力降低，小肠黏膜细胞及营养酶系的活性退化，肠黏膜上皮通透性增加，肠道免疫功能障碍，以至于肠道黏膜的正常结构和功能损害，导致肠道细菌易位而引起肠源性感染，甚至导致肠源性败血症。因此，临床上长期肠外营养支持患者，出现持续低热而又无明确感染病灶存在，应考虑肠源性感染。而肠内营养可改善和维持肠道黏膜结构和功能的完整性，所以对长期肠外营养患者，应根据具体情况尽可能给予一定量的肠内营养，以防止肠道结构和功能损害并发症的发生。

3）肾脏结石　肠外营养本身并不会导致肾脏结石，但实施长期肠外营养的短肠综合征患者，尤其是行空肠—结肠吻合术后的患者形成肾脏结石的风险很大，其中约 1/4 可产生临床症状。这是因为一方面长期肠外营养患者容易继发脱水，而脱水是形成肾结石的高危因素；另一方面残余小肠过短使肠道内脂肪酸吸收减少，多余的脂肪酸竞争性与钙离子结合，导致肠道内草酸盐剩余，过多的草酸盐通过结肠被重吸收入血并经肾脏排出，于是尿路草酸钙结石形成增加。预防这一并发症最简单的方法就是给予短肠患者低草酸盐饮食。

4）代谢性骨病　长期依赖完全肠外营养者，特别是在家庭肠外营养的患者中有相当一部分有钙、磷代谢的负平衡，临床表现为骨病。长期完全肠外营养所致的骨病与营养物质吸收不良及某些成分代谢紊乱有关，主要为钙、磷代谢、维生素 D 提供和与骨代谢密切相关的激素。多数患者表现为骨质疏松、血清碱性磷酸酶升高、高钙血症、骨痛、骨折等。

增加钙、磷、镁摄入，调整维生素 D 剂量，补充降钙素并适当运动可能有助于骨病的防治。甲状旁腺激素皮下注射可通过刺激成骨细胞而发挥有益作用。

（七）肠外营养的监测

肠外营养支持对患者有重要价值，但应用不当或监测不及时，可能导致明显的并发症，如再喂饲综合征、高血糖、低血糖、肝胆并发症、代谢性酸中毒、高甘油三酯血症、二氧化碳产生过多、代谢性骨病、感染性并发症等。临床医生对此要有足够的警惕，应对患者严密监测以减少这些并发症的发生。

（1）危重、老年肿瘤患者输注肠外营养时，应严格监测出入量水平。

（2）长期处于半饥饿状态的慢性消耗性疾病的患者接受肠外营养时应密切监测血清磷、镁、钾和血糖水平。

（3）糖尿病患者或糖耐量异常者，糖的输入速度应减慢且必须严密监测尿糖、血糖。在营养支持实施的前 3d，或胰岛素剂量有任何变化时，应每天监测血糖直至指标稳定。

（4）血清电解质（钠、钾、氯、钙、镁和磷）必须在营养支持的前 3d 每天监测 1 次，指标稳定后每周仍应随访 1 次。

（5）静脉输入脂肪乳剂的患者应监测其脂肪廓清情况，通常采用血浊度目测法，必要时可查血甘油三酯水平。

（6）完全肠外营养患者应每周监测肝肾功能，定期行肝、胆囊超声检查。

（7）长期完全肠外营养的患者应定期测骨密度。

三、免疫营养素的应用

近年来，应用于肿瘤患者营养支持的肠内及肠外营养制剂发展很快，免疫营养支持的概念正逐渐受到人们的重视，所谓免疫营养支持就是使用一些特异性免疫营养物质，实现改善患者免疫状况，降低并发症和炎性反应等目的。目前，研究及应用较多的免疫营养物质有：n-3 脂肪酸、谷氨酰胺、精氨酸、核苷酸。大量针对消化道肿瘤手术患者的临床研究发现，不同的免疫营养制剂比普通制剂，分别具有提高机体免疫力，降低感染性并发症及炎性反应，保护肠黏膜屏障、促进伤口愈合等作用。围手术期混合免疫营养制剂支持对于存在严重营养不良、经历胸部和腹部外科大手术的肿瘤患者效果最显著。

最新研究发现，疾病的严重程度、免疫营养的给予途径和时机、持续时间、给予数量、个体的遗传特质都可影响免疫营养的治疗效果，有时甚至是相反的效果。手术前免疫营养至少应持续 5~10d 才有效果，给予时机应在手术前或手术前后，而仅于术后给予效果不显著。手术前免疫营养对降低术后感染性并发症、缩短住院时间比普通营养支持效果更好。此外，免疫营养在中等严重程度疾病的患者中的使用效果似乎比轻症疾病好，但有个别研究发现在危重症患者中使用不仅效果不明显，甚至可能对患者有不利影响。近两年，比较关注免疫营养的成本效益问题，英美几项大的多中心研究发现，在当地的医疗保险制度背景下，围手术期免疫营养具有很好的成本效益，虽然营养治疗花费高，但总的治疗费用降低。

（一）谷氨酰胺

谷氨酰胺是一种在人体内含量丰富的氨基酸，已被用于肠内外营养作为营养补充剂。一项关于人类和动物研究的荟萃分析提示谷氨酰胺在保护肠黏膜屏障、降低化疗诱导的黏膜炎，腹泻的发生频率和严重性方面有效。标准肠外营养不包括谷氨酰胺，因为谷氨酰胺很不稳定。谷氨酰胺的化合物 α-谷氨酰胺和 g-谷氨酰胺，在水溶剂里更稳定。有研究发现，在结肠癌患者手术前的肠外营养液中加入谷氨酰胺可以改善患者的氮平衡。在进行高剂量化疗但未做干细胞移植的急性骨髓性白血病患者，补充谷氨酰胺的肠外营养与未添加谷氨酰胺者比较，患者血液的中性粒细胞计数增加更快。添加谷氨酰胺的肠内营养制剂已被联合用于干细胞移植，发现谷氨酰胺具有缩短住院时间和减少肠外营养需要量的作用。虽然谷氨酰胺从肠内或肠外供给代谢上相似，但肠内途径可能更具有肠黏膜保护的作用。对患者的推荐剂量和持续时间根据病情不同变化较大，目前在化疗患者中使用的推荐剂量是 20~30g/d，至少持续 5d。

（二）精氨酸

精氨酸也是一种免疫营养素，已被单独或与其他免疫营养素整合使用。头颈癌患者单独使用精氨酸进行较长期肠内营养补充，发现具有降低发病率和缩短住院时间的作用。但在短期补充的患者中看不到明显效果。精氨酸与其他免疫营养素整合应用可以提高免疫指标和降低感染的发生率。手术前肠外营养中添加精氨酸可以明显改善结肠癌患者的免疫反应。但是，精氨酸也是一种比较有争议的营养素，Heyland 等研究发现，富含精氨酸的肠内营养制剂（6.8g/L）在休克等危重患者中使用，比肠外营养死亡率反而升高。目前，推荐的精氨酸使用量大于 12g/L，持续至少 3~5d 以上，同时热量提供至少达到 25kcal/kg。

（三）n-3 脂肪酸

n-3 脂肪酸具有稳定细胞膜、减少相关炎性因子生成，进而减少炎性反应的作用，还可能减少癌性恶病质相关促炎性细胞因子生成。目前，

n-3 脂肪酸补充的肠内营养随机对照研究的主要对象是胰腺癌患者，多项不同癌症病种的随机研究表明，肠内营养中添加 n-3 脂肪酸或高剂量鱼油（7.5g/d）可以帮助稳定患者的体重，减少癌症相关体重丢失。也有研究发现，结肠癌患者的肠外营养支持中补充 n-3 脂肪酸可以增加白细胞介素 -5 的浓度，降低肿瘤坏死因子产生。

n-3 多不饱和脂肪酸对肿瘤及其恶病质具有一定的治疗效果，其可能机制在于：①抑制促炎促增殖物质合成，n-3 PUFA 可抑制促炎因子的产生和花生四烯酸衍生物的促炎作用和促进细胞增殖作用，可通过抑制 NF-κB 来减少 COX-2 的表达，还可减少由 NF-κB 诱导产生的其他细胞因子对肿瘤细胞的促进作用。②调节癌基因的表达从而抑制肿瘤细胞生长，n-3 脂肪酸可通过降低肿瘤转录因子 ras 和 AP1 的活性，影响基因表达和信号转导。③修复程序性细胞凋亡，n-3 脂肪酸促进肿瘤细胞凋亡的可能机制包括改变细胞生物膜的特性，启动脂质过氧化，影响信号传导途径，改变基因蛋白的改变，和阻滞细胞周期等，最终导致肿瘤细胞的死亡。n-3 PUFA 修复细胞功能性凋亡是通过下调 NF-κB，然后依次下调 COX2 的表达和 Bcl-2 家族基因的表达。④抑制肿瘤血管生成，n-3 PUFA 可通过改变前列腺素产物和抑制蛋白激酶 C 来实现对肿瘤新生血管形成的抑制作用。⑤介导肿瘤细胞分化，已有研究表明 n-3 PUFA 能引起乳癌细胞的分化。研究发现，二十碳五烯酸可以干扰 PIF 对 NF-kB 的激活和蛋白降解，从而逆转骨骼肌的消耗。临床研究证实，n-3 PUFA 能增加胰腺患者的瘦组织群，改善生活质量。

四、营养治疗是否只营养了肿瘤

ESPEN 指南指出：目前尚无明确数据表明肠内营养对肿瘤生长有任何作用。目前也无证据表明，肠外营养支持对于肿瘤患者的最终结局存在不良影响。

五、预防再饲综合征

再饲综合征是肿瘤恶病质患者长期耗竭，重新启动营养支持过程中发生的并发症。在营养支持开始的最初几天，钾和磷的需要量很高，因为随着营养素的利用这些电解质从细胞外移入细胞内，特别是恶病质患者容易发生，如果未及时诊断，有并发症发生率和死亡率升高。该综合征以低磷血症、低镁血症、低钾血症、维生素缺乏、体液潴留为主要病理生理学特征。

低磷血症时，在禁食或分解状态下，细胞内磷发生丢失。随后由于高热卡的摄入（主要是碳水化合物）导致胰岛素释放，葡萄糖和磷快速进入细胞内。低磷血症（通常小于 0.30mmol/L）引起神经肌肉功能的损害，有感觉异常、癫痫发作、痉挛或有骨骼肌功能受损，包括无力和肌肉收缩不良。累及呼吸肌功能时会导致通气低下，最终引起呼吸衰竭。严重低磷血症可有横纹肌溶解。磷缺乏也能引起血小板减少、凝血功能损害和白细胞功能下降。精神状态的改变包括烦躁不安、意识错乱，最终昏迷。

低镁血症和低钾血症与重度营养不良患者的再饲有关。病因与低磷血症相似。血浆中低浓度的镁和钾导致心律失常和心跳停止。低镁血症和低磷血症都能引起神经肌肉功能异常，如无力、麻痹、感觉异常、意识错乱、横纹肌溶解和呼吸衰竭。

维生素 B1 的缺乏是再饲综合征中常见的维生素缺乏，主要由于它在糖酵解中迅速消耗，由此引起葡萄糖代谢（丙酮酸脱氢酶反应）紊乱，乳酸中毒。

碳水化合物的再饲能引起水钠排泄减少，导致细胞外液容积增加，随即发生体重增加，尤其发生在钠摄入增加时。对体液不耐受时将发生水肿。因此，心力衰竭发生在那些长期饥饿伴有心功能不良或心肌萎缩的患者。

临床表现为钠潴留、细胞外液增加与维生素 B1 缺乏可导致充血性心力衰竭。更多见于因营养不良引起心肌减少的患者。K、P 和 Mg 的缺乏与危及生命的心律失常有关。有的患者可出现神经学方面的改变如妄想、神经病，或癫痫发作。因呼吸肌无力引起通气功能低下可导致呼吸衰竭。因低磷血症引起的血小板减少不仅导致肌肉无力和肌痛，而且也可因肌红蛋白尿并发肾功能衰竭。

对高风险患者在营养干预时应监测以下指标：

生命体征、液体平衡、血尿电解质（Na、K、P、Mg、Ca）、心率、呼吸功能、血气。

在肠外或者肠内营养支持开始之前，应纠正电解质缺乏和恢复循环容量。

能量摄入应从计划最大能量摄入的 50% 开始。分别输注液体、钠、钾、镁和磷。能量摄入第 1 天从 20kcal/h 开始，逐步增加约 1 周，直到满足每日营养需求，患者代谢稳定。应额外补充钾和磷以防缺乏。

治疗低镁血症和低磷血症，有利于纠正顽固性低钾血症。建议开始时给予低容量低钠饮食，

根据每天的体重，监测液体平衡与否，并结合血钠水平进行调整。应减少摄入任何与再饲综合征相关、可引起水钠潴留的物质。液体控制不佳可致心功能衰竭，利尿剂处理或许有效，但会加重低钾血症。

对高风险患者在营养干预时应监测以下指标：生命体征、液体平衡、血尿电解质（Na、K、P、Mg、Ca）、心率、呼吸功能、血气指标。

在肠外或者肠内营养支持开始之前，应纠正电解质缺乏并恢复循环容量。

（陈 伟 康军仁）

第 14 节　整合营养治疗在不同肿瘤中的应用

一、概　述

经过评估对肿瘤患者实施整合营养治疗有利于改善患者的临床结局。肿瘤患者的整合营养治疗有总体原则，对各个系统肿瘤的营养治疗又有其特殊性。

二、食管癌

由于受到食管肿瘤局部梗阻、肿瘤细胞代谢异常引起的全身反应以及抗肿瘤治疗并发症的影响，食管癌成为营养不良发生风险最高的恶性肿瘤之一，其营养不良发生率高达 60%~85%。

食管癌相关性营养不良带来的负面影响体现在机体及功能两个层面。营养不良会降低患者治疗敏感性和精确性，增加治疗不良反应，降低治疗疗效和生活质量。合理的整合营养治疗可以为手术患者提供营养储备，增加机体抵抗力和手术耐受力，减少术后并发症和感染，促进伤口愈合及早日康复。放化疗期的营养治疗可以保持食管癌患者的体重，保持骨骼肌质量和功能，提高放化疗的敏感性和精确度，降低放化疗毒性反应，增加放化疗完成率，延长患者生存期。

（一）营养诊断

食管癌患者营养不良发生风险高，建议对所有确诊的食管癌患者进行营养风险筛查。NRS 2002 操作简便，循证医学证据充分，被多项指南和专家共识推荐为包括食管癌在内的肿瘤住院患者最合适的营养风险筛查方法。PG-SGA 与食管癌患者的 KPS 评分（$r=-0.717$）和 ECOG 评分（$r=0.672$）强相关。PG-SGA 评分与肿瘤 TNM 分期呈正相关，肿瘤分期越晚，PG-SGA 评分越高。PG-SGA 可以较好地反映常见消化道恶性肿瘤患者的营养状况。PG-SGA 是美国膳食协会（America Dietetic Association，ADA）和中国抗癌协会肿瘤营养与支持治疗专业委员会推荐用于肿瘤患者营养评估的首选方法。

（二）食管癌患者围手术期的整合营养治疗

ESPEN 外科手术肠内营养指南指出，如果患者至少存在以下一项情况：6 个月内体重减轻 10%~15%，BMI <18.5 kg/m^2，PG-SGA 评分 C 级或无肝肾功能障碍情况下血清白蛋白含量低于

30g/L，手术前应该进行 7~14d 的营养治疗，即便因此可能会造成手术时间的延迟，这些推荐意见同样适用于食管癌患者。术后营养治疗推荐用于：所有受益于术前营养治疗的患者；所有营养不良的患者；术后无法经口摄食的患者或术后 1 周经口摄食小于 60% 能量需求的患者食管癌术后胃及结肠功能恢复相对较慢，但小肠的蠕动及吸收功能于术后 6h 即已恢复，这为早期实施肠内营养提供了理论依据。多数食管癌患者术前和术后均存在营养不良，且术后营养不良风险增加，而术后早期给予肠内营养，可逐步改善患者的营养相关指标，食管癌手术患者，术后建议早期给予肠内营养，有助于改善患者营养状况、促进切口愈合、减少并发症、缩短住院时间。

（三）食管癌放化疗前的整合营养治疗

食管癌患者放化疗前营养治疗的目的为：建立治疗前基础营养，为放化疗的实施进行营养储备，减少治疗后并发症及感染的发生。应遵循 PG-SGA 表的评估，对于 PG-SGA 评分为 0~1 分（无营养不良）的患者，不需要营养治疗，直接进行放化疗；对于 PG-SGA 评分为 2~3 分（可疑营养不良）的患者，对其进行营养指导；对于 PG-SGA 评分为 4~8 分（中度营养不良）的患者，应该在营养治疗的同时行放化疗；对于 PG-SGA 评分 ≥ 9 分（重度营养不良）的患者，需要先进行营养治疗 1~2 周，待营养状况好转后再开始放化疗。

（四）食管癌放化疗中的整合营养治疗

放化疗毒性反应对食管癌患者治疗过程中的营养状况具有显著影响。对放化疗中的患者，应每周进行 1 次 PG-SGA 评估患者营养状况，在治疗过程中需要在整合评估患者营养状况和急性放化疗毒性反应的基础上，做出个体化整合营养治疗指导或整合营养治疗方案。

（五）食管癌放化疗后的整合营养治疗

食管癌患者在完成放化疗后，如果肿瘤未完全消退或出现严重的放射性食管炎、食管水肿、食管纤维化和狭窄等，仍可能导致经口摄入营养不足。因此，在食管癌放化疗结束后，仍然需要对 PG-SGA 评分和晚期放化疗毒性反应进行监测，以便早期识别营养不良，及时开展家庭饮食指导及营养治疗。

三、胃　癌

由于胃是人体非常重要的消化器官，当其发生恶性肿瘤时，主要的症状是消化道症状，常见症状包括：上腹部疼痛、恶心、呕吐、吞咽困难、呕血、黑便、早饱等，随之而来的也是营养问题的高发生率。营养风险及营养不足对患者自身免疫力及后续治疗均产生不良影响。在治疗前存在营养不足的患者治疗反应性差，治疗相关不良反应发生率增加，活动力下降，生活质量下降，生存期缩短。在我国，胃癌患者就诊时，约 90% 为中晚期，合并营养风险比例高，因此要高度重视胃癌患者的医学营养治疗，包括整合的营养评价及营养治疗，从而保持患者营养状况、体重并维持稳定，使患者能够最大限度地耐受抗肿瘤治疗措施，减少抗肿瘤治疗相关并发症，提高生活质量，改善预后。

（一）胃癌化（放）疗前的整合营养治疗

此期患者主要是 T₃、T₄ 期，治疗目的是通过新辅助化（放）疗提高 R0 手术率。因此要以根治为目的，保证每日营养素的目标需要量，以维持营养状况、体重并保持稳定，确保患者更好地耐受化疗及手术。此期患者大部分由于胃部肿瘤病变较严重，从而影响正常进食，常存在进食受限或摄入不足，需给予积极的整合营养治疗。如果患者能够进食流食，没有完全梗阻，但摄入量不能满足目标需要量，可以给予营养教育联合口服营养素补充。多个团队研究证明癌症治疗期营养教育，包括提高摄入量，可以改善患者预后，减少治疗相关不良反应，提高生活质量。荟萃分析表明口服营养素补充能提高住院患者的营养素摄入量，增加体重，降低并发症发生风险，降低死亡率，缩短住院时间。如果患者在经营养教育联合口服营养素补充后，仍不能满足目标需要量，建议尽早置入空肠营养管行管饲营养，可行胃镜引导下经鼻空肠营养管置入。有研究表明管饲营养较口服营养素补充能够使机体获得更多的营养素，改善由于消化道梗阻所导致的摄入量降低，可以更好地改善患者预后。如果患者不同意实施置管，建议补充性肠外营养或全肠外营养支持。

（二）胃癌围手术期的整合营养治疗

评估术前的营养状况，是否存在重度营养风险。主要指标包括：6 个月内体重丢失＞10%，主观整合性营养评估为 C 级，体重指数＜18.5kg/m², 血白蛋白＜30g/L（无肝肾功能损害证据），符合其中之一，建议给予术前整合营养治疗 10 ~14d，再行手术治疗。整合营养治疗手段包括营养教育联合口服营养素补充或肠外营养，如果患者营养教育联合口服营养素补充不能达到目标需要量的60%，建议给予补充性肠外营养或全肠外营养支持。对于伴有中重度营养不良的胃肠道肿瘤患者，术前 1 周全合一肠外营养支持将降低围手术期死亡率，降低并发症发生率。对于胸腹部大手术前，ESPEN 指南建议给予含有免疫营养素（n-3 多不饱和脂肪酸、核苷酸、精氨酸）的肠内营养支持，以降低并发症发生风险。推荐术中留置空肠营养管，尤其对术前有体重下降，或预计术后10d 内经口摄入量低于 60% 的患者，以利于术后早期恢复肠内营养，改善营养状况，促进围手术期康复。推荐围手术期实践快速康复外科理念，主要是从代谢及营养的角度考虑，包括：避免术前长时间禁食，术后尽早恢复经口喂养，将营养治疗整合到患者的整体管理中，血糖的有效管理，减少能加重应激所致分解代谢或胃肠道功能损伤的因素，早期活动。

（三）胃癌术后辅助化（放）疗的整合营养治疗

根治性胃部分或全胃切除术后，大部分患者要经历体重下降，营养代谢受损，部分患者会出现中重度的营养不足。对于拟行辅助化（放）疗的患者，需要给予积极的整合营养治疗，有利于患者术后康复及完成辅助治疗计划，从而提高整体治疗效果。如果患者胃肠道功能恢复，给予营养教育联合口服营养素补充。如果不能满足目标

需要量 60% 超过 5d，给予补充性肠外营养支持，防止体重下降过多，并维持体重稳定。如果患者伴有胃排空功能差（胃瘫），给予经鼻胃镜引导下空肠营养管置入，进行全肠内营养支持，以满足营养素目标需要量。如果患者在 1 个月内胃排空功能不能恢复，建议给予经皮胃镜引导下空肠造瘘术，行全肠内营养支持，并积极治疗胃排空障碍。

（四）胃癌姑息性化疗中的整合营养治疗

这部分患者肿瘤相关症状明显，根据出现不同症状，做出不同的整合营养治疗方案。在患者可以进流食时，给予营养教育联合口服营养素补充，以满足营养素目标需要量，维持理想体重并保持稳定。如经营养教育联合口服营养素补充不能满足患者目标需要量，并出现体重逐渐下降，或食后腹胀明显，伴有呕吐，建议给予空肠营养管置入，包括胃镜引导下经鼻 - 空肠管置入，或经皮胃镜引导下空肠管置入。如果患者空肠管不能够置入，或者患者拒绝管饲，可以考虑内镜下记忆性支架置入，继续给予营养教育加口服营养素补充。

（五）极晚期胃癌的整合营养治疗

当患者无手术、放疗、化疗指征，病情持续进展，预期患者生存期超过 3 个月，对这部分患者，有研究表明，积极的整合营养治疗能够提高患者的生活质量，延长生存时间。营养支持治疗方法包括：营养教育联合口服营养素补充（推荐高能量、高蛋白、软烂细碎的食物，必要时可制作匀浆膳）。不能满足目标需要量时，给予管饲营养，或记忆性支架置入。如果患者不能通过肠内营养途径满足目标需要量时，或存在恶性肠梗阻，再次评估患者的预期生存期，如果超过 3 个月，给予肠外营养支持。如果不足 3 个月，按终末期胃癌患者的营养治疗策略进行。

四、肝 癌

肝脏是人体物质代谢的重要器官，参与广泛而复杂的生化过程。肝癌患者多合并慢性肝病，

肝病程度决定了患者的营养状态，易患蛋白质能量不足型营养不良，其原因包括：①食物摄入减少，营养物质丢失过多。②蛋白质合成能力下降，血清蛋白质水平降低，影响正常血浆胶体渗透压及某些激素的生成、微量元素的利用等，从而影响机体的营养状态。③生长激素（growth hormone，GH）/胰岛素样生长因子1（insulin like growth factor-1，IGF-1）轴的变化，肝硬化进程中血中GH水平升高，IGF-1降低，IGF-1对GH反应下降，影响营养代谢。④营养物质代谢异常。糖的储存和氧化降低；脂肪酸和酮体的产生和利用障碍；蛋白质分解代谢增加，氮量在体内消耗明显。

肝癌患者合并的慢性肝病，特别是严重肝功能异常，虽然可导致肌肉和脂肪消耗，但由于水钠潴留和腹水，严重干扰其人体测量指标结果，而由于蛋白质合成受肝功能影响，白蛋白也不能准确反映营养状态，因此整合性营养筛查或评估工具如SGA、PG-SGA、MNA、MUST及NRS 2002等在肝癌患者得到的结果差别较大，缺乏公认的标准。PG-SGA则是根据SGA修改而成的粗筛量表，是美国营养师协会所推荐用于肿瘤患者营养筛选的首选方法，也不适合肝癌患者。因此，肝癌患者营养评估缺乏共识，一般认为，由于上臂肌围、上臂围、三头肌皮褶厚度的测量不受腹水和下肢水肿的影响，适用于所有肝病患者。肝癌患者的能量需求可以通过间接测热法获得，但应根据肝功能状态，合理调整营养供给。

（一）肝癌围手术期的整合营养治疗

肝癌根治术是肝癌治疗方法中的最佳方法，是提高长期治疗效果的关键，围手术期的营养给予应及时、适时。不仅增强患者对手术的耐受力，而且能降低患并发症的发生率。有文献表明，营养不良患者术后并发症发生率高于无营养不良者20倍。术前、术后营养状况、手术创伤程度、术后器官功能和免疫功能是围手术期营养支持的重要参数。术前应评估患者的营养状况，针对患者的营养状况做出强化营养指导，按照体重下降、营养素摄取不足给出个体化整合诊治营养方案，以维持体重，增加营养素摄入，提高体内蛋白质合成，有利于术后伤口愈合，身体快速康复。应

用鱼油脂肪乳剂可以改善肝功能，降低感染并发症发生率。橄榄油脂肪乳剂在肝切除术后患者具有很好的耐受性，能促进术后血浆蛋白的恢复；中长链脂肪乳剂特别是结构脂肪乳剂，对肝癌合并肝硬化患者更为适宜。肝癌手术患者，术后建议早期给予肠内营养，在肝癌肝切除术患者的肠外营养添加BCAA，可减少并发症发生率，特别是感染并发症率，术后体重及吲哚菁绿的清除率也优于对照组。有助于改善患者营养状况、促进切口愈合、减少并发症。

（二）对无法手术肝癌的整合营养治疗

肝功能发生障碍时，蛋白质摄取和合成均不足，因此氨基酸供应量对无营养不良的代偿性肝硬化患者为1.2g/（kg·d），有严重营养不良的失代偿性肝硬化则为1.5g/（kg·d）；轻度肝性脑病患者（Ⅰ度和Ⅱ度）可使用标准氨基酸制剂，重度肝性脑病患者（Ⅲ度和Ⅳ度）应使用含较多BCAA和较低芳香族氨基酸、甲硫氨酸、色氨酸的制剂。肝硬化患者对碳水化合物的利用能力有限，仅及正常人的35%；15%~30%的患者可发生肝原性糖尿病，葡萄糖供给量宜小于150~180g/d，以免过多葡萄糖转化为脂肪沉积于肝脏。肝硬化时，由于脂肪代谢严重紊乱，正常甘油三酯合成和分泌的平衡被破坏，血浆游离脂肪酸及甘油三酯增高，此时脂肪的供给量应控制在1g/（kg·d）左右（肠外营养时占非蛋白能量的40%~50%）。

对无法接受根治性手术的肝癌患者进行介入栓塞治疗时，应用BCAA营养补充，其病死率及生存率等临床结局指标优于对照组。

五、肺　癌

肺癌是全球范围内最常见的恶性肿瘤之一，在我国目前肺癌已成为首位恶性肿瘤死亡原因。目前主要的治疗手段包括手术、化疗、放疗、分子靶向治疗等。国外专家团队采用PG-SGA和EORTC QLQ-C30评价了56例诊断为NSCLC患者的营养状况及其与生活质量的关系，结果表明35.7%的患者发生营养不良，早期患者发生比例为1.8%，进展期患者发生比例为33.9%，且发生

营养不良的患者较未发生者症状更多，身体、情绪等更差。另一项研究采用 MNA 评估了 103 例 60 岁及以上老年肺癌患者，发现其 12.6% 有营养不良，31.1% 有营养不良风险，其余 56.3% 处于正常营养状态。

肺癌本身或纵隔淋巴结转移癌对食管产生压迫症状影响进食。肺癌引起的呼吸困难导致患者大脑缺氧，对化学感受器所传递的饥饿信号迟钝，对食物的味觉、嗅觉也会发生改变，产生厌食。同时肺癌本身产生的一些细胞因子，也可以刺激和诱导宿主免疫细胞产生各种细胞因子，导致糖、脂肪、蛋白质代谢异常，引起营养不良。

化疗是肺癌非常重要的治疗手段，化疗药物常引起恶心、呕吐、腹泻、味觉改变、食欲减退以及厌食甚至肝脏损伤影响营养物质的摄入和吸收。而肺癌常用的化疗药物顺铂属强致吐类药物，如果不加以控制，恶心和呕吐会造成液体或电解质的失衡、体重丢失以及衰弱，甚至恶病质；另外，胸部肿瘤放疗后，放射性食管炎发生率在 40% 以上，放疗引起食管神经肌肉和上皮细胞的损伤，导致食管出现炎症性改变，消化道摄入、吸收减少，患者营养状况恶化。

一项回顾性研究分析了 110 例初诊为 NSCLC 患者的血细胞计数、营养状态、肿瘤分期与预后的关系，发现肿瘤分期、营养状态是预测 NSCLC 生存期的独立因素。通过评估营养相关参数包括 C 反应蛋白、血细胞计数、血清白蛋白、IL-6、TNF-α 水平与预后的相关性，结果证实对于进展期 NSCLC 患者而言，营养不良是影响预后的独立因素，一项随机双盲对照试验针对进展期不能接受手术治疗的 NSCLC 患者，试验组每日服用 EPA 和 DHA，对照组每日给予安慰剂，连续 66d，结果证明在晚期肺癌患者中，摄入 EPA 和 DHA 可以增加患者体重，增强其抗炎、抗氧化的作用。以上证据说明晚期 NSCLC 营养状态与生活质量密切相关，是影响预后的独立因素，适当营养干预可以改善营养状态，提高机体免疫力。

六、结直肠癌

由于肿瘤梗阻或治疗过程中的胃肠道反应，结直肠癌患者常出现营养不良，营养不良会导致患者错过最佳手术时机、降低放化疗效果、影响生活质量同时还可能引起患者并发症和病死率升高。

一项研究将 578 例结直肠癌患者分成两组，即体重明显降低组（>3kg）和体重丢失不明显组（<3kg）。通过比较两组病死率发现，患者的体重明显减低组较体重丢失不明显组病死率上升两倍。即使对 NRS 2002 筛查为无风险的患者，手术后没有实施营养支持的患者其手术后并发症发生率高于接受营养支持的患者，其住院时间也显著长于接受营养支持的患者；手术前或手术后接受 TPN 的患者其总住院费用显著高于未接受 TPN 者；手术后应用肠内营养的患者其住院时间显著缩短。提示对结直肠癌患者即使手术前营养筛查没有风险，手术后给予一定形式的营养支持仍然可能有益于减少并发症，与肠内营养相比，肠外营养费用显著升高。

放化疗引起患者厌食、恶心、呕吐、腹泻、便秘和营养不良。不仅影响患者的生活质量，而且使患者不易接受放化疗和降低放化疗的疗效，增加放化疗的毒副反应。对接受化疗的结直肠癌患者，给予一定营养指导和营养治疗，不仅可以改善患者的营养状况，而且还延长患者生存时间。相反，营养不良可以导致转移的结直肠癌患者的化疗毒副反应增加和生存期缩短。这些都说明，营养不良可以降低结直肠癌患者对化疗的有效性，营养支持可以延长患者寿命。对接受放疗的结直肠癌患者，给予营养指导和营养治疗，可以改善营养状态、降低疾病引起的并发症和提高患者生活质量。

七、血液系统肿瘤及造血干细胞移植的整合营养治疗

白血病和恶性淋巴瘤是最常见的血液系统肿瘤，可导致粒细胞缺乏、急性或慢性感染、锌缺失，亦可导致白蛋白、转铁蛋白、睾酮和促性腺激素、维生素 A 水平的下降，这些代谢异常导致营养状态受损、垂体 - 性腺轴功能减退，以及生活质量下降。反之，低蛋白质的营养不良，可以加重或延长肿瘤治疗导致的免疫抑制，增加了感染

并发症发生的风险。造血干细胞移植前的清髓方案是最强烈的肿瘤治疗方案，药物的副反应会使患者的食欲、味觉、唾液腺功能、胃排空和肠道功能减退，吸收、消化的能力下降，并可引起严重的黏膜炎、肝静脉闭塞综合征及移植物抗宿主病（graft versus host disease，GVHD）而继发营养不良。由于 GVHD 使皮肤、肝脏、黏膜、肺部、食管、肌肉骨骼等器官损害，以及长期应用免疫抑制对这种疾病的防治，可导致内分泌和代谢系统疾病，包括胰岛素抵抗、脂质代谢异常、甲状腺功能减退或性腺功能减退等并发症。因此，营养支持在血液系统肿瘤的发病和治疗中尤为重要，保证患者的营养供应具有重要意义。

美国 1277 例儿童和青少年白血病和淋巴瘤患者中，严重营养不良达 69%。在西班牙调查的 111 例血液病患者中，75% 存在血液病与营养不良间的相互影响，53.2% 的患者给予营养支持后提高了生活质量。另一项关于 21 例急性淋巴细胞白血病患儿与 54 例正常对照组儿童比较的研究表明，前者白蛋白和肱三头肌皮褶厚度明显下降（$P < 0.005$），表明急性淋巴细胞白血病患儿有皮下脂肪储备和蛋白的营养缺失。在土耳其调查的 54 例成人急性血液病患者有 18.5% 发生营养不良。在马来西亚或卡萨布兰卡的白血病患儿诊断时，营养不良的发生率达到 20%~50%。在危地马拉的急性淋巴细胞白血病患儿中，营养不良的发生率高达 54%。而且，严重营养不良患儿在治疗 6 个月后的死亡风险是营养良好组或中度营养不良组患儿的 2.4 倍。表明严重营养不良与中断治疗或疾病复发有关。在 164 位生存期超过 5 年的急性淋巴细胞白血病的患儿中，其中只有 30% 以下的患儿摄入了足量的维生素 D、钙、钾和镁。骨髓移植患者中度到重度的厌食症与急性 GVHD 作为独立的因素可影响移植早期的体重丢失，在造血干细胞移植后的早期易发生营养不良，移植患者体重可减轻（8.6±5.7）kg。

欧洲前瞻性肿瘤营养研究组的一项调查发现，在 671 例白血病患者中，女性腰围大者或者腰臀比大者，发生急性髓系白血病的风险明显增加。希腊的一项研究报道：高脂饮食可通过多种机制增加白血病的发病率，儿童期维生素 D 摄入不足可增加白血病发病率。一项纳入 215 000 例受试者的队列研究报道，美国黑人维生素 D 摄入不足可增加霍奇金淋巴瘤的发病率。孕妇蛋白质和蔬菜的吸收不良，以及叶酸和维生素 B_{12} 的摄入不足，可增加儿童急性淋巴细胞白血病的发生率。

营养不良可影响儿童白血病患者的红细胞的输注效果以及威胁生命的并发症的发生，但是对血小板的输注效果无影响。营养不良组与营养良好组患者的缓解时间差异有统计学意义。对于骨髓移植患者，瘦体组织指数与中性粒细胞的恢复时间和黏膜炎的发生呈负相关，但对生存时间，无进展生存时间或移植后 100d 的相关死亡率无影响。干细胞移植后早期，经口摄入营养素减少，发生严重的急性 GVHD 的风险增加。在儿童造血干细胞移植的患者，黏膜炎患者的磷和钾的需要量高于其他患者，磷的高需要量与血小板的恢复呈正相关，早期补充电解质不仅改善了营养状态，而且也有利于造血的重建。患者移植后的体质指数与植入时间存在明显的负性联系，低体重的患者较正常体重患者的植入时间晚 3d（$P<0.001$）。

八、恶性脑肿瘤

多数神经系统疾病患者在入院时即存在营养不良和营养不良风险，其中恶性脑肿瘤患者存在营养风险的占 48%，已经出现营养不良的占 8%。在恶性脑肿瘤治疗过程中，肿瘤本身或手术等治疗方式可能导致这些患者出现吞咽困难、癫痫发作、意识障碍等一系列与维持营养状况相关的不利因素。因此，对此类患者，应进行高度的营养关注和营养指导。

恶性脑肿瘤患者由于肿瘤压迫和手术损伤，易引发神经源性的吞咽障碍或昏迷，此时患者无法正常经口摄食，应当对其进行营养支持，在无胃肠道功能障碍的情况下首选 EN。

鼻胃管（nasogastric tube，NGT）和 PEG 在吞咽困难患者中，使用 PEG 的患者营养干预失败率相比 NGT 低（19/156 vs 63/158），提示 PEG 比 NGT 更有效和安全。但两组死亡率无显著差异。NGT 应该作为肠内喂养最初 2~3 周的选择。

在神经外科 ICU，有相当一部分恶性脑肿瘤术后患者由于神经性的原因，如格拉斯哥昏迷评分（Glasgow coma scale，GCS）较低；或机械性的原因，如严重的后组颅神经麻痹而易出现较长期的吞咽困难，因而需要长期的肠内喂养。在土耳其伊斯坦布尔马尔马拉大学神经学研究所的神经外科 ICU 患者中进行了一项回顾性病例研究，研究对象为 2001 年 1 月 1 日至 2006 年 12 月 1 日内入住 ICU 并接受 PEG 置管的 31 例患者，其中恶性脑肿瘤患者 22 例。PEG 置管指征为缺乏呕吐反射（10 例患者）和低 GCS 评分（21 例患者）。其中 29 例患者在 PEG 喂养时出院。11 例患者因恢复经口喂养拔除插管。置管相关死亡率、30d 死亡率和总死亡率分别为 0、6.4% 和 45%。因此，PEG 是一种安全性和耐受性较好的胃造瘘方式，适合神经系统状态低下或严重后组颅神经麻痹的神经外科 ICU 患者。

九、鼻咽癌

鼻咽癌是一种起源于鼻咽部黏膜上皮的恶性肿瘤。放疗和化疗是鼻咽癌的主要治疗手段。但由于疾病本身及抗肿瘤治疗的影响，营养不良成为鼻咽癌患者常见的临床并发症，其中接受放疗的鼻咽癌患者是营养不良发生率最高的群体之一，营养不良严重影响鼻咽癌患者的预后。研究表明，恰当的营养治疗对于鼻咽癌患者的生活质量和预后有积极影响。因此，对于鼻咽癌患者，为改善其预后，营养治疗必不可少。

鼻咽癌患者营养不良主要表现为体重丢失、能量代谢异常、血浆蛋白减少和免疫功能降低，其中体重显著降低是其最主要的临床特点。多个队列研究表明，鼻咽癌患者在接受放化疗治疗后，短期内疾病本身与治疗给患者带来较多的影响，主要表现食欲减退、味觉改变、体重下降、治疗产生的黏膜反应及消化道反应。患者体重丢失是较长时间蛋白质能量摄入不足的结果。

食管癌患者放化疗前营养治疗的目的为：建立治疗前基础营养，为放化疗的实施进行营养储备，减少治疗后并发症及感染的发生。放疗是鼻咽癌患者首选治疗方法，整合化疗可改善中晚期患者的治疗效果，但无论是放疗还是化疗均会产生不良反应。放疗引起口腔黏膜、味蕾、唾液腺等组织器官损坏，造成患者咀嚼和吞咽食物困难。化疗药物在杀灭肿瘤细胞的同时，有一定的毒副作用，可导致食欲下降、恶心呕吐等胃肠道反应，影响营养摄入。口腔黏膜炎、唾液分泌减少、张口困难及胃肠道反应是鼻咽癌患者体重丢失和营养不良的主要原因。放疗联合化疗其不良反应更加严重，有调查发现，鼻咽癌患者在接受同步放化疗治疗期间，92.3% 患者出现胃肠道反应；34.6% 表现出 Ⅰ～Ⅱ 期的口腔黏膜反应，65.4% 出现 Ⅲ～Ⅳ 期的口腔黏膜反应，与单纯放疗组比较，体重丢失超过 10% 的比例增加 23.6%。鼻咽癌患者应遵循 PG-SGA 表的评估，对于 PG-SGA 评分为 0~1 分（无营养不良）的患者，不需要营养治疗，直接进行放化疗；对于 PG-SGA 评分为 2~3 分（可疑营养不良）的患者，对其进行营养指导；对于 PG-SGA 评分为 4~8 分（中度营养不良）的患者，应该在营养治疗的同时行放化疗；对于 PG-SGA 评分 ≥ 9 分（重度营养不良）的患者，需要先进行营养治疗 1~2 周，待营养状况好转后再行放化疗。

（丛明华）

参考文献

[1] 郑荣寿，孙可欣，张思维，等. 2015 年中国恶性肿瘤流行情况分析. 中华肿瘤杂志，2019,41(1):19-28.

[2] Siegel RL, Miller KD, Jemal A. Cancer statistics, 2019. CA Cancer J Clin, 2019, 69(1):7-34.

[3] Song C, Cao J, Zhang F, et al. Nutritional risk assessment by scored patient-generated subjective global assessment associated with demographic characteristics in 23,904 common malignant tumors patients. Nutr Cancer, 2019,5:1-11.

[4] Shiroyama T, Nagatomo I, Koyama S, et al. Impact of sarcopenia in patients with advanced non-small cell lung cancer treated with PD-1 inhibitors: a preliminary retrospective study. Sci Rep, 2019, 9(1):2447.

[5] Adiamah A, Skořepa P, Weimann A, et al. The impact of preoperative immune modulating nutrition on outcomes in patients undergoing surgery for gastrointestinal cancer: a systematic review and meta-analysis. Ann Surg, 2019, DOI: 10.1097.

[6] Song C, Cao J, Zhang F, et al. Nutritional risk assessment by scored patient-generated subjective global assessment associated with demographic characteristics in 23,904 common malignant tumors

patients. Nutr Cancer, 2019,6:1–11.

[7] Cederholm T, Jensen GL, Correia MITD, et al. GLIM criteria for the diagnosis of malnutrition - a consensus report from the global clinical nutrition community. Clin Nutr, 2019, 38(1):1–9.

[8] Jensen GL, Cederholm T, Correia MITD, et al. GLIM Criteria for the Diagnosis of Malnutrition: A Consensus Report From the Global Clinical Nutrition Community. JPEN J Parenter Enteral Nutr, 2019, 43(1):32–40.

[9] Shiroyama T, Nagatomo I, Koyama S, et al. Impact of sarcopenia in patients with advanced non-small cell lung cancer treated with PD-1 inhibitors: a preliminary retrospective study. Sci Rep, 2019, 9(1):2447.

[10] Nakamura R, Inage Y, Tobita R, et al. Sarcopenia in Resected NSCLC: Effect on Postoperative Outcomes. J Thorac Oncol,2018, 13(7):895–903.

[11] Goates S, Du K, Braunschweig CA, et al. Economic Burden of Disease-Associated Malnutrition at the State Level. PLoS One, 2016, 11(9):e0161833.

[12] Touillaud. Use of dietary supplements containing soy isoflavones and breast cancer risk among women aged >50 y: a prospective study. The American Journal of Clinical Nutrition, 2019, 109(3): 597–605.

[13] Qiu S, Jiang C. Soy and isoflavones consumption and breast cancer survival and recurrence: a systematic review and meta-analysis. European Journal of Nutrition, 2019, 58(8): 3079–3090.

[14] 朱晓，方海琴，张立实，等. 咖啡的健康效应研究进展. 中国食品卫生杂志, 2019, 31(1):93–98.

[15] 李迎君，朱家豪，范佳耀，等. 咖啡摄入与东亚人群恶性肿瘤死亡风险关联的荟萃分析. 预防医学, 2019, 31(6):549–552+557.

[16] 石汉平，蔡丽雅. 肿瘤营养代谢调节治疗. 肿瘤综合治疗电子杂志, 2019, 5:83–86.

[17] Zhou JW, Tang ZW, Gao SY, et al. Tumor-associated macrophages: recent insights and therapies. Frontiers in oncology, 2020, 10:983–989.

[18] Cederholm T, Jensen GL, Correia MITD, et al. GLIM criteria for the diagnosis of malnutrition - A consensus report from the global clinical nutrition community. Clin Nutr, 2019, 38(1):1–9.

[19] Wang Y, Li P, Li J, et al. The prognostic value of pretreatment Glasgow Prognostic Score in patients with esophageal cancer: a meta-analysis. Cancer Manag Res, 2019,11:8181–8190.

[20] Hoffman RM, Stern PH, Coalson DW, et al. Altered Methionine Metabolism in Cancer Cells. Methods Mol Biol, 2019, 1866:13–26.

[21] Sanderson SM, Gao X, Dai Z, et al. Methionine metabolism in health and cancer: a nexus of diet and precision medicine. Nat Rev Cancer, 2019,19(11):625–637.

[22] Hoffman RM. Clinical studies of methionine-restricted diets for cancer patients. Methods Mol Biol, 2019, 1866:95–105.

[23] Tabe Y, Lorenzi PL, Konopleva M. Amino acid metabolism in hematologic malignancies and the era of targeted therapy. Blood, 2019,134(13):1014–1023.

[24] Koundouros N, Poulogiannis G. Reprogramming of fatty acid metabolism in cancer. Br J Cancer, 2020,122(1):4–22.

[25] Zhang DM, Luo Y, Yishake D, et al. Prediagnostic dietary intakes of vitamin A and β-carotene are associated with hepatocellular-carcinoma survival. Food Funct, 2020,11(1):759–767.

[26] Prentice RL, Pettinger M, Neuhouser ML, et al. Application of blood concentration biomarkers in nutritional epidemiology: example of carotenoid and tocopherol intake in relation to chronic disease risk. Am J Clin Nutr, 2019, 109(4):1189–1196.

[27] Huang J, Weinstein SJ, Yu K, et al. Relationship Between Serum Alpha-Tocopherol and Overall and Cause-Specific Mortality. Circ Res, 2019,125(1):29–40.

[28] Cortés-Jofré M, Rueda JR, Asenjo-Lobos C, et al. Drugs for preventing lung cancer in healthy people. Cochrane Database Syst Rev, 2020,3(3):CD002141.

[29] Matsushita M, Fujita K, Nonomura N. Influence of Diet and Nutrition on Prostate Cancer. Int J Mol Sci, 2020,21(4):1447.

[30] Górska A, Przystupski D, Niemczura MJ, et al. Probiotic Bacteria: A Promising Tool in Cancer Prevention and Therapy. Curr Microbiol, 2019,76(8):939–949.

[31] Gan Y, Su S, Li B, et al. Efficacy of Probiotics and Prebiotics in Prevention of Infectious Complications Following Hepatic Resections: Systematic Review and Meta-Analysis. J Gastrointestin Liver Dis, 2019,28:205–211.

[32] Pantoja F, Fragkos KC, Patel PS, et al. Refeeding syndrome in adults receiving total parenteral nutrition: An audit of practice at a tertiary UK centre. Clin Nutr, 2019, 38(3):1457–1463.

第 15 章
重症治疗

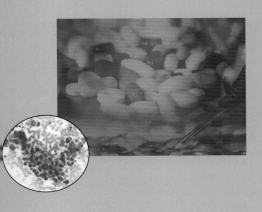

临床救治肿瘤患者，不仅是切除肿瘤，使肿瘤缩小或使肿瘤降期；更重要的是提高肿瘤患者的救治成功率，延长患者生存期，提升患者的生存质量。因此，必须将肿瘤患者看作一个整体，除了积极治疗肿瘤，更应该关注患者全身各脏器功能状态。因此，通过整合医学理论，把肿瘤学和重症医学密切整合势在必行。整合医学是将医学各领域最先进的知识理论和临床各专科最有效的实践经验进行有机整合，并根据社会、环境、心理等因素进行修正、调整，使之成为更加符合、更加适合人体健康和疾病治疗的新的医学体系。重症医学亦有以上特点，同样强调整体观、全面

动态监测患者状态，不仅针对某个器官，而是以全身各脏器功能恢复和维持为目标，最终使患者痊愈。所以，应以整合医学理论为基础，以人为本，根据肿瘤患者特点，采用肿瘤重症医学与肿瘤各专业学科密切配合的方法，确保肿瘤治疗安全实施，以降低非瘤病死率。

本章内容以肿瘤重症医学为特色，从重症医学的视角，结合肿瘤患者的临床特点和救治流程，将两个学科紧密融合，充分发挥整合医学的优势，从以下方面展开论述：肿瘤重症医学的产生、发展，收治患者的特点，新型药物与细胞治疗的严重不良反应，以及肿瘤重症患者的感染防控。

第 1 节　整合医学理念下的整合肿瘤重症医学

重症医学（critical care medicine）是研究任何损伤或疾病导致机体向死亡发展过程中的特点和规律，并根据这些特点对重症患者进行治疗的学科。其宗旨是为危及生命的急性重症患者提供高质量的医疗服务，即对危急重症的患者进行生理功能的监测、生命支持、并发症防治，以促进和加快患者的康复过程，这是继复苏后的一种更高层次的医疗服务，是社会现代化和医学科学发展的必然趋势。而在 20 年前，重症医学在肿瘤方面依然存在空白，西方多国的重症医学指南均提出，对于存在远隔转移的晚期恶性肿瘤患者，对化疗、放疗不敏感的患者，不建议收入重症监护治疗病房（ICU）救治。但近年来医学技术和医药研发飞速发展，诊疗手段不断丰富，社会医疗保障体系不断完善，恶性肿瘤的诊疗也有了很大进步。

一、整合肿瘤重症医学产生的背景和意义

（一）整合肿瘤重症医学产生的背景

（1）据国家癌症中心最新报告，我国恶性肿瘤年发病约 392.9 万人，死亡约 233.8 万人。而且恶性肿瘤发病率每年保持约 3.9% 的增幅，死亡率每年保持约 2.5% 的增幅。恶性肿瘤已经成为严重威胁中国人群健康的主要公共卫生问题之一，恶性肿瘤死亡占居民全部死因的 23.91%，因此，国家特别在"十三五"期间将恶性肿瘤列为重点攻克的重点疾病之一。

（2）近年来，肿瘤学在诊断、治疗或预防领域均突飞猛进，手术、化疗、放疗、靶向治疗、免疫治疗等新手段面世，恶性肿瘤救治成功率逐渐提高。恶性肿瘤的治疗理念已发生了改变，控制肿瘤、提高肿瘤患者生存质量，不但要使患者活得更长，还要活得更好，将恶性肿瘤列为常见病、慢性病、

多发病。

（3）在此大背景下，肿瘤患者在肿瘤围治疗期必然会对重症医学的监护治疗存在一定需求，而且，近年来的研究显示：①实体瘤患者 ICU 治疗的预后与非瘤患者几乎一致；②高危患者在 ICU 内接受抢救性化疗可能成功率更高且并发症更少；③ICU 收治标准放宽使更多肿瘤重症患者入住 ICU 并提高了短期生存率。

（二）肿瘤患者入住 ICU 的指征和预后

目前认为，对于入住 ICU 的恶性肿瘤患者而言，经治疗后患者能够存活，且能有较高的生存质量是重要的评价要素之一。

（1）对于肿瘤危重患者抢救而言，其原发恶性肿瘤的部位、临床分期及进展状态等指标不是判断其 ICU 预后的指标。

（2）一般的预后模型显示似乎急性生理与慢性健康评分（APACHE Ⅱ）、简化急性生理状态评分（SAPS Ⅱ）、序贯器官衰竭评分（SOFA）等评分在预测 ICU 中危重肿瘤患者的死亡率方面相当准确。

（3）器官衰竭的数量、需要机械通气（特别是急性呼吸窘迫综合征）、升压药支持（＞4h）以及入住 ICU 前的治疗仍然是死亡率和预后的主要决定因素。

肿瘤重症医学科收治的患者原则上应具备如

下条件。

（1）无论肿瘤患者的疾病状态如何，入住 ICU 的原因必须可逆。

（2）在入住 ICU 或经 ICU 治疗稳定后可以继续进行抗肿瘤治疗。

（3）患者在出现并发症前生活质量良好，有可行的癌症治疗方案和合理的生存预期。

（4）进入 ICU 治疗，应征得患者本人或其法定代理人同意。

有学者归纳了肿瘤患者收入 ICU 后的救治策略（表 15-1-1）。不可否认的是，目前肿瘤仍是不可治愈的疾病，收入 ICU 的肿瘤重症患者，经全力治疗多长时间后需要评估疗效以便制订下一步治疗策略，国外研究认为是 4d，国内研究显示是 7d。

二、肿瘤重症患者的特点与肿瘤重症医学的核心技术

（一）肿瘤重症患者的特点

发展到重症的肿瘤患者与其他非瘤重症患者的治疗方式大致相同，但由于其疾病特征，其治疗经过与非瘤患者有着显著的不同，较非瘤患者存在更独特、更容易导致重症状态的高危因素。

1.肿瘤自身对机体的影响

（1）肿瘤占位效应，会直接引起解剖结构变化，侵袭性生长导致局部皮肤、黏膜损伤、破

表 15-1-1 肿瘤患者的 ICU 救治策略

收入 ICU 治疗类型	治疗力度	临床状态
ICU 全力治疗	全力治疗	初治肿瘤或肿瘤完全缓解期
ICU 试验性治疗	限定时间内的不受限治疗（至少 3~5d）	对治疗的临床反应尚未可知
超常规收入 ICU	同上	危重患者尝试可能有效的抗肿瘤治疗
"英勇"收入 ICU	ICU 治疗直到争议解决	肿瘤及 ICU 专家均认为不适合收入 ICU，但患者或家属不满目前治疗级别
其他无证据形式		
预防性收入	全力，重症监护，安全前提下有创操作	早期高危肿瘤，收入 ICU 保证避免器官功能障碍进展
早期收入	同上 + 无维持生命治疗	内环境紊乱但无脏器衰竭，尽早收入 ICU 诊治降低死亡风险
姑息收入	无创	以无创机械通气为治疗上限
ICU 内的非 ICU 护理	无维持生命治疗	短期 ICU 停留给予合理辅助（拔管等）
终末期收入	同上	姑息治疗和症状处理（有争议）

溃，形成黏膜炎，或者发生阻塞性感染，其次会导致屏障机制受损，影响脏器功能。

（2）凝血机制异常，肿瘤会影响凝血系统，导致高凝状态，栓塞易发，较非瘤患者有更高的静脉血栓栓塞和致死性肺动脉栓塞风险。

（3）肿瘤同时亦是一种代谢性疾病，导致高代谢状态，营养物质均有代谢异常，最终导致严重营养不良、恶病质，进而也影响到机体的免疫功能。

2. 针对肿瘤的各项治疗对机体造成的影响

（1）手术。根治性手术切除肿瘤的同时势必破坏解剖结构完整性，破坏屏障机制，破坏机体正常的反射性防御机制，更容易出现感染，进而出现脓毒症等严重并发症。

（2）化疗后骨髓抑制，粒细胞缺乏致脓毒症。曾有较高的病死率，随着重视程度日益提高，近年来粒细胞缺乏脓毒症的病死率已显著下降。

（3）放疗、化疗、靶向治疗等造成相关脏器功能损伤。

（4）免疫治疗后出现严重不良反应，免疫检查点抑制剂治疗后出现多个脏器功能异常以及嵌合抗原受体 T 细胞免疫治疗（CAR-T）后出现的细胞因子释放综合征和中枢神经系统功能异常等。

3. 机体伴随疾病的影响

伴随的内科基础疾病、心理状态以及多种治疗反复多次进行均会导致重症的出现。

（二）肿瘤重症医学的核心技术

有人认为，肿瘤重症患者的救治管理同其他重症患者一样，只要依照指南，复制综合医院 ICU 处置流程就可用于救治肿瘤重症患者。而现实中远远不是这样，国内外学者研究共识表明：肿瘤重症患者的治疗需肿瘤科医生与重症医学科医生共同会商，并形成多学科整合诊疗团队（MDT），制定个体化整合诊疗计划，实现最优化整合医学效果。肿瘤重症患者在最恰当时机转入 ICU，降低病死率。

随着时代的发展，医学的进步，民众对美好生活的向往，为确保肿瘤患者在围治疗期的安全和治疗效果，迫切需要确立一套救治肿瘤重症患者的核心技术，建设一支肿瘤重症医学医护团队。

（1）肿瘤重症医学首先是重症医学，一定需要一支重症医学团队，具备扎实的临床医学基本理论、基本知识、基本技能。要求团队具备一定的重症医学理论体系，熟练掌握脓毒症、急性呼吸窘迫综合征（ARDS）、多器官障碍综合征（MODS）等重症的临床评估、诊疗救治规范，熟练掌握各项重症救治技术，通过重症医学专科资质认证和考核，并持续接受各级重症医学质控中心指导和检查。

（2）由于救治的患者都是肿瘤患者，要求肿瘤重症医学团队掌握肿瘤患者特点，熟悉肿瘤学临床诊疗的规范流程及最新进展。以个体化原则，制定一整套符合肿瘤重症患者救治，临床可行、有效的整合诊疗救治策略。肿瘤专科医院的重症医学水平和能力应不逊于当地三级甲等综合医院的 ICU，同时还要有肿瘤的特色，做到"肿瘤的重症，重症的肿瘤"（图 15-1-1）。

（3）肿瘤重症医学团队应与各肿瘤学临床同道保持良好的沟通和合作，在肿瘤患者救治的多学科团队中，肿瘤重症医学团队是不可或缺的环节之一。

三、肿瘤重症医学的发展方向

进入 21 世纪以来，无论是肿瘤学还是重症医学都取得了突飞猛进的发展和进步，既往认为危及肿瘤患者生命的粒细胞缺乏、骨髓移植后并发症，呼吸衰竭等重症，目前救治成功率已大幅提高，其

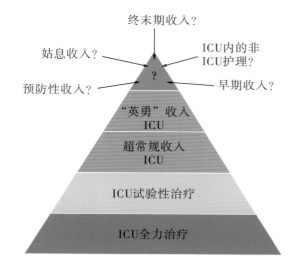

图 15-1-1　ICU 收入类型

引自 Azoulay E, Soares M, Darmon M ,et al. Intensive care of the cancer patient: recent achievements and remaining challenges. Ann Intensive Care, 2011, 1（1）:1-13

表 15-1-2　未来重症医生管理肿瘤患者的十大挑战

1. 诊断肿瘤和肿瘤存活者的人数不断增加

2. 由于强化治疗方案和高毒性靶向治疗，对 ICU 管理肿瘤患者的需求日益增加

3. 越来越多的肿瘤存活者仍然严重免疫受损，伴有高龄和并发症

4. 迫切需要提高 ICU 专家的医疗技能，开发远程患者管理，并建立专家网络

5. 就工业化国家肿瘤重症患者的治疗标准达成共识

6. 建立肿瘤患者入住 ICU 时间的通用标准

7. 建立、验证和传播标准程序和方案，以优化患者管理和结局

8. 提高我们对器官功能障碍的认识，希望改善器官恢复，增加适合强化治疗的患者比例

9. 收集限时试验相关结果的多中心数据，特别关注避免过早的临终决策和提供非有益治疗之间的平衡

10. 为肿瘤重症患者引入早期姑息治疗

引自 Azoulay E，Schellongowski P,Darmom M, et al. The Intensive Care Medicine research agenda on critically ill oncology and hematology patients. Intensive Care Medicine, 2017, 43（9）:1366-1382

至有的病例已经无须进入 ICU 治疗；而以免疫治疗为核心的肿瘤治疗理念有可能引领新的肿瘤治疗模式。免疫治疗、靶向治疗等新疗法与传统经典治疗相整合，带来的治疗理念及伦理学的改变以及新型疗法带来的新型并发症，这些都是我们要积极面对的。正如 Azoulay 等学者列出了未来肿瘤重症医学所面临的挑战，确实是值得肿瘤重症医学人思考和面对的（表 15-1-2）。

面对重症医学和肿瘤学的快速发展，肿瘤重症医学必须勇敢面对这一机遇与挑战，与时俱进，从以下几方面做好工作，确保可持续发展。

（1）发挥信息化，智能化优势，充分利用大数据资源，依托重症医学、肿瘤学及相关学科的预警评分系统,建立肿瘤重症患者早期筛查预警机制，第一时间发现高危患者，重症医学专业医护人员早介入，早发现，早诊断，早处置，变计划外被动抢救为计划内规范治疗，合理充分利用医疗资源，提升医疗效率，确保医疗安全。

（2）随着技术的进步，重症医学中的技术创新将有可能提供更少的有创生命监测及支持治疗，更接近于生理，最终使重症患者的生存进一步改善，此策略也将更适用于肿瘤重症患者。此外，随着肿瘤学的进步,更多的肿瘤患者将得以救治，患者的生存期和生活质量将明显改善，因此，既往对于肿瘤患者相对禁忌的一些生命支持治疗（体

外膜肺氧合治疗，人工肝支持等）会逐渐被肿瘤患者接受，也为肿瘤重症医学的发展提出了更广阔的机遇和挑战。

（3）肿瘤科医生、重症医学科医生都应转变既往的观点，以适应新的治疗理念。重症医学与肿瘤学将进一步紧密整合，除了在早期为肿瘤科危重患者保驾护航之外，可以更深入地融入肿瘤学各临床学科的 MDT 中去。重症医学科医生积极参加到肿瘤临床整合诊疗的 MDT 之中，参加到肿瘤的临床研究、临床试验中，使得肿瘤重症医学与肿瘤其他专业同步发展、相互融合。

（4）紧跟肿瘤学临床诊疗的最新进展，密切联系本医院的实际情况，按照相关规范要求建设一个合格的重症医学科和专业化的整合肿瘤重症医学医护队伍。在院内各级领导和相关科室的支持下，做到人无我有、人有我优、人优我精，解决关键问题；成为高效、高能、稳定的团队，在医院快速、协调发展中，发挥重要且不可替代的作用。

肿瘤重症医学在整合医学的理论指导下，不断完善符合肿瘤患者特点的重症医学诊治体系和核心技术，与时俱进，抓住新机遇，迎接新挑战，让学科发展同其他兄弟学科一样，尽早并入快车道，为提高肿瘤诊治水平，为实现健康中国的战略目标贡献力量。

（崔克亮　张培　王东浩）

第 2 节　肿瘤危急重症的早期识别与紧急处理

一、常见的肿瘤危急重症

（一）意识改变

1. 流行病学

国外报道发生率在 14% 左右。

2. 发病机制

①颅内外重症感染；②颅脑非感染性疾病，如脑血管性疾病、原发性和继发性脑肿瘤、癫痫等。③内分泌和代谢障碍；④心血管疾病；⑤水和电解质紊乱；⑥外源性药物中毒。

3. 病理生理学改变

由于脑缺血、缺氧等因素引起脑细胞代谢紊乱，从而导致网状结构功能损害和脑活动功能减退，出现意识改变。

4. 临床表现

包括嗜睡、意识模糊、昏睡、谵妄和昏迷等。

5. 辅助检查与实验室检查

包括血气分析、脑 CT 或 MRI 检查、脑电图检查、腰椎穿刺、肝肾功能、血电解质、血和体液培养等。

6. 诊断与鉴别诊断

根据患者的临床表现、辅助检查和实验室检查，做出诊断和鉴别诊断。

7. 治疗

①控制急症如癫痫发作；②维持生命体征平稳；③纠正电解质紊乱和酸碱失衡等；④停用外源性药物；⑤降低颅内压；⑥其他，如对于脑出血患者需请专科会诊等。

8. 预防

对于脑肿瘤患者合并意识改变、头痛等临床表现，应警惕急性脑疝的发生。对于出现局灶癫痫发作应警惕癫痫持续状态的发生。

9. 预后

出现急性脑疝、癫痫持续发作或颅内出血后近期预后差。因其他因素导致的意识改变在纠正原发病后近期预后较好，长期预后取决于肿瘤的分期、患者的一般状况和对肿瘤治疗的反应等。

（二）呼吸困难

1. 流行病学

肿瘤患者呼吸衰竭发生率为 5%~80%，病死率可高达 50%。

2. 发病机制

①呼吸系统病变，包括恶性气道梗阻、咯血、肺部感染、放疗和化疗后的肺毒性、气胸、胸腔积液、重症肌无力等；②循环系统病变，如肺水肿和肺栓塞等；③神经病变如脑肿瘤等；④慢性消耗如贫血等。

3. 病理生理学改变

①肺的通气和（或）换气障碍；②心脏因素导致体循环和肺循环淤血；③神经中枢受刺激；④红细胞携氧量减少。

4. 临床表现

呼吸费力，可伴发热、咳嗽、胸痛和意识障碍等。

5. 辅助检查与实验室检查

包括血气分析、胸部 X 线或 CT 检查、心功能标记物、肝肾功能、血电解质、血和体液培养等。

6. 诊断与鉴别诊断

根据患者的临床表现、辅助检查和实验室检查，做出诊断与鉴别诊断。

7. 治疗

①氧疗，必要时行有创机械通气；②治疗肺部原发病；③治疗心脏病变；④治疗腹部病变；⑤治疗脑部病变；⑥改善贫血；⑦其他器官功能支持。

8. 预防

①对于少量咯血的患者防止发生大咯血和误吸；②对于放疗后出现放射性肺炎的患者早期给予

糖皮质激素；③对于化疗、靶向治疗和免疫治疗后出现免疫性肺炎，可给予糖皮质激素等治疗，必要时停用免疫治疗。

9. 预 后

ICU 病死率，实体瘤合并呼吸衰竭者为 20% 左右，而血液系统肿瘤者高达 50%~60%。

（三）发　热

1. 流行病学

实体瘤患者发生率为 10%~50%，血液系统肿瘤为 80%。肿瘤患者粒细胞缺乏合并发热的病死率可达 6%~7%。

2. 发病机制

肿瘤患者接受多种治疗，皮肤和黏膜屏障破坏，免疫功能下降，从而继发感染，出现发热。

3. 病理生理学改变

致热源发热分为内源性致热源和外源性致热源。外源性致热源包括细菌、病毒和真菌等。

4. 临床表现

患者除发热外，可以合并其他器官系统症状。有时患者无上述症状，仅出现休克表现。

5. 辅助检查与实验室检查

包括血常规、肝肾功能、血电解质、降钙素原、血 G 试验、血和体液微生物培养等。新的检测技术有二代测序技术。

6. 诊断与鉴别诊断

根据患者的临床表现、辅助检查和实验室检查，做出诊断和鉴别诊断。

7. 治疗

①寻找原发病，清除感染灶；②对于出现脓毒症休克的患者，进行液体复苏，应用血管收缩药物、抗菌药物等综合治疗；③对于 CART 治疗引起的发热，以对症治疗为主，必要时采用糖皮质激素和特异性免疫抑制剂等。

8. 预 防

①对于化疗患者，必要时预防性应用粒细胞集落刺激因子；②对于接受可能导致皮肤、黏膜屏障破坏等肿瘤治疗的患者，采用预防性措施；③对于可能出现粒细胞缺乏的肿瘤患者，可以采用肿瘤支持治疗的多变量评分（multinational association for supportive care in cancer，MASCC）评估患者的危重程度，对于高危的患者建议及时住院监测。

9. 预 后

肿瘤合并发热的患者一般预后较好。如合并休克等多器官衰竭，预后差，病死率可达 20% 以上。

（四）腹　痛

1. 流行病学

ICU 收治的肿瘤患者中，腹部并发症（胃肠道穿孔、梗阻、出血等）的比例为 5.5%。但病死率高达 70% 以上。

2. 发病机制

①腹腔器官炎症；②空腔脏器阻塞或扩张；③脏器扭转或破裂；④腹膜炎症；⑤腹腔内血管阻塞；⑥腹壁疾病，如腹壁原发性或转移性肿瘤。

3. 病理生理学改变

包括三种机制：内脏性腹痛、躯体性腹痛和牵涉痛。

4. 临床表现

除腹痛外，患者可合并发热、寒战、黄疸、腹泻、血尿等表现，严重时出现休克和其他器官衰竭表现。

5. 辅助检查与实验室检查

包括血常规、肝肾功能、血电解质、腹部超声和（或）CT 检查等。

6. 诊断与鉴别诊断

根据患者的临床表现、辅助检查和实验室检查，做出诊断和鉴别诊断。

7. 治疗

①禁食水，必要时行胃肠减压；②对于放射性肠炎患者可以给予抑酶治疗，必要时加用抗菌药物；对于粒细胞缺乏性肠炎给予抗菌药物和升白细胞治疗；③恶性肠梗阻的可以考虑急诊内镜下治疗或行肠造口术；④对于胃肠肿瘤穿孔的患者，经非手术治疗无缓解，可以考虑手术探查；⑤肝癌破裂以及胃肠道出血的患者，非手术治疗无效可考虑手术探查。

8. 预 防

一般难以预防。

9. 预 后

肿瘤患者合并急腹症后一般预后差。

（五）尿　少

1. 流行病学

尿少是急性肾损伤（acute kidney injury，AKI）的主要表现之一。肿瘤危重患者中 10%~40% 合并 AKI，出现 AKI 的患者中 60% 需要进行肾替代治疗。需要肾替代治疗的患者院内病死率高达 50%。

2. 发病机制

①肾前性，各种原因导致的血容量减少和肾血管收缩；②肾性，如肾毒性或肿瘤直接侵犯肾脏等；③肾后性，原发性或继发性肿瘤压迫输尿管。

3. 病理生理学改变

患者少尿后，代谢产物排除出现障碍，可以导致水中毒和电解质紊乱。

4. 临床表现

除少尿、电解质紊乱等，可出现水中毒表现及其他器官功能不全表现。

5. 辅助检查与实验室检查

包括血液常规、肝肾功能、血电解质、尿常规、腹部超声和（或）CT 检查等。合并器官系统表现者进行相应的检查。

6. 诊断与鉴别诊断

根据患者的临床表现、辅助检查和实验室检查，做出诊断和鉴别诊断。

7. 治　疗

①寻找少尿的原因；②对于肾前性 AKI 给予补液；③对全身治疗敏感的肿瘤侵犯肾脏导致 AKI 者，可以进行全身化疗，肿瘤化疗药物和抗菌药物相关 AKI，药物需要停用或减量；④肾后性 AKI 可以行肾造瘘；⑤肾衰竭者可以考虑急诊血液滤过。

8. 预　防

①预防容量缺失；②接受药物治疗时注意监测肾功能。

9. 预　后

肾前性 AKI 一般预后良好。肾性 AKI 患者可部分恢复。肾后性 AKI 一般预后差。

（六）癌性疼痛

1. 流行病学

约 80% 肿瘤患者出现癌性疼痛，癌性爆发痛的发病率为 33%~95%。

2. 发病机制

①肿瘤直接引起的疼痛；②诊断或治疗产生的疼痛。

3. 病理生理学改变

外周和中枢敏化，肿瘤相关骨质损伤。剧烈癌性爆发痛往往伴随骨质破坏及溶解，肿瘤刺激破骨细胞，引起骨溶解和骨再生的失衡。癌痛的分子学机制主要表现在多种细胞因子致敏或激活初级传入感觉神经元上的特异受体而发挥作用，导致癌痛的产生和维持。

4. 临床表现

肿瘤患者主观感受局部或全身持续慢性疼痛及阵发性疼痛。癌性爆发痛指在背景痛控制相对稳定、镇痛药物充分应用的前提下，自发或在某些可预知或不可预知因素的诱发下突然出现的短暂疼痛加重。

5. 辅助检查与实验室检查

包括多种的癌性疼痛评估工具如数字化疼痛量表（numeric rating scale，NRS）、疼痛视觉模拟量表（visual analogue scale，VAS）和语言量表（verbal rating scale，VRS）。针对爆发性癌痛在较为常用的评估量表主要包括爆发痛问卷（breakthrough pain questionnaire，BPQ）和爆发痛评估工具（breakthrough pain assessment tool，BAT）。

6. 诊断与鉴别诊断

根据患者的临床表现、病史及辅助检查，排查患者疼痛引起的病因。

7. 治　疗

①病因治疗；②对症治疗，部分癌性疼痛还可采用微创介入治疗。

8. 预　防

针对引起疼痛的病因进行预防。

9. 预　后

患者的预后主要取决于原发病情况，积极的疼痛治疗能够改善患者的生活质量，改善预后。

（七）营养不良

1. 流行病学

肿瘤患者 40%~80% 存在营养不良，50%~80% 存在恶病质，20% 直接死于营养不良，30% 直接死于恶病质。

2. 发病机制

①肿瘤本身的能量 – 营养素异常代谢；②肿瘤患者营养物质摄取和吸收减少。

3. 病理生理学改变

营养不良可引起患者器官功能与系统功能（如免疫功能）不同程度的减退，降低患者对手术、放疗、化疗或生物治疗等的耐受性。

4. 临床表现

患者临床表现主要为消瘦、贫血、食欲缺乏、疲劳乏力，甚至恶心呕吐等等。

5. 辅助检查与实验室检查

常用的营养筛查与评估工具包括：营养风险筛查 2002（nutritional risk screening 2002，NRS 2002）、主观整体评估（subjective globe assessment，SGA）、患者主观整体评估（patient-generated subjective global assessment，PG-SGA）等。目前将患者主观整体营养评分量表（PG-SGA）推荐为一般肿瘤患者首选的营养评价方法。

6. 诊断与鉴别诊断

根据营养评估工具进行评估和诊断。

7. 治 疗

营养疗法的最高目标是代谢调节、控制肿瘤、提高生活质量、延长生存时间，基本要求是满足肿瘤患者目标需要量的 70% 以上能量需求及 100% 蛋白质需求。营养不良的规范治疗应该遵循五阶梯治疗原则：首先选择营养教育，然后依次向上晋级选择 ONS、完全肠内营养（total enteral nutrition，TEN）、部分肠外营养（partial parenteral nutrition，PPN）、全肠外营养（total parenteral nutrition，TPN）。当下一阶梯不能满足 60% 目标能量需求 3~5d 时，应该选择上一阶梯。

8. 预 防

针对原发肿瘤疾病进行预防。

9. 预 后

积极的营养治疗能够改善患者的预后。

二、肿瘤急症患者的早期预警和肿瘤急症团队

英国提出的早期预警评分（the national early warning score，NEWS），对患者的生命体征如神志、体温、收缩压、呼吸、心率等进行赋分并计算得分的总和。得分越高，患者的近期和长期预后越差。对于高 NEWS 分者及时进行早期干预。

国外于 2010 年建立了肿瘤急诊医学（oncologic emergency medicine，OEM）科，并成立了肿瘤急诊住院医生（OEM fellowship）项目，提供 12~24 个月的培训。我国大部分肿瘤医院都已经成立了 OEM，而且 OEM 医生都部分接受了 OEM 住院医生培训。

（邢学忠　赵江洪）

第 3 节　粒细胞缺乏症伴脓毒症

粒细胞缺乏症伴脓毒症是一种肿瘤治疗相关的致死性并发症。可疑的粒细胞缺乏症伴脓毒症应视为医疗急症，要立即评估和治疗，最初看起来平稳的患者可能会迅速出现病情恶化并演变成危重症。粒细胞缺乏症伴脓毒症的发生率尚难以量化，但随着时间的推移在逐年增加，可能会随着肿瘤化疗的增多而增加。粒细胞缺乏症伴脓毒症由两个组成部分：粒细胞缺乏症，即外周血中性粒细胞绝对计数在成人低于 $0.5 \times 10^9/L$；脓毒症，即宿主对感染的免疫应答失调引起的危及生命的器官功能障碍（图 15-3-1）。

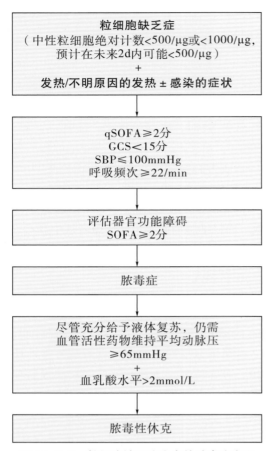

图 15-3-1　粒细胞缺乏症患者的脓毒症定义

qSOFA: 快速序贯器官衰竭评分；GCS: 格拉斯哥昏迷评分；
SBP: 收缩压；SOFA: 序贯器官衰竭评分

一、病理生理学

脓毒症是导致粒细胞缺乏肿瘤患者死亡的主要原因之一。不同患者对全身性感染的反应是不同的，并且受临床和生物学因素的影响，使得脓毒症的致病过程和临床结局变化很大。免疫功能低下的脓毒症患者往往生存率更低，而中性粒细胞缺乏是导致脓毒症的高危因素。中性粒细胞在脓毒症的发病机制和相关器官功能障碍中起着重要作用，此前许多前瞻性和回顾性分析显示中性粒细胞缺乏和非中性粒细胞缺乏的脓毒症患者之间没有明显的病理生理学差异。Reilly 等人的一项研究显示，与非中性粒细胞缺乏性脓毒症患者相比，中性粒细胞缺乏是发生急性肾损伤（AKI）的独立高危因素，伴有明显的 IL-6、IL-8 和粒细胞集落刺激因子（G-CSF）升高。此外，Toll 样受体（TLR）的表达和多态性似乎也在脓毒症的发展中发挥作用。在中性粒

细胞缺乏患者中，脓毒症患者的 TLR2 和 TLR4 的 mRNA 表达水平明显高于非脓毒症患者。此外，TLR2 和 TLR4 多态性影响急性髓系白血病化疗患者并发感染的风险。但是，TLR 表达和多态性的改变也会改变非中性粒细胞缺乏性脓毒症患者的免疫应答。脓毒症被认为是一种炎症反应，但是事实上脓毒症会引发更复杂的随时间变化而变化的免疫反应，并涉及促炎和抗炎机制，如激活各种检查点。

二、危险因素

粒细胞缺乏症伴脓毒症的发生有多种危险因素。对肿瘤患者的大量研究表明，中性粒细胞缺乏本身就是感染和菌血症的独立危险因素。粒细胞缺乏的患者更容易发生菌血症和感染，从而引起脓毒症。此外，对于中性粒细胞缺乏的肿瘤患者，急性白血病、长期住院、手术、肿瘤晚期、入住 ICU 时间延长、使用中心静脉导管、预防性使用抗生素、化疗等，均与血流感染、脓毒症和脓毒症休克密切相关。

粒细胞缺乏症伴严重脓毒症发生相关的因素如下：低磷血症（<0.8mmol/L）、低蛋白血症（<62g/L）、不合适的抗生素初始治疗。粒细胞缺乏症伴脓毒性休克的独立预测因素包括肺炎、呼吸急促、PCT ≥ 1.5ng/mL、乳酸 >3mmol/L、血清碳酸氢盐 <17mmol/L、抗凝血酶 <70% 或 Ⅶ a 因子 <0.8ng/mL。癌症支持疗法多国学会（MASCC）风险指数得分 <21 与中性粒细胞缺乏症伴脓毒症休克风险增加有关。

三、诊　断

根据 2016 年脓毒症指南，没有证据表明粒细胞缺乏患者与非粒细胞缺乏患者在诊断脓毒症方面存在差异。怀疑或有感染证据的粒细胞缺乏的癌症患者应每天筛查急性器官功能障碍的迹象。生物标志物如降钙素原（PCT）、C 反应蛋白及 IL-6 等细胞因子可用于支持细菌 / 真菌感染的诊断，但不能确认或排除感染。改良的多重 PCR 方法可用于支持脓毒症感染的诊断。必须强调的是，诊断粒细胞缺乏症伴脓毒症是困难的，很大程度上取决于治疗医生的经验。及时的识别、有序的诊断流程和快速的治疗对危重癌症患者的预后起着决定性的作用。

疾病严重程度评分（如 qSOFA 评分、SOFA 评分）可用于描述病情评估或估计死亡率。这些评分不仅用于个体诊断以及判断是否收住 ICU，还可以帮助识别粒细胞缺乏症的脓毒症患者。

四、治　疗

（一）病因治疗

对可疑的药物或可能致病因素，应立即停止接触。积极治疗原发病，应尽快查明并控制感染源，拔除血管内导管，进行手术或 CT 引导下穿刺等。

（二）抗感染治疗

早期使用广谱抗感染药物，如哌拉西林 / 他唑巴坦或头孢哌酮 / 舒巴坦或美罗培南或亚胺培南 / 西司他丁，也可考虑与氨基糖苷类药物联合治疗；怀疑是由于对哌拉西林 / 他唑巴坦或头孢哌酮 / 舒巴坦或碳青霉烯耐药的细菌感染，则应添加特定的抗感染药物。怀疑是特定器官感染，则应相应调整抗感染治疗药物。心肺功能不稳定的患者，或具有侵袭性真菌感染危险因素（如糖尿病、慢性肝衰竭、慢性肾衰竭、留置血管内导管、长期使用广谱抗生素、长期住院等）应考虑抗真菌治疗。病毒感染可加用抗病毒药物。

（三）抗休克治疗

液体复苏首选晶体液复苏，也可加用含白蛋白的溶液；如果在合理的时间范围内无法通过液体复苏获得足够的平均动脉压（>65mmHg），则应使用升压药治疗，升高血管紧张度的首选药物是去甲肾上腺素，剂量为 0.1~1.3μg/（kg·min），效果不佳者可加用垂体后叶素、特利加压素等，心排血量降低者，可加用多巴酚丁胺等强心药；经过足够的液体复苏和血管活性药物治疗，血压恢复仍不理想的患者可考虑低剂量糖皮质激素治疗。

（四）升粒细胞治疗

造血生长因子，如粒细胞集落刺激因子（G-CSF）和粒细胞 - 巨噬细胞集落刺激因子（GM-CSF），可增加血液中的粒细胞数量，值得

注意的是，使用 CSF 对总体死亡率没有影响，且可能会增加急性淋巴细胞白血病（ALI）和 ARDS 的风险。

（五）血液制品

红细胞输血：血红蛋白浓度 <7.0g/dL，建议输红细胞。无危险因素且血红蛋白浓度 ≥ 7g/dL 时不应输血。血小板输血：在没有其他出血危险因素的情况下，当血小板计数 ≤ 10×10⁹/L 进行血小板输血。对于有出血风险的患者，应根据病情个体化选择是否输注血小板。而粒细胞输血并不能使患者从中获益。

（六）营养治疗

首选肠内营养，除非禁忌或不可能，因为感染率较低。能量需求的计算取决于脓毒症的严重程度和时间进程。对于患有中性粒细胞缺乏性小肠结肠炎、严重的病毒或细菌性胃肠道感染或严重的胃肠道移植物抗宿主病（GVHD）的患者，应暂停肠内营养或至少要特别谨慎。此外，肿瘤恶病质患者不应营养过剩。

（七）免疫治疗

可选择的药物有胸腺素类药物、免疫球蛋白，对于相关和已知抗体缺乏的患者，建议使用免疫球蛋白进行治疗。

（八）其　他

进行呼吸支持，根据病情可选择无创通气和有创通气，有必要时可选择体外膜肺氧合治疗；血糖管理，避免血糖波动过大；以及抗凝预防静脉血栓，镇静镇痛及预防应激性溃疡等。

五、患者和护理人员的信息知情

在抗肿瘤治疗开始前和整个治疗过程中，为患者及其陪护人员提供书面及口头的专业信息，包括以下内容：什么是粒细胞缺乏症伴脓毒症；怎样获得及何时需要 24h 肿瘤专科医生的咨询；怎样及何时寻求紧急救护；血常规、肝肾功能检测、C 反应蛋白检测、乳酸和血液培养；为了提高菌血症的检出率，如果可能，应对中心静脉置管的

患者进行额外的外周血培养。在提供有关粒细胞缺乏症和粒细胞缺乏症伴脓毒症的信息时，安排足够的时间非常重要，以确保主要观点可以得到强调，患者可以提出问题并阐明所接收的信息。粒细胞缺乏症和脓毒症是复杂的医学术语，可能患者听起来过于专业化，重要的是要以对患者而言易于理解的方式提供此信息，并确认他们的理解。对于大多数患者而言，中性粒细胞减少或缺乏的发作多发生在院外，所以需要掌握自我监测和自我护理的信息。同时，患者还应掌握包括预防感染的建议。由于大多数感染来自患者自身的菌群或正常环境，应对此进行解释，并强调采取简单措施预防感染的重要性，例如良好的个人和口腔卫生、洗手以及保护皮肤免受伤害，避免交叉感染。

六、医疗专业人员培训

由于许多患者在肿瘤专科医院以外的场所发

展为粒细胞缺乏症伴脓毒症，所有与肿瘤患者接触的医护人员都应能够尽早识别出粒细胞缺乏症伴脓毒症并开始对患者进行及时评估和治疗。因此，为医疗专业人员提供有关粒细胞缺乏症伴败血症诊断和治疗的培训，从而提高肿瘤患者的治疗水平显得尤为重要。

七、预　后

长时间粒细胞缺乏或抗生素延迟使用与临床预后不良相关；粒细胞缺乏症伴脓毒症的患者，死亡率高，恶性肿瘤的缓解和重症监护病房（ICU）入住时间 <24h 可显著提高生存率，尽早去除深静脉导管（CVC）和联合抗生素治疗与更高的生存率相关；如出现急性非感染性并发症，存在神经、呼吸系统症状或肝功能不全，需要使用血管加压药，患者年龄较大，会有更高的死亡率。

（朱 彪　柳开忠）

第 4 节　肿瘤患者的呼吸衰竭

呼吸衰竭（RF）是临床常见的危重症，根据病理生理及发病急缓分为急性呼吸衰竭（ARF）、慢性呼吸衰竭及慢性呼吸衰竭急性加重三类。ARF 是肿瘤患者转入重症监护病房的最常见原因。有大型研究报道，ICU 患者的低氧性 ARF 发病率为 15.4%。另有 14 个 ICU 共 6084 例肿瘤患者的汇总数据显示，ARF 发病率高达 50%，其中 ARDS 占 36.7%。

RF 主要表现为缺氧与二氧化碳潴留。发生机制主要包括肺泡通气不足、通气与血流比例失调、静 – 动脉分流、弥散障碍以及患者氧耗增加。RF 分为 4 型：Ⅰ 型（$PaO_2<60mmHg$）、Ⅱ 型（$PaCO_2>45mmHg$）、Ⅲ 型（$PaO_2<60mmHg$ 且 $PaCO_2>45mmHg$）及 Ⅳ 型（PaO_2、$PaCO_2$ 在正常范围，细胞缺氧）。肿瘤治疗或肿瘤进展可导致各型

RF，但以 Ⅰ 型 ARF 最常见。

一、原　因

常见原因包括肺部感染、心源性肺水肿、ARDS、抗肿瘤治疗诱发的肺损伤、与肿瘤相关的疾病 [例如癌栓或静脉血栓栓塞（VTE）导致的肺栓塞（PE）和弥漫性肺泡出血（DAH）]、恶性肿瘤直接侵犯呼吸系统 [如恶性气道阻塞（MAO）] 以及基础疾病的进展。手术患者，特别是接受肺或食管切除术后，也可由于肺不张、胸腔积液、张力性气胸以及并发支气管胸膜瘘等而发生 RF。

肿瘤患者抵抗能力较差，特别是中性粒细胞减少症持续时间较长、使用皮质类固醇和广谱抗生素治疗或者罹患白血病或淋巴瘤等肿瘤的患者，可发生严重的肺部感染。除了常见的病原微生物外，

患者可感染耶氏肺囊虫、真菌、分枝杆菌、肺炎军团菌或疱疹病毒。头颈癌或食道癌患者以及喉神经受累或气管切开术的患者，可能发生吸入性肺炎。肿瘤患者营养不良，长期卧床休息，仰卧位接受肠内喂养，大剂量使用镇痛剂，中枢神经系统肿瘤或副癌综合征（PNS），这些因素都使他们面临更高的吸入性肺炎风险。

脓毒症和休克是 ARDS 最常见的危险因素，其他因素还包括肺炎、误吸、DAH、大量输血、肺切除术、胰腺炎、心肺复苏术后、弥散性血管内凝血、颅内压升高或高龄等。嵌合抗原受体 T 细胞免疫疗法、肿瘤溶解综合征以及异体造血干细胞移植或粒细胞缺乏恢复期的免疫功能重建等因素会明显增加发生 ARDS 的风险。

抗癌药诱发的肺损伤相关的各种临床综合征包括急性间质性肺炎、ARDS、毛细血管渗漏综合征、机化性肺炎、超敏反应、支气管痉挛和 DAH。近年来，免疫检查点抑制剂的使用给晚期肿瘤患者带来了新的希望，但也导致了免疫检查点抑制剂相关间质性肺炎（CIP）。PD-1/PD-L1 抑制剂与 CTLA-4 联合用药可增加 CIP 的发生风险。

放射诱发的肺损伤（RILI）可表现为早期急性期的放射性肺炎和后期的肺纤维化。随着立体定向体部放疗技术的进步，RILI 发生率逐渐降低。RILI 会因放射剂量增加、伴随的化疗、重复放疗、放射增敏剂的使用或类固醇戒断而加剧。在先前接受过胸部放疗的患者中，一些抗肿瘤药（例如阿霉素、依托泊苷、紫杉醇、吉西他滨和曲妥珠单抗）的使用可能会导致放射回忆性肺炎。

PE 是肿瘤患者发生 ARF 和死亡的重要原因。VTE 是 PE 常见因素。与 VTE 最密切相关的肿瘤有胰腺、卵巢和脑的恶性肿瘤。除了肿瘤内在的促凝活性外，抗肿瘤药（例如铂制剂、血管生成抑制剂和生长因子）、选择性雌激素受体调节剂（他莫昔芬、雷洛昔芬）、手术、留置中心静脉导管和长期卧床都可能增加 VTE 的风险。

DAH 是血小板减少性患者发生 ARF 的常见原因。造血干细胞移植前强化化疗（包括调理方案、全身照射、胸腔照射）和高龄都是 DAH 危险因素。

肿瘤患者，特别是血液肿瘤患者和接受大手术的肿瘤患者在大量输血后容易发生输血相关急性肺损伤（TRALI）。在多达 20% 的 TRLI 患者中低氧血症可持续 1 周以上，中性粒细胞减少症患者在粒细胞输注期间特别容易出现 ARF。

PNS 的患者由于肌无力可发生肺不张和肺通气不足。胸腺瘤患者在胸腺切除术前后 RF 可能会加重。Lambert-Eaton 肌无力综合征与小细胞肺癌密切相关。霍奇金淋巴瘤患者接受包括长春新碱、奥沙利铂和舒尼替尼在内的药物化疗时，可能发生 Guillain-Barre 综合征。

任何肿瘤均可引起 MAO，但以支气管癌最常见，其他局部肿瘤（如甲状腺癌、食道癌、原发性纵隔肿瘤）也可引起梗阻。转移病灶直接累及支气管、淋巴结或纵隔结构均可引起气道阻塞。

二、诊 断

RF 是基于呼吸困难和动脉血气（ABG）结果的一个临床综合征诊断。详细了解肿瘤的治疗方案和病史对于分析 RF 的病因至关重要。全面的诊断检查，包括实验室检查、影像学检查和内镜检查，有助于确定 RF 的病因和治疗。

病原微生物学和感染血清学指标应是常规监测项目。应该根据感染来源部位采集标本（痰液、引流液、血液等），尽可能采集气道深部分泌物，必要时进行支气管肺泡灌洗或肺活检。肿瘤患者的肺炎往往缺少特征性临床表现，病原微生物培养或基因检测有助于肺炎原因的鉴别。

ARDS 的柏林定义取消了"急性肺损伤"的使用，依据呼气末正压 ≥5cmH$_2$O 条件下测得的氧合指数把 ARDS 分为轻度（200mmHg < PaO$_2$/FiO$_2$ ≤300mmHg）、中度（100mmHg < PaO$_2$/FiO$_2$ ≤ 200mmHg）和重度（PaO$_2$/FiO$_2$ ≤ 100 mmHg）。新定义要求在影像学上存在双侧肺弥漫性浸润，允许与心脏水肿/容量超负荷并存，应排除因大量胸腔积液、肺塌陷或肺部肿物导致的 ARF。

抗癌药产生的肺损伤通常在化疗期间发生，也可能在治疗完成后的几个月内出现。在大多数情况下，它是一种排他性诊断，需要排除机会性感染、DAH 或肿瘤进展或复发，结合化疗用药情况，根据间质性炎症和纤维化的胸部影像学表现而作出诊断。

放射性肺炎的胸片或 CT 结果可见与照射野一致的间质性或肺泡浸润性改变，病变不按肺野或肺段分布，部分患者的发生部位在照射野外。按 RTOG（北美放射肿瘤治疗协作组）临床分级标准，3 级以上 RILI 才出现 RF。

PE 患者往往突然出现呼吸急促、胸痛、心律不齐以及无法解释的低氧血症。CT/CTA 是首选的确诊手段。超声检查显示下肢深静脉血栓也支持 PE 的临床诊断。尽管高水平 D- 二聚体可能有助于 PE 诊断，但 D- 二聚体检测的阴性预测值明显低于没有肿瘤的患者。

DAH 的胸部影像可显示弥漫性间质和肺泡浸润，主要集中在中央，累及下肺和中肺区域。支气管镜检查发现大量血性痰，在支气管肺泡灌洗（BAL）液中存在含铁血黄素超过 20% 的巨噬细胞。DAH 如果合并侵袭性曲霉病和巨细胞病毒（CMV）弥散性感染病情更严重。

在大量输血期间出现非心源性肺水肿的表现，应考虑输血相关性急性肺损伤（TRALI）。在来自供体或受体的血清中发现粒细胞、白细胞凝集或淋巴细胞毒性抗体可支持诊断。

PNS 肌无力的诊断通常基于临床表现，可通过针对性的抗体检测、肌电图诊断或脑脊液检查来证实。

MAO 导致的 RF 通过胸部 X 线片或 CT 扫描可以确诊。支气管镜检查可以更精确地了解狭窄的部位、范围及程度，并可进行活检。

对于胸科术后的患者，要特别注意气胸、血胸、气管瘘、食管吻合口瘘等并发症的发生。床旁快速超声检查或内镜检查有助于 ARF 的鉴别诊断。

三、管理策略

RF 的处理主要是维持患者通气和血流动力学的稳定。气道、呼吸和循环的"ABC"方法一直是 RF 管理的首要原则。

首先，必须确保气道通畅和安全，必要时行气管插管或气管切开，建立人工气道。

呼吸辅助是管理核心。可先通过鼻导管、面罩或经鼻高流量氧疗给氧。当仅用补充氧气不能纠正低氧血症或通气受到损害时，可过渡到无创通气或有创 MV。在 MV 过程中，需要根据病因、ABC

和呼吸机参数的监测结果以及患者的舒适度，设置和调整呼吸机参数。ARDS 患者应实施肺保护通气策略。重度 ARDS 患者可采取肺复张策略和俯卧位通气。MV 期间依据 eCASH 理念做好患者的镇痛镇静。在 MV 治疗难于维持呼吸功能时可考虑使用 ECMO 或联用体外 CO_2 清除技术。

循环与呼吸力学相互影响，稳定血流动力学非常必要。保守性液体管理策略能改善 MV 的预后，但要注意循环容量欠缺的风险。应根据 RF 的原因、抗肿瘤用药和患者心血管状况，选择心脏正性肌力药物和血管活性药物。

除了关注"ABC"外，处理引起 RF 的根本病因对于患者的结局非常关键。

对于肺部感染或脓毒症，清理气道分泌物，清除感染灶，保证外科引流通畅至关重要，同时应根据病原微生物学检测结果和感染血清学指标的变化选择和调整抗生素。

针对 ARDS 的疗法，包括表面活性剂（成人）、吸入 NO、他汀类药物、前列腺素 E1、β 2 受体激动剂等，大多数并没有达到预期效果。在严重或难治性的 ARDS 肿瘤患者中，使用大剂量糖皮质激素是否带来临床益处，还需要更多的证据。

对于抗癌药物相关的间质性肺炎和 RILI，应暂停相关的抗肿瘤药或放疗，尽早使用糖皮质激素治疗。激素的剂量和疗程需要个体化考虑。其他免疫抑制剂的疗效仍不确定。注意，在博来霉素或丝裂霉素导致的肺损伤中，应避免使用高浓度氧气。放疗后 6~12 个月的肺纤维化是不可逆的，使用激素可能有害。

PNS 的管理主要针对恶性肿瘤的治疗，除胆碱酯酶抑制剂外，支持性措施还包括糖皮质激素、免疫抑制疗法、丙种球蛋白和血浆置换。应尽早评估是否为需要气管插管，以避免紧急插管和心肺停止。

对 PE 的抗凝治疗应个体化，溶栓治疗时，应该警惕发生大出血和脑肿瘤患者颅内出血的风险。DAH 导致的 ARF 通常需要使用糖皮质激素、血小板输注和 MV。TRALI 的治疗主要是支持性的，大多数患者可在几天之内缓解。

MAO 导致的 ARF 最紧迫的目标就是建立通畅的气道。支气管镜检查不仅可以快速开放气道，清除分泌物并获取肿瘤组织进行诊断，还可用于放置某些自释放气管支架，对于患有外源性肿瘤压迫或气管食管瘘的患者，支架是缓解急性气道阻塞的首选方法。气道扩张、激光或光动力疗法，在急性气道阻塞中的价值有限。在缓解气道阻塞后，需继续相应的抗肿瘤治疗改善患者的预后。

其他措施，诸如预防 VTE、VAP 和应急性溃疡，合理的营养支持策略等，对于 RF 的管理也不可忽视。

由于肿瘤患者的 RF 临床表现的特异性比非瘤患者低，RF 的死亡率仍然很高。重症医生必须与肿瘤科医生密切合作，及时诊断和治疗可逆性 RF 的原因，优化 RF 的临床干预策略，同时有必要与患者及其家人讨论 MV 的适当性和期望，为 RF 肿瘤患者建立明确的管理目标。

（马　刚　何新荣）

第 5 节　肿瘤患者的心功能不全

随着肿瘤治疗手段的进展，肿瘤患者生存期不断延长，癌症逐渐成为一种"慢性病"。在癌症长期生存者中，心血管疾病成为第二大死亡原因。其中肿瘤治疗相关性心功能不全（cancer treatment-related cardiac dysfunction，CTRCD）的研究越来越多。最早在乳腺癌生存者的研究发现：年龄大于 65 岁的患者发生心力衰竭（heart failure，HF）的比例比年龄小于 65 岁者升高 2.25 倍；儿童癌症幸存者研究表明，患淋巴瘤、白血病的儿童发生心力衰竭的比例明显高于其他儿童癌症患者。因此心功能不全是肿瘤治疗过程中最常见也是最严重的心血管并发症，成为当前每个肿瘤患者面对的重大挑战。

一、定　义

肿瘤治疗相关性心功能不全一直有着不同的定义。2014 年美国超声心动图学会和欧洲心血管影像协会专家共识将 CTRCD 定义为：左室射血分数（left ventricular ejection faction，LVEF）下降 > 10%，且低于 53%（二维超声心动图正常参考值）。左室射血分数的降低根据是否有心功能不全的症状分为有症状和无症状。也可以在诊断 CTRCD 后 2~3 周再次复查超声心动图，将射血分数与基线 LVEF 比较，分为可逆（LVEF 恢复至基线 5% 范围以内）、部分可逆（LVEF 较 CTRCD 诊断时提

高 ≥ 10%，但仍然低于基线的 5%）、不可逆（LVEF 较 CTRCD 诊断时提高 <10%）和不确定（患者无法实施心脏超声，无法评估 LVEF）4 种情况。

二、流行病学

常规的化疗药，如蒽环类、抗代谢产物和环磷酰胺，可引起永久性心肌细胞损伤，导致急性或慢性心功能不全。其中蒽环类发生率最高，早在 40 多年前，蒽环类药物导致的心脏毒性就已被报道，其诱导的心力衰竭发生率低于 3%，但近年来研究发现蒽环类 HF 的发生率与其药物剂量呈正相关，当累积剂量为 400mg/m^2 时发生率为 3%~5%，550mg/m^2 为 7%~26%，700mg/m^2 时为 18%~48%，年龄 < 5 岁和年龄 > 65 岁者发病风险更高。烷化剂环磷酰胺心功能不全发生率为 7%~28%。

靶向治疗、放疗及免疫治疗等也可诱导心功能不全发生。多西他赛发生率为 2.3%~8%；单抗如曲妥珠单抗、贝伐单抗联用蒽环类药物时心功能不全发生率分别为 1.7%~20.1% 和 1.6%~4.0%；来那度胺为 11%~25%；免疫检查点抑制剂如纳武利尤单抗为 0.87%、而 PD1 与 PD-L1 或 CTLA4 合用发生率更高。

三、发病机制与病理生理学

CTRCD 的发病机制尚未完全明确，目前是肿

瘤心脏整合医学的研究热点。其发生往往伴随一些高危因素：存在心脏疾病（HF、无症状性左室功能不全、冠心病、高血压、限制性心脏病、心律失常等）；年龄（＜18岁或＞50岁）和其他心血管危险因素（高血压、糖尿病、高胆固醇血症）；心脏毒性药物治疗史（既往接受蒽环类治疗，接受胸部或纵隔放疗）；生活方式（吸烟、酗酒、肥胖、久坐）。

药物治疗相关的心脏毒性可分为Ⅰ型心脏毒性反应和Ⅱ型心脏毒性反应。①Ⅰ型心脏毒性反应：心肌细胞超微结构改变，表现为空泡化、心肌纤维排列紊乱和缺失，甚至心肌细胞坏死，导致不可逆的心肌损害和心功能不全。代表药物有蒽环类药物、抗代谢药等。②Ⅱ型心脏毒性反应：不引起超微结构明显改变，早期发现及时治疗后可逆转。代表药物有单抗、酪氨酸酶抑制剂等

在发病机制的研究上，化疗、靶向、免疫及放疗对心脏的毒性作用近几年主要关注在分子生物学损伤上。如拓扑异构酶（topoisomerase）Top Ⅱ β的激活（可以用右丙亚胺拮抗）、ROS的生成、Fe^{2+}超载、内皮功能障碍、能量耗竭、转录损伤、加重DNA损伤及阻止DNA的修复等一系列因素导致了细胞凋亡，从而引起心肌坏死，最终导致心功能不全，具体见图15-5-1。

四、临床表现

临床表现无特异性，可表现为左心衰竭、右心衰竭及全心衰竭。根据发病时间可分为3类：①急性心脏毒性，可在用药期间或给药后数小时发生，表现为急性心力衰竭、心律失常、心肌梗死等，大多数可逆；②慢性心脏毒性，在治疗1年内出现，常表现为右心衰竭或全心衰竭；③迟发性心脏毒性，多在化疗结束后数年出现，主要表现为隐匿性心室功能障碍、充血性心力衰竭及心律失常等。

五、辅助检查

（一）心电图

心电图可以表现为ST-T、T波变化或各种心律失常。目前建议所有接受抗肿瘤治疗的患者，在治疗前、治疗中、治疗后都应进行心电图检查，既可以评估患者既往的心脏情况（既往有无心肌梗死、心律失常等），又可监测抗肿瘤治疗中可能出现的心脏毒性相关性心电图改变。

（二）心脏生物学标志物

1. 肌钙蛋白与超敏肌钙蛋白

肌钙蛋白（cTnI）可用于诊断心肌缺血疾病。

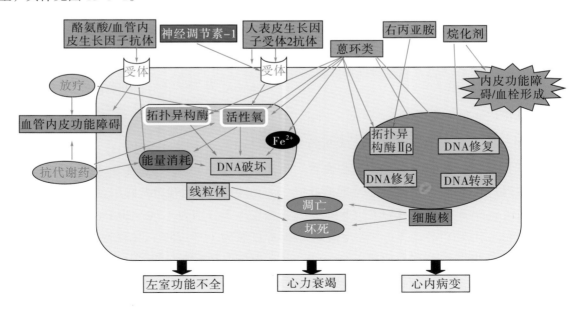

图 15-5-1　常用肿瘤治疗心肌损伤的机制

常见的细胞靶点和病理生理途径如图所示。红色箭头表示有害影响，蓝色箭头表示保护作用。心肌细胞的最终死亡和内皮功能障碍导致心功能不全

研究表明，在使用抗肿瘤药物治疗的患者中肌钙蛋白可能在临床早期阶段升高，在 LVEF 降低之前预测到心功能不全的发生者有利于进行危险分层。超敏肌钙蛋白（hsTnI）灵敏度更优于 cTnI。

2. B 型利钠肽（BNP）与 N 末端 B 型利钠肽前体（NT-proBNP）

BNP 和 NT-proBNP 是目前公认的心力衰竭患者常用的检测指标，血浓度与心力衰竭程度相关，可用于心功能不全的诊断、鉴别诊断、严重程度评估及预后预测。目前大多数临床证据推荐用于肿瘤治疗相关性心功能不全的全病程。

（三）心脏超声心动图

心脏超声心动图可用于患者在癌症治疗前、中、后进行评估。临床上常用二维双平面辛普森法、三维超声测量 LVEF。尽管 LVEF 下降后可以发现无症状患者，但部分可能已经处在可逆或不可逆期。应用斑点追踪超声心动图技术进行收缩期峰值整体纵向应变（global longitudinal strain，GLS），早期预测 LVEF 下降的最佳治疗，目前认为 GLS 较基线水平下降 15% 提示早期亚临床左室功能不全；但目前并无证据表明仅因 GLS 降低而中断抗肿瘤治疗或化疗药物减量。

（四）心脏磁共振

心脏磁共振（cardiac magnetic resonance，CMR）可以测量左室容积、射血分数、能检测出心肌是否已发生纤维化和纤维化的程度、范围。使临床医生能及时发现放疗或化疗对患者心脏造成的早期或晚期损伤。但临床应用有限，费用较高，且对无法长时间屏气、不能接受较长检查时间、有金属植入物的患者存在限制。

（五）正电子发射计算机断层显像（PET/CT）

PET/CT 作为检测心肌活性的一种无创性检查方法，利用正电子核素标记相关代谢底物（葡萄糖、脂肪酸等）作为显像剂，显像剂随血流进入心肌组织，被心肌细胞摄取，获得心脏解剖结构图像和心肌代谢图像，进而评估心肌灌注及活力。有研究者以 ^{18}F-FTHA 作为显像剂，通过 PET 显像发现，与正常人相比，心力衰竭患者心肌中的游离脂肪酸摄取率降低，葡萄糖摄取率升高，由此可以诊断心力衰竭并用来评价心力衰竭药物的疗效。是否可以通过 PET/CT 诊断 CTRCD，或者在癌症治疗期间动态观察心肌细胞显像的情况明确心肌细胞受损程度，有待研究。

（六）心肌组织活检

心肌组织活检是公认的评估心脏毒性最灵敏、最特异的方法，但因操作有创，危险性大，对设备和技术要求较高，故在临床应用中受到一定限制。

六、诊 断

肿瘤心脏病学会根据美国心脏病学会（ACC）/美国心脏协会（AHA）心力衰竭指南将心力衰竭的发生、发展过程分为 4 个阶段的基础上，补充添加了有关肿瘤治疗方面因素，更适用于肿瘤患者心功能不全的诊断（表 15-5-1）。也沿用了其整合症状及体征、心脏超声（LVEF 值、心脏结构等）及利钠肽（BNP、NT-proBNP）等手段快速简便地将心力衰竭诊断分为射血分数保留（LEVF>50%）的心力衰竭（HFpEF）、射血分数降低的心力衰竭（LEVF<40%，HFrEF；LVEF 在 40%~49%，HFmrEF）。

七、治 疗

治疗根据其诊断的 ABCD 阶段有不同的策略。阶段 A 以预防为主；阶段 B、C 以药物治疗为主，大量的研究认为 β 受体阻滞剂、ACEI 或 ARB 及他汀类药物对此阶段有效，部分研究认为在 A 阶段也应适当使用，除此之外，左西孟坦用于肿瘤治疗后心功能不全是近年来的研究热点，大部分的临床研究观点认为用于化疗后心力衰竭利大于弊；阶段 D 需要使用一些非药物干预手段，近年来心脏再同步化治疗（cardiac resynchronization therapy，CRT）和心脏移植等在化疗相关心力衰竭人群中可起积极作用。具体治疗方案见表 15-5-2。

表 15-5-1　心力衰竭的发展阶段

心力衰竭的阶段	定义	患者群举例
阶段 A（前心力衰竭阶段）	患者为心力衰竭的高发危险人群，尚无心脏的结构或功能异常，也无心力衰竭的症状和（或）体征	高血压、冠心病、糖尿病、肥胖、代谢综合征、呼吸暂停综合征、心脏毒性药物使用史（如乙醇或化疗史）、放疗史、家族心肌病史等
阶段 B（前临床心力衰竭）	患者从无心力衰竭的症状和（或）体征，但已发展成结构性心脏病	陈旧性心肌梗死、左室重塑（左室肥厚或 EF 下降）、无症状心脏瓣膜病等
阶段 C（临床心力衰竭阶段）	患者已有基础的结构性心脏病，以往或目前有心力衰竭的症状和（或）体征	有结构性心脏病伴有症状或体征（呼吸急促、劳力性呼吸困难、端坐呼吸、疲乏、运动耐量降低等）
阶段 D（难治性终末期）	患者有进行性结构性心脏病，虽经积极的内科治疗，休息时仍有症状，且需要特殊干预	因心力衰竭须反复住院，且不能安全出院者

表 15-5-2　不同阶段肿瘤患者心功能不全的治疗策略

阶段	治疗方案
阶段 A	积极避免和治疗心力衰竭的危险因素：高血压、糖尿病、睡眠呼吸暂停以及吸烟等；在该阶段尽量避免使用已明确的心脏毒性化疗药。 药物预防：推荐心脏毒性风险高危患者在使用蒽环类药物前可给予 ACEI/ARB、β 受体阻滞剂、右丙亚胺、他汀类药物；曲妥珠单抗可给予 ACEI/ARB、β 受体阻滞剂；而对于非高危人群是否使用上述药物预防治疗尚无明确推荐
阶段 B	指南推荐在抗肿瘤治疗时若患者无禁忌证应尽早给予 β 受体阻滞剂、ACEI 或 ARB 类药物
阶段 C	在 A 级和 B 级治疗的基础上可加用醛固酮拮抗剂、利尿药、地高辛等，左西孟坦及重组人利钠肽在肿瘤治疗相关性心力衰竭时可能有利。 谨慎评估——停止或继续化疗
阶段 D	难治性或晚期心力衰竭治疗包括严格限制液体量，正性肌力药，机械循环支持（呼吸机、心脏同步化治疗、植入式心律转复除颤器等），心脏移植，姑息治疗，等

　　肿瘤患者心功能不全的干预需要多学科整合诊断模式，不仅需要肿瘤科医生介入，也需要心内科医生、重症医学科医生的介入，可以大大降低发病率及死亡率，提高患者的生存质量。

（黄明光　张　莉）

第 6 节　肿瘤患者的急性肾损伤

一、流行病学

急性肾损伤（acute kidney injury，AKI）是肿瘤和肿瘤治疗过程中常见的并发症，严重影响肿瘤患者治疗方案的选择和整体预后。我国的一项调查研究表明，成年肿瘤患者 AKI 的发病率为 7.5%，以膀胱癌、白血病和淋巴瘤患者最多见，病死率为 12%，而无 AKI 肿瘤患者的病死率仅为 0.9%。国外报道的肿瘤患者 AKI 发病率为 12%~25.8%，常见于肾癌、多发性骨髓瘤、肝癌以及白血病患者，病死率为 15% 左右。而在重症医学科（intensive care unit，ICU）中肿瘤重症患者发生 AKI 的风险高达 54%，尤其是血液肿瘤或多发性骨髓瘤以及脓毒症休克患者，其死亡率高达 49%~86.8%。以上研究均表明，肿瘤与 AKI 之间存在双向关系，肿瘤增加 AKI 发生及死亡风险，AKI 同样影响肿瘤患者的治疗和预后。

二、可能的发病机制

肿瘤患者发生 AKI 的机制非常复杂，包括肿瘤本身、肿瘤治疗相关技术以及肿瘤相关并发症等。目前常见的机制如下。

（一）病源性机制

（1）肾脏原位肿瘤导致 AKI。肾细胞癌在多种因素，如有效肾单位减少、肿瘤细胞浸润、残余肾单位高滤过、肾脏血管缺血等作用下容易出现 AKI，或进一步发展为慢性肾脏疾病（chronic kidney disease，CKD）。

（2）肾脏可作为肿瘤靶器官导致 AKI。肾脏在多发性骨髓瘤及其他血液肿瘤中很容易受累。约半数多发性骨髓瘤患者合并肾功能不全，主要原因是单克隆免疫球蛋白和游离轻链过度增生导致管型肾病，以及轻链沉积病和轻链淀粉样变导致的近端肾小管损伤和各种肾小球疾病。肾活检或尸检结果显示，在高达 30%~60% 的淋巴瘤患者以及

60%~90% 的白血病患者的肾脏可见肿瘤细胞浸润，大量肿瘤细胞浸润可引起肾脏血管和肾小管受压阻塞、肾间质压力升高、微循环障碍以及肾小管损伤，最终导致 AKI。

（3）腹腔肿瘤压迫或腹腔内压升高导致 AKI。下腹部肿瘤、盆腔肿瘤、腹膜后肿瘤以及转移淋巴结可压迫输尿管，造成输尿管及肾盂积水，从而导致 AKI。此外，腹膜癌常伴有腹腔内压升高，进而影响肾脏灌注和肾小球滤过压，导致 AKI 的发生。

（4）肿瘤并发症导致 AKI。肿瘤本身引起的恶心、呕吐、进食水困难、肠梗阻、腹泻、脓毒症等导致液体摄入不足或丢失，容易引起肾前性 AKI。肿瘤溶解综合征（tumor lysis syndrome，TLS）或转移导致的代谢异常，如高尿酸血症、高钾血症、高磷血症、高钙 / 低钙血症等可通过各种途径形成肾脏内结晶，或引发肾脏血管收缩、自调节失衡、促进氧化应激和炎症反应、微血栓形成，导致肾脏血流减少，进而引起 AKI。

（二）医源性机制

（1）肿瘤相关检查导致 AKI。肿瘤患者诊治过程中常需影像学检查，造影剂 AKI 发生风险增加，尤其是肾小球滤过率 <60mL/（min·1.73m^2）的患者。据美国发布的研究数据显示，造影剂 AKI 约占医源性 AKI 的 14%，是继肾脏灌注不足和肾毒性药物之后的第三大常见原因。

（2）肿瘤外科治疗导致 AKI。很多肿瘤患者需要接受外科手术治疗，手术本身如肾切除术或膀胱切除术中肾功能受损非常常见。研究证实，肾细胞癌手术治疗可显著增加 AKI 风险，根治性肾切除术后 AKI 发病率高于部分肾脏切除术。此外，尿路上皮癌患者常需外科手术治疗，发生 AKI 的风险极高。

（3）肿瘤相关药物导致 AKI。传统化疗药物、

新型靶向和免疫治疗药物往往具有肾毒性，与 AKI 发生相关。传统化疗药物中与 AKI 发生最常见的有铂类、氨甲蝶呤、异环磷酰胺、培美曲塞和唑来磷酸，靶向药物中以血管内皮生长因子、舒尼替尼、维莫非尼和克里唑替尼为代表；免疫治疗药物以干扰素、细胞毒性 T 淋巴细胞相关抗原 4（cytotoxic T lymphocyte antigen 4，CTLA4）抑制剂、程序性细胞死亡蛋白 1（programmed cell death protein-1，PD-1）抑制剂为代表。此外，抗肿瘤药物容易引起肿瘤患者中性粒细胞减少，易出现感染，进而导致 AKI。

三、病理生理学改变

肿瘤重症患者发生 AKI 的病因多种多样，根据其病理生理学改变不同可分为肾前性、肾性和肾后性。

（一）肾前性 AKI

肿瘤患者常因原发肿瘤疾病（如垂体瘤所致尿崩症、肝转移或腹膜转移导致体液渗漏至第三间隙）、外科手术、抗肿瘤药物诱发恶心、呕吐等导致摄入不足或体液丢失过多，引起严重血容量不足导致肾血流量减低而引起 AKI。此外，脓毒症是肿瘤重症患者发生 AKI 的常见原因，全身血管扩张及毛细血管渗漏引起相对血容量不足、肾脏微循环障碍进而导致肾损伤。再次，恶性肿瘤的高钙血症可引起尿钠丢失、多尿以及肾血管收缩，导致肾血流量降低和尿量减少。

（二）肾性 AKI

如前所述，肾脏是多种肿瘤及药物的靶器官。多发性骨髓瘤产生的单克隆免疫球蛋白和游离轻链对肾小球和近端小管具有直接损伤作用，并可激活 NF-κB 通路导致炎症反应、凋亡和氧化应激，进一步加重肾损伤。在淋巴瘤和白血病患者中，大量肿瘤细胞浸润肾脏引起肾内血管和肾小管受压阻塞，导致肾间质压力升高、肾小球滤过压及肾小球滤过率降低而发生 AKI。细胞毒性化疗药物（如顺铂、氨甲蝶呤、培美曲塞）对肾小管具有直接毒性作用。丝裂霉素 C 和吉西他滨可引起血栓性微血管病变（thrombotic micro-angiopathies，TMA）。靶向治疗药物引起肾损伤主要是由于对肾小球的抗血管生成作用，表现为肾小球内皮增生、局灶节段性肾小球硬化、各种肾小球疾病和 TMA。免疫治疗药物（如 CTLA4 抑制剂、PD-1 抑制剂）所致肾损伤主要表现为急性间质性肾炎（acute interstitial nephritis，AIN）。此外，肿瘤患者继发感染（细菌或病毒感染等）也可引起 AIN。TLS 引起高尿酸血症、高磷血症等代谢异常可能引发急性尿酸盐肾病和高磷性肾钙质沉着症进而导致 AKI。

（三）肾后性 AKI

主要是泌尿系肿瘤占位或腹腔肿瘤压迫引起肾小囊内压升高和肾间质压力升高，导致肾小球滤过压及肾小球滤过率降低而发生 AKI。

四、临床表现

除了 AKI 常见的水钠潴留、水电解质酸碱平衡紊乱、尿毒症毒素蓄积导致的一系列临床表现外，肿瘤患者不同病因导致的 AKI 的临床表现和病程也各有不同。

泌尿系肿瘤占位或腹腔肿瘤压迫引起的肾后性 AKI 可有肾绞痛症状，腹腔肿瘤或腹膜癌引起腹腔内压升高往往伴有明显腹胀、腹部膨隆表现。肿瘤患者伴发脓毒症往往存在感染表现，如发热、寒战、咳嗽、咳痰、腹痛、腹泻、术口愈合不良渗出增多等局部感染症状。50% 多发性骨髓瘤患者早期出现蛋白尿、血尿、管型尿等表现，多以肾脏损害作为首发症状。白血病和淋巴瘤可引起侧腹痛和血尿。肿瘤溶解综合征主要表现为癫痫发作、心律失常甚至猝死。恶性肿瘤导致的高钙血症往往伴有恶心、呕吐、肠梗阻以及尿崩症表现。细胞毒性化疗药物丝裂霉素 C 和吉西他滨引起的 TMA 可伴有出血性表现，以皮肤和黏膜出血为主，严重者可出现颅内出血。免疫治疗药物引起的肾损伤通常是迟发性的（3~10 个月）。

（一）辅助检查

1. 血液检查

传统肾损伤指标诊断 AKI 的敏感性差。肿瘤患者往往因存在营养不良导致低肌酐和尿素氮而敏感性更差。AKI 的新型生物标记物能早期诊断及提供潜在病因，并提示疾病进程及走向，已经取得显著进展。新型标记物大致可分为两类：功能类 [组织基质金属蛋白酶抑制剂 2（tissue inhibitor of metalloproteinases 2，TLMP-2）、胰岛素样生长因子结合蛋白 -7（insulin like growth factor-binding protein-7，IGFBP-7）等] 和损伤类 [如中性粒细胞明胶酶相关脂质运载蛋白（neutrophil gelatinase-associated lipocalin，NGAL）、肾损伤分子 1（kidney injury molecule-1，KIM-1）、肝脏型脂肪酸结合蛋白（liver fatty acid binding protein，L-FABP）等]。第 10 次急性透析质量倡议工作组（Acute Dialysis Quality Initiative，ADQI）共识会议建议将反映功能与损伤的生物标记物与传统肾功能标记物联合使用，以便更早诊断 AKI。

2. 尿液检查

24h 尿蛋白电泳有助于多发性骨髓瘤副蛋白相关的肾小球疾病的诊断。尿沉渣检查可见肾小管上皮细胞管型、颗粒管型及少许红细胞、白细胞等。

3. 影像学检查

肾脏多普勒及造影剂超声可床旁、无创、实时、连续监测肾脏结构，不仅对排除尿路梗阻很有帮助，也可评估肾脏灌注及肾皮质微循环情况，目前临床应用越来越广泛。CT 和 MRI 检查可评估肾脏肿瘤及肾脏毗邻肿瘤占位效应及浸润情况，有助于 AKI 病因分析。

4. 肾脏活检

肿瘤患者发生 AKI 的病因及机制多样，研究证实肾活检有时可提供其他手段无法提供的信息，并最终影响治疗方案，但由于病情所限，危重患者很少进行肾脏活检术。

（二）诊断与鉴别诊断

1. 诊 断

AKI 诊断标准几经变更，目前临床应用的是全球肾脏病预后组织（kidney disease: improving global outcomes，KDIGO）于 2012 年 3 月发布的 KDIGO 临床指南中所提出的诊断标准。该标准采用血肌酐和尿量作为主要指标，符合以下情况之一即可诊断：48h 内血肌酐水平升高 ≥ 0.3mg/dL（ ≥ 26.5μmol/L）或超过基础值 ≥ 1.5 倍，且明确或经推断上述情况发生在 7d 内；或持续 6h 尿量 < 0.5mL/（kg·h）。分期标准如表 15-6-1 所示。

2. 鉴别诊断

（1）急、慢性肾损伤鉴别首先应明确患者是否为 CKD 的基础上合并 AKI。AKI、CKD 及急性肾脏病（acute kidney diseases and disorders，AKD）三者存在交叉部分，KDIGO 指南对于其三者的关系及诊断标准进行了鉴别（表 15-6-2）。

（2）不同病因导致的 AKI 的鉴别。通过询问病史及体格检查明确有无肾前性（如体液或血容量减少，充血性心力衰竭等）或肾性因素（如脓毒性休克，应用肾毒性药物治疗，肿瘤本身的肾毒性作用等）导致的 AKI，依据肿瘤的类型、部位、病程、并发症以及治疗措施（如抗肿瘤药物应用及外科手术情况）鉴别 AKI 类型。超声影像、X 线或 CT、肾活检等可协助鉴别诊断。此外，可通过尿液诊断指标帮助鉴别肾前性及肾性 AKI，见表 15-6-3。

五、预防与治疗

目前尚无特效药物预防和治疗 AKI，早发现、早诊断、早治疗是降低肿瘤患者 AKI 发生率和病死率的关键。

表 15-6-1　急性肾损伤的分期

分期	血清肌酐	尿量
1 期	基础值的 1.5~1.9 倍或增高 ≥ 0.3mg/dL（ ≥ 26.5μmol/L）	<0.5mL/（kg·h），持续 6~12h
2 期	基础值的 2.0~2.9 倍	<0.5mL/（kg·h），持续 ≥ 12h
3 期	基础值的 3.0 倍，或肌酐增至 ≥ 4.0mg/dL（353.6μmol/L），或开始肾脏替代治疗，或<18 岁的患者 EGFR 下降至 < 35mL/（min·1.73m²）	尿量 <0.3mL/（kg·h），持续 ≥ 24h，或无尿 ≥ 12h

表 15-6-2　KDIGO 的 AKI、CKD、AKD 诊断标准

项目	功能指标	结构指标
AKI	7d 内血清肌酐增加 50%，或 2d 内增加 0.3mg/dL（≥ 26.5μmol/L），或少尿	无
CKD	GFR<60mL/（min·1.73m²），持续至少 3 个月	肾结构损伤超过 3 个月
AKD	AKI，或 3 个月 GFR<60mL/（min·1.73m²），或血清肌酐增加 >50%	肾结构损伤小于 3 个月
NKD	3 个月内 GFR ≥ 60mL/（min·1.73m²），血清肌酐正常稳定	无

AKI: 急性肾损伤; GFR: 肾小球滤过率; CKD: 慢性肾脏病; AKD：急性肾脏病; NKD：无肾脏病

表 15-6-3　鉴别肾前性及肾性急性肾损伤的尿液诊断指标

诊断指标	肾前性	肾性
尿沉渣	透明管型	棕色颗粒管型
尿比重	> 1.020	< 1.010
尿渗透压 [mOsm/（kg·H₂O）]	> 500	< 300
尿钠浓度（mmol/L）	< 20	> 40
肾衰竭指数	< 1	> 1
钠排泄分数	< 1%	> 1%

（一）积极治疗原发病，预防病源性 AKI

针对原发肿瘤选择合适的治疗方案，解除泌尿系统原位肿瘤浸润以及周围肿瘤压迫导致的肾损伤，积极防治与肿瘤相关的合并症，减少病源性 AKI 的发生。

（二）明确高危人群，预防医源性 AKI

明确具有 AKI 高风险的肿瘤患者，并密切监测其肾功能，及时进行病情评估，根据分期及病因（表 15-6-4）对其进行管理和治疗，谨慎给予医疗检查和干预，规范选择造影剂、手术方式及治疗药物，避免应用肾损伤药物，降低医源性 AKI 发生率。

（三）血流动力学监测与调控

维持肿瘤患者全身血流动力学稳定和肾脏微循环稳定，保证有效肾脏灌注压，对于血流动力学不稳定的患者要积极寻找病因，并早期给予干预，必要时选择合适的血管活性药物，避免肾损伤的进一步进展，促进肾功能恢复。

（四）营养支持与血糖控制

营养和代谢紊乱在癌症患者治疗过程中很常见，营养不良是肿瘤 AKI 患者预后不佳的独立危险因素。应根据患者病情危重程度、营养状况制定个体化整合营养方案，确保患者摄入足够的能量和蛋白质，从而减少代谢紊乱，改善患者预后。对于危重患者，建议应用胰岛素控制血糖，目标为 6.1~8.3mmol/L。

表 15-6-4　AKI 的分级管理

风险级别	药理方法
高风险	尽可能停用所有肾毒性药物
	保证血容量和肾灌注
	考虑功能性血流动力学检测
	观察血清肌酐和尿量变化
	避免高血糖
	其他方法替代放射造影剂检查
1 级	无创性诊断方法
	考虑有创性检查
2 级	调整药物剂量
	考虑肾脏替代治疗
	考虑转入 ICU
3 级	尽量避免锁骨下静脉置管

（五）肾脏替代治疗

肾脏替代治疗（RRT）是 AKI 主要的支持治疗手段，目的是替代肾脏功能，维持机体内环境稳定和水电平衡，促进肾功能恢复。约 40% 的肿瘤 AKI 患者需要 RRT 治疗，高于非瘤 AKI 患者。连续性肾脏替代治疗（continuous renal replace treatment，CRRT）或间歇性肾脏替代治疗（intermittent hemodialysis，IHD）的选择取决于患者的中枢、血流动力学和分解代谢状态。血流动力学不稳定、合并脑损伤或脑水肿的患者建议使用 CRRT，待病情好转可转为 IHD。RRT 的开始时机、治疗剂量以及停止时机目前并无统一标准，可参照 KIDGO 指南。

（六）其他治疗措施

此外，还有一些治疗措施：①血管扩张剂，目前证据不足；②生长因子，考虑副作用、费用、效果不明确，目前不做推荐；③腺苷受体拮抗剂，目前只用于严重围生期窒息、具有 AKI 高危因素的新生儿；④利尿剂，除容量过负荷外，不建议用其防治 AKI。

六、预　后

肿瘤合并 AKI 患者的短期和长期预后都很差，大致分为以下 4 种：①治疗后肾功能完全恢复；② AKI 发展为 CKD；③不可逆转的肾功能丧失并进展为终末期肾病（end-stage kidney disease，ESKD）；④死亡。研究显示，肿瘤 AKI 患者 60d 生存率仅为 14%，5.1% 的患者 1 年内发展为 ESKD，需要长期透析治疗。早发现、早诊断、早治疗成为改善肿瘤 AKI 患者预后的关键，这需要进一步加强肿瘤学、肾脏学和重症医学之间的沟通与合作。

（胡振杰　郑振）

第 7 节　肿瘤患者的血栓栓塞症与肺动脉栓塞

静脉血栓栓塞性疾病（venous thromboembolism，VTE）主要包括深静脉血栓（deep venous thrombosis，DVT）和肺血栓栓塞症（pulmonary thromboembolism，PE），是肿瘤的重要并发症之一。肿瘤患者是 VTE 的好发人群，VTE 症状常与肿瘤伴随症状相重叠，容易误诊漏诊；而一旦未及时治疗发生 PE 会大大增加患者的致死率、致残率。VTE 是医院内非预期死亡的重要原因，是威胁肿瘤患者安全的重大公共健康问题；同时 VTE 的发生几乎涵盖所有肿瘤临床科室，其防治工作更需要多学科整合诊治协同合作，已成为医院管理者和临床医务人员面临的重要问题。

一、流行病学

VTE 与肿瘤密切相关，肿瘤患者 VTE 的年发生率为 0.5%~1.0%，累计发生率为 1.0%~8.0%，是非瘤患者的 4~7 倍，且呈逐年上升趋势，尸检资料研究显示某些特定肿瘤类型的血栓发生率可高达 30%。VTE 是肿瘤的重要并发症之一，是导致肿瘤患者死亡的第二位原因。循证医学证据表明在确诊肿瘤后的第 1 年内 VTE 的发生率最高，首次发生 VTE 的患者中超过 20% 与肿瘤相关。

二、发病机制

早在 1856 年，德国病理学家 Virchow 就提出了血栓形成三要素理论：血液淤滞、血管壁异常及高凝状态。恶性肿瘤易发静脉血栓的机制如下。①静脉血流淤滞。恶性肿瘤患者由于活动量减少、长期卧床、脓毒血症、肿瘤压迫可引起血流黏滞度改变及湍流的发生，使静脉血流淤滞，易于形成血栓。②血管壁异常。血管壁异常包括内皮细胞损伤、功能不全、抗凝特性的丢失和新生血管形成。异常的静脉血管壁导致胶原纤维的暴露和凝血系统的激活，纤维蛋白原和其他血浆凝血蛋白质在血管内过度积聚而形成血栓。③血液成分的异常。肿瘤细胞自身可释放组织因子（tissue factor，TF）等直接促凝物质，与凝血因子形成复合物激活凝血因子X启动凝血反应。研究发现恶性肿瘤细胞生长、侵袭、转移与TF高表达相关，在恶性肿瘤患者体内还可检测到具有含TF抗原成分的微粒（TF-bearing microparticle，TFMP），TF在恶性肿瘤相关高凝状态的发生机制中发挥重要作用。肿瘤细胞还可刺激单核细胞、血小板、内皮细胞等正常细胞表达促凝活性激活凝血因子X，释放细胞因子导致内皮细胞功能障碍促进凝血反应激活放大。肿瘤细胞还能合成纤溶酶原激活物抑制剂Ⅰ（plasminogen activator inhibitor-1，PAI-1）抑制纤维蛋白溶解系统。通过上述机制，肿瘤患者的凝血系统被激活而纤溶系统被抑制，最终导致肿瘤相关静脉血栓的发生。

三、病理生理学改变

VTE主要包括DVT和PE，DVT好发于下肢深静脉，DVT脱落随静脉系统回流至右心并最终阻塞肺动脉及其分支血管形成PE。发生于腘静脉以上部位的近端DVT是PE栓子的重要来源。PE阻塞肺动脉或其分支引起的肺循环和呼吸功能障碍为VTE最主要的病理生理特征，主要包括以下几点。

（一）气体交换异常

急性PE可引起肺血管床阻塞导致通气血流比改变；炎症反应还可引起肺泡表面活性物质功能障碍、肺不张导致功能性肺内分流；两种机制均可导致低氧血症；急性PE还可刺激呼吸中枢导致低碳酸血症和呼吸性碱中毒。

（二）循环系统功能障碍

严重急性PE可导致每搏输出量和心排血量减少从而引起低血压。血栓阻塞肺血管床并导致肺动脉系统缺氧性血管收缩增加了肺血管阻力，继而阻碍右心室血流流出，引起右心室扩张和室间隔变平或弯曲。右心室流出量减少和右心室扩张均会降低

左心室前负荷，从而减少心输出量。对于有基础心肺疾病的患者，即使较小的栓子也可导致右心室功能障碍引起低血压。

（三）肺梗死

在PE患者中较为少见。约10%的患者中血栓可嵌于远端的肺段和亚段血管，导致肺梗死。梗死肺组织的相邻脏层及壁层胸膜可发生炎症反应，并引起胸膜炎性胸痛和咯血。

四、临床表现

DVT典型的临床症状包括疼痛、同侧肢体水肿和沉重感，但并非所有病例均存在上述症状。症状通常累及单侧，但也可累及双侧。股青肿（phlegmasia cerulea dolens，PCD）是少见类型的大范围近端DVT，是下肢DVT最严重的表现形式。PE典型的临床症状包括不明原因的呼吸急促、胸痛、心动过速、情绪不安、晕厥、氧饱和度下降，但并非所有PE都存在这些临床典型症状。许多患者的症状轻微或无特异性，或者无症状。一项荟萃分析纳入19项研究共25 343例患者，发现仅靠临床情况诊断PE的灵敏度和特异度分别为85%和51%，因此对于存在上述症状且原因不明的患者应警惕VTE并考虑进一步检查，以免临床上重要的病例被漏诊。

五、危险因素

肿瘤患者VTE的发生风险受到多种因素影响，危险因素大致可以分为以下几种

（一）肿瘤相关因素

肿瘤的部位、分级以及转移情况是肿瘤相关VTE的风险因素。回顾性研究结果提示罹患血液系统恶性肿瘤、肺癌、胰腺癌、胃肠道及脑肿瘤的患者VTE风险较其他肿瘤类型明显升高，如肿瘤发生远处转移，VTE的风险将进一步升高。近期研究表明结肠癌、肺癌中 K-ras 基因突变，骨髓增殖性肿瘤中 JAK2V617F 基因突变与VTE风险增加有关，提示肿瘤遗传学特征可能会影响VTE的发生。

（二）患者相关因素

高龄、肥胖、既往 VTE 史和遗传性易栓症等都将增加 VTE 风险；住院治疗或者体力下降导致卧床，活动量减少也会增加 VTE 的风险。

（三）治疗相关因素

肿瘤大手术（特别是腹腔或盆腔复杂手术）、放疗、细胞毒化疗药物（如铂类）以及因治疗需要放置的深静脉导管等均会增加 VTE 风险。近期研究显示，接受血管生成抑制药物、酪氨酸激酶抑制剂治疗的肿瘤患者 VTE 风险也明显升高。

六、VTE 的预防

VTE 的预防主要包括物理预防和药物预防。

住院治疗尤其是行手术治疗的肿瘤患者 VTE 风险明显升高，单独使用物理预防（包括间歇气压装置、分级加压弹力袜等）不足以预防患者 VTE 风险，对于出血风险未增加且活动能力下降的住院肿瘤患者，目前指南建议药物预防并可联合物理预防。物理预防的优势在于没有出血风险，对活动性出血或有大出血风险及一旦出血后果特别严重的患者也可以单独给予机械性预防。机械性预防的禁忌证包括外周动脉疾病、开放性伤口、局部皮肤病变、充血性心力衰竭、静脉血栓急性期等。

由于潜在增加的出血风险，现有循证医学证据不支持对所有门诊肿瘤患者进行药物预防 VTE。但对于 VTE 高风险（如基于 Khorana 风险评分 ≥ 3 分）的门诊化疗肿瘤患者可以考虑进行药物预防 VTE（Khorana 风险评估表见表 15-7-1）。

表 15-7-1　Khorana 风险评估表

项目	危险评分（分）
胃癌或胰腺癌	2
肺、淋巴、妇科、膀胱或睾丸肿瘤	1
血小板计数 $\geq 350 \times 10^9$/L	1
血红蛋白浓度 < 100g/L	1
白细胞计数 > 11×10^9/L	1
体重指数 ≥ 35kg/m^2	1

Khorana 评分：0 分，低危；1~2 分，中危；≥ 3 分，高危

VTE 预防常用的药物包括低分子肝素、普通肝素和磺达肝素等。由于华法林药物代谢半衰期较长，并且需要监测国际标准化比值（INR）进行剂量调整，所以该药通常不用于住院期间短期抗凝。直接口服抗凝药物（direct oral anticoagulants，DOAC）具有口服给药、无须常规监测等优点，基于新近发表的 CASSINI 研究结果，2019 版 ASCO 肿瘤患者静脉血栓栓塞防治指南将其推荐为 VTE 高风险的门诊化疗肿瘤患者预防的药物选择（消化道肿瘤、泌尿系统肿瘤等出血高风险的肿瘤患者除外）。

七、诊断与辅助检查

VTE 的诊断主要包括 DVT 的诊断和 PE 的诊断。

急性 DVT 的主要临床表现为肢体肿胀、疼痛，如果出现上述症状及体征，临床上应高度怀疑 DVT，并推荐患者尽快接受血管超声检查。多普勒静脉超声检查是初步诊断 DVT 的首选影像学方法。多普勒超声可以进行静脉加压分析和静脉血流多普勒成像，其中血管加压检查评估 DVT 是目前公认的权威检查方法。如果超声检查结果阴性或不确定，并且临床上持续高度怀疑 DVT，建议采取其他成像方法。①造影剂增强计算机断层扫描（即间接 CT 静脉造影），但该方法需要使用造影剂，不适用于肾功能不全或对造影剂过敏的患者。②磁共振成像（MRI，MR 血管造影）可以敏感而特异性地评价盆腔静脉和腔静脉，且无须使用造影剂。③静脉造影是 DVT 诊断的金标准，但由于其有创性，临床并不常用。

CT 肺动脉造影（CTPA）检查能够间接评价肺血管，是目前初步诊断 PE 的首选成像方法。其他替代的 PE 诊断方法还包括：①肺通气/灌注扫描，结果正常基本上能够排除 PE，其问题在于结果缺乏诊断功效，即常不能明确诊断 PE，因此往往需要进行进一步检查；②直接肺血管造影，是诊断肺栓塞的金标准，但由于其有创性以及 CTPA 技术的发展现已不常用，少数情况下，进行导管下溶栓或取栓治疗中可同时进行直接肺血管造影。

如果患者临床疑诊 PE 且存在血流动力学不稳定，不具备行 CTPA 检查的条件，应考虑行床旁

超声心动检查，一旦超声心动检查发现右心功能不全征象，特别是如果同时行血管加压超声发现DVT，则诊断应高度怀疑PE，并应考虑下一步治疗。

D-二聚体对于急性VTE的诊断具有很高的灵敏度，但缺乏特异度，其水平升高也常见于恶性肿瘤、脓毒症、近期手术、创伤、妊娠以及肾衰竭等情况，在肿瘤患者的VTE诊断可靠性有限，其意义在于阴性结果有助于排除VTE。在急性PE时血浆肌钙蛋白、脑钠肽/N-末端脑钠肽前体可出现升高，胸部X线片、心电图也可出现非特异表现，但上述检查灵敏度及特异度均不足以用于PE的诊断，其主要用于辅助诊断有相似临床表现的疾病和辅助评估急性PE的危险分层和预后。

八、治　疗

对于病情复杂的VTE患者，多学科（包括呼吸内科、介入治疗科、心胸外科、重症医学科等）整合诊疗模式有助于制定更为合理的个体化整合治疗方案。

（一）一般支持治疗

对高度疑诊或确诊急性PE的患者，应严密监测呼吸、心率、血压、血氧的变化，并给予积极的呼吸与循环支持。

对于合并低氧血症的患者，应使用经鼻导管或面罩吸氧；当合并呼吸衰竭且常规吸氧无效时，可采用经鼻或面罩的高流量给氧或无创机械通气、经气管插管行机械通气；当进行机械通气时，应注意避免其对血流动力学的不利影响，采用保护性肺通气策略避免肺损伤加重低氧。对于出现休克的急性PE患者，必须进行血流动力学监测，并给予支持治疗，血管活性药物的应用有助于维持有效的血流动力学。对于焦虑的患者应予以安慰，有胸痛、发热、咳嗽等症状的患者可给予对症治疗降低耗氧量；应注意保持大便通畅，避免排便用力导致血栓脱落。

（二）抗凝治疗

抗凝治疗是VTE治疗的基础。确诊VTE后，如无抗凝治疗禁忌应立即启动抗凝治疗，DVT患者应接受至少3~6个月的抗凝治疗；PE患者应接受至少6~12个月的抗凝治疗。诊断PE的同时应尽快完善相关检查并进行危险度和风险分层（表15-7-2，表15-7-3），当患者被评估为高危型PE风险时，医生应综合患者出血风险及肿瘤状况考虑溶栓治疗、导管介入治疗和（或）手术取栓。

对于确诊的导管相关血栓，导管移除不是必需的，如无抗凝治疗禁忌，肿瘤患者应接受至少3个月或与放置静脉导管时间相同的抗凝治疗；如VTE的症状持续存在或导管发生感染、功能障碍

表15-7-2　急性肺血栓栓塞症（PE）患者的危险度分层

PE相关早期死亡风险	危险分层指标				可能的治疗
	临床表现（休克或低血压）	PESI Ⅲ~Ⅴ级	右心功能不全	心肌损伤	
高危（>15%）	+	+	+	+	溶栓、导管介入或手术取栓
中危（3%~5%）	−	+	均+		住院抗凝治疗
	−	+	1项+或无+		
低危（<1%）	−	−	−	−	早期出院或院外抗凝

PESI：肺栓塞严重程度指数

表15-7-3　急性肺栓塞严重程度指数（PESI）

参数	原始PESI
年龄	以年数计
性别（男性）	+10
肿瘤病史	+30
心力衰竭病史	+10
慢性肺疾病病史	+10
心率 >110/min	+20
收缩压 <100mmHg	+30
呼吸频率 >30/min	+20
体温 <36℃	+20
神志改变	+60
动脉血氧饱和度（SaO_2 <90%）	+20

或不再需要导管时应考虑移除导管。对于合适的患者可考虑导管内药物 / 机械溶栓。

抗凝治疗可选择的药物包括肠外抗凝剂（普通肝素、低分子肝素、磺达肝癸钠），口服华法林以及直接口服抗凝药物等；低分子肝素是目前肿瘤患者 VTE 抗凝治疗最常用的药物。随着 SELECT-D 和 HOKUSAI-CANCER 等研究结果的发布，直接口服抗凝药物（如利伐沙班）已被指南推荐作为低分子肝素抗凝的替代药物，特别是对需要长时间抗凝治疗的患者。

九、出血风险的评估

所有患者在抗凝治疗之前和治疗期间应接受出血风险评估（表 15-7-4）。抗凝的选择应个体化，且应仔细权衡 VTE 预防的益处与出血的风险。

表 15-7-4　药物抗凝的禁忌证

绝对禁忌证	相对禁忌证
近期中枢神经系统（CNS）出血、颅内或脊髓高危出血病灶	慢性、有临床意义的可测量出血 >48h
活动性出血（大出血）：24h 内输血量超过 2U	血小板减少症（血小板计数 <50×10⁹/L）
血小板减少症（血小板计数 <50×10⁹/L）	血小板严重功能障碍（尿毒症、用药、严重骨髓抑制）
	近期接受出血风险很高的大型手术
	合并严重的凝血功能障碍
	高危跌倒风险（头部创伤）
	凝血因子异常（如Ⅷ因子缺乏症，严重肝病）
	中枢神经系统转移灶
	腰椎麻醉或腰椎穿刺
	同时进行抗血小板治疗

对于存在抗凝禁忌的患者，可以考虑使用下腔静脉滤器。对于抗凝治疗无效、非依从性抗凝治疗、心脏或肺功能障碍患者复发 PE 严重到可导致危及生命以及有多发 PE 和慢性血栓栓塞性肺动脉高压的患者也应考虑使用下腔静脉滤器。由于滤器长期置入可导致下腔静脉阻塞和较高的 DVT 复发率等并发症，为减少这些远期并发症，建议首选可回收或临时滤器，一旦出血风险降低，应考虑尽早取出滤器并开始抗凝治疗。

十、预　后

肺栓塞严重程度指数（PESI）可用于评估患者 PE 后 30d 病死率风险（表 15-7-5），决定患者是否早期出院，临床可供参考。抗凝治疗期间

应定期随访检查并进行影像学评价，以便及时调整治疗方案并及时发现 VTE 的复发。在抗凝治疗 3~6 个月后，对于活动性肿瘤或危险因素持续存

表 15-7-5　肺栓塞严重程度指数（PESI）

低风险 PESI	高风险 PESI
Ⅰ级：<65 分（事件发生率 95%CI 0~1.6%）	Ⅲ级：86~105 分（事件发生率 95%CI 3.2%~7.1%）
Ⅱ级：66~85 分（事件发生率 95%CI 1.7%~3.5%）	Ⅳ级：106~125 分（事件发生率 95%CI 4.0%~11.4%）
	Ⅴ级：>125 分（事件发生率 95%CI 10.0%~24.5%）

在的患者应考虑无限期抗凝治疗。肿瘤患者的长期抗凝需要遵循个体化原则整合考虑恶性肿瘤的治疗效果、VTE 复发风险、出血风险、预期生存时间和患者意愿，定期进行后续抗凝治疗的风险效益比的评估。

（王宏志　刘忠民）

第 8 节　抗肿瘤新型药物与细胞治疗的严重不良反应

20 世纪后期，随着对癌症发生、发展的深入研究与了解，尤其是与肿瘤进展密切相关的癌细胞特异性分子事件的发现，学界已经充分认识到阻断这些肿瘤的分子改变可以抑制肿瘤发展，进而开发出了分子靶向与生物免疫治疗等肿瘤治疗新方式，开辟了肿瘤治疗的新纪元。临床实践显示，分子靶向治疗与生物免疫治疗能明显改善晚期非小细胞肺癌、肾癌、晚期结直肠癌、恶性黑色素瘤、白血病等恶性肿瘤的疗效；但随着临床研究的开展和临床应用的增加，不良反应也渐显突出，日益受到临床医护人员的关注。

本节所述抗肿瘤新型药物是指肿瘤分子靶向治疗药物和免疫检查点抑制剂，细胞治疗是指嵌合抗原受体修饰的 T 细胞免疫治疗（CAR-T），严重不良反应是指根据抗肿瘤药物的不良事件通用术语标准（CTCAE）评级在 3 级及以上的严重的、可能危及生命的不良反应。

一、抗肿瘤新型药物及细胞治疗概述

肿瘤分子靶向治疗是以参与肿瘤发生发展过程的细胞信号转导和其他生物学途径的特定分子（如细胞表面抗原、生长因子受体或细胞内信号转导通路中重要的酶或蛋白质）为靶点，通过药物与之结合，阻断或影响其功能，从而特异地抑制肿瘤细胞增殖、侵袭和转移，促进肿瘤细胞死亡的治疗方法。临床上肿瘤分子靶向治疗的药物常分为三大类。

（一）大分子单抗

包括抗人类表皮生长因子受体 2（HER-2）

的曲妥珠单抗和帕妥珠单抗，抗表皮生长因子受体（EGFR）的西妥昔单抗、尼妥珠单抗，抗血管内皮生长因子受体（VEGFR）的贝伐珠单抗，抗CD20 的利妥昔单抗等。

（二）小分子酪氨酸激酶抑制剂（TKI）

与酪氨酸激酶在胞内的 ATP 结合位点结合，抑制酪氨酸激酶磷酸化，从而阻断肿瘤生长、增殖所必需的信号传导通路，起到抗肿瘤的作用。包括 EGFR 酪氨酸激酶抑制剂如吉非替尼、厄洛替尼和阿法替尼等，ALK 酪氨酸激酶抑制剂如克唑替尼和色瑞替尼，Bcr-Abl 酪氨酸激酶抑制剂如伊马替尼、厄洛替尼和达沙替尼等，BRAF 酪氨酸激酶抑制剂如维罗非尼、达拉非尼和曲美替尼，多靶点酪氨酸激酶抑制剂如舒尼替尼、索拉非尼和帕唑帕尼等。

（三）其　他

其他药物包括内源性血管生成抑制因子如重组人血管内皮抑素（恩度）、阿柏西普和阿帕替尼，泛素 – 蛋白酶体抑制剂如硼替佐米，mTOR 激酶抑制剂如依维莫司。

免疫检查点是指存在于免疫系统中的一些抑制性信号通路，通过这些通路可规避免疫损伤并参与维持自身抗原的耐受。肿瘤通过某些免疫检查点通路可逃避免疫监视。对免疫检查点分子进行阻断是肿瘤免疫治疗的有效策略之一。目前临床上已问世的免疫检查点抑制剂包括 CTLA-4 抑制剂 ipilimumab，PD-1/PD-L1 抑制剂 nivolumab 和 pembrolizumab。

嵌合抗原受体修饰细胞（CAR-T）是近年来肿瘤细胞免疫治疗领域兴起的一项新的生物技术，是一种模拟 T 细胞受体功能的人工受体，由靶点识别结构域、铰链和跨膜区以及胞内信号结构域三部分串联而成。靶点识别结构域负责与肿瘤抗原或受体结合，铰链和跨膜区负责将结合信号传递至胞内，胞内信号结构域负责将结合信号转化为 T 细胞的活化信号以激活 T 细胞杀伤肿瘤细胞。目前 CAR-T 技术已发展至第四代。

二、抗肿瘤新型药物及细胞治疗的严重不良反应

与肿瘤传统化疗相比，分子靶向治疗与生物免疫治疗总体毒副反应更低，患者耐受性更好，但仍可引起严重的并发症，包括细胞因子释放综合征（CRS）和一系列累及神经、消化、呼吸和心血管系统的严重不良反应。

CRS 是 CAR-T 细胞接触带有肿瘤抗原的细胞后大量增殖，并对肿瘤细胞大量杀伤，在此过程中产生一系列细胞因子，形成细胞因子风暴，对患者身体造成系列性损害的综合征。CRS 临床表现类似败血症，常伴有发热、少尿、低血压、心动过速以及血管渗漏等临床症状，严重时可出现多器官衰竭。CRS 一旦出现低血压、凝血功能障碍和需机械通气有低氧血症表现，需及时进行干预，否则可危及生命。这种综合征主要发生于接受 T 细胞回输治疗（如 CAR-T）及单抗治疗的患者。一项 CD19 CAR-T 治疗白血病的研究发现几乎所有患者都不同程度发生了 CRS，其中 27% 的重度 CRS 需要升压治疗，另有文献报道利妥昔单抗治疗 CD20 阳性 B 细胞恶性肿瘤患者的 CRS 发生率为 1.4%，博纳吐单抗的 II 期临床研究中 CRS 发生率为 2%。研究显示，CRS 是由单核细胞、巨噬细胞以及淋巴细胞的活化或毒性损伤致炎性因子大量释放导致，其中 IL-6 的大量释放是其病理生理改变的中心环节。一般情况下，单抗治疗引起的大部分 CRS 通过停用相应抗肿瘤药物、解热及抗组胺治疗、使用类固醇皮质激素、充分液体复苏及增加氧供等对症支持治疗均可获得缓解，极少数需要血管活性药物升压及血液净化治疗，而 CAR-T 引起的严重致死性

CRS 可加用抗 IL-6 受体的单抗（如托珠单抗）治疗。

除了 CRS，双特异性抗体（BAB）及 CAR-T 治疗也可导致神经系统损伤，上述病变可伴随 CRS 发生，也可单独出现。博纳吐单抗治疗急性 B 淋巴母细胞白血病的 II 期临床试验显示超过 50% 的患者出现过神经毒性反应，包括震颤、脑病、小脑改变以及癫痫发作，其中 13% 的不良反应为严重反应甚至威胁生命。一项早期 CAR-T 治疗急性淋巴母细胞白血病的 27 例病例中，有 13 例的神经毒性严重程度超过 3 级。此类疾病诊断过程中需注意排除乳头状瘤病毒感染引起的脑炎（如进行性多灶性白质脑病），并常需要多学科整合诊治团队协作完成。诊断明确的严重神经系统不良反应需停止相应抗肿瘤治疗，使用类固醇皮质激素（地塞米松推荐用于 CAR-T 引起的除头痛外的 3 级神经系统不良反应、所有 4 级不良反应以及癫痫发作），癫痫患者应予抗癫痫治疗并注意气道保护。

消化道是免疫检查点抑制剂作用的重要靶器官，结肠炎是主要的免疫检查点抑制剂相关不良反应（IRAE）。Ipilimumab 治疗的患者中，3~4 级结肠炎的发生率是 6%~14%，结肠炎通常发生于治疗后的第 4~6 周，并且多在 6 周内恢复，且存在结肠穿孔和肠梗阻的风险，联用 PD-1 抑制剂可使其风险进一步增加。出现严重的结肠炎应停用相应抗肿瘤治疗，积极使用皮质类固醇等免疫抑制剂。

胃肠道穿孔多见于抗 VEGF 单抗贝伐珠单抗，是少见但却对患者生命具有潜在威胁的不良反应，其典型症状包括腹痛、恶心、呕吐、便秘和发热等。在贝伐珠单抗联合化疗药物的治疗中，2%~4% 的患者可发生胃肠道穿孔，荟萃分析指出，高剂量组、结直肠癌和肾细胞癌的患者中胃肠道穿孔的风险更高，贝伐珠单抗与厄洛替尼联用时胃肠道穿孔的风险亦增加。服用厄洛替尼的患者也会出现胃肠穿孔，甚至死亡。同时使用抗肿瘤血管生成剂、皮质类固醇、非甾体抗炎药和（或）接受紫杉烷类化疗方案以及之前有过消化性溃疡或憩室病史的患者，会存在较高的风险。对于靶向药物治疗期间的急性腹痛应予以高度重视，警惕胃肠道穿孔可能，必要时请相关科室协助诊治。

间质性肺炎（ILD）是一组主要累及肺间质、肺泡和（或）细支气管的肺部弥漫性疾病。ILD 多急性发病，主要临床表现为干咳、不同程度呼吸困难、限制性通气障碍及弥散功能减低，伴低热、血氧饱和度降低，短期内症状进行性加重，并有死亡病例的报道。药物导致非感染性 ILD 发生的确切机制尚不明确，不同药物导致的 ILD 发生的时间及发生率亦存在差异。如使用 EGFR 酪氨酸激酶抑制剂（EGFR-TKI）发生 ILD 多在 4 周内，荟萃分析发现使用 EGFR-TKI 药物治疗的 NSCLC 患者中各个级别 ILD 总发生率约为 1.2%，其中吉非替尼（易瑞沙）世界范围内 ILD 总发生率约为 1%，厄洛替尼（特罗凯）ILD 发生率约为 0.8%（其中有 30% 的致死率），西妥昔单抗 ILD 发生率为 1.2%（因 ILD 死亡率为 0.5%），磷脂酰肌醇 -3 激酶（PI3K）抑制剂 idelalisib 的发生率为 5%。免疫检查点抑制剂也可导致 ILD，尤以 CTLA-4 抑制剂和 PD-1 抑制剂联合治疗的发生率为高，如文献报道 ipilimumab 联合 nivolumab 治疗后 ILD 发生率为 5%~10%，其中 2% 的严重程度为 3 级或 4 级，nivolumab 出现肺部症状的中位时间为 2.6 个月。明确诊断的非感染性 ILD 应停止相应抗肿瘤治疗，积极使用皮质类固醇等免疫抑制剂。

由于分子靶向药物往往通过抑制激酶发挥其抗肿瘤活性，而激酶在心血管内环境稳态（包括血管、代谢及心肌的调节）维持中具有重要作用，因而具有激酶抑制作用的分子靶向药物治疗可导致心血管不良事件。其严重不良反应主要包括心功能不全、血栓栓塞事件及出血等。

分子靶向治疗药物引起的心功能不全包括亚临床和临床心力衰竭，与左室射血分数（LVEF）降低有关，大多数情况下发生在药物输注过程中或 24h 内，危险因素包括蒽环类药物使用史、低 LVEF、高血压和高龄等。以曲妥珠单抗为例，曲妥珠单抗是一种以 HER-2 为靶向目标的单抗，主要用于过度表达 HER-2 蛋白的恶性肿瘤（包括乳腺癌和胃癌等）的治疗。在较早的临床试验中，27% 接受曲妥珠单抗与传统化疗药物（阿霉素和环磷酰胺）治疗的患者出现临床心力衰竭和无症状心功能不全，以致监管部门在最初批准曲妥珠单抗用于治疗转移性乳腺癌的同时给出了强调其心脏毒性的警告。随着临床经验的积累、人们对其心脏毒性认识的提高以及密切的心功能监测，后续的乳腺癌临床试验发现曲妥珠单抗治疗的患者中心功能不全的总发生率为 3%~19%，有症状的心力衰竭发生率为 2%~4%。需要注意的是，部分接受分子靶向治疗的患者存在亚临床心力衰竭，需通过定期筛查进行监测和随访。分子靶向治疗药物引起的心功能不全防治以预防为主，尽量回避其他可能的危险因素，对危险因素不能避免或消除的应予以密切监测，治疗药物包括利尿剂、强心苷类药和（或）血管紧张素转换酶抑制剂。

血管生成不仅对肿瘤组织生长至关重要，对正常细胞和组织维持其功能也同样不可或缺，这也是抗肿瘤血管生成靶向药物产生毒副作用的基础。一项纳入超过 10 000 例病例的荟萃分析发现贝伐珠单抗治疗的患者中，血栓栓塞总发生率为 3.3%，相对危险度为 2.08，其中严重程度达 3 级的血栓栓塞发生率为 2.0%，且在不同肿瘤患者中差异显著，如在乳腺癌患者中严重的血栓栓塞发生率为 1%，而在肺癌患者中可高达 11.3%。另一项荟萃研究报道贝伐珠单抗引起致死性肺、消化道出血，消化道穿孔，脑血管事件的相对危险度分别为 3.96、3.71、2.45 和 3.60。此外，贝伐珠单抗也被报道与血压升高、LVEF 降低及充血性心力衰竭有关。

此外，大量的 TKI 药物也可通过影响 VEGF 通路导致心血管不良事件，如索拉非尼和苏尼替尼可增加 LVEF 降低、血压升高的风险，索拉非尼治疗的患者中心肌梗死发生率明显升高等。

总之，抗肿瘤新型药与细胞治疗在给肿瘤患者带来福音的同时也可能导致一些严重不良反应。提高警惕、密切监测、力争早期发现，通过多学科整合诊治协作进行快速诊治是降低不良反应危害、改善患者预后的关键。

（熊冠泽　王懿春　贺光明）

第 9 节　肿瘤重症患者的感染防控

肿瘤重症患者感染性疾病是常见的一种肿瘤危急重症患者并发症。ICU 内肿瘤重症患者大部分具有循环状态差、脏器功能障碍、免疫力差甚至是严重免疫抑制状态，加之肿瘤患者本身原发病的进展，极容易受到病原微生物感染，使得肿瘤重症患者感染性疾病较非瘤患者的治疗难、转归差，更容易出现病情反复迁延不愈的情况。肿瘤重症患者发生感染性疾病主要是肿瘤本身潜在疾病状态、放化疗相关中性粒细胞减少症及侵入性操作等多因素作用的综合结果。有研究显示，肿瘤患者出现医院获得性感染而导致的严重不良事件的概率较非肿瘤患者高出约 0.45 倍。因此，肿瘤重症患者感染的预防及控制尤为重要。

一、肿瘤重症患者感染的预防与管理

（一）加强感染风险的监测和评估

迅速而准确的识别感染或定植的高危肿瘤患者，有利于早期采取干预措施，实施单间监护，加强医护力量，预防重症感染和多重耐药感染的发生。对高龄、多次肿瘤放化疗、粒细胞减少或缺乏、重度营养不良、合并基础疾病（慢性阻塞性肺疾病、心脏病、糖尿病等）、血液系统恶性肿瘤等患者加强监测和管理，每日评估感染风险，进行口咽、直肠、皮肤等部位目标性细菌监测。重症感染的肿瘤患者应用 SOFA 评分相比 qSOFA 评分对不良预后更具优势。

（二）做好病房规范化感染防控

坚决落实感控基本要求：建立符合要求的感染管理小组；制定并完善感控制度，并落实于诊疗及护理工作中；医务人员对患者家属的感控宣教工作；针对病房感染特点建立人员岗位培训及继续教育等。在病房建设布局及必要设施管理、人员管理、感染监测、器械相关感染的防控、手术部位感染的防控、手卫生要求、环境清洁消毒方法及要求、床单的清洁消毒要求、便器清洗消毒要求及空气消毒方法与要求等方面积极落实好执行好规范要求的具体工作，避免病房内交叉感染，尽可能降低重症肿瘤患者发生医院获得性感染的风险，树立"未雨绸缪""防患于未然"的感染防控理念。

（三）加强放化疗管理，个体化预防重症感染

加强重症肿瘤患者的规范化管理，除了常规的病房感控管理，围绕肿瘤患者放化疗相关的中性粒细胞减少症的预防及管控，是其降低肿瘤患者感染风险的主要任务。因此，加强化疗相关中性粒细胞减少症的分层风险评估及管理尤为重要。根据肿瘤类型与化疗方案的不同，以及患者自身条件的差异，对接受化疗的患者进行风险分层，做好化疗相关中性粒细胞减少症的一级预防（图 15-9-1）与二级预防（图 15-9-2），预防性使用粒细胞集落刺激因子（granulocyte colony-stimulating factor，G-CSF），个体化预防与治疗以实现控制肿瘤患者发生重症感染的目的。重组人粒细胞集落刺激因子（recombinant human granulocyte colony-stimulating factor，rhG-CSF）与聚乙二醇化重组人粒细胞集落刺激因子（pegylated recombinant human granulocyte colony-stimulating factor，PEG-rhG-CSF）是目前防治肿瘤放化疗引起的中性粒细胞减少症的有效药物。对于放疗相关中性粒细胞减少症，建议在密切监测患者血液学指标的情况下，使用 G-CSF 治疗同步放化疗所致的中性粒细胞减少症及中性粒细胞减少症伴发热（febrile neutropenia，FN），以降低肿瘤患者发生重症感染的风险。

（四）呼吸机相关性肺炎的预防

对于肿瘤重症患者来说，气管插管机械通气

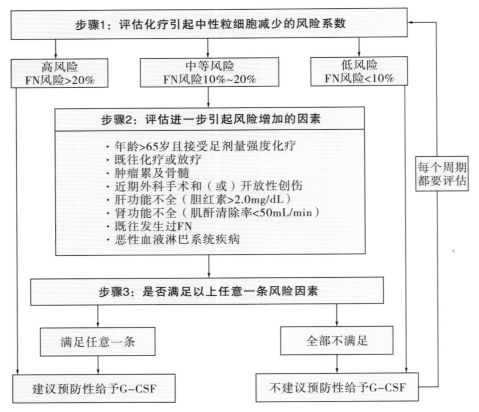

图 15-9-1　恶性肿瘤患者预防中性粒细胞减少症的一级预防路径

FN：中性粒细胞减少症伴发热；G-CSF：粒细胞集落刺激因子

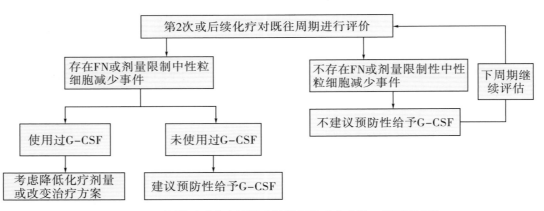

图 15-9-2　恶性肿瘤患者预防中性粒细胞减少症的二级预防路径

FN：中性粒细胞减少症伴发热；G-CSF：粒细胞集落刺激因子

治疗后呼吸机相关性肺炎（ventilator-associated pneumonia，VAP）是 ICU 内侵入性操作导致严重感染性疾病最常见的情况。加强对医务人员 VAP 防控知识培训，积极实施 VAP 预防策略，才能有效降低肿瘤患者 VAP 的发生率，降低肿瘤患者出现脓毒症及脓毒性休克的风险。推荐干预措施如下：耐受无创正压通气的患者可考虑尽量避免有创气管插管机械通气治疗；镇静剂使用尽可能小的剂量；每天间断使用镇静剂；每天评估是否具备拔管条件，在患者觉醒状态下进行自主呼吸试验；提供早期康复锻炼；最大限度地减少气管导管球囊上方分泌物的集聚需要插管 48~72h 以上的患者，建议使用具备声门下分泌物引流装置的气管导管；抬高床头至 30°～45°，对实施肠内营养的患者采取抬高床头的方法可有效减少反流的发生。

二、肿瘤重症患者感染的控制与治疗

肿瘤重症患者感染的治疗原则：①明确感染诊断，确定感染部位；②进行病原学筛查，确定感染类型，注意是否产生细菌耐药；③评估感染严重程度，患者肿瘤分级，是否存在严重免疫缺陷或受损；④选用正确的抗菌药物，正确的给药方式、给药剂量，判断疗效和疗程；⑤患者全身支持治疗，如合适的营养供给、免疫调理、充分睡眠、水电解质平衡等。

（一）细菌感染治疗

细菌感染需尽早选择广谱抗菌药物经验性治疗，抗菌药物应用前应留取血培养和感染部位引流液的培养。抗菌药物的选择应结合肿瘤重症患者感染的部位、可能致病菌、感染严重程度、抗菌药物的蛋白结合率、抗菌药物的药物代谢动力学（PK）和药物效应动力学（PD）等因素整合考虑，个体化选择，应用治疗效果好、杀菌能力强、不良反应少的抗菌药物。肿瘤重症患者革兰氏阴性菌感染多发生于肺部、腹腔、泌尿系和血流，中毒症状严重，细菌易产生超广谱 B 内酰胺酶，对常用的青霉素类、头孢菌素类和喹诺酮类抗菌药物耐药，治疗上需应用 β 内酰胺酶抑制剂复合制剂、碳青霉烯类药物、替加环素等单用或联合应用。革兰氏阳性球菌感染常发生于肺部、软组织、血流和中枢神经系统，易形成脓肿。链球菌和葡萄球菌是常见的致病菌。抗菌药物应用过程中密切监测细菌耐药性的变化。一旦检出耐加氧西林的金黄色葡萄球菌（MRSA），抗菌药物应及时调整成治疗 MRSA 的药物：万古霉素、替考拉宁、利奈唑安、达托霉素等。

抗菌药物使用的疗程取决于肿瘤患者的感染部位、营养状况、肿瘤分类分级以及合并的基础疾病等情况。一般情况下，患者体温恢复正常，毒血症状消失，感染的血清学指标（PCT/CRP）接近正常、感染灶明显缩小或局限化，就可以考虑停止抗菌药物。避免长疗程应用抗菌药导致细菌产生耐药。

肿瘤重症患者感染抗菌药物的应用参考《国家抗微生物治疗指南》（第 2 版）和《热病——桑福德抗微生物治疗指南》（第 48 版）。

（二）真菌感染治疗

真菌感染常见于反复放化疗的肿瘤患者，合并营养不良、免疫力严重受损，包括念珠菌、隐球菌、曲霉菌和肺孢子菌等引起的浅部真菌和深部真菌病，也常与细菌感染混合发生。常用的抗真菌治疗药物有：①唑类抗真菌药氟康唑、伊曲康唑、伏立康唑、泊沙康唑等；②棘白菌素类抗真菌药物卡泊芬净、米卡芬净、阿尼芬净等；③多烯类两性霉素 B 以及脂质体等。

（三）病毒感染治疗

病毒感染常发生于肺部，多见于免疫力低下的肿瘤患者，如血液病移植后、实体瘤化疗后等。病毒感染常缺乏特异性疗法措施，常以全身支持治疗为主。巨细胞病毒性肺炎首选更昔洛韦，剂量为 5~7.5mg/（kg·d）；流感病毒感染首选神经氨酸酶抑制剂，奥司他韦 75mg，每天 2 次，疗程 5d；帕拉米韦 0.3g，每天 2~3 次，疗程 1 周。

三、营养支持治疗

重症肿瘤患者早期营养支持治疗旨在改善患者营养的同时，降低患者感染概率。营养支持治疗方式推荐应用肠内营养支持治疗。这不仅能保证患者的营养摄入，还能保护患者肠道菌群及胃肠功能，通过对肠道内细胞分泌功能的调节作用，促进炎症反应的明显降低，降低肠道菌群移位可能，从而起到减轻重症肿瘤患者发生感染的作用。多项研究显示，早期积极的肠内营养喂养，相对于常规自主饮食的肿瘤患者，营养支持组肿瘤患者的血红蛋白、白蛋白、总蛋白数量增加较多，营养支持组肿瘤患者感染 VAP 的概率可降低约 16.7%。

总之，肿瘤重症患者的感染防控任重道远，需要医护人员高度的责任心。时刻把患者健康放在第一位，持之以恒执行以上防控措施。

（周东民　王常松）

参考文献

[1] 万学红，卢雪峰．诊断学．9 版．北京：人民卫生出版社，2018.

[2] Todd KH,Thomas CR Jr.Oncologic emergency medicine: principles and practice.Berlin:Springer,2016.

[3] Reilly JP, Anderson BJ, Hudock KM, et al. Neutropenic sepsis is associated with distinct clinical and biological characteristics: a cohort study of severe sepsis. Crit Care, 2016,20(1):222.

[4] Rhodes A, Evans LE, Alhazzani W, et al. Surviving Sepsis campaign: international guidelines for management of sepsis and septic shock. Crit Care Med,2017,45(3):486–552.

[5] Kochanek Matthias, Schalk E, von Bergwelt-Baildon M, et al. Management of sepsis in neutropenic cancer patients:2018 guidelines from the Infectious Diseases Working Party(AGIHO) and Intensive Care Working Party(iCHOP) of the German Society of Hematology and Medical Oncology(DGHO).Ann Hematol,2019,98:1051–1069.

[6] Vincent JL, Abraham E, Moore FA, et al. Textbook of Critical Care. 7ed. Philadelphia,PA: Elsevier, 2017:33–41.

[7] Jean-Louis Vincent. Annual Update in Intensive Care and Emergency Medicine 2019 (eBook). Berlin:Springer,2019.https://doi.org/10.1007/978-3-030-06067-1.

[8] 王汉萍, 郭潇潇, 周佳鑫, 等 . 免疫检查点抑制剂相关肺炎的临床诊治建议 . 中国肺癌杂志 ,2019,22(10):621–626.

[9] Giuranno L, Ient J, De Ruysscher D, et al.Radiation-Induced Lung Injury (RILI). Front Oncol,2019,9:877.

[10] Hanania AN,Mainwaring W,Ghebre YT,et al. Radiation-induced lung injury:assessment and management. Chest, 2019,156(1):150–162.

[11] Semple JW, Rebetz J, Kapur R.Transfusion-associated circulatory overload and transfusion-related acute lung injury. Blood,2019,133(17):1840–1853.

[12] Fan E, Brodie D, Slutsky AS. Acute respiratory distress syndrome: advances in diagnosis and treatment. JAMA,2018,319(7):698–710.

[13] Moreau AS, Peyrony O, Lemiale V, et al. Acute respiratory failure in patients with hematologic malignancies. Clin Chest Med,2017,38(2):355–362.

[14] Bellani G, Grassi A, Sosio S, et al. Driving pressure is associated with outcome during assisted ventilation in acute respiratory distress syndrome. Anesthesiology,2019,131(3):594–604.

[15] Schmidt M, Schellongowski P, Patroniti N, et al. Six-month outcome of immunocompromised severe ARDS patients rescued by ECMO. An international multicenter retrospective study.Am J Respir Crit Care Med,2018 Jan 3. doi: 10.1164/rccm.201708–1761OC. [Epub ahead of print].

[16] Guibert N, Saka H, Dutau H. Airway stenting: Technological advancements and its role in interventional pulmonology. Respirology, 2020, 3:11. DOI: 10.1111/resp.13801. [Epub ahead of print].

[17] Plana JC, Galderisi M, Barac A, et al. Expert consensus for multimodality imaging evaluation of adult patients during and after cancer therapy: a report from the American Society of Echocardiography and the European Association of Cardiovascular Imaging. Eur Heart J Cardiovasc Imaging, 2014,15(10):1063–1093.

[18] 中国临床肿瘤学会肿瘤与血栓专家共识委员会 . 肿瘤相关静脉血栓栓塞症预防与治疗指南 (2019 版). 中国肿瘤临床 ,2019,46(13):653–660.

[19] 中国血栓性疾病防治指南专家委员会 . 中国血栓性疾病防治指南 . 中华医学杂志 ,2018,98(36):2861–2888.

[20] Khorana AA, Soff GA, Kakkar AK, et al. Rivaroxaban for thromboprophylaxis in high-risk ambulatory patients with cancer. N Engl J Med,2019,380(8):720–728

[21] Khorana AA, Noble S, Lee AYY, et al. Role of direct oral anticoagulants in the treatment of cancer- associated venous thromboembolism: guidance from the SSC of the ISTH. J Thrombosis and Haemostasis,2018, 16(9):1891–1894.

[22] Wang ZF, Zwicker JI, Cihan AY, et al. The use of direct oral anticoagulants for primary thromboprophylaxis in ambulatory cancer patients: Guidance from the SSC of the ISTH. J Thrombosis and Haemostasis,2019,17(7):1–7.DOI:10.1111/jth.14564

[23] 胡艳萍 . 恶性肿瘤药物治疗毒副反应及处理 . 北京：人民卫生出版社，2016：305–475，621-667.

[24] 张海涛，马飞 . 肿瘤心脏病学 . 北京：北京大学医学出版社，2017:202–209.

[25] Thompson JA, Schneider BJ, Brahmer J, et al. Management of immunotherapy-related toxicities,Version 1.2020. J Nat Compr Canc Netw, 2020,18(3):230–241.

[26] Martins F, Sofiya L, Sykiotis GP, et al. Adverse effects of immune-checkpoint inhibitors: epidemiology, management and surveillance.Nat Rev Clin Oncol,2019,16(9):563–580.

第 16 章
心理治疗

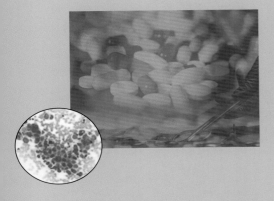

第 1 节　肿瘤患者的痛苦筛查与转诊

1997 年美国国立综合癌症网（national comprehensive cancer network，NCCN）建立了痛苦管理多学科小组，首次使用"痛苦"一词代替肿瘤患者存在的所有心理、精神及社会的实际问题。这个词不仅涵盖了癌症患者的心理、社会、精神等各个层面的含义，而且还容易让人接受并进行评定，为临床和科研工作带来了便利。美国医学研究所（Institute of Medicine，IOM）出版的《全民癌症护理：满足社会心理健康需求》（*Cancer Care for the Whole Patient: Meeting Psychosocial Health Needs*）一书中建议标准治疗应该将心理社会支持纳入目前的医学常规照顾模式中，包括：识别患者的心理社会需求；将患者和家属转诊至所需的服务部门；在患者管理疾病过程中提供支持；整合心理社会支持和生物医学治疗；对所有治疗进行随诊，评估治疗效果。加拿大各级医疗机构认为，"痛苦"继"疼痛"成为第五大生命体征后的第六大生命体征。近几年来肿瘤临床及研究为痛苦筛查纳入实践提供了更多循证医学证据。2016 年 Basch 等进行的一项 RCT 研究显示通过 PRO 的方式对患者的症状进行管理后与常规治疗组相比，患者的生活质量下降程度减缓，急诊及再入院的次数减少，对化疗的依从性增加，生活质量调整后的生存期延长。随访 7 年后 Basch 等发表在 *JAMA* 杂志的研究结果显示总生存期方面干预组较对照组延长 5.2 个月。全面关注患者的生活质量需要关注患者的心理痛苦，及时识别和评估患者的痛苦水平并及时将显著痛苦的患者转诊至相应的专业人员可以优化目前肿瘤临床的诊疗流程，确保患者能够获得高质量的诊疗服务。

一、心理痛苦的定义和来源

（一）定　义

NCCN 心理痛苦研究小组将心理痛苦定义为：由多重因素引起的一种不愉快的情绪体验。本质上源于心理（认知、行为和情感上的）、社会、精神和（或）躯体的变化。这种情感体验能够明显地干扰患者应对癌症、躯体症状及治疗的能力，并对治疗效果产生负面影响。心理痛苦是一个连续体，范围包括从正常的情绪，如脆弱、悲伤、害怕等到引起功能减退的严重表现如抑郁、焦虑、恐慌、社会孤立感、生存和精神危机等。由于患者的自身情况不同，心理痛苦水平会处在各自不同的位置，并随病情的不断变化，所处的位置也会出现波动。我们可以用图 16-1-1 来形象地说明癌症患者心理痛苦的存在模式。

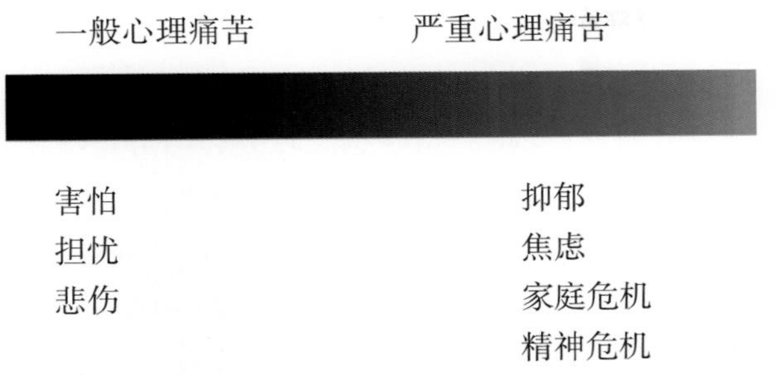

一般心理痛苦	严重心理痛苦
害怕	抑郁
担忧	焦虑
悲伤	家庭危机
	精神危机

图 16-1-1　心理痛苦连续图

引自 IPOS 在线课程中 Jimmie Holland 的心理痛苦的处理标准和临床实践指南

尽管各个国家的社会文化、民众受教育水平和心理素质都有所不同，但癌症患者出现心理痛苦都很正常，就像所有人在面对意外的生活事件时都会产生心理反应。在我国，癌症确诊对多数人仍然是一个灾难性打击，可以表现出各种从轻到重的症状，如担忧、害怕、失眠、哭泣等。病程中随时都会出现对于患者来说的坏消息，如病情进展、预后不良、出现并发症、治疗失败、不可逆的副作用等，这些问题都会加重患者心理痛苦的程度，甚至导致出现精神症状。接受临终关怀治疗和 ICU 患者的心理痛苦最为严重，会出现焦虑、抑郁障碍，甚至谵妄、自杀倾向等。

（二）痛苦的来源

无论是由肿瘤本身引起，还是治疗方法所致，患者的痛苦基本来源于以下 4 个方面。

1. 躯体症状

无论是疾病发生过程中，还是在接受抗肿瘤治疗过程中，大部分患者会出现各种不同的躯体症状，对生活质量造成严重影响。疼痛是癌症患者最常见的症状之一，回顾分析显示进展期癌症住院患者的疼痛发生率为 72.6%，且 5% 的患者未接受疼痛治疗。我国的数据显示癌症患者中重度疼痛发生率达 88%，且近 80% 临床医生的疼痛管理培训不足，84% 的临床医生对疼痛严重程度的报告与患者的实际经历不符。癌症相关的疲乏发生率从 59%~100% 不等，对于患者的生活质量造成不同程度的影响。不同文献报道癌症相关疲乏的发生率在 29%~100%，且女性、年轻、失业以及伴有焦虑或抑郁明显的患者疲乏更加严重。美国的一项针对大

量门诊患者（N=3106）进行核心症状的调查结果显示，无论何种肿瘤及其在哪个分期，在所有 13 条核心症状中，疲乏发生率均居首位。临床治疗期间，无论手术、化疗药物、放疗等手段都不可避免地会引发治疗的不良反应，如果仅仅关注治疗效果而忽略因其造成痛苦的不良反应，显然不符合高质量照顾原则的要求。随着肿瘤的进展，因肿瘤侵袭所致的症状更加复杂，影响也更加严重。

2. 心理及精神症状

焦虑和抑郁影响患者的整个家庭、社会功能、工作能力、自杀观念及患者生存，肿瘤及其治疗带来的身心影响使患者成为焦虑和抑郁的易感人群。由于肿瘤工作人员的临床工作负担较重，且对精神心理问题的辨别未经系统培训，患者和家属回避负面情绪等因素时对肿瘤患者的影响对精神心理问题的识别率较低。

3. 社会困难

恶性肿瘤是一个家庭事件，不仅带来躯体不适、精神心理压力等，对实际生活也会造成严重影响。社会困难主要涉及 3 个方面：个人活动能力，如能否独立行走，保持基本日常生活能力，是否需要其他人照顾，能否维持一定的娱乐或社交活动等；经济困难，是否有稳定的工作和收入，医疗负担是否较重，是否有医疗或社会商业保险，对于家人未来经济负担是否存在忧虑等；自我以及与他人相处，与家人和亲友间沟通是否存在问题，是否存在体象问题的顾虑，是否有社会孤立感等等。研究显示，社会困难评估量表得分对恶性肿瘤生存者的躯体及精神健康状况有预测作用。

4. 灵性问题

灵性（spirit）健康已被世界卫生组织（World Health Organization，WHO）列为健康的重要组成部分。目前尚没有对灵性的明确定义，美国安宁疗护国家共识项目（National Consensus Project for Quality Palliative Care，NCP）指出，灵性是个体寻求并表达人生意义和目的的方式，以及他们体验自身与当下、自我、他人、上帝、自然和新年之间联系的方式。研究显示，绝大部分癌症患者存在灵性需求，尤其是晚期及终末期癌症患者，当面对更多躯体症状，死亡不可避免地迫近，对于生命的控制

力逐渐减弱，很多患者找不到生存的意义，而家属也在慌乱中不知如何帮助患者。灵性照顾是晚期患者安宁疗护的重要内容。一项纳入 12 项研究的荟萃分析显示，灵性干预可以明显提高患者的生活质量。

二、癌症患者心理痛苦的筛查和转诊

自 NCCN 提出痛苦筛查建议以来，已有很多国家逐步在临床尝试纳入此项工作，也总结了很多成功或失败的经验。心理社会肿瘤学研究者指出，如果想提高临床结局，必须在痛苦筛查之后给予合理的心理社会干预，简单筛查并不能为患者及临床工作带来明显的获益，反而会引起患者对填写报告的反感情绪。目前更多学者倾向于纳入综合的筛查项目：应用合理的筛查工具及系统的筛查管理，识别筛查结果，实施进一步评估，及时转诊接受合理的干预。痛苦筛查若想在临床获益，必须针对筛查的问题给予合理、高质量的回应。参与照护癌症患者的整个团队应该接受痛苦筛查并提供支持的培训。多学科团队的建立非常重要，包括肿瘤临床医生、护士、心理医生、精神科医生、社会工作者，家属及其他患者权益的倡导者，从而针对患者筛查出的不同问题给予不同的支持。

（一）筛查工具

肿瘤临床医生及护理人员识别患者痛苦的能力参差不齐，尤其关于精神症状的识别更是受到专业培训的局限，然而肿瘤患者对于他们的信任程度又是其他专业人员无法代替的，因此也决定了肿瘤临床医护人员在痛苦筛查多学科队伍中的重要作用。指导肿瘤临床医护人员合理使用筛查工具，而非给予精神科诊断培训是提高痛苦识别率最直接有效的方式，此方式对于我国忙碌的临床现况具有更大的现实意义。到目前为止，应用于肿瘤临床的痛苦筛查工具很多，从筛查不同维度大致分为：总体痛苦量表，肿瘤相关症状量表，精神症状量表，生活质量及躯体功能量表，患者需求及社会实际问题量表等。从量表的设计角度可分为：单一条目量表，多条目量表，访谈等。总体评价各类量表优劣共存。单一极简量表适用于初步粗略筛查，省时省力，容易操作，但内容简单，对于进一步心理社会支持指导意义较小；复杂多维度量表涵盖内容丰富，对转诊及心理社会支持的指导意义较大，劣势是不便于进行大规模的临床初步筛查，对于操作的工作人员及患者来说填表负担较重，患者对条目内容的理解存在一定困难，工作人员需要进行复杂的解释。

IOM 建议痛苦筛查工具应该能够综合识别引起痛苦的各种问题和担忧。所选筛查工具应该有效、稳定，对临床工作人员而言简便易行，可以通过临界值来判断患者是否存在痛苦。能够同时评估患者是否存在躯体症状、情绪负担、社会问题等，且能评估患者上述症状的严重程度，这样能够动员其他专业的人员有效地对患者的痛苦状况做出应答，包括对将痛苦且有心理社会支持需求的患者转诊至专业的心理治疗师、精神科医生或社工等。心理痛苦温度计（distress thermometer，DT）是 NCCN 推荐使用的筛查工具，包括单一条目 0~10 分痛苦量表，以及包含 5 个维度的问题列表（Problem List，PL）：实际问题，家庭问题，情绪问题，躯体症状，灵性或宗教忧虑。2015 年 Zebrack 等报告了痛苦筛查实施的依从性、临床应答及可接受性，结果显示应用 DT，患者的依从性为 47%~73%，筛查可以提高心理社会支持和转诊的比例，且肿瘤医生对于痛苦筛查的评价比较积极。自 2007 年引入国内后其在中国癌症患者中的可信度得到验证且确定 4 分为显著痛苦的分界点，截至目前 DT 在国内多家肿瘤中心及肿瘤科室已得到广泛应用。

（二）科学的筛查流程

因用于肿瘤患者痛苦筛查的工具大多数为患者自评量表，可由患者自行填写，但若仅把痛苦筛查工作简化为患者填表过程，则临床获益明显受限。全面的筛查工作需要系统、科学的筛查流程。

1. 开展相关培训

首先需要对筛查流程中的所有人员（筛查协调员、临床医生、护士、心理医生、精神科医生、社工等）进行相关培训，设定专门负责筛查的协调员具体实施填写问卷过程，指导肿瘤科医生及护士如何解读筛查结果，设定具体转诊流程，对心理医生、精神科医生及社工进行肿瘤患者心理社会支持的相关培训。

2. 筛查实施形式

目前最常见的筛查形式为由筛查协调员协助患者自行填写纸质版问卷，但对于综合的筛查量表，纸质版筛查耗时耗力，对于临床普及造成一定技术上的困难；电子化设备的应用恰好解决了上述困难，患者容易填写，节约时间，且方便数据管理，但受到患者电子设备操作技术的限制。目前成功的案例多是通过软件版本进行，如 MD Anderson 癌症中心的症状筛查项目及加拿大玛嘉烈公主癌症中心的痛苦评估及应答项目都是将问卷条目整合入软件系统，通过平板电脑等电子设备对患者进行筛查，易于操作且医患双方可同时快速得到筛查结果及分析建议等。

3. 分步筛查流程

由于进行筛查的量表存在简易版本和综合版本，各种量表优劣共存，为使不同量表的优势显现且规避劣势，有学者建议对肿瘤患者的痛苦进行分步筛查。首先通过极简短量表在繁忙的临床工作中进行初步筛查，对于存在一定问题的患者进行进一步的整合评估，如通过 DT 进行初步筛查，对于痛苦筛查结果 DT ≥ 4 分的患者根据 PL 选项进行进一步整合评估，如使用 GAD-7 或 PHQ-9 对患者的焦虑或抑郁进行整合评估等。

（三）转诊接受心理社会支持和干预

对于筛查后的心理社会支持是筛查成功的关键步骤，筛查流程中的心理社会支持提供者需要接受专门针对肿瘤患者开展的心理社会支持培训。Syrjala 2014 年系统综述显示诊断及治疗期间癌症相关疼痛与心理社会因素密切相关，多项荟萃分析、系统综述或 RCT 研究显示催眠、冥想放松可以有效降低患者的疼痛感受，提示心理及行为干预是癌症相关痛苦管理的重要内容。尽管目前有很多临床医务工作者或心理治疗师和咨询师投入肿瘤临床的心理社会干预工作，但由于心理社会肿瘤学在国内发展尚处于初步阶段，缺乏肿瘤临床背景的心理治疗师及精神科医生与癌症患者建立关系受到一定阻碍，而肿瘤临床医生和护士由于工作负担较重，接受系统心理干预或心理支持培训也存在一定困难。因此，以全国科技平台为基础建立肿瘤临床心理社会支持培训项目，或完善心理社会肿瘤学学科建设以及高校和临床医院培训制度是目前多学科队伍建设的出路所在，也可为痛苦筛查项目流程的完善提供必要保障。具体筛查 / 评估及转诊 / 干预流程可参考 NCCN 指南推荐。通过 DT 进行首次简短筛查，根据 DT 得分及 PL 分类进入不同的转诊流程：DT < 4 分无须转诊，若存在未缓解的躯体症状，需根据 NCCN 支持治疗指南提供专业治疗；DT ≥ 4 分需接受由肿瘤科医生、护士、社工等进行的临床评估（临床访谈、进一步焦虑抑郁评估），根据评估结果或转诊至精神科或心理医生接受专业治疗，或转诊至社工接受咨询服务或帮助（图 16-1-2）。

三、小 结

整合医学强调对于癌症患者的身 - 心 - 社 - 灵的帮助，心理痛苦是患者心理社会及灵性痛苦的综合体现。将其纳入肿瘤整合医疗的范围，将肿瘤

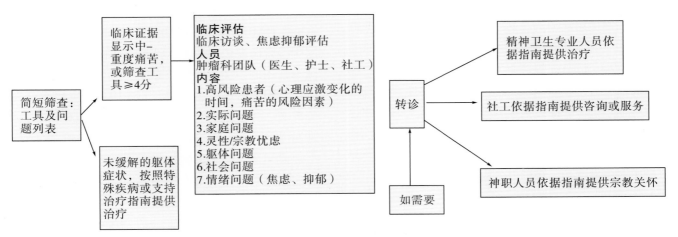

图 16-1-2 心理痛苦连续图

患者的痛苦筛查纳入常规肿瘤诊疗模式中是识别痛苦并给予及时、合理支持和帮助的必要途径。然而，目前癌症患者的心理痛苦仍未引起足够的重视。首先患者仍然不愿意承认自己出现了负面情感，不愿意在医生面前表露自己的内心感受；其次，肿瘤科医生日常门诊量较大，往往是匆忙地处理患者在肿瘤方面的问题，忽略了心理应激产生的原因和造成的影响，因此，针对这些问题需要相关专业人员进一步向全社会普及心理社会整合肿瘤学相关知识。另外，在普及知识的基础上能够有更多的医务人员接受专业的心理社会整合肿瘤学的培训也很重要。

NCCN 心理痛苦温度计已经在国外广泛使用，在癌症患者及其家属中应用的灵敏度和特异度都得到了很好的验证。2007 年心理痛苦温度计被引入中国并开始应用于临床实践，但还未能在全国得到广泛的推广和使用。由于各国的环境、文化和经济条件的差异，不同国家的癌症患者及其家属对心理痛苦的认识和需求存在很大差异。我国应该在NCCN 制定的国际通用的心理痛苦处理标准和临床实践指南的基础上制定更加适用于中国癌症患者及其家属的具体标准和临床指南。

（唐丽丽　张叶宁）

第 2 节　肿瘤相关精神心理症状的管理

一、焦虑障碍

（一）概　述

焦虑障碍（anxiety disorders）又称焦虑症或焦虑性疾病，是一组以焦虑情绪为主要临床表现的精神障碍，当焦虑的严重程度与客观的事件或处境不相称或持续时间过长则为病理性焦虑，包括急性焦虑和慢性焦虑两种临床表现，常伴有头晕、胸闷、心悸、呼吸困难、口干、尿频、尿急、出汗、震颤和运动不安等。最新数据显示，心境障碍在中国成人中的终生患病率为 7.4%，其中焦虑障碍的终生患病率为 7.6%。而在恶性肿瘤患者中，焦虑障碍的患病率更高，Linden 等调查了 10 153 例不同类型的恶性肿瘤患者，发现 19% 的患者存在有临床意义的焦虑症状，22.6% 存在亚临床焦虑。国内一项对 283 例肺部肿瘤术后患者焦虑的调查研究显示，53.4% 存在焦虑症状；国内另一项对 301 例恶性肿瘤患者的调查研究显示，焦虑发生率为 21.6%。

（二）诊断标准

目前临床主要使用的诊断标准是国际疾病分类

第 10 版（international Classification of diseases-10，ICD-10）中精神和行为障碍的分类，是世界卫生组织 170 多个成员国共同使用的现行分类系统，是临床上经常使用的诊断标准。在 ICD-10 的诊断中，焦虑障碍包括 F40 恐怖性焦虑障碍和 F41 其他焦虑障碍。肿瘤患者常见的是惊恐障碍（间歇性发作性焦虑）、广泛性焦虑障碍及社交恐怖，可以出现在肿瘤诊断之前、诊断时或接受治疗时。

（三）评估工具

医院焦虑抑郁量表（hospital anxiety depression scale，HADS）具有良好的可信度和效果，广泛应用于综合医院患者焦虑和抑郁情绪的筛查和研究。国内常用的中文版医院焦虑抑郁量表经翻译并校对后在我国综合医院患者中开始应用，研究以 9 分为分界点，焦虑和抑郁量表灵敏度均为 100%，特异度分别为 90% 和 100%。2010 年 Mitchell 等对 45 个短或超短评估工具进行了综述分析，结果显示在肿瘤临床中使用 HADS 既能保证结果的有效性，也能确保临床应用的可接受性。

广泛性焦虑自评量表（general anxiety disorder-7，GAD-7）包含 7 个条目，每个条目评分为 0~3 分；

制订者推荐≥5分，≥10分和≥15分分别代表轻、中和重度焦虑。我国综合医院普通门诊患者的研究中以10分为临界值，灵敏度和特异度分别为86.2%和95.5%，具有较好的信效度。肖水源等研究发现GAD-7在恶性肿瘤患者的应用中有较好的信效度，能有效地筛查和评估恶性肿瘤患者中广泛性焦虑的状况。

汉密尔顿焦虑量表（Hamilton Anxiety Scale，HAMA）由Hamilton于1959年编制，用于评定焦虑症状的严重程度。HAMA是精神科临床和科研领域评估焦虑症状应用最广泛的他评量表，具有良好的信效度

Mehnert等对化疗后4周的原发非转移性乳腺癌患者进行随机对照研究，结果发现接受运动疗法的干预组患者的焦虑、抑郁状况有显著改善。Schnerider等研究发现，女性化疗患者在使用虚拟现实装置后，焦虑和抑郁心理均有所减轻，由化疗引起的相关症状也得到缓解。

（四）药物干预

一般而言，通过焦虑症状的严重程度来决定是否使用药物治疗焦虑。轻度焦虑患者使用支持性治疗或行为治疗已足够，但对于持续恐惧和焦虑的患者需要药物治疗，药物治疗的疗效显著且起效较快。应用抗焦虑药时需考虑抗焦虑药物和恶性肿瘤治疗

药物之间可能存在相互作用，药物从小剂量开始服用，如果耐受好再逐渐增加剂量。由于恶性肿瘤患者的代谢状态发生了改变，药物维持剂量要比健康个体低。表16-2-1列出了常用于恶性肿瘤患者的抗焦虑药。

二、抑郁障碍

（一）概　述

抑郁是癌症患者常见的症状之一。研究显示，25%~45%的肿瘤患者在不同病程和疗程中并发抑郁性障碍。我国学者利用诊断性访谈调查发现肿瘤患者抑郁的患病率为25.9%（范围21.9%~29.9%），不同地区肿瘤类型分布不同，因此抑郁的患病率也有所不同。抑郁性障碍的发生与肿瘤的发展进程相关，相比早期肿瘤，进展期肿瘤患者更易出现抑郁。

抑郁是伴随负性生活事件（如肿瘤诊断和治疗应激）的正常心理体验，但如果不能良好地应对肿瘤这个疾病，肿瘤就会明显影响他们的生活、工作和社会功能，从而导致抑郁的发生。肿瘤相关性抑郁（cancer-related depression，CRD）是指由肿瘤诊断、治疗及其并发症等导致患者失去个人精神常态的情绪病理反应。研究发现，心理社会因素在肿

表 16-2-1　恶性肿瘤患者的常用抗焦虑药

药物	剂量范围	效果或不良反应
苯二氮䓬类		
劳拉西泮	0.25~2.0mg，po，每4~12h 1次	无代谢方面不良反应，可用于肝脏肿瘤或转移瘤，减轻恶心和呕吐
阿普唑仑	0.25~1.0mg，po，每6~24h 1次	快速起效，快速耐受
奥沙西泮	7.5~15mg，po，每8~24h 1次	无代谢方面不良反应
地西泮	2~10mg，po/im，每6~24h 1次	对慢性持续焦虑有效
氯硝西泮	0.5~2.0mg，po/im，每6~24h 1次	对慢性持续焦虑、发作性焦虑或冲动行为有效
抗抑郁药		
帕罗西汀	20~40mg/d，po	治疗惊恐障碍，恶心、镇静作用较强
艾司西酞普兰	10~20mg/d，po	治疗惊恐障碍，恶心、疲乏
文拉法辛	75~225mg/d，po	治疗广泛性焦虑障碍，恶心
曲唑酮	50~100 mg/d，po	治疗伴有抑郁的焦虑障碍，头晕、恶心
抗精神病药		
奥氮平	2.5~10mg/d，po	镇静作用较强
喹硫平	25 ~ 50mg/d，po	镇静作用较强

po：口服；im：肌内注射

瘤的发生发展中占重要地位，两者相互促进，协同发展，严重影响患者的生活质量。

（二）临床表现

1. 核心症状

情绪低落、兴趣缺乏和精力不足是抑郁的关键症状，诊断抑郁状态时至少应包括其中的 1 个或 2 个症状。

2. 心理症状群

心理症状群包括焦虑，自责自罪，认知症状（注意力和记忆力下降），自杀观念和行为，精神运动迟滞或激越。

3. 躯体症状群

躯体症状群包括睡眠障碍，食欲紊乱，性欲缺乏，晨重夜轻。非特异性躯体症状如全身疼痛，周身不适，胃肠功能紊乱，头痛，肌肉紧张等。需要注意的是，很多躯体症状由肿瘤及其治疗本身引起，而不是抑郁伴随的躯体症状。

（三）评估工具

评估工具主要包括汉密尔顿抑郁量表（HAMD）、Zung 氏抑郁自评量表（SDS）、患者健康问卷 -9（PHQ-9）、流调用抑郁量表（CES-D）、Beck 抑郁量表（BDI）等。在所有的患病率筛查中，自评问卷得出的患病率可能高于精神科医生或临床心理师的诊断，使用 DSM 相关障碍的结构性临床访谈进行诊断的患病率更低于其他诊断性访谈。

（四）治 疗

1. 药物治疗

选择性 5- 羟色胺（5-HT）再摄取抑制剂是近年来临床上广泛应用的抗抑郁药，主要药理作用是选择性抑制 5-HT 再摄取，使突触间隙 5-HT 含量升高而达到治疗抑郁障碍的目的，具有疗效好，不良反应少，耐受性好，服用方便等特点。这类药物主要包括舍曲林、氟西汀、帕罗西汀、西酞普兰和艾司西酞普兰。

5-HT 及去甲肾上腺素（NE）再摄取抑制剂文拉法辛、度洛西汀除了可以改善癌症患者的焦虑、抑郁外，还可改善癌症患者的神经病理性疼痛。此外，米氮平除了可以改善癌症患者的失眠、焦虑、抑郁外，还可改善癌症患者的恶病质、恶心和潮红等症状（表 16-2-2，表 16-2-3）。

表 16-2-2　肿瘤患者常用抗抑郁药物

药物	起始剂量	维持剂量	主要不良反应
选择性 5-HT 再摄取抑制剂			
舍曲林	25~50mg（早餐时）	50~150mg/d	恶心，镇静作用较强
氟西汀	10~20mg（早餐时）	20~60mg/d	恶心，性功能障碍
帕罗西汀	20mg（早餐后）	20~60mg/d	恶心，镇静作用较强
西酞普兰	20mg（早餐后）	20~60mg/d	恶心，疲劳
艾司西酞普兰	10mg（早餐后）	10~20mg/d	恶心，疲乏
三环类抗抑郁药			
阿米替林	6.25~12.5mg（睡前）	12.5~25mg/d	强度镇静，抗胆碱能不良反应，主要用于神经病理性疼痛
5-HT 及 NE 再摄取抑制剂			
文拉法辛	18.75~37.5mg	75~225mg/d	恶心，对神经病理性疼痛有效
度洛西汀	20~30mg	60~120mg/d	恶心，对神经病理性疼痛有效
其他类型抗抑郁剂			
米氮平	15mg	15~45mg/d	镇静，促进食欲，止吐
曲唑酮	25~50mg	50~400mg/d	头晕，恶心
安非他酮	50~75mg	150~450mg/d	无性功能障碍，禁用于癫痫

5-HT：5- 羟色胺；NE：去甲肾上腺素

表 16-2-3 肿瘤患者常用药物的用法及不良反应

药物	用法	不良反应
非苯二氮䓬类药物		
唑吡坦	5~10mg，睡前口服	可能出现头痛、头晕、嗜睡、健忘、噩梦、早醒、胃肠道反应、疲劳等。严重呼吸功能障碍、呼吸睡眠暂停综合征、严重或急慢性肝功能障碍、肌无力者禁用
佐匹克隆	3.75~7.5mg，睡前口服	可能出现嗜睡、口苦、口干、肌无力、遗忘、醉态、好斗、头痛、乏力等；长期服药后突然停药会出现戒断症状。呼吸功能障碍、重症肌无力、重症睡眠呼吸暂停综合征患者禁用
苯二氮䓬类药物		
阿普唑仑	0.4~0.8mg，睡前口服	可能出现镇静、困倦、肌无力、共济失调、眩晕、头痛、精神紊乱等。长期使用可能出现依赖或戒断症状，尤其是既往有药物依赖史的患者。慎用于急性酒精中毒、肝肾功能损害、重症肌无力、急性或易于发生的闭角型青光眼、严重慢性阻塞性肺疾病患者等
艾司唑仑	1~2mg，睡前口服	可能出现口干、嗜睡、头昏、乏力等
奥沙西泮	7.5~15mg，睡前口服	可能出现头昏、恶心、胃部不适等
劳拉西泮	0.5~1mg，睡前口服	可能出现口干、嗜睡、头昏、乏力等
地西泮	5~10mg，睡前口服	可能出现嗜睡、头昏、乏力、皮疹、低血压等
氯硝西泮	1~2mg，睡前口服	可能出现嗜睡、头昏、共济失调、行为紊乱、肌力减退等
抗抑郁剂		
米氮平	15~30mg，睡前口服	可能出现食欲及体重增加、镇静、嗜睡等。糖尿病、急性狭角性青光眼、排尿困难者应用时需注意
曲唑酮	25~50mg，睡前口服	可能出现嗜睡、疲乏、头晕、紧张、震颤、口干、便秘等。肝功能严重受损、严重的心脏疾病或心律失常者、意识障碍者禁用
阿米替林	12.5~25mg，睡前口服	可能出现视力减退、精神紊乱、心律失常、肌肉震颤、尿潴留等。严重心脏病、近期有心肌梗死发作史、癫痫、青光眼、尿潴留、甲状腺功能亢进、肝功能损害者禁用
新型抗精神病药		
喹硫平	25~50mg，睡前口服	可能出现头晕、困倦、口干、便秘、心动过速等
奥氮平	2.5~5mg，睡前口服	可能出现食欲、体重增加，血糖、血脂升高。已知有窄角性青光眼风险的患者禁用

2. 心理治疗

常用的心理治疗方法有：支持性心理治疗、认知行为治疗等。一般而言，支持性心理治疗适用于所有就诊对象，各类抑郁障碍患者均可采用，帮助患者减少孤独感，学习应对技巧。认知行为治疗可以缓解患者特殊的情绪、行为和社会问题，以减轻焦虑、抑郁和痛苦。国内的团体心理治疗也比较成熟，研究发现团体心理治疗可以明显改善乳腺癌、肺癌、胃癌、早中期结直肠癌患者的情绪状况及生活质量。此外，对于晚期患者，可以采用支持性心理治疗、癌症管理与寻找生存意义（managing cancer and living meaningful, CALM）治疗等。

三、失 眠

（一）概 述

失眠（insomnia）指患者对睡眠时间和（或）质量不满足，并持续相当长一段时间，影响其日间社会功能的一种主观体验。失眠是癌症患者常见的症状之一。研究发现，癌症患者在病程的各个阶段都常伴随不同程度的睡眠障碍，失眠是发生在癌症患者中最为常见的睡眠障碍，患病率为17%~57%，是普通人群的2~3倍。

（二）临床表现

入睡困难（入睡时间超过30min），睡眠维持障碍（多梦、易醒、整夜觉醒次数≥2次，觉醒持续时间延长），早醒（比往常早醒2h以上和日间瞌睡增多），睡眠质量下降，睡眠后不能恢复精力及总睡眠时间减少（通常少于6h）。

（三）治　疗

1. 药物治疗

1）镇静催眠药物　根据专家共识，选择非苯二氮䓬类药物作为治疗失眠的一线药物。

（1）非苯二氮䓬类药物。新型苯二氮䓬类受体激动剂（BZRA），选择性拮抗 γ-氨基丁酸-苯二氮䓬（GABA-BZDA）复合受体，主要发挥催眠作用，增加总睡眠时间，而无镇静、肌松和抗惊厥作用。

（2）苯二氮䓬类药物。非选择性拮抗GABA-BZDA（γ-氨基丁酸-苯二氮䓬）复合受体，具有诱导入睡、镇静、抗焦虑、肌松和抗惊厥作用，通过改变睡眠结构延长总体睡眠时间，缩短睡眠潜伏期。

2）抗抑郁剂　某些抗抑郁药兼具催眠作用，也可作为治疗失眠的药物，用于治疗抑郁或焦虑患者伴发的失眠。如米氮平、曲唑酮、阿米替林等。

3）其他药物　新型抗精神病药物如喹硫平、奥氮平等也有较强的镇静催眠作用，小剂量使用可以改善癌症患者的入睡困难，延长睡眠时间。

2. 心理行为治疗

针对失眠患者的有效行为治疗方法主要是认知行为治疗（cognitive behavioral therapy for Insomnia，CBT-I），应在药物治疗的同时进行认知行为治疗。CBT-I包括多个治疗部分，通常是认知治疗和行为治疗（如刺激控制疗法和睡眠限制疗法）的整合，也可以增加松弛疗法及睡眠卫生教育。认知疗法侧重于改变患者对睡眠的错误认识和态度，通常连续治疗6周以上，与其他方法合用有助于失眠的治疗。

四、谵　妄

（一）概　述

谵妄是癌症患者常见的一组神经精神综合征，并与共病率和死亡率密切相关。同时还会导致一系列负性结局，如医疗花费增加、住院时间延长、长期认知功能下降，导致患者、家属以及工作人员的心理痛苦。此外，谵妄的体征与症状变化很大，常常被误认为是其他精神障碍，如情绪或焦虑障碍。肿瘤临床工作者必须准确诊断谵妄，评估谵妄病因及理解药物和非药物干预的收益与风险。国外研究表明，癌症住院患者的谵妄发生率为10%~30%，而在生命终末期癌症患者这一概率可达85%。

在癌症患者中，谵妄十分常见，病因通常为多因素，近50%的患者无法明确病因。一般谵妄被认为与很多危险因素有关，如年龄超过80岁，既往存在痴呆，患有严重疾病，尤其是癌症晚期、感染、手术后，特别是心包切开或股骨颈骨折修复后，应用精神活性药物或者镇痛麻醉药，视觉损害，氮质血症，脱水，高热或体温过低等。

（二）临床表现及分型

1. 临床表现

1）注意力损害　谵妄的核心特征之一就是注意力的集中、保持和转移的能力下降。谵妄患者很容易因为环境的变化而分散注意力，可能记不住指令而要求重复提出问题。

2）记忆力损害和定向力障碍　谵妄损害记忆的摄取、保持和回忆等重要方面。由于注意缺陷或者知觉障碍，患者不能将事件存入记忆当中，所以，患者的即刻回忆和近事记忆异常。患者恢复后，对整个发作过程遗忘，或者仅能回忆起一些孤立的片断事件。

3）知觉障碍　知觉障碍可以包含错觉或者幻觉。错觉是歪曲的知觉，是现实感觉刺激的错误解释，如将一条输液管看成一条蛇。幻觉是虚幻的知觉，是在现实中并不存在某种事物的情况下，患者却感知到它的存在。幻视最常见，言语性幻听较为少见。幻视内容多生动而逼真。

4）思维障碍　在谵妄患者中，思维流、形式、内容的障碍突出。注意缺陷损害了信息的获得、组织和利用，导致思维变得无逻辑、无条理甚至不连贯。患者不能做出正确的决定，不能完成简单的任务，或者生活不能自理。谵妄伴发的妄想可能与定向力障碍、记忆损害有关，通常是短暂、模糊和不系统。

2. 分型

谵妄分为3个亚型：兴奋型、淡漠型及混合型。兴奋型谵妄可表现为易激惹、定向障碍、幻觉和妄想，这种类型患者的表现需与精神分裂症等精神疾病与激越型痴呆相鉴别；淡漠型谵妄则表现为情感淡漠、过于安静和定向障碍等意识模糊状态，老年患者多容易合并此种类型，这种患者不容易被感知，而容易被误诊为认知能力下降、抑郁或痴呆。之前认为淡漠型谵妄患者缺乏相关的情感体验，并且认为通常是不可逆的，但最近研究表明，淡漠型谵妄患者其实也存在难以理解的感受、强烈的情绪体验及恐惧。混合型谵妄的表现在兴奋型和淡漠型之间波动，在不同时期可有不同表现。

（三）评 估

在临床实践中，谵妄的风险可以根据易感因素（高龄、之前存在认知功能问题、并存疾病等）和诱发因素（手术、感染、疼痛等）来评估。易感因素越多，则越少的诱因就会导致谵妄。在谵妄确诊后，需要仔细深入评估可逆性原因；所有可纠正的影响因素都应予以重视并给予合适的处理。常见的评估工具有简明精神状态检查量表（MMSE）和谵妄评定量表（DRS）。

（四）治 疗

首先应尽可能纠正谵妄的病因，如抗感染治疗、纠正代谢紊乱、调整抗癌治疗方案等，疼痛用阿片类药物治疗。但是，阿片类药物和苯二氮䓬类药物通过降低警觉性也可引起谵妄，如果怀疑是阿片类药物或苯二氮䓬类药物引起的谵妄，

应逐步撤除阿片类药物和苯二氮䓬类药物，突然撤除可引起过度警觉，也会导致谵妄。常用药物见表 16-2-4。

五、疲 乏

（一）概 述

癌症相关性疲乏（cancer related fatigue，CRF）是一种常见而又容易被忽略的症状，癌症患者无论是在早期、进展期、终末期，甚至在癌症被确诊之前都会出现疲乏的表现，也是肿瘤常规治疗中最常见的不良反应之一，这种疲乏不能通过常规的休息和睡眠得以缓解，增加了患者在疾病过程中的症状负担，降低了总体生活质量。NCCN 将疲乏定义为：一种痛苦而持续的主观感受，为肿瘤本身或抗肿瘤治疗所致的躯体、情感和（或）认知上的疲乏或耗竭感，且与近期的活动量不符，并影响患者的日常功能。

（二）筛查及评估

1. 筛查工具

指南中推荐的最简便的筛查方法为 0~10 分筛查工具，便于临床操作且能达到筛查严重程度的初级目标。进一步筛查可以选择目前已有研究证实其心理测量学数据的量表。简明疲乏量表（brief fatigue inventory，BFI）是一个多维度量表，包括疲乏的严重程度和对生活带来的影响，已在多个国家不同癌症种类患者中得到数据证实；癌症治疗

表 16-2-4 肿瘤患者谵妄的常用治疗药物

药物	剂量范围	优缺点
抗精神病性药物		
氟哌啶醇	0.5~2.0mg，po/im/iv，每 4~12h 1 次	静脉给药是口服作用的 2 倍，不良反应较少，对严重的激越患者可 2~5mg 静脉注射或持续静脉滴注
氯丙嗪	25~100mg，po/im/iv，每 4~12h 1 次	强镇静作用，可持续静脉滴注，监测血压
利培酮	0.5~2.0mg，po，每 12~24h 1 次	对老年患者有效，对严重激越患者无效
奥氮平	2.5~5.0mg，po，每 12~24h 1 次	对恶性肿瘤患者有效，镇静作用较强
喹硫平	12.5~50mg，po，每 12h 1 次	合并用药安全，过度镇静
苯二氮䓬类药物		
劳拉西泮	0.5 ~ 4.0mg，po，每 4~12h 1 次	与抗精神病药一起应用时最有效，单药可能加重谵妄

po：口服；im：肌内注射；iv：静脉滴注

功能评估 - 疲乏量表（function assessment of cancer therapy-fatigue，FACT-F）是一个仅针对疲乏严重程度的单一维度量表，包括 13 个条目，可以用于肿瘤临床。以上就多维度量表和单一维度量表分别举例说明，相比单一维度量表，多维度量表，尤其是其包含疲乏对日常生活影响的量表更有优势，因为影响程度对于 0~10 分量表区分轻度、中度、重度疲乏有非常重要的意义。

2. 整合评估

鉴于筛查量表的局限性和筛查原则，各指南推荐在筛查程序完成后针对筛查阳性（或如加拿大指南推荐初步筛查疲乏得分中度到重度）的患者需要进行详细的整合评估，评估结果可以详细地指导下一步的干预措施。筛查后的整合评估更加具有针对性，比如需要评估所有可能会促使患者出现疲乏的影响因素、病史、实验室检查结果等，必要情况下对患者的体质状况和活动能力进行检查。此外，评估还包括：患者目前的疾病状况，治疗的种类和持续时间，疾病和治疗导致疲乏的可能性，患者对治疗的反应，疲乏对身体功能带来的影响，疲乏出现的时间、形式、持续时长、随时间如何变化及哪些因素可加重或减轻疲乏等。可引起疲乏的影响因素也需进行整合评估，主要包括：焦虑、睡眠障碍、营养状况、活动水平、药物、酒精或物质滥用、贫血及其他并存疾病。

（三）治　疗

1. 药物治疗

详见表 16-2-5。

2. 非药物治疗

在患者出现疲乏时，通过自身的调整和外界的帮助来保存精力很重要，尤其对于进展期癌症患者。此外，适当的躯体活动或锻炼也可帮助患者改善疲乏。研究表明，针对疲乏设计的认知行为治疗（cognitive behavior therapy，CBT）可有效改善患者的疲乏严重程度和功能受损程度。ASCO指南中也提到，有证据显示正念、瑜伽、针灸可以改善癌症相关疲乏。

六、疼　痛

（一）概　述

WHO 和国际疼痛研究协会把疼痛定义为：疼痛是组织损伤或潜在组织损伤所引起的不愉快感觉和情感体验。随着基础与临床研究的进展，2016 年有学者建议将疼痛定义更新为"疼痛是一种与实际或潜在的组织损伤相关联的包括了感觉、情绪、认知和社会成分的痛苦体验"。最主要的变化在于将"不愉快的感觉和情绪体验"变化为"感觉、情绪、认知和社会成分在内的痛苦体验"。从之前的感觉、情绪两个维度变为了新增认知和社会维度在内的 4 个维度。

癌症疼痛是指癌症、癌症相关性病变及抗癌治疗所致的疼痛，癌症疼痛常为慢性疼痛，慢性疼痛如果得不到缓解，会发展为顽固性癌痛。疼痛是癌症患者尤其是中晚期癌症患者最常见也最令患者

表 16-2-5　癌症相关性疲乏（CRF）的治疗药物

药物分类	药物名称	用法与用量	主要不良反应
神经兴奋剂	哌甲酯，哌甲酯	5~20mg/d，晨服	失眠、眩晕、头晕、头痛、恶心、厌食、心悸等
	莫达非尼	50~200mg/d，晨服	恶心、神经过敏和焦虑，加量过快服药可出现轻至中度头痛
类固醇激素类药物	地塞米松	0.75~8mg/d	长期使用可出现物质代谢和水盐代谢紊乱、消化道溃疡、骨质疏松、感染等 精神症状：欣快、激动、烦躁、失眠、谵妄等
	甲基泼尼松龙	2~32mg/d	长期使用可出现物质代谢和水盐代谢紊乱、消化道溃疡、骨质疏松、感染等 精神症状：欣快、激动、烦躁、失眠、谵妄等
抗抑郁药	安非他酮	75~450mg/d	临床常见的不良事件有激越、口干、失眠、头痛或偏头痛、恶心或呕吐、便秘和震颤

痛苦的症状之一。研究表明,约 1/4 的新诊断癌症患者,1/3 正在接受治疗的患者以及 3/4 的晚期肿瘤患者合并疼痛。也有研究显示,癌症患者中有 70% 会在疾病的某一个阶段出现疼痛,50% 的终末期患者出现中重度疼痛。

(二)评 估

整合评估癌痛的症状是癌痛处理的第一重要环节。在进行癌痛整合评估时,要相信患者关于疼痛的主诉,详细询问患者的疼痛史,评估患者的心理状态,进行详细的体格检查和神经系统查体等。

疼痛是患者的一种主观感受,由于尚无准确反映疼痛程度的指标,患者是否疼痛及疼痛严重程度主要依据患者的主诉,应相信患者确实处于疼痛状态。因此,应该主动询问癌症患者的疼痛病史,仔细倾听并相信患者关于疼痛感受的主诉,全面评估患者的疼痛,并在疼痛治疗后动态评估患者的疼痛,合理调整镇痛药品,以获得理想的镇痛效果。准确的癌症疼痛诊断是有效镇痛治疗的前提。对疼痛性质和程度全面准确整合评估是开展个体化镇痛治疗的依据。

(三)治 疗

1.药物治疗

规范化疼痛处理(good pain management),应持续有效地缓解疼痛,减少镇痛药物的不良反应,最大可能地减轻治疗给患者带来的心理及精神负担,最大可能地提高癌症患者的生活质量。癌症疼痛的治疗包括药物治疗和非药物治疗。

1) WHO 三阶梯镇痛原则 20 世纪 80 年代初 WHO 总结出一套通俗易懂符合规范的三阶梯癌痛治疗原则。从 1990 年开始,经过慎重的考察论证,我国开始普遍推广三阶梯镇痛原则,取得了显著效果,使成千上万的癌症患者基本摆脱了癌痛的折磨。

2) 镇痛的药物选择 药物镇痛治疗的第一步是选择镇痛药,第二步是选择辅助镇痛药物,并合理整合应用镇痛药物和辅助药物。

(1)非甾体抗炎药。此类药物对轻度疼痛,尤其对骨及软组织疼痛治疗效果肯定,同时对骨膜受肿瘤机械性牵拉、肌肉或皮下等软组织受压或胸膜腹膜受压产生的疼痛也有效,并可作为合并用药增强阿片类镇痛药的作用。

(2)阿片类镇痛药。该类药物种类多,可选剂型多,无封顶效应,根据半衰期的长短可将阿片类药物分为两大类。短半衰期的药物作用时间为 3~4h,较长半衰期的药物作用时间可达 8~12h,作用时间最长者可达 72h。

(3)精神科药物在癌痛患者中的应用。抗抑郁药:阿米替林是研究最多的用于疼痛综合征的三环类抗抑郁药,包括神经病理性疼痛、癌痛及纤维肌痛。其他具有镇痛作用的三环类抗抑郁药还包括丙咪嗪、地昔帕明、去甲替林、多虑平等。此外,目前的 SNRI 类抗抑郁药文拉法辛、度洛西汀等均是有效的联合镇痛药物。抗癫痫药物:抗癫痫药物可以治疗针刺样、痛觉敏感等特征的神经病理性疼痛。目前使用最广泛的抗癫痫药物为加巴喷丁,安全性相对较高,药物交互作用小,并且不经过肝脏代谢。加巴喷丁起始剂量为 300mg/d,并且逐渐加至 900~3600mg/d,分 3 次服用。

2.非药物治疗

1) 癌痛的精神科与心理管理 晚期癌症患者的疼痛管理应该是多模态的,包括药理学、心理治疗、麻醉、神经刺激及康复。精神科在疼痛中的作用包括使用心理治疗、认知 – 行为干预及精神科药物干预。

2) 认知 – 行为技术 可用于癌痛管理,包括意向性想象、认知分离与认知关注,带来被动性放松,渐进性肌肉放松,生物反馈,催眠及音乐治疗等。治疗目标为指导患者体验控制疼痛的感受。有些技术核心是认知,关注认知与思维过程,有些则是通过改善行为的模式来帮助患者应对疼痛。

七、恶心呕吐

(一)概 述

恶心呕吐是化疗常见的不良反应,由化疗导致的恶心呕吐称为化疗所致恶心呕吐(chemotherapy-induced nausea and vomiting, CINV),其发生率高达 54% ~ 96%。CINV 中有一种特殊类型,与精神心理因素高度相关,称为预期性恶心呕吐(anticipatory nausea and vomiting, ANV),其定义是:患者已经历 2 个周期以上的化疗,在下一次化疗药物使用前即开始发生的恶心呕吐。ANV 的特点是会被一些与化疗相关的环境因素诱发，例如闻到医院的味道，看到装有化疗药物的治疗车，听到化疗药物的名称，甚至看到化疗期间为自己输液的护理人员都会出现恶心呕吐的反应。一旦发生 ANV，常规的镇吐治疗，例如 5-HT₃ 受体拮抗剂昂丹司琼几乎起不到缓解作用，而精神科药物和心理治疗却能够有效地预防和缓解预期性恶心呕吐。

（二）预期性恶心呕吐的诊断

目前对于预期性恶心呕吐的诊断主要根据患者的临床表现。如果患者之前接受过化疗，且化疗后出现过恶心呕吐，在下一次化疗前，如果患者被化疗相关因素（例如走进医院，住进病房，听到化疗药的名称等）所诱发，产生恶心呕吐并伴有焦虑或恐惧情绪，在排除疾病因素和药物因素后，就可以考虑诊断预期性恶心呕吐。

（三）评　估

如果患者的恶心呕吐发生在化疗之前且恶心呕吐容易被化疗相关因素诱发，同时伴有焦虑或恐惧等情绪问题，且排除了由疾病或药物直接导致，就要考虑患者是否有预期性恶心呕吐。但目前对于预期性恶心呕吐的评估还只是关注症状发生的时间和强度，没有同时评估症状和相关心理因素的专门工具，特别是缺乏在预期性恶心呕吐发生前就能预测其发生的评估工具。

（四）预期性恶心呕吐的预防和治疗

1. 精神科药物治疗

当 ANV 发生时，快速起效、短效的苯二氮䓬类药物有助于控制恶心呕吐的症状。2014 年肿瘤治疗相关呕吐防治指南中也推荐苯二氮䓬类可以降低预期性恶心呕吐的发生，可用药物有阿普唑仑和劳拉西泮等，同时指出，其有效性随化疗的持续而倾向于下降。第二代抗精神病药物奥氮平能够有效缓解其他常规镇吐药无法控制的化疗引起的恶心呕吐，从而有效预防预期性恶心呕吐的发生。

肿瘤治疗相关呕吐防治指南（2014 版）中提到奥氮平可用于化疗所致恶心呕吐的解救性治疗，口服 2.5~5mg，每天 2 次。大样本（n=380）随机双盲安慰剂对照研究显示，对于接受高致吐性化疗药物治疗的患者，首次化疗第 1 天到第 4 天给予患者奥氮平每天 10mg，能够显著降低恶心的发生率，且没有患者因为不耐受奥氮平的不良反应而退出研究。最近发表的两篇系统综述显示，奥氮平在预防化疗引起的恶心呕吐方面要优于其他镇吐药物，在剂量方面每天 5mg 与 10mg 未显示出明显的效果差异，而为了降低药物不良反应，推荐使用 5mg。

2. 非药物治疗

1）心理干预　根据以往文献报道，心理治疗，特别是行为疗法（如渐进性肌肉放松训练、系统脱敏）能有效减轻 ANV。除此之外，催眠、生物反馈、引导性想象疗法也是常用的治疗 ANV 的方法。

系统脱敏最早是用来治疗恐惧症的，而 ANV 的发生机制与表现特征与恐怖症有很多相似之处，因此系统脱敏也广泛地被用于缓解 ANV。系统脱敏疗法中会使用到渐进性肌肉放松训练以及引导想象的技术。

催眠疗法是最早用于治疗 ANV 的心理治疗方法。催眠疗法首先是运用一定的技术使患者达到一种特殊的意识状态，然后通过暗示性的语言，帮助患者消除一些躯体或心理症状。2007 年的一篇系统性综述报告了催眠能够显著缓解化疗引起的恶心呕吐。

生物反馈疗法主要是利用现代生理科学仪器，通过人体内生理或病理信息的自身反馈，使患者在经过训练后，能有意识地控制自己身体的一些生理活动（如呼吸、心率、血压、胃肠道活动等），从而消除病理过程，恢复身心健康。利用生物反馈来缓解 ANV 的严重程度主要是通过让患者达到一种放松状态来实现的。

引导想象疗法是在化疗的过程中，治疗师通过描述一些画面，将患者的注意力从输注化疗药物的场景中转移，聚焦到一些积极的想象上（比如温暖的海滩、宁静的草地），从而达到一种放松状态。

2）其他干预　除心理干预外，一些针灸法或耳穴豆压法也可用来缓解化疗引起的恶心呕吐。2015 年 Rithirangsriroj 等对 70 例化疗的妇科肿瘤患者进行的随机对照研究发现，针灸刺激内关延迟性恶心呕吐的发生率及严重程度要低于常规药物治疗组（昂丹司琼）。国内有文献报道，耳穴压豆疗法配合积极的心理暗示，治疗预期性呕吐的有效率达 87%。某些中药制剂也可以缓解化疗引起的恶心呕吐，其中研究最多的是姜，有一项大样本（n=576）研究中发现，在化疗前 3d，患者每天服用生姜提取物（包含姜辣素和姜油酮）0.5~1.0g，能够有效减少化疗引起的急性恶心呕吐，从而减少预期性恶心呕吐的发生。另外，有文献报道，口含冰块或用冰块刺激内关也能缓解化疗引起的恶心。

八、厌食及恶病质

（一）概　述

厌食（anorexia）是指因食欲下降或消失，导致进食量下降和体重降低，是晚期癌症患者的常见症状。厌食和恶病质常同时出现，临床上也统称为癌症厌食恶病质综合征（Cancer Anorexia Cachexia Syndrome，CACS）。CACS 具有病因病理机制复杂、发病率高、危害大的特点，以癌症患者食物摄入减少、异常高代谢导致的负氮平衡及负能量平衡为病理生理特征，因为缺乏统一的筛查工具和有效的治疗手段，目前临床上对 CACS 的诊断和治疗存在很多不足。厌食和恶病质会影响患者的治疗，增加治疗不良反应，降低患者的生活质量。恶病质严重影响患者的生活质量，缩短患者的生存期，影响抗癌治疗的疗效，增加医疗费用。

（二）诊　断

根据 2011 年欧洲姑息治疗研究协作组发布的国际专家共识提出了癌症恶病质的诊断标准：①无节食条件下，6 个月体重下降＞5%；②体重指数（BMI）＜20kg/m^2 及体重下降＞2%；③四肢骨骼肌指数符合肌肉减少症（男性＜7.26kg/m^2；女性＜5.45 kg/m^2）及体重下降＞2%。

（三）评　估

根据国际恶病质专家共识，评估癌症恶病质的重要指标为体重，每个月体重下降＞2.75% 已被作为判断癌症患者预后的重要指标，并提出荷瘤状态下的体重减轻完全不同于慢性饥饿、普通厌食症所引起的体重下降。癌症恶病质的体重下降则是以骨骼肌量减少为主，伴或不伴有脂肪量减少，甚至肌肉和脂肪丢失出现在进食下降之前。因此，当体重下降相同时，癌症恶病质丢失的肌肉大于神经性厌食。

恶病质的全面评估应包括 3 个方面的内容：①身体成分，可以通过 CT、MRI、DEXA 或 BIA 来评估身体成分；②生活质量，可以采用生活质量评估量表；③生理功能，包括体能状况，手握力测定，起立行走计时测定，6min 步行测试，体动记录，其中握力是评价肌力的重要指标，握力可有效应用于营养评估，一般以千克为单位，国际标准测量握力的工具是 Jamar 握力器。

根据 CASCO 可以对恶病质进行分期评估，了解患者的体重下降情况，以及炎症、代谢紊乱、免疫抑制状态、体能状况、厌食及生活质量的状况，从而对恶病质进行分期。评估患者进食相关的痛苦时，可以通过常规询问如下问题："对于无法进食，你感到有多痛苦？""对于食物摄入和体重下降，你体验到压力、内疚或紧张吗？"

（四）治　疗

对于厌食患者应根据预期生存期的不同，给予不同的治疗指导，推荐早期和多模式干预，仅靠肿瘤医生是远远不够的，应该寻求包括疼痛麻醉医生、姑息护理人员、营养师、理疗师及其他相关专业的专家，共同制订最有效的治疗方案。临床常采用个体化多学科整合治疗模式，针对可控病因进行治疗，给予营养治疗、药物干预治疗、心理治疗等。

1. 精神科药物治疗

1）米氮平　米氮平是一种四环类抗抑郁药，是去甲肾上腺素和特异性 5- 羟色胺能抗抑郁药的代表药物。米氮平可以改善姑息治疗患者的很多症状，包括抑郁、皮肤瘙痒、厌食、失眠和恶心，常见的不良反应包括口干、日间困倦和便秘，米氮平的药物相互作用较少，但要避免联合增加 5- 羟色胺综合征风险的药物使用。当米氮平每天剂量大于 15mg 时，抗组胺作用被去甲肾上腺素的传递所抵消，可减少镇静、嗜睡的作用。米氮平的成人推荐剂量为

15~45mg/d，可每晚 1 次服用。肝、肾损害患者及老年患者因清除率下降，服用米氮平时应酌情减量。

2）奥氮平　它是一种非典型抗精神病药物，在精神科临床主要用于治疗精神分裂症、躁狂发作及预防双相情感障碍复发，在肿瘤临床用于处理癌症患者的失眠、焦虑和谵妄。奥氮平的不良反应包括短期的轻度镇静、体重增加，持续使用 6 个月以上患糖尿病的风险会增加。

奥氮平在预防化疗引起的恶心呕吐方面要优于其他镇吐药物。鉴于奥氮平良好的预防和治疗恶心呕吐的作用，有学者推荐将奥氮平作为化疗所致恶心和晚期癌症相关恶心的一线药物，推荐用于治疗癌症恶病质，改善患者的恶心，增加食欲。

3）喹硫平　喹硫平是一种非典型抗精神病药物，在精神科临床的作用与奥氮平相同，在肿瘤临床可用于处理癌症患者的失眠、焦虑、抑郁和谵妄。美国 FDA 推荐用于精神障碍患者的剂量范围为 150~800mg/d。用于癌症或老年患者起始剂量为 25mg/d，如果患者的躯体状况差，起始剂量为 12.5mg/d。喹硫平常见的不良反应为困倦、头晕、口干、轻度无力、便秘、心动过速、直立性低血压及消化不良，在治疗的前几周，1%～10% 的患者出现体重增加。低剂量喹硫平常见的不良反应包括困倦、口干，会显著增加体重，严重的不良反应包括肝毒性、不宁腿综合征、静坐不能。鉴于喹硫平

有增加体重的作用，因此临床上也用喹硫平来改善厌食患者的体重下降，但目前缺乏喹硫平改善厌食的研究证据，尚需进一步的研究证实。

2. 心理干预

心理治疗可以促进患者与家属的沟通，因为双方对食物的冲突是最常见也最令人痛苦的问题，常常碰到厌食的患者食欲缺乏，被家属催促进食而感到很有压力，家属会认为患者没有努力进食。家属与患者对进食的认识差异，是导致恶病质患者情绪低落的原因之一，如患者说"我不想吃，我被迫进食"，而家属或照顾者说"他根本不愿意尝试进食"等；做好家属的心理工作，向其说明患者的不舒适，尽量理解并接受患者。心理治疗师需要帮助患者和家属认识在进食问题上的误区，可以建议患者到营养科进行饮食咨询。

对于终末期难治性恶病质患者，帮助患者和家属理解终末期肠外营养获益十分有限，而且存在感染、液体超负荷及加速死亡的风险，帮助家属接受终末期撤除肠内外营养的决定。厌食或恶病质的患者因为体力状态差有时不方便来门诊接受心理治疗，需要多样化的方式。还可以通过音乐放松等方法来调节厌食患者恶心呕吐后的不良感受体验，同时帮助患者转移注意力，增强患者应对问题的能力。冥想可用来缓解厌食患者的焦虑情绪。

（唐丽丽　汪艳　李梓萌　何毅）

第 3 节　肿瘤患者的心理治疗方法

被诊断为癌症对于患者及其家属来说都是一个巨大的挑战，影响着他们的情绪、认知灵性、人际交往及社会功能。因此，高质量的整合肿瘤照护应当包括对患者的心理、社会及灵性层面的照护。心理治疗的目的是减轻患者的负性情绪反应，提高患者对疾病的判断能力，调动其积极性，加速对疾病和治疗的适应，减少、减轻躯体症状，提高患者的生活质量。

一、癌症患者心理治疗的原则

（一）以患者的需求为导向

不同的疾病分期，不同的肿瘤部位及类型，以及不同的治疗方法给患者带来的心理影响也是不相同，作为心理治疗师，应当对这些基本的知识有所了解，例如胰腺癌患者常常会有抑郁的问题，而头颈部肿瘤患者常常因为疾病或治疗破坏容貌，出现低自尊

或体象方面的问题。除此之外，治疗师还应当对不同类型的肿瘤患者可能会接受哪些抗肿瘤治疗有所了解。这些必要的知识有助于心理治疗师成为肿瘤患者多学科整合照护团队的一部分，理解患者的病情以及他们的担心，在医疗决策上给予他们支持和帮助。

肿瘤患者的心理干预可以根据结构、频率和深度划分为不同的层次，包括最基本的支持性心理教育、短期的心理咨询及专业的心理治疗。支持性心理教育一般聚焦于现实层面的，目的是提高患者的应对技能，帮助患者减轻压力，改善人际沟通，提高生活质量，这种干预一般不需要严格的设置或结构化的治疗方案，以信息提供、一般技能和策略的讲授和建议为主。非心理治疗专业人员在经过一定的培训之后也能为患者提供这种最基本的心理干预。短期心理咨询也是聚焦于现实层面的，一般是以具体的现实问题为导向的，有明确的咨询目标，很少会触及患者深层的心理冲突或防御机制。专业的心理治疗是根据特定的理论框架和结构进行的，需要较为严格的设置，治疗师与患者建立良好的治疗联盟，不仅关注现实问题，还会关注患者的成长史，患者现实问题背后的心理病理机制，处理患者较为深层的心理冲突。具体给予患者何种层次的心理干预及具体的干预内容是要以患者需求为导向的，同时治疗师还要整合考虑患者的病情及生存期等因素来为患者制订具体的干预方案。

（二）制订有弹性的治疗计划

与健康人不同，癌症患者的心理状态会受到病情变化、治疗因素、与治疗团队和照护者关系的影响，因此治疗目标和治疗计划会根据这些因素的变化而做出相应的调整，例如当患者的病情进展或面对较为艰难的治疗决策时，常常需要将患者的家人也纳入治疗中来。患者可能会要求治疗师帮助他们改善与配偶或孩子之间的沟通，治疗师有时也会被患者的医疗照护团队邀请一起讨论患者的照护目标。另外关于治疗内容，治疗师需要跟患者确认，哪些内容是患者希望治疗师分享给医疗照护团队的，哪些信息是需要保密的。治疗师要允许患者引导治疗的进程，并在治疗过程中不断评估患者对治疗的需求以便作出调整。

（三）全面了解患者

治疗师需要对患者有全面的了解，包括患者出生和成长的文化背景，家庭背景，患者的世界观，价值观，信仰，以及个人对于疾病的理解、看法和解释。因此治疗师如果能够丰富自己对于其他文化、习俗、信仰的知识会有助于在治疗过程中对患者的理解。很重要的一点是，治疗师在治疗过程中要重视对患者的价值观保持尊重和好奇心，这样才有利于治疗联盟的建立。

（四）治疗的设置

1. 时间设置

时间的设置对于治疗的进行非常重要，对于门诊患者而言，治疗通常固定在每周相同的日期和时间，因为癌症本身带有很多不可预测性，会带给患者很多的不确定感，而维持心理治疗日程的稳定可以在一定程度上给患者的心理上带来一种控制感和稳定感。当然，有时因为患者病情进展或住院不得不修改治疗的日程，即使患者在治疗师所在的医院住院，也尽量提前和患者约好治疗时间，有任何日程上的改变都应该尽早通知患者，清晰而稳定的日程安排能在一定程度上缓解患者的焦虑。

2. 对治疗的投入

很多进展期癌症患者会有疲劳、疼痛等让他们非常不舒服的症状，会影响他们在治疗中集中精力与治疗师互动。甚至，有时会想退缩，或忽然感到对心理治疗的内容完全提不起兴趣。当患者在治疗中表现不那么投入时，治疗师应当评估患者无法投入的原因，如果患者不只对心理治疗不感兴趣，而是对其他人或事情都提不起兴趣，就要评估患者是否出现了抑郁。直接询问患者"是否想要更有精力一点"，如果患者表示，自己想要更有精力一点，这样才能更好地投入生活和与家人、医护人员互动，那么可以考虑给予患者一些行为策略或精神科药物治疗，以改善他们的情绪和精力。如果患者表示这种状态自己感觉很平静、很舒适，并不希望变得更有精力，那就可以促使家属去理解患者这种顺其自然的心态。

3. 治疗空间

患者状态好时，可以步行或在他人协助下借助轮椅去心理治疗室接受治疗，但当患者病情进展，或是需要住院时，如果每次都去心理治疗室可能会给患者和家人造成负担，所以有时安静的化疗输液室、病房甚至患者家里都可成为心理治疗的场所。当患者的居所离治疗师非常远，交通不方便时，也可以考虑以视频方式与患者沟通。

4. 治疗内容和治疗过程的特殊性

大部分肿瘤患者从得知诊断起就感到自己生命在缩短，以及由此带来时间上的紧迫感。因此，在心理治疗过程中，需要给患者一个空间去考虑过去、现在和未来，在这样的空间中让患者拥有生与死的双重觉察，尽管死亡有可能发生，但现在还活着，生的希望还存在。治疗过程中生与死的叙事交替出现，治疗师应对这两种谈话内容都保持开放和接纳的态度。

分离、失落和哀伤也是肿瘤患者心理治疗中经常会出现的内容。治疗师应当允许患者去展开这些主题，并探索患者的文化背景、家庭背景、以往的经历和应对分离、失落及哀伤的方式。治疗师要根据自己的经验对患者进行评估，及时发现那些有较高风险会发展为焦虑、抑郁或病理性哀伤的患者。

5. 治疗关系的特殊性

良好的治疗关系会给患者带来安全感和稳定感，也会让患者感到有希望。与其他心理治疗一样，移情和反移情都有可能出现。治疗关系的结束有时是因为到了治疗计划设置的终点，也有可能是因为患者的病情恶化或去世导致的突然治疗中断。选择合适的时间来终止治疗关系是对治疗师经验和能力的挑战，因为有时治疗的结束也意味着意识到患者的生命即将走到终点。这时治疗师可以诚实地表达自己的分离悲伤，也可给患者表达悲伤的机会和空间，但不强求患者来表达悲伤，如果患者并不想表达悲伤，要尊重患者的选择。

二、癌症患者常用的心理治疗方法

（一）肿瘤临床医护人员能够实施的心理治疗方法

1. 支持性心理治疗

支持性心理治疗（supportive psychotherapy）是一种间断或持续进行的治疗性干预，旨在帮助患者缓解痛苦情绪，强化自身存在的优势，促进对疾病的适应性应对。能在相互尊重与信任的治疗关系中，帮助患者探索自我，适应体象改变和角色转换。医护人员通过与患者建立信赖关系，以及对患者病情上的掌握和知识上的权威性，更容易为患者提供心理支持。支持性干预常常以团体的方式进行，最为常见的是作为团体干预的一个重要元素而出现，但一对一的简单的支持性干预也能发挥积极的作用。

2. 教育性干预

教育性干预（educational intervention）是通过健康教育，提供信息来进行干预的方法，教育内容包括：疾病及治疗相关信息，行为训练，应对策略和沟通技巧，以及可以利用的资源等。行为训练即通过催眠、引导想象、冥想及生物反馈训练等指导患者放松技巧；应对技巧训练是通过教授患者积极的应对方式和管理压力的技巧来提高患者应对应激事件的能力。

对于那些可能对疾病有误解，甚至没有概念，以及对询问这类信息抱有迟疑态度的患者，教育性干预不仅为他们提供有关疾病诊断和治疗的具体信息，而且还可增强他们的应对技巧。研究结果显示，以提供信息为主的单纯教育性干预或许会有帮助，但当教育性干预作为整合性干预的一部分时，干预的有效性更为明显。

（二）专业人员实施的心理治疗

1. 认知行为治疗

认知行为治疗（cognitive behavioral therapy，CBT）是通过帮助患者识别他们自己的歪曲信念和负性自动思维，并用他们自己或他人的实际行为来挑战这些歪曲信念和负性自动思维，以改善情绪并减少抑郁症状的心理治疗方法。

研究显示，CBT能显著改善乳腺癌患者的疼痛和心理痛苦，是改善重度抑郁最有效的方法，且对于患者的远期心理社会功能和生活质量有积极影响。

2. 正念减压训练

正念（mindfulness）是指自我调整注意力到即刻的体验中，更好地觉察当下的精神活动，并对当下的体验保持好奇心并怀有开放和接纳的态度。正念减压训练（mindfulness-based stress reduction，MBSR）是所有正念疗法中研究最多的，也是最成熟的一种治疗方法，该疗法能帮助患者缓解压力，从认知上完完全全地接纳自己，因此适用于所有类别和分期的恶性肿瘤患者。大量研究表明，坚持正念减压训练的恶性肿瘤患者的免疫功能达到更健康的水平，有效改善恶性肿瘤患者的焦虑、抑郁，但疗效持续时间尚未确定。

3. 接纳 – 承诺疗法

接纳 – 承诺疗法（accepance-commitment therapy，ACT）是一种基于现代行为心理学的心理干预方法，应用正念、接纳、承诺和行为改变来创造心理的弹性，能够接纳自己的认知，活在当下，选择适宜的价值观，并付诸行动，其目的是增加自己的心理弹性，让自己能够同时体验和接纳好的感受和不好的感受，让自己的行为能够创造更有意义、更丰富的生活。

ACT 包括以下策略。

（1）了解并尝试用比喻或体验为导向的练习。

（2）使患者处于"创造希望"的状态。

（3）帮助患者区分一级痛苦和二级痛苦，接纳一级痛苦，认识并摆脱二级痛苦。

（4）帮助患者与自我伤害的语言和思维模式保持距离。

（5）帮助患者去体验一种与自认为自己应该怎样无关的自我。

（6）帮助患者了解自己的价值观，制订相关的目标，并在每天的生活中坚持践行这些目标。

接纳 – 承诺疗法不仅用于癌症患者，还适用于患者家属。能够帮助他们更好地应对负性情绪和负性思维，减轻他们的痛苦，并且让他们能够学会善待自己，澄清艰难的经验带给他们的价值。除此之外，他们感到从干预支持获得新的观点，从感恩和更为积极的角度看待他们的经历。

4. 战胜恐惧疗法

战胜恐惧（conquer fear）疗法是一种短程个体心理治疗，治疗目的不是完全消除对于复发的担心，而是帮助高恐惧复发转移（FCR）的人减少对这一问题的重视和关注，为未来制定目标，为生活赋予目的、意义和方向。2017 年澳大利亚发表的一篇战胜恐惧疗法的多中心（17 个中心）大样本（$N=121$）随机对照研究显示，战胜恐惧疗法在干预结束后即刻和干预结束后 3 个月和 6 个月对于减轻复发恐惧

的疗效均优于对照组（注意力控制疗法）。

5. 叙事疗法

叙事疗法（narrative therapy）是在叙事理论的基础上形成的，叙事疗法关注患者带到治疗过程中的故事、观点和词汇，以及这些故事、词汇和观点对患者本人及周围人的影响。叙事疗法的基本方法可以在个体、夫妻和团体干预中应用。目前叙事疗法通常被应用于儿童、青少年和老年恶性肿瘤患者，恶性肿瘤患者团体治疗、居丧团体以及对护士和医生进行督导。叙事疗法是一种相对新型的疗法方式，截至目前，有关叙事治疗效果的研究数量十分有限。

6. 尊严疗法

尊严疗法（dignity therapy）是对生存期已很短暂的患者所面临的现实困难和心理社会痛苦施予的帮助，其独特性在于鼓励患者追忆生命中重要的、难忘的事件，并以此提高他们的生活质量。尊严治疗更多地在接受姑息治疗的晚期恶性肿瘤患者中进行。对于那些身患威胁生命疾病的患者，尊严疗法能够使他们获益，其中一项高质量的随机对照研究（$N=60$）显示，对于心理痛苦严重的患者，尊严疗法能够显著减轻患者的焦虑、抑郁情绪，其他研究显示尊严疗法能够改善患者在生命末期的体验。心理痛苦严重的患者能够在尊严疗法中获益更多。

7. 支持 – 表达性团体心理干预

支持 – 表达性团体心理干预（supportive-expressive group psychotherapy，SEGT）最初是为转移性乳腺癌患者设计的，主要目的是帮助这些患者应对生存危机的严峻考验。目前该疗法除了主要被应用于乳腺癌患者外，也被用于其他类型的恶性肿瘤患者，是一种密集的，每周 1 次的团体心理治疗，处理恶性肿瘤患者所面临的最基本的生存、情绪及人际关系问题。研究显示，SEGT 能够减轻患者的心理痛苦、创伤应激症状，提高他们的应对能力。

8. 意义中心疗法

意义中心疗法（meaning-centered psychotherapy）有团体和个体两种干预形式，帮助患者探寻生命的意义，并将意义来源转化为自己应对晚期恶性肿瘤时的一种资源，其目的是改善患者的灵性幸福和意义

感，并减少焦虑和对死亡的渴求。该治疗主要适用于预后不良的进展期恶性肿瘤患者，且身体状况允许患者参加团体活动（如卡氏评分在 50 分以上）。

9. CALM 治疗

癌症管理与寻找生存意义（CALM）治疗是一种新的个体心理治疗方法，通过半结构化设置为进展期恶性肿瘤患者提供简短的个体心理干预。该心理治疗模式包含 3~6 次治疗，每次治疗持续 45~60min，涉及 4 个治疗领域：①症状管理及与医务人员的沟通；②自我变化及与亲人间的关系；③灵性健康或寻找生存意义和目的；④进展期疾病照顾计划和生命末期相关的话题（思考将来、希望和死亡），为治疗师提供了基本的治疗框架，便于统一治疗模式并使治疗过程易化，同时也有助于开展进一步的研究工作。CALM 治疗的弹性较大，一般首次治疗要求必须对患者进行面对面的治疗，其后的治疗过程如限于交通和其他不便可通过电话、视频等方式进行，同样由于易操作性，不仅心理治疗师可使用，其他通过培训的社工、精神科医生、肿瘤科医务人员均可使用这种模式为进展期患者提供帮助。该治疗特别适用于刚诊断为进展期恶性肿瘤的患者，研究显示 CALM 治疗能够显著改善进展期恶性肿瘤患者的抑郁情绪，帮助他们更好地应对预期的挑战。

（唐丽丽　庞英）

参考文献

[1] Riba MB, Donovan KA, Andersen B, et al. Distress Management, Version 3. 2019, NCCN Clinical Practice Guidelines in Oncology. Journal of the National Comprehensive Cancer Network,2019,17(10):1229-1249.

[2] Xia, Z. Cancer pain management in China: current status and practice implications based on the ACHEON survey.Journal of Pain Research, 2017,10:1943-1952.

[3] 张叶宁，李金江，汪艳，等. 北京市城六区癌症患者抑郁及自杀意念调查与相关因素分析. 医学与哲学,2016,37(15):46-49.

[4] Kruizinga R, Hartog ID, Jacobs M, et al. The effect of spiritual interventions addressing existential themes using a narrative approach on quality of life of cancer patients: a systematic review and meta-analysis. Psycho-Oncology,2016,25(3):253-265.

[5] Huang Y, Wang Y, Wang H, et al. Prevalence of mental disorders in China: a cross-sectional epidemiological study. Lancet Psychiatry,2019,6(3):211-224.

[6] Chen PY, Liu YM, Chen ML. The effect of hypnosis on anxiety in patients with cancer: a meta-analysis: hypnosis effect anxiety in cancer patients. Worldviews on Evidence-Based Nursing,2017,14(4):28-34

[7] Bortolato B, Hyphantis TN, Valpione S, et al. Depression in cancer: the many biobehavioral pathways driving tumor progression. Cancer Treat Rev,2017,52:58-70.

[8] Okuyama T, Akechi T, Mackenzie L, et al. Psychotherapy for depression among advanced, incurable cancer patients: A systematic review and meta-analysis. Cancer Treat Rev, 2017,56:16-27.

[9] Tomlinson D, Diorio C, Beyene J,et al. Effect of exercise on cancer-related fatigue: a meta-analysis. American Journal of Physsical Medicine & Rehabilitation,2014,93(8):675-686.

[10] Yennurajalingam S, Frisbee-Hume S, Palmer JL, et al. Reduction of cancer-related fatigue with dexamethasone: a double-blind, randomized, placebo-controlled trial in patients with advanced cancer. Journal of Clinical Oncology,2013,31(25):3076-3082.

[11] Gong S, Sheng P, Jin H, et al. Effect of methylphenidate in patients with cancer-related fatigue: A systematic review and meta-analysis. PLoS One,2014,9(1):84391.

[12] Williams AC，Craig KD. Updating the definition of pain. Pain,2016,157(11)：2420-2423.

[13] Vadivelu N，Kai AM，Kodumudi G，et al. Pain and psychology-a reciprocal relationship. The Ochsner Journal,2017,17(2):173-180.

[14] Darnall BD. Minimize opioids by optimizing pain psychology. Pain Management,2014,4(4):251-253.

[15] Syrjala KL, Jensen MP, Mendoza ME, et al. Psychological and behavioral approaches to cancer pain management.Journal of Clinical Oncology, 2014, 32(16):1703-1711.

[16] Sansone RA, Watts DA, Wiederman MW. Pain, pain catastrophizing,and past mental healthcare utilization.Journal of Psychosomatic Research,2014,76(2):169-171.

[17] Chiu L，Chow R，Popovic M，et al. Efficacy of olanzapine for the prophylaxis and rescue of chemotherapy-induced nausea and vomiting (CINV):a systematic review and meta-analysis.Supportive Care in Cancer,2016,24(5):2381-2392.

[18] Haddadi M,Ganjloo J, Hashemifard HR,et al. The impact of sucking bits of ice containing mint on nausea and vomiting during chemotherapy in patients with breast cancer.International Journal of Advanced Biotechnology and Research,2016,7:1690-1695.

[19] Butow P N，Turner J，Gilchrist J，et al. Randomized trial of conquer fear: a novel, theoretically based psychosocial intervention for fear of cancer recurrence. Journal of Clinical Oncology,2017,35(36):4066-4077.

[20] Martínez M, Belar A, Carvajal A, et al. 'Dignity therapy', a promising intervention in palliative care: a comprehensive systematic literature review. Palliative Medicine,2017,31(6):492-509.

[21] Rodin G，Lo C，Rydall A，et al. Managing cancer and living meaningfully (CALM): a randomized controlled trial of a psychological intervention for patients with advanced cancer. Journal of Clinical Oncology,2018,36(23):2422-2432.

第17章
代谢调节治疗

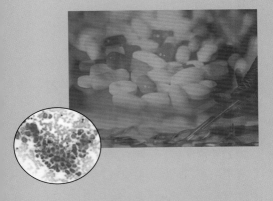

物质代谢（metabolism）是指生物体内各种物质按一定规律不断进行新陈代谢，以实现生物体与外界环境的物质交换，以及自我更新与机体内环境相对稳定。它是生命活动最基本和最重要的特征，也是一切生命活动的基础。因此代谢稳态对于机体健康至关重要，在漫长的生命进化过程中逐步建立和完善了精密的物质代谢调控机制，用以应对机体内外环境变化时维持物质代谢稳态。越来越多的研究表明，代谢紊乱与肿瘤的发生和发展，侵袭转移，以及治疗效果等密切相关，靶向肿瘤不同代谢环节的代谢调节治疗将是肿瘤治疗的重要策略之一。

本章从代谢整合角度介绍三大营养素正常代谢和整合调节；肿瘤代谢重编程基本概念和可能的机制，以及其与肿瘤生物学特性和宿主代谢紊乱的关系；最后介绍根据肿瘤代谢紊乱不同靶点的代谢调节治疗策略和研究进展，尤其是配合肿瘤一线治疗的整合代谢干预的重要临床意义和应用价值。

第1节 营养素代谢与整合

人体从食物中获取六大类营养素（水、糖、脂、蛋白质、维生素和无机盐）经胃肠道消化吸收进入体内各组织细胞内经过一系列复杂代谢过程为生命活动提供所需能量，为生长、发育，以及组织损伤修复等生命过程提供各种构件分子（蛋白质、脂类、多糖和核酸），提供参与各种生命活动的生物活性分子（酶、信号分子、免疫分子和转录因子等），以及为完成各种生命活动提供稳定的内环境（图17-1-1）。

生物体内各种化学变化可分为合成代谢和分解代谢两个方面。合成代谢是将从食物中摄取来的或体内原有的小分子物质合成具有特定结构和功能的生物大分子。合成代谢需要消耗能量，而能量来自分解代谢。分解代谢指外界吸收的或体内储存的有机营养物质，通过一系列反应分解为较小的、较简单的分子的过程，与此同时将蕴藏在有机大分子中的能量逐步释放出来。因此，合成代谢与分解代谢在机体内是相互密切联系的。不论是合成代谢，还是分解代谢，都不是简单的过程，需要通过一系列化学反应来逐步完成，这些化学反应是在体内较温和的环境中，在酶的催化作用下，以极高的速度进行。由于酶的催化作用具有高度专一性，每一种

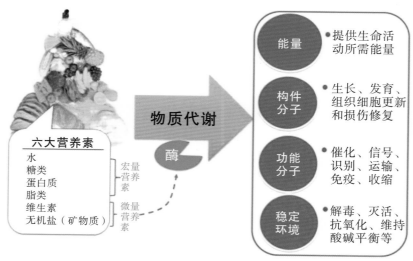

图17-1-1 营养素的生理作用

化学反应都有特殊的酶参与，每种酶的活性和数量都受到调节，尤其是代谢途径中关键酶的调节。这样使错综复杂的新陈代谢成为高度协调和高度整合在一起的化学反应网络。

人体所需要的营养素有六大类：水、糖、脂、蛋白质、维生素和无机盐。前四类机体需要量大，故称为宏量营养素（macronutrient），后两类需要量较少称为微量营养素（micronutrient），微量营养素主要通过影响酶活性而发挥作用。这一节主要介绍能量代谢和三大宏量营养素的基本代谢，以及代谢调节整合。

一、能量代谢

生物体各种生命活动如生长、发育、学习、记忆、生物合成、肌肉收缩、跨膜转运、物质运输等每时每刻都离不开能量的推动。三大宏量营养素（糖、脂和蛋白质）在代谢过程（分解和合成）中伴随着能量的释放、转换、贮存和利用，即能量代谢（energetic metabolism）。所以能量代谢与物质代谢密不可分。营养物质在分解过程中能量释放的本质与体外燃烧是一样的，即营养物质在活细胞内彻底氧化生成 CO_2、水和释出能量，此过程也称生物氧化（biological oxidation）。因此过程需耗氧和排出 CO_2，故又称细胞呼吸（cellular respiration）。生物氧化的主要过程在活细胞线粒体内进行，线粒体利用糖和脂肪酸氧化过程中所释放的自由能推动二磷酸腺苷（ADP）和无机磷酸转变为三磷酸腺苷（ATP）。ATP 是一种独特而通用的供能分子。氧化过程中所释放的能量除了转换为 ATP 形式贮存外，其余部分以热能释放，用以维持体温。线粒体外也进行氧化反应如糖酵解，它是一种不彻底的氧化反应，能量释放少。

生成 ATP 的生物氧化过程大致分三个阶段（图17-1-2）：①营养物质在线粒体外分解为其基本单位（葡萄糖、脂肪酸、氨基酸等），释能约为总能量的 1% 以下。②基本单位分解为其相关代谢中间产物，进入线粒体，转变为乙酰辅酶 A，释能约为总能量的 1/3，其中部分能量通过底物磷酸化生成 ATP。③乙酰辅酶 A 经三羧酸循环脱羧产生 CO_2，脱氢产生还原当量（$NADH+H^+$、$FADH_2$），

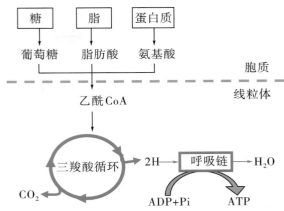

图 17-1-2　线粒体生成 ATP 的生物氧化基本过程

并进入呼吸链（respiratory chain）氧化生成水，同时释放出大量能量，部分能量通过氧化磷酸化生成 ATP，剩余部分以热量释放维持体温。下节讨论还原当量如何在线粒体内氧化生成水和 ATP。

（一）电子传递链

线粒体由内外两层膜封闭，包括外膜、内膜、膜间腔和基质四个功能区隔（图17-1-3）。在肝细胞线粒体中各功能区隔蛋白质的含量依次为：基质 67%，内膜 21%，外膜 8%，膜间隙 4%。蛋白含量与其功能重要性有关，线粒体功能主要与线粒体基质和内膜有关。电子传递链（electron transfer chain）也称呼吸链，是镶嵌在线粒体内膜上一系列氧化还原复合体（递氢体和递电子体）组成的连锁反应体系，其本质是一些酶和辅助因子。代谢物脱下的成对氢原子经呼吸链传递后交给氧生成水，同时释放出能量。

氧化呼吸链的主要成员按氧化还原电势增加的顺序依次排列，即电子逐步从电负性较大的成员通过链向电正性较大的氧流动。这些成员镶嵌在线粒体内膜并组成四个复合物（图17-1-4）：复

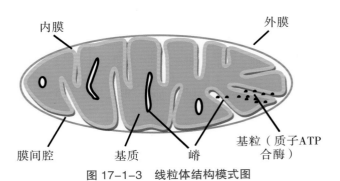

图 17-1-3　线粒体结构模式图

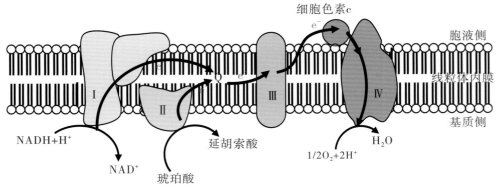

图 17-1-4　线粒体内膜电子传递链

合物Ⅰ（NADH - 泛醌氧化还原酶）：催化 NADH 氧化和 CoQ 还原；复合物Ⅱ（琥珀酸 - 泛醌氧化还原酶）又称琥珀酸脱氢酶：催化琥珀酸氧化和 CoQ 还原；复合物Ⅲ（泛醌 - 细胞色素氧化还原酶）：催化 $CoQH_2$ 氧化和 Cyt c 还原；复合物Ⅳ（细胞色素 C 氧化酶）：催化 Cyt c 氧化和 O_2 还原。

上述复合物组成两条呼吸链，即 NADH 氧化呼吸链和琥珀酸呼吸链：

NADH 氧化呼吸链：人体内大多数脱氢酶都以 NAD^+ 作辅酶，在脱氢酶催化下底物 SH_2 脱下一对氢交给 NAD^+ 生成 $NADH+H^+$，$NADH+H^+$ 的一对氢经 NADH 呼吸链传递（呼吸链复合物Ⅰ、Ⅲ、Ⅳ），最后交给氧结合生成水，这个过程中产生大量的能量。

琥珀酸氧化呼吸链（或 $FADH_2$ 氧化呼吸链）：琥珀酸在琥珀酸脱氢酶作用下脱氢生成延胡索酸，脱下一对氢经 FAD 生成 FADH，经过琥珀酸呼吸链（呼吸链复合物Ⅱ、Ⅲ、Ⅳ）传递给 CoQ，最后交给氧结合生成水。凡底物脱下的氢直接（如琥珀酸、线粒体内 α - 磷酸甘油）或间接交给

FAD（如脂酰辅酶 A）而生成 $FADH_2$，均进入琥珀酸氧化呼吸链或 $FADH_2$ 氧化呼吸链进行氧化分解产生能量。

（二）氧化磷酸化

氧化磷酸化（oxidative phosphorylation）是指在呼吸链电子传递过程中释放出自由能，推动 ADP 磷酸化生成 ATP 的过程，又称为偶联磷酸化。氧化和磷酸化是两个不同的概念。氧化是底物脱氢或失电子的过程，而磷酸化是指 ADP 与 Pi 合成 ATP 的过程。在结构完整的线粒体中氧化与磷酸化这两个过程紧密地偶联在一起，即氧化释放的能量用于 ATP 合成，这个过程就是氧化磷酸化，氧化是磷酸化的基础，而磷酸化是氧化的结果。呼吸链有 3 个部位，也就是呼吸链复合物Ⅰ、Ⅲ、Ⅳ的电子传递过程中释放的能量足以驱动 ATP 的合成，即氧化磷酸化偶联部位。

线粒体氧化磷酸化偶联 - 化学渗透假说（图 17-1-5）：线粒体的内膜中电子传递与线粒体释

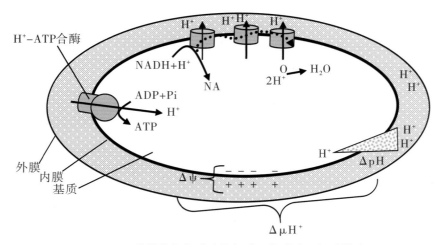

图 17-1-5　线粒体氧化磷酸化偶联 - 化学渗透假说模式图

放 H⁺ 是偶联的，即呼吸链在传递电子过程中释放出来的能量不断地将线粒体基质内的 H⁺ 逆浓度梯度泵出线粒体内膜。H⁺ 不能自由透过线粒体内膜，结果使线粒体内膜外侧 H⁺ 浓度增高，基质内 H⁺ 浓度降低，在线粒体内膜两侧形成一个质子跨膜梯度，线粒体内膜外侧带正电荷，内膜内侧带负电荷，这就是跨膜电位（ψ）。由于线粒体内膜两侧 H⁺ 浓度不同形成一个 pH 梯度（pH），内膜外侧 pH 较基质 pH 约低 1.0 单位，底物氧化过程中释放的自由能就储存于 ψ 和 pH，两者合称质子电化学梯度（proton electochemical gradient，H⁺），代表了总的质子驱动力（P）。线粒体外的 H⁺ 可以通过线粒体内膜上的 ATP 合酶（ATP synthase），也称 F0 F1 复合物或复合物 V，顺着 H⁺ 浓度梯度进入线粒体基质中，这相当于一个特异的质子通道，H⁺ 顺浓度梯度方向运动所释放的自由能用于 ATP 的合成。

氧化磷酸化主要受细胞对能量需求的调节，主要的调节因素有代谢物、游离 Ca²⁺ 和激素等。

（1）代谢物调节作用。ADP/ATP 是最重要的氧化磷酸化调节因素。当机体耗能增加时，ATP 的利用增加，即 ATP 转化为 ADP 的速度增加，ADP/ATP 比值增加，刺激了 NADH+H⁺ 和 FADH₂ 经氧化呼吸链传递电子、泵质子增快，ATP 合成增快，氧化磷酸化增快。当然也刺激了营养物质经三羧酸循环氧化增快，NADH+H⁺ 和 FADH₂ 的产生增快。相反，机体耗能减少时，产生 ADP 减少，ATP 则相对增多，ADP/ATP 比值下降，产生与上述完全相反的刺激效应。这种由于 ATP/ADP 比值变化对氧化磷酸化的调节效应称呼吸控制，调控的关键物质是 ADP。

其他代谢物如 NADH/NAD⁺、游离脂肪酸、O₂ 等也是氧化磷酸化重要的调节因素。胞质游离 Ca²⁺ 是胞内信号转导的重要第二信使，也是氧化磷酸化一个重要调节因素。胞质游离 Ca²⁺ 直接激活三羧酸循环中脱氢酶活性，提高 NADH/NAD⁺ 比例，促进肌肉组织收缩时 ATP 利用。Ca²⁺ 还是线粒体通透性转换（mPT）的重要诱导因素，通过 mPT 可调节线粒体大小；当钙超载时可导致线粒体通透性大大提高，导致线粒体跨膜电位崩解，氧化磷酸化解偶联；还可激活线粒体介导的细胞凋亡通路。

（2）激素调节。甲状腺素是调节氧化磷酸化的重要激素。甲状腺素能刺激 Na⁺，K⁺ - ATP 酶（钠泵）活性，钠泵运转使分解 ATP 增加，ADP/ATP 比值上升，刺激氧化磷酸化，ATP 合成增加。此外还诱导解耦联蛋白基因表达，使营养物质氧化所释能量以热能散发增加，合成 ATP 相应减少，故也刺激氧化磷酸化增快。甲状腺功能亢进患者表现为多食、无力、喜冷怕热，基础代谢率增高。还有儿茶酚胺类激素通过直接或间接途径可增强线粒体氧化磷酸化活性，特别是应激时发挥重要的调节细胞能量代谢的作用。

二、糖代谢

糖类是指具有多羟醛或多羟酮及其衍生物的一类化合物，即碳水化合物（carbohydrates）。食物中的糖类主要是淀粉，而人体内主要的糖类是葡萄糖和糖原。糖在生物体内的主要生理功能是提供机体生命活动的能量，正常人体所需能量的 50%~70% 由糖分解代谢来提供。糖除了提供能量外，还有其他一些重要生理功能，包括提供机体的碳源，糖代谢中间物可转变为其他含碳化合物，如氨基酸、脂肪酸和核苷酸等；参与组织重要结构成分，如蛋白聚糖和糖蛋白构成结缔组织、软骨、骨基质和细胞膜等；参与细胞信息传递，如免疫、细胞识别和分化等；以及糖的磷酸衍生物可以形成许多重要的生物活性物质如 NAD⁺、FAD、ATP 等。

食物中的淀粉经过一系列酶的消化作用，最终分解为葡萄糖而被小肠吸收。糖代谢主要指葡萄糖在体内的一系列复杂化学反应过程，整个代谢过程可概括为：糖分解代谢（主要有糖酵解、糖有氧氧化和磷酸戊糖途径等），非糖物质合成葡萄糖和糖原，以及糖代谢中间物合成脂类、氨基酸和核苷酸等（图 17-1-6）。

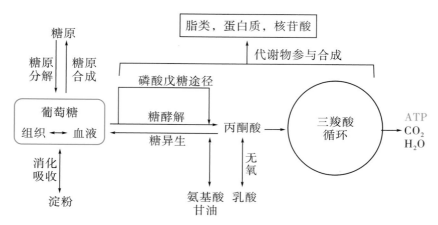

图 17-1-6　糖代谢概貌

（一）糖酵解

糖酵解（glycolysis）是指在无氧条件下，葡萄糖或糖原在胞浆内经一系列反应生成乳酸的过程。全过程分 11 步反应，由 11 个酶催化完成，其产物是 1 分子葡萄糖分解为 2 分子乳酸，净生成 2 分子 ATP，其中 6- 磷酸果糖激酶 -1、丙酮酸激酶和己糖激酶或葡萄糖激酶是调节糖酵解速率的关键酶（图 17-1-7）。糖酵解的生理意义是在缺氧情况下为机体迅速提供能量，如登高、百米短跑等剧烈运动时，机体处于相对缺氧状态，需靠葡萄糖无氧分解迅速补充 ATP 的不足。成熟红细胞由于缺乏线粒体，仅靠葡萄糖无氧分解获能。皮肤、睾丸、视网膜、肾髓质和白细胞等在氧供应充足时也由葡萄糖无氧分解提供部分

能量。肿瘤细胞在有氧情况下大部分葡萄糖也是通过糖酵解分解，即肿瘤细胞的 Warburg 效应。临床上呼吸衰竭、循环衰竭、急性大失血等情况下，由于机体不能得到充分的氧气供应，糖酵解增强，可引起血液乳酸浓度升高，甚至出现乳酸性酸中毒。

（二）糖有氧氧化

糖有氧氧化（aerobic oxidation of glucose）是指在有氧条件下葡萄糖彻底氧化生成水、二氧化碳和大量能量的过程。它在机体各组织中普遍存在。催化此代谢途径的酶存在于细胞胞液和线粒体的两个亚细胞中。其反应过程分为 4 个阶段（图 17-1-8）：第一阶段：葡萄糖循糖酵解途径分解

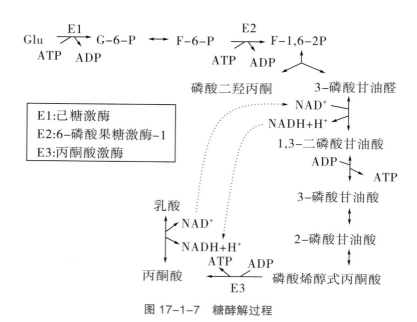

图 17-1-7　糖酵解过程

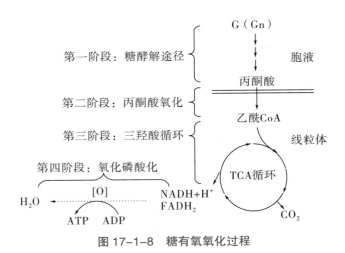

第一阶段：糖酵解途径
第二阶段：丙酮酸氧化
第三阶段：三羟酸循环
第四阶段：氧化磷酸化

G（Gn）

胞液

丙酮酸

乙酰CoA

线粒体

TCA循环

H_2O ← [O] ← $NADH+H^+$
$FADH_2$

ATP ADP

CO_2

图 17-1-8　糖有氧氧化过程

成丙酮酸（胞液），其过程基本与糖酵解过程相同，不同的是酵解中产生的 NADH 不再用于还原丙酮酸成为乳酸，而是进入线粒体氧化磷酸化产能过程；第二阶段：丙酮酸进入线粒体氧化脱羧生成乙酰 CoA；第三阶段：三羧酸循环（tricarboxylic acid cycle，TCA），从乙酰辅酶 A 与草酰乙酸缩合成含有三个羧基的柠檬酸开始，经一系列脱氢和脱羧等反应，又生成草酰乙酸，同时乙酰辅酶 A 彻底分解为 $2CO_2$ 和还原当量（$3NADH+H^+$，$FADH_2$）；第四阶段：氧化磷酸化，还原当量经线粒体内膜上氧化磷酸化酶体系催化彻底氧化，生成 H_2O 和大量 ATP。第二、第三和第四阶段都是在线粒体内完成的。

糖有氧氧化的主要生理意义：①机体获取能量的主要途径，每分子葡萄糖经此途径可产生 30 或 32 分子 ATP，远高于糖酵解产生的 ATP；②三羧酸循环是多功能代谢途径，它是三大营养物质共同代谢通路，三大营养物质（糖、脂肪和氨基酸）相互转变的联系枢纽，为合成代谢（脂肪酸、胆固醇、血红素等）提供前体物质。

（三）磷酸戊糖途径

磷酸戊糖途径（pentose phosphate pathway，PPP）即糖酵解旁路。整个反应在胞液中进行。由 6- 磷酸葡萄糖经脱氢氧化和脱羧反应等生成磷酸戊糖及 $NADPH+H^+$，前者再经基团转移反应转变成 3- 磷酸甘油醛和 6- 磷酸果糖后进入糖酵解途径，或 3- 磷酸甘油醛和 6- 磷酸果糖经逆反应生成磷酸戊糖，期间经历了从 3C~7C 的

多种单糖转变。PPP 在肝脏、骨髓、脂肪组织、泌乳期的乳腺、肾上腺皮质、性腺及红细胞中比较旺盛。其主要生理意义是为核酸的生物合成提供 5- 磷酸核糖，磷酸戊糖途径是体内唯一生成磷酸核糖的途径；为细胞代谢提供还原当量 $NADPH+H^+$，用于合成、羟化和抗氧化作用，如脂肪酸和胆固醇合成，生物转化中羟化反应以及维持谷胱甘肽（GSH）的还原性等；同时还提供 3C~7C 的各种单糖。

（四）糖原合成与分解

糖原（glycogen）是储存于肝脏和肌肉中的葡萄糖高聚物，作为能量贮存物质。当细胞能量充足时，葡萄糖合成糖原将能量进行贮存，当能量供应不足时，贮存的糖原降解为葡萄糖提供能量。餐后血液中葡萄糖浓度升高时，葡萄糖可在肝和肌肉等组织中合成糖原。由葡萄糖经尿苷二磷酸葡萄糖（UDPG）合成糖原的过程为糖原合成的直接途径；肝脏还可通过间接途径，即由三碳化合物（乳酸、生糖氨基酸和甘油）经糖异生途径合成糖原。

糖原分解（glycogenolysis）习惯上是指肝糖原分解成葡萄糖。由于葡萄糖 -6- 磷酸酶只存在于肝脏（肾脏）中，不存在于肌肉中。肌糖原不能分解为葡萄糖。只能在肌细胞内进行糖酵解和糖有氧氧化分解。所以只有肝脏（肾脏）中的糖原可直接补充血糖。

糖原合成和降解是不完全相同的两条途径，糖原合酶是糖原合成的关键酶，糖原磷酸化酶是糖原分解的关键酶。通过对二者严格而复杂的共价修饰和变构调节，影响糖原代谢途径的方向和速率，从而影响血糖水平。

（五）糖异生作用

糖异生作用（gluconeogenesis）是指非糖物质（乳酸、甘油、生糖氨基酸等）转变为葡萄糖或糖原的过程。肝脏是葡萄糖异生的主要器官。肾脏在正常情况下葡萄糖异生能力只有肝脏的 1/10，但长期饥饿时肾脏的葡萄糖异生能力大大增强，这与肾脏调节酸碱平衡密切相关。糖异生途径基本上是糖酵解途径的逆反应。但糖酵解途

径中由己糖激酶、6-磷酸果糖激酶-1 和丙酮酸激酶催化的三步反应是不可逆的。因此，催化这三步逆向反应由 4 个关键酶完成：葡萄糖 -6- 磷酸酶、果糖二磷酸酶、丙酮酸羧化酶及磷酸烯醇式丙酮酸羧激酶。因此，糖酵解和糖异生需要进行协调调节，这种协调主要依赖于三步不可逆反应关键酶活性的有效调节。糖异生的主要生理意义是：①维持空腹和饥饿时血糖的相对恒定；②补充或恢复肝糖原贮备；③有利于乳酸利用和调节体内酸碱平衡。

（六）血糖调节

血糖主要指血液中的葡萄糖。血糖浓度相对稳定对满足组织器官能量需求，尤其是大脑的正常生理活动具有重要意义。正常人空腹血糖浓度为 3.89~6.11mmol/L。血糖浓度的相对稳定依靠体内血糖的来源和去路之间的动态平衡。血糖补充包括食物摄取、肝脏糖原分解和糖异生；血糖去路包括氧化分解、磷酸戊糖通路、合成糖原、转变为脂类、氨基酸、核苷酸和蛋白聚糖等，以及肾脏排出等。肝脏是调节血糖稳定最重要的器官。血糖主要在神经和激素的调节下协调主要组织器官（肝脏、肌肉和脂肪等）的代谢来维持动态平衡。胰岛素是唯一的降血糖激素，升血糖激素有胰高血糖素、肾上腺素、糖皮质激素、生长激素等。这些激素分泌后通过血液运送到相应的靶细胞，与膜受体或胞内受体结合并通过胞内信号系统来调节糖代谢和其他代谢途径关键酶活性，或作用到核内调节关键酶基因表达，从而影响代谢通路活性和血糖水平。

三、脂类代谢

脂类是一类不溶于水而溶于有机溶剂的有机化合物，包括脂肪和类脂两大类。脂肪是三分子脂肪酸和一分子甘油形成的酯，也称甘油三酯或三酰甘油（triacylglycerol 或 triglyceride），是机体储存能量的主要形式。脂肪主要分布在大网膜、皮下及脏器周围的脂肪细胞内。脂肪约占体重的 14%~19%，女性稍多。脂肪含量受营养状况、机体活动以及遗传因素等影响，波动很大，

肥胖者脂肪可占体重的 30%，过度肥胖者可高达 60% 左右。类脂主要有磷脂（phospholipid）、糖脂（glycolipid）、胆固醇（cholesterol）及其酯（cholesterylester）等，类脂是生物膜及脑神经组织的重要组成成分，还参与细胞识别和信号传递等功能，如二酰甘油（DAG），三磷酸肌醇（IP_3）、三磷酸磷脂酰肌醇（PIP_3）和溶血性磷脂酸（LPA）等是一类重要的信号分子。胆固醇及其酯虽然不能氧化供能，但能转化成为胆汁酸、类固醇激素和维生素 D_3，参与内分泌调节、物质代谢等。类脂含量恒定，不受营养状况和机体活动的影响。

（一）血脂代谢

血脂是血中的脂类物质（包括甘油三酯、磷脂、胆固醇、胆固醇酯和游离脂肪酸等）的统称，正常人空腹血脂总量为 400~700mg/dL（4.0~7.0mmol/L），其中甘油三酯为 10~160mg/dL（平均 100mg/dL），总胆固醇 150~250mg/dL（平均 200mg/dL），胆固醇酯占总胆固醇的 70% 左右。

血中脂类以脂蛋白的形式运输和代谢。血浆脂蛋白因脂类、蛋白质组成及含量上的差异，其密度各不相同。按密度由小至大的顺序，脂蛋白依次分为乳糜微粒（CM）、极低密度脂蛋白（VLDL）、低密度脂蛋白（LDL）和高密度脂蛋白（HDL）。在脂蛋白运送脂类过程中进行了相关脂类代谢，包括脂类水解、释放甘油和脂肪酸，被各组织细胞摄取利用，以及各类脂蛋白之间的脂类和载脂蛋白的交换等。涉及的酶和相关蛋白质有：脂蛋白脂肪酶、LCAT、LDL 受体、HDL 受体、LDL 受体相关蛋白、ATP 结合盒转运蛋白、胆固醇酯转运蛋白、磷脂转运蛋白等。血脂代谢异常可引起高脂血症，临床常见的有高甘油三酯血症和高胆固醇血症。高脂血症是高血压、动脉粥样硬化和冠心病等发生发展的重要危险因素。血脂代谢异常与这些脂蛋白代谢酶和相关蛋白质基因突变等有关。

（二）甘油三酯代谢

甘油三酯代谢包括甘油三酯分解代谢、酮体代谢及甘油三酯合成代谢三部分。

1. 甘油三酯的分解代谢

（1）脂肪动员。储存在脂肪组织中的脂肪，被脂肪酶逐步水解后以游离脂肪酸和甘油形式释放，通过血液循环供其他组织氧化利用的过程称为脂肪动员。三酰甘油脂肪酶是脂肪动员的关键酶。该酶受多种激素的调控，称为激素敏感性脂肪酶（hormone-sensitive lipase, HSL）。肾上腺素、胰高血糖素、促肾上腺皮质激素和促甲状腺素都是促进脂肪动员的激素，称为脂解激素。与此相反，胰岛素、前列腺素 E_2 及烟酸等抑制脂肪动员的激素称为抗脂解激素。脂肪动员释放的甘油可被肝、肾、肠等组织利用。甘油依次由甘油激酶和磷酸甘油脱氢酶催化生成磷酸二羟丙酮，再通过糖异生作用转变为糖或循糖酵解途径氧化分解。甘油也可再用来合成脂肪。

（2）脂肪酸氧化分解。脂肪动员释放游离脂肪酸被心、肝、骨骼肌等摄取利用。在 O_2 供给充足的条件下，脂肪酸可彻底氧化分解为 CO_2、H_2O 和生成大量 ATP。脂肪酸是人及哺乳动物的主要能源物质之一。除脑组织外，大多数组织均能氧化脂肪酸，不过以肝脏和肌肉最活跃。整个过程分为四个阶段（图 17-1-9）：脂肪酸在胞液中活化生成脂酰 CoA；脂肪酰基转运进入线粒体，长链脂肪酸（12C~26C）进入线粒体必须在肉碱脂酰转移酶 Ⅰ 和 Ⅱ、肉碱-脂酰肉碱转位酶及肉碱的共同作用下才能完成转运。中等长度的脂肪酸（8C~10C）进入线粒体无需肉碱的协助；脂酰 CoA 在线粒体基质中进行脂肪酸 β 氧化和氧化磷酸化彻底分解，释放出大量能量。

（3）酮体的生成和利用。在肝外组织，脂肪酸 β 氧化产生的乙酰 CoA 直接进入三羧酸循环彻底氧化。然而，在肝内，脂肪酸进行 β 氧化产生的大量乙酰 CoA 大部分被转变成酮体（ketone bodies），包括 30% 的乙酰乙酸（cetoacetate）、70% 的 β 羟丁酸（β-hydroxy-butyrate）和微量丙酮（acetone）。肝细胞线粒体内含有合成酮体的酶类，这些酶活性很高，可将脂肪酸 β 氧化产生的乙酰 CoA 迅速转变成酮体。但肝脏本身缺乏利用酮体的酶，故酮体必须从肝细胞释放出来进入血液运输到肝外组织进一步氧化分解。肝外许多组织具有活性很强的分解酮体的酶，可以将酮体重新转化成乙酰 CoA，再通过三羧酸循环彻底氧化分解产生能量。酮体分子小，溶解性高，易于透过血—脑屏障及肌肉毛细血管壁。心肌和肾皮质利用酮体优于利用葡萄糖。脑组织虽然不能直接氧化脂肪酸，却能利用肝所产生的酮体。正常饮食时，脑优先利用葡萄糖，但在糖供应不足或糖利用障碍时，酮体可以替代葡萄糖，成为脑组织的主要能源，甚至 75% 的能源来自酮体。

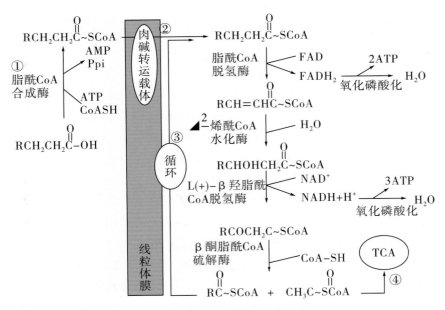

图 17-1-9 脂肪酸氧化分解过程

当饥饿或高脂低碳饮食时葡萄糖供应减少，或者糖尿病时葡萄糖利用不同程度受到抑制时，机体为保障能量稳定，逐步增强脂肪代谢供能，肝脏产生和释放大量酮体，血液中酮体浓度升高称酮血症或酮症，酮症分两类：正常饥饿性酮症和病理性糖尿病性酮症酸中毒的高酮血症。人体血液中没有其他燃料能像酮体一样变化如此之大，却仍能与生命和平共处。整晚禁食后，酮体浓度约为 0.05mmol/L，但禁食 2d 后可上升至 2mmol/L，禁食 40d 后可达 7mmol/L，浓度变化 140 倍。在长时间饥饿期间，β 羟丁酸和乙酰乙酸取代葡萄糖成为大脑的主要燃料，这就使机体减少了肌肉等组织蛋白分解。在禁食早期，肌肉也利用酮体供能，但持续禁食时，会转变为直接氧化脂肪酸供能，以节省酮体供大脑代谢利用。

2. 甘油三酯的合成代谢

甘油三酯除由食物提供外，机体内大部分由碳水化合物转化而来，甘油三酯合成时首先合成脂肪酸（FA），后者是合成各种脂类的主要前体分子。FA 在肝脏合成，肝细胞液中存在合成脂肪酸的多酶体系，以葡萄糖氧化产生的乙酰 CoA 为原料，在 ATP、NADPH+H^+、HCO_3—（CO_2）及 Mn^{2+} 等多种辅因子参与下，通过缩合还原方式合成软脂酸（16C），进一步通过脂肪链延长或去饱和酶的催化合成不同长度和饱和度的 FA。肝脏合成 FA 的能力较脂肪组织大 8~9 倍。乙酰 CoA 羧化酶是脂肪酸合成的限速酶。胰高血糖素抑制乙酰 CoA 羧化酶活性，而胰岛素则激活该酶活性。因此，长期摄入过多碳水化合物（高糖膳食）和高胰岛素水平可以大大促进脂肪合成。

脂肪酸进一步通过酯化作用参与三酰甘油、磷脂和酯化胆固醇的合成过程。此外 FA 是合成多种活性脂质分子的前体。花生四烯酸，一种 n-6 衍生物多不饱和脂肪酸（PUFA）是合成花生酸的底物，通过环氧合酶（COX）途径合成前列腺素和血栓素，通过脂氧酶（LOX）途径合成白三烯。前列腺素包括前列腺素 E_2（PGE_2），其在组织炎症和促肿瘤发生环境中发挥重要作用；而其他 PUFA 包括 -3 脂肪酸 -20 碳 5 烯酸（EPA）和 22 碳 6 烯酸（DHA），通过抑制炎症作用降低乳腺癌和其他癌症的风险。

（三）磷脂代谢

磷脂包括卵磷脂、脑磷脂、磷脂酰肌醇、磷脂酰丝氨酸和心磷脂等，磷脂是细胞膜的主要结构和功能分子，参与细胞信号传导和脂蛋白代谢等。磷脂合成基本同三酰甘油合成。首先激活胆碱和乙醇胺，生成 CDP- 胆碱和 CDP- 乙醇胺，然后与二酰甘油反应，生成卵磷脂和脑磷脂。心肌、骨骼肌等组织中，在 CTP 参与下，二酰甘油转变成 CDP- 二酰甘油，然后与肌醇、丝氨酸及 α - 磷脂酰甘油结合，分别生成磷脂酰肌醇、磷脂酰丝氨酸及心磷脂。磷脂酰肌醇在细胞信息传导中起重要作用，心磷脂是心肌线粒体内膜的特征性磷脂，与线粒体结构与功能密切相关。

甘油磷脂可被多种不同的磷脂酶水解，根据水解作用的特异性即酯键位置，将磷脂酶分为磷脂酶 A_1、A_2、B、C 及 D 五种类型，其中磷脂酶 A_2 存在于动物组织的细胞膜和线粒体膜上，以 Ca^{2+} 为激活剂，特异性地催化甘油磷脂 2 位酯键水解，生成溶血磷脂 1 和多不饱和脂肪酸。溶血磷脂是较强的表面活性剂，能破坏细胞膜，引起溶血或细胞坏死。患急性胰腺炎时，磷脂酶 A2 在胰腺内被激活，可造成胰腺细胞坏死。最近发现 LPA 与至少 6 种不同 G 蛋白偶联受体（GPCR）家族结合，激活 RAS、PI3K、RAC 和 RHO 信号通路以促进肿瘤细胞的存活和迁移。

（四）胆固醇代谢

胆固醇是环戊烷多氢菲的衍生物，在体内主要以游离胆固醇和胆固醇酯两种形式存在。胆固醇不仅是细胞膜的重要成分，也是类固醇激素，胆汁酸盐以及维生素 D_3 合成的前体。人体约含 140g 胆固醇，分布不均匀，其中，肾上腺、卵巢及脑组织含量最多，肝、肾、肠、皮肤以及脂肪组织亦含较多的胆固醇，肌肉组织含量较少。胆固醇在质膜中的作用非常复杂，远超出其调节膜脂双层流动性和渗透性的范围。胆固醇可在特定膜区与鞘脂结合形成小的、分隔的、高度稳定的微区，被称为脂筏，它是信号传导的平台，其中胆固醇含量与其调节细胞相关信号通路（生长信号和凋亡通路）密切相关。

胆固醇合成与脂肪酸合成一样，其原料主要来自糖代谢中间物（乙酰 CoA、NADPH+H⁺ 及 ATP）。胆固醇合成酶系存在于胞液和光面内质网膜上，其合成通路称为甲羟戊酸（mevalonic acid, MVA）通路，过程十分复杂，大概分为 5 个阶段：MVA、异戊二烯类的法尼焦磷酸（farnesyl pyrophosphate, FPP）、鲨烯、羊毛固醇和胆固醇的生成，其中的一些中间物可以进一步代谢转变而具有重要作用，如 FPP 可以异戊烯化修饰小分子 G 蛋白（RAS 和 RHO）促进肿瘤迁移，鲨烯具有抗氧化作用，促进细胞存活。HMG CoA 还原酶是胆固醇合成的限速酶，调节该酶的活性或含量影响胆固醇的代谢平衡。胆固醇生物合成基因表达受转录因子固醇调节元件结合蛋白（SREBP1 和 SREBP2）调节，它们作为同源二聚体与靶基因启动子的固醇调节元件（SRE）结合发挥作用，还有肝脏 X 受体（liver X recepter, LXR）与维甲酸 X 受体（RXR）形成异源二聚体，与 SREBF1a 和 ABCA1 基因启动子 LXR 反应元件（LXR）结合，以促进脂质合成和胆固醇转运。胆固醇可变构抑制 HMG CoA 还原酶活性，此外，HMG CoA 还原酶活性具有昼夜节律性，午夜酶活性最高，中午酶活性最低。因此，胆固醇合成也具有周期节律性变化，夜间合成量最多。同样，长期摄入过多碳水化合物时可大量合成胆固醇，导致高胆固醇血症。

胆固醇不能彻底氧化分解释放能量，其侧链可被氧化、还原或降解转变为多种重要的生理活性物质，包括胆汁酸和类固醇激素（肾上腺皮质激素、性激素）和维生素 D₃。

四、氨基酸代谢

氨基酸是生命活动中的一类重要物质，具有广泛的生物学功能：蛋白质的组成单位，能量代谢物质，许多重要含氮化合物的前体（血红素、激素、神经递质、谷胱甘肽、核苷酸、辅酶和一氧化氮等）。氨基酸种类多，主要分非编码氨基酸和编码氨基酸，见图 17-1-10。

非编码氨基酸不参与蛋白质合成，但参与许多代谢过程并生成许多重要活性物质，如同型半胱氨酸，磺基丙氨酸，同型丝氨酸，鸟氨酸，瓜氨酸，精氨酸代琥珀酸，牛磺酸，γ- 氨基丁酸，碘化酪氨酸（T4 和 T3）等。

编码氨基酸为 20 种 L- 氨基酸，从营养角度可分为必需氨基酸和非必需氨基酸。必需氨基酸有 8 种：缬氨酸、异亮氨酸、亮氨酸、苏氨酸、蛋氨酸、赖氨酸、苯丙氨酸和色氨酸。缺少任何一种必需氨基酸都会引起氮的负平衡。非必需氨基酸是指除必需氨基酸以外的 12 种氨基酸。这类氨基酸在营养和代谢上与必需氨基酸同样重要，只是它们可在体内合成，不必由食物蛋白质供给。编码氨基酸从分子结构还可分为：直链氨基酸、支链氨基酸（branched-chain amino acid, BCAA）、芳香族氨基酸（Aromatic amino acid, AAA）和杂环氨基酸。BCAA 包括亮氨酸、异亮氨酸和缬氨酸，都是必需氨基酸，也是一类提供能量的氨基酸，可被骨骼肌、心肌、脑、肝脏等直接利用。正常情况下，BCAA 只占能量需要的 6%~7%；在高分解代谢及有葡萄糖抵抗和酮体生成能力下降时，这一比例可能上升到 30%。BCAA 不仅可使患者处于正氮平衡或接近正氮平衡，而且对肝性脑病还有显著疗效。正常血液中 BCAA/AAA 比值为 3~3.5，严重肝病时比值下降。

膳食中的蛋白质在胃肠道内经多种蛋白酶和肽酶协同作用，被水解为氨基酸及小肽，然后再被机体吸收。氨基酸经门静脉入肝，再经血液循环进入全身各组织，而组织中原有的蛋白质又经常降解为氨基酸，继之外源性和内源性混合，存在于细胞内液和细胞外液等各种体液中，称为氨基酸的代谢库。氨基酸在体内代谢概貌见图 17-1-11。

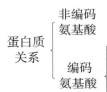

蛋白质关系
- 非编码氨基酸
- 编码氨基酸
  - 营养关系：必需氨基酸，非必需氨基酸
  - 分子结构：直链氨基酸，支链氨基酸，芳香族氨基酸和杂环氨基酸
  - 理化性质：非极性氨基酸，极性中性氨基酸，碱性氨基酸，酸性氨基酸
  - 代谢性质：生糖氨基酸，生酮氨基酸，生糖兼生酮氨基酸

图 17-1-10 氨基酸分类

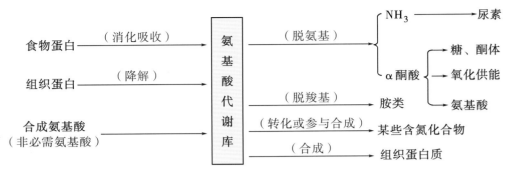

图 17-1-11　氨基酸代谢概貌

（一）脱氨基作用

氨基酸可以通过氧化脱氨基、转氨基、联合脱氨基及其他脱氨基方式脱去氨基而生成 α-酮酸，然后进一步代谢，其中以联合脱氨基作用最重要。联合脱氨基作用是可逆的过程，又是体内合成非必需氨基酸的主要途径。但因必需氨基酸相应的 -酮酸在体内不能合成，因此必需氨基酸只能由食物供给。在骨骼肌和心肌中 L-谷氨酸脱氢酶的活性很低，这些组织主要通过嘌呤核苷酸循环脱氨基。氨基酸经脱氨基后生成的 -酮酸在体内的代谢途径主要有以下 3 条：经联合脱氨基反应逆过程生成非必需氨基酸，转变为糖（生糖）或脂肪（生酮），以及氧化分解供能。

（二）脱羧基作用

有些氨基酸还可以通过脱羧基作用生成相应的胺类：如 -氨基丁酸、组胺、5-羟色胺、儿茶酚胺、多胺和牛磺酸等，这些胺类具有重要生理作用。

（三）氨代谢

哺乳动物机体内虽不断产生氨，但正常人血氨含量很低，一般低于 $60\mu mol/L$，血氨维持在低量是通过氨来源和去路平衡调节实现的。各组织产生的氨，以谷氨酰胺和丙氨酸两种形式运至肝脏，与肠道吸收入肝的氨一起通过鸟氨酸循环合成尿素或运至肾脏以铵盐的形式排出。在肌肉组织还以丙氨酸-葡萄糖循环方式运送肌肉产生的氨：肌肉蛋白质在分解代谢过程中，特别在饥饿等蛋白质分解代谢加强时，氨基酸经脱氨基而产

氨增加。氨可通过与 α-酮戊二酸结合生成谷氨酸，再经转氨作用将氨基转给丙酮酸而生成丙氨酸。丙酮酸主要来自葡萄糖氧化分解。丙氨酸在肌肉组织生成后经过血液运送至肝脏，在肝内丙氨酸经联合脱氨基作用脱去氨基生成丙酮酸。丙酮酸经糖异生途径而生成葡萄糖。葡萄糖再经血液输入肌肉。因而形成丙氨酸-葡萄糖循环。通过这一过程，肌肉将氨基酸脱氨基产生的氨运到肝脏生成尿素，同时也为肝脏提供糖异生的原料。这一循环对防止血氨升高有一定意义。

（四）个别氨基酸代谢

（1）一碳单位代谢。甘氨酸、丝氨酸、蛋氨酸、色氨酸和组氨酸等在分解代谢中产生一碳单位。一碳单位的主要功能是参与嘌呤与嘧啶的合成。四氢叶酸是一碳单位代谢的重要辅助因子。

（2）含硫氨基酸代谢。含硫氨基酸包括蛋氨酸、半胱氨酸和胱氨酸三种。蛋氨酸通过蛋氨酸循环的转甲基作用参与许多种含甲基的生理活性物质的合成，如胆碱、肌酸、肉碱及肾上腺素等的合成；还参与基因甲基化修饰而调节基因表达活性。半胱氨酸可生成牛磺酸，后者是结合胆汁酸的组成成分之一。脑组织中含有较多牛磺酸，生理作用尚不清楚。含硫氨基酸经氧化分解后可以产生硫酸根。一部分可以无机盐类形式随尿排出体外，一部分经活化变成活性硫酸根，即 3'-磷酸腺苷 5'-磷酸硫酸（PAPS），参与硫酸的修饰代谢。

（3）支链氨基酸（BCAA）包括亮氨酸、异亮氨酸和缬氨酸，它们都属于体内不能合成而必

须从食物中获得的必需氨基酸。BCAA 是一类活跃的供能氨基酸，特别是肌肉中 BCAA 分解非常活跃，与其他氨基酸相比，BCAA 能以相当快的速率转氨基和完全氧化，其氧化产生 ATP 的效率高于其他氨基酸。同时在临床疾病（肝病和肿瘤等）过程中和治疗上发挥重要作用。BCAA 氧化分解代谢通路起始的两个酶是其分解的关键酶，包括支链氨基酸氨基转移酶（branched-chain amino acid transaminase，BCAAT）和支链酮酸脱氢酶（branched chain a-keto acid dehydrogenase，BCKDH）。首先 BCAA 在 BCAAT 催化下进行可逆的转氨基作用，生成相应的酮酸，再经 BCKDH 催化进行不可逆的氧化脱羧，形成少一个碳原子的脂酰 CoA，再在脂酰 CoA 的 α、β 碳原子间脱氢形成双键，在双键间加水，形成 β 羟酰基 CoA，亮氨酸降解为乙酰乙酸和乙酰 CoA，异亮氨酸降解为丙酰 CoA 和乙酰 CoA，缬氨酸降解为琥珀酰 CoA，分别参加成糖和成酮反应，最后可进入三羧酸循环彻底氧化分解。BCAA 分解代谢主要通过代谢物可影响表观遗传学和基因表达：通过改变细胞内乙酰 CoA 水平和亚细胞核质分布可影响组蛋白和 DNA 乙酰化修饰的表观遗传学改变；另一方面通过其代谢物 - 酮戊二酸和 2- 羟戊二酸互变影响 - 酮戊二酸依赖双脱氧酶活性，从而改变甲基化表观遗传学改变，以及 HIF 稳定性而导致受其调控的一系列基因表达。膳食中支链氨基酸的摄入量，以及组织支链氨基酸摄取和分解之间的平衡共同决定血浆 BCAA 水平。由于肝脏缺乏 BCAT 活性，因此不能直接代谢 BCAA。然而，肝脏可以分解利用血循环支链酮酸（branched-chainketo acid, BCKA），这在很大程度上是来源于骨骼肌蛋白质分解来源的 BCAA 的作用。肝脏能够利用它们作为碳源代谢转变为其他分子，如脂肪酸、葡萄糖和酮体类。BCAA 可通过调节胰岛素分泌和外周组织的敏感性影响全身葡萄糖代谢胰岛素，帮助协调氨基酸和碳水化合物生物体内跨组织代谢 BCAA，在营养状态感受中发挥作用，特别是亮氨酸通过西罗莫司复合物 1（mTORC1）在感知细胞内氨基酸的有效利用度中发挥了中心作用，mTORC1 信号也可以影响蛋白质、脂质和核苷酸合成，提供氨基酸之间的联系感知和其他合成代谢过程。

（4）芳香族氨基酸代谢。芳香族氨基酸（AAA）包括苯丙氨酸、酪氨酸和色氨酸。苯丙氨酸羟化转变为酪氨酸，少量可经转氨基作用生成苯丙酮酸。酪氨酸可参与儿茶酚胺和黑色素代谢。甲状腺激素是酪氨酸的碘化衍生物。

一些氨基酸通过不同的代谢生成机体重要的活性成分（表 17-1-1）。

表 17-1-1　氨基酸衍生的重要含氮化合物

氨基酸	衍生的化合物	生理功能
天冬氨酸、谷氨酰胺、甘氨酸	嘌呤碱	含氮碱基、核酸成分
天冬氨酸	嘧啶碱	含氮碱基、核酸成分
甘氨酸	卟啉化合物	血红素、细胞色素
甘氨酸、精氨酸、蛋氨酸	肌酸、磷酸肌酸	能量储存
色氨酸	5- 羟色胺、烟酸	神经递质、维生素
苯丙氨酸、酪氨酸	儿茶酚胺、甲状腺素	神经递质、激素
酪氨酸	黑色素	皮肤色素
谷氨酸	γ - 氨基丁酸	神经递质
蛋氨酸、鸟氨酸	精胺、亚精胺	细胞增殖促进剂
半胱氨酸	牛磺酸	结合胆汁酸成分

（五）氨基酸代谢的器官特点

　　肝脏在氨基酸代谢中发挥了主要作用。肝脏能调节来自门静脉血的氨基酸并将其按量和比例分配到身体其他组织器官。从门静脉流入肝脏的氨基酸中，一部分直接被分解代谢为具有营养学意义的物质。首次进入肝脏的 80%~100% 的组氨酸、天冬氨酸、谷氨酸和其他芳香族氨基酸被清除，而丙氨酸、赖氨酸、脯氨酸和精氨酸只有 20%~40% 被清除。这一研究结果对解释肝硬化、肝功能障碍及急性肝衰竭患者的血液中氨基酸浓度为什么呈选择性升高提供了线索。另外，氨基酸代谢还受相互之间的代谢影响，如在体外实验发现苯丙氨酸、酪氨酸、组氨酸、蛋氨酸、色氨酸参与控制其他氨基酸通过肝细胞膜。血循环中氨基酸水平的升高可以使肝酶系统活性增强或发生相应反应，使肝成为这些氨基酸分解代谢的主要部位。肝脏在氨基酸代谢中的另一个重要作用是将氨通过鸟氨酸循环合成尿素，承担了机体产生大量氨的解毒任务。

　　骨骼肌是机体蛋白质库，通过摄取和释放氨基酸而对机体氨基酸代谢库发挥重要影响。骨骼肌能代谢大量的 BCAA 来补充能量，其代谢 BCAA 的酶活性是肝脏的 3~10 倍。骨骼肌生成的氨以谷氨酰胺和丙氨酸形式输出。然后其碳链骨架进入三羧酸循环，或彻底氧化产生能量，或被再用于谷氨酰胺和丙氨酸的合成，同时与肝脏之间通过丙氨酸—葡萄糖循环有着密切联系。当部分肿瘤患者进入恶病质阶段时骨骼肌分解释放出大量丙氨酸进入血循环，进入肝脏进行糖异生，这个循环会消耗大量 ATP，这是恶病质患者能量消耗增加和消瘦的重要因素之一。

五、物质代谢整合

　　保持物质代谢的稳态是健康的基础。在正常情况下，机体为适应内外环境的不断变化，有条不紊地进行各种物质代谢，表现出生物体对其代谢进行精细的调节整合，不断调节各种物质代谢的强度、方向和速度，以满足机体生命的能量需求，保持组织更新，以及维持内环境的稳定，这就是物质代谢调节整合。生物体内的代谢调节机制十分复杂，是生物在长期进化过程中逐步形成的一种适应

能力。整个调节系统包括三级不同水平的调节：一是细胞水平的调节，主要通过细胞内代谢物浓度、酶活性和含量进行调节；二是激素水平的调节，高等生物出现了专司调节功能的内分泌细胞和器官，通过分泌各种激素，作用于相应靶细胞，并通过信号转导过程，最后影响相关代谢酶基因表达和活性，从而发挥代谢调节作用；三是整体水平调节，在中枢神经系统控制下，主要由神经纤维和神经递质对靶细胞发挥直接代谢调节，或通过调节某些激素分泌间接影响细胞代谢，并通过各种激素及其相应信号通路的相互协调而对机体代谢进行整合调节。在三级代谢水平中，细胞水平代谢调节是基础，激素及神经对代谢的调节都是通过细胞水平的代谢调节实现的。

（一）细胞水平调节

　　酶的细胞水平调节主要体现在酶的分布、活性和数量等方面的变化。

1. 酶在细胞内的区域化分布

　　表 17-1-2 显示了不同的代谢途径酶存在于细胞的不同部位，这对于代谢途径的调控具有重要作用。如脂肪酸 β 氧化酶系和合成酶系分别分布于线粒体和胞液中，这样可避免乙酰 CoA 的生成与利用进入无意义的循环中。而脂肪酸合成所需的乙酰 CoA 则主要来源于糖的分解代谢，在线粒体中产生，脂肪酸合成速度取决于乙酰 CoA 通过线粒体进入胞液的速度。所以，酶在细胞内隔离和集中分布是代谢调节的一种重要方式。

2. 酶活性调节

　　通过调节代谢通路的关键酶（key enzyme）活性而改变代谢通路的速度与方向是体内代谢快速调节的一种重要方式。细胞内酶活性调节的方式主要有两种：变构调节和共价修饰。

　　变构调节是指某些小分子化合物（变构效应剂）与酶分子活性中心之外的部位特异性地非共价可逆结合，引起酶蛋白分子构象发生改变，从而改变酶的活性，这种现象称为酶的变构调节。变构调节在生物界普遍存在，它是人体内快速调节酶活性的一种重要方式（表 17-1-3）。

　　变构效应剂一般是代谢途径的中间物或终产物，以及与它们结构不同的其他化合物。一种酶可有多种变构效应剂。这些代谢物常影响催化该

表 17-1-2　真核细胞主要代谢途径与酶的区域分布

代谢途径（酶或酶系）	细胞内分布	代谢途径（酶或酶系）	细胞内分布
糖酵解	胞液	尿素合成	胞液、线粒体
三羧酸循环	线粒体	蛋白质合成	内质网、胞液
磷酸戊糖途径	胞液	DNA 合成	细胞核
糖异生	胞液	mRNA 合成	细胞核
糖原合成与分解	胞液	tRNA 合成	核质
脂肪酸 β 氧化	线粒体	rRNA 合成	核仁
脂肪酸合成	胞液	血红素合成	胞液、线粒体
胆固醇合成	内质网、胞液	胆红素生成	微粒体、胞液
氧化磷酸化（呼吸链）	线粒体	多种水解酶	溶酶体

表 17-1-3　一些代谢途径关键酶的变构调节

代谢途径	变构酶	生理功能 激活	生理功能 抑制
糖酵解	己糖激酶	AMP、ADP、FDP、Pi	G—6—P
	6- 磷酸果糖激酶 -1	FDP	柠檬酸
	丙酮酸激酶	FDP	ATP、乙酸 CoA
三羧酸循环	柠檬酸合酶	AMP	ATP、长链脂酰 CoA
	异柠檬酸脱氢酶	AMP、ADP	ATP
糖异生	丙酮酸羧化酶	乙酰 CoA、ATP	AMP
	果糖—1, 6—二磷酸酶	5'—AMP	AMP
糖原分解	磷酸化酶 b	AMP、G—1—P、Pi	ATP、G—6—P
糖原合成	糖原合酶	G—6—P	
脂肪酸合成	乙酰 CoA 羧化酶	柠檬酸、异柠檬酸	长链脂酰 CoA
胆固醇合成	HMG-CoA 还原酶		胆固醇
氨基酸代谢	谷氨酸脱氢酶	ADP、亮氨酸、甲硫氨酸	ATP、GTP、NADH
嘌呤合成	PRPP 酰胺转移酶	PRPP	AMP、ADP、GMP、GDP
嘧啶合成	天冬氨酸氨基甲酰转移酶		CTP
血红素合成	ALA 合酶		血红素

代谢途径起始反应的酶活性，即反馈调节。代谢物的反馈调节常常通过对关键酶的变构调节来影响整个代谢速率。反馈调节具有两种情况，一是终产物的积累抑制初始步骤的酶活性，使得反应减慢或停止，此种反馈称为负反馈或反馈抑制。负反馈既可使代谢产物的生成不至于过多，又可使能量得以有效利用，不至于浪费。如 ATP 可变构抑制磷酸果糖激酶 -1、丙酮酸激酶及柠檬酸合酶，阻断糖酵解、有氧氧化及三羧酸循环，使 ATP 的生成不致过多而浪费。另一种反馈是代谢过程中某些产物可使本途径的前行酶活化，加速反应，这种反馈称为正反馈或反馈激活，如果糖 -1, 6- 二磷酸是磷酸果糖激酶 -1 的反应产物，同时又是磷酸果糖激酶 -1 的激活剂，它有利于糖的分解代谢。

共价修饰（化学修饰）是指某些酶分子肽链上的某些基团可在另一种酶的催化下发生共价结

合或解离，或通过可逆地氧化还原互变使酶分子的局部结构或构象产生改变，从而引起酶活性的改变。如磷酸化和去磷酸化，乙酰化和去乙酰化，腺苷化和去腺苷化，甲基化和去甲基化以及 –SH 基和 — S — S —基互变等，其中磷酸化和去磷酸化在物质代谢调节中最为常见。细胞内存在着多种蛋白激酶和磷蛋白磷酸酶，通过磷酸化和去磷酸化反应修饰其底物蛋白，在激素信号转导和调节物质代谢中均起着十分重要的作用。由于酶化学修饰是酶促反应，因此有级联放大效应。少量调节因素（如激素）就可使大量的酶分子发生化学修饰使得激素信号瀑布式放大。因此，酶共价修饰的效率和规模显著高于变构调节。

酶促化学修饰与变构调节是细胞内两种调节代谢速度和方向的基本方式。对某一种酶来说，它可以同时接受这两种方式的调节。例如，二聚体糖原磷酸化酶存在磷酸化位点，且每个亚基都有催化部位和调节部位，因此，在受化学修饰的同时也可受 AMP 变构激活和 ATP 变构抑制。细胞中同一种酶受化学修饰和变构双重调节的意义可能在于：变构调节是细胞的一种基本调节机制，它对于维持代谢物和能量平衡具有重要作用，但当效应剂浓度过低，不足以与全部酶分子的调节部位结合时，就不能动员所有的酶发挥作用，难以发挥应急效应。当在应激等情况下，随着肾上腺素的释放，通过 cAMP 启动一系列的级联酶促化学修饰反应，可迅速有效地满足机体的急需。

（二）激素水平调节

体内的物质代谢受机体所在环境的影响。外来刺激因素首先影响神经，然后传导到内分泌腺以分泌激素，激素经血流到达各种组织细胞，从而调节物质代谢。通过激素来控制物质代谢是高等动物体内代谢调节的一种重要方式。

调节物质代谢的激素包括胰岛素、胰高血糖素、促甲状腺激素和儿茶酚胺类激素等。激素作用的一般规律为：激素（第一信使）受体胞内信号转导系统（第二信使、蛋白激酶等）调节相应靶酶活性或数量影响相应代谢途径，如胰高血糖素或儿茶酚胺类激素，G 蛋白偶联膜受体 cAMP 蛋白激酶系统，糖、脂代谢相应关键酶化学修饰或基因表达改变产生生理效应（表 17-1-4）。

表 17-1-4 激素对物质代谢的调节

激素	靶组织或靶器官	cAMP 浓度	对酶或化学反应的影响	生理效应
肾上腺素	肝脏	↑	糖原合成酶↓	糖原合成↓
			磷酸化酶↑	糖原分解↑
	脂肪组织	↑	脂肪酶↑	脂肪分解↑
	心肌、骨骼肌	↑	磷酸化酶↑	糖原分解↑
胰高血糖素	肝脏、心肌	↑	磷酸化酶↑	糖原分解↑
	脂肪组织	↑	脂肪酶↑	脂肪分解↑
	胰岛 B 细胞	↑	—	胰岛素分泌↑
促肾上腺皮质激素（ACTH）	脂肪组织	↑	脂肪酶↑	脂肪分解↑
	肾上腺皮质	↑	胆固醇→孕烯醇酮↑	糖皮质激素合成↑
促甲状腺激素（TSH）	脂肪组织	↑	脂肪酶↑	脂肪分解↑
	甲状腺	↑	磷酸化酶↑	糖原分解↑摄到碘
				合成分泌 T3、T4 ↑
胰岛素	脂肪组织	↓	脂肪酶↓	脂肪分解↓
	肝、骨骼肌	↓	磷酸化酶↓	糖原分解↓
			糖原合成酶↑	糖原合成↑
			丙酮酸→磷酸烯醇式丙酮酸↓	糖异生↑

还有一些激素如类固醇激素、前列腺素、甲状腺素、1,25（OH）$_2$D$_3$ 及维生素等疏水性激素等通过胞内受体发挥生理效应。这类激素可透过脂质双层细胞膜进入胞内，与相应的胞内受体结合，引起受体构象改变。然后激活的受体以反式作用因子与相应靶基因 DNA 的特定序列即激素反应元件（hormone response element）结合，促进或抑制基因转录，进而促进或阻遏蛋白质或酶蛋白的合成，调节细胞内酶的含量，从而对细胞代谢进行调节。

（三）整体水平调节

为了适应内外界环境，机体需对其物质代谢进行调节，物质代谢调节可分为整体、细胞及分子水平，通过神经、激素及基因表达，最后影响酶的水平、分布和活性以实现满足机体能量需求和维持内环境稳定的目的。现以应激、饥饿、糖尿病为例简要说明整体物质代谢的调节。

1. 应激状态下的代谢调节

应激（stress）是人体受到一些诸如创伤、剧痛、冻伤、缺氧、中毒、感染或剧烈情绪激动等刺激所作出一系列反应的"紧张状态"。应激伴有一系列神经—体液的改变，包括交感神经兴奋、肾上腺髓质和皮质激素分泌增加，血浆胰高血糖素和生长激素水平升高、胰岛素水平降低等。引起糖、脂肪和蛋白质等物质代谢发生相应变化，总的效应是分解增加和合成减少。

应激状态时糖代谢变化的主要表现为高血糖。空腹血糖常为 6.72~7.84mmol/L（120~140mg/dL），应激时由于儿茶酚胺、胰高血糖素、生长激素、肾上腺糖皮质激素分泌增加和胰岛素的相对不足导致糖原分解和糖原异生增强，使得血糖浓度升高，甚至可超过葡萄糖的肾阈 8.96mmol/L（160mg/dL）而出现糖尿，被称为应激性高血糖或应激性糖尿。肝糖原和肌糖原在应激的开始阶段有短暂的减少。随后由于糖异生作用加强而得到补充。组织对葡萄糖的利用减少（但脑组织不受影响）。这些变化与应激的强度相平行，在严重创伤和烧伤时，这些变化可持续数周。血糖升高有利于保证脑和红细胞的能源供应。

应激时脂肪代谢变化的主要表现为脂肪动员增加。由于肾上腺素、去甲肾上腺素、胰高血糖素等脂解激素增多，脂肪的动员和分解加强，血中游离脂肪酸和酮体有不同程度的增加。同时组织对脂肪酸的利用增加。如严重创伤后，机体所消耗的能量有 75% ~95% 来自脂肪的氧化。

应激时蛋白质代谢的主要表现是蛋白质分解加强。由于肌肉组织蛋白质分解，丙氨酸等氨基酸的释放增加，为肝细胞糖异生提供原料，同时尿素合成增加，出现负氮平衡。应激患者的蛋白质代谢既有分解加强，又有合成减弱，至恢复期才逐渐恢复氮平衡。

上述这些代谢变化的意义在于为机体应付"紧急情况"提供足够的能量。但若应激状态持续时间长，则患者可因消耗过多而致消瘦和体重减轻。因此，在严重创伤或大手术后，给予患者输入一定比例的胰岛素 - 葡萄糖 - 氯化钾溶液，可减少体内蛋白质的分解，防止负氮平衡。

2. 饥饿时的代谢调节

在某些生理（如食物短缺、绝食等）和病理（食管癌、幽门梗阻和昏迷等）情况下，未进食或不能进食时若不能及时补充葡萄糖或治疗，则体内在神经—体液系统的影响下会发生一系列的代谢变化。

1）短期饥饿 在不能进食 1~3d 后，肝糖原显著减少，血糖降低，引起胰岛素分泌减少和胰高血糖素分泌增加，同时也引起糖皮质激素分泌增加，这些激素的增减可引起一系列的代谢变化，主要表现为：①肌肉释放氨基酸加速激素之间的平衡改变使骨骼肌的蛋白质分解加速，分解出的氨基酸大部分转变为丙氨酸和谷氨酰胺，释放入血，成为饥饿时肌肉释放的主要氨基酸。糖异生作用增强。②饥饿 2d 后，肝糖异生明显增强。饥饿初期糖异生的主要场所是肝脏（约占 80%），小部分则在肾皮质（20%）中进行。此时肝糖异生速度约为每天 150g 葡萄糖，其中 30% 来自乳酸，10% 来自甘油，40% 来自氨基酸。③脂肪动员加强，酮体生成增多。脂肪组织动员和分解加速，血浆甘油和游离脂肪酸含量升高，分解出的脂肪酸约 25% 在肝中生成酮体。此时脂肪酸和酮体成为心肌、骨骼肌和肾皮质的重要能源，一部分酮体可被大脑利用。④组织对葡萄糖的利用降低。

饥饿时脑对葡萄糖的利用亦有所减少，但饥饿初期大脑仍以葡萄糖为主要能源。由于心肌、骨骼肌、肾皮质摄取和氧化脂肪酸及酮体增加，因此减少了这些组织对葡萄糖的摄取及利用。总之，饥饿时的能量来源主要是储存的蛋白质和脂肪，其中脂肪约占能量来源的85%以上。此时若输入葡萄糖，不但可减少酮体的生成，降低酸中毒发生率，还防止体内蛋白质的消耗（每输入100g葡萄糖可减少约50g蛋白质的消耗）。

2）**长期饥饿** 如特殊原因长期不能进食，体内的能量代谢发生进一步变化，此时代谢的变化与短期饥饿的不同之处在于：脂肪动员进一步加速，酮体在肝细胞中大量生成，脑组织利用酮体的比例增多，甚至超过葡萄糖，可占总耗氧的60%，这对减少糖的利用、维持血糖和减少氨基酸的糖异生作用，以及对减少体内蛋白质的分解有一定意义。肌肉优先使用脂肪酸为能源，以保证酮体优先供应脑组织。血中酮体增高直接作用于肌肉，减少肌肉蛋白质的分解，此时肌肉释放氨基酸减少，而乳酸和丙酮酸成为肝中糖异生的主要能源。肾糖异生的作用明显增强，每天约生成40g葡萄糖，占饥饿晚期糖异生总量的一半，几乎和肝糖异生作用相等。肌肉蛋白质分解减少，负氮平衡有所改善，此时尿中排出尿素减少而尿氨增加。其原因在于谷氨酰胺脱下的酰胺氮和氨基氮可以氨的形式排入管腔，有利于促进体内H^+的排出，从而改善酮症引起的酸中毒。

（缪明永 江波 石汉平）

第2节 肿瘤营养素代谢

肿瘤细胞的生物学表型与其特定代谢表型密切相关。2011年Douglas Hanahan总结了肿瘤的十大特征：持续自我增殖能力、抵抗细胞凋亡、DNA无限复制能力、持续血管增生、组织侵袭和转移、逃避免疫监管、基因组不稳定和突变、肿瘤促进炎症、逃避免疫和能量代谢重编程（metabolic reprogramming），并且明确提出能量代谢重编程是肿瘤十大特征中的核心特征。这表明了肿瘤代谢重编程是决定其他肿瘤特征产生和变化的基础。肿瘤细胞代谢重编程主要表现为葡萄糖摄取和糖酵解能力大大增强而氧化磷酸化能力下降，糖代谢大量中间物用于合成蛋白质、脂类和核酸等，从而有利于肿瘤恶性增殖、侵袭转移和适应不利生长环境。而肿瘤患者的代谢往往与肿瘤代谢相反，主要表现为分解代谢增强而合成代谢逐渐降低，当分解代谢与合成代谢严重失衡时导致恶病质状态。因此，肿瘤是一种代谢性疾病的观点逐步被人们接受，这将为进一步阐明肿瘤的发生和发展机制，以及肿瘤治疗提供一个全新的领域和策略。下面主要从肿瘤患者和肿瘤本身两个方面来讨论糖、脂肪和蛋白质以及氨基酸等代谢的可能机制。

一、糖代谢

（一）肿瘤细胞的糖代谢

肿瘤细胞快速增殖需要消耗大量能量和合成原料，同时代谢增强后活性氧自由基（reactive oxygen species, ROS）产生增加带来氧化应激，需要提高抗氧化能力。为了满足上述需求，肿瘤细胞代谢会发生一系列改变。19世纪20年代德国生化专家Otto H.Warburg研究发现肿瘤细胞在氧供充足时仍利用低效率糖酵解途径获得ATP，这种在有氧条件下恶性肿瘤细胞活跃糖酵解代谢的特殊生化表型称为瓦博格效应（Warburg effect）或有氧糖酵解（aerobic glycolysis）。肿瘤细胞糖代谢的典型表现为：葡萄糖摄取和酵解大大增强，乳酸产生和释放增加,磷酸戊糖通路也大大增强,糖有氧氧化即线粒体氧化磷酸活性相对下降,耗氧减少。

瓦博格效应有利于肿瘤细胞恶性生长、侵袭转移和适应不利生长环境。尽管糖酵解较线粒体氧化磷酸化产能效率较低,但恶性肿瘤细胞可从活跃的糖酵解代谢中受益:首先,与氧化磷酸化相比,糖酵解产生 ATP 效率尽管低,但产生速度快,这对于快速增殖的肿瘤细胞极为有利,因为肿瘤细胞对氧的依赖性降低了,而对于依赖氧化磷酸化作用产生 ATP 的细胞来说,氧的缺乏可能是致命的。肿瘤细胞受局部缺氧等内外因素影响,线粒体氧化磷酸化过程受到不同程度的抑制,糖酵解代谢可尽快补充 ATP 的生成。其次,肿瘤细胞可通过糖酵解获取中间代谢产物,用于合成脂肪、蛋白质和核酸,以满足其增殖旺盛所需要的合成(图 17-2-1)。第三,糖酵解通过影响线粒体外膜通透性使肿瘤细胞获得拮抗细胞凋亡的能力,提高对放化疗等促凋亡作用的耐受。第四,糖酵解产生大量乳酸,导致微环境酸化,有助于肿瘤侵袭和免疫逃逸。肿瘤发生发展是一个不断变异选择的过程,当耐酸的肿瘤细胞株形成后,这种微环境则对肿瘤细胞有保护作用,因为酸性环境对正常细胞具有一定毒性,可导致细胞基质的分解和外源性碱性抗癌药物的失效,从而有利于肿瘤细胞的生长与转移。第五,糖酵解还直接促进缺氧诱导因子 1(hypoxia inducible factor-1,HIF-1)表达,HIF-1 通过其下游的信号转导途径促进肿瘤细胞增殖、启动肿瘤血管新生、躲避细胞凋亡程序等,同时 HIF-1 反过来可直接促进肿瘤细胞糖酵解。肿瘤细胞的适应性改变使其对缺氧条件的耐受能力增强,在与正常细胞的营养竞争中获得内部生长优势。虽然肿瘤组织中新生血管增加,但仍然不能满足其较高的需求,导致肿瘤细胞常常处于低氧、营养匮乏的应激微环境。因此,肿瘤细胞会通过改变代谢来满足营养需要。

肿瘤细胞的瓦博格效应发生机制并没有完全阐明,目前可能的一些认识包括线粒体结构与功能缺陷、糖代谢相关酶和转运载体变异,以及异常胚胎型同工酶谱、癌基因(*HIF-1*,*Myc*,*Ras* 等)激活、抑癌基因(*p53*,*PTEN*,*LKB1*)失活、生长信号转导通路(PI3K/Akt/mTOR 等)异常活化

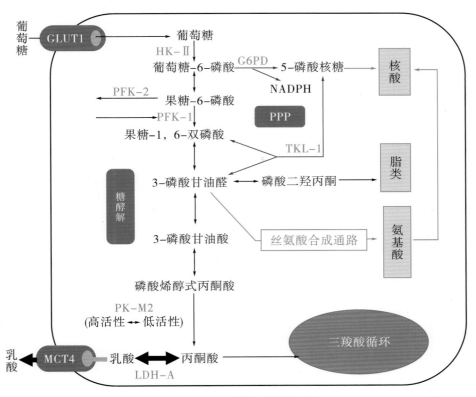

图 17-2-1 肿瘤细胞糖代谢

以及肿瘤微环境改变等都与瓦博格效应相关。

1. 线粒体缺陷

德国生化学家 Otto H. Warburg 发现肿瘤细胞瓦博格效应后就认为肿瘤细胞糖酵解代谢活跃的原因归结于肿瘤线粒体呼吸功能的损伤。他认为肿瘤细胞氧化磷酸化功能发生了不可逆性损伤，迫使细胞在有氧情况下利用糖酵解生成 ATP，并认为糖酵解替代有氧呼吸是肿瘤发生的主要原因。后来的一些研究显示肿瘤细胞的线粒体数量、形态、结构和功能，以及线粒体 DNA 等方面确实发生了明显改变，一系列的胞质杂交实验以及线粒体氧化磷酸化酶基因干预的研究揭示：线粒体缺陷可导致正常细胞代谢转向瓦博格效应，同时伴随细胞的恶性转化；除了线粒体缺陷外，最新研究发现体外高糖培养可以诱导正常胰腺细胞癌变，其机制是糖代谢紊乱导致核苷酸失衡而使 KRAS 突变。

2. 葡萄糖代谢酶和转运载体改变

代谢酶和载体改变包括表达量、酶活性和同工酶，通常肿瘤细胞优先表达原始型或胚胎型同工酶，这些酶有多方面的动力学优势：高底物亲和力、高催化活性、无产物抑制等，这有助于肿瘤细胞摄取更多的葡萄糖，更高活性有氧酵解，从而为肿瘤细胞不断增殖提供能量和合成前体分子（图 17-2-1）。葡萄糖转运载体 1,3（GLUT 1,3）是一类不依赖胰岛素的高亲和力葡萄糖转运载体，高表达的肿瘤细胞常常持续不断地大量摄取葡萄糖；单羧酸转运载体 4（MCT4）是外排乳酸的转移载体，糖酵解代谢活跃的肿瘤细胞膜是 MCT4，而有氧代谢为主的正常细胞膜是 MCT1，MCT1 摄取的是乳酸。己糖激酶（hexokinase，HK）是糖酵解的第一个限速酶，有 4 种 HK 亚型，其中 HK-Ⅱ 与肿瘤相关性最大。正常情况下，HK-Ⅱ 仅在脂肪、肌肉和心肌组织中微量表达，但在许多生长迅速的恶性肿瘤细胞中常高表达。HK-Ⅱ 是一种原始的葡萄糖激酶，底物亲和力高（葡萄糖和 ATP）、高催化活性、无产物抑制等，与 VDAC 结合还可抑制线粒体凋亡通路。磷酸果糖激酶 -1（PFK-1）有 3 种同工酶（M、L、P），肿瘤细胞以 L 型和 P 型为主，对 F-2、6-BP 更敏

感，对 ATP 和柠檬酸的变构抑制不敏感。丙酮酸激酶 M2（pyruvate kinase M2，PKM2）为胚胎型丙酮酸激酶同工酶，它有高活性四聚体和低活性二聚体之间转换开关作用，可调节肿瘤细胞糖酵解流量。高活性 PK-M2 有利于糖酵解代谢，而二聚体 PK-M2 有利于为细胞生物合成提供代谢中间物。这两者可进行周期性转换波动以满足肿瘤细胞能量和合成代谢的需求。乳酸脱氢酶 A（lactate dehydrogenase A，LDHA）主要在肿瘤细胞中表达，该酶对丙酮酸的亲和力高，有利于转变为乳酸。

3. 癌基因和抑癌基因

肿瘤的发生和发展与癌基因激活和（或）抑癌基因失活密切相关，这两类基因异常可明显影响糖代谢，两者作用相反：癌基因（*HIF-1*、*PI3K/Akt/mTOR*、*Ras*、*Myc* 等）促进葡萄糖摄取和糖酵解，同时抑制线粒体氧化磷酸化，而抑癌基因（*p53*、*PTEN*、*LKB*1）相反，抑制葡萄糖摄取和糖酵解，促进线粒体氧化磷酸化（图 17-2-2）。

在快速生长的肿瘤细胞中，供氧量不能满足线粒体产生 ATP 的需求，肿瘤细胞继而通过上调糖酵解来补偿氧化磷酸化产能的不足。缺氧导致缺氧诱导因子 -1（HIF-1）水平升高，参与调节参与缺氧适应、炎症和生长等近 100 种靶基因表达，HIF-1 与肿瘤瓦博格效应密切相关，可促进葡萄糖摄入和糖酵解，以及抑制线粒体呼吸等相关基因的表达（表 17-2-1），HIF-1 还可通过调节血管生成靶基因表达促进肿瘤细胞增殖等。因此，许多研究者认为，HIF-1 是肿瘤细胞糖酵

表 17-2-1 　HIF-1 调节糖代谢的靶分子

HIF-1 的靶分子	代谢功能
GLUT1 和 GLUT3	转运葡萄糖进入细胞
HK-Ⅱ，PGI，PFK1，二磷酸果糖酶，TPI，GAPDH PGK，PGM，烯醇酶，PK，LDHA	糖酵解途径相关酶
PFK-2/FBP 酶	其产物 FBP 是 PFK1 强变构激活剂
MCT4	将乳酸运出细胞
PDK1，MXI1	降低线粒体氧化呼吸活性
COX4-2，LON 蛋白酶	增加低氧状态下的氧耗

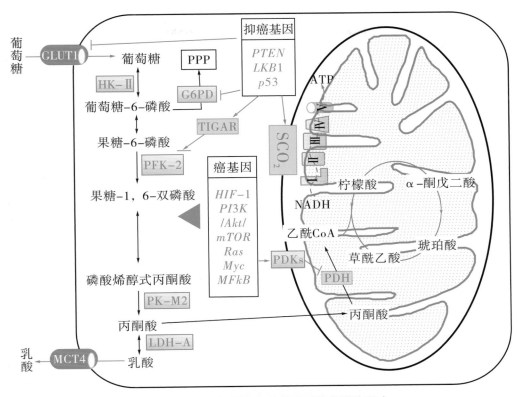

图 17-2-2　癌基因与抑癌基因对糖代谢的影响

解增强的原因之一。近期研究表明，HIF-1α 还可通过转录活化丙酮酸脱氢酶激酶（pyruvate dehydrogenase kinase 1，PDK1）来抑制线粒体的有氧呼吸。PDK1 可以使丙酮酸脱氢酶（pyruvate dehydrogenase，PDH）失活，抑制三羧酸循环和氧化磷酸化，致使细胞糖代谢由线粒体氧化磷酸化方式向糖酵解转变。有研究发现 HIF-1 可与表达失调的转录因子 Myc 协同方式诱导 HK-Ⅱ 和 PDK1 促进瓦博格效应，还可协同诱导 VEGF 的表达。Myc 是一个具有转录因子作用的癌基因，通过促进糖酵解酶 HK-Ⅱ、醛缩酶、GAPDH、烯醇化酶、PK 和 LDHA 等表达促进糖酵解，其他如 Ras 和 Src 通过增加 GLUT 的表达增加糖摄取。

50% 以上的肿瘤中存在抑癌基因 p53 异常（包括点突变、等位基因缺失、重排、插入、基因融合等）。研究发现 p53 促进重要靶蛋白细胞色素 c 氧化酶合成蛋白（synthesis of cytochrome c oxidase 2，SCO₂）表达，有利于线粒体有氧呼吸，而通过 TIGAR（TP53-induced glycolysis and apoptotic regulator）抑制 FBP2 和 HK-Ⅱ 表达，从而抑制

糖酵解。因此 p53 失活的肿瘤细胞能增强糖酵解并降低线粒体的有氧呼吸。

4. 生长信号通路

调控细胞增殖的生长信号通路同样调控细胞的相关代谢，以便为细胞生长增殖提供物质基础。由癌基因产物组成两条经典生长信号通路，而抑癌基因产物起相应的抑制作用（图 17-2-3）。生长因子作用于其膜受体激活受体酪氨酸激酶（RTK），后者可分别激活 PI3K-Akt 和 Ras-Raf-ERK 通路，两者最终都可抑制 TSC1-TSC2 复合物形成，从而使信号通路的开关分子 G 蛋白 Rheb 处于 GTP 结合的活化状态（Rheb-GTP），Rheb-GTP 激活西罗莫司靶蛋白复合物 1（mTORC1），后者通过不同机制（磷酸修饰转录和翻译相关蛋白促进相关代谢的表达如 HIF-1），介导肿瘤细胞的物质代谢重编程：增加葡萄糖摄取和有氧酵解，并促进糖酵解和磷酸戊糖通路中间物进入合成代谢途径，为细胞不断增殖合成所需的大分子（脂类、蛋白质和核苷酸等）。

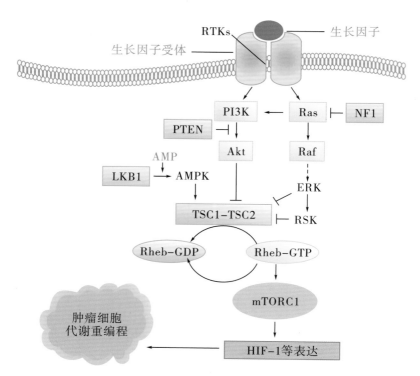

图 17-2-3　生长信号转导与肿瘤代谢重编程

绿色表示癌基因编码分子组成的生长信号通路，而红色表示抑癌基因编码分子，起抑制作用。RTKs：受体酪氨酸激酶；PI3K：磷脂酰肌醇 3 激酶；Akt/PKB：蛋白激酶 B；Ras：一种小分子 GTP 结合蛋白；Raf：一种丝 / 苏氨酸蛋白激酶；ERK（MAPK）：细胞外信号调节激酶（丝裂原激活蛋白激酶）；RSK：核糖体 S6 激酶；Rheb：脑中富含的 Ras 同源分子蛋白（GTP 结合蛋白）；mTORC1：哺乳动物西罗莫司靶蛋白复合物 1（丝 / 苏氨酸蛋白激酶）；AMPK：AMP 激活的蛋白激酶；TSC：结节状硬化症复合物；PTEN：磷酸酶和张力蛋白同源分子；LKB1：肝脏蛋白激酶 B1（丝 / 苏氨酸激酶11，STK11）；NF1：神经纤维瘤蛋白 1

（二）肿瘤患者的糖代谢

与肿瘤细胞高度活跃摄取和分解利用葡萄糖不同，肿瘤患者表现为一定程度的胰岛素抵抗和葡萄糖利用障碍。大约 30% 的肿瘤患者血糖升高（空腹血糖 >6.1mmol/L），胰岛素敏感性和处理葡萄糖能力降低、糖耐量异常，肿瘤患者的葡萄糖摄入诱导胰岛素分泌的幅度减少 40%~50%。同时，肿瘤患者的肝脏糖异生能力显著增加，这主要是由于糖异生原料（乳酸、甘油和氨基酸）增加所致，表现为乳酸 - 葡萄糖循环（即 Cori 循环；图 17-2-4）和丙氨酸 - 葡萄糖循环增强（图 17-2-5），还有恶病质患者肝脏内的葡萄糖 6- 磷酸葡萄糖之间的无效循环增加，上述三个循环会不断分解 ATP，导致肿瘤患者能耗增加，特别是恶病质患者更明显。这主要是由于肿瘤组织糖酵解旺盛导致乳酸释放增加；尽管肝糖异生增加，但

肝糖原合成减少，其中相当比例的葡萄糖被肿瘤细胞摄取利用了。从糖酵解能量产生和肝脏糖异生消耗能量来看，每一次 Cori 循环生成 1 分子葡萄糖净消耗 4 分子 ATP，这样就增加了葡萄糖和 ATP 的无效消耗，葡萄糖利用效率明显下降。这也是大部分肿瘤患者静息态能量消耗（resting energy expenditure，REE）升高和消瘦的部分原因。2016 年 Nguyen TY 等人对 27 项研究（包括 1453 例肿瘤患者和 1145 例正常对照个体）进行荟萃分析显示，肿瘤患者的 REE 平均高于正常对照组约 10%，同时发现不同肿瘤患者的 REE 差别很大，如肝癌、头颈部癌、食管癌、胰腺癌和肺癌患者的 REE 增高更显著，而胃癌、肠癌和泌尿系统肿瘤患者的 REE 变化不明显。研究发现肿瘤患者的体重丢失明显与高 REE 和炎症等密切相关。

肿瘤患者的外周组织糖代谢异常原因可能涉

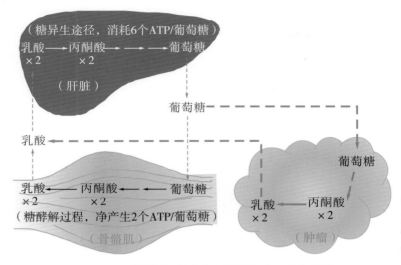

图 17-2-4　肿瘤与宿主肝脏之间的乳酸 – 葡萄糖循环

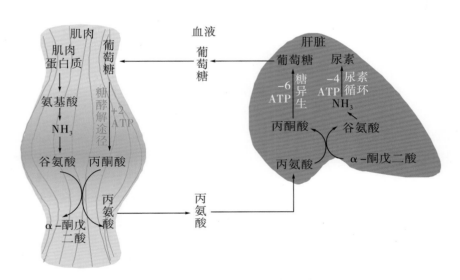

图 17-2-5　肿瘤患者肌肉与肝脏之间的丙氨酸 – 葡萄糖循环

及肿瘤因素和治疗因素两个方面。肿瘤因素有：肿瘤相关内分泌紊乱，包括某些非内分泌器官的肿瘤可能分泌激素或激素样物质，或虽属内分泌肿瘤却产生某些正常情况下不产生的激素，从而引起内分泌功能紊乱及相应临床表现和生物化学改变。这些肿瘤包括肺燕麦细胞癌，胃、肠、胰类癌，某些胸腺瘤，以及甲状腺滤泡旁细胞瘤、髓样癌等，更重要的是肿瘤引起的慢性炎症释放许多细胞因子（TNF、IL-1、IL-6 等）。许多研究证明胰岛素抵抗往往伴随炎性因子水平升高，包括 TNF、IL-1、IL-6 等通过血液和（或）旁分泌干扰胰岛素信号转导而导致胰岛素抵抗，从而影响了患者的肌细胞和脂肪细胞对葡萄糖的摄取和代谢。

二、脂类代谢

（一）肿瘤细胞的脂类代谢

肿瘤的发生和发展以及转移等过程中细胞内脂类代谢发生明显改变，且与细胞恶性程度密切相关，恶性程度越高脂类代谢变化越明显。脂类可为肿瘤提供细胞膜的基本成分、信号转导分子和能量。癌细胞最重要的代谢标志之一就是不断进行脂类从头合成（de novo lipid synthesis）和不断摄取外源性脂类。脂类合成信号涉及脂肪酸合

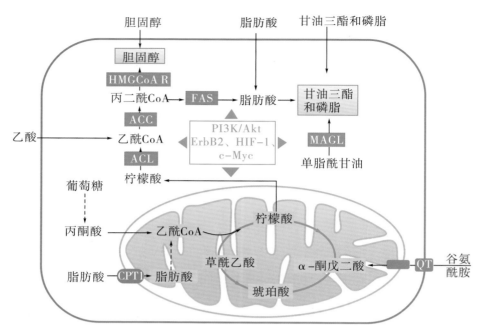

图 17-2-6 肿瘤细胞的脂类代谢

FAS：脂肪酸合酶；ACL：ATP-柠檬酸裂解酶；ACC：乙酰CoA羧化酶；MAGL：单酰基甘油脂酶；HMGCoA R：羟甲基戊二酸单酰辅酶A还原酶；CPT1：肉毒碱棕榈酰基转移酶1；QT：谷氨氨酰胺转运体

成信号和甲羟戊酸信号，后者导致了胆固醇和类异戊二烯合成。因此，其主要表现为（图17-2-6）：不断合成脂类（脂肪酸、脂肪、磷脂和胆固醇等），摄取外源性脂类显著增强，尤其是处在缺血和缺氧状态下的肿瘤细胞表现为不断摄取环境中的脂类分子并贮存在胞质中形成脂滴，类似于脂肪细胞，而这类细胞的侵袭转移能力更强。同时，研究发现肿瘤的脂类代谢物结构和比例发生改变或失衡，不饱和脂肪酸/饱和脂肪酸比例下降、胆固醇/磷脂比例升高，磷脂酰胆碱/心磷脂（cardiolipin, CL）比例升高，这些改变会影响膜流动性和信息传递，CL富集于线粒体膜，与多种复合体酶结合，维持膜电位和氧化磷酸化关键分子，故CL减少或不成熟会导致细胞呼吸和能量代谢降低而瓦博格效应代偿性增强；同时癌细胞脂代谢紊乱打破了血管形成正、负信号之间的平衡，抑制血管发芽和棕榈酰化过程，使新生血管基膜不完整、周细胞减少而成为"无效血管"，导致实体瘤内供血不足而促进瓦博格效应。另外，脂筏中胆固醇含量与其调节细胞相关信号通路（生长信号和凋亡通路）密切相关。当脂筏中胆固醇含量明显升高可激活肿瘤细胞Akt生长信号

通路，同时抑制凋亡活性（脂筏中凋亡蛋白FasR和TRAIL下调）。脂筏中胆固醇含量升高时其细胞膜上黏附分子整合素和糖蛋白CD44下降，从而促进癌细胞侵袭和转移。另外，胆固醇氧化（酶促反应或ROS直接氧化）生成羟胆固醇是促进炎症反应和癌症（结肠癌、肺癌、乳腺癌、皮肤癌和胆管癌）发生的一个重要因素。

在代谢应激状态下脂肪酸氧化作用（fatty acid oxidation, FAO）对于多种癌细胞稳定能量和NADPH供应非常重要。在许多恶性肿瘤中发现，FAO酶过度表达，阻断FAO可抑制肿瘤生长，如抑制FAO限速酶肉碱棕榈酰转移酶1（CPT1）证明可以延缓人源性肿瘤组织异种移植（patient-derived xenograft, PDX）、三阴性乳腺癌（triple-negative breast cancer, TNBC）和原位胶质母细胞瘤的生长，使动物生存期延长。FAO生成的乙酰CoA不断进入Krebs循环而补充柠檬酸，柠檬酸进入细胞质转变为异柠檬酸，再经异柠檬酸脱氢酶1（IDH1）产生NADPH，另外，柠檬酸裂解为乙酰CoA和草酰乙酸，后者在苹果酸脱氢酶和苹果酸酶作用下可产生乙酰辅酶A和NADPH。这两种方式产生的NADPH对癌细胞抗氧化应激和还原合成非常关键。如抑制FAO胶质瘤细

胞的 NADPH 水平显著降低，ROS 水平增加，导致细胞死亡。

合成脂肪酸和胆固醇生物合成的重要前体分子是乙酰 CoA，乙酰 CoA 还参与诸如组蛋白乙酰化，以及类异戊二烯为基础的蛋白质修饰。乙酰 CoA 有两个来源：其一，主要来自三羧酸循环（TCA 循环）的柠檬酸，后者出线粒体进入胞质并经柠檬酸裂解酶催化裂解为乙酰 CoA 和草酰乙酸，而瓦博格效应强的肿瘤细胞从葡萄糖来补充柠檬酸减少时，可以通过增加谷氨酰胺摄取和分解产生酮戊二酸回补 TCA 循环，来补充柠檬酸；其二，肿瘤细胞直接从胞外摄取乙酸并在乙酰 CoA 合酶催化下生成乙酰 CoA。血液中的乙酸主要来自食物或肠道菌群代谢产生，研究发现癌症患者的血清中乙酸水平明显低于健康对照者，这是由于肿瘤摄取乙酸增加的缘故。

导致肿瘤细胞脂类代谢变化的分子机制与糖代谢变化的机制是一样的，包括脂类代谢关键酶和转运载体表达增强和突变，癌基因（HIF-1、Myc、ErbB2 等）激活，抑癌基因（p53、PTEN、LKB1）失活，生长信号转导通路（PI3K/Akt/mTOR 等）异常活化，以及肿瘤微环境改变。

研究发现许多肿瘤细胞脂类代谢关键酶和转运载体表达增加，PI3K/AKT/mTORC1 信号通路、BRAF 和 Myc 等在肿瘤脂类异常合成中发挥重要作用。mTORC1 通过磷酸化和抑制磷脂酸磷酸酶促进成熟类固醇激素反应元件结合蛋白（SREBP）入核而促进脂类合成相关基因表达增加，如 ATP-柠檬酸裂解酶（ACL）、乙酰 CoA 羧化酶（ACC）、脂肪酸合酶（FAS）、羟甲基戊二酸单酰辅酶 A 还原酶（HMGCoA R）和单酰基甘油酯酶（MAGL）。

除 ACL 表达增加外，还可以直接磷酸化修饰 ACL 提高其催化活性从而促进脂肪酸从头合成。另外有研究发现高糖条件下癌细胞和人类肺癌中 ACL 多肽链 540、546 和 554 赖氨酸残基（3K）位点乙酰化修饰水平升高而阻断 ACL 的同位点 3K 的泛素化修饰和降解，从而提高 ACL 的稳定性。这些结果表明 ACL 乙酰化和泛素化之间存在相互干扰，通过竞争相同的赖氨酸残基调控了相应葡萄糖的脂肪酸合成和细胞生长。许多肿瘤尤其是强侵袭性肿瘤细胞中 FAS 表达水平明显升高，常常是肿

瘤发生和发展过程中的早期事件，并且其表达水平可指示肿瘤发展从早期向晚期转变，与肿瘤预后密切相关。ACC 是脂肪酸合成的限速酶，在乳腺癌和前列腺癌中高表达，从而抑制 ACC 导致脂肪合成下降和细胞凋亡。HMG-CoA 还原酶受 SREBP 转录调节表达增加 HMG-CoA 还原酶的反馈控制。

EGFR 基因异常多形性胶质母细胞瘤（GBM）细胞质膜的磷脂成分发生了变化，导致质膜上致癌受体 EGFR 更稳定，传递和放大生长信号。研究发现一种被称为溶血磷脂酰胆碱酰基转移酶（LPCAT1）的蛋白酶异常高表达与膜磷脂成分改变和质膜重塑密切相关，而下调 LPCAT1 表达后质膜上 EGFR 随之减少，GBM 细胞生长抑制，GBM 鼠肿瘤生长显著减缓，总生存期则明显延长。鉴于许多肿瘤因子受体信号通路不止发生在 GBM 一种恶性肿瘤中，LPCAT1 酶很可能在多种癌中发挥重要作用。分析临床样本和癌细胞系的测序数据库发现，在肺癌、卵巢癌、膀胱癌和侵袭性乳腺癌等多种恶性肿瘤中，超过 30% 的患者有 LPCAT1 基因拷贝数增加的现象。不仅如此，在多种肿瘤包括肾癌、肝癌、宫颈癌和黑色素瘤等中，LPCAT1 表达升高还和患者的总生存率降低有关系。SREBP-2 活性与前列腺肿瘤细胞 PC-3 和 LNCaP 的生存和增殖呈正相关。

甲状腺素反应相关蛋白（Spot14）可调节脂类合成相关酶 ACC 和 FAS 等表达，Spot14 水平与乳腺癌侵袭性和预后差密切相关。MCF-7 乳腺癌细胞转染过表达 ErbB2 癌基因后，涉及脂肪酸从头合成的酶和不同脂类（甘油磷脂、鞘磷脂和前列腺素）周转相关酶表达明显改变。

肿瘤细胞还可从周围环境中摄取脂类并在胞质中积累脂肪滴，这些脂肪滴似乎会促进癌细胞变得更加具有侵袭性和转移能力。肿瘤细胞可通过多种途径摄取脂类，包括低密度脂蛋白受体（LDLR）介导细胞内吞摄取 LDL 颗粒，还可通过 CD36 脂肪酸转位载体和脂肪酸结合蛋白（FABP）摄取脂肪酸。实体瘤内部往往是一种缺氧、低 pH 值及缺少营养物质的不良环境，这种环境促使细胞成为"压力细胞"，从而具有高度侵袭性；为了在肿瘤组织内部生存，压力细胞就会进入一种静止期，随后使得放疗和化疗对其失去作用，而且压力细胞会利用脂肪

滴作为能量，并且构建自身细胞膜或者合成信号物质，有助于细胞后期生长和扩散。研究者认为可能开发出抑制压力细胞产生脂肪滴进而阻断这种恶性生长的方法，比如抗凝血药物肝素，其不仅可以溶解血块，还会减少癌细胞对脂肪颗粒的摄取；对数千名患者进行的研究表明，将肝素作为血液稀释剂的癌症患者相比不用肝素的患者具有较好的预后，因此许多临床研究都调查了肝素抵御癌症的效应，如果这种疗法可以发挥相应的作用，那么就有可能使压力细胞积累脂肪滴的作用被抑制。脂肪和癌症之间的关系可以说明已知的事实，即肥胖患者往往患癌风险较高，肥胖个体血液中存在较多的脂肪粒，从而使压力细胞比较容易积累脂肪，因此肥胖的癌症患者的肿瘤往往更具侵袭性且有较差的预后。

（二）肿瘤患者的脂类代谢

愈来愈多的研究显示饮食性肥胖以及随之产生的高血脂可能都会促进激素相关癌症（卵巢癌、子宫内膜癌）的发展。因此，异常血脂指标可能是评价某些肿瘤类型的有用标记。由于肿瘤本身的因素、炎症、激素紊乱，以及肿瘤治疗等会导致肿瘤患者体内脂类代谢明显改变，主要包括：脂肪组织分解动员增强、外源脂类利用下降、血浆脂蛋白（乳糜微粒和极低密度脂蛋白）和甘油三酯水平升高。长期代谢改变会导致储存脂肪耗竭，严重时骨骼肌蛋白质分解，结果导致整体性消瘦，体重不断下降。许多研究认为脂代谢改变可能与人类和动物各种肿瘤的发展和癌症患者的恶病质密切相关，脂代谢改变可能是恶病质的一个重要致病因素。因此，有人提出抑制脂肪分解可抑制肿瘤生长和防止恶病质的发生。

肿瘤患者的脂肪分解是一个早期事件，非侵袭性肿瘤、营养摄入没有减少时，其腹膜后储存的脂肪将会严重下降。研究发现肿瘤本身和肿瘤相关因素与肿瘤患者早期脂肪分解密切相关，如肿瘤源性脂解促进因子：激素敏感脂肪酶（hormone sensitive lipase、HSL）和脂肪动员因子（lipid-mobilizing factor，LMF/ZAG），还有炎症因子如TNF-、IL-1和IL-6，以及糖皮质激素等，这些分子在癌症早期就存在，并且随着癌症的进展愈加严重。LMF/ZAG促进脂肪动员的同时还会加强

脂类的氧化分解，其机制可能与通过激活肾上腺能受体3-腺苷酸环化酶-cAMP通路而促进UCP1表达有关；LMF/ZAG还以剂量依赖方式并通过MAPK通路促进UCP3的表达。对人脂肪细胞的研究发现PPAR激动剂罗格列酮可以诱导ZAG表达上调达3倍，TNF-可上调ZAG4倍，同时ZAG还受到肾上腺能受体3激动剂BRL37344和糖皮质激素的调节。许多动物实验和临床研究提示糖皮质激素可能是恶病质ZAG表达升高的主要调节因素：糖皮质激素拮抗剂RU38486可以明显减轻恶病质的体质下降和WAT的ZAG水平；皮质醇增强是恶病质早期的一个特征，恶病质鼠血浆皮质醇水平与体重丢失成正比，营养不良的恶病质患者尿液中皮质醇增强，以及儿茶酚胺类增加也与恶病质ZAG的水平有关。

三、蛋白质或氨基酸代谢

（一）肿瘤细胞的蛋白质或氨基酸代谢

肿瘤细胞为了满足细胞不断增殖所需要的能量和合成代谢，常常表现为蛋白质合成增加，在荷瘤鼠中发现肿瘤组织中蛋白质合成要显著高于其他组织，人结肠癌每天合成蛋白质占17.2%~33.9%，乳腺癌占5.3%~15.9%。荷瘤大小也是一个相关因素，如Morris 7777肝细胞癌占鼠体重0.2%时可捕获每天动物氮平衡的2%，当瘤重达体重的8%时每天肿瘤氮平衡约占每天食物氮保留的150%。与此同时，肿瘤细胞会摄取和代谢大量必需和非必需氨基酸，如谷氨酰胺、蛋氨酸、精氨酸、支链氨基酸、丝氨酸和甘氨酸等，除了满足蛋白质合成之外，还为满足合成各种含氮活性分子（包括碱基、多胺类、磷脂酰胆碱、磷脂酰乙醇胺和肌酸等）、回补三羧酸循环（TCA循环）中间物和增强抗氧化能力等需要（图17-2-7）。

许多研究表明葡萄糖和谷氨酰胺是肿瘤细胞和正常增殖细胞消耗的两个主要底物，它们的消耗速率常超过能量和生物合成的需求。细胞水平研究显示肿瘤细胞谷氨酰胺酶活性显著高于非转化的对照细胞，其摄取和消耗谷氨酰胺量是其他氨基酸的10倍左右。肿瘤细胞糖酵解中间产物大

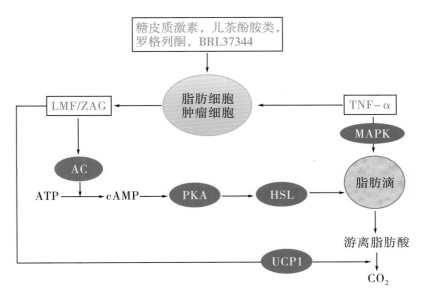

图 17-2-7　肿瘤患者的脂肪分解及可能机制

LMF/ZAG：脂肪动员因子 / 锌 -2- 糖蛋白；TNF：肿瘤坏死因子；PKA：蛋白激酶 A；HSL：激素敏感脂肪酶；UCP1：解偶联蛋白 1；MAPK：丝裂原激活蛋白激酶

量用于合成代谢，导致乙酰 CoA 减少而影响 TCA 循环。为了保证正常 TCA 循环和能量供给，在许多肿瘤细胞中谷氨酰胺消耗大大增加。谷氨酰胺是核苷酸合成的重要前体分子，同时回补 TCA 循环及随后代谢过程中不断产生 NADPH+H$^+$ 和乙酰 CoA，这些对于脂肪酸从头合成和还原谷胱甘肽非常重要。因此，谷氨酰胺分解是一个多功能途径，即提供能量、合成和抗氧化等。因此，谷氨酰胺对于促进细胞增殖和细胞转化是非常重要的分子。肿瘤组织中谷氨酰胺代谢异常可能与相关癌基因激活有关：如 Rho GTPase（Cdc42、Rac 和 RhoC）信号通路通过激活转录因子 NFB 显著提高线粒体谷氨酰胺酶基础活性；癌基因 Dbl 转化细胞的 GAC 基础活性显著增高；Myc 过表达可下调 microRNA-23a/b 而提高线粒体谷氨酰胺酶（GA）表达。研究表明 Myc 与某些依赖谷氨酰胺的肿瘤类型密切相关，这类肿瘤细胞缺乏谷氨酰胺时会导致 Myc 依赖的细胞凋亡。Myc 不仅诱导谷氨酰胺转运载体 ASCT2 和 SN2 的表达，而且还诱导谷氨酰胺酶和乳酸脱氢酶（lactate dehydrogenase，LDH）的表达，这不仅会导致乳酸增加，而且增加细胞增殖合成所需的乙酰 CoA 和 NADPH+H$^+$。因此，Myc 过表达的后果是细胞代谢重调整，转而依赖谷氨酰胺分解代谢来维持细胞生成和补缺

TCA 循环。Myc 过表达的不同细胞系对剥夺谷氨酰胺的敏感性是不同的，而另一些 Myc 过表达的细胞系对葡萄糖剥夺敏感，这些对营养素不同要求的机制还不清楚，但肯定与不同细胞的糖酵解速率和谷氨酰胺分解速率有关（图 17-2-8）。

必需氨基酸蛋氨酸（methionine，Met）除了合成蛋白质外，大量通过蛋氨酸循环和一碳单位代谢提供大量甲基用于基因表观遗传的甲基化修饰和非基因甲基化作用，参与 50 余种重要活性分子（如碱基、胆碱、肉碱、肾上腺素、肌酸等）的合成，以及参与促进细胞增殖的多胺（精胺、精胺和腐胺）合成。许多肿瘤细胞高度依赖蛋氨酸的可能原因包括：一是蛋氨酸需求量大大增加；二是某些肿瘤（结直肠癌、乳腺癌、急性淋巴细胞性白血病等）由于 Met 代谢导致相关酶突变或缺失，如 N5,N10- 甲烯四氢叶酸还原酶、蛋氨酸合成酶及蛋氨酸补救合成相关酶。这些肿瘤细胞补充其前体分子同型半胱氨酸是不能存活的，而正常人的细胞却能保持生长，即以不依赖蛋氨酸的方式生长。研究发现蛋氨酸缺失可以逆转肿瘤细胞增殖周期失控，使细胞停止在 S 期和 G$_2$/M 期。还有研究发现缺少蛋氨酸可引起三阴性乳腺癌细胞死亡受体 TRAIL-R2 升高，从而提高靶向抗体治疗敏感性等。可见根据肿瘤细胞对蛋氨酸依赖

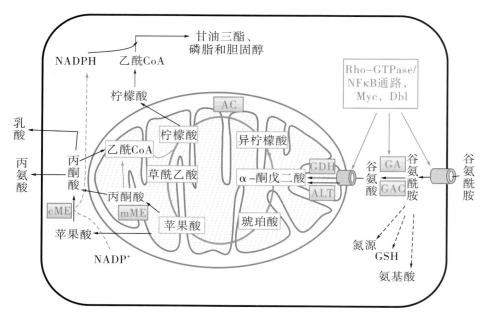

图 17-2-8　肿瘤细胞的谷氨酰胺代谢

AC：顺乌头酸酶；GA：谷氨酰胺酶；GDH：谷氨酸脱氢酶；GAC：谷氨酰胺酶 C；cME：胞质苹果酸酶；mME：线粒体苹果酸酶

的特点来探索通过营养素干预或靶向蛋氨酸相关代谢酶等选择性治疗肿瘤的方法。

支链氨基酸（BCAA）代谢失调明显影响癌细胞的状态以及恶性肿瘤患者的代谢。BCAA 通过其代谢物采用直接和间接途径可影响 mTOR 等信号通路、表观遗传学和 HIF 稳定性等导致一系列基因（癌基因、抑癌基因、BCAA 和其他营养素代谢酶等）表达并通过 BCAA 的可获得性影响蛋白质的合成、氧化供能及回补三羧酸循环提供合成前体分子等，最后影响肿瘤的发生、发展和侵袭转移，以及治疗效果。研究显示肿瘤组织高度活跃地摄取和代谢 BCAA，如脑肿瘤摄取缬氨酸是正常脑皮质的 22 倍。由于基因改变如 Kras 和 p53 激活或抑制不同，因此 NSCLC 肿瘤活跃地分解 BCAA 以满足核苷酸合成的氮需求；但是 PDAC 由于缺乏 BCAA 代谢而从其他氨基酸获得氮源。肿瘤组织中 BCAA 摄取和代谢增加可能与 BCAA 的 L-型氨基酸转运载体（LAT）、代谢关键酶支链氨基酸氨基转移酶（BCAAT）和支链酮酸脱氢酶（BCKDH）密切相关。在多种肿瘤细胞系中发现 LAT1 表达增加促进支链氨基酸摄取；BCKDH 活性受其激酶和磷酸酶调节，TNF 可激活 BCKDH 活性；在一些肿瘤中 Myc 直接转录激活

BCAAT 表达。肿瘤细胞内 BCAA 升高可直接激活 mTOR 信号通路，促进细胞生长和增殖。越来越多的证据表明 BCAA 代谢改变与抗肿瘤治疗的疗效相关。EGFR 抑制剂治疗 EGFR 突变型肺癌时发现，BCAT1 表达上调增强了肿瘤耐受氧化应激的能力。在乳腺癌中，BCAT1 蛋白水平升高的患者会抵抗治疗和生存率降低。

精氨酸作为条件必需氨基酸，在促进细胞增殖和伤口愈合方面发挥重要作用。促炎症因子和细胞因子可增加肿瘤细胞摄取精氨酸，同时细胞因子和生长因子可激活诱导型氮氧化物合酶和精氨酸酶等，促进精氨酸分解代谢。一些肿瘤细胞有精氨酸代琥珀酸合成酶表达缺陷致瓜氨酸再合成精氨酸障碍，使得这些肿瘤对精氨酸的依赖性更强。

丝氨酸和甘氨酸是一类非必需氨基酸，但参与细胞内许多重要的代谢过程，除了蛋白质合成外，通过一碳单位代谢参与核苷酸合成，还提供还原当量 NADPH 和合成 GSH。因此肿瘤生长需要大量丝氨酸和甘氨酸，同时瘤细胞还可以通过糖酵解中间物进入丝氨酸合成途径（SSP）合成丝氨酸和甘氨酸，特别是 Kras 突变肿瘤如胰腺癌和肠癌等的 SSP 活性很高。尽管可以在细胞内合成，但是当食物摄入不足时仍会影响肿瘤生长。2017 年 Maddocks 等

的研究发现饮食中缺失丝氨酸和甘氨酸时会明显抑制小鼠淋巴瘤和肠癌的生长。

总之，氨基酸代谢可以影响多个细胞过程，从细胞信号、蛋白质合成到表观遗传调控。肿瘤细胞氨基酸代谢失调可通过影响这些过程有助于肿瘤的发生发展和侵袭转移。进一步确定特定肿瘤的氨基酸代谢需求有助于更好地靶向这些氨基酸代谢和相关代谢途径从而改善癌症的治疗效果。

（二）肿瘤患者的蛋白质或氨基酸代谢

肿瘤患者的蛋白质或氨基酸代谢异常主要表现为骨骼肌不断降解、瘦组织群下降、内脏蛋白消耗和低蛋白血症。研究发现典型恶病质患者的体质下降 30% 时，75% 的骨骼肌蛋白丢失，且食物补充并不能逆转肌肉消耗。同时，肝脏分泌蛋白如急性期反应蛋白合成增加，使机体总蛋白质转化率和净蛋白分解率增加，但白蛋白合成减少。由于骨骼肌富含支链氨基酸和芳香族氨基酸，以及肿瘤增殖和肝脏糖异生增加导致血浆氨基酸谱异常，主要表现为：生糖氨基酸、核苷酸合成氨基酸、支链氨基酸（BCAA）和精氨酸等水平下降，芳香族氨基酸（AAA）水平以及 AAA/BCAA 比值升高，丙氨酸—葡萄糖循环增加。人胰腺癌和鼠胰腺癌模型早期发现循环 BCAA 升高，这可能与组织蛋白分解相关。

BCAA 升高结合其他检测指标可能成为早期筛查胰腺癌的参考指标。氨基酸通过血—脑屏障时，不同类型氨基酸之间存在竞争关系，所以当 AAA/BCAA 比例升高时，AAA 进入脑组织增加。色氨酸水平升高在进行性营养物质消耗中起关键作用，其代谢物 5- 羟色胺在脑组织升高导致食欲下降，另外，犬尿氨酸可抑制机体免疫功能，宿主呈现负氮平衡，尤其发生恶病质时更明显。

肿瘤恶病质患者肌肉快速降解的机制目前仍不清楚。有研究者认为肿瘤细胞或者患者细胞产生了某些代谢介质参与了恶病质的过程。骨骼肌细胞内 ATP- 泛素化蛋白质降解途径的激活是由患者和肿瘤衍生的相关介导因子引起。肿瘤细胞产生和释放蛋白分解诱导因子（proteolysis induced factor, PIF）是加速肌肉消耗和减少肌肉蛋白合成的关键因子。肿瘤炎症的相关细胞因子 TNF、IL-1、IL-6、IFN 和 PIF 等参与骨骼肌蛋白质降解通路 ATP- 泛素 - 蛋白酶体途径的激活。同时，TNF-α 和 IL-6 通过下调抑制受胰岛素样生长因子（IGF-1）或抑制受 IGF-1、Akt 和 mTOR 合成代谢通路调控的信号分子发挥抑制骨骼肌蛋白质合成代谢的作用。另外，高皮质醇、低胰岛素及肾素血管紧张素系统与肌肉和脂肪的高代谢状态也有关。

（缪明永　江　波　石汉平）

第 3 节　肿瘤代谢整合调节治疗

肿瘤代谢重编程是肿瘤的核心特征，是决定肿瘤发生、发展和转移的最重要基础。肿瘤代谢重编程既有普遍性，又具有高度异质性。因此，针对不同肿瘤的代谢特点或薄弱环节，通过化学小分子、营养素或基因编辑等手段，进行选择性干预，纠正或干扰肿瘤代谢，以达到抑制肿瘤生长及增强其他抗癌疗效的目的，即肿瘤代谢调节疗法（metabolic regulation therapy）。针对肿瘤细胞嗜好或依赖某些营养素、代谢缺陷、营养素或

代谢物转运压力、氧化应激压力和肿瘤微环境压力等进行代谢干预是抗肿瘤治疗的重要策略之一。目前关于肿瘤代谢调节治疗的探索主要集中在以下两个方面：针对肿瘤不同代谢靶点的小分子抑制剂和选择性营养素干预。

一、靶向肿瘤代谢的小分子抑制剂

目前主要关注的一些代谢靶点包括（图 17-3-1）：①限制葡萄糖摄取，如 phloretin、

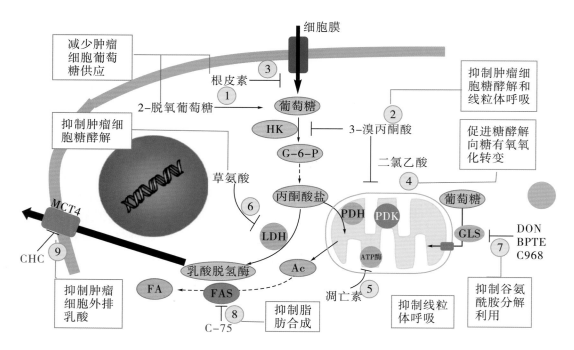

图 17-3-1　肿瘤代谢靶点和小分子抑制剂

MCT4：单羧酸转运载体 4；HK：己糖激酶；LDH：乳酸脱氢酶；PDH：丙酮酸脱氢酶；FAS：脂肪酸合酶；Ac：乙酰 CoA；PDK：丙酮酸脱氢酶激酶；GLS：谷氨酰胺酶

Silybin、2-DG、二甲双胍等；②抑制糖酵解或促使向有氧氧化转变，如 Lonidamine、oxamate、3-bromopyruvate、echinomycin 和 dichloroacetate 等；③抑制脂类合成或摄取，如 C-75，肝素、浅蓝菌素等；④抑制氨基酸（谷氨酰胺、精氨酸和蛋氨酸等）代谢，如 DON、CB-839、BPTES、INCB001158、ADI-PEG 20、Trigriluzole、C968E 和 pacadostat 等；⑤抑制乳酸转运，如 CHC 等；⑥靶向线粒体能量代谢，如 apoptolidin、二甲双胍、BAY87-2248、Graphene、VLX600 等；⑦靶向肿瘤代谢（包括肿瘤微环境）改善免疫功能，如 IDO 抑制剂 indoximod、linrodostat、navoximod、LY3381916 和 HTI-1090 等，通过不同代谢靶点抑制剂的单用或整合应用，或与一线放化疗整合，直接干扰肿瘤代谢，或提高免疫功能和放化疗敏感性等整合代谢疗法将会达到更有效抑制肿瘤的目的。

（一）靶向肿瘤葡萄糖代谢

有氧糖酵解即瓦博格效应是肿瘤细胞糖代谢最主要的方式和特征，也是肿瘤生物学表型的重要基础之一。肿瘤细胞对葡萄糖和糖代谢的依赖为研究者提供了抗肿瘤的新靶点，即通过抑制葡萄糖摄取和糖酵解等代谢从而减少细胞 ATP 和增加氧化应激，对存在线粒体氧化磷酸化功能缺陷或处于低氧环境下的肿瘤细胞更为有效；另外可通过促使糖酵解向有氧氧化方向转变有助于减轻恶性生物学表型和提高肿瘤细胞对抗癌药的敏感性；同时通过糖代谢抑制剂与传统放化疗药整合使用可能为缺氧条件下克服抗药性提供新策略。

1. 减少肿瘤细胞葡萄糖供应

由于肿瘤细胞代谢需要摄取大量葡萄糖，因此，降低环境中葡萄糖浓度对肿瘤细胞具有选择性的毒性作用。在低浓度葡萄糖培养条件下，肿瘤细胞出现快速凋亡。对异体移植肿瘤试验和临床病例等的研究发现，给予胰岛素或高脂低糖生酮饮食等明显减少血流和间质中葡萄糖浓度的方式可以抑制肿瘤生长。

在肿瘤细胞如鳞状细胞癌中葡萄糖转运体（glucose transporter，GLUT）呈现过表达和高活性摄取葡萄糖。因此通过干扰 GLUT 活性可抑制肿瘤细胞的糖酵解，如根皮素（phloretin）能明显增强柔红霉素（daunorubicin）的抗肿瘤作用。黄芩素（baicalein）可以抑制 GLUT1 的表达，选择性诱导多种肿瘤细胞的生长迟缓和凋亡，与自噬抑制剂整合用药可以显著提高其对肿瘤细胞的凋亡诱导作用；MiRNA-195-5p 可以抑制 GLUT3 的表达，抑制人膀胱癌细胞 T24 的增殖并诱导其凋亡。

2. 抑制糖酵解关键酶

3- 溴丙酮酸（3-bromopyravate，3-BrP）是活泼烷基化剂，可对糖酵解中 HK-Ⅱ 和 GAPDH、线粒体谷氨酰胺分解酶，三羧酸循环酶，以及呼吸链复合物 Ⅰ 和 Ⅱ 等多种酶进行烷基化修饰而抑制酶活性，并且 3-BrP 分子结构上类似于乳酸，主要依赖单羧酸转运载体 1（MCT1）进入细胞。因此，3BP 可选择性大量进入高表达 MCT1 的肿瘤细胞，抑制糖酵解和氧化磷酸化发挥双能量阻断剂作用，抑制 ATP 合成和促进细胞凋亡和（或）坏死，而对正常细胞毒性很低，并且可以根治晚期肿瘤（图 17-3-2，图 17-3-3）。临床观察显示 3-BrP 对肝癌和黑色素瘤等有潜在疗效。SCT 通过抑制磷酸果糖激酶活性抑制糖酵解，促进肿瘤细胞凋亡。氯尼达明、FV-429 和 2- 脱氧葡萄糖（2-DG）抑制 HK-Ⅱ 的活性，显著降低细胞内 ATP 浓度，抑制细胞生长并诱导其凋亡。甘草查耳酮 A（licorice chalcone A）是新发现的 HK-Ⅱ 抑制剂和 AKT 通路抑制剂，可以显著降低胃癌细胞葡萄糖消耗及乳酸产生，导致肿瘤细胞凋亡。黄芩素除抑制 GLUT1 以外还可抑制 HK-Ⅱ、PDK1 和 LDHA，从而直接抑制糖酵解，并可增强胃腺癌细胞对氟尿嘧啶的敏感性。甲磺酸伊马替尼是

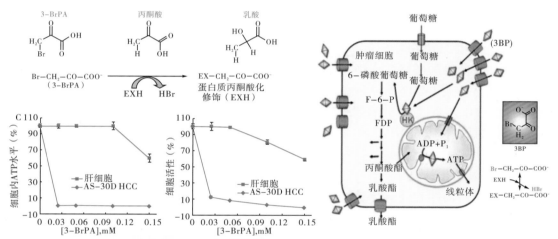

图 17-3-2　3-BrPA 选择性抑制肝癌细胞 ATP 生成和促进细胞死亡（Mishra 等，2004）

3-BrPA：3- 溴丙酮酸；HBr：溴化氢；HCC：肝细胞肝癌；FDP：纤维蛋白降解产物

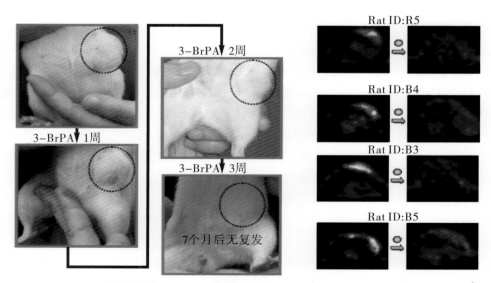

图 17-3-3　动物模型上 3-BrPA 根治晚期肝癌（*Biochem Biophy Res Comm*，2004）

3-BrPA：3- 溴丙酮酸

特异性靶向 BCR-ABL 的酪氨酸激酶抑制剂，可降低白血病细胞中 HK 和 6- 磷酸葡萄糖脱氢酶的活性，抑制糖酵解和磷酸戊糖通路，可用于慢性髓系白血病的治疗。另外，甲磺酸伊马替尼通过发挥 ATP 结合的竞争性拮抗剂的作用，可阻止胃肠道间质瘤（GIST）中异常激活的 KIT 将磷酸基团从 ATP 上转移过来，从而中断信号传导，抑制细胞增殖，因此，也是胃肠道间质瘤的首选靶向药物。紫草素是丙酮酸激酶 M2（pyravate kinase M2，PKM2）抑制剂，可有效降低肿瘤细胞有氧糖酵解；经典抗炎药双氯芬酸可抑制肿瘤糖酵解相关酶和转运载体（GLUT1、LDHA 和 MCT1），从而抑制肿瘤的发生和发展。LY294002 是一种 PI3K 途径抑制剂，通过抑制 PKM2 诱导肿瘤细胞凋亡。质子泵抑制剂泮托拉唑（pantoprazole，PPZ）通过抑制胃癌细胞 PKM2 和 Akt/GSk-β/β-catenin 通路使胃癌细胞对化疗药物的敏感性增强。白藜芦醇（resveratrol）通过抑制 PKM2 诱导肿瘤细胞内质网应激和促进线粒体分裂，导致肿瘤细胞凋亡。草氨酸（oxamate）通过抑制 LDH 诱导胃癌细胞凋亡。

3. 促进糖酵解向有氧氧化转变

当细胞从糖酵解转向线粒体氧化磷酸化获得能量时，可以提高肿瘤细胞对抗癌药的敏感性。如二氯乙酸盐（DCA）通过抑制丙酮酸脱氢酶激酶 1（pyruvate dehydrogenase kinase 1，PDK1）激活 PDH 活性，从而促进乳酸转变为丙酮酸，然后进入线粒体氧化，这对线粒体氧化磷酸化损伤的肿瘤尤为有效，DCA 还增加线粒体产生 ROS，而正常细胞无此作用。DCA 还可通过 p53-PUMA 途径介导细胞凋亡。对线粒体功能完整的肿瘤细胞则单纯抑制糖酵解的效果有限，在这种情况下，需要同时应用线粒体呼吸活性抑制剂来增强杀死肿瘤细胞的效果。如非中毒剂量线粒体 ATP 合酶抑制因子 apoptolidin 与 LDH 抑制因子草氨酸盐联合应用可明显促进肿瘤细胞死亡。用 2-DG 代替草氨酸盐阻断糖酵解也可获得类似结果。

4. 抑制肿瘤的低氧诱导因子

由于肿瘤细胞的快速增殖，造成局部组织严重缺氧，形成肿瘤的缺氧微环境，是肿瘤的发展、耐药性及侵袭转移的重要因素。缺氧会通过上调 PI3K/Akt 和 ERK 信号通路促进缺氧诱导因子 -1（hypoxia inducible factor，HIF-1）的表达，进而使葡萄糖转运体、乳酸转运体、H$^+$ 相关单羧酸盐转运体（H$^+$-linked monocarboxylate transporter，MCT）以及糖酵解相关酶的表达上调，使细胞内葡萄糖浓度升高，糖酵解加快，乳酸浓度升高，有利于肿瘤的形成和恶变。迷迭香酸（rosmarinic acid）、绿蜂胶提取物、糖体蛋白 S7 和 YC-1 等通过抑制 HIF-1α 而下调糖酵解酶 GLUT1、HK2 和 LDHB 等的表达，抑制糖酵解而促进肿瘤细胞凋亡。α-氰基 -4- 羟肉桂酸酯可抑制 MCT1，抑制乳酸外排选择性杀伤低氧环境的肿瘤细胞；其他还有 flavopiridol（L868275）抑制 HIF1 转录，acriflavine 和地高辛（digoxin）抑制 HIF1 的合成和二聚化，trichostatin A 诱导 HIF1 的降解，这些抑制剂均已开展相关临床研究。

5. 靶向糖异生

肿瘤组织糖异生途径往往被抑制，但糖异生关键酶的表达水平并不同步降低，如磷酸烯醇式丙酮酸羧激酶（phosphoenolpyruvate carboxykinase，PEPCK）。研究发现 PEPCK1 在结肠癌细胞和黑色素瘤细胞中高表达，PEPCK2 在肺癌、前列腺癌、乳腺癌、甲状腺癌、膀胱癌和宫颈癌中高表达，这些肿瘤可以利用糖异生途径将非糖物质转变为生物合成的原料。因此，一种 PEPCK 的特异性抑制剂 3-mercaptopicolinic acid（MPA）可以增强葡萄糖饥饿诱导肺癌细胞凋亡。但是，在糖异生的器官（肝、肾）中，PEPCK 则表现出肿瘤抑制因子的作用，阻止肿瘤细胞的糖酵解和三羧酸循环，打破能量稳态。有研究表明，PEPCK1/2 在肝细胞癌和肾透明细胞癌中缺失，因此，采用 dexamethasone 上调 PEPCK 的转录可以抑制肝细胞癌的生长和血管生成。

果糖 -1,6- 二磷酸酶（fructose-1,6-bisphosphatase，FBPase）在调节糖的分解代谢和糖异生的平衡中十分重要。FBPase1 可以从多方面起到肿瘤抑制因子的作用。其主要作用包括：显著抑制肿瘤细胞的葡萄糖摄取，下调 GLUT1、HK2、PFK1 和 LDHA 的表达和活性；抑制糖酵解支路代谢（如丝氨酸合成、甘油合成、磷酸戊糖途径等），促进线粒体氧化应激增高，阻滞细胞周期，抑制了肿瘤细胞的增殖。基于 FBPase1 对肿瘤的抑制作用，可以通过多种途径上调 FBP1 的水平以达到治疗肿瘤的作用。如利用 HDAC 抑制剂丁酸钠、伏立诺他（vorinostat）和 LBH589（panobinostat），上调 FBP1 表达，抑制肝细胞癌的糖酵解；CM-272 可抑制 G9a 和 DNMT1，逆转 Snail 介导的 FBP1 的表达抑制，使肝细胞癌及成纤维母细胞在低氧状态下的增殖受到抑制。最新研究表明，TGF-β 可以促进自然杀伤细胞中 FBPase1 表达，导致糖酵解和细胞活力降低，提示免疫疗法与 FBP1 靶向的整合作用可能对肿瘤的杀伤更有效。另一方面，抑制 6-磷酸果糖 -2-激酶 / 果糖 -2,6-二磷酸酶（6-phosphofructo-2-kinase/fructose-2,6-bisphosphatase，PFKFB）也可起到激活 FBPase、使 PFK 失活的作用。如 3-（3-pyridinyl）-1-（4-pyridinyl）-2-propen-1-one 是 PFKFB3 的抑制剂，可抑制糖酵解、血管新生和肿瘤生长，部分原因在于激活了 FBPase。PFK-158 的靶点也是 PFKFB3，目前处于临床 I 期试验中。

（二）靶向肿瘤脂代谢

1. 脂肪酸代谢与肿瘤治疗

研究显示，大多数肿瘤细胞的脂肪酸合成代谢和分解代谢均明显增强，这是由于既需要脂代谢提供能量，又需要脂代谢提供重要物质以保证肿瘤细胞的存活及生长，如参与细胞膜组成的胆固醇和磷脂，酶的辅助因子如硫辛酸等。

乙酰 CoA 羧化酶（acetyl-CoA carboxylases，ACC）是体内脂肪酸从头合成途径的关键酶。研究显示，ACC1 低会导致前列腺癌和乳腺癌细胞的凋亡，ACC 抑制剂双酚 A 可诱导前列腺癌细胞的生长阻滞和细胞毒性。然而，由于双酚 A 具有致畸性，不能作为临床药物开发。根据 ACC 的蛋白质结构，设计开发一系列别构抑制剂，经优选后获得 ND-646、ND-646 以及 ACC1 和 ACC2 均可抑制酶的活性。体内、外实验均证实 ND-646 对非小细胞肺癌具有良好的抗肿瘤作用，剂量为 25mg/kg，每天给药 2 次，可使小鼠肿瘤体积比对照组减少 52%，显示该药良好的开发前景。二甲双胍、呼吸链抑制剂和核苷酸类似物等多种药物或毒物通过激活 AMPK 使 ACC 磷酸化失活，

从而抑制脂肪酸合成及抗肿瘤作用。白藜芦醇、C75 和奥利司他（orlistat）小分子抑制剂直接抑制 FAS 活性而发挥对肿瘤细胞增殖和转移较好的抑制作用。姜黄素（curcumin）可通过多种途径抑制肿瘤细胞的脂肪酸合成。然而，虽然 FAS 在大多数肿瘤细胞中高表达，但对于 p53 突变的结直肠癌患者来说，脂肪酸合成酶 I（FAS I，也被称作 FASN）的表达比正常组织中低。因此，在以脂肪酸合成作为抗肿瘤药物开发的靶点时，要特别注意不同肿瘤细胞脂代谢的差异。

线粒体中的肉碱脂酰转移酶 I（carnitine palmitoyltransferase I，CPT I）和过氧化物酶体中的肉碱辛酰转移酶（carnitine octanoyl transferase，COT）可催化长链和中链的脂酰基 CoA 生成脂酰基肉碱。乙莫克舍（etomoxir）可抑制这两种酶，阻断脂肪酸的 β 氧化，诱导 ROS 的产生，诱导 HepG2 细胞凋亡，并加强如顺铂等化疗药物的作用；还可影响调节性 T 细胞（regulatory T cell，Treg）分化而不影响 Th1 细胞，有利于肿瘤的治疗。

2. 靶向胆固醇代谢

抑制脂酰 CoA-胆固醇酰基转移酶（acyl coenzyme A-cholesterol acyltransferase，ACAT）可明显增强 CD8+ T 细胞的功能，可明显抑制小鼠移植瘤（黑色素瘤、Lewis 肺癌）的进展程度和转移程度。同样，ACAT1 抑制剂阿伐麦布（avasimibe）也有很好的抗黑色素瘤活性。因此，ACAT1 可作为潜在的抗肿瘤治疗的靶点。羟甲基戊二酸单酰 CoA 还原酶（3-hydroxy-3-methylglutaryl-CoA reductase，HMGCR）是胆固醇合成和异戊二烯酯类合成的限速酶，25-羟胆固醇和他汀类药物（辛伐他汀、阿托伐他汀和洛伐他等）通过抑制 HMGCR 而下调 Treg 细胞的活性，增加抗肿瘤治疗的效果。

3. 靶向磷脂代谢

磷脂酰胆碱（phosphatidylcholine，PC）是哺乳动物细胞细胞膜的最主要组分，胆碱激酶 α（ChoK α）催化胆碱磷酸化生成磷酸胆碱（PCho），这是 PC 合成的第一步。ChoK α 与细胞增殖和肿瘤的生成相关，是潜在的癌基因。因此，ChoK α 可作为一个潜在的抗肿瘤靶点。

磷脂酰肌醇（phosphatidylinositol，PI）不仅是第

二信使 IP3 和 DG 的前体，其二磷酸方式 4,5- 二磷酸磷脂酰肌醇（phosphatidylinositol 4,5-bisphosphate，PIP2）可在磷脂酰肌醇 3- 激酶（phosphatidylinositol-3-kinase，PI3K）的作用下转变为磷酸磷脂酰肌醇三磷酸（phosphatidylinositol 3-phosphate，PIP3），通过 PI3K-AKT-mTOR 信号级联反应上调肿瘤细胞的代谢活动和血管生成。由诺华公司开发的 PI3K-α 抑制剂 Alpelisib 在治疗 *PIK3CA* 野生型、ER+/HER2- 乳腺癌患者和其他 *PIK3CA* 突变的晚期实体瘤患者表现出惊人的抗肿瘤活性。2019 年获美国 FDA 批准上市，与氟维司琼（fulvestrant）联合用于治疗 ER+、EGFR2- 携带 *PI3KCA* 突变的晚期或转移性乳腺癌患者。

4. 靶向鞘脂代谢

鞘脂是组成细胞膜的重要成分，但近年来发现鞘脂类的分解代谢产物，如神经酰胺、鞘氨醇和鞘氨醇 -1- 磷酸在细胞的生长、存活及死亡中都起到了信使的作用，尤其以神经酰胺最为重要。目前已发现 6 种不同的哺乳动物神经酰胺合酶（ceramide synthase，CerS），CerS1 在人类及鼠的大脑及睾丸中高表达，在头颈部鳞状细胞癌（head and neck squamous cell carcinoma，HNSCC）及神经胶质瘤中 CerS1 和其产物 C18- 神经酰胺表达下调。过表达 CerS1 或给予外源性 C18- 神经酰胺可引发内质网应激，从而导致细胞自噬和死亡，说明 CerS1 和 C18- 神经酰胺具有抗增殖作用。对于化疗抵抗的 HNSCC，采用 entinostat 或抗 miR-574-5p 的 shRNA 可以提高对化疗的敏感性。

CerS2 催化长链（C20：0，C22：0，C24：0，C24：1，C26：0- 酰基 CoA）神经酰胺的生成，CerS2 表达下降或活性下降与肿瘤的发展和侵袭能力有关，也与肿瘤的耐药性有关。也有少量报道发现在乳腺癌和结肠癌中 CerS2 高表达。在耐药的 MCF-7/ADR 细胞实验汇总发现，高表达 CerS2 可使耐药细胞对多柔比星以及其他一系列化疗药如顺铂、5-Fu、米托蒽醌和 vimorelbine 变得敏感；检测膀胱癌患者尿液中的 CerS2 可作为肿瘤转移和治疗评估的生物标志物。在许多肿瘤中，CerS2 被 miR-9 抑制导致肿瘤抵抗，因此，针对 miR-9 的特异寡核苷酸可增加 CerS2 的表达和肿瘤的化疗敏感性。另外，阻断 CerS2 和 Bcl2L13 的蛋白质 - 蛋白质相互作用，可能也可作为增加化疗敏感性的策略之一。

研究发现许多化疗药物诱导细胞凋亡是经由上调 CerS5 的作用实现的。如一种 AMPK 抑制剂 dorsomorphin 通过上调 CerS5 导致细胞内 C16- 神经酰胺聚集诱导细胞凋亡。外源性过表达 CerS5，使 HeLa 细胞对放疗的敏感性增加。

（三）靶向肿瘤蛋白质或氨基酸代谢

快速生长的肿瘤细胞对营养成分的需求更高，表现为细胞内合成代谢明显增强，肿瘤细胞能选择性地从血浆中摄取某些特定氨基酸来满足自身快速生长的需要，引起这些氨基酸的含量降低。氨基酸代谢可产生一碳单位和多胺，近年来发现其在肿瘤代谢及新型药物设计方面具有很高的应用价值。

1. 靶向谷氨酰胺代谢

谷氨酰胺具有可给肿瘤细胞提供碳源、能源和抗氧化等多方面的作用。因此，阻断肿瘤细胞谷氨酰胺供给可显著抑制肿瘤生长。目前已处于临床前研究的 GLS1 抑制剂有 BPTES968 和 CB-839，均有良好的抑制肿瘤生长的效果，且与其他抗癌药有协同作用，但是由于其溶解性差和副作用较大限制了进一步研究的可能性。CB-839 是唯一进入临床试验阶段的 GLS 抑制剂，CB-839 不管是单药使用，还是整合用药，患者均有较好效果。谷氨酰胺转运体竞争性抑制剂 DON 和 Acivicin 的临床研究结果不尽如人意，对大脑，骨髓和胃肠道有较大副作用。谷氨酸脱氢酶（glutamate dehydrogenase，GLUD）抑制剂 epigallocatechin gallate 作为结直肠癌的辅助疗法最近进入了临床 I 期研究阶段。

2. 靶向天门冬酰胺代谢

正常细胞有自身合成天门冬酰胺的功能，而某些肿瘤细胞（如急性白血病细胞等）则无此功能，须依赖患者供给。L- 门冬酰胺酶（L-Asparaginase，L-ASP）可水解血清门冬酰胺为门冬氨酸，使肿瘤细胞缺乏 L- 天门冬酰胺，蛋白质合成受影响，肿瘤细胞生长受到抑制，最后发生死亡。正常细胞由于自身有合成能力而可幸免。临床上主要用于白血病的治疗。其优点是对于常用药物治疗后复发的病例也有效，缺点是单独应用不仅缓解期短，而且很易产生耐药性，故目前大多与其他药物合并应用。

3. 靶向精氨酸和色氨酸代谢

L-精氨酸和色氨酸的分解代谢在肿瘤的进展和免疫中具有重要作用。部分肿瘤细胞缺少精氨酸琥珀酸合成酶 1 导致精氨酸再循环利用下降，过度依赖于外源性的精氨酸供生长增殖。而肿瘤微环境中抑制性 T 细胞表达高水平精氨酸酶 1 使精氨酸浓度降低，导致自然杀伤细胞和 T 细胞活化降低，影响机体正常的免疫功能。肿瘤细胞吲哚胺 -2,3- 双氧酶（indoleamine 2,3-dioxygenase，IDO）往往活性增强，加快色氨酸分解为犬尿酸，使免疫细胞的增殖和活化受到抑制。利用 IDO 抑制剂，如 1- 甲基 - 色氨酸和 INCB024360，可使过度消耗的抗原 T 细胞重新被活化，从而增加色氨酸的水平，增加 T 细胞的增殖，在小鼠模型上被证明有抗肿瘤活性。同样，使用伊马替尼（imatinib）这种 Bcr-Abl 酪氨酸激酶抑制剂治疗胃肠道肿瘤时，也观察到 IDO 水平的下降。靶向 IDO 恢复 T 细胞功能是目前肿瘤代谢非常热门的药物开发靶点。

4. 靶向一碳单位代谢

一碳单位参与核苷酸合成、甲基化修饰、抗氧化等，与肿瘤细胞生存、生长和增殖等密切相关。因此靶向一碳单位代谢是抗肿瘤药物研发的热门靶点。自从首例抗叶酸药物有效缓解恶性血液病以来，有许多针对一碳单位代谢酶的药物已批准上市（表 17-3-1）。

表 17-3-1　美国 FDA 批准上市的靶向一碳单位代谢酶的抗肿瘤药物

药物名称	靶点	主要适用的肿瘤类型
氨甲蝶呤	二氢叶酸还原酶，亚甲基四氢叶酸还原酶	多种肿瘤，如急性白血病
培美曲塞	二氢叶酸还原酶，亚甲基四氢叶酸还原酶，胸腺嘧啶核苷酸合酶	非小细胞肺癌，胸膜间皮瘤
普拉曲沙	二氢叶酸还原酶	外周 T 细胞淋巴瘤，
雷替曲塞	二氢叶酸还原酶，胸腺嘧啶核苷酸合酶	结肠癌

叶酸 - 药物缀合物。抗叶酸类药物存在较为严重的毒副作用，为了提高对肿瘤细胞的靶向杀伤性，研究者发现叶酸受体在人体大多数肿瘤细胞表面过度表达，叶酸受体可能是一个更好的治疗靶点。近年来，基于叶酸及其药物缀合物的设计，可以靶向性地作用于叶酸受体呈阳性的肿瘤细胞，为肿瘤的靶向治疗提供了一种新的方法，减少了传统抗癌药物对正常细胞的毒副作用，提高了药物的选择性。如叶酸 - 丝裂霉素缀合物，叶酸 - 喜树碱缀合物，叶酸 - 去乙酰长春碱单酰肼缀合物，叶酸 -NCH-31 缀合物，叶酸 - 埃博霉素缀合物，叶酸 - 四苯基卟啉缀合物等，大部分具有很好的抗肿瘤活性，与叶酸受体亲和力高，可以选择性地作用于与肿瘤细胞，毒性比原有药物降低。

丝氨酸和甘氨酸一碳单位的重要来源。针对细胞内丝氨酸合成途径设计的抑制剂，如针对细胞内丝氨酸从头合成途径中 3- 磷酸甘油酸脱氢酶（phosphoglycerate dehydrogenase，PGDH/PHGDH）的小分子抑制剂能有效地降低丝氨酸的合成，抑制肿瘤细胞的增殖与成瘤。甘氨酸在体内有多种来源。如丝氨酸通过丝氨酸羟甲基转移酶（serine hydroxymethyltransferase，SHMT）生成甘氨酸，苏氨酸经过苏氨酸脱氢酶（threonine dehydrogenase，TDH）和甘氨酸 C- 端乙酰转移酶（glycine C-acetyltransferase，GCAT）生成甘氨酸。甜菜碱、胆碱、N- 甲基甘氨酸、二甲基甘氨酸等经过一系列脱甲基作用也可以生成甘氨酸。研究表明，SHMT2 在多种肿瘤中表达显著上调，与肿瘤进展以及患者预后密切相关。在这些高表达 SHMT2 肿瘤中抑制甘氨酸裂解系统（glycine cleavage system，GCS）中的甘氨酸脱羧酶（glycine decarboxylase，GLDC），促使过多的甘氨酸生成细胞毒性分子氨基丙酮和丙酮醛，或许可以成为治疗这一类癌症的新思路。

蛋氨酸在肿瘤干细胞致瘤能力中发挥关键作用。研究发现抑制蛋氨酸循环中的两个关键酶：蛋氨酸腺苷转移酶 ⅡA（methionine adenosyltransferase ⅡA，MAT2A）和 S- 腺苷同型半胱氨酸水解酶（S-adenosine homocysteine hydrolase，SAHH）能够逆转肿瘤干细胞组蛋白的甲基化水平，并抑制其肿瘤形成能力。MAT2A 抑制剂 FIDAS-5 对肿瘤干细胞有高度特异性，能完全消除肿瘤干细胞组蛋白甲基化和形成肿瘤的能力，几乎能完全抑制小鼠移植瘤生长。这表明 MAT2A 可能是肿瘤治疗的新靶点。

5. 靶向多胺代谢

多胺包括腐胺（putrescine）、亚精胺 / 精脒（spermidine）和精胺（spermine），是蛋氨酸和精氨酸的代谢产物，鸟氨酸脱羧酶（ornithine decarboxylase，ODC）和 S- 腺苷甲硫氨酸脱羧酶（S-adenosylmethionine decarboxylase，S-AdeMetDC）是多胺合成的限速酶。多胺在细胞增殖、分化、染色质重构、离子通道调节和细胞膜稳定性等多方面具有重要作用。细胞内多胺水平升高可以促进肿瘤的生长、侵袭和转移。多胺的分解代谢酶类包括精脒 / 精胺 N1- 乙酰转移酶（spermidine/spermine N1-acetyltransferase，SSAT），N1- 乙酰多胺氧化酶（N1-acetylpolyamine oxidase，APAO）和精胺氧化酶（spermine oxidase，SMO）。MDL 72527 是 APAO 的一种不可逆性抑制剂，对 SMO 也有较弱的竞争性抑制作用。Cis-3，8，13，18，23，28，33，38，43，48-decaazapentacontene-25，1，12-diamino-2，11-bis（methylidene）-4，9-diazadodecane 以及 SI-4650 可以抑制 SMO 的活性，降低多胺的浓度，具有抗肿瘤活性。针对多胺产生过程中的关键酶 ODC 和 S-AdeMetDC，也有进行抗肿瘤药物筛选的报道；而且，研究表明，肿瘤细胞中，多胺合成酶类活性增高且细胞膜上的多胺转运系统（polyamine transport system，PTS）高表达，为肿瘤的靶向用药研究提供了一个新方向。目前开发了多种靶向 PTS 的多胺 - 药物缀合物，如依托泊苷 - 精胺缀合物，萘类 - 多胺缀合物，青蒿素 - 多胺缀合物，蒽环 - 多胺缀合物，全反式维甲酸 - 多胺缀合物，氯霉素 - 多胺缀合物，查耳酮 - 多胺缀合物等。此外，利用多胺正电荷性质制备了多胺 -DNA 复合物和多胺 - 阳离子纳米粒等，以提高目前基因治疗药物的靶向性和转染效率。

6. 靶向肿瘤蛋白质代谢

1）靶向肿瘤蛋白质合成　肿瘤细胞的蛋白质合成代谢增强，干扰蛋白质代谢过程是临床重要的抗肿瘤药物作用靶点。某些特异性蛋白如微管蛋白，在细胞分裂中具有重要作用，干扰微管蛋白的功能，导致细胞分裂不能正常进行，也是临床主要的抗癌药物作用靶点。另外，近些年来还针对蛋白质降解、蛋白质修饰等开发了不少药物。

三尖杉碱（harringtonine）和高三尖杉酯碱（homoharringtonine）是从植物三尖杉中提取出来的具有抗癌作用的酯碱类化合物。其主要的药理作用是抑制真核细胞内蛋白质的合成，使多聚核糖体解聚，属于干扰蛋白质合成功能的抗癌药物。临床用于治疗急性早幼粒细胞白血病、急性单核细胞性白血病、急性粒细胞性白血病及恶性淋巴瘤等。

微管是真核细胞中普遍存在的管状细胞器结构，是细胞骨架、纤毛、鞭毛和中心粒的组成部分，对于细胞形态、内物质运输、能量转换、信息传递、细胞有丝分裂以及纤毛、鞭毛的运动等过程具有重要作用。研究发现，一些天然的或合成的化合物能作用于微管蛋白，干扰微管的正常功能。根据与微管蛋白二聚体的结合位点及作用的类型不同大致可分为以下三大类（表 17-3-2）。第一类是结合于微管蛋白二聚体秋水仙碱结合位点（colchicine 位点，C 位点）的化合物。与秋水仙碱结合的微管蛋白二聚体可装配到微管的末端，同时阻止其他微管蛋白二聚体加入，但微管的解聚不受影响，最终导致微管结构的彻底崩解。第二类是结合于长春碱结合位点（vinblastine 位点，V 位点）的化合物，以长春碱、长春新碱及美登素为代表。除结合微管蛋白外，有报道认为，长春碱还有抑制微管解聚的作用。第三类是促进微管的装配、抑制微管解聚，稳定微管的一类化合物，以紫杉醇为代表。过于稳定的微管对细胞是有害的，可使细胞周期阻滞于 G_2/M 期。

2）靶向蛋白法尼基转移酶　许多蛋白质，

表 17-3-2　作用于微管的化合物

作用类型分类	化合物
结合于秋水仙碱结合位点	秋水仙碱、异秋水仙碱、鬼臼毒素、喜树碱、苯并咪唑、环木酚素等
结合于长春碱结合位点	长春碱、长春新碱、美登素、根霉素等
促进微管蛋白聚合，抑制解聚	紫杉醇、多烯紫杉醇、epothilone 等

如 Ras，在翻译后修饰环节，需要法尼基转移酶（Farnesyl Transferase，FTase）将二磷酸法尼基上的法尼基转移到蛋白的半胱氨酸残基上使之活化。*Ras* 基因突变后，Ras 蛋白处于持续活化状态，导致细胞信号转导紊乱，细胞持续增生从而发生肿瘤。FTase 抑制剂（FTase inhibitors，FTI）可抑制 Ras 蛋白的法尼基化修饰，使之不能结合到细胞膜并发挥作用，从而达到抗肿瘤目的。FTI 的研究主要集中在以下三类化合物：① CAAX 四肽及其模拟物；②法尼基焦磷酸酯（FPP）模拟物；③双底物模拟物。Tipifarnib（R115777）可以抑制 H-Ras 的功能，通过阻断 H-Ras 的法尼基化和随后的膜定位，在体外和体内抑制癌基因 H-Ras 驱动的细胞转化。另一项对三阴性乳腺癌细胞的研究表明，低剂量的 FTI，如 tipifarnib（300 nM）或 lonafarnib（SHC66336）（1μM）不抑制肿瘤细胞的增殖和 Ras 途径的活性，但可通过抑制 HIF-1α 的表达，抑制其下游的 Snail，从而抑制肿瘤细胞的迁移和肿瘤微环境的形成。

3）靶向蛋白质泛素化降解 蛋白质的泛素化是特异性的蛋白质降解途径，若癌基因产物不能正常从细胞内降解，或抑癌基因的产物过度降解，或降解产物异常，都会引发肿瘤。对于细胞内异常表达的一些蛋白质，若能促进其进行泛素化降解，则有可能抵抗肿瘤的发生和发展。Avadomide（CC-122）是一种泛素化降解促进剂，它可以促进小脑募集转录因子 Aiolos 和 Ikaros，促进二者形成 Cullin-4 环状 E3 连接酶复合体，从而使之降解，有效抗白血病，抗血管新生等，目前该药作为进展性实体瘤，非霍奇金淋巴瘤以及多发性骨髓瘤的治疗药物正在进行临床 I 期研究。

4）激活凋亡蛋白 肿瘤细胞中，细胞凋亡机制失调。肿瘤细胞可通过凋亡级联反应中关键蛋白的突变或表达水平的改变来逃避细胞凋亡，因此，可重新激活受损的凋亡级联蛋白的分子在抗肿瘤研发上具有广阔的应用前景。文献报道认为，多种肿瘤细胞中 Procaspase-3 过表达，而 Zn^{2+} 抑制了 Caspase-3 的自动激活，从而导致 Caspase-3 表达降低。酰肼类化合物 PAC-1、S-PAC-1、SM-1、WF-208、WF-210 等通过螯合 Zn^{2+}，激活 caspase-3 诱导细胞凋亡，起到抗肿瘤的作用。

（四）靶向肿瘤核酸代谢

核酸包括 DNA 和 RNA，是指导蛋白质合成和控制细胞分裂的生命物质。肿瘤细胞增殖旺盛，而分裂增殖的加速需要核酸代谢水平相应上调，因此，抑制核酸代谢的药物是临床上最重要的一类化疗药物。根据药物的作用位点，抑制肿瘤细胞核酸代谢的药物主要分为破坏核酸结构和功能的药物和抑制核酸合成的药物两大类。

1. 破坏核酸结构和功能的药物

破坏 DNA 结构和功能的药物又称为细胞周期非特异性药物，包括烷化剂、抗生素类、金属化合物及喜树碱类，其作用是能与 DNA 的某些部位结合，使 DNA 链交联或断裂，影响 DNA 的复制。此类药物对增殖细胞群的各期，以及 G_0 期细胞都有杀伤作用。

1）烷化剂类 烷化剂类抗肿瘤药物均为化学活性很高的小分子化合物，它们均可产生碳正离子中间体，能很快与细胞中许多具有亲核作用物质形成共价键，使核酸、蛋白质、酶上的氨基、羟基、巯基以及嘌呤基等发生烷基化，改变其结构和功能、使细胞的分裂增殖受到抑制或引起细胞死亡。该类药物的作用特点是能杀伤静止中和分裂中的细胞，属于细胞周期非特异性药物，但大多数药物对增殖细胞的活性更强。该药对肿瘤细胞和正常细胞的选择性低，分裂增殖快的肿瘤细胞及骨髓细胞和肠道上皮细胞增殖均会受到抑制，故应用时毒性大。可根据化学结构分为：氮芥类、乙烯亚胺类、烷基磺酸类、亚硝基脲类、三氮烯类等。临床主要药物有环磷酰胺、白消安、洛莫司汀等（表 17-3-3）。

2）抗生素类 抗肿瘤抗生素是一类从微生物培养液中提取的，通过直接破坏 DNA 或嵌入 DNA 干扰转录而发挥抗肿瘤活性的药物。部分药物由于细胞毒性太强，治疗指数低，限制了其临床应用。近年来，一项新的药物设计方法 - 抗体偶联药物（antibody-drug-conjugates，ADC）的问世，使这类细胞毒性很强的药物获得了新生。抗体偶联药物设计的基本原理是将具有靶向性的单

表 17-3-3　临床使用的烷化剂类抗肿瘤药物

药物中文名	药物英文名或缩写	作用机制	适应证
环磷酰胺（又称环磷氮芥、癌得星、癌得散、安道生等）	cyclophosphamide, CTX	在体内经代谢成有活性的磷酰胺氮芥后发挥烷化作用，抑制 DNA 合成	淋巴瘤、多发性骨髓瘤等各型恶性肿瘤
异环磷酰胺	isofamide	与 DNA 发生不可逆交联，干扰 DNA 合成	与环磷酰胺相似
白消安（又称白血福恩、马利兰）	busulfan	将鸟嘌呤烷基化，破坏 DNA 的结构与功能	慢性粒细胞白血病、骨髓增殖性疾病如真性红细胞增多症等
洛莫司汀（又称罗氮芥）	lomustine	分子中氯乙氨基可使 DNA 断裂；甲酰基可与部分蛋白质结合，起氨甲酰化作用	脑瘤、抗药性或复发性霍奇金瘤和其他淋巴肉瘤等

表 17-3-4　临床使用的抗生素类抗肿瘤药物

药物中文名	药物英文名或缩写	作用机制	适应证
丝裂霉素（又称自力霉素）	mitomycin, MMC	引起 DNA 单链断裂和染色体断裂	各种实体瘤
平阳霉素（又称争光霉素 A5、博来霉素 A5）	bleomycin, BLMA5	抑制胸腺嘧啶核苷掺入 DNA，也能使 DNA 单链断裂，并释放出部分游离碱基，破坏 DNA 模板，阻止复制	鳞状上皮细胞癌、睾丸癌、恶性淋巴癌等
放线菌素 D（又称更生霉素）	dactinomycin D	嵌入到 DNA 的鸟苷和胞苷的碱基对之间，阻断转录，亦可引起 DNA 单链断裂	霍奇金病、绒膜癌和肾母细胞癌等多种肿瘤
柔红霉素（又称正定霉素、红比霉素等）	daunorubicin	嵌入到 DNA 的双链形成稳定复合物，影响 DNA 的模板功能，既阻止复制，又抑制转录	急性粒细胞性白血病、急性淋巴细胞性白血病、神经母细胞瘤和淋巴瘤等
多柔比星（又称阿霉素、羟基红比霉素、亚德里亚霉素等）	doxorubicin	嵌入到 DNA 的双链形成稳定复合物，影响 DNA 的模板功能，同时具有形成超氧自由基的功能	多种肿瘤，抗癌谱广
表柔比星（又称表阿霉素、表柔霉素）	epirubicin	与阿霉素类似	乳腺癌、恶性淋巴瘤、软组织肉瘤和胃癌等
卡里奇霉素	calicheamicin, CLM	与 DNA 双螺旋的小沟结合，导致 DNA 断裂，细胞死亡	作为 ADC 药物的"弹头"分子，如吉妥单抗（gemtuzumab ozogamicin），治疗 CD33+ 急性髓性白血病；奥英妥珠单抗（inotuzumab ozogamicin），治疗复发或难治性急性 B 细胞淋巴细胞白血病
安丝菌素	ansanitocin, ASM	细胞毒性	阿多曲妥珠单抗依酯（ado trastuzumab entasine）中的"弹头"分子，治疗 HER2 阳性晚期转移性乳腺癌
力达霉素	lidamycin, LDM	引起 DNA 双链断裂，诱导细胞凋亡	作为 ADC 药物的"弹头"分子

抗和强细胞毒性"弹头"分子通过连接臂进行偶联，使其靶向肿瘤组织，提高了肿瘤组织的药物浓度，并减轻了对其他组织的毒副作用。临床使用的抗生素类抗肿瘤药物见表 17-3-4。

3）金属化合物类 铂金属类由于其具有不稳定的 d 层电子，因此是最显著的配合物形成体。核酸分子中具有孤对电子的 N 原子，是铂金属类抗肿瘤化合物的作用靶点。

顺铂（cisplatin），又称顺氯氨铂、氯氨铂等。该药在体内可被水解形成活泼的带正电的水化分子，与鸟嘌呤 7 位上的 N 结合，引起 DNA 链间或链内交联，导致 DNA 断裂和误码，抑制 DNA 的复制和转录，从而阻止了癌细胞的增殖，作用较强而持久，抗癌谱较广，但同时副作用较大，表现为消化功能紊乱、造血功能损害、肾功能损害和听力障碍。临床应用于治疗转移性睾丸癌和卵巢癌，是治疗睾丸肿瘤最有效的药物之一。同时顺铂水溶性低，水溶液不够稳定，缓解期短，限制了其使用。

卡铂（carboplatin），又称碳铂、顺二氨环丁烷铂。为第二代铂类化合物，其作用机制、适应证与顺铂相同，具有抗瘤活性强、毒性较低的特点。耳毒性和神经毒性罕见，与顺铂有交叉抗药性。

由于选择性差，传统化疗药物对正常细胞和组织的杀伤性大，临床使用中表现为极大地降低了患者的生活质量。近年来，通过外界刺激使原本无靶向的细胞毒性药物变得有靶向性，是肿瘤药物研发中的一个热点方向。最新的研究表明，通过在四价铂（临床使用的铂类药物是二价铂）中引入卟啉类对红光响应的基团构成前药，该前药在还原剂维生素 C 存在下的生理溶液中保持稳定，具有很高的化学惰性。在低强度的红光（650nm，7mW/cm^2）照射下，前药迅速还原成活性的奥沙利铂。细胞实验结果显示，在光照条件下，该前药在乳腺癌细胞中表现出 1786 倍（与奥沙利铂相比）增强的细胞杀伤活性，体内实验结果也表明，该前药的抗肿瘤活性更强，并比奥沙利铂的毒性更低。该研究为设计光可控活化的四价铂前药提供了一种全新的策略和思路，也为作用于核酸的细胞毒性药物的临床应用提供了一个更广阔的前景。

2. 靶向核酸合成代谢

抑制核酸合成的药物是指那些对肿瘤细胞增殖周期中 DNA 合成期（S 期）有抑制作用的药物，该类药物主要通过干扰肿瘤细胞 DNA、RNA 或其前体物质 dNTP、NTP 的合成而发挥作用，主要有核苷类似物、叶酸类似物、羟基脲、DNA 拓扑异构酶等。

1）核苷类似物 核苷类似物是指利用结构上与 DNA 复制所需嘌呤核苷、嘧啶核苷等的相似性所设计的一类药物，以竞争性抑制或"以假乱真"等方式干扰或阻断核酸的合成代谢、组织细胞的分裂和增殖，最终导致肿瘤细胞的死亡。早期的核苷类似物毒性大，治疗指数低，近年来，随着对肿瘤代谢的深入了解，开发出许多靶向性好，治疗指数高的药物，表 17-3-5 中汇总了目前已上市的和在开发中的核苷类药物及其作用机制。

2）羟基脲 羟基脲（hydroxycarbamide，hydroxyurea），又称羟基脲或氨甲酰羟胺，是二磷酸核苷还原酶抑制剂。二磷酸核苷还原酶是催化 RNA 还原转化为 DNA 的酶，是 DNA 生物合成中的一个关键步骤。羟基脲则以此酶为靶酶，可破坏组成该酶活性中心的酪氨酰游离基而起到抑制该酶的作用，从而抑制 DNA 的合成。临床应用可使细胞停止于 G_1/S 边界，使细胞同步化集中于 G_1 期。由于 G_1 期的细胞对放射线高度敏感，因此联合应用该药和放疗对肿瘤细胞的杀伤有协同作用。临床主要用于治疗粒细胞白血病、真性红细胞增多症及原发性血小板增多症等。

3）5- 磷酸核糖 体内嘌呤和嘧啶的合成需要 5- 磷酸核糖，是由磷酸戊糖途径产生的。某些糖代谢中间产物进入磷酸戊糖途径参与 5- 磷酸核糖的合成，另外，从葡萄糖和谷氨酰胺代谢中产生的非必需氨基酸也是核酸合成必需的。在糖代谢分解产物进入磷酸戊糖途径中，原癌基因和抑癌基因发挥了非常重要的作用。核酸合成过程中许多酶是 c-Myc 的作用靶标。TIGAR（tp53 诱导的糖酵解和凋亡调节因子）通过降低 PFK-1 和 PGM 的量抑制糖酵解。TIGAR 下调 PFK-1 的激活物 - 果糖 -2,6- 二磷酸的表达，导致果糖 -6- 磷酸的积聚，使之能在磷酸戊糖途径中合成 5- 磷

表 17-3-5 核苷类抗肿瘤药物

分类	药物中文名	药物英文名	作用机制	备注
嘌呤类似物	巯嘌呤	mercaptopurine	化学结构与次黄嘌呤相似，竞争性抑制次黄嘌呤的转变	
	硫鸟嘌呤	tioguanine		
	硫唑嘌呤	azathioprine		
尿苷类似物	奈拉滨	nelarabine	对 T 细胞有选择性细胞毒作用	Ara-G 的前药
	—	forodesine	嘌呤核苷磷酸化酶的抑制剂	
腺苷类似物	氟达拉滨	fludarabine	抑制 DNA 聚合酶	
	克拉屈滨	cladribine	抑制腺苷脱氧酶	
	氯法拉滨	clofarabine	抑制 DNA 聚合酶和腺苷脱氧酶	
	阿卡地新	acadesine	腺苷酸活化激酶激活剂	
	EPO- 氯法拉滨	—	同氯法拉滨	氯法拉滨的前药
尿嘧啶及尿苷类似物	氟尿嘧啶	fluorouracil	抑制胸腺嘧啶核苷酸合成酶	
	替加氟	tegafur	同上	氟尿嘧啶的衍生物
	双呋氟尿嘧啶	tegadifur	同上	替加氟的衍生物
	卡莫氟	carmofur	同上	氟尿嘧啶的衍生物
	去氧氟尿苷	doxifluridine	同上	氟尿嘧啶的前药
	卡培他滨	capecitabine	同上	氟尿嘧啶的前药
尿嘧啶	恩尿嘧啶		抑制二氢嘧啶脱氢酶	
胞苷类似物	阿糖胞苷	cytarabine	化学结构与胞苷类似，竞争抑制胞苷的体内转变	
	艾西拉滨	elacytarabine	同上	阿糖胞苷的前药
	—	MB-7133	同上	阿糖胞苷的前药
	—	thiarabine	同上	
	沙帕他滨	sapacitabine	抑制 DNA 聚合酶	
	吉西他滨	gemcitabine	同阿糖胞苷	
	—	LY-2334737	同上	吉西他滨的前药
	阿扎胞苷	azacitidine	抑制甲基化转移酶	
	地西他滨	decitabine	同上	
	—	SGI-110	同上	地西他滨的前药
		ethnylcytidine	抑制 RNA 聚合酶	
其他	曲西立滨		抑制 AKT 通路	

酸核糖。C-Myc 和 Ras 均可激活 PFK1。在 *p*53 阴性的肿瘤中，丙酮酸激酶 -M2 以二聚体形成存在（是该酶的低活性形式）导致上游糖酵解中间产物的积聚，最终促使其进入磷酸戊糖途径。

HIF-α 上调调节糖酵解中间产物进入磷酸戊糖途径。HIF-α 增强转酮醇酶和丙酮酸激酶 -M2 的表达，从而增强了通过磷酸戊糖途径产生 5- 磷酸核糖的能力。

4）DNA 拓扑异构酶抑制剂　羟基喜树碱（hydroxycamptothecine，HCPT）为喜树碱的羟基衍生物，主要作用于 DNA 拓扑异构酶Ⅰ（TOPO Ⅰ）。TOPO Ⅰ 催化超螺旋 DNA 解旋，便于进行复制及转录。HCPT 对 TOPO Ⅰ 有靶向选择性抑制作用，可抑制超螺旋 DNA 的解旋，从而抑制了癌细胞的复制和转录。临床上用于治疗原发性肝癌、胃癌、膀胱癌、直肠癌、非小细胞肺癌、头颈部上皮癌及白血病等恶性肿瘤。与其他常用抗癌药物无明显交叉耐药性。

依托泊苷（etoposide），作用于 DNA 拓扑异构酶Ⅱ（TOPO Ⅱ），可形成药物 - 酶 -DNA 稳定的可逆性复合物，阻碍 DNA 修复。主要用于治疗急性粒细胞白血病，疗效较好，与常用药物无交叉耐药性。也可用于治疗小细胞未分化型肺癌、恶性淋巴瘤、睾丸恶性生殖细胞瘤。

（五）靶向肿瘤微环境代谢

肿瘤细胞的糖酵解水平增高，使乳酸水平增高；ATP 水解产生的质子和 CO_2 水合生成碳酸，均导致肿瘤细胞酸性升高，因此，肿瘤细胞内的 $H^+/ATPase$，H^+/Na^+ 交换泵等表达升高，使过多的 H^+ 外排至肿瘤微环境，导致肿瘤微环境呈酸性。酸性的肿瘤微环境有利于肿瘤细胞抵抗化疗药物的作用，也会使体内免疫细胞功能失调。改变酸性的肿瘤微环境，最简单的方法是使用碱性的缓冲液，如赖氨酸、碳酸氢钠、2-imidazole-1-yl-3-ethoxycarbonylpropionic acid 等，均能使肿瘤微环境碱化，抑制肿瘤的生长和恶性转变并增强化疗药物的疗效；其次，质子泵抑制剂，如 bafilomycin A1、archazolid、omeprazole、esomeprazole、rabeprazole、pantoprazole 和 lansoprazole 等，均可控制肿瘤的 pH，使细胞内的碱性增高，也是

潜在的抗肿瘤作用靶点；第三，CAIX 抑制剂如 sulfonamides、sulfamates 和 sulfamides 可与酶的催化部位结合，抑制 CAIX 的作用，在小鼠的移植瘤模型上发现具有明显的抑制肿瘤生长和恶性转变的作用；第四，由于酸性的肿瘤微环境抑制了质子敏感的 G 蛋白偶联受体的激活，一种该受体的激动剂——GPR68，被证实有抑制恶性星形细胞增殖的作用。

首先，利用肿瘤细胞 Warburg 效应，开展靶向性肿瘤治疗是一个极具潜在价值的研究方向。糖酵解过程是正常细胞和恶性肿瘤细胞糖代谢共同的环节，因而如何筛选和确定肿瘤细胞特异性高表达的糖酵解酶亚型及其功能是亟待解决的关键问题。其次，由于肿瘤细胞异质性和微环境可变性，糖酵解相关酶的表达和活性可能会发生多种变化，单一糖酵解酶的靶向治疗作用相对有限，针对多个糖酵解酶靶点的整合治疗方案可能会取得更好的效果。同时，需将糖酵解与其他糖类代谢途径，如糖异生、磷酸戊糖途径、糖原合成 / 分解等整合考虑，寻找肿瘤细胞与正常细胞的差异点。第三，在研发新的抗癌药物时必须考虑凋亡调节因子与能量代谢之间相互影响，获得对肿瘤细胞选择性凋亡而正常细胞影响最小的治疗是最理想的方法。

二、选择性营养素干预的代谢调节治疗

细胞代谢对营养素供应和利用是非常敏感的，根据肿瘤特点选择性进行营养素干预达到干扰肿瘤代谢、产生氧化应激、增加细胞凋亡敏感性的目的，或间接通过调节免疫功能，提高放化疗敏感性等达到抑制肿瘤生长的目的。目前主要营养素干预策略包括以下四个方面。

（一）选择性限制或缺失营养素策略

1. 选择性限制葡萄糖——生酮饮食疗法

生酮饮食（ketogenic diet，KD）是通过一种高脂、低碳水化合物和适当蛋白质的配方饮食来模拟人体饥饿的状态，由脂肪代谢产生的酮体作为供给机体的主要能量，通过影响细胞代谢、信号和炎症等机制达到防治疾病的一种治疗方法。

KD 在癫痫和代谢性疾病中已经广泛应用并取得很好疗效。低碳高脂生酮饮食疗法时血糖明显下降，胰岛素分泌减少，胰高血糖素升高可以促进肝脏将脂肪酸分解、合成酮体并输出供应全身，这种状况下肿瘤细胞能量供能发生改变，由葡萄糖供能为主转为酮体为主，这将对肿瘤细胞产生一系列不良影响。因此 KD 可能是一种重要的抗肿瘤治疗手段之一。1995 年 Nebeling 等首次尝试采用 KD 治疗人类恶性脑胶质瘤，2 名罹患不能切除晚期脑肿瘤的女童，由于一系列放化疗的效果有限加上严重毒性反应终止了常规治疗方法，随后采用中链甘油三酯的 KD 治疗的反应非常好，PET/CT 显示患者脑肿瘤部位的葡萄糖摄取减少了 21.8%。2010 年 Zuccoli 等报道了低热卡生酮饮食可抑制多形性胶质母细胞瘤（GBM）生长的病例，一位 65 岁的女性 GBM 患者表现出进行性记忆力减退、慢性头痛、恶心，右半球 MRI 可以看到多中心肿瘤。不完全切除术后，进行低热卡生酮饮食 4∶1[脂肪∶（碳水化合物 + 蛋白质）]，每天提供约 600kcal 热量。饮食中补充了维生素和矿物质。在治疗过程中去除了类固醇药物（地塞米松）。经过 2 个月治疗，患者体重减少了约 20%，FDG-PET 或 MRI 没有检测到明显的肿瘤组织。一系列细胞、动物和临床观察研究显示了 KD 抗肿瘤的有益作用：低碳高脂生酮饮食疗法时血糖明显下降，这时胰岛素分泌下降，胰高血糖素明显升高可以促进肝脏将脂肪酸分解并在肝线粒体中合成酮体后输出供应全身，这种状况下肿瘤细胞能量供能发生改变，由葡萄糖供能为主转为酮体为主，这将对肿瘤细胞产生一系列不良影响：①改变肿瘤细胞代谢，肿瘤细胞嗜好葡萄糖有多种有益效应，除了提供能量，提高抗氧化能力，为合成代谢提供前体分子，低碳可以消除上述有益效应；②产生氧化应激，肿瘤细胞发生发展过程中自由基（ROS）升高是必然，葡萄糖可以磷酸戊糖通路（PPP）产生重要的抗氧化剂 NADPH，低碳饮食后可明显减少 NADPH；③抑制炎症，研究证明羟丁酸可以明显抑制炎症小体活性，炎症是肿瘤患者代谢紊乱的主要原因之一；④抑制生长因子胰岛素样生长因子 –1（IGF-1）等癌基因表达；⑤KD 抑制胰岛素反馈信号，增强 PI3K 抑制

剂的抗癌作用；⑥抗血管新生；⑦改善肿瘤抑制免疫应答。这些改变具有抑制肿瘤生长的作用。因此生酮饮食抗肿瘤的研究逐步受到关注。但是 KD 对不同肿瘤的反应差异非常大，其最主要影响因素可能是葡萄糖依赖程度和酮体利用能力。我们的研究初步表明肿瘤细胞利用酮体能力可能是更重要的影响因素，BDH1 和 OXCT1 表达水平是预测肿瘤对 KD 的反应性重要标志之一。同时研究发现 KD 结合其他干预因素（高压氧、二甲双胍等），或与放化疗整合可以进一步提高疗效。2020 年 Ajona D 等报道短期饥饿会降低 IGF-1 水平和下游信号，而抑制 IGF-1 则被来自西班牙的团队在不同的肺肿瘤模型中证实，短期饥饿能够与 PD-1 抑制剂产生协同作用，共同抑制肺癌的进展和转移。这种神奇的作用来源于饥饿可以减少肿瘤中胰岛素样生长因子（IGF-1）和相应受体轴的信号，增加癌细胞免疫原性、促进 CD8+T 细胞的抗肿瘤作用，提示 KD 可以配合免疫疗法增强其疗效。

然而，KD 抗肿瘤的临床研究较少，尤其缺乏高质量临床证据。因此，亟需大规模临床对照研究来全面评估 KD 对肿瘤的干预作用。

2. 减少或缺失氨基酸

蛋氨酸（又称甲硫氨酸）是人体必需的氨基酸，在机体中具有广泛而重要的生物学功能。对于依赖蛋氨酸的肿瘤可以选择性减少或缺失蛋氨酸供应，如最近 Nature Medicine 报道了肿瘤干细胞高度依赖蛋氨酸，限制蛋氨酸补充或抑制蛋氨酸循环可明显抑制肿瘤生长并且明显提高化疗敏感性。2015 年 Clin Cancer Res 报道完全缺失蛋氨酸后三阴性乳腺癌细胞表达靶向治疗靶点 TRAIL-R 从而增强靶向治疗敏感性。但这种饮食干预是否会对肿瘤的发生发展和治疗具有广泛的意义还没有达成共识。2019 年 Nature 报道应用靶向代谢组学（targeted metabolomics）和计算分析发现限制饮食中蛋氨酸（含量相当于小鼠正常食物的约 14%）可以迅速而有效地改变机体的代谢状态，尤其是以蛋氨酸为中心的代谢路径，其中血清中蛋氨酸本身的含量在 24h 内减少到低于饮食干预前 50% 的水平，两种患者来源结肠癌小鼠模型的肿瘤生长抑制。更为有趣的是在这种小

鼠模型接受化疗药物 5-Fu 治疗之前进行蛋氨酸饮食限制，可以显著提高 5-Fu 的疗效。此外，在一种基因改造的软组织肉瘤小鼠模型上也发现蛋氨酸饮食限制可以显著提高放疗疗效。这些结果多与蛋氨酸饮食限制对核酸代谢和氧化还原平衡的影响密切相关。最终在健康的中年人身上进行了相似的临床饮食干预（蛋氨酸为正常饮食状态下的 17%），为期 3 周，结果发现血清蛋氨酸和氧化还原平衡标志物谷胱甘肽（glutathione）和 N- 乙酰半胱氨酸（N-acetylcysteine）都有不同程度的减少。此外，还有研究发现三阴（ER/PR/HER2 阴性）乳腺癌细胞缺乏蛋氨酸，可使癌细胞更容易被靶向抗体疗法杀死。研究揭示当三阴性乳腺癌细胞被剥夺蛋氨酸后 TRAIL-R2 的表达增加，从而增加促凋亡 TRAIL-R 激动剂单抗 lexatumumab 的抗癌活性，其机制可能是由于缺乏蛋氨酸后基因组表观遗传学改变导致 TRAIL-R 表达抑制性调控分子 MAGED2 表达下降所致。

丝氨酸和甘氨酸虽然是非必需氨基酸，但在合成代谢、一碳单位代谢、表观遗传学以及抗氧化作用方面发挥重要作用。因此许多癌细胞高度依赖外源性丝氨酸，一些癌细胞则明显上调从头合成丝氨酸途径的酶。据 2015 年 *Nat Chem Biol* 报道饮饲丝氨酸和甘氨酸这两种非必需氨基酸时，小鼠淋巴瘤和肠癌的生长速度明显抑制，同时也能提高放化疗敏感性等。2017 年 *Nature* 报道在更具临床意义基因工程小鼠的自发性肠癌（由 Apc 失活驱动）或淋巴瘤（由 Myc 激活驱动）模型研究中证实丝氨酸和甘氨酸饮食限制可明显抑制肿瘤生长，小鼠生存率明显增加，其作用机制是与增加肿瘤细胞氧化应激密切相关。值得注意的是，Kras 驱动的小鼠胰腺癌和肠道癌模型对丝氨酸和甘氨酸限制饮食反应较差，这是由于 Kras 激活可增加丝氨酸合成通路酶表达的缘故。这种相对特殊的饮食可以使一些癌细胞更容易受到细胞中活性氧影响（氧化应激），有助于使患者所进行的其他治疗更为有效。

半胱氨酸是一种含硫氨基酸，具有重要的抗氧化作用。大多数肿瘤细胞发生和发展过程中处于较高氧化应激状态，通过摄取大量半胱氨酸来维持氧化还原稳态和存活。最新 *Science* 杂志报道，当敲除半胱氨酸合成基因的胰腺癌小鼠或用半胱氨酸酶（分解血液中半胱氨酸）处理胰腺癌小鼠，肿瘤停止生长，小鼠中位生存期增加了 1 倍。其主要机制是当缺乏半胱氨酸时会激活胰腺癌细胞铁死亡（ferroptosis）的细胞凋亡。

（二）选择性增补营养素策略

1. 增补维生素 C

维生素 C（抗坏血酸）一直被认为重要的抗氧化剂和酶辅助因子等参与许多对人类健康至关重要的生化过程，如通过维持 2- 氧戊二酸依赖的双脱氧酶活性促进胶原蛋白合成和成熟、调节表观遗传学，以及对缺氧的正常反应等。自从 1976 开始使用维生素 C 治疗癌症以来，有关维生素 C 治疗癌症有效性的观点一直存在很多争议，直至 2004 年揭示了口服和静脉注射维生素 C 不同治疗结果以后，大剂量维生素 C 抗肿瘤作用才逐步被认可。目前国内外有相当多的医院和研究机构正在开展维生素 C 的基础和临床研究。2015 年 *Science* 报道小鼠高剂量腹腔注射 [4g/（kg·d）] 氧化型维生素 C（DHA）可选择性抑制 *KRAS* 和 *BRAF* 突变结肠癌（高糖酵解，GLUT1 高表达）肿瘤生长，并揭示其作用机制是由于大剂量 DHA 引起细胞内氧化应激（ROS）导致糖酵解酶 3- 磷酸甘油醛脱氢酶失活所致。2017 年 I 期临床试验表明，定期给脑癌和肺癌患者注射 800~1000 倍日常服用量的维生素 C（患者体内维生素 C 浓度高达 20mmol）作为常规癌症治疗效果的策略是安全的，这样大剂量维生素 C 治疗除了如口干之外，几乎没有明显副作用。同时还发现其作用机制是肿瘤组织内高水平氧化还原活性铁分子（线粒体代谢异常的副产物）与维生素 C 反应形成 ROS，这些 ROS 选择性损伤癌细胞 DNA，导致癌细胞死亡，增强了癌细胞对辐射和化疗的敏感性。I 期试验数据显示 11 例脑癌患者的总生存期增加 4~6 个月，而标准治疗通常仅有 14~16 个月的存活时间。为进一步确定高剂量维生素 C 是否有效延长患者接受放疗和化疗的总生存期和生活质量，继续开展了多形性胶质母细胞瘤患者 II 期临床试验。2018 年 *Cancer Res* 报道大剂量抗坏血酸可降低放疗引起的正常组织毒性副作用，包括减少肠道损伤、胶原沉积和氧化应激。国内也有相关研究，2018 年徐瑞华课题组在 *Theranostics* 报道高剂量维生素 C 可以选择性杀死 GLUT1 高表达胃癌细胞，并提高传统化疗（奥沙利铂）敏感性；同年 *NPJ Precision Oncology* 报道王红阳团队研究发现维生素 C 优先杀死肝癌干细胞，并且发现 613 例肝癌切除术患者术后接受静脉滴注 2g 维生素 C 治疗后患者的无病生存期明显延长等。一系列基础和临床研究逐步揭示了大剂量维生素 C 抗肿瘤作用机制：①产生氧化应激机制发挥抗癌作用；②激活双加氧酶类发挥抗癌作用，具体有两个方面：激活去甲基化酶 TET，调节甲基化的表观遗传学从而影响癌基因和抑癌基因表达；促进癌蛋白 HIF1 泛素化蛋白降解；③高剂量维生素 C 增强先天和适应性免疫细胞的功能，这提示维生素 C 可以协同免疫治疗。

这些研究表明大剂量维生素可以选择性利用癌细胞代谢脆弱性而产生大量氧化应激，明显增强癌细胞对辐射和化疗敏感性，同时除了没有明显副作用外，可明显降低放化疗的毒性副作用。因此作为肿瘤整合治疗的重要部分值得进一步开展大剂量维生素 C 配合一线疗法（化疗、放疗和免疫疗法等）治疗不同肿瘤的临床研究。

2. 增补其他营养素

一些研究表明维生素 D 具有抗癌特性，如激活细胞死亡、抑制癌细胞生长和降低转移潜能等。前瞻性观察研究发现，血液中维生素 D 水平与较低的结直肠癌风险和提高患者的生存率有关。2019 年 *JAMA* 报道了一项小型 Ⅱ 期临床试验结果，在化疗的同时补充高剂量维生素 D 对转移性结直肠癌患者有益，能够延缓其疾病进展。试验招募 139 例过去未接受治疗的转移性结直肠癌患者进行随机分组。一组患者在接受标准化疗的同时每天服用 4000U 的维生素 D（高剂量组），而另一组在接受化疗的同时每天服用 400U 的维生素 D（低剂量组）。高剂量维生素 D 试验组疾病恶化的延缓时间平均为 13 个月，而在低剂量维生素 D 组是 11 个月。此外，在 22.9 个月的随访期间，高剂量维生素 D 组患者的疾病进展或死亡率降低 36％。由于这项试验招募的患者过少，因此无法确定服用高剂量维生素 D 的患者能否改善整体生存率，因此期待更大规模的临床试验来证实。

肿瘤有嗜糖特性，那么不同种类己糖包括甘露糖（mannose）、半乳糖（galactose）、果糖（fructose）、岩藻糖（fucose）、葡萄糖（glucose）对肿瘤细胞是否有相同的影响？ 2018 年 *Nature* 报道在肿瘤细胞和小鼠模型上发现只有甘露糖可明显抑制肿瘤生长，并且发现甘露糖可以增加阿霉素的抗癌效果，并可明显延长小鼠生存期，研究发现甘露糖并没有影响葡萄糖的摄取，那么甘露糖是如何影响肿瘤细胞生长的呢？研究者发现甘露糖与葡萄糖以同样方式进入细胞和代谢，其代谢中间物甘露糖 -6- 磷酸（M6P）可以抑制参与葡萄糖代谢的三种酶：己糖激酶、磷酸葡萄糖异构酶和葡萄糖 -6- 磷酸脱氢酶，进而影响了葡萄糖酵解、三羧酸循环、磷酸戊糖途径及聚糖合成等。因此，细胞内 M6P 含量决定了甘露糖抑制肿瘤生长的作用，而 M6P 与磷酸甘露糖异构酶（phosphomannose isomerase，PMI）活性有关，PMI 催化 M6P 生成果糖 -6- 磷酸进入糖酵解代谢途径，因此 PMI 活性降低导致 M6P 细胞累积升高（图 17-3-4）。由此推理 PMI 活性低下或缺陷的肿瘤对甘露糖敏感。研究者利用组织芯片法检测了人不同肿瘤包括卵巢癌、肾癌、乳腺癌、前列腺癌和结直肠癌中的 PMI 表达情况，发现不同肿瘤中 PMI 的表达情况不一样，其中 PMI 在结直肠癌中的表达最低，意味着结直肠癌可能对甘露糖敏感。因此研究者利用两种结直肠癌小鼠模型进行甘露糖处理，发现肿瘤生长都受到了明显的抑制。该项研究还表明单独服用甘露糖或结合化疗药物服用可以抑制肿瘤生长。甘露糖疗法可能是一种简单又安全的靶向肿瘤治疗并有潜在临床意义的方法，值得进一步开展临床研究。

氨甲蝶呤（methotrexate）拮抗叶酸代谢而能够抑制细胞生长，常用于治疗白血病、淋巴瘤、骨肉瘤等。由于其副作用而大大限制其临床应用。2019 年 *Nature* 报道补充组氨酸能够明显增强肿瘤细胞对氨甲蝶呤的敏感性，其作用机制是补充组氨酸后可以增加组氨酸分解代谢，而分解代谢需要依赖叶酸作为辅助因子参与其代谢。因此补充组氨酸增加其细胞的分解代谢而大大消耗叶酸，因而与氨甲蝶呤效应叠加，从而提高肿瘤细胞对氨甲蝶呤的敏感性，这样可以大大降低氨甲蝶呤

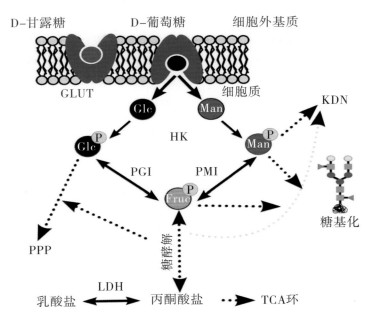

图 17-3-4　甘露糖和葡萄糖代谢关系（*Nature*，2018）

GLUT：葡萄糖转运载体；HK：己糖激酶；PGI：磷酸葡萄糖异构酶；PMI：磷酸甘露糖异构酶；LDH：乳酸脱氢酶；
Glc：葡萄糖；Man：甘露糖；Fruc：果糖；PPP：磷酸戊糖通路；TCA：三羧酸

发挥抗癌作用的有效剂量。这对于提升氨甲蝶呤抗肿瘤作用的临床应用具有重要意义。

（三）选择性替换营养素

对于存在某些营养素再生缺陷的肿瘤，可以选择性利用前体分子来替换这些营养素，这些替代对于无营养素再生缺陷的正常组织影响很小，这样可以选项性抑制肿瘤生长。瓜氨酸可作为精氨酸再合成的前体分子，通过鸟氨酸循环再合成精氨酸，但是某些肿瘤细胞系，尤其是绝大多数的黑色素瘤和肝癌，往往因缺乏精氨酸琥珀酸合成酶（argininosuccinate synthetase，ASS）而不能将瓜氨酸再循环为精氨酸。大约一半中等恶性肿瘤细胞类型中的 ASS 水平不足以将足够的瓜氨酸转化为精氨酸导致肿瘤细胞生长受限。研究结果表明，通过缺失精氨酸而补充前体分子瓜氨酸可以选择性抑制精氨酸再合成能量较差的黑色素瘤和肝癌等生长。同样的同型半胱氨酸甲基化再合成蛋氨酸的酶如 N5,N10- 甲烯四氢叶酸还原酶突变或缺陷的一些肿瘤，如结直肠癌、乳腺癌、急性淋巴细胞性白血病等高度依赖蛋氨酸。基于这类肿瘤有这个代谢弱点，采用同型半胱氨酸代替

蛋氨酸进行营养干预可以明显抑制这类肿瘤生长，而对再合成正常的组织细胞几乎没有影响。

（四）抑制炎症营养素补充

长期慢性炎症始终是肿瘤发生和发展，以及肿瘤患者代谢紊乱和营养不良的重要因素。因此抗炎对于肿瘤是非常重要的治疗措施。通过增补抗炎营养素如 ω-3 脂肪酸和富含二烯烃鞘氨醇的植物 / 大豆鞘脂，同时减少促炎营养素如 ω-6 脂肪酸和动物性鞘脂等是非常有效的途径，特别是配合一线抗癌治疗更有意义。

三、肿瘤整合代谢调节治疗

随着肿瘤代谢认识的不断深入，靶向肿瘤代谢的代谢调节治疗前景不断拓展。整合医学的观点是，利用肿瘤代谢特点和高度异质性进行多代谢靶点整合干预，特别是与一线放化疗整合的整合代谢治疗会进一步提高抗肿瘤疗效，减少放化疗副作用和增强敏感性。2017 年塞弗里德等在 Cureus 杂志上发表了基于整合代谢疗法辅助一线化疗药物的"代谢支持化疗法（metabolically supported chemotherapy，MSCT）"治疗晚期三阴性乳腺癌的病例报道。患者，女性，29岁，2015年12月体检发现左乳房肿块，由于多种原因直到2016年8月才入住土耳其伊斯坦布尔一家医院。MRI检查提示淋巴结、肝脏和腹部转移，左乳肿块75mm、75mm和65mm，边界不规则，左腋下多个淋巴结肿大，最大达27mm和20mm。活检确诊为2级浸润性导管腺癌，检测ER、PgR和HER2受体为阴性，即三阴性乳腺癌，分期IV（$T_4N_3M_1$）。对于晚期三阴性乳腺癌患者目前没有特别有效治疗方法。因此还是按照常规化疗方案进行治疗：多烯紫杉醇30mg/m^2，阿霉素20mg/m^2，环磷酰胺250mg/m^2，但其剂量明显低于常规用药量，分别在第1天和

第8天给药，21d为1个周期，共4个月。但在化疗前进行了整合代谢干预并且持续整个化疗期。基于肿瘤代谢和肿瘤微环境变化的认识设计了整合代谢干扰方案，具体如下。鉴于肿瘤细胞嗜好葡萄糖和瓦博格效应的代谢特点进行降血糖处理：禁食12h，静脉给5~10U胰岛素，使化疗时血糖水平降到50~60mg/dL（2.8~3.3mmol/L）并在化疗过程中通过生酮饮食（KD）来维持轻度低血糖状态，即摄入蛋、绿叶蔬菜、高脂奶制品、天然油脂、肉、坚果和种子，禁食碳水化合物包括面包、面、米饭、土豆、精制糖、蜂蜜和水果等。维持尿酮+~+++，平均血糖4.7mmol/L。鉴于实体瘤微血管异常血供差而采用局部热疗法（HT）改善血循环

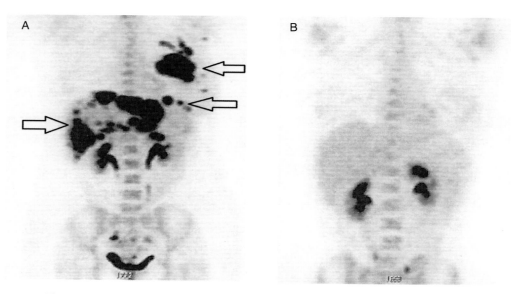

图 17-3-5　三阴性乳腺癌患者的全身 ^{18}F-FDG-PET/CT 影像（*Cureus*，2017）
A.MSCT 治疗前影像。B. 经过 6 个月 MSCT 治疗后的影像，提示肿瘤完全消失

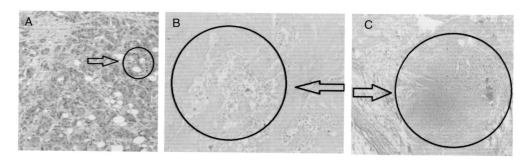

图 17-3-6　三阴性乳腺癌患者的病理切片结果（*Cureus*，2017）
A. 组织病理学检查显示一个实性肿块和腺体形成的非典型上皮细胞，提示 2 级浸润性导管癌。B. 经过 6 个月 MSCT 治疗后原发性乳腺癌区域组织样本，显示癌组织完全坏死，纤维透明组织形成，表示病理完全缓解（100 倍）。C. 经过 6 个月 MSCT 治疗后的影像，转移性腋窝淋巴结样本，显示完全坏死组织，无活肿瘤细胞（100 倍）

增加化疗药物进入：逐步升高胸腹体温到 45℃，每次 60min，共 12 次。高压氧（HBOT）可以进一步增加氧化应激：采用 1.5 大气压，每次 60min 的高压氧疗法，共 12 次。鉴于肿瘤抗氧化能力代偿脆弱性，KD、HT 和 HBOT 配合化疗的叠加效应大大增加肿瘤细胞氧化应激促进肿瘤细胞凋亡和坏死。经过 6 个月 MSCT 后患者痊愈，表现为临床、放射学和病理学完全缓解：^{18}F–FDG–PET/CT 显示经过 6 个月 MSCT 治疗后的肿瘤影像完全消失（图 17-3-5）。病理切片结果：经过 6 个月 MSCT 治疗后原发性乳腺癌区域癌组织完全坏死，无活肿瘤细胞，纤维透明组织形成，转移性腋窝淋巴结样本显示完全坏死组织，无活肿瘤细胞（图 17-3-6）。此外，该患者在整个化疗过程中并未见到通常会出现的相关不良反应和并发症，这表明 MSCT 在改善生活质量方面明显优于传统化疗。

（刘小宇　缪明永　黄　敏）

参考文献

[1] 朱圣庚，徐长法. 生物化学. 4 版. 北京：高等教育出版社，2016:49–402.

[2] Moolenaar WH, Perrakis A. Insights into autotaxin: how to produce and present a lipid mediator. Nat Rev Mol Cell Biol, 2011, 12: 674–679.

[3] Otto H Warburg. On the origin of cancer. Science, 1956, 123 (3191): 309–314.

[4] Seyfried TN. Cancer as a mitochondrial metabolic disease. Front Cell Develop Biol, 2015, 3:43.

[5] Weinberg F. Mitochondrial metabolism and ROS generation are essential for Kras-mediated tumorigenicity. PNAS, 2010, 107: 8788–8793.

[6] Hu. High glucose trigger nucleotide imbanlance through O-GlcNAcylation of key enzymes and induces KRAS mutation in pancreatic cells. Cell Metabolism, 2019, 29: 1–16.

[7] Srinivasan S. Disruption of cytochrome c oxidase function induces Warburg effect and metabolic reprogramming. Oncogene, 2016, 35(12):1585–1595.

[8] Nguyen TY, Batterham MJ, Edwards C. Comparison of resting energy expenditure between cancer subjects and healthy controls: a meta-analysis. Nutr Cancer, 2016, 68(3):374–387.

[9] Wang D, Dubois, RN. Eicosanoids and cancer. Nat Rev Cancer, 2010, 10: 181–193.

[10] Fabian CJ, Kimler BF, Hursting SD. Omega-3 fatty acids for breast cancer prevention and survivorship. Breast Cancer Res, 2015, 17: 62.

[11] Chang L, Fang S, Gu W. The molecular mechanism of metabolic remodeling in lung cancer. J Cancer, 2020, 11(6):1403–1411.

[12] Snaebjornsson MT, Janaki-Raman S, Schulze A. Greasing the wheels of the cancer machine: The role of lipid metabolism in cancer. Cell Metab, 2020, 31(1):62–76.

[13] Korshunov DA, Kondakova IV, Shashova EE. Modern perspective on metabolic reprogramming in malignant neoplasms. Biochemistry (Mosc), 2019, 84(10): 1129–1142.

[14] Wilson BA, Ramanathan A, Lopez CF. Cardiolipin-Dependent Properties of model mitochondrial membranes from molecular simulations. Biophys J, 2019, 117(3):429–444.

[15] Katerina Rohlenova, Koen Veys, Ines Miranda-Santos, et al. Endothelial cell metabolism in health and disease. Trends in Cell Biology, 2018, 28(3) : 224–236.

[16] Duman C, Yaqubi K, Hoffmann A, et al. Acyl-CoA-binding protein drives glioblastoma tumorigenesis by sustaining fatty acid oxidation. Cell Metab, 2019, 30: 274–289.

[17] Menard J, Christianson HC, Kucharzewska P. Metastasis stimulation by hypoxia and acidosis-induced extracellular lipid uptake is mediated by proteoglycan-dependent endocytosis. Cancer Res , 2016, 76(16):4828–4840.

[18] Pelton K, Freeman MR, Solomon KR. Cholesterol and prostate cancer. Curr. Opin. Pharmacol, 2012, 12: 751–759.

[19] Danai LV, Babic A, Rosenthal MH, et al. Altered exocrine function can drive adipose wasting in early pancreatic cancer. Nature, 2018, 558: 600–604.

[20] Sharanya Sivanand1, Matthew G, Vander Heiden. Emerging roles for branched-chain amino acid metabolism in cancer. Cancer Cell, 2020, 37:147–156.

[21] Azevedo-Silva J, Queirós O, Baltazar F, et al. The anticancer agent 3-bromopyruvate: a simple but powerful molecule taken from the lab to the bedside J Bioenerg Biomembr, 2016, 48:349–362.

第 18 章
运动治疗

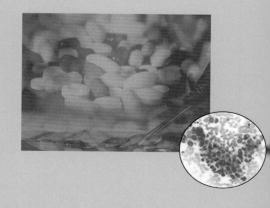

一、肿瘤运动治疗的概念

过去很长一段时间，临床医生通常建议肿瘤患者休息并避免体育锻炼或运动。然而，国外从 20 世纪 90 年代起对大量的运动与肿瘤的研究让我们开始重新认识运动在肿瘤预防和治疗中的积极作用。一门新兴的肿瘤治疗学即运动肿瘤学（exercise oncology）也应运而生。有关的研究数量也呈指数级增长，据统计，在过去 10 年中，有数千项运动与肿瘤治疗的随机对照试验，多个大型流行病学和临床前研究得以完成，所有这些都扩展了对这个领域的认知。现在已经有足够的医学证据证明患有肿瘤的人能从运动中受益。随着研究的进一步深入，在不久的将来就可以像用药一样，精确地用运动来参与肿瘤的治疗和干预。

二、运动在肿瘤治疗和康复中的作用

（一）国外发展现状

1. 概念的提出

国外用运动抗癌的历史并不很长。1981 年美国博林格林州立大学一位名叫 Linda Bueetner 的硕士研究生在她的论文中第一次提出应在肿瘤康复过程中加入体育锻炼，然而她的论文并没有在学术研究杂志上发表。1981 年一位叫 Herbert M. Howe 的博士生写了一本名叫《不要温柔》（*Do Not Go Gentle*）的书介绍自己如何在肿瘤治疗过程中坚持运动终于战胜肿瘤的经历。Howe 的故事激励了当时正在美国俄亥俄州立大学念博士的 Maryl Lynne Winningham，她因此决定自己的博士论文就做"有氧运动对乳腺癌的干预"。1983 年，Winningham 成功完成博士论文，题为《功率自行车有氧干预对女性乳腺癌患者功能和情绪控制的影响》（*Effects of a Bicycle Ergometry Program on Functional Capacity and Feelings of Control in Women with Breast Cancer*），这是西方第一篇关于运动与肿瘤的研究论文。1986—1988 年 Winningham 等在经典的运动医学杂志 *The Physician and Sport* 和肿瘤临床杂志 *Oncology Nursing Forum* 和 *Nursing Research* 连续发文挑战过去肿瘤患者应该静养的观点，开启了运动肿瘤学研究和临床实践的先河。

2. 早期的研究

在 Winningham 等工作后的数十年中，近百篇用严谨的随机分组试验设计把运动当作药物一样来研究肿瘤的课题得以完成，为运动干预在肿瘤生存与康复中的作用提供了一批扎实的医学数据。虽然这些研究还存在一定的不足（例如所采用的运动多为有氧运动，研究周期较短等），但已使医学界对运动在肿瘤生存与康复中的重要性加以确认和肯定，并且开始让运动进入肿瘤治疗"医药的殿堂"。

3. 运动肿瘤学加速发展期和疗效证据的积累

过去 20 年，可以说是运动肿瘤学发展的"青春期"，近千项研究得以完成，为运动药在防治肿瘤的疗效方面医学证据的积累铺垫了坚实的基础。虽然大多数研究属于观察性研究，但积累的充分证据表明，运动对很多肿瘤都有积极的防治作用，举例如下。

（1）乳腺癌。许多研究表明，经常运动的女性患乳腺癌的风险比不运动的女性更低。2016 年的一项包含 38 个队列研究的荟萃分析发现，运动最多的女性群体比运动最少的女性群体患乳腺癌的风险降低了 12%~21%。经常参加体育锻炼的绝经前和绝经后的女性患乳腺癌的风险降低。有研究甚至发现，绝经后经常运动的女性患乳腺癌的风险比尚未进入更年期的女性低。

（2）结肠癌。Liu 等在对 126 项研究进行荟萃分析后发现，参加体育锻炼最多的人群比最少的人群患结肠癌的风险降低了 19%。

（3）子宫内膜癌。一项对 33 项研究的荟萃分析发现，经常参加体育锻炼的女性患子宫内膜癌的风险比很少参加锻炼的女性低了 20%。降低风险主要得益于体育锻炼能够帮助减肥，而肥胖是子宫内膜癌的重要危险因素之一。

（4）膀胱癌。2014 年一个对 11 项队列研究和 4 项病例对照研究进行荟萃分析后发现，因为休闲或职业体力活动水平最高的人群患膀胱癌的风险比最低水平的人群低 15%。另外一项对超过 100 万人的汇总分析发现，休闲时间的体育锻炼能帮助降低 13% 的膀胱癌风险。

另外一项运动肿瘤学研究的最新动向就是把"运动药"和常规治疗相整合。McCullough 等对实验小鼠的研究发现,进行低到中等强度运动时,肿瘤血流增加 200%,减低缺氧 57%。因为肿瘤细胞是厌氧细胞,研究人员因此开始尝试在化疗输液的同时进行运动,并证明是安全和可行的。另外,Mustian 等对 113 项已发表的研究进行荟萃分析后得出结论:运动或心理干预在治疗因为肿瘤引起的疲劳方面比药物的效果好。这些都证明运动可以也应该作为治疗肿瘤的良药或协同药。

4. 肿瘤患者的运动指南

2003 年,美国癌症协会(American Cancer Society,ACS)发布了第一份报告,为医务人员和肿瘤生存者提供了运动对癌症干预的指南。该指南建议肿瘤生存者应当遵循预防肿瘤的指南,即在日常活动的基础上,每周至少有 5d,每天 30min 的中等(如快走)至大强度(如慢跑)的运动,即使在进行治疗(如化疗或放疗)期间也应如此。2006 年,美国癌症协会对指南做了更新,更强调了日常锻炼的重要性。2009 年,美国运动医学会(American College of Sports Medicine,ACSM)召集了一个肿瘤和运动领域的临床和研究专家圆桌会议,旨在研发针对肿瘤患者和生存者的运动测试和处方,并根据会议结果在 2010 所推出的指南中提出,肿瘤生存者应进行有氧运动(每周 150min 中等强度或 75min 大强度运动),力量训练(每周 2 次)和柔韧性(只要做有氧或力量训练时)训练;指南也对特定肿瘤的有氧运动和力量练习做了阐述。2012 年,美国癌症协会对其指南做了进一步更新,肿瘤患者和生存者应遵循 ACSM 专家小组制定的指南。虽然这些指南以及其他研究报告列举了体育锻炼的众多益处,但有研究发现大约只有 1/3 的肿瘤患者和生存者能达到指南的要求,主要因为肿瘤患者和生存者的个体差异比较大,因此需要更个性化的指南,即运动处方的制订应考虑肿瘤患者和幸存者个人当前的健康状况、治疗方法和预期的疾病轨迹。

继美国以上的运动指南发布之后,很多国家也纷纷推出自己的指南或立场声明(position statement),比较有代表性的包括加拿大、澳大利亚和西班牙的运动指南。很多医疗协会或抗癌团体也纷纷就如何在临床上落实这些指南发布指导性意见。

5. 运动指南的最新进展

2019 年,继美国运动医学会首次发表《肿瘤患者和生存者运动指南》近 10 年之后,又一次牵头了一个 15 人的国际专家组对过去 10 年中运动/久坐和肿瘤的预防与治疗的研究进行了详尽的梳理,并推出了 2019 年版的《ACSM 癌症运动指南》。新的指南有以下几个特点:

(1)肯定了运动在预防和治疗肿瘤上的积极作用。① 2018 年美国运动指南(Physical Activity Guidelines for Americans,2nd)所推荐的运动量(每周 150~300min 的中等强度的有氧运动或每周 75~150min 的大强度有氧运动)对 7 种常见肿瘤即乳腺癌、结肠癌、子宫内膜癌、胃癌、食管癌、肾癌和膀胱癌都有预防作用。②虽然降低某一特定肿瘤死亡率所需的运动量还不能完全确定,但运动对提高乳腺癌、结肠癌和前列腺癌生存率的积极作用已被证明。一般来说,运动越多,生存率越高。③过去 10 年间的医学研究已经证明了运动对提高免疫功能和消除因为肿瘤治疗所带来的副作用的积极作用。

(2)更强调运动处方的个性化。每个肿瘤患者所面临的健康问题都不一样,处方因此必须量身定制,才能更好地帮助治疗肿瘤和防止复发。

(3)强调有指导和监督的锻炼,即由专业的教练或讲师来指导患者的锻炼。因为这样要比无监督的锻炼或患者自己在家里锻炼带来更多的益处。

(4)需要改变过去认为的肿瘤患者在治疗中应该"避免运动"的错误观念。因为运动可以帮助缓解伴随肿瘤治疗最常见的副作用,并且能够帮助改善肿瘤患者的健康状况。

(5)需要改变公众和医护人员对运动能在防治肿瘤中起到积极作用的认识。例如,现在很多人虽然同意运动对预防和治疗心脏病有好处,但却错误地认为运动对治疗肿瘤无济于事,这是不对的。

(6)被证明对防治肿瘤有效的 3 种运动包括:①有氧运动。以有节奏的、重复的动作调动身体中的大肌肉群,例如走路、跑步、骑自行车和跳有氧舞蹈。肿瘤患者应该定期做中等强度的有氧运动，每周至少 3 次，每次持续至少30min。②抗阻运动（力量训练）。通过逐步增加运动阻力来使肌肉更加强壮，例如举重、拉弹力带、引体向上和俯卧撑。每周至少锻炼 2 次，每次至少 2 组，每组重复 8~15 次，其重量或负荷阻力应该至少为一个人能一次举起或完成重量最大值的 60%。③柔韧性运动。基本上是在拉伸肌肉，以保持肌肉弹性并保持关节自由的运动，例如瑜伽、太极拳、泡沫滚动和伸展运动。值得指出的是因为缺乏自己的指标体系和足够的建立在随机分组依据基础上的医学证据，东方身心运动如瑜伽、太极拳等被不正确地划分为柔韧性运动，亟需改进。

（7）最令人振奋的是新指南包括了针对因肿瘤治疗所产生的副作用（例如焦虑、忧郁、疲劳、生活质量、身体功能等）的专门运动处方（见本章第四节）。

（8）安全运动。因为运动可以帮助即使在治疗中的肿瘤患者改变身体功能，提高生活质量，因此建议肿瘤患者们应该告诉自己的医生"我要计划开始锻炼了"，并且询问他们根据自己的健康状况，应该如何锻炼？另外，在开始锻炼计划之前，最好能全面评估一下自身各个方面的功能，包括有氧能力、力量、身体成分和柔韧性等。即使找不到医生咨询，或无条件做体能的评估，也可以开始运动。只不过刚开始时应该以低强度的有氧运动为主，例如步行或慢速骑自行车，或轻度拉伸，然后慢慢增加强度。

专家团队还专门就如何在临床上落实《2019ACSM 癌症运动指南》在美国癌症协会所属的《癌症临床医生杂志》（*CA Cancer J Clin*）上发有专文。

根据过去近 10 年的医学研究成果，美国癌症协会也对其 2012 年所发布的《运动与饮食癌症预防指南》做了更新并于 2020 年 6 月 9 日发布。新的预防指南有以下几个要点。

（1）一个人一生都应该保持健康的体重。如果超重或肥胖，即使减少掉几斤也可明显降低患癌的风险。

（2）成年人每周应进行 150~300min 中等强度的体育锻炼，或 75~150min 高强度的体育锻炼，或两者结合，300min 甚至更长时间将会带来更多的健康益处。

（3）儿童和青少年每天应至少有 1h 中等强度或高强度的体育锻炼。

（4）少坐，更不要躺，包括控制看手机、电脑、或电视的时长；久坐是"21 世纪的吸烟。"

（5）与运动有关的最大变化是从过去推荐的每周 150min 中高强度运动升级为每周 300min。另外指南也对饮食防癌做了更新。更详细的信息可从链接中获得（https://acsjournals.onlinelibrary.wiley.com/doi/full/10.3322/caac.21591）。

可以说，经过多年努力，运动这剂"药方"对肿瘤的积极防治作用已被国外主流医学和肿瘤治疗学充分认可。

（二）中国运动抗癌发展回顾

与美国 1981 年才开始提出运动抗癌概念的时间相比，中国在运动抗癌上其实一开始就是领先的。有意思的是中国的运动抗癌最早也是由一名叫郭林的肿瘤患者发起的。她在 1971 年就开始教授，后来被收编在刘天君和章文春主编的《全国高等中医药院校规划教材（第 10 版）》第四章中第十三节的"新气功疗法"中。1980 年后，中国医学界也对新气功疗法的作用及机制做过研究与探讨。根据上海气功研究所沈晓东和华卫国的综述，一共有 30 多篇关于新气功疗法的研究在中国医学杂志或气功杂志上发表。数量并不少，但研究多为个案分析或回访调研，没有一个研究利用了可以得到因果关系结论的随机分组试验。2007年，我与上海癌症康复学校的袁正平，上海体育学院的王人卫和虞定海，上海气功研究所的李小青和华卫国合作，成功地申请到了美国国立卫生研究院（National Institute of Health，NIH，美国最高健康研究机构；基金号：R03CA126407）的一项研究基金，对新气功疗法的能量代谢特点和长期新气功疗法锻炼对各种生活质量指标及身体功能等各方面的影响做了调查，有以下几个重要发现。

（1）除了热身和收功，大多数新气功疗法功法的梅脱（MET）值接近或超过 3。"梅脱值"的英文是"MET Value"，是 Metabolic Equivalent of Energy 的缩写，意译为"能量代谢当量"，音译为"梅脱"。它的定义是每公斤体重从事 1min 活动消耗 3.5mL 的氧，其运动强度为 1 梅脱。梅脱可以用来评定各种不同运动的强度，还可将不同运动的强度进行比较。例如，<3 梅脱 = 低强度活动（light intensity activities），3~6 梅脱 = 中等强度运动（moderate intensity activities），>6 梅脱 = 高强度运动（vigorous intensity activities）。我们的结论因此是从代谢特点而言，新气功疗法属于中等强度的有氧运动。

（2）除了强度分呼吸法快步功外，大多数新气功疗法功法的行走速度很慢，远低于正常的走路速度。虽然走路速度很慢，但通过"吸吸呼"的特殊调息方式，照样可以达到中等强度运动的吸氧效果，体现了中国养生方法中所强调的"调身""调息"和"调心"在健身中的重要性，也非常适合正在接受或刚刚完成肿瘤治疗的患者，因为他们的身体比较虚弱。

（3）因为绝对吸氧量并不高，所以新气功疗法大量吸氧的说法并不准确，"相对较多吸氧"（相对于较慢的行走速度和运动时不算高的心率）更为准确。

（4）另外还发现，和不练功组相比（12/40=30%），新气功疗法练功组（4/40=10%）的肿瘤复发率降低了 20%。

后来上海体育学院王人卫教授的团队又从抗氧化和免疫等方面对新气功疗法做了研究。复旦大学公共卫生学院教授余金明则从生命质量角度评价疾病与治疗以及新气功疗法练习对患者的生理、心理和社会生活等方面的积极影响。香港大学的 Liu 等用随机分组的方法对乳腺癌患者进行了干预研究，发现新气功疗法干预组在生活质量和免疫功能上都要优于柔韧拉伸组。虽然上述这些工作和进展可喜可贺，但离新气功疗法走上肿瘤治疗的临床医学实践还有不小的距离。

三、肿瘤患者运动治疗康复的机制和原则

（一）运动治疗肿瘤的机制

运动治疗肿瘤的可能生理机制目前还是一个刚刚开始研究的领域。到目前为止，大多数工作都是在动物模型上完成的，运动显示具有改变慢性炎症的潜力，而这种慢性炎症会导致 DNA 受损并最终导致肿瘤。从观察性研究中已经清楚地知道，运动对身体有许多积极的生物学影响，它们可能帮助降低某些肿瘤的风险，例如运动可以帮助降低诸如雌激素之类的性激素水平，降低胰岛素和高血脂，而它们都和乳腺癌和结肠癌的发展有关；运动也会对身体产生积极的心理影响，从而可以改变情绪，减轻焦虑和抑郁的程度，改善免疫系统功能、认知、睡眠和整体生活质量。

目前运动防治肿瘤的机制大致可以归纳如下。

（1）降低肿瘤（例如乳腺癌和结肠癌）产生的性激素（例如雌激素）和生长因子的水平。

（2）降低胰岛素水平继而对防治乳腺癌和结肠癌产生积极作用。

（3）减少炎症。

（4）改善免疫系统功能。

（5）改变胆汁酸的代谢，减少胃肠道对这些可疑致癌物的暴露，因而减低结肠癌的风险。

（6）减少食物通过消化系统所需的时间，从而减少胃肠道对可能的致癌物的暴露。

（7）帮助预防肥胖，肥胖被证明是许多肿瘤的危险因素。

关于运动防治肿瘤机制更详尽的阐述可参阅 Rogers、Betof、Koelwyn、Hojman 等的文章。

（二）运动处方五要素：频率、强度、时间、种类和进度

运动既然是"药"，就必须有个剂量，即到底应该做多少运动，而运动处方就是用来把握这个量的组成和大小。一个运动处方一般包括以下5个要素。

（1）频率。通常以每周训练的次数来表示。

（2）强度。运动时人体承受的负荷。运动强度可以简单分为绝对和相对强度。绝对是不考虑个人的特点（年龄、性别、身高、体重、健康状况等）只看负荷或和负荷有关的指标，例如能卧推多少公斤或在力竭时能吸进多少氧气。相对强度则考虑这些因素，例如能做多少个俯卧撑（用每个人自己的体重做负荷）或力竭时按体重公斤

计每分钟能吸进多少毫升的氧气。

（3）时间。每次运动的时间长短。

（4）种类。从事什么样的运动。常见的运动包括有氧、力量或抗阻训练、柔韧训练，以及中国老百姓和肿瘤患者熟悉的运动（例如太极拳、健身气功、新气功疗法、广场舞、羽毛球等）。

（5）进度。随着运动能力的提高所增加的量。

（三）有氧运动处方

有氧运动是指以有氧供能为主的、运动时全身主要大肌肉群都参与的、连续有节奏的运动，例如快走、慢跑、休闲骑行、游泳、广场舞等。因为心肺功能是有氧功能的基础，有氧运动也叫心肺功能运动（cardiovascular exercise）。

1. 频 率

对患者而言，最好能每周有 3~5d 的有氧运动，间隔不应超过 2d。

2. 强 度

有氧运动的强度可以用以下 3 种方法来掌控：

1）**心 率** 即每分钟的心跳数。测定的方法可用食指、中指、无名指轻轻按在腕部桡动脉处进行触诊计算脉搏。以 15s 为计算单位 ×4，计算 1min 的脉搏数。运动中更准确的方法是用戴在胸口（男性离乳头下方 <2cm 的位置，或者女性乳房的下边缘）心率带来测定。基于心率的强度按最高心率的百分比算。最高心率可以通过运动到力竭时的心率直接测定得出，也可以用 "220-年龄" 的公式来预测，但最好能用心率带来测量。低、中、高运动强度可以按最高心率的百分比来划分（ACSM，2017）：很低强度为 ≤ 57%，低强度为 57%~63%，中等强度为 64%~76%，高强度为 77%~95%，接近最高强度为 ≥ 95%。

2）**讲话测试** 即一个人在运动时能否讲话或唱歌：低强度时个人可以边运动，边唱歌；中等强度运动时有点气喘，但不是上气不接下气，还可以讲话；高强度运动时气喘吁吁，已不能讲话，强度可能太高，应降低强度。

3）**主观疲劳感觉（rating of perceived exertion，RPE）** 是运动过程中对强度从 6~20 自我评价的一个量表：6 表示毫不费力，7~8 表示非常轻松，9 表示很轻松，10~12 表示尚且轻松，

13~14 表示有点吃力，15~16 表示吃力，17~18 表示很吃力，19 表示非常吃力，20 表示竭尽全力。肿瘤患者的有氧运动强度应该主要控制在中等强度（RPE 为 13~15）。如果身体可以接受，也应结合高强度（RPE>16）运动。

（1）时间。每周应保证至少 150min 中等强度或 75min 高强度的有氧运动。最好每天有连续 20~30min 的有氧运动，开始时也可用几个 5~10min 的连续运动，中间略做休息的形式来累积完成。

（2）种类。快走、慢跑、踏自行车、游泳、跳舞都是很好的有氧运动。

（3）进度。进度可以通过增加频率、强度、时间和种类来完成。切记一次只在一个要素上增加。频率的目标是每周 5d，可以慢慢过渡到每天。强度的增加一定不要着急，在下面 3 个条件都满足时才应考虑增加强度：①对现有运动强度的主观疲劳感觉的评分等级 <11（轻度工作）；②运动时的心率低于运动处方所设定的训练心率区间的下限；③运动时没有任何呼吸急促、心绞痛、胸痛、胸部不适、肌肉或关节疼痛或疼痛的症状。

有氧运动的持续时间很重要。目标是根据患者的健康水平、病史和目标，在每节课锻炼 20~60min。运动的持续时间通常是执行运动处方的第一步。在增加强度之前，应该先增加持续时间。最后是种类，即可以尝试一项新的练习来增加运动量或运动的乐趣。例如，除了步行之外，也可以一周有一两天骑自行车。

（四）力量训练处方

1. 频 率

每周 2~3 次为理想选择。两次力量训练之间肌肉需要 24~48h 的休息才能恢复。

2. 强 度

鼓励用 1RM（one-repetition maximum，可以一次举起的最大重量）的 25%~85% 或可以一次做 8~12 次重复的重量，2~3 组，对身体的主要肌群（包括上下肢以及躯干和背部肌肉）进行训练。

（1）时间。时间的长短取决于重复次数和组数，开始时需要 10~15min 完成 5~9 个主要肌群的训练。

（2）种类。举重，弹力带，健身器材和自身体重都可以用来进行力量训练。

（3）进度。当重复次数超过原来特定的最大重复次数一到两次时，可以考虑在现有的负荷基础上增加2%~10%的重量。训练频率对刚刚开始锻炼的人可以控制在每周2~3d，经过一段时间的训练后可以增加到每周3~4d。

（五）新气功疗法和中国传统健身运动处方

目前研究者对新气功疗法和中国传统健身在防治肿瘤运动剂量和结果之间的关系还没有进行系统研究，但一般都有"每天都练习、强度低、时间长"的特点。例如新气功疗法对初学者的运动处方如下。

（1）自然行功。预备功，左右脚各9个定步功，行功30~40min，收功，气化5min。

（2）快功。预备功，快功20min，收功。

（3）升降开合功。预备功，左右脚各做4个方向升降开合功，收功，气化5min。

（4）点步功。预备功，一步点20min，二步点10min，三步点15min，收功。

上述运动耗时共约2h。而且调研发现，很多肿瘤患者一天有两次这样的练习量，即运动时长可高达近4h。因此急需更多的研究进行正确定量。

（六）运动范例

说到运动，很多人马上想到的是驰骋在奥运会场上的运动健儿。其实对肿瘤患者来说，看起来很小，但到处可以做的活动或运动对他们都很有帮助。以下按住院和门诊患者、居家康复肿瘤患者和生存者可以做的一些活动和运动分别进行介绍。

1. 住院和门诊患者

躺在床上可以做的简单运动：深呼吸练习（鼻吸口呼），头侧和头侧转弯，肩部侧翻和耸肩，手臂抬高，拳头打开和关闭，腕部圆环转圈，踝关节圆环转圈，脚跟前后、左右滑动，直腿抬高，腿弯曲伸展等。

坐在病床边缘或椅子上：深呼吸练习（鼻吸口呼），头侧和头侧转弯，肩部滚动和耸肩，手臂抬举向前，肩膀向前、向对侧移动还原，坐着行进（弯曲和拉直腿），脚跟/脚趾互相敲击等。

扶椅子或其他支持物站立或单独站立：原地踏步，微微下蹲站起，扶椅下蹲，将腿向侧面摆动（髋关节外展），向后抬起腿，同时保持挺直（髋关节伸展），脚跟/脚趾抬高，在房间或走廊中行走（有或无辅助设备），开始模拟练习回家后可以坚持的活动。

2. 居家患者

中等强度的活动或运动：散步，骑自行车，园艺，跳舞，有氧健身操，打羽毛球，等。

高强度活动或运动：跑步，快步走，较吃力的园艺活动，游泳，高强度的有氧舞蹈，篮球，等。

四、肿瘤康复运动治疗方法

（一）流程（检测—处方—执行）

肿瘤患者因年龄、性别、所患的肿瘤以及不同的阶段、所采取的治疗手段和身体对治疗副作用的反应等原因个体差异很大，所以运动处方的制订一定要从检测开始。当然再好的处方如果不能很好地得到执行也不会起到预期的效果，所以鼓励、监督和随时调整处方也是运动干预中不可分割的一个部分。

1. 检测内容和步骤

比较全面的检测应该包括健康史，运动风险评估，与运动有关的绝对和相对适应证，体能筛查和体适能测定。

1）健康史

（1）当前的生活方式和活动偏好。

（2）健康状况。肿瘤病史诊断、进展和治疗，当前的运动计划，血常规参数，运动经历，有无手术。

（3）目前的体征和症状。焦虑、沮丧或悲伤，认知功能，疲劳，失去平衡/协调性，神经病变，疼痛或不适，睡眠障碍。

（4）用药情况。血管紧张素转换酶抑制剂、抗凝剂、抗高血压药、化疗药物、胰岛素/2型糖尿病药物或他汀类药物。

（5）体内是否有人工装置。骨骼扩张器或关节置换，乳房植入物，植入端口，留置膀胱导管，造口术或伤口引流袋，周围插入的中央导管，假肢（眼，口腔，四肢），放射植入物，睾丸植入物等。

（6）计划或完成的肿瘤治疗。治疗的开始时间或完成时间（几天、几周、几个月）以及疗程的长短（几周、几个月），化疗，放疗，手术治疗。

2）与肿瘤有关的病情和治疗　肿瘤患者在进行运动干预前应先评估患者的特定肿瘤状况，包括化疗药物的给药，肿瘤部位和类型，慢性肿瘤相关状况，以及肿瘤护理阶段。

（1）化疗的用药。特定的化疗药物可能具有心脏毒性，使患者出现高血压，心律不齐，心肌缺血甚至心力衰竭的风险增加。这些毒性可能在治疗期间或完成治疗后数年出现，并因此影响肿瘤生存者参与运动的能力。蒽环类药物是与心脏毒性相关最著名的化学疗法。这些试剂引起剂量依赖性的心脏毒性，据认为是不可逆的。其他被确定可能引起心脏毒性的化疗剂包括烷化剂、酪氨酸激酶抑制剂、抗微管剂和单抗。因此在开始运动干预前，应从患者处获得完整的化疗史。

（2）肿瘤部位和类型。特定的肿瘤部位和类型（例如乳腺癌、结肠癌、头颈癌、肺癌、前列腺癌）都可能对运动干预带来影响，所以也应从患者处获得完整的记录。

（3）血液参数。以确保安全和适当的身体活动和锻炼。在制订锻炼计划时，必须考虑肿瘤学人群的血液实验室值，尤其是那些接受化学疗法，骨髓移植或接受住院治疗的人。在运动前、运动中和运动后也应教会患者经常进行个人自我监测是否有瘀伤或出血的迹象。另外，由于化疗而导致的低血细胞比容和血红蛋白水平可能导致向运动组织（例如肌肉、心肌）的氧气输送受损。氧气输送受损可能导致出现头晕、疲劳、腿部痉挛、呼吸急促、心跳加快（代偿性心动过速）、低氧饱和度、步态障碍、刺痛和麻木，以及不能耐受较高运动强度的现象。

3）运动风险评估　运动风险评估主要用来预防与运动有关的心血管事件（例如运动猝死）。实践中多使用 2015 年美国运动医学会（ACSM）的基于目前参加运动的情况、是否有心血管、代谢或肾脏疾病的症状和期待的运动强度的风险评估量表（图 18-1，上图为有锻炼习惯，下图为无锻炼习惯）。进行评估

需要指出的是，因为国内的医院目前还没有是否可以运动的系统医学检查，上述风险评估的执行可能有一定的难度。但切不可因为缺乏检查或评估而停止肿瘤患者的运动。相反，研究表明，运动对大多数人包括肿瘤患者是安全的，并具有

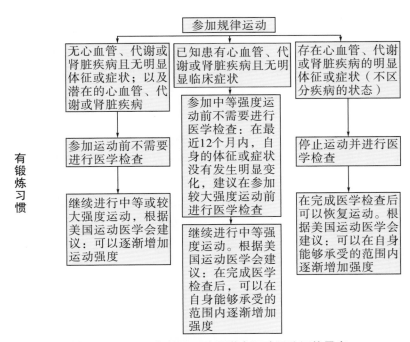

图 18-1　2015 年美国运动医学会运动风险评估量表

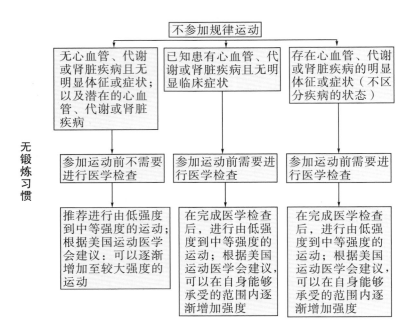

图 18-1（续图）

许多相关的健康和健身益处。与运动有关的心血管事件通常会先出现警告信号或症状，而且随着患者参加运动而变得更健康，与运动相关的心血管风险反而会降低。

4）与运动有关的绝对和相对适应证

（1）绝对禁忌证（先暂时不要参加运动，稳定相关症状）。安静心电图最近发生重大变化，有不稳定的心绞痛、心律失常、急性肺栓塞或肺梗塞。

（2）相对禁忌证（可以参加运动，但要特别当心，低轻强度为主）。中度狭窄的心血管病、电解质异常、严重的动脉高压、左冠状动脉狭窄。

5）体能筛查和体适能测定 如果有可能，应对患者做体能筛查和体适能测定。临床常用的简单测验包括连续 5 个坐起测验（下肢功能力量），握力（测量手和前臂肌肉力量），2min 或 6min 内的步行（通过 2min 或 6min 内的步行距离来预测一个人的有氧能力）。如果有功率自行车或跑步机，也可以做一个次极限强度的有氧能力测验，在康复训练中，对具备中低有氧能力的肿瘤患者该测试是首选，因为可以在测验中同时测试人的心率、血压、RPE、

呼吸困难程度、血氧饱和度，以及是否出现心绞痛等。

2. 运动处方的生成

除了根据肿瘤患者所患肿瘤的特点和因为治疗所带来的副作用，肿瘤患者运动处方的生成应当遵循以下原则：①通过运动保留并可能改善患者的功能；②必须根据患者的肿瘤及治疗方案特点个性化；③量体裁衣，根据患者的身体状况和功能水平制订相应的运动强度、时间和频率；④积极配合和适应治疗周期；⑤使运动成为日常生活不可或缺的一部分。

3. 处方执行

尽管大量的医学证据支持运动对肿瘤患者生存和提高生活质量的重要性，但绝大多数肿瘤患者和幸存者还是没有获得应有的运动干预。相反，许多肿瘤患者在诊断后反而减少运动，例如有研究发现女性乳腺癌患者诊断后 1 年运动的时间比诊断前每周减少 2h。所以医生和护士一定要鼓励肿瘤患者积极参加体育锻炼，例如：鼓励家人和朋友与肿瘤患者一起运动，选择适合肿瘤患者的活动和运动，并根据肿瘤患者的疲劳、认知功能、身体状况、疼痛和睡眠状态、肿瘤治疗后遗症或副作用的特点(例如淋巴水肿)推荐合理和安全的运动。另外需要注

意监督患者的体能变化，如何因为治疗引起心血管功能下降，运动处方应该及时调整。手术后也应为患者留出足够的恢复时间，在极端疲劳、贫血、头晕、血小板计数低、恶心或共济失调期间，应避免运动。

（二）运动课的三要素（热身、运动和复原）

"从低强度（负荷）开始，慢慢推进"是肿瘤患者开始运动干预的原则。尤其是如果肿瘤患者以前是久坐不动或很少参加体育锻炼或运动。即使是在肿瘤诊断之前经常运动的人，也可能由于肿瘤治疗而导致体质下降，因此，从低强度开始，然后慢慢加量对防止运动伤害和帮助患者耐受运动干预很重要。肿瘤患者的运动耐受性一般波动较大，尤其是在手术后或治疗期间。

一堂运动课一般包括热身、运动和整理活动3 个部分。

（1）热身。热身大肌肉群可能有助于减少受伤的风险。热身可以包括在原地或跑步机上缓慢行走，在健身单车上缓慢踩踏以及以有节奏的运动方式移动手臂和腿部。一堂 60min 的运动课里，热身运动大约需要 5~10min，才能逐渐增加心率并提升肌肉的温度。一般热身占整个运动课时间的 15%。慢慢加快步伐，直到人感到温暖为止。如果遇到不良事件，例如呼吸急促、胸痛、头晕、心律不齐、关节或肢体疼痛加剧，须立即停止。如果这些症状持续存在，必须向肿瘤科医生咨询进行调整。锻炼时应穿着舒适的衣服和合适的鞋类。正确穿鞋很重要，特别是如果肿瘤患者因治疗而患有周围神经病变或脚部感觉下降。上团体课时，个人应携带自己的毛巾和水瓶以保证卫生。

（2）运动。务必保证水的摄入，每隔5~10min 喝点水。在化疗和放疗期间，水合作用很重要。根据湿度和运动强度可能需要补充额外的水分。在锻炼过程中测量心率和强度。教会肿瘤患者如何测量心率或用 RPE 或谈话测试来控制强度。同时教会他们了解因为治疗可能带来的肌肉疲劳、痉挛或不适。教会他们如何选择合适的

运动和在不适的时候及时调整或中止训练。

（3）整理活动复原。运动后的整理活动可以帮助减轻心脏和肌肉的压力。与热身相反，整理活动的目的是逐渐降低心率并放松肌肉。整理运动也需要 5~10min（60min 的运动课）。有些热身用的活动也可用在整理活动中。根据经验，热身和整理活动时间共占整个运动课时间的 30%左右。

（三）运动干预对肿瘤患者症状的治疗

总体而言，2019 美国 ACSM 癌症运动新指南建议接受过肿瘤治疗的患者应积极参加运动。为了缓解最常见的肿瘤治疗副作用并改善健康状况，专家提出了以下建议。

（1）中等强度的有氧运动，每周至少 3 次，持续至少 30min。

（2）力量或抗阻训练每周至少锻炼 2 次，每次至少 2 组，每组 8~15 次重复，其重量或负荷应至少为一个人一次重复的最大值的 60%。

（3）在对已经发表的研究结果进行分析后，ACSM 肿瘤运动新指南对运动干预对肿瘤患者症状的治疗效果做了"有充分证据"和"有一般证据"的划分。

1. 有充分证据

（1）焦虑。每周进行 3 次 30~60min 的中等强度有氧运动，持续 12 周，或者每周两次进行20~40min 的有氧运动，外加 2 组 8~12 次重复的阻力运动，持续 6~12 周。

（2）抑郁。每周进行 3 次 30~60min 的中等强度的有氧运动，至少持续 12 周，或每周两次进行 20~40min 的有氧运动，再进行 2 组 8~12 次重复的阻力运动，持续 6~12 周。

（3）疲劳。30min 的中等强度的有氧运动，每周 3 次。

（4）生活质量。结合 30min 的中等强度有氧运动，加上 2 组 12~15 次重复的阻力运动，每周至少 2~3 周进行 2~3 次。

（5）淋巴水肿。有氧运动的好处是预防淋巴水肿或改善淋巴水肿症状，并限制淋巴结肿大。但从症状缓解而言，在专业人员指导下的力量训

练（针对大型肌肉群的，根据"从低强度开始，缓慢推进"的渐进原则，每周进行 2~3 次训练）更有效，也是安全的。

（6）身体功能。中等强度的有氧运动 30~60min，进行 2 组 8~12 次抵抗运动，或组合 20~40min 的有氧运动加上 2 组 8~12 次重复运动，每周 3 次，共 8~12 周。

2. 有一般证据

（1）骨健康。有氧训练，特别是步行训练，似乎没能提供足够的刺激来改善骨骼，而每周 2~3 次中 – 高强度的，加上高冲击性的训练（足以产生 3~4 倍体重重量的作用力），持续至少 12 个月力量训练对改善骨骼健康（例如缓慢丢失或略微改善腰椎和臀部的骨矿物质密度）有积极作用。目前缺乏有氧 – 力量混合训练的研究成果。

（2）睡眠。每周 3~4 次，每次 30~40min 中等强度的有氧训练对改善患者的睡眠质量有积极作用。力量训练和有氧 – 力量混合训练未见明显的效果。

3. 其 他

虽然还需要更多的研究，但运动对预防或改善化疗引起的周围神经病变，提高患者的认知功能，改善患者的平衡能力，减轻因肿瘤或治疗所带来的恶心和疼痛，提高患者的性功能都有积极影响。另外因肿瘤类型，治疗方式（即放疗、化疗、激素疗法、免疫疗法）甚至特定的药物和方案的不同，肿瘤治疗是一个非常复杂的过程。因此能够完成或坚持完成预定治疗方案也即患者的"治疗耐受性"非常重要。有研究报道，运动对提高患者的治疗耐受性有积极作用，不过还需要更多的研究来支持二者之间的关系。

五、肿瘤患者参加运动的注意事项

（一）面临的主要障碍和对策

肿瘤患者或幸存者可能出于各种原因而未能完成或参加应该做的运动干预。研究表明，常见阻碍肿瘤患者参加体育锻炼的原因包括：个人对体育锻炼和锻炼的信念和态度，与治疗有关的问题，环境障碍，没时间，社会支持不足，财务挑战，知识障碍等。这些障碍的表现和可以采取的对策简要描述如下。

（1）个人对体育锻炼的信念和态度（表 18-1）。

（2）与治疗相关的表现和对策（表 18-2）。

表 18-1　对个人体育锻炼信念和态度的对策

个人信念和态度	对策
对参加体育活动缺乏兴趣	在评估改变行为的动机时,教育和鼓励运动干预的重要性
觉得运动太枯燥	询问喜欢的活动,建议将运动干预纳入这些患者喜欢做的活动中
认为生病需要休息的观念	告诉患者为什么体育锻炼有助于减少疲劳和能够提高生存率
体育活动不是重中之重,没有益处,因此没有必要	用案例来演示运动干预对肿瘤幸存者的积极作用,鼓励经常运动的肿瘤幸存者与不运动者的见面交流,对个人或团体的运动干预活动给予支持和指导
对身体活动能力缺乏信心（通常是由于身体形象差所致）;担心和不知道该如何运动,尤其是患有淋巴水肿或有淋巴水肿风险的幸存者	加强适当的体育锻炼有助于增强身体功能。这种积极的增强作用可以帮助患者提高自信心。教育并证明体育锻炼是安全的,包括有淋巴水肿的患者

表 18-2　与治疗相关的表现和对策

表现	对策
疲劳是大多（74%）患者参加体育锻炼的第一大障碍。通常幸存者感到非常疲倦,以至于尽管体育锻炼实际上会帮助他们缓解疲劳,但他们也不想参加体育锻炼	为患者提供证据,证明体育锻炼有助于缓解疲劳。从小的、居家为主的运动开始
担心疼痛加重	强调适当的体育锻炼不但不会使疼痛加重,反而可以减缓和消除疼痛（如果出现）

表 18-2（续表）

表现	对策
抑郁症	告知患者许多抑郁症患者参加体育锻炼后症状都有所改善
特定于癌症的障碍	例如，乳腺癌女性幸存者由于胸罩不舒服引起疼痛而避免进行体育锻炼时，提醒她们穿着合适的衣服，尤其是内衣，以提高对体育锻炼的依从性

（3）环境障碍的表现和对策（表 18-3）。

（4）时间不足的表现和对策（表 18-4）。

（5）社会支持不足的表现和对策（表 18-5）。

（6）财务挑战的表现和对策（表 18-6）。

（7）知识障碍的表现和对策（表 18-7）。

（二）行为改变理论与运动干预落实

为了提高肿瘤患者运动干预的依从性，研究人员尝试利用各种行为改变理论来设计运动干预。计划行为理论（theory of planned behavior, TPB）是肿瘤幸存运动干预动机领域内使用最广泛的理论。该理论认为，行为是由意图直接预测的，而意图又是态度，是主观规范和感知控制的直接预测。感知控制是一种信念，认为行为可以轻松或

表 18-3 环境障碍的表现和对策

表现	对策
居住在不安全、没有人行道或不方便进出的小区里	熟悉可以安全进行体育活动（例如散步）的地点，例如当地公园、休闲区和室内场所（例如购物中心）
居住在没有健身设施且需要交通工具才能进入的乡村地区	帮助设计一些居家或门口可以做的练习和庭院活动

表 18-4 时间不足的表现和对策

表现	对策
感觉"太忙了"。这些人希望他们在方便的时候容易获得体育锻炼的机会，而这总是很难实现	提供可以融入他们的日常体育活动中的想法（例如做家务、上下楼梯）。将他们引导到活动区域中从事体育活动

表 18-5 社会支持不足的表现和对策

表现	对策
缺乏社会支持，导致成功参加体育锻炼计划有困难	鼓励家人、朋友和身边重要的人与患者一起进行体育锻炼，以提高成功率和依从性。这种参与为患者提供了获得帮助和支持的渠道
周围人的错误观念鼓励幸存者休息并保持不活跃	利用家人、朋友和重要的人来鼓励和树立健康行为的榜样。如果幸存者没有家人参与，可找到健身伴侣或癌症幸存者，并签署运动协议以提高活动依从性。教育幸存者家人和朋友运动干预的重要性，并得到他们的支持

表 18-6 财务问题的表现和对策

表现	对策
无法支付健身中心会员或团体的费用	查找免费或减价推销机会或资助计划的参与者。与癌症中心合作，为患者制订运动处方

表 18-7 知识障碍的表现和对策

表现	对策
无法找到线上和线下有针对性的知识和技术支持	与物理治疗师、运动科学家和社会服务机构等肿瘤社团合作，建立信誉良好的在线网站和支持，定期开展线下课程
患者和肿瘤医务工作者缺乏有关体育锻炼的具体建议	开始系统地对医务人员进行培训，并为他们提供方便的工具

困难地执行，并且可以直接预测行为。态度是对行为表现的个人评价，主观规范是其他人对行为的感知规范信念。因此，根据该理论，当一个人对行为持乐观态度时，他会试图并有动机去执行某项行为，认为重要的其他人认为他们应该执行该行为，并认为该行为在他们的控制之下并且可以执行。社会认知理论（SCT）是另外一个被广泛应用的行为改变理论。该理论认为，行为、环境因素和个人因素（例如认知、情感和身体特征）

是相互影响的。另外强大的社会支持网络（social support network）对肿瘤患者的幸存十分重要，并且可以作为与肿瘤诊断相关的情感问题上的缓冲。随着幸存者在健康、社会和心理方面的需求发生变化，他们的支持需求也可能发生变化。在解决心理社会问题和生活质量问题时，支持不仅对患者本人，而且对家庭和看护者都起着至关重要的作用。社会支持有多种形式，例如支持小组，与家人和朋友在一起的时间，医疗保健提供者的鼓励，以及专业和非专业组织的资源。肿瘤科护士可以将肿瘤幸存者推荐给支持身体活动的团体和组织，以帮助幸存者和家庭在治疗过程中及以后过渡。与运动有关的支持人群可能特定于肿瘤幸存者。中国上海肿瘤俱乐部的"群体抗癌"模式就是一个社会支持很好的案例。

（三）其他注意事项

1. 肿瘤患者运动的特殊注意事项

肿瘤治疗可导致骨质疏松。骨转移可能会削弱骨骼功能，因此导致病理性骨折的风险更高。如果血小板计数低于 50×10^9/L，则考虑出血风险和可能伴随的贫血影响。

2. 可能影响运动耐量的药物

（1）糖皮质激素：可能导致肌肉无力和消瘦。

（2）生长因子：可能引起骨痛。

（3）化疗：可能引起贫血、疲劳、恶心、肌病或神经受损。

（4）蒽环类药物：可引起心肌病、心力衰竭和冠状动脉痉挛。

（5）放射线：可能导致皮肤破裂、肌肉和关节收缩，以及心肺纤维化。

3. 根据不同肿瘤和治疗方案可能做的调整

（1）前列腺癌：可以考虑结合骨盆操（pelvic floor or kegel exercise）进行运动。

（2）结肠癌：从低强度和低负荷开始，然后慢慢加量以避免疝气。

（3）乳腺癌：如果存在造口术，运动处方的制订应该咨询医生以避免腹腔内压力过大；前期课程最好在专业指导下进行，也应该从低强度和低负荷开始。

（4）干细胞移植：可以每天锻炼，但强度较轻，应慢慢加量；避免过度训练对免疫系统的负面影响。

（5）骨髓移植：以力量训练为主。

（6）妇科肿瘤：如果患者属于极度肥胖应考虑配备额外的监护和相应的干预调整。

（7）乳腺癌、前列腺癌和（或）骨转移瘤：注意治疗和肿瘤本身可能导致的骨质疏松症和骨折风险增加。

（8）接受化疗，放疗或免疫功能受损的患者，应注意减少在健身中心或团课锻炼的感染。

六、小　结

过去几十年上千个研究结果已经充分证明运动应当作为肿瘤治疗和护理中不可缺少的部分，并应被视为肿瘤治疗的辅助疗法与协同药和常规疗法并用，以提高肿瘤患者的生存率，抵消肿瘤及其治疗中对患者身体的不利影响，提高他们的生活质量。

（朱为模）

参考文献

[1] Pizot C, Boniol M, Mullie P, et al. Physical activity, hormone replacement therapy and breast cancer risk: a meta-analysis of prospective studies. Eur J Cancer, 2016, 52:138–154. DOI:10. 1016/j. ejca. 2015. 10. 063.

[2] Hardefeldt PJ, Penninkilampi R, Edirimanne S, et al. Physical acxtivity and weight loss reduce the risk of breast cancer: a meta-analysis of 139 Prospective and Retrospective Studies. Clin Breast Cancer, 2018, 18(4):e601–e612. DOI:10. 1016/j. clbc. 2017. 10. 010.

[3] Fournier A, Dos Santos G, Guillas G, et al. Recent recreational physical activity and breast cancer risk in postmenopausal women in the E3N cohort. Cancer Epidemiol Biomarkers Prev, 2014, 23(9):1893–1902. DOI:10. 1158/1055-9965. EPI-14-0150.

[4] Schmid D, Behrens G, Keimling M, et al. A systematic review and meta-analysis of physical activity and endometrial cancer risk. Eur J Epidemiol, 2015, 30(5):397–412. DOI:10. 1007/s10654-015-0017-6.

[5] Du M, Kraft P, Eliassen AH, et al. Physical activity and risk of endometrial adenocarcinoma in the Nurses' Health Study. Int J Cancer, 2014, 134(11):2707–2716. DOI:10. 1002/ijc. 28599.

[6] Keimling M, Behrens G, Schmid D, et al. The association between physical activity and bladder cancer: systematic review and meta-analysis. Br J Cancer, 2014, 110(7):1862–1870. DOI:10. 1038/bjc.

2014.77.

[7] Moore SC, Lee IM, Weiderpass E, et al. Association of Leisure-time physical activity with risk of 26 types of cancer in 1. 44 million adults. JAMA Intern Med, 2016, 176(6):816–825. DOI:10. 1001/jamainternmed. 2016. 1548.

[8] McCullough DJ, Stabley JN, Siemann DW, et al. Modulation of blood flow, hypoxia, and vascular function in orthotopic prostate tumors during exercise. J Natl Cancer Inst, 2014, 106(4):dju036. DOI:10. 1093/jnci/dju036.

[9] Thomas VJ, Seet-Lee C, Marthick M, et al. Aerobic exercise during chemotherapy infusion for cancer treatment: a novel randomised crossover safety and feasibility trial. Support Care Cancer, 2020, 28(2):625–632. DOI:10. 1007/s00520-019-04871-5.

[10] Mustian KM, Alfano CM, Heckler C, et al. Comparison of pharmaceutical, psychological, and exercise treatments for cancer-related fatigue: a meta-analysis. JAMA Oncol, 2017, 3(7):961–968. DOI:10. 1001/jamaoncol. 2016. 6914.

[11] Rock CL, Doyle C, Demark-Wahnefried W, et al. Nutrition and physical activity guidelines for cancer survivors [published correction appears in CA Cancer J Clin, 2013, 63(3):215. CA Cancer J Clin, 2012, 62(4):243–274. DOI:10. 3322/caac. 21142.

[12] Segal R, Zwaal C, Green E, et al. Exercise for people with cancer: a clinical practice guideline. Curr Oncol, 2017, 24(1):40–46. DOI:10. 3747/co. 24. 3376.

[13] Hayes SC, Newton RU, Spence RR, et al. The exercise and sports science Australia position statement: exercise medicine in cancer management. J Sci Med Sport, 2019, 22(11):1175–1199. DOI:10. 1016/j. jsams. 2019. 05. 003.

[14] Cormie P, Atkinson M, Bucci L, et al. Clinical oncology society of australia position statement on exercise in cancer care. Med J Aust, 2018, 209(4):184–187.

[15] Runowicz CD, Leach CR, Henry NL, et al. American cancer society/American society of clinical oncology breast cancer survivorship care guideline. J Clin Oncol, 2016, 34(6):611–635. DOI:10. 1200/JCO. 2015. 64. 3809.

[16] Patel AV, Friedenreich CM, Moore SC, et al. American college of sports medicine roundtable report on physical activity, sedentary behavior, and cancer prevention and control. Med Sci Sports Exerc, 2019, 51(11):2391–2402. DOI:10. 1249/MSS. 0000000000002117.

[17] Campbell KL, Winters-Stone KM, Wiskemann J, et al. Exercise guidelines for cancer survivors: consensus statement from international multidisciplinary roundtable. Med Sci Sports Exerc, 2019, 51(11):2375–2390. DOI:10. 1249/MSS. 0000000000002116.

[18] Piercy KL, Troiano RP, Ballard RM, et al. The physical activity guidelines for Americans. JAMA, 2018, 320(19):2020–2028. DOI:10. 1001/jama. 2018. 14854.

[19] Schmitz KH, Campbell AM, Stuiver MM, et al. Exercise is medicine in oncology: Engaging clinicians to help patients move through cancer. CA Cancer J Clin, 2019, 69(6):468–484. DOI:10. 3322/caac. 21579.

[20] 郭林. 郭林日记. 北京：人民体育出版社，2010.

[21] 刘天君，章文春，主编. 中医气功学. 4 版. 北京：北京中国中医药出版社，2013.

[22] 沈晓东，华卫国. 郭林新气功抗癌功效及机制的综述与展望. 中医文献杂志，2006, 24 (3) :145–149.

[23] Zhu W, Wang R, Yuan Z, et al. Energy Expenditure Characteristics of Guo Lin Qi-gong Exercise In Cancer Survivors: A Preliminary Report. MSSE, 2009, 5(Suppl). DOI: 10. 1249/01. mss. 0000353622. 85940. 6b.

[24] Schmitz KH. Exercise oncology: prescribing physical activity before and after a cancer diagnosis.Cham, Switzerland: Springer, 2020.

[25] 朱为模. 运动抗癌的过去、现在与未来. 成都体育学院学报，2021, 47, (2): 1–8. DOI: 10.15942/j.jcsu.2021.02.001.

[26] Rogers CJ, Colbert LH, Greiner JW, et al. Physical activity and cancer prevention: pathways and targets for intervention. Sports Med, 2008, 38(4):271-296.DOI:10.2165/00007256-200838040-00002.

[27] Betof AS, Dewhirst MW, Jones LW. Effects and potential mechanisms of exercise training on cancer progression: a translational perspective. Brain Behav Immun, 2013, 30 Suppl(0):S75–S87. DOI:10.1016/j.bbi.2012.05.001.

[28] Koelwyn GJ, Quail DF, Zhang X, et al. Exercise-dependent regulation of the tumour microenvironment.Nat Rev Cancer, 2017, 17(10): 620–632.DOI:10.1038/nrc.2017.78.

[29] Hojman P. Exercise protects from cancer through regulation of immune function and inflammation. Biochem Soc Trans, 2017, 45(4): 905–911.DOI:10.1042/BST20160466.

[30] Hojman P, Gehl J, Christensen JF, et al. Molecular Mechanisms Linking Exercise to Cancer Prevention and Treatment. Cell Metab, 2018, 27(1):10–21.DOI:10.1016/j.cmet.2017.09.015.

第 19 章
肿瘤麻醉

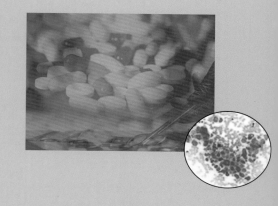

第 1 节　麻醉镇痛对肿瘤患者的影响

目前，以手术为主的整合治疗仍是实体肿瘤的主要治疗手段，全球超过 80% 的肿瘤患者至少接受过一次手术。肿瘤术后的转移复发是预后和转归较差的重要原因。尽管手术可以切除实体肿瘤，但手术相关的围手术期创伤和应激却可促进残留肿瘤细胞的存活和生长，增加术后转移复发的风险。越来越多的证据表明，麻醉和镇痛作为重要的围手术期因素，会通过多种机制影响患者的术后总生存率。

一、麻醉镇痛方式对肿瘤患者的影响

（一）全身麻醉

1. 吸入全身麻醉

吸入全身麻醉是目前最常用的全身麻醉方法，吸入麻醉既可以通过调节肿瘤免疫、炎症等间接影响肿瘤细胞，也对肿瘤细胞有直接作用。

吸入全身麻醉主要通过免疫细胞（中性粒细胞、巨噬细胞和 NK 细胞）表面上的 γ-氨基丁酸、甘氨酸、乙酰胆碱和 5-羟色胺受体调节免疫反应。与静脉麻醉相比，吸入全身麻醉在抑制自然杀伤（NK）细胞等免疫细胞活性的同时促进肿瘤细胞的增殖。吸入麻醉诱导缺氧诱导因子 1α（HIF-1α）的表达，促进肿瘤的术后复发。异氟烷增加前列腺癌细胞和肾癌细胞中 HIF-1α 的表达，与癌细胞迁移和增殖的增加有关。

吸入全身麻醉对肿瘤细胞本身产生直接作用。吸入麻醉促进多种生长因子及基质降解酶的表达从而促进卵巢癌细胞迁移，七氟醚可以增加体外乳腺癌细胞的增殖和迁移。也有研究发现吸入全身麻醉选择性抑制驱动肿瘤细胞转移的分子机制。目前认为吸入麻醉对肿瘤术后复发的影响与肿瘤类型有关：七氟醚会促进肾癌细胞的生存和迁移，同时抑制非小细胞肺癌（NSCLC）细胞的活性。

目前的临床研究结果倾向于吸入性药物会增加肿瘤复发的风险、降低患者的总生存率。

2. 静脉全身麻醉

不同的静脉麻醉药对免疫系统的影响产生机制不同。硫喷妥钠和氯胺酮在乳腺癌大鼠模型中均显著促进肿瘤细胞增殖和肺转移，抑制 NK 细胞的活性，而异丙酚没有相似作用。硫喷妥钠促进 Th2 型免疫反应，降低 NK 细胞的细胞毒性活性，从而促进肿瘤转移复发。氯胺酮虽然在动物实验中被证实有显著抗炎作用，但可减少 NK 细胞的数量和活性，总体表现为促进肿瘤转移复发。异丙酚、右美托咪定对癌细胞具有多种直接作用。异丙酚诱导肿瘤细胞凋亡，抑制肿瘤细胞增殖、细胞黏附、迁移和血管新成，并通过抑制环氧合酶（COX-2）活性减少前列腺素（PG）的产生。

右美托咪定有抗炎作用，同时也刺激乳腺癌细胞的增殖，并且抑制长春新碱对嗜铬细胞瘤的细胞毒性作用。

静脉全身麻醉涉及多种麻醉药物，其对肿瘤的影响因麻醉药物的不同而异。目前研究较多的是异丙酚和右美托嘧啶。

（二）局部麻醉

1. 椎管内麻醉

椎管内麻醉有间接和直接的抗肿瘤增殖作用。

间接作用是改善患者的抗瘤免疫功能。首先，保留 NK 细胞活性来减少围手术期的神经内分泌应激反应，增加抗瘤细胞因子白细胞介素 2（IL-2）和 IL10 以及降低循环调节性 T 细胞（Treg 细胞）和 Th2 细胞的百分比、在术后第 2~5 天内抑制 C 反应蛋白水平升高，从而改善患者抗肿瘤细胞的免疫功能。其次，椎管内麻醉减少了阿片类药物、吸入麻醉药等促进肿瘤增殖转移药物的使用，进一步改善了肿瘤患者的长期预后。最后，疼痛是促进肿瘤发生发展的主要因素，椎管内麻醉往往比单纯全身麻醉提供更有效的疼痛缓解效果。不仅是局部麻醉药，抗炎药、阿片类药物通过椎管内给药的方式也更可能维持围手术期稳态以确保患者最佳预后。

椎管内麻醉的直接作用与局部药对肿瘤细胞的细胞毒性作用有关，包括：①抑制 TNF-α 诱导的酪氨酸蛋白激酶（Src）活化和细胞间黏附分子 1（CAM-1）磷酸化；②抑制表皮生长因子受体（EGFR）途径；③抗间充质干细胞（MSC）增殖；④阻断电压门控钠通道（VGSC）的 α 亚基。

在临床实践中关于椎管内麻醉对肿瘤预后的结果仍存在争议。在过去十年中发表的回顾性研究显示椎管内麻醉有降低不同癌症（乳腺癌、胃肠道癌、皮肤癌、头颈癌和生殖泌尿道癌）复发率的趋势，但随机对照研究结果仍不明确。一项包括 4 项研究（先前进行的 RCT 的所有亚组分析）共 746 例受试者的 Cochrane 系统综述认为目前尚无足够证据支持椎管内麻醉确定抑制肿瘤复发，相关研究的总生存期（OS）、无进展生存期（PFS）

和肿瘤进展时间（TTP）等证据质量等级较低。Sun 等的荟萃分析发现，整体上椎管内麻醉可能会改善肿瘤术后的 OS，但未发现区域麻醉与肿瘤复发之间相关的确切证据。Pei 等的荟萃分析显示，全身复合硬膜外麻醉组与单纯全身麻醉组相比，明显改善了结直肠癌的预后（随访 ≤ 2 年）。

基础研究在直接和间接等方式通过多种机制提出椎管内麻醉改善肿瘤预后，且已形成比较广泛的共识，然而临床研究却没有得到相应肯定的证据。目前发表的多为回顾性研究，RCT 研究的随访时间较短，也鲜有发现椎管内麻醉和全身给药之间的明显差异。总之，现在即使有较强的理论基础证实区域麻醉可以对肿瘤术后的患者结局产生积极影响的观点，但在临床试验中尚未得到明确的支持。

2. 区域阻滞麻醉

区域性阻滞可以减少手术引起的神经内分泌应激反应，从而保留抗瘤 T 细胞，增加抗瘤细胞因子，降低 CRP 和降低循环 Tregs。如上所述，直接用于区域麻醉的药物（即利多卡因等局部麻醉药）的作用可能直接影响肿瘤细胞本身。

椎旁阻滞对乳腺癌患者的影响进行过较多的研究。椎旁阻滞作为辅助手段在麻醉和镇痛中有利于肿瘤患者的术后康复和预后。椎旁阻滞减少了阿片类药物的应用，不仅限制了阿片类药物的副作用，也缓解了其对乳腺癌免疫微环境的抑制作用。局部麻醉药的应用也使椎旁阻滞在理论上有与椎管内阻滞相似的对肿瘤细胞的直接抑制作用。

多项回顾性临床研究表明，椎旁阻滞可降低围手术期阿片类药物、右美托嘧啶、可乐定等的使用，降低肿瘤的复发率，延长患者的 OS。但最近有一项发表在《柳叶刀》（The Lancet）历时 11 年包括 2132 例受试者的原发性乳腺癌切除术的随机对照研究，发现区域麻醉与全身给药相比，没有降低乳腺癌的复发率。

（三）镇痛方式对肿瘤的影响

术后镇痛方式包括静脉镇痛和硬膜外镇痛。术后镇痛是手术镇痛的延续，其对肿瘤的影响与相应的麻醉方式相似。

二、麻醉镇痛药物对肿瘤患者的影响

（一）全身麻醉药物

1. 吸入麻醉药

吸入麻醉药通过免疫抑制和促血管生成增加肿瘤术后转移复发。氟烷和异氟烷抑制荷瘤小鼠 NK 细胞活性，氟烷可抑制 67%，而异氟烷则抑制 90% 以上；在麻醉前给予干扰素会逆转其抑制作用。异氟烷还诱导 T 淋巴细胞和 B 淋巴细胞凋亡，并降低 Th1/Th2 的比值。异氟烷和七氟醚通过增加 caspase-3 的活化和增加线粒体膜的通透性来诱导 T 淋巴细胞凋亡，而地氟醚却没有相似作用。七氟醚还会降低淋巴细胞和 NK 细胞的活性，增加白细胞和中性粒细胞的数量和活性。吸入麻醉药的抗炎作用与暴露时间、吸入麻醉药种类和炎症模型有关。低于临床浓度的异氟烷在小鼠模型中有抗炎作用。在血管新生方面，吸入麻醉药能上调 HIF-1α 的表达。异氟烷通过上调 HIF-1α 的表达促进血管新生。七氟烷和地氟烷还能通过减少细胞外基质金属蛋白酶 9（MMP-9）的释放抑制小鼠结肠癌细胞迁移。

吸入麻醉药的直接作用。异氟烷和七氟烷对人多种肿瘤细胞系具有直接的细胞毒性作用。吸入麻醉药可改变肿瘤细胞凋亡途径的信号传导，异氟烷通过小凹蛋白 -1（cav-1）依赖机制促进结肠癌细胞的凋亡。有研究发现，吸入麻醉药对人乳腺和脑肿瘤细胞的调节具有时间依赖性，进而提出在吸入麻醉中选择恰当的时机切除肿瘤可能对患者的长期预后更有益。关于氧化亚氮（N_2O）对肿瘤的作用，较早的研究发现在小鼠模型中 N_2O 能加速肺癌和肝癌的术后转移复发。虽然某些吸入麻醉药（异氟烷、七氟烷）有直接的肿瘤细胞毒性作用，但其抑制免疫和促进血管生成的间接作用更倾向于得出吸入麻醉药能促进术后转移复发的结论。

临床研究显示地氟烷和七氟烷能够减轻肺癌手术患者单肺通气和手术引起的局部炎症。与异丙酚相比，地氟烷能抑制 Th0 细胞向 Th1 细胞分化。一项随访研究显示接受 N_2O 麻醉的结直肠手术患者在 4~8 年内复发的风险没有增加。2015 年有临床试验显示用地氟烷麻醉的卵巢癌患者生存期明显较用七氟烷麻醉的患者延长。已有的临床研究显示相对于其他吸入麻醉药，地氟烷对肿瘤转移复发的影响较小。

2. 静脉麻醉药

1）异丙酚 异丙酚主要用于调节肿瘤免疫。与吸入麻醉相比，接受异丙酚 - 椎旁麻醉进行乳腺癌手术的患者的肿瘤组织样本中发现 NK 和 Th 细胞的浸润增加，提示异丙酚可促进肿瘤的免疫功能。与接受七氟烷 - 阿片类药物麻醉的患者相比，接受异丙酚 - 椎旁麻醉的乳腺癌患者的血清更好地保持了供体 NK 细胞的活性。

异丙酚还通过各种机制直接影响不同的肿瘤细胞。首先是抑制 *NET*1 和 *SOX*4 等癌基因，从而抑制癌细胞活性；其次下调癌细胞中 HIF-1α 的表达，抑制血管生成和肿瘤生长。异丙酚还可降低前列腺癌细胞雄激素受体的表达从而抑制前列腺癌。

多项回顾性临床研究已经发现，相对于接受吸入性麻醉的患者，接受基于异丙酚的静脉麻醉患者癌症术后复发风险降低。基于异丙酚的全凭静脉麻醉（TIVA）提高了患者的总生存率：一项包括 2607 例患者的回顾性研究发现接受静脉麻醉的患者术后生存期更长。也有研究显示 TIVA 与吸入麻醉在术后复发率和患者生存时间上没有明显差异。总之，从回顾性研究获得的证据目前似乎认为异丙酚可能有抗转移、提高患者生存率的作用，但尚无大型前瞻性随机对照研究提供明确的证据。

2）右美托嘧啶 α_2 肾上腺素受体激动剂常作为镇静剂和镇痛剂使用，其对肿瘤的作用仍不明确。仅考虑儿茶酚胺的一般促肿瘤作用，或许可以推测类似激活肾上腺素能受体的药物也应具有促癌作用，在基础研究中也证明了这一点：α_2 受体激动剂右美托咪定有促进肿瘤增殖及抑制先天免疫系统细胞的有害作用。同时也有一项以接受根治性胃切除术的患者为研究对象的临床研究发现右美托咪定可降低儿茶酚胺和促炎性细胞因子的水平，有潜在的抗瘤作用。尽管大多数实验室证据都表明激活 α_2 肾上腺素受体能促进肿瘤，但在临床中使用此类药物可减少阿片类药物和吸入麻醉剂使用，从而有利于肿瘤患者的预后，这些因素之间的平衡值得麻醉医生考虑。

（二）局部麻醉药物

局部麻醉药对肿瘤细胞具有直接作用，能够抑制 VGSC，VGSC 与肿瘤转移高度相关，在乳腺癌、前列腺癌、宫颈癌、结肠癌、非小细胞肺癌等癌细胞中高表达。在人脐静脉内皮细胞中，VGSC 诱导血管内皮生长因子（VEGF）的分泌，促进血管新生。利多卡因高选择性地阻断 VGSC，抑制乳腺癌、肺癌和前列腺癌的转移。利多卡因和罗哌卡因在肺癌细胞中抑制 TNF-1α 诱导的 ICAM-1 的磷酸化，抑制肿瘤细胞的转移。临床相关剂量的利多卡因和罗哌卡因具有脱甲基作用，从而重新激活肿瘤抑制作用。利多卡因可作为去甲基化添加剂与化疗剂整合使用，利多卡因和布比卡因在临床相关浓度可诱导人乳腺癌细胞的凋亡，可能是乳腺癌手术理想的浸润麻醉剂。

局部麻醉药的间接作用。局部麻醉药对肿瘤免疫的影响与剂量有关。在临床用药浓度下，利多卡因促进 NK 细胞的功能。局部麻醉药具有明显的抗炎作用，高浓度下抑制 IL-2 的产生，诱导 T 细胞凋亡。利多卡因和丁哌卡因在肺腺癌模型中通过 G 蛋白偶联受体抑制多形核白细胞分泌肿瘤坏死因子 α（TNF-α）和单核细胞趋化蛋白 1（MCP-1）。局部麻醉药对血管新生缺乏足够的研究，但仍有研究显示浸润麻醉剂量的利多卡因可诱导血管新生。

临床研究显示围手术期静脉注射利多卡因能促进 NK 细胞的功能，显著抑制炎症反应；利多卡因和丁卡因能直接抑制乳腺癌细胞驱动蛋白活性。2010 年一项包含 132 例受试者的回顾性研究显示，接受硬膜外麻醉的宫颈癌患者术后复发率低。2013 年一项包含 271 例受试者随访 4.5 年的回顾性研究也证实了相同的结果：采用颈椎硬膜外麻醉的喉癌或下咽癌患者术后转移复发率更低。Yardeni 等进行的一项体内研究表明，围手术期利多卡因静脉注射可缓解手术介导的免疫干扰，血清 IL-1 和 IL-6 浓度的降低。同时一项队列研究显示，VGSC 阻滞剂会显著增加乳腺癌、肠癌和前列腺癌患者的死亡率。

基础研究结果倾向于局部麻醉药能降低术后肿瘤转移复发，但需考虑的是：基础研究的局部麻醉药物剂量远远大于临床剂量。临床试验由于不能排除麻醉方法的影响，无法提供局部麻醉药抑制肿瘤的确切证据。无论局部麻醉药还是局部镇痛方法的作用，椎管内麻醉和神经阻滞都能降低术后肿瘤转移复发的风险。

（三）镇痛药

1. 阿片类药物

阿片类药物对肿瘤免疫的作用与其类型和剂量有关。有研究发现与丁丙诺啡相比，吗啡和芬太尼在大鼠模型中能加强手术应激，降低 NK 细胞活性，促进术后乳腺癌细胞转移。阿片类药物能促进炎症的发生，吗啡诱导巨噬细胞从 M1 型转换为 M2 型，上调 COX-2 的表达。阿片类药物对免疫系统的最大作用之一是抑制 T 淋巴细胞的增殖和分化的同时促进凋亡。吗啡、芬太尼、阿芬太尼、舒芬太尼和瑞芬太尼不同程度地抑制淋巴细胞增殖，降低 NK 细胞活性。在使用吗啡后的 24h 内，大鼠的 NK 细胞活性与给药剂量成反比。在临床用药剂量下，吗啡还降低了大鼠吞噬细胞的活性、抑制抗体和细胞因子的产生，促进了小鼠乳腺肿瘤血管的生成和生长。

阿片类药物对肿瘤细胞的一个重要作用是激活 μ 阿片受体（MOR）。MOR 在肿瘤细胞中高表达，MOR 激活后促进肿瘤细胞分泌 VEGF，促进血管新生。临床浓度的吗啡处理乳腺癌模型动物后，乳腺癌明显增大并有更多的血管新生，而加入 MOR 拮抗剂甲基纳曲酮后肿瘤增长和转移减缓。对 MOR 敲除模式的动物，吗啡促进肿瘤转移的作用消失。吗啡还可直接作用于乳腺癌细胞中的细胞骨架系统。经吗啡处理的肿瘤细胞神经上皮细胞转化基因 1（NET1）基因上调、肿瘤细胞迁移增加。NET1 蛋白是细胞骨架的关键组成成分，能够介导癌细胞迁移，相应敲除 NET1 基因逆转了吗啡促进肿瘤转移的作用。

近来对诸多研究显示激活 κ 阿片受体（KOR）可抑制肿瘤细胞的增殖转移，然而关于阿片类药物通过 KOR 对肿瘤的影响尚缺乏研究。对于不同亚型阿片受体对肿瘤的作用，将为阿片类药物特

别是激动 – 拮抗类阿片药物在临床的应用带来新的启示。

健康志愿者接受静脉注射吗啡后的 24h 内，NK 细胞活性与给药剂量成比例地降低。接受结直肠癌腹腔镜根治术的 192 例老年患者随机通过靶控输注舒芬太尼或瑞芬太尼镇痛，发现随机接受瑞芬太尼的患者往往具有较高的血糖、皮质醇和 IL–6 水平。2013 年一项关于 113 例 Ⅳ 期前列腺癌患者的回顾性研究显示，阿片类药物的用量和患者的生存时间有显著关联，同年一项包含 148 例研究对象的临床试验显示椎管内应用阿片类药物对肿瘤的转移复发没有影响。也有研究发现吗啡减弱了腹腔手术的肿瘤复发，并促进了腺癌细胞系的细胞死亡和细胞凋亡。

基础研究和临床试验都倾向于阿片类药物能够促进术后肿瘤转移复发，最近研究表明不同程度地激活不同类型的阿片受体对肿瘤细胞作用存在较大的差异。对于癌痛治疗的临床试验，应当注意到肿瘤晚期患者更倾向于用更多的阿片类药物，因此不能明确说明阿片类药物和肿瘤转移复发的因果关系。临床试验提供了通过椎管内用药来减轻阿片类药物对肿瘤作用的新思路。

2. 非甾体抗炎药（NSAID）

手术引起炎症反应促进肿瘤复发，抑制炎症反应可以减少术后复发。越来越多的证据表明，非甾体抗炎药具抗癌作用。

NSAID 对肿瘤细胞存在直接作用。纤溶酶原激活导致的蛋白质基质和明胶降解能促进肿瘤转移。塞来昔布通过降低 MMP2 和 MMP9 的活性减少口腔鳞状细胞的转移；阿司匹林通过抑制肿瘤细胞与纤连蛋白和玻连蛋白的结合抑制前列腺癌细胞的转移。

非甾体抗炎药（NSAID）通过减少前列腺素 E2（PGE2）和环氧合酶 –2（COX–2）的合成抑制肿瘤免疫、炎症和血管新生。PGE2 不仅能诱导上皮细胞增殖，抑制肿瘤细胞凋亡，促进血管新生，还能通过诱导 CD4⁺T 细胞凋亡、抑制树突细胞成熟，抑制肿瘤免疫。人胃癌、胰腺癌、结肠癌、宫颈癌和前列腺癌都特异性高表达 COX–2，研究证明塞来昔布能抑制 COX–2 导致的血管新生。

在一项队列研究中证明，围手术期应用酮咯酸可以降低术后肿瘤转移的风险，也有回顾性研究显示术后应用酮咯酸、布洛芬、塞来昔布等 NSAID 对非小细胞肺癌的预后没有影响。术前 3d 应用塞来昔布和吲哚美辛使结肠癌患者的癌组织中发生了更多的 CD8⁺T 细胞浸润。胃癌患者术前 7d 开始每天 2 次服用 200mg 塞来昔布可以明显减少癌组织 VEGF 的生成和血管新生。

由于 NSAID 的抗炎作用，基础研究和临床试验都认为其可以抑制肿瘤的转移复发。临床试验的结果肯定了新的用药时机：超前镇痛用药和术中用药能更好地发挥 NSAID 的抗肿瘤转移复发作用，而术后用药认为对肿瘤的预后没有影响。总之，尽管非甾体抗炎药对结直肠腺瘤进展的长期预后有积极作用，并且有可靠的临床前证据，但在此阶段推荐围手术期非甾体抗炎药的临床数据仍然有限。

三、其他围手术期药物对肿瘤患者的影响

（一）β 肾上腺素受体拮抗剂

β 肾上腺素受体拮抗剂虽然不是镇静镇痛药物，但会改善手术引起的 SNS 激活，从而抑制儿茶酚胺类药物的促癌作用。β 受体阻滞剂在细胞实验、动物模型和临床实验中都表现出明确的抗肿瘤转移的作用。围手术期使用 β 受体阻滞剂可抑制炎性细胞因子的释放、阻止儿茶酚胺诱导的 Treg 细胞升高，预防性减少前列腺癌的术后转移，提高患者的 OS。然而，最近的一项荟萃分析包括截至 2018 年的 27 项研究，认为 β 受体阻滞剂对癌症复发没有明显影响，并且对 PFS 和 OS 的影响因肿瘤类型的不同而有差别。但证据基础是可变的且有限的，β 受体阻滞剂对肿瘤细胞的作用因肿瘤类型、药物的种类和剂量有关。

（二）地塞米松

地塞米松等糖皮质激素抑制围手术期炎症反应理论上有抑制肿瘤的作用，但较高剂量的皮质类固醇也会诱导免疫抑制，增加肿瘤复发的风险。

如何达到两者之间的平衡目前尚无明确的研究。目前关于围手术期地塞米松对肿瘤术后影响的研究没有取得一致结果。一项对309例接受子宫内膜癌手术的患者进行的回顾性研究发现，接受地塞米松和未接受地塞米松患者的复发风险、OS或PFS无差异。最近对NSCLC和胰腺癌患者进行的回顾性队列研究表明，围手术期地塞米松可能与患者生存期延长有关。一项数据有限（$n=60$）的RCT研究发现，地塞米松增加了结直肠癌患者转移的风险。因此关于地塞米松等糖皮质激素对肿瘤的影响尚需高质量的研究。

四、总　结

手术是治疗实体肿瘤最主要、最有效的手段之一，然而围手术期应激和手术操作本身却为术后肿瘤转移复发留下隐患。手术促进术后肿瘤转移已成定论，然而麻醉镇痛对肿瘤的作用却缺乏明确证据。大样本的前瞻性随机对照临床试验能够提供最有效的证据，然而当前发表的研究大多是基础研究和回顾性试验；即使是已发表的研究结果，也往往是关注麻醉药对肿瘤的间接作用而不是直接特异确定的作用。麻醉镇痛对肿瘤的作用亟需研究和阐述，但复合麻醉及多模式联合镇痛已经成为常规，这给研究单一麻醉方式及药物的作用带来了困难。要明确回答这个问题，需要大样本、长期随访的标准化临床试验。

（吴启超　缪长虹）

第2节　肿瘤患者的麻醉管理

由于遗传与环境因素的影响，全球与中国的肿瘤发病率逐年上升。当前恶性肿瘤已经成为严重威胁中国人群健康的主要公共卫生问题之一。时至今日，外科手术切除仍然是治疗肿瘤最为重要的手段与方法。肿瘤患者术前常合并其他疾病，而且相当一部分比例的患者接受了术前的放疗或化疗等内科治疗而导致术前病情更为复杂。因而，手术麻醉管理的风险较高。而高质量的麻醉管理必然对肿瘤外科手术的安全甚至肿瘤患者的预后产生有益的影响。因此，为了更好地应对肿瘤患者麻醉管理的可能风险，本文将从术前、术中和术后三个不同的围手术期阶段入手，围绕肿瘤患者术前综合评估、肺保护性通气策略、目标导向液体治疗、区域阻滞镇痛管理、术后认知功能障碍防治等重点问题进行探讨，以进一步提高肿瘤患者外科手术的麻醉管理水平，加速肿瘤患者术后康复，改善肿瘤患者的预后。

一、术前阶段

（一）患者宣教

肿瘤患者至麻醉前评估门诊就诊时，麻醉护士负责分发肿瘤外科患者的麻醉管理流程手册，包括戒烟（至少麻醉前4~8周）、戒酒（至少麻醉前4周）、改善营养状态、肠道准备以及感染控制等。

（二）麻醉前评估

术前对于肿瘤患者评估的目的是根据患者术前的身体状态来制订最佳治疗方案，避免对于有些身体状态尚可的患者治疗不足或对于身体虚弱的患者治疗过度。肿瘤外科患者术前器官功能状态、术前合并症情况、多重用药情况、营养状态等均是影响肿瘤外科患者治疗的评估因素。

（1）采用美国麻醉医师协会（American Society

of Anesthesiology，ASA）分级标准对肿瘤外科患者的身体条件与合并症进行总的术前评估（表19-2-1）。

表 19-2-1　美国麻醉医师协会（ASA）分级对肿瘤外科患者的术前评估

分级	评估
Ⅰ 级	正常健康患者
Ⅱ 级	患有轻微系统疾病
Ⅲ 级	患有严重系统疾病，但功能在可代偿范围内
Ⅳ 级	患有严重系统疾病，功能失代偿，面临生命危险
Ⅴ 级	濒临死亡，不论手术与否均难以维持 24h

（2）心血管疾病评估。采用 Goldman 心脏危险指数分级以评估肿瘤外科患者术后发生不良心脏事件的危险。具体分级如下：总分 0~5 分，心因死亡率 0.2%，危及生命的并发症发生率 0.7%；总分 6~12 分，心因死亡率 2%，危及生命的并发症发生率 5%；总分 13~25 分，心因死亡率 2%，危及生命的并发症发生率 11%；总分 ≥ 26 分，心因死亡率 56%，危及生命的并发症发生率 22%（表19-2-2）。

此外，可根据纽约心脏协会（New York Heart Association，NYHA）分级评估肿瘤外科患者的心功能状态（表 19-2-3）。

对于术前是否安装心脏起搏器，主要考虑两个因素：有症状的心律失常和传导异常的位置（表19-2-4）。

心房颤动常发生于高龄、甲状腺功能亢进、瓣膜病和缺血性心脏病患者，心室率快的肿瘤外科患者（>100/min）择期手术前需控制。而非控制心率药物引起的慢心室率者有发生病态窦房结综合征的危险，需要详细的病史以发现晕厥发作史，常需要进行 Holter 监测，部分房颤合并长间歇需要起搏器治疗。大多数房颤的肿瘤外科患者需要进行长期抗凝，这是麻醉管理的重要问题。有心房或心室血栓或既往有血栓栓塞的肿瘤外科患者风险更大。长期服用 β 受体阻滞剂、地高辛、钙通道阻滞剂来控制心率的肿瘤外科患者在围手术期需继续服用药物。

严重心律失常者，术中需要备体外除颤及经皮心脏起搏，以防不测。

表 19-2-2　Goldman 术前心脏危险因素评分

项目	危险因素	评分（分）
病史	心肌梗死 <6 个月	10
	年龄 >70 岁	5
体检	第三心音奔马律、颈静脉怒张等心力衰竭表现，主动脉瓣狭窄	11
		3
心电图	非窦性节律，术前有房性早搏，持续室性早搏，每分钟 >5 次	7
		7
一般内科情况差	PaO_2<60mmHg，$PaCO_2$>50mmHg，K^+<3.0mmol/L，BUN>18mmol/L，Cr>260mmol/L，SGOT 升高，慢性肝病及非心脏原因卧床	3
手术	胸腹腔或主动脉手术	3
	急诊手术	4
总计		53

BUN：尿素氮；Cr：肌酐；SGOT：谷草转氨酶

表 19-2-3　纽约心脏协会（NYHA）心功能分级对肿瘤外科患者心功能状态的评估

分级	评估
Ⅰ 级	体力活动不受限；日常活动不引起疲劳、心悸或晕厥
Ⅱ 级	体力活动轻度受限；日常活动可引起疲劳、心悸或晕厥
Ⅲ 级	体力活动显著受限；强度小于日常活动的行为即可引起疲劳、心悸或晕厥；静息时无症状
Ⅳ 级	不能进行任何体力活动；静息时即有症状

表 19-2-4　安装心脏起搏器的指征

Ⅰ级指征

- 窦性心动过缓伴有心动过缓的相关症状（心率常 <40/min 或经常窦性停搏）
- 有症状的心脏变时功能障碍（窦房结病变或传导阻滞）
- 完全性（三度）房室传导阻滞
- 严重二度房室传导阻滞（连续两个 P 波脱失）
- 有症状的莫式Ⅰ型或Ⅱ型房室传导阻滞
- 莫式Ⅱ型房室传导阻滞伴有 QRS 波群增宽或慢性双束支传导阻滞，无论有无症状

Ⅱ级指征

- 窦性心动过缓（心率 <40/min）伴有心动过缓症状，但心动过缓与症状之间无明确联系
- 窦房结功能异常，出现无法解释的晕厥
- 清醒患者长期心率 <20/min
- Ⅰ级情况下，起搏器绝对有效；Ⅱ级情况下，可能需要起搏器

（3）呼吸系统评估。评估是否患有哮喘，需要长期治疗的慢性阻塞性肺疾病（chronic obstructive pulmonary disease，COPD）或在过去 6 个月里有过急性加重或进展的 COPD，是否存在气道解剖异常或曾接受气道手术病史，是否患有需要家庭氧疗或监护的慢性呼吸窘迫（表 19-2-5）。

对于合并肺部疾病的肿瘤外科患者术前建议行以下治疗：①对于急性发作者，吸入激素和支气管扩张剂以解除支气管痉挛。②应用恰当的诊断措施和抗生素治疗急性感染，并控制慢性炎症。③对支气管哮喘者、有显著支气管痉挛病史的患者，至少在手术前 48h 给予激素，

表 19-2-5　肺部并发症风险增加的危险因素

- 吸烟史（仍在吸烟）
- ASA 评分 >2 分
- 年龄 >70 岁
- COPD
- 预期延长的手术（>2h）
- 计划行全身麻醉（尤其是气管内插管）
- 白蛋白 <3g/dL
- 运动储量小于步行 2 个街区或上一层楼
- BMI>30kg/m²

ASA：美国麻醉医师协会；COPD：慢性阻塞性肺疾病；
BMI：体重指数

从而使手术获得最大疗效。④使用促进排痰措施，让患者熟悉呼吸治疗设备和体位引流方法。让患者开始练习咳嗽并进行深呼吸锻炼。⑤对于高危者，应用小剂量肝素预防静脉血栓（肺栓塞）发生。

术前肺功能测定：肺活量（VC，50%）、残气量（RV）/肺总量（TCL）（50%）、最大通气量（MVV，55%）等明显增加术后肺部并发症，1 秒用力呼气容积（FEV_1）/用力肺活量（FVC）（50%）。通常把不吸氧时 PaO_2<60mmHg 或 $PaCO_2$>45mmHg 作为禁忌肺切除术的界值。

（4）内分泌系统评估。评估肿瘤外科患者是否患有胰岛素依赖型糖尿病、活动性甲状腺疾病、肾上腺疾病等。罹患糖尿病的肿瘤外科患者有合并多器官疾病的风险，最常见的是肾功能障碍、卒中、外周神经病、自主神经紊乱以及心血管疾病，以及胃排空延迟、视网膜病变和关节运动不良等。糖尿病也被认为是冠心病的等危合并症，与心绞痛或既往心肌梗死相当，也是围手术期心脏并发症的中度危险因素。术前评估应注重评估器官损伤和血糖控制。心血管、肾和神经系统需严密评估。严重的甲状腺功能亢进（甲亢）或甲状腺功能减退（甲减）可能会增加麻醉管理风险。甲亢患者可能有心动过速、心律失常、心悸、震颤、消瘦和腹泻。甲减患者可能有低血压、心动过缓、

嗜睡和体重增加、心功能下降、心包积液和对缺氧及高碳酸血症的通气反应受损。甲减和甲亢的症状和体征可能不明显，无特异性。促甲状腺释放激素（thyroid stimulating hormone，TSH）是评估甲减的最佳指标。若肿瘤患者行急诊手术，甲亢患者应使用 β 受体阻滞剂、抗甲状腺药物和类固醇治疗。胸片或 CT 对于评估甲状腺肿大累及的气管或纵隔疾病有重要意义。对于甲状腺替代治疗和丙硫氧嘧啶等抗甲状腺药物，手术当日需持续用药。

（5）神经肌肉系统疾病评估。评估是否有癫痫发作史或其他明显的中枢神经系统疾病史、肌病或其他肌病病史。患帕金森病的肿瘤外科患者术前常见自主运动减少、肌僵硬（齿轮样强直）、静息性震颤、面具脸、言语和行走困难、抑郁和痴呆。这类肿瘤外科患者肺部并发症风险高，这是由于吞咽困难和意识障碍，以及吸气和换气肌肉的功能障碍造成的。该类肿瘤手术患者的术前评估应主要关注呼吸系统和功能障碍程度，尤其是吞咽困难和呼吸困难。检查吸入空气条件下的血氧饱和度和直立位血压及心率。围手术期需要持续使用帕金森药物。突然停用左旋多巴可导致

症状加重，尤其是加重吞咽困难和胸壁僵硬，导致一系列精神安定药相关的恶性症候群。

（6）放化疗和围手术期用药。评估肿瘤外科患者是否接受化疗、放疗等。询问肿瘤外科患者是否出现放化疗的并发症。化疗可造成心肌病，博来霉素具有肺毒性作用，长春新碱和顺铂可导致周围神经病，环磷酰胺可引起血肿。此外，许多药物还有肾毒性和肝毒性或骨髓抑制，甚至引起各类血细胞减少。肿瘤外科患者涉及的化疗药物有：氟尿嘧啶，具有心脏毒性；伊立替康，会导致迟发性腹泻、结肠炎同时并发溃疡、出血、肠梗阻和感染等；卡培他滨，同时服用卡培他滨和香豆素类衍生物抗凝药，如华法林和苯丙香豆素，患者可能出现凝血参数的改变及出血，应该定期监测凝血指标以调整抗凝剂的用量；替吉奥，可能出现弥散性血管内凝血（DIC，发生率为 0.4%）。靶向药物有：西妥昔单抗，易出现输液反应及电解质紊乱等；贝伐珠单抗，易出现高血压、蛋白尿等，且具有出血风险、影响伤口愈合，用药 28d 内不建议手术。肿瘤外科患者围手术期相关用药见表 19-2-6。

表 19-2-6　肿瘤外科患者麻醉前用药指南

药物	服药时间
抗高血压药物	持续服至手术当日
利尿剂	持续服至手术当日
心脏用药（如地高辛）	持续服至手术当日
抗抑郁药、抗焦虑药和精神病治疗药物	持续服至手术当日
甲状腺用药	持续服至手术当日
滴眼药	持续用至手术当日
治疗胃灼热或反酸的药物（如奥美拉唑、雷尼替丁）	持续服至手术当日
麻醉性镇痛药	持续服至手术当日
抗癫痫药	持续服至手术当日
哮喘用药	持续服至手术当日
激素（口服或吸入）	持续服至手术当日
他汀类药物（如阿托伐他汀）	持续服至手术当日
非甾体抗炎药（NSAID）	通常继续使用
维生素、铁剂	手术当日停用
口服降糖药	手术当日停用

表 19-2-6（续表）

药物	服药时间
胰岛素	对所有肿瘤外科患者，手术当日停用所有常规和复合型胰岛素。2 型糖尿病患者应停用任何类型的胰岛素。1 型糖尿病患者应在手术当日使用小剂量（通常为 1/3 的上午常规剂量）的长效胰岛素。1 型糖尿病患者在手术当日不应使用任何短效胰岛素，如常规胰岛素。带有胰岛素泵的患者应该仅维持基础给药速率
华法林	术前 4d 停用
氯吡格雷	术前 7d 停用
草药和非维生素类补品	术前 7d 停用

（7）术前营养状态评估。肿瘤外科患者实施规范化营养治疗首先要筛查营养风险，进而准确评估营养状况，并及时给予营养治疗。营养风险评估 2002（nutritional risk screening 2002，NRS 2002）是由欧洲临床营养和代谢学会于 2002 年提出并推荐使用的一种营养状况评估方法，包括初筛表和终筛表（表 19-2-7，表 19-2-8）。初筛表包括 4 个问题，简单地反映住院患者的营养状况；终筛表比较详细地评估患者的营养状况，根据饮食、体质量、疾病损伤状况的风险及年龄而定。终筛表得分为 NRS 2002 评分的总得分，总得分 ≥ 3 分者存在营养风险，<3 分者暂无营养风险。

（8）血栓和栓塞预防。术前推荐意见：术前根据病史、凝血指标及下肢多普勒超声等检查进行详细静脉血栓栓塞症（venous thrombus embolism，VTE）风险评估，对于 VTE 中度以上风险的肿瘤外科患者，与患者及家属进行充分沟通，术中应加强管理，并给予高度重视。

恶性肿瘤、复杂性手术、化疗和长时间卧床

表 19-2-7 营养风险评估（NRS）2002 初筛表

初步筛查	是	否
BMI<18.5kg/m²		
最近 3 个月内有无体重减轻		
最近 1 周内有无膳食摄入量减少		
患者病情是否严重（如 ICU、大手术后等）		

如果任何一个问题的答案为"是"，则按表 19-2-8 进行最终筛查；如果所有问题的答案为"否"，每隔 1 周要重新进行筛查；如果患者被安排为大手术，则要考虑预防性营养治疗计划避免大手术所伴随的风险

是静脉血栓栓塞症的危险因素，存在危险因素的患者若无预防性给予抗血栓治疗，术后深静脉血栓形成发生率可达 30%，致死性肺栓塞发生率近 1%。推荐中、高危患者（Caprini 评分 ≥ 3 分）手术前 2~12h 开始预防性抗血栓治疗，并持续用药至出院或术后 14d。静脉血栓栓塞症高危患者除药物治疗外，必要时应联合机械措施，如间歇性充气压缩泵或弹力袜等（表 19-2-9）。

表 19-2-8 营养风险评估（NRS）2002 终筛表

评分	营养状况	疾病严重程度
0 分	营养状况正常	正常营养需求
1 分	3 个月内体重丢失 >5% 或近 1 周摄食量比正常需要量减少 25%~50%	慢性疾病急性加重、慢性疾病发生骨折、肿瘤、糖尿病、肝硬化、血液透析者、慢性阻塞性肺疾病
2 分	2 个月内体重丢失 >5% 或 BMI 18.5~20.5kg/m²，加上受损的基本营养状况 或近 1 周摄食量比正常需要量减少 50%~75%	比较大的腹部手术、卒中、严重肺炎、恶性血液肿瘤
3 分	1 个月内体重丢失 >5%（或 3 个月内体重下降 15%）或 BMI<18.5kg/m²，加上受损的基本营养状况 或近 1 周摄食量比正常需要量减少 75%~100%	脑损伤、骨髓移植、ICU 患者（APACHE>10 分）

总分 = 营养状况评分 + 疾病严重程度评分 + 年龄评分（年龄 ≥ 70 岁加 1 分）；APACHE：急性心理与慢性健康评分

表 19-2-9　术前静脉血栓栓塞症（VTE）不同风险患者的处理

危险程度	风险处理
低度危险	检查：D-dimer。D-dimer 如为阳性，进行下肢静脉 B 超；如 B 超提示有深静脉血栓（DVT），应明确其位置 处置：低度危险无血栓者，采用基础预防措施，包括健康教育、下肢肌肉按摩、足踝活动、抬高患肢；辅助措施包括弹力袜、足底泵等
中、高度危险	检查：尽快进行下肢静脉 B 超检查，如无血栓，1 周后或术前 1d 复查；如 B 超提示有 DVT，明确其位置、状态 处置：①中、高度危险无血栓者，在采取基础预防措施的同时，进行药物预防，维持至术前 12h。措施：低分子肝素，12 500U 或 25 000U，每天 1 次。②中、高度危险有血栓者，尽量采用抗凝溶栓。如有抗凝禁忌或严重的髂股静脉血栓不能抗凝者，进行相关科室会诊，确定是否需要放置静脉滤网，或转血管外科手术治疗
极高度危险	检查：尽快进行下肢静脉 B 超，如无血栓，1 周后或术前 1d 复查；如超声检查提示有 DVT，明确其位置，评估其状态 处置：术前必须进行抗凝治疗，维持至术前 12h，低分子肝素 12 500U，每天 2 次，根据患者的凝血及血栓变化情况决定抗凝持续时间 如抗凝后有出血倾向，应记录出血的时间、部位、程度；查凝血指标和 D-dimer，根据病情变化请相关科室会诊，做出相应处理，与术者一起向患者或家属交代风险

（9）术前禁食水方案。术前 2d 鼓励肿瘤外科患者多饮水且食用碳水化合物丰富的餐食，从而保证其围手术期处于最佳的合成代谢状态，进而有利于术后伤口愈合和尽快恢复到术前状态。长时间禁食使患者处于代谢的应激状态，可致胰岛素抵抗，不利于降低术后并发症发生率。建议无胃肠道动力障碍患者术前 6h 禁食固体饮食，术前 2h 禁食清流质。若患者无糖尿病史，推荐手术 2h 前饮用 400mL 含 12.5% 碳水化合物的饮料，可减缓饥饿、口渴、焦虑情绪，降低术后胰岛素抵抗和高血糖的发生率。

二、术中管理

（一）麻醉药物选择的原则

优先选用短效的麻醉药物用于肿瘤外科患者的全麻诱导和全麻维持，例如丙泊酚、芬太尼或舒芬太尼、瑞芬太尼、顺式阿曲库铵或罗库溴铵等。吸入麻醉药在成人 40 岁之后，年龄每增加 10 岁 MAC 值降低 4%~6%。对于肿瘤外科患者应根据其具体年龄审慎选择吸入麻醉药物的百分比浓度。"滴定式给药"能够减少麻醉药物的副作用和避免作用时间延长。靶控输注（target controlled infusion，TCI）可提高全静脉麻醉诱导和维持中麻醉药的可控性，使静脉麻醉药的应用将更为方便和精确。

神经阻滞已经成为多模式镇痛一个重要的部分，其镇痛对机体的影响小、对于凝血功能的要求低，采用超声引导下行椎旁间隙阻滞、竖脊肌阻滞、腹横筋膜阻滞或腰方肌阻滞等区域阻滞技术，与术中和术后的镇痛药叠加，以达到满意的镇痛效果。也可采用罗哌卡因、丁哌卡因等局麻药物实施传统的硬膜外麻醉或镇痛。

（二）保护性肺通气策略

全身麻醉手术中不适当的通气策略会造成肿瘤外科患者术中发生呼吸机相关的肺损伤（肺不张、气压伤等），增加术后肺部并发症，有证据显示，术中使用保护性肺通气策略（lung-protective ventilation strategies，LPVS）可以降低肺损伤及术后肺部并发症的发生率。

（1）诱导时通气策略。患者采用头高位 30°和反 trendelenbury 体位下实施面罩给氧通气，尤其是针对肥胖的肿瘤外科患者，此体位能够使患者获得更多的氧储备，也可以采用无创正压通气（NIPPV）或持续正压通气（CPAP），可以提高诱导时氧分压，延长置入喉镜时的无通气安全时长。

（2）压力控制通气（PCV）。较容量控制通气在腹腔镜手术中能减少肿瘤外科患者的气道压，增加氧合，减少气压伤的发生。

（3）延长吸呼时间比。由于吸气时间延长，在较低吸气峰压时能保持较高的平均气道压，提高功能残气量，防止肺泡萎陷，减少肺内分流，增加肺顺应性。

（4）PEEP。腹腔镜手术中由于气腹的影响加重了肿瘤外科患者的肺泡塌陷，使用中等量PEEP（6~8cmH$_2$O）可以使肺泡复张。PEEP即在呼气末时通过呼吸机使气道内保持正压而大于外界大气压可扩张原来萎陷的肺泡，减少剪切力，维持正常的通气血流比。

（5）小潮气量通气。采用6~8mL/kg较小的潮气量，减轻气道压力，从而减轻压力及剪切力所导致的机械损伤和肺部炎性反应。小潮气量并不影响肿瘤外科患者的氧合，并且可降低非ARDS患者的ARDS、肺炎发生率。小潮气量联合PEEP可降低肺不张发生率。

（6）肺复张技术。对机械通气的肿瘤外科患者每隔30~45min实施一次手法肺复张，从而复张萎陷的肺泡是有益的。肺复张的实施方法有PEEP递增法、控制性肺膨胀、高吸气峰压、双水平正压气道、俯卧位通气、高频震荡通气等。术中主要根据患者的具体情况和呼吸机的类型个体化实施。

（7）控制吸入气氧气浓度（fraction of inspiration O$_2$，FiO$_2$）。FiO$_2$<0.4，同时保持SPO$_2$不低于94%，高FiO$_2$仅用于低氧血症时的紧急处理。

（8）其他。麻醉管理时复合使用右美托咪定在产生麻醉效应的同时，可通过抗氧化作用、抑制炎症因子和相关蛋白，以及改善气道压力和动态顺应性，对腹腔镜术中CO$_2$气腹和机械通气引起的肺损伤起到保护作用；术中注意及时清理气道分泌物，防止反流、误吸等并发症发生。

（三）目标导向液体治疗

监测每搏量变异度（SVV）、脉压变异度（PPV）和脉搏变异指数（PVI）以指导围手术期容量治疗。采用肺动脉导管，连续监测肺动脉压、CVP、右心腔内压力、肺小动脉楔压，用热稀释法测定CO，测定混合静脉血氧饱和度（SvO$_2$），与外周动脉压、心率、动脉血氧含量等结合可计算心内分流量、全身血管和肺血管阻力、氧供与氧耗等一系列参数，来评价心肺功能和病变的严重程度。对于全麻诱导时发生低血压（平均动脉压降低>20%基础值）的肿瘤外科患者，一次输入5~7mL/kg的晶体液。对于开腹手术的肿瘤外科患者持续注射3mL/（kg·h）的晶体液，对于行腹腔镜手术的肿瘤外科患者持续注射2mL/（kg·h）的晶体液，维持尿量不低于0.5mL/（kg·h）。对于给予液体治疗之后心排量仍然无明显改善（提高未达到10%）的患者则建议给予升压药物，当心脏指数<2.5L/（min·m^2）时，则应使用正性肌力药。

决定是否输注异体血应该基于肿瘤外科患者贫血的严重性、贫血的持续时间、是否存在持续的失血、并存的疾病状况以及输血的风险。当肿瘤外科患者存在以下情况时则考虑输注红细胞：80岁以上老年患者Hb<8g/dL；合并严重冠心病且Hb<8g/dL；有充血性心力衰竭征象且Hb<8g/dL；排除呼吸原因引起的动脉血氧饱和度<90%的老年患者。

（四）术中监测项目

除心电图、血氧饱和度、血压、体温、尿量等常规监测外，应该对肿瘤外科患者进行脑电双频指数（bi-spectral index，BIS）监测，术中维持BIS在40~60，以及肌松监测（建议4个成串刺激TOF监测）。极深度阻滞：TOF=0；强直刺激后计数（post-tetanic count，PTC）=0。深度阻滞：TOF=0；PTC≥1。中度阻滞：TOF=1~3。对于接受腹腔镜手术的肿瘤外科患者，维持适度肌松，对于部分手术暴露困难或不耐受高腹压的患者，可实施深度肌肉肌松。术毕充分拮抗，待TOF恢复至0.9，拔除气管导管。经食管超声心动图监测适用于术中评估急性、持续性危及生命的血流动力学紊乱，其中包括心室功能及其决定因素不确定，并对治疗无反应的情况。另外，术中保温措施包括：加温加湿气道吸入气体、加温静脉输入液体或血制品（输血温度不超过37℃）、加温腹腔冲洗液体（37~40℃）、使用加温毯等措施，维持体温在36℃以上。

三、术后管理

（一）术后疼痛管理

推荐在肿瘤外科患者使用多模式镇痛策略，实施多模式镇痛策略能够促进肿瘤外科患者术后恢复，将控制术后疼痛的镇痛优势最大化。多模式镇痛策略原则包括通过应用区域阻滞技术和镇痛药物联合使用以控制术后疼痛，使患者早期活动、早期恢复肠道营养以及减轻围手术期应激反应。应该个体化评估每位肿瘤外科患者术后疼痛的监测情况（表 19-2-10），并制订相应镇痛方案。

（1）对于接受胸部手术的肿瘤外科患者：建议实施胸部椎旁神经阻滞，根据切口的位置，可行单点或者双点阻滞法，实施双点阻滞法时，可以于 T4、T6 两个脊神经节段水平，单次给予 0.5%~0.75% 的罗哌卡因 10mL，可以实现 T2~T8 的单侧胸壁的镇痛。

（2）对于接受开腹手术的肿瘤患者：建议术

表 19-2-10 肿瘤外科患者术后镇痛监测与记录项目

术后镇痛药物

药物名称、浓度、剂量

PCA 泵参数设置：背景输注剂量、单次注射剂量、锁定时间

给药总量：包括无效和有效剂量的总数

限量设置：如 1h 内限制给药剂量

额外补充镇痛药物

常规监测

生命体征：体温、心率、血压、呼吸频率

镇痛：静息和活动时的疼痛水平、疼痛的缓解情况

额外药物的使用

副作用

心血管系统：低血压、心动过缓或心动过速

呼吸状况：呼吸频率、镇静水平

恶心和呕吐、瘙痒、尿潴留

神经系统检查

运动阻滞或功能和感觉水平的评估

硬膜外感染、血肿等严重并发症的证据

PCA 表示患者自控镇痛

前实施硬膜外置管连续镇痛，硬膜外镇痛药物建议采用 0.2% 罗哌卡因 3mL/h 持续泵注。硬膜外导管通常于术后第 2 天拔除。肿瘤外科患者随着年龄增长，椎间盘逐渐萎缩、纤维化、弹性降低、高度下降，导致椎骨后间隙变窄，同时黄韧带钙化增加，使脊椎穿刺操作困难。

（3）对于接受腹腔镜手术的肿瘤患者，建议术前实施双侧超声引导腹横肌平面阻滞（transverse abdominis plane block，TAPB），药物使用 0.5% 罗哌卡因共 20~30mL；气腹建立后，可在腹主动脉两侧明视下行腹腔神经丛阻滞，注射 0.375% 罗哌卡因共 15~20mL，以减轻内脏痛。

（4）对于实施硬膜外镇痛的肿瘤外科患者，可以在拔除硬膜外导管后口服非甾体抗炎药（布洛芬等）、加巴喷丁、氨酚羟考酮片等。如内脏痛较重，进食前可以复合静脉滴注非甾体抗炎药和（或）κ 受体激动剂。使用非甾体类镇痛药的肿瘤外科患者需密切关注其引起的消化道、心脑血管、肾脏、吻合口瘘等副作用。

（二）麻醉管理期间并发症的处理

（1）恶心呕吐的防治。确定肿瘤外科患者发生术后恶心呕吐（post operative nausea and vomitting，PONV）的风险，对中危以上患者应给予有效的药物预防。PONV 高危患者的麻醉选择包括：优先使用丙泊酚避免使用挥发性麻醉药、避免使用笑气、阿片类药物使用量最小化或选用短效阿片类药物，如瑞芬太尼、术中充分补液、避免脑缺氧缺血、术后使用非甾体类药物镇痛等。

不同作用机制的 PONV 药物联合用药的防治作用优于单一用药，5-HT$_3$ 受体抑制药、地塞米松和氟哌利多或氟哌啶醇是预防 PONV 最有效且副作用小的药物。无 PONV 危险因素的肿瘤外科患者，不需要预防用药。对低中危可选用上述一或两种药物预防。对高危患者可选用两或三种药物组合预防。如预防无效应加用不同作用机制的药物治疗。

如果在三联疗法（如 5-HT$_3$ 受体抑制药、地塞米松和氟哌利多或氟哌啶醇）预防后患者仍发生 PONV，则在用药 6h 内不应重复使用这 3 种药

物，应换用其他止吐药。如果 PONV 在术后 6h 以后发生，可考虑重复给予 5-HT₃ 受体拮抗药和氟哌利多或氟哌啶醇，剂量同前。不推荐重复使用地塞米松。

（2）谵妄和术后认知功能障碍的处理。谵妄是一种以意识水平的改变和最初的注意力紊乱为特征的急性状态。减少肿瘤外科患者术后谵妄的麻醉管理要素包括：术中维持足够的氧供和血流灌注，及时纠正患者的血糖和电解质异常，尽可能避免使用中枢性抗胆碱能药物、苯二氮䓬类药物、哌替啶。治疗谵妄症状：氟哌啶醇，为首选药物，0.5~1mg 肌内注射，峰值效应在 20~40min 后出现，观察 30~60min 后可根据需要重复注射。文献报道，应用咪达唑仑镇静是术后谵妄的独立危险因素，因此术后镇静可以应用短效的丙泊酚。术中和术后 24h 以内应用右美托咪定，可以降低术后谵妄的发生率。

术后认知功能障碍（postoperative cognitive dysfunction，POCD）是一种以记忆力受损、学习困难和注意力减退为特征的轻度认知功能障碍。POCD 的危险因素：年龄、长时间麻醉、存在呼吸系统并发症、存在感染并发症、二次手术、受教育水平较低等。目前，POCD 尚缺乏有效的治疗方法，针对其危险因素提高肿瘤外科患者的麻醉管理质量和围手术期呼吸、循环等管理水平，重视和纠正肿瘤外科患者术前的各种病理状态，进行合理用药，尽最大可能消除促使 POCD 发生的因素。

（3）急性肾损伤。如果肿瘤外科患者出现 48h 内肾功能急剧下降，表现为血清肌酐（Scr）值上升 >0.3mg/dL 或 Scr 值上升 >50%，或尿量减少 [<0.5mL/（kg·h）] 超过 6h，则定义为急性肾功能损伤。急性肾衰竭诊断标准应符合以下其中一项：①血清肌酐值升高 3 倍；②血清肌酐值 ≥ 354μmol/L（≥ 4.0mg/dL），急性升高至少 44μmol/L（0.5mg/dL）；③肾小球滤过率下降 75% 以上；④尿量 <0.3mL/（kg·h）且持续 24h 以上；⑤无尿持续 12h。

急性肾损伤最常见的原因是急性肾小管损伤，急性肾损伤的治疗主要是支持性治疗。治疗的目的是维持体液和电解质平衡、提供营养支持、预防或者治疗并发症。主要包括：①诊断并治疗急性并发症，包括高钾血症、酸中毒、肺水肿等；②鉴别并纠正肾前性与肾后性因素，优化心排血量和肾血流量；③停用正在使用的肾毒性药物；④监测并保持液体平衡；⑤在出现尿毒症并发症前进行透析治疗。

（王　强　郑　晖　孙　莉）

第 3 节　肿瘤疼痛的治疗

疼痛是肿瘤患者的常见症状。充分的疼痛评估和管理对于改善癌痛患者的生活质量至关重要。肿瘤疼痛的治疗通常首选世界卫生组织（WHO）阶梯治疗方案，并在疼痛管理的任何阶段均可考虑应用镇痛辅助药、介入治疗等整合治疗措施。最新证据表明，如果在疾病发展的早期就进行介入治疗，而不是等到疼痛难以通过标准药物治疗控制时才进行干预，可能会更有益。

一、药物治疗

（一）阿片类药物

根据世界卫生组织的镇痛阶梯，对于那些非处方镇痛药无法充分控制疼痛的患者，临床医生可以使用弱阿片类药物，也可以一开始即使用强阿片类药物（即吗啡、氢吗啡酮或羟考酮等）。在选择阿片类药物时，应考虑诸如费用、获取途径，给药途径和不良反应程度等实际问题。

1. 吗啡

吗啡是治疗中到重度疼痛最有效的镇痛药物之一。它直接作用于中枢神经系统，有效结合 μ 阿片受体，减轻疼痛。口服法最易被患者接受。在初次接受阿片类药物治疗的患者中，以适当的起始剂量口服即释吗啡，相比传统的首选弱阿片类药物能更好地缓解肿瘤相关疼痛。

2. 羟考酮

羟考酮是一种强阿片类镇痛药，能有效结合 μ 受体和 κ 受体，药物镇痛效果和使用剂量存在明显的线性关系，即使用剂量越高，镇痛效果越显著，适用于中至重度疼痛。盐酸羟考酮缓释片与硫酸吗啡缓释片具有相似的镇痛效能，但其起效时间较短，患者口服后 1h 内即可起效。

3. 芬太尼

镇痛效能约为吗啡的 75~100 倍。因其给药途径多样，是阿片类药物中应用最广泛的一种。芬太尼透皮贴剂是一种治疗癌痛的新制剂，贴于皮肤后，首先储存于表皮层，最后进入体循环产生镇痛作用。

4. 曲马朵

是中枢性弱阿片类镇痛药，用于中至重度疼痛。其镇痛作用约为吗啡的 1/10~1/6。与吗啡相比，盐酸曲马多在推荐的镇痛剂量范围内无呼吸抑制作用。

5. 可待因

可待因是一种弱阿片类镇痛药，用于中重度疼痛，其镇痛作用约为吗啡的 1/12~1/7。其与非阿片类镇痛药物整合使用，能达到更好的镇痛效果。

（二）非阿片类药物

虽然阿片类药物是治疗肿瘤相关中重度疼痛的主要组成成分，非阿片类药物治疗方法亦可为患者提供选择。

1. 对乙酰氨基酚

对乙酰氨基酚可以作为不需要阿片类药物治疗的轻度癌痛患者的一线治疗药物。血浆浓度峰值约在 30~60min 内出现，每日剂量限制取决于年龄和肝脏功能。对乙酰氨基酚可与阿片类药物整合使用从而增强镇痛作用。在单纯使用对乙酰氨基酚不能达到足够的镇痛效果时，临床医生应考虑立即将治疗方案改为阿片类药物以更好地控制疼痛。此外，对乙酰氨基酚在肿瘤人群中的使用受到肝毒性的限制，尤其是在肝病患者中。

2. 非甾体抗炎药（NSAID）

如阿司匹林、布洛芬、吲哚美辛、萘普生、双氯芬酸等，具有抗炎、镇痛和解热的特性。它通过抑制环氧化酶、阻断前列腺素生物合成来减轻炎症引起的疼痛。其具有多种给药途径如口服、经直肠、局部给药或持续输注，可单独使用或与阿片类药物整合使用。此类药物有日剂量上限，并须考虑出血，肾功能损害，诱发高血压等风险。

3. α_2 肾上腺素能受体激动剂

如右美托咪定具有镇静、镇痛、抗交感作用，目前常与阿片类镇痛药整合应用，可显著降低疼痛强度和减少阿片类药物的用量。

4. 其他辅助镇痛药物

肿瘤引起的神经病变的病理生理学是复杂的，涉及去甲肾上腺素受体、血清素受体、天门冬氨酸受体等。因此，一些作用于这些受体上的抗抑郁药物亦可有效地治疗肿瘤相关的神经性疼痛。如抗抑郁药（杜洛西汀、文拉法辛、三环类抗抑郁药）对放疗引起的外周神经痛有效，抗癫痫药（加巴喷丁、普瑞巴林）对治疗神经性癌痛有效。

二、放 疗

放疗在癌痛和其他肿瘤患者疼痛治疗方面起重要作用，尤其对于骨转移、脑转移、脊髓转移的治疗有良好效果。在所有的肿瘤类型中，大约 50% 的放疗是姑息性的，而不是治愈性的。如姑息性放疗是肿瘤性骨痛的主要治疗方式，常与阿片类镇痛方法整合使用。放疗本身也可能引起短暂的疼痛，必须进行药物干预。然而，在多种临床情况下，放疗对减轻肿瘤患者的疼痛有显著作用，多达 60%~80% 的患者放疗后疼痛可得到缓解。

三、介入治疗

介入治疗可以考虑应用于疾病的任何阶段，尤其适用于系统的应用镇痛药物仍出现镇痛不良，或出现难以忍受的副作用，或存在其他障碍导致阿片类药物不能充分应用时。两类主要的介入措施是神经阻滞和硬膜外或鞘内注射镇痛药。

（一）神经阻滞技术

神经阻滞虽然是镇痛阶梯上的"第4阶梯"，但最新证据表明，在疾病早期考虑神经阻滞可能对控制疼痛更有效。一项针对早期和晚期的神经性交感神经切除术治疗腹部或盆腔癌性疼痛的随机对照试验表明，接受早期干预的患者使用较少的口服镇痛药，疼痛控制良好，生活质量得到改善。因此，如果适当，可以在早期治疗中考虑应用神经阻滞技术。

神经阻滞包括神经干、神经丛、神经节和神经根阻滞。常用超声引导下定位穿刺注药，定位和操作技术要求高，特殊患者还需要借助 X 线辅助介入治疗。此法见效快并相对安全可靠，但需有一定经验的专业医生实时操作，以保证安全。

1. 神经干或神经根阻滞

此方法适用于局限性疼痛或转移性疼痛的患者，如躯干、胸壁局部肿瘤转移痛。也适用于疼痛局限于 1~2 个神经节段及情况较差不适合椎管内注药治疗的患者。可根据具体情况行神经干或神经根阻滞。

2. 神经丛阻滞

此方法适用于肿瘤侵犯神经丛或神经丛区域产生的疼痛，此时患者可以进行神经丛阻滞。

3. 交感神经阻滞

此方法适用于区域疼痛及伴有交感神经张力过高的患者，如星状神经节阻滞适用于头颈部及上肢癌痛；胸交感神经节阻滞适用于胸和上腹部癌痛；腰交感神经节阻滞适用于下肢疼痛及伴有神经和血管功能障碍的患者。

（二）椎管内及脑室内注药

椎管内注药是肿瘤疼痛治疗中比较主要的一种方法，包括硬膜外腔注药和蛛网膜下腔注药。由于成本较低，应用广泛。决定是否使用这些介入措施需要充分评估预后和风险（禁用于有出血、感染风险或脊髓肿瘤的患者），并应充分衡量镇痛不全与潜在风险的利弊。其对技术要求较高，必须重视无菌操作、规范化操作及疼痛管理，及时有效防止并发症的出现，最好由麻醉科、疼痛科的专科医生实时操作。

1. 硬膜外腔注药

硬膜外腔注药可分为单次注药和置管连续注药，主要适用于四肢和躯干部位的疼痛治疗，可用药物种类较多，相对较安全。

2. 骶管腔注药

适用于肛门部、会阴部和骶尾部疼痛，一般为单次注药。

3. 蛛网膜下腔注药

蛛网膜下腔注药适用于四肢和躯干部的疼痛治疗，但副作用较明显，应注意选择适应证。

4. 脑室内注药

适用于顽固性疼痛，用药量较小，但副作用明显，疼痛管理困难。

四、其他治疗手段

一些常用补充或替代疗法诸如针刺疗法、音乐疗法等能够减轻患者的焦虑、抑郁情绪，从而缓解疼痛，已在癌痛治疗中得到应用。

（一）针刺疗法

中医认为"通则不痛，痛则不通"，痰、湿、瘀、毒造成神经阻滞、气血不畅、经脉阻塞是中晚期肿瘤患者疼痛的主要病因。采用针刺治疗，则可以达起疏通经络，气血通畅、缓解疼痛等作用。

（二）按摩疗法

目前穴位按摩对肿瘤患者慢性轻中度疼痛的作用还处于研究探讨阶段，但有研究表明穴位按摩配合常规治疗有助于肿瘤患者的疼痛治疗。

（三）音乐疗法

国内外的研究结果显示，音乐支持疗法对减轻肿瘤患者焦虑和抑郁的作用显著，音乐支持疗法可以通过改善患者的不良情绪，增强机体的免疫力。音乐旋律可帮助患者分散对疼痛的关注，配合癌痛阶梯治疗，对缓解患者的疼痛，改善患者的生活质量有一定作用。

（张明月　王立萍　王国年）

参考文献

[1] Longhini F, Bruni A, Garofalo E, et al. Anesthetic strategies in oncological surgery: not only a simple sleep, but also impact on Immunosuppression and cancer recurrence. Cancer Manag Res, 2020, 12: 931–940.

[2] Wall T, Sherwin A, Ma D, et al. Influence of perioperative anaesthetic and analgesic interventions on oncological outcomes: a narrative review. Br J Anaesth, 2019, 123(2): 135–150.

[3] Xu Y J, Sun X, Jiang H, et al. Randomized clinical trial of continuous transversus abdominis plane block, epidural or patient-controlled analgesia for patients undergoing laparoscopic colorectal cancer surgery. Br J Surg, 2020, 107(2): e133–e141.

[4] Sekandarzad MW, van Zundert A, Lirk PB, et al. Perioperative anesthesia care and tumor progression. Anesth Analg, 2017, 124(5): 1697–1708.

[5] Kim R. Anesthetic technique and cancer recurrence in oncologic surgery: unraveling the puzzle. Cancer Metastasis Rev, 2017, 36(1): 159–177.

[6] Eden C, Esses G, Katz D, et al. Effects of anesthetic interventions on breast cancer behavior, cancer-related patient outcomes, and postoperative recovery. Surg Oncol, 2018, 27(2): 266–274.

[7] Sessler DI, Pei L, Huang Y, et al. Recurrence of breast cancer after regional or general anaesthesia: a randomised controlled trial. Lancet, 2019, 394(10211): 1807–1815.

[8] Fairhurst C, Watt I, Martin F, et al. Sodium channel-inhibiting drugs and survival of breast, colon and prostate cancer: a population-based study. Sci Rep, 2015, 5: 16758.

[9] Boland J W, Pockley AG. Influence of opioids on immune function in patients with cancer pain: from bench to bedside. Br J Pharmacol, 2018, 175(14): 2726–2736.

[10] Magee DJ, Jhanji S, Poulogiannis G, et al. Nonsteroidal anti-inflammatory drugs and pain in cancer patients: a systematic review and reappraisal of the evidence. Br J Anaesth, 2019, 123(2): e412–e423.

[11] Forget P, Bouche G, Duhoux FP, et al. Intraoperative ketorolac in high-risk breast cancer patients: a prospective, randomized, placebo-controlled clinical trial. PLoS One, 2019, 14(12): e225748.

[12] Kuo CN, Pan JJ, Huang YW, et al. Association between nonsteroidal anti-inflammatory drugs and colorectal cancer: a population-based case-control study. Cancer Epidemiol Biomarkers Prev, 2018, 27(7): 737–745.

[13] Scarborough BM, Smith CB. Optimal pain management for patients with cancer in the modern era. CA Cancer J Clin, 2018, 68 (3): 182–196.

[14] George B, Minello C, Allano G, et al. Opioids in cancer-related pain: current situation and outlook. Support Care Cancer, 2019, 27 (8): 3105–3118.

[15] Sierko E, Hempel D, Zuzda K, et al. Personalized radiation therapy in cancer pain management. Cancers (Basel), 2019, 11 (3):362–369

[16] Magee DJ, Jhanji S, Poulogiannis G, et al. Nonsteroidal anti-inflammatory drugs and pain in cancer patients: a systematic review and reappraisal of the evidence. Br J Anaesth , 2019, 123 (2): e412–e423.

[17] Hoskin PJ, Hopkins K, Misra V, et al. Effect of single-fraction vs multifraction radiotherapy on ambulatory status among patients with spinal canal compression from metastatic cancer: the SCORAD randomized clinical trial. JAMA, 2019, 322 (21): 2084–2094.

[18] Oosten AW, Abrantes JA, J ansson S, et al. A prospective population pharmacokinetic study on morphine metabolism in cancer patients. Clin Pharmacokinet , 2017, 56 (7): 733–746.

[19] Kuip EJ, Zandvliet ML, Koolen SL, et al. A review of factors explaining variability in fentanyl pharmacokinetics; focus on implications for cancer patients. Br J Clin Pharmacol , 2017, 83 (2): 294–313.

[20] Subedi M, Bajaj S, Kumar MS. An overview of tramadol and its usage in pain management and future perspective. Biomed Pharmacother , 2019, 111: 443–451.

[21] 陈明霞，郭琴. 穴位按摩改善癌痛症状的中医护理. 内蒙古中医药，2010, 10 (12):141–142.

[22] 许珊珊，杨佳妮. 音乐疗法配合癌症三阶梯镇痛原则改善癌症患者疼痛的临床观察. 中外医学研究，2011, 9 (34): 8–9.

[23] Siegel R, Naishadham D, Jemal A. Cancer statistics, 2013. CA Cancer J Clin, 2013, 63(1): 11–30.

[24] Turrentine FE, Wang H, Simpson VB, et al. Surgical risk factors, morbidity, and mortality in elderly patients. J Am Coll Surg, 2006, 203(6): 865–877.

[25] Balducci L. Studying cancer treatment in the elderly patient population. Cancer Control, 2014, 21(3): 215–220.

[26] PACE participants, Audisio RA, Pope D, et al. Shall we operate. Preoperative assessment in elderly cancer patients (PACE) can help. A SIOG surgical task force prospective study. Crit Rev Oncol Hematol, 2008, 65(2): 156–163.

[27] Charlson ME, Pompei P, Ales KL, et al. A new method of classifying prognostic comorbidity in longitudinal studies: development and validation. J Chronic Dis, 1987, 40(5): 373–383.

[28] Savva GM, Donoghue OA, Horgan F, et al. Using timed up-and-go to identify frail members of the older population. J Gerontol A Biol Sci Med Sci, 2013, 68(4): 441–446.

[29] Devoto L, Celentano V, Cohen R, et al. Colorectal cancer surgery in the very elderly patient: a systematic review of laparoscopic versus open colorectal resection. Int J Colorectal Dis, 2017, 32(9): 1237–1242.

[30] Prause G, Ratzenhofer-Comenda B, Pierer G, et al. Can ASA grade or Goldman's cardiac risk index predict peri-operative mortality? A study of 16227 patients. Anaesthesia, 1997, 52(3): 203–206.

[31] Feldheiser A, Conroy P, Bonomo T, et al. Anaesthesia working group of the enhanced recovery after surgery ssociety: development and feasibility study of an algorithm for intraoperative goaldirected haemodynamic management in noncardiac surgery. J Int Med Res, 2012, 40(4): 1227–1241.

[32] Goldman L, Caldera DL, Nussbaum SR, et al. Multifactorial index of cardiac risk in noncardiac surgical procedures. N Engl J Med, 1977, 297(16): 845–850.

[33] Papamichael D, Audisio RA, Glimelius B, et al. Treatment of colorectal cancer in older patients: international society of geriatric oncology (SIOG) consensus recommendations 2013. Ann Oncol, 2015, 26(3): 463–476.

[34] Reisinger KW, van Vugt JL, Tegels JJ, et al. Functional compromise reflected by sarcopenia, frailty, and nutritional depletion predicts adverse postoperative outcome after colorectal cancer surgery. Ann Surg, 2015, 261(2): 345–352.

[35] Feo CV, Romanini B, Sortini D, et al. Early oral feeding after colorectal resection: a randomized controlled study. ANZ J Surg, 2004, 74(5): 298–301.

[36] Gustafsson UO, Scott MJ, Hubner M, et al. Guidelines for perioperative care in elective colorectal surgery: enhanced recovery after surgery (ERAS) society recommendations: 2018. World J Surg, 2019, 43(3): 659–695.

[37] Hausel J, Nygren J, Lagerkranser M, et al. A carbohydrate-rich drink reduces preoperative discomfort in elective surgery patients. Anesth Analg, 2001, 93: 1344–1350.

[38] Ingram SS, Seo PH, Martell RE, et al. Comprehensive assessment of the elderly cancer patient: the feasibility of self-report methodology. J Clin Oncol, 2002, 20(3): 770–775.

[39] Srinivasa S, Taylor MHG, Sammour T, et al. Oesophageal doppler-guided fluid administration in colorectal surgery: critical appraisal of published clinical trials. Acta Anaesthesiol Scand, 2011, 55(1): 4–13.

[40] Simpson JC, Bao X, Agarwala A. Pain management in enhanced recovery after surgery (ERAS) protocols. Clin Colon Rectal Surg, 2019, 32(2): 121–128.

[41] Jafari MD, Jafari F, Halabi WJ, et al. Colorectal cancer resections in the aging US population: a trend toward decreasing rates and improved outcomes. JAMA Surg, 2014, 149(6): 557–564.

[42] Taqi A, Hong X, Mistraletti G, et al. Thoracic epidural analgesia facilitates the restoration of bowel function and dietary intake in patients undergoing laparoscopic colon resection using a traditional, nonaccelerated, perioperative care program. Surg Endosc, 2007, 21(2): 247–252.

[43] Keller DS, Ermlich BO, Delaney CP. Demonstrating the benefits of transversus abdominis plane blocks on patient outcomes in laparoscopic colorectal surgery: review of 200 consecutive cases. J Am Coll Surg, 2014, 219(6): 1143–1148.

[44] Lei W, Zhao G, Cheng Z, et al. Gastrointestinal decompression after excision and anastomosis of lower digestive tract. World J Gastroenterol, 2004, 10: 1998–2001.

[45] Merlin F, Prochilo T, Tondulli L, et al. Colorectal cancer treatment in elderly patients: an update on recent clinical studies. Clin Colorectal Cancer, 2008, 7(6): 357–363.

[46] Niraj G, Kelkar A, Hart E, et al. Comparison of analgesic efficacy of four-quadrant transversus abdominis plane (TAP) block and continuous posterior TAP analgesia with epidural analgesia in patients undergoing laparoscopic colorectal surgery: an open-label, randomised, non-inferiority trial. Anaesthesia, 2014, 69(4): 348–355.

[47] Noblett SE, Watson DS, Huong H, et al. Pre-operative oral carbohydrate loading in colorectal surgery: a randomized controlled trial. Colorectal Dis, 2006, 8(7): 563–569.

[48] Cavallaro P, Bordeianou L. Implementation of an ERAS pathway in colorectal surgery. Clin Colon Rectal Surg, 2019, 32(2): 102–108.

第 20 章
肿瘤护理

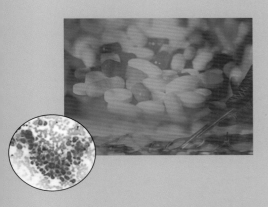

第1节　肿瘤化疗患者的护理

化疗药物能抑制恶性肿瘤的生长和发展，并在一定程度上杀死肿瘤细胞。但是，目前常用的化疗药物均缺乏特异的选择性作用，往往在抑制肿瘤的同时对机体增殖旺盛的细胞(如骨髓细胞、肠上皮细胞、生殖细胞等)也有一定影响，有些药物还对肝、肾、心功能有损伤，还有少数药物对皮肤及其附件、肺、内分泌系统有不同程度的损伤；此外，多数化疗药物有免疫抑制作用，有潜在的致畸和致癌作用。总体而言，化疗的毒副作用分为局部反应和全身反应两大类。化疗药物毒副作用按发生的时间可分为近期毒性反应和远期毒性反应。近期毒性反应是指发生于给药后4周内出现的毒性反应，又分为局部反应(如局部组织坏死、化学性静脉炎等)和全身反应(包括消化系统、造血系统、免疫系统、皮肤和黏膜反应、神经系统、肝功能损害、心脏反应、肺毒性反应、肾功能障碍及其他反应等)。远期毒性反应是指给药4周后发生的毒副反应，可延续至几个月甚至几年后发生，主要包括生殖功能障碍及致癌、致畸作用等。

一、局部反应的护理

某些抗肿瘤药物如顺铂(>0.5mg/mL)、丝裂霉素、放线菌素D、柔红霉素、阿霉素、表柔比星、长春碱、长春新碱、长春瑞滨、氮芥、紫杉醇、多西他赛等对血管刺激性大，药物渗漏后有可能造成较严重的和(或)持久的伤害，甚至组织坏死。卡铂、顺铂(≤0.5mg/mL)、达卡巴嗪、氟尿嘧啶、吉西他滨、环磷酰胺、异环磷酰胺、伊立替康、阿糖胞苷脂质体、米托蒽醌、博来霉素、依托泊苷等药物，渗漏后可引起炎症反应，在穿刺处或沿着静脉走向伴随刺痛、烧灼、紧绷感和静脉炎，但并没有组织坏死。

(一)合理选择输液途径和部位

(1)化疗给药前，首先应评估患者血管情况、化疗药物性质、化疗方案等选择血管通路和工具。首选中心静脉给药，可采用经外周静脉穿刺中心静脉置管(PICC)、皮下埋藏式导管输注系统(PORT)或中心静脉导管(CVC)。持续静脉给药更应选择中心静脉通路，输入发疱性药物不宜选用外周静脉给药。

(2)外周静脉穿刺给药，宜选择前臂粗、直、有弹性的上肢静脉，同一静脉在24h内不应重复穿刺。不应使用一次性静脉输液钢针。应尽量避开手指、手腕、肘窝和下肢静脉，以及施行过广泛切除性外科手术的肢体末端，乳腺癌根治术后避免患肢注射。

(3)经外周静脉留置针给药，留置时间应≤24h。

（二）化学性静脉炎的预防和处理

化学性静脉炎是化疗药物对血管的直接刺激引起的无菌性炎症，表现为从注射部位沿静脉走向出现发红、疼痛、色素沉着、血管变硬等。

（1）预防。推注前后用生理盐水冲洗，药液浓度不宜过高，速度不宜过快，匀速进入；有条件可建议输液前在穿刺点上方沿静脉走向涂喜疗妥软膏或外贴增强型透明贴。

（2）处理。可给予湿热敷、硫酸镁湿敷、涂喜疗妥软膏、金黄散外敷、理疗等。

（三）化疗药物外渗的预防和处理

1. 预防

由经验丰富的护士给药。推注前先用生理盐水诱导，确保针头在静脉内，推注过程中仍需抽回血以确定针头在静脉内；输入结束后，用生理盐水充分冲洗管道（奥沙利铂用 5% 葡萄糖液冲洗）。输液过程中加强观察，如疑似或发生肿胀、输液不畅，以及患者主诉疼痛，需停止注射药液，按化疗外渗处理，重新注射时应注意避免选择原穿刺处下方再次注射。

2. 处理

（1）发生化疗药物外渗时，应立即停止输液，保留血管通路装置。使用注射器回抽静脉通路中的残余药液后，拔出外周静脉导管或输液港无损伤针。深部组织发生中心静脉化疗药物外渗时，应遵医嘱行 X 线检查确定导管尖端位置。

（2）评估肿胀范围及外渗液体量，确认外渗的边界并标记；观察外渗区域的皮肤颜色、温度、感觉、关节活动和外渗远端组织的血运情况。

（3）发疱性药物外渗时，遵医嘱进行局部封闭，封闭时应避免损伤中心血管通路装置。

（4）根据外渗药物的种类，遵医嘱使用相应的解毒剂和治疗药物。

（5）外渗发生 24~48h 内，宜给予干冷敷或冰敷，每次 15~20min，每天 ≥ 4 次；奥沙利铂、植物碱类化疗药物外渗可给予干热敷。

（6）抬高患肢，避免局部受压。局部肿胀明显，可给予 50% 硫酸镁、如意金黄散等湿敷。

二、全身反应的护理

（一）消化系统不良反应

主要表现为食欲减退、味觉改变、恶心、呕吐、腹痛、腹泻、便秘、口腔黏膜炎等。

1. 恶心呕吐的护理

1）**概述** 恶心呕吐是最常见的化疗不良反应，易造成代谢紊乱、营养失调及体重减轻，对患者的情感、社会和体力功能都会产生明显的负面影响，更是患者畏惧化疗、生活质量下降和依从性下降的重要原因之一。呕吐的病理生理机制主要包括三方面：第一，细胞毒药物损伤消化道上皮黏膜，刺激肠道嗜铬细胞释放神经递质，与相应受体结合，由迷走神经和交感神经传入呕吐中枢而导致呕吐。第二，细胞毒药物及其代谢产物直接刺激化学催吐感受区（chemoreceptor trigger zone，CTZ），进而传递至呕吐中枢引发呕吐。第三，心理精神因素直接刺激大脑皮质通路导致呕吐。恶心的机制与呕吐相似，且常与呕吐相互联系。恶心呕吐的发生还受到心理因素的影响，预期性呕吐就是患者在化疗尚未开始之前即由听神经、视神经、嗅神经将非条件刺激的信息传导到呕吐中枢引起恶心呕吐。恶心呕吐的程度主要和化疗药物的剂量强度、剂量密度、输注速度和给药途径有关，同时，年龄（<50 岁）、女性、既往恶心呕吐史、焦虑、疲乏、晕车、生活质量低下和低酒精摄入史等因素均可增加恶心呕吐的发生概率。按照发生时间，恶心呕吐通常可分为急性、延迟性、预期性、暴发性及难治性 5 种类型。

2）**治疗**

（1）常用的止吐药物包括 5-HT₃ 受体拮抗剂、糖皮质激素、NK-1 受体拮抗剂、多巴胺受体拮抗剂、精神类镇静药、吩噻嗪类。

（2）预防为主。充分评估呕吐发生风险，主要包括抗肿瘤治疗药物的致吐风险、既往使用止吐药的经历以及患者本身因素，制订个体化的呕吐防治方案。对于高度致吐风险的化疗方案提倡采用最强的三联标准疗法（5-HT₃ 受体拮抗剂联合地塞米松及 NK-1 受体拮抗剂），中度致吐风险的化疗方案可采用二联疗法（5-HT₃ 受体拮抗剂联合地塞米松），而低度致吐风险的化疗方案可采用单药预防，轻微致吐风险的化疗方案则不主张常规进行预防。

3）护理

（1）重视评估。全面收集患者化疗史和有关恶心呕吐的病史，对即将使用的化疗药物的致吐强度作出评估，了解患者的心理状态、对化疗的认知情况，明确可能引起患者恶心呕吐的原因，预先采取相应的预防措施。若一旦发生恶心呕吐，应询问引起患者恶心呕吐的病因、与饮食的关系；恶心或呕吐发生的频率、持续时间、严重程度；观察呕吐物的色、质、量；恶心或呕吐的伴随症状，是否伴有头痛、意识障碍和腹痛等；注意观察患者的生命体征、皮肤弹性、呼吸情况等。

（2）环境准备。进餐环境没有异味、宽敞、通风良好，避免让人不愉快的气味；或选择患者喜欢的气味，比如放置柠檬、橘皮等具有清新气味的水果缓解恶心感。在开放的环境中进食，避免接触正在烹调或进食的人员，避免食物气味的刺激。保持光线的柔和明亮，根据季节不同选择适宜温度、湿度，冬天可使用加湿器加湿，夏天使用空调除湿，可以根据个人喜好播放喜欢的音乐或装饰绿色植物，鲜花以及其他装饰品帮助缓解情绪。同时，在家人或朋友的陪伴下进食，有助于减轻恶心呕吐。

（3）饮食护理。化疗期间的饮食应满足热量充足、高蛋白、维生素丰富的要求，如谷类、精瘦肉、鱼虾、禽类、奶制品、蔬菜、水果。因化疗期间患者的消化功能相对较弱，所以饮食应清淡、稀软、烂熟，以利于吸收。化疗期间味觉、嗅觉会发生改变，本来患者喜欢吃的食物，在用药后，可能会不喜欢，建议更换其他食物。避免吃油腻和煎炸食物，因为这类食物不易消化，高脂肪的食物会引起饱胀感，还有可能触发恶心；避免吃辣的、调味料多、烟熏、腌制的食物，避免过咸、过甜食物；避免气味重的食物，这种食物可能会诱发恶心；不要喝酒精类、含咖啡因的饮料。进餐时避开化疗药物作用的高峰时间，以化疗开始前2h以上为宜。在进食后，不能立即平卧，假如要休息，可以坐下斜靠着休息30~60min。饭前饭后漱口。对已发生呕吐的患者灵活掌握进食时间，可协助

患者在呕吐间隙期进食，不要强迫进食。

（4）心理与社会支持。护士应多与患者亲切交谈，纠正患者对化疗、放疗等治疗手段的不正确认识，通过给患者听音乐、聊天等分散注意力，缓解患者的紧张和焦虑情绪。据研究报道，放松疗法、有氧运动、音乐疗法、催眠疗法、系统脱敏疗法、穴位按压等方法可以减轻化疗患者的恶心呕吐症状，护士可以指导患者进行尝试。

2. 腹泻的护理

1）概述 腹泻是指肠蠕动频率增加，24h排便大于3次，和（或）大便稀薄，和（或）24h内排便大于200g。腹泻的发生率因不同化疗药物的使用而不同，2004年国外文献报道的发生率多在50%~80%，尤其是接受5-Fu、伊立替康和奥沙利铂治疗的患者。化疗相关性腹泻是一种常见的由化疗导致小肠和结肠上皮损伤引起的黏膜炎表现，主要症状包括发热、口渴、头晕、腹部痉挛性疼痛、水样便、血便以及顽固性腹泻等，它可导致脱水、电解质紊乱甚至死亡。

2）治疗 洛哌丁胺是一种极强的长效抗腹泻药物，但有引起麻痹性肠梗阻的危险，需严格掌握用量，不推荐用于预防化疗相关性腹泻。奥曲肽能有效治疗对其他治疗无效的严重化疗相关性腹泻，有轻微的副作用。

3）护理

（1）病情观察。询问患者大便的色质量，了解腹泻史及腹泻持续时间，大便次数及性状，评估有无发热、头晕、腹部疼痛/痉挛、无力感，询问用药史，有无引起腹泻的用药（排除败血症、肠梗阻、脱水症状），评估饮食是否存在加重腹泻的因素，整合判断患者腹泻的严重程度。

（2）饮食指导。避免饮酒，浓茶和浓咖啡；避免辛辣、油腻或油炸食物；避免过热或过冷食物和饮料；避免或限制高纤维食物；避免干果、坚果类等。宜进食高热量、高蛋白、低渣饮食，少量多餐，细嚼慢咽；每天摄入2~3L液体（如水、肉汤、鲜榨果汁等）。

（3）肛周皮肤的护理。主要原则是保证肛周皮肤的清洁干燥。腹泻之后，可用温水清洁肛周皮肤，然后用柔软的卫生纸吸干水分，避免使用肥皂、沐浴露等化学用品；若腹泻次数较多，可

酌情清洗，清洗过多易导致皮肤破溃。

3. 便秘的护理

1）**概述** 便秘是指大便次数减少，一般每周排便少于 3 次，粪便干结和（或）排便困难。化疗药物如长春碱类、止吐药等都会引起便秘的发生。便秘会导致腹胀及腹部不适，恶心、呕吐，粪便嵌塞和肠梗阻的可能，不但会增加患者的痛苦，降低生活质量，甚至影响患者治疗的顺利进行。

2）**治疗**

（1）药物治疗。口服通便剂通常分为四类：润滑性泻药，刺激性泻药，渗透性泻药及膨胀性（容积性）泻药，应根据便秘的类型选择不同的缓泻剂。对使用泻药无效的顽固性患者，在没有肠梗阻的情况下，可采用不保留灌肠法治疗。

（2）非药物治疗。主要包括生物反馈疗法、认知疗法、针灸等。

3）**护理**

（1）饮食指导。每天饮水量需达到 2000~3000mL；晨起洗漱后空腹饮淡盐开水 300~500mL 或睡前喝一杯蜂蜜水均有助于排便通畅；饮食以易消化、清淡和富含粗纤维素的食物为宜，多吃新鲜蔬菜及水果；忌烟、酒及辛辣刺激性食物，适量进食芝麻、核桃和花生米等油脂多的坚果类食物。

（2）适当运动。当患者病情允许时，尽量减少其卧床时间，若不能下床则鼓励患者在床上活动，以感到不疲劳为度，避免久坐、久卧和久站。

（3）放松心情。人体胃肠道受情绪影响非常大，在情绪抑郁时，胃肠道蠕动速度会大大下降，会出现便秘、腹胀、食欲缺乏、餐后嗳气等症状，所以要放松心情，多进行户外有益的活动，对胃肠道非常有好处。

（4）腹部按摩。能改善肠胃功能、增强肠蠕动、防治便秘。定期进行腹部按摩，最好在晨起后进行。方法是躺在床上，双腿弯曲，腹肌放松，用一只手掌以掌心贴附肚脐，另一只手叠在上面，用下面手掌拇指以外的四指指腹，沿结肠解剖位置（升结肠—横结肠—降结肠）由右向左环形进行按摩（顺时针方向）。每次以 15min 为宜，每天按摩 2 次，分别在上午和临睡前各按摩 1 次。腹部按摩应在排空小便后，肚子不太饱又不太饿

的情况下进行。手法既要柔和、均匀，又要有一定的力度，但不要使劲往下压，容易损伤体内器官。

4. 口腔黏膜炎的护理

1）**概述** 口腔黏膜炎是指口腔黏膜上皮组织的一类炎症和溃疡性反应，表现为口腔黏膜的感觉异常、多发红斑、融合性溃疡和出血性损伤。接受化疗药物治疗的实体肿瘤患者，口腔黏膜炎的发生率为 15%~40%。一般患者在化疗后第 4~7 天容易发生口腔黏膜炎，表现为轻度的红斑、水肿、口干有烧灼感，症状进一步发展可出现疼痛、溃疡、甚至出血。在化疗后第 12~14 天白细胞下降到最低点，可因感染发生口腔黏膜炎，革兰阴性菌感染时口腔溃疡常较深，边缘肿胀，中央有黄白色的坏死物；真菌感染多为白色念珠菌，表现为颊黏膜及舌上干酪样白斑，口腔有烧灼感和金属味；病毒感染多为单纯性疱疹病毒，好发于口角等皮肤黏膜交界处和硬腭，表现为单个或多个成簇状水疱伴有疼痛。

2）**治疗**

（1）冷冻或低温疗法。从理论上讲此方法能通过降低口腔激酶的含量、抑制炎性反应、缓解口腔疼痛等多个方面改善口腔黏膜情况。化疗期间使用冰块可降低口腔温度，使黏膜内血管收缩，降低药物毒性对口腔黏膜的损伤。

（2）激光疗法。能抑制炎性反应、消肿镇痛、促进血管新生等。

（3）蜂蜜。大量研究已经证实蜂蜜可改善口腔黏膜炎的症状，尤其可以降低头颈部放化疗患者口腔黏膜炎的发生及严重程度。

（4）药物治疗。美国 FDA 批准的 palifermin（KGF）是一种重组人角质细胞生长因子，其亦可刺激上皮细胞的生长，降低高剂量化疗和自体干细胞移植全身照射患者的口腔黏膜炎的严重程度和持续时间。

3）**护理**

（1）评估。及时、准确地识别口腔黏膜炎的症状和体征，能指导医护人员对患者早期实施个性化干预措施有效观察与评价干预措施的效果，从而降低癌症患者继发感染、疼痛等问题的危险性。

（2）饮食宜清淡、新鲜、少量多餐，避免过

硬、油炸、过热、过咸、酸、辣等粗糙刺激的食物，并避免糯米等黏性食物；进食类型依口腔黏膜反应的程度选择软食、半流质或流质。进食疼痛明显者，可协助患者于进食前10~15min含漱利多卡因。对口腔黏膜反应严重进食困难者，可提供要素饮食或静脉补充高营养液，并做好疼痛评估及镇痛处理。

（3）加强口腔清洁。用小头软毛牙刷、含氟牙膏，刷牙动作轻柔，勿用牙签剔牙，使用口腔保湿剂及润唇膏保持口腔及口唇湿润。鼓励患者进食前后用生理盐水等漱口液含漱至少30s以上。

5. 骨髓抑制的护理

化疗药物可以诱导骨髓中分裂旺盛的造血细胞凋亡，并导致不同功能分化阶段的血细胞，主要包括白细胞、血小板和红细胞数量的减少。除了博来霉素、左旋天冬酰胺酶外，大多数细胞毒药物均有不同程度的骨髓抑制。

1）给予高蛋白质、高热量、丰富维生素的饮食　多饮水，避免进食生冷食物。

2）遵医嘱按时查血常规　了解血象下降的情况，遵医嘱给予升血药物，如粒细胞单核细胞集落刺激因子（GM-CSF）或粒细胞集落刺激因子（G-CSF）并观察疗效。必要时输注全血或成分血。

3）白细胞下降的护理

（1）白细胞特别是粒细胞下降时，感染的机会将增加。注意患者和家属的手卫生情况（如厕后洗手，探视前洗手等）；不允许患病的人探视粒细胞减少的患者；注意口腔卫生，用软毛牙刷刷牙、进食前后漱口，避免食用刺激性粗糙的食物；保持会阴部的清洁。一旦感染各种病毒性疾病，如带状疱疹，可遵医嘱给予抗病毒和镇痛药物，保持局部皮肤的清洁，勿抓挠皮肤。避免侵入性操作。

（2）当白细胞计数 $<1 \times 10^9$/L 时，容易发生严重感染，需进行保护性隔离，如使用层流床。

4）血小板下降的护理

（1）对于出现下列情况的患者应密切监测：近期容易发生擦伤、挫伤的患者；鼻腔、牙龈近期出现不正常出血；膀胱、直肠近期出现不正常出血；对于女性患者，近期出现不同于月经的非正常阴道出血。

（2）指导患者当身体出现如下体征时，可能提示血小板减少或出血：擦伤次数增多，过度的牙龈出血，鼻出血，黑便或者血便，混浊尿或血尿，困倦。

（3）为患者提供一个安全的环境，比如提供防滑垫等相关设施；当患者血小板下降时，应减少患者的活动以防受伤（比如跌倒、碰撞等）。

（4）指导患者保护皮肤和黏膜的完整性。使用电动剃刀代替手动剃刀；使用指甲钳或使用指甲砂锉代替金属锉刀；使用刀具或者尖锐工具时应十分小心；避免穿着紧身服装，尤其是紧身内衣；避免一切可能发生身体碰撞的活动；侵入性的操作应最小化（比如打针）；擤鼻要轻柔；让患者使用软毛牙刷或者海绵刷刷牙，以及用温和的盐水溶液漱口；告知患者在性生活时应使用水基润滑剂。

（5）鼓励患者增加液体的摄入量来维持泌尿系统的完整性；鼓励患者治疗和避免便秘（但不使用栓剂和灌肠）维持胃肠道的完整性。

（6）在血小板低下期间，避免使用所有可能引起出血的药物，包括含有阿司匹林成分的产品；遵医嘱给予适当的药物和治疗。

（7）当血小板计数 $<50 \times 10^9$/L 时会有出血的危险，观察皮肤有无淤血、瘀斑及其他出血的症状。协助做好生活护理，避免碰撞，拔针后增加按压时间，静脉注射时止血带不宜过紧，时间不宜过长，进软食，保持大便通畅，避免抠鼻、剔牙、用力咳嗽、擤鼻涕等动作。当血小板计数下降至 $<10 \times 10^9$/L，易发生中枢神经系统、胃肠道、呼吸道出血，应严密观察病情变化，嘱患者绝对卧床休息，一旦患者出现头痛等症状应考虑颅内出血，及时通知医生。女性患者月经期间出血量及持续时间异常，及时报告医生。

6. 泌尿系统不良反应的护理

顺铂、丝裂霉素、大剂量的氨甲蝶呤等可损伤肾实质，如顺铂致肾小管坏死，丝裂霉素在停药后可出现蛋白尿，羟喜树碱、环磷酰胺、异环磷酰胺等可引起出血性膀胱炎。

（1）嘱患者在化疗前和化疗过程中多饮水，使尿量维持在每天2000~3000mL。大剂量使用顺铂的当天、第2天、第3天充分水化，遵医嘱每天输生理盐水 2000mL 以上，同时予以利尿。大剂量的氨甲蝶呤应用时，可导致急性肾功能障碍，需水化碱化，定期检测氨甲蝶呤的血药浓度及用四氢叶酸解救。

（2）大剂量应用环磷酰胺、异环磷酰胺时，宜充分水化以利膀胱排空。尿路保护剂美司钠可预防出血性膀胱炎，一般在应用异环磷酰胺后的即刻、4h、8h 静脉推注。

（3）治疗对于化疗敏感的肿瘤，如白血病、恶性淋巴瘤，化疗后大量的肿瘤细胞被破坏，血液中尿酸急剧增加，在肾脏中形成结晶，影响尿液形成。因此对于尿酸性肾病的防治，宜水化，并碱化尿液；同时注意控制饮食中嘌呤含量高的食物，如肉类、动物内脏、花生、瓜子，多食用新鲜蔬菜、水果等。

（4）定期检测肾功能。如果肾功能损伤严重，应请肾病专科进行会诊，给予病情评估和进一步的治疗。

7. 肝功能损害的护理

大多数抗肿瘤药物均经过肝脏代谢、活化或灭活，如果药物的负荷超过肝脏的代谢能力或肝脏本身存在一定程度的损害，易引起肝脏毒性发生。表现为乏力、食欲不振、黄疸、肝大、肝区疼痛、血清转氨酶和胆红素升高等。

（1）化疗前进行肝功能检查，有异常时应慎用或停用化疗药，遵医嘱予保肝治疗。

（2）饮食宜清淡，适当增加蛋白质和维生素的摄入，避免进食高脂饮食。

8. 心脏毒性的护理

蒽环类抗生素的心脏毒性最明显。轻者可无症状，仅表现为心电图异常，重者可表现为各种心律失常，甚至心力衰竭。

（1）化疗前先了解患者有无心脏病病史，常规做心电图了解心功能。

（2）观察病情，倾听主诉，监测心率、节律的变化，必要时心电监护。监测生化相关指标，预防电解质紊乱（血钾失调、钙离子紊乱等）。

（3）注意休息，减少心肌耗氧量，减轻心脏的负荷；少量多餐，避免加重心脏的负担，反射性引起心律失常。

（4）延长静脉给药的时间，可减少心脏毒性，

可使用与阿霉素结构相近的表柔比星，减轻心脏毒性。

（5）一旦出现心功能损害，主要的治疗方法同一般的心肌病相同，如卧床休息，使用利尿药、强心药等。

9. 呼吸系统不良反应的护理

博来霉素是最易引起肺毒性的药物，此外还有丝裂霉素、氨甲蝶呤等。主要表现为疲劳、干咳、呼吸困难等。可伴有发热、胸痛等，胸片和肺功能检查异常。

（1）化疗前了解有无肺部疾病，进行胸片和肺功能检查。

（2）做好病情观察，一旦出现肺毒性，可用激素、抗生素等治疗。

（3）必要时予吸氧、半卧位，做好生活护理，保持空气流通，预防感冒。

10. 周围神经病变的护理

1）概述 化疗致周围神经病变是一种和化疗相关常见的、剂量限制性的不良反应，可以长期影响患者的生活质量。能够引起周围神经病变的化疗药物，包括紫杉类、铂类、长春碱类及沙利度胺、利那度胺、硼替佐米等单药或组合用药。据报道，这些药物引起周围神经病变的发生率可高达 30%~40%。化疗导致的周围神经病变可以损伤患者的感觉神经、运动神经以及自主神经。当患者的感觉神经受到损伤时，其手指 / 手或脚趾 / 脚会出现感觉异常，通常表现为麻木感、针刺感或温度觉异常，最为典型的临床表现为对称性的、从肢体远端开始的感觉异常。当患者的运动神经受到损伤时，则表现为肌张力减退、肌力减弱，动作变得迟缓，平衡力变差。当患者的自主神经受到损伤，可能会造成直立性低血压或高血压、多汗、麻痹性肠梗阻或腹泻以及阳痿等。这些生理功能的损伤不仅引起患者不适，更是对患者安全的威胁。当温度觉异常时，患者容易烫伤或冻伤；肌张力和肌力减弱，则会影响患者的步态和平衡感，这两者对日常生活活动的表现尤其重要。

2）治疗

（1）药物治疗。到目前为止，仍然缺乏足够证据证明某一种药物可有效预防或治疗肿瘤患者化疗导致的周围神经病变，一些临床研究应用抗

惊厥药、抗抑郁药治疗周围神经病变，取得了一定效果。目前国内对于中医药物治疗周围神经病变的研究较多。虽然不同研究者使用的药物名称、成分有所差异，但用药原则有较大的共同点，是以温经通络、消痰活血化瘀、健脾补肾为用药原则。

（2）非药物治疗。主要包括针灸、经皮电刺激、神经反馈训练等方法。

3）护理

（1）预防措施。控制化疗药物输注时间可以预防和降低周围神经病变的发生和严重程度。比如奥沙利铂将输注时间从2h延长至6h，其峰值血清水平可降低32%，从而降低急性周围神经病变的发生率和严重程度。紫杉醇输注1h比输注3h或24h更容易增加周围神经病变的风险，但在使用更高剂量紫杉醇（100mg/m²）时则不会出现该情况。输液路径的选择也是一种护理干预措施，相对静脉留置针，经外周静脉穿刺中心静脉导管（PICC）输注奥沙利铂，患者局部神经毒性反应程度低，可避免引起肢体疼痛。

（2）感觉神经损伤时，患者会出现肢体麻木。此时可导致脚感知地面异常，若下肢出现刺痛则走路会明显受影响，加剧疼痛。如果进一步损失运动神经可引起肌力的减弱或肌肉痉挛，使患者在起立、爬楼梯、脚踩踏脚等使不上劲，严重者走路不稳，有跌倒的风险。此时为了预防患者跌倒，保证患者安全，应嘱患者穿合脚舒适的鞋，裤管不宜过长；保证病室地面干燥、平整，保证室内光线充足，夜间留有夜灯，卫生间应安装扶手；若患者出现明显步态不稳，应嘱家人陪护以免发生意外；可建议患者寻求物理治疗，进行平衡及步态训练；指导患者进行适当运动，以增加局部神经传导速率，伸展运动和关节运动可有效缓解肌无力。

（3）感觉神经损伤还可引起四肢温度觉异常，即感知冷热障碍，可分为感觉减退（如感知温水比实际温度低）或感觉过敏（如感知温水比实际温度高）两种。应注意防止患者受伤，尤其是烫伤。每日应观察患者手足皮肤是否完整，避免皮肤过于干燥；嘱患者避免接触装有开水的容器，洗澡水不宜过烫，可以使用温度计测量水温或让家属帮忙调试水温。

（4）当周围神经病变症状严重至一定程度时可引起精细动作障碍，如扣纽扣、拿牙签或细针、写字、系鞋带、开瓶盖、电话拨号等。此时可给予患者生活指导，建议患者选择无鞋带的鞋子、容易抓握的笔、无纽扣衣物，并嘱家属主动协助患者。

（5）患者可能发生头晕、低血压、便秘等症状，这可能是化疗药物对自主神经的损伤。应指导患者采用正确的起床方式，缓慢改变体位，使身体适应体位变化：从平躺到坐起，之后先双腿下垂20~30s后再站立起来；站立后先活动脚趾或脚踝，若感觉眩晕可坐下或卧床休息，待眩晕消失再站起；若想不再依赖拐杖等支撑物行走，在移除支撑物前先站立一会儿，待自觉无不适，双腿能独立支撑，方可缓慢行走。患者发生便秘时应帮助其调整膳食结构，多摄入富含纤维的新鲜蔬菜，如芹菜、菠菜、西兰花、芦笋、胡萝卜等；多饮水；适当活动，增进肠蠕动；遵医嘱使用通便药物。

（6）为了避免或减轻急性神经病变的发生和症状，应帮助和指导患者避免不良刺激：不用冷水洗手、不吃冷食（如冰块、冷饮）；皮肤黏膜不直接接触冷的物体表面和金属物体，如门把手、水龙头开关等；避免吹冷风，温水洗手后立即擦干手；注意保暖，天冷时戴手套，穿戴适当的服装，如保暖袜、手套、围巾及帽子；不佩戴金属首饰（包括戒指、手链、项链、耳环等）、手表、眼镜；当从冰箱或冰柜中取东西时戴厚型的棉手套；建议患者手机外壳使用非金属材质。

11. 手足综合征的护理

1）概 述 以卡培他滨药物为代表引起的手足综合征又称掌跖红斑综合征或布格道夫反应，主要表现为四肢末端红斑、指（趾）端疼痛或肿胀，严重者发展至水疱、溃疡、皮肤裂开和剧烈疼痛。引起手足综合征的药物主要有分子靶向药物、蒽环类（阿霉素、脂质体阿霉素）及抗代谢类药物（氟尿嘧啶、卡培他滨）等，其总发生率高达45%~68%。严重手足综合征的发生往往影响到化疗如期、按量完成，并降低治疗效果。致手足综合征的病因尚不清楚，其中一种观点认为角质层细胞能够增加胸苷磷酸化酶的产生，而这种酶能够增加卡培他滨代谢物，因而使手足综合征的发生率增加；另一种观点认为卡培他滨通过外分泌腺进行排泄，而手和足部拥有丰富的外分泌腺，故导致手足综合征的发生；还有学者认为，手部和足部的血管相对较为丰富，局部的温度相对较高使该症状加重。

2）治疗 目前，处理卡培他滨引起的手足综合征最有效的方法是遵医嘱停止用药或减量。可能有效的药物为塞来昔布、温和的润滑剂如凡士林或羊毛脂软膏为基础原料的霜或凝胶、尼古丁贴片、维生素 E 和指甲花，可遵医嘱使用中药（主要有赤芍、牡丹皮、防风、蝉蜕、白鲜皮等）内服外洗治疗严重手足综合征。另外，用冰块覆盖受影响的区域或用冷却的水进行手足浴，通过收缩血管的效应降低冷却部位皮肤表面代谢水平来缓解症状，但联合奥沙利铂化疗的患者避免使用该方法。

3）护理

（1）避免穿过紧的衣服和鞋子，使用柔软的鞋垫和短袜，在家穿拖鞋，坐位或平卧时将手和脚适当垫高。避免反复揉搓手足，如避免可能会导致手足反复受压的体力劳动或剧烈运动，减少接触热水的次数，如洗碗和洗热水澡。对于疼痛部位的皮肤采用软垫加以保护。避免四肢暴露于过热的环境中，尽可能将皮肤暴露在空气中，禁忌阳光直射，防止局部皮肤温度过高而出汗，出门可涂抹防晒指数至少为 30 的防晒霜。

（2）局部可使用含有苯海拉明的麻醉剂或药膏。局部建议经常应用适量的润滑乳液，或其他含有乳液的羊毛脂等润滑剂、凡士林软膏、绵羊油的乳霜和尿素软膏等，将其涂抹于手足部皮肤，不但可以保持手足皮肤湿润，而且可减轻皮肤的脱屑和不适感。

（3）出现脱皮时不要用手撕，可以用消毒的剪刀剪去掀起的部分，如出现水疱或溃疡等情况时及时咨询皮肤科医生以便及时处理。

（4）避免进食辛辣、刺激性食物。

12. 过敏反应的护理

门冬酰胺酶、紫杉醇、多西他赛、博来霉素、奥沙利铂等可导致过敏反应。主要表现为脸色和皮肤潮红、支气管痉挛、皮疹、低血压等，严重者大小便失禁，甚至发生过敏性休克。

（1）用药前了解过敏史和既往用药史，了解药物性质、使用方法和注意事项。

（2）用药前备好氧气、抢救药品及器械，予心电监护，严密观察生命体征的变化，并做好记录。

（3）在应用紫杉醇前 12h 及 6h，遵医嘱给予地塞米松 20mg 口服，在注射紫杉醇前 30~60min 给予静脉注射西咪替丁 300mg 或雷尼替丁 50mg，防止过敏反应的发生。紫杉醇溶液的配制和贮藏，应该用玻璃容器、聚丙烯容器或聚烯烃类容器，输注管道不能含有聚氯乙烯，应采用具有聚乙烯衬里的管道。溶液滴注时要经过连接着一个过滤器（0.22μm 孔道）的静脉滴注管道。

（4）多西他赛在第 1 次及第 2 次输注时，应密切注意患者的过敏反应。口服地塞米松 8mg，每天 2 次（用药前 1d、用药当日、用药后 1d），减轻水钠潴留和过敏反应。

（5）门冬酰胺酶和博来霉素使用前须做药敏试验，结果阴性方可使用。

13. 脱发的护理

1）概述 化疗后脱发主要是由于化疗药物在杀灭癌细胞的同时对毛囊细胞具有一定影响，可诱导毛囊细胞凋亡，使生长期毛囊提前进入退行期，从而引起脱发。脱发的发生率约为 65%，脱发的程度除与用药的种类有关外，还与用药的剂量、联合用药、治疗周期的重复频率等因素有关。化疗所致脱发大约出现在化疗开始后的 2~4 周，而毛发的再生出现在化疗结束后 3~6 个月，化疗后脱发反应是可逆的，但再生头发的颜色和质地可能会发生改变。

2）治疗 就目前而言，尚无满意的预防脱发的药物，也没有确定的治疗方法能确保避免脱发。头皮冷疗（scalp cooling）是研究和应用最广泛的方法之一。持续头皮冷疗可使血管收缩、血流速度减慢，减少组织细胞代谢以及其对化疗药物的吸收，使进入毛乳头即毛细血管网的药物浓度降低，从而达到减轻其毒副作用的目的。其他还有止血带法、中医治疗等。

3）护理 化疗前，对患者做好针对性的健康教育，减少脱发对患者心理的影响。建议患者戴假发或头巾；试着剪短发；选用中性洗发剂和温水洗头；用软梳或宽齿梳子梳头；避免使用一些美发类物品（例如发夹、染发剂、电吹风）；

避免日晒，防止头皮毛囊受到更多的损伤。

（陆箴琦　顾玲俐）

第 2 节　肿瘤放疗患者的护理

一、概　述

（一）放疗发展史

放疗（radiation therapy）不仅是治疗恶性肿瘤的主要手段，同样可以应用于良性疾病或低度恶性肿瘤的治疗。在中国 50%~70% 的恶性肿瘤患者需要接受放疗，约 50% 的患者接受了根治性放疗。放射肿瘤学（radiation oncology）为独立学科，是建立在临床肿瘤学、放疗学、放射物理学和放射生物学基础之上的一门临床学科。

1. 学科国际发展史

1985 年伦琴发现 X 线，1898 年居里夫妇发现了放射性镭，应用 X 线治疗胃癌、皮肤癌，并认识到了辐射的生物学效应。1913 年 Coolidge 研制成功了 X 线球管，1922 年生产了深部 X 线机，同年 Coutard 及 Hautant 在巴黎召开的国际肿瘤大会上报告了放疗可治愈晚期喉癌且无严重并发症。1934 年 Coutard 发明了常规分割照射并沿用至今。20 世纪 30 年代建立了物理剂量单位伦琴（R），20 世纪 50 年代制造了 ^{60}Co 远距离治疗机，可以治疗深部肿瘤，20 世纪 60 年代有了电子直线加速器，20 世纪 70 年代建立了镭疗巴黎系统，20 世纪 80 年代发展了现代近距离治疗，90 年代广泛开展了三维适形放疗、调强放疗和图像引导放疗等，放疗技术有了质的飞跃。

2. 学科国内发展史

1921 年北平协和医院成立，安装了第一台浅层 X 线治疗机，为中国最早开展放疗的医院。1932 年北京大学附属医院建立了独立的放射肿瘤科。1986 年成立了中华医学会放射肿瘤治疗学分会，极大促进了中国放射肿瘤事业的发展。最近 30 年放疗事业在国内得到了迅速发展，至 2016 年全国放疗设备迅速增长，医生、物理师、技师、护师等专业人员大幅增长。截至 2016 年 1 月，全国共有放疗科 1413 家，放疗人员 52 496 人，直线加速器 1931 台，CT 模拟定位机 1353 台，病床数 102 171 张，每年治疗 919 339 人次。最近 20 年，三维适形放疗、调强放疗和图像引导放疗等新技术在全国范围内得到广泛应用。2015 年上海质子重离子医院的医用重离子加速器投入使用，开创了碳离子治疗的广泛临床应用。放疗教育和学术交流在全国各地和国际舞台广泛开展，为培养人才和知识更新提供了平台。

（二）放疗的分类和适应证

放疗是恶性肿瘤的三大主要治疗手段之一，45% 的恶性肿瘤可治愈，其中手术治愈约 22%，放疗治愈约 18%，化疗治愈约 5%。放疗是给一定肿瘤体积准确的、均匀的剂量，而周围正常组织剂量较小，既保证了患者的生存期又保证了患者的生存质量，包括根治性放疗、辅助放疗、姑息放疗和挽救性放疗。

1. 根治性放疗

根治性放疗是指在足够剂量的治疗后肿瘤可治愈，患者可获得长期生存。适应证包括鼻咽癌、头颈肿瘤、前列腺癌、恶性淋巴瘤、宫颈癌、精原细胞癌、肛管癌、皮肤鳞癌、肺癌、食管癌等。部分良性或低度恶性肿瘤如骨巨细胞瘤、侵袭性纤维瘤病、朗格罕斯组织细胞增生症和瘢痕疙瘩等也可采用单纯放疗模式达到根治。

2. 辅助性放疗

辅助放疗是指某些恶性肿瘤以手术和化疗为主，放疗和手术、化疗联合应用，放疗起辅助治疗作用，可以进一步提高肿瘤的治疗效果。序贯放疗和化疗、手术和放疗、同步放化疗在部分恶性肿瘤的整合治疗中已成为标准治疗原则。适应证包括局部晚期头颈部肿瘤根治术后、脑胶质母细胞瘤术后、局限期小细胞肺癌同期放化疗、Ⅲ期食管癌根治术后、乳腺癌保乳术后 / 根治术后、Ⅱ~Ⅲ期直肠癌根治术后、Ⅰ~Ⅱ期霍奇金淋巴瘤化疗后、前列腺癌术后、软组织肉瘤术后等。

3. 姑息性放疗

姑息性放疗是治疗恶性肿瘤的重要姑息治疗手段，可以减轻症状、减轻疼痛、提高生活质量，对某些患者可以延长生存期。适应证包括恶性肿瘤脑转移、肺转移、脊髓压迫、骨转移等。寡转移的Ⅳ期非小细胞肺癌全身治疗后无进展者，通过姑息放疗生存期可得到延长。

4. 挽救性放疗

挽救性放疗的作用可以是根治性，也可以是姑息性放疗，某些恶性肿瘤在首程化疗或化疗后可以接受挽救性放疗。如早期霍奇金淋巴瘤标准治疗为化疗后放疗，如果对化疗不能耐受或原发性抗拒，应考虑挽救性放疗；又如前列腺癌根治术后生化复发，可采用挽救性放疗，达到治愈目的。

（三）放射物理学

1. 放疗中涉及的射线装置

放射线分为低线性能量传递（LET）射线和高 LET 射线，前者包括光子（X 线、伽马射线）和电子线，后者包括快中子、质子、负 π 介子、重离子等。根据国家环境保护总局 2006 年第 26 号公告，按照射线装置对人体健康和环境的潜在危害程度，从高到低，将射线装置分为Ⅰ类、Ⅱ类和Ⅲ类。

（1）Ⅰ类射线装置。为高危险射线装置，发生事故时可使短时间受照射人员产生严重反射损伤，甚至死亡，或对环境造成严重影响。如能量大于 100 兆电子伏的医用加速器。

（2）Ⅱ类射线装置。为中危险射线装置，发生事故时可使照射人员产生较严重反射损伤，大

剂量照射甚至导致死亡。如放疗用 X 线、电子束加速器、重离子治疗加速器、质子治疗装置、制备正电子发射计算机断层扫描显像装置（PET）用放射性药物的加速器、其他医用加速器、X 线深部治疗机和数字减影血管造影装置。

（3）Ⅲ类射线装置。为低危险射线装置，发生事故时一般不会造成受照人员的放射损伤。如医用 X 线 CT 机，反射诊断用普通 X 线机、X 线摄影装置、牙科 X 线机、乳腺 X 线机、放疗模拟定位机及其他高于豁免水平的 X 线机。

2. 放疗照射方式

按照放射源与人体的相对位置关系，放射源产生的射线可分为远距离照射和近距离照射。

1）远距离照射　是指辐射源位于人体外对人体造成的辐射照射，可以是全身照射或局部照射。如常规放疗用 X 线、电子束加速器、放疗模拟定位机等。

2）近距离照射　是指使用微型放射性核素封装源来对肿瘤进行短程照射的放疗方式，这种治疗方式通过将放射源放置于待治疗部位的内部或附近来实施放疗。按照植入方式划分为插植近距离放疗、腔内近距离放疗、管内近距离放疗和表面贴服放疗。

3. 放疗技术

前 100 年间，放疗技术学停留在二维照射年代，最近 20 多年，依赖于计算机技术的广泛应用、医学影像技术及仪器设备的进步，放疗技术得到了迅速发展，从二维时代跨入了三维、四维精确放疗年代。先进放疗技术的目的是提高生存率、降低毒副作用、改变剂量分割照射模式和扩大放疗适应证。

1）三维适形放疗和调强放疗技术　适形放疗（conformal radiation therapy）是一种提高治疗增益比的较为有效的物理措施。适形治疗为一种治疗技术，使得高剂量区分布的性状在三维方向上与病变（靶区）性状一致。为达到剂量分布的三维适形，必须满足下述两个条件：①在照射方向上，照射野的性状必须与病变（靶区）的性状一致；②要使得靶区内和表面的剂量处处相等，必须使射野内诸点的输出剂量率能按要求的方式进行调整。满足第一个条件的称为经典（狭义）适形治

疗，同时满足两个条件的称为调强（广义）适形放疗。调强适形放疗能够提高肿瘤治疗的效果，根据调强原理，调强方式基本上可以划分为6类，如二维物理补偿器、多叶准直器（静态、动态和旋转）、断层治疗（步进和螺旋）、电磁扫描、棋盘准直器及其他。

2）X（γ）线立体定向放疗　X（γ）线立体定向放疗技术，以单次大剂量或分次大剂量照射方式，划分为立体定向放射手术（SRS）和立体定向放疗（SRT）。SRS 由多个小野集束定向照射，形成高剂量集中、周边剂量迅速跌落的剂量分布射线对病变起到类似于手术的作用，用 γ 射线时称为 γ 刀（γ–knife），用 X 线时称为 X 刀（X–knife），此外还有一种装置是将一台紧凑型加速器机架安装于 6 轴机械臂上，使其具备更大的运动自由度，实现运动靶区的实时跟踪照射，称为射波刀（cyber–knife），SRS 特征是小野三维集束单次大剂量照射。SRT 是一种精确放疗技术，它通过使用基础环、图像引导等立体定向技术，实现对靶区的精确定位和摆位，进行分次大剂量照射。过去的 SRT 技术主要针对头部肿瘤，应用于体部的 SRT 技术称为立体定向体部放疗（SBRT）或立体定向消融放疗（SABR）。X（γ）线 SRT（SRS）利用立体定向装置、CT、MR 和 X 线数字减影等先进影像设备及三维重建技术，确立病变和邻近重要器官的准确位置和范围，利用三维治疗计划系统，确定 X（γ）SRT（SRS）射线束方向，精确地计算出一个优化分割病变和邻近重要器官间的剂量分布计划，使射线对病变实施"手术"式照射。

3）图像引导放疗　图像引导放疗（IGRT）是在分次治疗摆位时和（或）治疗中采集图像和（或）其他信号，利用这些图像和（或）信号，引导此次治疗和（或）后续分次治疗。利用这种技术探测摆位误差和（或）靶区运动，并采取相应的措施予以应对。这些技术包括在线校位、自适应放疗、屏气和呼吸门控技术、四维放疗、实时跟踪治疗及质子和重离子治疗成像。

（四）临床放射生物学

临床放射生物学为放疗提供理论基础，确认放射线对肿瘤和正常组织的作用机制及其受照射后生物体构成反应的过程。

1. 放射生物效应

放射生物效应指在一定条件下，射线作用于生物体，机体吸收辐射能量引发的各种变化及其转归，这一过程大致可分为物理、化学和生物变化三个阶段。物理阶段主要指带电粒子和构成组织细胞的原子之间的相互作用，是辐射对 DNA 的直接伤害。有两个结果：原子激发和原子电离。化学阶段指受损失的原子和分子与其他细胞成分发生快速化学反应的时期。电离和激发导致化学键的断裂和自由基的形成。生物阶段包括所有的继发过程，开始是与残存化学损伤作用的酶反应，后是细胞在杀灭的激发效应，即代偿性的细胞增殖。电离辐射生物效应分为原发作用和继发作用。辐射原发作用指在射线作用下机体最早发生的变化，首先是分子水平的改变，特别是生物大分子的损伤，在损伤发生过程中，既有辐射对这些大分子的直接作用（DNA 的断裂、解聚、合成障碍等），又有辐射作用在细胞内水分子后生成的产物引起的间接作用。继发作用的机制较复杂，主要是神经体液失调、细胞膜和血管壁的通透性改变、毒血症等几个方面。如正常组织受照射后前几周或前几个月由于干细胞杀灭丢失，会出现早期损伤表现，如皮肤、黏膜破损和造血系统损伤。在较后的一些时间，受照射的正常组织由于代偿性细胞增殖出现晚期反应，如皮肤毛细血管扩张、各类软组织或脏器纤维化。总之，放射生物学效应是一个非常复杂的综合调控过程，对临床放射医学具有重要意义。

2. 正常组织副反应发生机制

在对肿瘤的放疗中，不管治疗靶区如何优化都不可避免地会一定程度地涉及正常组织，主要原因是恶性细胞会浸润到正常组织中，射线传输路径上的正常组织机构也会受到一定剂量的照射，以时间过程为依据分为早期放射反应和晚期放射反应。

1）早反应组织和晚反应组织　早反应组织的特点是细胞更新很快，α/β 比值通常较高，损伤出现早，损伤之后以活跃增殖来维持组织中细胞数量的稳定并进而使组织损伤得到恢复。晚反应组织的特点是细胞群体的更新很慢，增殖层次的细胞在数周甚至一年或更长时间也不进行更新，α / β 比值较低，损伤很晚才表现出来。

2）早期放射反应发生机制　早期反应通常发生于具有高度增殖活性的组织，急性症状是由放射所致的表层细胞丢失及细胞补充受损造成，后果是进行的细胞耗竭。这种效应通常伴有炎症改变，其愈合结局取决于照射组织内存活干细胞的增殖或未受照射组织干细胞的迁移。早期反应可在分次放疗期间观察到，有可能调整放疗剂量，以免发生严重的放射损伤。

3）晚期放射反应发生机制　晚期反应的机制主要是实质细胞耗竭为特征。主要过程发生在器官的实质细胞，但也发生于结缔组织和血管组织。晚期反应的结局是随着时间的延长而严重性增加。

二、放疗护理宣教

（一）放疗前宣教

1. 心理护理

心理护理贯穿于放疗的整个过程。对于首次进行放疗的患者，由于对放疗知识的缺乏，存在不同程度的焦虑、恐惧、情绪低落。因此在放疗前，应耐心做好解释工作，倾听患者的主诉，告之患者治疗的重要性；向患者及家属讲解放疗的相关护理知识，治疗中可能出现的并发症及需要配合的注意事项，并向患者讲解主要的放疗副作用以及应对方法；说明只要配合好，有些反应是可以预防或减轻的，以取得患者的配合。向患者和家属提供通俗易懂的放疗宣传手册，带患者熟悉放疗机房环境，介绍放疗先进设备、名医专家，实地观摩放疗的全过程，以使患者尽快消除紧张、恐惧、悲观心理。放疗中，患者会因各种不良反应引起的不适、痛苦，或原有症状加重，误认为病情恶化，失去治疗信心，甚至要求中断放疗。护士要多关心、体贴患者，及时发现问题，有针对性宣教、疏导，解释通过对症治疗症状会逐渐缓解的，增强治疗信心。请康复后的放疗患者现身说法，争取家属成员的积极配合，对家属进行健康宣教，为患者营造一个温暖的环境，从而使其振作精神，顺利克服放疗的毒副作用，坚持完成放疗。

2. 告知患者个人准备

首先准备 2 套宽大柔软纯棉内衣，上衣最好是低领开襟的，禁贴身穿化纤、毛料、紧身弹力服装。戒烟戒酒。摘除金属饰品，如金属首饰、活动金属假牙、气管切开的金属套管、金属避孕环等。乳腺癌放疗患者禁穿带钢圈的胸罩，不带义乳，头颈部放疗不宜穿硬领衬衣，以免加重放射性皮炎发生。头颈部放疗需理发以保证放疗精准性。

3. 卫生指导

放疗期间做好个人卫生清洁工作，如勤换内衣，按时洗澡（用皮肤墨水标记定位点者注意保持定位点清晰，用温和洗发液、沐浴液清洗，禁搓擦放射野皮肤），做好口腔卫生，勤理发，剪短指甲，注意会阴清洁卫生，养成早、晚刷牙和三餐后漱口的良好习惯。

4. 营养教育

护士应评估了解患者的身体情况及营养状况，让患者和家属认识到营养治疗对放疗重要性，营养不良会对恶性肿瘤放疗患者造成不良影响，如降低肿瘤细胞的放疗敏感性、增加放疗不良反应等，纠正营养误区。放疗期间予以高蛋白、高维生素、低碳水化合物肠内营养饮食。

5. 辅助疗法

采用适宜的辅助疗法改善患者的生理、情绪、心灵层面状态，比如气功、打坐、催眠、八段锦、瑜伽、意象疗法、创造艺术疗法，或者配合中医中药、穴位按摩、针灸疗法，香薰技术，让患者学会利用放松技巧，缓解放疗压力，从整体层面提高患者的生存质量。

（二）放疗期间宣教

1. 放疗相关的注意事项

避免金属物品吸收放射线造成二次辐射，患者进入放疗室机房前必须取下金属物品和饰品，如耳环、戒指、手表、钥匙、带金属扣腰带、手机等。不能有家属陪同，幼儿可提前给予镇定措施。穿原定位时的衣服，放疗时不能变换体位，配合体位摆放，保证放疗效果的精准性。同步放化疗或使用放疗增敏药时，护士合理安排用药时间。告知患者放疗前后做好各种放疗副反应的预防及具体应对措施，如涂抹皮肤保护剂、鼻咽冲洗、放疗前后 30min 不进食等。若体温高于 38℃、白细胞计数低于 3×10^9/L、中性粒细胞计数低于 1.5×10^9/L、血小板计数低于 10×10^9/L 或放疗反应严重者，应遵医嘱停止放疗。

2. 放射野皮肤保护的注意事项

由于放疗对照射野皮肤组织有一定的损伤，如瘙痒、烧灼感、疼痛等皮损症状，红斑、色素沉着、脱毛、水疱或湿性皮炎、溃疡、坏死等皮损体征，因此，放疗前向患者说明保护放射野皮肤的重要性。经常修剪指甲，避免瘙痒时用手指或其他物品搔抓皮肤导致破损或感染；照射野皮肤避免冷热刺激如热敷、冷敷；避免过度日晒，盛夏外出时戴宽边的帽子，穿长袖衬衣或打伞；局部皮肤保持清洁干燥，避免水分子电离产生自由基加重皮肤损伤；禁用肥皂擦洗；禁用碘酒、酒精等刺激性消毒剂擦拭；禁止在射野内输液、注射、粘贴胶布；会阴部放疗患者不宜行热水坐浴；头颈放疗患者禁止用刀片刮、剔头发、胡须，推荐使用电动剃发刀、剃须刀；出现水泡、皮损、溃疡时不要自行处理，一定找专业医护人员治疗护理。

3. 放疗期间营养和饮食宣教

营养不良在恶性肿瘤放疗患者中发生率高，体重丢失是恶性肿瘤放疗患者营养不良的主要表现之一。肿瘤患者营养不良包括营养不足和营养风险 2 个概念。营养不良会降低肿瘤细胞放射敏感性、影响放疗摆位的精确性、增加放疗不良反应、降低放疗耐受性、延长总住院的时间等，营养不良还是肿瘤局部复发和生存率低的危险因素。因此应该对放疗患者常规进行营养风险筛查（推荐采用 NRS2002）和营养评估（推荐采用 PG-SGA 量表）。恶性肿瘤放疗患者能量目标推荐为 25~30kcal/（kg·d），蛋白质推荐量一般患者 1.2~1.5 kcal/（kg·d），对于严重营养不良患者，推荐 1.5~2.0 kcal/（kg·d），对于并发恶病质的患者可提高到 2.0 kcal/（kg·d）。应予以高蛋白、高维生素、高脂肪、低碳水化合物饮食，如牛奶、鸡蛋、豆制品、瘦肉、新鲜蔬菜、水果等，以软食、半流食为主，避免辛辣、腌制、烧烤、油炸、过冷、

过热食物。进食时心情要愉快，不忧虑、不生气，既可增加食欲，又有助于食物的消化吸收，有利于营养的摄取和健康的恢复。放疗期间鼓励患者多饮水，每天 2000~3000mL，以增加尿量，使因放疗所致肿瘤细胞大量破裂、死亡而释放出的毒素排出体外，减轻全身放疗反应。推荐几种茶饮：五红汤——枸杞、红皮花生、红豆、红糖、红枣，将以上 5 种食材各取适量，加水煮食用汤汁，具有升血、补血之功效；黄芪红枣枸杞茶——红枣（5~6 枚）、黄芪（3~5 片）、枸杞（5~10g），用开水浸泡代茶饮，具有补气补血之功效；蜜糖红茶——冲泡红茶，依据各人口味调入适量蜂蜜饮用，具有温中养胃、护肝驱寒之功效。特别适合肝火旺、脾胃功能不佳者。

4. 定期监测血象变化

放疗可引起不同程度的骨髓抑制，临床中常以白细胞及血小板减少较为多见，因此应密切观察血象变化并注意患者有无发热现象，一般体温超过 38℃暂停治疗，并给予相应处理，预防继发性感染发生。常规每周检查血象 1~2 次，如果发现白细胞及血小板有降低情况或出现血象骤降，应及时通知医生，遵医嘱给予升血治疗并禁用易使白细胞下降的药物。嘱患者减少外出，避免去人员集聚场所，注意个人卫生，注意天气的变化，随时增减衣服，防止感冒。

（三）放疗后宣教

放疗疗程与肿瘤类型、生长部位、肿瘤特性、采用的放疗技术等相关，以 1~8 周不等。为预防和早期发现晚期反应，要做好放疗后延续护理宣教。

（1）继续做好患者的心理疏导，使患者保持情绪稳定，能正确对待疾病，学会自我调节不良情绪，保持乐观，对生活充满信心。指导患者从事适当活动，注意休息，避免体力和精神的过度疲劳。讲解后期可能出现的放射反应，嘱随时观察照射野局部及全身反应情况，有问题复查或电话咨询。婚龄、育龄妇女应避孕 2~3 年，待病情稳定至少 3 年后再考虑生育问题。

（2）照射野皮肤仍须继续保护至少 1 个月，避免外伤、感染，以免诱发皮肤溃疡坏死。湿性

反应要继续给予后期治疗及护理,特别是乳腺癌、鼻咽癌、直肠癌放疗的患者,发现皮肤反应加重要及时复诊。

（3）头颈部放疗后应尽量避免拔牙,在出现牙齿或齿龈疾病时,应积极保守治疗,在所有保守治疗均告失败后才考虑拔牙,但一定要告知牙医既往接受放疗的病史,拔牙前要清洁口腔和牙齿,拔牙后应使用抗生素 3~7d,以免诱发颌骨放射性骨髓炎、骨坏死。应继续张口、叩齿、咽津、鼓腮、弹舌、摇头转颈等功能锻炼 3~6 个月,预防颞颌关节功能障碍。保持鼻腔清洁,勿用力挖鼻,防止出血。鼻咽病变的患者继续给予鼻咽冲洗,每天 3 次,大部分患者几年内会有口干,可用金银花、菊花泡茶饮用。

（4）饮食要求。放疗后部分患者由于肿瘤未完全消退或出现放疗远期并发症,如头颈部放疗后口干、味觉改变,食管癌放疗后吞咽功能障碍、食道纤维化和狭窄等原因,可能导致营养风险和营养不良。放疗后做好患者营养随访,必要时给予家庭营养治疗。头颈部肿瘤、胸部肿瘤放疗后患者,主食以半流质或烂软食物为宜,烹制可采取煮、烧、蒸的方法。推荐以下几种半流食。肉类:肉汤、鸡汤、熟鸡丝、肉丝、鱼片。蛋类:蒸蛋羹、蛋花汤。奶类:牛奶、酸奶。豆类:豆浆、豆腐脑、豆腐汤。果类:鲜果汁、果泥,如西瓜、香蕉。菜类:菜汤、菜泥、西红柿汁等。粮食类:各种粥、面条、馄饨等。腹部肿瘤患者放疗后,应多服健脾和胃、养血补气之品。

（5）定期复查。一般出院 1 个月复查,以后根据情况在治疗后第 1~3 年内 3~6 个月复查 1 次,每年应做 3~4 次全面体格检查(包括实验室检查、颈腹超声、胸腹部 CT/MRI、骨扫描等),第 3~5 年每 6 个月复查 1 次,5 年以上每年复查 1 次。

三、放疗副反应与护理

在对肿瘤的放疗中,不管治疗靶区如何优化都不可避免地会一定程度上涉及正常组织。主要原因是恶性肿瘤细胞会浸润到正常组织中,射线传输路径上的正常组织结构也会受到一定剂量照射,引起一些全身反应或局部反应,以发生的时间过程为依据分为早期放射反应和晚期放射反应。这些反应可给患者带来很大痛苦,严重时可使患者一般情况急剧下降以致中断放疗。因此,要根据反应发生机制,采取预防和护理措施减轻全身或局部反应的发生。

（一）全身反应及护理

放疗引起的全身反应表现为一系列的功能紊乱与失调、精神不振、身体衰弱、疲乏倦怠、恶心呕吐、食欲下降、食后胀满等,轻微者可不做处理,重者应及时治疗。调整患者饮食,加强营养,全身给予支持疗法,也可结合中医中药治疗提高机体抗病能力。指导患者大量饮水或输液增加尿量,可使因放疗所致肿瘤细胞破裂死亡而释放的毒素迅速排出体外,以减轻全身放疗反应。此外,有些患者思想紧张也会加重这些不适,护士应安慰并鼓励和帮助患者,有效提高患者对放疗的适应性,从而减轻全身放疗反应的程度,提高患者整体舒适度。

（二）骨髓抑制

放疗可引起不同程度的骨髓抑制,临床上常以白细胞及血小板减少较为多见。应当采取防护措施,注意室内通风,保持空气新鲜,尽量不去人群聚集的公共场所,外出时应佩戴口罩;保持口腔卫生及皮肤清洁,避免皮肤破损。对于白细胞水平过低的患者,需要预防性隔离,每日对房间进行空气消毒。饮食上可进食补血食物,如黑芝麻、红枣、猪肝、藕、胡萝卜、桂圆肉、黑豆、黑木耳、乌鸡、红糖、枸杞、红枣、黄鳝、牛肉等。WHO 骨髓抑制分级标准骨髓的抑制程度根据 WHO 分级标准分为 0 ~ Ⅳ 级（表 20-2-1）。

放疗中应每周监测血常规指标,若出现 Ⅰ 级骨髓抑制可口服生血药物;Ⅱ ~ Ⅳ 级骨髓抑制应暂停放疗,遵医嘱皮下注射粒细胞集落刺激因子（G-CSF）、聚乙二醇化重组人粒（PEG-rhG-CSF）、白细胞介素 -11 等,待血象升至正常方能行放疗。Ⅳ 级骨髓抑制应予以保护性隔离,注意自发性出血和败血症的发生。

表 20-2-1　WHO 骨髓抑制分级标准

项目	0 级	Ⅰ级	Ⅱ级	Ⅲ级	Ⅳ级
血红蛋白（g/L）	≥ 110	95~109	80~94	65~79	<65
白细胞计数（×10^9/L）	≥ 4.0	3~3.9	2.0~2.9	1.0~1.9	<1.0
粒细胞计数（×10^9/L）	≥ 2.0	1.5~1.9	1.0~1.4	0.5~0.9	<0.5
血小板计数（×10^9/L）	≥ 100	75~99	50~74	25~49	<25

（三）放射性皮肤损伤

1. 放射性皮肤损伤发生机制

放射性皮肤损伤分为早期放射性皮肤损伤和晚期放射性皮肤损伤。早期皮肤损伤（干性或湿性脱皮）主要是：①早期的红斑，大于 5Gy 的剂量照射后几小时，由于血管的扩张、水肿，血浆成分从毛细血管渗出，出现类似于晒伤的早期红斑，可持续几天。②与细胞死亡有关的继发反应：在 10Gy 左右照射后大约 10d 出现与细胞死亡有关的继发反应；反应的严重性取决于表皮基底层受照射剂量，10Gy 照射以后出现干性脱皮，15Gy 则出现湿性脱皮。晚期放射性皮肤损伤（纤维化）主要是真皮发生延迟反应，皮肤变薄、变脆，轻微损伤即可造成难以愈合的溃疡，还可见到血管扩张。早期和晚期损伤之间是不平行的，早、晚损伤发生机制不同，早期发生在表皮，晚期起源于真皮。

2. 急性放射性皮肤损伤分级标准

见表 20-2-2。

3. 急性放射性皮肤损伤护理

（1）照射前向患者说明保护照射野皮肤及预防皮肤反应的重要性及方法，介绍可能出现的放射性皮炎的临床表现、发展与转归，以及治疗过程中的注意事项。增加患者对疾病的控制感，减少其在疾病与治疗过程中因不了解信息而产生的恐惧、疑惑和压力。

（2）做好患者照射野皮肤保护的健康指导，特别是日常的防护注意事项。保持照射野皮肤特别是皱褶处、多汗区，如乳下、腋窝、腹股沟、外阴等皮肤的清洁干燥，用温水和软毛巾清洗，禁用碱性肥皂搓洗，不可涂乙醇、碘酒及其他对皮肤有刺激性的药物。

（3）每日随时观察照射野皮肤反应的变化程度及倾听患者的主诉感觉，如干燥、瘙痒、疼痛等，针对出现不同级别的皮肤反应及时对症处理。

（4）Ⅰ级损伤护理。Ⅰ级损伤又称干性反应，密切观察受照部位毛发脱落及毛囊丘疹的表现及变化，不用特殊处理，按时使用皮肤保护剂，如清凉油、紫草双参软膏、复方醋酸地塞米松软膏、0.1% 曲安西龙软膏、5% 苯海拉明霜外涂，每天 2~3 次。禁忌抓挠损坏放射区域皮肤以防破溃。

（5）Ⅱ~Ⅲ级损伤护理，又称湿性反应。密切观察受照射局部红斑色泽的变化，瘙痒、烧灼感、肿胀及疼痛程度。出现小水疱，注意保护好水疱，防止破溃，让其自然吸收、干瘪。创面疼痛时，局部使用 1：2000 呋喃西林溶液、硼酸溶液及氯己定溶液等冷敷，再涂三乙醇胺乳膏、重组人表皮细胞生长因子溶液或软膏，加快创面愈合。

（6）Ⅳ级损伤护理：又称坏死溃疡期，密切观察溃疡、组织坏死的范围及程度。对于小于 3cm 的溃疡面，遵医嘱选用维斯克溶液或软膏、紫草双参软膏、康复新液、三乙醇胺乳膏、重组人表皮细胞生长因子溶液或软膏，继发感染时用庆大霉素、阿米卡星等溶液湿敷，并给予镇静、镇痛药物控制疼痛；坏死、溃疡超过 3cm，用 3% 过氧化氢溶液、0.9% 生理盐水交替局部冲洗，必要时清创（去除坏死组织），加强换药次数。

表 20-2-2　急性放射性皮肤损伤分级标准（RTOG）

0 级	Ⅰ级	Ⅱ级	Ⅲ级	Ⅳ级
无变化	滤泡样暗色红斑、脱发、干性脱皮、出汗减少	触痛性或鲜色红斑，片状湿性脱皮、中度水肿	皮肤皱褶以外部位的融合性湿性脱皮、凹陷性水肿	溃疡，出血，坏死

（7）放疗结束后 3~10 个月内，由于放疗致使颈部淋巴回流障碍，仍需继续注意放射野皮肤保护。

（四）放射性口腔黏膜炎

1. 放射性口腔黏膜炎发生发展因素

放射性口腔黏膜炎（radiotherapy-induced oral mucositis. RTOM）是头颈部肿瘤放疗常见且严重并发症之一，是常见的剂量限制性早期副反应，放疗结束后能慢慢恢复。表现为口腔黏膜充血、红斑、糜烂、溃疡及纤维化等，患者出现疼痛、进食困难、口干、味觉障碍等。RTOM 发生发展的因素主要危险因素是自身因素和治疗相关因素。自身因素主要是不良的口腔卫生习惯、既往牙周疾病史、吸烟以及营养不良，另一些因素包括年龄、体重、性别、心理因素、肿瘤的性质以及是否合并糖尿病等也可能是口腔炎严重程度的影响因素。治疗因素包括放疗技术，放疗分割模式、剂量及放疗部位、化疗药物（靶向药物）的使用等。

2. 放射性口腔黏膜炎分级

见表 20-2-3。

3. 放射性口腔黏膜炎护理

（1）良好的口腔卫生环境及护理是预防 RTOM 的主要措施。放射性黏膜炎的预防和治疗目前无特效药，治疗主要在于减轻症状和减少并发症的发生，包括营养支持、疼痛控制、预防和（或）治疗继发感染，是 RTOM 管理的主要基石。

（2）心理护理。放疗过程中出现口腔黏膜炎后影响患者进食、睡眠，加重了患者心理负担，在放疗期间给患者宣教放疗相关知识，消除顾虑，配合治疗。

（3）做好患者营养宣教，鼓励患者加强蛋白质，维生素等营养物质的摄入。禁食辛辣刺激的饮食，避免过冷、过热及粗糙食物；多吃水果蔬菜。积极营养支持将增强口腔黏膜抵抗能力，减少感染的机会，促进 RTOM 修复。

（4）指导患者正确护理口腔，有口腔疾患患者放疗前做好口腔处理，如拔除残根，修补龋齿，洁齿等。指导患者每日早晚及三餐后刷牙，选择小头软毛牙刷和含氟牙膏，用正确的方法刷到每一个牙齿各个面。三餐后饮少量温水冲洗口腔，然后用盐水漱口和漱口液含漱。正确含漱方法：漱口时将含漱液含在口腔，然后鼓动两腮及唇部，使漱口液在口腔与牙齿及口腔黏膜充分接触，使口腔内的细菌数量相对减少，达到清洁口腔的目的，每天 3~4 次，每次 2~3min。根据口腔 pH 值选择合适的漱口液。pH 值 <7 选用碱性漱口液，如用 2.5% 碳酸氢钠漱口液。鼓励患者每日做张口、鼓腮、叩齿等锻炼，增加口腔黏膜皱襞与外界的气体交换，破坏厌氧菌的生存环境，防止发生继发感染。指导患者保持口唇及口腔黏膜湿润，指导患者每天饮水量 2000~3000mL；可用金银花、麦冬泡水喝，可使用润唇剂涂抹口唇。

（5）及时评估与观察患者口腔黏膜的变化，根据患者口腔黏膜炎分级（RTOG 分级标准，表20-2-3）进行对症护理。①Ⅰ~Ⅱ级。一般放疗1~4 周（DT10~40Gy）后发生，此时应忌食粗糙、生硬、过热、辛辣食物，做好口腔卫生指导，用盐水、碳酸氢钠或按医嘱选择合适的漱口液含漱。疼痛者采用利多卡因漱口液漱口缓解轻度疼痛。②Ⅲ级。DT40Gy 以上时出现，在对Ⅰ~Ⅱ级放射反应护理的基础上，可使用细胞保护剂和促进黏膜愈合的药物含漱或喷涂，以利于溃疡处黏膜的肉芽生成及上皮修复。疼痛严重者，可用吗啡或芬太尼等强阿片类药镇痛。③Ⅳ级。一般极少出现，采用上述措施不能缓解者，暂停放疗。当口腔黏膜炎波及至咽喉部位时，含漱不能使药液与这些部位充分接触，可采用喷剂或氧气雾化吸入给药，每天 2~3 次。

（五）放射性肺损伤

1. 定义

放射性肺损伤（radiation induced lung toxicity,

表 20-2-3　急性放射性黏膜损伤分级标准（RTOG）

0 级	Ⅰ级	Ⅱ级	Ⅲ级	Ⅳ级
无变化	充血；可有轻度疼痛无需镇痛药	片状黏膜炎；有炎性血清血液分泌物；有中度疼痛，需镇痛	融合的纤维性黏膜炎；可伴重度疼痛，需麻醉药	溃疡，出血，坏死

RILT）是指由于一定体积的正常肺组织受到一定剂量照射后所产生的一系列病理生理变化，导致急性渗出性或组织纤维性改变，最终影响到患者的呼吸功能。肺属于最敏感的晚反应器官之一，并具有明显的体积效应。急性放射性肺炎通常发生于放疗后 2~6 个月内，如果照射剂量较大或同时接受了化疗等，或者遗传性放射损伤高度敏感的患者，放射性肺炎也可能发生于放疗后 2~3 周内。放射性肺纤维化发展缓慢，时间跨度为数月至数年。反射性肺炎的预防相对于治疗更为重要，放疗前要根据患者的年龄、肺功能情况、病灶部位及范围、既往病史等正确评价患者对放射性肺损伤耐受情况，制订合理的治疗计划。对于高龄、肺功能差、病变位于下肺且范围广泛者，尽量不要同步放化疗。

2. 急性放射性肺损伤分级标准

见表 20-2-4。

3. 放射性肺损伤护理

一般患者取舒适体位，有咯血患者取侧卧位或平卧位头偏向一侧，保持呼吸道通畅，有上腔静脉梗阻时，取半卧位，抬高床头 30°～45°。饮食上进食高维生素、高蛋白、低脂肪饮食，多进食水果、绿叶蔬菜等，满足维生素的摄取，可能有助于放射损伤的防护。放疗过程中注意观察患者的咳嗽、气短、发热等症状的发生，及时发现，及时诊断。指导患者进行肺功能锻炼，如缩唇呼吸，吹气球等。注意室内温度湿度，温度在 20~24℃，湿度 50%~60%，冬季可用加湿器，避免过于干燥，不利于呼吸道湿化，促进痰液排出。室内通风每天 1~2 次，每次通风 30min，减少探视，

避免感冒进一步加重病情。遵医嘱给予氧气吸入、雾化吸入，类固醇药物、抗生素及镇静止咳药物，观察呼吸改善情况及药物反应。

（六）放射性食管炎

1. 临床表现和治疗

多数患者表现为吞咽困难，进食困难的症状较前有加重。同步放化疗较单一放疗反应明显增加。发生时间多数为 DT 20~40Gy，主要原因是食管黏膜的充血、水肿、渗出及糜烂，多数患者在Ⅰ～Ⅱ级反应，但三位适形放疗和（或）合并化疗后副反应较单一放疗明显增加。

2. 急性放射性食管损伤分级标准

见表 20-2-5。

3. 放射性食管损伤护理

首先消除患者误认为病情加重的思想负担，解释好原因。指导患者做好口腔护理，早晚刷牙，饭后漱口，戒烟戒酒。食管癌放疗患者每天推荐能量总量 25~30kcal/kg 体重，蛋白需求总量 1.5~2.0g/kg 体重，建议给高蛋白质、高脂肪、低碳水化合物的肠内营养。少食多餐，进半流质饮食，食物温度不宜过烫过凉，以 38~40℃为宜，避免加重食管黏膜损伤。放疗前半小时勿进食，可以在放疗前喝杯酸奶保护食道，每次进食后饮温开水约 100mL，以冲洗食管，减轻放射性食管炎症状。避免刺激性饮食，少吃腌制食品及熏制食品，如咸菜、熏肉。放疗期间鼓励患者多饮水，每天 2000~3000mL，以增加尿量，使因放疗所致肿瘤细胞大量破裂、死亡而释放出的毒素排出体外，减轻全身放疗反应，必要时遵医嘱应用表面

表 20-2-4　急性放射性肺损伤分级标准（RTOG）

0级	Ⅰ级	Ⅱ级	Ⅲ级	Ⅳ级
无变化	轻度干咳或劳累时呼吸困难	持续咳嗽需麻醉性止咳药；轻度活动时呼吸困难，但无静息时呼吸困难	严重咳嗽，麻醉性镇咳药无效或静息时呼吸困难；临床或影像有急性肺炎的证据；需间断性吸氧有时需激素治疗	严重呼吸功能障碍，持续吸氧或辅助通气

表 20-2-5　急性放射性食管损伤分级标准（RTOG）

0级	Ⅰ级	Ⅱ级	Ⅲ级	Ⅳ级
无变化	轻度吞咽困难或吞咽疼痛；需表面麻醉或非麻醉性镇痛药；可能需进软食	中度吞咽困难或吞咽疼痛；可能需要麻醉性镇痛药；可能需进浓汤或流食	重度吞咽困难或吞咽疼痛伴脱水或体重比治疗前下降 >15%，需鼻饲管、静脉滴注液体或高营养物质	完全梗阻，溃疡，穿孔，窦道

麻醉剂、抗炎、镇痛、营养等药物治疗。推荐以下几种饮食：肉类：肉汤、鸡汤、熟鸡丝、肉丝、鱼片。蛋类：蒸蛋羹、蛋花汤。奶类：牛奶、酸奶。豆类：豆浆、豆腐脑、豆腐汤。果类：鲜果汁、果泥，如西瓜、香蕉。菜类：菜汤、菜泥、西红柿汁等。粮食类：各种粥、面条、馄饨。

（七）放射性直肠炎

1. 临床表现和治疗

患者表现为里急后重、肛门下坠、便秘、腹泻、腹胀、腹痛、便血、大便习惯和性状改变，放疗中注意观察患者有无大便次数增多、腹泻、便血、肛门下坠感有无加重等情况。

2. 急性放射性下消化道损伤分级标准

见表 20-2-6。

3. 放射性直肠炎护理

放射性直肠炎主要表现为里急后重、大便疼痛、甚至有黏液便，是放射线引起直肠黏膜充血、水肿导致。注意观察大便次数、颜色、量，避免便秘增加直肠刺激。饮食上给予足够热量和水分，如高蛋白、低糖、适量维生素、矿物质、易消化、无刺激性、含纤维素少的食物。放疗过程中禁食辛辣刺激饮食，避免易引起便秘、腹泻、产气的

食物。做好肛周皮肤护理，如穿纯棉宽松的内裤和裤子；禁止挠抓肛周皮肤，禁止用刺激性的消毒液消毒照射野皮肤；大便后用柔软纸巾或不含酒精湿巾轻擦拭肛周，腹泻时保持肛周皮肤清洁、干燥；避免热水坐浴；放疗期间尽量避免骑自行车，减少对局部皮肤摩擦。

（八）放射性阴道炎

放射性阴道炎是宫颈癌患者放疗过程中最常见的并发症之一，是放射线照射引起阴道物理性炎症反应，表现为阴道黏膜水肿、充血、疼痛及排物增多。护理：放疗期间鼓励患者穿宽松舒适纯棉内裤，选用纯棉刺激性小的护垫，避免过敏导致会阴瘙痒。注意观察阴道分泌物量、色、味，及时发现出血、感染倾向。放疗期间每日阴道冲洗一次，放疗后再持续冲洗 3~6 个月，可预防感染和阴道黏连。冲洗液可选择生理盐水、温水、1‰新吉尔灭、中药制剂等，中药制剂如黄连、苦参、牡丹皮、丹参、赤芍，有清热燥湿、活血祛瘀和凉血镇痛的功效。冲洗液温度在 37~41℃，冲洗前做好解释和心理安慰，以免引起患者不适。阴道冲洗可结合局部用药创造阴道内的康复环境，如纳米银凝胶、乳酸菌阴道胶囊、比亚芬等，给药方便，阴道滞留时间长。

表 20-2-6　急性放射性下消化道损伤分级标准（RTOG）

0 级	I 级	II 级	III 级	IV 级
无变化	大便次数增多或大便习惯改变，无需用药、直肠不适，无需镇痛治疗	腹泻，需用抗副交感神经药、黏液分泌增多，无需卫生垫、直肠或腹部疼痛，需镇痛药	腹泻，需胃肠外营养支持、严重黏性或血性分泌物增多，需卫生垫、腹部膨胀	急性或亚急性肠梗阻，瘘或穿孔、胃肠道出血需输血、腹痛或里急后重，需置管减压，或肠扭转

（九）放射性膀胱炎

主要发生于盆腔肿瘤放疗时，同步放化疗，毒性会叠加。急性期发生在开始分次照射的 4~6 周，特征是黏膜充血、水肿，表现为尿频、尿急、尿痛甚至排尿困难；晚期反应 2/3 患者发生在放疗后 1~6 年，特征是膀胱黏膜充血水肿、弹性减弱或消失、毛细血管扩张、甚至出现溃疡。主要表现为无痛性血尿、尿频、膀胱挛缩、尿道狭窄等。护理：观察患者的尿量、尿色，询问患者有无尿频、尿痛等症状。鼓励每天多饮水，2000~3000mL/d，

促进排尿，冲洗尿道。放疗前保持膀胱充盈状态，限定膀胱容量，减少膀胱反应。放射性膀胱炎合并出血的患者往往会伴随不同程度的贫血，故应鼓励患者多食用高蛋白、高热量、高维生素等营养丰富且易消化的饮食，应及时补充铁剂或多食补血的食物如红枣、花生等避免食用对膀胱有刺激性的食物，如咖啡、酒、辣椒、茶等，或者油腻、生冷、产气的食物，以减轻胃肠道的负担。鼓励患者多饮水，避免憋尿，以免腹部负压增大诱发膀胱再次出血。

（梁军利　康琳　杨帆　马晓果　李来有）

第3节　肿瘤靶向治疗患者的护理

随着生物技术在医学领域的快速发展和从细胞分子水平对发病机制的深入认识，肿瘤治疗正从前基因组的细胞毒药物治疗时代过渡到后基因组的靶向治疗新时代。肿瘤靶向治疗是利用具有一定特异性的载体，将药物或其他杀伤肿瘤细胞的活性物质选择性地运送到肿瘤部位，把治疗作用或药物效应尽量限定在特定的靶细胞、组织或器官内，而不影响正常细胞、组织或器官的功能，从而提高疗效、减少毒副作用，达到抗肿瘤的目的。目前分子靶向治疗已成熟应用在乳腺癌、淋巴瘤、肾癌、非小细胞肺癌、恶性黑色素瘤等多种肿瘤中，明显提高了肿瘤患者的治愈率及生存质量。随着越来越多的新型靶向治疗药物进入肿瘤治疗领域，肿瘤专科护士需要不断更新理念与知识技能，将整合医学的思想融入日常的学习及工作中，根据患者的个体化需求，关注其身心社灵全方面的需求，逐渐形成更加适应人体健康和疾病治疗的护理模式。

一、治疗前评估

（一）患者一般情况评估

评估患者的病情、年龄、合作程度及治疗情况；评估患者的既往疾病史，有无心、肺、肾功能障碍和消化系统等基础疾病以及用药情况、有无过敏史等；再次用药时，评估患者既往药物使用情况及不良反应。

（二）患者心理评估

评估患者及家属对靶向药物的认知和接受程度，有无对疾病预后、药物治疗效果等方面的不良情绪反应，如紧张、焦虑、恐惧等。

（三）患者社会家庭评估

评估患者的家庭社会支持水平、医疗付费方式，有无经济负担等。

二、治疗前准备

（1）实施靶向治疗护理技术的操作人员应为经过靶向治疗专业知识及技能培训的注册护士。治疗前向患者讲解靶向治疗的目的、方法、注意事项及常见不良反应，协助患者取舒适体位。静脉给药前嘱患者排空二便，口服给药前需协助患者准备温开水及药杯。

（2）检查药品包装、质量、有效期及储存是否符合要求。药物配置建议在静脉药物配置中心集中配置，不具备该条件的医院药物配置应在洁净的环境中进行，严格按照静脉药物配置方法，执行无菌操作，为防止损害药物生物活性，配置过程中避免产生泡沫，勿剧烈震荡，可采用连通器串联配置，不可反复抽吸，配置完成后立即输注。药物的配置应根据药物性质选择正确的溶媒，避免造成蛋白凝集、破坏药性，影响靶向药物治疗效果。常见靶向治疗药物的储存及配置详见。

（3）根据药物微粒大小选择合适的输液器，一般采用精密过滤输液器（5μm），西妥昔单抗最好选用低蛋白结合滤器（0.22μm）的输液器。

（4）评估心电监护仪、输液泵及氧气设施性能；抢救药品、物品处于备用状态。

三、治疗给药护理

（一）静脉给药护理

静脉给药的分子靶向药物包括利妥昔单抗、曲妥珠单抗、贝伐珠单抗、西妥昔单抗等单抗类大分子化合物，给药后能够快速到达较高的药物浓度，多与细胞毒类药物联合使用。

（1）根据患者的治疗方案、药物性质、药物浓度及输注时间，选择适宜的静脉通路。单独应用靶向药物时可选择外周静脉输注；在与强刺激药物同时应用、外周静脉条件差或需长时间持续给药的情况下，可采用经外周静脉置入中心静脉导管（PICC）、输液港（PORT）或中心静脉导管（CVC）。

（2）给药前向患者介绍静脉给药过程中的注意事项及常见不良反应，使其积极地配合治疗。用药前30~60min遵医嘱预防性输注抗过敏药物，同时备有心电监护仪，监测给药过程中患者的生命体征。

（3）防止与其他药物配伍禁忌的发生，靶向药物输注前后须使用生理盐水冲管。与其他化疗药物联合应用时，应遵医嘱依照治疗方案的顺序给药，以保证治疗效果。

（4）为保证用药的安全，可使用输液泵严格控制药物输注速度。用药过程中严密观察病情变化，尤其在用药后15min内。倾听患者主诉，如无异常，可30min巡视观察1次，用药结束后密切观察1~2h。观察液体输注是否通畅、有无药液外渗以及患者生命体征是否平稳，有无发热、寒战、皮肤瘙痒、皮疹、喉部痉挛、呼吸困难等。在治疗过程中发现异常立即减慢滴速或暂停用药，遵医嘱给予对症处理。及时准确记录患者的用药情况、不良反应观察、处理及效果等。

（二）口服给药护理

分子靶向药物用药安全窗较大，使得口服给药成为可行，常见的口服靶向药物包括吉非替尼、厄罗替尼、拉帕替尼、索拉非尼、伊马替尼等小分子化合物。

（1）根据药物的药代动力学特点，应向患者介绍服药的具体方法，如餐前服、随餐服或餐后服等。同时为保证抗肿瘤治疗效果，应向患者强调按时服药的重要性，不可私自停药或减药，漏服药物后应遵医嘱补服，不可自行补服双倍剂量。

（2）为防止药物之间、药物与食物之间的交互作用，嘱患者若同时服用其他治疗药物或保健食品时，提前咨询医生，以免影响治疗效果或造成其他健康损害。

（3）向患者介绍用药不良反应并及时评估，如出现皮肤反应、胃肠道反应等情况应上报医生，

遵医嘱对症处理，同时做好记录。

（4）为保证药物的安全使用，应向患者讲解药物保存方法，尽量与其他非抗肿瘤药物分开放置，建议放置儿童不易取到处。

（三）皮下注射给药护理

皮下注射给药的分子靶向药物仅包括硼替佐米，应用于多发性骨髓瘤患者。较静脉注射具有安全、方便、快捷等优点。

（1）向患者介绍皮下注射给药的注意事项，保证操作的顺利进行。

（2）评估和选择患者的注射部位，制订注射计划。注射部位应选择腹部或双侧大腿前侧或外侧，每个疗程中轮换注射位点。新注射点与上次注射点距离应超过2.5cm，避开有红肿、青紫、硬结、触痛的部位。对过于消瘦者，护士可捏起局部组织，适当减少穿刺角度，进针角度不宜超过45°，以免刺入肌层。注射后，局部按压5~10min，并观察注射部位是否出现发红，皮肤色素沉着等局部反应，给予对症处理。

（四）分子靶向治疗药物常见不良反应的护理

1. 皮肤反应

（1）皮肤反应多见于应用表皮生长因子受体酪氨酸激酶抑制剂（EGFR-TKI）类药物，常见药物有西妥昔单抗、尼妥珠单抗、吉非替尼、索拉非尼、厄罗替尼、阿法替尼、拉帕替尼等。该类药物对皮肤、毛发和指甲具有特殊的毒副反应，包括痤疮样皮疹、皮肤瘙痒、手足综合征、脱发和色素沉着等，其中最突出的是类似痤疮的皮疹，多见于头皮、面部、颈部、胸背部、四肢等部位。

（2）防治与护理。①向患者及家属讲解皮疹出现的原因及如何应对的方法，增强患者的信心，提高服药依从性。如厄洛替尼的皮疹多发生或加重于身体阳光暴露部位，对于暴露在阳光下的患者建议穿上保护性衣服或使用含矿物质防晒霜等。②密切观察用药后皮肤情况，评估患者有无皮肤开裂或皮肤干燥、瘙痒感等，如出现皮肤反应，应详细询问并记录症状出现的时间、部位和范围，同时遵医嘱局部用药；对尚未发生皮疹的患者建

议每天使用不含乙醇的润肤剂湿润皮肤。③皮疹的日常护理。指导患者着舒适、柔软的衣服，减少摩擦，并勤更换衣被；保持皮肤清洁干燥，每天宜用温水或不含酒精的洗剂清洁皮肤，勿用碱性肥皂和粗毛巾擦洗；沐浴时水温适当，避免过冷过热刺激，沐浴后可涂抹温和的润肤剂或维生素E软膏；减少日晒时间，出门带遮阳伞，避免强烈阳光直接照射皮肤；及时修剪指甲，勿抓挠皮肤，特别是有水疱和丘疹的部位，以免加重瘙痒或皮肤感染；饮食宜清淡，以高蛋白、富含维生素和粗纤维的食物为主，多饮水，避免进食辛辣食物等。④皮疹用药护理：皮疹的治疗方法应基于皮疹的程度和患者的不适程度，应在皮肤科医生指导下按照皮疹分级给予对症处理，如1、2级皮疹可局部应用抗生素软膏或口服抗过敏药物；如出现3级以上皮疹建议调整靶向药物剂量，待皮疹改善后再行恢复剂量；如继续进展至4级应遵医嘱中断靶向治疗。

2. 过敏反应

（1）过敏反应是静脉输注单抗类药物常见的不良反应之一，常见药物有曲妥珠单抗、利妥昔单抗、西妥昔单抗等。过敏反应主要发生在首次用药时，多发生在滴注后30~120min内，主要表现为发热、寒战、荨麻疹、呼吸困难等症状，可伴有恶心、呕吐、疼痛、晕眩、乏力，严重者可有昏迷、血压下降，出现休克和呼吸衰竭等症状而导致死亡。

（2）防治与护理。①评估患者药物过敏史，如有其他药物过敏史，应提前准备好抗过敏药物等抢救用物。②为预防过敏反应的发生，用药前30~60min应遵医嘱给予苯海拉明或地塞米松等抗过敏药物，首次滴注时应缓慢，控制速度。③在输注过程中应密切监测生命体征，观察用药反应。④如出现过敏反应，应减慢输注速度或暂停输注，严重过敏时立即更换输液器，协助患者平卧、遵医嘱应用抗过敏药物、氧气吸入等对症治疗。⑤密切观察病情，并记录患者生命体征、神志等病情变化，不断评价治疗及护理的效果。⑥安慰患者并给予心理支持。

3. 胃肠道反应

常见的胃肠道反应包括腹泻、恶心、呕吐、便秘、食欲下降、胃肠道穿孔等，其中腹泻与胃肠道穿孔发生率较高。

1）腹泻

（1）腹泻多见于应用表皮生长因子受体酪氨酸激酶抑制剂（EGFR-TKI）类药物，常见的药物有拉帕替尼、吉非替尼及索拉非尼等药物，其中拉帕替尼最常见，腹泻总体发生率为55.0%~65.0%。其机制可能与氯离子的过度分泌有关。腹泻的临床表现主要为大便次数明显增多和大便性状的改变。通常，腹泻时的大便性状可表现为稀便、水样便、黏脓便或脓血便。

（2）防治与护理。①用药前，首先评估患者既往是否合并胃肠道基础疾病以及近6个月每天排便情况，以便用药后对治疗相关的胃肠道症状进行评估。②密切观察患者服药后大便的次数、性状、颜色和便量等，每日记录，出现大便形态异常立即报告医生。③用药期间，指导患者饮食应遵循低纤维素、低脂易消化饮食的原则。膳食中应以优质蛋白及低脂、低纤维谷类饮食为主，例如瘦肉和鱼、豆浆以及其他豆类蛋白、面包、白米饭、面条等。指导患者食用调节肠道菌群的食物，如酸奶等。④遵医嘱合理使用止泻药物，及时补充水电解质，必要时给予静脉营养支持治疗。⑤注意肛周清洁，排便后及时用温水清洗局部，以保持局部清洁干燥。⑥如有异常遵医嘱留取便标本送检，疑有肠道感染时需行便培养检查。⑦实施个体化的健康教育，根据患者服药情况，给予相应饮食、用药及生活指导等，如服用拉帕替尼的患者应告知治疗相关腹泻通常为Ⅰ~Ⅱ级，常可通过调整饮食和服用止泻药物得到控制。

2）胃肠道穿孔

（1）胃肠道穿孔是贝伐珠单抗最严重的不良反应，其发生机制尚未完全明确，目前的多个理论均倾向于与贝伐珠单抗对血管内皮生长因子（VEGF）的抑制作用相关。典型表现是突发上腹部剧烈疼痛，呈持续性刀割样或烧灼样疼痛，伴便秘或呕吐等症状。

（2）防治与护理。①用药前应评估患者既往是否合并胃肠道基础疾病，遵医嘱合理使用止吐药，以减轻胃肠道反应。②用药期间加强巡视与观察，注意有无腹痛、呕血及黑便等。③指导患者多进食营养丰富、易消化的清淡饮食，用药期间大量饮水，以减轻药物对消化道黏膜的刺激，利于毒素的排泄。④若出现呕血、黑便等症状立即禁食水，同时遵医嘱给予止血、保护胃黏膜及营养支持等治疗。⑤严密观察病情变化，如患者未再出现呕血及黑便，便潜血实验检查阴性，可从饮水逐步过渡为流质、半流质直至正常饮食。

4. 口腔黏膜炎

（1）口腔黏膜炎多见于应用表皮生长因子受体酪氨酸激酶抑制剂（EGFR-TKI）及哺乳动物西罗莫司靶蛋白（mTOR）抑制剂类药物，常见药物有吉非替尼、阿法替尼及依维莫司等。口腔黏膜炎即口腔黏膜出现溃疡或炎症，多表现为患者口腔黏膜出现红斑、水肿、糜烂，进一步形成点状、片状溃疡，可波及上下唇、双颊、舌、口底黏膜；黏膜溃疡表覆伪膜、渗血，可引起疼痛、吞咽困难、味觉异常等。

（2）防治与护理。①教育指导患者进行日常个性化的口腔卫生维护，包括口腔保健品（牙刷、牙膏、牙线、牙缝刷、冲牙器）的选择及使用；具体行为如注意口腔卫生，早晚刷牙，饭后漱口；避免进食硬物，以防损伤口腔黏膜；佩戴义齿者，需注意防止义齿的机械刺激损伤黏膜。②指导患者保证每日均衡营养及水的摄入，禁烟酒，禁忌辛辣刺激饮食，多吃猕猴桃、柚子、橙子、西兰花等富含维生素 C 的饮食，另外蜂蜜亦可抑制细菌和真菌生长，增强黏膜愈合能力。当症状较为明显时，可进食清淡易消化的半流质或流质饮食。服用一些药物时，可将药物包裹在食物中服用，避免药物与口腔黏膜接触，防止溃疡的发生，如依维莫司。③评估患者口腔黏膜炎分级情况，及时发现并积极干预Ⅰ级和Ⅱ级口腔黏膜炎，防止口腔黏膜炎发展成Ⅲ级及以上。④每日定时进行口腔护理，及时清洁创面，促进伤口愈合。指导患者勤漱口，可以保持口腔湿润、清洁，防止细菌生长。建议使用中性较温和的漱口液；已发生且伴疼痛的患者可采用冰水含漱，降低口腔内温度，引起局部血管收缩，减轻疼痛；可应用促进口腔黏膜愈合的漱口药物，如重组人粒细胞集落刺激因子、成纤维细胞生长因子等；对于创面疼痛的患者，可予 0.1% 达克罗宁液含漱或使用利多

卡因凝胶等表面局麻药；严重口腔黏膜炎者，应及时抗炎支持治疗，防止溃疡出血、口腔多重感染、营养不良、脱水、电解质紊乱等并发症的发生。

5. 心血管系统影响

1）心脏毒性

（1）心脏毒性通常表现为左心功能障碍如左心室射血分数下降、心律不齐、心肌缺血等，严重时可发生充血性心力衰竭甚至心源性死亡。常见药物有曲妥珠单抗、重组人血管内皮抑制素、贝伐珠单抗、索拉非尼等。

（2）防治与护理。①用药前评估患者有无高血压、心脏疾病如出现左心室射血分数下降、心律不齐、心肌缺血等，应慎重使用。②用药期间严格遵医嘱调节输液速度。③应用心电监护，密切监测患者生命体征变化，做好记录，定期行心电图检查。④指导患者应进低盐低脂饮食，多吃水果蔬菜等。

2）高血压或低血压

（1）表现为不同程度的血压升高或降低。索拉非尼、贝伐珠单抗、阿帕替尼可引起高血压，常表现为头晕、头痛、恶心、呕吐等；曲妥珠单抗、尼妥珠单抗可引起低血压，常表现为头晕、双眼发黑、四肢无力等。

（2）防治与护理。①用药前监测患者的血压情况，对于高血压、低血压及严重心脏病史患者应慎重使用。②用药期间严格遵医嘱调节输液速度，应用心电监护密切监测患者生命体征变化，做好记录。③告知患者药物相关知识以及治疗过程中可能出现的不良反应，每日定时监测血压，一旦出现不适，及时报告医护人员。④指导患者注意安全，防止跌倒等意外事件发生。

6. 间质性肺炎

（1）间质性肺炎又称弥漫性肺疾病、肺纤维化，是一组以不同程度弥漫性肺泡炎、肺纤维化和肺泡结构紊乱为特征，具有不同临床、放射学和组织病理学特点的疾病。发生率低，但致死率高，多数患者在影像学检查时发现但并无特殊临床表现，临床表现为干咳、发热、进行性呼吸困难、低氧血症等。引起间质性肺炎的常见药物有利妥昔单抗、表皮生长因子受体酪氨酸激酶抑制剂（EGFR-TKI）如吉非替尼、厄洛替尼等，利

妥昔单抗相关间质性肺炎可能与细胞毒性T淋巴细胞的激活、细胞因子的释放和补体的活化有关；EGFR-TKI引起的间质性肺炎可能与气管上皮细胞表皮生长因子受体的表达功能受抑制有关。

（2）防治与护理。①用药前应评估患者既往有无肺部症状和体征，必要时行影像学检查。②用药期间应密切观察患者生命体征、神志、血氧饱和度等，同时监测间质性肺炎发生的迹象，定期做X线检查。如果患者呼吸道症状加重，应立即停药，遵医嘱给予对症处理。③呼吸道管理。患者因缺氧表现为呼吸加快、胸闷气促，应采取半卧位以利于改善通气，予以持续鼻导管、面罩加压吸氧，使血氧饱和度达到90%以上。按时雾化吸入，帮助患者翻身拍背，保持气道通畅。鼓励患者用鼻呼吸，减少张口呼吸，病情平稳后应用呼吸功能训练操加强肺功能锻炼。④病室环境安静舒适，按时通风。勤漱口，保持口腔清洁。鼓励患者高蛋白饮食，多食水果蔬菜，保持大便通畅。每天饮水量 >2000mL，补液量 >2500mL。轻微气喘的患者，鼓励其适当下地活动，重度气喘患者严格卧床休息。⑤向患者讲解间质性肺炎发生的机制，解释中断靶向治疗的原因，鼓励患者积极配合对症治疗，消除其紧张恐惧情绪，增强对抗疾病的信心。

7. 出血

（1）出血多见于贝伐珠单抗与恩美曲妥珠单抗，贝伐珠单抗引起出血可能与其抑制VEGF，导致内皮细胞功能紊乱、血小板功能障碍有关，恩美曲妥珠单抗相关血小板减少症机制尚未阐明，临床表现包括：①皮肤黏膜出血，常见于鼻出血，其他包括牙龈出血或阴道出血等。②肿瘤相关出血，如肺出血、咯血、颅内出血等。

（2）防治与护理。①用药前向患者解释用药期间可能会出现出血，不必特别紧张，减轻患者顾虑。②用药期间加强巡视，注意观察患者有无出血倾向、出血的部位及持续时间。③如患者出现轻微鼻出血无须特殊处理，若出血严重立即通知医生对症处理。④若为血小板减少症，告知患者血小板计数降低通常是一过性的，可在下一次用药前恢复。必要时遵医嘱予以升血小板治疗，血小板计数 $<20\times10^9$/L时，应绝对卧床休息。⑤生

活护理。每日三餐前后使用漱口液漱口，使用软毛牙刷刷牙；勤剪指甲、不用剃须刀片刮胡须；保持皮肤清洁、床单平整柔软；不用手挖鼻腔，一旦出血，可用局部冷敷，肾上腺素或云南白药填塞鼻腔止血；避免情绪激动，剧烈咳嗽和过度用力排便等，以防眼底及颅内出血。

8. 蛋白尿

（1）蛋白尿是贝伐珠单抗治疗常见的不良反应，与肾小球滤过膜通透性增高有关，临床多表现为无症状性蛋白尿，严重可致4级蛋白尿即肾病综合征。

（2）防治与护理。①给药前应评估患者既往有无肾功能异常，必要时行相关检查。②用药期间定期检测尿常规或24h尿蛋白定量，如贝伐珠单抗每2周给药1次，则每月检测，如每3周给药1次，则每次给药前检测。出现1级蛋白尿可继续贝伐珠单抗治疗；出现2~3级蛋白尿，需行24h尿蛋白定量检测。当24h尿蛋白 ≤2g，可继续贝伐珠单抗治疗；24h尿蛋白 >2g，暂停贝伐珠单抗治疗；24h尿蛋白持续 >2g超过3个月，永久停用贝伐珠单抗治疗。③指导患者正确留取尿标本，准确记录出入量，控制蛋白质的摄入，预防感染。④对于暂停靶向治疗的患者给予有效的心理疏导，鼓励其积极配合对症治疗。

（五）居家护理

1. 居家环境

为患者创造一个安静、舒适、安全的居家环境。每天开窗通风两次，每次不少于30min。

2. 休息与活动

调整规律作息时间，保证充足的休息和睡眠。可以进行适当的家务活动或选择适度的有氧运动，如散步、打太极拳等，避免剧烈运动。

3. 口腔卫生

进食前后应用漱口液或淡盐水漱口，保持口腔卫生。软毛牙刷刷牙，定期更换，禁用牙签剔牙。携带义齿者，注意义齿清洁，减少口腔细菌滋生。教育患者自身应重视口腔自我症状观察，积极预防和减轻口腔溃疡的发生。

4. 饮食营养

进餐环境舒适，少食多餐，为患者提供营养

均衡、清淡、易消化饮食，禁食坚硬、辛辣刺激性饮食，多进食富含维生素的新鲜蔬菜和水果，如油菜、菠菜、猕猴桃、橙子等，保证足够的蛋白质摄入，如瘦肉、牛奶、鸡蛋、豆类食品等，另外应增加食品种类，保证色香味俱全，利于提高食欲。个别药物存在特殊饮食禁忌，如口服伊布替尼的患者，避免服用柑橘、柠檬类水果，因呋喃香豆素天然存在于柑橘类水果中，该成分会抑制药物分解。

5. 服药指导

出院前，向患者反复强调按时服药的重要性，教会患者应用服药执行卡、服药日记的使用方法，鼓励患者每日打卡、记录用药感受，出现皮肤毒性及腹泻等不良反应后，可通过电话、网络平台等随访系统主动报告医护人员，经诊断和评估后，给予针对性的治疗与护理。

6. 心理支持

指导患者可通过瑜伽、冥想、肌肉放松等方式缓解紧张状态，减轻心理负担。教育家属关注患者动态心理变化，如出现严重的焦虑、失眠等负性情绪，及时联系医护人员，咨询心理医生，必要时选择心理专科治疗。

7. 复查与随访

指导患者定期复查，配合医院接受随访。遵医嘱定期复查血常规、肝肾功能等血化验指标及CT等影像学检查，评估药物毒副作用及治疗效果。可建立专科护士为主导的随访模式，为其提供生理、心理、社会等多方面的支持，如对患者开展针对性指导，提醒患者复查时间，告知医疗咨询途径等，可以提高患者治疗的依从性，减少治疗相关并发症的发生，提高满意度，降低再入院率，节约医疗资源与成本。

（六）肿瘤靶向治疗护理的展望

1. 构建院外口服靶向药物管理方案的必要性

目前院外口服靶向药物治疗存在患者服药依从性下降及服药后不良反应缺乏有效管理等问题。此外，传统的出院指导模式已经不能满足患者的需求，随访工作存在"表面化"现象。因此，为提高患者服药依从性及生存质量，积极构建院外口服靶向药物管理方案显得十分必要。国外多项研究显示，以护士为主导的靶向药物院外干预模式具有一定的可行性，院外干预模式是以基于移动医疗、电话随访和家庭随访为主要的干预方式。有研究认为，要保证口服靶向药物院外治疗的安全性和有效性，必须由专业的医生、护士、药剂师等组成的卫生保健团队提供特定的照护。雷奕等构建了以护士为主导的肺癌患者院外口服靶向药物管理方案，研究结果显示，干预组患者服药依从性及生存质量明显提高，服药后转氨酶升高、皮疹、腹泻、粒细胞缺乏等不良反应发生率降低，该研究为构建其他肿瘤患者院外口服靶向药物管理方案提供了重要依据。

2. 精准护理发展的必然性

靶向精准治疗的迅猛发展下，护理工作的精准化发展亦成必然，护理研究者可通过探求个体基因、环境和行为间的机制，为患者疾病和治疗反应提供基因层面精准的照护。例如：通过准确构建药物不良反应的预测模型，有效评估各种症状，给予患者个性化精准管理；从个性化需求方面挖掘突破口，通过精准设计实施个性化护理干预，使之更具科学性、实用性与针对性。另外，数字化、个体化和远程化下互联网＋医疗对精准护理提出了更高的挑战和要求。

（强万敏 赵 静 贺 瑾）

第4节 肿瘤免疫治疗患者的护理

本节内容围绕最新获得美国 FDA 批准的免疫检查点抑制剂（immune checkpoint inhibitor, ICI）和嵌合抗原受体–T 细胞（chimeric antigen receptor-T cell, CAR-T）疗法，从整合医学视角出发，详述免疫治疗过程中给药管理、相关毒性管理和患者教育等，最大化帮助临床护士明确在肿瘤免疫治疗中护理的角色和内容，更好地发挥其在临床实践和临床试验中评估者、实施者、教育者和管理者的职能。

一、给药管理

（一）安全和有效性考虑

（1）给药前整合、全面的评估和风险因素识别。

（2）严格按照产品说明书进行药物贮存、配制和给药。

（3）严格遵守临床实践或临床试验标准操作流程。

（4）患者和照顾者的充分准备。

（5）适当的职业防护。

（二）给药前评估

1. 病史回顾

对即将进行免疫治疗的患者除了对基本情况，包括年龄、性别、职业暴露、功能状态等评估外，应在病史评估中重点包括以下两方面。

1）肿瘤史回顾

（1）肿瘤诊断。包括癌肿类型、分期、基因突变类型、肿瘤状态等。

（2）既往治疗史。包括手术、化疗、放疗、分子靶向治疗以及既往免疫治疗的方式、药物、持续时间、末次治疗时间、治疗所产生的不良反应，重点关注不良反应发生类型、严重程度、管理方法及成效，以及既往不良反应是否仍持续存在和

需要的管理方式。

2）非肿瘤史回顾

（1）重要脏器基础疾病及治疗史。包括心脑血管、肝肾、内分泌系统等疾病诊断和用药情况。

（2）影响免疫状态的疾病及治疗史或特殊情况，包括自身免疫性疾病；造血干细胞或器官移植；感染性疾病，如病毒性肝炎、AIDS 和结核病史；疫苗接种史。

（3）过敏和输液反应史。

2. 问诊和查体

注重通过护理问诊和查体发现各系统存在的任何异常症状和体征，重点关注以下几个方面。

（1）皮肤与黏膜情况。主要包括：完整性，有无破损、皮疹、溃疡及其类型、形状及范围等；有无色素沉着、色素减退、颜色异常，异常的形状及范围等；有无疼痛、瘙痒、水肿、炎症或其他异常情况；皮肤的弹性和营养状况。

（2）营养状态与排泄功能。主要包括：营养风险评估，包括进食偏好、有无食欲下降、咀嚼或吞咽困难、体重下降等；有无反酸、嗳气、恶心、呕吐、腹痛等；排泄功能，包括便秘、腹泻、尿频、尿痛、便中带血或其他异常情况。

（3）呼吸与循环功能。主要包括：呼吸形态，包括呼吸运动类型、频率、节律、幅度、呼吸音强度和对称度等；静息和活动的血氧饱和度；血压、脉搏和心率；咳嗽、咳痰情况；口唇和甲床颜色；其他症状，包括胸痛、心悸、乏力等。

（4）神经、肌肉与关节功能。主要包括：关节有无肿胀、疼痛和功能限制；日常活动水平是否受神经、肌肉与关节的功能限制，如肌无力、麻木等。

（5）认知功能评估。主要包括：意识状态、记忆力、定向能力等。

3. 化验检查回顾

（1）检验报告。常规血液学及重要器官功能

等的检测，包含：血常规；生化常规，包括肝肾功能、电解质、糖化血红蛋白检测等；凝血功能；感染性疾病筛查及检测；甲状腺、肾上腺、垂体功能；心功能；经医生判断需要检测的项目。

（2）检查资料。重点包括：影像学资料和超声心电资料，包含胸部 X 线检查；胸、腹、盆腔、颅脑等的 CT 或 MRI 检查；PET 检查；全身骨扫描；ECG 或 UCG；肺功能检查；内镜检查等。必要时可建议医生进行特定检查以明确判断。

安全、有效的免疫治疗应注重对特殊人群和风险因素的筛查与识别；建议对治疗前基线和后续变化情况进行详细记录，在患者知情同意的前提下，对异常体征进行拍照记录，建立毒性监测档案；建议采用量化评估工具对症状和体征进行评分或定级，以持续追踪，帮助后期进行毒性的鉴别诊断。

（三）患者和照顾者的准备

1. 确保患者和照顾者对免疫治疗的机制、风险和获益已充分知情

2. 确保患者和照顾者已获得充分的免疫治疗相关毒性管理健康教育

（1）告知免疫治疗相关毒性的发生机制。

（2）告知免疫治疗相关毒性可发生在任何组织和器官。

（3）告知早期识别和管理免疫治疗相关毒性的重要性和必要性。

（4）根据给药前评估结果，制定详细的护理计划，指导进行正确的自我护理，预防免疫治疗相关毒性发生或原有症状或体征的加重。

（5）根据给药前评估结果，教会患者自我监测，早期识别异常症状和体征。

（6）告知免疫治疗相关毒性可发生在开始治疗后的任何时间，任何与基线不同或新发的症状和体征，或其他异常都可能是免疫治疗相关毒性的表现，需立即向医疗团队成员汇报。

3. 在开始免疫治疗后，应持续为患者和照顾者提供全面的健康教育

（1）建立有效的治疗关系，鼓励主动汇报异常情况；有条件时，可设立个案管理团队进行管理，以保持紧密联系。

（2）定期评估患者和照顾者对治疗及其相关

毒性的认知水平，巩固加强健康教育，避免因早期未发生毒性而忽略其重要性。

（3）提醒患者告知其他非肿瘤治疗医务人员自己正接受免疫治疗，如需接受其他药物或治疗方式应提前告知肿瘤治疗团队进行评估。

（4）与患者和照顾者共同制定免疫治疗管理目标，明确其在治疗过程中保持积极自我管理的重要性。

4. 提供全面、详尽的健康教育资料

（1）提供详尽、通俗易懂的宣教资料。

（2）提供必要的自我管理工具，如线上线下治疗日记或远程监测平台，帮助及时汇报异常情况，正确采取应对措施。

5. 评估患者和照顾者的经济负担和精神心理状况，帮助寻找可能的支持，必要时请心理专科会诊或进行转介。

（四）给药护理

1. 免疫检查点抑制剂的给药护理

目前，国内已有 6 款抗 PD-1 抗体和 2 款抗 PD-L1 抗体获批上市，抗 PD-1 抗体包括纳武利尤单抗、帕博利珠单抗、特瑞普利单抗、信迪利单抗、卡瑞利珠单抗和替雷利珠单抗；PD-L1 抗体包括度伐利尤单抗、阿特珠单抗。尚无抗 CTLA-4 抗体在国内获批上市，抗 CTLA-4 抗体管理基于伊匹木单抗临床试验中的使用，护士在临床管理药物时应严格遵循临床试验法律法规、规章制度、研究方案、医嘱及药品说明书。

1）总体管理原则

（1）药物保管。必须储存在原包装内 2~8℃避光冷藏保存，不可冷冻和震荡；药瓶中的药品仅供一次性使用，一旦开封药品应当次配置和输注，如有剩余，必须丢弃；药液应现配现用，当配制后的溶液不能立即使用时，应按各药物产品说明书中的贮存原则进行贮存。

（2）药物配置。配制过程尽量在特定层流安全柜中进行，当在普通病房配制时应做好最大化防护；严格遵守无菌技术原则按医嘱要求剂量准确无误的进行药物配制，操作时动作要轻柔，禁止摇晃及用注射器快速抽吸，以免引起溶液中蛋白聚合使溶液混浊；配制前后如观察到药品或药

液有可见颗粒或颜色异常，应弃用。

（3）药物使用。采用静脉输注方式给药，不得采用静脉推注或单次快速静脉注射给药；严格按照相应药品要求使用特定的输液管和符合孔径要求的过滤器；稀释后的药液不可冷冻保存，如在冷藏条件下贮存，使用前应恢复至室温；配制后的药液贮存时间包括在输液袋以及输液过程的持续时间；建议在输注 ICI 抗体前、后 1h 内尽量不要输注其他药物，联合化疗给药时，应首先给予 ICI 抗体，切勿使用同一输液管与其他药物同时给药。当联合伊匹木单抗与纳武利尤单抗用药时，应分开输液管路首先输注纳武利尤单抗，用药前后应用生理盐水或 5% 葡萄糖溶液冲洗输液管路。

2）**抗 PD-1 抗体药物管理**　在抗 PD-1 抗体药物中，卡瑞利珠单抗为粉末或块状物，配置时每瓶药品应采用 5mL 灭菌注射用水复溶，复溶时应将灭菌注射用水沿瓶壁缓慢加入，并缓慢涡旋使药物溶解，静置至泡沫消退，避免直接将灭菌注射用水滴撒于药粉表面，并切勿剧烈震荡西林瓶。抗 PD-1 抗体要求输液管和过滤器为无菌、无热原且为低蛋白结合型。各抗体药物的使用管理详见表 20-4-1。

3）**抗 PD-L1 抗体药物管理**　抗 PD-L1 抗体是重组人源化单克隆 IgG1 抗体，其中阿特珠单抗的分子量 145kDa，pH 值 5.8，为澄清，无色至淡黄色液体。阿特珠单抗要求的输液管和过滤器可为聚氯乙烯（PVC）、聚烯烃（PO）、聚乙烯（PE）或聚丙烯（PP）材质；度伐利尤单抗要求的输液管为无菌、低蛋白结合率及内置管内滤器。两药的使用管理详见表 20-4-1。注意：度伐利尤单抗最长使用时间不应超过 12 个月。

4）**抗 CTLA-4 抗体药物管理**　伊匹木单抗是重组人源化单克隆 IgG1 抗体，分子量 148kDa，pH 值 7.0，为澄清至轻微乳白色、无色到淡黄色溶液，可有少量可见的半透明至白色颗粒。药品可采用生理盐水和 5% 葡萄糖溶液进行稀释，浓度范围为 1~2mg/L；将药品拿出冰箱至药物配置前，可在室温下（20~25℃室内光照）直立放置最多 5min；当配制后的溶液不能立即使用，可

在 20~25℃室内光照或 2~8℃保存 24h。伊匹木单抗要求的过滤孔径为 0.2~1.2μm，要求输液管和过滤器为无菌、无热原且为低蛋白结合型；药物输注时间应大于 90min，目前在使用 1mg/kg 剂量组联合纳武利尤单抗治疗时，输注时间应大于 30min。

2. 嵌合抗原受体 -T 细胞（CAR-T）的输注护理

目前，对 CAR-T 治疗的护理基于对既往过继性细胞免疫治疗护理经验和在临床试验中使用 CAR-T 治疗的经验，护士在临床管理 CAR-T 治疗时应严格遵循临床试验法律法规、规章制度、研究方案、医嘱及产品说明书。

1）**细胞接收**　CAR-T 细胞需在全程温度监控下进行保存和运输。细胞在实验室制备后会经过低温冷冻保存，在回输计划实施时，由医生或技术专员使用解冻复苏设备（如电热恒温水箱，温度 37℃）进行细胞复苏，复苏后的细胞液如需转运，需要进行温度监控，温度范围根据产品要求而定。护士在接收细胞时首先应检查转运箱温度是否在有效范围内，检查包装是否完好、袋口有无渗漏，检查质量检验报告、封存袋信息与转运表信息是否一致，包括批号、细胞数、批次数量、有效期等，当确认信息无误、产品安全有效时才可接收，接收后按要求进行暂存或立即回输，应确保暂存环境和温度可控，保障产品安全、有效。

2）**细胞回输**　建议停留双腔或三腔中心静脉导管进行细胞回输。①可选择一次性 Y 型输血管使用生理盐水建立静脉通道，避免使用含白细胞过滤器的输血管；②接 CAR-T 细胞液进行回输，输注速度先慢后快，如无不适可调至最大耐受速度快速输注，一般要求 60min 内回输完 100mL 的细胞液，以保持细胞活性；③回输过程中可能出现絮状现象，可每隔 5~10min 对细胞液进行轻轻摇匀或挤压封存袋底部，使沉淀细胞重新悬浮；④回输结束使用生理盐水冲洗残存细胞。

（五）职业防护

目前是否将基于蛋白质和生物工程的药物和细胞治疗定义为有害药物范畴尚不明确。虽然大

表20-4-1 国内上市的抗PD-1抗体和抗PD-L1抗体药物的使用管理

通用名	纳武利尤单抗	帕博利珠单抗	特瑞普利单抗	信迪利单抗	卡瑞利珠单抗	替雷利珠单抗	度伐利尤单抗	阿特珠单抗
商品名	欧狄沃	可瑞达	拓益	达伯舒	艾瑞卡	百泽安	英飞凡	泰圣奇
规格	100mg: 10mL; 40mg: 4mL	100mg: 4mL	240mg: 6mL	100mg: 10mL	200mg	100mg: 10mL	500mg: 10mL; 120mg: 2.4mL	1200mg: 20mL
用法用量	3mg/kg, 每2周1次	2mg/kg, 每3周1次; 200mg, 每3周1次	3mg/kg, 每2周1次	200mg, 每3周1次	200mg, 每2周1次	200mg, 每3周1次	10mg/kg, 每2周1次	1200mg, 每3周1次
溶媒	0.9%NS, 5%GS	5%GS, 0.9%NS	0.9%NS	0.9%NS	0.9%NS, 5%GS	0.9%NS	0.9%NS, 5%GS	0.9%NS
终浓度	1~10mg/mL	1~10mg/mL	1~3mg/mL	1.5~5.0mg/mL	5mL灭菌注射用水复溶转移到100mL的溶媒	1~5.0mg/mL	1~15mg/mL	4.4mg/mL
冰箱取出至配置放置时间		药瓶恢复至室温(25℃或以下) 室温(25℃或以下)最长放置24h	应在24h内完成配置和输注	药瓶恢复至室温(25℃或以下) 室温(25℃或以下)最长放置24h	立即复溶即配置	可在室温下(25℃或以下)最长放置2h	—	—
配置前目测	澄清至乳光, 无色至淡黄色液体	澄清至微乳白色, 无色至微黄色溶液	无色或淡黄色澄明液体, 可带轻微乳光	澄清至微黄色澄明, 无色至微黄色液体	白色至类白色粉末或块状物; 复溶后为无色或微黄色液体	澄清可带轻微乳光, 无色至微黄色液体	澄清至乳浊; 无色至微黄色液体	澄清, 无色至淡黄色液体
配置后至完成输注 2~8℃	≤24h	≤24h	≤24h	避光: ≤24h	≤24h	≤24h	≤24h	≤24h
配置后至完成输注 室温	20~25℃室内光照: ≤8h	25℃或以下: ≤6h	≤8h	20~25℃室内光照: ≤6h	≤6h	20~25℃室内光照: ≤8h	25℃或以下光照: ≤4h	≤6h
输液管过滤孔径	0.2~1.2μm	0.2~5μm	0.2μm或0.22μm	0.2μm	0.2μm	0.2μm或0.22μm	0.2μm或0.22μm	0.2μm或0.22μm
输注时间	30min或60min	≥30min	第一次≥60min; 第2次及后续30min	30~60min	30~60min	第一次≥60min; 后续≥30min	≥60min	第一次≥60min; 后续≥30min
常见药物不良反应	疲劳、皮疹、瘙痒、腹泻、中性粒细胞减少和恶心	疲劳、皮疹、瘙痒、腹泻、贫血、中性粒细胞减少、食欲减少和呕吐	贫血、肝酶升高、乏力、皮疹、发热、血促甲状腺激素水平升高、白细胞计数下降、甲状腺功能减退症、食欲下降、血糖升高	发热、贫血、肝酶升高、乏力、皮疹、白细胞计数减低、甲状腺功能减退症、食欲下降	反应性毛细血管增生症、贫血、发热、乏力、甲状腺功能减退症、蛋白尿、食欲减低	疲乏、皮疹、甲状腺功能减退症、肝酶升高	咳嗽、疲劳、非感染性肺炎、上呼吸道感染、呼吸困难、皮疹	疲劳、恶心、尿路感染、发热、便秘、食欲减退

NS: 氯化钠溶液; GS: 葡萄糖溶液

多数生物制剂不会破坏人体 DNA、造成遗传学改变，但由于尚缺乏 ICI 及 CAR-T 细胞治疗职业暴露所产生潜在危害的临床研究数据，且现阶段临床使用多处于临床试验阶段，建议护士在给药过程中做好自身防护和环境保护，避免直接接触药液；对于所产生医疗废物，按照化疗所产生的医疗废物处理标准进行处理，如临床试验方案中有明确指引，应按照方案要求进行处理。

二、免疫治疗相关毒性的护理

（一）有效的管理策略

（1）动态、量化的评估和监测。
（2）不良反应的早期识别和干预。
（3）多学科整合诊疗团队的全程管理。
（4）持续的患者和照顾者教育。

（二）免疫检查点抑制剂治疗相关毒性的护理

免疫检查点抑制剂治疗相关毒性包括免疫相关不良事件（immune-related adverse effects，irAE）和输液反应。ICIs-irAE 的整体分级管理原则、各不良反应的临床表现和分级详见第七章第五节。常规、动态、全面、量化的护理评估应贯穿在整个治疗期间至治疗结束后至少 1 年，护士应以基线评估各项结果为基准，通过严密观察、听取患者和照顾者主诉、开放性问诊，并通过多学科整合诊疗团队合作鉴别诊断患者是否发生 ICIs-irAE 及其严重程度，给予相应的护理措施。

1. 皮肤毒性的护理

1）**总体原则**　包括保护皮肤、减少刺激、舒缓不适。

2）**重点评估**　包括有无皮疹发生的其他可能病因，做好鉴别诊断；全身的皮肤和黏膜；感染迹象；患者生活自理能力；患者生活质量；获取并评估所有化验检查报告；患者和照顾者自我照顾能力。

3）**预防措施**　避免日晒，外出时常规使用防晒措施，采取温和的皮肤护理措施，包括保持皮肤清洁，避免使用肥皂，使用无香味和无染料的非皂类清洁剂替代产品；保持皮肤湿润，日常使用含尿素或甘油的保湿霜或润肤剂保持全身皮肤湿润，并在毛发生长区域沿毛发生长方向涂抹保湿霜和润肤剂以降低毛囊炎的发生率；修剪短指 / 趾甲，避免局部皮肤摩擦和皮肤破损。

4）**护理措施**

（1）G_1 级。继续免疫治疗，遵医嘱给予口服抗组胺药或局部外用糖皮质激素；增加皮肤护理强度，包括增加非甾体类保湿霜或润肤剂的涂抹频率；建议使用凡士林或含有神经酰胺和酯类的保湿霜；尝试皮肤缓和方式，如局部冷敷或涂抹有凉爽作用的薄荷或樟脑制剂；避免热水洗浴；严格避免阳光直晒；休息与运动时保持周围环境温度适宜，避免出汗。

（2）G_2 级。遵医嘱考虑暂停 ICIs，给予口服糖皮质激素和抗组胺药物；增加皮肤护理强度，保护全身皮肤和黏膜，可采用温水或其他盆浴的方式缓和患者皮肤的不适；严格避免阳光直晒。

（3）G_3 或 G_4 级。遵医嘱暂停 ICIs，入院静脉使用大剂量糖皮质激素治疗；对于严重瘙痒者遵医嘱使用其他止痒药物，包括加巴喷丁、普瑞巴林或阿瑞匹坦等；请皮肤科或造口伤口护士会诊，按会诊意见实施皮肤护理，必要时转诊皮肤科。

5）**反应性皮肤毛细血管增生症**（cutaneous capillary endothelial proliferation，CCEP）　常发生在体表皮肤，亦可见于口腔黏膜、鼻腔黏膜以及眼睑结膜。发现时应及时联系主管医生，避免抓挠或摩擦，可用纱布保护易摩擦部位以免出血；破溃出血者可采用局部压迫止血；必要时采取如激光或手术切除等局部治疗；并发感染时应给予抗感染治疗。需注意的是，CCEP 可发生在内脏器官，做好宣教，必要时需进行大便潜血、内镜或影像学检查。

2. 胃肠道毒性的护理

1）**重点评估**　包括排便模式和大便一致性，注意排便次数、性质和量的变化；是否发热；腹部检查，评估腹膜炎征象，以及恶心、呕吐情况；是否食欲下降或厌食；体重或脱水情况；疲乏程度和生活自理能力；患者的生活质量；获取并评估包括大便标本的所有化验检查报告；患者和照顾者的自我照顾能力。

2）**饮食调整** 鼓励少食多餐；进食清淡、低纤维饮食，避免进食油腻、辛辣、高盐、油炸食物；避免进食生冷食物；减少红肉、牛奶和奶制品、含糖食物的摄入；禁饮咖啡和酒；避免其他产气、易致泻的食物摄入；保证液体摄入，按需每天饮水 1200~3000mL。

3）**护理措施**

（1）G_1 级。考虑继续 ICI，遵循饮食调整原则，保证营养摄入；24~48h 内密切观察病情变化；避免使用通便药或大便软化剂；需要时给予肛周皮肤护理。

（2）G_2 级。遵医嘱暂停 ICI，遵循饮食调整原则，请营养专科会诊，保证营养摄入；严密观察病情变化；必要时口服补液，使用止泻药物，如洛派丁胺或阿托品；遵医嘱留取粪便标准以及血液学标本送检；有结肠炎体征时预约胃肠检查（X 线或内镜）；遵医嘱开始糖皮质激素或英夫利西单抗治疗；需要时给予肛周皮肤护理。

（3）G_3 或 G_4 级。遵医嘱暂停 ICI，入院静脉使用大剂量糖皮质激素或英夫利西单抗，以及其他免疫抑制药物治疗；严密观察病情变化，注意腹膜炎和肠穿孔征象；预约胃肠道检查（CT、内镜下活检）并协助执行；谨慎使用止泻药物和阿片类镇痛药物；请营养专科会诊，缓慢调整饮食，遵医嘱予流食、禁食或全肠外营养等；对症药物处理或症状管理；请结直肠科会诊，必要时转诊；评估感染迹象，正确使用抗感染药物；需要时给予肛周皮肤护理。

4）**口腔炎和口腔干燥** 应常规检查患者口腔，评估有无使用可引起口腔炎和口腔干燥的药品、食物，以及有无其他口腔疾病，做好相应护理。包括：①告知做好日常口腔卫生，使用软毛刷、牙线，避免使用含增白剂的牙膏；②常规漱口，避免使用含酒精的漱口液；③如有假牙，在治疗前咨询口腔专科进行最佳调试以减少刺激；④避免食用辛辣、酸性、过热、过冷、过硬或粗糙的食物，每天饮水 2000~3000mL；⑤可以小口分次饮用冷水或冰水缓解疼痛和减轻口干，口干时可食用促进唾液分泌的食物，如无糖口香糖、柠檬、山楂或话梅类食品；⑥发生口唇干裂时可涂抹无刺激性的润唇膏或凡士林；⑦必要时及早请口腔

专科会诊或进行转诊。

3. 内分泌毒性的护理

1）**重点评估** 包括生命体征变化，是否存在直立性低血压；异常症状或体征：疲乏、肌肉酸痛、头痛、心悸、视角改变、眩晕、畏寒或发热、烦渴、饥饿、尿频、恶心、呕吐、脱发、声音嘶哑或低沉等，评估是否存在及其严重程度；体重或脱水情况；意识状态；生活自理能力；患者生活质量；获取并评估所有的化验检查报告，判断甲状腺、垂体、肾上腺功能和血糖变化；患者和照顾者自我照顾能力。

2）**不良反应识别** 如出现无法解释的乏力、体重增加、毛发脱落、畏寒、便秘或其他症状，需考虑甲状腺功能减退；出现无法解释的心悸、出汗、进食和排便次数增多、体重减少，需考虑甲状腺功能减退；出现无法解释的持续头痛、视觉改变，需考虑垂体炎，注重鉴别诊断；出现多尿、烦渴、体重下降、恶心、呕吐等，需考虑 I 型糖尿病。

3）**护理措施**

（1）甲状腺功能亢进或减退。甲状腺炎是自限性疾病，分为早期甲状腺功能亢进阶段和后期甲状腺功能减退阶段，平均在亢进期后 1 个月或免疫治疗开始后 2 个月导致永久性甲状腺功能减退，应暂停 ICI 治疗至症状缓解至 2 级或以下；有症状的亢进期患者可口服普萘洛尔、美替洛尔或阿替洛尔等 β 受体阻滞剂缓解症状；在功能减退期开始标准的甲状腺替代治疗，因甲状腺功能减退常为不可逆的反应，应告知患者和照顾者遵医嘱替代治疗的重要性，评估其服药依从性；服用甲状腺激素治疗 4~6 周后进行甲状腺功能指标的复查；确定甲状腺激素的维持剂量后每 12 个月进行 1 次甲状腺功能指标的复查；必要时请内分泌科会诊或转诊。

（2）垂体炎。应暂停 ICI 治疗至症状缓解。注意用于诊断或鉴别诊断的化验检查应在开始治疗前完成。当为中枢性肾上腺功能障碍时，开始糖皮质激素替代治疗。常规监测清晨 ACTH 和皮质醇水平（每个月 1 次，持续 6 个月；然后每 3 个月 1 次，持续 6 个月；之后每 6 个月 1 次，持续 1 年）。甲状腺功能异常按甲状腺功能亢进或

减退给予护理措施。严密观察是否出现肾上腺危象、严重头痛、视野改变等严重或危及生命的症状。大剂量长期类固醇治疗时应注意观察感染征象，正确使用抗感染药物。早期请内分泌科会诊或转诊。

（3）1型糖尿病（高血糖）。暂停ICI治疗至毒性缓解至1级及以下；及早评估酮症酸中毒（呼吸烂苹果味）的发生，合并酮症酸中毒时应暂停ICI；早期请内分泌科会诊或转诊；常规监测血糖和糖化血红蛋白水平；按相应标准指南给予胰岛素治疗；帮助调整饮食和生活方式。

4. 肺毒性或免疫性肺炎的护理

1）重点评估　包括生命体征和静息、活动的指尖血氧；异常症状或体征：咳嗽、咳痰、疲乏、呼吸困难、胸痛、口唇发绀等，评估是否存在及其严重程度；排除其他病因，进行鉴别诊断；意识状态；听诊肺部；胸部X线或CT检查报告，判断肺部是否受累；生活自理能力；患者的生活质量；患者和照顾者的自我照顾能力。

2）护理措施

（1）G_1级。继续ICI治疗，增加评估频次，不断与基线情况作比较；可进行痰液培养，排除病原学感染；增加血液学和影像学检查；指导患者和照顾者进行自我监测，出现新发症状或原有症状加重时立即联系医务人员。

（2）G_2级。暂停ICI治疗至毒性缓解至2级或以下，入院进行密切观察，增加评估频次，不断与基线情况作比较；增加肺功能检测或支气管镜检查以帮助判断病情；遵医嘱开始糖皮质激素治疗，观察症状和体征缓解情况；观察感染征象，正确使用抗感染药物。

（3）G_3或G_4级。永久停用ICI，持续心电监护，动态观察症状和体征；做好肺通气治疗的准备及护理；正确留取血（动脉血）、尿、痰等标本进行送检并追踪检验结果；遵医嘱使用大剂量糖皮质激素治疗，观察症状和体征缓解情况；做好床边照片或其他检查的准备；正确使用其他免疫抑制药物的使用，如英夫利昔单抗、吗啡麦考酚、免疫球蛋白；观察感染征象，正确使用抗感染药物。

5. 类风湿性或骨骼肌毒性

1）重点评估　包括潜在的免疫功能紊乱风险因素；全身皮肤；关节检查、肌力和关节功能评估；异常主诉：疼痛、肿胀、红斑、晨起活动不灵／晨僵，注重症状和体征的动态变化；血常规、血沉、C反应蛋白、抗核抗体、类风湿因子和传染病等检查结果；生活自理能力；患者生活质量；患者和照顾者自我照顾能力。

2）运动锻炼　在康复或运动科的指导下，鼓励患者保持运动锻炼，帮助机体保持功能状态、促进睡眠和减少疼痛；每周进行150min的低到中等强度的运动锻炼（每次30min，每周5次）；对于平时缺乏运动的患者，建议在专业人士的监督下进行运动或进行阻力锻炼；可选择慢跑、快走、瑜伽、太极、气功、普拉提或舞蹈课程等。

3）护理措施　2级以上毒性应暂停ICI至毒性降至1级及以下；及早请风湿科会诊或进行风湿科、内分泌科和神经内科转诊；疼痛患者及早给予镇痛药物，做好药物管理和患者教育；关节症状严重时，协助进行关节内糖皮质激素注射；合理安排休息与运动，识别跌倒和坠床风险；在使用免疫抑制剂或免疫调节剂前，建议检查传染病相关指标；使用大剂量糖皮质激素治疗时，观察症状和体征缓解情况；症状可在用药后持续2年以上，做好患者的健康教育和日常生活指导。

6. 肝毒性或免疫性肝炎的护理

1）重点评估　包括其他可能病因或诱因，做好鉴别诊断；皮肤、巩膜及大小便颜色，全身皮肤有无出血点、瘀斑等；监测生命体征，评估异常症状或体征：疲乏、瘙痒、恶心、呕吐、食欲下降等，包括是否存在以及严重程度；动态评估血常规和肝酶检查，与基线对比评估CT检查报告；腹部体查；评估感染迹象；生活自理能力；患者生活质量；患者和照顾者自我照顾能力。

2）护理措施　做好患者及照顾者教育，严重毒性将永久停用ICI，2级以上的毒性应暂停ICI至毒性降至1级及以下；合理安排饮食、休息与运动，评估跌倒风险；做好皮肤护理、防碰撞，剪短指（趾）甲，瘙痒时无抓挠皮肤；避免其他有肝损伤可能药物的使用；评估大剂量糖皮质激素的用药效果，必要时遵医嘱使用其他免疫抑制药物，但不推荐使用英夫利西单抗；增加肝功能监测频率，必要时请肝病专科会诊或转诊。

7. 罕见免疫检查点抑制剂治疗相关毒性

1）神经毒性及其护理 神经毒性临床表现常为非特异性症状，如头痛、乏力、精神状态的改变等，早期识别和鉴别诊断非常重要。在基线全面检查的基础上，密切关注患者的任何异常变化，如重症肌无力常以乏力、眼睑下垂、呼吸无力为早期症状，协助医生进行全面神经检查和鉴别诊断检查，及早请神经内科会诊或转诊；做好症状护理，关注到患者自理能力和安全，满足日常生活需求。

2）血液毒性 早期患者可能没有症状，由于肿瘤及其并发症、其他抗肿瘤治疗均可导致血液系统的变化，应及早请血液专科会诊或进行转诊，动态评估患者的血液学检查结果，做好风险因素的识别和鉴别诊断；根据患者血液毒性类型，做好相应的出血、感染、贫血的观察和护理，必要时给予血液及血液制品的输注。

3）肾毒性 肾毒性通常没有症状，主要依靠血肌酐水平进行诊断，应密切关注患者泌尿系统的症状和体征，观察患者有无少尿、血尿、外周性水肿和厌食症，排除因感染、尿路梗阻或血容量不足等引起的肾功能不全；动态关注患者的血清电解质、血尿素氮、血肌酐和尿蛋白水平，出现异常时增加监测频率，及早请肾内科会诊或转诊。

4）心脏毒性 心脏毒性致死率高，应在临床上保持高度警惕。在基线心血管疾病风险评估基础上，控制心血管相关基础疾病，主动帮助规避可引起心血管毒性发生的因素，包括吸烟、高脂、高盐、高钠饮食，缺乏运动等；密切关注患者是否有特异性或非特异性的症状，及早进行预警和请心血管专科会诊，做好化验检查的配合和结果的追踪，当发生心脏毒性时应做好对症护理和用药护理，增加患者的舒适度。

5）眼毒性 治疗前应基线做好眼科检查，治疗过程中，警惕出现视力模糊、飞蚊症、闪光感、色觉改变、眼睛发红、畏光或光敏感、视物扭曲、视野改变、暗点或盲点、眼球柔软、眼球运动时疼痛、眼睑肿胀、眼球突出或复视。出现症状时，应及早请眼科会诊或转诊，酌情使用人造泪液进行眼睛润滑。应注意勿在完善眼科检查之前启用糖皮质激素的治疗，以免影响诊断的准确性并影响严重程度分级。应做好患者的安全及日常生活的护理。

8. 输液反应

ICI 治疗的输液反应可表现为发热、僵硬、瘙痒、低血压、呼吸困难、胸部不适、皮疹、荨麻疹、血管性水肿、喘息、心动过速，以及需紧急处理的过敏性反应。除个别 ICI 说明书要求使用药物预防输液反应外，ICI 在临床使用往往不使用预处理药物。在用药过程中，推荐给予心电监护和血氧饱和度监测，按说明书要求速度输注药液，密切观察、主动询问不适症状。对轻微或中度输液反应可通过减慢输液速度或暂停输液、给予对症处理药物后继续用药；当发生 3~4 级输液反应以及再次用药后发生输液反应时，应考虑永久停用药物。

9. 糖皮质激素的使用

糖皮质激素对于 irAE 管理至关重要，但长期使用会带来风险，在临床用药中应做好相应护理：①严格根据毒性管理原则启用外用、口服或静脉使用糖皮质激素，并核对药物剂量。②口服时应尽量选择在上午，并与食物同服；勿擅自减量或停药。③长期使用时应同时使用质子泵抑制剂或 H2 受体阻滞剂预防胃肠道反应。④长期使用时应评估骨质疏松症风险，可口服补充维生素 D 和钙片。⑤常规评估感染征象，必要时使用抗生素预防感染。⑥大剂量使用糖皮质激素使症状缓解至 1 级或以下后应在 4~6 周内逐步减量，以防止毒性复发。⑦避免使用糖皮质激素预防输液反应。⑧注意评估患者情绪、食欲、睡眠和水钠潴留情况，必要时进行对症处理。

10. 患者和照顾者的健康教育

应在每次用药以及用药后随访时，再次进行以下方面的补充和强调：①强调 irAE 可能在任何时间在任何组织和器官发生。②强调早期识别 irAE 的重要性，应及时汇报与基线不同或新发的症状和体征或其他异常。③早期识别和管理 irAE 有利于避免严重不良反应发生，对疾病治疗有利。④强调应主动汇报非瘤治疗团队提供的治疗方式和其他用药。⑤根据用药进程以及患者的接受程度，参考不良反应的发生时间段，对患者和教育者应关注毒性的症状和体征及其他异常情况进行提醒和再次告知，提高自我监测能力。⑥根据患者发生的毒性类型，做好提升自我管理能力的指导，包括皮肤护理、饮食调整、运动锻炼等内容。⑦强调 irAE 可发生在治疗后，在用药过程中和治疗后应注重安全教育，避免安全性不良事件的发生而造成严重后果。

（三）嵌合抗原受体 -T 细胞疗法相关毒性的护理

嵌合抗原受体（CAR）-T 细胞疗法最常见的毒性为细胞因子释放综合征（cytokine release syndrome, CRS）和 CAR-T 相关性脑病综合征（CAR-T-cell-related neurotoxicity）。CRS 常发生在细胞输注后的第 2~3d，可持续 7~8d；CAR-T 相关性脑病综合征常发生在输注后的第 4~10 天，可持续 14~17d。因此，接受 CAR-T 细胞疗法的患者常规需进行 2 周的住院观察。CRS 和 CAR-T 相关性脑病综合征的严重程度分级采用美国血液骨髓移植协会（American Society for Blood and Marrow Transplantation, ASBMT）2018 年制定的成人免疫效应细胞相关 CRS 和神经毒性分级共识标准。

1. 密切评估

在回输开始时即进行密切观察评估，与基线情况做动态比较。对 CRS 和 CAR-T 相关性脑病综合征的特定评估应每天至少 2 次，病情变化时应随时评估，且在相应易发生的时间段内增加评估频次。患者一旦出现神经系统受损的表现，应至少每 8h 评估 1 次，包括对认知水平和运动能力的评估。

2. 化验检查

动态监测血细胞水平、血电解质（包括血镁和血磷）和出凝血时间。基线应检查 C 反应蛋白和铁蛋白水平，在回输开始后应每周至少 3 次、持续至少 2 周的监测。对怀疑神经功能受损的患者尽早进行脑部影像学检查。当怀疑具有心脏、肝脏和肾脏功能受损时，应及早帮助进行相应器官的影像学或功能检查，相应的检查应每 2~3d 评估 1 次。

3. 发热护理

严格遵守输液管路护理流程；评估感染征象，鉴别发热是否由 CRS 引起。回输开始后应严密监测出入量和生命体征；调整饮食、增加液体摄入；合理安排室内温湿度、休息与运动，促进舒适；发热时应及时更换衣物、避免局部皮肤受压，过程中注意保暖；采用物理降温时注意观察局部皮肤；正确给予解热药和做好血标本的采集；高热时观察全身皮肤有无出血征象。

4. 氧疗护理

评估呼吸困难和缺氧症状，动态监测指尖血氧饱和度和血气分析情况，根据血氧饱和度水平调整吸氧流量或氧浓度；有条件时及早进行有创血液学监测，合理选择吸氧方式，保证氧合；做好用氧教育，保持环境安全，同时注意医疗器械性压力性损伤的可能，保护局部皮肤。

5. 癫痫护理

遵医嘱在 CAR-T 细胞回输当天给予抗癫痫药物预防癫痫发生。评估环境和患者安全，癫痫发作时做好脑部、肢体保护，同时防止舌咬伤、预防外伤，及早排除导致系统性炎症的其他病因或诱因，如感染和肿瘤进展。应持续保持患者各方面的安全，保持舒适和生活质量。

6. 用药护理

每 4h 测量 1 次血压变化，当发生 2 级及以上毒性时，持续进行心电监护。保持静脉通路通畅，根据血压值的变化，做好静脉大量补液护理；当采用大量静脉补液和抗 IL-6 抗体治疗（托珠单抗 8mg/kg 静注 1h 以上，每次不超过 800mg，每天使用不超过 3 次）后仍伴有低血压，应遵医嘱开始使用血管升压药，及早考虑转入 ICU，给予超声心动图和持续血流动力学监测。经验性使用广谱抗生素。发生白细胞计数下降时，可考虑使用 G-CSF。全面评估和管理因 CRS 导致的器官功能损害，实施相应对症处理。

（覃惠英　刘　玉）

第 5 节　肿瘤微创治疗患者的护理

肿瘤微创治疗是肿瘤治疗的新模式，是一种集先进医学影像学技术以及药物、生物和基因等高新技术为一体的现代肿瘤治疗方法。它借助于数字减影血管造影（DSA）、CT、B超、MRI或内镜等影像设备引导，用穿刺针对肿瘤进行穿刺或腔镜下导视，然后采用放射、物理或化学方法，直接治疗实体肿瘤或切除肿瘤。按照介入诊疗的方式，肿瘤微创治疗可分为血管性和非血管性介入治疗，具有创伤小、局部疗效确切、定位准确、选择性好等优势，是对传统治疗的有效补充，对早期肿瘤可起到根治性作用，晚期可达到减瘤、提高生存质量等姑息性作用。近年来，肿瘤微创治疗日益趋向精准定位、精准治疗，各种微创治疗手段相互序贯整合应用，是肿瘤整合治疗手段中的重要组成部分。

随着肿瘤微创介入诊疗范围的扩大和发展，治疗肿瘤相关的介入新技术层出不穷，肿瘤介入护理也越来越显示出重要性。

一、肿瘤血管性介入治疗的护理

肿瘤血管性介入治疗，是指经动脉选择性或超选择性血管造影，以明确诊断，确定肿瘤部位、血供特点并给予灌注化疗或栓塞治疗，常用于头颈部、胸腹部及盆腔肿瘤。肝癌合并门静脉高压，也常使用经颈静脉肝内门体分流术（TIPS）进行治疗。本文重点介绍临床应用较广泛的肿瘤动脉栓塞治疗、动脉灌注化疗的围手术期护理。

（一）术前护理

1. 常规护理

1）术前评估，采集病史　了解患者术前一般情况、既往健康状况，包括过敏史、既往史、营养状况、精神状况、睡眠及活动状况等。完善术前各项检查,追踪患者心电图、血常规、肝肾功能、凝血功能及影像学检查结果等；测量生命体征。

2）饮食、术前训练指导　嘱患者保证良好休息，戒烟酒，加强营养，以高蛋白、高热量、高维生素饮食为主，如鸡、鱼、肉、蛋汤、新鲜蔬菜水果等。术前训练患者深呼吸、憋气，以配合术中造影时的需要。告知患者介入术后须卧床休息12h，为预防术后尿潴留发生，术前练习床上使用尿壶或便盆排尿、排便；对于合并有前列腺肥大的患者及行盆腔肿瘤介入治疗的患者可予术前留置尿管。

3）对症护理　了解患者的疾病史及用药史，高血压患者术前监测血压，控制血压平稳；糖尿病患者术前监测血糖，预防高血糖及低血糖的发生。

2. 术前患者准备

做好患者皮肤准备，经股动脉插管的备皮范围：脐部以下至大腿上1/3，两侧至腋中线，包括会阴部，术前一天沐浴、更衣。做好术前核对：手术当天，家属陪同，督促患者换好病号服，检查是否佩戴手腕带，核对患者信息包括姓名、住院号等，检查术野皮肤，嘱患者排空膀胱，取下假牙、首饰等交家属保管。术前常规建立静脉通道，带病历、影像学检查报告及术中用药至DSA手术室。如发现患者发热（体温38℃以上）、感冒、备皮部位有感染或女性患者来月经等情况，应及时报告主管医生，考虑是否暂停手术。

3. 心理护理

管床护士及时对患者进行全面心理评估，了解患者及家属的心理状态、求医经历、经济状况等；应耐心解释手术的基本原理、必要性及并发症的预防、术前术后的注意事项，并发放健康教育单，取得患者及家属的配合，使患者以最佳状态接受手术治疗；行动脉置管灌注化疗术的患者，为减轻其置管化疗期间穿刺点出血、管道移位或脱出等顾虑，应主动告知管道留置时间，解释其必要性及持续灌注化疗期间饮食和活动等相关注意事项，加强患者及家属对管道的重视，提高自我护理的意识。

（二）术中配合及护理

（1）提前30min准备所需仪器、监护设备，按医嘱准备好术中所需物品和药物（造影剂、麻药、肝素、生理盐水等），核对病房携带的术中用药。

（2）接患者进介入室前、后，核对患者基本信息，与手术医生共同确认手术部位。询问病史，重点关注有无高血压、糖尿病、心脏病，有无过敏史等。患者取安全、舒适平卧位。调节室内适宜温、湿度，做好保暖措施。

（3）连接心电监护仪，动态监测生命体征，必要时开通静脉通道及吸氧，指导患者配合手术医生，叮嘱其保持手术体位。手术过程中严密观察患者生命体征的变化，做好记录，观察有无发热、出血、疼痛、过敏性休克等不良反应及并发症的发生，备好常规急救药物，如肾上腺素、阿托品、硝酸甘油、美托洛尔等，及时给予对症处理。

（4）在手术治疗过程中，应经常用亲切柔和的话语关心、安慰、鼓励患者，以稳定其情绪，心理护理贯穿始终。手术结束后，观察患者生命体征无异常，清点手术台上器械及敷料等物品，确认无误后即可拆除心电监护仪，送患者回病房。

（三）术后护理

1. 常规护理

1）**一般护理** 与手术医生做好交接班，详细了解患者术中的情况；术后患者取平卧位，卧床休息12h，并按医嘱予护胃止吐药物等补液对症治疗。

2）**病情观察** 密切观察患者生命体征、神志变化，予床边心电监护及血氧饱和度监测，每30~60min测量1次，连续监测3h。

3）**穿刺点观察及护理** 观察穿刺点是否出现渗血、渗液、血肿，术后予弹力绷带加压包扎24h、1.5kg沙袋加压6h，术侧下肢制动12h，鼓励患者卧床期间行踝泵运动，24h内密切观察术侧肢体血运及足背动脉搏动情况；保持穿刺点清洁干燥，防止感染，如出现渗血应立即通知医生并予重新加压包扎。

4）**饮食护理** 术后2h无恶心、呕吐等症状，可进少量清淡流食，逐步过渡至正常饮食，以高蛋白、高热量、高维生素、易消化饮食为主，多食蔬菜水果，忌油腻、过冷、过硬及辛辣、刺激性食物；鼓励患者多饮水，促进造影剂及化疗药物排泄，减少对肾脏的损害。

5）**动脉置管灌注化疗护理** 注入药物前检查导管是否通畅；携带便携式化疗泵（如百特泵、爱朋泵等）持续药物灌注患者应妥善固定导管，尽量卧床休息、保持术侧下肢伸直，避免管道堵塞、折断或脱出，以保证化疗药物的顺利滴注；每班查看穿刺点、管道固定、药物输注情况。若患者行奥沙利铂动脉灌注化疗，应注意保暖，减少寒冷刺激，如进食生冷食物、接触冰凉物品等；指导患者自我观察，如出现手足麻木、感觉障碍等症状应及时告知主管医生，必要时予营养神经等对症处理。

2. 不良反应的观察与护理

1）**疼痛** 与介入治疗后组织缺血、水肿及坏死有关，主要表现为胀痛，程度受肿瘤大小、位置、用药及患者的耐受程度等因素影响，一般持续3~5d。

·观察与护理。做好术后健康宣教，向患者讲解治疗的原则，术后可能会出现的不良反应等，缓解或消除患者不良心理情绪。全面、动态、持续评估疼痛的部位、性质、程度、持续时间，遵医嘱正确使用镇痛药物，注意观察药物不良反应，指导患者正确调整呼吸、全身放松、转移注意力。

2）**发热** 是机体对坏死肿瘤组织重吸收所致，表现为不同程度的体温升高，多数在37.5~38.5℃，可持续3~5d。

·观察与护理。①向患者解释术后发热的原因，严密监测体温变化，多为低热反应，一般不需要特殊处理，嘱患者多饮水。②若体温超过38.5℃，遵嘱予药物治疗，并指导患者进行物理降温，如温水擦浴、冰袋降温等。③给予富含维生素、碳水化合物的食物，出汗较多或无法进食者可增加静脉补液、保持体液平衡，并及时更换衣物、床单，保持皮肤干燥舒适。④如术后7~10d体温再次出现升高趋势、血常规升高，应密切观察有无继发感染征象。

3）**胃肠道反应** 包括恶心呕吐、便秘、腹泻，与化疗药物的毒副作用、术后镇痛药的使用等有关。

·观察与护理。①术后常规使用护胃止吐药物，指导患者呕吐时头偏向一侧，避免呕吐物堵塞呼吸道，引起误吸、呛咳、窒息等症状。观察记录呕吐物的颜色、性状及量。对呕吐频繁或严重者，注意保持水电解质平衡，做好术后饮食指导。②指导患者多饮水、多食新鲜蔬菜水果，如 3 天未解大便，遵医嘱予通便药物，必要时给予灌肠。监测患者排便、排气、腹胀情况，预防术后肠梗阻的发生。③若发生腹泻，观察大便次数、性状及量的变化，注意水电解质平衡，必要时遵嘱使用止泻药物。

3. 并发症的观察与护理

1）**出 血** 表现为穿刺点局部血肿及出血，少见肝肿瘤栓塞灌注术后破裂出血、支气管灌注后大咯血。前者常为术中穿刺器械过粗、术后压迫止血不够、患者凝血机制障碍等引起；后者可因为栓塞剂或化疗药物直接破坏肿瘤组织而导致其坏死脱落，血管床暴露所致，多发生于术后 48h 内。

·观察与护理。①嘱患者绝对卧床休息，避免剧烈运动，术后 24h 内密切观察生命体征变化，观察患者的眼睑、皮肤、巩膜、口唇及指甲颜色等情况。②检查穿刺点伤口有无血肿、渗血，当穿刺部位出现皮下肿胀、胀痛或瘀斑，给予热敷、红外线治疗、喜疗妥外涂等，当穿刺点伤口渗血时应重新加压包扎。③询问患者有无呕血、黑便、腹胀，如短时间内患者腹围增大、移动性浊音范围改变、肠鸣音增强或减弱时应警惕肿瘤破裂、上消化道出血的发生。④当患者出现面色苍白、大汗淋漓、脉搏细速、血压进行性下降等休克症状时，立即配合医生给予抢救措施，出血严重者必要时配合医生做好介入栓塞或手术止血准备。

2）**肢体血运障碍** 血管性介入治疗经股动脉等入路，容易对穿刺部位的血管造成损害，常见血栓、血管痉挛、动静脉瘘等。

·观察与护理。术后 24h 内密切观察术侧肢体血运、足背搏动情况及 5P 征（即疼痛、麻木、运动障碍、无脉、苍白，是动脉栓塞的典型症状），

若发生皮肤颜色苍白、温度下降、麻木感、足背动脉搏动消失，提示包扎过紧至血运不良或警惕有动脉血栓形成，应立即通知医生给予处理。

3）**肝脏损伤** 多是由于化疗药物或栓塞剂作用于肝脏导致肝脏细胞变性坏死而引起，多表现为一过性急性肝损伤，一般术后 24~48h 后出现谷丙转氨酶和谷草转氨酶的轻度升高，经过处理后可恢复正常，偶尔也会出现重度肝损伤，甚至肝衰竭。

·观察与护理。围手术期全程监测肝功能，如患者出现黄染、腹水等肝功能异常表现，按医嘱予加强护肝、利尿、退黄、补充白蛋白等治疗，使用利尿剂者，准确记录 24h 出入量，监测有无电解质紊乱发生。若患者表现为精神萎靡或反应迟钝、黄疸加重、尿量减少、肝肾功能指标明显升高等，应警惕是否出现急性肝衰竭、肝肾综合征等，嘱患者卧床休息，配合医生积极治疗。

4）**肾脏损伤** 术中造影剂、肾毒性化疗药物及大量肿瘤坏死组织经肾脏排出，均可引起急性肾损伤甚至肾衰竭的发生，表现为血肌酐升高、轻度蛋白尿等，严重者甚至无尿。

·观察与护理。术后监测肾功能、尿常规，严密观察排尿的时间、颜色、性状及量，记录 24h 出入量。遵医嘱增加补液量，碱化尿液并适当使用利尿剂，加速药物从肾脏排出，减轻毒性反应。鼓励患者多饮水，保证每天入量 3000mL 以上，尿量 2000mL 以上。

5）**尿潴留** 与患者术后平卧时间长、日常生活习惯改变有关。

·观察与护理。术后 3~4h 检查膀胱充盈度，及时鼓励患者排尿。排尿困难时可给予按摩膀胱及热敷，听流水声，给予心理护理，减轻患者的思想负担，必要时按医嘱给予留置尿管。

6）**脊髓损伤** 是支气管动脉化疗栓塞最严重的并发症，表现为背痛、肢体麻木无力、感觉障碍、尿潴留、偏瘫甚至截瘫。经治疗后症状大多数能在数天至数月内逐渐消失，少数成为不可逆损伤。

·观察与护理。密切观察患者的双下肢感觉、运动功能、肌力变化及有无尿潴留，一旦出现脊髓损伤症状，应立即通知主管医生，积极配合医生予脱水、激素、扩张血管、营养神经等药物治疗；

予加强患者肢体锻炼，促进肢体功能康复。

7）顽固性呃逆　化疗药物刺激膈神经，患者对于疾病过度担心、精神紧张、抑郁，术后饮食欠佳、胃肠功能紊乱，手术刺激膈神经或迷走神经等均可导致顽固性呃逆的发生。

·观察与护理。认真寻找病因并予以治疗，按医嘱予药物治疗如口服巴氯芬，或中医治疗针刺中脘、足三里、膈俞、内关等穴位。及时行心理疏导，嘱患者发生呃逆时可自行连续吞服温开水等缓解症状。

8）肝性脑病　是 TIPS 最常见的并发症，又称肝昏迷，是严重肝病引起的、以代谢紊乱为基础的中枢神经系统功能失调综合征，患者表现为行为异常、神志淡漠、嗜睡、谵妄等症状。

·观察与护理。①术后严密观察患者有无意识、精神异常表现，如兴奋易激动、幻听、幻想、手足扑翼样震颤及步态不稳、烦躁不安等，严重者可致昏迷。②配合医生积极治疗，及时使用抗肝性脑病、护肝药物，慎重使用镇静剂，记录24h 出入量，定期监测肝功能、电解质、血氨变化。③急性期嘱患者绝对卧床休息，向患者及其家属讲解肝性脑病的知识，关心、安慰患者，缓解其紧张焦虑的情绪并鼓励患者配合治疗。④保持大便通畅，口服乳果糖，必要时可用生理盐水或弱酸性液体灌肠，忌用肥皂水。⑤予进食高热量、低脂、易消化的食物，保证 1.2~1.5g/（kg·d）的蛋白质摄入，推荐植物蛋白、乳制品蛋白，忌坚硬、油炸、辛辣刺激等食物。

4. 健康指导

（1）注意休息，加强营养。戒烟酒；避免劳累，保持情绪稳定、心情舒畅，在病情和体力允许的情况下适量活动；指导营养丰富、新鲜多样饮食，如瘦肉、鱼肉、牛奶、新鲜蔬菜水果等，以清淡、易消化为主。

（2）用药指导。出院后仍需服药者，要遵照医嘱定时、定量服用，用药期间如出现不良反应，应立即停药，与医生取得联系，不可擅自服药，以免加重病情。

（3）不适随诊。出院后如出现不明原因的疼痛、畏寒、发热、气促、呼吸困难等症状及时就诊。

（4）定期复查。定期随访肝功能、肾功能、血常规、影像学检查等，按时行下一疗程治疗以巩固疗效或遵嘱复查。

二、肿瘤非血管性介入治疗的护理

肿瘤非血管性介入治疗可进一步分为实质内介入和腔道内介入，包括消融治疗（物理消融如射频消融、氩氦刀冷冻消融、微波消融、高强度聚焦超声、不可逆电穿孔、激光等；化学消融的主要制剂有无水乙醇、乙酸、细胞毒性化疗药物等），放射性粒子组织间植入治疗，腔道扩张成形，以及内支架置入术等，本文重点介绍临床应用较广泛的肿瘤射频、微波、冷冻消融治疗的围手术期护理。

（一）术前护理

1. 常规护理

（1）术前评估，采集病史。详细询问过敏史，了解患者疾病发展史及治疗史，如有无胆肠吻合史、消化道出血史，是否近期内行放疗、化疗、抗凝药物治疗、抗排斥药物治疗、靶向药物治疗等，肝肿瘤患者有无门脉高压、食管胃底静脉曲张、低蛋白血症等；测量患者生命体征，协助患者完成术前常规检查并跟踪报告，包括心电图、血常规、生化常规、止血凝血功能、肿瘤标志物测定及影像学检查等。

（2）饮食、术前训练指导。嘱患者保证良好休息，戒烟酒，加强营养，以高蛋白、高热量、高维生素饮食为主，如鸡、鱼、肉、蛋汤、新鲜蔬菜水果等。术前训练患者深呼吸、憋气、咳嗽动作，要求做到深吸气后屏气 15~30s，保持每次吸气的幅度基本一致，从而保证手术时医生能够准确地操作，将呼吸运动对于病灶位置的影响降到最低；术前练习床上排便、排尿，防止术后尿潴留。

（3）对症处理。术前停用活血化瘀、抗血小板凝聚药物，定期监测患者凝血功能；高血压患者术前监测血压，控制血压平稳；糖尿病患者术前监测血糖，预防高血糖及低血糖的发生。

（4）肠道准备。按麻醉方式对患者进行饮食指导，行局部麻醉者术前禁食禁饮 2h，行局部麻醉联合静脉麻醉者术前禁食禁饮 12h；盆腔肿瘤、病灶靠近胃肠道、有胆道手术史等患者，按医嘱常规给予清洁肠道如冲服复方聚乙二醇电解质散，必要时给予灌肠，注意观察排便情况及药物不良反应。

2. 术前患者常规准备

手术当天，家属陪同，督促患者换好病号服，检查是否佩戴手腕带，核对患者信息包括姓名、住院号等，检查术野皮肤，嘱患者排空膀胱，取下假牙、首饰等交家属保管。术前常规建立静脉通道，带病历及影像学检查报告至介入手术室。如发现发热（体温 38℃以上）、感冒、备皮部位有感染或女性来月经等情况，应立即报告主管医生，考虑是否暂停手术。

3. 心理护理

管床护士及时对患者进行全面心理评估，做好入院宣教，应耐心解释手术的基本原理、必要性及并发症的预防、术前术后的注意事项，并发放健康教育单，取得患者及家属的配合，使患者以最佳状态接受手术治疗。行肿瘤放射性粒子植入术者，因粒子具有辐射特殊性，大多数患者及家属对手术不了解，害怕辐射而感到紧张、恐惧，应详细解释粒子辐射特点，做好术后辐射防护相关宣教，消除其疑虑，解除其紧张情绪，以便更好地配合手术，增强术后防护意识。

（二）术中配合及护理

（1）提前 30min 准备所需仪器、监护设备，按医嘱准备好术中所需物品和药物（造影剂、麻药、生理盐水等）。

（2）接患者进介入室前、后，核对患者基本信息，与手术医生共同确认手术部位，在体表用金属标记线做好标志；询问病史，重点关注有无高血压、糖尿病、心脏病，有无过敏史等；调节室内适宜温、湿度，做好保暖措施。

（3）连接心电监护仪，动态监测生命体征，开通静脉通道，予持续中流量吸氧，指导患者配合手术医生，根据手术部位、进针计划取合适、舒适、安全体位，充分暴露手术区域。手术过程中严密观察患者生命体征的变化，做好记录，观察有无发热、出血、疼痛、过敏性休克、术野皮肤灼伤或冻伤等不良反应及并发症的发生，备好常规急救药物，如肾上腺素、阿托品、硝酸甘油、美托洛尔等，及时给予对症处理。

（4）在手术治疗过程中，应经常用亲切柔和的话语关心、安慰、鼓励患者，以稳定其情绪，心理护理贯穿始终；手术结束后，观察患者的生命体征无异常，清点手术台上器械及敷料等物品，确认无误后即可拆除心电监护仪，送患者回病房。

（三）术后护理

1. 常规护理

（1）一般护理。与手术医生床边交接班，详细了解患者术中情况，按医嘱予对症补液治疗；常规给予持续低流量吸氧 3~6h，可改善呼吸功能，预防低氧血症的发生，促进机体恢复；术后卧床休息 6~12h，指导患者正确床上活动，如鼓励卧床期间行踝泵运动等。

（2）病情观察。密切观察患者生命体征、神志变化，予床边心电监护及血氧饱和度监测，每 30~60min 测量 1 次，连续监测 3h。

（3）伤口护理。观察伤口是否出现渗血、肿胀、皮下血肿等。伤口渗血者予及时更换敷料，皮下血肿者可予绷带加压包扎；注意保持皮肤的清洁，预防感染。关注射频、微波消融患者穿刺点有无灼伤，冷冻消融患者穿刺点及周围皮肤有无肿胀、冻伤、水泡等，予对症处理。

（4）饮食护理。术后 2~6h 密切观察患者有无胃肠道反应，如无恶心、呕吐等症状，可进流食，逐步过渡至正常饮食，以清淡、易消化、高热量、高蛋白饮食为主；鼓励患者多饮水，促进术中造影剂的排泄，减少对肾脏的损害。

2. 不良反应的观察及护理

（1）疼痛。与治疗区域组织局部创伤、穿刺刺激器官壁层及肿瘤坏死有关，一般持续 3~5d。

·观察与护理。①做好术后健康宣教，向患者讲解治疗的原则，术后可能会出现的不良反应等，缓解或消除患者不良心理情绪。②全面、动态、持续评估疼痛的部位、性质、程度、持续时间，遵医嘱正确使用镇痛药物，注意观察药物不良反应，指导患者正确调整呼吸、全身放松、转移注意力。③患者腹部出现突发性剧烈疼痛时应警惕肝破裂出血、消化道穿孔等并发症的发生。

（2）发热。与手术治疗后肿瘤细胞崩解坏死释放致热源有关，是机体对坏死的肿瘤组织重吸收所致，一般持续一周，体温波动在37.5~38.5℃。

·观察与护理。解释术后发热的原因，严密监测患者体温变化。大多数患者会出现不同程度的发热，多为低热反应，嘱患者多饮水。若体温超过38.5℃，可按医嘱给予药物治疗，并指导患者进行物理降温，如温水擦浴、冰袋降温等，鼓励患者进食高热量、高蛋白、易消化饮食。如术后7~10d体温再次出现升高趋势、血象升高，应密切观察有无继发感染征象。

（3）胃肠道反应。常见恶心呕吐、便秘，与消融刺激胃部，术中麻醉药、术后镇痛药的使用有关。

·观察与护理。①术后常规使用护胃药物，解释恶心呕吐原因，指导患者呕吐时头偏向一侧，呕吐频繁者，必要时给予止呕药物治疗。鼓励患者多饮水、多食新鲜蔬菜水果。②监测患者排便、排气、腹胀情况，预防术后肠梗阻的发生，如3d未解大便者，可按医嘱正确使用通便药物，必要时给予灌肠。

3. 并发症的观察与护理

1）出血　出血是一种严重的并发症，在射频或微波消融治疗中主要原因有穿刺时误伤大血管，消融治疗使部分血管管壁损伤，术前凝血功能差，术后肿瘤破裂出血，术后消融针道渗血等，多发生在术后48h内；而在冷冻消融治疗中，血供丰富的肿瘤，进针时穿刺针可直接损伤较大血管引起出血，另外，冷冻消融治疗可使细胞破裂、细胞膜溶解，促使细胞内和处于遮蔽状态的抗原释放，激活相关细胞因子、免疫细胞释放，解除肿瘤对机体的免疫抑制状态，血小板抗体激活，导致血小板减少，进一步影响凝血功能。

·观察与护理。①嘱患者绝对卧床休息，避免剧烈运动，术后24h内密切观察生命体征变化，观察患者的眼睑、皮肤、巩膜、口唇及指甲颜色等变化。②当患者术后出现浓茶样小便、血尿甚至无尿，活动后头晕、四肢无力甚至跌倒，突发

剧烈疼痛时应警惕出血的可能性，如患者出现面色苍白、大汗淋漓、脉搏细速、血压进行性下降等休克表现，应立即通知医生，予抢救措施。③行肺肿瘤消融治疗的患者，应观察术后是否出现咳血丝痰、咯血，对咯血患者要密切观察生命体征，观察和记录咯血的颜色、性状与量，保持呼吸道通畅，解释说明咯血的可能原因，及时安抚患者情绪，按医嘱给予止血药物。④行肾肿瘤消融治疗的患者，密切观察有无血尿，记录尿液的量、颜色、性状。⑤监测冷冻消融术后患者的血象变化，特别是血小板计数的变化，若有异常及时报告医生处理。⑥出血严重者必要时配合医生做好介入栓塞或外科手术止血准备。

2）感染　术中反复多次穿刺造成逆行感染；较大病灶完全消融后形成大量的液化坏死物质，机体不能在短时间内完全吸收，为细菌生长繁殖提供了有利条件，易形成病灶脓肿。发生的高危因素有患者合并糖尿病、胆道结石、胆管扩张、胆道支架，胆道引流者，既往行胆肠吻合术者，以及肿瘤较大、年老体弱者。表现为反复寒战、高热，体温上升至38.5℃以上。

·观察与护理。①术后密切观察患者体温的变化，鉴别发热是术后反应还是感染，当患者出现反复寒战、高热时，应注意有无感染征象，监测生命体征、观察患者神志变化，预防感染性休克的发生，定时监测、追踪各项感染指标的变化。②对于脓肿患者，配合医生积极给予抗炎、脓液引流，做好管道护理，护理中保持引流管通畅是治疗的关键，记录好引流液量、颜色、性状，定期行脓液标本培养，对于管道长时间留置患者，做好心理护理及管道自我管理宣教。③鼓励患者多饮水，进高热量、高蛋白、易消化饮食，必要时予营养支持。

3）胆道并发症　胆道并发症常见于肝胆胰肿瘤消融治疗，主要由于术中胆管损伤致胆道系统相应改变所造成，包括胆管狭窄、胆道感染、胆道出血、胆囊炎、胆汁瘤、胆瘘及胆汁性腹膜炎等。

·观察与护理。①术后密切观察患者腹部体征变化，注意有无腹痛、腹胀、腹肌紧张等表现，必要时行B超或CT检查以明确诊断。②严密观察生命体征变化，注意皮肤、巩膜及大便颜色的

变化，定期监测血淀粉酶和肝功能。③发生胆道梗阻者，予留置胆道引流管，做好引流管的护理，严格执行无菌操作，加强营养支持和皮肤护理。④按医嘱合理应用抗生素，防止感染的发生。

4）**胸部并发症**　常见气胸、胸腔积液、液气胸、膈肌损伤、肺栓塞等，与术中针道经过肺组织、消融刺激胸膜腔等有关。

·观察与护理。①术后密切观察患者生命体征及神志的变化，关注患者呼吸频率、幅度的改变，是否出现皮下气肿、局部皮肤有无捻发音等，根据情况给予吸氧。②对于行胸腔闭式引流者，观察排气或引流液引流情况，追踪胸片复查结果，拔除管道后，鼓励患者早期进行肺功能锻炼。如果患者突然出现不明原因的呼吸困难、胸痛、咳嗽、且情绪焦虑不安时，应警惕肺栓塞的发生。

5）**胃肠道损伤**　胃肠道损伤是较严重的并发症之一，常见于对邻近胃肠道的肿瘤进行消融时，严重者可发生穿孔，如结肠、胃、十二指肠穿孔，穿孔多发生在消融术后 1 周左右。表现为急性腹膜炎症状。

·观察与护理。术后密切观察患者生命体征、神志及腹部情况，有无腹部压痛、反跳痛、腹胀、腹肌紧张等临床症状和体征，监测感染指标，必要时行 B 超或 CT 检查明确诊断。如确诊，立即予禁食禁水，胃肠道减压，保持引流通畅，避免消化液进一步漏入腹腔，并予胃肠外营养支持。行保守治疗时及时给予穿刺引流，避免造成内瘘或外瘘，必要时配合医生做好紧急剖腹探查术的术前准备。

6）**皮肤损伤**　单极射频消融系统需要回路电极板，若射频电极板粘贴处皮肤不干燥、粘贴不实、一侧回路电极板脱落等使局部电流负荷过大可引起粘贴皮肤的热损伤；射频电极或微波天线也可直接引起穿刺点皮肤的灼伤；冷冻消融患者，对靠近体表的肿瘤治疗过程中冷冻探针与腹部皮肤表面接触易造成皮肤冻伤。

·观察与护理。术后保持伤口创面清洁干燥，避免摩擦，密切观察局部皮肤颜色、温度、有无渗出及水泡形成。当出现水泡时，消毒后予无菌针头抽吸水泡液，保持皮肤完整性，创面及周围皮肤予磺胺嘧啶等药膏外涂，严重者可请伤口造

口专科小组给予对症处理。

7）**肝、肾损害**　肿瘤坏死组织液的吸收加重肝脏的负担，通常表现为转氨酶升高、白蛋白降低、胆红素升高；大量肿瘤坏死组织再经肾脏排出，亦可引起急性肾损伤甚至肾功能衰竭的发生，表现为血肌酐升高、轻度蛋白尿等，严重者甚至无尿。

·观察与护理。①术后定期监测肝、肾功能，观察患者是否出现黄染、腹水、下肢水肿，对于肝肿瘤消融术后患者，配合医生常规给予保肝、支持治疗。②严密观察尿液的量、颜色及性质，如尿液为浓茶色或红色，尿少或无尿，及时报告医生，按医嘱予增加补液量、碱化尿液、利尿等处理，鼓励患者多饮水，保持 24h 尿量为 2000mL 以上，减少对肾脏的损伤。

8）**粒子游走及脱落**　为粒子植入术后并发症，术后粒子可游走或脱落至全身各个部位，一般不会造成辐射损伤。偶见盆腔肿瘤患者术后粒子脱出体外。

·观察与护理。当发现粒子脱出体外时，启动粒子脱出应急预案。如果患者发生咳嗽、呼吸困难、咯血等症状，警惕粒子游走引起肺栓塞，需立即报告医生处理。

9）**高血压危象**　高血压危险是肾上腺肿瘤消融治疗不可忽视的并发症，可因各种刺激如手术创伤、患者精神紧张等引起肿瘤分泌大量儿茶酚胺，导致高血压危象等一系列病理生理变化。

·观察与护理。全程严密观察患者血压波动情况及临床症状，尤其是血压、心率/心律等的变化。如患者出现血压增高、心动过速（或心律失常）、剧烈头痛、面色苍白、大汗淋漓等现象时，警惕高血压危象的发生，配合医生及时、恰当地给予降压药物，做好药物不良反应的观察与护理，密切观察及时发现伴随并发症的出现如心绞痛、急性肾功能障碍、子痫、高血压脑病等。急性期患者绝对卧床休息，给予持续低流量吸氧，指导低盐、低脂、易消化、清淡饮食，做好日常生活护理、心理护理及健康宣教指导。

10）**冷休克**　冷冻消融术后出现的多器官功能衰竭、凝血机制障碍、弥散性血管内凝血等统称为"冷休克"，临床表现与内毒素休克相似但

无败血症表现。"冷休克"的机制未明，可能与大范围冷冻后炎症细胞因子激活及释放入血，而导致多器官损伤有关。

·观察与护理。应立即给予保暖，保持室温在 25℃左右，给予持续低流量吸氧，严密监测患者的生命体征，注意观察四肢皮肤和末梢循环情况，按医嘱及时补充血小板及对症治疗。

11）神经损伤　多发生在盆腔、下肢肿瘤的冷冻消融治疗患者，表现为肢体疼痛、麻木，肌力下降，运动障碍等。

·观察与护理。按医嘱予营养神经、改善循环、康复训练等对症支持治疗，做好心理护理，解释并发症出现的原因，告知患者经过对症处理后肢体运动多可恢复正常，指导肢体功能锻炼，预防跌倒发生。

4. 健康指导

（1）注意休息，加强营养。戒烟酒；避免劳累，保持情绪稳定、心情舒畅，在病情和体力允许的情况下适量活动；指导营养丰富、新鲜多样饮食，如瘦肉、鱼肉、牛奶、新鲜蔬菜水果等，以清淡、易消化为主。

（2）不适随诊。嘱患者出院后如出现原因不明的疼痛、畏寒、发热、气促、呼吸困难等症状时随时复诊。

（3）定期复查。解释定期复查的必要性，嘱患者按时复查。

（覃惠英　何晶晶）

第 6 节　肿瘤患者的营养管理

肿瘤患者的营养不良发生率高，常见原因有摄入不足、疾病对营养的吸收和代谢的影响、手术创伤的应激反应、消化道梗阻、腹泻以及治疗引起的恶心呕吐等副反应。常见临床表现为体重下降、肌肉减少、伤口愈合延迟、器官功能恢复延迟等。严重营养不良或营养风险还将导致患者并发症增加，对治疗的耐受性下降，生活质量下降，住院时间延长、费用增加，甚至生存期缩短等。因而，对于肿瘤患者的营养管理至关重要。护士作为营养支持小组的重要成员应具备营养相关专业知识和技能，能够准确及时地对患者进行营养风险评估，协助营养师全面准确收集患者营养相关的资料，负责患者营养支持措施的实施，准确评估患者营养状况的变化以及在营养支持中发生的不良反应，能够在整个疾病过程中对患者及其家属进行营养相关的宣教，以确保患者营养管理的精准有效。

一、基本概念

营养不良、恶病质、肌肉减少症、营养风险等是肿瘤营养学中的常用名词，既相互独立又相互联系。

（一）营养不良（malnutrition）

2006 年欧洲临床营养和代谢学会（the European Society for Clinical Nutrition and Metabolism, ESPEN）将营养不良定义为：由能量、蛋白质及其他营养素不足或过多（或不平衡）引起的，可以检测到的组织或身体组成（体型、体态及成分）变化、功能下降及不良临床结局的一种营养状态，包括营养不足和营养过剩。肿瘤患者的营养不良指的是营养不足。营养不良的类型包括蛋白质营养不良，蛋白质 – 能量营养不良和混合型营养不良。

1. 蛋白质营养不良

蛋白质营养不良是由于应激后分解代谢与营养摄取不足，内脏蛋白质消耗所致。主要表现为内脏蛋白含量与免疫功能降低，如人血白蛋白、转铁蛋白、前白蛋白降低；细胞免疫与淋巴细胞计数等免疫指标异常。常见于创伤、烧伤、感染等严重应激的危重患者。

2. 蛋白质 – 能量营养不良

蛋白质 – 能量营养不良多由于热量摄入不足，而导致肌肉组织与储存的脂肪逐渐消耗，但内脏蛋白可维持为正常。主要表现为体重、三头肌皮肤皱襞厚度与上臂中点肌围等人体测量值下降，肌肉重量减少，血浆蛋白下降。常见于慢性消耗的患者，如恶性肿瘤患者。

3. 混合型营养不良

混合型营养不良表现为内脏蛋白质合成下降，肌肉组织及皮下脂肪消耗，免疫应答能力与伤口愈合能力受损，感染性并发症与器官功能障碍的发生率增高，常见于慢性疾病及处于高代谢应激状态的患者。

（二）恶病质

恶病质（cachexia）以体重下降、虚弱和厌食为特征的临床 / 代谢综合征。包括身体各组织器官消耗与萎缩、代谢异常、生理功能减退等。是一种骨骼肌力量进行性下降的多因素综合征，伴随或不伴随脂肪量减少，不能被常规的营养支持完全逆转，最终导致进行性功能障碍。

（三）肌肉减少症

2010 年欧洲老人肌肉减少症工作组将肌肉减少症（sarcopenia）定义为：一种进行性、广泛性的骨骼肌质量及力量下降，以及由此导致的功能下降、生活质量下降和死亡等不良后果的综合征。根据骨骼肌质量、骨骼肌力量和体能分为肌肉减少症前期，肌肉减少症期和重症肌肉减少症期。其发生与衰老、炎症反应、氧化应激、激素紊乱、线粒体功能受损、骨骼肌细胞去神经支配、能量及营养素摄入不足等有关。

（四）营养风险

营养风险（nutrition risk）是指现存的或潜在的与营养因素相关的导致患者出现不利临床结局的风险。需要强调的是，营养风险并不是指营养不良的风险，而是出现不利临床结局的风险。这里的不利临床结局包括术后并发症、住院时间、住院费用、生活质量等。营养风险的概念包括两层含义：一是指有营养风险的患者更容易出现不利临床结局；二是指有营养风险的患者更容易从营养支持中获益。

二、营养风险筛查与评定

国内外指南均推荐，入院患者 24~48h 应由护士或医生进行营养筛查，对有风险的患者由医生或营养师进行营养评定，并对存在营养风险或营养不良的患者制订营养支持计划。

（一）常用量表和测量指标

1. 量 表

常用的营养筛查和评定量表有营养风险筛查 2002（nutrition risk screening 2002, NRS2002）、主观整体评估（subjective global assessment, SGA）、患者主观整体评估（patient generate-subjective global assessment, PG-SGA）、微型营养评估（micronutrient assessment, MNA）、营养不良通用筛查工具（malnutrition universal screening tool, MUST）等。当前国内外指南推荐营养筛查使用 NRS2002, 对存在风险的肿瘤患者进一步营养评定使用 PG-SGA。

（1）NRS2002 是 2002 年 Kondrup 等专家共同制订，并被欧洲临床营养和代谢学会和中华医学会推荐用于患者的营养风险筛查。量表分为营养不良初筛和最终筛查两部分，初筛包括 4 个问题，即体重指数、体重减轻、膳食情况和疾病病情，若全部回答"否"则认为无营养风险，每隔 1 周进行再次评估。若任一问题回答"是"则需进行最终筛查，包含疾病严重程度（对应表格中不同疾病分别给予 1~3 分）、营养状况（根据 BMI、体重和进食量的变化程度分别给予 1~3 分）和年龄（>70 记作 1 分，否则记 0 分）3 部分内容，得分相加，0~3 分为无营养风险，建议定期监测；评分 ≥ 3 分为有营养不良风险，应给予营养干预。

（2）PG-SGA 从 SGA 发展而来，于 1996 年

表 20-6-1　常用蛋白质与营养不良的关系判定标准

蛋白质	正常	轻度营养不良	中度营养不良	重度营养不良
白蛋白（g/L）	35~40	28~35	21~27	<21
转铁蛋白（g/L）	2~4	1.5~2	1~1.5	<1
前白蛋（mg/L）	200~400	100~200	50~100	<50

由 Ottery 提出，主要用于恶性肿瘤营养评估的方法，分两大部分，第一部分为患者自评部分，包括过去体质量、症状、食物摄入、活动能力。第二部分由专业人员评估，包括代谢、与营养有关的疾病和体检（包括体重，应激，脂肪，肌肉，体液情况等）。每个项目的分数为 0~4 分，然后计算总得分。评分越高则营养不良的风险也就越高。营养分类建议如下。0~1 分：目前不需要营养支持，在后续治疗中常规再评估。2~3 分：营养师、护士或其他医护人员依据症状调查与实验室检查，对患者及家属进行药物治疗指导。4~8 分：需要营养师进行营养支持，根据症状调查表与护士或医师联系。≥9 分：急迫地需要改善症状和（或）营养支持治疗（图 20-6-2）。

2. 体格检查及实验室指标

1）体格检查及人体测量

（1）体重和体重指数。若体液稳定，体重的变化可反映骨骼肌、内脏蛋白及脂肪储备的变化，与体内能量代谢平衡密切相关，因而不失为一种简单的评估方法，测量时应注意尽量固定穿着和体重计。但对于有水肿、胸腹腔积液等患者，评价应慎重。近期体重变化可粗略评估患者的营养状况。3 个月内体重下降 10%、20%、30% 分别提示有轻、中、重度营养不良。

（2）人体成分（包括体肌肉量、上、下臂或躯干肌肉量、体脂肪量、体脂百分比、总水分等）、肱三头肌皮肤褶皱厚度、上臂中点肌肉周径、握力等也是反映患者营养状况的重要指标，其中肱三头肌皮肤褶皱厚度是反映机体脂肪储存指标，用卡尺测量肩胛骨喙突和尺骨鹰嘴终点处皮肤，连测 3 次取其平均数，正常值男性为 8.3mm，女性为 15.3mm。>90% 正常值为正常，80%~90% 为轻度降低，60%~80% 为中度降低，<60% 为重度降低。上臂中点肌肉周径是反映骨骼肌储存情况。其计算方法为：上臂中点周径（cm）-0.34 肱三

头肌皮褶厚度（cm），正常值男性为 24.8cm，女性为 21.0cm。>90% 正常值为正常，80%~90% 表示轻度降低，60%~80% 为中度降低，<60% 为重度降低。

2）生化及实验室检查　血浆白蛋白、前白蛋白、血红蛋白、总淋巴细胞计数、C 反应蛋白、肝肾功能、血脂、电解质、维生素、自由基、抗氧化能力、酶活性、胃肠功能等。其中人血白蛋白应用较广泛，除用于评定营养状况外也是预测患者临床结局的重要指标。由于其半衰期比较长（21d），不适合用于评价营养状况的急性改变。半衰期短的内脏蛋白如前白蛋白、转铁蛋白、纤维连接蛋白和维生素结合蛋白等，不仅可以用于营养状况的评定，也可作为营养支持过程中营养状况改善的标志和预后指标。但需要注意的是，液体转移、血管通透性增加、应激导致肝脏蛋白结合能力下降等因素，限制了内脏蛋白作为一个评定营养状况和评定营养支持是否恰当的指标的准确性。常用几种蛋白质与营养不良的关系判定标准见表 20-6-1。

3）免疫功能测定　营养不良能影响机体的细胞免疫功能。

淋巴细胞总数 = 白细胞总数 × 淋巴细胞百分率。正常值为 1500×10^9/L，（1200~1500）$\times 10^9$/L 为轻度降低，（800~1200）$\times 10^9$/L 为中度降低，<800 $\times 10^9$/L 为重度降低。

三、营养支持

（一）定义和分类

（1）营养支持（nutrition support）。指经口、肠道或肠外途径为患者提供较全面的营养素，包括肠内和肠外营养两种途径。

（2）肠内营养（enteral nutrition，EN）。指经消化道进行的营养支持。当口服饮食不能满足

营养需求，且肠功能完全或部分正常时，即可进行肠内营养。

（3）肠外营养（parenteral nutrition，PN）。指经静脉为患者提供包括氨基酸、脂肪、糖类、维生素及矿物质营养素的方法。

（二）营养不良的五阶梯治疗模式

中国抗癌协会营养支持专业委员会于 2015 年推荐对于存在营养不良的患者进行营养不良五阶梯治疗模式，即首先选择饮食和营养教育，然后依次向上选择口服营养补充、全部肠内营养、部分肠外营养、全部肠外营养。当下一阶梯不能满足 60% 目标能量需求 3~5d 时，应选择上一阶梯，见图 20-6-1。

（三）需要营养支持的人群

（1）发生营养不良或有营养风险的患者。包括：预计不能进食时间 >7d 者；如果预计口服摄入不足，即预计能量消耗的 60%，且 <10d 者；已发生体重下降者。

（2）围手术期存在营养不良或营养风险的患者，包括：术前因营养不良曾予以营养支持者，术后需继续给予营养支持直到恢复正常饮食；术前存在营养不良，但因某些原因未进行营养支持，术后短期内又不能获得足够营养的患者；术前无营养不良，但手术创伤大，术后短期不能恢复饮食提供足够营养者；术后发生并发症如肠瘘、胃肠功能障碍、严重感染等的患者；围手术期化疗、放疗导致恶心、呕吐、厌食，不能摄取足够营养的患者；对于较大的颈部手术（喉切除术、咽切除术）或腹部手术（食管切除术、胃切除术、胰十二指肠切除术）的肿瘤患者，无论营养状态如何，均推荐给予含免疫调节剂的肠内营养，如精氨酸、

n-3 脂肪酸和核酸等。

（四）不同营养支持途径的护理

1. 肠内营养

1）目 的　补充饮食摄入不足或替代经口饮食、降低饥饿和分解代谢的不利效应、促进机体组分的重建并最终改善生活质量，延长生存期。

2）优 点　肠内营养相对肠外营养更符合生理结构，营养素吸收更全面均衡，且可提供生理所需的膳食纤维。食物经胃肠到消化吸收有利于维持胃肠结构与功能完整，保护肠黏膜屏障，降低并发症的发生。早期使用也有利于保护肝脏功能，刺激免疫球蛋白与胃肠激素的分泌，降低应激状态下的高分解状态，促进体内蛋白质的合成。且相对肠外营养更加经济和安全。因而对于存在营养风险 / 不良的患者，只要其肠道有功能，应尽早开始肠内营养支持。

3）适应证

（1）咀嚼、吞咽困难。

（2）意识障碍或昏迷致无进食能力。

（3）消化道疾病稳定期，如非高流量消化道瘘、短肠综合征、炎性肠道疾病、胰腺炎等。

（4）高分解代谢状态，如严重感染，手术、创伤及大面积烧伤患者。

（5）慢性消耗性疾病，如肿瘤、结核等。

（6）纠正和预防围手术期营养不良。

4）禁忌证

（1）完全性肠梗阻。

（2）消化道活动性出血。

（3）严重腹腔或肠道感染。

（4）严重恶心呕吐或腹泻。

（5）高流量小肠瘘。

（6）休克。

5）途 径

（1）口服营养补充。患者能够自主进食，但摄入量长期不足时可考虑以专业人员评估并制订方案后，指导患者经口补充营养，但须定期监测营养状况和血电解质浓度。

（2）管饲肠内营养。患者无法自主进食或吞咽困难而胃肠功能良好者，可经胃或空肠进行营养支持。主要途径包括：鼻胃管、鼻十二指肠营

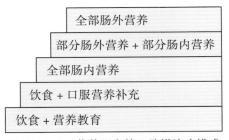

图 20-6-1　营养不良的五阶梯治疗模式

养管、鼻空肠营养管以及胃造瘘和空肠造瘘等。肠内营养支持以口服营养补充（ONS）为首选，经鼻胃管饲途径适于接受肠内营养少于 4 周的患者，对需要长期接受肠内营养的非手术肿瘤患者，推荐使用胃造瘘或空肠造瘘建立 EN 途径；接受外科腹部手术患者，推荐使用鼻胃管或术中放置空肠造瘘管；头颈部放疗患者存在严重吞咽困难建议管饲肠内营养；对于存在胃潴留和胃蠕动差的患者，推荐选用鼻肠管。此外，给予营养的方式也应根据管路所在位置进行选择，如在胃内可采用顿服，如在空肠应给予持续泵入。肠内营养配方选择需同时考虑患者肠道的耐受性和能量需要量。

6）护理要点

（1）管路护理。①正确进行明显的管路标识，以防发生将引流管当作营养管进行营养液输注引起胃潴留、吻合口瘘等不良事件。②有效固定管路，对于鼻胃/肠管每周至少更换 2 次固定贴，及时更换固定不稳的胶布，记录外露管的长度，并每天检查，防止管道移位，可用系带法加强管路的固定。对于胃造瘘或者空肠造瘘者，则应当定时检查造口部位造口装置及缝线固定情况，若出现松动及时加固，避免管路脱落。③保持管路的通畅，随时检查管路，避免营养管折叠、受压。④定时冲洗营养管（每隔 2~8h 冲洗 1 次），输注前后及特殊用药前后用 20~50mL 温开水或生理盐水冲洗。⑤应选择合适口径的喂养管，应用营养泵持续匀速输注。⑥若发现堵塞可换小容量大压强的注射器（如 2mL 注射器或 5mL 注射器），使用碳酸氢钠等溶液或使用三通通过逐步溶解、吸出的方法尝试通开管路。

（2）输注环节的调控。输注时注意患者角度、营养液输注的浓度、速度和温度。

给予 EN 时，营养液温度维持在 35~37℃，患者头部抬高 30°～40°，低流速有助于预防反流、误吸的发生；肠内营养遵循由少到多，速度由慢到快，浓度由低到高的原则，以空肠管注入为例，浓度可由 1/4 → 1/2 →全浓度，滴速由 25~50mL/h，总量由 500~1000mL/d，逐日增加滴速，浓度。逐渐达到患者能耐受和需要的最大输入量；胃残余量小于 500mL，未合并耐受不良的其他表现，在严密观察下可以继续给予肠内营养；对于需要使用肠内营养 1 周以上，需精确控制速度（如老年卧床患者、十二指肠或空肠喂养患者、短时间内大量输注高渗营养液等），以及血糖波动较大的患者推荐使用营养输注泵。

（3）防止输注液污染。配置营养液应严格遵守无菌操作原则，现用现配，暂不用时置于 4℃ 冰箱内保存，24h 内用完，每天更换输注管或专用泵管。

（4）病情观察。每日评估患者，倾听患者主诉，评估患者有无腹泻、腹胀、恶心呕吐等不耐受症状。以上症状出现时，查明原因，针对性采取措施如减慢速度或降低浓度等。若对乳糖不耐受，应选择无乳糖配方营养液。

（5）常见并发症护理

·误吸。常见于虚弱、昏迷患者，在食管反流、呕吐或咳嗽后容易发生。应当注意喂养管的位置和输注速度，患者床头抬高 30° 或使用半卧位；在肠内营养刚开始及达到全量前，定时检查患者有无腹胀及胃内充盈程度、残余量，一旦胃内残余量 >200mL，应减慢或停止输入，并可考虑使用促胃肠蠕动药物。

·腹泻。由多重原因引起，包括患者缺乏乳糖酶、营养液污染、患者疾病变化或使用广谱抗生素导致的肠道功能失调、营养液内脂肪过多引起的脂肪泻等。可通过给以止泻药物及调整肠道菌群药物、选用无乳糖营养液、加强无菌操作、调整营养液输入的速度及浓度等方式来防治，如果严重时需要暂停营养液的输入。

·腹胀与肠痉挛。与输注速度过快、营养液温度过低、高渗透压等引起的肠道不耐受有关。尽可能使用膳食纤维较多的营养液，必要时应用胃动力药或灌肠改善腹胀。刚开始使用肠内营养时注意浓度、速度和温度，避免刺激肠胃。

·代谢并发症。①水代谢异常。最常见高张性脱水，可适当在营养液中加入水分。②糖代谢异常。高血糖或低血糖，需要严密监测血糖，并及时调整胰岛素。对于肠内营养支持的患者，建议将血糖控制在 6~12mmol/L，可以通过在肠内营养的开始和输注过程中皮下注射预混胰岛素、向营养管中给予二甲双胍等方式来控制血糖。③电解质和微量元素异常。最常见为血钾异常。④酸碱平衡紊乱。⑤肝功能异常。

·鼻咽腔、食管的压迫症状。长期鼻腔置管的患者易发生医疗器械相关的压力性损伤，出现鼻黏膜破溃及红肿疼痛等不适。应在置管时选择柔软适宜的型号；固定时留有空隙不直接压迫鼻黏膜；每日清洁并观察和询问患者两次，注意有无红肿破溃和疼痛等异常情况发生。此外，长期鼻腔置管的患者也会出现咽喉及食管疼痛，与呼吸时管路向内运动与咽部、食管产生的摩擦有关。故而在固定管路时不可过紧，提供适当的缓冲空间，以减少摩擦。

2. 肠外营养

1）目 的 为胃肠道功能障碍或衰竭的患者提供所需要的营养物质，包括碳水化合物、脂肪、必需氨基酸、维生素、电解质及微量元素等以满足机体代谢所需。当患者完全禁食所有营养物质均经静脉途径提供时成为全静脉营养。

2）适应证

（1）完全性消化道梗阻、高流量消化道瘘。

（2）胃肠道消化与吸收功能障碍（肠缺血、短肠综合征等）。

（3）大剂量放疗、化疗或接受骨髓移植。

（4）中、重症急性胰腺炎。

（5）严重营养不良伴胃肠道功能障碍。

（6）高度应激或严重分解代谢患者。

（7）腹膜炎。

（8）难治性呕吐和腹泻。

3）禁忌证

（1）心血管功能障碍、血流动力学不稳定或代谢严重紊乱待纠正的患者。

（2）胃肠道功能正常或胃肠道适合进行肠内营养的患者。

（3）需急症手术者，术前不宜强求优先纠正营养问题。

（4）终末期肝肾衰竭。

（5）患者一般情况良好，只需进行短期胃肠外营养（3~5d）。

4）途 径 选择输注途径应综合考虑患者有无禁忌证、置管预期使用时间、营养液的理化性质、输液的环境、医疗经济条件、患者意愿等。

（1）外周静脉途径。优点为置管操作及维护简便、导管相关感染概率小、价格低，但静脉炎发生率高于中心静脉输注患者，适用于短期、低渗透压且患者周围静脉条件好的患者。不适合经周围静脉输注的液体包括浓度超过 10% 葡萄糖，pH 值低于 5 或大于 9 的液体或药物，渗透压大于 600mOsm/L 的液体或药物。

（2）中心静脉输注。包括经外周静脉置入中心静脉导管（PICC）、中心静脉导管（CVC）、静脉输液港（PORT）等。与外周静脉输注相比中心静脉输注优点为使用时间长、可耐受高渗透压和更多的热量，但缺点为置管难度高，并发症风险大，如颈内、锁骨下静脉置管，有局部血肿、动脉损伤、气胸发生的风险，操作时需注意观察患者主诉和局部变化。且置管后需对管路定期进行消毒和维护，适用于长期输注高渗透压营养液的患者。

5）护理要点

（1）配置和输注中的护理。①保证配置和输注过程中的无菌操作。肠外营养液应当现配现用，一旦开始输注应当在 24h 内输注完毕。②不推荐在营养液中添加其他药物；对于不确定相容性的药物避免共同输注，而且输注前后应当用生理盐水冲洗。③建议使用输液泵进行均匀输注，不仅可以减少并发症，还能增加营养物质的利用。④常规能量与氨基酸浓度的肠外营养配方全合一溶液，评估患者外周静脉，如适合可采用周围静脉缓慢均匀输注的时间不超过 10~14d。⑤若肠外营养的时间超过 10~14d，或营养液浓度或渗透压不适合外周输注，推荐使用中心静脉输注。⑥评估患者的生命体征、电解质、体重，以及对营养液的耐受情况。

（2）并发症护理。

·置管相关并发症。①静脉炎。高营养液体渗透压较高，推荐使用中心静脉导管，如短时间使用外周静脉，要随时观察患者有无疼痛或触痛、红斑、发热、肿胀、硬化、穿刺点出现脓性分泌物或可触及的静脉条索等情况，一旦出现上述问题，及时拔除导管。使用中心静脉导管者需定期维护管路，并随时观察穿刺点周围和管路上方皮肤红肿等不适情况。输液、换药等操作中注意严格无菌技术。②管路堵塞。掌握正确冲封管方法，定时冲洗管路。③气胸、胸导管或血管损伤、空气栓塞、导管移位等。掌握静脉导管留置术，遵循静脉治疗临床实践指南规范。随时观察倾听患者主诉，如出现胸闷、呼吸困难、皮下血肿等及时协助医生进行相应处理。妥善固定静脉导管，防止导管移位，注意查看体外导管长度，确保输注装置、接头紧密连接。④导管相关性感染。定时更换接头和敷料，及时观察穿刺点及周围有无红肿、脓液等表现。监测患者体温，如怀疑导管相关性血流感染，规范留取血标本，做细菌培养，必要时拔除管路。

· 代谢相关并发症。①糖代谢紊乱。表现为高血糖或低血糖，肠外营养中需要严格监测血糖情况。另外由于三升袋有吸附胰岛素的作用，直接将胰岛素加入三升袋中会造成胰岛素浓度变化引起血糖波动，因此建议在匀速泵入营养液同时用微量泵泵入胰岛素，从而保证血糖平稳。②脂代谢紊乱。表现为发热、血小板减少、肌肉疼痛等。一旦发现类似症状，应立即停止输注，进行处理。③电解质紊乱及酸碱平衡失调。准确记录24h出入量，定时检测血电解质、酸碱度情况。④代谢性骨病。多见于长期应用肠外营养的儿童患者，容易发生佝偻病，原因是肠外营养溶液中所含的钙、磷量不能满足生长发育的需要。因此，临床需注意除钙、磷的补充外还应适量补充维生素D以预防代谢性骨病的发生。

· 肠道功能紊乱。由于长期进行全肠外营养，可导致肠黏膜正常结构和功能破坏，导致肠黏膜上皮萎缩、变稀、皱褶变平、肠壁变薄，从而使得肠道屏障结构受到影响，功能减退，或菌群失调，出现腹痛腹泻的情况。需要注意合理使用抗生素，并可添加微生态制剂；当肠道功能恢复后应当尽快使用肠内营养。

· 再饲综合征。机体经过长期饥饿或严重营养不良，重新摄入营养物质后出现的代谢、生理改变现象。主要表现为以低磷血症为特征的电解质代谢紊乱及由此产生的多器官系统受损症状，如心律失常、呼吸肌无力、麻痹、手足抽搐、肝功能不全、腹泻便秘、肾病等多系统受损表现，因此预防至关重要。首先，注意识别高危患者在营养支持前先纠正电解质平衡，密切监测水、电解质、出入量及心电图变化，逐渐恢复循环容量，密切监测心力衰竭的表现；其次，开始营养支持第1周内热量逐渐增加，糖脂双能供给，可适当提高脂肪供能比例。

（五）肿瘤终末期患者的营养支持

1. 原 则

给予终末期患者营养支持并不能逆转患者的体重减轻、营养不良，甚至可能增加患者的并发症和死亡率，因而不推荐积极的营养支持。对于终末期患者仅需提供最少量的食物和水，或可提供少量补液来避免脱水造成的其他症状（谵妄、抽搐等）。营养风险筛查见表20-6-2。

2. 相关定义

（1）人工营养。主要目的是为那些生活质量或预期寿命可以提高的患者提供营养，但终末期患者很难从中获益，因而不推荐积极的人工营养支持。如需使用，方式包括口服、肠内或肠外营养。肠内途径包括鼻胃，经皮内镜胃造口术，经皮内镜胃造口空肠造口术，或胃空肠造口管。肠外营养包括外周静脉通路或中心静脉通路。

（2）人工补液。包括通过口腔以外的任何途径提供水或电解质溶液。可通过静脉、皮下（皮下灌洗）、真皮（皮肤灌洗）和直肠（直肠灌洗）来实现。

（3）自愿停止进食和饮水（voluntary stopping of eating and drinking，VSED）。这是指因面临临终等特定情况，患者或家属（代表无自我决策能力的患者）主动决定停止进食和饮水的行为，当前仍存在伦理学方面的争议。

3. 护理要点

（1）严密监测营养支持患者的生命体征、意识状态、准确记录患者24h出入量，定期监测血电解质结果，保证水电解质平衡。终末期的补液很可能会造成患者体液潴留，引起肺水肿、外周水肿以及呼吸道分泌物增加，应当严格监控患者的补液状况，包括监测水电解质情况、尿液情况、口唇黏膜状况等。

（2）有效促进患者进食。如果患者有能力，继续或鼓励口服。促进口服摄入的方式应包括人工喂养，耐心为患者提供充足的喂养时间；选择具有适当温度、口味和稠度的食物（根据需要使用增稠剂）；提供味道浓郁的食物，以刺激食欲；使用技巧，如改变饭菜的量和喂养频率等；促进每次吞咽后良好咳嗽，减少误吸；避免在吃饭时分心。如果进食进水变得太消耗体力或不舒适，不应强迫。

（3）进行口腔护理缓解口干和口渴症状，包括口腔清洁、冰片、冰棒和使用人工唾液。使用凡士林、水基润滑剂或润唇膏等滋润嘴唇。

（4）对患者及家属进行充分告知和健康教育，使其主动参与到治疗决策中。充分评估患者和家属的文化差异，价值观、偏好和意愿，并向患者家属或照顾者讲解临终状态的特征和死亡的过程。告知人工营养和补液的意义以及效果，告知其利弊。使其接受并积极配合，减少焦虑，使患者在临终阶段舒适有尊严。尤其是对于选择 VSED 的患者及家属，应提前充分告知可能的风险和替代方案。如 VSED 后会出现疼痛加重，神志不清，口渴很难控制等情况，医护人员会及时予以相应措施减轻患者的不适及其心理负担。

（六）肿瘤患者家庭营养支持

当需长期或较长期营养支持的肿瘤患者疾病稳定或处于康复期、治疗间歇期时，营养支持场所将由医院转为家庭。家庭营养支持是维持和改善患者营养状况、增加体力活动能力、恢复家庭生活的一种营养支持方式，部分患者可重新参加工作和学习，不仅节省医药费用，还能显著提高生活质量。包括家庭肠内营养支持和家庭肠外营养支持。家庭肠内营养适用于胃肠道功能基本正常，但口服饮食不能满足营养需求，并且可以出院在家中进行肠内营养支持的患者。方式包括注射器定时推注、重力滴注、输液泵滴注等方式，可以根据活动的方便性、并发症的预防以及经济情况来选择。家庭肠外营养适用于病情稳定，但不能通过管饲来维持营养的患者。作为患者的教育者和管理者，护士在促进家庭营养支持顺利实施中起到了至关重要的作用。

1. 健康教育

如何保证患者及营养支持的有效和正确，健康教育至关重要。护士应在患者出院前，充分评估患者及家属照顾能力和家庭环境，用通俗易懂的语言与其沟通，根据不同背景及不同需求，因人施教。采用书面、口头等多种方式使其在院期间掌握必要的操作技巧，并帮助其在家庭中正确应用。内容包括肠内营养配方制剂的配置方法，管路营养患者预防管路移位、堵塞，输注时的速度、温度、浓度、角度等问题。对于肠外营养患者，应告知管路消毒、冲封管以及敷料更换的时间以及中心静脉管路相关并发症的表现及自我观察。

2. 适时随访

根据患者的情况，预先制订随访计划。患者开始家庭营养时，由于对营养支持操作不熟悉，易产生焦虑，随访频率可相对频繁，如一周进行

表 20-6-2 营养风险筛查 2002（NRS2002）

项目	营养风险	分数
疾病评分	骨盆骨折 或者 慢性病患者合并有以下疾病：肝硬化、慢性阻塞性肺疾病、长期血液透析、糖尿病、	1
	肿瘤腹部重大手术、卒中、重症肺炎、血液系统肿瘤、颅脑损伤、骨髓抑制、ICU 患者（APACHE>	2
	10 分）	3
营养状态	正常营养状态	0
	3 个月内体重减轻 >5% 或最近 1 周进食量（与需要量相比）减少 20%~50%	1
	2 个月内体重减轻 >5% 或 BMI18.5~20.5kg/m^2 或最近 1 周进食量（与需要量相比）减少 50%~75%	2
	1 个月内体重减轻 >5%（或 3 个月内减轻 >15%）或 BMI<18.5kg/m^2（或血清白蛋白 <35g/L）或最近 1 周进食量（与需要量相比）减少 75%~100%	3
年龄	≥ 70 岁	1
	<70 岁	0
评价	总分≥ 3 分：患者有营养不良的风险，需营养支持治疗。总分 < 3 分：每周重新评估其营养状况	

1次随访。对其出现的问题进行针对性的指导，消除患者及其家属顾虑。在患者逐渐熟悉各种操作后，可适当延长随访周期。

3. 指导定期监测

在居家情况下的营养状态评估，教会患者简单的营养评估方法，摄食量及体重变化以及血常规和生化检测是常用的方法。如果患者出现连续体重下降或血液化验结果异常需及时联系医生，以保证患者营养治疗方案顺利进行（图20-6-2）。

附　录

1. 体重

我现在的体重是_____公斤，我的身高是_____米

1个月前我的体重是_____公斤，6个月前我的体重是_____公斤

最近2周内我的体重：□ 下降（1） □ 无改变（0） □ 增加（0）

2. 膳食摄入（饭量）

与我的正常饮食相比，上个月的饭量：□ 无改变（0）□ 大于平常（0）□ 小于平常（1）

我现在进食：□ 普食但少于正常饭量（1） □ 固体食物很少（2） □ 流食（3）

□ 仅为营养添加剂（4） □ 各种食物都很少（5）□ 仅依赖管饲或静脉营养（6）其他_____

3. 症状

最近2周我存在以下问题影响我的饭量：

□ 没有饮食问题（0）

□ 无食欲，不想吃饭（3）

□ 恶心（1）　　　□ 呕吐（3）

□ 便秘（1）　　　□ 腹泻（3）

□ 口腔疼痛（2）　□ 口腔干燥（1）

□ 味觉异常或无（1）　□ 食物气味干扰（1）

□ 吞咽障碍（2）　□ 早饱（1）

□ 疼痛；部位？（3）_____

□ 其他（1）例如：情绪低落，金钱等

4. 活动和功能

上个月我的总体活动情况是：

□ 正常，无限制（0）

□ 与平常相比稍差，但尚能正常活动（1）

□ 多数事情不能胜任，但卧床或坐着的时间不超过12小时（2）

□ 活动很少，一天多数时间卧床或坐着（3）

□ 卧床不起，很少下床（3）

5. 疾病与代谢的关系

肿瘤　　　　1

AIDS　　　　1

肺性或心脏恶病质　　　　1

褥疮、开放性伤口或瘘　　　1

创伤　　　　1

年龄≥65岁　　　　1

6. 代谢应激状态的评分

应激状态	无（0）	轻度（1）	中度（2）	高度（3）
发热	无	37.2~38.3℃	38.3~38.8℃	≥38.8℃
发热持续时间	无	<72h	72h	>72h
糖皮质激素用量（波尼松；/d）	无	<10mg	10~30mg	≥30mg

附录（续）

7. 体格检查				
	无消耗	轻度消耗	中度消耗	重度消耗
脂肪				
眼窝脂肪垫	0	1	2	3
三头肌皮褶厚度	0	1	2	3
肋下脂肪	0	1	2	3
肌肉				
颞肌	0	1	2	3
肩背部	0	1	2	3
胸腹部	0	1	2	3
四肢	0	1	2	3
体液				
踝部水肿	0	1	2	3
骶部水肿	0	1	2	3
腹水	0	1	2	3
总体消耗评估	0	1	2	3

营养支持推荐方案
根据 PG-SGA 总评分确定相应的营养干预措施，其中包括对患者及家属的教育指导、针对症状的治疗手段如药物干预、恰当的营养支持。
0~1 分　此时无需干预，常规定期进行营养状况评分
2~3 分　有营养师、护士或临床医生对患者及家属的教育指导，并针对症状和实验室检查进行恰当的药物干预
4~8 分　需要营养干预及针对症状的治疗手段
≥9 分　迫切需要改善症状的治疗措施和恰当的营养支持

图 20-6-2　营养状态评估及营养支持推荐方案

（陆宇晗　张丽燕）

第 7 节　肿瘤患者的心理社会支持及生活质量

癌症及其治疗对患者的生理功能、心理状况、家庭关系、社会交往、经济状况均有不同程度的不良影响。癌症患者不但要面临疾病和治疗带来的不良反应，还要面对生命和死亡的意义、疾病是否会复发、外形和生理功能改变、家庭照护负担等社会心理问题。国外报道癌症患者心理痛苦发生率为 34.3%~65.9%，我国癌症患者心理痛苦发生率为 24.2%~73.4%。因此，在肿瘤护理中，护理人员应了解癌症患者的心理变化，给患者提供恰当的心理社会支持，将提高生活质量作为肿瘤护理的最终目标。

一、癌症患者的心理支持

癌症诊断给患者带来严重的心理应激和一系列负性情绪。护理人员应理解癌症患者的心理变化，评估癌症患者的心理问题，并为患者提供适

当的心理干预，以帮助患者尽快适应变化，积极配合抗癌治疗和长期康复。

（一）癌症患者的心理变化

当癌症患者得知自己的病情后，多数会经历以下6个心理变化阶段，即体验期、怀疑期、恐惧期、幻想期、绝望期、平静期。但也应注意，不同个性特征的患者在心理变化上存在差异，各期持续时间、出现顺序和反应程度不尽相同。

1. 体验期

本阶段的心理特征是"震惊"，应对策略是"温和安抚"。多数癌症患者初次得知诊断结果时都会感到震惊，大脑一片空白，顿时不知所措，甚至思维麻木，即所谓"诊断休克"。这个阶段较为短暂，可持续数小时或数日。此时患者充满对事实的不满、对未来期望的崩塌、对过去经历的遗憾，照护者应尽力安抚患者，与患者建立信任关系，向患者表达情感上的安慰和关心，保持适当的身体接触如轻轻握住患者的手或揽住肩膀，使患者有安全感，使其体会到并非独自面对不幸。照护者应注意自己的情绪和体态语言，避免表现在患者面前慌乱或紧张，而应保持镇静、温和，帮助患者平静下来。

2. 怀疑期

本阶段的心理特征是"否认"，应对策略是"循序渐进"。这一阶段的患者既希望确认结果，又希望听到不是癌症的诊断。患者会四处求医，伪装成家属的身份找医生和护士咨询，期待得到不同的信息和结果。这种否认是在应激状态下的正常心理反应，具有保护性和防御性，能够降低患者的恐惧程度，缓解痛苦体验，逐渐进入接受和适应变化的过渡期。照护者不需急于让患者接受现实，应根据患者的性格和接受能力，帮助患者逐渐了解事实真相。应维护患者的自尊，尽可能让患者表达内心感受和疑惑，满足其信息和心理需求，循序渐进协商接受治疗方案。

3. 恐惧期

本阶段的心理特征是"恐惧"，应对策略是"信息支持"。当患者确认了癌症的诊断后，会产生恐惧，包括对疾病的恐惧、对疼痛的恐惧、对身体缺损的恐惧、对社会关系变化（远离亲人或朋友）的恐惧以及对死亡的恐惧。患者会表现出恐慌、哭泣、警惕、冲动和愤怒等行为，并产生颤抖、尿频、尿急、血压升高、呼吸急促、皮肤苍白、出汗等生理变化。照护者应鼓励患者将恐惧的原因表达出来，了解患者所担忧或害怕的根源，用权威的语言解释癌症相关知识和治疗方法，纠正患者的错误认知。并通过病友团体组织寻找病友，分享应对恐惧情绪的经验，增加战胜疾病的信心。

4. 幻想期

本阶段的心理特征是"期待奇迹"，应对策略是"顺应情绪"。这个阶段的患者初步经历了患病治疗的体验，已能逐渐正视现实，但往往存在很多幻想，如希望能够出现奇迹，或期待新药、新治疗方法的出现，能够根治自己的疾病。这种幻想也是一种积极情绪，说明患者渴望生存下来而不是放弃治疗。照护者可以顺应患者的这种情绪，支持患者与疾病抗争的信心，鼓励其遵从医嘱、完成治疗。需要注意的是，顺应患者情绪的目的在于推动抗癌治疗和护理顺利进行，让患者明白奇迹发生的可能性是建立在坚持治疗的基础上。

5. 绝望期

本阶段的心理特征是"抗拒"，应对策略是"允许宣泄"。当各种治疗方法均不能取得良好效果时，当病情进一步恶化或出现严重并发症时，当肿瘤再次复发时，患者会出现绝望的情绪，表现出强烈的抗拒。患者听不进医护人员、家人或朋友的劝说，表现为易怒、绝望、对立，治疗依从性差。对于患者和照护者，这都是一段艰难的时期。照护者应给予患者一定空间，允许其发泄情绪，承认他们的痛苦并给予安慰。

6. 平静期

本阶段的心理特征是"消极"，应对策略是"激发希望"。患者已接受现实，承认患者角色，情绪平稳，配合治疗，对死亡也不太恐惧。当病情发展到晚期时，患者常处于消极应付状态，不再考虑自己对家庭与社会的义务，专注于自己的症状，处于无助并麻木的状态。在该阶段，照护者应保持与患者的密切接触，了解并满足患者的生理、心理和社会需求，为其提供充满希望的信息，激发其生活的信心，共同制订康复计划。

（二）癌症患者的心理评估

癌症患者在疾病和治疗过程中存在各种各样的心理担忧，如脆弱、悲伤、焦虑、抑郁、恐慌等，这些负面情绪用"心理问题"或"情绪障碍"描述并不合适，容易引起患者的抵触。1999年，美国国立综合癌症网络（National Comprehensive Cancer Network，NCCN）发布了第1版心理痛苦管理指南，用心理痛苦（distress）一词概括了癌症患者的心理困扰。

1. 心理痛苦的概念

心理痛苦是由生理、心理、精神和社会多重因素引起的不愉快的情感体验。这种体验能够干扰患者应对躯体症状和癌症治疗的能力，并对治疗依从性和治疗效果产生负面影响。心理痛苦是一个连续性的概念，从常见的脆弱、悲伤和害怕到引起患者功能丧失的严重表现，如抑郁、焦虑、恐慌、社交孤立、存在危机和精神危机。国外一项对4496例癌症患者的调查结果显示心理痛苦的发生率为35.1%。我国一项覆盖4815例癌症患者的调查显示心理痛苦的发生率为24.2%。尽早识别癌症患者的心理痛苦是开展癌症患者心理干预的基础。

2. 心理痛苦的筛查

简短的筛查工具更容易被临床人员和患者所接受，在NCCN心理痛苦管理指南的推荐下，心理痛苦温度计（distress thermometer）已成为癌症患者心理痛苦初步筛查的有效工具。心理痛苦温度计为单项条目的心理痛苦自评工具，评估患者近1周所经历的平均痛苦水平，评分为0~10分，0分为无痛苦，10分为极度痛苦。此外，心理痛苦温度计还附有1个问题列表，共有40个问题，涵盖癌症患者患病后经常遇到的实际问题、交往问题、情感问题、生理问题和信仰/宗教问题（图20-7-1）。2010年，北京大学肿瘤医院唐丽丽等对心理痛苦温度计进行了简体中文版的翻译和测试。本文在此版本上对照NCCN心理痛苦（2020年第2版）指南对问题列表进行了修订。

3. 心理痛苦的危险因素

许多因素都可能加重患者的心理痛苦，如精神疾病史、药物使用紊乱、抑郁或自杀倾向、创伤史、被虐待经历、认知损害、沟通障碍、严重合并症、社会问题、信仰困扰、无法控制的症状、增加抑郁风险的癌症类型（如胰腺癌、头颈肿瘤），其中社会问题主要包括家庭或照护者冲突、社会

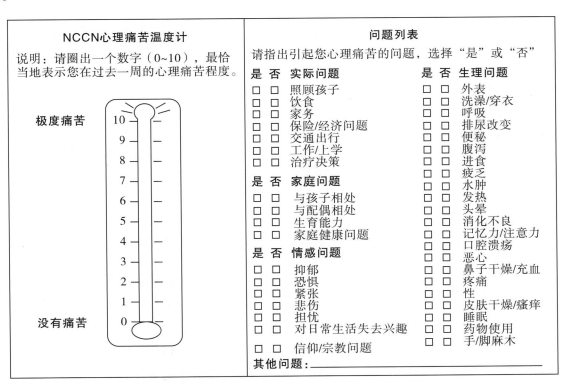

图 20-7-1　NCCN 心理痛苦温度计（2020 年第 2 版）

支持缺乏、独居、经济问题、医疗资源不足、年轻、儿童、移民、失去稳定住所、正在使用药物等压力源。心理痛苦的易感时期包括出现可疑症状、诊断进行期、发现癌症诊断、得知晚期癌症诊断、了解家族癌症风险、等待治疗、症状加重、出现严重的治疗相关并发症、出入院时、更换治疗方法、治疗失败、结束主要治疗、随访期、生存期、复发 / 恶化和临终的整个癌症治疗和生存阶段。

4. 心理痛苦的干预

根据 NCCN 建议，心理痛苦得分在 4 分以下的患者由肿瘤科医护人员处理，常见的症状包括对未来的烦恼、对疾病的担心、对失去健康的悲伤、对生活失控的恼怒、睡眠失调、食欲缺乏、难以集中注意力、常常想到患病和死亡、担心疾病治疗及不良反应、社会角色困扰和经济困扰。

肿瘤科医护人员可通过良好的沟通、健康教育、心理干预、社会支持、药物干预和补充替代疗法等措施缓解患者的这些症状。如果患者的心理痛苦评分为 4 分及以上，常见症状包括绝望、思维混乱、过度担忧、极度悲伤、严重的家庭问题、社会问题和信仰困扰等，则需要转诊到专业的精神卫生门诊，由精神科医生、心理咨询师和社会工作者等对患者做进一步的评估、治疗和咨询。

（三）癌症患者的心理干预方法

心理干预主要是通过传授患者有关的知识，纠正过高的期望和不良行为，改善患者的情绪，增强应对疾病的自信心，提高患者对治疗的依从性，改善躯体症状，减弱应激反应，提高生活质量。常见的心理干预方式包括认知重建、应对技能提升、行为训练等。

1. 认知重建

是通过改变患者的认知、思想和意象活动，达到矫正患者不合理行为的干预方法。癌症患者认为患癌就意味着生命终结，因而产生消极、悲观、自暴自弃的情绪。通过认知重建，使患者了解癌症相关知识、癌症整合治疗手段及效果，认识到癌症不等于死亡，帮助患者产生控制感，由此带来情绪和行为上的改变。认知重建的方式包括开展抗癌知识讲座、发放抗癌知识手册、开通抗癌热线或网站、一对一单独指导等。

2. 应对技能提升

应对是内部或外部特定的需求难以满足或远远超过个体所能承担的范围时，个体采用持续性的认知和行为改变来处理这一特定需求的过程。个体的应对方式包括情感式应对和解决问题式应对，这两种应对方式对促进癌症患者健康都非常重要。护理人员通过对常用应对策略的分析和讲授，帮助癌症患者充分调动应对疾病和治疗可利用的资源，如精力、积极的信仰、解决问题的能力、倾诉和交流、社会支持、物质资源等，为患者设定阶段性目标，促进患者采取积极应对的行为。

3. 行为训练

是心理干预的常用方法，可帮助患者降低心理应激和躯体症状。行为训练的方法包括肌肉放松训练、希望疗法、正念减压疗法、引导性冥想等。①肌肉放松训练是借助一定的方法直接降低神经系统的兴奋水平，促进机体自身平衡调节，通常为指导语引导下的一组动作。可通过视频、图片、文字等方式教会患者肌肉放松技术，帮助患者振作精神、恢复体力、稳定情绪。②希望疗法是一种积极心理疗法，通过灌输希望，树立目标，使癌症患者保持或重获抗癌信心。希望疗法包括建立团体意识、探索希望、调动支持系统、丰富生活、陶冶性情、坚定希望等关键步骤，患者需要加入专门的治疗小组来接受治疗。③正念减压疗法（mindfulness-based stress reduction，MBSR）是一种以正念为基础的心理干预方式，通过提供正念饮食、冥想、瑜伽、非评判的态度、压力源及情绪的管理等正念课程，以增强患者与困扰共生存的能力，提高生活质量的团体干预方法。④冥想是一种心智活动，对患者调整自我情绪有重要作用。冥想通常在专业治疗师的指导下，通过视觉、声音、气味、感觉创造想象，将痊愈的能量传送到疼痛区域，指导患者感受压力的减轻。

二、癌症患者的自我效能

在各种能影响个体健康和行为的认知性因素中，自我效能为决定性因素。自我效能是人类行为动机，是健康和个体成就的基础。自我效能影响癌症患者身心健康、症状管理、身体形象、医患沟通和生活质量。提高癌症患者的自我效能，能激励患者积极面对疾病，提高治疗和康复依从性。

（一）自我效能的概念

自我效能（self-efficacy）由美国心理学家Bandura 于 1977 年提出，是指人们为成功实施某个行为目标或应对某种困难情境所需能力的信心或信念。个体对自身有无能力完成某种行为并达到预期结果的自信，是决定人们是否产生行为动机和实施行为的一个重要因素。因此，自我效能被认为是行为决策的最重要因素。自我效能决定着人们将付出多大的努力去实现目标，以及在遇到障碍或不愉快的经历时能坚持多久。对于癌症患者，自我效能决定他们是否能改变不良行为，或发展积极的行为方式，来应对疾病带来的挑战和改变。

（二）自我效能的来源及功能

Bandura 通过一系列研究发现，自我效能主要来源于四种途径：一是直接性经验，即来自个人的亲身体验，它对自我效能的影响最大。成功的经验能够提高个体的自我效能，失败的经验则会降低个体的自我效能。二是替代性经验，即角色榜样作用，指通过观察与个体情况相似的他人的成就而获得的成功感知。看到与自己相近的人获得成功，能够促进自我效能的提高，增加实现同样目标的信心。三是言语劝说，包括他人的评价、劝说及自我规劝，以引导改变自己的知识与态度，从而改变自我效能。由于缺乏事实基础，言语劝说形成的自我效能常缺乏牢固性。在直接经验或替代性经验的同时进行言语劝说，效果更好。四是个体心理与生理反应，如心理状态、个人性格、自控能力与类型、拥有的知识与技能、自尊水平、自信心、意志力、他人的期望与支持、健康状况等均可影响自我效能。

自我效能的功能主要体现在四个方面：即影响人对行为的选择与行为坚持性，影响人的努力程度和对困难的态度，影响人的思维方式和行为效率，影响人的情感过程。癌症患者的自我效能是进行健康行为的能力信心，其自我效能也可反映在四个方面：患者对于疾病和治疗作出何种选择？患者面对阻力或困境时能够坚持多久？患者打算付出多大的努力来克服阻力？患者的感受如何？自我效能理论在癌症患者中得到广泛应用，研究人员通过在癌症诊断、治疗、康复等不同阶段给予相应的自我效能干预措施，能够增强患者战胜癌症的信心，提高疾病自我管理能力，提升治疗依从性，促进健康行为改变，并最终提高患者的生活质量。

（三）自我效能的测量工具

测量自我效能最常用的工具是一般自我效能感量表（general self-efficacy scale，GSES）。该量表由德国柏林自由大学的著名临床和健康心理学家 Schwarzer 编制，中文版由王才康等人翻译修订。量表共包含 10 个条目，每个条目采用 Likert 1~4 分制评分，总分为 10~40 分，得分越高，自我效能感越强。GSES 社会学领域应用广泛，表现出良好的信效度，但条目缺乏对癌症患者的针对性。

目前，常用于癌症患者的自我效能测量工具包括：①斯坦福癌症患者自我效能调节量表（the Stanford inventory of cancer patient adjustment scale，SICPA），1986 年由 Telch 等编制，含有 38 个条目，是最早应用于癌症患者自我效能评估的量表。由于该量表不包含癌症患者应对放、化疗副反应及应对态度等方面的问题，因此未得到广泛应用。②健康促进策略量表（strategies used by patients to promote health scale，SUPPH），1996 年由 Lev 等编制，共 29 个条目，包含积极态度、减轻压力、做出决策、热爱生活 4 个维度。此量表具有较好的信效度，2011 年，钱会娟等将其翻译成中文，在国内也得到广泛应用。③癌症行为量表（cancer behavior inventory，CBI），有多个版本，现在常用的版本为 Merluzzi 于 2001 年修订，包含 33 个条目，涵盖维持活动和独立性、寻求和理解医学信息、压力管理、应对治疗不良反应、接受癌症并保持积极的态度、情感调节和寻求相关支持 7 个维度，量表内部一致性和结构效度均较好。④癌症交流和态度自我效能量表（communication and attitude self-efficacy for cancer，CASE-cancer）

于 2005 年由 Wolf 等研制，包括 12 个条目，包含 3 个维度。该量表专门测量癌症患者对医患关系交流的自我效能感，具有较好的内部一致性。

（四）提高癌症患者自我效能的方法

自我效能来源于直接性经验、替代性经验、言语劝说和心理生理反应四个途径。提高癌症患者自我效能的方法也应从这四个方面展开。

1. 行为达标

可帮助患者认识自己以往成功的应对体验并回顾其操作方法，鼓励患者实践以往成功的应对行为，并建议患者记录自己的应对行为（如记录抗癌日记）。护理人员可定期回顾患者的目标完成情况，对患者的达标行为提供积极反馈，组织患者分享抗癌日记心得，鼓励患者向更高的目标努力。

2. 替代性体验

通过患者俱乐部、抗癌沙龙或集体教育等形式，向患者分享积极应对癌症及治疗、并取得良好结局的个案经验。有条件时可请成功个案现身说法，也可通过编写抗癌故事或拍摄抗癌视频，发放给新诊断的癌症患者浏览观看，扩大替代性经验的传播。

3. 言语劝说

护理人员对患者积极的应对行为提供明确的语言鼓励，并不断对患者进行强化，他（她）有能力成功。对患者产生的疑问，用通俗易懂的语言耐心解答。言语劝说可融入日常护理工作中，可通过一对一面谈、开通抗癌热线等方式实施。

4. 保持良好的状态

人在疲劳、疼痛、紧张、压力大时，常常对生活事件给予消极的能力判断。因此，护理人员应积极开展症状管理，有效控制患者的躯体症状，尤其是疲乏、疼痛等躯体症状以及紧张、焦虑等心理症状，改善患者的健康状况，改变对自己的能力判断。

三、癌症患者的社会支持

癌症患者在诊断、治疗、康复过程中，会遇到生理、心理和社会层面的多种问题，承受着巨大的心理压力。良好的社会支持可减轻心理应激反应、缓解精神紧张状态、提高社会适应能力，对癌症患者树立抗癌信心、完成治疗计划、重新回归家庭和社会发挥着重要作用。

（一）社会支持的概念和特征

社会支持（social support）是个体通过正式或非正式的途径与他人或群体接触，由他人提供潜在有用的信息、服务或其他事物的人际间的互动，使个体感受到被关怀、被尊重或与某人紧密相关，以获得信息、安慰及保证的过程。在我国，人们一般将社会支持理解为来自社会各方面包括家庭、亲属、朋友、同事、伙伴、党团、工会等个人或组织所给予的精神上和物质上的帮助。社会支持是一种个体可利用的外部资源，是一种主观感受，是人际间的互动，既包括了客观上的社会支持如直接物质援助，也包括了主观上的社会支持如个体被尊重、被理解、被支持而产生的情感满足。但需注意的是，并非所有的社会网络都能产生社会支持。对社会支持的评价应从社会支持网络（如家庭、朋友、同事、单位等）、提供支持的行为（如倾听、关怀、提供建议、物质帮助、帮助完成具体任务等）和主观感受到的社会支持（是否感知到他人的这些行为是自己需要的）三方面进行。

（二）社会支持的来源和类型

癌症患者社会支持的来源主要包括家庭成员（配偶、父母、兄弟姐妹等），社会关系（朋友、病友、同事等）以及医务人员。社会支持的类型主要包括信息支持、情感支持、归属支持、实际支持等。①信息支持是指给患者提供有利于治疗和康复的专业信息，主要由医务人员提供。大多数癌症患者在患病的不同阶段都需要与其疾病诊断、治疗、护理和康复预后等有关的信息。及时准确地给予患者信息支持可减少其不确定感，减轻焦虑恐惧情绪，增强其自我护理能力。②情感支持是使个体感受到被关怀、被尊重或与某人紧密相关，家庭是患者情感支持的最主要来源。给予患者持续的情感支持，包括倾听患者的诉说、安慰鼓励患者，以关怀、接纳的态度让患者感觉被理解和尊重等。③归属支持则强调个体在社会中被支持、被接纳，可以获得多种社交机会、陪伴和娱乐等。保持与工作单位、社会团体等的联系，尤其是与那些有相似患病经历并拥有相同情感和信息的人保持交流，可以提高癌症患者的归属感。④实际支持包括金钱、物资、帮助完成具体任务等。经济因素是影响癌症患者生活质量的重要因素。医疗保险制度可在一定程度上缓解癌症患者的经济压力。此外，减免医疗费用、社会募捐、提供照护等实际帮助都能提高癌症患者的应对能力。

（三）社会支持的测量工具

社会支持的评定包括结构、功能以及知觉三方面。社会支持的结构主要描述个人的社会支持网络，社会支持的功能主要描述提供支持的具体行为，而社会支持的知觉主要描述个人对各种关系类型和质量的感知。目前对于社会支持的测量大都通过评定量表来完成。常用的评定量表包括社会关系提供量表（social provision scale，SPS）、Norbeck 社会支持问卷（norbeck social support questionnaire，NSSQ）、Duke-UNC 功能性社会支持问卷（duke-UNC functional social support questionnaire，DUFSS）、柏林社会支持量表（berlin social support scales，BSSS）、人际间支持评价表（interpersonal support evaluation list，ISEL）、领悟社会支持量表（perceived social support scale，PSSS）和社会支持评定量表（SSRS）。

领悟社会支持量表（PSSS）由 Zimet 等编制，姜乾金修订。其强调个体对社会支持的主观体验，分别测定个体领悟到的来自家庭、朋友和其他人的支持程度，同时以总分反映个体感受到的社会支持总程度。量表包括 12 个自评项目，由家庭支持、朋友支持、其他支持（老师、同学、亲戚）3 个分量表组成，每个项目采用 Likert 7 级评分法，总分范围为 12~84 分。量表有较高的信度和效度，已广泛用于癌症患者社会支持测量。

社会支持评定量表（SSRS）由我国学者肖水源于 1986 年设计，并在 1990 年作了小规模修改，该量表有 10 个条目，测量主观支持、客观支持和对支持的利用度三个维度。客观支持指客观的、可见的、实际的支持，包括物质上的直接援助和社会网络、社会团体关系的存在和参与等。主观支持是个体在社会中受尊重、被支持、理解的情感体验。对社会支持的利用度是个体对社会支持的利用差异。该量表的内部一致性和重测信度良好，在癌症领域的应用也较成熟。

（四）提高癌症患者社会支持的方式

良好的社会支持能够增加癌症患者的适应性行为、促进癌症患者的积极应对策略、减轻癌症患者的身心症状、提升癌症患者的生活质量。因此，应从社会生态系统的各个角度，结合癌症患者的需求满足情况，形成癌症患者的社会支持系统。这一系统从外向内可包括四个层面的内容，即政策层面、社区层面、组织层面和人际层面。

1. 政策层面

主要任务是积极完善针对癌症的各项医疗保障制度，减轻癌症患者治疗相关经济负担。采取多种手段开展全民健康教育，促进癌症早期发现、早期治疗和健康生活方式的建立。

2. 社区层面

主要涉及社区各种初级卫生保健机构，可为癌症患者提供康复期的心理支持、信息支持、功能康复、症状管理等服务。社区医务人员通过定期访视和评估，督促患者完成治疗、开展功能训练等，并为患者和家属提供居家康复咨询和指导。还可组织社区癌症患者康复沙龙、康复互助小组等活动，增强患者之间的沟通与互动，鼓励患者走出家庭、投入社会，体现自我价值。

3. 组织层面

这一层面既涉及正式组织，如医院、患者单位，也涉及非正式的组织，如各种与癌症有关的团体等，主要任务是在治疗期间为患者提供信息、物质和情感等层面的支持。医院医护人员可协助建立癌症患者支持网络，搭建癌症患者社会支持平台，通过设立咨询热线、组织志愿者活动、举办健康知识讲座、开展集体干预、个别家庭咨询等活动，持续为患者提供咨询、情感和信息支持。

4. 人际层面

家人和朋友是癌症患者社会支持的传统力量，主要为患者提供的是情感支持和实际支持，包括陪伴、关爱、生活照护等。癌症患者恐惧、绝望时，通过向家人和朋友宣泄情感，可以增强心理承受力。但需注意的是，癌症患者的密切照顾者也承受着巨大的心理和实际照护负担，他们既是癌症患者社会支持的主要提供者，也应是社会支持的接受者。医务人员可开展基于家庭的社会支持计划，提升癌症患者整个家庭的抗逆力和应对能力。

四、癌症患者的生活质量

随着医学科学的发展，治愈的概念不仅是治疗疾病和延长生存，还包括对促进患者重要功能的恢复和维持，使患者保持一定的生活能力并尽量减轻痛苦。因此需要发展癌症预后整合评价指标，故将社会学中的生活质量概念引入了医学领域。目前，肿瘤学科领域已普遍将生活质量作为评价肿瘤患者治疗和康复结局的终末指标，比生存率、死亡率更能准确反应患者的治疗效果和康复状况。

（一）生活质量的概念和特征

生活质量（quality of life，QOL）又被称为生命质量、生存质量。在医学领域，生活质量包括总体生活质量（global quality of life，GQOL）和健康相关生活质量（health-related quality of life，HRQOL）。根据世界卫生组织对生活质量的定义，总体生活质量（GQOL）是处于不同文化和价值体系中的个体对与他们的目标、期望、标准以及所关心的事情等生存状态的体验，包含了个体的生理健康、心理状态、独立能力、社会关系、个人信仰和与周围环境的关系。而健康相关生活质量（HRQOL）指在疾病、意外损伤及医疗干预的影响下，与个人生活事件相联系的健康状态和主观满意度。

生活质量包括以下几个特征：①主观性。生活质量是主观感受，它不仅与人的健康状况相关，还与个体自身的价值观、人生观以及与社会、环境的适应能力密切相关。因此，评价生活质量多采用患者自评的形式，而非医务人员或他人替代。②多维性。生活质量具有多维性，目前普遍采用的维度包括患者的生理功能、疾病和治疗相关症状、心理功能、社会功能、精神状态等。③动态性。生活质量具有动态变化性，随疾病和治疗的进程而变化、随着生活时间和场所而发生变化。

（二）生活质量的测量趋势和测量工具

癌症患者生活质量的测量已开展多年，近年来对生活质量的测量有以下变化趋势：第一，从单一评价患者的客观状态逐步发展到同时评估患者的客观和主观感受。第二，采用一般性问卷加上特异性问卷的形式进行评价，以克服癌症特异性工具和普适性工具的各自缺陷。第三，从单维度评估转向多维度评估，更容易分析不同疾病和治疗方法对患者生活质量的影响。第四，采用量表和访谈相结合的方法对生活质量进行评价，既能够获得科学的数据，又能够深入捕获患者的内心感受。第五，从单一时间点测量转向纵向评价生活质量的变化，以识别生活质量的动态变化趋势和影响因素。第六，应用国外量表评价生活质量时应考虑文化差异因素。生活质量受某种文化环境中的习俗、信念和价值观所影响，因此在翻译、引进国外评定量表时，应特别注重文化上的差异，并应制定我国的常模。

高质量的生活质量测量工具应具备以下特点：生活质量的概念构建具有一定的理论基础，具有文化适应性，填写问卷不会给患者造成负担，问卷的深度和广度合适，有可接受的心理测量学属性（包括信度、效度、应答率等），能测量不同时间点生活质量的纵向变化。目前常用于癌症患者生活质量测量的工具包括：

1. 癌症治疗功能评价系统

1993 年 Cella 等研制出癌症治疗功能评价系统（the functional assessment of cancer therapy-general，FACT-G），目前最新版（第 4 版）的 FACT 包括 27 个条目，包括躯体状况（7 条）、社会或家庭状况（7 条）、情感状况（6 条）、功能状况（7 条），采用 Likert 5 级评分法，测量癌症患者生活质量中的共性部分。此外，该量表还包括特异性的模块，例如评价乳腺癌患者生命质量的 FACT-B，额外包括 8 个乳腺癌相关条目。2002 年我国学者万崇华和张冬梅对 165 例乳腺癌患者用 FACT-B 中文版进行了生活质量的测定，证实了该量表具有较好的信度、效度、反应度和可行性，可以作为我国乳腺癌患者生活质量的测评工具。

2. 欧洲癌症治疗研究组织生活质量核心量表

欧洲癌症治疗研究组织 1993 年研制出来的欧洲癌症治疗研究组织生活质量核心量表（the European Organization for Research and Treatment of Cancer Quality of Life Questionnaire Core 30，EORTC-QLQ-C30）生活质量评定量表包括 30 个条目，包括身体功能、角色功能、情绪功能、认知功能、社会功能 5 个功能子量表，疲劳、疼痛、恶心呕吐 3 个症状子量表，1 个总体健康状况子量表和 6 个单项测量项目。该量表专门针对癌症患者设计，具有较好的可行性和特异性，能全面反映出生活质量的多维结构。在 30 个条目的核心量表基础上，增加不同的特异性条目（模块），构成了不同病种的特异性量表，例如肺癌模块。唐政等通过对大样本乳腺癌生存者的生活质量评定，显示该问卷内部一致性为 0.988，KMO 为 0.989，可用于我国癌症患者的生活质量测定。

3. 癌症康复评价简表

癌症康复评价简表（cancer rehabilitation evaluation system-short form，CARES-SF）由 Schag 等于 1991 年编制，包括 34 个条目，包括生理、心理社会、与医务人员的关系、婚姻关系、性功能 5 个维度。各条目均为 Likert 式 5 级评分，评定癌症患者在过去的一个月内所遭遇问题的严重程度，并据此计算患者生命质量各维度得分和生命质量总分。该量表分为两部分，第一部分为第 1~34 条，反映癌症患者疾病过程中遭遇的普遍性问题，包括生理、心理社会、与医务人员之间的关系、婚姻关系、性关系五个维度。该量表各维度内部一致性为 0.67~0.85，重测信度为 0.81~0.86。与生命质量视觉模拟量表（VAS）之间的相关系数为 -0.55，与 FLIC 的相关系数为 -0.74，具有较好的信、效度。

4. 癌症生活功能指数量表

1984 年 Schiper 等设计了患者自我评定的癌症患者生活功能指数量表（functional living index-cancer，FLIC），包括 22 个条目，涉及躯体状况和功能、心理功能、社会功能等维度，比较全面地描述癌症患者在日常活动能力、情绪状态、症状和主观感受、角色功能、社会交往能力等方面情况，可用于所有癌症患者生活质量的评价，也可作为鉴定特异性功能障碍的筛选工具。

5. 成年癌症生存者生活质量问卷

成年癌症生存者生活质量问卷（the quality of life in adult cancer survivors scale，QLACS） 由 Nancy 等于 2005 年研究设计，用于测定癌症长期生存者的生活质量状况。该量表包含 12 个维度，包括消极情感、积极情感、认知、疼痛、性功能、避免社交、疲乏、个性形象、经济、复发担忧、家庭压力和癌症益处，共计 47 个条目，采用 Likert 7 级评分法，总分为 47~308 分。量表具有良好的测量学特征，后也被应用于短期癌症生存者的生活质量测定，但在我国尚未得到广泛应用。

（三）癌症患者生活质量的影响因素

国内外学者对癌症患者生活质量的影响因素开展了大量的探索性研究，认为癌症患者的生活质量与疾病本身或治疗等多种生理、心理、精神因素有关。

1. 一般人口学因素

患者的一般情况，如年龄、婚姻状况、文化程度、经济水平等，会影响患者的认知能力、理解能力和自我调节能力，从而对生活质量产生不同程度的影响。

2. 疾病及治疗因素

病理类型及分级、临床分期以及疾病相关症状会对癌症患者的生活质量产生重要影响。合并症状越多、癌症分期越晚、持续时间越长，患者的生活质量越差。治疗方式及治疗周期也严重影响患者的生活质量。辅助治疗方式少、治疗周期短、结束治疗后的时间越长，患者的生活质量越好。

3. 生活方式

不健康的生活方式会降低癌症生存者的整体生活质量，尤其是躯体健康维度。有研究显示，女性癌症生存者的体重指数增高，伴随着躯体功能及角色功能下降、疼痛增加、总体健康生活质量下降。另外，吸烟能增加癌症相关抑郁、癌症进展和复发风险，并降低癌症生存者的生活质量。

4. 社会心理因素

本章前部分所阐述的心理痛苦、自我效能、应对方式、社会支持均是癌症患者生活质量的影响因素。心理痛苦少、自我效能强、应对方式积极、社会支持充足的癌症患者生活质量更好。

5. 照护需求满足情况

癌症治疗周期长，患者照护需求多。国外研究显示，大多数的癌症生存者都存在至少一个领域的未满足需求（unmet needs），而未满足的需求越多，健康生活质量越差。

（四）提高癌症患者生活质量的方式

通过上文对癌症患者生活质量的影响因素分析，提高癌症患者生活质量的方式可从症状管理、建立健康生活方式、心理社会支持和满足照护需求四个方面开展。

1. 癌症症状管理

癌症及其治疗相关的症状与癌症患者的生活质量密切相关。患者感受到的症状数量越多，生活质量越差。尤其是疼痛症状，更是影响癌症患者健康相关生活质量的重要变量之一。护理人员应对癌症患者的症状进行持续评估，建设多学科团队，整合运用药物治疗和非药物治疗，改善癌症患者的不适症状。同时，应采用教育、赋能等多种方式，促进癌症患者的症状自我管理，减轻症状困扰，提高生活质量。

2. 建立健康生活方式

健康的生活习惯和改善总体健康与提升癌症患者的生活质量密切相关。对于某些癌症，健康生活方式可以减少复发和死亡风险。因此应积极促进癌症患者建立健康的生活方式。根据 NCCN 癌症生存指南推荐，癌症患者应达成并终生保持健康体重，每天参加体力活动，保持健康的饮食习惯，尽可能减少酒精摄入，避免或停止使用烟草类产品，采取防晒措施，确保足够的睡眠，并定期进行随访。不推荐常规摄入营养保健品控制癌症。

3. 心理社会支持

癌症是一种身心疾病，医护人员及照顾者应正视癌症患者的心理社会需求，针对患者的个性特征、年龄阶段、社会角色、文化背景，在准确评估的基础上，为癌症患者提供合适的心理社会支持，提高自我效能，增强社会支持，改善身心症状，提升生活质量。

4. 满足照护需求

应使用有效工具对癌症患者的照护需求进行评估，识别癌症患者在不同时期的未满足需求。通过延续性护理、开设随访门诊、开展在线咨询等整体照护计划，为癌症患者持续提供信息支持、情感支持和专业照护，促进癌症患者的自我管理能力，不断提升生活质量。

（邢唯杰）

第8节　肿瘤患者的安宁疗护

在我国，临终关怀、舒缓医疗、姑息治疗被统称为安宁疗护。安宁疗护指由医务人员和志愿者等组成的多学科团队，为终末期患者及家属提供的包括生理、心理、社会和精神支持的全方位照护，从而帮助终末期患者舒适、平静和有尊严地离世。随着人口老龄化进程的加速、疾病谱的改变、癌症发病率的增长、家庭规模的小型化，

我国安宁疗护服务需求巨大。安宁疗护是肿瘤护理中不可或缺的重要议题，其发展有利于提高肿瘤患者及其家庭的生活质量，也有利于节约医疗卫生资源，是人文关怀的重要体现，对整个社会起到积极作用。肿瘤临终患者处于生命末期，往往具有疼痛、呼吸困难、谵妄、恶病质等三种以上的终末期症状，也会产生焦虑、抑郁、恐惧等

负性心理情绪，同时也会面临社会关系改变、消失导致的社会孤立感及无意义感。在生命终末阶段肿瘤患者具有多方面需求，归纳起来为"身-心-社-精神"全人照顾需求：生理需求（躯体、生理、身体结构形态生理功能需求）；心理需求（情绪、认知、行为及正向心理等）；社会支持需求（角色人际关系，即社群需要等）；精神需求（人生意义价值、信念与信仰等精神状态）。本节主要介绍肿瘤终末期病患常见症状管理、舒适照顾、精神心理社会支持及其护理要点。

一、常见症状管理

（一）疼 痛

疼痛是一种与组织损伤或潜在组织损伤相关的感觉、情感、认知和社会维度的痛苦体验。按病理生理学机制分为伤害感受性与神经病理性疼痛。按发病持续时间，分为急性疼痛（持续时间 < 1 个月）、亚急性疼痛（持续时间 1~3 个月）和慢性疼痛（持续时间 >3 个月）。

1. 评估

对晚期肿瘤患者疼痛评估以患者主诉为依据，遵循"常规、量化、全面、动态"的原则。评估的主要内容：疼痛的部位、性质、程度、发生及持续时间，疼痛的诱发因素、伴随症状，既往史及患者的心理反应；根据患者的认知能力和疼痛评估的目的，选择合适的疼痛评估工具，对患者进行动态的连续评估并记录疼痛控制情况。疼痛评估的工具主要包括视觉模拟量表（visual analogue scale, VAS）、数字疼痛强度评分量表（numeric rating scale, NRS）、Wong-Baker 面部表情疼痛评分量表（用于儿童）、简式 McGill 疼痛问卷（short-form of mcGill pain questionnaire, SF-MPQ）等。

2. 治疗与护理

癌痛的治疗应在对患者全面评估的基础上，进行多学科合作的个体化整合治疗，主要包括病因治疗、药物和非药物治疗，并给予患者个性化干预。

（1）病因治疗。主要包括手术、放射治疗、化学治疗、分子靶向治疗、免疫治疗及中医药等。

（2）药物治疗。遵循三阶梯镇痛原则，常用的癌痛治疗的药物又分为非阿片类药物、阿片类药物及辅助镇痛药物。给药途径首选口服，有明确不宜口服指征的患者可选择其他途径，如皮下、静脉、直肠给药等。指导患者按规定时间间隔规律服用镇痛药，按时给药可维持有效的血药浓度。

非阿片类药物主要包括非甾体抗炎药（NSAID）和对乙酰氨基酚，用于治疗轻度疼痛，或与阿片类药物联合用于治疗中重度疼痛。此类药物在达到一定剂量时或两种联用时，不仅不能增强镇痛效果，药物不良反应却将明显增加，因此禁止超剂量用药，也不主张联合使用。

阿片类药物是中、重度癌痛治疗的基础用药，可分为弱阿片和强阿片类药物。其剂量滴定有短效制剂和长效制剂背景剂量滴定两种方法，剂量滴定时应注意区分患者阿片类药物是否耐受。在维持治疗过程中一般使用缓释阿片类药物的短效剂型进行解救治疗，为日剂量的 10%~20%。每天短效阿片解救用药次数 ≥ 3 次时，应当考虑将前 24h 解救用药换算成长效阿片类药按时给药。采用逐渐减量法，每天按照阿片药物总剂量的 10%~25% 剂量减少，直到每天剂量相当于 30mg 口服吗啡的药量，继续服用 2d 后即可停药。当换用另一种阿片类药物时，仍需要仔细观察病情，并个体化滴定用药剂量。不推荐阿片类药物联用，可能会增加不良反应发生的风险，或给患者带来剂量调整困难、不良反应来源难以判断的问题。

辅助药物常用于辅助治疗晚期癌症患者神经病理性疼痛、骨痛、内脏痛，可以增加阿片类药物的镇痛疗效。辅助用药需要遵循个体化的原则对种类及剂量进行选择和调整。常用的辅助药物包括：抗惊厥类药物、抗抑郁类药物、糖皮质激素、双膦酸盐、局部麻醉药等。从低剂量起始，1周内观察疗效，如果无效，在不增加不良反应的前提下增加剂量或更换药物。

（3）非药物治疗。非药物治疗贯穿于整个治疗过程中，可以起到较好的辅助镇痛效果。常见的方法有介入治疗、放疗、针灸、经皮电刺激等物理治疗、按摩、冷热敷、认知-行为训练、社会心理支持治疗等。无论哪一种，均需在实施前做好评估和宣教。实施后应及时记录以便为下次治疗提供依据。

（二）呼吸困难

呼吸困难是一种呼吸肌反应不足或无法持续的知觉。指患者某种不同强度、不同性质的空气不足、呼吸不畅、呼吸费力及窒息等呼吸不适感的主观体验，伴或不伴呼吸费力的表现，如张口呼吸、鼻翼扇动、呼吸肌辅助参与呼吸运动等，也可伴有呼吸频率、深度与节律的改变。患者的精神状况、生活环境、文化水平、心理因素及疾病性质等对其呼吸困难的描述具有一定的影响。

1. 评估

呼吸困难知觉的主观性决定了其最有效的评估工具是患者及家属自我报告的结果，评估时也应关注患者的社会心理状态和环境条件。评估内容主要包括：患者病史、发生时间、起病缓急、诱因、伴随症状、活动情况、心理反应和用药情况等；患者神志、面容与表情、口唇、指（趾）端皮肤颜色、呼吸的频率、节律、深浅度，体位、外周血氧饱和度、血压、心率、心律等。临床使用最广泛的测量呼吸困难强度的工具有呼吸困难视觉模拟量表（dsypnea visual analogue scale, VAS）、修正的英国医学委员会呼吸困难量表（mMRC）和 Borg 量表等。

2. 治疗与护理

（1）病因治疗。大部分肿瘤终末期患者的呼吸困难多是不可逆的，因此病因治疗也是有限的，需要遵循患者和家属的意愿，针对可逆性病因进行治疗。

（2）药物治疗。常用治疗肿瘤终末期患者呼吸困难的药物包括阿片类药物、苯二氮䓬类药物、皮质类固醇药物等。①阿片类药物。在患者病情允许，不存在呼吸抑制的情况下，使用阿片类药物可以明显降低呼吸中枢感受性，镇咳作用良好，减少耗氧量，有效改善呼吸困难的症状，阿片类药物包括吗啡、可待因、芬太尼、羟考酮等，给药途径可分为口服、皮下、直肠等。②苯二氮䓬类药物。对呼吸困难恐慌发作的患者、焦虑症患者，应用苯二氮䓬类药物可以减轻呼吸困难带来

的不适感，尤其在晚期和濒死期患者中，地西泮、劳拉西泮和咪达唑仑是最常见的药物。由于该类药物的肌松作用，对癌症恶病质患者，肌肉减少症患者可能会加剧呼吸困难，需谨慎应用。应根据患者的症状和药物作用时间（半衰期）选择合适的药物，晚饭后或睡前服用，从少量剂量开始，其常见的副作用为困倦。③皮质类固醇药物。类固醇药物对哮喘和 COPD 引发的支气管炎有显著的疗效，也可用于癌性淋巴管炎、上腔静脉综合征、放射性肺炎、癌因性气道阻塞而引起的呼吸困难，在使用类固醇药物时要动态评价用药效果以及预后，常见的副作用包括消化道溃疡、感染的恶化等。

（3）非药物治疗。呼吸困难的非药物治疗包括氧疗、使用步行辅助器、放松治疗、音乐治疗、咨询支持、呼吸放松训练、心理治疗等。其中氧疗作为针对呼吸衰竭（即低氧血症）和呼吸困难的非特异性疗法被广泛使用，可以通过增大氧流量来补充氧气改善症状，对于血氧饱和度低于 90% 以下的患者使用氧气疗法有显著的作用。长期使用氧疗会导致患者产生口渴感、束缚感等，需视具体情况决定合适的氧流量。此外，应保持病房环境安静舒适，温湿度适宜，每天开窗通风，对有哮喘的患者病房内应避免花粉、尘螨等可能的过敏原。协助患者选择合适的卧位，如胸腔积液、心包积液、慢性心肺疾病的患者需抬高床头，取半卧位或端坐位，提供枕头或床边桌椅等作为支撑物。在病情允许下，为患者提供拐杖、助步器，协助患者在床边进行适量走动，提高耐力，将日常用品放置于患者触手可及的地方，控制耗氧量。指导患者进食高营养、高蛋白、清淡易消化的饮食，少食多餐，避免便秘。主动了解患者的心理状况，给予情绪疏导。通过手势表达或书写来进行沟通交流，减少能量消耗，取得其理解配合。

（三）谵 妄

谵妄是一种急性的、可逆性的意识混乱状态，以波动性意识障碍、注意力不集中、思维紊乱或意识水平变化为特征，是一种急性脑功能障碍的临床综合征。根据肿瘤患者的精神运动症状，可分为活动过多型、活动过少型和混合型 3 种类型，

混合型谵妄症状常不断变化，淡漠与焦躁的表现可交替出现。肿瘤患者濒死时可出现不可逆的激越型谵妄，表现为肌肉紧张、肌阵挛、类似癫痫发作等，可给患者、家属及照顾者带来极大的痛苦。

1. 评估

谵妄的评估内容包括：患者有不能用原先存在或正在进展的痴呆症来解释的无意识障碍（注意力的集中、保持、转移能力降低），认知改变（如记忆缺陷、定向不良、言语障碍），或者出现知觉障碍；谵妄症状的发生事件，是否是在短时期（通常数小时或数天）发展起来的，并在一天中有波动趋势；患者是否使用了阿片类药物等药物。肿瘤终末期患者常见的谵妄诊断评估工具主要包括 ICU 意识模糊评估法（confusion assessment method for the intensive care unit，CAM-ICU）、ICU 谵妄筛查表（intensive care delirium screening checklist，ICDSC）、护理谵妄筛查量表（nursing delirium screening scale，NU-DESC）等。

2. 治疗与护理

（1）病因治疗。首先纠正谵妄引起的原因，如药物、电解质紊乱、感染等。

（2）药物治疗。轻度谵妄的治疗可考虑使用氟哌啶醇、利培酮、奥氮平、喹硫平；严重谵妄需要增加药物剂量，进行滴定以达到最佳剂量，考虑使用氟哌啶醇、奥氮平、氯丙嗪。临终患者如存在难治性谵妄，需结合患者之前的意愿，在与患者家属充分沟通和知情的情况下，考虑姑息性镇静（如米氮平）以缓解症状。

（3）非药物治疗。保持环境安静，尽可能提供单独的房间，降低说话的声音，降低照明，使用夜视灯，使用日历和熟悉的物品，较少的改变房间摆设，以免引起刺激以及不必要的注意力转移。安抚患者，对患者的诉说做出反应，帮助患者适应环境，减少恐惧。在诱因病因无法去除的情况下，应与家属及照顾者沟通谵妄发作的反复性和持续性，争取其理解与配合，在征得患者家属的知情同意下，使用适当的约束，保护患者避免外伤与意外事件。

（四）恶病质

恶病质是一种多因素作用的综合征，为进行性发展的骨骼肌量减少（伴或不伴脂肪量减少），常规营养支持治疗无法完全逆转，并出现进行性功能障碍，以肿瘤伴发的恶病质最为常见，称为肿瘤恶病质。其病理生理特点为因食物摄入减少和异常高代谢导致的负氮平衡及负能量平衡。恶病质在临床上分为连续的三期：恶病质前期（体重下降 ≤ 5%，伴有厌食症、代谢改变者）、恶病质期 [6 个月内体重下降 >5%，或 BMI<20kg/m^2 者出现体重下降 >2%，或四肢骨骼肌指数与少肌症相符（男性 <7.26kg/m^2，女性 <5.45kg/m^2）者出现体重下降 >2%，常有摄食减少或系统性炎症] 和难治性恶病质期（出现分解代谢活跃，对抗癌治疗无反应，WHO 体能状态评分 3 分或 4 分，生存期不足 3 个月者）。

1. 评估

恶病质的评估内容包括：患者进食、牙齿、口腔黏膜情况；患者有无贫血、低蛋白血症、消化、内分泌系统等疾病表现；患者皮肤完整性；有无影响患者进食的药物及环境因素。2016 年欧洲临床营养和代谢学会（European Society for Clinical Nutrition and Metabolism，ESPEN）指南通过体重丢失的比例和 BMI 水平将患者分为 0~4 级（0 级预后最佳，4 级则预后最差），可以用于预测晚期肿瘤患者的总生存率。患者明确诊断为肿瘤恶病质后，还需进一步评估体重丢失及蛋白质消耗的速率、能量储备量及摄入量、炎症情况三个方面。此外，厌食症或恶病质治疗的功能性评估表（functional assessment of anorexia cachexia therapy，FAACT）也常被用于评估肿瘤患者恶病质状况，是由 FACT-G 和 12 个针对食欲不振恶病质的特异条目构成，专门用于食欲不振癌症恶病质综合征患者的生命质量测定。

2. 治疗与护理

（1）营养干预。提供色香味俱全的高营养、高蛋白饮食，增强患者营养；对于濒死期患者，患者对食物和水的需求不大，可根据患者意愿为患者准备食物；每天或每餐提供不同的食物，增加食欲，在进餐时减少任何可能导致情绪紧张的因素；少量多餐，在患者需要时提供食物，将食物放在患者易拿到的位置；提供患者喜爱的食物，提供一些不需太过咀嚼的食物；遵医嘱予以营养支持。

（2）心理护理。肿瘤终末期患者由于疾病、痛苦等因素常会有焦虑、不安等负性情绪，同时治疗或药物所导致的恶心呕吐会影响患者的食欲，可给予心理安慰，改善患者的情绪和心情，也可遵医嘱使用抗抑郁药物增加患者的食欲。

（3）相关并发症护理。加强对恶病质相关的并发症观察，对于长期卧床的患者，加强对压疮的观察与护理，关注患者的皮肤情况，定时给患者翻身，避免抓或拽患者皮肤，以免对患者皮肤造成创伤。

二、舒适护理

肿瘤患者在死亡前 6 个月因巨大精神、经济负担，加之疾病导致的周身不适、难以控制的疼痛焦虑，严重影响患者的生活质量。对肿瘤患者的安宁疗护强调控制疼痛症状，满足患者基本生理需求，解决心理、社会、精神问题。肿瘤舒适护理包括身体舒适、心理安慰、社会舒适和精神慰藉 4 个方面，是一种整体的、个性化的、创造性的、有效的护理模式。其目的是使患者在生理、心理、社会、精神上达到最愉快的状态，或缩短、降低不愉快的程度。其原则是：预防为主，促进舒适；加强观察，发现诱因；采取措施，消除不适；互相信任，心理支持。

（一）环　境

1. 物理环境

对于肿瘤安宁疗护病房而言，可设置家庭化的开放式病房，光线充足、明亮宽敞、保持与室外和公共部分的视线联系，进行良好的视线设计。保持空气流通，摆放鲜花或盆栽植物，每天定时进行紫外线空气消毒，给患者创造一个良好舒适的环境。提供无线网络供患者与外界进行交流，可以根据患者的喜好摆放一些患者自己喜爱的物品，将对患者有特殊意义的物件，如纪念品、照片、慰问卡及宗教图像等放置在患者看得见的地方，或根据患者意愿摆放这些物品，使患者感受到家庭般的温暖。可以设置谈心室，缓解患者及家属心理与精神上的压力。

2. 化学环境

加强药品管理，做好药物查对，避免给药错误。避免住院患者接触到任何化学药品。常用药品、物品等定点存放、摆放有序、标识清楚、不得混装。无过期、变质现象，无"三无"药品，口服药原始包装保存，高浓度药品单独存放。清洁工人打扫或用消毒液体擦拭病房时，要及时开窗通风，避免化学气体蒸发对患者产生不利影响。

3. 人文社会环境

由于接触环境的不同、角色的改变，人际关系的变化，生活方式的改变、文化的差异、规章制度的约束等，必然会给肿瘤患者造成不同程度的压力。患者对人文社会环境的主要需求：需要被尊重、需要有所群属、需要信息、需要安全感及新鲜感。就诊环境气氛希望安宁静谧，清洁，宜人，有安全感；同时病房环境应有适当的刺激、新鲜感，避免过于单一的环境，使其产生厌烦感。

（二）口腔护理

1. 目　的

对肿瘤终末期患者正确执行口腔护理，可保持口腔清洁，预防细菌在口腔内繁殖，预防口腔内溃疡；增加口腔的舒适及美观；为昏迷或不能自己刷牙的患者保持口腔清洁；减少异味，保持口气清新；按摩牙龈，促进血液循环，促进口腔健康；镇痛及促进食欲；增进互动。

2. 准　备

适宜漱口液、杯子、吸水垫、海绵棒、毛巾、润唇膏、婴儿牙刷套、吸唾器、注射器、软针头。

3. 操作步骤

①评估口腔黏膜状况（溃疡、破损、感染、舌苔、痰痂、吞咽状况）；②根据评估口腔内情况，选择适宜漱口液；③体位摆放：抬高床头，头偏向一侧；④胸前垫吸水小尿垫；⑤打开吸痰器，接上吸唾器，置于口腔内低位；⑥海绵棒蘸取漱口液清洁口腔，清洁牙齿内外、咬合面、口腔内颊及舌头，清洁干净为止；⑦吸唾器抽吸患者口腔内残余漱口液，意识清醒患者，可漱口水漱口，将漱口水吐在杯子内；⑧毛巾擦净患者口腔周围，以护唇膏或凡士林润滑唇部，预防口唇干裂；⑨若患者有假牙，应取下假牙用冷水、软毛牙刷

洗净，口腔也应清洁后漱口，假牙不用时浸泡在冷水中。

4. 注意事项

①口腔护理时机，每日晨起执行口腔护理，此时患者处于较清醒的状态；若患者出现呕吐症状，呕吐后予以口腔护理，除去口中异味；可禁食患者，早晚刷牙、三餐后漱口。②不要用化学漱口液（复方硼砂漱口液、醋酸氯己定漱口液）进行口腔护理，内含不宜吞咽化学成分。③可用清水、盐水、茶、柠檬水、维生素 C、蜂胶（3~6 滴 +10mL 白开水中）、甘草水、新鲜凤梨汁等进行口腔护理。④可利用新鲜凤梨片口含（将凤梨片用纱布包裹，再替患者刷除口腔内舌苔），或是新鲜凤梨汁搭配海绵牙棒做口腔舌苔的清洁。⑤口腔护理工具：海绵牙棒（可随患者口腔任意变形，较不会造成患者口腔伤害）、牙刷、洗唾器、婴儿洁口器（指套牙刷）、超音波喷雾器等，是患者情况决定用具。⑥若口腔中有脓、血、痰等蛋白质分泌物，可用 3% 过氧化氢：水 =1：4 进行清洁液调配，并依患者感受调整执行力道与溶液浓度。口腔护理前可使用超音波喷雾器湿化口腔软化分泌物结痂。⑦若有溃疡时，需先用局部麻醉剂利多卡因镇痛，出血时则用盐酸肾上腺素止血，溃疡异味及感染可请芳香治疗师指导协助。⑧张口困难者，可使用婴儿牙刷套进行清洁，无法使用工具清洁口腔患者，注射器连接软针头进行口腔清洗。⑨记录评估患者的口腔状况。

（三）床上洗头

1. 目 的

增进晚期肿瘤患者头皮血液循环，除去污秽和脱落的头屑，保持头发的清洁，促进患者睡眠，与患者建立信任与友善关系。

2. 准 备

长方形毛巾、塑料袋、小枕头、洗头槽、水桶、多孔美发干洗瓶、洗发液或中性肥皂、吹风机，有条件者备全自动洗头机。

3. 操作步骤

①调整工作高度，抬高床至适当高度，连接水源，连接全自动洗头机电源；②移除床头板，准备洗头姿势；③于颈后垫一条长方形毛巾，以

防溅湿衣物与床单；④以防水塑料袋包裹一小枕头，放置于患者颈后作支撑；⑤放置床上洗头槽，将患者姿势调整舒适状态，用一水桶盛接洗头槽的脏废水；⑥用多孔美发干洗瓶或将矿泉水瓶打小洞制作成冲洗壶，打湿头发；⑦使用少许洗发液替患者洗头，头部如有伤口或放疗区域皮肤可用中性肥皂及清水；⑧以指腹按摩头皮百会穴、风池穴等穴位；⑨可使用水瓢或多孔美发干洗瓶冲水，以垫在患者颈后的毛巾包裹洗好的头并擦干；⑩吹干、梳理头发，协助患者取舒适体位。

4. 注意事项

①患者头部有伤口、肿瘤、放疗区域必须特别小心，不可用含化学成分的洗发精，可用中性肥皂，严禁使用指甲用力抓患者头皮；②使用吹风机时，务必以手挡在患者的头与吹风机之间，避免烫伤；③操作者可戴橡皮手套替患者洗头。

（四）床上擦浴

1. 目 的

保持皮肤清洁、干燥、使患者舒适；促进皮肤的血液循环，增强其排泄功能，预防皮肤感染；观察全身皮肤有无异常，为临床诊治提供依据；促进患者睡眠，与患者建立信任与亲善关系。

2. 准 备

两盆水（一盆 100℃佛水、一盆冷水），毛巾，沐浴乳，乳液。

3. 操作步骤

①将毛巾对折后，手握两端，只让毛巾中间浸入 100℃的水中。②手握毛巾两端，拧干水分（小心执行，避免烫伤自己），将毛巾包裹在手中做成手套，注意使用前用手背试毛巾温度。③沐浴乳倒于毛巾上擦洗，一遍沐浴乳，三遍清水，注意遮挡未擦部位，做好保暖。毛巾擦一遍后可翻转擦洗第二遍，清水清洗毛巾，再将毛巾放入 100℃水中，拧干。④擦洗顺序：双上肢、前胸、腹部（第一遍沐浴乳）→翻转毛巾→双上肢、前胸、腹部（第二遍清洁）→清洗毛巾→双上肢、前胸、腹部（第三遍清洁）→翻转毛巾→双上肢、前胸、腹部（第四遍清洁）；背部（第一遍沐浴

乳）→翻转毛巾→背部（第二遍清洁）→清洗毛巾→背部（第三遍清洁）→翻转毛巾→背部（第四遍清洁）；双下肢（第一遍沐浴乳）→翻转毛巾→双下肢（第二遍清洁）→清洗毛巾→双下肢（第三遍清洁）→翻转毛巾→双下肢（第四遍清洁）。⑤快速按摩。擦拭时稍加力道，促进血液循环，使患者感到舒适，有开放性伤口、深静脉血栓或骨转移患者除外。⑥涂抹乳液。擦澡后，30min 内涂上乳液否则影响乳液吸收。

4. 注意事项

①不能用水洗（淋浴或盆浴）的患者选择床上擦浴。②操作过程中注意患者保暖。③擦澡过程中注意保护患者隐私，保护患者最隐私的身体部位。④照护人员必须剪短指甲，小心不要伤害患者。⑤利用适当技巧使擦澡用水温度适合又不致烫伤。⑥擦澡动作迅速，以免患者受凉或疲倦，过程应在 10min 内完成。⑦视患者皮肤情况使用肥皂。皮肤太干燥少用肥皂。选择中性肥皂或乳液的肥皂。⑧选用长毛毛巾，不仅保暖又有按摩皮肤的作用。⑨擦完澡后可涂抹保湿乳液，30min 内使用否则影响乳液吸收。⑩擦澡时可顺便全身检查与评估。

（五）体位护理

1. 目 的

帮助不能自主活动的患者变换身体姿势和方向，使压力再分布，减轻长时间体位固定所引起的并发症，避免压力性损伤发生；促进排痰，减轻疼痛，增进舒适；帮助患者进行排泄、移动和更衣等日常生活护理。

2. 准 备

辅助用具（软枕，L形、U形、楔形、糖果枕，凹槽枕，三角垫，坐垫等）；移位板/移位垫；毛毯与棉被；防压力性损伤产品（仿生设计床垫、防水、透气、防尿液渗漏的弹力保健床单等）；测压仪器；清洁物品。

3. 操作步骤

1）协助患者移向床头

（1）一人协助法（适用于轻症或疾病恢复期患者）。固定床轮，松开盖被（必要时将盖被折叠至床尾或一侧），各种导管及输液装置安置妥当；视病情放平床头支架或靠背架，将一软枕横立于床头，避免移动患者时撞伤；患者仰卧屈膝，双手握住床头栏杆，也可搭在护士肩部或抓住床沿；护士一手托在患者肩部，另一手托住臀部，同时让患者两臂用力，脚蹬床面，托住患者重心顺势向床头移动；放回软枕，根据病情支起床头支架或靠背架，整理床单位。

（2）二人协助法（适用于重症或体重较重的患者）。固定脚刹，松开盖被（必要时将盖被折叠至床尾或一侧），各种导管及输液装置安置妥当；将软枕垫在患者肩下，嘱咐下肢能活动的患者屈膝；两位护士分别站在床的两侧，分别在患者腋窝上下方抓住软枕，两人嘱咐患者蹬脚的同时将患者移向床头；对于下肢不能活动或者无力的患者，可请患者家属共同协助将患者的下肢托起；放回枕头，协助患者取舒适卧位，整理床铺。

2）协助患者翻身侧卧

（1）一人协助法（适用于体重较轻的患者）。固定病床，摇高病床，以保护护理人员的腰。将各种导管及输液装置等安置妥当，以免翻身引起导管连接处脱落或扭曲受压。患者仰卧，将枕头放置于患者双肩下，双手放置胸前，床栏拉起，放置枕头保护患者安全。分三段移动患者身体至靠护理人员身侧，由头及颈部开始，接着腰部，最后腿部及脚。确认身体成一直线，弯曲膝盖以配合翻身动作。翻身时一只手扶患者肩膀，另一只手扶髋部。并检查背部及臀部皮肤，背后放置枕头，支撑患者头部、腰部及膝窝，避免上述部位悬空。翻身时可顺便执行被动关节运动与胸腔物理治疗。将肩部挪出，避免压在身体下，造成压疮。检查耳朵，避免压在枕头内，放置枕头于床尾，避免患者足下垂。患者将枕头抱在胸前，增加安全感与舒适感。记录翻身时间和皮肤情况，做好交班。

（2）二人协助法（适用于重症及体重较重的患者）。护士两人站在床的同一侧，一人托住患者颈肩部和腰部，另一人托住患者臀部和腘窝部，两人同时抬起患者移向近侧。其余事项同一人协助。

3）抱患者上下床及移位　①调整床高度，按

顺序（头颈部、腰、脚）将患者移至床边。②患者膝盖下垫枕头，弯曲膝盖，避免下滑，将床头抬高，将整个床摇至最低，将便盆椅移至床头并固定。③一手扶患者肩膀，使患者靠在护理人员身上，另一手扶患者膝窝，将患者移至床缘坐起，休息一下，避免直立性低血压。④护理人员右膝顶住床沿，放置于患者双腿之间，呈弓箭步姿势，患者双手抱住护理人员并依靠在其身上，护理人员双手扣住患者，切勿拉患者裤头移动体位。⑤护理人员平行将患者移至便盆椅，切勿抬起，患者坐至便盆椅后，再将患者往后拉，调整坐姿，并协助如厕。⑥抱患者上床，护理人员双脚膝盖夹住患者双膝，右手扶住患者腰部，左手放置于患者膝窝，抱住患者，顺势往椅子上坐，再将患者平移至病床上。⑦移动过程中护理人员手不要离开患者，防止患者因虚弱而翻到，协助患者取舒适体位。

4. 注意事项

①应尽量符合人体力学的要求，体重平均分布于身体的各个部位，关节维持于正常的功能位置，体内脏器在体腔内拥有最大的空间。②翻身摆位频率应依据患者个性化的需求及生理状况（如皮肤、营养、活动度等）而定，而非机械执行 2h 翻身摆位。③移动患者时实施头颈部、腰、下肢三阶段移动，确认身体呈一条直线。避免肢体交叠或悬空，可用软枕、L 形、U 形、楔形、糖果枕、凹槽枕，三角垫，坐垫等调整与支托支撑凹陷处。④在无禁忌证的情况下，患者身体各部位每天均应活动，改变卧位时应进行全范围关节运动练习。⑤应加强皮肤护理，预防压疮的发生。⑥注意保护患者隐私，根据需要适当地遮盖患者的身体，使患者身心舒适。

三、精神心理社会支持

（一）哀伤辅导

1. 目 的

帮助肿瘤临终患者面对即将逝去的生命，积极地为自己的离开做好准备；引导家属面对失去亲人引发的悲伤，鼓励表达而不压抑感受，从而顺利走出悲伤，重新投入新的生活。

2. 实施方法

（1）患者临终阶段。①医护人员向家属提供患者的治疗和转归信息，提供情绪支持。②解决家属和患者之间的冲突，鼓励家属和患者表达情感，协助完成临终者的心愿，练习说再见。③及时评估家属的悲伤程度，鼓励家属倾诉，寻求可能的支持性资源。④引导家属和患者预立医疗照护计划，为临终决策做准备。

（2）患者濒死期。①与家属保持连续的沟通，协助医生为家属提供准确的疾病信息，尊重患者的生命尊严、权利和需求，提供互动机会，鼓励患者及家属提出问题。②提供治疗性陪伴，鼓励家属陪伴患者，鼓励家属表达情感，协助家属与患者互相道别，使他们能够互相表达爱意和谢意，完成未了心愿。③提醒家属通知亲戚和朋友及时赶到，指导家属做一些必要的准备。

（3）患者去世后。①帮助家属情感宣泄，倾听家属此刻的内心体验和感受，帮助她们将心里的苦闷表达出来，尽量满足其合理需求。②让家属接受并承认亲人已离去的事实，通过面对面的交流疏导、举办悼念活动等方式进行。③对家属进行死亡教育，让家属理解生老病死是一个必然的过程，而且患者的离世是对其痛苦的一种解脱，鼓励家庭成员相互安慰。④鼓励家属调整情绪与身心状态，从丧亲的痛苦、焦虑、烦燥、愤怒等负性情绪中解离，接纳与适应丧亲后的环境改变。⑤帮助家属寻求社会支持，协助家属培养新的兴趣、鼓励其参加各种社会活动，注重对家属进行持续的支持，特别是丧亲后的第 1 年，在预计有潜在需求时（结婚周年、生者或逝者的生日、忌日等）予以适当的支持与介入。

3. 注意事项

①哀伤具有个体化的特征，其表现因人而异，医护人员应能够识别正常的悲伤反应，鼓励家属充分表达悲伤情绪。②在患者去世后，尊重逝者和家属的习俗，允许家属参与尸体料理，满足家属的需求。③采用适合的悼念仪式让家属接受现实，与逝者真正告别。④采用电话、信件、网络等形式提供居丧期随访支持，表达对居丧者的慰

问和关怀。⑤充分发挥志愿者或社会支持系统在居丧期随访和支持中的作用。⑥重视对特殊人群如丧亲父母和患儿居丧者的支持。

（二）生命回顾

1. 目的

帮助患者整理内心，对人生进行有效梳理，促进内心调适，从而达到内心安宁与舒适，降低精神困扰；系统性的协助肿瘤终末期病患以一种崭新的观点去回顾其生命中以往的种种伤痛或快乐的过程，从生命回顾中寻找诸种经历的意义；并借由创造与工作、价值与爱，以及对所受苦难的另一种诠释，来体验生命的意义。

2. 实施方法

（1）关系互动阶段。评估了解影响患者生活焦点的因素，如护士运用同理心及倾听方法等技巧与患者建立信任关系，了解患者参与生命回顾意愿，当患者同意时，开始深入沟通。

（2）融入阶段。协助患者整理人生中的重要事件，并讨论如何解决问题。转换生命价值观，协助患者对生命价值进行理性思考。处理未了事务，完成最后心愿。重新构建人际关系，协助患者重新构建与亲人、朋友乃至整个社会的关系。

（3）回缩期。从过去回到现实，将患者引到正向情绪，此时需陪伴患者并接受其情绪变化并做好死亡教育。护士在实施精神抚慰照顾的过程中，对临终患者及其家属都实行死亡教育，使患者及其家属能够正确认识死亡、接受死亡、最终能安详、有尊严地死亡，消除对死亡的恐惧。

（4）结束期。回忆过去所有体验，记住快乐及愉悦的情景。赋予患者"生命的目的与意义"，引导对其"价值取向"的认识，可以感受爱、喜悦、平静与成就感，帮助其"自我超越"，成就他人与自己，并与自我、他人与外在环境建立互动关系的核心，形成一种强烈稳固的价值与信念系统。

3. 注意事项

①在生命回顾过程中有些主题，如死亡等，可能引起患者的负面情绪，应根据其反应及回

顾的经历，选择合适的时机讨论。②在访谈中应灵活运用人生回顾指南，无须严格按照顺序逐一提问每个引导性问题，相反，要根据患者的故事展开，保持访谈的连贯性。③允许患者跨阶段讲述，但讲完后应回到当前的访谈模块，最重要的是人生回顾干预应涉及整个人生经历的回忆、评价。

（三）家庭会议

1. 目的

商讨解决家庭正在面临的困难和危机；协调家庭因患者导致的变化着的关系；协助患者获得较为适宜的休养环境和居家照顾，提高末期生活质量；传播宁养服务理念，动员家庭发现优势，改善认知，提高应对困境的能力，促进家庭正常运转及发展。

2. 实施方法

（1）准备阶段。①人员准备。通知家庭会议的参会人员，一般包括患者的主管医生，责任护士，其他多学科医疗服务团队成员（个案管理师、心理治疗师、社工、营养师、药师、物理治疗师、宗教人士等），社区照护的工作人员，患者及其家属。②场地准备。准备一个安静独立不被打扰的房间，最好是圆桌以便参与者能互相面对面交流，备有足够的椅子，参与者能随意选择自己的座位。房间内能配备视频设备，这样可以让不能到场的重要家属或者多学科团队成员通过电话或者视频的形式参加会议。③物品准备。相关健康教育的资料，包括介绍医疗机构所提供的服务、治疗和药物信息的宣传册等。④会议议程准备。提前采集信息，进行问题归类，建立信任关系，确定会议目标，准备会议议程。

（2）会议阶段。①介绍和开场。参加会议的医护人员向患者及家属首先作自我介绍，并解释自己在医疗团队中的职责，而后请患者家属作自我介绍；主持人明确会议的目标、持续时间（一般不超过2h）、会议的基本要求（如每位参与者都有发言和提问的机会，1位参与者发言时其他人不要打断等）。②交换信息。挖掘患者家属对患者疾病现况的了解程度，回顾患者的病情、目前的治疗方案及预后，与患者及家属讨论患者的

照护目标、期望的治疗方案等，了解患者及家属遇到的问题并探讨解决的方式，对患者及家属生气、焦虑、伤心等情绪反应（如）给予疏导，并引导患者和家属做决定。③总结。总结会议的内容，并感谢和肯定家属的参与，对下一步工作制定简要的计划。④结束。将患者及家属送至床旁，协助患者取舒适卧位；完成文本记录，记录的内容包括参加的人员，患者所存在的问题，症状评估信息，患者家属对患者现状的了解程度，患者家属的担忧，达成的共识和接下来的计划，分发给患者的照护团队；向患者或家属提供会议主要内容的副本，并在该患者的病历中提交 1 份副本。

3. 注意事项

①认真收集家庭会议参与者的各项信息与资料，尊重原生家庭的沟通方式、文化背景、社会经历，保守家庭的秘密。②护理人员以客观的态度考虑问题，注意不要让自己的态度、价值观、信仰等影响其家庭功能及决策的自主性。③取得患者家属的信任，应积极地聆听，注意观察患者反应，能及时察觉到患者或家属的情绪变化并给予安慰。④用平实易懂的语言向患者及家属解释患者的病情及治疗的措施，并且要不断确认患者及家属是否理解。⑤充分尊重患者及家属，使用开放性的问题，不回避家属及患者提出的问题，注意照顾到每位参加会议的家属，并鼓励其说出自己的想法和感受，尽可能多地提供患者及家属提问和发表感想的机会。⑥医务人员表述应直接且清晰，避免给患者和家属不切实际的希望，允许会议过程中出现沉默或哭泣，避免站在患者和家属的对立面。

（谌永毅　许湘华　李旭英）

参考文献

[1] 胡雁，陆箴琦. 实用肿瘤护理. 2 版. 上海：上海科学技术出版社，2019.

[2] 顾艳荭，桑燕，朱健华. 癌症患者口腔黏膜炎评估的最佳实践. 护士进修杂志，2015, 30(11): 1010-1014.

[3] 上海市抗癌协会癌症康复与姑息专业委员会. 化疗所致恶心呕吐全程管理上海专家共识（2018 年版）. 中国癌症杂志，2018, 28(11): 946-960.

[4] 徐波. 化学治疗所致恶心呕吐的护理指导. 北京：人民卫生出版社，2015.

[5] 吴毕力，袁响林. 氟尿嘧啶诱导黏膜损伤及腹泻的分子机制和药物防治研究，中国临床药理学杂志. 2018, 34(22):2650-2653

[6] 陆宇晗，陈钒. 肿瘤姑息护理实践指导. 北京：北京大学医学出版社，2017.

[7] Robertson J，Raizer J，Hodges JS，et al. Risk factors for the development of paclitaxel-induced neuropathy in breast cancer patients. Journal of the Peripheral Nervous System, 2018,23(2): 129-133.

[8] Zhao Y, Ding Y, Lu Y, et al. Incidence and self-management of hand-foot syndrome in patients with colorectal cancer. Clinical Journal of Oncology Nursing, 2013, 17(4):434-437.

[9] Cigler T, Isseroff D, Fiederlein B, et al. Efficacy of scalp cooling in preventing chemotherapy-induced alopecia in breast cancer patients receiving adjuvant docetaxel and cyclophosphamide chemotherapy. Clin Breast Cancer, 2015,15(5):332-334.

[10] 中国抗癌协会癌症康复与姑息治疗专业委员会（CRPC），中国临床肿瘤学会抗肿瘤药物安全管理专家委员会（ASMC）. 肿瘤治疗相关呕吐防治指南（2014 版）. 临床肿瘤学杂志，2014,19(3):263-273.

[11] Peterson, DE, Ohrn, K, Bowen, J, et al. Systematic review of oral cryotherapy for management of oral mucositis caused by cancer therapy. Supportive Care in Cancer, 2013, 21(1): 327-332

[12] Peng H, Duan Z, Pan D, et al. UGT1A1 Gene polymorphism predicts irinotecan-induced severe neutropenia and diarrhea in Chinese cancer patients. Clin Lab, 2017, 63(9):1339-1346.

[13] 丁彩艳，薛嵋，吴洪斌，等. 奥沙利铂致外周神经毒性症状特性及变化趋势的纵向研究. 护理学杂志，2014(17): 1-6.

[14] Oshima Y, Watanabe T, Nakagawa S, et al. A questionnaire survey about hair loss after chemotherapy for breast cancer. Gan To Kagaku Ryoho, 2012, 39(9):1375-1378.

[15] 樊代明. 整合医学 - 理论与实践. 西安：世界图书出版西安有限公司，2016.

[16] 李晔雄. 肿瘤放射治疗学. 5 版. 北京：中国协和医科大学出版社，2018.

[17] 强万敏，姜永亲，等. 肿瘤护理学. 天津：天津科技翻译出版有限公司，2016.

[18] 中华医学会肠外肠内营养学分会. 肿瘤患者营养支持指南. 中华外科杂志，2017,55(11):801-829.

[19] 王绿化，肿瘤放疗患者口服营养补充专家共识（2017）. 中华放射肿瘤学杂志，2017,26(11): 1239-1247.

[20] 李涛，吕家华. 食管癌放疗患者肠内营养专家共识. 肿瘤代谢与营养电子杂志，2015,2(4):29-31.

[21] 中华预防医学会妇女保健分会乳腺学组. 中国乳腺癌患者生活方式指南，2017,39(4):239-242.

[22] 郎锦义. 放射性口腔黏膜炎防治策略专家共识(2019). 中华放射肿瘤学杂志，2019,28(9):641-647.

[23] Rossi E, Noberasco C, Picchi M, et al. Complementary and Integrative Medicine to Reduce Adverse Effects of Anticancer Therapy. the Journal of Alternative and Complementary Medicine, 2015, 24: 933-941.

[24] Runowicz CD, Leach CR, Henry NL. American Cancer Society/ American Society of Clinical Oncology Breast Cancer Survivorship Care Guideline. Journal of Clinical Oncology, 2016, 34, (6): 611–635.

[25] Cornis-Pop M, Reddy KP. Integrative medicine and health coaching in polytrauma rehabilitation. Phys Med Rehabil Clin N Am, 2019, 30:261–274.

[26] Leistra E, Eerenstein SE, Aken LH, et al. Effect of early individualized dietary counseling on weight loss, complications, and length of hospital stay in patients with head and neck cancer: A Comparative Study. Nutrition and Cancer, 2015, 67(7): 1093–1103.

[27] 周晓梅, 陆勤美, 倪杰. 早期预防与护理干预对头颈部肿瘤放射性口腔黏膜反应的影响. 齐鲁护理杂志, 2015,34(6):731–734.

[28] 李宝生. 中国食管癌放射治疗指南（2019 年版）. 国际肿瘤学杂志, 2019 ,46(7):385–397.

[29] 马军. 肿瘤放化疗相关中性粒细胞减少症规范化管理指南. 中华肿瘤杂志, 2017,39(11):868–878.

[30] 亓润智, 刘剑刚, 吴显文. 多种放射性肺损伤动物模型的建立和效应评价研究. 中华放射肿瘤学杂志, 2019,28(6):472–475.

[31] 张茹梅, 刘昆, 鲁媛媛, 等. 纳米银凝胶联合乳酸菌阴道胶囊治疗放射性阴道炎临床研究. 山西医学杂志, 2017,46(7): 953–954.

[32] 曹璐, 李贤富, 李素平, 等. 宫颈癌放疗致膀胱毒副反应的研究进展. 现代肿瘤医学, 2019,27(8):1445–1448.

第 21 章
康复与姑息治疗

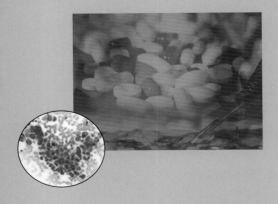

第 1 节　镇痛治疗

癌痛是指恶性肿瘤、肿瘤相关性病变及抗肿瘤治疗所致的疼痛，常为慢性疼痛。国际疼痛研究协会（IASP）对疼痛的定义是：疼痛是一种令人不快的感觉和情绪上的伤害性感受，伴有实质存在或潜在的组织损伤。疼痛是一种主观感受。疼痛感受与躯体、心理、精神、社会及经济等因素相互影响。总体疼痛（total pain）是各种因素所致疼痛，以及疼痛对患者躯体、心理、精神、社会及经济4个层面影响的总称。总体疼痛的概念反映了疼痛的复杂性，也说明处理疼痛需要全方位考量。据 WHO 统计，60%~90% 的晚期癌症患者有不同程度的疼痛，其中中重度疼痛患者发生率约为 50%。

一、病因及分类

（一）癌痛病因

（1）肿瘤相关性疼痛，即肿瘤直接侵犯压迫疼痛敏感组织，如肿瘤侵犯骨、软组织、神经、内脏和血管。

（2）抗肿瘤治疗相关性疼痛，如手术、创伤性检查操作、放疗、化疗所致疼痛。

（3）合并症及并发症等非肿瘤因素所致的疼痛。

（二）癌痛分类

1. 根据疼痛发生和持续时间分类

将疼痛分为急性疼痛和慢性疼痛。急性痛有明确的开始时间，持续时间短，常用的镇痛方法可控制。慢性痛是指疼痛持续 3 个月以上，并由于心理因素干扰使病情复杂化。癌痛大部分是慢性痛，临床上较难控制。

2. 根据病理生理学机制分类

将疼痛分为伤害感受性疼痛和神经病理性疼痛。

（1）伤害感受性疼痛，是因有害刺激作用外周组织感受器，传入神经产生电化学神经脉冲，并将其信号传导到中枢神经系统，从而感知疼痛。向中枢神经系统传递疼痛信息的伤害感受器分有髓和无髓两类。有髓伤害感受器几乎只对机械刺激产生反应，并迅速经 Aλ 纤维传导，导致尖锐性刺痛。无髓伤害感受器可以感受机械性、热和化学刺激等多种刺激模式，由 C 纤维慢速传导，形成钝痛、烧灼痛或酸痛。伤害感觉传递过程中，多种物质参与疼痛信息上行及下行调节，例如：神经多肽、P 物质、降钙素基因相关肽、兴奋性氨基类谷氨酸和天冬氨酸等。伤害感受性疼痛包括躯体痛和内脏痛。躯体性疼痛常表现为钝痛、锐痛或者压迫性疼痛。内脏痛通常表现为定位不够准确的弥漫性疼痛和绞痛。

（2）神经病理性疼痛，是由于外周神经或中枢神经受损，痛觉传递神经纤维或疼痛中枢产生异常神经冲动所致。神经病理性疼痛的发病机制较为复杂。疼痛信号的上行性传导、下行抑制及内源性疼痛调控系统功能障碍，导致中枢疼痛敏化，从而产生痛觉过敏，异常疼痛（非疼痛性刺激造成的疼痛）、自发性疼痛和疼痛持续状态。多种物质，如钾离子、钙离子、三磷酸腺苷、P 物质、缓激肽、前列腺素 E_2 等，参与调节疼痛敏化。NMDA 和 AMPA（α- 氨基 -3 羟基 5- 甲基 -4- 噁唑酸）受体的激活参与疼痛中枢敏化的形成过程。受损组织处的伤害感受器敏化可以导致外周原发性痛觉过敏或疼痛加剧，甚至导致外周继发性痛觉过敏，即超过受损区域外的皮肤痛觉过敏。神经病理性疼痛的临床表现是：疼痛性质常描述为刺痛、烧灼样痛、放电样痛、枪击样痛、麻木痛、麻刺痛、幻觉痛、中枢性坠胀痛；疼痛发作表现为自发性疼痛、触诱发痛、痛觉过敏或痛觉超敏。

二、疼痛评估

癌痛评估是合理、有效开展镇痛治疗的前提。疼痛评估应遵循"常规、量化、全面、动态"的原则。

（一）常规评估

癌痛常规评估是指医护人员在实施癌痛治疗前，必须对癌痛进行全面而详尽的评估，该项评估是医生在患者的配合下完成。对于有疼痛症状的肿瘤患者，应当将疼痛评估列入医护常规监测记录内容。疼痛常规评估应分析疼痛的发病原因，是否需要急症处理的疼痛，如病理性骨折、脑转移、感染以及肠梗阻等急症所致的疼痛。

（二）量化评估

癌痛量化评估是指用疼痛评估量表，量化评估患者的疼痛程度。量化评估需要患者自我评估。评估过去 24h 内最严重、最轻和平均的疼痛程度。癌痛量化评估通常使用数字分级法（NRS）、面部表情评估量表法及主诉疼痛程度分级法（VRS）3 种方法。

1. 数字分级法（NRS）

将疼痛程度用 0~10 依次表示，0 表示无疼痛，10 表示最剧烈的疼痛（图 21-1-1）。由患者自主选择一个最能代表自身疼痛程度的数字，或由医护人员询问患者的疼痛严重程度，根据患者对疼痛的描述由医护人员选择相应的数字。

2. 面部表情评分量表法

对于数字表达疼痛程度有困难的患者，可采用面部表情疼痛评分量表（图 21-1-2）评估疼痛程度。儿童、老年人、认知功能障碍、语言交流障碍及文化差异或其他因素所致交流障碍的患者，其对于数字及语言受限，可采用此法。

3. 主诉疼痛程度分级法

将患者对疼痛程度分为轻度、中度、重度疼痛 3 类。疼痛数字分级法所对应的疼痛数字，轻度疼痛为 1~3，中度疼痛为 4~6，重度疼痛为 7~10。①轻度疼痛：有疼痛但可忍受，生活基本正常，睡眠未受干扰。②疼痛明显：不能忍受要求服用镇痛药物，睡眠受干扰。③重度疼痛：疼痛剧烈，不能忍受，需要反复应用镇痛药物，睡眠严重受干扰，常伴自主神经紊乱或被动体位。

（三）整合评估

整合评估是指对肿瘤患者疼痛病情及相关病情进行整合评估。整合评估内容包括评估：疼痛病因及类型（躯体性、内脏性或神经病理性），疼痛发作情况（疼痛性质、加剧或减轻因素），镇痛治疗情况，重要器官功能情况，心理精神情况，家庭及社会支持情况，以及既往史（如精神病史、药物滥用史）等。

疼痛的多维度评估量表，不仅评估疼痛本身，还能评估疼痛对患者影响。推荐应用简明疼痛评估量表（BPI）评估疼痛及其对患者情绪、睡眠、活动能力、食欲、日常生活、行走能力、与他人交往等生活质量的影响。此外，整合评估还包括充分了解患者和家属对镇痛治疗的意愿、期望目标、担心和顾虑、文化禁忌等情况。

对于住院的肿瘤患者应该在入院后的 8h 内完成首次疼痛量化评估，24h 内完成整合评估（图 21-1-3）。

（四）动态评估

癌痛动态评估是指持续、动态评估癌痛患者

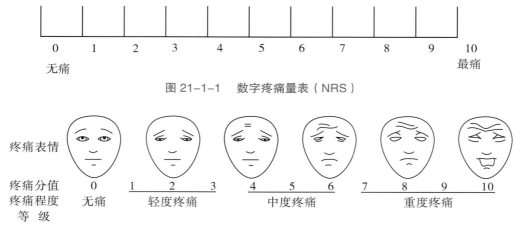

图 21-1-1　数字疼痛量表（NRS）

图 21-1-2　面部表情评分量表

的疼痛症状变化情况，包括评估疼痛程度、性质变化情况，暴发性疼痛发作情况，疼痛减轻及加重原因以及镇痛治疗的不良反应等。对于初次用阿片类镇痛药镇痛治疗剂量滴定时，动态评估尤为重要，应当动态评估并记录用药种类及剂量滴定、疼痛度及病情变化。

三、癌痛治疗

癌痛治疗应当采用整合治疗的原则，根据患者的病情和身体状况，有效应用镇痛治疗手段，达到癌痛治疗的目的，即持续、有效地消除疼痛，预防和控制药物的不良反应，降低疼痛及治疗带来的心理负担，最大限度地提升治疗效果。癌痛治疗方法包括：病因治疗、药物镇痛治疗、非药物治疗包括介入治疗及心理精神支持治疗等。针对癌痛病因，如恶性肿瘤，给予手术、放疗或化疗等抗瘤治疗可能从根本上解除癌症疼痛。但国内外临床经验认为，药物治疗仍是癌痛治疗的主要方法。

（一）药物镇痛的原则

根据世界卫生组织（WHO）癌痛三阶梯镇痛治疗指南、各国癌痛治疗指南及中国癌痛诊疗规范，药物镇痛治疗基本原则如下。

1. 口服及无创途径给药

首先推荐口服用药，这样便于患者长期服药，若患者不能口服，则可选用直肠或经皮无创给药，最后选用有创给药。强阿片类药物口服极少产生精神依赖性（成瘾性）或生理成瘾性（发生率<1%）。

2. 按阶梯用药

根据患者的疼痛程度，有针对性地选择不同镇痛强度的镇痛药及整合治疗方案。

（1）轻度疼痛。推荐选用第一阶梯的非阿片类药物，如非甾体抗炎药或对乙酰氨基酚，或该类药与阿片类药物的复方制剂。

（2）中度疼痛。推荐选用弱阿片类药物，如可卡因等。也可根据病情选择合用非甾体抗炎药或对乙酰氨基酚。

（3）重度疼痛。推荐选用强阿片类药，如吗啡、芬太尼、羟考酮。也可根据病情选择合用非甾体抗炎药或对乙酰氨基酚。

在使用阿片类药物的同时，合理联用非甾体抗炎药物或对乙酰氨基酚，可以增强镇痛效果，并可减少阿片类药物用量。对于需要长期镇痛治疗的轻度和中度疼痛患者，考虑使用强阿片类药物，可能达到更好的镇痛效果，减少或避免非甾体抗炎药物或对乙酰氨基酚长期用药的不良反应。在使用镇痛药的同时可以考虑整合辅助用药，如三环类抗抑郁药物或抗惊厥类药物。

3. 按时用药

按时用药是指根据镇痛药的药物代谢动力学特点，有规律、有计划地按时给药。按时给药有助于维持稳定、有效的血药浓度，能显著提高镇痛治疗的效果。目前，控释阿片类镇痛药物临床使用日益广泛，强调按时给予缓释片的同时，应该备有速释阿片类药物必要时给药，用于个体化

患者姓名：_____   病案号：_____   诊断：_____
评估时间：_____   评估医生：_____

1. 大多数人一生中都有过疼痛经历（如轻微头痛、扭伤后痛、牙痛）。除这些常见的疼痛外，现在您是否还感到有别的类型的疼痛？　　（1）是　　（2）否

2. 请您在下图中标出您的疼痛部位，并在疼痛最剧烈的部位以"X"标出。

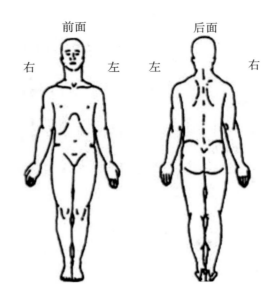

3. 请选择下面的一个数字，以表示过去 24h 内您疼痛最剧烈的程度。
（不痛）0　1　2　3　4　5　6　7　8　9　10（最剧烈）
4. 请选择下面的一个数字，以表示过去 24h 内您疼痛最轻微的程度。
（不痛）0　1　2　3　4　5　6　7　8　9　10（最剧烈）
5. 请选择下面的一个数字，以表示过去 24h 内您疼痛的平均程度。
（不痛）0　1　2　3　4　5　6　7　8　9　10（最剧烈）
6. 请选择下面的一个数字，以表示您目前的疼痛程度。
（不痛）0　1　2　3　4　5　6　7　8　9　10（最剧烈）
7. 您希望接受何种药物或治疗控制您的疼痛？

8. 在过去的 24h 内，由于药物或治疗的作用，您的疼痛缓解了多少？请选择下面的一个百分数，以表示疼痛缓解的程度。
（无缓解）0　10%　20%　30%　40%　50%　60%　70%　80%　90%　100%（完全缓解）
9. 请选择下面的一个数字，以表示过去 24h 内疼痛对您的影响
（1）对日常生活的影响
（无影响）0　1　2　3　4　5　6　7　8　9　10（完全影响）
（2）对情绪的影响
（无影响）0　1　2　3　4　5　6　7　8　9　10（完全影响）
（3）对行走能力的影响
（无影响）0　1　2　3　4　5　6　7　8　9　10（完全影响）
（4）对日常工作的影响（包括外出工作和家务劳动）
（无影响）0　1　2　3　4　5　6　7　8　9　10（完全影响）
（5）对与他人关系的影响
（无影响）0　1　2　3　4　5　6　7　8　9　10（完全影响）
（6）对睡眠的影响
（无影响）0　1　2　3　4　5　6　7　8　9　10（完全影响）
（7）对生活兴趣的影响
（无影响）0　1　2　3　4　5　6　7　8　9　10（完全影响）

图 21-1-3　简明疼痛评估量表（BPI）

滴定剂量或解救暴发性疼痛。

4. 个体化给药

个体化给药指按照患者病情和癌痛缓解药物剂量，制订个体化用药方案。使用阿片类药物时，由于个体差异，阿片类药物无理想标准用药剂量，应当根据患者的病情，个体化滴定阿片类镇痛药用药剂量，个体化选择整合用药及辅助用药。

5. 注意具体细节

镇痛药物治疗期间，应密切观察患者用药后疼痛的缓解情况和药物的不良反应等具体细节，并及时纠正及更改。注意药物整合应用的相互作用，积极预防和处理镇痛药物的不良反应，以提高患者的生活质量，避免药物滥用。

（二）药物选择及使用方法

药物镇痛治疗是疼痛治疗的主要方法，应当根据肿瘤患者疼痛的程度、性质、正在接受的治疗、伴随疾病等情况，合理选择镇痛药物和辅助药物，个体化调整用药剂量、给药频率，防治不良反应，以获得最佳镇痛效果，减少不良反应。

1. 非阿片类镇痛药

非阿片类镇痛药主要包括非甾体抗炎药物及对乙酰氨基酚。常用于缓解轻度疼痛，或与阿片类药物整合用于缓解中、重度疼痛，尤其对骨及软组织疼痛的治疗效果较肯定。该类药的作用机制是通过抑制环氧化酶（cyclo-oxygenase，COX），阻断花生四烯酸转化为前列腺素，并抑制白细胞介素等炎症因子的释放，从而减少引起疼痛的炎性因子对外周感觉神经末梢的刺激，发挥其解热镇痛及抗炎的作用。非甾体抗炎药与阿片类镇痛药相比较，不产生药物依赖性，但其镇痛作用具有剂量极限性（天花板效应）。常用于癌痛治疗的非甾体抗炎药包括布洛芬（ibuprofen）、双氯芬酸（diclofenac）、对乙酰氨基酚（acetaminophen）、吲哚美辛（indomethacin）、塞来昔布（celecoxib）等。非甾体抗炎药及对乙酰氨基酚的用药剂量见表 21-1-1。

非甾体抗炎药和对乙酰氨基酚的常见不良反应为消化道反应、血小板功能障碍、肾功能损伤、肝功能损伤等。其不良反应的发生，与用药剂量及使用持续时间相关。应用非甾体抗炎药或

表 21-1-1　非阿片类抗炎药的用药剂量

药物	初始用药量	用药时间	最高限量(mg/d)
阿司匹林	650mg	每 4~6h 1 次	1300
对乙酰氨基酚	500mg	每 4~6h 1 次	4000
三柳碱镁	500mg	每 6h 1 次	1000
布洛芬	400mg	每 4~6h 1 次	2400
双氯芬酸	25mg	每 6h 1 次	150
萘普生	250mg	每 8~12h 1 次	1250
吡罗昔康	10mg	每 12~24h 1 次	20
塞来昔布	100mg	每天 1 次	400

对乙酰氨基酚，当用药达到一定剂量水平时，增加药物剂量并不能增强其镇痛效果，但却会显著增加药物不良反应的发生率和严重程度。因此，如果需要长期使用非甾体抗炎药，或日用剂量已达到限制性用量时，应考虑更换为阿片类镇痛药；如为整合用药，则增加阿片类镇痛药用药剂量。非甾体抗炎药的日限制剂量为：布洛芬 2400mg/d，对乙酰氨基酚 2000mg/d，塞来昔布 4000mg/d。

2. 阿片类镇痛药

阿片类镇痛药是中、重度疼痛的首选药物。其作用机制是通过与感觉神经元上的阿片受体相结合，抑制 P 物质的释放，从而防镇痛觉传入脑内疼痛中枢。阿片类药物的受体激动效应与所作用的阿片受体的种类相关。阿片 μ 受体与疼痛关系最为密切，阿片作用于 μ 受体无封顶效应。阿片 μ 受体、κ 受体和 δ 受体均属于肌蛋白耦联受体。高选择性 μ 受体的内源性配体为内啡肽，其他内源性配体有孤啡肽、脑啡肽、强啡肽和 β 内啡肽。β 内啡肽降解缓慢，不透过血—脑屏障，鞘内应用镇痛作用持久。慢性疼痛患者长期服用阿片类镇痛药虽然可发生阿片耐受，但极少发生阿片成瘾的现象。

目前，临床上常用于癌痛治疗的阿片类镇痛药包括吗啡（morphine）、可待因（codeine）、芬太尼（fentanyl）、羟考酮（oxycodone）、曲马朵（tramadol）、美沙酮（methadone）、氢吗啡酮（hydromorphone）。阿片类镇痛药也可根据对受体的作用分类：①激动剂，与受体结合产生吗

啡样作用，如芬太尼、吗啡、可待因、哌替啶。为临床常用的镇痛药物；②部分激动剂，与受体结合后既表现激动又表现拮抗吗啡样作用，如烯丙吗啡、丁丙诺啡、布托啡诺。因可导致戒断症状，临床基本不用；③拮抗剂，与受体结合拮抗吗啡样作用，如纳洛酮，临床用于治疗吗啡等阿片类镇痛药导致的呼吸抑制。阿片类药物依据其镇痛作用的强度分为弱阿片药（与受体不饱和结合）和强阿片药。弱阿片类药物有可待因、曲马朵等。强阿片类药短效阿片类药物为吗啡即释片、可待因即释片。另外，根据其作用时效，可分为短效和长效阿片类药物。短效阿片类药物为吗啡即释片、可待因即释片。长效阿片类药物为吗啡缓释片、羟考酮缓释片、芬太尼透皮贴剂等。美沙酮的代谢半衰期长，因此其普通即释片也具有长效作用。对于慢性癌痛治疗，推荐选择阿片受体激动剂类药物。不推荐将哌替啶、丙氧氨酚、阿片受体混合激动拮抗剂（如喷他佐辛纳布啡、布托啡诺、地佐辛）用于癌痛治疗。长期用阿片类镇痛药时，首选口服，或无创，或微创途径给药。例如，透皮贴剂途径给药、皮下注射给药或皮下注射自控镇痛给药。

1）**初始用药** 阿片类镇痛药的疗效及安全性存在个体差异，需要调整剂量，已获得最佳用药剂量。剂量滴定是阿片类镇痛药的个体化调整过程。对于初次使用阿片类药物镇痛的患者按照如下原则进行滴定：使用吗啡即释片进行治疗；根据疼痛程度，拟定初始固定剂量5~15g，每4h 1次；口服用药后疼痛不缓解或缓解不满意，用药1h后根据疼痛程度给予滴定剂量。剂量滴定过程中，应密切观察疼痛程度和药物的不良反应。第一天治疗结束后总结用药剂量即计算出次日用药剂量。前24h总固定量＋前24h滴定剂量临时用药的总量＝次日总固定量。然后再将计算所得次日总固定量分6次口服，前24h总固定量的10%~20%为次日用于继续滴定剂量或解救暴发性疼痛的每次用药剂量。依法逐日调整剂量，直到疼痛评分稳定在0~3分。如果出现不可控的不良反应，且疼痛强度<4，可考虑将用药剂量下调25%并重新评估。剂量滴定增加幅度的参考标准见表21-1-2。

表 21-1-2 剂量滴定增加幅度的参考标准

疼痛强度	剂量滴定增加强度
7~10	50%~100%
4~6	25%~50%
2~3	≤ 25%

对于未曾接受过阿片类药物治疗的中重度痛患者，初始用药推荐选择阿片类镇痛药短效制剂，并仔细进行个体化剂量滴定。当阿片类镇痛药的用药剂量滴定到理想安全镇痛剂量水平时，即可考虑换用等效剂量的长效阿片类镇痛药。对于癌痛病情相对稳定的患者，初始用药时，可考虑选择常规剂量的阿片类药物控释剂作为背景给药，在此基础上备用短效阿片类药物，用于滴定和解救暴发性疼痛。

2）**维持用药** 癌痛大多为慢性疼痛，镇痛治疗要长期维持用药。在应用长效阿片类镇痛药时，应备用短效阿片类镇痛药。当患者因病情变化，长效镇痛药物剂量不足时，或发生暴发性疼痛时，马上给予短效阿片类药物，用于解救治疗及剂量滴定。解救剂量为前24h用药总量的10%~20%。若每天短效阿片解救暴发痛的用药次数大于3次时，大多提示长效阿片类镇痛药的按时用药剂量不足。此时，应该计算前24h解救用药总量，将其换算成长效阿片类镇痛药按时给药。可参照阿片类药物换算表（表21-1-3）进行同种类药物之间的剂量换算，换用另一种阿片类药时，仍然需要仔细观察病情，进行个体化滴定用药剂量。当个体化滴定用药剂量不能达到理想镇痛时，应注意进一步分析患者癌痛的性质和原因，如果是神经病理性疼痛，应考虑合辅助用药。

如需减少或停用阿片类药物，则采用逐渐减量法，即先减量30%，2d后再减少25%，直到每天剂量相当于30mg口服吗啡的用药剂量，继续服用2d后即可停药。

3）**不良反应** 阿片类药的不良反应主要包括：便秘、恶心、呕吐、嗜睡、瘙痒、头晕、尿潴留、谵妄、认知障碍、呼吸抑制等。除便秘外，阿片类药物的不良反应大多是暂时性或可耐受的。应该重视预防和处理阿片类镇痛药不良反应。未曾使用过阿片类药物的患者，大多在用药前几天

表 21-1-3　阿片类药物换算表

药物	非胃肠给药	口服	等效剂量
吗啡	10mg	30mg	非胃肠道：口服 =1：3
可待因	130mg	200mg	非胃肠道：口服 =1：1.2
			吗啡（口服）：可待因（口服）=1：6.5
羟考酮	10mg		吗啡（口服）：羟考酮（口服）=1.5~2：1
芬太尼透皮贴剂	25μg/h（透皮吸收）		芬太尼透皮贴剂，每72h1 次
			剂量 =1/2×口服吗啡剂量（mg/d）
氢吗啡酮	1.5mg	7.5mg	非胃肠道：口服 =1：5

出现恶心、呕吐、嗜睡、头晕等不良反应。初次用阿片类药物的数天内，可考虑同时给予甲氧氯普胺等止吐药预防恶心、呕吐，如无恶心症状，则可停用止吐药。便秘症状通常会持续发生于阿片类药物镇痛治疗全过程，多数患者需要使用缓泻剂防治便秘。若出现过度镇静、精神异常等不良反应，则需要减少阿片类药物用药剂量。用药过程中，应当注意肾功能障碍、高血钙症等因素的影响。

3. 辅助用药

辅助镇痛药物包括：抗惊厥类药物、抗抑郁类药物、糖皮质激素、N- 甲基 -D- 天冬氨酸受体（NMDA）拮抗剂和局部麻醉药。辅助药物能够增强阿片类药物镇痛效果，或产生直接镇痛作用。辅助用药还用于减少阿片类药物的不良反应，及改善终末期肿瘤患者的其他症状。辅助药物常用于辅助治疗神经病理性疼痛、骨痛、内脏痛，不能替代阿片类镇痛药。辅助用药的种类选择及剂量调整，需要个体化对待。目前尚缺乏标准辅助镇痛药的用药剂量及方案。建议从低剂量开始，如果未出现明显不良反应，可以间隔 3d 后滴定用药剂量，注意药物的日限制剂量。

1）抗抑郁药物　三环类抗抑郁药用于疼痛表现为以麻木样痛、灼痛及痛觉异常为特征的神经病理性疼痛，另外，也可以改善心情、改善睡眠。阿米替林（amitriptyline）、度洛西汀（duloxetine）、文拉法辛（venlafaxine）等，常被用于神经病理性疼痛治疗的抗抑郁药物。阿米替林 12.5~25mg 口服，每晚 1 次，逐步增至最佳治疗剂量。度洛西汀 60mg，每天 1 次。

2）抗惊厥类药物　抗惊厥类药物用于疼痛表现为以撕裂样痛、放电样痛及烧灼痛、痛觉过敏为特征的神经病理性疼痛。运用较多的是卡马西平（carbamazepine）、加巴喷丁（gabapentin）、普瑞巴林（pregabalin）。加巴喷丁 100~300mg 口服，每天 1 次，逐步增量至 300mg，每天 3 次，最大剂量为 360mg/d；普瑞巴林 75~150mg，每天 2~3 次，最大剂量 600mg/d。

3）糖皮质激素　糖皮质激素选择性用于晚期癌痛治疗，如脑转移颅内高压头痛，用于减轻疼痛，改善食欲与活动能力。不过，糖皮质激素可能只在短期内起作用，而且长期用药存在许多风险。因此，糖皮质激素临床用药一旦症状改善，就应减量至最低有效用药剂量。

4）双膦酸盐类药物　双膦酸盐类药物能有效减轻各种肿瘤骨转移所引起的骨疼痛，同时还能明显降低骨转移所致的骨相关事件发生风险。骨相关事件是指骨转移所致的病理性骨折、脊髓压迫、因骨痛加剧需要进行的放疗、因骨损伤需要进行的手术治疗、高钙血症、骨疼痛加剧等一系列并发症。常用于治疗骨转移的双膦酸盐类药物：如唑来膦酸、帕米膦酸、氯屈膦酸、伊班膦酸。

（三）其他镇痛方法

1. 放疗镇痛

局部放疗能缓解转移性疼痛，及因原发癌局部侵犯所致的症状。对于广泛性转移，全身疼痛，应在最少的次数内达到放疗的理想剂量，使患者在放疗中或放疗后更舒适些。姑息性放疗对肿瘤骨转移痛效果最好。放疗对肿瘤浸润或压迫神经引起的头颈痛、腰背痛，也有一定疗效。内脏癌顽固性痛呈局限性也可用放疗镇痛，但必须注意脏器之间有形成瘘管的危险。另外，有几种 β 射线放射性核素已经用于癌痛的治疗。[131]I 已用于甲状腺癌全身骨转移的治疗。[32]P 能使大部分乳腺癌及前列腺癌骨转移患者的疼痛部分或完全缓解，其主要副作用是骨髓抑制。

2. 神经阻断和神经外科镇痛

晚期顽固性癌痛患者药物效果欠佳者应根据病因分析给予其他镇痛方法。对于局部神经受压疼痛严重的患者，应用神经阻断治疗往往能取得较好效果。阻断部位主要有：①局部痛点；②外周神经（三叉神经、颈丛、臂丛、腰丛、肋间神经、背根神经节）；③自主神经系统（星状神经节、腹腔神经节和腰神经节）；④硬膜外和蛛网膜下腔；⑤癌组织中可注入乙醇或苯酚。

对以上方法不能控制的晚期肿瘤患者，经神经外科会诊可考虑神经外科方法镇痛。目前常用的方法有：①硬膜外、鞘内或脑室内放置导管；②脊髓前侧柱切断术以解除药物治疗无效的单侧下肢痛；③神经外科手术选择性切断或刺激神经传导束。这些治疗手段虽有效但维持时间不长，并且有一定的危险性，有时患者难以接受，通常仅限于生存期在 3 个月以内的患者和皮层功能紊乱的疼痛患者。

3. 鞘内镇痛治疗

鞘内镇痛治疗是将智能药输注泵植入腹部皮下，通过导管直接输注药物至蛛网膜下腔，利用体外控制系统随时调节输注速度，达到减轻或消除疼痛的目的。此技术与全身用药相比，药物使用剂量极小，如鞘内吗啡用量仅为口服吗啡量的 1/300，因此，不仅可以明显减少阿片类药物的用量，而且可以减少阿片类药物不良反应的发生，从而可极大提高癌痛患者的生存质量，从心态上使癌痛患者对生活重燃信心。目前应用于鞘内的

阿片与非阿片类药物主要有：吗啡、氢吗啡铜、芬太尼、舒芬太尼、丁哌卡因、罗哌卡因、齐考诺肽、可乐定、巴氯芬、氯胺酮等。

4. 脊髓电刺激治疗

脊髓电刺激技术是根据疼痛闸门学说的理论，通过电刺激传导非伤害性刺激粗大 Aβ 纤维，竞争传导痛觉的 C 纤维，从而达到缓解疼痛的目的。具有安全、微创、快速镇痛等特性，对许多其他镇痛方法不能缓解的癌痛，有立竿见影的疗效。其预先的筛选试验，避免了永久性刺激装置植入的盲目性以及长期大量用药对身体各脏器的损害，同时也降低了患者无谓的花费。

5. 细胞及基因治疗

目前应用于癌痛的细胞及基因水平治疗方法主要包括：细胞植入治疗和基因治疗，但方法大多数还处在动物实验阶段。细胞植入治疗的方法主要是把体外培养的自体细胞或细胞株移植入体内，通过类似生物微泵的作用，使移植细胞分泌抗痛蛋白及其调控因子、或信号转导因子，从而增强该蛋白的表达，缓解疼痛或提高痛阈达到镇痛的目的。而基因治疗则是通过上调抗痛基因表达和下调疼痛基因表达，干预疼痛的生物学行为来达到治疗目的。

6. 心理治疗

23%~47% 的癌症患者存在一定的心理问题，尤其癌痛的患者大多存在焦虑、抑郁、恐惧等心理状态，因而必要时心理干预是非常重要的。

（张琳丽　褚倩）

第 2 节　止吐治疗

恶心、呕吐是肿瘤患者的常见症状。多种抗肿瘤治疗，包括化疗、分子靶向药物治疗、镇痛治疗、放疗以及手术等，都可能引起患者恶心呕吐。恶性肿瘤患者合并肠梗阻、水电解质紊乱和脑转移等，也可发生不同程度的恶心呕吐。对恶心呕吐不予以积极的预防和治疗，可致一系列的病理反应，包括代谢紊乱、营养不良、电解质失衡和功能受损，增加患者对治疗的恐惧感，严重时不得不终止抗瘤治疗。因此，积极、合理地预防和处理肿瘤治疗相关的恶心呕吐，将为肿瘤治疗的

顺利进行提供保障。

一、发生机制

一般认为抗瘤药物致呕吐的中枢机制涉及神经性反射呕吐中枢和化学感受器触发区（chemotheraptor trigger zone，CTZ）。化疗药物刺激胃和近段小肠黏膜，致黏膜上的嗜铬细胞释放5-羟色胺（5-HT）等神经递质，5-HT 与 5-HT$_3$ 受体结合产生的神经冲动由肠壁上的迷走神经和内脏神经传入纤维传入呕吐中枢而致呕吐；化疗药物及其代谢产物也可直接刺激 CTZ 启动呕吐反射；此外，感觉、精神直接刺激大脑皮层通路或通过前庭系统的传入信号导致呕吐。在呕吐形成过程中，神经递质及受体发挥重要作用，常见涉及的神经递质包括 5-HT、P 物质、大麻素、多巴胺、乙酰胆碱和组胺等。不同的神经递质在不同呕吐类型中的作用和重要性存在差别。近年来认为 5-HT 在化疗所致恶心和呕吐（CINV）、特别是急性呕吐中发挥重要作用，NK-1 受体不但与 5-HT$_3$ 受体参与急性呕吐，而且与延迟性呕吐有关。研究表明，化疗后 8~12h 5-HT$_3$ 介导顺铂的呕吐，之后由 P 物质与 NK-1 受体结合产生呕吐。化疗导致的细胞损伤以及炎症因子的释放，在延迟性 CINV 中也起到重要的作用，故临床上常利用糖皮质激素的强大抗炎效应来防治延迟性 CINV。

恶心的机制可能与呕吐不完全一样，可能有不同的神经通路，但确切的机制仍不清楚。临床上对于化疗所致恶心和呕吐通常同时进行防治。

二、临床表现

化疗所致恶心呕吐（CINV）通常根据呕吐发生快慢、持续时间、严重程度及诱因分为急性、延迟性、预期性、爆发性及难治性 5 种类型。

1. 急性恶心呕吐

一般发生在给药数分钟至数小时，并在给药后 5~6h 达高峰，但多在 24h 内缓解。

2. 延迟性恶心呕吐

多在化疗 24h 之后发生，常见于顺铂、卡铂、环磷酰胺和阿霉素化疗时，严重程度多较急性恶心呕吐轻，但往往可持续数天，可引起水、电解质失衡、营养不良及生活质量下降。大剂量顺铂引起的延迟性呕吐最明显，它常发生在用药后 24~71h 内，甚至 4~5d 以上。急性呕吐控制不好，易发生延迟性呕吐。

3. 预期性恶心呕吐

在前一次化疗时经历了难以控制的 CINV 之后，在下一次化疗开始之前即发生的恶心呕吐，是一种条件反射，主要由于精神、心理因素等引起。预期性恶心呕吐往往伴随焦虑、抑郁，与以往 CINV 控制不良有关，发生率为 18%~57%，恶心比呕吐常见。由于年轻患者往往比老年患者接受更强烈的化疗，并且控制呕吐的能力较差，容易发生预期性恶心呕吐。

4. 爆发性呕吐

即使进行了预防处理但仍出现的呕吐，并需要进行"解救性治疗"。

5. 难治性呕吐

在以往的化疗周期中使用预防性和或解救性止吐治疗失败，而在接下来的化疗周期中仍然出现呕吐。

三、常见原因

了解恶心呕吐的原因对于治疗有重要的指导意义，常见原因可分为下列 7 类。

1. 生化因素或药物因素

内分泌代谢性疾病（高钙血症、低钠血症），器官衰竭（肝、肾），化学治疗，阿片类药物，抗生素，抗癫痫药物，5-羟色胺再摄取抑制剂类抗抑郁药。

2. 胃潴留

胃癌，腹水，阿片类药物，抗胆碱能药物，消化性溃疡。

3. 胃肠道梗阻 / 易激综合征

肿瘤相关性，食管炎，消化性溃疡，胃膨胀或者胃压缩，胃排空延迟，肠梗阻，便秘，胆道梗阻，腹腔继发性疾病（腹膜疾病），肠粘连，治疗相关性（化疗、放疗），感染（隐孢子虫病），药物性（阿司匹林，非甾体抗炎药）。

4. 颅内压升高

脑水肿、颅内肿瘤、脑出血、脑膜性疾病。

5. 前庭性

晕动症、迷路炎、梅尼埃病。

6. 心理性因素

恐惧、焦虑、预期性因素。

7. 妊娠性因素

抗肿瘤药物致呕吐的快慢、持续时间和强度与药物本身致吐的强度、使用的药物剂量、用药时间长短及致吐作用机制有关，同时也与患者的性别、年龄、肝肾功能、饮酒史、体力状况、精神状态、晕动症、基础疾病和既往化疗呕吐控制情况有关。研究发现化疗类型、年龄较轻以及女性是发生CINV的独立风险因素。

目前根据抗瘤药物引起呕吐程度不同可分为如下4类。

（1）高度催吐危险（highly emetogenic chemotherapy，HEC），呕吐发生率达90%~100%，如静脉使用顺铂、阿霉素+环磷酰胺（AC）方案、阿霉素>60mg/m^2、大剂量环磷酰胺（≥1500mg/m^2），口服六甲蜜胺等。

（2）中度催吐危险（moderately emetogenic chemotherapy，MEC），呕吐发生率为30%~90%，如静脉使用卡铂、奥沙利铂、环磷酰胺<1500mg/m^2、阿霉素<60mg/m^2、口服环磷酰胺、替莫唑胺等。

（3）低度催吐危险（lowly emetogenic chemotherapy，LEC），呕吐发生率为10%~30%，如静脉使用多西他赛、吉西他滨、脂质体阿霉素、依托泊苷、紫杉醇、拓扑替康，口服卡培他滨、替吉奥、依托泊苷等。

（4）轻微催吐危险（minimaly emetogenic chemotherapy，MEC），呕吐发生率<10%，如静脉使用博来霉素、长春瑞滨、口服羟基脲、美法仑等。

抗瘤药物的催吐性分级参见表21-2-1和21-2-2。

另外，多种抗瘤药物的整合使用时以及多周期化疗后，都有可能增加恶心呕吐的发生率。

四、恶心、呕吐的评估

评估是一个重要的过程，也是所有治疗相关决策的基础，正确的评估恶心呕吐有助于该症状的治疗。

评估恶心呕吐应该了解它们的病理生理学，这可以从患者的病史、体格检查和诊断中获得。首先，仔细倾听患者的病史，包括诊断、治疗和转移部位。其次，应详细询问患者的诱因及伴随症状，如药物、饮食、运动、位置、气味，上腹部疼痛、吞咽困难、口渴（高钙血症）、打嗝（尿毒症）、胃灼热和便秘等。另外，应该进行详细的体格检查，包括口试评估鹅口疮或黏膜炎，评估腹部、肠音和直肠是否有梗阻、便秘或嵌塞的迹象。实验室检查可能有助于排除器官功能障碍、感染和电解质失衡；必要的影像学检查对于评估恶心呕吐也有一定的作用。也可以使用评估量表对恶心呕吐进行评估。

五、临床治疗

（一）非药物治疗

1. 环境

安静放松的环境，从事感兴趣的活动转移患者的注意力。

2. 饮食

合理搭配饮食，适当清淡，少食多餐，在每天最不易恶心的时间多进食（多在清晨）。进食前和进食后尽量少饮水，餐后勿立即躺下，以免食物反流引起恶心。食物要温热适中，偏酸的水果可缓解恶心。避免大量饮水，尽量选用肉汤、菜汤和果汁等，保证体内营养的需要，保持电解质平衡。

3. 中医药治疗

中药治疗可从扶正、解毒、和胃、健脾和降逆顺气等方面着手。

4. 其他治疗

极大的心理压力和焦虑恐惧导致的紧张情绪均可通过大脑及脑干激发呕吐，且肿瘤患者易产生悲观失望情绪。因此，对肿瘤患者予以心理疏导和心理护理，稳定患者情绪十分重要。

（二）药物治疗

1. 治疗原则

1）**化疗所致恶心呕吐** 原则上预防为主，充

表 21-2-1　抗肿瘤药物的催吐性分级

级别	细胞毒类药物	
	静脉给药	口服给药
高度催吐危险 （呕吐发生率 >90%）	顺铂，阿霉素 >60mg/m²， AC 方案（阿霉素或表柔比星 + 环磷酰胺）， 表柔比星 90mg/m²，达卡巴嗪（达卡巴嗪）， 环磷酰胺 ≥ 1500mg/m²，异环磷酰胺 ≥ 2g/m²， 卡莫司汀 >250mg/m²，氮芥	丙卡巴肼 六甲蜜胺
中度催吐危险 （呕吐发生率 30%~90%）	白介素 -2>（1200 万 ~1500 万）U/m²， 阿霉素 ≤ 60mg/m²，阿米福汀 >300mg/m²， 表柔比星 ≤ 90mg/m²，苯达莫司汀，伊达比星， 卡铂，异环磷酰胺 <2g/m²， 卡莫司汀 ≤ 250mg/m²，α 干扰素 ≥ 1000 万 U/m²， 环磷酰胺 ≤ 1500mg/m²，伊立替康， 阿糖胞苷 > 200mg/m²，美法仑， 奥沙利铂，放线菌素 D， 氨甲蝶呤 ≥ 250mg/m²，柔红霉素	环磷酰胺 替莫唑胺 伊马替尼
低度催吐危险 （呕吐发生率 10%~30%）	阿米福汀 ≤ 300mg/m²，卡巴他赛， 白介素 -2 ≤ 12 000 000U/m²，丝裂霉素， 氨甲蝶呤 >50mg/m²，<250mg/m²，米托蒽醌， 阿糖胞苷（低剂量）100~200mg/m²， 多西他赛，紫杉醇，拓扑替康， 阿霉素（脂质体），白蛋白紫杉醇， 依托泊苷，培美曲塞，氟尿苷， 5- 氟尿嘧啶，喷司他丁， 吉西他滨，噻替哌，普拉曲沙， α 干扰素 >500 万 U/m²，<1000 万 U/m²	替加氟 氟达拉滨 沙利度胺 依托泊苷 来那度胺 卡培他滨
轻微催吐危险 （呕吐发生率 <10%）	门冬酰胺酶，地西他滨， 博来霉素（平阳霉素），右雷佐生， 克拉屈滨（2- 氯脱氧腺苷），氟达拉滨， 阿糖胞苷 <100mg/m²，α 干扰素 ≤ 5 000 000U/m²， 长春瑞滨	苯丁酸氮芥 羟基脲 美法仑 硫鸟嘌呤 氨甲蝶呤

表 21-2-2　分子靶向药物的催吐性分级

级别	分子靶向药物	
	静脉给药	口服给药
高度催吐危险（呕吐发生率 >90%）	—	—
中度催吐危险（呕吐发生率 30%~90%）	阿仑珠单抗	伊马替尼
低度催吐危险（呕吐发生率 10%~30%）	硼替位米	舒尼替尼
	西妥昔单抗	拉帕替尼
	帕尼单抗	依维莫司
	曲妥珠单抗	
轻微催吐危险（呕吐发生率 <10%）	贝伐珠单抗	吉非替尼
		索拉非尼
		厄洛替尼

分评估呕吐发生风险。基于抗肿瘤治疗药物的催吐风险、既往使用止吐药的经历以及患者本身因素选择止吐药物。

（1）高度催吐性化疗方案所致恶心和呕吐的预防：推荐在化疗前采用三药方案，包括单剂量 5-HT$_3$ 受体拮抗剂、地塞米松和 NK-1 受体拮抗剂。

（2）中度催吐性化疗方案所致恶心和呕吐的预防。推荐第 1 天采用 5-HT$_3$ 受体拮抗剂联合地塞米松，第 2 天和第 3 天继续使用地塞米松。

（3）低度催吐性化疗方案所致恶心和呕吐的预防。建议使用单一止吐药物例如 5-HT$_3$ 受体拮抗剂、地塞米松或多巴胺受体拮抗剂（如甲氧氯普胺）预防呕吐。

（4）轻微催吐性化疗方案所致恶心和呕吐的预防。对于无恶心和呕吐史的患者，不必在化疗前常规给予止吐药物。

（5）多日化疗所致恶心及呕吐的预防。5-HT$_3$ 受体拮抗剂联合地塞米松是预防多日化疗所致 CINV 的标准治疗，通常主张在化疗期间每日使用第一代 5-HT$_3$ 受体拮抗剂，地塞米松应连续使用至化疗结束后 2~3d。

（6）预期性呕吐的预防和治疗。预防是关键，在每个治疗周期内，采取最佳止吐方案，避免可能加重症状的刺激性气味。可考虑行为疗法，如放松，系统脱敏，催眠或遐想，音乐治疗；中医药或针灸；抗焦虑治疗。

2）放疗所致恶心呕吐

（1）高度催吐性风险（全身放疗、全淋巴系统照射）。每次放疗前预防性给予 5-HT$_3$ 受体拮抗剂，并可考虑加用地塞米松。

（2）中度催吐性危险（全腹照射、上腹部照射）。每次放疗前预防性给予 5-HT$_3$ 受体拮抗剂，并可以短期应用地塞米松。

（3）低度催吐性危险（胸部、盆腔、头颅、脊髓、头颈）。5-HT$_3$ 受体拮抗剂作为预防治疗或补救治疗。一旦出现呕吐进行解救治疗后，建议预防性应用 5-HT$_3$ 受体拮抗剂治疗直至放疗结束。

（4）轻微催吐性风险（四肢、乳腺）。多巴胺受体拮抗剂或 5-HT$_3$ 受体拮抗剂作为补救治疗。

3）阿片类药物所致恶心呕吐　推荐以 5-HT$_3$ 受体拮抗剂、地塞米松或氟哌啶醇的一种或两种作为首选预防药。如果仍发生恶心呕吐，可叠加另一种药物，或对顽固性恶心呕吐加用小剂量吩噻嗪类药、抗胆碱药（东莨菪碱）或阿瑞匹坦。

4）其他影响因素　还应注意可能导致或者加重肿瘤患者恶心呕吐的其他影响因素，包括部分或者完全性肠梗阻，前庭功能障碍，脑转移，电解质紊乱，高钙血症、高血糖、低钠血症等，尿毒症，或者其他因素如糖尿病引起的胃轻瘫。此外还有心理因素，包括焦虑、预期性恶心或呕吐等。

2. 治疗药物

1）5-HT$_3$ 受体拮抗剂
见表 21-2-3。

2）地塞米松　地塞米松是预防急性呕吐的有效药物，是预防延迟性呕吐的基本用药。

（1）预防高度致吐性化疗的急性呕吐，地塞米松与 5-HT$_3$ 受体拮抗剂和 NK-1 受体拮抗剂三药联合，化疗用药当天预防用药。用法：12mg 口服或静脉给药，每天 1 次；与阿瑞匹坦或福沙匹坦联用时，6mg 口服或静脉给药，每天 1 次。

（2）预防延迟性呕吐，地塞米松与 NK-1 受

表 21-2-3　5-HT$_3$受体拮抗剂

药物	给药途径	止吐剂量	止吐剂量（解救性治疗）
昂丹司琼（ondansetron）	静脉	第 1 天：8~16mg	
		第 2 天：8~16mg	16mg，qd
	口服	第 1 天：16~24mg	
		第 2 天：8mg，bid 或 16mg，qd	16mg，qd
格雷司琼（granisetron）	静脉	3mg，qd	3mg，qd
	口服	第 1~3 天：2mg，qd 或 1mg，bid	第 1~3 天：2mg，qd 或 1mg，bid
	透皮贴	3.1mg /24h，q7d	
多拉司琼（dolasetron）	口服	100mg，qd	100mg，qd
托烷司琼（tropisetron）	静脉	第 1 天：5mg	
	口服	第 1 天：5mg	
帕洛诺司琼（palonosetron）	静脉	第 1 天：0.25mg	
雷莫司琼（ramosetron）	静脉	0.3mg，qd	0.3mg（每天总药物剂量≤ 0.6mg）
	口含	0.1mg（崩解片），qd	0.1mg（崩解片），（每天总药物剂量≤ 0.6mg）
阿扎司琼（azasetron）	静脉	10mg（儿童禁用）	

bid：每天 2 次；qd：每天 1 次；q7d：每 7 天 1 次

体拮抗剂两药联合，连续用药 3d。用法：8mg 口服或静脉给药，每天 1 次，连用 3~4d；与阿瑞匹坦或福沙匹坦联用时，3.75mg 口服或静脉给药，每天 2 次，连用 3~4d。

（3）预防中度致吐性化疗的急性呕吐，地塞米松与 5-HT$_3$ 受体拮抗剂两药联合，化疗当天预防用药。用法：12mg 口服或静脉，每天 1 次。预防延迟性呕吐，地塞米松连续用药 2d：8mg 口服或静脉给药，每天 1 次，4mg 每天 2 次，用 2~3d，连用 2~3d。

（4）预防低度致吐性化疗的呕吐，地塞米松于化疗当天用药。用法：4~8mg 口服或静脉，每天 1 次。

3）NK-1 受体拮抗剂

（1）阿瑞匹坦（Aprepitant）为 NK-1 受体拮抗剂，与大脑中的 NK-1 受体高选择性的结合，拮抗 P 物质。用法：第 1 天 125mg 口服，第 2~3 天 80mg 口服，每天 1 次。

（2）福沙匹坦二甲葡胺是阿瑞匹坦口服制剂的前体药物,注射后在体内迅速转化成阿瑞匹坦。用法：第 1 天 150mg 静脉滴注。

（3）奈妥吡坦，300mg 奈妥吡坦 /0.5mg 帕洛诺司琼，化疗当日口服。

（4）罗拉匹坦，180mg 化疗当日口服，不与地塞米松相互作用，半衰期长，因此给药间隔不得少于 2 周，临床意义在于预防，延迟性恶心呕吐获益最大。

4）多巴胺受体拮抗剂

甲氧氯普胺（metoclopramide，甲氧氯普胺，甲氧氯普胺）是多巴胺受体拮抗剂，通过抑制中枢催吐化学感受区（CTZ）的多巴胺受体而提高 CTZ 的阈值，发挥较强的中枢性止吐作用。在预防低度催吐化疗药物所致呕吐和解救性治疗中，甲氧氯普胺的推荐剂量是每天 10~ 40mg 口服或静脉用，或必要时每 4~6h 1 次，连用 3~4d。

5）精神类药物

不能耐受阿瑞匹坦、5-HT$_3$ 受体拮抗剂和地塞米松或呕吐控制不佳的患者，可考虑使用精神类药物，不推荐单独使用。

（1）氟哌啶醇（haloperidol），丁酰苯类抗精神药，阻断脑内多巴胺受体发挥作用，主要为抗精神病抗焦虑作用，也有较强的镇吐作用，用于化疗所致恶心呕吐的解救性治疗。用法为口服 1~2mg，每 4~6h 1 次。主要不良反应为锥体外系反应。

（2）奥氮平（olanzapine），非典型抗精神病药，对多种受体有亲和力，包括 5-HT$_2$ 受体、5-HT$_3$ 受体、5-HT$_6$ 受体、多巴胺受体（D$_1$、D$_2$、D$_3$、D$_4$、D$_5$、D$_6$）、肾上腺素和组胺 H$_1$ 受体。用于化疗所致恶心呕吐的解救性治疗，用法为口服 2.5~5mg，每天 2 次。应用奥氮平需谨慎，因过度阻断多巴胺会增加锥体外系症状，此外，还需避免与其他延长 QT 间期的药物联用。

（3）劳拉西泮（lorazepam），又称劳拉西泮，属抗焦虑药，是中效的苯二氮䓬类镇静催眠药。在预防低中高度催吐化疗药物所致呕吐及解救性治疗中，用法为 0.5~2mg 口服或静脉给药，或者每 4~6h 舌下含服。

（4）阿普唑仑（alprazolam），苯二氮䓬类中枢神经抑制药，用于预期性恶心呕吐，用法为 0.5~2mg 口服，每天 3 次。

6）吩噻嗪类

（1）氯丙嗪（chlorpromazine），属吩噻嗪类药物，主要阻断脑内多巴胺受体，小剂量抑制延脑催吐化学感受区的多巴胺受体，大剂量时直接抑制呕吐中枢，兼有镇静作用。在预防低度催吐化疗药物所致呕吐中，氯丙嗪推荐剂量为每 4~6h 口服或静推 10mg。解救性治疗推荐剂量为每 12h 25mg 纳肛或每 4~6h 10mg 口服或静脉给药。

（2）苯海拉明（diphenhydramine），为乙醇胺的衍生物，有抗组胺效应，通过中枢抑制发挥较强的镇吐作用，兼有镇静作用。在预防低度催吐化疗药物所致呕吐和解救性治疗中，苯海拉明推荐剂量为每 4~6h 25~50mg 口服或静脉给药。

（3）异丙嗪（promethazine），吩噻嗪类衍生物，为抗组胺药，通过抑制延髓的催吐化学受体触发区发挥镇吐作用，兼有镇静催眠作用。解救性治疗中推荐剂量为每 4h 12.5~25mg 口服、肌内注射或静脉给药。

（三）不良反应和并发症的处理

1. 水电解质失衡

持续多日严重的呕吐可以导致患者的水电解质平衡紊乱，如果同时禁食禁水，可能进一步加重水电解质失衡，因此应监测血清钠、钾、心电图及患者尿量。尿量在 30mL/h 以上时，可考虑补钾。当血清钾 <3.5mmol/L 且出现症状时，可给予 5% 葡萄糖液 1000mL 中加入 10% 氯化钾 10~20mL 缓慢静滴。

2. 便 秘

止吐药物导致肠分泌及蠕动功能受损是临床上引起便秘最常见的原因，此外，化疗药物干扰胃肠功能、大脑皮层功能受损、意识障碍以及自主神经功能紊乱等都可引起便秘。应指导患者多饮水、多吃富含纤维的食物；鼓励患者多活动，促进肠蠕动，预防便秘；指导患者在腹部依结肠走行方向做环状按摩；进行中医针灸；使用药物缓泻剂，或者甘油、肥皂水灌肠等。

3. 腹 胀

出现明显腹胀时，应行保守治疗，禁食、胃肠减压、肛管排气、应用解痉剂以及中医中药等。腹胀严重导致肠麻痹时间较长，可应用全肠外营养，用生长抑素减少消化液的丢失。

4. 头 痛

头痛是 5-HT$_3$ 受体拮抗剂的常见不良反应。可给予热敷、按摩前额、针灸或解热镇痛药，重者可予麦角胺咖啡因。

5. 锥体外系统反应

可见于甲氧氯普胺用药后，发生率约 1%。急救处理需立即停药，对急性肌张力障碍者肌内注射东莨菪碱、山莨菪碱、阿托品或苯海拉明，或者地西泮。

6. 其 他

其他不良反应有口干、困倦。用药数日后通常会减轻。另外，地塞米松可能会引起血糖升高，在治疗前监测血糖，并遵循临床指征，糖尿病患者慎用。

（张琳丽 褚倩）

第 3 节　便秘治疗

便秘（constipition）是化疗最常见的并发症之一，使用抗肿瘤治疗药物后患者出现不规律的大便干燥且排便非常少，导致直肠充盈与排空交替减少。患者出现便秘，临床上可表现为腹部或肠道不适或疼痛、恶心呕吐加重、厌食、肛裂痔疮及肠破裂等，如果未得到及时处理，也可能导致肠梗阻、中毒性巨结肠、致死性感染等严重后果。因此积极防治化疗所致便秘有重要的临床意义。

一、发生机制

长春碱类药物是引起便秘常见的药物，其具有神经毒性，可以降低肠管神经活性，影响胃肠道平滑肌应激性下降，使胃肠道蠕动减弱或麻痹性肠梗阻从而出现便秘，发生率可高达 20%~35%，尤其在大剂量或长期治疗后，便秘常发生于抗肿瘤治疗后 23d。此外，使用沙利度胺的患者便秘发生率高于 55%，使用硼替佐米便秘的发生率在 40% 左右。其他引起便秘的因素包括：①止吐药物，尤其是 $5-HT_3$ 受体拮抗剂，便秘发生率为 1%~5%，大剂量甲氧氯普胺有时也可引起一定程度的便秘。②癌的病理生理学因素，如肿瘤位于肠道内，或肠道外压迫，高钙血症。③其他减弱胃肠道蠕动的药物，如阿片类药物、麻醉药、非甾体抗炎药（NSAID）、抗惊厥药、抗抑郁药、镇静药、肌肉松弛剂等。④饮食因素，如脱水、含纤维素性粗糙食物摄入量不足等。⑤患者因素，如焦虑、压抑、长期卧床、活动过少等。

二、临床表现

排便次数减少，无规律，粪质干硬，常伴有排便困难、腹胀、腹部不适或疼痛。

患者一旦发生便秘，需要充分评估大便排泄情况包括排泄物形态、次数、排便量及便意等情况，注意流质饮食及纤维素的摄入，评估肠动力，注意是否存在腹痛或痉挛等，关注合并用药情况，必要时行影像学检查鉴别机械性阻塞和肠梗阻。

三、治　疗

（一）预　防

抗瘤治疗前要充分评估易引起便秘的药物及各种因素，以预防为主。

1. 饮食调节

饮食应清淡易消化，避免精致食物，尽量不要挑食，同时增加食物中的膳食纤维及饮水量。多进食麦麸、玉米、蔬菜、水果和全谷物等高纤维食物，有利于粪块软化，维持正常胃肠运动功能和胃结肠反射，利于粪便排出。蜂蜜、核桃等润肠食物可以适当进食。

2. 适当活动

规律下床运动和锻炼有助于胃肠动力的恢复。根据身体情况，选择适当的身体锻炼，如散步、打太极拳等。也可在三餐后半小时内进行腹部按摩，每次 10min，顺时针环形按摩。

3. 排便训练

尽量养成按时排便习惯，一般选在进餐之后，即使无便意也定时去厕所尝试排便。排便时，不要看报纸或做其他事情，要集中精力，养成良好的排便习惯。

4. 心理调节

保持良好的情绪，焦虑烦躁时要尽快进行干预和调节。

（二）便秘的处理

首先明确导致便秘的因素，根据患者的一般状况选用，如年老体弱者宜选用相对温和的通便药避免过度刺激肠道导致腹泻。

1. 非药物治疗

主要包括饮食调节和生活方式的改变。养成定时排便习惯、多吃蔬菜、水果。此外还包括肠道益生菌的应用、针灸按摩治疗等。

2. 药物治疗

1）泻药

（1）容积性泻药。在肠道难以吸收，大量口服形成高渗压而阻止肠内水分的吸收使肠道内容积增加，扩张肠道，刺激肠壁，促进肠道蠕动，如硫酸镁、乳果糖、食物纤维素等。

（2）渗透性泻药。通过渗透作用，使肠管内液体增多，促进胃肠运动增强，主要包括盐类、高渗性糖醇类。

（3）刺激性泻药。刺激肠黏膜上皮细胞，促进肠液分泌及胃肠蠕动缩短胃排空的时间如蓖麻油、番泻叶、芦荟、便乃通茶等。

（4）润滑性泻药。矿物油脂类在体内不发生生化反应，主要为软化粪便润滑肠腔如液体石蜡、甘油。

一般建议口服为主，口服符合人体的生理特点，过多的运用栓剂和灌肠剂可导致肠炎。但对于不完全性肠梗阻及粪便嵌顿所致的便秘病情危重患者，可先采取灌肠液清肠，待急症解除后再予口服泻剂治疗。

2）其他药物
例如西沙比利、针灸、苁蓉通便口服液、补中益气汤加味等。

（张琳丽　褚　倩）

第 4 节　腹泻治疗

腹泻（diarrhea）指的是排出不成形便或水样便。化疗相关性腹泻（chemotherapy induced diarrhea，CID）是肿瘤患者化疗引起的一种常见的毒副反应。

一、发生机制

肿瘤患者腹泻的主要原因是抗癌药物对肠黏膜细胞的直接抑制或破坏，同时也与肠道继发性感染、情绪紧张等许多其他因素有关。

（一）抗癌药物

由于肠黏膜细胞分裂增殖速度很快，因而易遭受细胞毒抗癌药物的直接抑制或破坏，引起肠黏膜萎缩、肠绒毛变短或剥脱，小肠吸收面积减少，黏膜完整性破坏，导致：①消化障碍，蔗糖、麦芽糖消化不充分，在肠管中发酵，引起肠胀气和肠痉挛；②吸收障碍；③分泌增加，未被消化的蔗糖、麦芽糖增加肠内容物的渗透压导致大量细胞外间质液体渗透到肠腔内。

腹泻的发生程度及持续时间依赖于抗癌药物的种类、剂量及用药次数。易引起腹泻的药物有 5-Fu、MTX、Ara-C、VP-16、CPT 等。5-Fu 每天剂量为 15mg/kg，连用 5d，腹泻发生率达 34%~85%，剂量越高，用药次数越多，腹泻越易发生，连续数天用药比一次性用药发生率高。

喜树碱类药物包括羟喜树碱（CPT-10）、喜树碱 -11（CPT-11）和拓扑特肯（TOP）也常导致严重腹泻，成为其剂量限制性毒性。日本对 CPT-11 的 I 期临床研究结果显示，剂量为 25~40mg/（m^2·d），连用 5d，II 度以上腹泻的发生率为 69%；每周 100mg/m^2，连用 3 周，II 度以上腹泻的发生率为 41%。CPT-11 所致的腹泻分为早发性和迟发性两种类型。早发性一般症状较轻，短时间内可恢复正常，主要与胆碱能神经兴奋性增高有关。迟发性腹泻多在用药后 2 周出现，出现腹痛、水样便甚至血便等严重毒性症状。CPT-11 导致严重腹泻的主要原因是与其在体内特殊的代谢过程有关。CPT-11 主要在肝脏转化成活性型 SN-38，SN-38 与葡萄糖醛酸结合，经由胆汁排入肠管。在肠道内经肠内细菌产生的 B- 葡萄苷酸酶的作用，产生游离 SN-38，SN-38 可直接作用于肠壁黏膜细胞引起黏膜损伤。葡萄苷酸转移酶的活性与腹泻程度密切相关活性越低腹泻程度越重。

另外，酪氨酸激酶抑制剂（如阿法替尼、帕唑帕尼、舒尼替尼、索拉非尼等）小分子单抗（ipilimumab、利妥昔单抗等）也可引起腹泻，相应机制需要进一步研究。

（二）其他因素

除了抗癌药物直接损伤肠黏膜细胞而引起腹泻之外，同时存在其他许多因素也可引起或加重腹泻的发生。

1. 继发性肠道感染

化疗造成骨髓抑制，机体免疫力低下，肠道正常菌群增殖活跃，发生肠道感染，引起或加重腹泻。

2. 肠道肿瘤

瘤体溃烂及合并炎症使肠道分泌增多。

3. 手术及放疗

手术切除大部分肠管，吸收面积减少，造成吸收不良性腹泻。腹部放疗及子宫、阴道或宫颈置入性放射破坏肠绒毛或微绒毛上皮细胞。

4. 情绪

对化疗存在恐惧、焦虑或紧张情绪，使胃肠蠕动及消化液的分泌量增加而致腹泻。

5. 乳糖不耐受

存在乳糖不耐受现象，对牛奶或其他奶制品的消化不良。

6. 粪便嵌塞肠管

由于粪便嵌塞肠管，导致消化液潴留，细菌增殖，进一步严生腹泻。

二、治 疗

每天腹泻超过 5 次或出现血性腹泻时，必须立即停止化疗并及时治疗，一般停用抗癌药物后，腹泻会很快停止，肠黏膜细胞迅速修复，同时应消除其他不利的各种因素，一般采用以下处理步骤。

（1）停止化疗。

（2）每日检查大便常规，注意大便潜血并排除感染。

（3）应用止泻药，减低胃肠蠕动，如给予洛哌丁胺、颠茄合剂、阿片酊或樟脑酊等。洛哌丁胺口服用法：成人首次 4mg，后每腹泻一次服 2mg，至腹泻停止，或用量达 16~20mg/d，连服 5d，若无效则停药。儿童首次服 2mg，其余方法同上，但日最大量为 8~12mg。必要时可使用奥曲肽治疗。

（4）抗感染治疗，主要是大肠杆菌感染。

（5）补充足够的营养维持水及电解质平衡，尤其要防止低血钾的发生。

三、护理对策

腹泻患者的护理非常重要，有助于减轻症状，改善患者的生存质量，防止并发症的发生。

1. 一般观察记录

（1）患者日常的排便方式及习惯。

（2）常规生活方式及近期有无变化。

（3）是否存在可能引起腹泻的因素及其存在的时间。

（4）腹泻的方式包括其发作时间、持续期限、特点及大便的性状、次数和数量。

（5）有无胃肠道胀气肠疼挛等有关因素。

（6）直肠区皮肤的完整状态如何。

（7）患者的营养状况及体液、电解质平衡状态，包括摄入量与排出量，尿液比重、皮肤弹性及黏膜湿度，血清钾水平等。

（8）腹泻对日常生活质量的影响。

2. 常规护理措施

（1）饮食调整。①进食高蛋白、高热能的低残渣食物。②避免对胃肠道有刺激的饮食如饮酒、辛辣、过热、过凉等食物。③如果出现无力、疲劳或化验检查表明血钾下降，则宜进食高钾食物如比目鱼、芦笋等，也可口服氯化钾液体或补达秀等药物。④少食多餐每天至少进 300mL 流质，如鸡汤、鱼汤等，保持电解质的平衡。⑤如果有蔗糖不耐受现象则避免牛奶及其他奶制品。⑥食物中加入肉豆蔻，能降低胃肠道的活动性。⑦严重腹泻时应首先进流质饮食，逐渐改为半流质，直至普通饮食。

（2）直肠区黏膜和皮肤的护理。①每次排便后用温水及软性皂清洗肛门，并用软纸轻轻吸干。②表面涂用软膏促使皲裂皮肤愈合。③以软膏或喷雾方式局部用麻醉药，以解除肛门区疼痛不适。④应用高锰酸钾液经常性坐浴。

（3）每日检查大便隐血并排除感染。

（张琳丽　褚　倩）

第 5 节　失眠治疗

肿瘤患者的睡眠障碍（sleep disorder）非常常见，但却是一个经常被医患双方都忽视的问题。研究表明，30%~62% 的肿瘤患者存在睡眠问题，且常合并疲劳、焦虑和抑郁等症状。发生睡眠障碍的危险因素主要包括肿瘤本身、治疗因素、环境因素、心理障碍和共患病等。睡眠问题存在于多数肿瘤患者的发生、发展与转归之中，可能会导致患者身体及心理发生明显的改变，是影响患者生活质量的重要因素。

目前，人们对肿瘤与睡眠障碍关系研究最多的是呼吸系统肿瘤和乳腺肿瘤。这可能是因为呼吸系统肿瘤患者常出现胸闷、癌性疼痛、气促、刺激性咳嗽、咯血等症状而严重影响到睡眠。而乳腺肿瘤则多发于绝经后妇女，由于年龄、角色的改变以及绝经后激素的变化，睡眠障碍在肿瘤发生前可能就存在，外加肿瘤而导致的各种躯体不适以及心理上的改变，睡眠障碍就显得更为突出。

肿瘤患者睡眠不好不仅会降低生活质量，而且会影响疾病的预后。然而，许多照顾肿瘤患者的医生并没有询问睡眠问题，低估了它们的影响，只是关注更紧迫的问题。此外，患者可能不想提起这个话题，认为睡眠不好是不可避免和不可治疗的，且担心报告后可能会把治疗的重点从试图治愈肿瘤转移到缓解其症状。在一项对 150 例患者的调查中，有 44% 的人表示在前 1 个月曾有睡眠问题。然而，只有 1/3 的睡眠问题患者告诉了他们的医疗服务提供者。

相关诊疗规范、指南和共识如下。
- 美国临床肿瘤协会（ASCO）指南。
- 美国国立综合癌症网络（NCCN）指南。
- 中国肿瘤临床肿瘤学会（CSCO）。
- 欧洲癌症治疗研究组织（EORTC）。
- 美国睡眠医学会第 3 版睡眠障碍国际分类（2014 年）。
- 国际睡眠障碍分类（ICSD-3）。
- 《精神疾病诊断与统计手册》第 5 版。

一、生物学特点和发病机制

（一）生物学特点

睡眠障碍是指个体在睡眠过程中，睡眠时间的异常或（和）睡眠效率的异常，或在睡眠过程中伴随某些病理表现，使睡眠质量难以满足个体生活、工作的需要，且给个体带来一系列困扰。睡眠障碍主要包括失眠、睡眠过多、睡眠相关性运动障碍、睡眠相关性呼吸障碍、昼夜睡眠节律障碍和异态睡眠等类型，其中以失眠症发病率最高。

肿瘤相关性睡眠障碍则是指发生在肿瘤患者上的，与罹患肿瘤有关的睡眠问题，属于继发性睡眠障碍的一种。恶性肿瘤患者主要表现为失眠障碍，多发生初段和中段失眠。临床表现为更多的睡眠片段，入睡困难，白天疲乏感加重，躯体的状态欠佳，严重时可导致神经认知功能出现障碍。睡眠障碍不仅可能会引起患者血压上升和机体免疫功能下降、感染率上升、住院时间延长、影响患者的生活质量，而且还可能导致精神方面的变化，比如注意力不集中、产生幻觉，变得孤僻、易怒，甚至具有攻击性等。

（二）发病机制

1. 正常睡眠时相

人正常的睡眠过程有两个时相，包括非快速动眼相（non-rapid eye movement，NREM）睡眠和快速动眼相（rapid eye movement，REM）睡眠两个部分。个体在睡眠时，先进入 NREM，经过一定时间后进入 REM。在整个睡眠周期内，REM 和 NREM 两个睡眠相交替进行，每晚一般 4~6 个交替周期，其中 NREM 占总睡眠时间的 3/4 左右，REM 占 1/4 左右。人体在 NREM 的特点是机体代谢变慢、神经细胞活动减弱、脑电图上出现慢波等。在 NREM 中，根据睡眠的深度，由浅入深分为 4 期：Ⅰ期（入睡期）、Ⅱ期（浅睡期）、Ⅲ期（中度睡眠期）、Ⅳ期（深度睡眠期）。

2. 肿瘤患者睡眠障碍的解剖学基础

控制睡眠的生理结构有下丘脑、网状上行激活系统、孤束核、蓝斑、中缝核等。与睡眠有关的神经递质主要有乙酰胆碱、5- 羟色胺、肾上腺素、γ- 氨基丁酸、多巴胺等。当人体罹患肿瘤等病变时，上述结构发生破坏、病变或者出现神经递质的产生、传导障碍时，人的睡眠便会出现紊乱。

3. 肿瘤患者发生睡眠障碍的相关因素

1）肿瘤患者的基础因素　性别、年龄、心理素质、睡眠史，以及不良的生活和睡眠习惯，比如吸烟、饮酒、营养不良、作息不规律等。

2）肿瘤本身　如肿瘤的类型与分期、分型。一项肿瘤患者的调查中 52% 的人患有睡眠问题，虽然有 2/3 的人发生的睡眠障碍早于肿瘤诊断，不过其中 58% 的人仍抱怨罹患肿瘤加重了他们的睡眠问题。

3）肿瘤相关症状　肿瘤导致的激素分泌异常，肿瘤浸润导致疼痛、呼吸困难、恶心、瘙痒症状等，也会导致或加重睡眠问题。

（1）疼痛。急慢性疼痛是肿瘤患者的常见症状，也是患者发生睡眠问题的一个重要诱发因素。

睡眠障碍经常在疼痛发生或加重之后发生，有报道指出 55%~57% 的患者在有疼痛的情况下会发生中度以上的睡眠障碍。睡眠问题的严重程度和疼痛的严重程度有明显关系。疼痛程度严重的患者，常需要比一般睡眠障碍患者用量更多的催眠药物。

（2）疲乏。导致疲乏的因素包括生理因素（如疼痛、贫血或更年期）、心理因素（如抑郁或焦虑）和时间生物学因素（如昼夜节律紊乱和睡眠），而这些因素很可能与肿瘤相关。现有充分数据表明，肿瘤患者的睡眠问题与增加的疲劳呈明显正相关。

（3）焦虑和抑郁。多数肿瘤患者都有焦虑，焦虑可引起睡眠障碍，而持久的失眠状态又会使焦虑的情绪加重，从而形成恶性循环。晚期肿瘤患者进入急性姑息治疗单元后，其睡眠时间减少与焦虑抑郁情绪有明显关系。焦虑使患者的入睡更加困难，精力更难恢复甚至出现噩梦。抑郁情绪也会造成肿瘤患者出现早醒、非恢复性睡眠、疲劳和噩梦等问题。

（4）其他症状。不同部位的肿瘤也会导致不同的躯体症状，比如呼吸系统肿瘤，可能会导致呼吸困难、咳嗽、咳痰；泌尿系统肿瘤可能会导致尿频、尿急或者憋尿、少尿；消化系统肿瘤可能会导致腹胀、腹痛等。以上这些症状都可能引起或加重患者的睡眠障碍。

4）治疗因素、药物　目前恶性肿瘤患者的治疗手段主要包括：手术、化疗、放疗、靶向治疗和免疫治疗等。药物如化疗药物、镇痛药物、抗精神病药、拟交感神经药、激素、镇静催眠药等。治疗相关不良反应包括腹胀、腹泻、过敏、瘙痒、恶心呕吐等症状。

（1）手术治疗。研究表明，肺癌患者在开胸手术后，患者睡眠障碍的发生率可达 68%，其主要睡眠影响因素包括刀口疼痛（36.34%），咳嗽引起的不适（39.81%），对疾病恐惧（15.96%）。

（2）化疗及其他药物。化疗是治疗恶性肿瘤最常见的手段，但其副作用较多，常导致患者出现腹胀、腹泻、过敏、瘙痒、恶心呕吐等症状，有实验证明 50% 以上的肺癌患者在接受化疗中会发生睡眠障碍，尤其是在化疗期。患者化疗前的预处理，包括地塞米松、苯海拉明的使用也会导致患者睡眠障碍发生率的升高。放疗在恶性肿瘤治疗中也会引起患者的身体不适，影响睡眠质量。

（3）放疗。在恶性肿瘤患者的治疗过程中，放疗也可能会破坏机体的下丘脑功能，导致下丘脑的激素分泌和松果体功能的异常，造成患者的睡眠障碍发生。因此，可以通过观察患者体内褪黑素（又称松果体素，是一种吲哚类激素，具有调节睡眠觉醒周期与镇静催眠的作用）的变化来提示患者是否已经出现了睡眠障碍。

（4）其他治疗。靶向治疗和免疫治疗等治疗手段对肿瘤患者睡眠的影响暂不明确，需进一步研究。

5）**免疫或内分泌系统** 睡眠障碍可以导致人体免疫功能的下降，这是因为睡眠与免疫系统之间存在双向联系，它们彼此相互影响与调节。有研究表明，慢性失眠常引起机体免疫功能和炎症反应的改变，从而改变机体炎性因子的分泌水平而对失眠产生重要的调控作用，睡眠障碍患者体内的炎症因子会出现异常，并且免疫系统也是通过炎症因子释放来影响睡眠的。睡眠障碍还可能导致白细胞介素-6、肿瘤坏死因子以及C反应蛋白的变化，从而使人体免疫功能减低，增加肿瘤患者的死亡率。目前对睡眠障碍有关的炎症因子研究主要是肿瘤坏死因子-α（TNF-α）和白细胞介素-1β（IL-1β）。TNF-α和IL-1β主要对NREM期睡眠进行调节。实验证明无论是通过外周静脉注射或者是直接通过脑室直接注入TNF-α和IL-1β，都可以延长不同动物的NREM期睡眠。TNF-α具有促进大脑发育和胶质细胞生长，参与睡眠生理调节等作用。IL-1β则与TNF-α相互影响，相互促进并产生更多的核因子κB（NF-κB），而NF-κB又可以使TNF-α和IL-1β生成增加，从而形成一个三者间的正反馈系统。另外有研究发现乳腺癌患者在发生睡眠障碍的同时体内的血清皮质类固醇上升，而且皮质类固醇的正常昼夜节律消失。因此，可考虑肿瘤患者发生睡眠障碍的原因可能与肿瘤导致的下丘脑—垂体—肾上腺轴出现功能紊乱有关。

6）**环境因素** 如卧室内温度极端、强光或噪音等。

7）**心理障碍** 如伴发抑郁、焦虑、紧张情绪和其他疾病（如头痛）。研究证实睡眠问题可能促使接受化疗的患者出现焦虑抑郁情绪，而这种情绪反过来又会加重睡眠问题。

8）**支持系统** 研究发现，转移性乳腺癌患者中那些受教育较少、缺乏社会支持的人群更易发生睡眠障碍。面对肿瘤的高病死率，多数肿瘤患者不但承受沉重的心理压力与负担，而且医疗费用更是加重肿瘤患者的经济负担，其中恐惧疾病进展是目前恶性肿瘤患者最重要和普遍的精神心理负担。适度的恐惧能使患者抵御疾病的威胁、有效应对问题，成为自我管理与疾病监测的驱动力。但过度的恐惧使患者产生悲观消极、抑郁等精神心理障碍，从而导致失眠。

（三）分　类

（1）从病因上分类，睡眠障碍分为失眠、睡眠过度、昼夜节律失调性睡眠障碍、睡眠不自主运动、睡眠相关呼吸障碍等。肿瘤患者睡眠障碍则是指在肿瘤患者身上发生的睡眠紊乱，是继发性睡眠障碍的一种。根据2014年睡眠障碍国际分类第3版，把失眠症分为慢性失眠症、急性失眠障碍和其他失眠障碍。

（2）国际睡眠障碍分类（ICSD-3）将失眠定义为难以开始和（或）维持睡眠，或过早苏醒，这与长期的非恢复性和低质量的睡眠有关。尽管有充足的睡眠机会和环境，但还是会出现睡眠困难。

（3）在《精神疾病诊断与统计手册》第5版中，将成人的失眠定义为难以入睡、难以保持睡眠、清晨醒来或无法恢复的睡眠。此外，睡眠不佳还伴有社交、职业或其他重要功能方面的显著痛苦或损害，表现为至少存在下列一种情况：①疲劳或低能；②白天嗜睡；③认知障碍（如注意力、专注性、记忆力）；④情绪困扰（如烦躁、烦躁不安）；⑤职业功能受损；⑥人际/社会功能受损。睡眠困难必须至少持续3个月且在尽管有足够的适合年龄的环境和睡眠的机会下发生。最后，每周至少有3个晚上出现睡眠困难。

（4）目前临床上失眠的常见形式有：①睡眠潜伏期延长，入睡时间超过30min；②睡眠维持障碍，夜间觉醒次数≥2次或凌晨早醒；③睡眠质量下降，睡眠浅、多梦；④总睡眠时间缩短，通常<6h；⑤日间残留效应即次日晨感到头昏、乏力、嗜睡、精神不振等。

二、全面检查

（一）病史特点及体检发现

肿瘤患者由于疾病诊断的打击、各种不适症状以及接受多种复杂的治疗（如手术、化疗、放疗等）和护理等原因影响其睡眠质量，严重时可导致睡眠障碍的发生。睡眠障碍将给全身各系统带来严重的问题，进而影响患者的身心健康、临床结局及其生活质量。且由于患者在治疗期间睡眠质量会存在波动性，因此，所有患者在肿瘤疾病初步诊断后、开始治疗时、治疗期间、治疗结束时、肿瘤复发后和（或）在个人处境变化时（如家庭危机），都应该被重新评估睡眠质量（表21-5-1）。

睡眠障碍临床表现为更多的睡眠片段，入睡困难，白天疲乏感加重，躯体的状态欠佳，严重时可导致神经认知功能出现障碍，睡眠障碍不仅可能会引起患者血压上升和机体免疫功能下降、感染率上升、住院时间延长、影响患者的生活质量，而且还可能导致精神方面的变化，比如注意力不集中、产生幻觉，变得孤僻、易怒，甚至具有攻击性等。

（二）相关仪器及量表评估

1. 多导睡眠监测（polysomnography，PSG）

用来客观监测患者的睡眠状况。PSG也是临床上较广泛使用的一种监测仪器。它是一种集监测、记录和分析整夜（监测时间>7h）睡眠过程中的脑电图、眼动图、心电图、腿肌电及下颌肌电图、1∶2鼻气流、呼吸运动、体位、鼾声、血氧饱和度等为一体的睡眠监测仪器。由于整夜的PSG监测费用比较高而且复杂，因此目前很少用于癌症患者睡眠的研究。

2. 体动仪

体动仪是一种戴在手腕部的一个运动感应设备，用来精确识别睡眠和觉醒时间的运动敏感装置。

3. 含"睡眠障碍"这一条目的症状量表

包括记忆症状评估量表（memorial symptom assessment scale，MSAS）、安德森症状评估量表（M.D. Anderson symptom inventory，MDASI）、埃德蒙顿症状评估系统（edmonton symptom assessment system，ESAS）、欧洲肿瘤研究与治疗组织生活质量问卷量表（EORTC QLQ-C30）及其子量表——头颈部肿瘤患者症状量表（EORTC QLQ-H & N35）、焦虑自评量表、抑郁自评量表等。

4. 特有睡眠问卷量表

（1）标准睡眠日记（consensus sleep diary，CSD）。提供一个纵向的睡眠质量和症状的观察。

（2）阿森斯失眠量表（Athens Insomnia Scale，AIS）。

（3）匹兹堡睡眠质量指数（Pittsburgh Sleep Quality Index，PSQI）。它是国内外应用最广泛的睡眠问卷调查表，用以测量最近一个月的主观睡眠质量。其由9个自评和5个他评条目组成，7个测量维度包括患者主观的睡眠质量、入睡时间、

表 21-5-1　睡眠障碍的问诊问题

问题	建议
1. 在过去的1个月，你是否有夜间睡眠问题或（和）在日间保持充足精力上有困难吗？	如果否，评估停止
2. 你睡眠问题的类型（夜间睡眠困难？白天过度嗜睡？睡眠过程中有异常行为？）？	如果有，进一步评估
3. 你的睡眠问题持续多久了？	如小于1个月，解决诱发因素并随访
4. 睡眠障碍的临床意义（发生频率、严重程度、对生活工作的影响）？	评估严重程度
5. 睡眠问题的发生、发展是否伴随着其他器质性或精神疾病？	如果是，同时解决2个问题
6. 睡眠问题同时存在其他症状吗（如短暂性呼吸暂停、夜间反常活动）？	如果是，请睡眠医生协助诊治

睡眠时间、睡眠效率、睡眠障碍、睡眠药物的使用和日间功能障碍。每个条目按 0~3 分计分，累计各条目得分为总分（0~21 分），分数越高，睡眠质量越差。按照中国常模标准总分 > 7 分以上为失眠。

（4）失眠严重程度指数量表（insomnia severity index，ISI）。

（5）多相睡眠潜伏期测定（multiple sleep latency，MSLT）。

（三）化验检查

（1）与睡眠有关的神经递质主要有乙酰胆碱、5- 羟色胺、肾上腺素、γ - 氨基丁酸、多巴胺等。

（2）与睡眠障碍有关的炎性因子有白细胞介素 –6、肿瘤坏死因子以及 C 反应蛋白等。

（3）与睡眠障碍相关的激素：血清皮质类固醇、内源性褪黑素水平。

（四）影像学检查

（1）脑电图。

（2）头颅 MRI，评估患者有无脑部器质性疾病。

三、整合评估及诊断（全面、动态）

（一）评估主体

恶性肿瘤的失眠治疗需要多学科整合诊疗团队（MDT）讨论评估，其组成包括肿瘤内科、神经内科、神经外科、放疗科、诊断科室（检验科、影像科等）、心理医生、护理部、营养支持及社会工作者（临终关怀）等。

人员组成及资质如下。①医学领域成员（核心成员）：肿瘤内科医生 2 名、神经内科医生 1 名、神经外科医生 1 名、放射治疗科医生 1 名、心理医生 1 名、检验科医生 1 名、影像科医生 1 名、其他专业医生若干名（根据 MDT 需要加入），所有参与 MDT 讨论的医生应具有副高级以上职称，有独立诊断和治疗能力，并有一定学识和学术水平。②相关领域成员（扩张成员）：临床护师 1~2 名和协调员 1~2 名。所有 MDT 参与人员应进行相应职能分配，包括牵头人、讨论专家和协调员等。

（二）分期评估

评估重点应该是确定睡眠障碍的症状和体征、失眠的严重程度、可能的压力、危险因素（如疲劳，疼痛等）以及与睡眠问题同时存在的症状（例如焦虑抑郁症）。

睡眠障碍参量的评估应包括绝对睡眠时间、入睡前的等待时间、入睡后清醒时间、昼夜节律、主观的睡眠质量、睡眠效率、日间的睡眠过度和白天的小憩等情况。这些参量可使用睡眠日记进行收集。

此外，评估还应询问睡眠障碍对患者日间工作、生活质量、人际关系和认知的影响。

（三）准确诊断与鉴别诊断

睡眠问题的确诊,必须要根据详细的睡眠史、体格检查及完善的辅助监测结果。临床医生寻求客观的手段来筛查和评估睡眠问题。因此，完善的 PSG、MSLT、ESS 等各种量表是必须的。需要注意的是，多导睡眠图的复杂使用，本身可能会加重睡眠障碍患者的症状，特别是中年或老年患者。

1. 失眠症的诊断

根据 2014 年睡眠障碍国际分类第 3 版，把失眠症分为慢性失眠症、急性失眠障碍和其他失眠障碍。其诊断需包括以下 3 点。

（1）患者有足够时间用于睡眠，但仍有入睡困难和（或）维持睡眠困难的问题。

（2）出现失眠的频率在每周 ≥ 3 次，持续时间至少 4 周以上。

（3）反复的失眠给患者的生活和工作带来严重的困扰。

2. 睡眠障碍的诊疗流程

（1）当患者有可疑睡眠问题时，首先筛查 / 评估患者症状，包括是否失眠、是否有睡眠过度、是否有阻塞性呼吸睡眠暂停、不宁腿综合征等表现。

（2）如没有阳性症状，则停止筛查 / 评估。若患者存在阳性症状，则考虑有睡眠障碍，转至第 3 步。

（3）评估治疗的可行性，包括是否有共患病（酒精依赖、肥胖、心功能不全、内分泌失调、贫血等）、药物滥用，是否有化疗病史、疼痛、疲劳等症状。若患者主要表现为失眠、入睡困难和（或）睡眠维持困难，转至第 4 步。若患者表现为睡眠紊乱和（或）过度睡眠，转至第 5 步。

（4）此时考虑患者诊断为失眠症。进一步筛查患者的伴随症状，是否有伴随疾病，评估症状的严重程度，制订符合患者具体情况的整合性诊疗方案，必要时可以请睡眠医生协助诊治。

（5）若患者存在睡眠时间不足、打鼾、睡眠呼吸暂停或睡眠过程中伴随躯体不适感，则进一步评估症状，并完善 PSG、血清铁蛋白等检查，进一步明确诊断并制订个体化整合治疗方案。若患者反复出现长时间觉醒、猝倒、睡眠麻痹、睡眠过度等症状，则转至第 6 步。

（6）若患者存在长时间觉醒，考虑原发性失眠症或昼夜节律紊乱。若患者存在长时间夜间睡眠、猝倒、睡眠中断等，则完善 PSG、MLST，根据结果制订相应的整合治疗方案。对于不伴随其他症状的白天睡眠过度，可进行睡眠健康教育，必要时适当予以少量药物。

3. 鉴别诊断

在处理睡眠障碍时，需要进行鉴别诊断，因为它们可能表现出系统性疾病的症状，包括抑郁、焦虑、无法控制的疼痛、药物不良反应或谵妄。对睡眠相关疾病的适当治疗在很大程度上取决于正确的诊断。

四、整合决策（精准、个体）

肿瘤患者的睡眠障碍可能是由多种原因共同造成的，因此治疗可能需要多种策略，包括药物治疗和非药物治疗。建议使用整合性治疗方案，以治疗多种睡眠障碍的诱因（如潮热、疼痛、夜尿等）和病因（如原发性失眠症等）。虽然睡眠障碍可能是由疲乏、疼痛或其他躯体疾病等引起，但把这些因素解决很可能不足以完全解决睡眠问题，因为失眠本身可以是一个反复恶化的自我强化过程。建议使用阶梯式和规范化的整合诊疗方案来管理肿瘤患者的睡眠问题。但是，每个患者都必须单独考虑，适当增加或减少具体的个体化治疗措施。

（一）非药物干预

非药物治疗包括睡眠健康教育、锻炼身体、社会心理干预、物理治疗、生物反馈治疗等。如果积极采取上述措施，睡眠障碍的发生或加重是可以减轻甚至避免发生的。

1. 以患者为中心分阶段的非药物干预步骤

（1）与患者的自我管理一起，把睡眠卫生及良好的环境设置作为一个促进睡眠的支持方式。

（2）如果患者仍有睡眠问题，则需受过直接培训的医生进行治疗。

（3）如果还没有效果，建议以面对面或在线方式求助于睡眠专家，进行认知行为方式的整合诊治。

2. 睡眠卫生教育

对已经出现睡眠障碍的患者，建议进行睡眠卫生教育。帮助患者了解正常睡眠的生理过程，协助其改善环境并建立一个良好的生活习惯。一般睡眠卫生措施如下。

（1）在早晨和下午进行有规律的身体锻炼。

（2）白天尽量多的时间暴露在明亮的光线下。

（3）夜间避免暴露在明亮光线下。

（4）避免在睡前 3h 大量进食、饮水。

（5）睡前避免喝酒、喝咖啡和抽烟等刺激性物质。

（6）创造一个好的睡眠环境（温度舒适、黑暗、安静的房间）。

（7）抛开烦恼。

（8）入睡时避免反复看时间。

3. 身体锻炼

一项随机对照试验的荟萃分析显示，进行身体锻炼治疗的肿瘤患者，在随后 12 周的随访中，明显改善睡眠质量。

4. 社会心理干预

社会心理干预措施效果明显，例如认知行为疗法（CBT-I），认知行为疗法主要有认知疗法、放松训练、睡眠限制、刺激控制等几个方面。措施主要有消除患者对睡眠障碍错误的认识，减少睡前清醒时间，进行逐渐的肌肉放松，生物反馈训练，通过限制睡眠时间和规律睡眠以提高睡眠的连续性，在床上或卧室里仅进行睡眠性行为。心理教育治疗、支持性倾诉治疗也被建议用以治疗肿瘤患者的睡眠障碍。

美国医学科学院睡眠指南中推荐认知行为疗法适用于所有失眠症的患者，且可单独使用或联合催眠药物使用。2005 年美国国立卫生研究院高峰医学会议声明：行为疗法是治疗失眠最有效的方法。如果上述措施未见明显效果，甚至出现转变为慢性睡眠障碍的趋势，建议告知患者其他治疗策略，如物理治疗（如经颅磁刺激、声疗）或瑜伽等。瑜伽属于一种常见的认知行为疗法，有研究表明瑜伽对乳腺癌患者的疼痛、疲乏、睡眠障碍的症状有明显改善，并且这一治疗效果可以持续 3 个月以上。

（二）药物干预

在非药物干预治疗发挥作用之前，对睡眠障碍的患者可以短期应用药物治疗。如果肿瘤患者的睡眠问题有明显的病因，则可针对病因采取相应的药物干预。需要谨慎的是，有些药物，如镇痛药、止吐药、抗组胺药等睡眠辅助性药物，也可导致睡眠问题发生。

安眠类药物可用于治疗失眠（如唑吡坦、雷美尔通）。有证据标明抑郁症与睡眠障碍存在联系，睡眠障碍或许是抑郁症状的首发症状，两者的严重程度呈正相关。所以，尽管缺乏数据支持，抗抑郁药物、抗精神药物、抗组胺药物、抗癫痫药物也常被超范围的用于治疗失眠，但这些药物均具有明显的风险，应谨慎使用。一项小型开放性研究证实，抗精神病药米氮平，可增加肿瘤幸存者夜间绝对睡眠时间，由其诱导的睡眠质量优于苯二氮䓬类药物。因此，米氮平适用于治疗正在进行化疗的肿瘤患者，但米氮平可引起骨髓功能的抑制，故需谨慎使用（表 21-5-2）。

1. 苯二氮䓬类药物

在目前批准的催眠药中，苯二氮䓬类药物是最古老和使用最频繁的，在非典型苯二氮䓬类药物如唑吡坦、扎来普隆和依索匹克隆出现之前。苯二氮䓬类药物靶向几个 γ-氨基丁酸类-A（GABA-A）受体亚型，包括 α1、α2、α3、α5，其工作原理是通过注入氯离子来抑制神经元，从而增强 GABA 对这些受体的作用。除了催眠/镇静作用，这些药物还具有抗焦虑、抗惊厥和肌肉松弛作用。他们的半衰期明显长于其他批准的

表 21-5-2　美国 FDA 批准用于睡眠障碍药物的药理特征及主要不良反应

药物	结合部位	推荐剂量	T_{max} 血药浓度峰值时间	半衰期	不良反应
苯二氮䓬类受体激动剂	非选择性结合 GAB 受体				
艾司唑仑		1mg，2mg	1.5~2.0h	10~24h	镇静、催眠、抗焦虑
氟西泮		15mg，30mg	1.5~4.5h	48~120h	镇静、催眠、抗焦虑
夸西泮		7.5mg，15mg	2.0~3.0h	48~120h	镇静、催眠、抗焦虑
替马西泮		7.5mg，15mg	1.0~2.0h	8~22h	镇静、催眠、抗焦虑
三唑仑		0.125mg，0.25mg	2.0~6.0h	2~4h	镇静、催眠、抗焦虑
非苯二氮䓬类受体激动剂	选择性结合 GAB 受体				
扎来普隆		10mg	0.7~1.4h	<1h	肝损害
右佐匹克隆		1mg，最大 3mg	1.0~1.5h	6~7h	口干、口苦，白天困倦
唑吡坦		男性：5~10mg 女性：5mg	1.5~2.5h	2~3h	可能存在反跳性失眠及异态睡眠。女性及老年人需剂量减半

催眠剂，所以当有睡眠维持性失眠或明显焦虑时应作为首选。另外，某些苯二氮䓬类药物（如安定）可产生强效的肌肉松弛作用，因此可同时用于焦虑、睡眠和肌肉松弛。

苯二氮䓬类药物具有固有的睡眠特性，所有这些药物都对入睡性失眠和维持性失眠有用。半衰期从 6h（奥西泮）到超过 100h（氟西泮）不等，这使慢性剂量的药物积累成为一个真正的问题。苯二氮䓬类药物还有很强的抗焦虑作用，常被用作肿瘤患者的止吐药。然而，苯二氮䓬类药物已被证明会显著增加高危患者的瞻望发生率和跌倒风险。此外，当苯二氮䓬类药物与阿片类药物合用时，会对呼吸状态产生协同作用，这将使同时使用阿片类药物的患者面临很大的阿片类药物相关呼吸抑制和死亡风险。这种风险在患有低通气综合征的患者中进一步升高，如睡眠呼吸暂停或中枢性换气不足，在这些患者中应尽可能避免这种风险。苯二氮䓬类药物的代谢复杂而长；然而，只有 3 种药物（劳拉西泮、奥西泮和替马西泮）是肝细胞结合的，因此在潜在的肝功能障碍上更安全，且半衰期更短。

然而，考虑到大多数肿瘤患者可能也在服用阿片类药物以缓解疼痛，将苯二氮䓬类药物与阿片类药物整合使用会产生更高的滥用、依赖和过量的风险，应引起关注。如果突然停药，苯二氮䓬类药物也有显著的停药风险，包括癫痫发作和延迟的 γ-氨基丁酸能的戒断性谵妄的风险，类似于酒精停用的风险（酒精戒断性谵妄可能是致命的）。这些药物应该非常谨慎地使用，并密切监测有大量药物使用史的患者，因为这些患者容易出现耐受性和依赖性问题。苯二氮䓬类药物也与认知障碍和运动协调困难（包括老年人跌倒）有关。

一般来说，具有较长半衰期的苯二氮䓬类药物（如氯硝西泮）具有较高的早晨剩余镇静和认知/运动障碍的风险，特别是在老年人中。消除半衰期较短的药物（如劳拉西泮和奥西泮）通常是短期抗焦虑作用和入睡困难的首选药物。如果出现早醒或持续性焦虑，如夜间惊恐发作，则应首选长效药物，如氯硝西泮。所有的苯二氮䓬类药物都与呼吸抑制的风险相关，尤其是那些同时

服用阿片类药物和有肺部疾病的患者，所以在这些患者中应该谨慎使用。

2. 选择性 Benzodiazepine-Like 受体激动剂或催眠药

在美国，唑吡坦、扎来普隆和依索匹克隆均被批准用于治疗原发性失眠症。这类药物通过增强 GABA 对 GABA-A 受体的作用能促进睡眠，但主要是针对特定的 GABA-A 受体亚型（α1，α3）。虽然这种更具选择性的亲和力使它们丧失了大部分抗焦虑和抗癫痫的特性，但就认知迟钝和精神运动功能而言，它们的副作用似乎较少。与传统的苯二氮䓬类药物相比，它们的药物滥用可能更小，但仍存在滥用的风险，同时还存在耐药、依赖和戒断（特别是躯体戒断）——特别是在老年人或有疾病的人群中。两组药物可以显著增加住院患者发生谵妄的危险以及长期使用时产生药物依赖性。

这类药物的性质之间只有轻微的不同，前两种药物在治疗入睡困难型失眠方面最有效，因为它们的半衰期太短，对睡眠维持性失眠不起作用。唑吡坦也被批准为维持睡眠失眠的控释片，它能延长药物有效浓度存在的时间，从而改善睡眠维持问题。艾司佐匹克隆对包括类风湿关节炎和慢性腰痛在内的疾病患者的睡眠有显著作用。

3. 用于睡眠的抗抑郁药

（1）曲唑酮是最常用的睡眠药物之一，但目前还没有获得美国食品和药物监督管理局对睡眠适应证的批准。它已被证明对入睡困难有效，而且几乎没有数据表明使用它的人会增加谵妄率。它几乎没有抗胆碱能活性，而且安全系数很高，每晚的有效剂量 25~300mg 不等。曲唑酮是一种环状抗抑郁药，其主要的药理作用机制认为是拮抗 5-HT$_2$。其半衰期为 3~9h，起效时间为 1h，使该药物既适用于入睡性失眠，也适用于维持睡眠性失眠。然而，半衰期也会使这种物质在白天产生影响（宿醉），这可能会给一些人带来麻烦。它也几乎没有滥用的风险，长期使用也很安全。值得注意的是，一部分服用此药的患者可能会抱怨梦境生动和精神运动兴奋，因为该药最初由 CYP3A4 酶代谢为间氯苯哌嗪，然后该代谢物由 2D6 同工酶进一步代谢。对于那些具有慢型 2D6

的个体，或使用 2D6 抑制剂的个体，间氯苯哌嗪代谢物可以积累并具有强大的精神运动活性。简单的停药 2~4 个晚上就可以解决问题。

（2）另一种类似于曲唑酮的安眠药是米氮平，它也是一种具有显著促进睡眠特征的抗抑郁药物。然而，米氮平也有明显而更大的组胺作用，这对睡眠的维持很有用。对于那些患有原发性失眠症的患者，每晚口服 3.75~7.5mg 的米氮平可能有效，米氮平对入睡困难性失眠和维持睡眠性失眠都有帮助。而曲唑酮的半衰期长，白天也能导致敏感个体显著的镇静。对于那些有潜在抑郁症相关睡眠障碍的患者，可能需要每晚服用 15~45mg 米氮平才能产生足够的反应。与曲唑酮一样，即使是过量服用，米氮平也有很大的安全空间。当恶心可能是导致失眠的一个因素时，米氮平也是有用的，因为它是一种有效的 $5-HT_3$ 拮抗剂，并且在化疗期间使用有临床意义的抗恶心数据。

尽管其安全系数很高，但有些肿瘤学者可能担心，在该制剂上市前的初步试验中，3 例受试者出现了粒细胞缺乏症。罕见的病例报告继续浮出水面。当失眠是抑郁或焦虑相关诊断的继发症状时，这类镇静抗抑郁药仍被视为一线药物。

（3）众所周知，三环类抗抑郁药具有镇静作用，尤其是三级三环类药物（丙咪嗪、阿米替林、多塞平）。三环类药物促进睡眠的作用主要是由抗组胺机制介导的，该机制优先解决维持睡眠的失眠问题，但高剂量的三环类药物也可解决入睡困难问题。多塞平是研究最多的治疗失眠的三环类药物，已经发现对于原发性失眠有效剂量低至 3mg 和 6mg，且第 2 天镇静的可能性很小。

三环类抗抑郁药也有显著的镇痛作用，这很可能是通过其钠通道阻断作用发生的，因为所有的三环类药物都是 1A 类抗心律失常药物。这种特性使其在老年人或有潜在心脏传导问题的患者中难以使用，但在其他患者中，它们可以被证明对可能导致失眠的神经性疼痛的管理非常有用。用于神经性疼痛的阿米替林或丙咪嗪的剂量平均为每天 100mg 或以上，这比用于原发性失眠症的剂量要谨慎得多。许多从业人员将剂量分为早上和晚上，约 2/3 的每天总剂量是在晚上睡前。强有力的数据支持它们在带状疱疹后神经痛和痛苦的糖尿病性神经病变中的应用；然而，很少有数据显示化疗后神经病变有任何实质性的益处。头痛也可能显示三环类药物的益处。

除了以上提到的心脏问题，三环类抗抑郁药的治疗指数相对较小，致死剂量可能只是用于治疗疼痛的 4~5 倍。肿瘤患者被发现有更高的抑郁率和更高的自杀率，所以在开这些药物的剂量与疼痛相适应之前，应该谨慎。适用于原发性失眠症的剂量，即使过量服用 1 个月的药物，风险也很小。其他的副作用包括抗胆碱能特性，可能增加谵妄的风险，体重增加——这可能对恶病质患者是受欢迎的——以及第 2 天的镇静作用。用于原发性失眠症的剂量（每晚 3~6mg）几乎完全是抗组胺药，在这个低剂量下对其他受体几乎没有影响。

4. 褪黑素

褪黑素已被证明在睡眠 – 觉醒周期中发挥重要作用，并与昼夜节律相关。褪黑素在美国可以买到，是一种非常受欢迎的睡眠辅助药物。然而，褪黑素对继发性睡眠障碍或伴睡眠受限的睡眠障碍均无效。褪黑素替代治疗可能对老年人睡眠的开始和维持更有益，因为该人群的循环褪黑素水平可能降低。

迄今为止，还没有研究探讨褪黑素替代疗法在肿瘤患者和并发失眠患者中的作用。值得注意的是，褪黑素可能通过细胞色素 P450 酶和其他系统与某些化疗方案相互作用，因为该药物可能抑制 CYP1A2 或抑制 p – 糖蛋白介导的阿霉素释放。

5. 褪黑素受体激动剂

褪黑素受体是 G 蛋白偶联受体，褪黑素激动剂是治疗失眠和其他睡眠障碍的较新批准的药物。使用褪黑素和褪黑素激动剂的最有力证据是睡眠 – 觉醒轮班障碍和昼夜节律障碍。在正常睡眠时间，当内源性褪黑素水平较高时，外源性褪黑素对睡眠的影响较小。然而，在清醒或白天给药会产生更一致的睡眠效果。在美国，只有 1 种褪黑素激动剂被批准用于原发性失眠（ramelteon），后者在 2004 年被批准用于睡眠性失眠。通过多导睡眠描记术（PSG）的测量，关键试验显示了睡眠潜伏期和总睡眠时间的显著改善。然而，它对失眠的影响在临床上是相当温和的，并被证明改善入睡潜伏期只有 10~19min，总睡眠时间为 8~22min。此外，主观患者报告的睡眠参数或白天功能的改善也没有什么不同。Ramelteon 的半衰期很短，只有 1~2h，因此不适合治疗维持睡眠的失眠。虽然支持拉美尔顿的数据在临床上不如预期的可靠，但与其他药物相比，该药物的一个显著优势在于，它显著降低了认知和运动障碍的风险。

6. 抗精神病药

镇静类抗精神病药物在治疗睡眠障碍中的作用仅限于已被证明对其他干预措施难以治愈的严重病例，或用于同时出现情绪和情感性障碍的患者，如难治性重度抑郁症和双相情感障碍患者。抗精神病药有一个黑盒子警告，即不要在有痴呆疾病的人身上使用，因为他们有更高的死亡率和脑血管意外的倾向。此外，对于以胰岛素抵抗、躯干肥胖、高脂和甘油三酯为特征的代谢综合征，如果长期使用，也会产生类似效应。尽管有这些警告，但它们对某些特定的个体有显著的缓解作用，可能是同时发生的情绪和精神障碍、焦虑障碍或精神错乱患者的首选药物。

两种最有效的非典型抗精神病药是奎硫平和奥氮平。两者都有血清素能拮抗作用和抗组胺作用。值得注意的是，奥氮平具有显著的 5-HT$_3$ 拮抗作用，并赋予其强大的抗兴奋性。多项试验表明，奥氮平与包括昂丹司琼在内的其他化疗引起的恶心的标准药物相当。由于化疗引起的持续性或延迟期恶心而导致睡眠困难的患者，可以从奥氮平作为主要的睡眠辅助药物中获益。此外，奥氮平的体重增加在这一人群中可能是有利的，因为对体重减轻的关注可能会限制进一步的治疗选择。

7. 加巴喷丁类

加巴喷丁和普瑞巴林通常用于神经性疼痛综合征，并有可靠的数据管理慢性神经性疼痛。然而，这些药物也有关于抗焦虑效果和睡眠效果的重要数据。因此，对于患有疼痛和失眠的焦虑患者，这些药物可能是首选的药物。此外，他们还证明了在患有包括纤维肌痛在内的潜在疾病的患者中，疼痛得到了控制，睡眠也得到了改善，而且患者的耐受性一般都很好。目前还没有关于它们在肿瘤患者中用于睡眠的报道。

如果用于治疗疼痛，加巴喷丁的每天总剂量为 2400~3600mg，普瑞巴林的每天总剂量为 200~300mg，可分为每天 3 次或 2 日两次给药。如果需要一种睡眠效果，建议在就寝时服用高剂量的药物，以利用与高剂量药物有关的嗜睡。

8. 大麻和大麻类

目前还没有研究调查吸食大麻或摄入大麻对睡眠参数或睡眠质量的影响。大量数据表明，大量吸食大麻的人在戒断和早期停止吸食大麻时，睡眠受到严重干扰。在失眠患者中使用屈大麻酚缺乏睡眠数据，只有一个小规模的住院试验例外，该试验对激动的精神错乱患者进行，结果发现低剂量的屈大麻酚可以改善躁动、睡眠时间和食欲。其他大麻素对睡眠的影响，如纳比隆和 nabiximols 对睡眠的影响有更好的描述。

Nabiximols 是一种由 delta-9-THC 和大麻二酚混合而成的混合物，它在治疗睡眠和同时出现的神经性疼痛综合征方面似乎特别有希望。在与肿瘤相关的疼痛和阿片类难治性疼痛中，Nabiximols 已经证明了疼痛和睡眠的改善。类似的，一种合成的大麻素大麻隆在纤维肌痛症患者的睡眠中也有显著改善，与阿米替林相比，在一项小型试验中，大麻隆的耐受性很好。然而，在这项小型研究中，并没有观察到对疼痛、情绪或生活质量的影响。然而，另一项小型试验检查了纳比隆对疼痛的糖尿病神经病变的作用，显示出疼痛的改善，以及睡眠改善、生活质量和整体状态的改善。目前，所有的大麻素类药物都与那些难以治愈的失眠症患者有关，或者有其他可能与这些药物有关的合并症患者。

（三）其他治疗

除了以上所谈的药物性和非药物性治疗方法外，三氧治疗和针灸治疗对睡眠障碍也有一定疗效。三氧治疗是最近新提出来的一种治疗理念。有研究表明三氧治疗后患者的睡眠障碍改善有效率可达 72%，精神状态改善可达 82%。除了三氧治疗，我国还有研究表明针灸对恶性肿瘤患者的睡眠障碍也有明显改善，可达 79% 的有效率。

五、康复随访及复发预防

（一）总体目标

　　肿瘤患者在抗癌治疗前期、治疗中期及治疗结束后均存在不同程度的睡眠障碍，肿瘤患者睡眠障碍发生率明显高于其他人群，医务人员在抗肿瘤治疗的全过程及康复期均应采取合适的评估工具评估肿瘤患者的睡眠情况，并及时给予适当的干预，提高肿瘤患者的睡眠质量，进而提高患者的生存质量。

（二）整合调理

　　肿瘤患者的睡眠障碍，主要表现为失眠，可能是由许多原因共同造成的，因此治疗可能需要多种策略，需要多学科整合诊疗团队（肿瘤内科、神经内科、神经外科、放射治疗科、诊断科室、心理医生、护理部、营养支持及社会工作者等）给予多项措施干预。

（三）严密随访

　　（1）CBT（认知行为治疗）的组成部分包括：认知重组、行为策略、放松和基本的睡眠卫生教育。一般而言，大多数认知疗法都是在 12~16 周的时间内进行，并被指出对睡眠测量有直接和持久的影响——甚至在正式治疗结束后一年。研究证实，对失眠采取认知行为疗法，在随后 3 个月、6 个月、12 个月的随访中，明显提高了肿瘤患者的睡眠效率、增加了绝对的睡眠时间、改善了疲劳和情绪、提高了生活品质。

　　（2）对睡眠障碍进行药物治疗期间，应密切注意药物的使用剂量，有无不良反应的发生，有无药物间相互作用，需根据患者自身情况定期复诊调整。

（四）常见问题处理

　　（1）CBT 的优点之一，它是一种标准化的心理治疗技术，涉及 CBT 的认知和行为策略在从业者和机构中通常是一致的。这是一种特殊的治疗方式。然而在大多数社区中，有时可能无法广泛获得合格的从业人员。这种类型的治疗涉及的标准技术包括重组与睡眠有关的消极思想、信念和态度，防止过度监控或担心睡眠不足。行为策略包括刺激控制和睡眠限制。

　　（2）放松部分的治疗通常是一个不太明确类型的治疗，可以涉及许多不同的典型，可以根据个人的需要进行调整。在社区中，有资格的放松疗法从业者也比 CBT 熟练的临床医生多。放松技术被用来增强认知行为策略，但也可以单独用于 CBT 范围之外。除了需要睡眠外，引导想象对治疗焦虑和促进放松也很有用。有时，医生很有必要尽早确定患者是想要放松还是想要睡眠——患者可能暗示后者，但更倾向于前者——这将改变这类治疗的结果目标。

　　（3）常规的睡眠卫生建议可能对某些失眠症有用，但作为单一形式使用的数据是缺乏的。美国睡眠医学学会建议采用多成分疗法，而不是单一疗法。基于此，失眠的 CBT 仍是睡眠相关治疗的标准。美国睡眠医学学会也反对将睡眠卫生教育作为一种单一模式的管理方法，因为单独使用时有关其有效性的数据并不支持改善睡眠。

（五）积极预防

　　肿瘤患者的睡眠障碍很常见，但却常被医患双方忽视。重视患者睡眠障碍相关问题，及早发现，进行干预和预防，可以改善患者睡眠参数，提高生活质量。

六、诊疗展望

　　睡眠障碍在肿瘤患者人群中普遍存在，而失眠对肿瘤患者的生存质量具有深远的影响。因此，在现代医学模式下，医务人员在对患者实施抗肿瘤治疗的同时，应该关注和评估患者的睡眠状况，对存在睡眠障碍的患者及时给予适当、合理的干预，以提高肿瘤患者的睡眠质量，进而提高其生活质量。

　　发生睡眠障碍的患者，常常合并其他躯体疾病，或睡眠问题本身就是由其他疾病所致。所以，肿瘤患者的睡眠问题需要得到全面仔细的筛查、评估，以改善疾病的预后和提高患者的生存质量。

肿瘤患者的睡眠问题，有其自身的特点，与一般睡眠障碍的诊治有不同，需要一个针对整合的筛查、诊断和治疗方案。

国外研究者采用认知行为疗法对改善肿瘤患者睡眠质量的研究已趋成熟，因此国内研究者可对其他肿瘤患者进一步开展相关研究，为临床医务人员在治疗肿瘤患者睡眠障碍时提供可循的依据。

（饶洁　褚倩）

第6节　贫血治疗

肿瘤相关性贫血（cancer related anemia，CRA）是恶性肿瘤常见的伴随疾病之一。2004年欧洲肿瘤贫血调查（24个欧洲国家，为期6个月的前瞻性、流行病学研究，共包含15 367例患者）显示，肿瘤患者的贫血发病率为53.7%（Hb<100g/L，15.2%），其中38.9%的患者得到抗贫血的治疗（17.4%接受EPO治疗；14.9%接受输血治疗；6.5%接受口服铁剂治疗）。患者开始接受抗贫血治疗时的平均Hb为97g/L。2012年中国CRA调查（90多家中心，7 972例肿瘤患者，回顾性调查）显示平均Hb为（114.48±19.64）g/L，CRA发生率为60.83%，其中轻度贫血40.84%，中度贫血15.67%，重度贫血3.47%，极重度贫血0.84%。Ⅰ~Ⅳ期肿瘤均以轻度贫血为主，其中Ⅳ期肿瘤患者，中度贫血（18.88%）更为显著。在4级贫血的分布上，各分期的肿瘤患者比例较平均。贫血发病率因恶性肿瘤原发部位不同而有差异，上消化道癌伴贫血发生率最高（66.99%），其次是乳腺癌（64.29%）、肺癌（60.38%）。总体而言，1级和2级贫血在各类CRA发生率中所占比重最大，为50%~60%。化疗患者贫血比例略高于放疗患者，但差异无统计学意义（63.4% vs 60.0%，P=0.936）。在4849例肿瘤伴贫血患者（4849/7972，60.83%）中，高达4514例（4514/4849，93.09%）未给予任何纠正贫血的措施和治疗。在335例接受贫血治疗的贫血患者中，采用EPO治疗的比例为51.34%（部分患者联用铁剂），输血治疗的比例为31.94%，铁剂治疗的比例为16.72%（部分患者联用EPO）。在2~3级贫血中，EPO是主要治疗方式；在4级贫血中，输血是主要治疗方式；铁剂是整个贫血治疗中重要的辅助手段。

肿瘤相关性贫血可以发生在肿瘤诊治的任何阶段，其发生与肿瘤类型、分期及治疗等因素密切相关。产生CRA的主要原因包括肿瘤因素（如失血、溶血、骨髓受侵）或肿瘤治疗因素（肿瘤化疗、放疗所致的骨髓抑制等）。2017年NCCN指南中提到骨骼放疗与血液毒性相关，对于原发性中枢神经系统肿瘤，放疗可引起Ⅲ、Ⅳ级血液毒性，单药卡巴他赛、多西他赛诱发Ⅲ、Ⅳ级贫血的概率分别为11%和9%。一项纳入60项研究的荟萃分析显示，贫血使肿瘤患者总体的死亡风险增加65%。

肿瘤相关性贫血的治疗目标为"提高生活质量，降低红细胞输注需求"。在病因治疗的基础上，补充造血原料（铁剂、叶酸、维生素B_{12}等），应用促红细胞生成素类药物及输红细胞治疗为其常用治疗手段。

相关诊疗规范、指南和共识如下。

（1）肿瘤相关性贫血临床实践指南（2015—2016）。

（2）美国临床肿瘤协会（ASCO）指南（2010）。

（3）ASCO/ASH为美国血液学会和美国临床肿瘤学会。

（4）美国国立综合癌症网络（NCCN）指南。

（5）中国肿瘤临床肿瘤学会（CSCO）。

（6）2015年CSCO制定的中国肿瘤相关静脉血栓栓塞症的预防与治疗专家指南。

（7）中国肿瘤化疗相关贫血诊治专家共识
（2019）。

（8）牛津临床姑息治疗手册。

（9）美国国家癌症研究所（NCI）贫血标准。

（10）欧洲癌症治疗研究组织（EORTC）。

一、生物学特点和发病机制

（一）生物学特点

贫血是指外周血中单位容积内红细胞（RBC）数减少或血红蛋白浓度减低，使机体不能对周围组织细胞充分供氧的疾病。肿瘤相关性贫血是指肿瘤患者在其疾病的发展及治疗过程中发生的贫血。

（二）发病机制

发生 CRA 的原因是多方面的，包括肿瘤本身因素（如肿瘤相关出血、手术失血、免疫性或非免疫性溶血、骨髓受肿瘤浸润）、肿瘤患者的营养吸收障碍（机体营养吸收障碍、铁代谢异常、肾功能损伤以及肿瘤相关的各细胞因子对骨髓造血功能的影响）、肿瘤患者的长期治疗（如抗肿瘤化疗、放疗的骨髓抑制作用，化疗药物可促进红系细胞凋亡，同时还能造成肾脏损伤，损伤肾小管导致内源性 EPO 减少而引起贫血）所致。

1. 红细胞生成减少

（1）产生 EPO 细胞的缺陷。

（2）Hb 合成障碍。

（3）骨髓抑制。

（4）肾衰竭。

2. 红细胞破坏过多

（1）内在因素，如酶缺陷。

（2）肿瘤化疗药物，如抗代谢药物。

（3）恶性肿瘤本身刺激自身免疫性溶血，如慢性淋巴细胞白血病。

（4）肿瘤产生的炎性细胞因子，如肿瘤坏死因子（TNF）、白细胞介素（IL）-1、γ-干扰素（γ-IFN），炎性因子不仅能抑制 EPO 的生成，而且能够抑制存储铁的释放和红系祖细胞的增殖，特别是炎症细胞因子导致了铁调素的升高，铁调素是一种阻碍铁（在网状内皮系统内与巨噬细胞结合）释放至其转运子-转铁蛋白的分子，最终结果就是造血系统对贫血反应迟钝。

3. 失血

（1）急性出血。

（2）肿瘤相关凝血功能障碍（如弥散性血管内凝血）。

4. 其他因素：饮食不良、铁摄入不足

（1）缺铁。

（2）维生素 B_{12} 缺乏。

（3）叶酸生成减少。

（三）分类

1. 根据贫血的严重程度分级

分为 0 级（正常）、1 级（轻度）、2 级（中度）、3 级（重度）和 4 级（极重度），见表 21-6-1。

2. 根据 CRA 形成原因进行分类

（1）非化疗相关 CRA。肿瘤相关的出血、肿瘤骨髓侵犯、肿瘤引起的营养不良、铁代谢异常、肾功能障碍及肿瘤相关细胞因子所致的骨髓造血异常都会引起 CRA。多数情况下这种类型的贫血是低增生性、正常红细胞性、正色素性、血清铁和转铁蛋白饱和度（TSAT）降低，而血清铁蛋白

表 21-6-1　肿瘤贫血严重程度分级

组别	Hb（g/L；NCI 标准）	Hb（g/L；WHO 标准）	Hb（g/L；中国标准）
0 级（正常）	正常值	≥ 110	正常值
1 级（轻度）	100~< 正常值	95~<110	95~< 正常值
2 级（中度）	80~<100	80~95	60~<90
3 级（重度）	65~<80	65~<80	30~<60
4 级（极重度）	<65	<65	<30

Hb：血红蛋白

（SF）正常或升高。

（2）化疗导致的 CRA。细胞毒性药物尤其铂类药物的广泛使用是 CRA 的一个重要因素，新的化疗药物及其之间的联合应用使贫血问题在临床上越来越突出。这些药物不仅能使红系细胞凋亡，还能导致肾小管损伤引起内源性 EPO 减少。

3. 根据红细胞形态学分类

1）小细胞性贫血　两种常见原因是缺铁或肿瘤患者进入终末期的恶病质状态。小细胞性贫血的红细胞体积小，平均体积（MCV）<80fL。

（1）缺铁患者小细胞性贫血的原因是 Hb 合成所需的铁不足。在肿瘤患者中，铁缺乏多见于吸收不足（如胃切除术）、失血性铁丢失过多（如子宫、泌尿道或胃肠道出血）以及肿瘤所致厌食等。

（2）肿瘤恶病质和慢性感染、炎症以及肿瘤终末期患者免疫和炎性细胞因子的释放都会影响小细胞性 CRA 的发生。肿瘤对代谢的影响使蛋白质的生存受损，导致骨髓无法有效生成足够数量的红细胞并维持其正常大小。肿瘤或化疗药物使肾细胞破坏或钝化氧分压感受器而使肾脏释放 EPO 不足发生贫血。慢性感染减少了干细胞的库存，使机体对 EPO 的刺激反应减弱。

2）正常细胞性贫血　红细胞大小正常（MCV：80~100fL），通常在 CRA 早期多表现为正常细胞性贫血，随着肿瘤的发展和抗瘤治疗的毒性逐渐增加，往往逐渐表现为小细胞性贫血。

（1）溶血性贫血是正常细胞性贫血，常见诱因是抗瘤药物和其他药物。肿瘤患者发生溶血性贫血可能包括自身免疫性溶血（如冷凝集素抗体）、酶缺陷（如葡萄糖 -6- 磷酸酶）、肿瘤破坏（如非霍奇金淋巴瘤）、化疗药物（如顺铂）、全身照射（如骨髓移植），或者肿瘤及其治疗风险（如弥散性血管内凝血）。此外，肿瘤治疗中的非化疗药物如劳拉西泮也可引起贫血。

（2）化疗和放疗所致的骨髓抑制使多能干细胞枯竭，导致红细胞生成的减少也表现为正常细胞性贫血。此外，肿瘤转移、骨髓浸润或纤维化或罕见的骨髓坏死都可能导致红细胞被破坏。

3）大细胞性贫血　RBC 成熟障碍可生成巨幼红细胞、大红细胞（MCV>100fL）性贫血。其主要原因是维生素 B$_{12}$ 和叶酸不足而干扰 RBC 前体 DNA 合成。维生素 B$_{12}$ 是叶酸代谢所必需的成分，人体存储的叶酸有限，因此正常饮食摄入非常重要。此外，维生素 B$_{12}$ 吸收不良还可能与胃壁细胞分泌的内因子缺乏有关（如全胃切除术），素食者（如不吃奶制品、肉类）、胃肠道细菌感染或长期服用某些药物（如西咪替丁）。一些抗瘤药物（例如叶酸代谢的拮抗剂：如羟基脲、氨甲蝶呤、培美曲塞等）也可导致叶酸的不足。

4. 根据其他形态学分类

可根据 RBC 含量及 RBC 平均血红蛋白含量（如低色素性、正常色素性）或反映骨髓生成能力的网织红细胞计数来分类。网织红细胞计数低表示 RBC 生成减少，而网织红细胞计数高显示 RBC 破坏增加，骨髓 RBC 系统代偿性增生。

5. 根据 CRA 发生的机制分类

（1）红细胞丢失过多。主要见于治疗相关性贫血（如手术、频繁的采血检测）和肿瘤相关性失血（如胃肠道和泌尿系统肿瘤）。

（2）红细胞破坏过多。见于继发于淋巴瘤等疾病的溶血性贫血、肿瘤相关微血管病性溶血等。

（3）红细胞生成减少。主要涉及造血原料缺乏（铁缺乏、叶酸及维生素 B$_{12}$ 缺乏、营养不良导致的氨基酸、微量元素铜、锰、钴、锌等参与造血的原料缺乏）和骨髓造血功能障碍（恶性肿瘤累及骨髓、化疗药物导致的骨髓抑制等）。另外，很多肿瘤患者可存在因铁利用障碍引起功能性铁缺乏（可利用铁减少，贮存铁正常或升高），后者可导致慢性病贫血（anemia of chronic disease, ACD），也是肿瘤患者发生 CRA 的重要原因之一。

二、全面检查（仔细、认真）

（一）病史特点及体检发现

（1）病史包括贫血相关症状的发作和持续时间、并发症、家族史和是否使用过任何抗肿瘤药物或放疗暴露史。

（2）患者常见主诉有晕厥、头痛、眩晕、胸痛、工作和日常活动乏力，明显的皮肤、黏膜苍白，以及女性患者月经异常，可能有黄疸症状的表现。区分肿瘤相关性乏力和健康个体乏力的关键特征为前者难以通过休息缓解。但是，仅根据上述临床表现无法判断贫血类型。

（3）临床医生还应注意潜在病因征象，如黄疸、脾大、神经症状、便血、淤点和心脏杂音等。

（二）化验检查

1. 思考原因

当 Hb<110g/L 或低于基线值 ≥ 20g/L 时评价可能的贫血原因。

（1）首先检查网织红细胞计数和红细胞平均体积（MCV）。

（2）然后考虑。①出血，愈创木脂粪便隐血试验，内镜检查；②溶血，Coombs 试验、DIC 检查、结合珠蛋白、间接胆红素、乳酸脱氢酶；③营养，铁、总铁结合力、铁蛋白、维生素 B_{12}、叶酸；④遗传，既往史，家族史；⑤肾，肾小球滤过率 <60mL/（min·1.73m²），低内源性促红细胞生成素；⑥化疗诱导的骨髓抑制；⑦放射诱导的骨髓抑制；⑧炎症性贫血（排除以上原因后）。

2. 进行贫血分类

1）非化疗相关肿瘤相关性贫血

见表 21-6-2。

2）肿瘤化疗引起的贫血

（1）进行血液学评估，包括全血细胞检查、铁蛋白检查、维生素 B_{12} 检查、叶酸检查、网织红细胞检查、溶血检查等。

表 21-6-2　非化疗相关性贫血的实验室检查表现

病因	表现
缺铁	转铁蛋白饱和度 <15%，铁蛋白 < 30μg/L
维生素 B_{12}、叶酸缺乏	维生素 B_{12} 或叶酸水平低下
出血	便潜血阳性或内镜发现出血
溶血	Coombs 试验阳性，DIC 试验阳性，结合珠蛋白水平低下，间接胆红素升高
肾性疾病	GFR<60mL/（min·1.73m²），内源性 EPO 水平低下
遗传性贫血	有家族史
铁粒幼细胞贫血	骨髓中出现大量"环形"铁粒幼红细胞

（2）进行贫血严重性评估，分为轻度、中度、重度和极重度。

（3）进行症状严重性评估。①生理性症状，包括心脏症状或肺部症状；②伴随症状，包括心脏病史或失代偿、慢性肺疾病，或脑血管疾病。

3）非肿瘤相关性贫血

非肿瘤相关性贫血，包括出血、溶血、营养缺乏症、遗传性、肾功能障碍、单纯性缺铁、单纯放射治疗，根据病因进行治疗。

（三）影像学检查

1. 超声检查

（1）心脏功能评估。

（2）有无肾脏相关疾病。

（3）脾脏：有无脾大。

2. CT 平扫判断贫血的方法

（1）目测法。即通过肉眼观察室间隔和（或）主动脉壁的显示来确定或提示是否有贫血的存在。研究表明，当室间隔显示（即室间隔密度高于心腔密度）时，100% 的男性和 89% 的女性均可以达到贫血的诊断标准。

（2）客观法。即通过对心腔（通常选择左心室）和（或）主动脉腔 CT 值的测量，来确定或提示是否有贫血的存在。研究表明心腔大血管的 CT 值高低与 Hb 浓度具有较高的相关性，大部分研究结果的相关性在 0.6 及以上。

（3）其他方法。多元线性回归方程，将性别、左心室腔 CT 值和室隔差值（室间隔 CT 值 - 左心室 CT 值）作为变量。

3. MRI 评估骨髓异常及相关并发症

（1）是目前研究骨髓疾病的最佳影像学方法，它能够敏感地反映出骨髓病变导致的骨髓化学成分的异常。黄骨髓含有 95% 的脂肪细胞，其化学组成为 80% 的脂质、15% 的水和 5% 的蛋白质，T1WI 呈高信号，T2WI 呈中等偏高信号。红骨髓含有 60% 造血细胞和 40% 脂肪细胞，它的化学组成是 40%~60% 脂质、30%~40% 的水和 10%~20% 的蛋白质，在 T1WI 上表现为较低的信号，其信号与肌肉相当。

（2）通过 MRI 检查心脏 T2 值和肝脏 R2 值也可评估铁负荷。

（四）病理检查

贫血不仅表现在血液的改变，骨髓等造血组织也会有相应的病理改变，如骨髓组织细胞学的改变、骨髓铁含量的变化等。不同病因导致的贫血，其骨髓的组织学改变也不相同。

（1）缺铁性贫血的骨髓象表现为增生活跃或明显活跃；以红系增生为主，粒系、巨核系无明显异常；骨髓外铁染色阴性。

（2）巨幼细胞贫血的骨髓象为增生活跃或明显活跃；红系增生显著、巨幼变；粒系、巨核系也有巨幼变；骨髓铁染色常增多。

（3）再生障碍性贫血骨髓象表现为多部位骨髓增生减低，可见较多脂肪滴；粒、红系及巨核系细胞减少；骨髓小粒空虚；骨髓铁染色示贮铁增多。

（4）白血病的骨髓象表现为异常增生的白血病细胞取代了正常骨髓成分。

三、整合评估（全面、动态）

（一）评估主体

恶性肿瘤的贫血治疗需要多学科整合诊疗团队（multidisciplinary team，MDT）讨论评估，其组成包括肿瘤内科、血液科、消化内科、胃肠外科、放射治疗科、诊断科室（检验科、核医学科等）、内镜中心、护理部、营养支持及社会工作者（临终关怀）等。

人员组成及资质如下。①医学领域成员（核心成员）：肿瘤内科医生2名、血液科医生1名、消化内科医生1名、胃肠外科医生1名、检验科医生1名、核医学科医生1名、其他专业医生若干名（根据MDT需要加入），所有参与MDT讨论的医生应具有副高级以上职称，有独立诊断和治疗能力，并有一定学识和学术水平。②相关领域成员（扩张成员）：临床护师1~2名和协调员1~2名。所有MDT参与人员应进行相应职能分配，包括牵头人、讨论专家和协调员等。

（二）分级评估

目前国际上贫血诊断的分级标准主要有：美国国立癌症研究所（NCI）和世界卫生组织（WHO）贫血分级标准。两者的区别主要是对轻中度贫血的分级上略有差别。国内也根据临床实践和治疗方法进行了分类（表21-6-1）。

（三）准确诊断及鉴别诊断

1.CRA的诊断特点

CRA的患病率为10%~40%，且与其他类型的贫血是有区别的。

（1）任何程度的贫血，CRA患者较缺铁性贫血患者的内源性EPO水平相对或绝对不足。

（2）肿瘤患者Hb和EPO之间的反馈调节减弱，在化疗患者中这种关系更明显。

（3）肿瘤患者更容易出现贫血症状，即肿瘤患者在较高Hb值时就会表现出症状，而非肿瘤患者在低Hb值才有相关贫血症状。多个研究显示，CRA是导致肿瘤患者生活质量下降的一个重要因素，经过治疗贫血改善后患者生活质量也会有改善。

（4）CRA会加剧肿瘤乏氧，肿瘤在氧分压低于3.33~3.99kPa时，放射敏感性明显下降。乏氧也可以导致肿瘤细胞对化疗药物的耐药，例如抑制细胞增殖，乏氧导致药物细胞毒性下降和组织酸中毒，并伴随糖酵解率增高。而且，乏氧应激蛋白和凋亡潜能缺失也能产生对化疗药物耐药。

2. 需要鉴别的疾病

（1）小细胞性CRA患者网织红细胞计数低，表明其造血功能低下。这种贫血的鉴别诊断包括其他血液性疾病，例如再生障碍性贫血、骨髓发育不良或化疗所造成的骨髓抑制、慢性肾衰竭导致的贫血等。肿瘤患者缺铁性小细胞性贫血需与轻型地中海和铁粒幼细胞贫血等血液疾病相鉴别。

（2）正常细胞性贫血需与慢性疾病性贫血、溶血性贫血、再生障碍性贫血、肾衰竭相鉴别。

（3）大细胞性贫血的鉴别诊断包括维生素B_{12}或内在因子缺乏症、叶酸缺乏、ACD以及骨髓增生异常综合征（MDS）。

（4）网织红细胞减少（红细胞生成减少，网织红细胞百分比<0.5%）的鉴别诊断包括慢性疾病性贫血、溶血性贫血、铁缺乏、维生素B_{12}缺乏、叶酸缺乏、骨髓抑制或浸润。

（5）网织红细胞增多（红细胞破坏增多，网织红细胞百分比 >1.5%）需与溶血、自身免疫性贫血相鉴别。

四、整合决策（精准、个体）

（一）输血治疗

1. 输血治疗的优势

输注全血或 RBC 是治疗 CRA 的主要方式，可以迅速升高 Hb 浓度和血细胞比容水平，患者的贫血相关症状可以快速改善。当 Hb<60g/L 或临床急需纠正缺氧状态时，或对 EPO 治疗无效的慢性症状性贫血，以及在没有时间和机会接受 EPO 治疗的严重贫血 [如恶性肿瘤发生大出血（消化道出血、肺出血、肿瘤出血）造成的休克] 可考虑输血治疗。

无症状输血目标值：无急性冠脉综合征（ACS）的血流动力学稳定的慢性贫血患者输血的目标是将 Hb 维持在 70~90g/L。

有症状输血目标值：①急性出血，伴有血流动力学不稳定或氧气输送不充足的证据，输血的目标是纠正血流动力学不稳定，并维持充足的氧气输送；②症状性（包括心动过速、呼吸急促、直立性低血压）贫血（Hb<100g/L），输血的目标是将 Hb 维持在 80~100g/L，以避免这些症状的发生；在 ACS 或急性心肌梗死情况下的贫血目标值；输血的目标是将 Hb 维持在 ≥ 100g/L。

2. 输血治疗的缺点

（1）反复多次输血更易引起过敏性反应、急性输血反应（溶血反应、发热等）、产生抗体和输血无效、同种异体免疫反应、输血后心源性肺水肿、细菌污染，增加肿瘤相关死亡率及复发风险。

（2）有输血性病毒感染的风险，输血后肝炎是输血后常见传染病之一，发生率居输血相关疾病之首。

（3）输血后 Hb 浓度虽可迅速升高，但恶性肿瘤的持续存在或具有细胞毒性的化疗药物引起患者 RBC 生成反应依然钝化，Hb 很快降至输血前水平，因此治疗过程中 Hb 的波动较大，维持时间短。

（4）铁过载（iron overload）：又称铁负荷过多，是指由于铁的供给超过铁的需要，而引起体内总铁量过多，广泛沉积于人体一些器官和组织的实质细胞，常伴有纤维组织显著增生，导致多器官功能损害。输血相关性铁过载见于需要在数年内频繁输血治疗贫血的患者。一般在输血 10~15 次后，过量铁将沉积于肝脏、心脏、皮肤和内分泌器官中，患者表现为疲劳、皮肤发黑、关节痛、肝大、心肌病或内分泌疾病。

·国际上对铁过载的诊断标准尚未统一。欧美国家采用 SF>1000μg/L。在排除了活动性炎症、肝病、溶血和酗酒等因素的影响后，SF> 1000μg/L 诊断为铁过载。

·肝脏穿刺活检测定肝铁浓度是评价机体铁负荷状况的金标准。SF 是简单易行、经济且可重复检测铁过载和监测祛铁治疗疗效的首选方法。通过 MRI 检查心脏 T2 值和肝脏 R2 值也可评估铁负荷。

·临床上最常用铁螯合剂 [祛铁胺（DFO）、祛铁酮（DFP）和地拉罗司（DFX）] 治疗铁过载。治疗前及药物治疗期间的实验室检查是在祛铁治疗前进行以下检查：眼科检查（裂隙灯检查、视网膜和角膜检查）；听力检查；全血细胞计数；血肌酐（服用 DFX 的患者）。

·祛铁治疗患者的常规随访应包括：前 3 个月内每月 1 次临床随访，随后每 3 个月 1 次；SF、促甲状腺激素（TSH）、三碘甲状腺原氨酸（T$_3$）、甲状腺素（T$_4$）、肝功能、血肌酐、血糖应每 3 个月检测 1 次；尿蛋白分析每月 1 次（服用 DFX 者）；每年 1 次听力测试和眼科检查评估；二维超声心动图检查。

（5）血栓风险。

（二）红细胞生成刺激剂（ESA）治疗

行姑息治疗的患者中，正在行化疗和拒绝输血治疗的患者可考虑行 ESA 治疗，对未行化疗、化疗后骨髓抑制但已治愈或未行骨髓抑制治疗的患者，不推荐 ESA 治疗。目前，临床上应用较多的是 EPO。除 EPO 外，促红细胞生成素 ζ（促红细胞生成素 α 的仿制药）和达依泊汀 α 也可用于改善 CRA 患者的贫血症状，达依泊汀 α 在减少 CRA 患者输血次数的同时并未增加不良反应的发生率（表 21-6-3）。

1. EPO 治疗的优势

（1）EPO 也是肿瘤患者贫血的主要治疗，但是 EPO 治疗的主要目标是减少输血。

（2）治疗符合正常生理，逐渐纠正贫血，改善乏氧状态，提高抗瘤疗效，可显著改善生活质量。

（3）可用于门诊患者，耐受性好。

2. EPO 治疗的缺点

（1）对约 2/3 的患者有效。

（2）用药 2~4 周起效。

（3）在有些地区可能成本比输血高。

（4）存在注射部位疼痛、发热、乏力、头晕等轻微不良反应。

（5）如果目标值不当，则有血栓危险。以下是血栓形成风险评估，以作相应预防：血栓栓塞史、遗传变异、血液高凝状态、化疗前血小板计数升高、高血压、类固醇、长期制动、近期手术、多发性骨髓瘤的某些治疗、激素类药物等。如出现血栓，可应用 tPA 或低分子肝素或新型抗凝药磺达肝癸钠（安卓）进行治疗。应用沙利度胺和雷利度胺及靶向治疗的患者 亦可口服阿司匹林 40~100mg/d，以此来预防深静脉血栓。

（6）有研究表明，EPO 通过 EPO-EPO 受体轴促进 MAPK 通路的激活，促进肿瘤细胞的增殖和迁移。

（7）在开始 ESA 治疗前，必须定期监测并控制患者血压。

（8）在接受 ESA 治疗的慢性肾衰竭患者中有发生癫痫的报告。尽管目前尚未明确接受 ESA 治疗的 CRA 患者是否存在癫痫风险，但在使用 ESA 时，建议监测血红蛋白水平并及时停药，从而降低不良反应发生风险。

（9）纯红细胞再生障碍性贫血（pure erythrocyte aplastic anemia，PRCA）是以低网织红细胞计数和骨髓原始红细胞丢失（抗 EPO 中和抗体的出现导致）为特征的一种罕见的贫血综合征。研究显示，1998—2004 年 PRCA 的发病率显著增高，除美国之外，90% 的病例使用阿法依泊汀制品。任何突发 ESA 疗效丧失，伴有重度贫血和网织红细胞计数低的患者，均应接受 PRCA 的病因学评估，包括对 EPO 中和抗体的评估。如果疑似中和抗体相关性贫血，应暂停 ESA 的使用。

3. EPO 的使用方法和剂量

促红细胞生成素（EPO）150U/kg 或 10 000U，每周 3 次，或者 36 000U 每周 1 次，皮下注射，1 个疗程 4~6 周。

（1）有反应（Hb 上升 ≥ 10g/L）。

（2）如无反应，EPO 300U/kg 或 20kU 每周 3 次，或 36kU 每周 2 次皮下注射，并根据情况补充铁剂：①有反应（第 8~9 周 Hb 上升 >10g/L），继续治疗；②在化疗疗程内 Hb 处于基线水平（±10g/L），酌情增加 EPO 剂量；③在化疗疗程内 Hb 持续下降，则进行输血。

（3）任何情况下，Hb ≥ 120g/L，则停止使用 EPO。如患者对 EPO 有反应，但仍有贫血症状，则根据此指南重新进行评估治疗。

表 21-6-3　指南对于促红细胞生成素类药物（ESA）治疗化疗相关性贫血的血红蛋白（Hb）初始值和目标值的推荐

项目	Hb 初始值	Hb 目标值	铁剂补充
ASCO/ ASH	≤ 100g/L	维持在 120g/L	需要纠正铁缺乏。必要时使用静脉铁剂来减少 ESA 的使用
NCCN	≤ 110g/L	维持在 100~120g/L	使用口服或者静脉铁剂。如果使用 ESA，则补充静脉铁剂
EORTC	90~100g/L	维持在 120g/L	需要使用口服或者静脉铁剂来纠正铁缺乏
ESMO	≤ 100g/L	不应超过 120g/L	需要纠正铁缺乏
肿瘤相关性贫血临床实践指南（2015—2016 版）/CSCO	≤ 100g/L	维持在 110~120g/L	需要纠正铁缺乏

ASCO/ASH：美国血液学会和美国临床肿瘤学会；NCCN：美国国立综合癌症网络；EORTC：欧洲癌症治疗研究组织；ESMO：欧洲肿瘤内科学会；CSCO：中国肿瘤临床肿瘤学会

（三）补充铁剂治疗

对于有明确缺铁者，给予补充铁剂治疗。但由于恶性肿瘤贫血中有相当部分是铁利用障碍所致，这类贫血不能以输血或补铁的方式治疗，可注射重组人促红细胞生成素（rhEPO）纠正贫血。

1. 进行铁检查：血清铁；总铁结合力；血清铁蛋白

（1）绝对性铁缺乏［铁蛋白 ≤ 30μg/L 且转铁蛋白饱和度（TSAT）<20%］，则必须补铁。

（2）功能性缺铁（铁蛋白 30~800μg/L 且 TSAT 为 20%~50%），则考虑补铁。

（3）非缺铁（满足以下 1 项即可判断）：铁蛋白 > 800μg/L 或 TSAT ≥ 50%，则不需要补铁。

2. 铁剂补充适应证

（1）口服铁剂。优点是使用方便。缺点是服用后仅有 10% 左右被人体吸收，同时胃肠道刺激症状比较严重。有部分患者对口服铁剂过敏。口服铁剂包括硫酸亚铁、富马酸亚铁、葡萄糖酸亚铁、琥珀酸亚铁、乳酸亚铁，其中硫酸亚铁和富马酸亚铁比较常用。

（2）肠道外铁剂。优点是能够被人体完全吸收，起效快、无胃肠道刺激症状。缺点是相对口服铁剂来说需要注射使用。肠道外铁剂包括右旋糖酐铁、葡萄糖酸铁、蔗糖铁。考虑到患者耐受性和药代动力学的原因，推荐使用蔗糖铁。用于对口服铁不耐受或无反应患者的缺铁治疗，也可用于功能性缺铁的慢性肾衰竭患者和接受 ESA 类药物治疗的肿瘤患者。

（3）右旋糖酐铁。需先用试验剂量，尤其是既往有其他药物过敏史的患者。推荐的右旋糖酐铁为低分子量右旋糖酐铁。

3. 肠道外铁剂给药剂量及途径

见表 21-6-4。

（四）补充叶酸和维生素 B₁₂

一项纳入 226 例 CRA 肿瘤患者的单中心研究显示，没有患者存在叶酸缺乏，仅 7% 的患者存在维生素 B₁₂ 缺乏。因此，仅建议在患者接受贫血治疗前检测叶酸及维生素 B₁₂ 水平。对叶酸和维生素 B₁₂ 水平正常的患者，不建议治疗过程中（包括应用 ESA 治疗时）监测叶酸和维生素 B₁₂ 水平。但如贫血治疗前明确存在叶酸和维生素 B₁₂ 水平降低，应积极予以补充。补充叶酸和维生素 B₁₂ 多采用口服制剂。若有维生素 B₁₂ 吸收障碍，需肌注维生素 B₁₂。一般推荐口服治疗 3 个月后复查叶酸及维生素 B₁₂ 水平。

（五）非化疗相关肿瘤相关性贫血的治疗

1. 实体肿瘤

（1）根据病因进行治疗。

（2）进行铁指标研究，根据需要进行补铁。

（3）如有明显乏氧症状即进行输血（根据中国输血法规定，只有患者 Hb<60g/L 才允许输注）。

（4）无明显症状密切观察。

（5）不适用促红细胞生成素（EPO）类药物。

2. 造血系统恶性肿瘤

（1）骨髓增生异常综合征。

表 21-6-4　肠道外铁剂给药剂量及途径

药物	试验剂量	用药剂量	途径
蔗糖铁	根据反应和风险因素由临床医生判断	200mg，静脉输注持续 60min，每 2~3 周重复给药 1 次；或 200mg，静脉输注持续 2~5min，每 1~4 周重复给药 1 次；不推荐个体剂量超过 300mg；全程剂量为 1g	静脉滴注或静脉推注
低分子量右旋糖酐铁	25mg，缓慢静脉推注	100mg，静脉输注持续 5min，每周重复给药 1 次，共 10 次达到总剂量 1g；或在数小时内输注总剂量，将计算好的总剂量右旋糖酐铁加入 500mL 生理盐水中以 175mL/h 的速率给药	静脉滴注，肌内注射（不推荐）
葡萄糖酸亚铁	根据反应和风险因素由临床医生判断	125mg，静脉输注持续 60min，每周重复给药 1 次，共 8 次；不推荐个体剂量超过 125mg；全程剂量为 1g	静脉推注或静脉滴注

（2）其他造血系统恶性肿瘤。①根据相关指南进行病因治疗；②根据症状进行输血；③需要进行研究确认是否适用 EPO 类药物治疗。

3. 进行姑息治疗的恶性肿瘤患者（包括实体瘤和造血系统恶性肿瘤）以及怀疑由肿瘤相关炎症引起的贫血（排除了所有引起贫血的显著原因之后）

（1）根据症状进行治疗。

（2）如有明显乏氧症状即进行输血。

（3）无明显乏氧症状或者欲提高患者生活质量时，适用 EPO 类药物。

（六）化疗相关性贫血的治疗

1. 考虑输血的情况

（1）重度及以上的贫血患者。

（2）中度并伴随有严重症状的，需立即纠正 Hb 的患者。

（3）有明确治愈意图的肿瘤患者。

（4）进行姑息性化疗但需要立即改善其重度贫血的患者。

（5）以往使用促红细胞生成素（EPO）无效的患者。

2. 推荐使用 EPO 药物进行治疗

（1）轻度贫血患者。

（2）中度但不伴随有严重症状的，休息和加强营养即可改善症状的患者。

（3）进行姑息性化疗同时需要改善其轻中度贫血的患者。

（4）有输血过敏史的患者。

（七）其他治疗

1. 适当有氧运动

研究显示对于老年乳腺癌患者，年龄为 60~70 岁，行中等强度的有氧运动（运动时间 25~40min），维持最大心率的 50%~70%，除日常的生活活动外每周 3 次运动，同时给予患者药物和营养支持，能明显改善老年乳腺癌患者因化疗引起的贫血程度（$P<0.001$）。

2. 中医中药治疗

中医认为治疗癌性贫血的基本原则为补脾益肾，脾脏作为重要的化生精血气的基础器官，因此补脾对气血化生具有显著的功效。阿胶、当归、熟地及白芍等具有滋阴补血的功效，枸杞和菟丝子具有补肾益肝的功效。

五、康复随访及复发预防

临床上 CRA 的发生率较高，其中消化系统肿瘤和肺癌 CRA 的发生率高于其他恶性肿瘤。对于行含铂类化疗的患者更应警惕贫血的发生。随着化疗次数的增加，CRA 发生率升高，患者的个体特征（年龄、性别、基础疾病等）、肿瘤大小、肿瘤分期可能影响 CRA 的发病率，贫血患者生存质量下降。国内尚缺乏对 CRA 患者预后的大样本调查研究，随着治疗方法的进步，贫血患者会获得较好的治疗效果。

（一）总体目标

（1）监测肿瘤患者治疗过程中发生贫血的反复情况，检测患者营养状态及贫血相关实验室指标。

（2）对 CRA 维持治疗过程中或治疗后可能出现的不良反应进行检测。

（3）避免重度贫血的出现，减少输血干预，提高患者的生活质量。

（二）整合调理

1. 营养治疗

评估并随访肿瘤患者的营养状况，通过相关量表进行［营养风险筛查量表 2002（NRS2002）］进行营养风险筛查，在抗瘤治疗过程中，关注患者营养状况的筛查、评估和维持。如有营养风险患者，由营养师、护师或医生进行患者或患者家庭教育，并可根据患者存在的症状和实验室检查结果进行药物干预。尽量维持患者的生活质量，降低出现贫血、恶病质的风险，减轻患者的痛苦。

2. 心理治疗

肿瘤患者心理痛苦，如抑郁、焦虑、恐惧等也会影响患者应对肿瘤治疗、躯体症状的能力。因此，组建跨学科整合心理治疗团队对患者及其家属的心理痛苦管理，可以使患者更有效的管理病情和相关症状。

3. 康复者的行为指导

肿瘤康复者也需进行行为指导，以保持健

康的生活行为，定期进行相关复查，了解身体健康情况，发现病情变化。这类行为指导包括饮食的指导，定期监测体重，少食多餐，全面均衡营养，必要时可至营养专家处进行个体化咨询，另外，适当的体力活动，正常的作息也很重要。

（三）密切随访

CRA 的随访风险评估发生 CRA 的可能原因包括肿瘤相关性和（或）骨髓抑制性化疗（针对实体瘤或淋巴系统恶性肿瘤），贫血风险评估对于确定初始干预计划是必须的。CRA 的治疗方案取决于诸多因素。对于因疾病需立即提升血红蛋白的重度贫血患者，需输注浓缩红细胞（packed red blood cell，PRBC），而对于 CRA 的长期管理，应根据个体贫血风险评估考虑 ESA 和（或）补充铁剂治疗。

（四）常见问题处理

（1）注意对贫血相关症状和体征的观察，如皮肤黏膜苍白、乏力、头晕、长期尿血或大便带血等，及早进行相关检测。

（2）注意贫血药物应用的一些不良反应和治疗目标值的确定，注意营养干预的重要性。

（五）积极预防

肿瘤相关性贫血主要是肿瘤本身因素、肿瘤患者的营养吸收障碍、肿瘤患者的长期治疗引起的，因此对于肿瘤原发病的治疗，治疗过程中注意营养均衡，评估患者有无发生贫血的并发症，密切观察患者抗瘤治疗过程中不良反应并处理，减少发生继发性贫血的相关诱因。

六、诊疗展望

目前，有越来越多的药物用于治疗 CRA，如 ACE-011、铁调素单抗 -LY2787106 等，这些药物对患者的安全性、药代动力学和药效学还需要临床研究进一步验证。

此外，新的治疗模式，如免疫治疗也可能存在贫血风险，但相关研究数据有限。有研究报道抗程序性死亡蛋白 -1（programmed cell death protein-1，PD-1）抗体 [纳武利尤单抗（nivolumab）、帕博利珠单抗（pembrolizumab）] 或抗细胞毒性 T 淋巴细胞抗原 -4（cytotoxic T lymphocyte-associated protein 4，CTLA-4）抗体伊匹单抗（ipilimumab）用药后发生自身免疫性溶血性贫血的案例。因此，随着上述新的治疗方法在肿瘤治疗中的广泛应用，临床医生应熟悉免疫治疗药物的不良反应，包括溶血性贫血，及时发现并给予相应的处理。

随着基础研究、转化研究与临床研究的不断深入，肿瘤相关性贫血的整合医学诊疗将会取得越来越少多的进展，为患者带来更多的获益。

（饶洁　褚倩）

第 7 节　恶病质治疗

肿瘤恶病质又被称为肿瘤厌食恶病质综合征（cancer anorexia cachexia syndrome，CACS），肿瘤恶病质是恶性肿瘤并发的多因素复杂综合征，50%~80% 的晚期恶性肿瘤患者会发生恶病质，严重降低其生活质量，缩短其生存时间，影响疗效。作为一种与肿瘤相关的代谢紊乱综合征，其发病机制复杂，涉及多器官系统的改变，因而对其分期和严重程度的精确评估也十分困难。现阶段针对恶病质的治疗手段非常有限，对一些非药物的干预和抗恶病质药物的使用尚存争议，目前临床上提倡利用个体化、多学科、多手段的整合治疗模式来延缓肿瘤恶病质的进程。

相关诊疗规范、指南和共识如下：
- 美国临床肿瘤协会（ASCO）指南。
- 美国国立综合癌症网络（NCCN）指南。
- 中国肿瘤临床肿瘤学会（CSCO）指南。
- 2011 年恶病质国际专家共识。

一、生物学特点和发病机制

（一）生物学特点

恶病质在各种肿瘤患者中的发病率为 50%~80%，其中胰腺癌及上消化道肿瘤发病率最高，恶病质发生率超过 80%，其次是肺癌及结肠癌，约 50%~60% 的患者合并恶病质。在肿瘤患者的死亡原因中，恶病质是引起 20%~40% 肿瘤患者死亡的原因。恶病质不仅会降低肿瘤治疗的疗效，增加治疗毒副反应，还会增加患者的症状负担，降低患者的生存质量，并且最终缩短患者的生存时间。

恶病质的病理生理过程是因进食减少及代谢紊乱导致的负氮平衡及能量失衡。它可发生于多种慢性消耗性疾病中，如恶性肿瘤、慢性心力衰竭、慢性阻塞性肺疾病、慢性肾病以及获得性免疫缺陷综合征等。

（二）发病机制

肿瘤恶病质作为一种复杂的与肿瘤相关的代谢紊乱综合征，其发病机制目前尚未完全阐明，一般认为是由肿瘤因素、机体因素及肿瘤和机体的相互作用等多因素共同作用的结果。

1. 肌肉萎缩

肌肉萎缩是恶病质机体最主要的病理生理学变化，涉及肌肉细胞内多种信号通路的改变，如 NF-κB 信号通路、JAK/STAT 信号通路、TGFβ 信号通路、AKT/m TOR 信号通路等。细胞内一些转录因子在信号转导过程中也发挥了重要作用，如：C/EBPδ、Smad3、FoxO 家族等。肿瘤细胞在生长过程中常释放某些物质，如胰腺癌细胞能够分泌过量的胰岛素样生长因子结合蛋白（IGBP3）来激活肌肉细胞内的这些信号通路，进而促进恶病质发生、发展。既往大量实验证明恶病质机体内高水平的细胞因子如 TNF-α、IL-6、干扰素 γ 等在肌肉的消耗分解中发挥重要作用。但近期研究发现，机体 TNF-α、IL-6 的升高很可能仅是恶病质发生发展过程中的一个充分而不必要条件。Talbert 等的研究纳入 70 例可手术的胰腺癌患者，对其血液中多种促炎性细胞因子进行测定，结果显示，与晚期胰腺癌患者不同，这些患者血液中 TNF-α、IL-6、IL-1β 等炎症因子的水平与恶病质的发生无关。Zhang 等通过动物实验发现，小鼠 Lewis 肺癌细胞外泌体中含有的 Hsp70 和 Hsp90，一方面可以通过 p38MAPK-C/EBPβ-Atrogin1 信号通路直接引起肌肉细胞和组织的萎缩，另一方面可以通过 TLR-4 激起机体系统性炎症的发生，TNF-α、IL-6 等炎症因子的升高将进一步推动肌肉组织加速降解。这些研究提示，炎症因子仅为恶病质发生发展中的一环，其上游某些物质例如 Hsp70 和 Hsp90 可能才是诱发恶病质肌肉萎缩的"始作俑者"。

2. 脂肪消耗

虽然肿瘤恶病质的特征是"骨骼肌萎缩伴或不伴脂肪消耗",但脂肪分解仍是恶病质机体不可忽视的病理生理学改变,事实上恶病质患者的血液中常存在高水平的脂肪分解代谢产物如甘油、游离脂肪酸等,提示脂肪分解参与恶病质的发生发展。"白色脂肪棕色化"是机体将存储能量的白色脂肪转变为消耗能量的棕色脂肪的生物学过程,被认为是恶病质脂肪消耗的另一个关键病理生理学改变。肿瘤细胞分泌的甲状旁腺激素相关肽(PTHrP)已被证实可诱发小鼠的白色脂肪向棕色脂肪转化,在恶病质小鼠体内阻断 PTHrP 可显著抑制其脂肪消耗,且一定程度上可减缓机体肌肉的消耗。

3. 食欲下降

恶病质诱发食欲下降的机制尚未完全阐明,一般认为炎症因子在其中发挥重要作用。下丘脑是调控机体食欲和能量代谢最主要的中枢,并且是系统性炎症的感受器官和炎症反应的放大器。更为重要的是下丘脑炎症激活了下丘脑—垂体—肾上腺轴,肾上腺皮质激素的过度分泌最终将导致肌肉组织萎缩。此外脑干也是调控食欲的重要中枢,肿瘤患者血液中升高的 MIC-1/GDF15 可与脑干孤束核中表达 GFRAL 的神经元结合,传递抑制食欲的神经信号。

二、全面检查(仔细、认真)

(一)病史特点及体检发现

肿瘤恶病质(cancer cachexia)是恶性肿瘤并发的多因素复杂综合征,多以食欲减退、体重下降、肌肉萎缩、虚弱、贫血、水肿、低蛋白血症等为临床表现,严重降低了患者的生活质量,缩短其生存时间,影响疗效。

(二)化验检查

(1)难治性恶病质期患者血液中白细胞数、中性粒细胞数、中性粒/淋巴细胞比值、血小板/淋巴细胞比值、CRP 以及 IL-6 水平均较其他恶病质分期患者显著增加,提示炎性因子可能是恶病质晚期的分子标志物。

(2)在对恶病质早期的预测中,Leptin 的预测效果优于血红蛋白及白蛋白水平,而血红蛋白及白蛋白预测恶病质早期的灵敏度更高,但特异度较差。

(三)影像学检查

(1)对恶病质患者体成分的评估可通过双能 X 线法(DEXA)和生物阻抗法等方法。

(2)利用 CT 等影像学方法测量 L3 骨骼肌指数(L3 骨骼肌面积/身高的平方)可较准确地评估肌肉是否减少,根据国际共识,男性患者骨骼肌指数 $<55cm^2/m^2$ 或女性患者 $<39cm^2/m^2$ 可被诊断为肌肉减少症。

(四)相关量表

(1)肿瘤生活质量评估量表 FACT-G 量表系列量表中有一个专门针对肿瘤恶病质患者的生活质量评估表——FAACT(functional assessment of anorexia cachexia therapy)量表。它除了包含肿瘤患者生活质量评估的基本量表(FACT-G)外,还加入了一个专门针对恶病质患者的恶病质子量表。目前 FAACT 量表已广泛用于恶病质患者的生活质量评估研究中。

(2)主观整体营养状况评估量表(PG-SGA)是美国饮食协会通过的调查问卷,用以明确造成摄入不良的其他可逆因素,近期批准的简化版本,即 a-PG-SGA,可在 5min 之内完成,对恶病质患者厌食的补充诊断和治疗指向有应用价值。

(3)简易五项问卷(SARC-F)是判断患者是否发生肌肉衰减的一种有效便捷的评估方法,包括力量、行走、起身、爬梯、跌倒等五项评估内容,以 0~10 分表示患者体能,分数越高者体能越差。

三、整合评估(全面、动态)

(一)评估主体

恶性肿瘤的恶病质治疗需要多学科整合诊疗团队(multidisciplinary team,MDT)讨论评估,其组成包括肿瘤内科、营养科、消化内科、中西医结合科、胃肠外科、诊断科室、内镜中心、护理部、营养支持及社会工作者（临终关怀）等。

人员组成及资质：①医学领域成员（核心成员）：肿瘤内科医生 2 名、营养科医生 1 名、消化内科医生 1 名、中西医结合科医生 1 名、胃肠外科医生 1 名、检验科医生 1 名、影像科医生 1 名、其他专业医生若干名（根据 MDT 需要加入），所有参与 MDT 讨论的医生应具有副高级以上职称，有独立诊断和治疗能力，并有一定学识和学术水平。②相关领域成员（扩张成员）：临床护师 1~2 名和协调员 1~2 名。所有 MDT 参与人员应进行相应职能分配，包括牵头人、讨论专家和协调员等。

（二）分期评估

（1）Federico Bozzetti 等在 2009 年的研究中将恶病质进行了分期，根据患者有无体重下降 10% 分为恶病质前期及恶病质期，再根据有无厌食乏力早饱等症状分为无症状性恶病质前期（Ⅰ期）、有症状性恶病质前期（Ⅱ期）、无症状性恶病质期（Ⅲ期）及有症状性恶病质期（Ⅳ期）。

该分期方法在恶病质国际共识诊断标准制定之前，因此采用了 10% 体重下降作为诊断标准，且没有难治性恶病质期的诊断标准。

（2）在 2011 年发表的恶病质国际专家共识中，明确地将恶病质的发生发展过程分成了 4 个阶段：无恶病质期、恶病质前期、恶病质期及难治性恶病质期。无恶病质期，肿瘤患者的体重无明显变化；恶病质前期，肿瘤患者近 6 个月体重下降小于等于 5%，同时伴随有厌食及代谢紊乱；恶病质期，肿瘤患者近 6 个月体重下降大于 5%，合并有少肌症或体重指数小于 20kg/m² 的患者体重下降大于 2%，同时合并有食欲减退及系统性炎症反应；难治性恶病质期，肿瘤患者的体力状况差，对抗瘤治疗无反应，预期生存时间小于 3 个月。

该分期系统虽简单易行，但未考虑到恶病质机体其他重要生理指标的变化，对恶病质严重程度的评估也过于笼统。

（3）2011 年 Argiles JM 等制定了一个新的恶病质分期工具（CASCO），该评分表纳入了体重及肌肉变化、炎症代谢紊乱/免疫抑制等相关指标检测、体力状况、营养状况及生活质量五大项诊断指标，总分 100 分。将恶病质分为轻度（0~25 分）、中度（26~50 分）、重度（51~75 分）及终末期（76~100 分）。

然而该评分表包含了大量问卷量表及代谢免疫学指标检测，操作复杂，花费较高，限制了其在临床的推广应用。

（4）Vigano A 等随后推出了新型恶病质分期标准（CCS），该标准根据炎性指标、厌食、体重下降、体力状况或握力等指标进行整合判定恶病质分期，然而该分期标准并不能很好地区分恶病质前期及恶病质期患者。

（5）Blum D 等在 2014 年对恶病质国际专家共识进行了验证研究，该研究中将患者按照体重下降程度进行恶病质分期：①体重变化（±1kg）或体重增加诊断为无恶病质期；②体重下降 >1kg 但 <5% 则诊断为恶病质前期；③体重下降 >5% 或 BMI<20kg/m² 的患者体重下降 >2% 则诊断为恶病质期；④而 BMI<23kg/m² 的患者体重下降 >15% 或 BMI<27kg/m² 的患者体重下降 >20% 则诊断为难治性恶病质期。

然而单纯根据体重下降并不能很好地反映患者的恶病质状况，且并不能很好地区分无恶病质期及恶病质前期患者。

（6）2016 年 Vigan 等将之前的 CCS 标准进一步优化，制定了适用于临床的简便恶病质分期标准，采用生化指标异常、进食减少、中度体重下降、重度体重下降及体力状况下降五项指标进行恶病质分期诊断。

尽管这一恶病质分期标准较 CCS 更为简便，省去了问卷量表的填写及握力的测定，然而它同样并不能有效地区分恶病质前期及恶病质期的患者。

（7）2017 年 Argiles J.M. 等对之前制定的 CASCO 恶病质分期标准进行了验证并简化，形成了一个新型恶病质分期标准（miniCASCO）。

尽管 miniCASCO 较 CASCO 更为简便，但仍然包含大量的问卷量表以及 IL-6、ROS 等指标测定，并不适用于临床快速诊断，且其有效性尚未经过临床验证。

（8）为了在临床上既简单又准确地判断恶病

质的严重程度，Zhou 等在 2018 年设计了肿瘤恶病质分期评分表（cachexia staging score；表 21-7-1）。该评分表利用 5 个评估项目，总计 12 分将恶病质分为 3 期，其中 0~2 分为无恶病质状态，3~4 分为恶病质早期，5~8 分为恶病质期，9~12 分为恶病质难治期。利用该评分表对 259 例患者展开评估，结果显示患者的恶病质期别越晚，其骨骼肌指数越低、症状负荷越多、生存时间越短，差异均有统计学意义。该评估量表简单实用，值得向临床推广。

（三）准确诊断及鉴别

1. 恶病质的定义

2006 年，国际专家共识会议于美国华盛顿

表 21-7-1　肿瘤恶病质分期评分表

项目	分数
体重情况（6 个月内）	
体重稳定或增加	0 分
体重下降 <5%	1 分
体重下降 5%~15%	2 分
体重下降 >15%	3 分
简易五项问卷评分	
0 分	0 分
1~3 分	1 分
4~6 分	2 分
7~10 分	3 分
美国东部肿瘤协作组体力状况评分	
0 分	0 分
1~2 分	1 分
3~4 分	2 分
食欲评分	
0~3 分	0 分
4~6 分	1 分
7~10 分	2 分
白细胞计数 >10×10⁹/L、白蛋白浓度 <35g/L、血红蛋白浓度 <120（男）/110（女）g/L	
三项均正常	0 分
一项异常	1 分
多于一项异常	2 分

DC 召开，该会议对恶病质进行了明确定义：恶病质是一种以肌肉减少伴或不伴脂肪减少为特征的与炎性反应相关的复杂代谢综合征。此后该定义在临床被广泛接受。

2. 恶病质的诊断标准

2011 年 Fearon 等人在恶病质国际专家共识中根据患者的体重下降水平及肌肉减少明确制定了恶病质的诊断标准：①近 6 个月内，患者体重下降 >5%；②当患者体重指数（BMI）<20kg/m² 时体重下降 >2%；③当患者合并少肌症时体重下降 >2%，符合上述任意一条即可诊断为恶病质。

3. 恶病质的鉴别诊断

应与糖尿病、甲状腺功能亢进等疾病由于激素分泌导致的消瘦情况相鉴别。

四、整合决策（精准、个体）

肿瘤恶病质的临床表现繁杂多变，且发病背景复杂，缺乏标准的治疗模式，因而临床应采用个体化、多学科、多手段的整合治疗模式来延缓肿瘤恶病质的进程，如营养支持治疗、适当增加锻炼、心理支持治疗、药物干预治疗等。

（一）营养支持治疗

恶病质患者常因食欲下降而导致摄入减少，这将加重蛋白及能量的负平衡。尽管单纯营养支持难以完全逆转恶病质的发生进展，也不能延长生存期，但通过增加营养物质的摄入在一定程度上可延缓恶病质的进程，改善患者及家属的情绪，提高患者生活质量，因此营养支持在许多有关恶病质的临床试验中被作为基本治疗策略。营养支持是防治肿瘤恶病质的基本策略，在诊疗过程中应加强对恶病质患者的营养随访、咨询和教育，推荐高蛋白尤其是必需氨基酸的摄入。对于食物不能满足营养需求的患者，建议口服营养剂补充（ONS），经饮食调整及 ONS 总能量摄入不及标准量的 60% 达到 7d 时，建议采用肠内营养，但不能增加进食相关的痛苦。应对恶病质患者谨慎使用肠外营养，研究表明肠外营养不仅不能带来生存获益，反而增加了感染等相关并发症的风险。

（二）运动锻炼

肿瘤恶病质患者常由于多种原因活动力下降严重，易发生运动不足导致的骨骼肌萎缩。运动可减轻机体的炎症反应，增加机体对胰岛素敏感性，促进蛋白质的合成。有效的运动锻炼可减轻疲乏等症状，改善恶病质患者的生活质量，但目前尚缺乏其能够缓解恶病质进程的临床数据。由于贫血、心力衰竭、疲乏等多种并发症的存在，肿瘤恶病质患者常难以开展定期的运动锻炼，临床上应依据患者恶病质严重程度给予患者个体化运动的建议。

（三）心理支持

临床上大部分肿瘤患者常伴有心理负担或精神症状，如焦虑、抑郁、自杀倾向等。精神性厌食症的发生，加重了肿瘤恶病质患者本身就存在的厌食，导致体重进一步下降。心理干预作为多模式整合治疗的一种基础干预方法，首先是对患者进行社会心理评估，根据患者状况进行相应的健康教育，使患者从心理上接受疾病的自然进程，在患者家属的配合下开展行为治疗，最后尽可能地获得综合性社会支持，包括专业支持、家庭支持和志愿者支持三个方面。综合性社会支持干预能够减轻恶病质患者的身心症状，增加适应性行为，保持情绪稳定平和。

（四）药物干预

1. 促进食欲类药物

（1）目前孕激素是临床上应用最广泛的食欲促进类药物，自 1993 年美国 FDA 批准甲地孕酮（MA）作为恶病质患者的标准治疗药物后，多项随机对照临床试验已证实 MA 能够在短期内显著改善食欲和增加体重。目前甲地孕酮是临床上治疗肿瘤恶病质的一线药物，但由于其潜在的水肿、血栓等副作用，即使在姑息治疗中也应慎重使用。

（2）食欲刺激素（ghrelin）主要由胃黏膜分泌，能够与生长激素促分泌素受体结合，促进生长激素的释放并提高食欲。阿拉莫林（anamorelin）是目前为止唯一在Ⅲ期临床试验中被证实可缓解恶病质进程的药物，被认为是最有希望获批上市的抗恶病质新药。

2. 抑制炎症类药物

（1）已开展临床试验的药物：如沙利度胺（thalidomide）、来那度胺、鲁索替尼（ruxolitinib）、单抗英夫利昔单抗、OHR 118 等。

（2）塞来昔布、布洛芬、吲哚美辛等非甾体抗炎药可改善恶病质患者的体重、体力状态、自述生活质量和炎症参数，但是目前还没有充足的临床证据推荐此类药物在肿瘤恶病质患者中广泛应用。

（3）糖皮质激素被证明短期使用可增加食欲，减轻疲乏。因糖皮质激素副作用较多（包括肌肉萎缩等），临床宜谨慎使用。

3. 抗肌萎缩类药物

如开展临床试验的药 AMG745、REGN1033 和 LY2495655、 福莫特罗（formoterol）、enobosarm（GTx-024）。

4. 抗癌中成药

近年系列临床研究报道传统中药，尤其补脾益肾药对恶病质的改善有一定的益处，其中注射用薏苡仁油在临床实践中已展现出其抗肿瘤、提高患者生活质量，减轻化疗副作用及厌食的作用。

五、康复随访及复发预防

（一）总体目标

恶病质是肿瘤患者预后不良的危险因素，它可增加治疗的毒性反应，降低患者的依从性，影响体力状况，降低生活质量及缩短生存时间。因此，临床筛查恶病质患者，应早期予以评估和干预，治疗过程中长期随访并予以健康教育，以达到改善患者生存和提高生活质量的目标。

（二）整合调理

鼓励恶病质患者适当锻炼，提供营养咨询或教育，必要时给予心理干预，结合患者恶病质分期及自身一般情况予以相应药物干预。

（三）严密随访

肿瘤恶病质在晚期消化道恶性肿瘤中发生率

高达 80%，在晚期肺癌、前列腺癌患者中其发病率也达 50%，有 20% 的肿瘤患者直接死于恶病质。合并恶病质对患者的生活质量和疾病总体预后有重要影响。因此，对患者营养状态的随访应贯穿在整个疾病治疗过程中，以及疾病康复后阶段。

（四）常见问题处理

（1）目前临床上恶病质评估量表较多，选择简单、准确、操作性强的量表评估肿瘤患者恶病质的分期和后续管理干预很重要。

（2）肿瘤患者恶病质非药物治疗管理需要更多的社会支持。

（3）肿瘤患者恶病质的药物干预治疗需要多学科整合诊疗团队制订个体化整合治疗方案。

（4）恶病质是一个动态变化的过程，需要进行多次评估，以及时调整当前管理策略，长期的随访也是动态评估的一个重要环节。

（五）积极预防

依据临床评估，恶病质根据严重程度可分为不同期别，从恶病质前期到难治性恶病质期，其治疗难度也逐渐增大，对患者的影响也依次递增，因此，早期发现恶病质前期患者，及早进行合理的干预，并对尚无恶病质的肿瘤患者进行健康教育，可以减缓或避免恶病质的进一步发展。

六、诊疗展望

肿瘤恶病质严重降低了患者的生活质量，影响了肿瘤治疗的效果、缩短了患者的生存时间。尽管国内部分肿瘤专科医生对于肿瘤恶病质的认识越来越多，但临床上对于肿瘤患者恶病质的识别、评估以及治疗仍十分缺乏。大多数医生仅仅通过患者的体重水平及体力状况来对患者进行恶病质的评估，因此许多患者存在恶病质的误诊及漏诊情况。恶病质的发生机制复杂多样，单一的治疗方式很难取得很好的效果。如何提高临床肿瘤恶病质患者的筛查，寻找恶病质发生发展的标志物，优化恶病质患者的分期诊断，为不同恶病质分期的肿瘤患者制订适合的个体化的整合治疗方案，这些问题都亟待基础研究和临床试验来解决。有 50%~80% 的晚期肿瘤患者会发生恶病质，因此提高肿瘤恶病质临床整合诊疗水平意义重大。

（饶洁 褚倩）

参考文献

[1] Scarborough BM, Smith CB. Optimal pain management for patients with cancer in the modern era. CA Cancer J Clin,2018,68(3):182-196.

[2] Swarm RA, Paice JA, Anghelescu DL,et al. Adult Cancer Pain, Version 3. 2019, NCCN Clinical Practice Guidelines in Oncology. J Natl Compr Canc Netw, 2019,17(8):977-1007.

[3] Navari RM, Qin R, Ruddy KJ, et al. Olanzapine for the prevention of chemotherapy-induced nausea and vomiting. N Engl J Med, 2016, 375(2):134-142.

[4] Razvi Y, Chan S, McFarlane T, et al. ASCO, NCCN, MASCC/ESMO: a comparison of antiemetic guidelines for the treatment of chemotherapy-induced nausea and vomiting in adult patients. Support Care Cancer, 2019,27(1):87-95.

[5] Andreyev J, Ross P, Donnellan C, et al. Guidance on the management of diarrhea during cancer chemotherapy. Lancet Oncol, 2014,15(10):e447-e460.

[6] Mellar PD, Petra CF, Petra O, et al. Supportive Oncology. Amsterdam: Elsevier Inc,2011.

[7] Doris H, Oliver TK, Sue KO, et al. A Pan-Canadian practice guideline: prevention,screening, assessment, and treatment of sleep disturbances in adults with cancer. Supportive Care in Cancer, 2013, 21(10):2695-2706.

[8] Bohlius J, Bohlke K, Castelli R, et al. Management of cancer-associated anemia with erythropoiesis-stimulating agents: ASCO/ASH clinical practice guideline update. Blood Adv,2019,3(8):1197-1210.

[9] Sbrana A, Antonuzzo A, Brunello A, et al. Management of anemia in patients with cancer: 2019 Italian Association of Medical Oncology (AIOM) guidelines. Tumori,2020,106(5):337-345.

[10] Fearon K, Strasser F, Anker SD, et al. Definition and classification of cancer cachexia: an international consensus. Lancet Oncol, 2011, 12:489-495.

[11] Gaito S, Hughes C, Woolf D, et al. Radiotherapy in the control of bleeding from primary and secondary lung tumours. Br J Hosp Med (Lond),2019,80(4):211-215.

第 22 章
肿瘤并发症治疗

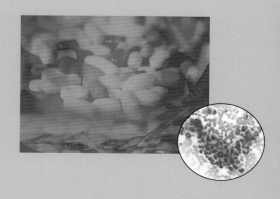

第 1 节　营养不良

恶性肿瘤患者营养不良的发生率高达 40%~80%，其程度与肿瘤类型、部位、大小、分期等有关，20% 以上的肿瘤患者直接死亡原因是营养不良。营养不良与肿瘤的关系包括两层意义：一是营养不良的人群更容易发生肿瘤，简单地说就是过分消瘦（营养不足）、过度肥胖（营养过剩）的人群均容易发生肿瘤；二是肿瘤患者更容易发生营养不良，肿瘤导致的营养不良表现为营养不足，即消瘦、体重下降。因此，对于肿瘤营养不良的防治给营养治疗带来诸多挑战，如何更好地实施营养治疗便成为当下及今后需要解决的突出问题。

随着樊代明院士"整合医学"理念的提出，将最先进的知识理论与最有效临床经验有机整合，并同时注重社会、环境及心理对患者影响的医学体系逐渐被大家认识、接受和认可，这种理念与石汉平教授针对营养不良而提出的"整体营养疗法"不谋而合。"整体营养疗法"是从时间（time，T）、空间（space，S）、内涵（connotation，C）及外延（denotation，D）四个维度上延伸营养治疗，构建 TSCD 整合营养治疗体系。将营养治疗时间由住院治疗期间向家居期间及静养期间延长，将营养治疗空间由医院向社区、家庭延展，将营养治疗内涵由关注身体向心理、社会及灵性（心灵）延伸，将营养治疗外延由疾病治疗向疾病预防及疾病康复延伸，从而最充分地发挥营养治疗在慢病（肿瘤）一级预防、二级预防及三级预防中的核心作用，最终使患者受益。

一、肿瘤患者营养不良的定义的标准

营养不良（malnutrition）是指由于能量、蛋白质或其他营养物质缺乏或过度，对机体功能及临床结局产生不良影响。定义标准如下：

（1）体重指数（BMI）$<18.5kg/m^2$。

（2）无意识体重下降（任何时间体重下降 >10%，或 3 个月内体重下降 >5%）及年龄特异性 BMI 下降（如小于 70 岁者 $<20kg/m^2$ 或 70 岁及以上老人 $<22kg/m^2$）。

（3）体重下降（任何时间体重下降 >10%，或 3 个月内体重下降 >5%）及无脂肪体重指数降低（女性 $<15kg/m^2$，男性 $<17kg/m^2$）。

2015 年欧洲临床营养与代谢学会（ESPEN）指出，符合上述 3 条中的任何一条，均可以诊断营养不良。值得注意的是，营养不良诊断的前提条件是有营养不良风险，即有营养不良风险的患者符合上述标准时才可以诊断为营养不良；没有营养不良风险的患者即使具备上述诊断标准，也不能诊断为营养不良。

二、肿瘤患者营养不良的原因和影响因素

导致肿瘤患者出现营养不良的原因是多方面的，包括肿瘤本身的作用，各种抗肿瘤治疗的影响，

营养物质的代谢异常，营养丢失的增加，以及对营养不良认识观念上的误区都成为肿瘤营养不良发生的影响因素。

（一）肿瘤本身的作用

恶性肿瘤组织快速繁殖，消耗蛋白质和能量，大量掠夺机体营养，即使在患者能量摄入不足、已经出现恶病质时，依然能够利用宿主的营养物质，不断生长，使人体在短时间内变得消瘦、衰弱。在恶性肿瘤早期或明确诊断前，患者可能存在隐性或显性的营养不良，表现为无意识的体重下降。在晚期则伴有明显的营养不良体征：体重明显下降，衰弱乏力；低蛋白血症、贫血；骨骼肌萎缩；多脏器功能障碍或合并感染等。

（二）抗肿瘤治疗的影响

抗肿瘤治疗及所伴随的消化道副作用使患者味觉、嗅觉异常，食欲减退，吸收障碍。手术本身会增加机体的营养需求，比如食道和胃部的手术直接造成术后饮食质的改变和量的减少。而接受放、化疗治疗的患者则往往出现肠黏膜受损和消化不良。小肠是人体营养的主要吸收场所，放疗可直接导致肠道吸收营养障碍，出现食欲减退、味觉嗅觉改变、厌食、恶心、呕吐、黏膜改变、腹泻、早期饱胀感、胃肠痉挛、麻痹性肠梗阻和吸收不良等。

（三）营养物质代谢异常，营养丢失增加

肿瘤本身会导致机体出现代谢紊乱，使能量消耗增加，能量的利用效率下降，营养物质的代谢发生异常，其中最突出的是糖代谢异常。中晚期肿瘤患者，尤其伴随体质量下降者的葡萄糖生成明显增加，尽管葡萄糖更新加速，肿瘤细胞对糖的消耗利用非常旺盛，但机体对葡萄糖的利用能力却较差，脂肪动员增加，造成体脂丢失。同时，体内的蛋白质分解增加，合成能力下降，体内出现持续的负氮代谢，即蛋白质分解大于合成的不平衡状态，表现为消瘦和衰弱。肿瘤的治疗还会导致营养丢失增加，手术对机体的损伤，造成摄食减少。放疗可能引起腹泻，化疗往往会造成呕吐。以及胸腔积液、腹水、盆腔积液都使营养丢失增加，

同时由于代谢异常导致体内的葡萄糖不断消耗，脂肪和蛋白质过度分解。

（四）对肿瘤营养不良的认知误区

很多肿瘤患者甚至医务人员对于营养不良的认识都存在一些观念上的误区，这也成为营养不良发生的原因之一。通过大规模临床调查发现，超过一半的肿瘤患者存在中、重度营养不良，71%患者没有得到营养治疗，59%患者营养治疗不规范。对于肿瘤患者的营养宣教率也远未达标，甚至医护人员的相关知识也甚为欠缺。通过基础调查研究，包括常见恶性肿瘤患者营养状况，恶性肿瘤、良性疾病营养不良的区别特征，综合医院临床营养会诊现状，肠外肠内营养对肿瘤患者的影响比较，肿瘤患者、医务人员及医学生营养知识—态度—行为现状调查，发现：我国肿瘤患者营养不良严重，认知不足，技术缺乏，行为失范。综合医院肿瘤营养会诊比例只占3%；全国18家医院535例肿瘤患者的调查发现：99.6%患者认为不能进食蛋白质丰富的食物，只能清淡饮食，93%患者没有得到营养教育，营养认知误区是我国肿瘤患者营养不良发生的重要影响因素之一。全国138家教学医院、3036名医务人员，肿瘤营养知识及格率为35%。因此，指导医护人员正确认识肿瘤营养，使肿瘤患者得到规范的营养治疗，是提高我国肿瘤治疗水平的一个重要环节。

三、肿瘤患者营养不良的治疗

肿瘤营养疗法（cancer nutrition therapy，CNT）是计划、实施并评价营养干预，以治疗肿瘤及其并发症或身体状况，从而改善肿瘤患者的预后，包括营养诊断、营养治疗、疗效评价（包括随访）三个阶段。

肿瘤营养疗法是与手术、放疗、化疗、靶向治疗、免疫治疗等疗法并重的另外一种治疗方法，需贯穿于肿瘤治疗的全过程，整合进其他治疗方法之中。对肿瘤患者进行营养治疗，是希望满足患者的机体需要，改善其营养状况，增强免疫功能，提高患者对手术、放疗、化疗的耐受性。营养疗法应该成为肿瘤患者的基础

治疗或一线治疗，成为肿瘤多学科整合诊疗的核心内容之一。

（一）营养不良治疗中能量、蛋白质、液体及微量营养素的补充

营养不良治疗的能量、蛋白质、液体及微量营养素的基本要求应该是满足能量、蛋白质、液体及微量营养素的目标需要量，即要求四达标：液体目标需求满足 90%；能量目标需求量 > 70%（70%~90%）；蛋白质目标需求及微量营养素目标需求均达 100%。

营养不良治疗的最高目标是调节异常代谢，改善免疫功能，控制疾病（如肿瘤），提高生活质量，延长生存时间。对营养不良患者实施营养治疗时，患者的目标需要量应根据患者的年龄、活动、营养不良严重程度、应激状况等调整为个体化能量需求，详见表 22-1-1。

特别强调的是，营养治疗时营养不良越重、持续时间越长，起始给予能量越低，以防止再饲综合征。起始给予能量一般按照如 10~15kcal/（kg·d）计算，见表 22-1-2。

蛋白质目标需要量一般可按 1~1.2g/（kg·d）计算，严重营养不良者可按 1.2~2g/（kg·d）给予。起始给予能量（非目标需要量）一般按

表 22-1-1 能量需求的校正系数

项目	因素	校正量
年龄	≥ 70 岁	-10%
营养不良	中度	+5%
	重度	+10%
活动情况	自由活动	+30%
应激	发热 >37℃，每 1℃	+10%
	未控制的重度疼痛（疼痛评分 ≥ 7 分）	+10%
	小手术	+0~10%
	长骨骨折	+15%~30%
	恶性肿瘤	+10%~30%
	腹膜炎/脓毒症	+10%~30%
	严重感染/多发创伤	+20%~40%
	多器官衰竭综合征	+20%~40%
	烧伤	+20%~200%

表 22-1-2 营养不良患者营养补充起始能量

营养状况	起始能量	目标需要量
营养良好	30kcal/（kg·d）	100%
轻度营养不良	25kcal/（kg·d）	90%
中度营养不良	20kcal/（kg·d）	70%
重度营养不良	10~15kcal/（kg·d）	50%

照 20~25kcal/（kg·d）（此处体重为非肥胖患者的实际体重）计算。如果条件具备，用代谢仪间接测热法检测患者的实际能量消耗可能更为准确。

（二）营养不良的规范治疗原则

营养不良的规范治疗原则应该遵循五阶梯治疗原则：首先选择营养教育，然后依次向上晋级选择口服营养补充（oral nutritional supplements，ONS），全肠内营养（total enteral nutrition，TEN），部分肠外营养（partial parenteral nutrition，PPN）和全肠外营养（total parenteral nutrition，TPN）。参照 ESPEN 指南建议，当下一阶梯不能满足 60% 的目标能量需求 3~5d 时，应该选择上一阶梯。

营养不良治疗的五个阶梯中，营养教育是所有营养不良患者的基础治疗措施，是第一选择；饮食 +ONS 是家居患者最多的选择；PEN+PPN 是围手术期患者最现实的选择。这五个阶梯既相互连续，又相对独立。一般情况下，应该遵循阶梯治疗原则，由下往上依次进行，但是必要时，阶梯与阶梯之间并非必须严格遵循依次进行原则，不同阶梯常常可以同时使用，并且可以跨阶梯应用。在临床营养工作实践中，应该根据患者的具体情况，进行个体化整合营养治疗。

（三）肿瘤患者的围手术期营养治疗

肿瘤患者围手术期营养治疗的目标是提高患者对手术的耐受性，降低手术并发症发生率和手术死亡率。手术治疗的术前准备，如术前禁食、术后较长一段时间内无法正常进食均可影响营养物质的摄入。手术创伤造成患者的应激反应，加重已存在的氮丢失和机体组织消耗。手术切除肿瘤部位的脏器造成一系列功能障碍，也直接影响营养素的摄入和吸收。

中度营养不良（PG-SGA 4~8分）、计划实施大手术的患者、重度营养不良（PG-SGA ≥ 9分）患者，建议术前人工营养1~2周。营养不良（6个月内体重丢失 >10%，或 BMI<18.5kg/m²，或 PG-SGA ≥ 9分，或无肝功能障碍患者的人血白蛋白 <30g/L）患者，术前肠内营养可改善临床结局；术前肠外营养只适用于营养不良且肠内营养不能满足营养需求的患者，这些患者应在术前给予营养治疗 10~14d，手术后应尽早（24h 内）开始肠内营养。预期手术后 7d 以上仍然无法通过正常饮食满足需求，以及经口进食不能满足 60% 需要量 1 周以上者，应给予术后营养治疗。

开腹大手术患者，无论其营养状况如何，均推荐术前使用营养治疗 5~7d，并持续到术后 7d 或患者经口摄食 >60% 需要量时为止。但是，如果无明显营养不良、轻度营养不良或术后 7d 内可获取足量经口进食的肿瘤患者并不能从营养治疗中获益，所以不推荐对这些肿瘤患者常规进行围手术期营养治疗，但存在营养不良特别是重度营养不良的患者则可从合理的营养治疗中获益。

肿瘤患者围手术期的营养治疗有口服营养补充（ONS）、肠内营养（EN）和肠外营养（PN）等多种方式，这些方式各有其适应证和优缺点，应用时需根据实际情况取长补短、融会贯通。一般说来，消化道功能正常或具有部分消化道功能患者围手术期营养治疗应首选 ONS 或 EN，ONS 是肿瘤患者重要的营养治疗方式，对于 ONS 无法实现目标需要量或无法经口进食的患者，先选择通过管饲进行 EN，因为 EN 符合生理，有利于维持肠道黏膜细胞结构与功能完整性，并发症少。因此，只要患者存在部分胃肠道消化吸收功能，应尽可能首先考虑 EN，EN 在维护肠道屏障功能和免疫功能等方面具有优势。如果患者由于解剖或功能的原因，如消化道机械性梗阻、不受控制的腹膜炎、肠缺血、重度休克、高位或高流量肠瘘、胃肠道出血等无法承受肠道喂养，或 EN 无法提供 60% 能量和蛋白质目标需要量持续 7~10d，以及期望在短时间内改善患者营养状况时，联合 PN 可使患者获益。另外，部分营养不良或高营养风险患者虽然能够接受 EN，但 EN 无法提供能量和蛋白质目标需要量，则应选择补充性 PN。PN 虽然是重要的营养治疗手段，

但是当患者肠道功能恢复时，应尽早过渡到肠道喂养。ONS、EN 和 PN 三种营养治疗方式应相互补充，相互过渡。需要指出的是，对于重度营养不良或长期禁食的肿瘤患者，营养治疗应从低剂量开始并根据患者的耐受情况逐渐增加、防止发生再饲综合征。

1. 化疗肿瘤患者的营养治疗

与手术的局部治疗不同的是，化疗是一种全身性的杀灭肿瘤细胞的治疗手段，所采用的药物多数情况下具有明显的毒性，会引起消化道反应、骨髓抑制、心脏毒性以及急慢性过敏等。化疗过程产生的毒性反应，如极为常见的恶心呕吐、消化道黏膜炎症破损、腹泻和便秘等消化道反应，会严重地削弱患者的食欲或影响进食过程，在肿瘤引起代谢异常的基础上进一步加重机体营养不足。此外，营养不良也会降低患者对化疗的耐受程度，致使患者无法完成化疗，从而影响患者的抗肿瘤治疗效果。因此，化疗过程和患者的营养状况是相互联系的，重视化疗给肿瘤患者带来的营养风险，积极评估，及早应对，维持患者营养水平，是保证化疗效果的重要前提。

对于营养状况良好的患者，并不推荐常规应用营养治疗。但是，如果治疗开始前经过营养风险筛查与评估，已经存在营养风险，中、重度营养不良，或在化疗过程中出现严重的不良反应的化疗患者，预计超过 1 周或以上不能进食，而化疗不能中止，或即使中止后在较长时间仍然不能恢复足够饮食患者，每天摄入能量低于每天能量消耗 60% 的情况超过 10d 的化疗患者，营养摄入不足导致近期内非主观因素所致体重丢失超过 5% 的患者，均为营养治疗的适应证，应及时进行营养治疗。当疾病已到恶病质或是终末期，营养治疗的效果往往不会很理想，因此，判断患者存在营养治疗指征，适宜进行营养治疗时，应尽早开始营养治疗，才能发挥其最大的效果。

EN 是化疗患者首选的营养治疗方式。ASPEN、ESPEN 及 CSPEN 的恶性肿瘤患者营养治疗的临床指南以及中国恶性肿瘤营养治疗专家共识中均表明：化疗患者营养治疗对于吞咽及胃肠道功能正常的患者建议选择 EN。EN 首先鼓励口服，增加饮食频次或选择高能量密度食品，口服不足时，用管饲补充或替代。

对于上消化道肿瘤,严重的口腔、食管黏膜炎导致进食障碍但胃肠道功能正常或可耐受的患者推荐使用管饲。管饲方式既可选择鼻胃管,也可选择经内镜胃造口术。肠道功能障碍,EN 无法施行或无法提供能量与蛋白质目标需要量时应选择补充性 PN 或 PN。只有因肠道功能障碍(如消化道梗阻、胃肠道黏膜损伤、严重呕吐)或严重放射性肠炎无法施行 EN 或不能耐受 EN 的患者,才推荐使用 PN。此外,如果通过经肠道途径摄入能量和蛋白质 <60% 目标需要量超过 10d 时,应使用补充性 PN 或 PN。化疗患者营养治疗的能量,推荐以 20~25kcal/(kg·d)来估算卧床患者,25~30kcal/(kg·d)来估算能下床活动患者的能量需要量。相对于 PN 治疗,EN 治疗的优点在于能改善门静脉系统循环,有利于恢复肠蠕动,维护肠屏障功能,改善肝胆功能,促进蛋白质合成和免疫功能的调控,特别是维护肠屏障功能,弥补了 PN 治疗的不足。此外,EN 还具有感染率低、价格低廉且使用方便等优点。PN 的使用指征原则上同 EN,但指征掌握更加严格,主要限于 EN 不能耐受者。对于化疗患者,不建议进行常规的 PN 治疗,但如果患者因化疗产生了胃肠道黏膜损伤,可以采用短期的 PN,此种状况下与 EN 比较,用 PN 更有效,易为患者接受并可给予胃肠道充分休息以利于其功能恢复。

2. 放疗肿瘤患者的营养治疗

营养状况良好的放疗患者不推荐常规接受营养治疗。放疗前经过常规营养状况评估,无营养不良患者不需要营养治疗,直接进行放疗;可疑营养不良者,在营养教育的同时,实施放疗;中度营养不良者,在营养治疗的同时实施放疗;重度营养不良者,应该先进行营养治疗 1~2 周,然后在营养治疗同时进行放疗;放疗期间出现严重不良反应,无法正常进食或进食量明显减少的患者应及时给予充足的营养摄入,以避免营养状态恶化和放疗中断。

放疗严重影响摄食并预期持续时间大于 1 周,而放疗不能中止,或即使中止后较长时间仍然不能恢复足够饮食者,应给予营养治疗。放疗期间需要通过个体化的营养咨询,并需定期进行再评价和调整治疗方案,确保充足的营养摄入,以避免营养状态恶化和放疗中断。放疗致摄入减少及体重下降时,强化营养教育可使大多数患者摄入量增多、体重增加,肠内营养可以改善患者营养状况。但是,通常 ONS 是放疗患者 EN 的首选方式,对放疗引起的重度黏膜炎或头颈部肿瘤放疗后口干、味觉改变、吞咽困难的患者或能量、蛋白质摄入不足的患者,ONS 往往难以实施或无法满足机体的需求,建议早期行管饲进行营养治疗。而对于高营养不良风险患者,如下咽部原发癌、晚期肿瘤等,预防性管饲及放疗早期即给予 EN,相对于出现吞咽困难后才开始管饲更能保持患者的营养状态和避免放疗中断,降低再住院治疗率。此外,对于食物摄入不足患者行管饲比 ONS 更能减少体重丢失,患者中断治疗和再住院的频率和持续时间也会下降。

头颈部肿瘤、吞咽困难、口腔黏膜炎患者管饲比口服更有效,短期 EN(<30d)可通过鼻胃管实现,需要长期管饲(>4 周)时,建议行经皮内镜胃造口术如 PEG。接受放疗的肿瘤患者营养治疗的基本原则是 ONS 较管饲优先,EN 较 PN 优先,不推荐常规或无选择地进行 PN。但对于存在消化道梗阻、放疗所致胃肠道黏膜损伤,严重吞咽困难及顽固性恶心、呕吐、腹泻和吸收不良的患者,以及因严重放射性肠炎不能耐受 EN,或者经肠道途径无法摄入 60% 能量和蛋白质目标需要量超过 10d 时推荐使用补充性 PN 或 PN。

3. 晚期肿瘤患者的营养治疗

恶性肿瘤的不同时期,营养治疗的目的不同。在积极抗肿瘤治疗阶段,营养治疗的目的是降低肿瘤术后并发症、增加肿瘤对放化疗的耐受性、增强患者免疫力、提高患者生活质量、控制和减轻抗癌治疗带来的副作用以及延长生存期。然而当疾病进入终末期,是否还需要继续给予营养治疗,这不仅仅是一个医学问题,可能还涉及伦理、患者及家属的意愿等问题。营养治疗有可能提高患者的生活质量,而能否延长其生存期目前尚无定论。

晚期肿瘤患者是否需要营养治疗应整合考虑肿瘤预后、患者预期生存时间和生活质量、营养治疗的潜在效果及在尊重患者和家属意愿的基础上,决定是否实施营养治疗。预期生存时间是晚期肿瘤患者是否接受营养治疗最重要的参考因素。营养治疗的主要目的应该是提供充足的能量和蛋白质、减少代谢紊乱，保持足够的体力并达到生活自理，甚至使失去指征的患者再次获得治疗机会。通常，满足下列条件的晚期癌症患者是营养治疗的最佳获益人群。

1）预期生存时间数月或数年　行为状态和生命质量相对较好，如果不给予营养治疗，则因饥饿死亡的可能性超过肿瘤进展导致的死亡（如存在摄食障碍或肠梗阻的情况下）。患者和家属有强烈的营养治疗愿望，该部分患者给予营养治疗的时间较长，多数能增加体脂、减少蛋白分解、稳定营养状态、缓解体重下降速度、提高运动耐受量，并能改善生活质量。对于摄食障碍或恶性肠梗阻的患者，还能延长生存期，但多数恶病质患者难以判断是否具有生存获益。

晚期肿瘤患者常用的营养治疗方式包括营养咨询、ONS、EN 及 PN。营养咨询以促进喂养及改善喂养相关症状为原则，可根据患者对食物的偏好选择合适的营养底物，并不需要严格规定每天膳食种类和摄入量，应最小化食物相关不适感和最大化食物相关愉悦感，必要时可以给 ONS。除 ONS 提供有效的营养底物外，还可补充免疫调节剂和抗炎物质。当患者因原发疾病或肿瘤相关治疗而不能或不愿经口进食，或经口进食及 ONS 摄入的营养素不足以满足机体合成代谢的需要，应考虑采用管饲进行 EN。如果患者存在癌性消化道梗阻（如贲门梗阻、幽门梗阻、高位肠梗阻）、胃肠道功能障碍（如严重放射性肠炎、短肠综合征、肠瘘等），EN 无法实施或通过 EN 无法满足机体能量及蛋白质的目标需要量，需要选择 PN 或补充性 PN。但是，多数营养学会建议只有对预期生存时间大于 3 个月的患者才考虑行 EN 或 PN。

2）预期生存时间短于 3 个月　一般来说，对于预期生存时间短于 3 个月的患者，往往进入终末期。终末期肿瘤患者是指已经失去常规抗肿瘤治疗（包括手术、放疗、化疗和靶向药物治疗）指征的患者，且常伴有严重的恶病质，基础代谢率降低，机体对能量及营养素的需求量下降，同时患者食欲下降，消化能力减退，伴有沉重的心理负担。这些患者的治疗原则是以保证生活质量及缓解症状为目的，营养治疗是否能够改善生命质量以及延长生存的证据不足，所以结论也不一致，终末期肿瘤患者的营养治疗可提高患者的生活质量，但无论是 PN 还是 EN，能否延长其生存时间尚缺乏高标准循证医学证据。

晚期恶性肿瘤患者存在多种平衡紊乱、代谢异常的问题，更容易发生代谢性并发症，过度营养治疗反而会加重患者的代谢负担，影响其生活质量。因此，终末期肿瘤患者不推荐常规进行营养治疗，对于接近生命终点的患者，营养治疗原则是以保证生活质量及缓解症状为目的。只需极少量的食物和糖类食物以减少饥渴感，并防止脱水引起的精神症状。特别是生命体征不稳定和多器官衰竭患者，原则上不考虑系统性营养治疗。此时的营养治疗能够增加部分患者的体脂、体重，但并不能改善蛋白质代谢，所以难以提高体力。因此，该阶段的营养治疗应该根据患者或家属意愿，权衡并告知营养治疗的风险效益比，随生命终点的接近以及表现的不同症状而不断调整营养治疗策略，进行个体化评估，制订合理方案，选择合适的配方与途径进行营养治疗可能提高部分终末期肿瘤患者的生活质量，但终末期患者的营养治疗是一个复杂的伦理、情感、社会问题，需要视具体情况而定。

（贾平平）

第 2 节　肌肉减少症

一、肌肉减少症的定义及流行病学

肌肉减少症是一种以进行性全身广泛性的骨骼肌质量和力量减少为特征的骨骼肌疾病，可导致跌倒、骨折、身体残疾、生活质量下降甚至死亡等不良后果。这一概念自 20 世纪 80 年代被提出至今，因其在老年群体中相对普遍且造成了沉重的疾病负担而被广泛关注，2016 年 WHO 正式将肌肉减少症作为一种独立疾病纳入国际疾病分类第 10 版（ICD-10）目录。肌肉减少症的主要发病群体为中老年、肿瘤、慢性疾病等人群，发病率随年龄增大而增加。据统计，在 60~70 岁年龄段的老龄人口中，肌肉减少症的发病率为 5%~13%；在 80 岁以上的老龄人口中，其发病率则高达 11%~50%。肿瘤患者因氧化应激、炎症、内分泌代谢改变等因素，更易造成体内蛋白质合成和分解代谢失衡，进而出现骨骼肌减少。研究证实，肌肉减少症与肿瘤患者不良预后密切相关，如肌肉减少症是消化道肿瘤患者术后近期并发症和远期生存率的独立危险因素。肌肉减少症是非常值得肿瘤科医生关注的临床问题，预防或改善肿瘤患者的肌肉减少症，对改善其临床结局具有重要意义。

二、肌肉减少症的病因、诊断标准和评估方法

（一）肌肉减少症的病因

肌肉减少症常见的病因可分为营养因素、运动因素、疾病因素及医源性因素四大类。营养因素所导致的肌肉减少症主要与蛋白质 - 能量摄入不足、微量营养素缺乏、胃肠道吸收不良及年龄或口腔问题导致的厌食等有关。运动相关性肌肉减少症主要与卧床休息、行动不便、运动体能失调、低运动量、久坐等生活方式密切相关。疾病所致肌肉减少症主要与骨关节疾病、心肺疾病（如心力衰竭、慢性阻塞性肺疾病等）、代谢紊乱（尤其是糖尿病）、内分泌疾病、神经系统疾病、肿瘤等有关。医源性肌肉减少症主要与住院治疗、药物等有关。

（二）肌肉减少症的诊断标准

2019 年，欧洲老年人肌肉减少症工作组（European Working Group on Sarcopenia in Older People，EWGSOP）提出，当检测到肌肉力量下降时诊断为"肌肉减少症"可能，若同时伴有低肌肉重量（含量）和（或）低肌肉质量（密度）则诊断为"肌肉减少症"。肌力、骨骼肌质量（含量或密度）以及身体功能同时下降，诊断为"严重肌肉减少症"（表 22-2-1，表 22-2-2）。

（三）肌肉减少症的评估方法

1. 骨骼肌量的评估

围度测量和人体成分分析是评价机体骨骼肌肌量的两种方式。围度测量常用的部位为上臂肌，通过测量其围度和皮褶厚度可估算骨骼肌肌量。人体成分分析主要通过 CT、MRI、双能 X 线吸收测定法（dual energy X-ray absorptiometry，DXA）、生物电阻抗（BIA）以及 B 超等获得骨骼肌肌量数据。EWGSOP 共识推荐的评估方法包括 CT、DXA 以及 BIA。CT 测量第 3 腰椎（L3）水平骨骼肌面积后，通过计算 L3 水平骨骼肌指数

表 22-2-1　2019 年 EWGSOP 肌肉减少症的定义

1. 低肌力
2. 低肌肉重量或质量
3. 低身体功能

当符合标准 1 时，诊断为肌肉减少症可能；若同时伴有标准 2 时，则诊断为肌肉减少症；当同时符合标准 1、2、3 时，则诊断为严重肌肉减少症

表 22-2-2　2019 年 EWGSOP 肌肉减少症的诊断标准

项目	男性	女性
肌力检测的临界值		
握力	<27kg	<16kg
立椅试验 5 次抬高	>15s	>15s
肌肉质量的临界值		
四肢骨骼肌量（ASM）	<20kg	<15kg
四肢骨骼肌指数（ASMI）	<7.0kg/m²	<6.0kg/m²
肌肉行为功能（体能）临界值		
步行最大速度	<0.8m/s	<0.8m/s
短时体能组合（SPPB）	≤ 8min	≤ 8min
起立 – 行走试验（TUG）	≥ 20s	≥ 20s
400 米行走试验	无法完成或时间 >6min	无法完成或时间 >6min

（L3 skeletal muscle index，SMI），即 L3 水平骨骼肌面积 / 身高的平方（cm²/m²），可估算出骨骼肌含量。

2. 肌力的评估

握力（grip strength）是常用、简便且成本低廉的测量肌力的方法，也被临床研究广泛采用，主要用于检测肌力与临床结局的相关性以及干预试验的效果评价。呼吸峰值流速（peak expiratory flow，PEF）又称最大呼气流量，是指测定肺活量过程中，气体从肺部通过口腔用力呼出时达最快时的瞬间流速。结合 PEF（反映肌力）、BIA（反映肌量）与常态步速（usual gait speed，反映体能）能全面诊断肌肉减少症。

3. 体能的评估

建议进行肌肉功能性测量，即对体能进行测量来评估肌肉减少症的严重程度。推荐的体能评估方法包括：短时体能测试组合（short physical performance battery，SPPB）、起立 – 行走试验（time-up and go test，TUG）和 400 米行走试验。

4. 整合评估

鉴于肌肉减少症的评估包括肌量、肌力及体能三个方面，因此，肌肉减少症的诊断也需要整合这三方面指标。不同测量工具获得的骨骼肌数据不同，依据这些数据诊断的肌肉减少症发病率也有所不同。因此，一定要整合具体的检测方法或测量工具以选取合适的截点来诊断肌肉减少症。

三、肿瘤患者肌肉减少症的整合治疗

目前关于肌肉减少症的发病机制尚不明确，尚无批准用于治疗肌肉减少症的特定药物。2010 年肌肉减少症、恶病质及消耗性疾病学会（Society for Sarcopenia, Cachexia, and Wasting Disease）发表了肌肉减少症的预防与处理专家共识，该共识提出了以运动干预（抗阻运动或有氧运动）为主、结合足量蛋白质、能量摄入等来防治肌肉减少症的整合治疗方案。近期研究表明，维生素 D、肌酸、肉碱（L-carnitine）、鱼油等对改善肌肉减少症也有一定的作用。

（一）抗阻运动

尽管肌肉减少症的发病原因及病理生理机制仍然没有完全阐明，但有一点非常明确，缺乏身体活动（physical activity，PA）或 PA 水平下降是所有肌肉减少症的主要原因之一。Lennders 等研究证实，在进行为期 24 周的运动干预后，老年男性和女性的坐立时间（与身体功能成反比）较干预前分别下降了 18% ± 2% 和 19% ± 2%（$P < 0.001$）、糖化血红蛋白水平较干预前均显著降低（$P < 0.02$）、肌纤维的横截面积均显著增加（$P < 0.01$）。研究结论认为，阻力训练可以预防老年人群肌肉质量的下降，同时显著提高肌肉力

量。所以，PA 对肌肉减少症的作用意义重大，不仅可以预防、减缓肌肉减少症，还可有效治疗肌肉减少症。

运动的方式方法很多，其中以抗阻运动（resistance exercise，RE）对肌肉减少症最为有效。Sasso JP 等针对非恶病质肿瘤患者制定的运动处方如下：以运动心率为 50%~75% 最大心率的运动量为目标，运动频率为每周 2~3 次，持续 10~60min，时间周期为 12~15 周。

（二）蛋白质摄入

增加蛋白质摄入是肌肉减少症的主要营养干预方式。肌肉蛋白质合成（muscle protein synthesis，MPS）与肌肉蛋白质分解（muscle protein breakdown，MPB）的动态平衡是维持骨骼肌肌量（skeletal muscle mass）的重要保障，是机体严密调控的结果。D'Souza RF 等观察了 46 例老年男性，RE 后立即口服无能量饮品（安慰剂）或含 10g、20g、30g、40g 乳清蛋白饮品，观察运动前、运动后 2h 及 4h 肌肉活检标本氨基酸水平和 p70S6K 磷酸化情况，发现单纯 RE 降低了肌肉内 BCAA 水平，而口服 10g、20g 乳清蛋白防止了 BCAA 的下降，大剂量（30g、40g）乳清蛋白则显著增加了肌肉支链氨基酸水平；运动后 2h p70S6K（Thr389）表达情况、肌肉内亮氨酸含量与乳清蛋白摄入量呈显著正相关（$r=0.51$，$P<0.001$；$r=0.32$，$P=0.026$）。Wilkinson SB、Mitchell CJ 等的研究进一步证实在维护肌肉并促进肌肉蛋白质合成方面，乳清蛋白优于酪蛋白，乳蛋白优于豆类蛋白。

（三）维生素 D

维生素 D 与骨骼肌细胞表面的维生素 D 受体结合，促进肌蛋白合成及钙离子内流。低维生素 D 水平可导致明显的 2 型肌纤维萎缩，现已有相对充分证据提示低维生素 D 水平与肌肉减少症的发生密切相关，但对于维生素 D 补充疗法是否能改善肌肉功能仍存争议。

（四）肌　酸

磷酸肌酸（creatine phosphate）是骨骼肌中能量的储备形式。Chrusch 等研究表明，对年龄超过 70 岁的老年男性给予低剂量肌酸联合蛋白质补充剂，可增加瘦体重及上臂力量、腿部力量、爆发力及耐力等肌肉力量。另有研究显示，肌酸补充结合运动，有助于增强患者的运动效果。但目前尚无对肿瘤患者进行肌酸干预以防治肌肉减少的临床研究。

（五）肉　碱

肉碱（L-carnitine）是一种具有生物活性的低分子量氨基酸，人体中的肉碱超过 90% 存在于骨骼肌中。肉碱是体内尤其是肌肉内代谢长链脂肪酸供能所必需的营养素。食物可提供一部分肉碱，人体肾脏及肝脏也可内源性合成。研究显示肿瘤患者血浆肉碱水平下降，可能与肿瘤恶病质患者的肌肉减少有关。对于以防止肿瘤患者肌肉减少为目的的肉碱干预临床研究尚未见报道，仅有 2 项动物研究提示可能通过促进肉碱脂酰转移酶（CPT）活性改善恶病质患者的肌肉减少。

（六）药　物

多种针对改善肿瘤患者肌肉减少的药物研究，其机制可能在于促进肿瘤患者的肌肉合成代谢并抑制分解代谢。选择性雄激素受体调节剂（selective androgen receptor modulators，SARM）近年研究较多，由于其促进合成代谢以及避免了甾体类药物的副反应，被认为在治疗肿瘤患者的肌肉减少中可能有效果，其中 Ostarine 在肿瘤恶病质患者的肌肉减少中被证实有效。另外，一种食欲刺激素类似物（ghrelin mimetic）RC-1291 的 RCT 研究显示其具有促进食欲及肌肉蛋白质的作用。

（七）鱼　油

鱼油是一种从多脂鱼类提取的油脂，富含 n-3 多不饱和脂肪酸（DHA 和 EPA），对心血管、视力、认知功能及骨骼健康具有良好作用。近期，越来越多的证据表明，n-3 多不饱和脂肪酸具有促进骨骼肌合成代谢的作用，老年人群补充 n-3 脂肪酸具有预防和治疗肌肉减少症的作用。2019 年 Jolan Dupont 等对 n-3 脂肪酸与肌肉减少症之间的关系进行了系统性总结与分析，65 岁以上健康老年人群给予 8 周的鱼油补充治疗，可以大幅度增加骨骼肌蛋白质合成；对 60~85 岁的老年人群给予 6 个月的鱼油补充治疗，可显著增加下肢肌肉含量和骨骼肌功能。

（余　震　庄成乐）

第 3 节　肿瘤相关血小板减少

一、概　述

血小板减少（thrombocytopenia，TCP）是肿瘤及肿瘤治疗中的常见问题，可由化疗、放疗、分子靶向治疗等抗肿瘤治疗引起，也可能因肿瘤本身或自身基础疾病所致。肿瘤及肿瘤治疗中出现血小板数量减少，即血小板计数 ≤ 100×10^9/L，称为肿瘤相关血小板减少症（cancer related thrombocytopenia，CRT）。

CRT 的病因多样，其中最常见的是化疗。化疗所致血小板减少症（chemotherapy-induced thrombocytopenia，CIT）是临床常见的化疗药物剂量限制性毒性反应。化学药物可通过抑制骨髓造血干细胞和巨核系细胞的增殖，引起血小板生成受抑、成熟分化受阻、畸变以及过度凋亡等，最终导致 CIT。

本章内容以肿瘤相关血小板减少为中心，从发生机制到治疗进展作系统介绍。

二、肿瘤相关血小板减少的临床现状

（一）血小板的增殖特征及 TCP 临床分级

造血干细胞在各种细胞刺激因子的作用下分化为巨核细胞（血小板生成的前体细胞），后者经过分化、发育、增殖与分解，最终形成血小板。在巨核细胞生成血小板过程中，成熟的巨核细胞边缘部分破裂脱落后形成血小板。肺可能是血小板从巨核细胞释放的主要场所，循环的巨核细胞通过肺的毛细血管床时，在毛细血管的挤压下，经 "碎片化" 作用在肺静脉血中形成循环血小板。成熟血小板会经历程序性细胞死亡（凋亡），该过程取决于 "血小板时钟（platelet clock）"，后者通过抑制凋亡蛋白 Bcl-x（L）与促凋亡蛋白质 Bax 和 Bak 的相互作用，Bcl-x（L）表达降低、Bax 和 Bak 表达增加，进而诱导血小板凋亡，随后被网状内皮细胞系统清除。

血小板的正常寿命是 8~10d。血小板计数一般在接受化疗后第 7 天开始减少，在第 14 天达最低，第 28~35 天时逐步恢复到基础值。放疗相关血小板减少主要取决于放疗的剂量和放疗持续的时间，通常出现在放疗的第 7~10 天，持续时间比较长，甚至长达 1~2 个月。根据常见不良反应事件评价标准（common terminology criteria for adverse events，CTCAE），肿瘤相关血小板减少的临床分级分为以下 5 级。

- 1 级：（75~100）× 10^9/L。
- 2 级：（50~75）× 10^9/L。
- 3 级：（25~50）× 10^9/L。
- 4 级：<25 × 10^9/L。
- 5 级：死亡。

（二）化疗相关血小板减少（CIT）

CIT 的发生及其严重程度，与肿瘤类型、分期、暴露过的药物种类、剂量和给药方式相关。在各种肿瘤治疗导致的不良反应中，CIT 发生率约 25%，并可能导致药物减量、治疗延期、甚至终止。

总体而言，化疗药物虽然不特异性选择杀伤巨核细胞，但不同肿瘤、不同药物的使用对巨核细胞系及血小板的影响不尽相同。较实体肿瘤而言，CIT 更常见于血液系统恶性肿瘤（特别是急性髓细胞性白血病），发生率可高达 75%。

表 22-3-1 罗列了常用抗肿瘤药物所致 CIT 的发生率。除传统化疗药物外，一些新型分子靶向药物在联合化疗后也会造成 CIT，Tewaria 等使用贝伐珠单抗治疗妇科肿瘤，发现 1~2 级 CIT 的发生率高达 49%。此外，Bassam 等报道，随着化疗周期数的累加，也会升高 CIT 的发生率。

三、肿瘤相关 TCP 的发生机制

（一）血小板减少的病因

肿瘤相关 TCP 是单因素或多因素共同作用的结果。在判断病因时，除肿瘤本身直接影响及治疗相关不良反应外，还需全面考虑免疫性血小板减少、凝血功能障碍、感染、药物相关、输血后紫癜以及血栓性微血管病等可能导致血小板减少的其他临床因素（表 22-3-2）。

表 22-3-1　不同化疗方案所致血小板减少（TCP）发生率

药物	瘤种	血小板减少发生率		血小板输注率
		3 级	4 级	
替伊莫单抗	非霍奇金淋巴瘤（NHL）	87%	13%	30%
硼替佐米	骨髓瘤	28%	3%	
卡铂	各种癌症类型	23%		
顺铂	原发灶不明	4%	0%	
吉西他滨	胰腺癌	3.4%	1.7%	
吉西他滨	胰腺癌	3.7%		
吉西他滨	胰腺癌	12%	1%	
多西他赛	乳腺癌	1.9%		
替莫唑胺	胶质母细胞瘤	11%		
吉西他滨/顺铂	原发灶不明	37%	15%	
吉西他滨/顺铂	非小细胞肺癌（NSCLC）	21.2%		
吉西他滨/顺铂	胰腺癌	2.1%		
吉西他滨/顺铂	NSCLC	4.5%	4.5%	
吉西他滨/奥沙利铂	胰腺癌	10%	1%	
吉西他滨/卡铂	NSCLC	32%	24%	9%
培美曲塞/顺铂	NSCLC	4.1%	1.8%	
培美曲塞/卡铂	NSCLC	13%	11%	3%
R-CHOP 21	NHL	5%		
R-CHOP 14	NHL	9%		
ICE	NHL	35%	23%	
MAID	肉瘤	52%		
MAID	肉瘤	34%		
MAID-intensive	肉瘤	79%		
氟尿嘧啶/阿霉素/环磷酰胺	乳腺癌	—	10%	
FOLFOX	结直肠癌	3.4%		

表 22-3-2　肿瘤相关血小板减少的病因

分类	病因
肿瘤因素	实体肿瘤及血液系统肿瘤的骨髓浸润
	肿瘤导致的脾大、脾功能亢进（肿瘤浸润、门静脉或脾静脉血栓）
治疗相关	化学治疗
	放射治疗
	分子靶向治疗
	免疫检查点抑制剂
微血管病变	弥散性血管内凝血（DIC）
	血栓性血小板减少性紫癜（TTP）/溶血性尿毒症（HUS）
	血管炎
免疫功能异常	免疫相关性血小板减少（ITP）
	大核淋巴细胞增生（LGL）
	药物依赖性免疫相关性血小板减少（DITP）

乳腺癌和肺癌患者常出现骨髓转移，淋巴瘤等原发性血液恶性肿瘤也常出现骨髓转移。骨髓转移者多表现出全血细胞减少，尤其是 80% 以上的骨髓被肿瘤细胞浸润者更易出现包括血小板在内的血液成分数量减少。

感染可能会导致弥散性血管内凝血等消耗性凝血功能障碍，降低血小板数量。某些细菌和病毒等均可通过释放神经氨酸酶去除血小板表面的唾液酸，加快肝脏细胞表面 Ashwell-Morell 受体对血小板的吞噬效应，最终导致血小板存活率降低。巨细胞病毒也可能抑制骨髓产生血小板。应有效控制感染，方可能有效改善血小板减少的情况。

输血后紫癜（PTP）是输注红细胞和血小板后的一种较罕见临床现象。在缺少普通血小板抗原 PLA1 者中，PTP 发生率为 1%，PLA1 也被称为人类血小板抗原（HPA）-1a，PTP 更常出现于以前怀孕过敏的女性中。在 HPA-1a- 阳性血小板输入敏感性 HPA-1a- 阴性患者体内时，抗体破坏了输入的血小板，并可破坏自身的 HPA-1a- 阴性血小板。

（二）化疗药物引起 CIT 的机制

一项基于 614 例接受不同化疗方案肿瘤患者的回顾性分析结果显示，21.8% 的患者血小板计数小于 100×10^9/L，其中仅 6.2% 未伴随其他的血细胞减少。3.6% 患者出现 3 级血小板减少，3.3% 出现 4 级血小板减少。接受卡铂单药治疗者有 82% 出现血小板减少，接受以卡铂、吉西他滨和紫杉醇为主的整合化疗治疗者，分别有 58%、64%、59% 出现血小板减少症。

蒽环类化疗药物能嵌入造血干细胞 DNA 的相邻碱基对，使 DNA 链裂解，导致严重骨髓抑制。吉西他滨等抗代谢类药物主要杀伤处于 S 期的造血细胞，从而引起造血干细胞生成受阻。烷化剂如白消安、异环磷酰胺和铂类等能通过烷基化作用影响造血干细胞核 DNA，干扰 DNA 双螺旋结构，使其丧失复制能力。环磷酰胺可影响巨核细胞祖细胞，而不直接影响造血干细胞。硼替佐米对造血干细胞和成熟巨核细胞影响较小，但能通过抑制核因子 NF-κB（nuclear factor κB，NF-κB）影响成熟巨核细胞产生血小板的能力。丝裂霉素 C 和吉西他滨等药物可能诱导血管内皮损伤，导致血栓性微血管病，表现为肾功能衰竭和血小板减少。

某些分子靶向药物也会引起血小板降低，如贝伐珠单抗等能通过抑制血管内皮生长因子（vascular endothelial growth factor，VEGF）影响造血干细胞的发育，同时也可引起严重的急性免疫性相关血小板减少症；小分子多靶点激酶抑制剂同样能作用于血液前体细胞增殖及分化过程中的重要激酶，如血小板衍生生长因子（platelet derived growth factor，PDGF）造成血小板减少，一项回顾性研究发现经苏尼替尼治疗的晚期肾癌患者中，7.6%（117/1547）出现了 3/4 级血小板减少。

PD-1 单抗等免疫检查点抑制剂通过重新激活免疫系统杀伤肿瘤，但 T 细胞过度激活可能导致各种免疫相关不良反应，偶可观察到导致免疫性血小板减少症等血液系统不良反应。

（三）恶性肿瘤相关 DIC

恶性肿瘤相关慢性 DIC 引起的重度血小板减少并不常见。胃癌、胰腺癌等肿瘤可导致慢性 DIC，表现为 D- 二聚体水平升高及纤维蛋白原水平降低，而凝血酶原时间和部分活化的凝血酶原时间多为正常范围。急性白血病，特别是急性早幼粒细胞白血病常在疾病初期出现急性 DIC 并伴严重出血症状。

（四）TTP/HUS

近年肿瘤及化疗药物相关的微血管病变性溶血性贫血综合征的报道越来越多，包括血栓性血小板减少性紫癜（thrombotic thrombocytopenic purpura，TTP）及溶血性尿毒症（hemolytic uremic syndrome，HUS），其中报道最多的药物包括丝裂霉素 C、吉西他滨和奥沙利铂。

（五）免疫相关性 TCP

免疫相关性血小板破坏的发生率为 1%~5%。免疫相关性 TCP（immune thrombocytopenia，ITP）往往都伴有淋巴组织增生异常，最常见于慢性淋巴细胞性白血病和霍奇金淋巴瘤。肿瘤相关 ITP 在慢性淋巴细胞性白血病中的发生率为 1%~2%；而在霍奇金淋巴瘤中为 0.2%~1%。药物依赖的免疫相关性 TCP（drug-dependent immune thrombocytopenia，DITP）是在药物暴露的情况下出现，血液中可长期检测出一定浓度的药物抗体。相较于白细胞和红细胞，化疗药物更易导致血小板抗体的产生。

（六）药物的多因素作用

有些化疗药物引起血小板减少不仅限于单一

机制。如奥沙利铂用于结直肠癌患者中 CIT 的发生率为 70%，其中 3~4 级发生率为 3%~4%。可能的机制有三个：最主要的是骨髓抑制，发生率为 45%~77%，往往是无症状的 TCP，常伴贫血和粒缺；其次是因奥沙利铂引起肝窦损伤导致门静脉高压，引起脾亢导致血小板破坏增多；第三，可能与免疫相关性 TCP 有关。这些症状往往在输注奥沙利铂后立即发生且停用后可恢复。

免疫相关性 TCP 的明确诊断，需在血液中检测到奥沙利铂依赖的 IgG 抗体，但临床上往往可根据输注奥沙利铂数小时内出现急性 TCP，伴溶血和粒缺做出诊断，上述表现在停用奥沙利铂后可快速恢复。

四、肿瘤相关 TCP 的治疗

（一）血小板输注

血小板输注是解决血小板减少问题的直接方法，且只需 3~4d。当血小板计数 $\leqslant 20 \times 10^9/L$ 时，应考虑输注血小板。在进行脑部手术前，要求血小板计数 $\geqslant 100 \times 10^9/L$；在进行其他有创操作或手术时，要求血小板计数在（50~100）$\times 10^9/L$。由于输血存在如过敏、感染及血小板抗体产生等风险，应严格把握输血指征。

（二）rhIL-11

rhIL-11 通过以下机制来升高血小板：①缩短造血细胞的 G_0 期，加速细胞分化成熟；②支持巨核细胞集落形成，提高外周血小板数量；③促进红系造血；④促进粒细胞和单核细胞向巨噬细胞的定向分化；⑤抑制脂蛋白脂肪酶活性和骨髓脂肪形成。放疗后使用 rhIL-11 能促进骨髓巨核细胞的成熟并生成血小板，从而减缓放疗对骨髓造血的损伤。在化疗后给予 rhIL-11 治疗，对提高巨核细胞以及血小板水平、减轻出血等方面有重要作用，但同时也存在一些副作用如水肿、乏力等。苗文春等还发现临床应用 rhIL-11 可导致心脏毒性反应，并认为可能与 rhIL-11 使用后所引起的水钠潴留有关。这提示在使用 rhIL-11 时应注意监测其心脏毒性并预防性使用心肌保护剂。

（三）血小板生成素受体激动剂（thrombopoietin receptor agonist, TPO-RA）

巨核细胞来源于骨髓造血干细胞，促血小板生成素（thrombopoietin, TPO）是血小板生成的关键调控因子。在缺乏促血小板生成素或其受体的动物或者人类体内，血小板计数是正常值的10%~15%。基因敲除动物模型体内的巨核细胞、红系细胞和髓前体细胞都有所减少，但白细胞和红细胞数量正常。

TPO与TPO受体（c-Mpl受体）结合导致c-Mpl形成同源二聚体，激活酪氨酸激酶（JAK2），激活的JAK2使c-Mpl胞内区酪氨酸残基磷酸化，结合具有SH2结构域的信号分子，促进信号分子酪氨酸残基磷酸化，启动酪氨酸蛋白激酶/信号转导子和转录活化子（JAK/STAT）、磷脂酰肌醇-3-激酶/丝苏氨酸蛋白激酶（PI3K/AKT）、丝裂原活化蛋白激酶（Ras/MAPK）等一系列信号通路发挥作用。

多项实验研究发现，JAK2激活与巨核细胞增殖密切相关。STATs信号通路中SATA-5主要促进巨核祖细胞的增殖成熟，而SATA-3在巨核细胞的后期分化阶段发挥更大作用。STAT-3是巨核细胞持续生成和维持血小板功能必不可缺的因子。P13K信号通路能够维持巨核细胞存活和促进细胞增殖。Ras/MAPK信号通路中的MAPK能促进巨核细胞核内有丝分裂，与巨核细胞的生长、分化、凋亡密切相关。上述这些信号通路通过相互作用，促进血小板产生，升高血小板水平。

rhTPO是通过基因工程获得的与TPO基因同源的第一代TPO-RA。rhTPO可同时刺激JAK/STAT、PI3K/AKT、Ras/MAPK等通路，强效升高患者血小板水平。一项荟萃分析比较了rh-TPO和rhIL-11两者临床应用的疗效和安全性，结果显示rh-TPO能显著改善血小板水平，缩短患者血小板恢复正常水平的时间，并且不良反应更少。

在rhTPO给药过程中，首剂加倍能更好地升高血小板。研究证明rhTPO能快速提升血小板水平，且呈剂量依赖性，所以将rhTPO维持在一个稳定而有效的血药浓度（稳态血药浓度）对提升血小板水平非常重要。达到稳态血药浓度的时间与剂量、给药间隔及给药途径无关，但可通过首次给予负荷剂量来缩短。药代动力学研究提示rhTPO半衰期是40h，安全性研究显示单次75~600U/kg和300U/kg连续皮下注射7~14d是安全的。rhTPO使用指南推荐：恶性实体肿瘤患者常规rhTPO使用剂量为300U/（kg·d），连续使用14d。

研究发现，健康个体长期使用rhTPO后会产生针对正常TPO的中和抗体，从而造成难治性TCP，因此近年研究的重点转向开发与人内源性TPO结构高度一致、不产生中和性抗体、安全性高的第二代TPO-RA药物。代表性药物为罗米司汀（romiplostim）和艾曲波帕（eltrombopag），目前在临床应用中显示良好的使用前景。

艾曲波帕（eltrombopag）为人工合成的小分子非肽类受体激动剂，其与TPO受体（c-Mpl）跨膜区结合后，能引起胞内JAK2和Tyk2的活化，进而引起STAT5、MAPK、PI3K激酶磷酸化，诱导巨核细胞的增殖和分化，刺激血小板生成。一项随机双盲安慰剂对照研究发现，接受吉西他滨（14例）单药和吉西他滨联合顺铂或者卡铂（12例）化疗的两组患者，观察了单药组使用艾曲波帕后血小板最低值（艾曲波帕组143×10^9/L vs 安慰剂组103×10^9/L）和联合用药组使用艾曲波帕后患者血小板最低值（艾曲波帕组115×10^9/L vs 安慰剂组53×10^9/L）。艾曲波帕组和安慰剂组出现化疗剂量降低或化疗延迟的发生率分别为14%和50%。艾曲波帕组未观察到深静脉血栓事件，患者对艾曲波帕有良好的耐受性，主要不良反应有头痛、鼻咽炎、恶心、呕吐、腹泻、关节痛、疲劳、转氨酶升高等。

罗米司汀（Romiplostim）与TPO竞争结合TPO受体。该药物采用Fc融合蛋白技术制成，为Fc肽类融合蛋白。分子包含2个相同的单链亚单元，每个单链包含IgG Fc恒定区域和TPO模拟肽。Fc段能有效地延长药物半衰期，而TPO模拟肽具有血小板生成素活性，能和巨核细胞表面的TPO受体结合，触发JAK/STAT信号通路，增加巨核细胞增殖与成熟，增加血小板，且与TPO没有序列同源性。一项回顾性分析显示，在血小板

计数 <100×10⁹/L、化疗延迟超过 4 周或化疗剂量降低或改变 >2 个周期的癌症患者中，给予罗米司亭治疗（每周 2μg/kg）后，所有患者的血小板计数都有提高，20 例中有 19 例血小板计数恢复至 ≥ 100×10⁹/L，15 例重新开始接受化疗，其中 3 人出现深静脉血栓。

五、血小板生长因子的研究现状

理论而言，血小板生成素受体激动剂在化疗治疗中起的疗效同重组人血小板生成素类似，但仍有较多瓶颈，包括以下几点。

· 多数标准化疗方法不会引起严重的血小板减少症，当出现血小板减少症时，通常也是短暂的。

· 血小板输注可有效缓解血小板减少。

· 临床研究设计的伦理问题与科学性。尽管在化疗过程中同期应用促血小板生成药物不会有严重不良反应，但用药剂量和给药时机尚无明确的研究来支持。

六、小　结

治疗肿瘤相关血小板减少仍然是一个艰难的临床挑战。如无其他可资改进的因素，目前唯一标准的治疗方法仍是血小板输注和改变抗肿瘤治疗剂量。未来的研究目标应该是通过保护骨髓或研发发现更为有效的促血小板生成药物。

（上官诚芳　张　俊）

第 4 节　白细胞减少症或粒细胞减少症

一、概　述

白细胞减少症（leukopenia）即血液中白细胞计数的下降，可由许多疾病的病理因素及治疗方法导致，例如恶性肿瘤骨转移、某些类型的肿瘤和放化疗、靶向治疗等抗肿瘤治疗等。根据数量减少的白细胞种类，具体可分为中性粒细胞减少症（neutropenia）、淋巴细胞减少症（lymphopenia）、单核细胞减少症（monocytopenia）等，其中以中性粒细胞减少症在临床最为常见。

严重的中性粒细胞下降一方面会增加侵袭性感染的发生风险。中性粒细胞减少患者的感染通常进展迅速，由于在这种情况下患者不能产生强有力的炎症反应，可能仅表现为发热等非特异性表现，但严重者可导致脓毒综合征、感染性休克、甚至死亡等严重并发症，导致住院时间延长、广谱抗生素的应用和治疗费用的增加。另一方面，严重的中性粒细胞减少合并发热、感染常常会导致化学药物的减量或化疗延迟，最终影响抗肿瘤治疗效果。因此正确评估化疗导致的中性粒细胞减少发生风险，早期识别粒细胞减少性发热和感染发生风险，对减少肿瘤治疗并发症的发生、提高抗肿瘤治疗整体疗效、降低死亡风险具有极其重要的意义。

二、病因与发病机制

（一）病　因

1. 中性粒细胞生成减少

中性粒细胞生成减少常见于：①骨髓损伤，包括电离辐射、化学药物及抗肿瘤药物。常见化学药物包括：苯妥英钠、卡马西平、吲哚美辛、氯霉素、青霉素类药、磺胺类、头孢菌素、卡托普利、甲基多巴、西咪替丁、别嘌醇、秋水仙碱、乙醇、免疫抑制剂及治疗甲亢、糖尿病、恶性肿瘤药物等。②造血原料缺乏或者无效造血，见于巨幼细胞性贫血和骨髓增生异常综合征。③病毒或细菌感染，见于流感病毒、肝炎病毒、HIV、伤寒、结核等。
④生成受抑制或衰竭，见于再生障碍性贫血、白血病或者实体恶性肿瘤骨髓转移。

2. 中性粒细胞破坏或消耗增加

中性粒细胞破坏或消耗增加见于：①免疫相关性，可见系统性红斑狼疮或淋巴增殖性疾病。②非免疫性，可见脾功能亢进、充血性脾肿大、Felty综合征（类风湿关节炎伴脾大）。

3. 中性粒细胞分布异常

中性粒细胞有骨髓释放进入外周血后，一部分在血液循环中（循环池），一部分附于小血管壁上（边缘池）。若边缘池的粒细胞增多，相对循环池中就减少，但粒细胞总数并没有减少，称为假性粒细胞减少症，可见过敏性休克、严重感染、情绪变动、运动、体温变化等。

（二）发病机制

骨髓是人体主要的造血器官，包含造血细胞与造血微环境两部分。造血细胞包括造血干细胞（hematopoietic stem cells，HSC）、祖细胞以及各系前体细胞等。HSC是骨髓内自卵黄囊间叶全能细胞分化而来的最原始造血细胞，其有高度自我更新及自我复制的能力，并可进一步分化成各系造血祖细胞（hematopoietic progenitor cells，HPC）。HSC是成人各类血细胞起源之处，各种造血细胞发育与成熟的过程即是造血过程。原始粒细胞是目前最早可识别的中性粒细胞，随后其进一步逐渐发育成早幼粒、中幼粒和晚幼粒细胞，最终分化为成熟中性粒细胞，并释放至外周血液中。从原始粒细胞发育分化至成熟中性粒细胞约需7~14d。一般情况下，未受损骨髓每天可以产生6×10^8 至 4×10^9 个成熟中性粒细胞。骨髓中成熟中性粒细胞的储备量约有 2.5×10^{12} 个，为外周血成熟中性粒细胞总数目的12~20倍。当中性粒细胞释放至循环血后其半衰期为8~12h。生理情况下HSCs能保护造血系统，免于不同原因所致的耗竭，与HPC相比HSC对各类细胞毒药物有着更强的抵御能力。而HPC自我更新能力有限，一般情况下其分化和增生速度可满足正常的造血以及各种造血危机（如失血、溶血或感染）时对血细胞再生的需求。化疗引起的骨髓抑制可分为急性骨髓抑制与潜在骨髓损伤两类。化疗致HPC发生耗竭时，即出现急性骨髓抑制，此时HSC启动自我更新并增殖分化成HPC从而维持造血系统稳态。然而，当化学药物引起HSC自我更新能力障碍时，将会继发潜在骨髓损伤。现有的多数化学药物如烷化剂类、蒽环类、嘧啶类似物、亚硝脲类、丝裂霉素C、氨甲蝶呤等对骨髓细胞具有骨髓毒性作用，常引发HPC耗竭而致急性骨髓抑制。

中性粒细胞最低值与使用药物种类和剂量相关。高剂量或密集方案化疗时，若得不到多能干细胞快速补给，外周血中性粒细胞的绝对值将呈现低于正常范围的长时间低谷。一般情况当使用细胞周期特异性的药物（如氟尿嘧啶、紫杉醇、吉西他滨等）后7~14d，外周中性粒细胞数目会出现低谷，14~21d时中性粒细胞逐渐恢复。而在使用细胞周期非特异性药物时，中性粒细胞减少通常在（如环磷酰胺、阿霉素等）10~14d出现，21~24d中性粒细胞逐渐恢复至正常值以上。

三、临床表现

（1）中性粒细胞减少的临床表现常随其减少程度和发病原因而异。除原发病和感染的表现外，中性粒细胞减少本身的症状往往不具有特异性，可见头晕、乏力、食欲缺乏等。

（2）中性粒细胞是机体抵抗感染的重要因素，故感染是中性粒细胞减少最大的危险和最常见的临床表现。感染的危险与中性粒细胞减少的程度和持续的时间呈正相关。一般轻度减少者发生感染的机会较少，尤其是慢性减少患者，严重和持续的中性粒细胞减少则出现严重感染的机会明显增加，常见的感染部位是口腔、咽部、皮肤、肺、肠道以及泌尿生殖系。造成感染的病原菌常常是正常情况下存在于这些部位的寄生病原体。反复感染并长期和反复抗菌治疗的患者，则通常是医源性或机会性致病菌引起。以细菌感染最常见，单纯中性粒细胞减少患者对原虫、病毒和真菌的易感性并不增加，除非同时合并其他免疫学异常，或长期抗感染治疗易并发，尤其是真菌感染。

（3）当中性粒细胞严重减少时，进入感染部位的粒细胞亦很少，其介导的炎症反应则不明显，出现感染时症状和体征除发热外常常较轻甚至缺如。如肺部感染时，最初可能无呼吸道症状或仅咯非脓性痰，而 X 线检查无炎症浸润阴影或不明显。那些发生在正常人易被局限化的感染，在中性粒细胞减少的患者中可很快播散，甚至发展为败血症。而发生败血症时，血培养的阳性率也相对较低。

（4）粒细胞减少及缺乏的并发症。①口腔感染，是白细胞减少症最常见的并发症，早期可见扁桃体红肿，咽部黏膜溃疡，继而可有坏死水肿，黏膜潮红及颈淋巴结肿大等；②急性肛周脓肿，可迅速形成溃疡、坏死及假膜；③全身各系统感染，败血症是本病的主要威胁，致死率高达 30%~40%。

四、诊断与鉴别诊断

（一）诊 断

化疗导致的中性粒细胞减少是指使用骨髓抑制性化疗药物后引发外周血中性粒细胞绝对值（absolute neutrophil count，ANC）的降低，即基于实验室的血常规结果提示 ANC< 2.0×10^9/L。化疗导致中性粒细胞减少的谷值通常出现在化疗后 7~14d。根据 NCI-CTCAE 5.0 标准将中性粒细胞减少分为 4 级。1 级：1.5×10^9/L ≤ ANC<2.0×10^9/L；2 级：1.0×10^9/L ≤ ANC<1.5×10^9/L；3 级：0.5×10^9/L ≤ ANC<1.0×10^9/L；4 级：ANC<0.5×10^9/L。

为了避免检测方法所致的误差，对检测结果存疑时可多次复查血常规确认。

（二）鉴别诊断

主要是病因之间的鉴别诊断。

（1）首先要除外感染继发性中性粒细胞减少，积极寻找病原体，如常见的病毒感染，在充分抗感染的基础上观察中性粒细胞是否有所恢复，如恢复，则为继发性中性粒细胞减少。

（2）如抗感染后中性粒细胞不能恢复，且病程迁延反复，则要考虑是否有中性粒细胞抗体存在，或被扣留于网状内皮系统或循环中，可以加用糖皮质激素刺激释放。

（3）如仍无效，则需考虑是否有先天性中性粒细胞缺乏等骨髓衰竭类疾病，可行骨穿检查明确。

（4）如诊断仍不明确，可随诊患者疾病情况及中性粒细胞数量，注意有无周期性中性粒细胞减少。

（5）粒细胞缺乏症恢复期和急性白血病鉴别粒细胞缺乏症恢复期患者，主要是骨髓象（有时也累及血象）可出现较多粒系早期细胞，包括原始及早幼粒细胞，有时可超过 30%，酷似急性髓细胞性白血病。鉴别点：①前者有粒细胞缺乏症的病史，以及原发病或用药史；②无淋巴结、肝、脾大等白血病浸润的体征；③通常无贫血和（或）血小板减少；④短期动态观察，骨髓及外周血早期粒细胞逐渐减少及消失。

（刘 波）

第 5 节　恶病质

一、概　述

恶病质（cachexia）是以持续性骨骼肌消耗为特征，伴或不伴有脂肪组织丢失，常规营养治疗不能完全缓解，最终可导致进展性功能损伤的多因子综合征。

恶病质的发生被认为是肿瘤患者临床预后不良因素之一，可降低患者对化疗的耐受性，增加化疗不良反应发生风险。恶病质临床发生率高，临床上超过 50% 的肿瘤患者都会经历不同程度的恶病质，20% 的恶性肿瘤患者死于恶病质。最容易引起恶病质的肿瘤包括胃癌（85%）、胰腺癌（83%）、非小细胞肺癌（61%）、前列腺癌（57%）和肠癌（54%）。

二、恶病质的发病机制

恶病质的重要临床特点包括骨骼肌的持续丢失、常规营养支持不能完全缓解、功能损伤，其中骨骼肌的持续丢失是恶病质的核心表现，肌肉蛋白分解增强是恶病质发生的重要病理生理基础。恶病质的发病机制目前尚不明确，目前研究表明神经内分泌调节和炎症反应在肿瘤恶病质的发生发挥重要作用。

（一）神经内分泌调节

恶病质患者常出现厌食、早饱、食欲减退等表现，其中厌食在大脑中是一个严密调控的过程。下丘脑是控制能量动态平衡的关键部位，由能够分泌抑制食欲蛋白 [如可卡因和安非他明调节的转录肽（CART）、前阿片黑素皮质素（POMC）]、促进食欲蛋白 [如刺鼠相关蛋白（AgRP）] 和神经肽 Y 等物质的神经元组成。这些神经肽主要在弓状核（ARC）和室旁核（PVN）产生，但下丘脑腹内侧核（VMH）也可产生。在这个中枢神经系统区域，成百上千的信号汇聚在一起，包括激素、营养素和细胞因子，以整合复杂的能量消耗和食物摄取，维持机体的生理平衡。

食欲控制中枢恰恰位于下丘脑弓状核，此处前驱神经肽 Y/ 刺鼠相关肽神经元以及厌食性前阿片黑素皮质素 / 可卡因和苯丙胺调节的转录肽神经元各自接受各种外周介质刺激，调节一天中的食物摄入量。例如，在进餐前和进餐期间，位于胃底的细胞分泌的血清食欲刺激素水平的增加，会导致神经肽 Y 神经元的激活和前阿片黑素皮质素原神经元的抑制，最终增加食欲和胃运动。

一系列研究表明，黑素皮质素系统在肿瘤恶病质的下丘脑功能障碍中发挥关键作用。该系统主要由分泌 α 促黑素的 POMC 神经元组成，通过与黑素皮质素受体 4 相互作用，发挥抑制食欲的作用。动物实验显示将黑素皮质素受体 4 拮抗剂直接注射到下丘脑可以改善肿瘤相关和慢性肾脏疾病相关的恶病质，并减弱磷酸鞘氨醇 1 所产生的厌食作用。除了黑素皮质素系统，其他神经元回路在肿瘤恶病质中也存在功能失调，其中下丘脑 5- 羟色胺能系统和多巴胺能系统研究较多。与 5- 羟色胺系统的厌食效应相一致的是，5HT1B 受体在荷瘤大鼠视上核和下丘脑室旁核上调，特异性地阻断 5- 羟色胺系统可改善厌食大鼠的食欲。另一方面，与肿瘤恶病质中多巴胺能系统的双重作用一致，VMH 特异性的多巴胺 1 受体拮抗剂导致食欲下降，相反，多巴胺 2 受体拮抗剂的应用增加了荷瘤动物的摄食量。

下丘脑除调控进食，还可调控肿瘤恶病质患者的能量消耗，这种影响主要由 BAT 介导，由下丘脑进行协调。下丘脑可感应机体肿瘤坏死因子、酪氨酸释放激素和促肾上腺皮质激素释放激素的水平增加，通过 B3 肾上腺素能神经元回路促进产热。此外，人们发现恶病质与白色脂肪细胞转化为褐色脂肪细胞有关，这个过程被称为“褐变”。几项肥胖相关的临床研究已确认下丘脑是褐变的重要调节部位。下丘脑－垂体－肾上腺轴是连接中枢神经系统和肌肉分解代谢程序的重要轴。不同的神经元回路参与肌肉分解代谢程序的中枢神经系统调节，而下丘脑对肿瘤恶病质的主要症状的诱导和维持至关重要。

（二）炎症反应

肿瘤恶病质的特征是肌肉蛋白分解和脂肪分解上调，这一特征表现通常归因于细胞因子（如IL-6、IL-1和TNF-α）介导的炎症反应增加。这些炎性细胞因子通过核因子NF-κB激活泛素－蛋白酶体途径，导致肌细胞蛋白质降解途径的激活。同时，肿瘤恶病质蛋白质合成受到人类肌源性分化蛋白MyoD的下调。此外，细胞因子水平的增加会导致机体的高代谢状态，伴随三磷酸腺苷的丢失，进一步将平衡转向分解代谢。

在肿瘤进展过程中，促炎细胞因子活性增加，全身炎症是肿瘤恶病质的标志，如C反应蛋白和纤维蛋白原等急性态反应蛋白的产生。C反应蛋白被认为是与肌肉萎缩有关的促炎细胞因子活性的监测指标。急性态反应蛋白与恶病质患者的炎症、体重减轻以及恶病质患者的生活质量下降和生存期缩短有关。这些情况增加了肌肉的分解代谢，并将氨基酸从肌肉合成代谢转移到急性态蛋白质合成代谢所需的氨基酸。

三、恶病质的诊断

（一）恶病质的诊断

恶病质的早期发现、早期干预可改善患者的预后，因此恶病质的诊断至关重要。2011年，欧洲姑息治疗研究协作组（European Palliative Care Research Collaborative，EPCRC）颁布了肿瘤患者恶病质诊断指南，提出现行的诊断标准。

（1）无节食条件下，6个月内体重下降>5%。

（2）BMI<20kg/m²（我国BMI<18.5kg/m²），同时伴有体重下降>2%。

（3）四肢骨骼肌量指数符合肌肉减少症标准（男性BMI<7.26kg/m²，女性BMI<5.45kg/m²）及同时伴有体重下降>2%。

这个诊断标准以患者的体重变化、骨骼肌变化为主要参考指标，增加了此标准的适用范围，利于患者、家属及医生早期发现恶病质，早期干预，从而改善患者的预后。

（二）恶病质的分期

恶病质可在早期发现，并且可干预，而晚期恶病质，抗肿瘤治疗及营养支持均难以显效。恶病质是一个连续的过程，欧洲肿瘤恶病质临床指南中将这一连续性事件分为3期：恶病质前期、恶病质期和恶病质难治期，目的是提示临床中根据上述症状早期发现，早期干预。

1. 恶病质前期

表现为厌食和代谢改变，如果有体重丢失，不应超过5%。进展风险取决于肿瘤类型和分期、系统性炎症的存在、低摄入量、对抗肿瘤治疗无反应。

2. 恶病质期

6个月内体重丢失大于5%（排除单纯饥饿）；BMI<18.5kg/m²，同时体重丢失大于2%；四肢骨骼肌指数符合肌肉减少症诊断标准（男性BMI<7.26kg/m²；女性BMI<5.45kg/m²），同时体重丢失大于2%；常伴有摄食减少或全身炎症。

3. 恶病质难治期

肿瘤持续进展，对治疗无反应，机体分解代谢活跃，无法纠正的体重持续丢失。进入难治期的患者往往体力状态差、预期生存期短，常规营养治疗无效，治疗上以处理并发症和控制症状为主。

（三）恶病质的评估

恶病质确诊后需要对以下内容进行仔细评估：①体重丢失。评估内容包括肌肉量和力量评估。对于同样的BMI和体重丢失程度，存在肌肉减少的患者预后更差。对于此类患者，早发现、早干预可延缓恶病质进程。②摄入量。监测患者摄入量能够预测能量及营养素的摄入情况，判断营养状况、恶病质发展及严重程度，同时也可作为恶病质治疗的疗效指标进行评估，因此摄入量的调查是恶病质筛查的关键内容之一。③炎症状态。全身炎症反应是恶病质的重要标志。营养干预如有效，则可能改变患者的炎症状态、厌食等症状，提高其生存质量。

患者整体主观评分（patient-generated subjective global assessment，PG-SGA）被推荐用于肿瘤恶病质患者的营养评估。评估内容包括临床病史（如体重变化、进食变化、超过两周的胃肠道症状、活动能力变化等），体格检查（皮下脂肪减少、肌肉萎缩、关节水肿、腹水等），实验室检查（包括转铁蛋白、白蛋白、前白蛋白和维生素结合蛋白）。定量的机体成分检查（生物电阻抗分析和双能 X 线吸收扫描）有助于进一步评估患者的营养状态和瘦体重。基于 PG-SGA 评估，发现恶病质患者的营养风险，制订营养治疗方案及计划，早期临床干预可改善预后。

除营养评估外，临床工作中不应忽视对肿瘤恶病质患者精神、心理状态的评估。食欲减退、厌食和体重进行性下降可导致患者和家庭成员出现焦虑和抑郁，及时重视，并进行良好有效的沟通，掌握患者心理状态，有利于临床治疗的开展和实施。

四、恶病质的治疗

（一）治疗目标和原则

恶病质治疗的终极目标是逆转体重丢失和肌肉丢失，进而改善机体功能，提高生活质量。临床具体实施应参考恶病质评估分期制定具体治疗目标，如针对恶病质前期或恶病质期高危人群，治疗目标是早期识别、积极预防和及时干预，逆转恶病质可能带来严重不良后果；而对于难治性恶病质期的患者，治疗目标则是稳定恶病质，减轻恶病质相关症状，防止或延缓其进一步发展，提高整体生活质量。

恶病质是一种多因素综合征，发病机制十分复杂，涉及肿瘤、营养、代谢、炎症、精神心理等多方面。到目前为止，没有任何一种药物或方式能单独有效治疗恶病质，多学科、多模式的整合治疗是肿瘤恶病质患者获得有效治疗的主要途径。

（二）治疗方法

除抗肿瘤治疗外，肿瘤恶病质的治疗包括针对恶病质发生机制和临床症状的非药物治疗和药物治疗两大部分。

1. 非药物治疗

1）营养支持

（1）营养咨询。对于晚期肿瘤患者，增加热量和蛋白质的摄入极为重要，但很多患者实际营养摄入量甚至达不到非患者群的水平。这种情况尤其在老年患者中很常见，据统计，超过 90% 的化疗患者的体重会出现不同程度的减轻。饮食指导包括增加高能量食物的摄入、增加饮食频率和应用口服营养液。研究表明，通过营养咨询和饮食指导从而增加能量和蛋白质的摄入已证明是有效的，能改善肿瘤患者的营养状况。因此，肿瘤营养治疗指南推荐：对于大多数晚期肿瘤患者，需要调整饮食模式以适应营养需求，有效控制症状及不良反应。密切的营养随访、营养咨询和对患者的营养教育是预防肿瘤恶病质的重要措施。

（2）肠内营养。肠内营养（EN）是临床营养支持的重要手段之一，指从消化道给予特殊医学用途配方食品。在肠道功能允许的情况下，营养补充首选肠内营养。根据供给途径分为口服营养及管饲营养。口服营养补充（ONS）是指"除了正常食物以外，经口摄入特殊医学用途（配方）食品以补充日常饮食的不足"。一般当膳食提供的能量、蛋白质等营养素在目标需求量的 50%~75% 时，或强化营养咨询改善经口进食但仍无法满足机体的营养需求时，建议应用 ONS 来加强营养补充。多项临床研究结果显示，ONS 能改善肿瘤患者的营养状态，提高肿瘤患者对放化疗等的耐受性，甚至延长肿瘤患者的生存时间并改善生活质量（quality of life，QoL）。管饲 EN 指对于上消化道通过障碍者，经鼻胃管（nasogastric tube，NGT）、鼻肠管、经皮内镜下胃造瘘（percutaneous endoscopic gastrostomy，PEG）、经皮内镜下空肠造瘘（percutaneous endoscopic gastrostomy，PEJ）等注入营养制剂的营养支持方法。欧洲癌症恶病质临床治疗指南指出，对于预计患者禁食 >7d，或预计经口摄食无法达到足够摄入量（至少达 60% 的估计能量消耗）>10d 者，应给予管饲 EN。同时指南也指出，对难治性恶病质患者提供促进食欲的药物和 EN 支持时并不会增加其进食相关的痛苦。我国肿瘤营养治疗指南推荐：对于肿瘤恶病质患者不能摄入足够食物满足营养需求时，建议补充营养剂，以 ONS 为首选，部分可选择 EN。对于难治性恶病质阶段，在不增加进食相关不适的情况下，可给予 EN。

（3）肠外营养。对于营养不良的肿瘤患者，如果无法实施 EN，建议给予全胃肠外营养（TPN）或补充性肠外营养（SPN）。欧洲临床营养与代谢学会（ESPEN）指南推荐 PN 用于肠衰竭的患者和预计生存期超过 2 个月、且营养不良可导致生存期缩短的肿瘤患者。美国肿瘤学会指出对于患者知情选择 PN，要注重个体化及充分认识可能发生的并发症风险。美国临床营养和代谢学会（ASPEN）提示 PN 的应用要有选择性及警示性。

（4）能量、营养物质的应用。ESPEN 肿瘤患者营养指南提出，肿瘤患者的能量需求为 25~30kcal/（kg·d），对于卧床患者按照 20~25kcal/（kg·d）来估算总能量需求。肿瘤患者的蛋白质目标需要量为 1.0~2.0g/（kg·d）。一项针危重病患者的研究显示，蛋白质及能量双达标可以减少 50% 的死亡率，而单纯能量达标不能减少死亡率。这个研究充分说明了蛋白质及能量双达标的重要性，对恶病质患者同样有借鉴作用。

2）社会及心理支持 社会心理支持作为恶病质整合治疗的一部分，可以有效缓解患者和其家庭的压力和痛苦，强化个人生存的信心，减少与社会的隔离并最终帮助患者保持身体状态并坚持治疗。具体措施包括鼓励尊重、正能量的故事、良好的饮食习惯和自我支持管理等。这种支持措施很重要但常被忽视。日本一项多中心的研究发现饮食困难引发的痛苦情绪在家庭成员中很常见（约 50%），也需要相应的专业指导，而 1/10 的患者却不愿就这种情况去请教相关的专业人员。因此，肿瘤科医生要注意促进患者及家庭的沟通和联系，为其家庭提供教育和心理支持。

3）锻炼 锻炼可以改善恶病质患者的肌肉质量、肌肉强度、身体功能，改善疲劳感并提高生活质量评分。适当的运动可以调节肌肉组织的代谢、胰岛素敏感性、减缓肿瘤组织的生长并降低相应的炎症反应。尽管医生有充足的理由推荐患者进行阻抗训练和有氧运动，但是对恶病质患

者是否安全和有效尚有待研究。

2. 药物治疗

恶病质的药物治疗主要指多种药物的整合治疗，因为恶病质会导致患者出现包含肌肉退化、脂肪减少、运动功能减退等多个方面的表现。单一药物很难同时纠正饮食障碍、机体异常消耗和代谢功能障碍所导致的蛋白和能量失衡。即使是在临床工作中应用单种药物进行干预，一般也必须联合营养摄入指导、功能锻炼和症状管理等方面的内容。

1）食欲刺激类药物

（1）孕激素类药物。此类药物广泛用于肿瘤恶病质治疗，其中甲羟孕酮（medroxyprogesterone）和甲地孕酮（megestrol acetate，MA）是临床常规推荐药物。孕激素类药物通过抑制各类炎性因子的结合或分泌，促进神经肽 Y 的分泌，从而增强食欲。一项纳入了 23 项研究甲地孕酮和 6 项研究甲羟孕酮的随机对照临床试验的荟萃分析，观察了孕激素类药物在促进肿瘤患者食欲、改善厌食、增加体重方面的疗效。研究中甲地孕酮的剂量应用范围为 160~1600mg/d，甲羟孕酮的剂量应用范围为 300~1200mg/d。结果显示，甲地孕酮和甲羟孕酮都有助于改善食欲和增加体重，并且临床应用安全，不影响生活质量。另一项荟萃分析研究者纳入了 15 项临床试验，得出相似结论，并认为大剂量的孕激素药物疗效更好。法国指南推荐甲地孕酮的起始剂量为 160mg/d，若疗效不佳，可逐渐增加剂量，最高剂量不超过 480mg/d，继续增高剂量并不能提高疗效。关于孕激素药物的最佳剂量，尚需进一步研究探索。

（2）食欲刺激素（ghrelin）。主要由人胃底部的 P/D1 细胞和胰腺的 ε 细胞产生，属于内源性脑肠肽，主要作用为摄食调节、促进胃肠蠕动及消化液分泌。食欲刺激素被认为通过生长激素依赖和生长激素非依赖机制调节能量代谢。对于恶病质患者，食欲刺激素通过抑制机体炎症因子，同时促进脑垂体生长激素的大量分泌，进一步刺激食欲，达到治疗恶病质的目的。一项研究表明，反复服用食欲刺激素可改善慢性心力衰竭患者的心脏结构和功能，并减缓心源性恶病质的发展。对于肿瘤恶病质患者，使用口服食欲刺激素模拟

物进行的一项 Ⅱ 期随机、安慰剂对照、双盲研究，结果显示肿瘤恶病质患者的瘦体重、总体重和握力均有改善。

2）抗炎类药物

（1）非甾体抗炎药。一系列临床试验的结果显示，非甾体抗炎药在单独和联合其他药物应用时可以改善患者的恶病质状态，例如塞来昔布、布洛芬和依托洛酸等。一些回顾性研究也显示类似结果：非甾体抗炎药可以改善患者的低体重状态。但这些研究都存在一些缺陷：样本量较小，方法学有缺陷，缺少有效对照组等。

McMillan 等人的前瞻性随机研究结果显示布洛芬（1200mg/d）联合甲地孕酮（megestrol acetae，MA）可明显改善胃肠道肿瘤试验组的生活质量评分并增加 2.3kg 的体重，单用 MA 组患者的体重反而降低了 2.8kg。此外，联用布洛芬的治疗方案并没有增加患者大出血的风险。一项 Ⅲ 期临床研究纳入了 104 例晚期妇科肿瘤患者，与单用 MA 组相比，联合 MA、左旋肉碱、塞来昔布和抗氧化剂的试验组患者的体重状态和生活质量评分明显改善，且体内 IL-6、TNF-α、CRP 和 ROS 等炎症和氧化应激因子的表达降低。

瑞典的一个研究中心比较了标准治疗方案与联合低剂量胰岛素方案治疗 138 例晚期胃肠道肿瘤患者在改善恶病质状态方面的作用。该治疗中心的标准治疗方案包括将抗炎镇痛药物用于 C 反应蛋白增高的患者，促红细胞生成素用于贫血患者，对食物摄入困难患者给予肠外和肠内营养等内容。结果显示，低剂量胰岛素治疗组可以显著改善患者的生存状态（中位 181d vs 128d）、碳水化合物的摄入量和增加患者体脂比例。

（2）Omega-3 多不饱和脂肪酸。一系列研究结果显示 Omega-3 制剂或鱼油可能不会改善肿瘤所导致的恶病质状态。此外，一项大型随机对照试验（randomized controlled trial，RCT）比较了 Omega-3 组、MA 组和联合治疗组对恶病质状态的改善情况，在 400 余例病例研究中并未发现单用或联合 Omega-3 制剂会对患者的体重、食欲有任何改善。另外一项纳入了 332 例患者的 RCT 研究获得了相似结果。尽管如此，之前的一些研究曾报道了 Omega-3 可以改善晚期癌症患者的肌肉含量、体重和人血白蛋白水平，临床上还有很多医生会为患者选择富含 Omega-3 的口服营养制剂。

（3）沙利度胺。沙利度胺（a-N- 邻苯二甲酰亚胺戊二酰胺）具有复杂的免疫调节和抗炎特性。它已被证明可以下调单核细胞产生肿瘤坏死因子 α 和其他促炎细胞因子，抑制转录因子核因子 NF-κB，下调环氧合酶 2，并抑制血管生成。在肿瘤恶病质患者中进行的一项随机对照研究显示，该药物耐受性良好，在减轻晚期胰腺癌患者的体重下降和瘦体重方面有效。美国 FDA 1995 年批准沙利度胺治疗 AIDS 相关厌食症，随后被批准用于肿瘤恶病质患者的治疗。

3）代谢调节类药物 选择性雄激素受体调节剂（selective androgen receptor modulators，SARM）通过作用于肌肉组织和骨骼，激活释放后能够对肌肉萎缩症状有良好的治疗效果，其代表性药物为 enobosarm，该药物属于肌肉合成代谢类药物，口服给药安全性良好。一项针对肿瘤恶病质患者的研究显示在接受 enobosarm 治疗后，患者的瘦体组织明显增加，运动能力得到提升，同时游离睾酮水平无下降。

4）其他药物的联合治疗 一些研究提示沙利度胺（100mg/d）联合 MA（320mg/d）与单用 MA 相比，患者的体重、疲劳感会获得改善，同时患者对毒性反应的耐受度很好。但是，其他研究显示如果提高沙利度胺的剂量（200mg/d vs 100mg/d），药物的副作用会明显显现出来。此外，MA 联合应用某些合成代谢激素，例如睾酮，可以改善患者的食欲和导致男性性腺功能减退。需要注意的是，在理想状态下联合药物治疗应该有彼此协同促进的作用，但事实上一些药物彼此作用后还会导致其他潜在有害信号通路被激活。例如，孕激素可以降低促炎因子并改善食欲，但孕激素同时会降低性腺功能和肾上腺的内分泌功能；皮质类固醇药物可以帮助患者恢复部分食欲，但也同时会对肌肉功能产生不良影响。

5）多模式整合治疗 通过将药物和非药物干预相整合，将患者作为一个"整体"，制订多学科、多模式整合诊疗策略，可以同时解决这种复杂综合征的多方面机制，从而改善蛋白质和能量的摄取，使肌肉和脂肪增加，以及获得更好的身体功能，这是肿瘤恶病质患者获得有效治疗的最佳途径。

（三）治疗评估

国际上对肿瘤恶病质的共识集中在恶病质的3个主要组成部分，包括身体成分的改变，特别是以骨骼肌质量丧失为特征；肌肉的损失反过来又是蛋白质和能量负平衡的结果，继而是食物摄入量减少和代谢异常，而肌肉丧失的结果是进行性功能损害。肿瘤恶病质干预措施的评估应包括以上所有3个组成部分的测量。

1. 身体成分分析

肿瘤恶病质的定义是体重减轻。任何评估恶病质治疗的标准都必须包括逆转体重下降的措施。然而，单独测量体重和BMI并不是评估治疗反应的有效参数。身体成分已经成为评估患者是否发生恶病质和肌肉丧失风险最重要的指标。同时这一指标需要能够随着时间的推移对患者进行监测，以评估肿瘤自身的影响，以及肿瘤治疗对身体成分的影响。虽然生物电阻抗法可考虑用于肿瘤恶病质患者的预后评估，但CT扫描具有可操作性强和标准化的特征，为恶病质患者身体成分分析，尤其是肌肉和脂肪成分治疗后评估提供了一个理想的工具，不仅可以纳入临床研究中使用，而且也可能纳入标准的临床实践。

2. 营养终点

肿瘤恶病质的病理生理学特征是蛋白质和能量负平衡。能量负平衡的一个重要原因是食物摄入量减少，这可能与肿瘤本身或肿瘤治疗有关。生物标志物虽然对理解肿瘤恶病质的某些病理生理机制很有用，但在临床上应用证据尚不充分。在所有炎症标志物中，C反应蛋白在恶病质中得到了广泛的研究，并具有预后意义。另一种评估方法是静息能量消耗。静息能量消耗是指身体在静息状态下在24h内消耗的能量，可以通过直接或间接法测量。高代谢患者的识别可能有助于制

订合理的整合营养干预方案。肿瘤恶病质患者的一系列CT成像研究显示在肿瘤恶病质的早期存在合成代谢干预的窗口，此时有机会进行营养干预来阻止或逆转恶病质。

3. 进行性功能损伤

通过上臂肌肉面积、计算机断层扫描和生物电阻抗分析3种不同的测量方法确定肌肉质量，反映肿瘤患者的表现状态，与患者预后相关。在一项针对美国2600多名老年人的研究中，肌肉质量和肌肉力量之间存在正相关。这种相关性独立于年龄和性别与肌肉质量和力量的关系。另一个反应肿瘤恶病质患者功能损伤的临床研究标准是患者报告结局。临床试验中使用的物理测量，如握力、爬楼梯能力、6分钟步行或其他功能测试，在临床实践中广泛实施存在难度，且意义有限。肌动描记术以及患者报告的测量身体和功能活动的结果具有较好的临床意义，尚需进一步研究探索。

五、小　结

肿瘤恶病质是以持续性骨骼肌消耗为特征，进行性功能损伤的多因子综合征，常规营养治疗不能完全缓解。其发生机制复杂多样，目前神经内分泌调节和炎症反应是其发生的主要机制。治疗手段包括药物治疗和非药物治疗两种，二者从恶病质发生机制的不同方面进行阻断，多学科、多模式整合，从而发挥治疗作用。除发生后的积极治疗外，早期发现、早期干预才可以改善患者的预后，提高患者的生活质量，这是肿瘤医生的临床工作重点。针对肿瘤恶病质的研究未来应注重以下两个方面：①找到更好的标志物，用于恶病质的诊断、预后判断和疗效监测。②在治疗上，临床试验评价一些新药的疗效；对既往报道的整合治疗有效的小样本研究进行大型Ⅲ期研究加以验证，为临床实践提供可行的整合治疗方案。

（梁婷婷）

第 6 节　副瘤综合征

一、概　述

　　副瘤综合征（paraneoplastic syndromes，PNS）是一系列肿瘤在全身远离原发肿瘤所在部位表现出的症状，通常由肿瘤分泌的激素、肽类、细胞因子等生物活性物质，或交叉免疫反应介导，而非肿瘤侵袭直接引发。PNS 最常表现为神经、内分泌、造血和皮肤系统的不同症状。

　　PNS 发病率并不高，但典型的 PNS 常先于肿瘤的发生或确诊，典型的症状结合阳性的抗体、激素等结果常常能够提示未发现肿瘤的存在，并往往能够帮助临床医生初步确定筛查潜在肿瘤的粗略范围。及时把握副瘤综合征的诊断和处理能极大地促进肿瘤的早发现、早诊断、早治疗，既往 PNS 的持续评估监测往往也能在后续的治疗和随访中提供鉴定疗效反应和复发情况的有效资料。

　　随着近年来肿瘤领域诊断和治疗技术的飞速进展，许多癌种的生存时间显著延长，也导致病程中伴随肿瘤出现或在疾病进展过程中出现 PNS 的发生逐步攀升，PNS 在不同系统复杂的表现可能给病程的判断评估加大了难度，其预后也极大地影响了患者的生存质量和病程进展，必须引起临床的充分重视。

二、副瘤综合征的诊断

（一）副瘤综合征诊断的一般原则

　　（1）典型 PNS 表现且在其后 5 年内发现肿瘤。

　　（2）典型或非典型 PNS，在对肿瘤进行非免疫治疗后明显改善。

　　（3）肿瘤复发时，典型或非典型 PNS 也复发。

　　（4）非典型 PNS 伴典型副瘤抗体（主要是抗神经元抗体）且在其后 5 年内发现或未发现肿瘤。

　　（5）发现异常血激素或生物活性物质水平升高，且调节机制失常，肿瘤组织检测出相关

mRNA 表达，体外培养的肿瘤细胞常能合成和分泌相关激素或生物活性物质。

　　目前认为，副瘤综合征的发生机制主要有两种：一是肿瘤分泌的激素、肽类、细胞因子等生物活性物质发挥的生物活性作用；二是肿瘤抗原引起正常组织与肿瘤表达的共同抗原引起交叉免疫反应。因此，激素等生物活性物质的水平及副瘤性抗体的检测对明确副瘤综合征的诊断具有重要意义。

（二）副瘤综合征诊断的重要事项

　　（1）PNS 常在肿瘤出现前发生，发现可疑的典型症状表现或典型抗体阳性必须进行严格仔细的肿瘤筛查。

　　（2）同一副瘤抗体可见于不同的 PNS 和不同的肿瘤类型。

　　（3）同一肿瘤或同一 PNS 也可能有不同的阳性副瘤抗体或生物活性物质，PNS 具有相当的复杂性，需要进行仔细的筛查和评估。

　　（4）对于可疑副瘤综合征，应常规完善血尿粪常规、肿瘤标志物、胸腹部 CT 等检查，并针对副瘤综合征涉及的系统和高度提示的可能肿瘤进行仔细筛查。

三、副瘤综合征的治疗

　　PNS 治疗的基本原则是筛查和处理原发肿瘤，并根据不同的发病机制采取免疫抑制等治疗，联合多学科积极对症治疗，把握急症处理原则。

（一）神经系统副瘤综合征的治疗

　　神经系统 PNS 的治疗主要是应用糖皮质激素、静脉注射免疫球蛋白、血浆置换、利妥昔单抗或环磷酰胺等进行免疫抑制。根据发病机制的不同，神经系统 PNS 的预后各有不同。抗神经元胞内抗原抗体（表 22-6-1）阳性的副瘤性神经系统综合

征常因 T 细胞介导的免疫反应造成神经系统不可逆性损伤，通常疗效反应差，神经系统症状可能无明显改善。而抗神经元表面抗体或突触抗体（表 22-6-2）阳性的自身免疫性神经系统综合征常由体液免疫介导，预后相对较好。

（二）内分泌系统副瘤综合征的治疗

内分泌系统 PNS 主要由肿瘤分泌的生物活性物质引起激素水平的高度改变引发内分泌系统相关症状。副瘤性的激素改变不仅促使某一激素高水平分泌，其负反馈调控机制通常也会紊乱，导致激素失控性大量分泌，引发明显的临床症状。内分泌系统 PNS 的治疗同样首先是治疗处理原发肿瘤，其次是对症处理。常见的重要内分泌系统 PNS 的诊断（表 22-6-3）和治疗如下。

表 22-6-1　常见的副肿瘤性抗神经元胞内抗原抗体及报道的相关临床表现和肿瘤

抗体	综合征	相关肿瘤
Anti-Hu（ANNA-1）	脑脊髓炎（皮质、边缘系统、脑干脑炎和脊髓炎），小脑退行性变，感觉性神经元病变，自主神经功能障碍	小细胞肺癌及其他
Anti-Yo（PCA-1）	小脑退行性变	妇科肿瘤、乳腺肿瘤
Anti-Ri（ANNA-2）	小脑退行性变，脑干脑炎，眼阵挛性肌阵挛	乳腺肿瘤、妇科肿瘤、小细胞肺癌
Anti-Tr（DNER）	小脑退行性变	霍奇金淋巴瘤
Anti-CV2（CRMP5）	脑脊髓炎，小脑退行性变，舞蹈病，周围神经病变	小细胞肺癌、胸腺瘤及其他
Anti-Ma（Ma1，Ma2）	脑脊髓炎（边缘系统、下丘脑、脑干），小脑退行性变（不常出现）	精原细胞瘤、肺肿瘤及其他实体瘤
Anti-VGCC	小脑退行性变	小细胞肺癌
Antiamphiphysin	僵人综合征，脑脊髓炎	乳腺肿瘤、肺肿瘤
Anti-PCA-2（MAP1B）	周围神经病变，小脑共济失调，脑病	小细胞肺癌
Antirecoverin	肿瘤相关的视网膜病变	小细胞肺癌
Antibiopolar cells of the retina	黑色素瘤相关的视网膜病变	黑色素瘤
Anti-Zic4	小脑退行性变	小细胞肺癌
Anti-ANNA-3	感觉性神经元病变，脑脊髓炎	霍奇金淋巴瘤

表 22-6-2　常见的神经元细胞表面或突触蛋白抗体及报道的相关临床表现和肿瘤

抗体	综合征	相关肿瘤
NMDAR	包括精神改变、失眠、记忆和行为障碍、癫痫、运动障碍和自主神经功能障碍等在内的多阶段综合征（老年患者或男性少见，常伴有病毒样综合征）	卵巢畸胎瘤
LGI1	边缘性脑炎，癫痫，常伴有低钠血症	胸腺瘤
Caspr2	Morvan 综合征，边缘性脑炎，神经性疼痛，周围神经病变，自主神经功能障碍，小脑共济失调	胸腺瘤及多种其他实体瘤
AMPAR	边缘性脑炎，精神改变	多种实体瘤
GABA-A 受体	脑病（急性进行性，MRI 可见多灶性皮质下 FLAIR 和 T2 异常、增强无明显改变），癫痫	胸腺瘤
GABA-B 受体	癫痫，边缘性脑炎	小细胞肺癌及其他
DPPX	中枢神经系统过度兴奋，抽搐，肌阵挛，震颤性脑病	B 细胞瘤
mGluR5	脑炎	霍奇金淋巴瘤
mGLuR1	小脑共济失调	霍奇金淋巴瘤

表 22-6-3　常见的内分泌系统副瘤综合征

副瘤综合征	临床表现	实验室或其他辅助检查	最常见的肿瘤	流行病学
异位抗利尿激素综合征	低钠血症 血容量正常或增加，尿渗透压常高于血浆渗透压 症状严重程度取决于血钠浓度及病情缓急程度 血清钠<130mmol/L，尿钠相对增高。可出现恶心呕吐、虚弱无力、记忆障碍等不适； 血清钠<120mmol/L（特别是48h内急性发作），可出现意识状态改变、癫痫、昏迷，甚至引起呼吸衰竭和死亡 病程较长的低钠血症通常没有神经系统症状	电解质：Na^+<135mmol/L， 尿渗透压：>1000mosm/（kg·H_2O）， 无低血容量表现（血BUN、Cr、尿酸下降）	肺（鳞状细胞癌、小细胞肺癌）	所有恶性肿瘤患者中1%~2%，除肺肿瘤也见于前列腺、乳腺、肾上腺、胃肠道、子宫、口咽、胸腺肿瘤
高钙血症	症状严重程度取决于血钙浓度及病情缓急程度，基线神经和肾功能也极大地影响了症状的严重程度和预后	电解质：Ca^{2+}浓度升高， 激素：PTH降低或正常 根据发病机制的不同，可能检测到升高的PTHrP、$(OH)_2D$、G-CSF	PTHrP相关的高钙血症最常见于鳞状细胞癌（特别是肺鳞癌），小细胞肺癌和神经内分泌癌 $(OH)_2D$相关的高血钙症最常见于造血系统恶性病变（尤其是淋巴瘤）和神经内分泌分泌瘤	所有恶性肿瘤患者中1%~2%，也见于鳞状细胞起源的头颈部癌、神经内分泌瘤、乳腺癌或泌尿生殖系统肿瘤、以及多发性骨髓瘤、慢性淋巴细胞白血病等造血系统病变
库欣综合征	高血压、低钾血症、肌无力、全身水肿、向心性肥胖（非副瘤性比副瘤性更常见）	激素：血浆基线皮质醇水平，夜间皮质醇水平、尿游离皮质醇水平均升高，大剂量地塞米松抑制试验多不能抑制，生长抑素受体显像呈阳性反应	小细胞肺癌、肺类癌	5%~10%的库欣综合征是副瘤性，且常在肿瘤确诊前出现，除神经内分泌肺肿瘤，也见于胸腺肿瘤、甲状腺髓样癌、胰腺神经内分泌瘤、嗜铬细胞瘤、副神经节瘤、神经母细胞瘤等
NICTH	血糖降低；血清胰岛素水平降低[常<(1.44~3.60) μU/mL]；C-肽水平降低（常<0.3ng/mL）；IGF-2水平和IGF-2/IGF-1比值常见升高；生长激素和IGF-1也常见降低	血糖降低	同质或上皮来源的肿瘤	多见于晚期老年肿瘤患者，以及同皮瘤、肉瘤、肺瘤、胃肠道肿瘤

PTH：甲状旁腺素；PTHrP：甲状旁腺激素相关蛋白；G-CSF：粒细胞集落刺激因子；IGF：胰岛素样生长因子

1. 异位抗利尿激素综合征（SIADH）的治疗

（1）治疗原发肿瘤。

（2）限制水摄入（0.8~1.0L/d）。

（3）纠正低钠血症，密切监测电解质。

·急性发作的严重低钠血症，每小时纠正血清钠1~2mmol/L，第一个24h内应控制血钠升高不超过（8~10）mmol/L。血钠升高过快可能导致永久性中枢性脑桥脱髓鞘病变。

·同时伴发水中毒可用呋塞米排出水分降低心脏负荷，但必须注意纠正可能引起的钾等电解质丢失。

（4）地美环素、抗利尿激素受体拮抗剂（如V2R拮抗剂托伐普坦片）。

·药物使用过程中血清钠的纠正效率目前没有确切的定论，一般在限制液体失败或低血钠难以纠正时使用。药物使用过程中应避免限制液体摄入，密切监测血清电解质和血容量变化，谨防血清钠水平升高过快，及时矫正大量排尿可能引起的血容量和电解质丢失。

（5）阿片类、长春碱类、顺铂等可能影响的药物在情况允许时考虑暂时停用。

SIADH的预后取决于原发肿瘤。有效治疗原发肿瘤后血钠水平通常能在几周内恢复正常水平。

2. 副瘤性高钙血症的治疗

（1）治疗原发肿瘤。

（2）静脉滴注生理盐水，增加进水量。

（3）容量复苏到位后可考虑增加袢利尿剂。

·需要考虑患者整体情况慎重使用，在容量复苏到位之前过早使用可能加重脱水，恶化高钙血症，进一步损害肾功能。

（4）血清 Ca^{2+} 浓度 >3mmol/L、有意识障碍、肾功能障碍时考虑静脉注射双膦酸盐（如帕米磷酸钠，在PTHrP相关的高钙血症效果更好）、糖皮质激素 [对（OH）$_2$D相关的高钙血症效果更好] 或降钙素。

双膦酸盐使用后血清 Ca^{2+} 浓度在2~4d内降低，在4~7d到达最低水平。双膦酸盐使用可能引起低钙血症，无症状的轻度低钙血症不建议补钙纠正，而肾功能损害、颚骨坏死等副作用应引起重视，使用过程中密切监测。

（5）肾功能障碍需避免双膦酸盐使用时可考

虑降钙素，但因其时效性限制可能需要频繁给药。严重肾功能障碍者无法耐受补液和双膦酸盐，可考虑血液透析。

（6）拟钙剂西那卡塞（cinacalcet）和地诺单抗（denosumab）也有报道可观的疗效。

（7）钙补充剂、维生素D、噻嗪类利尿剂、含钙抑酸剂等可能升高血钙或加重神经精神系统改变的药物在情况允许时考虑暂时停用。

副瘤性高钙血症常常提示较差的预后，有研究报道出现高钙血症的肿瘤患者30d死亡率高达50%。

3. 副瘤性库欣综合征

（1）治疗原发肿瘤。

（2）肾上腺皮质激素合成阻滞药物（米托坦、美替拉酮、氨鲁米特、酮康唑等）。

·多有恶心呕吐和肝功能损害等副作用，通常酮康唑耐受性最佳，均需在使用过程中密切监测肝肾功能。

（3）对症处理高血压和低钾血症，可使用抗高血压药物和利尿剂。

·纠正过程中需严密监测血钾等指标。

（4）奥曲肽、依托咪酯、米非司酮等也有报道取得可观的临床疗效。

（5）内科治疗无效时可考虑行肾上腺切除术。

4. 副瘤性低血糖

（1）治疗原发肿瘤。

（2）急性期口服或肠外补充葡萄糖。

（3）对于复发性或难治性副瘤性低血糖，可长期运用皮质醇类激素、生长激素、二氮嗪、奥曲肽、胰高血糖素。

·奥曲肽可能引起一些患者低血糖症状恶化，应先进行短期试验性治疗。

（三）血液系统副瘤综合征

目前发现的血液系统PNS主要包括粒细胞增多、红细胞再生障碍和血栓生成。粒细胞增多和血栓形成可能与肿瘤分泌的活性细胞因子，如IL-3、IL-5、IL-6、GM-CSF等相关，而红细胞生成障碍则与自身反应性T细胞对红系祖细胞的损伤有关。血液系统PNS的症状通常轻微而不典型，因而常在肿瘤诊断后发现，少有针对性治疗，

表 22-6-4　常见的皮肤系统副瘤综合征

副瘤综合征	表现	相关癌症	治疗
Sweet 综合征	面部和上肢疼痛性红斑或结节，组织病理学可见中性粒细胞浸润，发热，红细胞沉降率、C 反应蛋白、白细胞（中性粒细胞为主）可见升高	胃腺癌、妇科肿瘤及其他腹盆腔器官肿瘤	皮质醇激素
皮肌炎	可伴或不伴肌炎，血清 TIF-1γ、NXP-2 抗体和 PD-L1 升高或者肿瘤组织基因表达水平升高	妇科肿瘤，乳腺肿瘤，前列腺肿瘤，肺肿瘤，直肠肿瘤，非霍奇金淋巴瘤，鼻咽肿瘤	糖皮质激素，咪唑硫嘌呤，氨甲蝶呤，环磷酰胺，环孢霉素 A，静注免疫球蛋白，霉酚酸酯，血浆置换，利妥昔单抗
副肿瘤性天疱疮	严重的难治性口腔黏膜损害，皮肤可见寻常型天疱疮、大疱类天疱疮、多形性红斑、扁平苔藓、中毒性表皮坏死松解症	非霍奇金淋巴瘤，慢性淋巴细胞白血病，胸腺瘤，巨大淋巴结增生病，滤泡树突状细胞瘤	糖皮质激素，咪唑硫嘌呤，环磷酰胺，环孢霉素 A，静注免疫球蛋白，霉酚酸酯
恶性黑棘皮病	分布更广泛，可在不常见部位（躯干、口腔黏膜、肛周等部位）出现，发病更突然、更急，发病平均年龄更大	胃腺癌，肺肿瘤，妇科肿瘤，乳腺肿瘤	皮质醇激素
POEMS 综合征	周围神经病变，λ 型浆细胞病，血清或尿 M 蛋白，骨硬化性骨损害，血管内皮生长因子升高，巨大淋巴结增生病，内分泌异常、色素沉着、多毛、肢端发绀、白甲、血液学改变，器官肿大，血管外容量超负荷，中枢神经系统受累		孤立骨病灶局部放疗，自体造血干细胞移植，糖皮质激素＋美法仑，来那度胺，沙利度胺
坏死松解游走性红斑	松弛性水疱，可进展至广泛的糜烂并结痂，主要分布于腹股沟、肛周和双下肢，胰高血糖素升高，氨基酸、脂肪酸、锌水平降低	胰高血糖素瘤	环磷酰胺，氨基酸输注，奥曲肽
多中心网状组织细胞增多症	破坏性关节炎，红褐色丘疹，手背、伸肌接头、面部结节，可伴随自身免疫反应或感染	多种实体瘤和血液系统恶性病变	皮质醇激素，抗风湿药，双膦酸钠，生物制剂，面部二氧化碳激光处理

以原发肿瘤的治疗和处理为主。

（四）皮肤系统副瘤综合征

皮肤系统 PNS 并不常见，但其典型症状往往强烈提示恶性病变的存在，也常与其他系统的 PNS 共同出现（如 POEMS 综合征），对 PNS 的确诊具有强烈的提示意义。皮肤系统的症状通常也是由生物活性物质的大量生成或免疫反应导致，其治疗也是以原发肿瘤的治疗处理为首，激素、免疫球蛋白输注、环磷酰胺等免疫治疗也有一定作用。常见的皮肤系统 PNS 及其表现和治疗见表 22-6-4。

（刘凌翔　徐　贤）

第 7 节　恶性肠梗阻

晚期肿瘤特别是原发灶位于腹盆腔的患者，常因肿瘤直接或间接压迫消化管或癌性腹水或腹膜炎等造成肠梗阻，但也可能由于肠粘连、放射性肠炎、炎性肠病等良性原因导致，临床上将恶性肿瘤患者发生的肠梗阻统称为恶性肠梗阻（malignant bowel obstruction，MBO）。恶性肠梗阻最常见于卵巢癌及胃肠癌等。发生恶性肠梗阻后往往直接影响患者的营养状况及身体状况，同时是抗瘤治疗的绝对或相对禁忌证，极大地影响患者的生存期和生活质量。无论是病因诊断、对症支持、治疗干预均需要影像、营养、心理、内镜、放疗、内科及外科等多学科参与进行整合管理。

一、MBO 的诊断及分类

当肿瘤直接或间接引起肠腔内容物的正常流动受阻时，就会发生恶性肠梗阻（MBO）。2007年美国临床试验委员会制定了 MBO 的诊断标准：①有肠梗阻临床证据（病史、体检和影像学证据）；② Treitz 韧带以下的肠梗阻；③原发肿瘤累及腹膜；④无治愈可能。

MBO 是晚期肿瘤患者常见的终末期事件，总体发生率约占所有肿瘤患者 3%~15%，其原发癌所占比例由高至低依次为结直肠癌（30%）、卵巢癌（20%）、胃癌（15%）、胰腺癌（8%）、膀胱癌（6%）、子宫内膜癌（6%）、乳腺癌（3%）和黑色素瘤（3%）。肿瘤从最初诊断到发生 MBO平均时间为 14 个月，肿瘤演变过程中任何阶段均可以发生，多数 MBO 发生在肿瘤晚期阶段。

梗阻原因可能是功能性的（肿瘤引起肠道生理功能异常），也可能是机械性的；梗阻发生的部位以小肠最为常见，占全部肠梗阻的 61%，结肠梗阻占 33%，二者均梗阻占 20%；就梗阻程度而言，肠梗阻可分为完全性和不完全性肠梗阻；根据梗阻发生的时间进程，梗阻相关症状可急性出现，亦可较为缓慢出现；一段肠道梗阻的发生率为 20%，多段肠道梗阻的发生率为 80%。

二、MBO 相关营养不良的发生机制

MBO 相关性营养不良的病理生理基础为肠道梗阻和肠功能障碍，主要表现为肠腔内液体积聚。肠管狭窄致肠道持续不协调蠕动、肠道菌群失调、功能障碍和肠源性感染，阻断这三个病理生理基础是 MBO 营养治疗的基础和前提。

MBO 是肿瘤终末期事件，患者营养不良呈现营养不良发生率高（85%~100%）、重度营养不良比例高（65%）的特点。MBO 患者营养不良的原因主要有：①肠道一处或多处梗阻，患者完全不能摄入食物或水分。② MBO 患者消化道症状发生率高，包括急性腹痛（发生率 72%~80%）、恶心（100%）、呕吐（87%~100%）、腹胀（56%~90%）等，这些症状影响患者进食，而且呕吐会加重患者的液体和电解质丢失。③鉴于 MBO 的三个病理生理基础，故 MBO 患者肠外营养治疗会加重患者腹胀等症状，患者对肠外营养耐受性降低。④部分 MBO 患者合并有肝肾功能障碍，也限制了患者补充足够的肠外营养和液体量。⑤晚期肿瘤疾病本身导致的恶病质进一步导致厌食、抑郁、相关性厌食使食物摄入减少。上述 5 个因素使 MBO 患者合并营养不良变得严重、频发而复杂，治疗也极其艰难，所以说 MBO 患者的营养治疗是技术、情感和希望的博弈。

三、MBO 相关营养不良治疗的适应证

中、重度营养不良、完全不能进食或能量摄入不足、抗肿瘤治疗均是 MBO 患者营养干预适应证，但 MBO 患者营养治疗的难点和重点问题是肠道连续性的恢复，具体方法和适应证如下。

（一）外科手术治疗 MBO 的适应证

外科手术治疗 MBO 术后的梗阻缓解时间短，术后 60d 内仅 32%~71% 的患者无梗阻症状并耐受进食，再梗阻率为 6%~47%。出院患者中因肠梗阻再发而再入院率为 38%~47%，再住院患者中，2%~15% 需要进一步外科处理或再次手术，但此次术后能再出院回家患者只有 46%，而并发症发生率、死亡率高达 46% 和 23%。无腹水、无腹部可触及肿块、营养状况较好、外周血白细胞正常和不伴有小肠梗阻是外科手术治疗癌性肠梗阻预后良好的有利因素。

（二）外科手术治疗 MBO

为了疏通癌性肠梗阻患者肠道连续性，常见的手术方式有肠短路术、肠造口、肠旁路等，其主要目的是恢复肠道连续性，而不是根治肿瘤。

（三）内镜下植入支架恢复肠道连续性的适应证

结肠中仅一处梗阻部位的 MBO 患者首选内镜下留置支架治疗；两处梗阻部位的 MBO 患者可考虑先在低位梗阻部位留置支架，3~7d 后在较高梗阻部位再留置支架的治疗模式；3 处或以上结肠梗阻部位的 MBO 患者因成功率较低，不主张内镜下植入支架治疗。

（四）小肠减压术

MBO 患者一般情况良好时，首选肠梗阻导管进行小肠减压治疗。Dechun Li 等 2017 年报道，18 例 MBO 患者经小肠减压术后，12 例患者能经口服肠内营养治疗，患者两周后营养状况改善并排便。

（五）经皮针减压治疗

该方法适用于合并急性肠梗阻而又经小肠减压无效、无手术适应证的 MBO 患者。该方法存在穿刺部位感染和腹水感染的风险，需要与小肠减压结合使用。Ting-Hui Jiang 等 2015 年报道，52 例 MBO 患者经皮针减压治疗后给予营养治疗，19.2% 的患者营养状况显著改善。

（六）其他探索性治疗方法

超声内镜引导下胃肠吻合术（endoscopic ultrasonography gastroenterostomy，EUS-GE）、Introducer 法盲肠造瘘术、内镜定位直接空肠造瘘（direct percutaneous endoscopic jejunostomy，D-PEJ）、内镜下球囊辅助超声定位直接空肠造瘘和磁力引导无需内镜或 X 线的经皮胃造瘘术均是探索性的恢复肠内营养途径的方法，需要由经验丰富的内镜医生完成。

四、MBO 患者的能量需求

营养治疗补充的原则是：先少后多，先慢后快，先盐后糖，多菜少饭，逐步过渡。

慢性或严重消耗性营养不良情况下再次摄入碳水化合物时容易发生再饲综合征。MBO 患者属于再饲综合征高风险人群。营养治疗前常规检查血生化，早期增加经口摄入，最佳起始能量为 10~15kcal/（kg·d），每日监测电解质待病情稳定后，缓慢增加热量至目标水平。

MBO 患者多为卧床，应该下调总能量供给量，建议卧床患者 25kcal/（kg·d），非卧床患者为 30kcal/（kg·d）。MBO 患者常有消化液的显性或隐性丢失，确保每天摄入适量的矿物质（电解质及微量元素）、维生素。腹胀和肠梗阻症状严重的患者对肠外营养治疗和液体输入耐受性降低，同样应下调总液体量供给，以保持尿量 1 000mL/d 为宜。合并有肝肾功能障碍或者处于应激状态的 MBO 患者应提高抑炎脂肪乳的比率。

MBO 患者因肠梗阻的原因单靠经口肠内营养治疗往往不能获得足够的能量，经口肠内营养的目的主要是让患者获得经口进食的愉悦感，能耐受肠内营养治疗的患者尽量通过肠内营养途径补充更多的能量以减轻患者肠外营养治疗的负担。

五、MBO 相关营养不良的治疗途径

MBO 患者营养治疗的途径包括肠内营养（口服、管饲）及肠外营养（周围静脉和深静脉）。由于 MBO 患者均合并有完全或不完全性肠梗阻，肠外营养治疗是大多数 MBO 患者营养治疗的主要选择。

癌性肠梗阻患者是否进行肠内营养治疗需根据病情具体分析。对于不完全性肠梗阻患者应鼓励经口或管饲营养补充，不足部分可给予补充性肠外营养治疗。部分完全肠梗阻患者经过肠梗阻导管减压和药物治疗等可以逆转为不完全肠梗阻，进而获得肠内营养治疗的机会。而部分完全肠梗阻患者虽然经各种治疗方法最终仍无法恢复胃肠道的连续性，但通过肠梗阻导管减压治疗后可在肠梗阻导管减压治疗的胃肠段给予少量的肠内营养治疗。

外科手术治疗是一些癌性肠梗阻患者建立肠内营养通路的有效途径，2014 年美国一项研究显示手术治疗癌性肠梗阻，32%~100% 梗阻减轻、45%~75% 恢复进食、34%~87% 能出院。对于可以通过外科手术治疗恢复全部或部分胃肠道连续性的 MBO 患者，鼓励早期给予肠内营养治疗，可以改善患者生存质量和（或）延长患者生存期。临终前的 MBO 患者或生命体征不平稳的 MBO 患者不主张给予肠内营养治疗。

MBO 伴完全肠梗阻患者推荐常规使用肠梗阻导管治疗，MBO 伴中、重度不完全肠梗阻患者经过肠梗阻导管治疗也可以缓解肠梗阻症状，并通过肠梗阻导管补充肠内营养治疗。MBO 伴或不伴有完全性肠梗阻通过肠梗阻导管治疗后均可以增加患者经口进食的比率。MBO 患者肠减压常规使用肠梗阻导管治疗，多数癌性肠梗阻患者经肠梗阻导管治疗获得肠内营养机会后其营养状况可以改善，并能排便排气。不推荐使用胃肠减压管进行治疗，急诊时可使用胃肠减压管缓解症状。肠梗阻导管推荐在内镜下完成，不推荐徒手放置。

经皮针减压治疗 MBO 仅限于危重的癌性肠梗阻治疗。内镜下疏通肠内营养治疗通道的各种方法需要术前确定患者胃肠道的连续性，全消化道钡餐是常用的辅助检查。多段癌性肠梗阻不推荐内镜下疏通肠内营养治疗通道的方法。

胃肠道连续性无法恢复或需要肠外营养治疗的 MBO 患者推荐中心静脉途径尤其输液港（port）途径，可以长期留置，导管感染和血栓形成发生率比经外周静脉穿刺中心静脉置管术（peripherally inserted central catheter，PICC）低，不妨碍患者的日常生活如洗浴、社交，从而提高患者的生活质量。

六、MBO 患者营养治疗的制剂与配方

MBO 患者营养治疗的制剂与配方总体上与其他肿瘤没有原则性区别。但根据 MBO 患者的病理生理特点，抗肠道菌群失调的治疗、肠道外分泌治疗和减轻肠道水肿治疗是 MBO 营养治疗的重要组成部分。具体推荐意见如下。

（一）肠道菌群失调的治疗

有明显肠道菌群失调的 MBO 患者需常规使用抗生素（针对革兰阴性菌和厌氧菌）重建肠道菌群平衡，并加强水电解质酸碱平衡的治疗，口服益生菌和膳食纤维有利于重建肠道菌群平衡。

（二）抗肠道外分泌治疗

生长抑素抑制几乎全部的胃肠胰内分泌激素分泌，抑制肠液、胃酸分泌及胃肠运动，减少内脏血流、增加电解质吸收。因此，生长抑素有较强的抗肠道外分泌治疗效果。MBO 抗肠道外分泌治疗首选中效生长抑素，化疗期间或居家患者可选用长效生长抑素，不推荐用短效生长抑素。阿托品、山莨菪碱仅部分替代生长抑素。

（三）抗肠道水肿治疗

补充白蛋白、血浆或代用品以提高渗透压，并配合使用利尿剂有利于阻断这种恶性循环的发生、发展，缓解 MBO 症状。

（四）特殊情况患者的治疗

MBO 合并炎性及应激状态的患者，一般情况较差，对肠外营养耐受性较低，使用鱼油脂肪乳剂能减轻患者炎症反应，提高患者肠外营养的耐受性。

（五）对症治疗

MBO 患者使用代谢调节剂可以减少机体分解代谢，促进能量 – 营养素吸收合成代谢，为细胞提供必需的营养素，胰岛素、n–3 多不饱和脂肪酸、甲地孕酮、支链氨基酸、糖皮质激素、谷氨酰胺等药物有利于改善 MBO 患者的营养状况。

七、MBO 患者营养治疗的实施

鉴于 MBO 发生原因、病理生理和整体治疗的复杂性，对 MBO 营养不良患者实施营养干预时，应常规先行多学科整合会诊，以确定 MBO 患者营养治疗的途径、方法、配方和剂量等。与 MBO 患者营养不良有密切关系的科室包括营养科、消化内科、内镜室、影像科、泌尿外科、妇科、肿瘤内科、胃肠外科、心理科和病理科等。

MBO 患者首次入院时常因缺乏合适的肠内营养治疗途径，多数不能顺利实施肠内营养治疗，因此，肠外营养治疗是 MBO 患者营养治疗最现实的选择。高位梗阻的 MBO 患者实施胃肠减压或小肠减压时，消化液的回输可以改善患者的微量元素和电解质的丢失。部分 MBO 患者经内镜、手术等治疗重新获得胃肠道的连续性后可以鼓励患者实施积极的肠内营养治疗以及进行肠功能恢复治疗，尽量提高肠内营养治疗的比重。

MBO 患者肠道连续性得到恢复以及病情稳定后，可以鼓励患者进行居家肠内营养治疗或肠内营养治疗加部分肠外营养治疗。MBO 患者肠梗阻手术或内镜治疗后的再复发率高达 6%~47%，这部分患者需要再入院率进行肠外营养治疗。

八、推荐意见

（一）MBO 患者肠内营养通路的重建

（1）手术是 MBO 患者重建肠内营养治疗通路主要方法。

（2）无腹水、无可以触及的腹部肿块、营养状况较好、外周血白细胞正常和不伴有小肠梗阻是外科手术治疗癌性肠梗阻预后良好的有利因素。

（3）外科手术治疗癌性肠梗阻具有并发症高、肠梗阻再发率高和死亡率高等风险，需要对患者的预期生存时间、手术发生费用和生活质量进行综合考虑。

（4）留置癌性肠梗阻导管是 MBO 患者的有效治疗措施，可以减轻肠梗阻症状，使部分患者重新获得肠内营养治疗的机会。

（5）内镜下支架植入是重建 MBO 患者结肠连续性的有效方法，一处结肠梗阻首选支架植入。

（二）MBO 患者肠内营养治疗

（1）MBO 患者恢复经口进食能使患者获得经自然途径进食的愉悦感，提高患者的生活质量。

（2）因摄入不足导致体重丢失的患者，肠内营养（经口或管饲）可改善和维持营养状态。

（3）有明显肠功能障碍合并肠道菌群失调的 MBO 患者应该补充益生菌和膳食纤维，有利于改善患者的肠屏障功能。

（4）MBO 患者肠内营养使用标准配方，经手术治疗重建肠道连续性并合并有肠短路的患者可加用增稠剂提高肠内营养的吸收效率。

（5）高位梗阻的 MBO 患者实施胃肠减压或小肠减压时，消化液的回输可以改善患者微量元素和电解质的丢失。

（三）MBO 患者肠外营养治疗

（1）肠外营养治疗中增加抑炎脂肪乳有利于减轻 MBO 患者对肠外营养的不适反应，提高肠外营养治疗依从性。

（2）MBO 患者肠外营养治疗应控制液体输入量和输入速度，使用利尿药有利于减轻肠道水肿、恢复肠道功能。

（3）胰岛素、n-3 多不饱和脂肪酸、甲地孕酮、支链氨基酸、糖皮质激素、谷氨酰胺等药物有利于改善 MBO 患者的营养状况。

（张小田）

第 8 节 肿瘤危象

一、上腔静脉压迫综合征

上腔静脉压迫综合征是指各类原因导致上腔静脉阻塞，引起呼吸困难、头面颈部肿胀等诸多症状体征的常见肿瘤危象。任何导致上腔静脉（superior vena cava，SVC）血流受阻的情况均可引起上腔静脉压迫综合征。

（一）病　因

累及右肺、淋巴结及其他纵隔结构的邻近病变直接侵犯或外部压迫 SVC 均可导致阻塞。抗生素问世前，梅毒性胸主动脉瘤、纤维性纵隔炎及未治疗感染的其他并发症常引起 SVC 综合征。20 世纪 80 年代，恶性肿瘤成了 SVC 综合征的最常见病因，占总病例数的 90%。近年来，血栓形成所致 SVC 综合征的发病率升高，主要原因为血管内装置（如各类导管和起搏器）的应用增多。目前，良性病因所致 SVC 综合征占总病例数的 20%~40%。

胸腔内恶性肿瘤可致 60%~85% 的患者发生 SVC 综合征，非小细胞肺癌（NSCLC）是最常见的恶性病因，占总病例的 50%，其次是小细胞肺癌（SCLC）和非霍奇金淋巴瘤（NHL），分别占总病例的 25% 和 10%。在恶性肿瘤所致 SVC 综合征中，肺癌及 NHL 共占约 95%。其他肿瘤还包括食管癌、胸腺肿瘤以及甲状腺肿瘤等。

（二）病理生理

随着 SVC 内血流受阻，静脉侧支形成，为静脉血返回右心房建立了旁路。侧支静脉可能起源于奇静脉、胸廓内静脉、胸外侧静脉、椎旁静脉和食管静脉系统。侧支静脉会在数周内扩张。因此，上身静脉压最初会显著升高，但随后又会逐渐降低。然而，即使存在发展良好的侧支引流模式，中心静脉压力仍呈升高状态，从而引发 SVC 综合

征的特征性体征和症状。

SVC 阻塞症状和体征的出现速度取决于 SVC 发生完全阻塞相对于静脉侧支形成的速度。由于肿瘤快速生长，导致没有充分的时间建立侧支血流，故恶性疾病患者可能会在数周至数月内就出现 SVC 综合征的症状。相反，感染（如组织胞浆菌病）所致纤维性纵隔炎可能持续数年也不会出现 SVC 阻塞症状。心排血量可能因急性 SVC 阻塞而一过性降低，但随着静脉压升高和侧支循环建立，在数小时内可恢复回血。若存在血流动力学损害，则其原因更常为对心脏的占位效应，而非 SVC 压迫。

（三）临床表现及检查

SVC 综合征的典型症状包括呼吸困难、头面颈肿胀（向前弯腰或躺下时可能加重）、手臂肿胀、咳嗽、胸痛或吞咽困难。脑水肿患者可能有头痛、意识模糊，甚至出现昏迷。最常见的体征是面颈部水肿以及颈部和胸壁的静脉充盈，其次是手臂水肿、发绀和多血质面容。

胸部对比增强 CT 是最常用且有效应用的影像学检查。CT 可明确静脉阻塞的程度和水平，能识别并描绘出静脉引流的侧支通路，通常还有助于确定静脉阻塞的基础病因。CT 显示存在侧支血管强烈提示 SVC 综合征，特异度为 96%，敏感度为 92%。对造影剂过敏的患者或不能建立静脉通路进行对比增强检查的患者，可采用磁共振静脉造影术替代。胸片检查最常见的表现是纵隔增宽和胸腔积液，但不具有特征性的提示，临床应用价值低。超声有助于排除锁骨下静脉、腋静脉和头臂静脉中的血栓，也是有留置装置的患者出现肢体肿胀后的初始影像学检查方法。常规上腔静脉造影是确定 SVC 阻塞及相关血栓形成程度的金标准。在确定 SVC 阻塞的位置和程度以及显影侧支通路方面，其效果优于 CT。然而，它不能发现

SVC 阻塞的原因，除非血栓形成是唯一的病因，因此临床应用较少。

根据临床病史与 CT 影像结果，通常可区分 SVC 阻塞的良性病因（尤其是腔静脉血栓形成）和恶性肿瘤引起的外部压迫。对于恶性肿瘤导致的 SVC 综合征患者，组织学诊断是选择恰当疗法的前提。对于既往未诊断恶性肿瘤的患者，通常可使用微创技术来确定组织诊断，包括痰细胞学检查、胸腔积液细胞学检查、纤维支气管镜检查及外周肿大淋巴结穿刺活检。对于淋巴瘤患者还需要进行骨髓活检。如果常规微创手段不能取得病理结果，有时还需要使用 E-BUS（支气管镜下超声引导穿刺活检术）及纵隔镜等检查。

（四）治　疗

恶性肿瘤相关性 SVC 综合征的治疗目标是减轻症状和治疗基础疾病。基础病因的治疗方法取决于癌症的类型、疾病程度及总体预后，后者与组织学和既往是否进行过治疗密切相关。这些因素都会影响治疗方案的选择。

以前认为恶性肿瘤相关性 SVC 综合征是一种可能危及生命的医疗急症，需要立即放疗（RT）以迅速缓解阻塞。目前则认为大多数患者并不需要紧急放疗。目前的治疗指南强调在开始治疗前明确组织学诊断的重要性，以及对症状严重的患者预先放置静脉内支架，以便比放疗更迅速地缓解症状。然而，需注意的是，由引起呼吸功能损害的中央气道阻塞或严重喉水肿导致喘鸣的患者，以及脑水肿导致中枢神经系统抑制的患者，不适用上述一般方法。这些情况属于真正的医疗急症，需要静脉内支架术联合紧急放疗，以降低突发呼吸衰竭和死亡的风险。

对于表现为喘鸣、呼吸功能损害或中枢神经系统功能抑制的临床 SVC 综合征患者，推荐的紧急处理措施是先行静脉内支架术，然后放疗。对于因严重气道阻塞而接受紧急放疗的患者，建议短期给予大剂量皮质类固醇，以将中央气道阻塞的风险降至最低。

对于具有药物治疗敏感型恶性肿瘤，如有敏感突变的非小细胞肺癌、小细胞肺癌、淋巴瘤、生殖细胞瘤及乳腺癌患者，推荐使用全身性药物治疗方案。因为这些患者通常给药 3~7d 即可见效。有的患者甚至当天即可见到明显疗效。如果患者的症状严重，可使用静脉内支架以迅速缓解症状。

对于复发性或进展性恶性肿瘤合并 SVC 阻塞症状的患者，若其先前接受过治疗，建议置入静脉内支架以缓解症状。必须根据先前的治疗和总体预后来个体化制订针对肿瘤的特异性整合治疗方案。

若存在血栓，应考虑进行全身抗凝以限制血栓扩大。在没有血栓的情况下置入支架治疗 SVC 狭窄后，关于抗凝或抗血小板治疗的适应证尚无权威研究且几乎没有达成共识。对于大多数患者，建议使用氯吡格雷加阿司匹林进行为期 3 个月的双重抗血小板治疗。

其他常规治疗还包括使用利尿剂、激素对症治疗，不过治疗疗效尚不确切。

二、肿瘤溶解综合征

肿瘤溶解综合征（tumor lysis syndrome，TLS）是由大量肿瘤细胞溶解并释放大量的钾、磷和核酸进入体循环所造成的一种肿瘤急症。核酸分解代谢产生尿酸，导致高尿酸血症，尿酸排泄显著增加可导致尿酸沉积于肾小管，也可引起肾血管收缩、肾脏自动调节功能损害、肾血流量减少以及炎症，从而造成急性肾损伤。高磷血症及肾小管中的磷酸钙沉积也可引起急性肾损伤。

（一）病　因

接受治疗的血液系统恶性肿瘤患者最易发生 TLS，但这类肿瘤中不同类型对应的 TLS 风险不同。某些肿瘤本身或患者本身状态相关因素可能与更高的风险有关。这些因素包括肿瘤细胞增殖率高，恶性肿瘤对化疗敏感，肿瘤负荷大，治疗前高尿酸血症或高磷血症，已有肾病或肾毒性物质暴露，少尿和（或）酸性尿，脱水、容量不足或治疗期间补液不足。大多数 TLS 都是治疗后发生，有时也可自行发生。

最常引起 TLS 的肿瘤为临床侵袭性非霍奇金淋巴瘤和急性淋巴细胞白血病，尤其是伯基特淋巴瘤/白血病。随着有效靶向抗癌药的出现（单用或与联合传统细胞毒药物），之前几乎不会出现 TLS 的血液系统恶性肿瘤出现该并发症的频率和严重程度均增加。

实体瘤治疗后很少出现 TLS，但某些治疗敏感的肿瘤也可能发生，包括：乳腺癌、小细胞癌（主要是肺癌）、神经母细胞瘤、生殖细胞瘤、髓母细胞瘤、肉瘤及卵巢癌等。

（二）病理生理

对增殖率高、肿瘤负荷大和（或）对治疗高度敏感的恶性肿瘤开始使用细胞毒化疗、溶细胞抗体治疗或放疗可导致肿瘤细胞快速溶解，有时仅使用糖皮质激素治疗也可导致这种情况发生。随着新型有效靶向抗癌药或新的药物联合方案的出现，之前很少发生 TLS 的癌症现在也出现了该并发症。由于大量肿瘤细胞短时间内溶解破坏，使大量的细胞内物质（钾、磷和可代谢产生尿酸的核酸）释放进入体循环。引起的代谢紊乱包括高钾血症、高磷血症、继发性低钙血症、高尿酸血症及急性肾损伤。同时出现的高尿酸和磷酸盐会增加急性肾损伤的严重程度，因为在有磷酸钙结晶的情况下，尿酸易于沉积，而在有尿酸结晶的情况下磷酸钙也易于沉积。

高尿酸血症是嘌呤核酸分解代谢成次黄嘌呤和黄嘌呤，再通过黄嘌呤氧化酶转化为尿酸导致。尿酸难溶于水，尤其是在通常处于酸性条件下的肾远端小管和集合系统中。TLS 患者过量产生和过量排泄尿酸可导致肾小管内晶体析出和沉积，发生急性尿酸性肾病伴急性肾损伤。

恶性肿瘤细胞中磷的浓度最高为正常细胞的 4 倍。因此，肿瘤快速溶解常导致高磷血症，引起继发性低钙血症。当钙浓度与磷酸盐浓度乘积（钙磷乘积）超过 $60mg^2/dL^2$ 时，磷酸钙沉积于肾小管的风险会增加，从而可导致急性肾损伤。

别嘌醇阻断了次黄嘌呤和黄嘌呤的分解代谢，导致这些代谢物的含量增加。黄嘌呤的可溶性比尿酸低得多，并且由于其 pKa 比尿酸高得多（7.4 vs 5.8），所以通过碱化尿液的方式来增加其溶解度的作用远不及对尿酸的作用。

（三）临床表现及检查

TLS 的症状主要来源于相关的代谢异常，即高钾血症、高磷血症和低钙血症。这些症状包括恶心、呕吐、腹泻、厌食、嗜睡、血尿、心力衰竭、心律失常、癫痫发作、肌肉痛性痉挛、手足搐搦、晕厥，以及猝死。

急性尿酸或磷酸钙沉积通常不会引起尿路相关症状，但如果存在肾盂或输尿管结石形成可出现腰疼痛。尿液分析通常显示酸性尿液中有许多尿酸结晶或非结晶尿酸盐，但偶尔可能相对正常，因为肾单位的梗阻使其排出受限。

肿瘤溶解综合征的检查主要通过血生化指标及尿常规检查确诊。

（四）预防

主要的预防策略是静脉补液和使用降尿酸药物，如别嘌醇和拉布立酶。通常根据 TLS 的估计风险来选择预防方法，TLS 风险取决于疾病本身、疾病负担和采用的治疗方案。发生 TLS 的风险高于 5% 为高危，发生 TLS 风险为 1%~5% 为中危，发生 TLS 的风险 <1% 为低危。

1.静脉补液

积极静脉补液是预防 TLS 的基础，推荐所有 TLS 中危或高危患者在治疗前接受静脉补液。静脉补液的目的为改善肾灌注和肾小球滤过，同时诱导较高的尿排出量，从而最大限度地减少尿酸或磷酸钙在肾小管沉积的可能性。然而，对于存在基础急性肾损伤或心功能障碍的患者（特别是处于水肿状态的患者），静脉补液会导致可能较危险的液体过剩。在这种情况下，必须密切监测生命征和尿量，如果需要输注液体，应缓慢输注少量，并可给予利尿剂以维持尿量。具有发生 TLS 风险的儿童和成年患者初始接受 2~3L/（$m^2 \cdot d$）的静脉补液。应密切监测尿量并维持在 80~100mL/（$m^2 \cdot h$）。

补液液体视临床情况而定。对于存在低钠血症或血容量不足的患者，应将等张盐水作为初始补液液体。一旦肿瘤开始破裂，即存在发生高钾血症、高磷血症及磷酸钙沉积的风险，因此补液液体中不应包括钾和钙。

尚无指南指出补液的最佳持续时间，这应取决于肿瘤负荷、化疗类型（一些方案在几日后才诱发 TLS）、肿瘤对药物的敏感性、患者的饮水能力和肾功能。静脉补液至少应持续至肿瘤负荷已基本缓解，没有证据表明存在显著肿瘤溶解，患者可以充分饮水且尿量情况较好。

2. 碱化尿液

碳酸氢钠碱化尿液的作用目前尚不清楚且存在争议。过去推荐碱化尿液至 pH 值达 6.5~7 甚至更高而增加尿酸的溶解度，从而降低尿酸在肾小管沉积的可能性，但无数据证实该方法的有效性。对于肿瘤开始破裂而发生显著高磷血症的患者，碱化尿液可能具有促进磷酸钙在肾脏、心脏及其他器官中沉积的缺点。因此，如果有代谢性酸中毒患者需要使用碳酸氢钠。而对于将接受别嘌醇治疗患者的尿液碱化问题未达成共识，但建议血清磷酸盐水平较高的此类患者不使用碳酸氢钠。如果进行碱化尿液，则应在血清尿酸水平较高时开始，发生高磷血症时停止。使用拉布立酶的患者无需碱化尿液。

3. 降尿酸药

别嘌醇是一种次黄嘌呤类似物，可竞争性地抑制黄嘌呤氧化酶，阻断次黄嘌呤和黄嘌呤代谢生成尿酸。对于具有发生 TLS 风险的恶性肿瘤患者，别嘌醇可有效减少新尿酸的生成并降低尿路梗阻的发病率。别嘌醇是一种低廉的口服制剂（不能口服者，也可以静脉给药），因此为发生 TLS 的风险较低患者的首选药物。然而，其应用存在一些局限性：由于别嘌醇通过减少尿酸形成发挥作用，所以不能减少已存在的血清尿酸。因此，对于早已存在高尿酸血症，即血清尿酸 ≥ 8mg/dL（476μmol/L）的患者，拉布立酶为首选的降尿酸药物。同时，别嘌醇会升高嘌呤前体次黄嘌呤和黄嘌呤的血清水平，可能导致黄嘌呤尿、黄嘌呤晶体在肾小管沉积以及急性肾损伤。另外，别嘌醇与多种超敏反应有关，包括血管炎和 Stevens-Johnson 综合征。

对于大多数 TLS 高危患者，尤其是肾脏或心脏功能受损的患者，推荐初始使用拉布立酶而非别嘌醇。拉布立酶是一种人工合成的重组尿酸氧化酶，可催化尿酸氧化，生成水溶性高得多的化合物尿囊素。拉布立酶的耐受性良好，可快速分解血清尿酸，有效预防和治疗高尿酸血症及 TLS。拉布立酶首次给药后 4h 血清尿酸水平下降幅度更大，且起效更早。需要注意的是，拉布立酶有约 5% 的急性过敏风险，且禁用于 6-磷酸葡萄糖脱氢酶缺乏的患者。

非布司他是一种口服的强效黄嘌呤氧化酶选择性抑制剂，在没有或禁用拉布立酶的情况下，不能耐受别嘌醇的高尿酸血症患者可使用该药。

（五）确诊 TLS 的治疗

治疗期间出现或发生 TLS 的患者应接受强化支持性治疗，并且持续心脏监护，每 4~6h 测定 1 次电解质、肌酐和尿酸。

1. 电解质异常

高钾血症是 TLS 最危险的表现，可引起心律失常，造成猝死。在 TLS 危险期，患者应限制摄入钾和磷。此外，推荐对发生 TLS 和急性肾损伤的患者频繁测定血清钾浓度（每 4~6h 1 次）、持续心脏监护以及给予降钾药物。如果需要，行血液透析和血液滤过可有效去除钾离子。

对于症状性低钙血症，应给予缓解症状所需的最低剂量的钙离子进行治疗。为了避免磷酸钙沉积，大多数有急性低钙血症症状且有高磷血症的 TLS 患者，特别是钙磷乘积 >60mg^2/dL^2 时，应在纠正高磷血症之后再使用钙离子治疗。对于存在严重低钙血症症状（如手足搐搦或心律失常）的患者，无论其磷酸盐水平如何，都应考虑钙补充治疗。无症状低钙血症患者无须治疗。

即使应用降尿酸药物，高磷血症仍然是 TLS 的主要问题，可引起急性肾损伤。对于已确诊 TLS 的患者或发生 TLS 风险较高的患者，应将旨在降低血清磷酸盐水平的策略（积极补液和磷结合剂治疗）与控制尿酸相联合。

2. 肾脏替代治疗的指征

尽管进行了最佳治疗，一些患者还会发生严重急性肾损伤，需要肾脏替代治疗。如果尽早开始透析以快速降低血清尿酸和磷酸盐浓度，则肾功能完全康复的预后非常好。TLS 患者行肾脏替代治疗的指征与其他原因所致急性肾损伤患者相似，但由于钾离子可能会快速释放并蓄积，尤其是尿量少时，治疗门槛略有降低。TLS 患者行肾脏替代治疗的指征包括严重少尿或无尿，顽固性液体过剩，持续性高钾血症，高磷血症诱导的症状性低钙血症，以及钙磷乘积 $\geq 70mg^2/dL^2$。

三、高钙血症

高钙血症在癌症患者中相对常见，发生率为 20%~30%。与高钙血症相关的最常见癌症是乳腺癌、肺癌和多发性骨髓瘤。恶性肿瘤高钙血症患者通常预后不良。

（一）病因和发病机制

恶性肿瘤高钙血症的 5 个主要发生机制如下。

1. 肿瘤分泌甲状旁腺激素相关蛋白（PTHrP）

在非转移性实体瘤患者及一些非霍奇金淋巴瘤患者中，高钙血症的最常见原因为 PTHrP 的分泌，这种情况也称为恶性肿瘤体液性高钙血症，在恶性肿瘤高钙血症患者中占比高达 80%。最常见的为鳞状细胞癌（肺部、头颅和颈部）、肾癌、膀胱癌、乳腺癌或卵巢癌。此类患者中，高钙血症是骨质吸收增加和远端肾小管钙重吸收增加的共同结果。

2. 溶骨性转移伴局部释放细胞因子（包括破骨细胞活化因子）

约 20% 的恶性肿瘤高钙血症病例是由溶骨性转移所致。肿瘤细胞诱导局部骨质溶解在一些发生骨转移的实体瘤（如乳腺癌、肺癌）以及多发性骨髓瘤中常见。通常是因为广泛性骨转移或骨髓浸润。在溶骨性转移中观察到的骨破坏主要由破骨细胞介导，不是肿瘤细胞的直接作用。在溶骨性转移患者中，高钙血症主要是由于增加的骨质吸收和骨钙释放引起。

3. 肿瘤产生 1，25（OH）$_2$D（骨化三醇）

骨化三醇生成增多是霍奇金淋巴瘤中几乎所有高钙血症病例以及非霍奇金淋巴瘤中约 1/3 高钙血症病例的发生原因。这些患者中骨化三醇的生成抑制因素缺乏，导致骨化三醇生成过多，从而引起肠道钙吸收增加，同时还促进骨质吸收。

4. PTH 异位分泌

肿瘤异位分泌甲状旁腺激素（PTH）也可引起高钙血症，但这种情况很少见。已有少数 PTH 异位分泌患者的报道，相关肿瘤包括卵巢癌、小细胞肺癌和鳞状细胞肺癌、原始神经外胚叶肿瘤、甲状腺乳头状癌、转移性横纹肌肉瘤及胰腺恶性肿瘤。

5. 合并原发性甲状旁腺功能亢进

原发性甲状旁腺功能亢进患者的癌症发病率较高，癌症患者的原发性甲状旁腺功能亢进发病率也较高。因此，要测定高血钙癌症患者的血清 PTH。如果血清 PTHrP 和 PTH 浓度均较高，则可能合并原发性甲状旁腺功能亢进。如果血清 PTH 升高而 PTHrP 未升高，则原发性甲状旁腺功能亢进很可能是高钙血症的唯一原因。

（二）高钙血症的诊断

高钙血症的诊断除了明确血钙的浓度之外，需要明确病因诊断。

血清中的钙与蛋白相结合，主要是与白蛋白结合。因此，在人血白蛋白水平高或低的患者中，总血清钙浓度可能不能准确反映有重要生理意义的离子（或游离）钙浓度。例如，在低白蛋白血症患者中，血清离子钙浓度增高时，总血清钙浓度可能是正常的。

一旦确认高钙血症，应检测血清 PTH。PTH 升高或处于正常中 - 上水平通常提示原发性甲状旁腺功能亢进。

当血清 PTH 浓度处于正常低限或偏低（如 < 20pg/mL）时，应检测 PTHrP 和维生素 D 代谢物水平，以评估是否为恶性肿瘤高钙血症和维生素 D 中毒。PTHrP 水平升高则符合恶性肿瘤体液性高钙血症。25（OH）D 水平明显升高符合维生素 D 中毒的表现。尽管尚不确定通常会引发高钙血症的血清 25（OH）D 浓度，但许多专家将维生素 D 中毒定义为血清 25（OH）D 浓度大于 150ng/mL（374nmol/L）。

如果 PTHrP 和维生素 D 代谢物水平未升高，则必须考虑其他引起高钙血症的原因。额外的实验室检查通常可得出正确诊断，这些检查包括对可能的多发性骨髓瘤进行血清和尿蛋白电泳和血清游离轻链分析，检测促甲状腺激素和维生素 A。

（三）临床表现

高钙血症的临床表现取决于血钙的浓度以及发展的速度。患者 Ca^{2+} 浓度 < 3mmol/L 时，可能无症状或诉非特异性症状，如便秘、乏力及抑郁。血清 Ca^{2+} 浓度长期为 3~3.5mmol/L 时，患者可能耐受良好，但急剧升高至该浓度可能引发明显的症状，包括多尿、烦渴、脱水、厌食、恶心、肌无力及意识改变。对于 Ca^{2+} 浓度 >3.5mmol/L 的重度高钙血症患者，这些症状常常显著加重，出现意识混沌和昏迷。

任何原因引起的重度高钙血症（Ca^{2+} 浓度 > 3.5mmol/L）都可能出现更严重的症状，包括嗜睡、意识模糊、木僵及昏迷。这些症状更可能出现于老年患者及血钙浓度快速升高的患者。

高钙血症常发生胃肠道症状，如便秘、厌食及恶心。便秘可能与平滑肌张力降低和（或）自主神经功能异常有关。原发性甲状旁腺功能亢进所致高钙血症的患者可出现消化性溃疡病，其原因可能是钙诱导的胃泌素分泌增加。

肾脏最重要的表现为多尿（远端小管浓缩能力降低所致）、肾结石以及急性和慢性肾功能障碍。

中度高钙血症对心脏传导或者对室上性或室性心律失常患病率的影响似乎没有临床意义，但在重度高钙血症患者中已经报道过心律失常。长期的高钙血症可导致其他心脏异常，包括钙沉积于心脏瓣膜、冠状动脉及心肌纤维，以及高血压和心肌病。

恶性肿瘤或原发性甲状旁腺功能亢进所致高钙血症的患者可出现骨痛。

（四）治 疗

高钙血症的治疗应以降低血清钙浓度并在可能的情况下治疗基础疾病为目标。有效的治疗通过抑制骨吸收、增加尿钙排泄或减少肠道钙吸收来降低血清钙浓度。最佳治疗方案根据高钙血症的病因和严重程度而有所不同。

无症状或症状轻微的高钙血症患者不需要立即治疗，但是应建议患者避免可能加重高钙血症的因素，包括应用噻嗪类利尿剂和碳酸锂治疗、容量不足、长时间卧床休息或不活动以及高钙饮食（>1000mg/d）。

无症状或症状轻微的慢性中度高钙血症[血清 Ca^{2+} 浓度 <（3~3.5）mmol/L]患者可能不需要立即治疗。然而，如果血清钙急剧升高到这一水平，则可能导致胃肠道症状及神志改变，需要按重度高钙血症的治疗方法予以处理。

血清 Ca^{2+} 浓度 >3.5mmol/L 或有症状的高钙血症患者通常有脱水情况，需要将生理盐水补液作为初始治疗。以 200~300mL/h 的初始速度静脉输注等张盐水，然后调整输液速度，以维持尿量在 100~150mL/h。

对于高钙血症的即刻、短期治疗，建议仅在血清 Ca^{2+} 浓度 >3.5mmol/L 且有症状的患者中使用降钙素（在生理盐水补液的基础上）。降钙素可通过增加肾脏钙排泄，更重要的是通过干扰破骨细胞的功能而减少骨吸收，来降低血清钙浓度。鲑降钙素（4U/kg）通常每 12h 肌内注射或皮下注射给药 1 次；剂量可增至最多每 6h 6~8U/kg。降钙素用药后 4~6h 内开始起效，最多可使血清 Ca^{2+} 浓度降低 0.3~0.5mmol/L。但降钙素作用也会因受体快速耐受而失效，通常仅在最初 48h 内有效。因此，降钙素与补液联合可作为重度高钙血症的初始治疗方法。

对于过度骨吸收致较严重或有症状的高钙血症患者，为了长时间控制高钙血症，建议加用双膦酸盐类药物，包括帕米膦酸二钠、唑来膦酸、伊班膦酸、氯膦酸二钠和依替磷酸盐。唑来膦酸比帕米膦酸二钠更强效且疗效更好，是治疗恶性肿瘤相关高钙血症的首选药物。在唑来膦酸不可用时，可选用帕米膦酸二钠。

对于唑来膦酸（ZA）治疗无效的高钙血症患者或因重度肾损害而禁用双膦酸盐类药物的患者，可选择地诺单抗。地诺单抗不通过肾脏清除，因此用于慢性肾脏病患者。

糖皮质激素可有效治疗由一些淋巴瘤、结节病或其他肉芽肿性疾病引起的高钙血症。

透析通常仅用于重度高钙血症患者。腹膜透析（虽然速度较慢）以及应用无钙或几乎不含钙的透析液进行血液透析都是高钙血症的有效治疗方法，被视为治疗高钙血症的最后手段。透析可能适用于存在恶性肿瘤相关重度高钙血症且有肾功能障碍或心力衰竭的患者，这些患者不能安全地进行补液治疗。

四、肿瘤性硬膜外脊髓压迫症

肿瘤性硬膜外脊髓压迫症（epidural spinal cord compression，ESCC）是癌症的一种常见并发症，可导致疼痛和可能不可逆的神经功能丧失。

（一）病因及病理生理

任何原发部位的转移性肿瘤都可产生 ESCC，大多数病例是由有脊柱转移倾向的肿瘤引起。最常见于肺癌、乳腺癌和多发性骨髓瘤、霍奇金淋巴瘤和非霍奇金淋巴瘤患者以及前列腺癌患者。

脊髓压迫症与脊柱的解剖有关。脊髓由保护性环形骨性结构所包绕，该结构由前方的椎体、侧方的椎板和椎弓根以及后方的棘突组成。环内是硬膜囊，硬膜囊最外层为硬脊膜，骨与硬脊膜间是硬膜外隙，正常情况下其内含有脂肪和静脉丛。在每一个脊柱平面，神经根从脊髓外侧、椎体后方出椎管。当肿瘤侵及硬膜外隙并压迫硬膜囊时，则发生 ESCC。85%~90% 的 ESCC 病例是由椎骨转移性肿瘤所致。当硬膜外肿块是骨性来源时，80% 以上的病例累及椎体，后弓受累不太常见。

（二）临床表现

疼痛通常是 ESCC 的首发症状，83%~95% 的患者在诊断时有疼痛症状。受累患者通常有严重的局部背痛，发生在损伤平面，疼痛强度呈进行性加重。疼痛常在卧位时和夜间加重，这可能与躺下时硬膜外静脉丛扩张有关或与内源性皮质类固醇水平的昼夜变化有关。局部疼痛可能是由骨膜或硬脊膜神经、脊髓或椎旁软组织破坏所致。疼痛症状随时间推移可发展为神经根性疼痛。突发的疼痛加重可能预示病理性压缩骨折。

60%~85% 的 ESCC 患者在诊断时存在肌无力。当病变位于或高于脊髓圆锥水平时，肌无力是由皮质脊髓束功能障碍所致，并具有典型的锥体束模式，优先影响下肢屈肌；如果病变在胸椎以上，则优先影响上肢伸肌。ESCC 引起的下肢肌无力通

常十分对称。马尾病变时，肌无力与腿部深腱反射减弱有关。位于外侧的硬膜外病变会优先累及一侧出神经孔的神经根，引起并发的或孤立的运动神经根病。

感觉表现比运动表现少见，但大多数患者在诊断时也存在，常诉上行性麻木和感觉异常。

ESCC 所致膀胱和肠道功能障碍常为晚期表现，可见于多达一半的患者。最常表现为尿潴留，但这很少是 ESCC 的唯一症状。

（三）诊　断

ESCC 的诊断取决于证实有瘤性肿块从外部压迫硬膜囊。在大多数临床情况下，用 MRI 对疑似 ESCC 患者的整个硬膜囊进行检查是首选的初始评估方式。MRI 可准确地评估硬膜囊内病变范围，以及邻近软组织和骨受累情况，相比于其他影像学检查，MRI 的优势在于它可提供解剖学上准确的脊髓和髓内病变图像，并可明确邻近的骨和软组织情况。而且对于有脑转移、血小板减少或凝血病的患者，MRI 都不是禁忌。在 MRI 广泛应用之前，脊髓造影常在注入对比剂后与 CT 相结合用于疑似 ESCC 的患者。CT 脊髓造影与 MRI 的敏感性和特异性大致相当。其他检查方法包括 CT 及 X 线摄影，也可用于疑似 ESCC 的患者，但效果均不如 MRI。

（四）治　疗

快速诊断和立即治疗对于保留 ESCC 患者的神经功能来说至关重要。ESCC 患者的治疗目标是控制疼痛、避免局部疾病进展带来的并发症，以及保留或改善神经功能。

对于有神经系统症状或影像学提示存在明显硬膜囊压迫的 ESCC 患者，推荐将糖皮质激素作为初始治疗的一项必需部分：对于有严重神经功能障碍（如下肢轻瘫或截瘫）的患者，建议进行大剂量糖皮质激素治疗；对于神经系统症状极轻微的患者，建议给予中等剂量的糖皮质激素；对于硬膜外病变较小且神经系统检查结果正常的患者，建议不使用糖皮质激素。

根治性治疗的选择必须与患者的疾病负担、期望寿命和心理需求相符。治疗前决策制订过程

的一项重要内容是评估脊柱不稳定性。外科手术、外照射（EBRT）和立体定向体部放疗（SBRT）都是治疗压迫脊髓肿瘤的主要方式。对于疾病负担有限且预后相对较好的转移性 ESCC 合并脊柱不稳的患者，建议行减压切除术和脊柱固定术，或者微创手术并在随后进行放疗，而不是单用 EBRT。手术后建议给予相对较长疗程的放疗（例如，30Gy，分 10 次照射）。或者也可采用术后 SBRT 来改善对放疗抵抗肿瘤的控制情况。对于全身广泛疾病、体能状态差且预计生存期仅有数月的患者，建议单纯进行放疗以缓解症状。

对于脊柱稳定的转移性 ESCC 患者，如果肿瘤对放疗敏感（如乳腺癌、淋巴瘤、骨髓瘤），建议仅行长程 EBRT，而不进行外科手术。而对于脊柱稳定、肿瘤对放疗相对抵抗（如肾细胞癌和肉瘤）且没有高度脊髓压迫证据的患者，建议行 SBRT 而非 EBRT。

如果有高度脊髓压迫的证据，则不应进行 SBRT，只要患者健康状况足以耐受治疗过程、疾病负担有限并且预后相对良好，那么外科减压术后行放疗或外科减压术后行立体定向放射外科（SRS）治疗是一种合适的选择。

化疗和激素治疗对于敏感性肿瘤（如血液系统恶性肿瘤、生殖细胞瘤、乳腺癌、前列腺癌）患者的 ESCC 也许有帮助。对于这些患者，在脊髓减压方面，外科手术与放疗相比是否具有优势尚不明确。

微创技术（如椎体成形术和椎体后凸成形术）仅适用于没有显著硬膜外病变且没有骨片后突侵入脊髓的症状性脊柱转移瘤患者。

五、嗜铬细胞瘤危象

嗜铬细胞瘤危象（phaeochromocytoma crisis，PCC）是儿茶酚胺突然大量释放后出现的机体血流动力学不稳定，最终导致器官功能损害或丧失，是病死率极高的一种内分泌急症。嗜铬细胞瘤是一种罕见的神经内分泌瘤，高血压患者中发病不超过 0.2%。至少有 25% 的嗜铬细胞瘤是因与肿瘤无关的症状行腹部 CT 或 MRI 时被偶然发现的。

（一）病因和病理生理

PCC 的发作主要与儿茶酚胺释放突然增加有关，从而引起广泛的全身效应和器官损伤。导致儿茶酚胺释放增加的机制多种多样，且并不完全清楚。目前已确定可诱发 PCC 的因素包括：肿瘤出血或梗死，创伤、外科手术或活检刺激肿瘤，全身麻醉，气管插管，妊娠状态，以及肌肉松弛剂、多巴胺拮抗剂、β 受体阻滞剂的应用。

大多数儿茶酚胺分泌瘤都是散发性的，但大约 40% 的患者为家族性疾病；这部分肿瘤更可能为双侧肾上腺嗜铬细胞瘤或副神经节瘤。

有几种家族性疾病与肾上腺嗜铬细胞瘤有关，它们都是常染色体显性遗传疾病，包括：VHL 综合征、多发性内分泌腺瘤 2 型（multiple endocrine neoplasia type 2，MEN2），少数情况下还包括 1 型神经纤维瘤病（neurofibromatosis type 1，NF1）。这些疾病中嗜铬细胞瘤的大致发生率为：VHL 综合征中 10%~20%，MEN2 中 50%，NF1 中 0.1%~5.7%。

（二）临床表现及诊断

嗜铬细胞瘤患者的经典症状三联征包括：阵发性头痛、发汗和心动过速。约一半的患者有阵发性高血压，其余患者大多有原发性高血压（以往称"特发性"高血压）或血压正常。大多数嗜铬细胞瘤患者并没有这 3 种经典症状，而具有原发性高血压的患者可能有阵发性症状。持续性或阵发性高血压是嗜铬细胞瘤最常见的体征，但 5%~15% 的患者血压正常。全身发汗发生于多达 60%~70% 的症状性患者中。其他症状包括强烈心悸、震颤、苍白、呼吸困难、全身乏力和惊恐发作样症状（尤其是产生肾上腺素的嗜铬细胞瘤）。

嗜铬细胞瘤危象是极少数情况下发生的多系统危象，可能表现为高血压或低血压、过热（体温 >40℃）、神志改变和其他器官功能障碍。怀疑嗜铬细胞瘤危象时要检查血、尿儿茶酚胺和 3-甲氧基肾上腺素，迅速进行肾上腺 CT 扫描。超声波不是检查肾上腺的首选方法，但是对于不适宜转运的病情不稳定的患者，超声波检查可能有助于在床边鉴别肾上腺肿瘤。

（三）治　疗

PCC 患者存在血流动力学不稳定和器官功能障碍。患者应该在重症监护室进行管理，以便进行适当的监测、循环支持和护理。没有持续性低血压的轻症危象患者适合应用非侵入性或微创性监测，以密切关注心脏指数和氧转运的变化趋势。然而，对于病情更严重的危象类型，特别是已发生多器官衰竭的病例，则还需要肺动脉导管监测联合频繁甚至连续的经食管超声检查，用以实现包括心室充盈状态、左心室流出道容量和室壁运动异常在内的实时左心室功能评估。

1. 液体复苏

PCC 患者由于存在显著的交感神经血管收缩，导致了相对性的血管内低血容量。这种血管内低血容量起初没有临床表现，但给予包括 α 受体阻滞剂在内的任何血管扩张治疗后很快变得明显。在应用 α 受体阻滞剂的同时或者应用之前，应给予强化静脉输液复苏以预防严重低血压。应通过循环监护和中心静脉压的测量来指导输液的速度、评估输液的充分性。有心肌病和（或）严重左心室衰竭的心脏病患者，都存在类似的相对血管内低血容量状况，需要更谨慎的方法来进行液体复苏。

2. 药物治疗

（1）α 受体阻滞剂。起初最被广泛接受的 PCC 的干预方法是持续谨慎地应用 α 受体阻滞剂。α 受体阻滞剂的作用是逆转血管收缩、逆转高血压和抑制心律失常。对于病情不稳定的患者，一般首先应用静脉 α 受体阻滞剂，随后应用口服 α 受体阻滞剂进行维持。常用药物包括酚苄明，酚妥拉明和多沙唑嗪。酚苄明是最常用的 α 受体阻滞剂，它是非选择性、非竞争性的抑制剂，并相对长效，可以静脉、口服或通过鼻胃管分次给药。酚苄明最初以 0.5mg/kg 静脉滴注，给药时间超过 5h，也可 60~100mg 静脉推注或 1mg/（kg·d）的速度静脉滴注，保证平均动脉血压 <100mmHg。酚妥拉明是一种替代性的 α 受体阻滞剂，它是竞争性的、短效的抑制剂，因此不太容易建立药物的稳态，先以 1mg/min 的速度静脉输注，以纠正由于嗜铬细胞瘤引起的严重高血压危象，并以 20~100mg/h 的速度维持。多沙唑嗪是竞争性的选择性 α1 受体阻滞剂，因此理论上不如酚苄明，也只能口服。对于持续性低血压的患者使用 α 受体阻滞剂存在更多问题。虽然 α 受体阻滞剂理论上会逆转潜在的病理过程，但低血压的存在限制了其使用。严重低血压时应用 α 受体阻滞剂是禁忌证。

硫酸镁被认为是治疗 PCC 的有效药物。作为钙离子拮抗剂，它可以引起小动脉血管舒张、校正高血压，并具有 α 受体阻断作用，抑制儿茶酚胺分泌，有效预防或终止心律失常。使用方法为先静脉推注 4g，推注时间超过 5min，后以 1g/h 的速度维持，这与先兆子痫导致的高血压危象用法一致。

（2）β 受体阻滞剂。在给予足够的液体复苏和 α 受体阻滞剂的情况下，β 受体阻滞剂随后可被用于控制反射性心动过速和快速性心律失常。如果 β 受体阻滞剂在 α 受体阻滞剂之前应用，应警惕血流动力学状态恶化。

已被用于治疗高血压的药物包括硝普钠、肼苯哒嗪和硝酸甘油。硝普钠可以静脉给药，通过扩张血管降低血压，其半衰期为 2min。肼苯哒嗪类似于硝普钠，静脉给药并通过扩张血管治疗高血压。

严重的危象很难治疗，可能需要多种药物高剂量联合应用以达到稳态。必要时还需要低血压或机械循环支持治疗。

手术切除是最终的治疗措施，但关于手术时机存在争议。普遍认为未合并危象的患者应在手术之前应用 α 受体阻滞剂，建议使用酚苄明作为一线药物。在已达到充分的 α 肾上腺素能阻滞后，开始进行 β 肾上腺素能阻滞。对于 β 肾上腺素能阻滞，建议谨慎、低剂量给药，绝不能首先开始应用 β 肾上腺素能阻滞剂。同理，如果可能，PCC 的患者未达到医疗稳定状态或 α 受体阻滞剂的应用未达到稳态时，应延迟手术时机。

六、免疫检查点抑制剂治疗相关性心肌炎

免疫检查点抑制剂相关性心肌炎是在使用免疫检查点抑制剂，包括 PD-1 抗体和（或）

CTLA-4 抗体治疗后，引起的广泛心肌免疫性损伤，继而引起心力衰竭、心律失常、心肌缺血，甚至死亡的一种严重药物相关并发症。其发生率在 0.27%~1.14%。秦叔逵在国内做了一个真实世界的初步统计，中国免疫检查点抑制剂相关性心肌炎的发生率为 1.06%。中位的发生时间为 30d。

（一）病因和病理生理

免疫检查点抑制剂相关性心肌炎是由免疫检测点导致的心肌炎症损伤。可以在使用一种免疫检查点抑制剂即可产生，而在两种免疫检测点联合应用时，发生率可以较单药提高 4.74 倍，并且更加严重，合并重症肌无力的概率更高，死亡率也更高。另外，男性似乎有更高的发生率。

免疫相关不良反应的精确病理生理学机制尚不清楚，普遍认为与免疫检查点在维持免疫稳态中的作用有关，但这些免疫检查点被抑制后，机体的免疫稳态可能遭到破坏，从而出现免疫相关不良事件。潜在的机制可能包括针对肿瘤和健康组织中存在的抗原 T 细胞活性的增加、预先存在的自身抗体水平增加、炎性细胞因子水平增加以及补体介导的炎症增强导致 CTLA-4 抗体与在正常组织上表达 CTLA-4 直接结合等。越来越多的研究在心肌和肿瘤中发现了常见的高频 T 细胞受体序列，提示共有抗原理论的可能性。

（二）临床表现

免疫检查点抑制剂相关性心肌炎的相关症状是非特异性的，包括急性心力衰竭，表现为胸闷、气喘、肺水肿以及心源性休克。也可以表现为心律不齐，导致晕厥和猝死。早期的研究数据显示心律不齐发生率更高，甚至可以表现为心房和心室的双重心律失常，大约有一半的患者没有射血分数的降低。心肌标志物如 troponin 以及 CK-MB 均明显升高。心脏 MRI、PET/CT 或心肌活检可以显示心肌的炎症改变。组织病理学检查显示大量的 CD4+、CD8+T 细胞和 CD68+ 巨噬细胞在心肌、心肌传导组织以及骨骼肌的浸润。

需要注意的是，射血分数正常不能排除免疫检查点抑制剂相关性心肌炎的可能。心脏超声可能发现一些最初的改变，比如弥漫性左心室收缩功能障碍，局限性运动异常等。在一个病例对照研究中，虽然左心室收缩功能障碍常见，但严重的收缩功能收缩异常只有不到一半的患者。心脏 MRI 可以比心脏超声提供更好的组织学特点，包括水肿，坏死和瘢痕形成。心脏的 FDG-PET/CT 是一种替代检查手段，可用来评估心脏炎症。

心肌炎通常伴有血清心肌损伤标志物的升高。这些标志物虽然不是心肌炎的特异性标志物，但也是有用的补充指标。在一项队列研究中发现，94% 的免疫检查点抑制剂治疗相关性心肌炎患者有 troponin 的升高，NT-proBNP 升高占 66%。需要注意的是，troponin T 和肌酸磷酸肌酶也可在肌炎中升高，因此，troponin I 更推荐用于心肌损伤的检测。

在免疫检查点抑制剂治疗相关性心肌炎中，25% 同时存在肌炎，10%~11% 同时存在重症肌无力。因此，所有出现肌炎或者重症肌无力改变的患者应该同时评估是否合并免疫检查点抑制剂治疗相关性心肌炎。

（三）诊　断

免疫检查点抑制剂相关性心肌炎诊断的金标准是心内膜活检或尸检。如果活检不能获得，或其结论不能明确，联合心肌标志物、心脏影像及症状仍然可以诊断。单纯 troponin 升高，在缺乏症状时是不能诊断心肌炎的。

免疫检查点抑制剂相关性心肌炎可通过临床划分为暴发性心肌炎，临床显著心肌炎和亚临床心肌炎。暴发性心肌炎指心肌炎同时伴有血流动力学和或电生理不稳定，亚临床心肌炎指没有被发现或者治疗，且没有临床症状表现的患者。

（四）治　疗

免疫检查点抑制剂相关性心脏毒性的原则分为 3 部分：阻止进一步毒性损伤，免疫抑制以减轻炎症反应，支持治疗减轻心脏并发症的影响。由于数据有限，心脏毒性的处理需要与心脏科医生共同讨论处理。患者最好在 CCU 监护室进行治疗，持续心电血压监测。

对于一般的心脏毒性，通常根据 CTCAE 的毒性分级进行处理。而对于确诊心肌炎的患者，应尽早接受大剂量的糖皮质激素治疗，并立刻终止免疫检查点抑制剂治疗。推荐口服或静脉使用 1~2mg/kg 波尼松，对于难治性病例可以静脉给予甲强龙 500~1000mg，直到疾病临床稳定，然后 4~6 周内逐渐减量到每天口服 1mg/kg 波尼松。对激素不敏感的患者，推荐吗替麦考酚酯或英夫利昔单抗。需要注意的是英夫利昔单抗有使心功能恶化的可能，禁用于中重度心功能障碍的患者。

目前的数据显示，免疫检查点抑制剂相关性心肌炎的致死率接近 50%。免疫检测点联合治疗引起的心肌炎死亡率为 65.6%，单药导致心肌炎的死亡率为 44.4%。不过需要注意的是，这些数据都是在最初的临床研究中报告的数据，随着学界对这一毒性的认知，以及处理经验的增加，致死率会得到降低。

（陈晓锋）

第9节　其他并发症

一、深静脉血栓形成

深静脉血栓形成（DVT）是恶性肿瘤患者常见的并发症之一，其发生率远高于健康人群。肿瘤患者发生 DVT 通常提示预后不良。有报道显示并发 DVT 的肿瘤患者 1 年生存率约为无并发者的 1/3。

（一）发病原因

肿瘤患者发生 DVT 的原因较为复杂，常常是多方面因素共同作用的结果。肿瘤患者常常因长期卧床、肿块压迫等原因导致静脉血流淤滞，易于形成血栓。肿瘤细胞还可释放促凝因子，引起血小板的黏附和聚集。而部分实体瘤如肺癌、结肠癌、胃癌、卵巢癌和乳腺癌，患者常伴有血小板增多症，血小板的黏附性和活性也增加。

（二）诊　断

如患者出现典型的 DVT 临床表现如疼痛伴肢体远端水肿等，应高度怀疑 DVT。因为肿瘤患者的 D- 二聚体水平常常高于正常值，故 D- 二聚体并不是诊断 DVT 的可靠性指标。推荐进行 PC 检测，如 PC 水平下降应考虑高凝可能。推荐进行血管超声检查，此为初步诊断 DVT 的首选影像学辅助检查。其他如造影剂增强计算机断层扫描、MR 血管造影也可结合临床情况酌情选择。而静脉造影则是 DVT 诊断的金标准，推荐依据静脉造影检查对患者的血栓进展和治疗效果进行影像学评价。

（三）预防和治疗

对于 DVT 高危患者，可考虑采用分级加压弹力袜、静脉加压装置等进行机械性预防。推荐采用普通肝素或低分子肝素进行预防性抗凝治疗。

肿瘤合并 DVT 的治疗，在抗凝药物的选择方面，推荐低分子肝素作为首选，疗程至少 3 个月以上，疗程过短可能会出现血栓早期复发。近些年，随着关于口服抗凝药物的研究数据陆续发表与更新，尤其是 SELECT-D 研究和 Hockusai-Cancer 研究结果的进一步佐证，口服抗凝药物在 DVT 治疗中的推荐地位有了很大的提升，且与维生素 K 拮抗剂相比较，其有更低的出血风险。对于低出血风险患者，可考虑首选特定新型口服抗凝药物如利伐沙班、依度沙班等作为低分子肝素的替代方案。对于高出血风险患者，推荐采用低分子肝素抗凝，而采用特定新型口服抗凝药物同样是可接受的方案。在临床工作中，需要结合患者的偏好、预期寿命及经济承受能力，进行选择和平衡。

二、病理性骨折

（一）病　因

病理性骨折常发生于骨原发性肿瘤如多发性骨髓瘤、骨巨细胞瘤、溶骨性成骨肉瘤等，或继发于其他恶性肿瘤的骨转移瘤，其原发肿瘤多见于肾癌、乳腺癌、肺癌、前列腺癌等。

（二）治　疗

病理性骨折的治疗以针对原发病的全身治疗及骨折部位的局部治疗为主。局部治疗的方式可根据肿瘤的性质、病程、分期及患者全身与局部情况、意愿等进行选择。

1. 保守处理

当患者预期寿命较短或存在严重的内科并发症不能耐受手术，或病变发生于非承重骨，骨皮质受累不超过50%等情况时，根据患者的意愿，可考虑保守对症处理。

2. 手术治疗

如骨折部位存在较大的或可能无法愈合的骨缺损或存在力学不稳定，可考虑积极的手术治疗。有研究数据显示，肺癌骨转移发生的病理性骨折几乎不会愈合，肾癌、乳腺癌、前列腺癌继发的骨转移病理性骨折愈合率为40%~60%。

三、恶性浆膜腔积液

肺腺癌、乳腺癌及淋巴瘤是恶性胸腔积液产生的主要病因。恶性腹水常继发于卵巢癌、消化道肿瘤、淋巴瘤、乳腺癌、妇科肿瘤等，也可见于腹膜原发性恶性间皮瘤。恶性浆膜腔积液的全身治疗包括化疗、生物治疗、免疫治疗、中药治疗等。局部治疗包括穿刺置管引流术、腔内灌注药物、热疗等，其中恶性心包积液的治疗建议先予心包积液引流，防止心脏压塞综合征。腔内灌注药物可选择化疗药物、生物反应调节剂、细胞因子、中药等。

四、颅内压升高

肿瘤患者的颅内压升高多由颅内转移引起，有研究数据显示，大约25%的肿瘤患者死亡时合并颅内转移。最常发生颅内转移的肿瘤为肺癌、乳腺癌及恶性黑色素瘤等。

（一）临床表现

肿瘤脑转移的主要症状包括头痛、恶心呕吐等，可能伴有行为学改变，有时伴发局灶性神经系统症状和体征。严重者可发生脑疝。

（二）诊　断

当肿瘤脑转移患者出现头痛、呕吐、烦躁、精神萎靡、嗜睡、惊厥或昏迷等症状时，应考虑合并颅内压升高的可能。另外，部分患者可表现为血压水平偏高、呼吸节律改变、心率增快或减慢、肌张力增高、眼底小动脉痉挛或视盘水肿等，需注意观察其严重程度，积极恰当地治疗脑水肿，预防脑疝发生。

（三）治　疗

对于怀疑有脑疝的患者应积极迅速地做出临床评估，首选CT检查。甘露醇、甘油果糖的高渗剂起效迅速，维持时间可达数小时，必要时可根据患者的症状缓解情况调整给药频次及剂量。糖皮质激素可有助于控制血管水肿。在控制颅内升高症状的基础上，应积极考虑治疗脑转移。如颅内肿瘤为多发，应考虑全脑放疗。如颅内肿瘤为单一结节，可综合全身疾病控制情况考虑手术或局部放疗。

五、感　染

肿瘤患者因免疫功能低下、局部正常组织防御屏障功能破坏、粒细胞减少或缺乏、营养不良、长期卧床等易感因素，病程中常常合并感染。感染也是肿瘤患者死亡的主要原因之一。当肿瘤患者合并感染时，可出现发热、受感染组织器官相应的临床表现等，但严重粒细胞减少时的感染常常缺乏典型的临床症状和体征。完整详尽的体格检查包括导管放置区、皮肤黏膜、泌尿生殖道、肛周、手术切口等常见感染部位。在应用抗生素前，完善血、尿、便等检查则有助于明确病原体类型及指导抗生素的选择。

六、癌症疼痛

癌症疼痛常为慢性疼痛。约 70% 的癌症患者病程中可能出现癌症疼痛。目前，癌痛控制形势依然严峻，仍有许多癌痛患者得不到有效镇痛治疗。癌痛可能对机体的各系统产生广泛影响，甚至影响患者的躯体、心理、社会人际关系，进而全面影响患者的生活质量。

癌症疼痛的原因最常见于肿瘤本身局部浸润对组织器官造成损伤，如骨转移，肿块压迫或浸润神经，脑膜及硬脑膜受侵犯，内脏及皮肤受侵犯等。其他还可见于抗肿瘤治疗如放化疗不良反应、肿瘤患者的其他并发症所致的疼痛等。根据WHO 癌症疼痛治疗专家委员会共识，应用现有的镇痛药可以解除多数患者的疼痛，推荐三阶梯镇痛治疗方法。

七、小　结

如今肿瘤被认为是一种可控的慢性病，对肿瘤疗效的评价已由既往单一地追求肿瘤病灶的控制率转变为要同时注重患者的生活质量。肿瘤患者的生活质量主要受治疗远期并发症、合并症和心理、社会因素影响，故应积极治疗并发症和合并症，及时进行心理咨询和心理干预，从而提高患者的生活质量。

（陈锦飞）

参考文献

[1] 石汉平，贾平平. 我国肿瘤营养事业的发展与挑战. 首都医科大学学报，2019，2: 159–162.

[2] Vickie E. Baracos. Cancer-associated malnutrition. European Journal of Clinical Nutrition, 2018, 72: 1255–1259.

[3] 于健春. 临床肠外肠内营养治疗指南与共识. 北京：中华医学电子音像出版社，2018.

[4] 李涛，吕家华，郎锦义，等. 恶性肿瘤放疗患者营养治疗专家共识. 肿瘤代谢与营养电子杂志，2018，5（4）：358–365.

[5] Arends J, Baracos V, Bertz H, et al. ESPEN expert group recommendations for action against cancer related malnutrition. Clinical Nutrition, 2017, 36: 1187–1196.

[6] 石汉平. 整体营养疗法. 肿瘤代谢与营养电子杂志，2017，4（2）：130–135.

[7] 丁丽. 终末期营养治疗的指征和对策. 中国临床保健杂志，2017，20（6）：629–632.

[8] Rojer AGM, Kruizenga HM, Maier AB, et al. The prevalence of malnutrition according to the new ESPEN definition in four diverse populations. Clinical Nutrition, 2016, 35（3）：758–762.

[9] 中国抗癌协会，中国抗癌协会肿瘤营养与支持治疗专业委员会，等. 化疗患者营养治疗指南. 肿瘤代谢与营养电子杂志，2016，3（3）：158–163.

[10] 石汉平，许红霞，李苏宜，等. 营养不良的五阶梯治疗肿瘤代谢与营养电子杂志，2015，2（1）：29–33.

[11] 吴国豪. 肿瘤患者的营养不良支持. 中华普通外科学文献（电子版），2015，9（6）：417–420.

[12] Cruz-Jentoft AJ, Sayer AA Sarcopenia. Lancet, 2019, 393（10191）：2636–2646.

[13] Lars, Larsson, Hans, et al. Sarcopenia: Aging-related loss of muscle mass and function. Physiol Rev, 2018, 99（1）：427–511.

[14] Cruz-Jentoft AJ, Bahat G, Bauer J, et al. Sarcopenia: revised European consensus on definition and diagnosis. Age Ageing, 2019, 48: 16–31.

[15] Pavasini R, Guralnik J, Brown JC, et al. Short physical performance battery and all-cause mortality: systematic review and meta-analysis. BMC Med, 2016, 14（1）：215.

[16] Zhuang CL, Shen X, Zou HB, et al. EWGSOP2 versus EWGSOP1 for sarcopenia to predict prognosis in patients with gastric cancer after radical gastrectomy: analysis from a large-scale prospective study. Clin Nutr, 2019.

[17] Tessier AJ, Chevalier S. An update on protein, leucine, Omega-3 fatty acids, and vitamin D in the prevention and treatment of sarcopenia and functional decline. Nutrients, 2018, 10（8）：1099.

[18] Tamamyan, GS, Danielyan MP. Lambert. Chemotherapy induced thrombocytopenia in pediatric oncology. Crit Rev Oncol Hematol, 2016, 99: 299–307.

[19] Bassal, R, Schejter E, Bachar R, et al. Risk Factors for Cervical Cancer and CIN3 in Jewish Women in Israel - Two Case Control Studies. Asian Pac J Cancer Prev, 2016, 17（4）：2067–2673.

[20] 中国抗癌协会肿瘤临床化疗专业委员会，中国抗癌协会肿瘤支持治疗专业委员会. 肿瘤化疗导致的中性粒细胞减少诊治专家共识（2019 年版），中国肿瘤临床，2019，46（17）：876–882.

[21] DiCarlo AL, Horta ZP, Aldrich JT, et al. Use of growth factors and other cytokines for treatment of injuries during a radiation public health emergency. Radiat Res, 2019, 192: 99–120.

[22] 中国临床肿瘤学会指南工作委员会. 肿瘤放化疗相关中性粒细胞减少症规范化管理指南. 中华肿瘤杂志，2017，39（11）：868–878.

后　记

　　通读这部《整合肿瘤学》，每小时 5000 字，每天 8 小时，足足花了我 7 个月时间。掩卷长思深受感动，中国抗癌协会集辖下 60 余个专业委员会，动员了上千名作者，奋战近 2 年，立足本职对我国肿瘤学界的整合性改造奉献了自己的聪明才智，可歌可泣，我对他们肃然起敬；闭卷再思深受鼓舞，尽管目前问世的这套书距离我们要达成的目标尚差着十万八千里远，但希望的曙光乍现，根深叶茂的未来不就正植根于这小小的萌芽之中吗？

　　阅后有五点需再次向读者申明，补为后记，祈读者指正。

一、肿瘤危害：一个不容回避的事实

　　连普通人都知道，一个不容世人忽视的问题已无声无息地摆在了人类面前，那就是恶性肿瘤的发生人数在逐年增多，越来越多。我很爱引用 10 年以前的数据，因为它已经过时间考验。据 2010 年中国疾病死亡构成比统计，恶性肿瘤占 22.32%，即每死亡 5 个患者中，就有 1 个以上死于肿瘤。从全国第三次人口死因调查中得知，恶性肿瘤发生率从 1974 年的 74.2/10 万，到 1992 年的 108.2/10 万，再到 2004 年的 135.8/10 万，即 30 年内约翻了一番。同样，一个不容常人轻视的问题有根有据地呈现在医生面前，那就是恶性肿瘤的治疗难度在逐渐增加，越治越难。人们似乎认为心、脑、呼吸系统疾病或者外伤更加威胁生命，这好像已成常识。其实这些病症各自的发病率和死亡率均居肿瘤之后。而且与肿瘤相比，后者病因清楚、预防有方、诊断有法、治疗有效。相反，恶性肿瘤却是病因不清、预警不了、早诊不出、治疗不好。肿瘤成此现状，有人谓其原因是人类寿命越来越长，环境污染越来越重，检查方法越来越全，治疗手段越来越精，统计结果越来越细。这样的认知不无道理，但只是表象，绝非本质。在肿瘤防治这个问题上，近百年来世界范围内都在努力，钱没少花、劲没少使、事没少做、书没少写、会没少开。可一个不容回避的事实仍摆在大众面前，那就是根据美国的调查，在过去 30 年中，心脑血管疾病死亡率在逐年下降，反之，恶性肿瘤的死亡率却依然不降，全球的病死率甚至在逐年增高。

二、肿瘤研究：一个亟待反思的问题

　　过去的 100 年，人类对肿瘤的研究可谓如火如荼、此起彼伏、风起云涌。总结起来，其明显的特征是一个从宏观到微观的漫长过程。从开始的整体观察，到器官认识，到组织分析，到细胞研究，一直到分子探索，每一个阶段都有众多堪称里程碑式的发现，每到一个里程碑就认为离肿瘤的本质更进了一步。这种从粗到细的探索，人们一直没有停止过，似乎依此穷追猛打，就可以发现肿瘤的真谛。诚然，探索的结果确实取得了不少成绩，在个别罕见肿瘤的治疗上也有明显进展。但一个不可否认的事实也明显摆在世人面前，那就是耗费了上千亿美元，发现了上万个分子，召开了数十万次会议，发表了数百万篇论文之后，每年仍有近千万患者因肿瘤而死去。我们关注度越高，做的工作越多，展望了越多的价值，然而在临床转化面前这些纸上的东西却似乎总也不能让患者迅速享受研究红利。因而怎样才能做好肿瘤研究，并加速实现临床转化需要体制、机构、人员等多方面的同心协力，值得加强深思。

三、肿瘤标志：一个需要广泛讨论的话题

在分子探索的研究中，我们的研究对象从 DNA 到 RNA 到蛋白质以及调控这些分子的分子；我们的研究方法有基因组学、蛋白质组学、代谢组学、转录组学……我们的认识角度从信号转导，到分子的磷酸化、糖基化、泛素化、甲基化、乙酰化……然后再把这些不同研究对象、不同研究方法、在不同通路发现的不同分子，用到临床、用到现场，其实这些都是为了一个目的，无论是明摆的，还是潜在的，都是想找到一个能代表肿瘤或某一肿瘤并可将其作为预警、早诊或治疗靶标的理想标志物。大家筛来筛去，每一个小组不遗余力，每一次看到黑夜中的亮点、抓到每一个蛛丝马迹都如获至宝。最终结果如何呢？一直到 20 世纪 60 年代初才在结肠癌中发现了 CEA，在肝癌中发现了 AFP；到 20 世纪 80 年代又在胰腺癌中发现了 CA19-9，在卵巢癌中发现了 CA125，在前列腺癌中发现了 PSA……除此之外再没有发现可以与这些媲美的标志物。但经过广泛的临床应用后，一个不容争议的事实摆在我们面前，那就是这些标志物的特异性及阳性率还存在很大问题，即便是对相应的肿瘤，其阳性率也很低，特异性也不高。即阳性者不一定是肿瘤，因为多数标志物是细胞增生或增生细胞的产物，其在正常生理状态也可以阳性，甚至数值很高。比如 CEA 在孕妇，在抽烟人群都会很高；有的在很多非肿瘤的病理状态甚至会更高，比如 CA19-9 在肝硬化患者血清中就很高。但阴性者却是肿瘤，多数肿瘤标志物在患者血清中的阳性率一般为 30% ～ 40%，多不超过 60%，即便是在晚期病例也不高。另外，在肿瘤组织中，很多病例根本就没有一个肿瘤细胞含有标志物。这说明这些标志物并不能成为代表其本质的肿瘤标志。那么，对此是否值得花如此大的力气去追踪，需要我们审视讨论。

四、分子事件：一个值得深入探究的方向

既然花了那么多力气，费了那么多钱财，下了那么大功夫，我们在寻找理想标志物方面没有成功，是我们的工作量不够大，我们的方法学不够好，还是我们设计的研究路线不够正确呢？目前看来都不是，客观事实越来越明了，恶性肿瘤在其不断发展过程中，可能就没有一以贯之、自始至终都存在的标志物。最为明显的证据是，一种标志物在不同患者的同一类肿瘤、在同一肿瘤的不同细胞群体、在同一群体生长的不同时段，其表达显著不同，可以从高度表达到完全缺失，迥然各异。这种现象，我们称之为肿瘤抗原表达的异质性。

其实，肿瘤细胞溯其根源，都是来源于胚胎时期的一个共同细胞，即父母的受精卵。每一个肿瘤细胞内的所有遗传信息应该是一样的，只是在发育过程中，在癌变过程中，根据人体的总体需要，根据局部组织的整体需要，或在人体分化发育压力下，有的基因关闭了，有的基因开放了。这种时序的变化在不同的细胞并不完全同步，而且不同细胞由于调节机制有所不同，促进细胞增殖的信号通路所涉及的分子可能相同，但也很有可能不同。这种不同步构成的标志物表达的异质性使得我们在一个阶段难以找到一个恒定、能包罗万象的标志物。因为不同细胞群体在不同生长阶段有自己的标志，有自己的通路，肿瘤发生发展过程为何呈现出一个多基因调控、多分子表达的表象，就是因为一条通路不通，可以启动另一条通路最终启动成癌变这个复杂的过程。这个过程实质上涉及很多分子，是一个多分子协同作用构成的事件。这个过程本身是一个规律，只有把涉及这个规律中多条通路中的最主要通路，多个分子中最关键的分子搞清楚了，

我们才有可能真正找到能代表或能包括整个癌变的分子群。只有从这个分子群中找出几个最重要的符合标志物临床使用特征的分子作为标志物使用，才能覆盖不同患者同一种肿瘤、不同细胞群体以及不同细胞生长时段，才能克服异质性及其引发的检测阳性率低和特异性不高的难题。据此，我们在学界提出了一个概念，即癌变相关的关键分子事件（Carcinogenesis Associated Key Molecular Events, CAKMEs）。这里所提到的分子是与癌变过程相关的关键分子，不单指一个分子，而是多个分子的相同作用，有的为因，有的为果；有的在前，有的在后；有的为主，有的为次且相互转换，最终共同促发了一个事件，这个事件的结果就是局部肿瘤的发生。怎样在这个方向上有所推进我们认为值得提请从业者讨论。

五、整体调控：一个大有作为的广阔领域

前面谈到了局部组织的 CAKMEs，CAKMEs 肯定在局部发生癌变中起了非常重要的作用。但是，有了 CAKMEs 就一定会发生肿瘤吗？不是的，人体是一个有机的全身相互调控的整体，同样是"肿瘤患者"，有人看成是"人长了肿瘤"，这种思维方式聚焦的是肿瘤本身，看重的是局部；但也有人把"肿瘤患者"看成是"长有肿瘤的人"，这种思维方式看重的是患者的整体，因为不同的患者长了同样的肿瘤，但结局是不一样的，有的肿瘤切了人却死了，有的肿瘤留下来了，人还活着。胃肠道的癌前病变，比如慢性溃疡、Barret 食管、息肉等，一段时间后有的变成了肿瘤，有的保持不变直至终身，还有的甚至消失了。这里除了 CAKMEs 不同外，更主要的是整体的调控因素、调控机制或调控力度不同，这就是我们最近提倡的人体自然力。其中调控因素包括全身的神经体液调控、免疫系统调控、慢性炎症的影响、胃肠道微生物的分布等，这就是我们对肿瘤发生机制的新思考。针对这种新思考，我们对肿瘤的研究应该有新设想、新整合、新路子，如研究和临床的整合，方法和需要的整合，医师和患者的整合，不同科室、不同领域、不同课题间的整合等。走老路可能是没有出路的。

综上，通过大家努力，中国抗癌协会写成了这部《整合肿瘤学》，但这只是完成了一件事情，还没有完成整合肿瘤学的事业。我们要动员更多的医者用整合医学的理念，调动全部的智慧去继续从事战胜肿瘤的事业。

中国抗癌协会理事长

2021 年 1 月 1 日